Handbuch der Gynäkologie

Dritte, völlig neubearbeitete und erweiterte Auflage
des Handbuches der Gynäkologie von J. Veit

Bearbeitet von

W. Berblinger-Jena, C. Bucura†-Wien, C. Clauberg-Königsberg i. Pr., P. Diepgen-
Berlin, F. Engelmann-Dortmund, P. Esch-Münster, O. v. Franqué-Kalcum, R. Freund-
Berlin, Th. Heynemann-Hamburg, H. Hinselmann-Altona, R. Th. von Jaschke-
Gießen, E. Kehrer-Marburg a. L., F. Kermauner†-Wien, E. J. Kraus-Prag,
A. Laqueur-Ankara, G. Linzenmeier-Karlsruhe, H. Martius-Göttingen, A. Mayer-
Tübingen, J. Meisenheimer†-Leipzig, C. Menge-München, R. Meyer-Berlin, F. von
Mikulicz-Radecki-Königsberg i. Pr., J. W. Miller-Wuppertal-Barmen, L. Nürnberger-
Halle, Kj. von Oettingen-Wiesbaden, O. Pankow†-Freiburg i. Br., H. von Peham†-
Wien, W. Rump-Erlangen, R. Schröder-Kiel, H. Sellheim†-Leipzig, A. Spuler-Erlangen,
W. Stoeckel-Berlin, J. Tandler-Wien, M. Walthard†-Zürich, H. Wintz-Erlangen,
F. Wittenbeck-Erlangen

Herausgegeben von
Dr. W. Stoeckel
Geh. Medizinalrat, o. ö. Professor an der Universität Berlin
Direktor der Universitätsfrauenklinik

Neunter Band
Die Bedeutung der inneren Sekretion
für die Frauenheilkunde

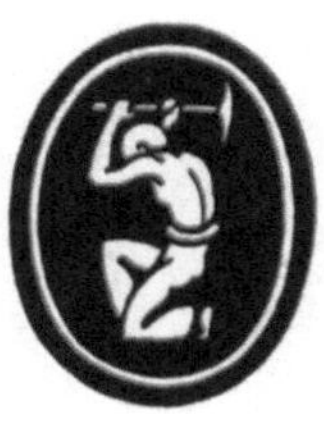

München · Verlag von J. F. Bergmann · 1936

Die
Bedeutung der inneren Sekretion für die Frauenheilkunde

Bearbeitet von

W. Berblinger
Jena

C. Clauberg
Königsberg i. Pr.

E. J. Kraus
Prag

Mit 305 zum Teil farbigen Abbildungen im Text

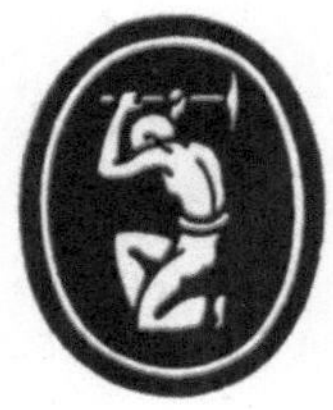

München · Verlag von J. F. Bergmann · 1936

ISBN 978-3-642-48505-3   ISBN 978-3-642-48572-5 (eBook)
DOI 10.1007/978-3-642-48572-5

Inhaltsverzeichnis.

Allgemeiner Teil der Inkretologie.

Von Professor Dr. W. Berblinger, Jena.

Mit 8 Abbildungen im Text und 5 Tabellen.

Ovarium, Hypophyse, Placenta und Schwangerschaft in ihrer innersekretorischen Beziehung zur Frauenheilkunde.

Von Priv.-Doz. Dr. C. Clauberg, Königsberg i. Pr.

Mit 205 Abbildungen im Text.

Nebennieren, Schilddrüse, Epithelkörperchen, Thymus, Zirbeldrüse und Inselapparat in ihren Beziehungen zur Frauenheilkunde.

Von Professor Dr. E. J. Kraus, Prag.

Mit 69 Abbildungen im Text.

Die Therapie mit Sexualhormonen bei der Frau.

Von Priv.-Doz. Dr. C. Clauberg, Königsberg i. Pr.

Mit 23 Abbildungen im Text.

Allgemeiner Teil der Inkretologie.

Von

W. Berblinger, Jena.

Mit 8 Abbildungen im Text und 5 Tabellen.

I. Einleitung.

Die Lehre von der inneren Sekretion hat in den abgelaufenen 30 Jahren einen solchen Ausbau erfahren, die Ergebnisse der Forschung sind so bedeutend für die klinischen Fragestellungen geworden, daß eine allgemeine Betrachtung und Darstellung der Vorgänge bei der inneren Sekretion auch im Rahmen eines Handbuches für Gynäkologie angezeigt und berechtigt ist.

Wenn die besonderen Beziehungen zwischen den physiologischen und pathologisch-physiologischen Vorgängen der inneren Sekretion zur Frauenheilkunde in dem speziellen Teil genau berücksichtigt werden, so habe ich mich doch bemüht, auf diese Zusammenhänge auch im Rahmen meiner allgemeinen Darstellung hinzuweisen. Daraus mag der Leser entnehmen, welche Bedeutung innersekretorische Störungen im Leben des Weibes haben. Mit den folgenden Ausführungen soll also eine Inkretologie gebracht werden, die für die Bedürfnisse des Geburtshelfers und des Frauenarztes zugeschnitten ist, aber doch darüber hinaus allgemein medizinische und biologische Fragen mit einbezieht. Es ist also der Versuch gemacht worden, eine in dieser Hinsicht brauchbare Inkretologie zu schreiben. An Darstellungen ähnlicher Art fehlt es nicht, so hat Aschner die Blutdrüsenerkrankungen des Weibes monographisch bearbeitet, Seitz die innere Sekretion im Zusammenhang mit der Schwangerschaft zum Gegenstand einer Abhandlung gemacht.

Große Handbücher enthalten, von bewährten Fachgelehrten verfaßt, eine sehr große Zahl von Einzeldarstellungen aus dem Gebiet der inneren Sekretion in vorzüglicher und erschöpfender Weise. Aber es handelt sich dabei zum Teil um so eingehende Bearbeitungen, daß in ihnen der Forscher alles Wissenswerte finden wird, aber bei dem Umfange der Darstellungen nur mehr ein Werk zum Nachschlagen vor sich hat und sich durch sehr verschiedene Auffassungen durcharbeiten muß. Mag dem Forscher und Lehrer eine derartige Form der Handbuchbearbeitung sehr viel bieten, so wird andererseits doch auch eine Form der Darstellung willkommen sein, welche zwischen dem kurz gefaßten Lehrbuch und dem eigentlichen Handbuch die Mitte zu halten sucht. Mit diesem Ziel habe ich die Bearbeitung der mir angebotenen Aufgabe durchgeführt, und wenn ich als Pathologe diese Aufgabe übernommen habe, so wird niemand erwarten, daß ich die klinische Diagnostik und Symptomatologie innersekretorischer Krankheiten besonders heraushebe, ebensowenig wie ich mich auf die Behandlung einzulassen habe. Dies kann meine Sache nicht sein, sie fällt vielmehr dem speziellen Teil dieses Handbuches zu; sie hat zum Teil auch in seinen anderen Bänden bereits Berücksichtigung gefunden. Mein Ziel ist vielmehr die Darstellung der Physiologie der innersekretorischen Organe oder wie man auch kurz sagt, der Inkretorgane in Hinblick auf die endokrinen Krankheiten des Weibes.

II. Definition der inneren Sekretion; Inkrete, Hormone.

Wenn man von einer inneren Absonderung spricht, so stellt man diese Form der Sekretion damit der äußeren gegenüber, wie sie von drüsigen Organen, etwa den Speicheldrüsen oder den Drüsen der Magen- und Darmschleimhaut oder den Drüsen der Gebärmutterschleimhaut verrichtet wird. Während aber im abgesonderten Speichel seine die Kohlehydrate spaltende Wirkung, im Magensaft die verdauende Kraft der Salzsäure und verschiedener Fermente auf den mit der Nahrung aufgenommenen Inhalt sich geltend machen, diesen Inhalt also unmittelbar angreifen, wirken die Stoffe, die als innere Sekrete abgesondert werden über den Weg des Blutes oder der Lymphe oder des Liquor cerebrospinalis auf die Tätigkeit bestimmter anderer Organe ein. Es vermögen aber auch Leistungen von Drüsen mit äußerer Sekretion, wie etwa der Magensaft im Duodenum die Bildung eines Stoffes hervorzurufen, welcher als Sekretin bekannt, die Funktion der Bauchspeicheldrüse beeinflußt. Dieser Vorgang erfolgt ebenfalls wieder über den Weg des Blutes.

Das Wesentliche innersekretorischer Vorgänge ist also darin zu erblicken, daß von Zellen oder Zellverbänden gebildete, spezifische Stoffe teils in bereits wirksamer Form, teils als Vorstufen in das Blut gelangen und auf diesem Wege andere Organsysteme oder einzelne der sie bildenden Organe oder Organbezirke in ihrer Tätigkeit beeinflussen. Diese Beeinflussung besteht wesentlich in einer Regulierung der Organtätigkeit. Man bezeichnet die Stoffe im Sinne von Bayliss und Starling als Hormone[1], welche eine chemische Korrelation zwischen den Funktionen einander zugeordneter Organe herbeiführen und erreichen. Mit der Bezeichnung Hormone wird eine bestimmte Art dieser chemischen Regulation anderer Organe herausgehoben, nämlich die Anregung einer Organtätigkeit oder wie man das auch ausdrücken kann, eine Steigerung der Dissimilation im Organstoffwechsel. Da indessen auch gerade gegensätzliche Wirkungen regulatorischen Charakter haben können, so ist für alle diese Substanzen, die als chemische „Sendboten" (chemical messengers nach Starling) die zusammenfassende Benennung innere Sekrete oder Inkrete (Abderhalden) vorzuziehen. Es ergibt sich daraus, wie das Gley bereits 1920 klar ausgesprochen hat, daß alle Hormone solche inneren Sekrete sind, daß aber nicht alle diese Inkrete eine hormonale Wirkung im Sinne einer fördernden Regulation besitzen. Ich will unter diesem Gesichtspunkt im allgemeinen den Namen Hormon anwenden, ich weiß aber, daß sich der Begriff — Hormon und ebenso hormonale Wirkung — von der sprachlichen Ableitung vielfach so sehr entfernt hat, daß Hormon häufig einfach gleich Inkret gilt.

Mit der Begriffsumgrenzung der innersekretorischen Vorgänge hat sich Asher sehr eingehend und sorgfältig auseinandergesetzt. Er geht von der Vorstellung aus, daß der Organismus im physiologischen Sinne betrachtet aus Teilen besteht, die in ihren

---

[1] Hormon von $\delta\varrho\mu\dot\alpha\omega$ = ich treibe an.

Leistungen, weitgehend selbständig sind. Ich sage hier nur Leistungen, während Asher von Lebensleistungen spricht. Richtiger wäre vielleicht Lebensäußerungen oder Lebenserscheinungen, an denen wir das Leben erkennen. Was den Organismus kennzeichnet, ist die Tatsache, daß diese Vorgänge des Lebens einem unbewußt zweckmäßigen Prinzip untergeordnet sind. Am herausgenommenen einzelnen Organ, welches überlebend gehalten werden kann, lassen sich viele Lebensvorgänge verfolgen. Das Leben als solches kann in naturwissenschaftlicher Betrachtung nur nach den Lebenserscheinungen verstanden und definiert werden. Zum Begriff des lebenden Organismus gehört aber nicht nur die Feststellung der einzelnen Lebensäußerungen, sondern die gegenseitige Beeinflussung und Abstimmung dieses Geschehens. Das können wir als Organisation bezeichnen, die ein Zusammenspiel der Teile ermöglicht oder wie man auch gesagt hat, einen Consensus partium, welcher regulierenden Einflüssen untersteht.

Zum Teil ist diese Regulation eine über den Weg der Nerven vor sich gehende und durch das Nervensystem bedingte, die neurale Form der Organkorrelation, zum Teil wird sie durch chemische Substanzen vermittelt über den Weg des Blutes. Diese chemische Korrelation der Funktionen des Körpers durch Inkrete erklärt Asher als das allgemeinere Prinzip, und es ist wahrscheinlich auch das stammesgeschichtlich ältere. Auf den Organismusbegriff können und dürfen wir in unserem ärztlichen Denken und Handeln nicht verzichten. Er gehört keineswegs etwa in das Gebiet einer naturphilosophischen Betrachtung, sondern bildet die Grundlage auch für die naturwissenschaftliche Denkrichtung in der Heilkunde. Es ist zuzugeben, daß sich die Forschung in dem Bestreben, einzelne Lebensvorgänge nach den Gesetzen der Physik und Chemie aufzuklären, oft bewußt oft ungewollt von dem organismischen Denken entfernt hat. Wo es gewollt geschah, mag das im ganzen nicht zum Nachteil gewesen sein, denn aus der richtigen Auswertung der auf analytischem Wege gewonnenen Erkenntnisse ergibt sich die zusammenfassende Betrachtung des Geschehens, welches als Leben des Organismus zu verstehen ist. Es ist hier nicht der Ort auf Virchows Cellularpathologie, welche so vielfach gründlich mißverstanden oder mißdeutet worden ist, einzugehen, es genügt darauf hinzuweisen, wenn ich hier sage, daß die Pathobiologie immer wieder gezeigt hat, daß nicht einzelne Organe erkranken, sondern die in ihrer Funktion zusammengehörigen Organe, nämlich die Organsysteme. Jores hat deshalb von einer Pathologie der funktionell zusammengehörigen Systeme gesprochen. Ich erinnere hier an die Krankheiten der blutbereitenden Organe, die in ihrer Gesamtheit eine Störung in den Lebensvorgängen zeigen. An allen Teilen des Systems gibt sich die Störung zu erkennen.

Nirgends läßt sich die Richtigkeit einer solchen Auffassung vom Wesen der Krankheit so klar erkennen wie an den Organen, welche als inkretorische bezeichnet werden, weil sie ausschließlich oder wenigstens zum Teil innere Sekrete hervorbringen. Freilich ist wegen der überaus verwickelten Art der gegenseitigen Beeinflussung, die zwischen den inkretorischen Organen besteht, der Zusammenhang ihrer physiologischen Funktionen und bei pathologischen Bedingungen ihrer Störungen oft nur schwierig erkennbar. Um einen Einblick zu gewinnen, müssen wir uns der Erforschung des einzelnen Organs zuwenden. Wir kommen ohne die Analyse der Einzelvorgänge nicht weiter. Wenn wir dabei oft bei Teillösungen stehen zu bleiben gezwungen sind, über diese zunächst nicht hinauskommen, so ist damit doch mehr gewonnen als mit spekulativen Betrachtungen, die zwar vom Ganzen ausgehen, sich aber als wertlos erweisen, sobald einer der Bausteine, aus denen solche rein gedanklichen, nicht durch die Beobachtung und durch die naturwissenschaftliche Forschung gestützten Gebäude zusammengesetzt sind, sich als nicht tragfähig erweist.

Um die Bedeutung der inneren Sekretion für die Frauenheilkunde klar zu machen, ist es notwendig, von den Grundlagen der allgemeinen Inkretologie auszugehen.

Das Wesen der inneren Sekretion kann mit Asher dahin definiert werden, daß man darunter eine Abgabe von Stoffen aus dem Inneren der Zelle nach außen versteht, wobei diese Stoffe in den Ablauf von an und für sich mehr oder weniger selbständigen Funktionen anderer Organe regelnd eingreifen. Diese Begriffsumgrenzung ist eine rein funktionelle, sie läßt offen, ob derart wirksame Stoffe von Organen drüsiger Natur hervorgebracht sind oder nicht, sie stellt auch die Tatsache, daß die Inkrete vielfach unmittelbar in das Blut übertreten und auf diesem Wege zur Wirkung gelangen, nicht in den Vordergrund. Beides ist berechtigt. Wir wissen zum Beispiel von einem Teil der Hypophyseninkrete, daß sie nicht direkt in das Blut übergehen, sondern mit Hilfe des Liquors oder der Saftströmung an gewissen Gebieten des Gehirns, nämlich am Zwischenhirnboden, an dessen vegetativen nervösen Zentren, wirksam angreifen. Ein Organ wie die Nebenniere, dessen Markinkret, das Adrenalin, seit langem genau bekannt ist, zeigt im Markanteil anatomisch genommen keine drüsige Zusammensetzung und muß doch als inkretbildendes Organ gelten.

Wesentlich für die Begrenzung des Vorgangs der inneren Sekretion ist, daß die wirksam werdenden Stoffe nicht als Nährstoffe Verwendung finden, auch nicht zur Energiebildung beitragen. In diesem Zusammenhang weise ich darauf hin, daß der von der Leberzelle gebildete Zucker zwar als Nährreiz dienen kann, daß er aber kein Inkret darstellt. Früher hat man die Zuckerbildung in der Leber zu den innersekretorischen Vorgängen gerechnet. Gelangt ein beim Stoffwechsel gebildeter Stoff in das Blut, greift er aber nicht regelnd in die Organfunktion ein, so hat er nicht den Charakter eines Inkretes. Wie ich durch diese Auffassung den Kreis innersekretorischer Vorgänge einschränke, ist ohne weiteres klar. Schwierig bleibt aber die Abgrenzung der Inkrete gegenüber von Stoffen, die Exkretionsprodukte sind und doch hormonähnliche Wirkungen hervorbringen. Zum Verständnis des Wesens der inneren Sekretion mag es beitragen, wenn ich erwähne, daß Gley nach ihrer Bestimmung die inneren Sekrete in solche trennt, die als Nährstoffe dienen, solche, die sich morphogenetisch auswirken, die Harmozone, weitere, welche die Organtätigkeit anregen, endlich auch noch Stoffwechselprodukte, die Parhormone, zu den Inkreten zählt.

Stoffe, welche der Ernährung dienen, welche Energie liefern, unterscheiden sich aber dadurch von der Wirkung der Inkrete, und ich kann es deshalb nicht gelten lassen, daß man die Nährstoffe zu den Inkreten rechnet. Mit der Bezeichnung Parhormon will Gley ausdrücken, daß ein Stoffwechselendprodukt, ein Exkret auch noch eine erregende Wirkung haben kann, wie der Harnstoff in der Niere, wie das Kohlendioxyd. Den Namen Hormon beschränkt Gley auf die spezifischen Reizstoffe. Auch in anderen Definitionen kommen ähnliche Gesichtspunkte zum Ausdruck. Julius Bauer versteht unter dem innersekretorischem Vorgang — Inkretion — „die Bildung eigenartiger spezifisch wirkender Stoffe in bestimmten hierzu dienenden Organen, wobei diese Stoffe den auf sie angewiesenen Geweben und Organen nach Maßgabe ihres Bedarfes zur Verfügung gestellt werden". Zu diesen spezifisch wirkenden Stoffen zählt Bauer freilich auch das Kohlendioxyd, die

Milchsäure, die Dextrose, den Harnstoff, das Cholesterin, was aber den Hormonbegriff viel zu weit ausdehnt.

Ich schränke in meinen Ausführungen bewußt den Hormonbegriff ein und befasse mich in der folgenden Darstellung hauptsächlich mit den endokrinen Drüsen, ohne die Stoffe mit inkretartiger Wirkung unerwähnt zu lassen, die von anderen Organen hervorgebracht werden.

III. Bildungsstätte der Inkrete.
Inkretorische Organe, endokrine Drüsen.

Die Inkrete verdanken ihre Entstehung einer sekretorischen Drüsentätigkeit, die gebildeten Stoffe sind in dieser Hinsicht spezifisch wie auch hinsichtlich ihrer Bestimmung. Die Bildung des Sekretes erfolgt in der Zelle durch Aufnahme und Aufbau von Substanzen, die mit dem Blute an die Zelle herangeführt werden. Es liegt nicht lediglich eine Durchleitung von Bestandteilen des Blutes durch die Zelle vor, sondern das sekretorische Gewebe schafft aus Bestandteilen des Blutes das besondere Sekret oder jedes Gewebe ändert wenigstens die Zusammensetzung der Stoffe, die es aus dem Blute aufnimmt und an dieses wieder abgibt. Die Zellen des sekretorischen Gewebes entstammen dem Oberflächenepithel (A. Kohn). Organe aus einem derartigen sezernierenden Gewebe sind die Drüsen. Wesentlich bleibt also die epitheliale Natur der sekretorisch tätigen Zellen, während ihre Anordnung eine untergeordnete Bedeutung hat.

Es kann für den Begriff eines sekretorischen Organs auch nicht maßgebend sein, ob dieses einen Ausführungsgang für das Sekret besitzt oder nicht.

Funktionelle Gesichtspunkte wie morphologische Kennzeichen sind es, welche hiermit dem Begriff sekretorisches Organ zugrunde gelegt werden, um dies noch einmal zu unterstreichen, die Bildung eines bestimmten Sekrets durch eine bestimmte Gewebsart, durch die sezernierende Epithelzelle.

Wo die Sekretentleerung nach außen durch vorhandene Ausführungsgänge vor sich gehen kann, liegt ein exokrines, sekretorisches Organ vor, wo das Sekret direkt oder durch die Saftströmung der Gewebe dem Blute zugeleitet wird, ein endokrines, sekretorisches Organ. Auf diese Weise zur Abfuhr gelangende endokrine Sekrete heißen wir zusammenfassend die Inkrete, eine Abkürzung für innere Sekrete. Sie sind die Produkte der Drüsen mit innerer Sekretion — der endokrinen Drüsen. Danach wird es verständlich, weshalb ich, wie oben schon dargelegt, die von den verschiedensten Gewebsarten an das Blut abgegebene Kohlensäure nicht als ein Inkret auffasse, wenn sie auch z. B. durch Erregung des Atemzentrums Ähnlichkeit mit hormonalen Wirkungen hat. Ich halte es für dringend geboten, an einer wie oben dargelegt funktionell und morphologisch bestimmten Begrenzung festzuhalten, weil nur so der Begriff des innersekretorischen Organs hinreichend erfaßt wird, und weil nur bei dieser Einschränkung die Lehre von der inneren Sekretion auch für die Erkenntnis der innersekretorischen Störungen, d. h. der endokrinen Krankheiten wirkliche Bedeutung behält. Die ursprüngliche Bezeichnung Blutgefäßdrüsen (Ecker) ist nicht für alle endokrinen Organe passend, weil sie, wie schon oben gesagt nur zum Teil ihr Inkret unmittelbar in das Blut abgeben. Nach den gemachten Ausführungen rechne ich zu den inkretorischen Organen:

1. Die Schilddrüse,
2. die Nebenschilddrüsen,
3. die Nebennieren, in ihrem Rinden- wie Markanteil,
4. die Bauchspeicheldrüse in ihrem Inselapparat,
5. die Hypophyse, in ihren epithelialen Anteilen,
6. die Keimdrüsen, welche nicht nur eine äußere Absonderung verrichten.

Vom Thymus wie von der Zirbel kann man noch nicht mit Sicherheit sagen, ob sie eine inkretorische Leistung vollbringen. Für die Keimdrüsen, soweit die innere Absonderung in Frage kommt, steht fest, daß die samenbildenden Epithelien, daß die Follikelepithelien, die Granulosazellen, an einer solchen beteiligt sind. Über die Zwischenzellen als Inkretbildner wird an entsprechender Stelle zu berichten sein. Für die das Adrenalin bildenden Zellen der Nebenniere, die sog. chromaffinen Zellen der Marksubstanz steht fest, daß sie sich in engster Beziehung zum sympathischen Nervensystem befinden. Die epithelähnliche Anordnung dieser Elemente, ihre chromierbaren Granula sprechen durchaus für eine sekretorische Leistung. Die Adenohypophyse, die Neurohypophyse und das Zwischenhirn bilden ein funktionell zusammengehöriges System. Wo wir aber in der Neurohypophyse die morphologische Grundlage für eine selbständige inkretorische Tätigkeit suchen sollen, ist unklar, sofern man nicht die so häufig in dem Hinterlappen anzutreffenden Gruppen von Vorderlappenepithelien dafür in Anspruch nehmen will. Eines steht fest, daß die Hormone wie das Vasopressin (Tonephin) das Oxytocin (Orasthin) aus dem Vorderlappengewebe mindestens nicht in wirksamer Form zu gewinnen sind. Möglicherweise erfahren im Vorderlappen gebildete Substanzen erst auf dem Wege zum Zwischenhirn über den Hinterlappen die Pituitrinwirkung. Fasse ich zusammen, so sind echte endokrine Drüsen 1. die Schilddrüse, 2. die Nebenschilddrüsen, auch Epithelkörper genannt, 3. die Nebennierenrinde, 4. die Adenohypophyse. Endokrine Organe sind: das Nebennierenmark, die Neurohypophyse. Keines dieser Organe hat eine äußere Sekretion, anders bei den Keimdrüsen und beim Pankreas, wo exokrine und endokrine Anteile sich in engster anatomischer Beziehung befinden.

Ich halte es für angezeigt, in diesem Zusammenhang auf Einteilungen hinzuweisen, wie sie bald von funktionellen, bald von morphologischen Gesichtspunkten aus vorgeschlagen worden sind. So unterscheidet Kohn

1. Selbständige endokrine Drüsen, zu denen er die Schilddrüse, die Glandulae parathyreoideae rechnet, während auch er die innersekretorische Leistung des Thymus anzweifelt.

2. Neurotrope Drüsen mit innerer Sekretion werden Hypophyse und Nebennieren genannt, weil hier die drüsig-epithelialen Anteile mit solchen nervöser Natur eng verbunden sind, weil der Hirnanhang dem Zentralnervensystem, die Nebenniere dem peripherischen sympathischen Nervensystem angeschlossen ist. Die **3. Gruppe bilden inkretorische Teilorgane,** wie Pankreas und Corpus luteum, in der **4. Gruppe** werden die **Organe mit inkretorischer Nebenfunktion,** die Keimorgane aufgeführt. Mit dem Wort Nebenfunktion soll dabei ausgedrückt sein, daß diejenige Wirkung, welche die gesamten Geschlechtsmerkmale zur Ausprägung bringt, im Vergleich zur eigentlichen Aufgabe der Keimorgane, nämlich zur Bildung der Geschlechtszellen eine nebensächliche Rolle spielt.

Nach der Entstehung aus den drei Keimblättern hat Falta eine Zusammenstellung der endokrinen Organe versucht, von der er aber selbst sagt, daß sie für die Physiologie ebensowenig gewinnbringend sei wie für die Klinik[1]. Mehr Wert besitzt eine die Funktion in den Vordergrund stellende Einteilung, wie sie Falta zuerst gegeben und später so abgeändert hat, daß er eine Gruppe unterscheidet von endokrinen Organen, deren Leistung in einem formativen Einfluß auf den Körper besteht, wie wir ihn im Zusammenhang mit dem Wachstum von der Schilddrüse, von der Nebennierenrinde, vom Hypophysenvorderlappen, von den Keimdrüsen, vielleicht auch von der Zirbel kennen, während die zweite Gruppe eine den Stoffwechsel regulierende Funktion hat, wobei wir in erster Linie an die Epithelkörper, an die Inseln des Pankreas, an das chromaffine Gewebe denken, aber auch Hypophyse und Keimdrüsen nicht außer acht lassen können. Gerade aus diesem Umstand heraus vermag auch diese Einteilung von Falta nicht voll befriedigen. Es wäre also schon besser, wenn wir nach den spezifischen Wirkungen der gebildeten Inkrete eine Einteilung treffen könnten, je nachdem sie stoffwechselwirksam die Assimilation oder Dissimilation beeinflussen, oder danach, ob die hervorgebrachten Inkrete fördernd oder hemmend auf die Tätigkeit bestimmter anderer Organe einwirken. Diesen Unterschied in den Wirkungen hat man auch durch besondere Benennungen hervorheben wollen, nämlich Hormone, das wären die Inkrete mit erregenden oder Chalone, das wären solche mit hemmender Wirkung. Der Name Chalon hat sich aber nicht eingebürgert. Wenn man diese fördernde oder hemmende Wirkung der Inkrete auf eine bestimmte physiologische Funktion eines anderen Organs zum Ausgangspunkt nimmt, kann man zu einer Übersicht der endokrinen Organe nach funktionellen Gesichtspunkten gelangen, wie sie Bauer gibt, die ich in der anschließenden Tabelle ergänzt habe.

Tabelle 1.

Organ	Eiweiß-stoff-wechsel	Kohle-hydrat-stoff-wechsel	Fett-stoff-wechsel	Ca Stoff-wechsel	P Stoff-wechsel	Wachs-tum	Ge-schlechts-ent-wicklung	Erregbarkeit		Blut-bil-dung
								des Sym-pathi-cus	des Vagus	
Schilddrüse .	+	+	+?	?	+	+	+?	+		+
Epithelkörper		—		—				—		
Hypophyse .		+	+?			+	+			
Nebenniere .		+					+	+		+
Keimdrüsen .	+	—				—	+	—		+
Pankreas . .		—							+?	
Thymus . .				—	+					
Zirbel . . .							—	—		

+ bedeutet fördernde; — hemmende Wirkung.

[1] Ich gebe deshalb Faltas Gruppierung nur in einer Anmerkung wieder:

		Adenohypophyse
	Hypophyse	Neurohypophyse (Nervensystem)
Ektoderm	Epiphyse	(Nervensystem)
	Nebennierenmark	(Nervensystem)
Entoderm	Thyreoidea	
	Thymus	
	Epithelkörperchen	
	Pankreas	
Mesoderm	Nebennierenrinde	
	Keimdrüsen (ohne Geschlechtszellen)	
Urgeschlechtszellen		

Wenn sich der Facharzt für Frauenkrankheiten auch mehr den speziellen Fragen zuwenden wird, nämlich den endokrinen Störungen beim Weibe und ihren funktionellen wie morphologischen Grundlagen, so kann er diese doch nur verstehen, wenn er allgemein in das innersekretorische Geschehen eingeführt worden ist. Nur unter dieser Voraussetzung wird er imstande sein, die endokrinen Störungen klinisch richtig zu beurteilen und danach die Behandlung zu wählen.

Ich bin mir der Schwierigkeit der Aufgabe sehr wohl bewußt, aus der unendlichen Zahl von Mitteilungen über innersekretorische Vorgänge und ihre Störungen das bisher Gesicherte an Erkenntnis so darzustellen, daß es für den mit dem Gebiete der inneren Sekretion weniger vertrauten Leser trotz der eingehaltenen Kürze verständlich bleibt. Bei der Abfassung habe ich mich natürlich auch durch meine eigenen Erfahrungen leiten lassen und absichtlich manche Anschauungen nicht genannt, die mir nicht haltbar oder noch nicht genügend begründet erscheinen. Auf der anderen Seite durfte ich zu subjektiv nicht vorgehen, weil es dem einzelnen ja unmöglich ist zu allen Forschungsmethoden und Forschungsergebnissen aus eigenem Urteil Stellung zu nehmen. Der besonnene Leser wird Widersprüche, die sich aus der Schwierigkeit der Probleme ergeben, nur als Anregung empfinden und er wird es verstehen, daß sich viele Fragen nicht mit einem Entweder oder einem Oder schlechthin beantworten lassen.

Wie oben erörtert, scheide ich die Nährstoffe und ebenso die Exkrete, auch wenn sie nebenbei hormonale Wirkungen ausüben, aus der Gruppe der Inkrete aus. Der nachfolgende Abschnitt soll zunächst der chemischen Zusammensetzung der inneren Sekrete gewidmet sein, soweit sich hierüber nach dem heutigen Stande unseres Wissens Angaben machen lassen.

IV. Chemie der Inkrete und ihre physiologischen Wirkungen.

1. Schilddrüse.

Harington ermittelte die Konstitution des Thyroxins als ein Tetrajodoxyphenyltyrosin und es gelang ihm (1926) die synthetische Darstellung eines Tetrajodparaoxyphenyläthers des Tyrosins von der Formel:

$$HO \cdot \overset{J}{\underset{J}{\bigcirc}} O \overset{J}{\underset{J}{\bigcirc}} CH_2 \quad CH \cdot NH_2 - COOH$$

nachdem schon Kendall aus der Schilddrüse einen krystallisierten Körper gewonnen hatte, der sich durch hohen Jodgehalt auszeichnet, das Thyroxin. Es ist in Wasser kaum löslich, löslich in Alkalien, wirksam bei Einspritzung in die Blutbahn wie unter die Haut wie bei Aufnahme durch den Mund. Bei peroraler Darreichung kann die Wirkung etwas abgeschwächt werden. Die Meinung geht heute allgemein dahin, daß das Thyroxin nicht das einzige in der Schilddrüse gebildete Inkret ist. Das schon weit früher aus der Schilddrüse isolierte Jodthyreoglobulin hat die für die Schilddrüse typischen pharmakologischen Wirkungen (Krayer-Trendelenburg). Aber das Jodthyreoglobulin und ein weiterer daraus gewonnener Stoff, das Jodothyrin sind nicht die Inkrete selbst, wahrscheinlich aber ist auch das Dijodtyrosin ein Schilddrüseninkret, welches in mancher Beziehung eine dem Thyroxin gegensätzliche Wirkung ausübt (Abelin). Das Dijodtyrosin ist deshalb auch bei der Basedowschen Krankheit therapeutisch verwendet worden, bei nicht fixierten Hypertonien senkt es den Blutdruck, es beseitigt die klimakterischen Beschwerden bei vegetativen Neurosen (Goldhammer und Laszlo). Unentschieden ist, ob die Wirkung des Dijodtyrosins, welches als Jodgorgon im Handel ist und perorale Anwendung findet, auf dem Jodanteil beruht. Auf weitere Einzelheiten will ich nicht eingehen, aber bemerken, daß immer wieder angegeben wird, daß rohe, verfütterte Schilddrüse, daß Pulver aus getrockneter Schilddrüse in manchem anders und schneller wirken als das künstlich hergestellte Thyroxin. Maßgeblich beeinflußt wird die Thyroxinwirkung durch den Jodanteil und durch die Art der Bindung des Jods. Das in der Nahrung enthaltene Jod wird in der Thyreoidea gespeichert und von ihr wieder an das Blut abgegeben, während man aber früher annahm, daß das Jod in der Schilddrüse nur in organischer Bindung vorkommt, zeigen neuere Feststellungen, daß auch anorganische Jodverbindungen in der Schilddrüse vorhanden sind.

Bereits die fetale Drüse hat die Fähigkeit Jod aufzustapeln, der relative Jodgehalt fetaler und kindlicher Schilddrüsen ist aber geringer als in dem Organ Erwachsener. Bis zur Zeit der Geschlechtsreife wächst die Jodmenge rasch an, sie nimmt erst im Senium wieder ab. Das Jod findet sich in der Schilddrüse zum überwiegenden Teil im Kolloid, und dem entspricht, daß Kolloidstrumen im allgemeinen mehr Jod enthalten als die normale Schilddrüse, während diffuse, kolloidarme, parenchymatöse Kröpfe und die Strumen bei Basedowscher Krankheit sowohl absolut wie relativ weniger Jod enthalten. Dasselbe gilt für die Schwangerschaftshyperplasie der Schilddrüse. In der Schwangerschaft besteht eine Neigung zum Hyperthyreoidismus und die Blutjodmenge ist erhöht. Sie ist ebenfalls gesteigert bei Morbus Basedow, herabgesetzt bei Myxödem gegenüber einer physiologischen Durchschnittsmenge von 12,5 γ-%[1]. Die entwicklungsbeschleunigende Wirkung des Thyroxins wie der Schilddrüsenextrakte, die sich in einer Beschleunigung der Metamorphose der Kaulquappen zu Zwergfröschen äußert, ist anscheinend an den Jodgehalt im Thyroxin geknüpft; auch das Dijodtyrosin hat eine gleiche, allerdings schwächere Wirkung.

Der Grundumsatz, nachgewiesen am Sauerstoffverbrauch im Nüchternzustand bei vollständiger Körperruhe steigt unter dem Einfluß wirksamer Schilddrüsenstoffe an. Diese erhöhen auch die spezifisch-dynamische Nährstoffwirkung, d. h. die Oxydationen nehmen auf Kosten der aufgenommenen Nährstoffe zu, was sich aber bei der Basedowschen Krankheit nicht immer nachweisen läßt, die Stickstoffausscheidung wächst unter dem Einfluß der Schilddrüseninkrete.

Sehr wichtig ist der Einfluß des Thyroxins auf den Zuckerstoffwechsel und auf den Fettstoffwechsel. Unter der Wirkung dieser Inkrete schwindet das Leber- und Muskelglykogen, doch kommt es dabei nur selten zur Erhöhung des Blutzuckerspiegels. Einen Teil der toxischen Erscheinungen bei Hyperthyreosen hat man auf eine durch den Glykogenschwund geschwächte Leberfunktion zurückgeführt. Die Fettverbrennung wird durch die Schilddrüsensubstanz gesteigert, eine Feststellung, die auch zur Anwendung des Thyroxins zu Entfettungskuren Anlaß gegeben hat. Die Wasserausscheidung wird durch

---

[1] $12,5 \ \gamma\text{-}\% = \dfrac{12,5}{1\,000\,000}$ g in 100 ccm Blut.

die Schilddrüseninkrete begünstigt, weshalb man diese auch bei der Behandlung des Hungerödems therapeutisch gebraucht.

Hiermit sind die wesentlichen Stoffwechselwirkungen der Schilddrüseninkrete erwähnt. Eine der Hauptaufgaben der Glandula thyreoidea ist die Regulation des Jodstoffwechsels im Körper, und es ist vielfach festgestellt worden, daß das Blut der Schilddrüsenarterie weniger Jod enthält als die Vene. Abelin, auf dessen Angaben ich mich in den bisherigen Ausführungen wesentlich stützte, hat sich dahin ausgesprochen, daß im Gegensatz zu anderen Inkreten dasjenige der Schilddrüse die gesamte Zelltätigkeit besonders schnell abändert, weil es „in alle Zweige des Stoff- und Energiehaushaltes" eingreift.

In diesem Sinne ist wohl auch der Einfluß auf das Längenwachstum des Körpers zu erklären und es ist bekannt, daß eine vor Abschluß des Längenwachstums einsetzende erhebliche Schilddrüseninsuffizienz und ebenso der angeborene Schilddrüsenmangel zu einem Kleinwuchs oder Zwergwuchs führen. Der Zusammenhang mit der darniederliegenden Schilddrüsentätigkeit geht wohl daraus hervor, daß Thyroxin in gewisser Dosierung diese Wachstumshemmung völlig auszugleichen oder doch erheblich zu bessern vermag. Eine übermäßige Einwirkung von Thyroxin hat aber Wachstumshemmung zur Folge, weil man annehmen darf, daß die übermäßige Thyroxinzufuhr die Tätigkeit der Schilddrüse selbst ausschaltet. Unter bestimmten Voraussetzungen begünstigen die Schilddrüseninkrete auch die Vorgänge bei der Gewebsregeneration, wovon man zum Beispiel bei der Regeneration durchtrennter peripherischer Nerven Gebrauch zu machen versucht hat. Bei der Wachstumswirkung des Thyroxins bleibt aber noch zu bedenken, daß die Schilddrüsentätigkeit und damit ihre Inkretbildung auch von der Leistung des Hypophysenvorderlappens abhängt, so daß seine verringerte Funktion vielleicht erst für die Hemmung des Wachstums ausschlaggebend wird. Erwähnt sei noch, daß schwache Kopfbehaarung und unvollständige Haarentwicklung in den äußeren Anteilen beider Augenbrauen ein Merkmal eines hypothyreotischen Zustandes sind; das Haarwachstum läßt sich durch Thyroxin anregen. Haarausfall kommt aber auch bei Basedowkranken vor, die übrigens während schwerer Krankheitsperioden über Zunahme des Haarwachstums berichten.

Die Wirkungen auf den Stoffwechsel, welche oben erwähnt wurden, gehen nach Abelins Meinung mindestens zum Teil über das vegetative Nervensystem vor sich, auf dessen parasympathische wie sympathische Anteile Thyroxin erregend wirkt. Selbst wenn man manche der Stoffwechselwirkungen für nicht abhängig vom vegetativen Nervensystem hält, so steht nach Abelin jedenfalls fest, daß die erregende Wirkung auf das vegetative Nervensystem wie auf den Stoffwechsel durch dieselbe in der Schilddrüse vorhandene Substanz, also durch das gleiche Schilddrüseninkret hervorgebracht wird. Durch den Einfluß auf das vegetative Nervensystem erklärt sich auch die Bedeutung der Schilddrüse für die Wärmeregulation. Die Tätigkeit der Schilddrüse, welche sekretorische Nerven besitzt, ist abhängig von äußeren Einflüssen wie Ernährung, Temperatur. Während reine Fleischnahrung die Leistung der Schilddrüse steigert, nimmt diese bei vorwiegend vegetabilischer Ernährung ab. Nach meinen eigenen Beobachtungen äußert sich dies in einer Abnahme des Organgewichtes, was man auch bei unterernährten Personen feststellen kann. Bei den Avitaminosen erleidet die Schilddrüse wie die meisten Organe ebenfalls eine Einbuße an Funktion (Kihn).

Nach neueren Arbeiten tritt das Sekret der Schilddrüsenepithelien in einen besonders gebauten Lymphraum über und wird auf dem Lymphwege dem Blute zugeführt. Aber auch der unmittelbare Übergang in das Blut kann meines Erachtens nicht bezweifelt werden. Ob die Bildung des Sekretes wie des Kolloids in zwei verschiedenen Formen der Follikelepithelien vor sich geht, ist ungeklärt. Wegelin nimmt an, daß das Kolloid in den Epithelien in diffuser Ausbreitung vorhanden ist. Der Nachweis kolloider Massen in Blut und Lymphgefäßen besagt gar nichts über die Wesensgleichheit mit dem Kolloid der Follikel. Jedenfalls stimme ich Wegelin darin bei, daß das Kolloid von den Epithelien aus in die Blutoder Lymphgefäße resorbiert wird und daß die Berstung von Follikeln für den Aufsaugungsvorgang keine Bedeutung hat. Vielleicht hat das in den Follikeln sich ansammelnde, durch den Jodgehalt ausgezeichnete Kolloid nur die Bedeutung einer Inkretansammlung in den Follikeln, die als Vorrat in der Drüse vorhanden ist. Bei der noch recht weitgehenden Unsicherheit über die aus morphologischen Feststellungen heraus faßbaren Vorgänge bei der Inkretbildung und Inkretabfuhr wird man auch vorsichtig sein müssen aus histologischen Bildern Schlüsse über den Leistungsgrad der Schilddrüse ziehen zu wollen. Immerhin kann man soviel sagen, daß die Abnahme des Kolloids, daß die Vergrößerung der Epithelien ebenso wie die intrafollikulären Papillenbildungen der morphologische Ausdruck einer Zunahme der Sekretionstätigkeit sind, wobei man auch aus den Mitosen auf eine Vermehrung der Follikelepithelien schließen kann. Eine besondere Stütze hat diese Auffassung dadurch gefunden, daß man nach Zuführung des thyreotropen Wirkstoffes des Hypophysenvorderlappens (vgl. S. 29) eine Veränderung an der Schilddrüse feststellen kann, die sich durch kubische Umgestaltung des Epithels, durch Verflüssigung und Verminderung des Kolloids zu erkennen gibt. Da nun gar kein Zweifel darüber bestehen kann, daß das genannte Hypophysenhormon die Schilddrüsentätigkeit anregt, so darf man aus dem histologischen Bild an der Schilddrüse wohl folgern, daß es auch Ausdruck der erhöhten Organtätigkeit ist. Dazu paßt, wie ich oben ausführte, daß das Kolloid nicht das aktive Inkret der Schilddrüse ist. Im Kolloid ist das Schilddrüsenhormon an Eiweiß adsorbiert und nach Versuchen von Grab kommt dem Kolloid die Aufgabe zu, ein aus Thyroxin und aus einer säurelöslichen Jodfraktion bestehendes Hormon in sich abgelagert zu halten (Grab). Die Follikelepithelien bilden das Hormon und geben es ab. Weder aus der Kolloidmenge noch aus dem färberischen Verhalten des Kolloids sind ohne weiteres Rückschlüsse möglich auf den Funktionsgrad der Thyreoidea. Aber die morphologische Methode bleibt doch für die Erforschung der Schilddrüsenfunktion von recht erheblicher Bedeutung. Kann man doch auch feststellen, daß eine im Tierversuch durchgeführte Hyperthyreoidisierung sich an der Schilddrüse in Zunahme des Kolloids, in Rückgang der Mitosen und in Abplattung der Epithelien äußert. Dies bedeutet wohl eine Einschränkung der Schilddrüsentätigkeit, was sich mit einer oben gegebenen Erklärung deckt, daß die übermäßige Zufuhr von Thyroxin, weil dadurch die Schilddrüse funktionell ausgeschaltet wird, nicht das Körperlängenwachstum anregt, sondern zur Wachstumshemmung führt. Inwieweit die Tätigkeit der Schilddrüse von dem Erregungszustand der sympathischen Nerven, welche die Drüse durchsetzen, abhängig ist, kann heute noch nicht einheitlich beurteilt werden, jedenfalls ist festgestellt, daß die Schilddrüse auch bei Ausschaltung des Sympathicus ihre volle Tätigkeit verrichten kann.

Zum **Nachweis des Schilddrüsenhormons,** besonders des Thyroxins sind verschiedene Verfahren angegeben worden. So hat man den auf Thyroxin zu prüfenden Stoff in großer Verdünnung hinsichtlich seiner Wirksamkeit auf die Metamorphose von Kaulquappen untersucht. Aber spezifisch für Thyroxin ist dieses biologische Verfahren nicht. Die von Reid-Hunt festgestellte Tatsache, daß nach Verfütterung von Schilddrüsensubstanz Mäuse gegen das Acetonitril viel unempfindlicher werden, konnte in Nachprüfungen zwar bestätigt werden, aber andere Stoffe vermögen auch die Widerstandsfähigkeit der Tiere gegen das giftige Acetonitril zu steigern, und so ist also auch diese Methode nicht spezifisch.

Mit diesen Ausführungen konnte ich natürlich nur das Wichtigste über die Inkrete der Schilddrüse, über die chemische Konstitution einiger aus der Schilddrüse isolierter Stoffe von hormonalem Charakter wie über das Wesen ihrer Wirkungen bringen. Dabei konnten die morphologischen Grundlagen des Sekretionsvorganges in der Schilddrüse erörtert werden und die gesamten Darlegungen mögen wohl ausreichen, um das Wesen der Schilddrüsenwirkung verstehen und Störungen derselben beurteilen zu lassen.

Ich führe hier die Symptome an, welche bei erheblich verminderter Tätigkeit und bei pathologisch gesteigerter Funktion der Schilddrüse bei Menschen beobachtet werden in einer Zusammenstellung von Isenschmid, welche die Gegensätzlichkeit der Krankheitserscheinungen klar hervortreten läßt und welche leicht zu verstehen sind, wenn man sich dabei an die gemachten Angaben über die physiologischen Wirkungen der Schilddrüseninkrete erinnert.

Tabelle 2. (Nach Isenschmid.)

Schilddrüsenmangel:	Morbus Basedow:
Verminderung des Gaswechsels und der Wärmebildung.	Steigerung des Gaswechsels und der Wärmebildung.
Verminderung des Stickstoffumsatzes.	Vermehrung des N-Umsatzes.
Verminderung der „spezifisch-dynamischen" Wirkung der Nahrung.	Steigerung der „spezifisch-dynamischen Wirkung der Nahrung.
Verminderte Eßlust.	Gesteigerter Appetit.
Neigung zu Gewichtszunahme.	Neigung zu Gewichtsabnahme.
Steigerung der Zuckertoleranz.	Verminderung der Zuckertoleranz.
Neigung zu Untertemperaturen, verminderte Fähigkeit zu fiebern.	Neigung zu Steigerungen der Körpertemperatur.
Aufhören des Knochenwachstums.	Gesteigertes Längenwachstum.
Langes Offenbleiben der Epiphysenfugen.	Vorzeitige Verknöcherung der Knorpelfugen.
Verlangsamung der Herzfrequenz mit kleinem, trägen Puls.	Steigerung der Herzfrequenz mit großem Puls vom Typus „celer".
Kurze, geschlängelte Capillaren am Nagelfalz mit träger Zirkulation.	Gestreckte Capillaren am Nagelfalz mit raschem Blutumlauf.
Obstipation mit Schlaffheit der Darmwand.	Durchfälle.
Torpider Schwachsinn mit großer Beharrlichkeit, Verlangsamung der Apperzeption und des Gedankenganges.	Seelische Erregung, Ideenflucht, Rastlosigkeit, Unbeständigkeit.
Ruhiger, stumpfer, apathischer Gesichtsausdruck.	Erregter, ängstlicher, unruhiger oft schreckhafter Gesichtsausdruck.
Schlafsucht.	Schlaflosigkeit oder unruhiger Schlaf.
Trägheit, Verlangsamung der Bewegungen.	Zittern, Bewegungsdrang.
Versiegen der Schweißsekretion und anderer Sekretionen.	Steigerung der Schweißsekretion und anderer Sekretionen.
Oligurie.	Häufig Polyurie.
Blässe der Haut.	Rötung der Haut.

Tabelle 2. (Fortsetzung.)

Schilddrüsenmangel:	Morbus Basedow:
Verdickung der Haut.	Zarte, dünne Haut.
Langsame Atmung.	Neigung zu Dyspnoe, oft oberflächliche Atmung bei verminderter Vitalkapazität und gesteigertem Minutenvolumen.
Neigung zu Menorrhagien.	Häufig Aussetzen der Menses.
Beschleunigung der Blutgerinnung.	Verzögerung der Blutgerinnung.
Erhöhte Valenz der Gerinnung.	Erniedrigte Gerinnungsvalenz.
Gesteigerte Viscosität und gesteigerter Eiweißgehalt des Serums.	Verminderte Viscosität und verminderter Eiweißgehalt des Serums.
Neigung zu Anämie mit leicht erhöhtem Färbeindex (Nägeli).	Neigung zu Vermehrung der roten Blutkörperchen oder mindestens zu „hochnormalen" Werten mit reichlich Hämoglobin.
Verminderter Jodgehalt des Blutes.	Steigerung der Jodkonzentration im Blut.
Enge Lidspalten.	Vortreten der Bulbi.
Verminderung der Symptome durch Aufnahme von Schilddrüsenstoffen.	Verstärkung der Symptome durch Aufnahme von Schilddrüsenstoffen.
Herabsetzung der Tätigkeit der Leber.	Steigerung der Leberfunktion.
Reaktion auf das Nervensystem erregende Gifte, verlangsamt und abgeschwächt.	Reaktion auf nervenerregende Gifte, beschleunigt und gesteigert.
Verzögerte Resorption.	Beschleunigte Resorption.

Die Wechselwirkungen zwischen Schilddrüse und den anderen endokrinen Drüsen werden in einem späteren Abschnitt besonders berücksichtigt werden. Ich weise darauf hin, daß Erkrankungen der Thyreoidea beim weiblichen Geschlecht ungleich häufiger vorkommen als beim männlichen, dies gilt ganz besonders für die Basedowsche Krankheit. Die Funktion des Eierstockes ist zum Teil bei dieser Krankheit überhaupt nicht gestört, vorkommende Störungen äußern sich aber mehr in einer Abnahme der Ovarialfunktion. Seitz konnte auch verstärkte Menstruation beobachten. Es hängt dies eben ganz ab von der Einwirkung der abgeänderten Schilddrüsentätigkeit auf die Adenohypophyse und der durch diese beeinflußten Follikelreifung und Corpus luteum-Bildung ab. Dem entspricht, daß die an Basedowscher Krankheit erkrankten Frauen bald eine abnorme geschlechtliche Erregbarkeit, bald eine verminderte Libido sexualis zeigen. Frauen mit einer ausgesprochenen Basedowschen Krankheit sind weniger fruchtbar und durch die Schwangerschaft wird die Krankheit ungünstig beeinflußt. Das gilt nicht für die abortiven Formen, die doch recht häufig sind, ebenso wie leichte Grade einer Schilddrüseninsuffizienz, die Herthoge als Hypothyréoidie benigne bezeichnet hat, deren Merkmale unter anderem Untertemperatur, Neigung zum Fettansatz, schwache Kopfbehaarung und mangelnde Ausbildung der Augenbrauen sind bei trockener Beschaffenheit der Haut. Ich habe in solchen Fällen dem Gewicht nach unterwertige Schilddrüsen gefunden, auch Hypophysenveränderungen.

2. Epithelkörper oder Nebenschilddrüsen (Glandulae parathyroeidea).

Wenn nach vollständiger Entfernung der Schilddrüse neben den Zeichen der Cachexia thyreopriva auch solche der Tetanie — Tetania parathyreopriva — auftreten, so sind letztere die Folgen einer zugleich erfolgten Abtragung der Epithelkörper. Beim Menschen sind diese Organe in der Regel in Vierzahl paarig angeordnet an der dorsalen Fläche der Thyreoidea zu finden. Man erkennt sie an dieser Stelle der Schilddrüse leicht an ihrer braungelben bis braunen Farbe, an ihrer Lage zu den Ästen der unteren Schilddrüsenarterie. Der Name Epithelkörper ist wegen des Vorkommens akzessorischen Schilddrüsengewebes neben der eigentlichen Drüse der Bezeichnung Nebenschilddrüsen vorzuziehen. Weil bei völligem angeborenem Mangel der Schilddrüse (Thyreoaplasie) jegliche Zeichen der Tetanie fehlen, so ergibt sich daraus der zwingende Schluß, daß die Entstehung der Tetanie mit der Funktion der Schilddrüse nichts zu tun haben kann, ganz abgesehen von allen experimentellen Beweisen.

Das Inkret der Epithelkörper hat Collip zuerst 1925 in praktisch anwendbarer Form darstellen können, es ist heute allgemein unter dem Namen Parathormon bekannt. Dieses wirksame Inkret ist ziemlich hitzebeständig und lipoidfrei, als proteinartiger Stoff enthält es etwa 15% Stickstoff, außerdem Eisen und Schwefel, es ist in Wasser wenig, in schwacher Säure wie in Alkohol gut löslich. Die Zerstörbarkeit des Parathormons durch Pepsin sowohl wie durch Trypsin verbietet die perorale Anwendung.

Durch subcutane Zufuhr des Parathormons sind die Merkmale der Tetanie nämlich Krämpfe, gesteigerte Muskelerregbarkeit und Absinken des Blutkalkgehaltes sicher zu beseitigen.

Bei parathyreopriven Tieren steigt nach Einspritzung von Epithelkörperhormon der Blutkalkgehalt an, während die Phosphatausscheidung durch den Harn zunimmt. Umgekehrt bewirkt Zufuhr von Phosphaten Abnahme des Blutkalkes.

Beim Menschen beträgt der Gehalt des Blutplasmas an Kalk unter nicht krankhaften Bedingungen etwa 11 mg-%. Nur ungefähr ein Sechstel davon ist in ionisierter Form vorhanden, über ein Drittel des Blutkalkes findet sich in kolloidaler Form vor, der Rest in elektrisch neutraler Form. Nach György kann es nur zur Tetanie kommen, wenn sich bei Vermehrung des Blutes an basischen Phosphaten und unter Verminderung der freien Calciumionen das Säure-Basengleichgewicht nach der anazidotischen Stoffwechsellage hin verschiebt.

In manchen Einzelheiten unterscheidet sich die experimentelle parathyreoprive Tetanie zwar von der Tetanie beim Menschen, gemeinsam sind aber beiden in den Kaumuskeln beginnende Krämpfe klonischer Art, klonisch-tonische Zuckungen der Extremitäten, fibrilläre Muskelzuckungen, Puls und Atembeschleunigung. Kennzeichnend für die Tetanie beim Menschen sind lebhafte Zuckungen der vom Nervus facialis innervierten Muskeln bei Beklopfen dieses Nerven und seiner Äste (Phänomen von Chvostek) die sog. Geburtshelferstellung der Hände bei Druck auf die Nerven des Oberarmes (Phänomen von Trousseau), die gesteigerte Erregbarkeit motorischer sensibler wie sympathischer Nerven; Linsentrübungen (Kataraktbildung), Abmagerung, Haarausfall, trophische Störungen vervollständigen das Bild der chronischen Tetanie. Der Blutkalkgehalt sinkt auf 3—8 mg-%. Die Tetanie bei Jugendlichen ist durch Laryngospasmus gekennzeichnet. Unter der Spasmophilie der Erwachsenen will Peritz eine bestimmte Konstitution verstanden wissen, welche bei asthenischem Habitus sich durch allgemeine Übererregbarkeit auszeichnet. Bei Schwangeren und Stillenden ist Tetanie nicht selten auch bei Gebärenden öfters zu beobachten (v. Frankl-Hochwart).

Eine der Hauptaufgaben der Epithelkörper ist die Regulation des Kalkstoffwechsels. Ungenügende Leistung der Parathyreoideae führt zu einem

Absinken des Blutkalkgehaltes, und zwar vermindert sich der ionisierte Kalk, gesteigerte Funktion bewirkt Zunahme des Kalkes im Blutplasma. Fast 99% des gesamten Kalkgehaltes des Körpers, welcher durchschnittlich 1% des Körpergewichtes ausmacht, finden sich als kohlensaurer und phosphorsaurer Kalk im Knochensystem, der Rest also 1% in den übrigen Organen.

Nach Untersuchungen von Selye fördern kleine Mengen von Parathormon Knochenwachstum und Kalkansatz, unphysiologische Mengen bewirken überstürzten Knochenumbau und Kalkentziehung des Knochengewebes.

Vergrößerung der Epithelkörper, Hyperplasien sind bei Rachitis (Erdheim) bei Osteomalacie, bei Osteoporose, bei Hungerosteopathie festgestellt worden.

Recht erhebliche Epithelkörperhyperplasie, deutliche Adenome kommen nicht selten bei der generalisierten fibrösen Osteodystrophie (v. Recklinghausensche Ostitis) vor, und man hat diese endokrin bedingt erklärt, hervorgerufen durch einen Hyperparathyreoidismus. Bewiesen scheint diese Annahme durch die Tatsache, daß nach operativer Entfernung solcher Nebenschilddrüsenadenome die Knochenerkrankung sich wesentlich bessern kann (Mandl), daß man bei Tieren durch große Mengen von Parathormon ein der Osteodystrophie ähnliches Bild am Skelet zu erzeugen vermag.

Ich konnte aber feststellen, daß die Epithelkörperhyperplasie bestehen bleibt, während die metapoetische Malacie am Knochensystem zur Ausheilung kommt, daß auch bei der Pagetschen Knochenerkrankung Epithelkörpertumoren sich finden, so daß man entweder folgern muß, daß die v. Recklinghausen-Form und die Pagetsche Form nicht grundsätzlich verschiedene Knochenerkrankungen sind, sondern nur verschiedene Verlaufsformen der metapoetischen Malacie oder daß beide Skeletkrankheiten endokrin bedingt sind. Da aber Epithelkörperhyperplasien nicht nur bei den metapoetischen und achalikotischen Malacien des Knochens sich einstellen, sondern auch bei ausgedehnter osteoklastischer Karzinose des Skelets, so vertrete ich die Ansicht, daß die Epithelkörperveränderungen sekundäre Reaktionen sind, die sich bei allen Knochenerkrankungen zeigen können, die durch Kalkmobilisierung und raschen Knochenabbau gekennzeichnet sind. Man hat also in den Epithelkörperhyperplasien zunächst den morphologischen Ausdruck für eine Mehrleistung zur Regulierung des Kalkstoffwechsels zu erblicken; dabei kann diese über das erforderliche Maß hinausgehen, es entwickeln sich Adenome und es kommt dann z. B. zur generalisierten Osteodystrophia fibrosa. Bei ihr findet man auch eine Erhöhung des Blutkalkes und Hypophosphathämie.

Den Zusammenhang zwischen Kalkstoffwechsel und Epithelkörperfunktion hat Erdheim klar bewiesen, da er nach Entfernung der Epithelkörper ein Ausbleiben der Verkalkung des Dentins am Nagezahn der Ratte feststellte und Einsetzen der Dentinverkalkung nach Einpflanzung von Nebenschilddrüsengewebe.

Bestimmte Veränderungen der Glandulae parathyreoideae gravider Frauen konnte Danisch bei seinen sehr ausgedehnten Untersuchungen nicht nachweisen. Da ich bei Schilddrüsenatrophie eine Vergrößerung der Epithelkörper gesehen habe, so ist vielleicht annehmbar, daß in der Schwangerschaft mit der erhöhten Schilddrüsenfunktion diejenige der Nebenschilddrüsen eine Einschränkung erfährt. In der Gravidität gibt der mütterliche Organismus viel Kalk an die Frucht ab (v. Fürth), die mit der Kalkstoffwechselregulierung in Zusammenhang stehenden Organe werden also besonders beansprucht, dabei kann es zur Insuffizienz kommen und so zur Schwangerschaftstetanie, die besonders schwer verläuft. Ich habe durch viele Jahre hindurch eine Hündin beobachtet, der drei Epithelkörper entfernt worden waren, die jedesmal zur Zeit der Brunst starke Anfälle von Tetanie bekam. Aus den Darlegungen ergibt sich also die Bedeutung der Epithelkörperfunktion im Leben des Weibes.

Frauen sollen nach Ablauf der Menses mehr Kreatin mit dem Harn ausscheiden, was auf eine vermehrte Quanidinbildung hinweist. Ich komme damit noch auf die Anschauung zu sprechen, nach welcher den Epithelkörpern auch eine entgiftende Tätigkeit zugeschrieben wird.

Bei der Tetanie finden sich im Harn Methylguanidin, im Blut Dimethylquanidin; mit größeren Dosen von Quanidin und Methylquanidin lassen sich bei Tieren tetanische Zustände, erhöhte Nervenerregbarkeit und Krämpfe hervorrufen. So ist die Meinung entstanden, daß die parathyreoprive Tetanie eine Quanidinvergiftung darstelle, daß es auch die Aufgabe der Nebenschilddrüsen sei, das giftige Quanidin in das ungiftige Kreatin umzuwandeln. Diese Entgiftungstheorie ist aber unwahrscheinlich geworden durch die Feststellung, daß die Quanidinvergiftung durch Parathormon nicht behoben werden kann, und daß auch Kalkzufuhr die dabei vorhandenen Krämpfe nicht beseitigt, während dies bei der parathyreopriven Tetanie der Fall ist.

Die Hauptaufgabe der Epithelkörper besteht also in der Bildung eines Inkrets, des Parathormons, welches den Kalkstoffwechsel regelt. Sie sind sekretorische epitheliale Gebilde, an denen nur ausnahmsweise drüsenartige Hohlräume vorkommen, in denen man dann auch mitunter eine kolloidähnliche Masse findet. Neben den Hauptzellen sind vom 10. Lebensjahr an beim Menschen die mit Granula versehenen oxyphilen Epithelien vorhanden. In beiden Zellarten sind Lipoide, vor allem mit zunehmendem Alter nachzuweisen. Ob nur die Hauptzellen oder auch die Oxyphilen das Inkret bilden, ist noch nicht entschieden, jedenfalls bestehen die bei der generalisierten Osteodystrophia fibrosa vorkommenden Epithelkörperadenome nicht nur aus der einen oder anderen Zellart. Danisch fand bei Osteoporose die Hauptzellen vermehrt; er vermutet, daß die Hauptzellen für den physiologisch-chemischen Vorgang der Verkalkung eine Bedeutung haben, die oxyphilen Zellen für den physikalisch-chemischen Prozeß, für die Bildung organischer Kalkverbindungen. Eine Funktion haben also auch die oxyphilen Epithelien, die Welshschen Zellen. Bei der Art der Gefäßversorgung und Gefäßanordnung in den Epithelkörpern kann angenommen werden, daß sie das Inkret unmittelbar in das Blut abgeben.

Soll von einem Stoff angenommen werden, daß er dem Parathormon entspricht, so ist nachzuweisen, daß er bei subcutaner wie intravenöser Zufuhr unter bestimmten Versuchsbedingungen beim Hunde den Blutkalkgehalt erhöht, diese Erhöhung kann sowohl am parathyreopriven Tier wie am gesunden Tier festgestellt werden.

3. Die Nebennieren.

In der Nebenniere sind wenigstens zwei Inkrete zu unterscheiden, von denen das eine von den Epithelien der mesodermalen Rinde, das andere von den chromaffinen Zellen der ektodermalen Marksubstanz gebildet wird. Ich beginne zunächst mit der Besprechung des Markhormons, das zuerst unter allen Inkreten in seiner chemischen Konstitution erkannt und auch zuerst synthetisch hergestellt worden ist, als Adrenalin oder Suprarenin bekannt. Dieses ist nicht allein im Nebennierenmark enthalten, sondern auch in den Paraganglien, in dem chromaffinen Gewebe entlang der Aorta im Retroperitoneum (Reichardt). Das Adrenalin wie das synthetisch dargestellte Suprarenin ist ein Dioxyphenylmethylaminoaethanol von der Formel:

Dem Adrenalin steht das Ephedrin „chemisch und pharmakologisch nahe" (v. Fürth). Meist wird angenommen, daß Tyrosin eine Oxyphenyl-α-aminopropionsäure wie das Dioxyphenylalanin Vorstufen des Adrenalins sind, aus welchen dieses im Mark der Nebenniere aufgebaut wird. Der Gehalt von 1 g frischer menschlicher Nebenniere an Adrenalin schwankt zwischen 0,23—0,9 mg (vgl. Guggenheim). Nach Bayer steigt die Menge an Adrenalin pro 1 g Organgewicht bis zum 30. Lebensjahr stark an, erhält sich auf dieser Höhe bis zum 50. Lebensjahr und nimmt dann bis zum Senium mäßig ab. Das im Handel erhältliche Suprarenin befindet sich in schwach saurer Lösung. Das Adrenalin ist schwer löslich in kaltem, besser in heißem Wasser, gut löslich in Natronlauge, nicht löslich in Alkohol und Chloroform. Das intravenös zugeführte Adrenalin wirkt schneller als das subcutan zugeführte. Große Gaben wirken aber auch peroral. Aus dem Blute verschwindet das Adrenalin sehr schnell, weil es, und zwar, wie man annimmt, im Bereich der Capillaren bereits zerstört wird.

Von den vielen Methoden zum chemischen, qualitativen Nachweis des Adrenalins erwähne ich die Eisenchloridreaktion; stark verdünnte Eisenchloridlösung zusammengebracht mit einer Adrenalinlösung ruft eine smaragdgrüne Färbung hervor. Dieser Nachweis ist aber nicht spezifisch, weil ebenso Brenzkatechin und seine Derivate diese Farbreaktion geben.

Die physiologischen, hormonalen Wirkungen des vom Nebennierenmark abgegebenen, linksdrehenden Adrenalins erstrecken sich auf den Stoffwechsel, auf die Muskelarbeit, auf das Blut und auf alle vom Sympathicus innervierten Organe.

Der Stoffwechsel wird durch kleine physiologische Adrenalinmengen gesteigert. Klein und Weiß fanden ein Ansteigen des respiratorischen Quotienten, ebenso nimmt die Körperwärme zu (Geiger). Die Wirkungen auf den Fett- und Eiweißstoffwechsel treten in ihrem Ausmaß ganz zurück hinter dem Einfluß des Adrenalins auf den Kohlehydratumsatz. Adrenalin ruft eine Hyperglykämie hervor, weil es das Leberglykogen zerlegt und dieses als Zucker in den Kreislauf kommt. Auch aus den Muskeln schwindet das Glykogen, während der Glykogengehalt des Myokards nur wenig abnimmt. Diese Einwirkung auf den Zuckerstoffwechsel wird bereits durch Adrenalinmengen hervorgerufen, die noch nicht blutdrucksteigernd wirken. In der Schwangerschaft erfährt diese Adrenalinhyperglykämie keine Veränderung (Rossi), was wohl zu unterscheiden ist von einer Beeinflussung durch therapeutisch zugeführtes Adrenalin. Der Stoffwechsel des quergestreiften Muskels wird angeregt, es wächst die Muskelleistung. Von den Einflüssen auf das Blut nenne ich hier allein die Veränderung in der Zahl der Blutzellen. Durch physiologische Adrenalindosen werden die roten Blutkörperchen vermehrt, von den weißen Blutkörpern vornehmlich die Lymphocyten, auch die Blutplättchen nehmen an Zahl zu. Zum Teil kann dieser Einfluß auf das Blut durch eine unter Adrenalinwirkung stattfindende Zusammenziehung der Milz erklärt werden. Es steht fest, daß das Markhormon die glatten Muskelzellen des Kapsel- und Trabekelbindegewebes der Milz zur Kontraktion bringt, so daß sich die Milz erheblich verkleinert. Das Adrenalin wirkt wie ein den Sympathicus treffender Reiz und greift an der Stelle zwischen den sympathischen Nervenendigungen und den von ihnen innervierten Geweben an. Das Adrenalin bewirkt eine Verengerung sowohl der Capillaren wie der kleinen Arterien und Venen, dadurch erhöht sich der Blutdruck. Durch die Erhöhung des Venendruckes steigt auch der intraokulare Druck an. Bei unmittelbarem Übergang des Adrenalins in das Blut, wie dies physiologisch der Fall ist, geht die gefäßverengernde Wirkung rascher vor sich, ferner nehmen Pulszahl wie Schlagvolumen zu, die Coronararterien werden jedoch weiter und sind stärker durchblutet (Bayer), was auf ihre parasympathische Innervierung hinweist. Der Einfluß des Adrenalins auf die glatte und quergestreifte Muskulatur besteht vorwiegend in einer Erregbarkeitsabnahme.

Bei der Beurteilung der Adrenalinwirkung ist die Menge des auf seine Wirksamkeit geprüften Adrenalins stets weitgehend zu berücksichtigen. Von den bekannten Wirkungen höherer Adrenalindosen, wie sie sich bei der ärztlichen Anwendung des Markinkrets ergeben und deshalb als pharmakologische Wirkungen aufzufassen sind, führe ich kurz an: die Adrenalinmydriasis, als Folge einer Einwirkung auf den Musculus dilatator pupillae, besonders deutlich bei subconjunctivaler Injektion der Adrenalinlösung. Der Tonus der glatten Muskulatur des Magens des Darmes, der Gallenblase, der Bronchien wird herabgesetzt, abweichend verhält sich die Muskulatur der Ureteren, der Blase und der Schließmuskeln. Für den Frauenarzt von besonderer Wichtigkeit ist die Feststellung, daß die glatte Muskulatur des Uterus wie der Eileiter und der Scheide durch Adrenalin erregt wird und daß diese Wirkung auch am schwangeren Uterus zustande kommt. Der Tonus der Arterien wie Venenmuskulatur nimmt ebenfalls zu. Die vom Nervus splanchnicus aus versorgten Organe der Bauchhöhle nehmen an Umfang ab. Wenn nun auch die intravenöse Injektion von Adrenalin zur Blutdrucksteigerung und Gefäßverengerung führt, so ist doch ein Teil der Gefäße stärker gefüllt, vor allem trifft dies zu für die Lungen, Gehirn und Placentargefäße. Weil auch der Venendruck zunimmt, werden die gegen Adrenalin weniger empfindlichen Lungengefäße mit Blut überladen und an die venöse Hyperämie schließt sich oft Lungenödem an. Man hat dies auch so gedeutet, daß die durch Adrenalin herbeigeführte Capillarabdichtung, an der sowohl die Blut- wie Lymphgefäße beteiligt sind, an den Lungencapillaren nur in geringerem Umfang vor sich geht. Durch intravenöse Adrenalininjektion wird der systolische Blutdruck sofort, bei subcutaner Injektion in größeren Dosen innerhalb kurzer Zeit deutlich erhöht und das Minutenschlagvolumen vergrößert sich. Die blutdrucksteigernde Wirkung kann man auch bei stomachaler Verabreichung des Adrenalins feststellen, dieses kann vom Darm aus unter Erhaltung der Wirksamkeit resorbiert werden.

Werden beim Menschen mehr als 0,2 mg Adrenalin subcutan injiziert (Eppinger und Hess), dann steigt der Blutzucker an, aber erst eine stärkere Blutzuckererhöhung führt zur Glykosurie. Bei der Schwangeren liegt die Schwelle für die Adrenalinglykosurie niedriger. Auf die Entstehung der Hyperglykämie wie Glykosurie braucht hier nicht mehr eingegangen zu werden. Die erhöhte Adrenalinempfindlichkeit der Graviden erklärt sich wohl daraus, daß während der Schwangerschaft durch andere Inkrete die

Erregbarkeit des Sympathicus bereits gesteigert ist. Die Förderung der Arbeitsleistung ermüdeter Muskeln durch Adrenalin darf nicht dazu bestimmen, die leichte Ermüdbarkeit der willkürlichen Muskulatur bei der Addisonschen Krankheit durch Adrenalinmangel erklären zu wollen. Beim Menschen schwächt Adrenalin die Schweißdrüsensekretion ab, was mit der durch Gefäßkontraktion bewirkten schwachen Durchblutung der Haut im Zusammenhang steht. Intravenöse Adrenalininjektion kann Abflachung der Atmung bewirken, die schließlich in Atemstillstand übergehen kann. Beim Menschen steigert sich nach subcutaner Adrenalinzufuhr die Atmungsbreite (Trendelenburg). Wie schon früher gesagt, werden alle vom Sympathicus innervierten Organe erregt. Der Angriffspunkt der Adrenalinwirkung ist aber noch unvollständig geklärt, so daß hier die Angabe genügen mag, daß auch nach Entfernung und Entartung der sympathischen Nerven die Adrenalinwirkung eintritt. Durch diese Sympathicuserregung wird aber auch wieder die Abgabe von Adrenalin aus der Nebenniere erhöht und Reiß, dessen vorzügliche Darstellung ich hier erwähnen möchte, nennt unter Hinweis auf Cannon, welcher von einem Sympathico-Adrenalinsystem spricht, das Adrenalin den Synergisten des Sympathicus.

Abschließend kann gesagt werden, daß das Adrenalin das Inkret des Nebennierenmarkes ist, welches am besten erforscht wurde, und daß die physiologische Aufgabe des Nebennierenmarkes darin beruht, daß es die Funktion des Sympathicus unterstützt. Weit weniger Sicheres kann über diejenigen Stoffe ausgesagt werden, die aus der Nebennierenrinde isoliert worden sind, ebenfalls hormonale Wirkungen haben.

Ich schließe die Erörterung des Nebennierenrindenhormons an. Die beim Erwachsenen in drei Schichten übereinander angeordneten Epithelien der Rinde enthalten in großen, allerdings schwankenden Mengen außer Neutralfett Cholesterin, Cholesterinester, Phosphatide und Cerebroside. Swingle und Pfiffner haben eine Methode ausgearbeitet zur Erlangung eines Nebennierenrindenhormons, welches eiweiß- und lipoidfrei ist und wasserlöslich. Bei Durchschicken der Extrakte durch mit Permutit gefüllte Röhren kann das Adrenalin vollständig abgetrennt werden, so daß man aus ganzen Nebennieren adrenalinfreie, das Rindenhormon enthaltende Präparate gewinnen kann. Dieses Rindenhormon wird bei 80° zerstört, in hohen Dosen ist es auch per os wirksam. Daß es sich hier um ein Inkret der Nebenniere, genauer der Nebennierenrinde handelt, geht daraus hervor, daß nebennierenlos gemachte Katzen, wenn sie rechtzeitig und ausreichend das Rindenhormon erhalten, 2—3 Wochen oder noch wesentlich länger die Folgen der Nebennierenentfernung überstehen. Es bleibt freilich zu berücksichtigen, wenn man die physiologische Bedeutung dieses Inkretes beweisen will, daß es nicht nur akzessorisches Adrenalgewebe, sondern auch akzessorisches Rindengewebe gibt, welches sich nach Entfernung der Nebennieren kompensatorisch vergrößert, und daß so eine den Organausfall ausgleichende Inkretwirkung vorgetäuscht werden kann.

In meinem Institut hat Lehmann bei Ratten beide Nebennieren entfernt und die Tiere blieben bisweilen mehrere Wochen am Leben, weil, wie sich später zeigte, in genügendem Umfang akzessorisches Nebennierengewebe vorhanden war. Aber die Prüfung, wie lange nebennierenlos gemachte, mit dem Rindenhormon behandelte Tiere (Katzen) im Vergleich zu nichtbehandelten Tieren am Leben erhalten werden können, bleibt vorläufig die einzige Möglichkeit, um die Wirksamkeit des Inkretes zu beweisen und die geringe

Menge, welche ausreicht, spricht vollkommen für den Inkretcharakter des geprüften Rindenhormons. Jedenfalls haben die Nebennierenrindenpräparate, die unter dem Namen Interrenin, Cortin, Cortigen und Eucorton (Rivoire) bekannt sind, heute bereits therapeutische Anwendung gefunden und ihre Kenntnis ist für den Arzt wichtig.

Die hauptsächlichsten Merkmale der Addisonschen Krankheit, die wir mit vollem Recht als die Folge eines weitgehenden Ausfalls der Nebennierentätigkeit durch allmähliche Zerstörung der Nebennieren ansehen, sind Muskelschwäche, leichte Muskelermüdbarkeit, Appetitmangel, Magen-Darmstörungen, Abmagerung, Absinken des Blutdruckes und die so auffällige Melaninpigmentation der Haut, mitunter auch der Mundschleimhaut. Nach der zusammenfassenden Übersicht von Rivoire liegen zahlreiche Beobachtungen vor, nach denen beim an Addisonscher Krankheit leidenden Menschen Muskelschwäche wie Muskelermüdbarkeit, Verdauungsstörungen wie pathologische Pigmentation der Haut durch das Rindenhormon auf lange Zeit zum Verschwinden gebracht werden konnten. Wenn ich nach dieser Abschweifung in das Gebiet der pathologischen Physiologie wieder zur normalen Physiologie übergehe, so muß ich in erster Linie die Untersuchungen von Reiß und Winter nennen, die über die Funktion der Nebennierenrinde folgende Ergebnisse zeitigten.

Ich führe diese wörtlich an:

1. Das Rindenhormon wirkt nur bei denjenigen epinephrektomierten Kaninchen lebensverlängernd, die schon vor diesem Eingriff mit Rindenextrakt behandelt wurden und zwar ehe die Zeichen einer Nebenniereninsuffizienz sich eingestellt hatten.

2. Die Nebennierenrinde ist eine Stoffwechseldrüse. Nach Nebennierenentfernung sinken die Reservealkalien stark ab.

3. Rindenextrakte verursachen eine Senkung des Blutcholesterins, lange Zeit angewendet eine Steigerung des Gesamtcholesterins des Körpers.

4. In gleicher Weise wirkt ein aus dem Interrenalkörper der Selachier hergestellter Stoff.

5. Der im eiweißfreien Blutanteil enthaltene Schwefel wird durch Rindenhormone vermindert.

6. Nebennierenrindenextrakte senken unter bestimmten Voraussetzungen den respiratorischen Quotienten[1].

7. Das Glutathion ist vermutlich am Wirkungsmechanismus des Nebennierenrindenhormons beteiligt.

Es ist unmöglich und vielleicht heute auch noch nicht angezeigt alle die Angaben über die angeblichen Wirkungen der Nebennierenextrakte zusammenzustellen. Sehr bemerkenswerte Wirkungen sind beobachtet, nämlich Senkung des Schwefelgehaltes des Blutes, Senkung des Blutcholesterins, Steigerung der Herzleistung und Blutdrucksteigerung. Diese letztgenannte Wirkung soll nach Laquer von Régnier und Simonnet beobachtet worden sein. Zu dieser letzten Feststellung kann ich auf eine wertvolle eigene Beobachtung hinweisen. Bei einem 14jährigen Mädchen, das nierengesund war, wurde eine Blutdruckerhöhung bis 250 mmHg festgestellt.

Bei der Sektion fand ich anatomisch völlig unveränderte Nieren, weder makroskopisch noch mikroskopisch feststellbare Gefäßveränderungen, keine Basophilenvermehrung im Hirnanhang, wie sie bei essentieller Hypertonie doch häufig vorkommt. Der linke Herzventrikel war deutlich hypertrophisch, das Gewicht des in seinem Myokard nicht veränderten Herzens betrug 400 g. Klinischerseits hatte man an einen rechtsseitigen subphrenischen Absceß gedacht, bei der Sektion wurde ein großer hypernephroider Tumor zwischen der rechten Nebenniere und Niere festgestellt, der die rechte Niere nach unten verschoben

---

[1] Unter dem respiratorischen Quotienten ist das Verhältnis des Volumens des in der Ausatmungsluft enthaltenen Kohlendioxyds zu dem Volumen des in der Einatmungsluft vorhandenen Sauerstoffs zu verstehen.

hatte. Beide Nebennieren wogen zusammen 18 g. Markhyperplasie, Vermehrung der chromaffinen Zellen waren nicht nachzuweisen. Ist nun bei dieser Beobachtung die Blutdrucksteigerung hormonal von seiten der Zellen des hypernephroiden Gewächses im Sinne von Régnier und Simonnet aufzufassen? Um diese Frage zu klären, war versucht worden, aus dem Gewächs Rindenhormon nach Pfiffner und Swingle herzustellen, durch ein Versehen stand aber nicht genug frisches Ausgangsmaterial zur Verfügung, jedenfalls konnte in dem Gewächs kein Adrenalin nachgewiesen werden. Wegen des technischen Mangels blieb es unentschieden, ob die Blutdrucksteigerung hormonal bedingt sein konnte. Frühreife Zeichen waren bei dem Mädchen nie bemerkt worden.

Über Blutdruckerhöhungen bei suprarenaler Frühreife habe ich nirgends Angaben gefunden. Dagegen ist starke Blutdruckerhöhung bei Hypernephromen mehrfach festgestellt worden (Volhard). Einige Angaben lauten dahin, daß das Rindenhormon den Glykogengehalt der Leber wie der Muskeln erhöht, den Blutzuckergehalt steigert, aber beim Menschen konnte weder mit Cortin noch mit Cortigen (Bauer und Buttu) eine regelmäßige Veränderung des Blutzuckers erreicht werden. Bei der Addisonschen Krankheit ist heute jedenfalls die Behandlung mit einem Hormonpräparat der Nebennierenrinde angezeigt (Swingle, Pfiffner, Greene, Rowntree).

Die hauptsächlich in den Fasciculatazellen der Rinde nachweisbaren Lipoide sind keine Inkrete, ebensowenig das aus der Nebennierenrinde darstellbare Cholin. Die Lipoide wie die Cholesterinester haben wahrscheinlich für die entgiftende Funktion eine Bedeutung, welche man der Nebennierenrinde zuschreibt. Nebennierenlose Tiere sind gegen bakterielle wie andere Gifte z. B. Saponin ungleich weniger widerstandsfähig als Tiere mit erhaltenen Nebennieren. Die Saponinvergiftung kann durch Cholesterinzufuhr in ihrer Auswirkung abgeschwächt werden und Cholesterin erhöht wieder die erwähnte geringe Resistenz nebennierenlos gemachter Tiere gegen Gifte.

In der Schwangerschaft sind die Nebennieren sehr lipoidreich. Die Organe zeigen auch eine im Gewicht sich äußernde Vergrößerung, die wesentlich auf einer Hypertrophie der Rinde beruht, welche sich übrigens auch als Kastrationsfolge einstellt. In der Schwangerschaft ist das Blutcholesterin vermehrt; bei kastrierten Tieren nicht regelmäßig. Beziehungen zwischen Blutcholesterin, Lipoidgehalt der Nebennierenrinde und Keimdrüsentätigkeit sind vorhanden, aber sie sind nocht recht unklar. Für den Ablauf der Spermiogenese ist nach Leupold der Gehalt der Nebennierenrinde an Lipoiden besonders an Cholesterinestern wesentlich und die weibliche Eizelle entartet, wenn der Cholesterin-gehalt des Blutes dauernd erheblich erniedrigt ist (Leupold und Seißer). Schmitz und seine Mitarbeiter haben aus der Nebennierenrinde verschiedene Substanzen isoliert, von denen eine, welche Schwefel und Stickstoff enthält, den Blutcholesterinspiegel senkt.

Auf die korrelativen Beziehungen zwischen Nebennierenrinde und Ausprägung der akzidentellen Geschlechtsmerkmale, vor allem der extragenitalen Sexuszeichen, komme ich in einem späteren Abschnitt zu sprechen. Ich erwähne hier bereits, daß bei Mädchen mit Hypernephrom öfters Pubertas praecox beobachtet worden ist. Beim Manne stellte ich zuerst eine Übereinstimmung zwischen dem Grade der Körperbehaarung und Nebennierenrindenmasse fest. Aber es darf nicht verschwiegen werden, daß bei Rindenhyperplasien und Rindengewächsen auch jede Auswirkung auf die Sexuszeichen ausbleiben kann. Julius Bauer gibt dafür eine Erklärung, indem er von dem konstitutionellen Prävalenzverhältnis der Geschlechtsfaktoren ausgeht und auf Grund dieser Betrachtung sexuelle Zwischenstufen zygotisch-autochthon-chromosomalen Ursprungs von solchen unterscheidet, bei denen das primäre normale Prävalenzverhältnis der Geschlechtsfaktoren hormonal umgestimmt wird. Der Zusammenhang mit den Geschlechtsdrüsen scheint mir auch daraus hervorzugehen, daß bei nicht geschlechtsreifen Ratten durch Nebennierenextrakt nach Swingle und Pfiffner Reifung der Eierstöcke wie Anregung der Samenbildung erreichbar ist, zugleich allerdings sich auch eine deutliche Hypophysenvorderlappenvergrößerung einstellt. Gesamtnebennierenextrakte wirken hemmend auf die männliche wie weibliche Keimdrüse, der lipoidhaltige Anteil wirkt fördernd auf den Hoden (Kaplan). Fasse ich zusammen, so kann als sicher gelten, daß das Nebennierenmark ein Inkret bildet, das Adrenalin; wie dieses Markhormon ist auch das Rindeninkret freilich nur in entsprechend hohen Dosen peroral wirksam (Britton, Flippin, Silvette).

Die Anschauungen über die physiologische Bedeutung der Nebennieren haben sich insofern erheblich gewandelt, als man heute zwar die Rinde als lebenswichtig ansieht, nicht aber die Marksubstanz. Was beim Ausfall der Nebennierenfunktion im klinischen Bilde der Addisonschen Krankheit als Zeichen der Rindeninsuffizienz, was als Zeichen der Markinsuffizienz zu bewerten ist, bedarf noch erheblicher Klärung. Die Abnahme des Blutdruckes ist aber wohl die Folge der versagenden Adrenalinbildung. Die Meinung, daß das Markhormon erst durch eine von der Rinde gebildete Substanz aktiviert werde, ist durch G. Bayer vertreten worden. Für die Entstehung der Addisonschen Krankheit hat man auch früher den Ausfall der gesamten Nebenniere, nämlich von Rinde und Mark, verantwortlich gemacht und von einer Synergie zwischen Rinde und Mark gesprochen. Heute wissen wir, daß für den ungünstigen Ausgang der Addisonschen Krankheit der Rindenausfall bestimmend ist, daß die Behandlung mit Cortigen, d. h. mit Rindenhormon, weit wichtiger ist und erfolgreicher als die Beeinflussung des abgesunkenen Blutdrucks durch Adrenalin.

Ich schließe diese Betrachtungen über die Inkrete der Nebenniere und ihre Wirkungen mit einer Erörterung der morphologischen Grundlagen für die Bildung dieser Hormone. Daß das Adrenalin in den Zellen gebildet wird, deren Affinität für Chromsalze bereits Henle 1861 festgestellt hatte, steht fest, nicht aber ob die chromaffine Substanz das Adrenalin selbst ist. Die chromaffinen Zellen kommen nicht allein im Nebennierenmark sondern im ganzen Verbreitungsgebiet des Sympathicus vor, besonders in den Paraganglien. Die Zuckerkandlschen Organe enthalten bereits in der Fetalzeit Adrenalin (Danisch). In welchen Rindenzellen das Cortigen — Rindenhormon — entsteht, wissen wir nicht. Aber soviel halte ich für sicher, daß es nicht dieselben Elemente sind, welche das Adrenalin und das Cortin hervorbringen. Die Nebennierenmarkfunktion unterstützt die Sympathicusfunktion, die Rindenfunktion ist noch wenig geklärt, jedenfalls aber für den Fortbestand des Lebens wichtig. Wie die Hautpigmentierung bei der Addisonschen Krankheit entsteht, ist immer noch nicht hinreichend entschieden. Die Hautpigmentierungen, wie sie während der Schwangerschaft im Gesicht als Chloasma uterinum bekannt sind, haben mit der Nebennierenfunktion nichts zu tun.

Zur **Prüfung** eines Stoffes auf **Adrenalinwirkung** bedient man sich des abgetrennten, künstlich durchströmten Kaninchenohrs, wobei man eine von Schloßmann besonders angegebene Durchspülungsflüssigkeit dem zu untersuchenden Stoff in entsprechenden Mengen zusetzt. Das ist ein Verfahren neben vielen anderen. Der

Charakter eines Stoffes **als Rindenhormon** wird dadurch erweisbar, daß er intravenös oder subcutan zugeführt das Leben nebennierenloser Katzen wenigstens um 3—4 Wochen verlängert.

4. Inselgewebe der Bauchspeicheldrüse.

In dem Abschnitt über die endokrinen Organe habe ich schon darauf hingewiesen, daß die Bauchspeicheldrüse sowohl eine äußere wie eine innere Sekretion verrichtet. Die innere Sekretion ist an das Inselgewebe geknüpft, welches Langerhans 1889 zuerst als eine besondere vom übrigen Drüsenparenchym verschiedene Gewebsart erkannt hat. Damit war die morphologische Grundlage für die innere Sekretion des Pankreas geschaffen, der Ort für die Inkretbildung gefunden. Diese Tatsache verdient immer wieder hervorgerufen zu werden gegenüber solchen Bestrebungen, welche die Bedeutung der morphologischen Forschung schmälern oder diese Forschungsmethode als überholt hinstellen wollen, obwohl sich die Morphologie nie angemaßt hat allein richtungsgebend zu sein.

Den Zusammenhang zwischen Zuckerkrankheit (Diabetes mellitus) und Pankreas hat Minkowski als erster durch Entfernung dieses Organs beim Hunde mit nachfolgendem Diabetes mellitus einwandfrei bewiesen [1].

Doch vergingen 33 Jahre, bis es Banting und Best gelang, aus der Bauchspeicheldrüse das den Zuckerstoffwechsel regelnde Hormon darzustellen, das sie Insulin nannten.

Nach Unterbindung des Ausführungsganges atrophiert das Acinusgewebe, die Inseln bleiben erhalten, sie können sich wie die meisten annehmen, auch aus Acinusgewebe neu bilden. Wenn sich die Inseln aber auch aus dem zymogenen Gewebe entwickeln (Herxheimer) also aus dem äußersekretorischen Anteil der Drüse, so bilden doch nur die Inseln das den Zuckerstoffwechsel beherrschende Hormon. Der bündige Beweis hierfür ist, daß die Unterbindung des Ductus pancreaticus keinen Diabetes hervorruft, daß ein aus einem durch diese Unterbindung atrophisch gewordenem Organ hergestellter Extrakt den Blutzucker und die Zuckerausscheidung mit dem Harn absinken macht, daß eine atrophische Bauchspeicheldrüse mit Inselvermehrung mehr Insulin enthält als eine gesunde Drüse (Herxheimer und Harpuder-Versuche am Huhn). Der Beweis für die innere Absonderung des Insulins ist dadurch zu erbringen, daß der Diabetes, welcher beim Hunde nach Pankreasentfernung auftritt, durch subcutane Einpflanzung von Bauchspeicheldrüsenstücken wieder zum Verschwinden gebracht werden kann (v. Mering und Minkowski).

Die genaue chemische Konstitution des Insulins ist noch nicht bekannt, die Bruttoformel lautet $C_{45}H_{69}O_{14}N_{14}S + 3H_2O$. Es ist eine schwefelhaltige Albumose, deren Insulinwirkung der Stärke nach vom Schwefelgehalt abhängen soll (Abel). Das krystallisierte Insulin ist in schwachsaurer Lösung kochbeständig, es ist löslich in schwachen Säuren wie Alkalien. Das Inkret wirkt sowohl bei intravenöser wie subcutaner Verabfolgung, ist dagegen parenteral zugeführt unwirksam, weil es durch proteolytische Fermente zerstört wird. Aus dem Blute verschwindet intravenös gegebenes Insulin schnell, eine Speicherung in den Geweben ist aber anzunehmen, weil sich nur so das Vorkommen von Insulin in anderen Organen als dem Pankreas erklären läßt. Von den Inseln aus geht

---

[1] Nach Bernhard Naunyn: Erinnerungen, Gedanken, Meinungen S. 457, kommt bei dieser Entdeckung Minkowski und nicht v. Mering das wesentliche Verdienst zu.

das Insulin unmittelbar in die Capillaren des Pankreas über, in dessen Vene es nachgewiesen wurde. Die von Biedl angenommene Überführung des Insulins auch in die zahlreichen Lymphgefäße des Pankreas stützt sich auf die Feststellung, daß beim Hunde die Abbindung des Ductus thoracicus am Hals mitunter Glykosurie herbeiführt, aber beim Menschen, wahrscheinlich aber auch beim Hund findet ein Übertritt von Insulin in die Pankreaslymphbahnen nicht statt. Der Inselapparat ist also in dem eingangs genannten Sinne eine echte Blutdrüse.

Die physiologischen Wirkungen des Insulins gehen über den Weg des den Organen zugeleiteten Blutes vor sich. Daß Insulin den Rücktritt des Gewebswassers in das Blut hemmt, zeigt sich aus dem Auftreten von Ödem im Verlaufe einer Insulinbehandlung. Wie aber im einzelnen der Wasserstoffwechsel durch Insulin beeinflußt wird, ob es sich auch um eine Begünstigung der Wasserresorption handeln kann, wird noch so verschieden beurteilt, daß hier nicht darauf einzugehen ist. Beeinflussungen des Magendarmkanals, meist in Form einer Tonuszunahme sind festgestellt, solche auf die Atmung, auf die Wärmeregulation, auf den Kreislauf werden vielfach gar nicht als Wirkungen des Insulins selbst angesehen, sondern als solche durch Ballaststoffe, die wenig reinen Präparaten beigemengt sind. Die Wirkungen entsprechen einer Vaguserregung.

Die bedeutsamste Wirkung ist diejenige auf den Stoffwechsel, vor allem auf den Kohlehydratstoffwechsel. Ganz kurze Zeit nach subcutaner Insulineinspritzung tritt eine deutliche Blutzuckersenkung auf. Diese Senkung des Blutzuckerspiegels, welche beim Diabetischen stärker ist als beim Nichtzuckerkranken, auch von der Nahrungszusammensetzung abhängt, wird heute so gedeutet, daß die Leber weniger Zucker abgibt, daß die Muskeln mehr Zucker zurückhalten, es wird die Oxydation der Glucose beschleunigt, die Glykogenie d. h. die Bildung von Glykogen aus Hexose begünstigt, die Toleranz für Kohlehydrate ist gesteigert. Beim Menschen ist unter physiologischen Verhältnissen der Zuckergehalt des Blutes fast konstant, er schwankt höchstens zwischen 70 und 110 mg-%. Das Insulin beseitigt beim Diabetiker die Hyperglykämie, die Leber wird glykogenreich, auch der Muskel durch vermehrte Umwandlung von Zucker in Glykogen. Beim gesunden Tier werden jedoch die Muskeln nicht glykogenreicher, sondern verarmen an diesem Kohlehydrat, was man so deutet, daß durch Insulin hier der Zucker vielleicht durch Bindung an Phosphorsäure anders als zu Glykogen polymerisiert wird.

Die Zahl der Arbeiten über die physiologischen Wirkungen des Insulins, über seinen Einfluß auf den diabetischen Organismus sind kaum mehr übersehbar, zahlreich sind auch die Theorien über den sog. Wirkungsmechanismus dieses Pankreasinkrets, unklar ist der Angriffspunkt.

Wenn ich mir gegenüber diesen vielen Fragen, deren Beantwortung Lebensarbeit eines Forschers sein kann, ein Urteil erlaube, so scheint so viel als sicher zu gelten, daß das Insulin im Muskel die Zuckerverbrennung wie die Glykogensynthese fördert und auch in der Leber die Glykogenie begünstigt, es würden also Gewebe und Blut an Hexose verarmen.

Beim Pankreasdiabetes führt das Fehlen des Pankreashormons, die Insuffizienz des Inselgewebes zur ungenügenden Glykogenbildung und zur Störung in der Zuckerverbrennung. Das Wesentliche beim Diabetes ist in einem Hypoinsulinismus zu suchen; das Wesen der diabetischen Stoffwechselstörung hier zu besprechen, geht über das Bereich allgemeiner Betrachtungen über Hormonwirkungen hinaus. Rosenberg setzt auseinander, daß bei dem allmählich sich entwickelnden Hypoinsulinismus „fast der gesamte Stoffwechsel" betroffen ist. Es werden von Rosenberg aufgeführt: 1. Die Störungen des Kohlehydratstoffwechsels mit der Glykogenverarmung der Leber und der Muskeln, mit Ansteigen des Blutzuckers, mit Ausscheidung von Traubenzucker durch den Harn, mit Störung des Zuckerverbrauchs. 2. Störungen des Eiweißstoffwechsels mit vermehrter Zuckerbildung aus Eiweiß, mit vermehrter Stickstoffausscheidung auch in Form von Harnsäure, Kreatinin und anderen Aminosäuren, mit vermehrter Ammoniakbildung und Ammoniakausscheidung auf Kosten der Harnstoffbildung. 3. Störungen des Fettstoffwechsels mit vermehrter Zuckerbildung aus Fett, mit erhöhtem Fettgehalt der Leber wie des Blutes, mit Bildung von Acetonkörpern aus Fettsäuren und Aminosäuren, mit diabetischer Azidose und Coma diabeticum. 4. Störungen des Gaswechsels. 5. Allgemeinerscheinungen, die sich in Polydipsie, Polyphagie und Polyurie wie in Körpergewichtsabnahme offenbaren. Aus dieser fast wörtlich von mir übernommenen Kennzeichnung der Störungen des Stoffwechsels beim Hypoinsulinismus, wie sie Rosenberg gibt, lassen sich alle Erscheinungen des Diabetes mellitus verstehen und ist zu erkennen, daß dieser vornehmlich auf einer Pankreasinsuffizienz beruht.

Von den Beziehungen des Insulins zum Eiweiß und Fettstoffwechsel will ich nur anführen, daß Insulin die diabetische Ketosis und Azidosis beseitigt, wie es auch die H-Ionenkonzentration verändert, aber auch das ketonurische Erbrechen Schwangerer aufhebt. Die antiketogene Wirkung kann sich bemerkbar machen, wenn durch geeignet gewählte Insulingaben die diabetische Kohlehydratstoffwechselstörung ausgeglichen wird; aus Eiweiß und Fett würden sich dann unter dem Einfluß des Pankreashormons Kohlehydrate bilden.

Es ist für die praktische Anwendung des Insulins sehr wichtig, daß bei Überdosierung schwere Vergiftungserscheinungen auftreten, und zwar nach Staub, dann wenn der Blutzucker unter 0,045% sinkt. Gewisse Vorzeichen machen sich bereits bei einer Hypoglykämie von 0,07% bemerkbar. Merkmale einer solchen Vergiftung sind neben Schläfrigkeit tonisch-klonische Zuckungen, Koma mit Ausgang in Atemlähmung. Der Zusammenhang dieser Erscheinungen mit einer starken Hypoglykämie geht daraus hervor, daß sie durch Traubenzuckerinfusionen zu beseitigen sind. Für die Auslösung der Krämpfe sind maßgebend die Abnahme des Blutsauerstoffes, die Verminderung des Blutzuckers und eine unmittelbare „Reizwirkung des Insulins." Der Angriffspunkt der Insulinvergiftung wird auch im Nervensystem vermutet, wahrscheinlich im verlängerten Mark, die Krämpfe würden auftreten, wenn durch den Mangel an Zucker im Nervensystem die Oxydation in den Zellen aufhört (Trendelenburg-Krayer). Bei experimenteller Insulinvergiftung an Kaninchen und Hunden sahen Stief und Tokay schwere Zellschädigung im Putamen und Nucleus caudatus, Wucherung der Oligodendroglia und Vermehrung der Hortegazellen bei erheblicher Hyperämie, Veränderungen, die nicht etwa nur bei Insulinvergiftung vorkommen, aber eben doch die anatomische Grundlage abgeben für die schweren cerebralen Erscheinungen. Durch Adrenalin lassen sich schwere durch Insulin bewirkte Hypoglykämien aufheben, die Wechselwirkung zwischen den beiden Inkreten geht auch daraus hervor, daß Insulin bei Nebenniereninsuffizienz wirksamer ist.

Während der Schwangerschaft sind eindeutige histologische Inselveränderungen beim Menschen nicht bekannt, eine Abschwächung der inneren Sekretion des Pankreas wird aber während der Schwangerschaft vermutet (Aschner 1927). Erwähnen will ich auch, daß der familiäre Diabetes nicht selten während der Pubertät, während der Schwangerschaft und im Klimakterium auftritt.

Ohne Berücksichtigung der insulinrefraktären Formen des Diabetes und anderer nicht vom Pankreas ausgehender Glykosurien ohne Hyperglykämie darf heute gesagt werden, daß der Diabetes mellitus die Folge einer Insuffizienz des Inselapparates ist, selbst wenn man gelten ließe, daß im Pankreas nicht ausschließlich, aber doch vorwiegend die Inseln, das den Zuckerstoffwechsel beherrschende Inkret hervorbringen. Die Aufgabe der Bauchspeicheldrüse ist in einer Regulierung des Zuckerstoffwechsels und in einer Erhaltung des Blutzuckers auf einer gleichen Höhe zu erblicken. Die Absonderung des Insulins ist auch abhängig von der Zufuhr der Kohlehydrate mit der Nahrung. Bewirkt eine solche Zunahme der Blutzuckermenge, dann wird durch Anregung der Inseltätigkeit und Insulinausschüttung in das Blut der Blutzucker gesenkt. Ob die Erregung des Inselgewebes über die nervösen Zentren am Zwischenhirnboden vor sich geht, ist noch nicht hinreichend sichergestellt. Grafe und Meythaler nehmen eine direkte Einwirkung des Zuckers auf das Inselgewebe an, weil Einspritzung desselben in die Pankreasarterie Insulinbildung ergab. Auch der Umstand, daß von einem völlig entnervten Organ, von einem in ein pankreasloses Tier eingepflanzten Pankreas Insulin hervorgebracht und abgegeben wird, macht es wahrscheinlich, daß diese innersekretorische Leistung vom Nervensystem unabhängig vor sich gehen kann. Dies schließt jedoch nicht aus, daß vom Parasympathicus aus die Tätigkeit der Bauchspeicheldrüse und damit auch diejenige des innersekretorischen Anteils reguliert wird.

Das Inkret des Pankreas wird mit dem Harn, auch mit den Exkreten und Drüsensekreten ausgeschieden, das Insulin muß aus dem Blut rasch verschwinden, damit das neue in das Blut abgegebene Insulin wieder wirksam sein kann. Unter physiologischen Bedingungen ist dies wohl für alle Inkrete anzunehmen, weil nur so eine pathologisch wirkende Inkretanhäufung vermieden wird.

Zustände von Hyperinsulinismus sind beim Menschen bisher nur ganz vereinzelt beobachtet worden. Solche sind zu erwarten bei Adenomen, die vom Inselgewebe ausgehen. Ich habe eine Sektionsbeobachtung gemacht, bei welcher ein Krebs der Inseln ausgedehnte Metastasen vom gleichen Bau gemacht hatte, aber der Zuckerstoffwechsel war klinisch nicht nachgeprüft worden. Kürzlich sah ich bei der Sektion eines Kindes mit Hypoglykämie und Krämpfen eine Vermehrung und Vergrößerung der Inseln als Folge einer angeborenen Atresie des Ductus pancreaticus, diese Beobachtung hat mein Mitarbeiter W. Benoit mitgeteilt.

Ein von Frank künstlich dargestelltes Quanidinderivat des Synthalin senkt ebenfalls den Blutzuckerspiegel. Dieses Decamethylendiquanidin ist auch peroral wirksam und hätte dadurch einen großen Vorzug vor dem Insulin hinsichtlich seiner praktischen Anwendung, es ist aber kein Hormon des Pankreas und bedarf deshalb hier keiner weiteren Besprechung. Laquer betont unter Hinweis auf einschlägige Arbeiten, daß das Synthalin grundsätzlich anders auf den Blutzucker wirkt als Insulin.

Ein weiteres Hormon des Pankreas ist das von Frey gefundene Kallikreïn oder Padutin, ein Kreislaufhormon (W. Ludwig). Es senkt beim diabetischen Menschen den Blutzucker, macht Gefäßerweiterung und Blutdruckherabsetzung.

Der **Nachweis,** daß ein Stoff **Insulinwirkung** hat, daß einem Inkret eine solche zugeschrieben werden darf, wird biologisch geführt, man prüft am Tier (Kaninchen) unter bestimmt eingehaltenen Versuchsbedingungen, ob und in welchen Mengen der zu prüfende Stoff den Blutzucker des gesunden Kaninchens innerhalb einer bestimmten Zeit zu erniedrigen imstande ist. Wegen des Begriffs Insulineinheit und Standardpräparat verweise ich auf Reiß (S. 360), wo auch die Bestimmungen für die Aufstellung eines Standardpräparates gemäß den Beschlüssen der Standardisierungskommission in Genf im einzelnen angeführt sind.

5. Hirnanhang: Hypophyse (Glandula pituitaria).

Die Bezeichnung Glandula pituitaria geht auf Galen und Vesal zurück, welche annahmen, daß von dem Hirnanhang Schleim durch ein die Carotiden umgebenes Wundernetz in das Blut übertrete oder daß der Gehirnschleim durch die Öffnungen in der Siebbeinplatte in die Nase abfließe (vgl. Cushing 1932). Ich erwähne dies, um den Namen, wie er für einige Hypophyseninkrete Pituitrin angewendet wird, zu erklären.

Seit 75 Jahren wird der Hirnanhang zu den Blutdrüsen gerechnet, heute werden von manchen bis zu 16 verschiedene Wirkstoffe angenommen, die aus der Hypophyse dargestellt werden konnten.

Die blutdruckerhöhende Wirkung und die uteruserregende Eigenschaft von Hinterlappenauszügen wurden zuerst als hormonale Leistungen des Organs erkannt, dann wurde auch ein Einfluß auf die Diurese festgestellt. Das ursprüngliche Pituitrin des Handels ist ein Hinterlappenextrakt, neuerdings wurden daraus abgetrennt das Vasopressin oder Tonephin, kreislaufwirksam und von antidiuretischem Einfluß, das Orasthin oder Oxytocin als wehenerregendes Mittel verwendet.

Es müssen die aus dem Hypophysenvorderlappen und Hinterlappen isolierten Inkrete unterschieden werden. Aus der Säugetierhypophyse, welche im Gegensatz zur Hypophyse des erwachsenen Menschen und der anthropoiden Affen einen besonders gebauten, gut ausgebildeten Mittellappen aufweist, sind auch noch Mittellappeninkrete gewonnen worden.

Aus dem Vorderlappen aus der Adenohypophyse (Säugetiere, Mensch) sind isoliert worden.

a) Ein Wachstumshormon von Evans, Cornish und Simpson 1929. Das von Robertson als Tethelin einige Jahre vorher bezeichnete Vorderlappenwachstumshormon erwies sich Nachuntersuchern als ohne jeden Einfluß auf das Wachstum.

Das Evanssche Wachstumshormon, ein Eiweißkörper, ist wirksam in schwach alkalischer Lösung, es ist aber in dieser wie in saurer Lösung sehr wenig haltbar und büßt schnell an Wirksamkeit ein. Durch Zusatz von Natriumbenzoat kann die Hormonlösung keimfrei gehalten werden ohne an Wirksamkeit einzubüßen. Bereits 50 % Alkohol bringt das Wachstumshormon zur Ausfällung. Evans, Meyer und Simpson, auf deren Schrift ich hier verweisen muß, haben auch ein Acetonpulver hergestellt, welches das Inkret enthält. Durch Temperaturen über 60° wird das Wachstumshormon unwirksam gemacht. Es wirkt sicher nur bei parenteraler Zufuhr. Eine gewisse Schwierigkeit bereitet die Reinigung der Präparate, die Abtrennung der anderen Vorderlappenhormone vom Wachstumshormon. Durch Beimengungen von solchen kommt die reine Wachstumshormonwirkung in den Versuchen wie bei therapeutischer Anwendung oft nicht allein zum Durchschlag und vor allem sind es die nachher zu besprechenden gonadotropen Wirkstoffe, welche sich in dieser Hinsicht störend bemerkbar machen und daraus erklären sich auch die unterschiedlichen Angaben über den Wachstumseffekt. Der reine Wuchsstoff fördert sowohl bei jungen Hunden wie bei jungen Ratten das Körperwachstum, die Tiere bieten die Merkmale des Riesenwuchses, werden aber nicht vorzeitig geschlechtsreif. Der Inkretcharakter dieses Stoffes und damit das Spezifische seiner Wirkung ergibt sich daraus, daß durch ihn die Wachstumshemmung, welche hypophysenlose junge Hunde erfahren, aufgehoben werden kann. Mit genügend großen Mengen von Hormon hat sich bei jungen Hunden auch Akromegalie erzeugen lassen. Auf die Geschlechtsdrüsen und ihre Anhänge bleibt der Wuchsstoff ohne Einfluß, er ist in dem Hirnanhang junger Tiere in größerer Menge enthalten und schwächt zusammen mit gonadotropem Hormon eingespritzt, dessen Wirksamkeit ab (Evans und Simpson).

Der Grundumsatz wird unter dem Einfluß des Inkrets erniedrigt. Von besonderem Interesse ist ein beobachteter Einfluß auf das Wachstum experimenteller Tiergeschwülste, die nach den Untersuchungen von Balls, Samuel und Simpson nach der Hirnanhangabtragung sich erheblich zurückbilden, bei Zuführung von Wachstumshormon wie Reis, Duckrey und Hochwald zeigten, sogar rascher wachsen und erheblich groß werden.

Beim hypophysären Zwergwuchs, vor allem aber beim hypophysären Infantilismus (Ateleiosis), ist das Evansche Hormon mit Erfolg ärztlich angewendet worden. Dazu genügt aber nicht irgendein Vorderlappenpräparat, sondern es muß möglichst ein nur den Wuchsstoff enthaltendes gebraucht werden, z. B. das Phyon (Dyke und Wallen Lawrence).

Der hypophysäre Infantilismus beruht, wie ich gezeigt habe, auf einer Unterleistung des Vorderlappens, dessen Epithelien durch eine mangelnde Weiterentwicklung zu den granulierten chromophilen Zellen auf einem Grad unvollkommener Reifung stehen geblieben sind. Auch beim hypophysären Zwergwuchs fand ich bei erhaltenem Hirnanhang im Vorderlappen ein Überwiegen der chromophoben Zellen über die chromophilen. Der ursächliche Zusammenhang zwischen veränderter Hypophysenvorderlappentätigkeit und Kleinwuchs wie Zwergwuchs ergibt sich auch aus der Feststellung, daß in den 4 wirklich ausreichend durchuntersuchten im Schrifttum mitgeteilten Fällen (Erdheim, Altmann, Priesel, Berblinger) zweimal der Vorderlappen atrophisch, einmal verkümmert, einmal das Hypophysenzwischenhirnsystem durch ein Gewächs unterbrochen war.

Die Akromegalie ist die Folge einer partiellen Leistungssteigerung der Adenohypophyse, worunter ich verstehe, daß nur eines der Vorderlappeninkrete, nämlich das Wachstumshormon in pathologischen Mengen gebildet und ins Blut abgegeben wird. Wie ich dargelegt habe, treten Genitalstörungen bei Akromegalie erst auf, wenn durch die adenomartige Wucherung der eosinophilen Epithelien andere, z. B. die gonadotropen Hormone bildende Zellen verdrängt und zum Schwund gebracht werden. Genitalstörungen zeigen sich wohl im Verlauf einer Akromegalie, gehören aber nicht pathogenetisch zu dieser. Mit ausreichender Begründung kann heute gesagt werden, daß der Wuchsstoff von Evans in den eosinophilen Epithelien entsteht. Sie sind seine Bildungsstätte, und man geht nicht fehl, wenn man den hypophysären Infantilismus wie den hypophysären Klein- und Zwergwuchs auf die Insuffizienz jener Zellen zurückführt.

Die **biologische Auswertung** des **Vorderlappenwachstumshormons** wird nach Reiss am zuverlässigsten an Tieren vorgenommen, denen der Hirnanhang entfernt ist. Man hat zu prüfen, welche Mengen des zu untersuchenden Inkretes die durch die Organentfernung bedingte Wachstumshemmung auszugleichen vermögen, was am Körpergewichtsverhalten erkannt werden kann.

Auf die Histologie des Hypophysenvorderlappens kann ich hier nicht eingehen, ich kann auf die Arbeiten von Erdheim, von Benda, von Kraus und von mir verweisen. Das Inkret der eosinophilen Epithelien wird, wie jetzt die meisten es annehmen, unmittelbar in die Blutcapillaren abgesondert, den von manchen behaupteten Übertritt der Sekretgranula in die Gefäße habe ich nicht sehen können, man muß sich sehr wohl hüten vor der irrtümlichen Bewertung von durch Druck auf das Organ und durch technische Einwirkungen herbeigeführten Veränderungen. Hinsichtlich der Absonderung des Sekretes der Eosinophilen entspricht der Vorderlappen ganz dem Prinzip der endokrinen Drüse.

b) Ein weiteres aus dem Vorderlappen stammendes Inkret wird wegen seiner Wirkung auf die Schilddrüse als das thyreotrope Hormon der Hypophyse bezeichnet. Es geht in saure wie alkalische Extraktionsmittel über, seine chemische Zusammensetzung ist nicht näher bekannt, es dürfte aber den Eiweißkörpern nahestehen. Wie das Wachstumshormon ist das thyreotrope thermolabil, wird erst durch Alkohol von 70% Konzentration gefällt. Ich führe dies an, weil man auf diesem Wege aus Extrakten das Wachstumshormon von dem thyreotropen trennen und dieses durch hochkonzentrierten Alkohol ausfällen kann. Das thyreotrope Hormon ist in wäßrigem Alkohol, in Aceton, in Pyridin löslich, nicht in den üblichen organischen Lösungsmitteln, es regt die Schilddrüsentätigkeit an bei Vögeln wie bei Säugetieren, am empfindlichsten antwortet die Schilddrüse des Meerschweinchens. Das Drüsenepithel wird hoch, zeigt außer Hypertrophie auch Hyperplasie, in dem hohen Follikelepithel treten Kernteilungsfiguren auf, das zentrale Follikelkolloid wird zunächst schlecht färbbar, dann verflüssigt und resorbiert. Diese Wirkung kommt bei jungen Tieren weit stärker zum Vorschein als bei ausgewachsenen. Das entstandene Bild hat mit dem der Basedowschilddrüse Ähnlichkeit. Auch am kastrierten Meerschweinchen ist der thyreotrope Stoff wirksam, weibliches Sexualhormon z. B. Progynon aktiviert die Schilddrüse nicht (Janssen und Loeser). Entgegen früheren Angaben übt das thyreotrope Hormon den geschilderten Einfluß auch auf die entnervte Schilddrüsenhälfte des Kaninchens aus (Pieper), die Unabhängigkeit der Wirkung vom Nervensystem ergibt sich ferner daraus, daß auch Schilddrüsengewebe in Gewebskultur, wie beschrieben, verändert wird (Eitel und Krebs). Der schilddrüsenwirksame Stoff wurde außer im Hypophysenvorderlappen, im Blut, im Liquor und im Harn nachgewiesen, er war nicht im Schwangerenharn zu finden. Nach Hypophysenabtragung verkleinert sich die Thyreoidea, der Kolloidgehalt nimmt zu. Das Jod bleibt ohne Einfluß, es wirkt nicht unmittelbar auf die Schilddrüse, sondern über die Hypophyse, welche durch Jod angeregt wird, deren Gehalt an thyreotropem Hormon dadurch zunimmt. Der Angriffspunkt für das Jod wird jetzt in der Hypophyse gesucht (Loeser und Thompson); Thyroxin zusammen mit thyreotropem Hormon schwächt dessen Wirkung ab. Vom Einfluß des Inkretes auf den Jodstoffwechsel sei noch erwähnt, daß die Hypophysenvorderlappenentfernung nach kurzem Anstieg des Blutjodes Abnahme des Jodgehaltes des Blutes zur Folge hat, was Sturm durch den Wegfall der Anregung der Schilddrüse durch das thyreotrope Hormon erklären will. Die Thyreoidea verliert unter dem Einfluß dieses Inkretes an Schilddrüsenhormon. Auf andere physiologische Wirkungen des thyreotropen Hormons kann ich nicht eingehen, sie erinnern recht an die Erscheinungen einer Hyperthyreose.

Krankheitszustände, bei denen allein eine vermehrte oder verminderte Auswirkung des thyreotropen Hormons vorläge, kennen wir nicht und werden wir voraussichtlich nie finden, weil sie sich immer mit allgemein abgeänderter Hypophysentätigkeit und mit veränderter Schilddrüsenfunktion verbinden werden. Beim Menschen hat man nach Zufuhr des peroral unwirksamen, thyreotropen Inkrets basedowähnliche Symptome festgestellt. Von Hypophysenvorderlappenpräparaten aktivieren der Vorderlappenextrakt Laroche, das Prähormon Promonta die Schilddrüse, nicht aber das Prolan (Kleine).

In welchen Vorderlappenepithelien das besprochene Hormon gebildet wird, wissen wir noch nicht, vielleicht in den Eosinophilen, was ich deshalb vermute, weil man bei der Akromegalie nicht selten auch eine hyperfunktionelle Struma findet.

Zum Nachweis des thyreotropen Hormons stellt man die Wirkung des zu untersuchenden Stoffes auf die Schilddrüse junger etwa 200 g schwerer Meerschweinchen fest (Aron). Nach etwa 4 Tagen muß die Schilddrüse die oben beschriebenen Veränderungen zeigen, wenn es sich um das thyreotrope Inkret handelt. Man kann die Prüfung auch an der Rattenschilddrüse vornehmen, und es ist vorzuziehen, um spontane Schilddrüsenveränderungen ausschalten zu können, die Tiere unter einer besonderen Kost (Ruhekost) zu halten.

c) Gonadotrope Inkrete des Vorderlappens. Meist wird dieser Name für die keimdrüsenwirksamen Stoffe gebraucht, die sich aus dem Vorderlappen gewinnen lassen. B. Zondek und gleichzeitig Ph. E. Smith fanden, daß man durch Einpflanzung von Hypophysenvorderlappengewebe unter die Haut infantiler Mäuse (Gewicht 6—8 g) bei diesen Tieren vorzeitige Follikelreifung und Follikelluteinisierung erzielen kann. Werden unreife Follikel luteinisiert, dann bilden sich die Corpora lutea atretica aus. Die Mäuse werden brünstig, jedoch nur, wenn die Ovarien vorhanden sind. Auf kastrierte infantile Mäuse wirken die gonadotropen Hypophyseninkrete nicht brunstauslösend. B. Zondek nennt die Stoffe daher die übergeordneten Sexualhormone, er hat sie aus Schwangerenharn gewonnen. Dabei läßt sich der Wirkung entsprechend ein Follikelreifungshormon (Prolan A) von einem Luteinisierungshormon (Prolan B) unterscheiden, bei der Darstellung aus dem Harn schwangerer Frauen konnte Zondek aber nur ausnahmsweise diese beiden Prolane voneinander trennen.

Das Follikelreifungshormon ist in Wasser gut löslich, nicht in Alkohol oder Äther. Stärkere Säuren wie Laugen zerstören den Stoff, ebenso Erhitzen über 65°. Zondek gibt an, daß die Prolane durch Kieselgur adsorbiert werden, nicht jedoch das Eierstockshormon (Follikulin), daß Berkefeld-Tonfilter die gonadotropen Wirkstoffe des Vorderlappens nicht zurückhalten, kann ich bestätigen. Alkohol von höherer Konzentration fällt die Inkrete aus. Reiss, Haurowitz und Balint (1933) halten das Reifungshormon für eine Albumose, sie haben in hochwirksamen Präparaten 43,1% Kohlenstoff, 6% Wasserstoff, 11,6% Stickstoff und 38,9% Sauerstoff gefunden.

Das Luteinisierungshormon ist ebenfalls thermolabil, es wird durch Trypsin zerstört.

Die gonadotropen Wirkstoffe können auch peroral Anwendung finden, doch sind dann um eine Wirkung zu erzielen, weit größere Hormonmengen nötig als wenn das Inkret parenteral zugeführt wird. Nach B. Zondek 1935 ist das Prolan ein eiweißartiger Körper, der sich gegen Enzyme wie ein Protein verhielt (v. Euler und Zondek). Soweit man über die chemische Zusammensetzung der Substanzen überhaupt etwas Genaueres angeben kann, scheinen sie sich chemisch sehr nahe verwandt zu sein. Deshalb lehnen auch andere die Unterscheidung von Prolan A und Prolan B ab, erklären die unterschiedlichen Wirkungen für abhängig von den angewendeten Mengen. Die aus Schwangerenharn hergestellten Sexualhormone haben dieselben physiologischen Wirkungen, wie die aus dem Hypophysenvorderlappen gewonnenen Wirkstoffe. Von den Keimdrüsenhormonen sind die Sexualhormone der Hypophyse völlig verschieden. Auch in der Decidua, in der Placenta, vor allem in früheren Stadien der Schwangerschaft, im Blut, nicht im Liquor sind die übergeordneten Sexualhormone nachgewiesen worden (Philipp 1930), und man hat deshalb daran gezweifelt, ob in der Schwangerschaft die gonadotropen Stoffe nur in der Hypophyse gebildet werden. Die biologische Wirkungslosigkeit der Schwangerschaftshypophyse im Einpflanzungsversuch berechtigt zu einem solchen Zweifel, die starke Wirkung eingepflanzten Hypophysengewebes von Nichtschwangeren und die verstärkte Wirkung implantierter Kastrationshypophysen lassen jedoch keinen anderen Schluß zu, als daß hier in der Hypophyse die in Rede stehenden Inkrete gebildet werden. Später konnte auch gezeigt werden, daß aus Plazenten der letzten Schwangerschaftsmonate Prolan, und zwar sowohl Follikelreifungshormon, wie Luteinisierungshormon zu gewinnen ist. Diese Hormonmengen betragen aber nur 2—3% der im Blut oder Harn nachweisbaren Hormonquanten und die schwangere Frau scheidet mit dem Harn etwa 100 000 Mäusehormoneinheiten aus. Wenn nicht abgelehnt werden kann, daß auch in der Placenta das Hormon gebildet wird, so spricht doch viel dafür, daß während der Schwangerschaft eine so schnelle Hormonausscheidung erfolgt, daß der Hypophysenvorderlappen kaum Hormon zurückhält.

Bei der trächtigen Kuh enthält die Hypophyse dieselben Hormonmengen wie beim nichtträchtigen Tier, während Blut und Harn keine Hormonanreicherung zeigen, während die Kuhplacenta hormonfrei ist. Vieles spricht doch dafür, daß die Unwirksamkeit der menschlichen Schwangerschaftshypophyse im Implantationsversuch durch die rasche Hormonausscheidung zu erklären ist. Das gonadotrope Hormon ist im Harn auch unter Voraussetzungen nachweisbar, die eine Bildung in der Placenta überhaupt nicht annehmen lassen.

Von den physiologischen Wirkungen der übergeordneten Sexualhormone bespreche ich nur diejenigen, welche beim Menschen oder beim Säugetier beobachtet werden können. Regelmäßige Veränderungen des Grundumsatzes nach Prolanzufuhr scheinen beim Menschen nicht aufzutreten, auch die Angaben über den Einfluß des Hormons auf das Wachstum von Tumoren beim Menschen lauten verschieden.

Die wichtigsten Wirkungen sind diejenigen auf die Geschlechtsorgane und voranzustellen diejenigen auf den Säugetiereierstock. Das Follikelreifungshormon ruft eine Hyperämie der Ovarien hervor.

Beim infantilen Tier reifen die Follikel, es tritt Ovulation ein mit anschließender Brunst, ebenso kann bei alten Tieren wieder Brunst ausgelöst und bei trächtigen

Tieren während der Trächtigkeit Eireifung und Ovulation erzielt werden (Zondek und Aschheim). Die Tragsackhörner der Maus verdicken sich, sind blutreich, im Vaginalabstrich zeigt sich als Ausdruck der Brunstreaktion das reine Schollenstadium. Das Vaginalepithel ist erheblich verdickt, die oberen Epithellagen sind verhornt und werden abgestoßen (kernlose verhornte Epithelien = Schollen). Ferner findet man unter der Einwirkung des Inkrets im infantilen Mäuseovarium Blutungen in die Follikel auftreten, eine zweifellos **pathologische** Veränderung, die aber bei der biologischen Methode zum Schwangerschaftsnachweis nach Aschheim-Zondek ausschlaggebende Bedeutung hat. Das Luteinisierungshormon ruft in den hyperämischen Ovarien Luteinkörperbildung hervor, die Luteinzellen umschließen den nicht immer vergrößerten eihaltigen Follikel. Auf den Uterus, auf das Vaginalepithel und das Scheidensekret bleibt das Luteinisierungshormon ohne Einfluß. Der Vaginalabstrich setzt sich aus Leukocyten, Epithelien und Schleim zusammen wie im Diöstrus. Die wesentliche Veränderung durch das Luteinisierungshormon besteht also in der Bildung der Corpora lutea atretica.

Die gonadotropen Wirkstoffe machen keinerlei Veränderungen an Uterus und an der Vagina infantiler Nagetiere, wenn diese vorher kastriert wurden. Der hormonale Effekt geht also über die Ovarien vor sich. Mit der Follikelreifung kommt es zur Follikulinbildung im Eierstock und unter dessen Einwirkung zu den beschriebenen Veränderungen an Uterus und Vagina, zu den Brunstzeichen. Das von den Corpora lutea gebildete Hormon, das Luteohormon oder Progestin bringt die proliferierte Uterusschleimhaut in die Sekretionsphase. Die übergeordneten Sexualhormone regen also die Eierstocktätigkeit am infantilen Tier vorzeitig an und die jetzt entstehenden Sexualhormone des Eierstocks bringen die Brunstveränderungen und prägraviden Umgestaltungen an Uterus und Vagina hervor. Auf die Methode des Schwangerschaftsnachweises von Aschheim und Zondek, die sich auf dem Nachweis der übergeordneten Sexualhormone aufbaut, wobei als Testobjekt der infantile Mäuseeierstock dient, will ich nicht näher besprechen. Der Nachweis des Follikelreifungshormons kann auch an Uterus und Vagina der infantilen, nicht mehr als 6-Wochen-Ratte geführt werden. Die biologische Methode des Schwangerschaftsnachweises nach Aschheim-Zondek hat nicht ganz 1% Versager. Ich kann dies aus eigener Erfahrung durch jahrelange Untersuchungen gewonnen, bestätigen. Schon früher wurde erwähnt, daß Zondek das Prolan A und B unterscheidet, während andere annehmen, daß die luteinisierende Wirkung nur die Folge der Anwendung einer größeren Menge von Follikelreifungshormon ist. Bei dieser Annahme könnte man also **nur** von **dem gonadotropen Wirkstoff** des Hypophysenvorderlappens reden.

Sehr schwierig ist die Beurteilung der Auswirkung des gonadotropen Inkretes auf die männliche Keimdrüse. Bei Vögeln hat man eine starke Zunahme des Hodengewichtes und Reifung des Kanälchenepithels bis zur vorzeitigen Spermiogenese beobachtet (Riddle und Polhemus, zitiert nach Lautenschläger). Vielfach wird auch angegeben, daß die Inkretzufuhr zu einer erheblichen Vermehrung der Zwischenzellen führt, doch erscheint mir die Ansicht, daß diese Zwischenzellwucherungen durch Luteinisierungshormon bewirkt seien, ganz ungenügend begründet. Die unmittelbare Wirkung auf die Keimdrüsen ergibt sich weiter daraus, daß die Hodenatrophie hypophysenlos gemachter Ratten durch das Hormon soweit zum Rückgang gebracht werden kann, daß Spermiogenese auftritt und daß sich der Hoden von dem eines gesunden Tieres nicht mehr unterscheidet (Evans, Meyer, Simpson). Auf die Meinungsverschiedenheit darüber, ob das aus Schwangerenharn hergestellte gonadotrope Hormon demjenigen aus Hypophysenvorderlappen gewonnenen restlos gleich ist, gehe ich nicht ein, ebensowenig wie auf die Streitfrage, ob es nur ein gonadotropes Inkret gibt, oder ob man zwei übergeordnete Sexualhormone anzunehmen hat. Lautenschläger berichtet, daß es gelungen ist, aus dem Hypophysenvorderlappen **zwei** in ihrer Wirkung durchaus verschiedene Stoffe zu isolieren, bei dem Genitalcarcinom des Weibes, ferner bei kastrierten Frauen und bei Klimakterischen wird mit dem Harn viel Follikelreifungshormon, aber kein Luteinisierungshormon ausgeschieden. In diesem Zusammenhang weise ich darauf hin, daß Karlefors, Berblinger und Muth bei Krebskranken Hypophysenvorderlappenveränderungen festgestellt haben, daß solche auch nach der Kastration auftreten.

Ich habe mich stets für die Bildung des Wachstumshormons wie des keimdrüsenwirksamen Hormons im Vorderlappen ausgesprochen und bereits 1920 die Meinung geäußert, daß dieses jetzt als gonadotrop erkannte Inkret in den basophilen Epithelien des Vorderlappens entstände. Die weitere Forschung hat mir darin Recht gegeben und von Kraus abgesehen, nehmen heute die meisten an, daß die Basophilen dieses Inkret hervorbringen. Durch eine Sektionsbeobachtung von Simmondsscher Krankheit beim Manne konnte ich eine neue Stütze für diese Annahme bringen (Berblinger 1934). Auch das Verhalten der Keimdrüsen bei der Cushingschen Krankheit weist auf einen solchen Zusammenhang hin, indem hier ein erhöhter Luteinisierungseffekt angenommen werden kann.

Unter physiologischen Bedingungen wird nach den gemachten Ausführungen das Inkret der Basophilen, also auch das gonadotrope Inkret nicht unmittelbar in das Capillarblut des Hypophysenvorderlappens abgegeben, sondern es gelangt durch den Hypophysenhinterlappen und den Hypophysenstiel zu den nervösen Zentren am Zwischenhirnboden (Berblinger, Cushing). Wie aber die im Hinterlappen befindlichen basophilen Epithelien hier durch vollständigen Zelluntergang das Inkret frei geben, ist morphologisch noch keineswegs ausreichend geklärt trotz sehr sorgfältiger Untersuchungen, wie sie gerade R. Collin angestellt hat. Weil aber der keimdrüsenwirksame Stoff bei parenteraler Zufuhr am hypophysenlosen Tier wirksam ist, so kann man vielleicht annehmen, daß er auch vom Blut aus die Keimdrüsen beeinflußt. Daß unter pathologischen Bedingungen z. B. bei Unterbrechung des Hypophysenzwischenhirnsystems die Inkrete des Vorderlappens in das Blut übertreten können, muß ich nach meinen Beobachtungen bei den Hypophysenkrankheiten und hypophysären Störungen annehmen. Ich sage dies, um zu zeigen, daß auch hinsichtlich der basophilen Epithelien die Verhältnisse den endokrinen Drüsen vollständig entsprechen können. Ich will aber nicht verschweigen, daß hier noch vieles zu klären ist.

Genitalstörungen durch eine ungenügende Keimdrüsentätigkeit gekennzeichnet, finden wir bei vielen Hypophysenkrankheiten, einmal beim Hypophysenschwund, der Simmondsschen Krankheit, ferner bei der Dystrophia adiposogenitalis, beim hypophysären Zwergwuchs und Kleinwuchs, beim hypophysären Infantilismus, Krankheitsbilder, denen eine vollständige oder partielle Form eines Hypopituitarismus zugrunde liegt, endlich kommen bei der Akromegalie Genitalstörungen vor und bei der Cushingschen Krankheit, deren Zusammenhang mit der Basophilenvermehrung mir freilich noch nicht ausreichend geklärt erscheint. Wie sich partieller Hyperpituitarismus bei Akromegalie mit partiellem Hypopituitarismus vereinigen kann, habe ich ausführlich erörtert (Berblinger 1932 und 1933) (vgl. S. 71).

Zum Nachweis der übergeordneten Sexualhormone (gonadotrope Wirkstoffe) bedient man sich der Untersuchung des Stoffes in seinem Einfluß auf das infantile Mäuseovarium. Man bestimmt diejenige Menge, die eben ausreicht, um in bestimmten einzelnen Quanten innerhalb von 2 Tagen zugeführt, 100 Stunden nach Beginn des Versuches Follikelreifung herbeizuführen und Brunst auszulösen. Diese wirksame Menge bezeichnet man als Mäuseeinheit (M.E.). Auf die Methodik der Schwangerschaftsreaktion nach Aschheim-Zondek und ihre Verbesserungen, auf den von Friedman, Wilson und Corner wie Clauberg angegebenen Kaninchentest ist im Rahmen allgemeiner Ausführungen nicht einzugehen, erwähnt sei aber, daß Kraus männliche Tiere zum Schwangerschaftsnachweis benutzte, wobei die Wirkung des Prolans auf die sich vergrößernden Samenblasen verfolgt wird.

d) Kürzer kann ich mich über die weiteren aus dem Vorderlappen gewonnenen Hormone fassen, die noch nicht so ausreichend untersucht sind, wie die bisher genannten. Einen Stoff, den Anselmino, Hoffmann und Herold aus dem Hypophysenvorderlappen abtrennten, nennen sie **pankreatropes Hormon.**

War zunächst festgestellt worden, daß Vorderlappenauszüge bestimmter Herstellung eine Vergrößerung, Verschmelzung und Neubildung der Langerhansschen Inseln im Pankreas der Ratte hervorrufen, so wurde später eine Steigerung der Insulinausschüttung durch das genannte Inkret angenommen, weil beim pankreaslosgemachten Tier jener Stoff weder die alimentäre Hyperglykämie noch den Blutzuckergehalt veränderte. Diese pankreatrope Substanz ist nicht hitzebeständig, sie soll dem thyreotropen und gonadotropen Wirkstoff zwar ähnlich, aber nicht gleich sein. Mit alkalischen Hypophysenextrakten erzielte Houssay bei Hunden Hyperglykämie und Glykosurie, er betrachtet den Hypophysenvorderlappen als Stoffwechseldrüse, Lucke spricht von einem kontrainsulärem Hormon der Hypophyse. Von den vielen Befunden Houssays und seiner Mitarbeiter hebe ich hervor, daß die Hypophyse unabhängig vom Einfluß der Schilddrüse wie von dem des Pankreas den Kohlehydratstoffwechsel reguliert. Neben dem in saurer Lösung ultrafiltrablen Kohlehydratstoffwechselhormon, welches das Leberglykogen vermindern soll ohne den Gehalt des Blutes an Ketonkörpern zu erhöhen, gibt es noch das bei schwach alkalischer Reaktion ultrafiltrable Fettstoffwechselhormon, welches die Ketonkörper im Blute ansteigen macht. Der Einfluß des Hypophysenvorderlappens auf Kohlehydratstoffwechsel und Fettstoffwechsel steht außer Zweifel. Durch ein von Raab aus der Hypophyse dargestelltes Hormon, das er Lipoitrin nennt, wird der Blutfettgehalt herabgesetzt. Dieses Lipoitrin ist weniger thermolabil. Umstritten ist die spezifischdynamische Eiweißwirkung des Vorderlappens. Die Fettsucht bei der hypophysären Form der Dystrophia adiposo-genitalis, die nicht seltenen Zuckerstoffwechselstörungen bei der Akromegalie deuten auf die Rolle der Hypophyse im Fett und Kohlehydratstoffwechsel hin. Die Stoffwechselhormone werden im Vorderlappen gebildet, sie sind nur aus dem Vorderlappen zu gewinnen, in welchen Epithelien sie aber entstehen, ist völlig unklar.

e) Als Prolaktin wird ein durch 60% Alkohol fällbarer, unter Umständen ziemlich hitzebeständiger Stoff bezeichnet (Riddle), der sowohl an kastrierten Tieren wie an weiblichen und männlichen Meerschweinchen die Milchdrüsenläppchen zur Wucherung bringt und zur Milchbildung führt. Dieses Prolaktin wird von Riddle (1931) als Hypophysenvorderlappeninkret aufgefaßt, welches weder mit dem Evansschen Wachstumshormon, noch mit dem übergeordneten Sexualhormon identisch ist.

f) Das kortikotrope Hormon, auch interrenotropes Hormon genannt, soll ein weiteres Inkret des Hypophysenvorderlappens sein. In Wasser löslich, ist es gegen schwache Säuren wie schwache Laugen wenig empfindlich, ziemlich hitzebeständig. Es ruft beim Meerschweinchen und bei Ratten, besonders bei infantilen weiblichen Mäusen eine Hypertrophie der Nebenniere hervor. Es verbreitern sich die Zellen der Zona fasciculata (Anselmino, Hoffmann und Herold), die Lipoide der Nebennierenrinde nehmen ab.

Die Beziehungen zwischen der Tätigkeit des Hypophysenvorderlappens und der Nebennierenrinde zeigen sich auch darin, daß beim Tier die Hypophysenentfernung zur Rindenatrophie der Nebennieren führt, eine Veränderung, die ich beim Schwund des Hypophysenvorderlappens beim Menschen mehrfach gesehen habe, so wie andererseits bei gesteigerter Vorderlappenfunktion die Nebennierenrinde hypertrophiert, was ich mehrfach bei Akromegalie feststellte, Befunde, die mit denen von Cushing, Kraus, Falta übereinstimmen. Daraus aber schließen zu wollen, daß dieses kortikotrope Inkret in den eosinophilen Epithelien entstände, geht nicht an, bisher neige ich mehr dazu, in der Rindenhypertrophie der Akromegalen eine der Splanchnomegalie gleiche Organvergrößerung zu erblicken, die ebenso gut auf die vermehrte Wirkung des Wachstumshormons zurückgeführt werden könnte.

g) Das sog. parathyreotrope Hormon des Hypophysenvorderlappens, von welchem Anselmino und Hoffmann berichten, daß es bei Ratten eine Vergrößerung der Epithelkörper mit anschließender Erhöhung des Blutkalks bewirkt, bei Ratten wie bei Kaninchen, steigert bei anderen Tieren zwar auch die Epithelkörperfunktion, jedoch kommt es bei Hunden und Katzen zu keiner Vergrößerung dieser Organe (Anselmino, Herold, Hoffmann 1935).

A. Jores hat auch mit der melanophorenwirksamen Substanz eine Hypertrophie der ganzen Nebenniere erzielen können, er vermutet daher, daß die adrenotrope (kortikotrope, interrenotrope) und die melanophorenwirksame sich einander sehr nahe stehen, wenn sie nicht überhaupt einander gleich sind. Die Beantwortung dieser Frage muß einstweilen offen bleiben, ich habe sie nur berührt, weil, wie mein Schüler A. Roth, auch W. Jores in Hypophysenvorderlappenteilen, die besonders reich an basophilen Epithelien waren, auch besonders viel melanophorenwirksame Substanz fand, daher könnten die nahe Verwandtschaft zwischen kortikotroper und melanophorenausbreitender Substanz als richtig unterstellt, die Basophilen ebenfalls an der Bildung des auf die Nebennieren wirkenden Vorderlappeninkrets beteiligt sein.

h) Pigmenthormon. Ich komme damit zur Besprechung des Pigmenthormons, welches die Pigmentzellen der Froschhaut zur Ausbreitung bringt (Allen und Smith, Swingle und Hogben). Es ist im Mittellappen der Tierhypophyse in viel größerer Menge vorhanden als im Vorder- oder Hinterlappen. Zondek und Krohn nennen es

Intermedin. Das eiweißfreie Intermedin ist in 50% Alkohol löslich, es wird durch Trypsin wie Pepsin zerstört, ebenso durch Bestrahlen mit Ultraviolettlicht. Die Empfindlichkeit gegen Natronlauge ist beim Intermedin geringer als beim Vasopressin und Oxytocin, durch die Hitzebeständigkeit steht das genannte Mittellappenhormon den Hinterlappeninkreten näher als den Vorderlappenhormonen. Auf den Blutdruck, auf die glatte Muskulatur, auf die Diurese ist das Intermedin ohne jeden Einfluß. Es findet sich auch in der menschlichen Hypophyse, und zwar besonders reichlich bei Urämie, es ist auch in der Wand des dritten Hirnventrikels nachgewiesen worden. Zum Nachweis des Intermedins benützen Zondek und Krohn die Erythrophoren der Elritze, welche durch diesen Stoff eine Ausbreitung erfahren, wie sie durch keine andere Hypophysensubstanz bewirkt wird. Mit der auf die Froschmelanophoren ausbreitend einwirkenden Substanz ist nach Jores und Lenssen das Intermedin nicht völlig gleich. Das sog. Melanophorenhormon kommt außer im Blut auch im Auge vor. Ob diese Pigmenthormone etwas mit dem Pigmentstoffwechsel, mit dem Pigmenttransport zu tun haben, ist fraglich, für die Pigmentbildung kommen sie schwerlich in Betracht.

Die Bedeutung dieses Wirkstoffes beim Menschen ist noch unklar. Beim Menschen läßt sich die melanophorenwirksame Substanz auch aus dem Vorderlappen gewinnen. Das Intermedin verringert die Wasserausscheidung, ohne wie die antidiuretische Komponente des Vasopressins die Kochsalzausscheidung zu steigern, ohne wie das Vasopressin den Blutdruck zu beeinflussen (B. Zondek 1935).

Alle bisher besprochenen Hypophyseninkrete sind aus dem Vorderlappengewebe isoliert worden oder doch wie das Intermedin auch in diesem enthalten, die melanophorenausbreitende Substanz findet sich außerdem im Pituitrin, einem Hinterlappeninkret. Damit komme ich zu den Hinterlappeninkreten, die im Pituitrin zusammen vorhanden, den Wasser- und Salzstoffwechsel, wie den Blutdruck und die glatte Muskulatur des Darms wie des Uterus beeinflussen. Es gelang die blutdrucksteigernde Substanz von der uteruswirksamen zu trennen und wahrscheinlich ist auch die antidiuretische nicht dem Vasopressin gleich, wenn dieses auch infolge ungenügender Trennung eine antidiuretische Wirkung haben kann. Über die chemische Konstitution der Hinterlappeninkrete wissen wir nichts.

i) Oxytocin oder Orasthin. Die uteruswirksame Substanz als Oxytocin oder Orasthin im Handel erhältlich, ist im Liquor nachzuweisen, soll auch im Blut kreißender Frauen enthalten sein. Die pharmakologischen Wirkungen des Oxytocins beruhen auf einer Steigerung der Erregbarkeit der glatten Muskulatur des Darms wie der Gallenblase. Dieselbe Wirkung macht sich am Uterus geltend, am schwangeren Uterus werden dadurch Wehen ausgelöst, auch wenn er entnervt ist. Heute wird das Oxytocin als ein sehr gutes Wehenmittel therapeutisch verwendet, zumal es den Blutdruck mindestens nicht nennenswert beeinflußt. Der schwangere Uterus spricht schon auf sehr kleine Mengen von Oxytocin an. Weil das Hormon kochbeständig ist, kann es ohne Gefahr intravenös angewandt werden. Über die Dosierung und die Anzeigen zur Verwendung dieses wehenerzeugenden Mittels finden sich im praktischen Teil dieses Bandes die notwendigen Angaben.

k) Das Vasopressin oder Tonephin erhöht nach kurzer, vorausgehender Blutdrucksenkung subcutan wie intravenös zugeführt den Blutdruck. Man erklärt diese nicht lange bestehenbleibende Blutdrucksteigerung mit einer erregenden Wirkung auf die glatten Muskelzellen der Gefäßwand.

Es ist wichtig zu wissen, daß bald danach ausgeführte Einspritzungen von Tonephin den Blutdruck gar nicht oder nur ganz wenig ändern, erst nach einiger Zeit spricht die Gefäßwand wieder auf das Hormon an. Die Schlagfolge des Herzens wird verlangsamt, doch ist es noch umstritten, ob dies die Folge einer Einwirkung auf die Herznerven sein kann. Eine ähnliche Unsicherheit besteht über die behauptete Stoffwechselwirkung des Hypophysins oder Pituitrins und man wird es hier wohl mit stoffwechselwirksamen Beimengungen aus dem Vorderlappen zu tun haben, sofern sich überhaupt eine Stoffwechselveränderung zeigt.

1) Die antidiuretische Wirkung von Hinterlappenauszügen führt man jetzt auf ein besonderes Inkret der Neurohypophyse zurück, macht jene also unabhängig von der Vasopressinwirkung. Der Einfluß auf den Wasserstoffwechsel kann sich nicht nur diuresehemmend sondern gelegentlich auch diuresefördernd bemerkbar machen. Praktisch bedeutsam ist, daß Pituitrin beim gesunden Menschen wie beim Menschen mit Diabetes insipidus subcutan zugeführt, die Diurese sehr stark hemmt. Über den Angriffspunkt dieser hemmenden Wirkung gehen die Meinungen aber auseinander, manches spricht für einen zentralen Angriffspunkt des antidiuretischen Inkrets an einem im Zwischenhirn gelegenen Zentrum für den Wasser- und Salzstoffwechsel, nämlich der höhere Gehalt der Pars neuralis der Hypophyse an diesem Stoff, ferner des Tuber cinereum bei hypophysenlosen Tieren, endlich die Polyurie, welche nach alleiniger Verletzung der Tubergegend auftritt. Nach Einspritzung eines antidiuretisch wirkenden Hinterlappenauszuges in eine der Nierenarterien sah Janssen beim Hunde mit durchtrenntem Rückenmark die Hemmung der Diurese seitens dieser Niere viel rascher einsetzen, was für ein renales Angreifen des Stoffes zu verwerten ist. Durch eine Einwirkung auf die Nierenepithelien würde die Rückresorption von Wasser gesteigert (Poulson). Außer dieser Diuresehemmung wird auch noch eine Chloridausschüttung angegeben, in der verminderten Harnmenge ist mehr Kochsalz enthalten. Die therapeutische Anwendung von Hinterlappenextrakten bei Diabetes insipidus ist zuerst von van den Velden angegeben worden.

Auf andere neuerdings angenommene Wirkungen der Hypophyseninkrete, nämlich auf den Halogenstoffwechsel (Brom), auf den Mineralstoffwechsel, will ich nur aufmerksam gemacht haben.

Gibt es nun hypophysäre Krankheiten, bei denen eine erhöhte oder verminderte Wirkung der genannten Hinterlappeninkrete angenommen werden darf?

Für den Diabetes insipidus ist dies insofern zu bejahen, als er bei Zerstörung des Hypophysenstiels, bei pathologischen Prozessen am Zwischenhirnboden, der Tubergegend, bei Hypophysenganggewächsen öfters beobachtet wird. Eine hormonal-hypophysär bedingte Störung in der Wasserausscheidung ist sicher möglich und manche Fälle von Diabetes insipidus sind die Folge einer Insuffizienz der Hinterlappen-Stiel-Tuber-Funktion, wofür eben die günstige Beeinflussung durch Pituitrin spricht. Ob manche Formen von Darmträgheit, von Obstipation, von Wehenschwäche auch in dieser Weise auf hormonalen Störungen beruhen, bleibt dahingestellt.

Bei der Cushingschen Krankheit ist eines der Krankheitszeichen die arterielle Hypertension. Jamin spricht von einer hypophysären Plethora und sah Erfolge durch

Hypophysenröntgenbestrahlung. Bei essentieller Hypertonie, bei Schrumpfnieren mit erheblicher Blutdrucksteigerung stellte ich 1919 eine Vermehrung der basophilen Epithelien im Vorderlappen fest, fand ich eine Vermehrung dieser Zellen im Hinterlappen, nicht aber bei Eklampsie mit Blutdrucksteigerung im Gegensatz zu Cushing (Berblinger 1935). Die Vermutung liegt nahe, daß die Hypertonie mit einer erhöhten Vasopressinwirkung in Zusammenhang zu bringen wäre, aber so einfach dürfte die Erklärung nicht sein. Immerhin ist daran zu denken, zumal bei Addisonscher Krankheit mit Blutdrucksenkung die Basophilen im Vorderlappen auffallend spärlich sind (Kraus, Berblinger) und bei hypophysärer Kachexie mit weitgehendem Vorderlappenschwund Blutdrucksenkung häufig ist.

Es steht fest, daß die dem Pituitrin, einem Hinterlappenextrakt zukommenden Inkretwirkungen den Auszügen aus Vorderlappengewebe fehlen, und deshalb hat man angenommen, daß der antidiuretisch wirkende Stoff ebenso wie das Oxytocin und das Tonephin (Vasopressin) auch im Hinterlappen gebildet werden. Für den Morphologen bereitet freilich die Annahme Schwierigkeit, daß in dem gliösen, nervösen und bindegewebigen Anteil des Hypophysen-Zwischenhirnsystems Inkrete entstehen sollen. Deshalb habe ich ebenso wie Cushing hier auf die basophilen Zellen zurückgegriffen, welche so häufig vom Vorderlappen aus in die Neurohypophyse einwandern. Ob es sich hier um eigentliche Vorderlappenzellen handelt oder um Epithelien der Rathkeschen Cysten ist von untergeordneter Bedeutung, denn man hat es keinesfalls mit Zellen zu tun, welche den Elementen des Zwischenlappens der Säugetiere verglichen werden können, sondern mit indifferenten Elementen, aus welchen sich alle Formen von Vorderlappenzellen entwickeln können und es wird auch allgemein zugegeben, daß sich die Basophilen im Hinterlappen vielfach nach ihrer Beschaffenheit nicht von den Vorderlappenbasophilen unterscheiden lassen.

Ich kann darauf nicht genauer eingehen. Die Wahrscheinlichkeit, daß durch diesen Übertritt von Zellen des Vorderlappens in den Hinterlappen hier Inkrete entstehen, halte ich für groß und ich halte es für durchaus möglich, daß die Basophilen das Vasopressin (Tonephin) bilden.

Nach eigenen Beobachtungen kann ich es nicht gelten lassen, daß beim Menschen die Pars tuberalis die antidiuretisch wirksame Substanz hervorbringen soll.

Die entwickelten Vorstellungen erfahren eine gewisse Stütze durch den Nachweis auch von oxytocischem Hormon im Vorderlappen (Jores und Zschimmer).

Für die überwiegende Mehrzahl der Hypophyseninkrete steht heute fest, daß sie aus dem Vorderlappen zu gewinnen sind, ich unterstreiche dies gegenüber einer etwas abfälligen Kritik, die Biedl gegen meine auf morphologische Befunde sich stützenden Anschauungen vorgebracht hat, zuletzt hat auch er zugeben müssen, daß beim erwachsenen Menschen der Mittellappen, in welchen er die Stoffwechselwirkungen der Hypophysenhormone verlegen wollte, doch auf ein ganz klägliches Maß zurückgebildet ist.

Wenn es nun wirklich **16** völlig verschiedene Stoffe wären, die als Hypophyseninkrete angegeben worden sind, dann ist die Schwierigkeit groß, die Bildung dieser Stoffe auf die drei Epithelarten des Vorderlappens zu verteilen. Jede dieser müßte mindestens mehrere Inkrete hervorbringen. Das Ganze würde sich aber wesentlich vereinfachen, wenn man diese Inkrete trotz ihrer unterschiedlichen Wirkungen nicht als grundsätzlich verschiedene Stoffe ansieht. Sturm und Schoening erwogen daher, ob man in der Hypophyse nicht die Umschaltestelle anzunehmen hat für „stoffliche Impulse", die von den endokrinen Drüsen der Hypophyse zugeleitet werden; B. Zondek will den Hypophysenvorderlappen, den er als hormonotrope Drüse bezeichnet, als den „Motor" für die gesamte endokrine Funktion angesehen wissen (B. Zondek 1935). Schließlich bleibt zu berücksichtigen, daß bei der Gewinnung von Hormonpräparaten durch Extraktion des Hinterlappens auch Anteile des Stielbelags, d. h. Epithelien der Pars tuberalis mitverarbeitet werden.

Von den Hauptzellen hat Morozuini angenommen, daß sie das Luteinisierungshormon hervorbringen, was ich vermutungsweise schon (1932) ausgesprochen hatte. Die Frage nach der Bedeutung der Hauptzellen ist deshalb wichtig, weil Adenome aus Hauptzellen die häufigsten Neubildungen des Hirnanhanges sind und weil es wissenswert wäre, ob von den Epithelien dieser Adenome inkretorische Wirkungen ausgehen. Während der Schwangerschaft ist die Adenophypophyse regelmäßig vergrößert, durch das Auftreten der Schwangerschaftszellen, die von vielen als hypertrophische Hauptzellen angesehen werden. Den Frauenarzt müßte es besonders interessieren, zu wissen, ob man während der Schwangerschaft eine gesteigerte Leistung der Hypophyse anzunehmen hat. Daß der Hypophysenvorderlappen während der Schwangerschaft an übergeordneten Sexualhormonen sehr arm ist, wurde bereits früher gesagt. Gewisse an die Akromegalie erinnernde Merkmale bei Schwangeren hat man als Folge einer gesteigerten Vorderlappentätigkeit ansprechen wollen, was nur zutreffend wäre, wenn die Schwangerschaftszellen wirklich eine besondere Form von Eosinophilen sein sollten. Nun kommen aber von den Schwangerschaftszellen nicht unterscheidbare hypertrophische Hauptzellen im Hypophysenvorderlappen bei Hypothyreose vor, in allerdings geringerer Menge auch bei Krebskranken, während hier akromegalieähnliche Symptome vollständig fehlen. Bei einer an ausgesprochener Akromegalie erkrankten Frau fand ich keine Prolanausscheidung im Harn. Aus alledem ergibt sich, daß wir über die funktionelle Bedeutung der Hauptzellen und der Schwangerschaftszellen nicht genug unterrichtet sind. Ich habe 1914 beim Kaninchen durch intraperitoneale Einspritzung von Kaninchenplazentarextrakt bei virginellen wie männlichen Tieren vollständig das Bild der Schwangerschaftshypophyse erzeugen können; aber diese am Tier erhobenen Befunde kann man nicht ohne weiteres auf die Verhältnisse beim Menschen übertragen und es erscheint mir noch nicht als erwiesen, daß die Luteinisierung der Ovarien zur Bildung der Schwangerschaftszellen führt (Haterius).

Wegen der Methoden zum Nachweis des pankreatropen Hormons, der interrenotropen und parathyreotropen Hormone muß ich auf die Mitteilungen von Anselmino, Hoffmann und Herold verweisen. Zum Nachweis des **Melanophorenhormons,** welches Jores aus dem Blutplasma isolieren konnte, gibt er eine besondere Untersuchungsmethode an, die eine Unterscheidung von unspezifischen, ebenfalls die Melanophoren der Froschhaut zur Ausbreitung bringenden Stoffen ermöglicht.

Zum **Nachweis des uteruserregenden Stoffes** der Neurohypophyse bedient man sich des Tieruterus, von dem ein Horn abgeschnitten wird, welches man in einer gleichmäßig warmgehaltenen Nährflüssigkeit zwischen dem Faden eines Schreibhebels und einer Anheftevorrichtung ausspannt. Der Nährflüssigkeit wird die zu prüfende Substanz beigefügt und die erreichten Zusammenziehungen der glatten Muskulatur des Uterushorns werden so auf den Schreibhebel übertragen und können auf einer rotierenden Trommel kurvenartig aufgeschrieben werden. Trendelenburg hebt hervor, daß man bei richtiger Methodik den Gehalt des Hinterlappenextraktes an uteruswirksamer Substanz bis auf 20% genau bestimmen kann, diese muß noch in sehr großer Verdünnung wirksam sein.

Die blutdrucksteigernde Substanz kann am narkotisierten Hund unter blutiger Blutdruckmessung nachgewiesen werden.

Die antidiuretische Substanz läßt sich verhältnismäßig einfach nachweisen, aus der erzielten Diuresehemmung, welche man bei männlichen Mäusen feststellt. Ich erwähne diese Methode, weil sie einmal an der Maus durchführbar ist, und weil sie auch sehr einfach ist, da die Mäuse nur in einem Trichter gehalten werden müssen, durch den der Harn abläuft und die entleerten Mengen vor und nach Zufuhr der zu prüfenden Substanz verglichen werden können.

Aus dem Hypophysenhinterlappen lassen sich die Hormone als Acetontrockenpulver darstellen und sie sind in dieser Form haltbar. Nach dieser von Voegtlin eingeführten Darstellungsmethode bestimmt man die Wirkungseinheiten, indem man als Voegtlin-Einheit die in 0,5 mg Trockenpulver enthaltene uteruswirksame Substanz bezeichnet. 0,75—1 mg Voegtlin-Trockenpulver vermehren die Wehenfolge bei der gebärenden Frau für 10—30 Minuten (Bourne und Burn, zitiert nach Trendelenburg).

6. Zirbel (Glandula pinealis, Epiphysis cerebri).

Als Hormon der Zirbel ist ein Präparat unter dem Namen Epiglandol im Handel. Über die chemische Zusammensetzung dieses Stoffes, der als Inkret der Epiphyse aufgefaßt worden ist, findet sich nichts angegeben. Die Mitteilungen über die Wirkung von Auszügen aus Tierzirbeln auf das Wachstum und auf die körperliche geschlechtliche Entwicklung junger Säugetiere lauten vollständig uneinheitlich. Ich selbst habe in einer größeren Versuchsreihe mit Extrakten von Stier-, Kuh- wie Kälberzirbeln keinen Einfluß auf die Samenblasen der Ratte beobachtet. In besonders hergestellten Extrakten aus Stierzirbeln wollen Silberstein und Engel eine Substanz gewonnen haben, die in Alkohol und Äther nicht löslich ist, die aus in Aceton getrockneten Zirbeln mit schwach alkalisch gemachtem Wasser extrahiert werden kann. Dieser Stoff soll bei kastrierten, weiblichen Mäusen brunstauslösend wirken. Nach länger durchgeführter Verfütterung von Zirbelsubstanz sahen Hohlweg und Dohrn Vergrößerung der Hoden wie Luteinisierung der Eierstöcke, sie führen aber diese Veränderungen auf eine durch den Stoff bewirkte Anregung der Hypophysenvorderlappentätigkeit zurück. Andere wieder fanden, daß wässerige Zirbelextrakte die Follikelhormonwirkung abschwächen und sprechen von einem antigonadotropen Hormon der Zirbel (Engel).

Ein Zusammenhang mit der Geschlechtsdrüsentätigkeit ergibt sich auch aus den Beobachtungen der menschlichen Pathologie. Man findet nicht so selten bei Kindern mit Zirbelgewächsen vorzeitige sexuelle Entwicklung. Ich habe in mehreren Arbeiten auf die Wechselbeziehungen zwischen Zirbelschädigungen und Keimdrüsenfunktion hingewiesen, dabei eine Trennung der cerebrogenen Form der Frühreife in die diencephale und pineale vorgeschlagen (Berblinger 1929, 1932). Aus diesen Feststellungen heraus kann noch nicht ohne weiteres geschlossen werden, daß die Zirbel eine inkretorische Leistung verrichtet, daß sie zu den inkretorischen Organen gehört. Wir können heute auch darüber noch nichts aussagen, an welche Zellelemente der Epiphyse die vermutete inkretorische Leistung gebunden sein könnte. Die Pinealzellen will mein Schüler Froriep jetzt zu den Gliazellen rechnen, während mein Schüler v. Volkmann in den Pinealzellen Granula nachgewiesen hatte, die für eine sekretorische Leistung sprechen können. Die Pinealzellen zeigen auch an ihren Kernen Vorgänge, die auf eine sekretorische Tätigkeit hinweisen (Kernexkretion nach Krabbe), was man aber auch an sicher nervösen Zellen des Zwischenhirnbodens finden kann.

7. Thymus.

In gleicher Weise wie für die Zirbel bleibt es für die Thymus fraglich, ob sie zu den inkretorischen Organen zu rechnen ist. Einen sicher drüsigen Aufbau besitzt die Thymus ebensowenig wie die Zirbel. Aus Kalbsthymus hat Asher mit seinen Schülern (Bringolf) einen Stoff isoliert, der Thymocrescin genannt wird. Aus einem wässerigen Thymusextrakt wurde bei schwacher Ansäuerung das Eiweiß gefällt. Die filtrierte und neutralisierte Lösung wird als eiweißfrei und lipoidfrei angegeben. Durch Alkoholfällung geht das wirksame Thymocrescin in den Niederschlag über. Eine alkoholunlösliche, in Wasser lösliche, gegen Säuren, wie Alkalien wie Hitze beständige Substanz fand Nitschke. Reis hält diesen Stoff für einen eiweißartigen Körper, durch welchen sowohl der Kalk- wie der Phosphorgehalt des Blutes gesenkt wird. Das Thymocrescin soll auf das Wachstum regulierend wirken, und zwar der wasserlösliche Anteil, der alkohollösliche Anteil soll die Muskelermüdung beseitigen. Asher stellte fest, daß das Thymocrescin subcutan gegeben, das Wachstum, besonders das der Sexualorgane und verschiedener Drüsen stark anregt. Bei derart hyperthymisierten Tieren war die Calciumausscheidung vermindert, die Phosphatausscheidung ungestört. Aus diesen Versuchen wird geschlossen, daß die Thymus eine wachstumsregulierende Aufgabe hat. Die aus der Thymus dargestellten Stoffe sind nicht nur parenteral sondern auch peroral wirksam. Die Angaben über die Wirkung verfütterter Thymussubtsanz auf Entwicklung und Wachstum junger Tiere lauten so verschieden, daß man daraus kaum irgend etwas für oder gegen die innersekretorische Leistung des Organs entnehmen kann. Es ist also vorderhand noch durchaus zweifelhaft, ob es sich in diesen Versuchen um spezifische, physiologische Wirkungen nur im Thymus vorhandener Substanzen handelt, dasselbe gilt für die Annahme, daß die Thymusextrakte den Blutdruck senken und den Nucleinstoffwechsel beeinflussen.

Ob man die Thymus zu den inkretorischen Organen rechnen, ob man von Thymusinkreten überhaupt sprechen darf, können wir eben heute einfach noch nicht sagen. Hier bietet sich für ernste Forschung noch ein weites Arbeitsfeld.

Der Thymus erfährt eine physiologische Involution, die sich schon durch die Abnahme des Parenchymwertes (Rinde und Mark) vom 15. Lebensjahre ab zu erkennen gibt (Hammar). Es erhalten sich aber bis in das Senium hinein Reste von Thymusgewebe im sog. thymischen Fettkörper. Auf die pathologische Form der Thymusinvolution habe ich ebensowenig einzugehen, wie auf die pathologische Anatomie des Thymus. Ob man von thymogenen Krankheiten sprechen darf, ist, abgesehen von den rein mechanischen Auswirkungen, von den Störungen, die Thymushyperplasien örtlich hervorbringen können, fraglich. Fast gleich gering ist unser Wissen über den Status thymicus und über die Wachstumshemmung und Knochenbrüchigkeit, die als Folge eines angeborenen Thymusmangels angesprochen worden sind. Ich will nicht in Abrede stellen, daß der Status thymicus eine Konstitutionsanomalie ist, auf deren Boden Krankheiten entstehen können. Wenn aber im Bilde des Status thymolymphaticus als einer Konstitutionsanomalie die Thymusvergrößerung sogar in den Hintergrund treten kann, so ergibt sich daraus, daß die Annahme einer Hyperthymisation zur Erklärung der besonderen Reaktionslage zu einseitig ist. Man kann meines Erachtens vorläufig von Krankheiten thymogener Art, die auf einer Hyperthymisation oder Hypothymisation beruhen sollen, nicht sprechen. Die Klinik hat bis jetzt nichts beizubringen vermocht, was für eine endokrine Tätigkeit der Thymus in Anspruch genommen werden dürfte, ebensowenig die physiologische und morphologische Forschung.

Die Thymus ist nicht lebensnotwendig, nicht einmal lebenswichtig, sie ist ein lymphoepitheliales Organ. Wir wissen heute, daß die sog. Rindenzellen des Thymus echte Lymphocyten sind, daß die Hassalschen Körperchen und die Markzellen vom Epithel abstammen. Welchen dieser Zellelemente man die endokrine Tätigkeit zuschreiben müßte, ist wieder unklar, man würde vielleicht dazu neigen, den epithelialen Anteil dafür in Anspruch zu nehmen. Nach Hammar ist für die Organfunktion das Zusammenarbeiten von Rinde und Mark bestimmend. Die Keimdrüsen und die Nebennieren wirken depressorisch, Schilddrüse und Hypophysenvorderlappen excitatorisch auf die Thymus. Daß der Thymus eine besondere physiologische Aufgabe zukommt, die Hammar vor allem in einer antitoxischen Funktion sucht, leugne ich nicht, fraglich bleibt jedoch die Zugehörigkeit zu den endokrinen Organen. Entsprechend der ganz fraglichen Zugehörigkeit der Zirbel wie der Thymus zu den endokrinen Organen, besitzen wir auch keine Methoden zum Nachweis der aus diesen Organen gewonnenen, in ihrer Wirkung umstrittenen Stoffe.

8. Innersekretorische Keimdrüsenanteile.

Ich befasse mich in diesem Abschnitt nur mit der inneren Sekretion der Geschlechtsdrüsen des Menschen, ihre bekannte äußere Sekretion wird nur insoweit berührt werden, als sie mit sich jener in einer besonderen Beziehung befindet. Wie später gezeigt wird, fallen beide Arten der Absonderung teilweise zusammen. Die äußere Sekretion besteht in der Bildung der Geschlechtszellen. Geschichtliche Betrachtungen über die innere Sekretion der Keimdrüsen finden sich fast in allen Darstellungen der Lehre von der inneren Absonderung, ich will deshalb eine Wiederholung vermeiden; die Erfahrungen mit der Keimdrüsenüberpflanzung beim Menschen finden sich an anderer Stelle dieses Handbuches mitgeteilt. Es soll aber doch darauf hingewiesen sein, daß den ersten experimentellen Beweis für eine innere Sekretion der männlichen Keimdrüse 1849 Berthold in Göttingen erbrachte und mitteilte, lange bevor Claude Bernard und dann Brown-Séquard auf die innersekretorischen Vorgänge aufmerksam gemacht hatten.

Berthold kastrierte Hähne und pflanzte ihnen dann in den Kamm wieder die Hoden ein. Solche Tiere zeigten die gleichen sexuellen Äußerungen wie gesunde gleichaltrige Hähne. Aus dieser Feststellung zog Berthold den richtigen Schluß, daß aus den erfolgreich implantierten Hoden Stoffe in das Blut übergehen, an welche diejenige Wirkung der Keimdrüsen gebunden ist, die wir jetzt die innersekretorische Leistung nennen. Da die eingepflanzten Hoden ohne Nervenverbindung mit dem umgebenden Gewebe bleiben, so kann die Wiederbelebung der sexuellen Instinkte bei den keimdrüsenlosen Hähnen durch die implantierten Hoden wie der Einfluß auf die körperlichen Geschlechtszeichen nicht auf nervösem Wege vor sich gegangen sein.

In einem Handbuch der Frauenheilkunde möchte man vielleicht die Besprechung des männlichen Sexualhormons überflüssig finden. Aber bei der zum Teil sich gegenseitig aufhebenden oder doch abschwächenden Wirkung von männlichen und weiblichen Geschlechtsdrüseninkreten, bei der jetzt erkannten, nahen chemischen Verwandtschaft zwischen männlichem und weiblichem Sexualhormon müssen auch die durch innere Absonderung hervorgebrachten Stoffe des Hodens berücksichtigt werden.

Die therapeutischen Erfolge mit Hodenextrakten, mit Hormonpräparaten aus früherer Zeit waren recht unbefriedigend. Meist genügten die erhältlichen Präparate wie z. B. das Spermin in keiner Weise, um die Kastrationsfolgen beim Manne oder eine unterwertige innere Sekretion der Hoden in ihren Auswirkungen zu beseitigen oder auch nur herabzusetzen. Das lag daran, daß diese Präparate weit mehr andere Substanzen enthielten als das Inkret des Hodens. Ich kann sofort zu den jüngsten Ergebnissen der Forschung übergehen, die einen ganz hervorragenden Fortschritt darstellen und den ausgezeichneten Untersuchungen des Chemikers Butenandt zu verdanken sind. Zur Gewinnung des männlichen Sexualhormons wurde zunächst der Hoden verwendet. Funk fand es im Männerharn, wo es im 20.—40. Lebensjahr am reichlichsten anzutreffen ist. Es läßt sich aber auch bei jüngeren Männern auffinden, ist in den Faeces wie im Blute enthalten. Erwähnt sei, daß man auch im Frauenharn, in der Placenta (Luchs, zitiert nach Laquer), ja sogar in Pflanzen einen Stoff aufgefunden hat, der die gleichen physiologischen Wirkungen zeigt wie das männliche Sexualhormon [1].

a) Hodenhormon-Androsteron. Butenandt hat das Hodenhormon in krystallinischer Gestalt dargestellt, er gibt als Bruttoformel $C_{19}H_{30}O_2$. Die synthetische Darstellung eines ebenfalls krystallinischen Präparates gelang Ruzicka, der nebenstehenden Konstitutionsformel für das Androsteron genannte Hodeninkret ermittelt hat. Dieses Hodenhormon ist hitzebeständig, Säuren und Alkalien greifen es nicht an, auch nicht Fermente. Dieser Umstand gestattet auch die perorale Anwendung des Hormons, wobei aber weit größere Mengen zur Erzielung einer Wirkung erforderlich sind.

Das Androsteron ist ein gesättigtes, tetracyclisches Oxyketon (Butenandt). Aus der gleichen Gewichtsmenge von Stierhoden oder von Männerharn läßt sich ungefähr die gleiche Menge Hodenhormon gewinnen, aber nachdem man dieses synthetisch darstellen kann, kommen künftig jene Ausgangsmaterialien praktisch kaum mehr in Betracht. Sehr bemerkenswert ist die nahe chemische Verwandtschaft zwischen dem Hodenhormon und dem noch zu besprechenden Follikelhormon, dessen Bruttoformel von Butenandt und Marrian als $C_{18}H_{22}O_2$ angegeben wird. Schöller, Schwenk und Hildebrandt vermochten aus dem Follikelhormon einen dem Hodenhormon an Wirkung ähnlichen Körper zu erhalten.

Aus dem krystallisierten Follikelhormon sind Substanzen gewonnen worden, die auf das Kammwachstum des keimdrüsenlosen Hahns fördernd einwirken. Auch von dem

---

[1] Ob es nur ein männliches Sexualhormon oder mehrere gibt, ist nicht entschieden; ich meine bei meinen Ausführungen nur denjenigen Wirkstoff, welcher biologisch dem Androsteron gleichwertig ist.

Hodenhormon gibt es wasserlösliche wie lipoidlösliche Formen, das Inkret kann in wässeriger Lösung oder in Öl subcutan verabfolgt werden.

Von den physiologischen Wirkungen des Androsterons sind solche auf den Stoffwechsel zu vermuten, indessen noch nicht so genügend erforscht, um jetzt bereits darüber einheitlich berichten zu können.

Besser bekannt sind die Wirkungen auf die Geschlechtsmerkmale, und zwar auf die genitalsubsidiären wie auf die extragenitalen, die man nach Poll richtiger als die zusätzlichen oder akzidentellen, den durch die Art der in den Keimdrüsen vorhandenen Geschlechtszellen bestimmten, eigentlichen oder essentiellen Sexuszeichen gegenüberstellt. Man sollte nicht mehr von primären und sekundären Geschlechtsmerkmalen sprechen, weil auch bei fehlenden Geschlechtsdrüsen die übrigen Geschlechtszeichen eindeutig männlich oder weiblich ausgebildet sein können, also nicht etwas lediglich von der Geschlechtsdrüse abhängiges, in diesem Sinne sekundäres darstellen. Es erklärt sich dies aus dem Vorgange bei der Vererbung des Geschlechts, worauf ich hier nicht näher eingehen will.

Am Warmblüter kann man mit dem Hodenhormon die Kastrationsatrophie der Samenblasen und der Prostata zum Rückgang bringen oder bei Zufuhr des Inkrets gleichzeitig mit der Vornahme der Kastration die Kastrationsfolgen in ihrer Entfaltung aufhalten. Nach den jüngsten Feststellungen von Tschopp ist das künstlich hergestellte Androsteron an Wirkung dem aus dem Harn natürlich gewonnenen vollkommen gleich. Der Benzoesäureester des Androsterons hat eine stärkere Wirkung.

Wenn sich die genannten Inkretwirkungen nicht immer voll geltend machen, so deckt sich dies durchaus mit meinen Beobachtungen am Menschen, nach denen man bei Männern mit schwerer erworbener Hodenatrophie nicht regelmäßig eine Atrophie der Samenblasen und der Prostata sieht, und auch an den übrigen endokrinen Drüsen nicht immer die Veränderungen feststellen kann, welche an und für sich als Kastrationsfolgen gelten dürfen.

Umfangreiche Untersuchungen über die Wirkungen des künstlich darstellbaren Hodenhormons, die jetzt gut durchführbar sind, liegen soviel ich sehe, noch nicht vor mit Lipoidextrakt erzielte Martins bei infantilen Mäusen eine Umbildung des Samenblasenepithels wie beim geschlechtsreifen Tier. Die Samenblasenepithelien werden zylindrisch; ihr Kern liegt an der Zellbasis, im Plasma finden sich Sekretvakuolen und Granula. Die gleichen Bilder zeigt das Samenblasenepithel, wenn bei kastrierten Mäusen durch Hodenhormonzufuhr die Kastrationsatrophie verhindert wird; die Samenblase des kastrierten Tieres läßt sich dann nicht von der eines gesunden Tieres unterscheiden. Dieses wirksame Hodeninkret wurde von Martins auch im Blute der Vena spermatica ausgewachsener Ziegenböcke nachgewiesen. Es dürfte besonders der Mitteilung wert sein, daß Tschopp hormonale Wirkungen auch feststellen konnte, wenn er das Androsteron auf den Kamm des frisch ausgeschlüpften Hühnchens aufpinselte, und zwar kommt es dann sowohl beim weiblichen wie beim männlichen Küken etwa nach 5 Wochen zu einer ganz deutlichen Kammbildung. Es wurden zugleich die histologischen Veränderungen verfolgt, die sich in einer Schwellung des mukoelastischen Gewebes äußern, wobei die dünnen Venen zusammengepreßt werden, während das Blut durch die Arterien in die kavernösen Bluträume des Kamms einströmen kann. Die gleiche Veränderung wird durch Aufpinseln von Androsteron am Kamm des kastrierten Hahns erzielt und sobald man hier mit dem Pinseln aufhört, bildet sich der Kamm wieder zurück. Die Wirkung ist bei dem Aufpinseln eine viel stärkere als bei subcutaner oder peroraler Zufuhr des Hodenhormons. Auf die atrophisch gewordenen Epithelien der Samenblasen kastrierter Mäuse und Ratten wirkt das Androsteron regenerierend, während das Follikelhormon Muskulatur und Bindegewebe der Samenblasen zur Wucherung bringt.

Die therapeutische Anwendung des Androsterons (Proviron-Schering) beim Manne würde sich in erster Linie auf solche Fälle auszudehnen haben, wo nach doppelseitiger Hodenentfernung die Kastrationserscheinungen beseitigt werden, sollen. Ein weiteres Anwendungsgebiet wäre der Eunuchoidismus, soweit er auf einem primären Hypogenitalismus beruht, ferner dieser selbst und die Zustände von Hodenunterentwicklung. Auch bei vorzeitigem Verlust der Potenz, wie der Libido sexualis wird Androsteron Anwendung finden.

In allen diesen Fällen wäre durch das zugeführte Hormon die fehlende oder ungenügende innere Sekretion der männlichen Keimdrüse zu ersetzen. Ich habe schon oben gesagt, daß wir noch nicht wissen, ob es nur ein männliches Sexualhormon oder ob es mehrere männliche Sexualhormone gibt.

Darüber, welche Anteile des Hodens — samenbildende Epithelien — Zwischenzellen — das männliche Sexualhormon bilden, sind die Meinungen ebenfalls geteilt. Meines Erachtens ist aber das samenbildende Epithel an der Produktion des männlichen Sexualhormons hauptsächlich beteiligt, keinesfalls liefern beim Menschen nur die Leydigschen Zwischenzellen jenes Inkret, ebensowenig wie die Samenfäden selbst die Hormonbildner sind. Ich habe 1921 über Eunuchoidismus mit starker Zwischenzellwucherung berichtet, ferner über schwere Hodenatrophien mit erhaltenen Anteilen der indifferenten Hodenepithelien bei voller Ausprägung der Geschlechtsmerkmale und ich mußte aus diesen Beobachtungen den Schluß ziehen, daß sowohl die samenbildenden Epithelien wie die indifferenten Hodenzellen das Inkret des Hodens hervorbringen, wobei ich den Zwischenzellen eine Bedeutung für die Inkretspeicherung und Inkretabgabe zuschreibe. Nach meiner Ansicht bilden die Hodenzwischenzellen mit dem samenbildenden Epithel hinsichtlich des innersekretorischen Vorganges in der männlichen Keimdrüse eine funktionelle Einheit (Berblinger 1921, 1928).

Um **nachzuweisen,** daß ein Stoff in seiner Wirkung dem Hodenhormon gleich ist, gibt es verschiedene Verfahren, von denen ich nur zwei nenne. Der sog. Hahnenkammtest, der am kastrierten jungen Hahn vorgenommen wird, ist eine etwas umständliche Methode, bei der besondere Vorsichtsmaßregeln eingehalten werden müssen. Die Volumzunahme des Hahnenkammes kann man nach Gallagher genauer ermitteln, wenn man den Hahnenkamm auf lichtempfindliches Papier legt und ein Schattenbild des belichteten Kamms erzeugt. Als Hahnenkammeinheit bezeichnet man diejenige Menge an Substanz, welche ausreicht, um nach an zwei aufeinanderfolgenden Tagen durchgeführten Injektionen am 3.—4. Tage die Größe des Hahnenkammes um wenigstens 20% zu steigern. Die Hahnenkammeinheit wird aber auch anders definiert. Einfacher ist das Verfahren, welches Voss und Löwe 1931 angegeben haben, wobei männliche Mäuse verwandt werden, denen man vorher die Keimdrüsen entfernt. Löwe nennt diese Methode den zytologischen Regenerationstest, der sich nicht allein mit der Größenzunahme der Samenblase, die man feststellt, begnügt, sondern die histologische Untersuchung der Samenblasen fordert. Will man in verhältnismäßig kurzer Zeit mit diesem Verfahren das Ergebnis der histologischen Untersuchung haben, so werden die Samenblasen in Carnoyscher Flüssigkeit (Gemisch von absolutem Alkohol-Eisessig- und Chloroform) fixiert. Objektiv läßt sich die Wirkung verabreichten Provirons dadurch feststellen, daß Männer mit aufgehobener oder herabgesetzter Sexualfunktion zugeführtes Kreatin bei vorhandener Provironwirkung in sehr verminderter Menge ausscheiden (Bühler, Schittenhelm). Sie verhalten sich also mehr wie gesunde Erwachsene, die parenteral zugeführtes Kreatin nicht als solches ausscheiden im Gegensatz zu Knaben vor der Pubertät und zu Greisen.

b) Weibliche Sexualhormone. Wenn wir vom weiblichen Sexualhormon sprechen, so fassen wir damit mindestens zwei durch ihre Wirkung verschiedene Inkrete des Ovariums zusammen, nämlich das Follikelhormon — und das Inkret des Corpus luteum, das Luteohormon. Beide müssen in der anschließenden Darstellung getrennt besprochen werden.

Follikelhormon.

Schon oben wurde gesagt, daß das Follikelhormon dem Hodenhormon chemisch nahe verwandt ist. Nach den Untersuchungen von Butenandt ist das Follikelhormon ein dreifach ungesättigtes tetracyclisches Oxyketon von der Bruttoformel $C_{18}H_{22}O_2$. Auf die isomeren Verbindungen kann ich nicht eingehen. Butenandt hat die physikalisch-chemischen Eigenschaften und den Fundort verschiedener Derivate genau erforscht, danach ein α-Follikelhormon, ein β-Follikelhormon, ein δ-Follikelhormon, ein Follikelhormonhydrat ($C_{18}H_{24}O_3$) unterschieden. Die Konstitutionsformel für das Follikelhormon ist folgende:

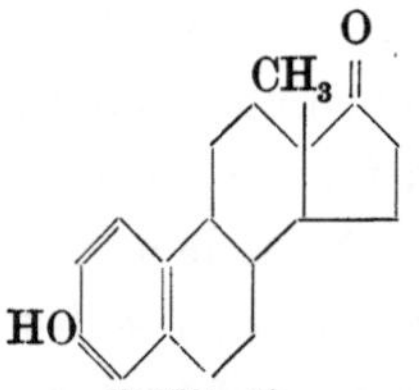

Das Follikelhormon ist von Doisy wie von Butenandt in Form von Krystallen sowohl aus dem Schwangerenharn wie aus dem Stutenharn dargestellt worden. Laqueur und andere haben es ebenfalls aus Menschenharn wie Stutenharn gewinnen können und vom männlichen Sexualhormon abzutrennen vermocht. Wegen der verschiedenen Derivate des Follikelhormons und ihrer Wirksamkeitsgrade muß ich auf die Arbeiten der genannten Forscher verweisen, auch Collip und andere haben solche Hormone isoliert. Die dafür gewählten Namen kann ich hier im einzelnen nicht anführen, es muß betont werden, daß das Follikelhormon das eigentliche Brunsthormon ist.

Das krystallisierte Follikelhormon ist unter bestimmten Bedingungen in schwachalkalisch gemachtem Wasser löslich. Während es hitzebeständig ist und auch sonst nicht leicht angegriffen wird, machen es der Luftsauerstoff und Belichtung schnell unwirksam. Das Follikelhormon wirkt sowohl bei parenteraler wie peroraler Zuführung.

Außer im Eierstock wurde das Follikelhormon in der Placenta, im Fruchtwasser, im Blut, im Harn, in den Faeces, in der Ascitesflüssigkeit nachgewiesen. Wenn es außerdem in anderen Organen des Weibes gefunden wurde, schließlich auch im Körper des Fetus, so beweist das noch nicht, daß das Hormon hier entstanden ist. Im Männerharn kommt Follikelhormon in geringer Menge vor. Substanzen von gleicher Wirkung wie das Brunsthormon sind auch in verschiedenen Organteilen niederer Tiere, in Pflanzen und Bakterien festgestellt worden. Auch im Blut von Geschwulstkranken und im Tumorgewebe selbst soll das Follikelhormon zu finden sein.

In späteren Monaten der Schwangerschaft nimmt der Hormongehalt des Blutes wie des Harns erheblich zu. Bei der nichtschwangeren Frau findet sich nur wenig Brunsthormon im Blut, im Urin erreicht die Hormonmenge ihren höchsten Grad zur Zeit des Follikelsprunges und nimmt deutlich ab vor dem Einsetzen der Menstruationsblutung (Siebke). Nach Angaben von Clauberg bewegt sich die in einem Liter Harn während eines physiologischen Zyklus vorhandene Hormonmenge zwischen 50—150 Mäuseeinheiten.

Von den physiologischen Wirkungen des Follikulins, wie sie zum Teil auch aus den Versuchen am Tier erschlossen werden konnten, lauten die Angaben über den Einfluß auf den Grundumsatz verschieden.

Der Sauerstoffverbrauch der Uterusschleimhaut wird erhöht unter dem Einfluß des Follikelhormons, jedoch nur solange die Proliferationsphase der Schleimhaut besteht. Beim Menschen bewirkt Follikulin eine Zunahme des Blutcholesterins, eine Abnahme des Blutkalkgehaltes. Durch das Follikelhormon wird sowohl die männliche wie die weibliche Brustdrüse in einen hypertrophischen Zustand versetzt und auch die Milchbildung gesteigert. Am ausgesprochensten sind die Wachstumssteigerungen, welche durch den Brunststoff am weiblichen Genitale hervorgerufen werden. Die muskulären Anteile der Tuben, des Uterus, der Cervix und Vagina werden unter dem Einfluß des Hormons dicker und ebenso nehmen die Drüsen der Schleimhaut an Zahl und Größe zu. Diese Veränderungen treten besonders deutlich hervor, bei einigen Nagetieren im infantilen, im senilen und im kastrierten Zustande. Die Kastrationsatrophie der weiblichen Geschlechtsorgane schwindet unter der Einwirkung des Follikelhormons. Durch dieses wird die kastrierte Maus oder Ratte in den Brunstzustand versetzt. Die hyperämische Vulva klafft, das Epithel wird dicker, seine oberen Zellenlagen verhornen und im Abstrich aus der Vagina findet man nur kernlose Epithelien, das sog. Schollenstadium, wie es während der Brunst (Oestrus) physiologisch ist. Bei fortgesetzter Einspritzung von Follikelhormon kommt es zur Dauerbrunst. Infantile Tiere werden durch eine einmalige Injektion von Follikelhormon vorzeitig in den Oestrus gebracht, sie werden aber nicht auf die Dauer geschlechtsreif, bei senilen Tieren dagegen kann durch eine einmalige Follikelhormoneinspritzung wieder ein sich mehrfach wiederholender Brunstzyklus herbeigeführt werden (Zondek). Beim geschlechtsreifen Tier läßt sich außerhalb der Brunst der Oestruszustand des Scheidenepithels herbeiführen und genügend hohe, lange Zeit hindurch verabreichte Hormonmengen führen zur Dauerbrunst.

Beim Weibe soll man aus dem Verhalten des Epithels und aus dem Leukocytengehalt des Vaginalabstriches einen Schluß ziehen können auf die Phase des ovariellen Zyklus und eine Dreischichtung des Epithels der Vagina, nämlich in eine basale Schicht, in eine Regenerationszone und in eine Functionalis unterscheiden können (Keller). Die Verhornung des Epithels tritt erst nach Ablauf der Menstruationsblutung im Intervall auf. Verschiedene Grade der intraepithelialen Verhornung sind aber nach Stieve zu jeder Zeit des menstruellen Zyklus zu beobachten und es gibt entgegen den Angaben von Dirks und Vinos beim menschlichen Weibe keinen eindeutigen Zyklus im Aufbau der Vaginalschleimhaut (Moser).

Die wachstumsfördernde Wirkung des Follikelhormons findet bei den einzelnen Tieren an verschiedenen Stellen des Genitalsystems ihren Ausdruck.

Bei der Ratte und an der Maus sehen wir als Folge der künstlich hormonal ausgelösten Brunst die starke Verhornung des Vaginalepithels, beim Meerschweinchen verdickt sich zunächst das Cervixepithel und bildet eine 7—8fache Zellenlage, die eine Faltenbildung des Epithels hervorruft. Auf der Höhe der Brunst gehen die Kerne der Epithelien unter und diese werden abgestoßen, das Bindegewebe ist verdickt (Hartmann und Olbers). Am Kaninchen und am Affen wirkt sich das Brunsthormon hauptsächlich in einer Verdickung der Muskulatur aus. Im ganzen genommen können sich sowohl Schleimhaut wie Muskulatur verdicken, was sich besonders gut am Uterus kastrierter Tiere beobachten läßt. Beim infantilen Kaninchen hat dieselbe Hormonmenge nicht diejenigen Auswirkungen wie beim keimdrüsenlosen ausgewachsenen Tier (Clauberg).

Etwa zwei Monate nach der Ovarienentfernung beim Weibe sah Zondek infolge von Follikulininjektion Proliferation der Gebärmutterschleimhaut und Uterusblutung eintreten, nach weiterer Injektion Höhestadium der Proliferationsphase mit Beginn der Sekretion und Glykogen in den Epithelien.

Die Eierstöcke infantiler wie geschlechtsreifer Nagetiere bleiben jedoch durch das Follikelhormon, z. B. Progynon ganz unbeeinflußt, ob dies auch für die im Alter zurückgebildeten Ovarien gilt, wird noch verschieden beurteilt. Der unter dem Einfluß von Follikelhormon stehende Uterus spricht besser auf Kontraktionsreize an, der Kaninchenuterus reagiert in der Follikelphase stark auf Pituitrin, in der Corpus luteum-Phase schwach oder gar nicht (Clauberg).

Die sog. antimaskuline Wirkung des Follikelhormons ist am Hoden ausgewachsener Mäusemännchen nicht festzustellen, längere Zufuhr des Stoffes hemmt aber beim infantilen Tier deutlich das Hodenwachstum.

Das Vorkommen des Follikelhormons im Körper wurde bereits erwähnt, auch die Schwankungen im Hormongehalt des Blutes bei der Frau.

Der Follikelsaft enthält große Mengen von Follikelhormon. Sehr schwierig ist die Frage zu beantworten, wo dieses Inkret gebildet wird. Zondek gibt an, daß der in Rückbildung begriffene Gelbkörper im Postmenstruum hormonfrei ist, daß die kleinen Follikel nur sehr wenig Hormon enthalten. Die Wand des reifenden Follikels wie der Follikelsaft enthalten im Intermenstruum Follikulin. In der prägraviden Phase nimmt Zondek die stärkste Bildung von Hormon an, das Corpus luteum postmenstruale soll ganz frei von Hormon sein (vgl. B. Zondek). Dieser hat aber zugeben müssen, daß im Eierstock mindestens zwei Sexualhormone hervorgebracht werden, nämlich das die Brunst auslösende Follikulin, das Hormon, welches die Proliferation der Gebärmutterschleimhaut bewirkt und das Corpus luteum-Hormon, das Progestin (Zondeks Lutin), welches die in Wucherung befindliche Schleimhaut in die Sekretionsphase überführt, in den prägraviden Zustand umwandelt. Die Bildung des Follikulins wird in den Thecazellen, diejenige des Progestins in den Granulosazellen vermutet (Zondek, Clauberg). Beim Menschen wird während des ganzen Zyklus Follikulin gebildet und das Corpus luteum der Schwangerschaft ist besonders reich an Follikelhormon. Bis zum Follikelsprung kann man für die Lieferung des Inkrets die Follikelepithelien in Anspruch nehmen. Nach Platzen des Follikels entwickeln sich sehr rasch die Granulosazellen (Schröder), bringen das Luteohormon hervor. Wesentlich wäre, daß die Thecazellen Inkret bilden, Clauberg spricht sogar die Vermutung aus, daß die Granulosazellen von den Thecazellen Follikelhormon aufnehmen und zu Luteohormon umbauen. Nach Siebke stammt das männliche Sexualhormon im Körper der geschlechtsreifen Frau von den kleinen

Follikeln, aus ihnen soll im Bedarfsfall das weibliche Sexualhormon gebildet werden. Die Inkrete können in die reichlichen den Follikel wie das Corpus luteum umgebenden und letzteres durchsetzenden Blutgefäße übertreten, gelangen vielleicht auch über den Weg der Lymphe ins Blut. Das im Follikelsaft enthaltene Follikulin tritt bei Follikelsprung zwischen Rupturstelle und Tubenende aus. Es erscheint mir übrigens doch noch nicht so ganz sicher, wieweit die genannten Zellarten an der Bildung der Inkrete beteiligt sind, Thecazellen und Granulosazellen möchte ich in ähnlicher Weise als funktionell zusammengehörig ansehen, wie ich es für das samenbildende Epithel und die Zwischenzellen oben ausgesprochen habe.

Die Besprechung derjenigen weiblichen Genitalstörungen, bei denen eine Hormonbehandlung angezeigt ist, kann ich dem Mitarbeiter an diesem Bande, Clauberg als Fachmann überlassen. Wir wissen, daß zur Beseitigung von Kastrationserscheinungen eingepflanzte Ovarien beim Weibe oft nicht unter Erhaltung der Funktion einheilen oder daß die Transplantate nach einiger Zeit so völlig resorbiert werden, daß sie keinen Ersatz mehr für die operativ entfernten Eierstöcke abgeben. Wenn man geglaubt hat, die Ovarienüberpflanzung durch gleichzeitige Darreichung von Eierstockspräparaten aussichtsreicher gestalten zu können, so möchte ich nach einigen früheren eigenen Versuchen am Tier eher dazu raten, die gonadotropen Wirkstoffe (Follikelreifungshormon) dabei anzuwenden, wobei freilich alles von der Dosierung abhängt; ich habe mit günstigem Erfolg neben der Ovarieneinpflanzung Vorderlappengewebe der Hypophyse auf die kastrierte Ratte übertragen.

Sicher vermag man durch Follikulin einen Teil der Kastrationsfolgen zu beseitigen, die Atrophie des Uterus und der Vagina in ihrer Entstehung aufzuhalten. Bei primärer Unterentwicklung des weiblichen Genitalsystems, bei Hypoplasia uteri (Wagner) kann eine Follikulinbehandlung ebenfalls angezeigt sein. Wo es sich aber um einen hypophysären Infantilismus handelt, ist die Kombination einer Ovarialhormonbehandlung mit Prolan vorzuziehen [1].

Seitz konnte über sehr gute Erfolge bei der Behandlung hypohormonaler Amenorrhöen mit Menformon, Hogival, Progynon, Unden berichten, wobei diese Mittel sowohl subcutan injiziert wie peroral gegeben worden waren. Aber auch die Blutungen bei der Metropathie zur Zeit der Pubertät und des Klimakteriums konnten durch solche Behandlung „zum Stillstand" gebracht werden, während andere für diese Störungen, die auf vermehrter Follikulinwirkung beruhen, die Anwendung des Follikelhormons nicht empfehlen. Stemmer unterscheidet im klinischen Bilde genitaler Störungen des Weibes die Über- und Unterfollikulinisierung, die Unter- und Überluteinisierung, ich verweise auf seine Ausführungen.

Bei den bekannten Korrelationen zwischen Hypophyse und Keimdrüsen, zwischen Schilddrüsentätigkeit und Geschlechtsdrüsenfunktion, zwischen Nebennierenrinde und

---

[1] Mit Laqueur, Wagner, van de Velde teilt Stemmer die Eierstockspräparate in drei Gruppen ein, die ich hier anführe, weil damit auch die ärztlich angewandten Präparate zusammengestellt werden.

1. Organpräparate aus dem ganzen Eierstock hergestellt: Ovarial, Ovaraden, Ovario-Glandosan, Agomensin, Ovoglandol.

2. Follikelhormon enthaltende Präparate: Perlatan, Progynon, Menformon, Unden, Hogival.

3. Präparate, die Corpus luteum-Hormon enthalten: Luteogan, Sistomensin, Proluton.

Geschlechtszellenreifung wird man in jedem einzelnen Fall vor Einleitung einer Ovarialhormonbehandlung zu prüfen haben, ob eine primäre Funktionsbeeinträchtigung der Ovarien vorliegt, danach sind die möglichen Erfolge abzuschätzen. Zur Entscheidung dieser Fragen ist eine Prüfung der Ausscheidungsverhältnisse für Follikelhormon und Luteohormon unerläßlich und ebenso die Untersuchung des Blutes auf seinen Gehalt an diesen Inkreten. Dies ist nur in einem entsprechend eingerichteten Laboratorium sicher möglich und nur bei einem Klinikaufenthalt durchführbar, setzt aber auch einen behandelnden Gynäkologen voraus, der sich mit den allgemeinen innersekretorischen Fragen wirklich vertraut gemacht hat. Sehr wichtig ist die Frage nach den anzuwendenden Mengen, die man bisher meist unterschätzte.

Von anderen Wirkungen des Ovarialhormons nenne ich solche auf die Haut und ihre Anhangsgebilde. Kun und Burchardt stellten sowohl bei männlichen wie weiblichen alten Tieren neues Wachstum der Haare unter der Einwirkung von Progynon fest, sahen auch einen Rückgang anämischer Zustände. Gegen die Bartbildung bei Klimakterischen habe ich zum Ausgleich der gestörten Korrelation zwischen Nebennierenrinde und Eierstockstätigkeit einen Versuch mit Follikelhormon vorgeschlagen. Zur Behandlung von Ekzemen, des Pruritus vulvae, klimakterischer Arthropathien ist Follikulin empfohlen worden.

Zum **Nachweis des Follikelhormons,** der brunstauslösenden Wirkung eines Stoffes prüft man den Einfluß auf das Vaginalepithel seit längerer Zeit kastrierter Mäuse. Ehe man diesen die Ovarien entfernt — auf Einzelheiten dieser Operation ist hier nicht einzugehen — muß an den nicht zu alten Weibchen festgestellt sein, daß sie einen physiologischen Vaginalzyklus haben, ferner daß sie nach der Kastration nicht spontan brünstig werden. Der physiologische Zyklus setzt sich an der geschlechtsreifen Maus am Vaginalepithel aus vier Phasen zusammen, nämlich aus dem sog. Ruhestadium (Dioestrus), aus der Proliferationsphase (Prooestrus), aus dem Brunststadium (Oestrus) und aus der Abbauphase (Metoestrus). Gewisse Vorsichtsmaßregeln sind bei der Herstellung der Scheidenausstriche notwendig, die Ausstriche werden mit Hämatoxylin-Eosin gefärbt. Der Scheidenausstrich zeigt in den genannten Phasen folgende Bilder.

1. Abbauphase: Leukocyten, Epithelien und kernlose Epithelien (Schollen) der Vagina.
2. Ruhestadium: Schleim, Leukocyten, Epithelien.
3. Proliferationsphase (Aufbau): Epithelien.
4. Brunststadium (1—2 Tage): Kernlose Epithelien, sog. Schollen.

Die Schollen sind die obersten verhornten Epithellagen, des schon in der Proliferationsphase zu einer 8—10fachen Epithelschichte sich aufbauenden Scheidenepithels. Während der Brunst besteht das reine Schollenstadium. Einzelne Schollen im Abstrich bedeuten noch nicht vorhandene Brunst.

Die Kenntnis der kurz beschriebenen Veränderungen in der Zusammensetzung des Scheidenabstriches geht auf Allen zurück. Sie sind als Allen-Doisy.-Test bekannt zum Nachweis von Stoffen mit Follikulinwirkung durch ein biologisches Verfahren. Auch beim Meerschweinchen (Stockard und Papanicolaou 1917) und bei der Ratte (Long und Evans 1922) ist der vaginale Zyklus genau erforscht.

Der Zyklus im Aufbau des Vaginalepithels wie in demjenigen der Gebärmutterschleimhaut ist abhängig von dem Eierstockszyklus (Schröder). Auf die anatomischen Bilder der Ovarien, der Uterushörner, des Scheidenaufbaues gehe ich absichtlich nicht ein. Bei der seit längerer Zeit kastrierten Maus fehlt der gesamte extraovarielle Zyklus. Ruft ein zu prüfender Stoff das der Brunst entsprechende Bild des reinen Schollenstadiums im Scheidenabstrich hervor, dann hat er Follikulinwirkung. Man kann nun diejenige geringste Menge ermitteln, die ausreicht, um diese Brunstveränderung zu erzeugen und kann so die Ovarialpräparate eichen. Die geringste wirksame Menge wird als Mäuseeinheit (M.E.) bezeichnet, doch werden diese Mäuseeinheiten nicht durchweg nach der beschriebenen Weise ermittelt, manche werten auch das Eintreten der Prooestruszeichen im Scheidenabstrich als oestrogenen Effekt.

Von den verschiedenen Derivaten des Follikelhormons hat das Follikelhormon die stärkste physiologische Wirkung, 1 g der krystallinischen Substanz enthält 8 Millionen M.E., das Follikelhormonhydrat nur 75000 M.E. (vgl. Laquer).

Corpus luteum-Hormon.

Nach den Bedingungen für seine Entstehung wie nach der Art seiner Wirkung ist ein zweites weibliches Sexualhormon, das Corpus luteum-Hormon — Luteohormon — oder Progestin von dem Follikelhormon abzutrennen. In seiner chemischen Konstitution steht es aber dem Follikelhormon nahe, es gehört wie dieses zu den Sterinen. Die chemische Verwandtschaft wird besonders deutlich, wenn ich hier nebeneinander die ermittelten Konstitutionsformeln einfüge. Das Corpus luteum-Hormon ist ein einfach ungesättigtes tetrazyklisches Oxyketon, Bruttoformel $C_{21}H_{30}O_2$.

Androsteron
(Proviron)

Follikulin
(Progynon)

Luteohormon
(Prolution)

Gegen Alkalien ist das Luteohormon sehr empfindlich. Nach Clauberg kann es auf 80—100° erhitzt werden ohne nennenswert an Wirksamkeit einzubüßen. Durch Fermente, z. B. durch Pankreasferment wird das Inkret zerstört, weshalb es peroral keine Anwendung finden kann. Durch Lipoidextraktionsverfahren kann man das Luteohormon aus Eierstöcken von Schweinen und Kühen gewinnen und in öliger Lösung bleibt es lange haltbar (Corner und W. M. Allen, Clauberg). Es wird subcutan angewendet. Clauberg hat berechnet, daß aus 1000 g Gelbkörper nur etwa 35 Kanincheneinheiten an Luteohormon zu gewinnen sind, und daß man, um diese Hormonmenge zu erhalten, etwa 300—400 Schweineovarien verarbeiten muß. Fraenkel hatte für den Fortbestand der Schwangerschaft das Vorhandensein des Corpus luteum als notwendig erklärt, er sah nach Entfernung des Gelbkörpers Abort eintreten. Corner und Allen zeigten, daß der Fortbestand der Schwangerschaft dann nicht gefährdet ist, wenn man nach der Ovarienentfernung Extrakt aus Corpus luteum zuführt. Daraus ergibt sich die Bedeutung des Gelbkörperhormons für die Frucht wenigstens während der ersten Schwangerschaftsmonate. In einwandfrei durchgeführten Versuchen konnte Clauberg dartun, daß beim Tier eine während der Brunst vorgenommene Kastration innerhalb von 6 Tagen eine Atrophie der Utersusschleimhaut zur Folge hat, daß sich an dieser jedoch die

Proliferationsphase entwickelt, wenn gleich nach der Eierstocksentfernung Follikelhormon eingespritzt wird. Die Proliferationsphase geht aber nicht in die Sekretionsphase oder wie es Clauberg nennt, in die Transformationsphase über, wohl aber wenn Luteohormon zugeführt wird. Clauberg erklärt das Luteohormon als denjenigen Stoff, welcher die deciduale Reaktion in der Gebärmutterschleimhaut hervorruft und dadurch „das unbefruchtete wie das eben befruchtete Ei schützt, ehe dessen endgültige Einbettung erfolgt". Dieses Luteohormon kommt hauptsächlich im Gelbkörper vor, und zwar nur während dessen Blütestadium, es findet sich dann in erheblichen Mengen. Weder im Harn noch im Blute konnte das Luteohormon nachgewiesen werden, wohl aber in der Placenta (Ehrhardt).

Die wichtigste physiologische hormonale Leistung des Gelbkörpers liegt darin, daß er ein Inkret liefert, welches die Uterusschleimhaut in den prägraviden öder graviden Zustand versetzt. Ferner hemmt das Progestin die Erregbarkeit der Uterusmuskulatur und vermindert ihre Empfindlichkeit gegenüber dem Pituitrin (Knaus). Über den Einfluß des Luteohormons auf den Stoffwechsel wie auf den Blutdruck liegen keine überzeugenden Mitteilungen vor, der Cholesteringehalt des Blutes bleibt durch das Inkret unverändert. Über eine brunsthemmende Wirkung des Luteohormons war schon vor längerer Zeit berichtet worden. Sicher hemmt Proluton die Follikelreifung und so sind Follikulin und Luteohormon jedoch nur bis zu einem gewissen Grade in ihrer Wirkung einander entgegengesetzt. Der physiologische ovarielle Zyklus wird unter einer solchen Vorstellung jedenfalls sehr klar. Solange der eihaltige Follikel heranreift, geht von dem weit in Rückbildung begriffenem Corpus luteum keine Inkretwirkung aus, mit der Ausbildung desselben tritt das Luteohormon in das Blut über und hemmt die Follikulinwirkung. Vermutlich geht diese Regulation über den Hypophysenvorderlappen vor sich. Ich erinnere an die beiden übergeordneten Sexualhormone desselben, nämlich an das Follikelreifungshormon und an das Luteinisierungshormon. Es steht ja fest, daß die Hypophyse nicht nur in dem früher erörterten Sinne auf die Keimdrüsen (Ovarien) einwirkt, sondern auch vom Ovarium aus reguliert wird.

Auf die Störungen im Phasenzyklus, welche von Verschiebungen zwischen der Follikulin- und Luteohormonwirkung abhängen, habe ich nicht einzugehen, man kann sich sehr wohl vorstellen wie aufeinanderfolgende Phasen, Proliferationsphase und Sekretionsphase einzeln länger werden, je nachdem vermehrte Follikelhormon oder Luteohormonwirkung sich geltend machen kann. Über darauf beruhende Regelstörungen und ihre organotherapeutische Behandlungsmöglichkeit findet sich alles Erforderliche in der Abhandlung von Clauberg, auf dessen Buch ich verweise wie auf das klinische Bild der Hyper- und Hypoluteinisierung, wie es Stemmer beschreibt.

Der **Nachweis des Luteohormons** wird am besten nach der von Clauberg ausgearbeiteten Methode geführt. Auch hier darf ich mich kurz fassen.

Weibliche Kaninchen von 800 und 600 g Körpergewicht erhalten innerhalb von 8 Tagen je 10 M.E. Follikelhormon subcutan zugeführt. Dadurch wird die Schleimhaut in einen gewissen Zustand von Proliferation gebracht, jetzt wird 6 Tage lang der Stoff eingespritzt, dessen luteinisierende Wirkung festgestellt werden soll. Am sechsten Tage dieser Behandlung wird das Kaninchen getötet und die histologische Beschaffenheit der Uterusschleimhaut geprüft. Liegt Corpus luteum-Hormon vor, dann muß die Transformationsphase vorhanden sein, gekennzeichnet durch starke Drüsenentwicklung und durch die Sekretion der Epithelien, durch die deciduale oder deciduaähnliche Umgestaltung der Stromazellen. Die geringste Menge des zu prüfenden Stoffes, welche an 5 aufeinanderfolgenden Tagen subcutan eingespritzt, am 6. Tage die Uterusschleimhaut vollständig in die Transformationsphase gebracht hat, wird als Kanincheneinheit bezeichnet oder genauer, da die Eichung am infantilen Tier ausgeführt worden ist, als Kanincheneinheit für das infantile Tier (1. i. K.E.) nach Clauberg. Außer den Schleimhautveränderungen, die als Transformationsphase bezeichnet werden, ist auch noch eine Hyperämie der Schleimhaut wie der Muskulatur der Gebärmutter zu beobachten, der Fruchthalter ist hypertrophisch.

Zu berücksichtigen bleibt, daß in Organextrakten, die auf Luteohormon geprüft werden sollen, auch Follikelhormon enthalten sein kann, größere Mengen desselben können das Testierungsverfahren beeinträchtigen. Pflanzt man Ovarienstücke ein, welche frisches Corpus luteum aufweisen, so läßt sich mit der beschriebenen Kaninchenmethode Luteohormon nicht nachweisen, wie ich vermute deshalb nicht, weil dabei das Follikelhormon die luteinisierende Wirkung hemmt.

9. Zusammenfassung.

In dem hiermit beendigten Abschnitt habe ich versucht, in knapper Form zusammenzustellen, was wir heute über die Inkrete der Schilddrüse, der Epithelkörper, der Nebennieren, des Pankreas (Inselanteil), der Hypophyse, der männlichen und weiblichen Keimdrüse wissen, ich habe mich bewußt auf die Wirkstoffe der endokrinen Drüsen, der endokrinen Organe im engeren Sinn beschränkt. Die Erörterung der chemischen Natur der Hormone wurde jedesmal vorangestellt. Noch ist nur für den geringeren Teil dieser Substanzen die chemische Konstitution bekannt. Es genügt nicht zu wissen, daß die Stoffe wirken und wie sie wirken, sondern durch die Erschließung ihrer Zusammensetzung erhalten wir die Einsicht, weshalb sie so wirken und wirken müssen. Bei einer allgemeinen Betrachtung der Hormone durften ihre physiologischen Wirkungen nicht unerörtert bleiben, ohne das würden die folgenden Ausführungen über das Wesen der inneren Sekretion und über die Bedeutung dieses Vorganges für Entwicklung wie Wachstum, für die Organtätigkeit, wie für das Zusammenwirken der Organe im Ablauf des Lebens für den Leser schwer verständlich sein. Wenn auch die Darstellung der auf innersekretorischen Störungen beruhenden Krankheiten des Weibes Aufgabe des speziellen Teils dieses Handbuches ist, so konnte ich doch an dem klinischen Verlauf endokriner Krankheiten nicht völlig stillschweigend vorbeigehen.

Die Abweichungen von der physiologischen Funktion in ihrer Rückwirkung auf die geweblichen Strukturen zu beurteilen und die Veränderungen der Form in ihrer Bedeutung für die Leistung aufzuklären, dies sind Aufgaben, um welche sich der Pathologe müht, den die morphologische Feststellung immer wieder zur funktionellen Betrachtung führt (Berblinger 1928). Wie mancher Fortschritt auf dem Gebiete der inneren Sekretion entstammt Beobachtungen der pathologischen Anatomie, die zusammen mit der Kenntnis des Krankheitsverlaufes besonders wertvolle Erfahrungen sind. Ich habe daher auch in die Darstellung an geeigneter Stelle von mir selbst erhobene anatomische Befunde eingeflochten oder auf meine in Betracht kommenden

Arbeiten hingewiesen. Dadurch mag manches etwas zu subjektiv erscheinen, aber ich wollte den Leser auch anregen und nicht nur eine Zusammenstellung der wichtigsten Forschungsergebnisse bringen.

So ernstlich wir uns mit den Ergebnissen der Forschung auseinandersetzen müssen und an keiner ermittelten Tatsache vorbeigehen dürfen, so stellt sich diesen doch wieder unsere eigene Meinung gegenüber, und so bin ich mir voll bewußt, die Dinge vornehmlich so dargestellt zu haben, wie ich sie sehe und wie ich sie aus meinen Erfahrungen als Pathologe heraus sehe. Das ist selbstverständlich für jeden, dem die Rückeroberung des konstitutionellen Denkens nicht eine neue Offenbarung sondern Erfüllung bedeutet, nämlich die Anerkennung des Individuums als psycho-physischer Einheit, die sich vom ein-eiigen Zwilling abgesehen, nicht wiederholt und daher auch nur in dem, worin sie der Gattung und der Art gleicht, erfaßt werden kann.

Wem morphologisch begründete Betrachtungen nichts sagen, der mag sich ihrer nicht bedienen, an Wert verlieren sie dadurch nicht. Ich erinnere in diesem Zusammenhang an manche meiner in diesem Abschnitt erwähnten Feststellungen. Kann wirklich die Hypophysenvorderlappenhyperplasie bei Hypothyreose eine „Surrogatleistung" sein, wenn trotzdem die Merkmale der unterwertigen Schilddrüsenleistung bestehen bleiben? Ist wirklich die Osteodystrophia generalisata fibrosa lediglich Folge eines Hyperparathyreoidismus und ist nur sie endokrin bedingt, wenn man dieselben Epithelkörpervergrößerungen auch bei der Pagetschen Knochenerkrankung antreffen kann? Hat man hier nicht viel zu weitgehende Trennungen zwischen umbauenden Prozessen am Skelet vorgenommen? An einer einfachen Beobachtung der Hoden eines Eunuchoiden konnte ich das Unhaltbare der Steinachschen Lehre von der Pubertätsdrüse zeigen. Ehe man etwas von der Existenz der übergeordneten Sexualhormone in der Hypophyse wußte, habe ich auf den Zusammenhang der Unterfunktion des Vorderlappens mit den Genitalstörungen hingewiesen und für die Bildung der jetzt bekannten Inkrete die Basophilen in Anspruch genommen. Zwischen dauernd erhöhtem Blutdruck und diesen Zellen konnten weiter Beziehungen festgestellt werden und nun nach 16 Jahren sprechen wir von einer hypophysären Plethora. Meine Theorie der Hypophysenfunktion, die sich auf der Annahme einer dissoziierten Tätigkeit des Vorderlappens aufbaut (vgl. S. 34), welche ich in einem 1933 erschienenen Aufsatz an Hand eines Schemas erläutern und in ihrer Anwendbarkeit für die Erklärung hypophysärer Störungen erweitern konnte, hat durch die fortschreitende Forschung insofern Bestätigung gefunden, als von den heute angenommenen 16 Inkreten des Organs, wenn sie wirklich grundsätzlich verschiedene Stoffe wären, noch keine drei außerhalb des Vorderlappens gebildet werden. Ich überschätze diese Ergebnisse ebensowenig wie sie denen bekannt sein mögen, die darum wissen sollten. Ich habe dies nur nochmals erwähnt, um gerade für die normale und pathologische Physiologie die Bedeutung der morphologischen Forschungsrichtung auf dem Gebiet der inneren Sekretion hervorzuheben.

Es ist zweckmäßig, am Schluß dieses Abschnittes in Form einer Übersicht das Wichtigste noch einmal zu überschauen. Seit Takamine das Adrenalin als erstes Hormon krystallinisch dargestellt hat, sind 34 Jahre vergangen, vor 31 Jahren hat Stolz das Suprarenin synthetisch dargestellt, vor 9 Jahren Harington (1926) das Thyroxin, 1934 Ruzicka das männliche Sexualhormon. Erst die synthetische Gewinnung schafft die Voraussetzungen für eine ausgedehnte Anwendung der Inkrete in der Heilkunde. Für solche Stoffe kann der

Wirkungsgrad ermittelt und die Dosierung genauer angegeben werden, soweit man dies bei der individuell bedingten Reaktionsweise des Menschen, an dem die Präparate therapeutische Anwendung finden, verlangen kann.

Bei der Besprechung der Hormone habe ich auch die vermutlich oder vermeintlich hormonalen Wirkungen von Extrakten der Zirbel und der Thymus erwähnt. Auch wenn die Zirbel wirklich nur ein nervöses Gebilde sein sollte, so hat sie wie ich darzulegen mich bemühte, sicher enge funktionelle Beziehungen zum Zwischenhirn und damit auch zum Hypophysenzwischenhirnsystem. Für die Thymus bleiben Beziehungen zu den bekannten endokrinen Drüsen zweifellos bemerkenswert. Aus diesen Erwägungen heraus habe ich nach einer Zusammenstellung von Laquer über den Stand der Hormonforschung nicht nur die bekannten endokrinen Organe sondern auch Zirbel und Thymus mit in die nachfolgende Übersicht aufgenommen. Diese fast wörtlich von Laquer übernommene Übersicht wurde bezüglich des Androsterons ergänzt.

Tabelle 3. **Stand der Hormonforschung 1934 nach Laquer S. 346 (z. T. ergänzt).**

Drüse	Testobjekt		Therapeutische Anwendung	Chemische Darstellung
	chemisch	physiologisch		
Nebenniere { Mark Adrenalin	vorhanden	vorhanden	möglich	synthetisch
Rinde	fehlt	vorhanden	möglich	nicht rein dargestellt
Schilddrüse { Thyroxin	vorhanden	vorhanden	möglich	synthetisch
Dijodtyrosin	vorhanden	vorhanden?	möglich	synthetisch
Pankreas (Insulin)	vorhanden?	vorhanden	möglich	krystallinischer Körper
Männliche Keimdrüse (Androsteron) . . .	vorhanden?	vorhanden	möglich	synthetisch
Weibliche Keimdrüse { Follikelhormon	fehlt	vorhanden	möglich	krystallinischer Körper
Corpus luteum-Hormon . . .	fehlt	vorhanden	möglich	krystallinischer Körper?
Hypophyse — Hinterlappen { antidiuretisch	fehlt	vorhanden	möglich	nicht rein dargestellt
Uterus	fehlt	vorhanden	möglich	nicht rein dargestellt
Blutdruck wirksam . . .	fehlt	vorhanden	möglich	nicht rein dargestellt
Melanophoren wirksam .	fehlt	vorhanden	möglich?	nicht rein dargestellt
Hypophyse — Vorderlappen { Wachstumshormon . . .	fehlt	vorhanden	möglich	nicht rein dargestellt
gonadotropes Hormon .	fehlt	vorhanden	möglich	nicht rein dargestellt
thyreotropes Hormon . .	fehlt	vorhanden	möglich	nicht rein dargestellt
Stoffwechselhormone . .	fehlt	vorhanden?	möglich?	fraglich
pankreatropes Hormon .	fehlt	vorhanden?	möglich?	fraglich
parathyreotropes Hormon	fehlt	vorhanden?	möglich?	fraglich
corticotropes Hormon .	fehlt	vorhanden?	möglich?	fraglich
Lactationshormon . . .	fehlt	vorhanden	möglich?	fraglich
Nebenschilddrüse (Parathormon)	fehlt	vorhanden	möglich	nicht rein dargestellt
Zirbel	fehlt	fehlt	unmöglich	fehlt
Thymus	fehlt	fehlt	unmöglich	fehlt

Um den Überblick über die endokrinen Störungen, soweit sie auf einer unterwertigen oder übermäßigen Inkretbildung und Inkretabgabe beruhen, für den Frauenarzt zu erleichtern, habe ich in derselben Reihenfolge wie ich die endokrinen Organe und ihre Inkrete besprochen habe, die endokrinen Störungen und die bedingten Krankheitsbilder in einer Übersicht zusammengestellt.

Nur von dem weitaus kleineren Teil der Inkrete kennen wir den chemischen Aufbau. Ist es schon deshalb wenig aussichsreich, endokrine Störungen durch Dysfunktionen, die man annimmt, klären zu wollen, so spricht ja auch die therapeutische Erfahrung mit der Hormonbehandlung vielmehr dafür, daß man es entweder mit Unterfunktionen zu tun hat oder mit Überfunktionen. Die erfolgreiche operative Behandlung des Morbus Basedow, die günstigen Erfolge, die bei Entfernung von Epithelkörperadenomen gesehen worden sind, Besserung und Rückgang der Akromegalie bei operativer Entfernung eines eosinophilen Hypophysenvorderlappenadenoms berechtigen durchaus zu der Annahme, daß hier die endokrinen Störungen in einer Überfunktion der betreffenden Organe, in einer übermäßigen Hormonbildung seitens der Adenomzellen zu suchen sind. Deshalb habe ich stets für endokrine Störungen den Begriff der Dysfunktion abgelehnt. Wenn ich in der anschließenden Tabelle die Ausdrücke Hypo- wie Hyperthyreoidismus anwende und entsprechende Namen für die anderen endokrinen Organe gewählt habe, so geschah es nur der Kürze und der dadurch geschaffenen Übersichtlichkeit wegen. Ich bin mir vollkommen bewußt, daß mit diesen Ausdrücken das Wesen der Inkretstörungen nicht vollkommen erfaßt wird, daß dadurch die abgeänderte Hormonabgabe nicht genügend mitberücksichtigt wird. Es liegt mir auch vollkommen fern, diese Zusammenstellung etwa als eine vollständige alleserfassende Übersicht über die endokrinen Störungen ansehen zu wollen. Selbstverständlich können sich Störungen in der Tätigkeit einer endokrinen Drüse auf diejenige einer anderen endokrinen Drüse erheblich auswirken, ich erinnere nur an die früher genannten Beziehungen zwischen Hypophysenvorderlappenfunktion und Ovarienfunktion. Es ist durchaus möglich, daß eine auf ungenügender Follikulinbildung beruhende Amenorrhöe oder Oligomenorrhöe auch unter den Zuständen einer unterwertigen Hypophysenvorderlappentätigkeit angeführt werden könnte, insofern als vom Hirnanhang aus durch dessen übergeordneten Sexualhormone, Follikulin und Lutinbildung im Eierstock geregelt werden. Die Zusammenstellung soll also nur eine gewisse Grundlage bilden für eine einheitliche Betrachtung endokrinbedingter Krankheiten. Manches was sich in dieser Übersicht unter diesen angeführt findet, ist aber noch keine Krankheit, sondern nur eine Konstitutionsanomalie, die eine gewisse Krankheitsdisposition schafft (s. Tabelle 4).

In einer wesentlich für den Frauenarzt bestimmten Darstellung der Lehre von der inneren Sekretion und der innersekretorischen Störungen brauchen diejenigen Stoffe, die als Hormone im „weiteren Sinne" gelten, nur kurz erwähnt zu werden. Ich rechtfertige dies damit, daß ich den Inkretbegriff absichtlich eng gefaßt habe und ihn auf die Bildung von Stoffen endokriner Organe mit inkretorischer Wirkung beschränkt wissen will.

Von den nachfolgend genannten Stoffen wird der Frauenarzt wie der Geburtshelfer nur selten Gebrauch machen. Es ist aber doch richtig, daß in diesem Handbuch wenigstens die Namen der Stoffe sich finden, die als Hormone im weiteren Sinne bezeichnet

Tabelle 4. Übersicht über die endokrinen Störungen (Berblinger).

Veränderte Inkretbildung und Inkretabgabe	Endokrine Krankheitsbilder (Erkrankungen der Blutdrüsen)
1. Hypothyreoidismus Hyperthyreoidismus	Hypothyreosen. Thyreogene Fettsucht. Angeborenes, erworbenes Myxödem. Endemische Struma, endemischer Kretinismus Thyreotoxikosen, Hyperthyreosen, Basedowsche Krankheit
2. Hypoparathyreoidismus Hyperparathyreoidismus	Tetanie (parathyreoprive) Osteodystrophia fibrosa generalisata, Osteodystrophia deformans?
3. Hypointerrenalismus Hyperinterrenalismus Hypoadrenalismus Hyperadrenalismus	Morbus Addison Hypernephrische Form der Frühreife Maskulinisierung bei Frauen } Addisonsche Krankheit Hirsutismus Als alleinige Grundlage einer Krankheit nicht bekannt Hypertonie durch Gewächse aus chromaffinem Gewebe (Hypertonus Reichardt)
4. Hypoinsulinismus Hyperinsulinismus	Diabetes mellitus (Insulinvergiftung). Hypoglykämische Krämpfe

5. Hypopituitarismus a
    I. der eosinophilen
 	
    II. der basophilen
 	
    III. der Hauptzellen
 Hyperpituitarismus b
    I. der eosinophilen
    II. der basophilen
 	
    III. der Hauptzellen
 Kombinationen von 5 a + b
 Gestörte Hinterlappenfunktion
	Akromikrie? (Brugsch) Hypophysärer Infantilismus, } Hypophysäre Magersucht, progressive hypophysäre Kachexie
	 Hypotonie hypophysärer Zwergwuchs
	 Hypophysäre genitale Dystrophie
	 Dystrophia adiposogenitalis
	 ?
	 Präpubertaler Riesenwuchs. Akromegalie. Hyperfunktionelle Struma. Cushingsche Krankheit. Hypophysäre Plethora Jamin. Hypertonie.
	 ?
	 Akromegalie mit Genitalstörungen 5 a II + 5 b I
	 Diabetes insipidus

6. Hypopinealismus Hyperpinealismus	Pineale Frühreife? —
7. Hypothymisierung Hyperthymisierung	— Status thymicus

8. a) Primärer
    (keimdrüsenbedingter)
    I. Hypogenitalismus beim Manne
    II. Primärer keimdrüsenbedingter Hypergenitalismus beim Manne
 b)   I. Hypofollikulinisierung beim Weibe
    II. Hyperfollikulinisierung
 	
    III. Hypoluteinisierung
    IV. Hyperluteinisierung
	Angeborene Hodenunterentwicklung. Hodenentwicklungshemmung
	
	 Primäre Frühreife bei Seminom des Hodens
	 Hypohormonale Amenorrhöe und Oligorrhöe
	
	 Pubertäts- und klimakterische Blutungen. Metropathia glandularis cystica. Adenomyosis uteri, bei gewissen Ovarialtumoren (Follikulome)
	 Amenorrhöe infolge ungenügender Corpus luteum-Bildung
	 Veränderte Regelblutung. Abnorme deciduale Reaktion

worden sind. Das Freysche Kreislaufhormon „Kallicreïn oder Padutin" wurde schon Seite 27 genannt bei Besprechung der Pankreashormone. Durch Alkalien wie Säuren wird das Padutin zerstört, ebenso durch Hitze. Intravenös injiziert ruft das Padutin Blutdrucksenkung hervor. Seine Anwendung wird bei peripheren Gefäßspasmen, bei Raynaudscher Gangrän, bei Arteriosklerose, bei Hypertonie und bei Bürgerscher Gefäßerkrankung empfohlen. Das Kallicreïn ist mit dem Insulin ebensowenig identisch, wie andere kreislaufwirksame Stoffe. Ebenfalls aus dem Pankreas wurden den Vagustonus steigernde Substanzen isoliert, das Vagotonin (Santenoise) und das Angioxyl. Die sog. Herzhormone übergehe ich. Das aus der Dünndarmschleimhaut hergestellte Sekretin ist hitzebeständig, seine Wirkung ist eine hormonale. Durch die Salzsäure wird die Sekretinbildung angeregt und durch das Sekretin die Tätigkeit des Pankreas; die Insulinabgabe bleibt dabei offenbar unbeeinflußt, obwohl die Sekretinwirkung auf das Pankreas auf dem Blutwege vor sich geht. Es liegt also eine spezifisch chemische Erregung des äußersekretorischen Parenchymanteil des Pankreas vor.

Das Cholin, welches man als das Hormon der Darmbewegung bezeichnet hat, wirkt erregend auf den Auerbachschen Plexus (Plexus myentericus), er ist das periphere nervöse Zentralorgan für die Darmmuscularis (R. Magnus). Für die Automatie der Darmbewegung ist Cholin notwendig. Durch hydrolytische Spaltung wird das Lecithin in Glycerin, in Phosphorsäure und in Cholin zerlegt. Dieses Cholin hat die nebenstehende Formel.

$$OH{-}N{\Big\langle}\begin{matrix}CH_3\\CH_3\\CH_3\\CH_3\\CH_2{-}CH_2OH\end{matrix}$$

In den verschiedensten Organen ist das Cholin zu finden. Das Cholinchlorid (E. Merk) findet Anwendung zur Beseitigung von Darmlähmungen, wie sie bei Peritonitis, nach Laparotomien, nach Chloroformnarkosen mitunter sich einstellen. Klee und Grossmann berichten über eine günstige Beeinflussung chronischer sog. atonischer Obstipationszustände durch Cholin, dabei wenden sie langsame intravenöse Infusion von 0,6 g Cholinchlorid, gelöst in 240 ccm physiologischer Kochsalzlösung an. Nach Tremonti (zit. nach Lauda) soll das Acetylcholin von der Milz aus in das Blut abgegeben werden. Es wird aber bezweifelt, ob man es hier mit einem Inkret der Milz zu tun hat, wie überhaupt gegen die Auffassung, daß die Milz ein hormonales Organ ist, vielfache Einwände gemacht worden sind. Lauda, der sich auf eigene Untersuchungen über diese Frage berufen kann, beantwortet sie zwar in bejahendem Sinne, aber er hält das von Schliephake und Maurer dargestellte Prosplen nicht für einen spezifisch wirksamen Stoff der Milz. Zusammen mit Flaum und Schlesinger entdeckte Lauda in der Milz einen Schutzstoff gegen die infektiöse Rattenanämie.

Wenn er hervorhebt, daß der Schutz gegen die Bartonellainfektion durch den Stoff auf hormonalem Wege erfolgt, so räumt er doch ein, daß er im Gegensatz zu den anerkannten Inkreten nicht in das physiologische Geschehen eingreift. Damit ist aber meines Erachtens ein grundsätzlicher Unterschied gegenüber den Hormonen in dem von mir definierten Sinne gegeben, ein Unterschied, der es nicht gestattet, auf Grund solcher Versuche von einem Milzhormon zu sprechen. Damit deckt sich, daß Lauda auch gar nichts darüber aussagen kann, an welche geweblichen Anteile der Milz die angenommene innersekretorische Leistung gebunden sein soll. Das Prosplen von Maurer und Schliephake regt auch beim Menschen die Phagocytose an.

V. Wesen der Inkret- oder Hormonwirkung.

Im Anschluß an die Besprechung der chemischen Zusammensetzung und der physiologischen Wirkungen der Hormone wie der Bildungsstätten der Inkrete, muß die Frage erörtert werden, wo die Hormonwirkung angreift und worin das Spezifische der Hormonwirkung besteht. Trotz der ausgedehnten Forschungsarbeit auf dem Gebiete der inneren Sekretion ist unsere Kenntnis vom Wesen der Hormonwirkung immer noch unvollkommen. Man hat die Hormonwirkungen in morphogenetische und in funktionelle getrennt, die Inkrete würden also das eine Mal den Bau und die gewebliche Zusammensetzung derjenigen Organsysteme unter ihren Einfluß bringen, welche für diese Stoffe eine spezifische Empfindlichkeit besitzen. Wenn wir von chemisch bedingten Organkorrelationen sprechen, von einer gegenseitigen Abhängigkeit in der Organfunktion, so ist nicht zu vergessen, daß der Begriff der inneren Sekretion nicht voll erfaßt wird, wenn man dem Vorgang nur die Bildung spezifisch wirkender, in einem Organ entstandener Stoffe zuschreibt, sondern daß dazu auch das Vorhandensein von Organen Voraussetzung ist, welche für diese Stoffe empfindlich sind, auf sie spezifisch ansprechen. Diese wechselseitigen Beziehungen finden einen klareren Ausdruck, wenn man ein das besondere Inkret bildendes Beeinflussungsorgan und ein darauf funktionell abgestimmtes Erfolgsorgan unterscheidet.

Es gehört zu den Eigenschaften der Inkrete, daß sie bereits in außerordentlich geringen Mengen wirksam sind. Hier besteht also eine gewisse Ähnlichkeit mit dem Verhalten der Fermente. Im Gegensatz zu ihnen wird aber wenigstens ein Teil der Inkrete durch Erhitzen nicht unwirksam. Die Wirkung schon geringer Mengen eines Inkrets erinnert an die Eigenschaften der Antigene, während aber diese zur Bildung von Antikörpern führen, ist dies bei den Hormonen, soweit wir das heute abschließend beurteilen können, nicht der Fall. Neue Untersuchungen haben zwar gezeigt, daß nach langer Behandlung mit einem Hormon im Blute doch Stoffe auftreten, welche der Hormonwirkung in ihrem Einfluß entgegengerichtet sind.

Am frühesten hat man einen Hemmungsstoff für das Schilddrüsenhormon gefunden. Anderson und Collip haben durch Injektion von thyreotropem Hormon aus dem Pferdeserum eine antithyreotrope Substanz gewonnen, welche die Wirkung des thyreotropen Hormons an der normalen wie an der hypophysenlosen Ratte aufhebt, ferner stellten Collip wie Ehrlich auch eine gegen das gonadotrope Hormon gerichtete Substanz im Serum fest. Es bleibt aber zu berücksichtigen, daß diese sog. Gegenhormone bisher nur beim Tier haben festgestellt werden können, dem man ganz unphysiologische Mengen von Hormon lange Zeit hindurch zugeführt hat. Bei der raschen Zerstörung, welche die Hormone im Blute erfahren, ist es unter physiologischen Bedingungen beim Menschen nicht zu erwarten, daß sich solche Gegenhormone bilden. Über das Wesen dieser Aufhebung eines Inkrets durch einen von ihm aus erzeugten Gegenstoff im Blute ist man sich noch nicht einig. Es steht keineswegs fest, daß eine Antigenantikörperreaktion vorliegt oder daß man hormonale Wirkungen von seiten solcher Gegenstoffe anzunehmen hätte. Neuerdings vermutet Engel, daß in der Zirbel solche Gegenhormone gebildet werden, die von ihm gemachten Untersuchungen sind aber nicht ausreichend um eine solche Annahme ernstlich zu stützen. Man wird also vorläufig sagen können, daß sich im allgemeinen wenigstens die Inkrete dadurch von den Antigenen unterscheiden, daß eine Antikörperbildung durch jene nicht angeregt wird.

Man darf Biedl beipflichten, wenn er die rasche Wirkung der Inkrete und die vielfache Wiederholung der gleichen Leistung als eine Aufgabe bezeichnet, die „mit Stoffen von Antigencharakter nicht vollbracht werden können." Für die Wiederholung solcher Leistungen muß vorausgesetzt werden, daß die Inkrete bald aus dem Blut und aus den Geweben verschwinden. Es wurde ja auch oben erwähnt, welche großen Hormonmengen unter Umständen mit dem Harn ausgeschieden werden. Während man aber früher glaubte, aus der Unmöglichkeit des Nachweises der Inkrete im Blut ihr rasches Verschwinden entnehmen zu sollen, so rechnet man jetzt doch auch damit, daß die Inkrete im Blute eine Inaktivierung derart erfahren, daß sie biologisch nicht mehr wirksam sind.

Die Wirkung auf die Zelle, an welcher die Inkrete angreifen, steht stark unter dem Einfluß der Ionenverteilung. Unter den Elektrolyten ändert Kalium die Gewebsacidität nach der alkalischen, Calcium nach der sauren Seite zu. Die Wirksamkeit der Hormone ist nach den Untersuchungen von Kraus und H. Zondek, wie dessen Mitarbeiter von dem Wasserstoff-Ionen-Hydroxyl-Ionenverhältnis abhängig. Zwischen den Inkreten und den Elektrolyten bestehen wieder gegenseitige Beziehungen, es wird z. B. das Schilddrüsenhormon durch Calcium in seiner Wirkung abgeschwächt, durch Kalium angeregt. Bei bestimmter Elektrolytbindung kann sich die Wirkung eines Hormons nach der entgegengesetzten Richtung verändern. Von dem Adrenalin ist bekannt, daß es unter Umständen nicht blutdruckerhöhend, sondern blutdrucksenkend wirkt, abhängig von der Gewebsreaktion, unter welcher die Hormonwirkung zur Entfaltung kommt. H. Zondek hat für die Inkrete eine sog. 2-Phasenwirkung ermittelt. Es geht danach die Umkehrbarkeit der gegensätzlichen Wirkung eines Inkrets in zwei aufeinanderfolgenden Phasen in quantitativer Abstufung vor sich (H. Zondek und Ucko). Diese 2-Phasenwirkung kommt aber nur bei der Anwendung ganz geringer Inkretmengen zum Vorschein, beim Adrenalin etwa nach intravenöser Zufuhr von 0,01—0,05 mg. Größere Hormonmengen vermögen den hormonalen Effekt dadurch aufzuheben, daß sie die Elektrolytverteilung an der Zelloberfläche und das Wasserstoff-Hydroxylionenverhältnis so abändern, daß in dieser Umgebung die Hormone keine Wirkung entfalten. Hier kann auf die physikalisch-chemischen Verhältnisse und auf die Anschauungen von H. Zondek und seinen Schülern nicht weiter eingegangen werden, zweifellos bedeutet aber diese Betrachtung einen Fortschritt, weil sie das Wesen der Hormonwirkung und die Vorgänge des hormonalen Geschehens in einem anderen Licht zeigt. Dieselben Forscher stellten auch fest, daß an der Zelloberfläche durch die Vaguserregung die Kaliumionen angereichert werden, durch die Sympathicuserregung die Calciumionen und mit dieser Feststellung sind die Brücken geschlagen zum Verständnis des Ineinandergreifens der nervösen und hormonalen Regulation der Zelltätigkeit.

Die meisten endokrinen Organe sind sehr reich an Lipoiden und da die Durchlässigkeit der Zelloberfläche für gelöste Stoffe ihrer Lipoidlöslichkeit parallel geht (Overton, H. Zondek), so wird man annehmen dürfen, daß die Inkrete in die Zelle selbst eindringen und dort ihre Wirkung entfalten, daß diese nicht lediglich an der Zelloberfläche ansetzt.

Die Inkrete fördern und hemmen die Zelltätigkeit ohne selbst als energielieferndes Material zu dienen; die Inkretorgane sind ausgesprochene Regulationsorgane und die chemisch-bedingten Wechselbeziehungen zwischen bestimmten Organen sind gegenseitige Abstimmungen ihrer Leistung.

Es ist ein entschiedener Fortschritt, daß die Einwirkungen der Inkrete auf die Zelle aufgedeckt worden sind und daß sich der Ablauf des inkretorischen Geschehens cellular-physiologisch verstehen und mit der cellularpathologischen Auffassung vom Wesen der Krankheiten vereinigen läßt. Ebensowenig wie die Vorgänge beim Zustandekommen der Immunität zwingen diejenigen bei der Inkretbildung und Inkretwirkung zur Humoralpathologie zurückzukehren.

Schon früher wurde davon gesprochen, daß man die Inkrete in solche hat trennen wollen, welche die Zelltätigkeit anregen, die Funktion steigern und so zum Verbrauch energetischen Materials führen, in diesem Sinne dissimilatorisch wirken und andere, welche assimilatorischen Einfluß haben, weil durch sie die Zelltätigkeit gehemmt, der Stoffwechsel der Zelle gedämpft wird. Damit werden wir zu den Beziehungen der Inkrete zum Stoffwechsel anläßlich der Erörterung über das Grundsätzliche der Hormonwirkung zurückgeführt. Es ist angebracht. diesen Einfluß auf den Stoffwechsel zusammenzufassen und ich bringe in diesem Zusammenhang eine Übersicht, wie sie sich bei Raab findet:

Hormonale Einflüsse auf den Stoffwechsel (Raab).
1. Auf den Umsatz der Nährstoffe im allgemeinen,
2. auf den Grundumsatz,
3. auf die Stoffwechselvorgänge bei der Muskeltätigkeit,
4. auf die spezifisch-dynamische Wirkung der Nahrung,
5. auf die chemische Wärmeregulation,
6. auf das Schicksal von Eiweiß, Fett und Kohlehydraten.

Auf alle diese Stoffwechselvorgänge gewinnen die Inkrete einen regulierenden Einfluß.

Wenn ich jetzt nochmals zusammenfasse, was zur Definition der Inkrete angegeben werden kann, so ist folgendes zu wiederholen.

1. Die Inkrete sind die Produkte der Zelltätigkeit bestimmter, bestimmt gebauter Organe, nämlich der endokrinen Drüsen oder endokrinen Organe, nämlich von Schilddrüse, Nebenschilddrüsen, Nebennieren, Inselapparat des Pankreas, Hypophyse, Keimdrüsen.

2. Die Inkrete treten unmittelbar in das Blut über oder gelangen zum Teil über die Lymphe oder durch den Säftestrom und die Lymphe in das Blut.

3. Die Inkrete sind Stoffe von spezifischer Wirkung und von bestimmter, zum Teil genau ermittelter chemischer Konstitution.

4. Die Inkrete sind schon in den geringsten Mengen wirksam und diese Wirkung tritt ohne Inkubationszeit ein.

5. Die Inkrete sind zum Teil hitzebeständig im Gegensatz zu den Fermenten.

6. Unter physiologischen Bedingungen rufen die Inkrete nicht die Bildung von Gegenstoffen (Gegenhormon) hervor.

7. Die Inkrete beeinflussen die Tätigkeit anderer Organe ohne energetisches Material zu liefern.

8. Die Inkretwirkungen erstrecken sich auf die Morphogenese, auf die Funktion wie auf den Stoffwechsel.

9. Diese Wirkungen offenbaren sich in einer Regulierung der Tätigkeit anderer Organe.

10. Diese Regulierung macht sich einerseits auf bestimmte den Beeinflussungsorganen zugeordnete Erfolgsorgane geltend, zum Teil auf das vegetative Nervensystem, dessen Einfluß andere Organe unterstellt sind.

Dadurch sind die Wirkungen und die Wirkungsweise der Inkrete doch so ausreichend gekennzeichnet, daß ihre Abgrenzung gegenüber den Nährstoffen, den Produkten des intermediären Stoffwechsels, gegenüber den Sekreten und Exkreten möglich ist.

Dazu kommt, daß es Verfahren gibt, mit denen man chemisch die Spezifität der Inkrete, biologisch die Spezifität ihrer Wirkung nachzuweisen imstande ist.

Soll die Zugehörigkeit eines Organs zu den endokrinen Organen erwiesen werden, so darf man sich nicht allein darauf beschränken festzustellen, daß ein Stoff von spezifischer Wirkung unmittelbar oder über den Weg der Lymphe in das Blut gelangt, sondern es muß auch gezeigt werden, daß dieser Stoff Störungen, wie sie nach Funktionsausfall gewisser endokriner Organe auftreten, bei geeigneter Zufuhr auszugleichen vermag. Schließlich kann man noch mit Falta die Forderung aufstellen, daß der Stoff im Übermaß zugeführt, dieselben Erscheinungen hervorruft, die bei pathologisch gesteigerter Tätigkeit der entsprechenden endokrinen Organe vorkommen.

Beziehungen der Inkrete zu den Vitaminen.

Erst in neuerer Zeit hat man erkannt, daß die Vitamine zu den Inkreten sowohl in funktioneller Hinsicht wie bezüglich ihrer chemischen Zusammensetzung nahe Beziehungen haben. Für akzessorische Nährstoffe hat Funk den Namen Vitamin vorgeschlagen, der heute meist Verwendung findet. Man versteht unter den Vitaminen organische Bestandteile der Nahrung von besonderer spezifisch-biologischer Wirksamkeit. Die Vitaminforschung hat einen solchen Umfang erreicht, daß es nicht möglich ist an dieser Stelle die Bedeutung der Vitamine für die Ausnutzung der Nahrung und die durch Mangel an diesen akzessorischen Nährstoffen entstehenden Avitaminosen auch nur einigermaßen vollständig zu besprechen. Im Rahmen dieser Darstellung ist es genügend, wenn ich auf die Beziehungen zwischen den einzelnen Vitaminen und zwischen den Hormonen hinweise.

Zunächst seien die bis jetzt bekannten Vitamine genannt.

Das **Vitamin A,** von McCollum zuerst gefunden, wird auch als antixerophthalmisches oder antiinfektiöses Vitamin bezeichnet. Von dem **Vitamin B** wurden wieder verschiedene Stoffe, die in ihrer Wirkung voneinander unabhängig sind abgetrennt, die als B 1, B 2, B 3, B 4, B 5 unterschieden werden. **B 1** ist das antineuritische Vitamin, **B 2** das Antipellagravitamin. Die Vitamine B 3, B 4 und B 5 sind noch nicht besonders benannt. Das **Vitamin C** ist das antiskorbutische Vitamin, dessen Mangel den Skorbut hervorruft. Als **Vitamin D** wird das antirachitische bezeichnet, als **Vitamin E** das sog. Antisterilitätsvitamin, als **Vitamin H** der sog. antidermatische Faktor, dessen Mangel ein erythrodermieartiges Bild hervorruft.

Man hat die Vitamine auch in solche getrennt, die fettlöslich sind, wie A, D, E und in solche die wasserlöslich sind, B_1, B_2, C. Ein Teil dieser akzessorischen Nährstoffe ist uns heute auch hinsichtlich des chemischen Aufbaues vollkommen bekannt. Das Provitamin A ist das Karotin, es wird in der Leber zum Vitamin A umgebildet. Die Formel für das Vitamin A lautet ($C_{20}H_{30}O$):

$$CH_3, CH_3 \atop C$$

$$H_2C \diagup \diagdown C—CH=CH—\underset{CH_3}{C}=CH—CH=CH—\underset{CH_3}{C}=CH—CH_2OH\ .$$

$$H_2C—CH_2$$
$$CH_2$$

Es kann synthetisch hergestellt werden. Das Vitamin B_1 ist eine stickstoff- und schwefelhaltige Base, die in krystallinischer Form gewonnen wurde. Genau bekannt ist der Aufbau des Vitamins B_2 (R. Kuhn), hier ist eine Pentose mit einem heterocyclischen Ringsystem verbunden.

$$\cdot CH_2—CHOH—CHOH—CHOH—CH_2OH\ .$$

Das Vitamin C unter dem Namen des Askorbinsäure bekannt, entspricht der Formel (I).

Das Provitamin D ist das Ergosterin, welches dem Cholesterin anhaftet und aus dem durch Bestrahlen mit Ultraviolettlicht das **Vitamin D** hervorgeht. Mit diesem ist das Ergosterin isomer, dessen Formel (II) lautet.

Die Formel wurde hier angegeben, um die chemische Beziehung zu den Sexualhormonen aufzuzeigen (s. S. 51).

Auch das Vitamin D kann synthetisch hergestellt werden. Wegen der chemischen Ableitung und des biochemischen Verhaltens der Vitamine verweise ich auf eine vor kurzem erschienene Übersicht von H. Willstädt. Die Vorstufe des Vitamins A, das Carotin kommt in verschiedenen Früchten und in grünen Gemüsen vor, das Vitamin A im Lebertran in der Milch und im Eigelb. Getreide und Hefe enthalten große Mengen des Vitamins B_1, Hefe und Tierleber das Vitamin B_2. Das Vitamin C ist in allen grünen Gemüsen, in grünem Salat und in den Kartoffeln enthalten. Das Vitamin D findet sich besonders reichlich im Lebertran, das Vitamin E in Milch und Butter und in grünen Blättern und grünen Früchten.

Kühnau und Stepp haben die Mengen berechnet, in denen die Vitamine und die Inkrete wirksam sind und sind zu Werten gekommen, die recht nahe beieinanderliegen. Nach ihnen beträgt die den Tagesbedarf darstellende Menge an Vitamin A 5—8 mg, an

Vitamin B_2 3—4 mg, an Vitamin C 10—12 mg. Die nötige Menge an Insulin wird für einen mittelschweren Menschen auf täglich 10 mg geschätzt, ebensoviel Adrenalin ist notwendig, die benötigte Thyroxinmenge liegt etwas niedriger. Hinsichtlich der wirksamen und täglich erforderlichen Mengen bestehen also zwischen den Inkreten und Vitaminen bemerkenswerte Beziehungen. Für die beiden Stoffgruppen halten aber viele einen grundsätzlichen Unterschied dadurch gegeben, daß die Bildung der Inkrete von dem Tätigkeitsgrade der inkretorischen Organe abhängt, während für die Vitaminbildung äußere Einflüsse maßgebend sind (Kühnau und Stepp), Bestandteile der Nahrung, welche den Aufbau der Vitamine begünstigen, physikalische Einflüsse, z. B. die chemisch wirksamen Strahlen des Spektrums, welche das Provitamin in das aktive Vitamin überführen können. Andere machen keinen so weitgehenden Unterschied zwischen Vitamin und Inkret, zumal man für einen Teil der Vitamine die Umstände gar nicht kennt, durch welche der Aufbau der Vitamine im Körper gefördert wird.

Bei Ratten mit den Zeichen einer experimentell erzeugten Hyperthyreose kann durch eine vitaminreiche Ernährung jene zum Rückgang gebracht werden, so hat man auch eine diätetische Behandlung der Basedowschen Krankheit versucht und das Vitamin A als einen die Thyroxinwirkung aufhebenden Stoff kennengelernt. Dasselbe gilt auch für das antineuritische Vitamin B_1. Die inkretorische Leistung der Schilddrüse und die davon abhängende Thyroxinwirkung steht also unter dem Einfluß der Vitamine A und B_1, bei der A-Avitaminose erlahmt die Schilddrüsenfunktion und die Erscheinungen beim Fehlen oder Mangel an antineuritischem Vitamin sind denen bei der Hypothyreose z. B. hinsichtlich der Abnahme des Gaswechsels und der Herabsetzung der Körpertemperatur ähnlich.

Bei der Rachitis, die als die D-Avitaminose aufgefaßt wird, sind Vergrößerungen der Epithelkörper nicht so selten. Durch Übersteuerung durch die den Kalkstoffwechsel regulierende Funktion der Epithelkörper lassen sich die malacischen Prozesse am Skelet bei der Rachitis, bei der Osteomalacie, bei der Osteodystrophia fibrosa generalisata und deformans erklären. Entfernt man Hunden die Nebenschilddrüsen, so sinkt der Kalkgehalt des Blutes sehr erheblich ab, dieselbe Folge hat der Mangel an Parathormon. Es kommt danach zur Tetanie. Durch das bestrahlte Ergosterin wie durch das im Handel befindliche Vigantol lassen sich die Erscheinungen der Tetanie aufheben, wobei der Blutkalkgehalt wieder auf die normale Höhe hinaufgeht. Sowohl das D-Vitamin wie das Parathormon wirken regulierend auf den Kalk- und Phosphorstoffwechsel, man kann also von einem synergischen Verhalten zwischen Vitamin D und Parathormon sprechen. Während aber kleine Mengen von D-Vitamin eine Anreicherung der Kalksalze im Knochen herbeiführen, kann man diese durch Parathormon nicht erreichen, dieses mobilisiert den Skeletkalk, das D-Vitamin steigert die Durchlässigkeit der Darmepithelien für Calcium wie Phosphor und führt so zur Erhöhung des Blutkalkes und zur vermehrten Ablagerung von Kalk im Knochengewebe. Darauf beruht der heilende Einfluß des antirachitischen Vitamins auf die Rachitis, während mit Parathormon allein die Rachitis nicht geheilt werden kann. In gleicher Weise dagegen führen das D-Vitamin wie das Parathormon zu einem Ansteigen des Blutkalkspiegels und wirken dadurch dämpfend auf die Erscheinungen der Tetanie. Es finden sich aber auch Angaben, wonach das Vitamin D die nach Entfernung der Epithelkörper auftretende Tetanie nicht beseitigen soll. Die Osteomalacie ist von der Rachitis nur graduell, nicht grundsätzlich unterschieden, sie ist fast nur bei der Frau zu beobachten und besonders häufig in den späteren Monaten der Schwangerschaft.

Außerdem kennt man noch eine hinsichtlich der Veränderung am Knochen dem Wesen nach gleiche, der Lokalisation und der Ausdehnung nach geringere Form der Malacie, die sog. senile Osteomalacie und endlich die durch ungenügende Nahrungszufuhr entstehende ebenfalls durch malazische Prozesse gekennzeichnete Hungerosteopathie. Einige nehmen noch an, daß bei jeder Schwangerschaft, wenn auch in ganz abgeschwächtem Ausmaße dieselben Veränderungen, die man bei der Osteomalacie findet, am Knochen festgestellt werden können, und sprechen direkt von einer physiologischen Osteomalacie während der Schwangerschaft. Die Ausscheidung von Kalk und Phosphor ist bei der Osteomalacie erheblich vermehrt, und zwar vor allem durch den Darm. Im Blut sinkt der Kalkgehalt, manchmal auch der Phosphorgehalt oder dieser nimmt allein ab, während die Blutkalkwerte sich auf normaler Höhe halten. Eine günstige Beeinflussung der Osteomalacie durch das D-Vitamin ist möglich.

Wird D-Vitamin (Vigantol) in übergroßen Mengen gegeben, dann entsteht eine sog. Hypervitaminose, die mit den Folgen einer stark erhöhten Parathormonbildung und -wirkung Ähnlichkeit hat. Der Kalkgehalt des Blutserums steigt an und mit dem Urin wird in vermehrter Menge Kalk ausgeschieden.

Das D-Vitamin gehört seiner chemischen Konstitution nach zu den Sterinen, es steht damit den Sexualhormonen nahe (S. 51). Wenn man überlegt, daß durch ein Zuviel an D-Vitamin ein Krankheitsbild hervorgerufen werden kann, welches dem Hyperparathyreoidismus sehr ähnlich ist, so ergibt sich daraus, wie aus der angeführten nahen chemischen Verwandtschaft, daß die Inkrete (Hormone) und Vitamine Stoffe sind, die ihrer Bildung, ihrer Wirkung und ihrer Bedeutung für den Organismus nach biologisch weitgehend übereinstimmen.

Das Vitamin C, das antiskorbutische Vitamin ist eine Hexuronsäure, sie findet unter dem Namen Cebion peroral Anwendung. Diese Hexuron- oder Askorbinsäure ist in sehr reichlicher Menge in der Nebennierenrinde enthalten. Abderhalden nimmt an, daß dieses Vitamin hier nicht nur gespeichert, sondern von den Rindenzellen aufgebaut wird. Die nahen Beziehungen zwischen der Askorbinsäure und dem früher besprochenen Inkret der Nebennierenrinde (Cortin) ergeben sich daraus, daß das Cortin die Vitamin C-Wirkung begünstigt, daß nach Schmitz durch das Rindeninkret (Kortisupren) bei der Avitaminose, die man künstlich erzeugt hat — Beriberi-Tauben — sowohl der Cholesteringehalt des Blutes zum Ansteigen wie der Phosphatidgehalt zum Sinken gebracht wird. Die Cholesterinzunahme im Blut ist eine Folge der erheblichen Rindenhypertrophie, welche sich bei der Beriberi einstellt, während alle anderen Organe atrophisch werden (Vérzar, McCarreson). Die Polyneuritis der Tauben läßt sich durch Rindenextrakte bessern (Schmitz und Mitarbeiter). Die Askorbinsäure hebt die Wirkung der Tyrosinase auf das Adrenalin auf; Hautpigmentationen werden auch durch die Askorbinsäure in ihrer Entstehung verhindert, was einerseits auf die Beziehungen zwischen Rindeninkret und Vitamin C in der Rinde, andererseits auf diejenigen zwischen fehlendem Rindeninkret und Zustandekommen der Addisonschen Krankheit nachdrücklichst hinweist. Über die Ausscheidung der Askorbinsäure wissen wir noch nichts. Das Vitamin C, welches in frischen Früchten und Fruchtsäften (Orangen, Citronen) sich in großen Mengen findet und als Cebion im Handel zu haben ist, erzeugt selbst bei übermäßiger Zuführung keine Erscheinungen einer Hypervitaminose. Widersprechend sind die Angaben über den Einfluß von Insulin auf die experimentelle Tauben-Beriberi, über die Wechselwirkung zwischen den Vitaminen und dem Insulin.

Im Hypophysenvorderlappen kann man das Vitamin E oder Antisterilitätsvitamin nachweisen. Die Merkmale des Vitamin E-Mangels sind als Insuffizienzzeichen des Hypophysenvorderlappens angesprochen worden (Vérzar). Nach diesem machen größere Mengen von Vitamin E, ebenso wie entsprechende Prolandosen infantile Mäuse vorzeitig geschlechtsreif. Die Eierstockfollikel reifen und die Tiere werden brünstig. Der Mangel an Vitamin E führt zu einer Entartung des samenbildenden Epithels, welches nur ungenügend ausreift. Bei weiblichen Tieren wird durch den Vitaminmangel der Embryo geschädigt, die Tiere verwerfen. Die Bedeutung des Vitamins E für die Entwicklung des Embryo gerade in den ersten Schwangerschaftsmonaten möchte ich nachdrücklichst unterstreichen. Das mit der Nahrung aufgenommene Provitamin soll im Hypophysenvorderlappen zum Vitamin umgebaut und als Vitamin E gespeichert werden. Diese Annahme stützt sich auf die Feststellung, daß man durch Zufuhr von Vorderlappensubstanz die E-Avitaminose erheblich bessern oder vollständig beseitigen kann. Das E-Vitamin ist hitzebeständig, unterscheidet sich dadurch von den gonadotropen Inkreten des Vorderlappens. Jedenfalls ergibt sich die nahe Beziehung zwischen diesen und dem Vitamin E in ihrem Einfluß auf die Keimdrüsen. Bei schweren Avitaminosen kann man einen Verlust des Hypophysenvorderlappens an chromophilen Epithelien feststellen, dies macht die Annahme wahrscheinlich, daß sich die Schädigungen, welche durch den Mangel an Vitamin E auftreten, über den Hypophysenvorderlappen auf die Generationsorgane (Keimdrüsen) auswirken. Der Zusammenhang kann aber auch so sein, daß der Mangel an Vitamin E und die ausbleibende Speicherung in der Hypophyse eine ungenügende Bildung von übergeordneten Sexualhormonen nach sich zieht. Ich erinnere an dieser Stelle daran, daß der Mangel an Luteohormon die Umwandlung der Schleimhaut in die Transformationsphase und damit die Eieinnistung ausschließt, daß die Bildung des Corpus luteum aber wieder abhängt von Follikelreifung und Follikelsprung. Wenn also durch das Fehlen des Vitamins E in der Hypophyse keine Bildung von Follikelreifungshormon angeregt wird, dann unterbleibt der richtige Zyklus im Eierstock, es unterbleibt die Luteohormonbildung und das Verwerfen oder Abortieren wird bei dieser Avitaminose verständlich. Noch andere Vitamine haben ähnliche Auswirkungen wie die gonadotropen Inkrete, nämlich das Vitamin A und das fettlösliche Wachstumsvitamin von Cowardt, Key und Morgan. Gerade das Fehlen dieses zuletzt genannten Stoffes kann bei infantilen, männlichen wie weiblichen Tieren zu Erscheinungen führen, welche dem hypophysären Infantilismus vergleichbar sind. Ein Mangel an Antisterilitätsvitamin (Vitamin E) läßt sich durch Zufuhr von Follikelhormon ausgleichen und dieses Fehlen des Eierstockshormons bei den kastrierten Tieren durch Vitamin E ersetzen.

Auffallende Zusammenhänge zwischen den Wirkungen der Vitamine und den Inkreten bestehen zweifellos und mit Recht wird vermutet, daß aus den Bausteinen der Vitamine die Inkrete sich bilden. Es empfiehlt sich daher vielleicht, die einander ähnlichen Erscheinungen bei Avitaminosen und bei Störungen der Tätigkeit inkretorischer Organe in einer kurzen

Übersicht zusammenzustellen, wenn auch diese Wechselbeziehungen noch keineswegs endgültig aufgeklärt sind (Anselmino).

1. Mangel an Vitamin A macht Entartung am samenbildenden Epithel, Zeugungsunfähigkeit, erschwerte Konzeption.

2. Mangel an Vitamin E führt zur Hodenschädigung, schädigt die Eieinnistung wie die Weiterentwicklung der Frucht.

3. Mangel an Vitamin B schwächt den Geschlechtstrieb männlicher Tiere ab, stört bei weiblichen den Brunstablauf, bei vorhandener Schwangerschaft das Weiterwachsen der Frucht.

Bei Rachitis wie Osteomalacie sind Epithelkörpervergrößerungen nicht so selten bei der Sektion zu sehen, die meines Erachtens darauf hinweisen, daß die Organe bei diesen achalikotischen Malacien des Skelets besonders stark funktionell in Anspruch genommen sind. Wenn während der Schwangerschaft die Zähne besonders durch Caries gefährdet sind, so mag dies damit zusammenhängen, daß der mütterliche Organismus zum Aufbau der Frucht viel Kalk abgeben muß, daß also der Blutkalk bei der Mutter. sich an der unteren Grenze des Physiologischen bewegen kann, was wieder die Häufung der Tetanie in der Schwangerschaft zu erklären vermag. Dadurch würde sich verstehen lassen, daß die oben erwähnte physiologische Schwangerschaftsosteomalacie durch die Schwangerschaft zur schweren Osteomalacie werden kann, zumal auch andere Avitaminosen durch eintretende Schwangerschaft verschlimmert werden.

Geringe Epithelkörpervergrößerung sah ich auch bei einem Falle von Hungerosteopathie mit dem histologischen Bilde der Osteomalacie. Also auch hier bei einer Mangelkrankheit eine versuchte Kompensation durch gesteigerte Parathormonbildung.

Verspätete Menarche, vorzeitige Cessatio mensium, länger anhaltende Amenorrhöe, sog. Kriegsamenorrhöe, werden auf Vitaminmangel zurückgeführt.

Die Beziehungen zwischen den Hormonen und den Inkreten habe ich nur soweit erörtert, als die Zusammenhänge einigermaßen geklärt sind und diese Feststellungen für den Frauenarzt von Bedeutung sein können.

Gegenüber den in diesem Abschnitt eingangs genannten Unterschieden zwischen Vitamin und Inkret wurde die Ansicht von Abderhalden erwähnt, der für die Bildung der Inkrete bestimmte, mit der Nahrung zugeführte Stoffe für unentbehrlich hält. Nach ihm wird mit zunehmender Kenntnis der Zellarten, in denen die Vitamine aufgebaut werden, die Bezeichnung Vitamin in dem Begriff Hormon aufgehen.

Chemisch genau definierbar und zum Teil synthetisch darstellbar sind A-Vitamin auch als **Vogan** bekannt, das **Vitamin B 2**, das **C-Vitamin,** das **Cebion** des Handels und das D-Vitamin, das **Vigantol,** welches durch die hervorragenden Untersuchungen von Windaus als das aktivierte Ergosterin erkannt worden ist, welches wieder chemisch dem Sexualhormon nahe verwandt ist (Butenandt, Ruzicka). Es verdient noch hervorgehoben zu werden, daß durch das Vitamin C, die Askorbinsäure, das Adrenalin vor Oxydation geschützt wird, daß Vogan (Vitamin A) dem Thyroxineffekt entgegengerichtet ist, daß durch übermäßig große Dosen von Parathormon Kalkablagerungen in den Lungen und Nieren, in der Magenschleimhaut und im Herzmuskel zustande kommen, wie man sie auch bei der Vigantolvergiftung aus dem Tierexperiment kennt.

Für den Frauenarzt mag noch von Wert sein zu erfahren, daß der Mangel an Vitamin A, aber auch an Vitamin B bei der Ratte zu einem Daueroestrus führt. Wie Hohlweg und Dohrn gezeigt haben, liegt aber hier eine Erkrankung der Scheidenschleimhaut vor, die sie Kolpokeratose nennen, dadurch gekennzeichnet, daß im Vaginalabstrich fast ausschließlich verhornte Epithelien in sehr großer Zahl vorkommen. Nach Verfütterung von A-Vitamin oder Provitamin verschwindet in wenigen Tagen diese Kolpokeratose. Man kann diese Veränderung am Vaginalepithel sehr vorteilhaft zum Nachweis und zur Bestimmung wirksamer Mengen des A-Vitamins benützen. Ob der Kolpokeratose vergleichbare Veränderungen beim menschlichen Weibe vorkommen, weiß ich nicht, immerhin scheint es mir wichtig darauf zu achten, haben wir doch durch die Arbeiten von Schröder die Uterusschleimhautveränderungen in ihrer Abhängigkeit von der Ovarialfunktion als Proliferationsstadien und als pathologische Hyperplasien kennengelernt, die ehemals ganz irrtümlich als Endometritis glandularis angesprochen worden sind. Heute wissen wir, daß die Behandlung solcher Hyperplasien der Gebärmutterschleimhaut am Ovarium anzusetzen hat, dessen Zyklus gestört ist, und falls es der Kolpokeratose gleiche Veränderungen beim Weibe gibt, ließen sich diese durch Behebung des Vitaminmangels beseitigen. Ich erwähne dies nur, um zu zeigen, welche Bedeutung die naturwissenschaftlich begründete Forschung für die Heilkunde immer wieder haben kann. Rein örtliche Veränderungen, die völlig falsch gedeutet zu vergeblichen therapeutischen Maßregeln veranlassen, klären sich bei wissenschaftlicher Betrachtung der Dinge ganz anders auf und werden einer einfachen Behandlung durch Veränderung der Ernährung zugänglich.

Die biologischen Methoden zum Nachweis der Vitaminwirkungen können hier nicht berücksichtigt werden. Der abgeschlossene Abschnitt soll allein zeigen, welche Beziehungen zwischen den Vitaminen und den Inkreten erkannt worden sind.

Am Ende der Ausführungen über die Inkrete und die Vitamine möchte ich aber noch besonders darauf hinweisen, daß die Festsetzung von Wirkungseinheiten am Tier keinesfalls ohne weiteres eine Übertragung dieser Ergebnisse auf die therapeutische Anwendung der Hormone beim Menschen ermöglicht. Die Erfahrungen müssen bei der Hormonbehandlung innersekretorischer Störungen des Menschen gewonnen und gesammelt werden, für den Arzt bleibt der kranke Mensch das Maß der Dinge.

VI. Wechselwirkungen zwischen den endokrinen Organen.

Bereits in dem Abschnitt über die Chemie der Inkrete und über inkretorische Wirkungen mußte darauf hingewiesen werden, daß sich diese Stoffe und die endokrinen Organe vielfach gegenseitig beeinflussen, was ja auch zur Unterscheidung in die Organtätigkeit fördernde und hemmende Inkrete Anlaß gegeben hat. Freilich darf man diese Bezeichnung nicht zu wörtlich nehmen, zumal mit dem Begriff Förderung wie Hemmung nur sehr unvollkommen erfaßt werden kann, was sich dabei an Vorgängen abspielt. So sehen wir, daß durch das Schilddrüseninkret, welches die sympathischen Nervenendigungen erregt, auch deren Ansprechbarkeit für Adrenalin gesteigert wird, daß über den Weg des Blutes selbst an der von ihren Nerven abgetrennten Schilddrüse das thyreotrope

Hormon des Hypophysenvorderlappens die Inkretbildung und Inkretabgabe erhöht. Oder zwei chemisch einander so nahe stehende Hormone wie das Follikulin und das Luteohormon schwächen gegenseitig ihren Hormoneffekt ab, aber wahrscheinlich nicht innerhalb des Eierstocks, sondern unter Vermittlung der Hypophyse. Aus den wenigen, ausgewählten Beispielen vom Zusammenwirken der Inkrete ergibt sich bereits wie verwickelt die Inkretwirkungen sind, und ich erinnere nochmals daran, daß sie von osmotischen und elektrolytischen Vorgängen in und an der Zelle wesentlich abhängen. Zum Teil werden die Hormone dadurch erst aus einer inaktiven Form in eine aktive übergeführt oder ihre Wirkungsmöglichkeit wird durch das H-Ionen-OH-Ionenverhältnis bestimmt. Schon vor Jahren habe ich darauf hingewiesen, daß die Inkrete des Hypophysenhinterlappens, auch wenn sie aus dem Vorderlappen nicht zu gewinnen sind, trotzdem hier gebildet sein könnten, daß sie in der Neurohypophyse erst in die wirksame Form übergeführt werden mögen. Für einen großen Teil der Hypophysenhormone hat nun auch A. Jores eine gemeinsame Muttersubstanz angenommen und Anschauungen darüber entwickelt, wie sich die Bildung einer so großen Zahl von Stoffen verschiedener Wirkung in den zwei oder drei Epithelarten der Adenohypophyse eher verstehen läßt.

Nach den kurzen Ausführungen wird man begreifen, daß die abgeänderte Leistung eines endokrinen Organs stets auch eine Abänderung der Leistung eines anderen oder mehrerer anderer endokriner Organe zur Folge haben kann.

Die endokrinen Organe bilden wieder unter sich ein funktionell zusammengehöriges System. Man mag sich dieses endokrine System als eine in sich geschlossene Kette vorstellen, deren Glieder die endokrinen Drüsen bilden, die einzeln oder sämtlich erkranken, d. h. länger in ihrer Funktion gestört sein können. Es ist nun denkbar, daß zunächst bei Erkrankung einer endokrinen Drüse davon ausgehende Ausfallserscheinungen im klinischen Bild vorherrschen, bei dem erwähnten Zusammenwirken können aber im weiteren Verlauf der Krankheit Erscheinungen hinzukommen, die auf die gestörte Leistung anderer endokriner Drüsen zu beziehen sind.

Besteht also die zunächst auf eine endokrine Drüse beschränkte Störung längere Zeit, so kommt es zur Entwicklung eines Krankheitsbildes, in dem eine isolierte Organerkrankung gar nicht mehr erkennbar wird. Es hat sich allmählich eine pluriglanduläre Erkrankung herausgebildet. Zweifellos gibt es auch pluriglanduläre Blutdrüsenerkrankungen, auf die dieser Name im strengen Sinne zutrifft, weil von vornherein die Störung der Funktion sich auf mehrere endokrine Drüsen erstreckt, mitunter alle endokrinen Drüsen ergriffen hat. Was man als multiple Blutdrüsensklerose beschrieben hat, mag einer solchen pluriglandulären Insuffizienz entsprechen, und wir kennen ja auch für die multiple Blutdrüsensklerose eine ziemlich einheitliche anatomische Grundlage, wenn ich es auch für keineswegs erwiesen betrachte, daß die Bindegewebszunahme in den endokrinen Drüsen hier den Anfang der Veränderung und damit das Erste darstellt.

Von allgemein pathologischen Vorstellungen und Erfahrungen ausgehend, muß meines Erachtens auch bei der multiplen Blutdrüsensklerose der Angriffspunkt der Schädigung am Parenchym, an den inkretbildenden Zellen gesucht werden, mag es sich um Auswirkungen erworbener Schädigungen handeln oder mögen genotypisch bedingte Minderwertigkeiten der funktionell wichtigen Gewebe angenommen werden. Auf die pluriglandulären Erkrankungen war ich bisher nicht eingegangen, weil es zunächst der besseren Verständlichkeit halber angezeigt war, zunächst von den physiologischen Aufgaben der einzelnen endokrinen Drüse zu sprechen und von hier aus die Störungen der Funktion, das heißt die endokrine Krankheit verstehen zu machen. Immerhin durfte ich an dem Begriff und der Auffassung pluriglandulärer Störungen nicht einfach vorbeigehen und ich habe bewußt ihrer in dem Abschnitt Erwähnung getan, welcher den Wechselwirkungen zwischen den endokrinen Organen gewidmet ist.

Wenn es feststeht, daß die Erkrankung einer endokrinen Drüse stets auch in den Ablauf des Geschehens in anderen endokrinen Organen eingreift, so könnte man die Frage aufwerfen, ob sich Wechselwirkungen zwischen der einen und der anderen Blutdrüse in so besonderer Weise offenbaren, daß man danach doch bestimmte Merkmalsgruppen klinisch zu erkennen vermag, wo nur Störungen von seiten gewisser endokriner Organe das Krankheitsbild beherrschen. Das trifft tatsächlich zu und in diesem Abschnitt soll darauf genauer hingewiesen werden. Weil nun eben diese Wechselwirkungen bestehen, so begegnen wir ihnen natürlich sowohl, wenn wir sie vom Standpunkt der Schilddrüsenerkrankung aus untersuchen oder wenn wir etwa von der veränderten Keimdrüsentätigkeit an die Betrachtung der Zusammenhänge herangehen. Wiederholungen sind daher bei einer Darstellung unvermeidlich, wenn sie für jede endokrine Drüse die vorhandenen Korrelationen bringen will. Mit Rücksicht auf die Vollständigkeit halte ich dies aber für notwendig.

Viele Versuche sind gemacht worden, die zwischen den endokrinen Organen festgestellten Wechselbeziehungen, die vorhandene gegenseitige Beeinflussung übersichtlich und leicht verständlich in einem Schema zum Ausdruck zu bringen. Auf Grund eigener Untersuchungen haben zunächst Falta, Eppinger und Rudinger, die zwischen Schilddrüse, Inselapparat und chromaffinem Gewebe der Nebennieren gefundene Korrelation derart ausgedrückt, daß sie diese Organe an die Schnittpunkte der Linien eines Dreiecks stellten und durch negative oder positive Vorzeichen die gegenseitige Hemmung oder Förderung bezeichneten. An der Richtigkeit dieser Anschauung hält Falta auch in seinem 1928 in zweiter Auflage erschienenen Buch fest, wo er ausführt, daß man unter Hemmung und Förderung einen relativen Antergismus oder Synergismus zu verstehen habe. Wenn ich dies Schema einfüge, so muß ich auch die Erläuterungen, die ihm Falta gegeben hat, anführen.

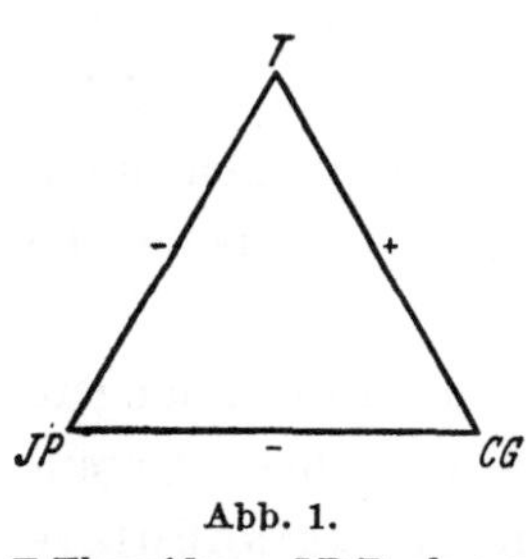

Abb. 1.

T Thyroidea, JP Pankreasinseln, CG chromaffines Gewebe, − Antergismus, + Synergismus. (Nach Falta 1928.)

Der Antergismus zwischen Insulin und Adrenalin offenbart sich dadurch, daß jenes zur Glykogenfestigung führt, dieses zur Glykogenmobilisierung, daß man mit Adrenalin die den Blutzucker herabsetzende Wirkung des Insulins abschwächen oder ganz aufheben kann; während Insulin die Glykogenese fördert, setzt Thyreoidin die Fähigkeit für die Assimilation der Kohlehydrate herab, Thyreoidin wie Adrenalin mobilisieren das Glykogen, durch beide Inkrete wird, wenngleich sehr verschieden stark, der „Gaswechsel erhöht." Der Antergismus und Synergismus ist aber ein relativer. In dieses Schema sind dann auch noch andere endokrine Organe aufgenommen worden, aber auch in dieser erweiterten Form kann es nicht mehr befriedigen, weil hier den vielen Inkreten des Hypophysenvorderlappens oder, vielleicht richtiger ausgedrückt, der von bestimmten Umständen abhängigen Wirkungs-

möglichkeit der reaktionsfähigen Gruppen eines chemischen Körpers nicht mehr
Rechnung getragen wird. Trotzdem bringe ich auch dieses erweiterte Schema, weil für den
Leser daran der Fortschritt der Erkenntnis gezeigt werden kann und er begreifen soll,
wie sehr man sich darum gemüht hat und daß diese
aufgewendete Mühe nicht umsonst gewesen ist.

Im Lichte einer solchen Betrachtung werden
die Anschauungen über hemmende und fördernde
Beeinflussung von mechanischer Deutung befreit,
gewinnen an Vertiefung. Immer mehr werden wir
so dazu geführt, in der Leistung der endokrinen Organe vornehmlich die Regulationsfunk-
tion zu erkennen, sie in ihrer Gesamtheit als
einen gewaltigen Regulationsmechanismus zu begreifen, der phylogenetisch vermutlich älter, durch
die aufsteigend in der Tierreihe zunehmende Entfaltung und Ausbreitung des Nervensystems ergänzt,

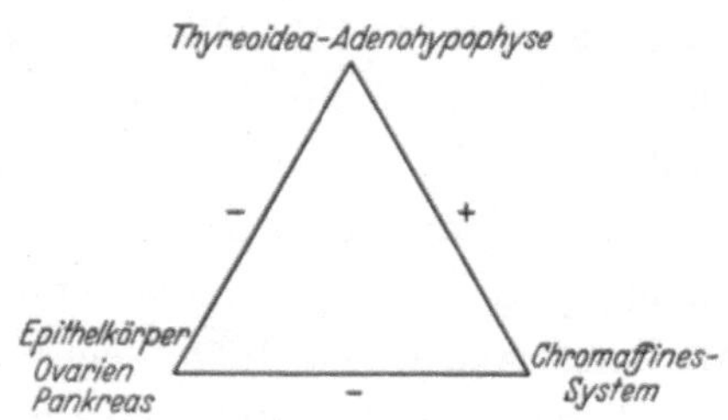

Abb. 2. Wechselbeziehungen zwischen den endokrinen Organen.

Mit − soll in diesem Schema die gegenseitige Hemmung, mit + die Förderung ausgedrückt sein. Aber dieses Schema nach H. Zondek (S. 23) ist ungenügend, es berücksichtigt nicht die gonadotropen Wirkstoffe der Hypophyse + nicht das thyreotrope Hormon derselben.

Schema zur Erklärung des partiellen Hyperpituitarismus und Hypopituitarismus nach Berblinger.

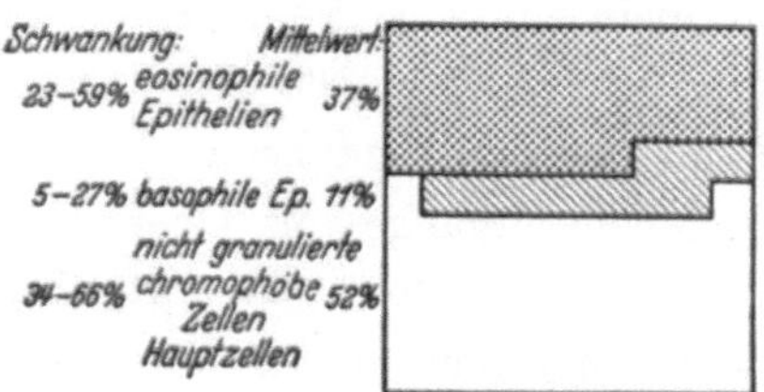

Abb. 3a. Mengenverhältnis der Vorderlappenepithelien (nach Rasmussen) Hypophyse des Mannes.

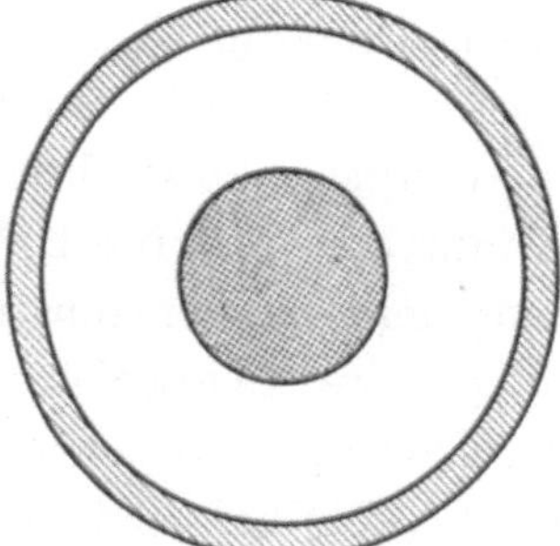

Abb. 3b. Durch das Schema soll dargestellt sein, wie die Zunahme von ▦ zunächst in der weißen Zone sich auswirken könnte und durch Übergreifen auf ///// diese Randzone verdrängen würde: Also zu Hyperpituitarismus tritt ein Hypopituitarismus.

Tatsächlich sind die drei Epithelformen untereinander im Vorderlappen gemischt, in dessen hinteren, seitlichen Abschnitten, an dessen vorderen Umfang man die chromophilen gehäuft antrifft, nämlich Eosinophile und Basophile.

Erhöhte Leistung, zahlenmäßige Zunahme von ▦		1. Hypophysärer Riesenwuchs. 2. Akromegalie.
Verringerte „ „ Abnahme von ▦		3. Akromikrie?
Erhöhte Leistung „ Zunahme von ▦	⎫	
— thyreotropes Hormon?	⎬	4. Akromegalie mit hyperfunktioneller Struma.
Erhöhte Leistung, zahlenmäßige Zunahme von ▦	⎫	
Verringerte „ „ Abnahme von /////	⎬	5. Akromegalie mit genitaler Dystrophie.
Verringerte Leistung, zahlenmäßige Abnahme von ▦	⎫	
„ „ „ „ von /////	⎬	6. Hypophysärer Zwergwuchs.
Fehlende „ vollständige Abnahme von /////	⎫	
„ „ „ „ „ ▦	⎬	7. Hypophysäre Kachexie.
Verringerte Leistung, zahlenmäßige Abnahme von /////		8. Genitale Dystrophie, Fettsucht?
Vermehrte „ „ Zunahme von /////		9. Cushings Syndrom, Fettsucht?
— indirekte Schädigung von /////⎫ Zunahme von —		10. Genitale Dystrophie ⎫ Infantilismus hyp.
indirekte „ „ ▦⎭ weiß — —		11. Vorderlappenschwäche ⎭

zum Teil in seiner Bedeutung verdrängt worden ist, bis schließlich beide Systeme durch Zusammenarbeit verbunden wurden. So entstand nach der humoralen Organkorrelation die nervöse und aus beiden die chemisch-neurale, für welche die unter allen endokrinen Drüsen durch die Vielheit ihrer Leistungen sich auszeichnende Hypophyse als Beispiel gelten darf (s. S. 71). Wie man sich das gleichzeitige Vorkommen einer erhöhten und abgeschwächten Vorderlappentätigkeit vorstellen kann, soll das vorhergehende Schema (Abb. 3a u. b) klar machen.

Der Ablauf der Lebensvorgänge wird durch den Ring, welchen die endokrinen Drüsen bilden, gesteuert, durch diese Verkettung der endokrinen Organe wird jede physiologische Wirkung, welche das Inkret eines einzelnen Organs auf den Körper hat, überwacht, reguliert. Daneben steht die Beeinflussung der Organtätigkeit durch das gesamte Nervensystem und schließlich die Leistung jedes einzelnen Organs, das sich unter physiologischen Bedingungen jeweils den gegebenen Bedürfnissen im Körper anpaßt. Durch dieses dreifache Prinzip der Sicherung ist der Organismus gegen die Gefährdung seiner biologischen Existenz weitgehend geschützt. Aus solchen Erörterungen ergibt sich mit zwingender Sicherheit die große Bedeutung der endokrinen Drüsen für den geregelten Ablauf des Lebens.

Wie die endokrinen Organe sich untereinander in enger funktioneller Abhängigkeit befinden, stehen sie auch zu vielen anderen Organen in Beziehung als Teile des Ganzen, nämlich des Organismus, der nicht nur eine Summe von Teilen darstellt, sondern eine Einheit ist, dargestellt durch das unbewußt-zweckmäßige Zusammenarbeiten dieser Teile. Die Erkrankung eines jeden endokrinen Organs, wenn wir unter Krankheit jede Störung im Ablauf der Lebensvorgänge mit einer Abschwächung oder Steigerung der Organfunktionen verstehen, muß sich also nicht nur auf die Leistungen anderer endokriner Organe störend auswirken, sondern auf alle den Organismus bildenden Organsysteme. Wurde schon oben dargetan, wie wir die pluriglandulären Erkrankungen zu beurteilen haben, so wird man aus praktischen Gründen doch bestrebt sein müssen, jedesmal ausfindig zu machen, welche innersekretorische Drüse im Bilde einer pluriglandulären Insuffizienz als besonders stark beteiligt anzusehen ist, und man wird zunächst festzustellen versuchen, ob man für die Leistungsabschwächung oder Leistungssteigerung pathologischer Art eine bestimmte endokrine Drüse verantwortlich machen kann. Das ist kein Rückschritt zur einseitigen Organpathologie, sondern nur das Suchen nach einem Weg, der aus vorläufig schwer übersehbaren Bedingungen zu übersehbaren führt. Wenn durch Morgagni der lokalistische Gedanke in die Medizin Eingang gefunden hat und diese dadurch vorübergehend Gefahr lief sich in organpathologischer Betrachtungsweise zu verlieren, so ist dies letztlich für die Heilkunde nicht nachteilig gewesen. Die Forscherarbeit mußte sich zunächst der Aufgabe zuwenden, die Störungen der Tätigkeit einzelner Organe gründlich aufzuklären und die morphologischen Veränderungen dabei festzustellen. Erst als dies erkannt war, konnte zu Synthese geschritten werden, zu einer Betrachtung, welche immer wieder im einzelnen das Ganze, nämlich den Organismus beachtet.

Die Lehre von der inneren Sekretion zwingt uns den Blick von den einzelnen endokrinen Drüsen auf den Organismus zu wenden, von dem sie lediglich Teile sind, jedoch Teile, die funktionell besonders zusammengeschlossen ein System von Organen bilden, dessen Störungen zu erforschen Aufgabe der Pathologie ist.

Dies muß mit den verschiedensten Methoden der Forschung geschehen, einmal durch die klinische Beobachtung, durch den Arzt, dann durch die Anwendung der physiologischen und physiologisch-chemischen Methoden, durch die experimentelle Forschung, endlich ist die morphologische nicht zu entbehren. Der Begründer der cellularpathologischen Betrachtung der Krankheitsvorgänge Rudolf Virchow hat das Verhältnis der Morphologie zur Physiologie in den klaren Satz zusammengefaßt, „daß diese die Gesetze zu erforschen habe, nach denen die Kräfte wirken, daß jene aber die Orte zu suchen habe, an welchen diese Kräfte zur Auswirkung gelangen". Die große Bedeutung der Cellularpathologie

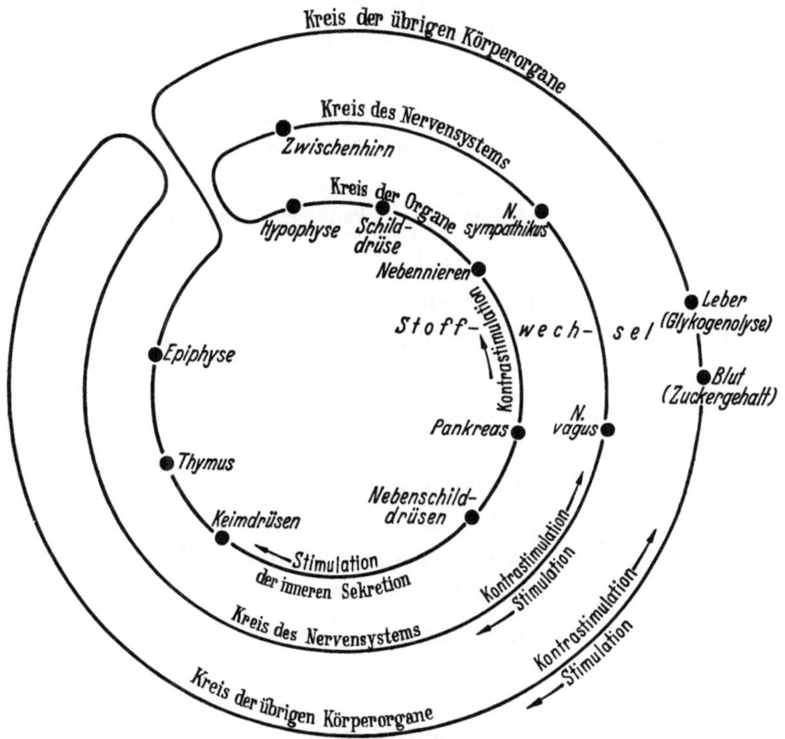

Abb. 4. „Dieses Schema, welches Breitmann 1929 mitgeteilt hat, ist nach dem heutigen Stande unseres Wissens nicht mehr ausreichend. Aber Breitmann gab bereits an, daß nur der größte Teil (95 %) der Tatsachen über die Wechselbeziehungen innersekretorischer Organe darin Platz findet. Ich verweise auf Breitmann S. 1861."

als eines heuristischen Prinzips tritt uns bei den innersekretorischen Krankheiten in vollkommener Klarheit entgegen. Form und Funktion zeigen sich hier als unlösbar miteinander verbunden und der den chemisch-humoral bedingten Wechselbeziehungen zwischen den endokrinen Organen gewidmete Abschnitt vermag zu zeigen, daß auch dieses Geschehen nicht zur Aufgabe der Cellularpathologie nötigt. Es wäre naheliegend, dies durch ein Eingehen auf die morphologisch faßbaren Veränderungen an den endokrinen Organen besonders darzutun, jedoch führt dies zu weit ab von einer die innersekretorischen Vorgänge allgemein behandelnden Darstellung.

Die Korrelation zwischen den endokrinen Organen läßt sich auch aus der funktionellen Diagnostik der endokrinen Erkrankungen erkennen. Bei dem Ausbau einer solchen ist M. Breitmann zu einer Auffassung über das Zusammenwirken und über Störungen desselben gelangt, welche er in verschiedenen schematischen Darstellungen auszudrücken versucht hat.

Breitmann betont selbst, daß dieses „in das bestehende Chaos einander widersprechender Tatsachen einige Ordnung bringende Schema kein Dogma sein soll, „daß es vielmehr neue Gedanken hervorbringen und zu neuen Beobachtungen und Untersuchungen anregen soll". Das eingefügte Schema (Abb. 4, S. 73) ist durch die beigegebene Beschriftung ohne weiteres verständlich.

Für das praktische Arbeiten mit diesem Schema wurde es von Breitmann auch dahin vereinfacht, daß man die endokrinen Drüsen in gerader Linie nacheinander anordnet und „die stimulierenden" Einflüsse von links nach rechts, die „kontrastimulierenden" von rechts nach links annimmt. Ich habe dabei die Thymus wie die Zirbel weggelassen, weil mir, wie früher erörtert, ihre inkretorische Funktion nicht ausreichend festzustehen scheint, und ich muß auch darauf aufmerksam machen, daß die Hypophyse wohl weit mehr die innere Sekretion des Pankreas hemmt als anregt (stimuliert nach Breitmann), daß Parathormon die Inseltätigkeit anregt (vgl. S. 82).

| Zwischenhirn | Sympathicus | Leber | Blut | | N. vagus | |
| Hypophyse | Schilddrüse | Nebennieren | Pankreas | Epithelkörper | Keimdrüsen |

Die Wechselbeziehungen zwischen den inkretorischen Organen sollen in derselben Reihenfolge erörtert werden, wie in Abschnitt 4 die inkretbildenden Organe besprochen worden sind, nämlich Schilddrüse, Nebenschilddrüse, Nebennieren, Pankreas, Hypophyse, Zirbel, Thymus und Keimdrüsen. Dabei will ich versuchen jedesmal, auch wenn ich eines der inkretorischen Organe bespreche, die Wechselwirkungen auf die anderen in dieser Reihenfolge darzustellen. Wo solche Wechselwirkungen bisher nicht nachgewiesen worden sind, können also Lücken in dieser Aufzählung nicht ausgefüllt werden, andererseits sind, wie bereits gesagt, Wiederholungen unvermeidlich. Soweit möglich, stelle ich die beim Menschen nachgewiesenen Wechselbeziehungen bewußt in den Vordergrund und erwähne solche, die durch den Tierversuch festgestellt wurden nur dann, wenn sie die Lücken in unserem Wissen auszufüllen geeignet sind, oder wesentlich zur Klärung der Korrelationen beitragen.

1. Schilddrüse.

Das Schilddrüseninkret, dessen Mangel man bei hypothyreotischen Zuständen im Jugendalter gut feststellen kann an der einsetzenden Wachstumshemmung, scheint für die Epithelkörperfunktion insofern von Bedeutung zu sein, als nach Schilddrüsenentfernung eine Vergrößerung der Epithelkörper beobachtet wird. Aber diese Veränderung tritt keineswegs auch nur einigermaßen häufig bei Athyreosen oder Hypothyreosen, bei angeborenem wie erworbenem Myxödem, bei der Kachexia strumipriva auf, und ebensowenig gibt es kennzeichnende Veränderungen an den Epithelkörpern bei der Hyperthyreose und bei der Basedowschen Krankheit. Die in den Epithelkörpern feststellbaren lymphatischen Herde bei der Basedowschen Krankheit haben für die Funktion der Nebenschilddrüsen keinerlei Bedeutung und sind den lymphatischen Herden in der Struma bei Basedow gleichzuerachten.

Wenn man nach Entfernung der Schilddrüse wie oben gesagt eine Vergrößerung der Epithelkörper beobachtet hat, so erklärt sich dies so, daß nicht selten intrathyreoidal Epithelkörpergewebe vorkommt, nach dessen Entfernung bei der Schilddrüsenabtragung die zurückbleibenden Epithelkörper kompensatorisch hypertrophieren. Gewisse

Erfahrungen sprechen aber doch vielleicht für ein Zusammenwirken des Schilddrüseninkretes und des Epithelkörperinkretes.

Schilddrüse und Nebennieren. Von synergistischen Wirkungen nenne ich hier nochmals die Verstärkung der Adrenalinbildung und Adrenalinwirkung durch das Hormon der Schilddrüse. Sehr viel mehr kann aber über den Einfluß der Schilddrüse auf die Nebennierenrinde und auf das Nebennierenmark nicht ausgesagt werden. Die Befunde sind recht uneinheitlich. Wegelin erwähnt bei Kachexia thyreopriva die Sklerose der äußersten Rindenschichten, ähnliche Veränderungen sind bei Athyreose gesehen worden, der Fettgehalt der Rindenzellen wird aber sicher nicht beeinträchtigt. Bei der Basedowschen Krankheit ist der Lipoidgehalt eher verringert und die Rinde öfters verschmälert. Ausgesprochener ist die Hypoplasie des Marks und die geringe Chromierbarkeit der Markzellen.

Von den Wechselwirkungen zwischen Schilddrüse und Pankreas ist zu erwähnen, daß bei Schilddrüseninsuffizienz entsprechend der Stoffwechselveränderung eine erhöhte Toleranz für Kohlehydrate vorkommt, während bei Basedowkranken Glykosurien nicht so selten sind. Tatsächlich hat man auch Abnahme des Pankreasgewichtes, Abnahme in der Zahl der Inseln, und regressive Inselveränderung bei der Basedowschen Krankheit mehrfach beobachtet. Beim Menschen ist bei Athyreose mehrfach eine Inselvergrößerung festgestellt worden, was mit den Befunden an der Bauchspeicheldrüse nach Entfernung der Schilddrüse am Tier übereinstimmt. Man würde danach annehmen können, daß das Schilddrüseninkret die Funktion der Inseln im hemmenden Sinne beeinflußt. Schilddrüsenlose Tiere zeigen eine größere Insulinempfindlichkeit (Houssay und Bucco).

Die Beziehungen zwischen Schilddrüse und Hypophysenvorderlappen sind besser bekannt. Zufuhr von Thyroxin erhöht sowohl den Jodgehalt der Hypophyse (Sturm und Schneeberg), wie auch den des Zwischenhirns. Werden Kaninchen mit Schilddrüse gefüttert, so macht sich die Pituitrin-(Pitressin-)wirkung bei ihnen stärker geltend. Daraus ergeben sich also Beziehungen zwischen Hinterlappenfunktion und Schilddrüsentätigkeit. Es muß aber bemerkt werden, daß man nach Appel weder mit Thyroxin noch mit Dijodtyrosin die Pitressinwirkung erhöhen kann. Bei Thyreoaplasie kann der Hypophysenvorderlappen mitunter in seiner zelligen Zusammensetzung ganz unverändert bleiben, es kommt aber auch zur Hypertrophie der Hauptzellen, wie ich sie auf dem Boden atrophierender Thyreoiditis fand, wie andere sie beim postoperativen Myxödem und bei der Kachexia thyreopriva beobachtet haben. Wegelin hebt hervor, daß die Hauptzellenvermehrung mit einem Rückgang an Basophilen und einer Abnahme der eosinophilen Epithelien verbunden ist. Ähnliche Veränderungen kann man bei endemischer Struma und beim endemischen Kretinismus finden. Ich habe schon früher darauf hingewiesen, daß diese Hypophysenveränderung keine kompensatorische Erscheinung bedeuten kann. Ich gehe nicht mehr darauf ein. Bei der Basedowschen Krankheit und bei Zuständen von Hyperthyreose ist eine Abnahme der Eosinophilen häufig, die Basophilen können degenerative Veränderungen zeigen, wie Granulaverlust und Kernschrumpfung. Dies fand ich aber auch allein bei Basedowscher Krankheit ohne Verringerung der Eosinophilen. Diese morphologische Reaktion bei abgeänderter Schilddrüsentätigkeit deutet darauf hin, daß von der Schilddrüse aus die Tätigkeit des Vorderlappens reguliert wird. Man darf vielleicht eine hemmende Wirkung annehmen, weil unterwertige Schilddrüsentätigkeit mit Zellvermehrung, erhöhte Organleistung mit Zellabnahme und Zellentartung im Vorderlappen verbunden ist. Die gegenseitigen Beziehungen sind aber sicher weniger einfach, als man sie nach den angeführten Feststellungen annehmen möchte. Zunächst erscheint es schwer deutbar, daß dieselben morphologischen Reaktionen am Vorderlappen (hypertrophische Hauptzellen) einmal während der Schwangerschaft beobachtet werden, wo eine Vermehrung der Schilddrüsentätigkeit angenommen werden kann, das andere Mal bei hypothyreotischen Zuständen, wo man es mit einer Schilddrüseninsuffizienz zu tun hat. Aber vielleicht sind eben die Reaktionen am Vorderlappen gar nicht die unmittelbare Folge der veränderten Schilddrüsenfunktion, sondern diese wirkt sich zunächst beim Weibe auf die Ovarien aus und von hier aus wird erst die Hypophyse beeinflußt. Jedenfalls wird darauf zu achten sein, ob man bei Männern mit gestörter Schilddrüsentätigkeit die gleichen Hypophysenveränderungen findet und von besonderer Bedeutung wäre es, festzustellen, wie sich die Kastratenhypophyse verhält, wenn zu dem Kastrationszustand eine Störung der Schilddrüse hinzukommt.

Wenn auch für die Thymus nicht feststeht, ob man sie zu den inkretorischen Organen rechnen soll, so müssen doch die Wechselwirkungen zwischen Schilddrüse und Thymus, soweit man sie wenigstens morphologisch fassen kann, hier erörtert werden. Nach Hammar wirkt die Schilddrüse thymusexzitatorisch. Bei Zuständen von Hyperthyreose findet man oft eine Thymushyperplasie, welche durch Parenchymzunahme, vornehmlich der Rinde, und durch Vermehrung der Hassalschen Körperchen gekennzeichnet ist. Bei der Basedowschen Krankheit kann die Thymushypertrophie recht erhebliche Grade erreichen. Ich selbst fand in 20 Fällen dieser Krankheit zum Teil sehr stark erhöhte Thymusgewichte, daneben aber kann sich an dem Organ die physiologische Involution doch geltend machen. Thymushypertrophie und -hyperplasie entstehen erst im Verlauf der Basedowschen Krankheit, sie sind wahrscheinlich eine Folge der Schilddrüseninkretwirkung, also hormonal bedingt und können zu den gefürchteten Kreislaufstörungen bei der Basedowschen Krankheit führen. Die blutdruckherabsetzende Wirkung von Thymusextrakten wurde früher erwähnt, dabei auch erörtert, daß diese nicht allein Thymusextrakten zukommt, also kein Beweis für eine inkretorische Leistung des Organs sein kann. Daß die Thymushyperplasie erst die Folge der pathologischen Schilddrüsenfunktion ist, geht daraus hervor, daß man in dem vergrößerten Organ bei Erwachsenen mit Basedowscher Krankheit die Bilder der physiologischen Organinvolution nachweisen kann, die ja vor Eintritt der Pubertät bereits begonnen haben muß. Sowohl Hammar wie Wegelin teilen die eben begründete Ansicht.

Bei Struma congenita, beim endemischen Kropf mit diffuser Struma parenchymatosa ist die Thymushyperplasie auffallend häufig (Wegelin). Bei Athyreose und beim endemischen Kretinismus hat man vielfach einen sehr frühzeitigen Beginn der Rückbildung der Thymus beobachtet, woraus man auch indirekt auf die exzitatorische Wirkung des Schilddrüseninkrets auf die Thymus schließen könnte. Vom Thymokrescin Ashers, welches andere nicht als ein Hormon der Thymus gelten lassen, wird angegeben, daß es das Wachstum der Keimdrüsen fördere. Ich habe oben erwähnt, daß man sowohl bei Hypothyreosen wie Hyperthyreosen das Auftreten von Keimdrüsenatrophie beobachten kann. Wenn sich ein Morbus Basedow, was allerdings selten ist, bereits vor oder während der Pubertät einstellt, so wird dadurch die physiologische Rückbildung der Thymus verzögert; ob man allerdings dann besonders hochgradige Formen von Thymushyperplasie bei der gesteigerten Schilddrüsenfunktion findet, ist anscheinend nicht genauer verfolgt worden. Ob man von einer synergischen oder antagonistischen Beziehung zwischen Schilddrüse und Thymus sprechen soll, ist vorläufig nicht zu sagen. Gewiß ist die Erklärung ansprechend, daß der sympathicuserregenden Wirkung des Schilddrüseninkrets die vagotonische der Thymus entgegentrete (H. Zondek), aber ein reiner Antagonismus liegt eben doch nicht vor.

Über die hormonalen Beziehungen zwischen Schilddrüse und Zirbel kann solange nichts ausgesagt werden, als die Zugehörigkeit der Zirbel zu den endokrinen Organen nicht feststeht. Bei jungen schilddrüsenlosen Ziegen hat Trautmann jedoch eine Abnahme des Zirbelgewichtes und Schwund von Parenchym gesehen, bei ausgewachsenen Tieren Involutionsvorgänge an der Zirbel gefunden, wie sie bei Ziegen mit erhaltener Schilddrüse nicht vorkommen.

Mehr vermögen wir anzugeben über die Korrelationen zwischen Schilddrüse und Keimdrüsen. Das Schilddrüseninkret hemmt die Keimdrüsentätigkeit. Reiß und Péreny vermochten durch Schilddrüsenhormon die brunstauslösende Wirkung von Hormovar abzuschwächen und sie nehmen daher eine gegensätzliche Beeinflussung zwischen Schilddrüseninkret und Follikulin an. Das gleiche ist auch für den Einfluß der Thyreoidea auf den Hoden vermutet worden. Morphologisch findet man aber bei thyreopriver Kachexie Zunahme des Hodenbindegewebes und atrophische Vorgänge im Hoden (Wegelin), ähnliche Veränderungen beim Myxödem des Erwachsenen, während beim infantilen, angeborenen wie erworbenen Myxödem die Ausreifung des Hodenepithels nur wenig leidet (Wegelin). Ich selbst sah bei angeborener Athyreosis erhebliche Hodenunterentwicklung; dies läßt sich vielleicht doch mit den eben genannten negativen Befunden vereinigen, denn wir wissen, daß sich in späteren Jahren solche Unterentwicklungen an der männlichen Keimdrüse häufig ausgleichen. Kleincystische Entartung der Eierstöcke sind bei hypothyreotischen Zuständen häufig, ob dies auch zum Bilde des endemischen Kropfes gehört, darüber liegen nach Wegelin bisher Untersuchungen nicht vor.

Bei der Basedowschen Krankheit trifft man oft in den Ovarien eine nur geringe Ausbildung der Primitivfollikel und eine vermehrte Follikelatresie an. Damit stimmt die hypoplastische Beschaffenheit des Uterus überein. Die Amenorrhöe bei Frauen mit Basedowscher Krankheit wurde schon oben erwähnt, ebenso die geringere Konzeptionsfähigkeit bei ausgesprochenen Symptomen dieser Krankheit. Wenn die Ansicht einigermaßen gestützt ist, daß das Schilddrüseninkret die Keimdrüsentätigkeit hemmt oder sagen wir besser dämpft, so halte ich diese Auffassung nicht für ausreichend, um allen Erfahrungen der Klinik wie der Forschung wirklich gerecht werden zu können. Jedem muß es doch auffallen, daß bei Schilddrüseninsuffizienz, wo wir doch nur eine ungenügende Bildung und Abgabe von Hormon annehmen können, die gleichen Veränderungen an den Ovarien sich finden, wie bei der Basedowschen Krankheit, bei der ein Hyperthyreoidismus vorliegt. Wie kann dieser Widerspruch gelöst werden? Gewiß nicht dadurch, daß man ständig den Blick auf die beiden Organe Schilddrüse und Keimdrüsen richtet und von der Vorstellung eines hemmenden Einflusses der Thyreoidea auf die Keimdrüsen allein nicht loskommt.

Es muß hier vorweggenommen werden, daß beim Weibe die Keimdrüsenentfernung die Schilddrüsenleistung erhöht. Aber wir wissen zunächst nicht, ob diese durch das Fehlen der Follikulinwirkung oder des Luteohormons erhöht wird. Ich erwähnte vorhin, daß vom Thyreoideainkret angegeben wird, daß es die brunstauslösende Wirkung des weiblichen Sexualhormons abschwächt. Umgekehrt steuert dieses die Schilddrüsen- wie Hypophysentätigkeit. Nach der Kastration treten in der Adenohypophyse beim Menschen, allerdings sowohl beim Manne wie beim Weibe, wie bekannt, die Eosinophilen in vermehrter Menge auf. Da mit einiger Begründung angenommen werden kann, daß diese Zellen an der Bildung des thyreotropen Hormons beteiligt sind, so kann die erhöhte Schilddrüsenfunktion sehr wohl auf eine vermehrte Wirkung des thyreotropen Hormons zurückgeführt werden.

Bei der Basedowschen Krankheit werden die Eosinophilen vermindert angetroffen, weil sich der Vorderlappen auf einen geringeren Bedarf an thyreotropem Hormon einstellt, es zeigen aber die gesamten Chromophilen degenerative Veränderungen, und so nimmt auch die Bildung an gonadotropem Hormon ab, was wieder die genitalen Störungen bei der Basedowschen Krankheit verstehen macht. Man sieht also wie verwickelt die gegenseitigen Beziehungen sind, daß sie sich aber doch einigermaßen klären lassen, und daß die morphologische Betrachtung dazu manches beizutragen vermag. Bei der Hypothyreose und während der Schwangerschaft treten die hypertrophischen Hauptzellen auf und man muß daran denken, daß sie vielleicht doch das Luteinisierungshormon liefern, so daß die Amenorrhöe bei der Hypothyreose ganz anders zu beurteilen wäre als bei der Hyperthyreose.

Ich bin mir wohl bewußt, daß diese letzten Ausführungen für denjenigen, welcher den behandelten Gegenstand nur wenig kennt, nicht leicht zu verstehen sind, aber ich wollte wie früher gesagt dem Leser auch Anregungen geben, er soll nicht nur die gesicherten Tatsachen finden, sondern auch sehen, wo die Probleme zu suchen sind.

2. Epithelkörper.

Die Beziehungen zwischen den Epithelkörpern und der Schilddrüse wurden schon früher erwähnt, dabei hervorgehoben, daß die Wechselwirkung zwischen diesen beiden endokrinen Organen teils eine synergistische ist insofern, als Extrakte aus der Schilddrüse die parathyreoprive Tetanie bessern können. Parhon und Goldstein beobachteten eine Verkleinerung der Schilddrüsenfollikel und eine Vergrößerung der Follikelepithelien nach intraperitonealer wie nach intravenöser Zufuhr von Parathormon; aber was soll man daraus hinsichtlich einer Abänderung der Schilddrüsentätigkeit entnehmen? Nach Entfernung der Epithelkörper wie bei Insuffizienz derselben verstärkt sich die Wirkung von Adrenalin (Eppinger, Falta, Rudinger). Unterbindet man die Nebennierenvene, dann hören wenigstens für eine gewisse Zeit die durch die Epithelkörperentfernung hervorgerufenen Tetaniesymptome auf (Guleke). Dies läßt sich nur so deuten, daß eine bestehende unterwertige Funktion der Nebenschilddrüsen durch das Adrenalin verstärkt wird, oder mit anderen Worten ausgedrückt das Parathormon schwächt die Adrenalinwirkung ab. Sehr wahrscheinlich steigert das Epithelkörperhormon die Inseltätigkeit im Pankreas, es rufen Parathormon und Insulin zusammen zugeführt eine stärkere Blutzuckersenkung hervor als Insulin allein. Pescatori und Bernabeo erreichten beim Tier durch Parathormonzufuhr Hyperplasie der Inseln wie der chrom-affinen Zellen.

Morphologische Veränderungen an den Inseln des menschlichen Pankreas beim Hyper- und Hypoparathyreoidismus sind mir nicht bekannt.

Von den Beziehungen zwischen Hypophyse, Zirbel und Parathyreoideae führe ich eine Angabe von Dubowik an, welcher auf neugeborene Kaninchen die Hypophyse wie die Zirbel solcher Tiere überpflanzte. Wurde gleichzeitig die Nebenschilddrüse eines neugeborenen Kalbes aufgepfropft, so war ein besonders starkes Wachstum feststellbar. Veränderungen bei Zuständen einer Überfunktion der Epithelkörper habe ich an der Hypophyse des Menschen bisher nicht gefunden. In einem Falle von Epithelkörpertumor (Adenom) fand ich keine eindeutige Veränderung am Hirnanhang, bei parathyreopriver Kachexie eine geringe Verminderung der eosinophilen Epithelien, ein Befund, der aber nicht für den Hypoparathyreodismus kennzeichnend sein kann. Ebensowenig gibt es bestimmte Hypophysenveränderungen bei Zirbelschädigungen und bei Thymushyperplasie. Die Beziehungen der Epithelkörper zu den Keimdrüsen sind besser erforscht. Daß sowohl die Ovarien wie die Nebenschilddrüsen auf den Kalkstoffwechsel Einfluß haben, geht einmal daraus hervor, daß die zuerst von Fehling vorgenommene Ovariektomie die Osteomalacie heilen kann, daß bei der Osteomalacie die Epithelkörper funktionell besonders in Anspruch genommen sind und eine Hyperplasie aufweisen können. Adenome dieser endokrinen Drüsen sind bei der Osteodystrophia fibrosa generalisata verhältnismäßig häufig. Sowohl bei Osteomalacie wie bei Osteodystrophie ist eine Hypophosphatämie vorhanden, während der Kalkgehalt des Blutes erhöht ist. Ob aber die Inkrete des Eierstockes unmittelbar auf den Kalkstoffwechsel, auf das Verhältnis von Ca : P einwirken oder ob eine korrelativ bedingte veränderte Funktion anderer endokriner Drüsen Bedeutung hat, steht völlig dahin. Jedenfalls wird nach Zufuhr von Eierstockpräparaten die P_2O_5-Ausscheidung sowohl bei kastrierten wie bei nichtkastrierten Frauen erhöht gefunden, während das Corpus luteum-Hormon die P_2O_5-Ausscheidung nach Jan (zitiert nach Raab) nicht verändert. Es müssen mit den jetzt rein dargestellten Inkreten Progynon und Proluton die Einwirkungen auf den Kalkstoffwechsel im Einzelnen und erneut nachgeprüft werden. Bei einer postoperativen Tetanie mit chronischer Insuffizienz der Epithelkörper war in einer von Danisch mitgeteilten Beobachtung die Menstruation bis kurz vor dem Tode der 44jährigen Frau regelmäßig aufgetreten, die Eierstöcke zeigten ein normales anatomisches Bild. Bei den graviden Frauen sind die Epithelkörper etwas größer, analog der Schilddrüsenvergrößerung während der Schwangerschaft, eindeutige histologische Veränderungen zeigen die Organe nicht. Vielfach wird angenommen, daß die Epithelkörper während der Schwangerschaft funktionell stärker beansprucht sind, und daß eine gewisse Neigung zur Epithelkörperinsuffizienz leichten Grades besteht.

Dem würde entsprechen, daß nach Seitz wenigstens in den späteren Schwangerschaftsmonaten die Nerven eine erhöhte galvanische Erregbarkeit zeigen. Die in der Schwangerschaft auftretende Tetanie verläuft besonders schwer, oft tödlich, degenerative wie atrophische Prozesse finden sich als anatomische Grundlage der Tetanie bei Schwangeren in den Epithelkörpern. Auch soll die Strumaentfernung bei Schwangeren öfters eine postoperative Tetanie zur Folge haben.

3. Die Nebennieren in ihrer Korrelation zu den übrigen endokrinen Drüsen.

Wenn man nach künstlich herbeigeführten Schädigungen der Nebennieren beim Tier keine Schilddrüsenvergrößerung gesehen hat, so besagt dies nichts, denn es muß ja eine schwere Nebenniereninsuffizienz auftreten, wenn sich diese korrelativ auf die Schilddrüse auswirken soll (Mahorner). Immerhin aber gibt es Mitteilungen, nach denen die Nekrose der Nebennieren zur Schilddrüsenhyperplasie Anlaß geben soll. Diese Feststellung würde sich mit der angeblich günstigen Wirkung von Nebennierenrindenhormon bei Hyperthyreose decken, nicht aber damit, daß das Nebennierenrindenhormon die Thyroxinwirkung steigert. Bei schweren Fällen von Addisonscher Krankheit habe ich Strumen nicht gefunden und selbst, wenn solche vorhanden gewesen wären, würde das noch nicht im Sinne einer Wechselwirkung als Antwort auf den Nebennierenausfall zu deuten sein, beim Menschen kommen jedenfalls Addisonsche Krankheit zusammen mit Schilddrüsenatrophie vor — von Schmidt als biglanduläre Erkrankung aufgefaßt — und Addisonsche Symptome zusammen mit Basedow (Rössle).

Ein ausgesprochener Antagonismus besteht zwischen dem Pankreasinkret, dem Insulin und dem Adrenalin. Nach Entfernung der Nebennieren sinkt der Blutzuckergehalt, Leber- und Muskelglykogen nehmen ab, was ich bei der Addisonschen Krankheit an Lebern und Muskeln auch histologisch feststellen konnte. Insulininjektionen führen zu einer Abnahme der Chromierbarkeit des Nebennierenmarkes und zu einer Abnahme des Gesamtfettgehaltes der Rinde. Man nimmt an, daß durch Insulin die Adrenalinabgabe verstärkt wird, die Wirkung intravenös zugeführten Adrenalins wird beim Menschen durch Insulin abgeschwächt (Raab); Tiere ohne Nebennieren sind für Insulin empfindlicher. Mit dem Rindenhormon lassen sich infantile Mäuse nicht vorzeitig reif machen, die atrophischen Prozesse an der Schilddrüse, an den Nebennieren und an den Geschlechtsdrüsen hypophysenloser Ratten sind durch Kortin nicht zu beseitigen. Es besteht also auch keine direkte Einwirkung des Rindenhormons auf den Hypophysenvorderlappen (Atwell). Über Zirbelveränderungen bei Nebennierenerkrankungen ist nichts Sicheres bekannt. Die Beziehungen zwischen Epithelkörper und Nebennieren wurden schon früher erwähnt. Nach der Nebennierenentfernung hat Jaffé nicht nur das Ausbleiben der physiologischen Thymusinvolution festgestellt, sondern eine Rinde wie Mark umfassende Hyperplasie dieses Organs gefunden. Den Nebennieren darf man jedenfalls eine die Thymustätigkeit abschwächende (thymusdepressorische) Wirkung zuschreiben. Damit stimmt überein, daß bei der Addisonschen Krankheit Jugendlicher die akzidentelle, bei der Schwere der Erkrankung zu erwartende Involution der Thymus ausbleibt.

Die Korrelationen zwischen Nebennieren und Keimdrüsen sind in dem Abschnitt physiologische Wirkungen der Inkrete, bereits behandelt worden. Die Nebennierenentfernung führt zu schweren Schädigungen der Spermiogenese wie der Eireifung. Nach den Erfahrungen über die Nebennierenentfernung darf man erwarten, daß eine primäre Unterentwicklung der Organe Störungen in der Entwicklung wie in der Tätigkeit der Keimdrüsen zur Folge hat. Dasselbe trifft zu für Zerstörungen der Nebennieren durch pathologische Prozesse mit den Symptomen der Addisonschen Krankheit, wo sich recht früh eine Atrophie der Keimdrüsen einstellt. Dieses Ereignis ist auf den Untergang der Nebennierenrinde zu beziehen, deren Inkret auf die Genitalorgane einen besonderen Einfluß ausübt. Die Cholesterine in der Nebennierenrinde sind Schutzstoffe für die Keimzellen, das Inkret selbst sind sie nicht; aber die Wechselwirkungen zwischen der Nebennierenrinde und den Keimdrüsen gehen vermutlich über den Lipoidstoffwechsel vor sich.

Nach Entfernung der Keimdrüsen hypertrophieren die Nebennieren, ebenso wie beim Weibe während der Schwangerschaft. Das Organgewicht erhöht sich, bei Graviden fand ich ein Durchschnittsgewicht von 18,57 g, bei Nichtschwangeren von 11,49 g, während Wehefritz die entsprechenden Werte mit 13,57 bzw. 11,57 g angibt. Sowohl bei der Kastrationshypertrophie wie bei der Graviditätshypertrophie ist der Gehalt der Rinde an Lipoiden beträchtlich vermehrt, bei der kastrierten Frau ist hauptsächlich die Zona fasciculata an der Vergrößerung beteiligt. Die Hypertrophie betrifft aber ausschließlich die Rinde. Wenn man aus dem erhöhten Gewicht allein überhaupt auf eine erhöhte Funktion schließen dürfte, so wäre eine gesteigerte Wirkung des Rindeninkretes zu vermuten. Häufig, aber nicht regelmäßig sind Rindenhyperplasien bei Voll- und Teilzwittern[1]. Vorzeitige Geschlechtsentwicklung sehen wir bei Rindengewächsen (Hypernephrom), und zwar öfters bei weiblichen als bei männlichen Kindern, endlich eine sexuelle Umstimmung, eine Virilisierung von Frauen mit Hypernephrom wie bei Rindenhyperplasien im Zusammenhang mit basophilzelligem Adenom des Hypophysenvorderlappens (Cushing) (Berblinger 1936).

Sämtliche genannten Feststellungen beweisen die nahe funktionelle Beziehung zwischen den beiden Organen, Keimdrüsen und Nebennieren. Man hat auch die Annahme gemacht, daß durch die Nebennierenrindenstoffe die in jedem Menschen vorhandenen gegengeschlechtlichen Anlagen gefördert werden, und daß diese dann zur Entfaltung und zum Durchbruch gelangen, wenn die unter dem Einfluß der Keimdrüseninkrete stehende Ausprägung der isosexuellen Merkmale nachläßt. Aus dem Übergewicht der Nebennieren über die Ovarien bei alternden Frauen habe ich das Auftreten der klimakterischen Gesichtsbehaarung zu erklären versucht (Berblinger). Ich kann mir dagegen aber selber einwenden, daß die Involution der Ovarien bei allen Frauen eintritt, dagegen nicht alle Frauen im Alter Behaarung der Lippen- und Kinngegend zeigen. Anders wenn man diese Erscheinung zum Teilzwittertum rechnet, welches hier in einem Auftreten eines gegengeschlechtlichen akzidentellen extragenitalen Sexuszeichens besteht, das aber erst dann unter dem Einfluß des Nebennierenrindeninkrets in Erscheinung tritt, wenn die äußere wie innere Sekretion des Eierstocks ihr physiologisches Ende erreicht hat. Wenn Sand und Goldschmidt diese durch Nebennieren- und Keimdrüsengewächse bewirkte Vermännlichung von Frauen von der zygotischen Intersexualität trennen wollen, so halten doch beide es für wahrscheinlich, daß von den Gewächsen Wirkungen ausgehen, welche denen des männlichen Sexualhormons gleich oder ähnlich sind. Da aber die Virilisierung beim Weibe unter dem Einfluß bestimmt gebauter Gewächse weit häufiger ist als die Verweiblichung männlicher Individuen, so scheint hier die Annahme einer zygotischen Intersexualität, welche in der weiblichen Form beim Menschen allein anerkannt wird, zusammen mit virilisierenden hormonalen Einflüssen doch berechtigt zu sein, um so mehr, als die klimakterische Gesichtsbehaarung familiär vorkommt.

Ich habe diese Beziehungen zwischen Nebennieren und Keimdrüsen, besonders den Ovarien, etwas breiter erörtert, weil ihre Kenntnis für den Frauenarzt von besonderer Wichtigkeit ist. Durch operative Entfernung von Nebennierengewächsen wie Ovarien-

---

[1] Anmerkung. Vor kurzem sah ich bei einem Zwitter eine bedeutende Nebennierenvergrößerung, die sich histologisch als starke Knochenmarksentwicklung zwischen den vergrößerten Rindenzellen erwies.

gewächsen, die zur Vermännlichung geführt hatten, kann diese sexuelle Umstimmung zum
Teil unter gleichzeitiger Einpflanzung von einem Eierstock zum Schwinden gebracht werden.

4. Pankreas und Schilddrüse.

Die hemmende Wirkung des Schilddrüseninkretes auf den Inselapparat des Pankreas
ist bereits früher angeführt worden. Durch sehr hohe Insulinmengen vermag man beim
Kaninchen eine Vergrößerung der Schilddrüse zu erzielen. Mikroskopisch sind dabei die
Follikel zum Teil verkleinert, die Epithelien angeschwollen, histologische Veränderungen,
welche Raihä als Zeichen einer Hyperfunktion der Schilddrüse gedeutet hat. Man könnte
danach sagen, das Thyroxin hemmt den Inselapparat und das Insulin fördert die

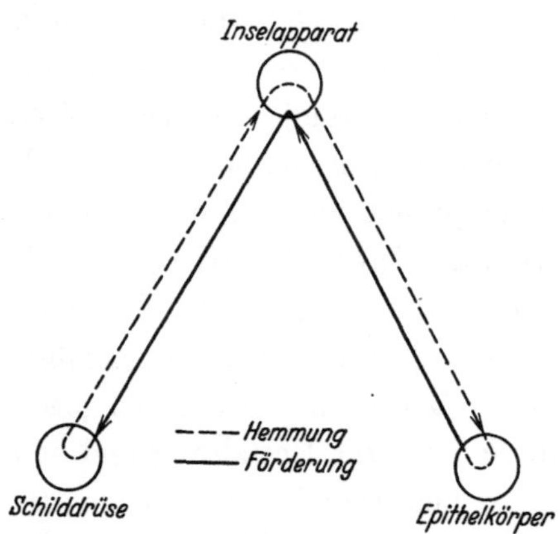

Abb. 5. Schema der funktionellen Korrelationen zwischen Inselapparat, Epithelkörpern und Schilddrüse (Berblinger).

Das Thyreoideainkret hemmt die Insulinwirkung. Ist der Inselapparat stark tätig, so wird die Schilddrüsenfunktion angeregt, durch sie wieder die Inseltätigkeit gehemmt. Das Parathormon regt die Insulinwirkung an. Insulin macht aber vermehrte Kalkausscheidung, dadurch wird der Parathormoneffekt abgeschwächt. Die Epithelkörper müssen stärker arbeiten, um den Blutkalkspiegel konstant zu erhalten. Dadurch wird der Inselapparat wieder angeregt und das Zusammenspiel setzt sich über die Schilddrüse fort.

Thyroxinbildung. Die für den Menschen sich
daraus ergebenden Schlußfolgerungen sind nicht
einfach. Man müßte erwarten, daß sich bei einem
schweren Diabetes an der Schilddrüse die für eine
Hypothyreose sprechenden Zeichen finden. Mit den
üblichen histologischen Untersuchungsmethoden
läßt sich aber an der Schilddrüse von schwer
diabetischen Menschen nichts feststellen, was auf
eine unterwertige Organleistung hinweisen könnte.
Möglich, daß aber die Wirkung des Inselapparates
auf die Schilddrüse über den Hypophysenvorderlappen geht, welcher beim Diabetes eine Abnahme
der Eosinophilen und degenerative Veränderungen
an den basophilen Epithelien zeigen kann (Kraus).
Vielleicht wäre so eine verminderte Bildung des
thyreotropen Wirkstoffes möglich. Das Parathormon begünstigt die Insulinwirkung und
Insulin steigert die Kalkausscheidung, schwächt
also damit die Wirkung des Nebenschilddrüsen-
inkretes, dessen Mangel zur Abnahme des Blutkalkes führt. Schematisch dargestellt würden
sich die Korrelationen zwischen Schilddrüse, Inselapparat und Epithelkörper durch die Abb. 5 verständlich machen lassen.

Hierzu möchte ich noch eine kurze Erklärung geben. Nehmen wir an, der
Inselapparat ist stärker tätig, so hemmt die dadurch angeregte Schilddrüsentätigkeit
ihrerseits wieder den Inselapparat. Wenn wir von dem Zustand einer vermehrten Insulinwirkung ausgehen, so hat diese Abnahme des Blutkalkes zur Folge, dieses Ereignis
erfordert eine Mehrleistung der Epithelkörper, deren Inkret den Blutkalkspiegel konstant
erhält, diese Mehrleistung des Parathormons begünstigt wieder die Inseltätigkeit und so
geht das Spiel über die Schilddrüse wieder fort zum Inselapparat. Diese Vorstellung
bestätigt aufs Neue, daß die Inkrete hauptsächlich die Aufgabe einer Regulation der Tätigkeit der funktionell angeschlossenen endokrinen Organe
haben. Berücksichtigt man in diesem Schema noch die Wechselbeziehungen zwischen
Thyreoidea und Epithelkörper, die sowohl als antagonistische wie als synergistische angesehen werden, so ist es gar nicht nötig, daß eine direkte Einwirkung des Schilddrüseninkretes

auf die Epithelkörper und umgekehrt angenommen wird, sondern die Korrelation zwischen diesen zwei endokrinen Organen kann ebenfalls vom Pankreas aus bestimmt werden.

Nachfolgend will ich noch in Kürze die Beziehungen des Inselapparates zu den Nebennieren, zur Hypophyse, zur Zirbel, zur Schilddrüse und zu den Keimdrüsen besprechen. Die Pankreasentfernung soll den Adrenalingehalt der Nebennieren erhöhen. Barré und Houssa entfernten Hunden das Pankreas vollständig, es trat Hyperglykämie auf. Wird diese durch Insulin beseitigt, dann kommt es zur Adrenalinausschüttung. Daraus ließe sich folgern, daß Insulin die Adrenalinabgabe jedenfalls, die Adrenalinbildung wahrscheinlich anregt. Für das Letztere spricht, daß bei schwerer Nebenniereninsuffizienz Hypoglykämie auftritt. Bestimmte Nebennierenveränderungen gibt es beim Pankreasdiabetes nicht. Ich habe öfters bei den Sektionen, wo ein schwerer Diabetes vorgelegen hatte, die Chromierbarkeit des Nebennierenmarks geprüft, ohne eine Abnahme feststellen zu können.

Der Einfluß der Hypophyse auf den Kohlehydratstoffwechsel wurde schon früher erwähnt, dabei auch hingewiesen auf die Arbeiten von Houssay, welcher Vorderlappenauszüge gewinnen konnte mit einem die Insulinwirkung abschwächenden Effekt. Erwähnt wurde auch, daß Lucke von einem kontrainsulären Hormon des Vorderlappens spricht.

Beim Pankreasdiabetes des Menschen hat man Vorderlappenveränderungen festgestellt, aus denen man vielleicht auf eine Anregung der Vorderlappentätigkeit durch Insulin schließen kann. Die von einigen angegebenen Vergrößerungen des Vorderlappens unter Insulinzufuhr konnte Muthmann durch seine Nachprüfungen nicht bestätigen, Collin, Dronet, Watin und Florentin heben die starke Kolloidbildung hervor, welche durch Pankreashormon im Stadium der Hypoglykämie eintreten soll, und Labbé betont die günstige Wirkung von Pituitrin bei Zuckerkranken, welche während einer Insulinbehandlung zur Hypoglykämie neigen. Man kann also abschließend von einem Antagonismus zwischen Insulin und Hypophysentätigkeit reden, insofern als diese die Inselfunktion hemmt, jenes die Hypophysenleistung anregt.

Zwischen Thymus und Pankreas wird von Seckel (zitiert nach Zondek-Köhler) ein reiner Synergismus angenommen. Durch Einpflanzung von Stücken von Ziegenhoden konnte Stanley bei Männern für längere Zeit den Diabetes beseitigen, woraus vielleicht zu entnehmen wäre, daß in dem Implantat enthaltenes Sexualhormon die Insulinbildung anregt. Aber man kann es sich doch recht schwer vorstellen, wie bei einem schweren Diabetes die erkrankten, funktionsuntüchtigen Inseln wieder zur Tätigkeit gebracht werden sollen. Vielleicht ist der Zusammenhang auch so deutbar, daß durch das Sexualhormon eine Neubildung von Inselgewebe aus Pankreasparenchym angeregt wird. Mit Follikelhormon erreichte Vogt beim Menschen eine vermehrte Insulinbildung und Insulinwirkung; Kauffmann verweist auf die geringen Störungen im Zuckerstoffwechsel bei Graviden. Amenorrhöe wie Menorrhagien konnten Hoffmann und Bang durch kleine über 1—2 Monate verteilte Insulinmengen beheben. Es wird deshalb vermutet, daß durch das Insulin auch die Eierstockstätigkeit angeregt werden kann. Kleine Insulinmengen bewirken aber Fettansatz und mit der Hebung des Stoffwechsel hören auch häufig Amenorrhöen auf (vgl. auch Vogt). Ein vorhandener Diabetes wird durch Eintreten der Schwangerschaft, wie öfters angegeben wird, ungünstig beeinflußt, während der Schwangerschaft ist die Insulinwirkung weniger umfangreich, was vielleicht durch eine verminderte Anregung des Pankreas durch Follikelhormon zu erklären ist, denn es wird ja in der Schwangerschaft sehr viel Follikelhormon ausgeschieden, allerdings, was man bedenken muß, auch von der Placenta gebildet. Andere meinen, auf Grund von Tierversuchen, daß durch die Schwangerschaft ein Diabetes mellitus sogar gebessert werden kann (Cramer).

5. Wechselbeziehungen zwischen Hypophyse und den übrigen endokrinen Drüsen.

Diese sind bei der Besprechung der Hypophyseninkrete und deren Wirkungen bereits erwähnt worden. Nicht selten sind Strumen bei Akromegalie, welche bei ihrer hyperfunktionellen Natur auf vermehrte Bildung und Wirkung thyreotropen Hormons zurückgeführt werden können. Es müssen aber dann Kropfformen vorliegen mit wenig Kolloid, mit hohem Follikelepithel. Bei weitgehendem Schwund des Hypophysenvorderlappens atrophiert die Schilddrüse, z. B. bei der Simmondsschen Krankheit. Bei den basophilen Adenomen, bei Basophilenvermehrung, bei Basophilenschwund gibt es keine Schilddrüsenveränderungen, Strumen sind auch nicht häufiger als sonst bei Hauptzellenadenomen zu finden, so daß ich auch aus diesen Feststellungen schließen möchte, daß die acidophilen Epithelien neben dem Wachstumshormon auch das thyreotrope Hormon liefern. Die Entstehung der Schwangerschaftshyperplasie wurde in diesem Zusammenhang bereits erwähnt. Über die Auswirkungen des von Anselmino und Hoffmann angenommenen parathyreotropen Hormons auf die Epithelkörper des Menschen sind bis jetzt Angaben nicht zu machen (vgl. S. 35). Die Entfernung der Epithelkörper bleibt beim Tier ohne Einfluß auf den Hypophysenvorderlappen. Von den Wechselbeziehungen von Hypophyse und Nebennieren ist zu bemerken, daß man sowohl bei basophilen wie eosinophilen Adenomen Rindenhyperplasie beobachtet hat. Die Erklärung hierfür ist schwierig. Von den basophilen Zellen des Adenoms wird von Cushing eine luteinisierende Auswirkung beim Weibe vermutet. Wenn man nicht zwei gonadotrope Wirkstoffe des Hyperphysenvorderlappens anerkennt, sondern ihre Wirkung von der Menge abhängig annimmt, so daß einmal die Follikelreifung im Ovarium angeregt wird, das andere Mal durch große Mengen die Bildung von Corpora lutea, so würde dies zwar durch die Annahme einer Persistenz des Corpus luteum die Amenorrhöe bei basophilen Adenomen erklären, damit kann aber die innere Sekretion des Ovariums keinesfalls als aufgehoben gelten und die erwähnte Nebennierenveränderung nicht der Kastrationsveränderung an die Seite gestellt werden. Für die Rindenvergrößerung bei der Akromegalie halte ich die schon früher (Berblinger 1932) von mir vertretende Auffassung für richtig, wonach die Rindenhypertrophie Teilerscheinung der allgemeinen Splanchnomegalie ist. Tatsächlich kann man nun auch bei Akromegalen die Nebennieren bereits stark hypertrophisch finden, ehe die Keimdrüsen eine Atrophie zeigen (Berblinger 1932).

Da in dem Hypophysenvorderlappen auch ein Hormon nachgewiesen worden ist, welches man als kortikotropes bezeichnet hat, weil es die Atrophie der Nebennieren nach Hypophysenentfernung aufhebt (Collip, Anderson, Thompson), so könnte man die eben besprochene Rindenhypertrophie bei Hypophysenadenomen auch mit diesem Inkret in Zusammenhang bringen. Ich will mich aber nicht in zu viele Deutungen verlieren.

Über die gegenseitige Beeinflussung von Adrenalin und Inkreten der Hypophyse gehen die Meinungen noch völlig auseinander. Hinsichtlich der Korrelation zum Pankreas ist hervorzuheben, daß die Hypophysenentfernung die Insulinempfindlichkeit erhöht (Houssay), was auf den Wegfall des kontrainsulären Vorderlappenhormons zurückgeführt werden kann. Einspritzung von Hypophysenvorderlappenextrakt soll nach Anselmino, Herold und Hoffmann beim Tier zur Inselhypertrophie führen. Hinterlappenextrakt macht eine vorübergehende Hyperglykämie und Glykosurie (Yater), Diabetes mellitus ist bei Akromegalie nicht so selten, zunächst mag man hier an eine vermehrte Wirkung des kontrainsulären Hypophysenhormons denken, dessen Bildung dann wohl ebenfalls in den eosinophilen Epithelien zu suchen wäre. Dies deckt sich mit der Meinung von Yater, nach dem der Diabetes bei Akromegalie auf den gleichen Ursachen beruht, wie die Akromegalie selbst, es bleibt bemerkenswert, daß der bei der Akromegalie vorkommende Diabetes von selbst ausheilen kann. Für den Menschen muß ich hervorheben, daß bei der Akromegalie zwar eine Vergrößerung des ganzen Pankreas vorkommt, daß aber die Inseln selbst nicht hypertrophisch sind, wie sie auch an der Organverkleinerung bei der Simmondsschen Kachexie nicht beteiligt sind (Berblinger 1934).

Von Korrelationen zwischen Zirbel, zwischen Thymus einerseits und andererseits der Hypophyse wissen wir nichts. Mehr als Arbeitshypothese habe ich vor Jahren (Berblinger 1928) den gegensätzlichen Einfluß von Hirnanhang und Zirbel auf die nervösen-vegetativen Zentren am Zwischenhirnboden erörtert, doch will ich darauf nicht eingehen, weil zuerst entschieden werden muß, ob man der Zirbel überhaupt eine innere Sekretion zuschreiben darf. Das gleiche gilt für die Thymus. Wenn sich nach Exstirpation der Hypophyse eine vorzeitige Involution der Thymus einstellt, so kann hier nur die pathologische Involution in Frage kommen, denn die auf die Hypophysenentfernung folgende Hypoplasie oder Atrophie der Geschlechtsdrüsen müßte an und für sich den Vorgang der physiologischen Rückbildung der Thymus verzögern.

Die Beziehungen zwischen Zirbel und Hypophyse, zwischen Thymus und Hypophyse lassen sich aus den angegebenen Gründen nicht erörtern.

6. Die Korrelationen zwischen Keimdrüsen und den übrigen endokrinen Organen.

Für die Beeinflussung der Schilddrüse durch die Inkrete der Keimdrüsen gibt es zahlreiche Beweise. Die Anschwellung der Thyreoidea zur Zeit der Menstruation, die Vergrößerung des Organs während der Schwangerschaft — nach Seitz bei 75% der Graviden —, die Pubertätshyperplasien, die Kropfbildungen, welche sich zur Zeit des Klimakteriums einstellen, sprechen sehr nachdrücklich für eine Wechselwirkung. Sofern es sich um Kastrationsveränderungen an der Schilddrüse handelt, muß das Bestimmende in der Hypophyse gesucht werden, die bei Frauen ohne Ovarien so oft eine Zunahme der Eosinophilen des Vorderlappens aufweist, die, wie ich gezeigt habe, sehr frühzeitig auftreten und über mehrere Jahrzehnte bestehen bleiben kann (Berblinger). Nachdem ich aber auch dieselben Hypophysenveränderungen bei Männern mit schwerer Hodenatrophie nachgewiesen habe (Berblinger 1934) ergibt sich, daß nicht der völlige Ausfall der inkretorischen Keimdrüsenleistung, sondern ihre erhebliche Einschränkung maßgebend ist. Sollte ich darin Recht behalten, daß von den Eosinophilen des Vorderlappens das thyreotrope Hormon hervorgebracht wird, dann wäre seine Mehrbildung bei den genannten Zuständen für die Vergrößerung der Schilddrüse verantwortlich zu machen oder wenigstens die erhöhte Tätigkeit der Schilddrüse daraus zu erklären. Damit stimmt gut überein, daß die Kastratenschilddrüse weniger Kolloid enthält bei hohem Follikelepithel, daß die Kastratenhypophyse mehr thyreotropes Hormon darbietet (Loeser 1935). Beim Tier konnte Loeser auch durch Dijodtyrosin die Mehrbildung von thyreotropem Wirkstoff und die dadurch erreichbare Mehrleistung der Schilddrüse unterdrücken. Aber man muß sich darüber im klaren sein, daß die am Versuchstier gemachten Erfahrungen für den Menschen nicht zuzutreffen brauchen. Ich verweise deshalb auf Madruzza, welcher an der Schilddrüse schwangerer Frauen keine histologischen Veränderungen finden konnte, allerdings hat er auch nur ein kleines Material untersucht. Nicht immer antwortet die Hypophyse gleichmäßig auf die Kastration, es fehlen aber auch systematische Untersuchungen über Schilddrüsenveränderungen des keimdrüsenlosen Menschen, was sich aus der geringen Zahl von geeigneten Beobachtungen erklärt. Die Schwangerschaftshyperplasie der Schilddrüse ist entweder so zu deuten, daß die Schwangerschaftszellen als besondere Art von Eosinophilen auch thyreotropes Hormon liefern oder daß die Schwangerschaftszellen, wenn man sie als hypertrophische Hauptzellen auffaßt, ebenfalls dieses Inkret hervorbringen.

Auf die sehr verwickelten Beziehungen zwischen der Wirkung des Follikelhormons und die davon angewandten Mengen auf den Hypophysenvorderlappen und auf die hiervon wieder abhängige Corpus luteum-Bildung vermeide ich weiter einzugehen, weil mir die Zusammenhänge noch viel zu wenig geklärt zu sein scheinen. Die Kastrationsveränderung der Adenohypophyse läßt sich durch Follikulin, nicht durch Luteohormon beseitigen (Hohlweg). Wie immer aber auch die Zusammenhänge sein mögen, keinesfalls ist es zutreffend, daß während der Schwangerschaft die Schilddrüsentätigkeit herabgesetzt oder gehemmt ist.

Es wird angegeben, daß sich nach der Kastration die Epithelkörper vergrößern sollen, wieweit sich dies jedoch auf den Blutkalkspiegel auswirkt, ist nicht ausreichend bekannt.

Die Keimdrüsenabtragung führt zur Hypertrophie der Nebennierenrinde, vor allem ihrer Zona fasciculata, während das Mark an diesem Vorgang nicht teilnimmt. Auf die Verschiebung der Relation zwischen Nebenniere und dem physiologisch zurückgebildeten Eierstock habe ich früher aufmerksam gemacht. Manche Vorgänge der Vermännlichung alter Frauen suchte ich damit zu erklären. Es bleibt aber immerhin auffallend, daß zusammen mit Rindenhyperplasien oder mit Hypernephromen Vermännlichung beim Weibe gar nicht so ganz selten ist, während die Verweiblichung von Männern unter solchen Bedingungen etwas ganz vereinzeltes bedeutet. Erst viermal ist ein solches Ereignis festgestellt worden, nämlich von Bittorf, Matthias, Parkes Weber und Holl (zitiert nach Bauer). Anatomische Veränderungen am Pankreas kastrierter Frauen habe ich selbst nie gefunden. Sirtori erwähnt eine Atrophie der Inseln, Cramer bei trächtigen Mäusen und Ratten eine Neubildung von Inselgewebe. Die Wechselwirkungen zwischen Hypophyse und Keimdrüsen sind bereits so vielfach besprochen worden, daß ich mich hier nur noch auf wenige Angaben beschränke. Hypophysenvorderlappenveränderungen, welche den Zyklusphasen im Eierstock und im Endometrium an die Seite gestellt werden können, habe ich beim Weibe bisher nicht finden können. Die Keimdrüsen regen die Hypophysentätigkeit an und die Adenohypophyse reguliert wieder durch ihre übergeordneten Sexualhormone die Keimdrüsentätigkeit. Ich habe durch Lehmann zeigen lassen, daß die Kastrationsveränderung des Hirnanhangs beim männlich kastrierten Tier nur durch Einpflanzung von Hodengewebe, beim weiblichen kastrierten Tier nur durch Einpflanzung von Ovarialgewebe wieder zum physiologischen Bilde zurückgeführt werden kann. Trotz der nahen chemischen Verwandtschaft zwischen männlichen und weiblichen Geschlechtshormon sehen wir, daß die Keimdrüseninkrete geschlechtspezifisch wirken, sie sind beim Säugetier nicht artspezifisch. Ich erwähne ferner, daß man sowohl die männliche wie die weibliche Kastrationshypophyse in das Bild der Schwangerschaftshypophyse durch orale Zufuhr von Placentahormon überführen kann (Lehmann) und daß man, wie ich zuerst zeigte, durch Plazentarextrakte, welche intraperitoneal eingespritzt werden, das Strukturbild der Schwangerschaftshypophyse beim virginellen Kaninchen wie beim männlichen Kaninchen hervorrufen kann (Berblinger 1914).

Von den Beziehungen zwischen Keimdrüse und Zirbel führe ich an, daß bei pathologischen Prozessen in der Zirbelgegend eine vorzeitig geschlechtliche wie körperliche wie psychische Entwicklung beim Menschen öfters angetroffen wird (Praecocitas psychosomogenitalis Askanazy) daß es aber nicht feststeht, ob hierfür eine hormonale Auswirkung von seiten der Zirbel angenommen werden muß. Auch Calvet meint wie ich, daß von der Zirbel, mag sie ein endokrines oder nervöses Organ sein, die sexuelle Entwicklung beeinflußt wird.

Von der Thymus wissen wir, daß sie mit dem Einsetzen der Keimdrüsenreifung eine physiologische Rückbildung erfährt, daß umgekehrt die ausbleibende Keimdrüsenreifung von einer Thymushypertrophie begleitet ist. Aus der Hypertrophie des Organs kann aber nicht ohne weiteres auf seine funktionelle Mehrleistung geschlossen werden. Eine solche kann, aber muß nicht vorliegen an der Thymus, welche ein lymphoepitheliales Organ ist.

Damit sind die Korrelationen auch der Keimdrüsen zu den anderen endokrinen Organen abgehandelt. Erwähnen möchte ich noch die gegenseitige Beeinflussung des männlichen und weiblichen Sexualhormons. Eine antimaskuline Wirkung des Eierstocks hat man schon vor langer Zeit angenommen. Mit krystallinischem Menformon erzielten Dingemanse, de Jongh, Kober und Laqueur eine Hemmung in der Entfaltung der männlichen Geschlechtsmerkmale, später vermochte Laqueur zusammen mit Freud und de Jongh zu zeigen, daß bei kastrierten, männlichen Tieren Menformon eine Vergrößerung der Samenblasen bewirkt. Sie beruht aber auf einer Zunahme des Bindegewebes und der Muskulatur, nicht der Epithelien, während das männliche Sexualhormon in der früher genannten Weise die Epithelien selbst umformt (Test nach Loewe und Voss). Ob man von einem Antagonismus zwischen dem männlichen und weiblichen Sexualhormon sprechen soll, bleibt dahingestellt. Sand deutet die gegensätzliche Wirkung anders, er meint, daß ein in den Hoden eingepflanztes Ovarium dieselben Nährstoffe braucht wie der Hoden und daß es hiervon abhängt, ob die inkretorische Funktion des Eierstocks gegenüber derjenigen des Hodens zur Geltung kommen kann. In bemerkenswerten Versuchen konnte Lipschütz zeigen, daß ein eingepflanztes Ovarium zunächst hormonal unwirksam bleibt, daß in wenigen Tagen aber eine gewisse Umbildung der Geschlechtsmerkmale des männlichen Tiers nach der weiblichen Seite erfolgt, wenn die Hoden entfernt werden, sog. Entriegelungsversuch. Viele der älteren Untersuchungen leiden ganz offensichtlich daran, daß Organextrakte und nicht die synthetisch rein dargestellten Inkrete der Keimdrüsen verwendet werden konnten. Bei der nahen chemischen Verwandtschaft zwischen

Androsteron und Progynon wie Proluton sind gleichsinnige biologische Wirkungen nicht überraschend, aber man kann doch nicht an der Tatsache vorbeigehen, daß ein dem männlichen Tier eingepflanzter Eierstock keine geschlechtliche Umstimmung hervorruft, solange funktionstüchtiges Hodengewebe vorhanden ist, wohl aber, wenn dieses nunmehr entfernt wird. Hier wird man daran erinnert, daß die Entfernung eines virilisierenden Hypernephroms allein weit weniger die Vermännlichung aufhebt als die gleichzeitige Ovarieneinpflanzung. Die restlose Erforschung der chemischen Konstitution der Keimdrüseninkrete und ihre synthetische Herstellung wird viel dazu beitragen können, die bisher so schwer übersehbaren Beziehungen zwischen den Sexualhormonen der beiden Geschlechter auch biologisch zu klären. Wir wissen heute von dem Androsteron, daß es als Reduktionsprodukt (Callow und Dansley) stärker wirkt. Man geht wohl zu weit, wenn man die Sexualhormone des Mannes insgesamt als geschlechtsspezifisch oder als geschlechtsunspezifisch bezeichnet. Man kann dies meines Erachtens nur von einem Teil ihrer biologischen Wirkung behaupten. So senkt z. B. das Follikelhormon beim männlichen wie weiblichen Kaninchen den Lipasegehalt des Blutes, nicht jedoch das Androsteron (Bauer und Feil).

In dem hiermit beendigten Abschnitt habe ich die wichtigsten gegenseitigen Beziehungen der endokrinen Organe besprochen. Ich bin mir wohl klar darüber. daß die Korrelationen zwischen den endokrinen Drüsen vielfach lange nicht so einfach sein dürften, wie das nach meiner Darstellung scheinen mag. Würde ich auf das ganze Schrifttum eingegangen sein, so hätte ich eine solche Fülle von Anschauungen und zum Teil sich recht widersprechenden Befunden anführen müssen, daß darüber die große Linie verlorengegangen wäre und der Leser, welcher mit diesen Fragen weniger vertraut ist, sich nur schwer zurechtgefunden hätte. Nachdem wir die Sexualhormone rein darstellen können, wird es eine weitere wichtige Aufgabe sein, beim Menschen die Wirkung dieser Stoffe unter möglichst gleichen Voraussetzungen kennenzulernen.

Eigentlich müßte bei der Besprechung der Korrelationen auch noch darauf eingegangen werden, wieweit bei endokrinen Organen, die sowohl eine äußere wie innere Sekretion verrichten, diese beiden Funktionen sich gegenseitig beeinflussen. Für das Pankreas ist dies einigermaßen erforscht, für den Eierstock hinsichtlich der hemmenden Wirkung des Luteohormons auf die Follikelreifung und Eireifung teilweise bekannt, für andere endokrine Organe, wie z. B. die Hypophyse, ist zu berücksichtigen, daß sie mit dem Zwischenhirn in anatomischer Verbindung steht, und daß der drüsige und der nervöse Anteil als Abschnitte eines funktionell zusammengehörigen Systems sich gegenseitig beeinflussen (Berblinger 1923), daß beim Hirnanhang außer der Korrelation zwischen Adenohypophyse und Neurohypophyse noch eine dissoziierte Vorderlappentätigkeit anzunehmen ist. Hätte ich aber auf alle diese Fragen eingehen wollen, so würde ich damit weit über das mir gesteckte Ziel hinausgegriffen haben. Meine Aufgabe sah ich darin, das bisherige Ergebnis der Forschung einer kritischen Betrachtung zu unterziehen und eigenen Erfahrungen gegenüberzustellen.

Die endokrinen Organe während der Schwangerschaft.

Endokrine Organe und Placenta. Diesen Abschnitt möchte ich mit der kurzen Erörterung darüber beginnen, ob die Placenta, deren anatomischer Bau als bekannt vorausgesetzt wird, als endokrines Organ aufgefaßt werden kann. Halban hat sich schon 1905 entschieden dafür ausgesprochen und die Meinung vertreten, daß durch innere Absonderung von der Placenta Stoffe mit denselben Eigenschaften gebildet werden, wie sie im Eierstock vorhanden sind. Die weitere Forschung hat ihm insofern Recht gegeben, daß in der Placenta nicht nur das Follikelhormon und die übergeordneten aus dem Hypophysenvorderlappen stammenden Sexualhormone sondern auch Luteohormon in freilich geringerer Menge (Ehrhardt 1934) nachgewiesen worden sind. Der Nachweis dieser Inkrete in der Placenta genügt allein noch nicht, um das Organ als inkretorisches erklären zu dürfen. Es muß der Beweis verlangt werden, daß diese Stoffe in der Placenta selbst entstehen. Wenn man der Placenta eine selbständige innere Absonderung zuschreibt, so kann als Bildungsort der Placentarhormone nur das Zottenepithel in Frage kommen, das Zottensyncytium und die Langhanssche Zellschicht. Auch Seitz nennt die Placenta eine „echte Drüse" mit innerer Sekretion und betrachtet die chorialen Epithelien als die inkretliefernden Elemente, wobei er auf die Größe der gesamten Zottenoberfläche hinweist, die auf etwa 5 qm berechnet worden ist. Lahm hebt hervor, daß die Placenta keine Stoffe mit Wirkungen enthält, die nicht auch von den Inkreten anderer endokriner Drüsen bekannt sind, und daß die spezifische Wirkung der Placenta höchstens in der Hemmung der Milchsekretion und der Uteruskontraktion zu sehen ist. Die Zusammenziehung des Uterus wird, wie wir jetzt wissen, auch durch das Luteohormon gehemmt. Auf die Arbeiten aus älterer Zeit, die sich in sehr verdienstvoller Weise mit der Erforschung der Wirkungen der Placentarstoffe beschäftigten (Herrmann, Schickele, Fellner u. a.), will ich deshalb nicht eingehen, weil sie durch die jüngste Forschung hinreichend richtig gestellt werden konnten. Ich selbst habe bei Kaninchen mit Plazentarextrakten Verdickung der Wand des Tragsacks, bei virginellen Tieren eine Hypertrophie der Hoden hervorbringen können (Berblinger 1914, 1920). Eine ähnliche, jedoch weit schwächere Wirkung erzielte ich mit Eierstocksauszügen und mit solchen aus Kaninchenfeten. Alle diese Untersuchungen litten an dem Mangel, daß nicht anzugeben war, welche Stoffe in den Organextrakten vorhanden waren und an welche dieser Stoffe die Wirkung gebunden war. Heute kennen wir das aus der Placenta darstellbare Hormon, welches dem Follikelhormonhydrat gleich ist mit der Formel ($C_{18}H_{24}O_3$), welches Collip krystallinisch rein dargestellt hat. Collip, Thompson, Browne, McPhall und Williamson trennten aus der menschlichen Placenta das peroral wirksame Emmenin ab, welches bei jungen, weiblichen Mäusen Brunst hervorruft, nicht aber die Ovarien beeinflußt, auf ausgewachsene Tiere überhaupt nicht wirkt. Ein weiterer nachgewiesener Stoff, bei Verfütterung unwirksam, ruft bei infantilen weiblichen Mäusen wie Ratten, ein verfrühtes Einsetzen des Zyklus mit der Bildung von Corpora lutea in den Ovarien hervor. Diese Substanz hält Collip für identisch mit dem luteinisierenden Inkret der Adenohypophyse.

Es steht also fest, daß in der Placenta Inkrete vorhanden sind, welche mit dem weiblichen Sexualhormon chemisch wie biologisch übereinstimmen, mit den gonodatropen Wirkstoffen der Adenomhypophyse teilweise biologisch gleich sind. Nunmehr ergibt sich für den Leser die Frage, ob diese Stoffe in der Placenta während der Schwangerschaft nur gespeichert werden, oder ob sie in der Placenta entstehen. Für das Follikulin darf es als sicher gelten, daß es auch in der Placenta gebildet wird (Waldstein). Für die Bildung des Hypophysenvorderlappenhormons in der Placenta ist dies gleichfalls wahrscheinlich. Gegen die Beweisführung durch Philipp, welcher diese Annahme macht, hat sich Zondek ausgesprochen, der zwar in späteren Stadien der Schwangerschaft auch die Placenta als die „Mitproduzentin der genannten Inkrete" gelten läßt, obwohl er hinsichtlich des Hypophysenvorderlappenhormons den Beweis erst dann als erbracht ansehen will, wenn der Hormongehalt des Blutes wie des Urins bei einem trächtigen hypophysenlosen Affenweibchen geprüft ist. Mit anderer Versuchsanordnung meint von Arvay bewiesen zu haben, daß die Placenta, genauer das Zottenepithel das gonadotrope Hypophysenvorderlappenhormon hervorbringt, dabei geht er freilich von der Meinung aus, daß man das Follikelreifungshormon (Prolan A) von dem Luteinisierungshormon (Prolan B) nicht trennen soll, sondern daß die Wirkung auf das infantile Nagetierovarium lediglich von der angewendeten Menge des gonadotropen einheitlichen Vorderlappenhormons abhängt. Bereits vor 15 Jahren habe ich es versucht festzustellen, ob die Hypophyse beim Chorionepitheliom des Menschen dieselben Veränderungen zeigt wie während der Schwangerschaft. Wenn ich zu meinen früheren Beobachtungen meine heutige Erfahrung hinzunehme, so habe ich selbst nie eine einer Schwangerschaftsreaktion gleiche Veränderung des Vorderlappens gesehen, vor allem nicht beim Chorionepitheliom des Mannes. Es gibt aber der Schwangerschaftshypophyse gleiche Veränderungen beim Chorionepitheliom und die Ausscheidung großer Mengen von Hypophysenvorderlappenhormon auch durch den Urin bei Chorionepitheliom steht fest. Von dieser Seite aus besehen, muß man eine innersekretorische Leistung der chorialen Epithelien zulassen. Die biologische Betrachtung kann uns aber auch wieder in der morphologischen Untersuchung weiterführen, denn, wo wir beim Chorionepitheliom des Mannes keine Hormonausscheidung feststellen können, halte ich die histologische Diagnose Chorionepitheliom trotz mikroskopischer Ähnlichkeit für irrig. Wenn andererseits bei Männern mit nichtchorionepitheliomatösen Hodengewächsen eine Ausscheidung von Hypophysenvorderlappenhormon (Prolan A) mit dem Urin vorkommt, so wird man eher annehmen müssen, daß von den Hodengewächsen aus die Vorderlappentätigkeit angeregt wird, als daß man in den Gewächszellen die keine Chorionepithelien sind, die Bildung von Hypophysenvorderlappenhormon behauptet.

Überschauen wir die über die Placenta gemachten Angaben, so muß man entgegen der 1927 von Lahm vertretenen Anschauung, nach welcher die Placenta kein selbständiges inkretorisches Organ sein sollte, jetzt zugeben, daß die Placenta sicher Follikelhormon hervorbringt, und daß sie sehr wahrscheinlich auch Hypophysenvorderlappenhormon bilden kann. Die Placenta entspricht der für die Inkretorgane gegebenen Definition, denn sie bringt Stoffe von spezifischer Wirkung hervor, Stoffe, die in dem Beeinflussungsorgan entstanden und in die Tätigkeit von Erfolgsorganen eingreifen. Die Placenta regelt auch während der Schwangerschaft die Funktion anderer endokriner Organe.

Wenn es möglich war mit einigen wenigen Sätzen dieses Ergebnis der Forschung zu bringen, so darf nicht unerwähnt bleiben, daß fast 30 Jahre mühevoller Arbeit nötig waren, bis man sich zu dieser klaren Erkenntnis durchringen konnte, es wäre undankbar, wenn man auch jetzt nicht die Bedeutung aller jener sich mit der Physiologie der Placenta beschäftigenden Arbeiten gelten lassen wollte. Man ist zu leicht geneigt, Untersuchungen, die nicht zu einem endgültigen Erfolg geführt haben zu vergessen und neue, für den Augenblick sehr gesichert erscheinende Ergebnisse zu überschätzen, und man sollte doch wissen, daß neben vielen Fehlschritten mancher Treffer nur möglich wurde, weil das Ziel so umfassend verfolgt worden ist.

Wenn ich zur Zeit die Lehre von der inneren Sekretion, die Inkretologie überschaue, so bin ich fest überzeugt, daß in Zukunft sich vieles noch sehr wesentlich vereinfachen wird, was uns gegenwärtig recht unübersichtlich erscheint. So beschwerlich es sein mag sich in den oft widerspruchsvollen Angaben einer unendlichen großen Zahl von Arbeiten zurecht zu finden, so muß man doch anerkennen, daß aus der mühevollen ausgedehnten Forscherarbeit schließlich die Klärung der Probleme hervorging.

Im Anschluß an die Ausführungen über die Placenta als innersekretorisches Organ möchte ich noch darauf hinweisen, daß auch in ihr Vitamine nachgewiesen worden sind, besonders das Provitamin A, das Carotin, also auch hier begegnen wir den nahen Beziehungen zwischen Inkret und Vitamin.

Die Schwangerschaftsveränderungen der endokrinen Drüsen, der Schilddrüse und Nebenschilddrüsen, der Nebennieren, des Pankreas, der Hypophyse und der Ovarien sind in den vorangehenden Abschnitten besprochen und in ihrer Bedeutung wie hinsichtlich ihres regelmäßigen Auftretens gewürdigt worden. Bei der starken physiologischen Involution, welche die Thymus bis zur Zeit der Pubertät durchmacht, kommt eine Erörterung etwaiger mit der Schwangerschaft zusammenhängender Veränderungen nicht in Frage.

Die Formunterschiede, welche Aschner für die Zirbel bei Nulliparae und bei Schwangeren angegeben hat, bestehen nicht, ebensowenig mikroskopische Verschiedenheiten. Wenn man viel selbst beobachtet hat, kann man nur sagen, daß die Gestalt der Zirbel außerordentlich wechselt. Diese Ansicht (Berblinger 1926, 1929) deckt sich vollständig mit den Befunden, die Blankenburg mitgeteilt hat.

Eine Darstellung der endokrinen Störungen während der Schwangerschaft und durch diese gehört nicht mehr zu der allgemeinen Inkretologie.

Um aber auch von allgemeinen Betrachtungen aus die Beziehungen zur praktischen Heilkunde, zu den Fragen, welche den behandelnden Arzt angehen, aufrechtzuerhalten, will ich wenigstens kurze Hinweise auf diejenigen Erkrankungen bringen, welche mit der Placentarfunktion in Zusammenhang stehen und von Seitz und Eufinger Schwangerschaftshormonosen genannt worden sind. Darunter wollen sie solche Störungen verstanden wissen, welche durch die Placentarhormone ausgelöst werden und sich an einer oder an mehreren endokrinen Drüsen bald durch eine Mehrleistung, bald durch eine Unterleistung offenbaren. Das Wesentliche wäre die Beeinträchtigung der Zusammenarbeit der endokrinen Organe. Wenn rein sprachlich genommen die gewählte Bezeichnung der Definition nicht entspricht, so erscheint mir auch die Abtrennung dieser Schwangerschaftshormonosen von endokrin bedingten Stoffwechselstörungen während der Schwangerschaft nicht genug begründet.

Seitz faßt unter den Schwangerschaftshormonosen folgende Symptomenkomplexe zusammen:

1. Die Schwangerschaftsakromegalie.
2. Hypophysäre Fettsucht und Magersucht.
3. Der Diabetes insipidus Schwangerer.

4. Hypophysäre Kachexien im Anschluß an Geburten.

5. Die Schwangerschaftsosteomalacie.

6. Hypoovarielle vasomotorische und arthropathische Symptome.

7. Schwangerschaftstachykardien und Schwangerschaftsödeme, welche durch Thyroxin zu beseitigen sind.

8. Diabetes mellitus und Glykosurien bei Schwangeren.

Diese Störungen sind so zu beurteilen, daß durch die Schwangerschaft und die dadurch bewirkte Umstellung des Organismus der werdenden Mutter auch deren endokrine Organe durch die aufzubringende Mehrarbeit eine funktionelle Mehrbelastung erfahren. Diese bewegt sich zunächst an der Grenze des Physiologischen zum Pathologischen. Der Übergang zu ihm ist ein fließender, damit auch zu den Schwangerschaftstoxikosen, zu den Dermatosen wie Erythem, Urticaria, Pruritus, Herpes, Impetigo herpetiformis (Seitz bei Stoeckel) zu Anämien, zur akuten gelben Leberatrophie, zur Osteomalacie, zur Tetanie, zur Hyperemesis gravidarum, zur Tetanie, zur Nephropathia gravidarum und zur Eklampsie.

Endokrine Organe und Brustdrüse.

Wenn sich bei Mädchen die Brustdrüse zur Zeit der Pubertät stärker entfaltet und zum akzidentellen weiblichen Geschlechtsmerkmal wird, stellt sich auch öfters zu dieser Zeit beim Knaben eine leichte Anschwellung der Mamma ein. Eine deutliche Anschwellung der Brustdrüse mit gleichzeitiger Vergrößerung der Brustdrüsenläppchen begleitet jede Menstruation.

Mit jeder normal sich entwickelnden Schwangerschaft geht eine entsprechende Entfaltung der Brustdrüse einher. Umgekehrt erfährt die Mamma im Klimakterium und nach der Kastration eine Rückbildung, die sich freilich wegen gleichzeitiger Entwicklung des perimammären Fettgewebes keineswegs immer in einer sichtbaren Abnahme der Brustdrüsengröße äußert. Die Abhängigkeit dieser Veränderungen von der Eierstocksfunktion ist nicht zu bezweifeln. Sie kann dadurch bewiesen werden, daß man durch Einpflanzung eines funktionstüchtigen Ovariums in den Körper eines kastrierten männlichen Meerschweinchens bei diesem Brustdrüsenkörper und Zitzen zu starker Entfaltung bringen kann, daß die Einpflanzung eines Eierstockes in die Hoden eines Meerschweinchens auch solche Brustdrüsenveränderungen hervorzurufen vermag.

Die hier zu beantwortende Frage lautet nicht, haben die Brustdrüsen eine innere Sekretion, sondern wieweit unterstehen die Brustdrüsen den Einwirkungen der endokrinen Organe. Die vollständige Abtragung der beiden Milchdrüsenleisten bei Tieren beeinträchtigt weder die Schwängerungsfähigkeit noch den Ablauf einer vorhandenen Schwangerschaft.

Den ovariellen und endometranen Zyklusphasen entsprechende Aufbau- und Abbauvorgänge an der Brustdrüse des Weibes hat Rosenburg zuerst beschrieben. Wie anfänglich während der Gravidität sprossen auch im Prämenstruum die Drüsen aus, mit der Blutung fallen die Läppchen zusammen, das umgebende Bindegewebe wird zunächst zellreich, dann hyalin, mit der Proliferation am Endometrium tritt auch eine solche an den Brustdrüsenläppchen auf. Ernst konnte im wesentlichen die Befunde von Rosenburg bestätigen, Loeschcke fand, daß auch die sog. apokrinen Schweißdrüsen, vor allem diejenigen der Achselhöhle eine ähnliche cyclische Veränderung durchmachen. Eine Hypertrophie und Hyperplasie der Brustdrüse kann durch Einspritzung von Placentarextrakten bei Tieren hervorgerufen werden (Basch, Fellner, Berblinger u. a.). Da die Placenta viel Follikelhormon enthält, da mit reinem Follikelhormon Brustdrüsenwachstum erzielt werden kann, so darf man die Brustdrüsenveränderungen als hormonal bedingt ansehen.

Nach einer anderen Ansicht ist auch das Gelbkörperhormon für den Wachstumsvorgang an den Brustdrüsenläppchen verantwortlich zu machen, während dieses und ein Hypophysenvorderlappeninkret, das Prolaktin die Milchbildung und Milchabsonderung zustandebringen. Man kann durch alkalische Vorderlappenextrakte bei Tieren auch die Lactationsperiode verlängern (Asdell). Weitere Untersuchungen ergaben, daß Follikelhormon die Proliferation der Brustdrüsenläppchen hervorbringt, daß zusammen durch Luteohormon und Hypophysenvorderlappenhormon in übermäßigen Mengen an der Brustdrüse das Bild der Mastopathia cystica entsteht (Wieser). In diesem Zusammenhang möchte ich an die heterotopen Endometriosen erinnern, die bekanntlich auch dem ovariellen Zyklus unterworfen sind. Ich habe viele Fälle untersuchen können, auch Nabelendometriosen und es ist mir dabei die weitgehende Übereinstimmung zwischen der Beschaffenheit des periacinösen Bindegewebes der Brustdrüse mit dem zellreichen Bindegewebe der Endometriosen aufgefallen; ferner ist die von Robert Meyer gemachte Beobachtung der Mitbeteiligung der apokrinen Drüsen in den Bauchhautnarbenendometriosen zu erwähnen.

Eine Absonderung einer milchähnlichen Flüssigkeit aus den Brustdrüsen kommt auch bei dem Chorionepitheliom des Mannes vor, sie ist vermutlich ebenfalls auf die Wirkung eines von den Gewächszellen gebildeten Stoffes zurückzuführen, aber man kann auch daran denken, daß die Rückwirkung des Geschwulstgewebes auf den Hirnanhang die Bildung von Prolaktin anregt. Über die Ursachen für den Lactationsvorgang hat sich E. W. Winter dahin ausgesprochen, daß Ovarialhormon, Hypophysenvorderlappeninkret und vegetatives Nervensystem in gleicher Weise in Anspruch zu nehmen sind. Damit kämen also für die Milchsekretion nervöse wie chemische Einflüsse in Betracht, für den geregelten Milchabsonderungsprozeß ist endlich noch der Saugreiz durch das Kind nötig (v. Jaschke).

Selbst über einen so einfach verfolgbaren Vorgang wie denjenigen der Brustdrüsenentwicklung und Milchabsonderung sind wir noch ungenügend unterrichtet. Jedenfalls vermag die Deutung nicht zu befriedigen, daß von der Placenta ein hemmender Einfluß auf die Milchsekretion ausgehen soll. So viel aber dürfen wir sagen, daß die Milchdrüse zwar zu mehreren endokrinen Drüsen in enger funktioneller Beziehung steht, daß sie aber kein Organ mit innerer Sekretion ist. Das schließt natürlich nicht aus, daß in die Milch Hormone übergehen, von Heim ist Hypophysenvorderlappenhormon in der Frauenmilch nachgewiesen worden. Weil es meines Erachtens an Beweisen für eine selbständige innere Sekretion der Brustdrüse fehlt, deshalb habe ich die mit der Pubertät, mit der Schwangerschaft, mit dem ovariellen Zyklus und mit dem Klimakterium verbundenen Brustdrüsenveränderungen an das Ende des Abschnittes über die Wechselbeziehungen zwischen den endokrinen Organen gestellt und im Anschluß an die Placenta als inkretorisches Organ besprochen.

Innere Sekretion und Schwangerschaftsreaktionen am mütterlichen und fetalen Organismus.

Bei den Ausführungen über die Milchbildung und die Brustdrüse will ich auf die Hexenmilchbildung hinweisen, die man ebenso wie die fetale Brustdrüsenentwicklung den Schwangerschaftsreaktionen bei der Mutter gleichwertig erklärt hat. Damit komme ich auch zur Beantwortung der Frage, ob die endokrinen Organe des Fetus Inkrete bilden. Ich will mich jedoch auf einige wichtige Hinweise beschränken. Ausführlich hat sich hierzu Thomas geäußert, der sich mit Untersuchungen über das Vorkommen fetaler Inkrete, über den Hormonaustausch zwischen Mutter und Frucht, über die Tätigkeit der endokrinen Drüsen bei Feten und Kindern befaßt hat. Ich verweise auf die Berichte von Thomas. Um den Fortschritt zu zeigen, welchen die Forschung auch auf diesem Gebiet aufzuweisen hat, mache ich auf eine wenig beachtete Arbeit von Wolf aufmerksam, die im Jahre 1913 eine Zusammenstellung der fetalen Hormone gebracht hat.

Cattaneo injizierte Stoffe in das Herz des Fetus und konnte sie dann im mütterlichen Organismus nachweisen, damit ist der Übergang von Stoffen aus dem Blut des Fetus durch die Placenta auf die Mutter bewiesen. Der Nachweis von Sexualhormon im Fruchtwasser spricht für die Möglichkeit des Übergangs mütterlicher Hormone in das Blut des Fetus.

Für diese Feststellung spricht ferner, daß Kinder mit Schilddrüsenaplasie, solange keine Zeichen der Schilddrüseninsuffizienz zeigen, als sie von der Mutter gestillt werden und so durch die Milch das Schilddrüseninkret der Mutter erhalten, daß Feten mit Schilddrüsenmangel sich ganz normal entwickeln, weil sie durch die Placenta mütterliche Hormone zugeführt bekommen.

Es bedarf keiner weiteren Begründung, daß die Bildung von Inkreten seitens der fetalen Organe erst in späteren Schwangerschaftsmonaten möglich sein kann, weil erst dann die endokrinen Organe des Fetus die entsprechende Ausbildung erfahren haben. Bei den menschlichen Feten kann man vom fünften Schwangerschaftsmonat ab eine dem postfetalen Zustand ähnliche Ausbildung der Schilddrüse, der Epithelkörper, der Nebennieren, des Pankreas, der Hypophyse, der Zirbel, des Thymus, der Keimdrüsen nachweisen, dabei lege ich das Gewicht auf den gewählten Ausdruck ähnlich, es liegt aber keine Vollentwicklung vor. Ich meine damit nur, daß die Struktur der endokrinen Organe in den späteren Schwangerschaftsmonaten nicht so grundsätzlich von derjenigen bei Säuglingen abweicht, daß man deshalb die Bildung von Hormonen im fetalen Leben ablehnen müßte. Für die Hypophyse gilt zum Beispiel, daß sie vom 6. Lebensmonat des Fetus ab bereits reichlich die eosinophilen Epithelien enthält, während allerdings die Basophilen erst zur Zeit des normalen Geburtstermins in größerer Zahl auftreten. Die Keimdrüsen enthalten am Ende der Schwangerschaft und nach der Geburt des Kindes ebenfalls schon diejenigen Elemente, welche später die Sexualhormone liefern, wenn sich auch die Inkretwirkung in größerem Umfang erst mit Eintritt der Pubertät geltend macht.

Die Verhältnisse scheinen mir so zu liegen, daß zwar die endokrinen Organe beim Fetus bereits tätig sind, daß aber durch die vom mütterlichen Organismus hervorgebrachten Hormone, welche auf den Fetus übergehen, dessen Blut so viel an diesen Stoffen erhält, daß die endokrinen Organe des Fetus nur in beschränktem Umfange tätig zu sein brauchen.

Es wurde früher erwähnt, daß durch sehr reichliche Zuführung von Thyroxin die Funktion der Schilddrüse eingeschränkt werden kann. In nicht veröffentlichten Versuchen gelang es mir durch Inzucht zwischen Hunden, denen die Schilddrüse teilweise entfernt war, in einzelnen Würfen Tiere mit angeborener Struma zu erhalten. Ich habe dies so gedeutet, daß infolge der Hypothyreose der Eltern bei den Feten der vermehrte Bedarf an Thyroxin durch gesteigerte Tätigkeit der fetalen Schilddrüse auszugleichen versucht worden war, ich messe aber der Inzucht für das Zustandekommen der Kropfbildung eine sehr wesentliche Bedeutung bei. Mit diesen aus den Ergebnissen der Tierversuche gewonnenen Erfahrungen stimmt überein, daß man bei Neugeborenen zuckerkranker Mütter eine Hypertrophie und Hyperplasie der Inseln zusammen mit degenerativen Veränderungen an diesen festgestellt hat, was Schretter und Nevinny als die anatomische Grundlage eines Überarbeitungsdiabetes anzusehen geneigt sind.

Was die Schwangerschaftsreaktionen anbelangt, welche am Fetus zu beobachten sind, wie der verhältnismäßig große Uterus des neugeborenen Mädchens, die starke Ausbildung des Scheidenepithels, die Vorgänge der cystischen und obliterierenden Follikelatresie, die Wucherung und die Sekretion der Prostata vom 8. Lunarmonat ab (H. O. Neumann), so können diese sowohl durch die auf die Frucht übergegangenen mütterlichen Hormone hervorgebracht, wie auch durch fetale Hormone bewirkt sein. Die eingepflanzte Hypophyse eines menschlichen älteren Fetus wie diejenige des neugeborenen Kindes erweisen sich im Tierversuch als biologisch wirksam, sie enthalten die gonadotropen Inkrete. Der gelungene Nachweis dieser Stoffe wie des Eierstockhormons im Blutserum, wie im Urin des neugeborenen Kindes spricht für eine selbständige inkretorische Leistung dieser Organe zur Zeit der Geburt. Wenn Neumann aus dem Vorhandensein eines brunstauslösenden Stoffes im Blut neugeborener Knaben schließen will, daß die Hormone, welche im fetalen Körper die Schwangerschaftsreaktion auslösen, von der Mutter herstammen, so hat man eben doch freilich in geringen Mengen einen Oestrus erzeugenden Stoff auch im Hoden und im Männerharn gefunden und auch die Bildung männlichen Sexualhormons in den kleinen Follikeln festgestellt (Siebke).

Die Vergrößerung der Brustdrüse beim Fetus ist auf die Wirkung des auch in der Placenta vorhandenen Follikelhormons zurückzuführen. Nach der Entfernung der Placenta kommt die Hexenmilchbildung vermutlich über den Weg der Hypophyse zustande und vielleicht wirkt auch hier das laktogene Inkret der Neugeborenenhypophyse.

Die Auffassung von Thomas, nach welcher die endokrinen Organe während der Fetalzeit nicht tätig sein sollen, kann ich mir nicht zu eigen machen. Daß diese Organe unter den besonderen Bedingungen des fetalen Kreislaufes nur beschränkt tätig sein mögen, gebe ich zu, auch kann ich darin Thomas beipflichten, daß die Morphogenese des Fetus mindestens zum Teil ohne Einwirkung von Hormonen vor sich geht.

VII. Innere Sekretion und vegetatives Nervensystem.

In dem Abschnitt über die physiologischen Wirkungen der Inkrete konnte vielfach der Einfluß der Inkrete auf das vegetative Nervensystem hervorgehoben werden, andererseits war bei der Besprechung der Wechselbeziehungen zwischen den endokrinen Organen auf deren Regulation auch durch das Nervensystem hinzuweisen.

Dieses vegetative Nervensystem setzt sich aus zwei Teilen zusammen, aus einem sympathischen und einem parasympathischen. Die Ursprungszellen für die Fasern beider Anteile liegen im Zentralnervensystem, mit welchem das vegetative in geweblicher Verbindung steht. Die aus vegetativen Ganglienzellengruppen des Rückenmarks entspringenden Fasern gehen als Rami communicantes albi zum Grenzstrang, von da zu den Prävertebralganglien oder als Rami communicantes grisei zurück zu den spinalen Nerven. Im Gegensatz zu den cerebrospinalen Nerven sind in die Fasern des sympathischen wie parasympathischen Anteils Ganglienzellen eingeschaltet vor der Endausbreitung der Nervenfasern. Man unterscheidet daher an den Fasern des vegetativen Nervensystems prä- und postganglionäre Abschnitte. Bei dem parasympathischen Anteil des vegetativen Nervensystems kann man nun wieder die von Ganglienzellengruppen im Bereich des Mittelhirns kommenden Fasern als die kranial-autonomen zusammenfassen, als die sacral-autonomen diejenigen, welche dem 2.—3. Sacralsegment des Rückenmarks entstammen. Wie Hoff hervorhebt, liegen aber zwischen diesen beiden Anteilen des Parasympathicus noch im ganzen Rückenmark Ganglienzellen, aus denen in den hinteren Wurzeln verlaufende vasodilatorische Fasern hervorgehen, die ebenfalls zum parasympathischen System zu rechnen sind.

Damit ist über die anatomischen Verhältnisse vom vegetativen Nervensystem das Wichtigste gesagt, durch die nachfolgende schematische Darstellung nach L. R. Müller und Greving wird die Ausbreitung des vegetativen Nervensystems dem Leser leichter verständlich (Abb. 6, S. 97).

Von funktionellen Gesichtspunkten aus beurteilt, werden durch das cerebrospinale Nervensystem Leistungen ausgelöst und verrichtet, welche dem Bewußtsein unterworfen sind, während das vegetative Nervensystem die dem Bewußtsein nicht unterworfenen Funktionen reguliert. W. R. Heß hat die funktionellen Unterschiede damit zu kennzeichnen versucht, daß die vegetativen Funktionen im Enderfolg dieser Leistungen „im Lebensraum der Zellen liegen, während sich die animalischen Funktionen im Lebensraum des Organismus auswirken". Heß unterscheidet bei den vegetativen Regulationen eine ergotrope Gruppe mit dem Ziel der animalen Energieentfaltung auf einer dissimilatorischen Stoffwechselphase beruhend, während bei der histotropen Gruppe durch die Förderung der Assimilation die Dissimilation gehemmt wird. Die Regulation der ergotropen Gruppen erfolgt vornehmlich durch den Sympathicus, diejenige der histotropen Gruppe durch den Nervus vagus. Diese Unterscheidung führt zurück zu dem in dem einleitenden Abschnitt genannten Versuch die Inkrete danach zu ordnen, ob sie in die dissimilatorische oder in die assimilatorische Phase des Stoffwechsels und der Organtätigkeit regelnd eingreifen. Der Einfluß auf den Stoffwechsel und auf die Tätigkeit der sympathisch und parasympathisch innervierten Organe durch die Nervenfasern der beiden Anteile des vegetativen Nervensystems ist ein vielfach antagonistischer.

Durch die gegenseitige Beeinflussung wird eine Regulierung der Organleistung erreicht, ein erhöhter Erregbarkeitszustand im Vagusbereich durch Sympathicuserregung ausgeglichen und umgekehrt (s. Tabelle 5, S. 98.).

In ähnlicher Weise wie man es unternommen hat, die Konstitution eines Menschen danach zu bewerten, ob er eine größere Ansprechbarkeit auf den Vagus oder den Sympathicus treffende Reize hat, ob ein dauernder Zustand erhöhter Erregbarkeit Vagotonie

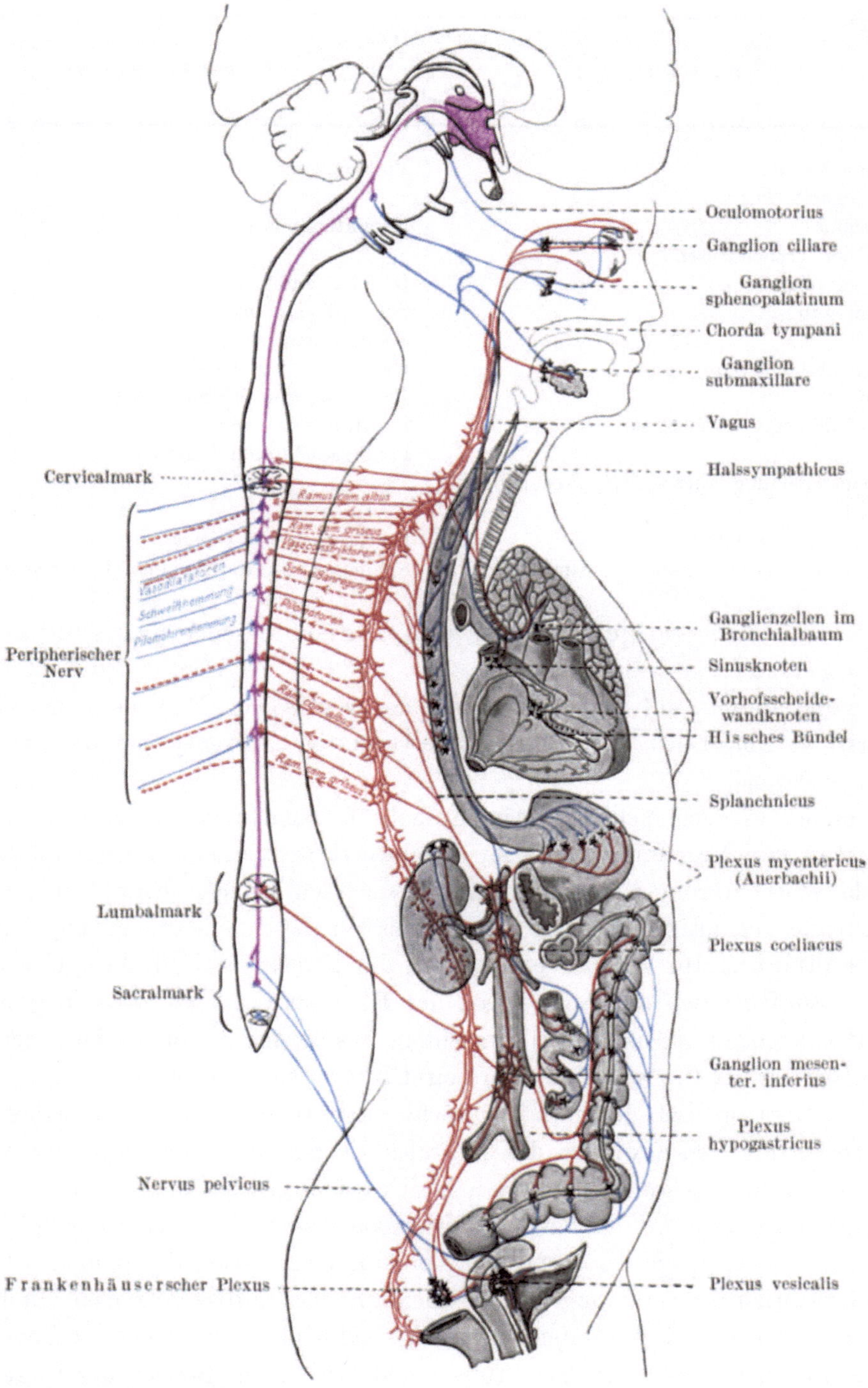

Abb. 6. Übersichtsbild der vegetativen Innervation. Rot: Sympathisches System. Blau: Parasympathisches System. Lila: Zentrale vegetative Leitungsbahn vom Zwischenhirn aus. (Nach L. R. Müller und Greving.)

oder Sympathicotonie besteht, könnte man auch versuchen wollen die Inkrete danach einzuteilen, ob sie sympathicotrope oder vagotrope Wirkung haben. Gewiß läßt sich teilweise eine solche Unterscheidung durchführen, aber vielfach machen sich diese

Tabelle 5. (Nach Josephy).

Sympathicus ←　Reizung des　→ Parasympathicus

bewirkt

Sympathicus	Parasympathicus
Pupillenerweiterung	Pupillenverengerung
Lidspaltenerweiterung	
Exophthalmus	Enophthalmus (?)
Sekretion der Tränendrüsen	
Gefäßverengerung	Gefäßerweiterung
Schweißanregung	Schweißhemmung
	Speichelsekretion
Herzaktion beschleunigt	Herzaktion verlangsamt
Bronchien (?)	Bronchien vorwiegend erweitert
Magen-Darmbewegung gehemmt	Peristaltik angeregt
	Pankreassekretion angeregt
Adrenalinausscheidung angeregt (Glykogenabbau gesteigert)	
Detrusor vesicae gehemmt	Detrusor vesicae erregt
Sphincter vesicae erregt (Retentio urinae)	Sphincter vesicae gehemmt (Blasenentleerung)

Wirkungen nur auf Teilgebiete des sympathischen oder parasympathischen Systems geltend.

Wie die Inkrete auf diese Teilgebiete des vegetativen Nervensystems einwirken, so unterstützt umgekehrt auch wieder das vegetative Nervensystem die Leistung der endokrinen Organe.

Wenn ich es auch nicht als meine Aufgabe betrachten kann, die Erkrankungen des vegetativen Nervensystems im einzelnen zu besprechen, so will ich doch hervorheben, daß hier Störungen vorkommen, wie sie auch bei den Krankheiten der endokrinen Organe überaus häufig sind. Ich verweise in diesem Zusammenhang nur auf die Beeinträchtigung der Wärmeregulation, des Eiweiß-, Fett-, Kohlehydrat-, Wasser- und Mineralstoffwechsel, auf Änderungen des Blutdruckes, auf Störungen in den Genitalfunktionen. Aus früher gemachten Ausführungen konnte klar werden, wie innig die Beziehungen zwischen dem vegetativen Nervensystem und den inkretbildenden Organen sind, deren abgeschwächte und erhöhte Tätigkeit dieselben Erscheinungen hervorruft, denen wir bei den zentralen Erkrankungen des vegetativen Nervensystems begegnen. Für die Hypophyse habe ich früher gezeigt, daß sie mit den vegetativen Zentren nervöser Art am Zwischenhirnboden eine funktionelle Einheit bildet, daß die gleichen Störungen wie bei Ausfall der Vorderlappenfunktion (hypophysäre Kachexie) auch bei umschriebener Zerstörung am Zwischenhirnboden auftreten können. In der früher für die endokrinen Drüsen gewählten Reihenfolge will ich hier auf manches Übereinstimmende zwischen endokrinen Störungen und solchen im Bereich des vegetativen Nervensystems jedoch nur in Form kurzer Hinweise noch eingehen. Es liegt keineswegs in meiner Absicht eine Gesamtübersicht zu bringen, es genügt, wenn ich auf Beobachtungen aufmerksam mache, welche den Arzt anzuregen vermögen.

Störungen der Wärmeregulation sind z. B. bei Encephalitis in der Gegend des Tuber cinereum und am Zwischenhirnboden nicht selten, eine unterwertige Tätigkeit der Schilddrüse führt zu einem Absinken der Körpertemperatur, welche durch Thyreoideahormon wieder gesteigert werden kann (Isenschmid). Mit schwerer Hypothyreose ist oft Fettsucht verbunden, es gibt aber Fettsuchtsformen bei Zwischenhirnschädigung, bei denen durch Thyroxin keine Entfettung erzielt werden kann (Leschke). Bei der Atmungstetanie sinkt der Gehalt des Blutes an ionisiertem Kalk, die Erregbarkeit des Nervensystems nimmt zu, weil das Blut den Geweben Kalk entzieht, die Atmungstetanie ist bei organischen Gehirnerkrankungen (Zwischenhirn?) besonders leicht erzielbar (Peritz). Die Epithelkörperinsuffizienz führt zu einer erheblichen Abnahme des Blutkalkes, Danisch sah nach Entfernung des Ganglion coeliacum des Kaninchens Abmagerung und Blutsenkung auftreten, der wir bei der Addisonschen Krankheit als Folge einer Nebennierenzerstörung auch begegnen. Bei der essentiellen Hypotonie läßt sich eine besondere Vaguserregbarkeit finden und manche klinischen Zeichen der essentiellen Hypotonie haben mit den Erscheinungen beim Addison gemeinsame Züge. Der Diabetes mellitus ist von manchen als primäre Störung des nervösen Regulationszentrums für den Kohlehydratstoffwechsel und nicht als primäre Pankreaserkrankung angesehen worden. Leschke betont, daß man bei Diabetesfällen, bei denen eine primäre Erkrankung des Pankreas nicht vorliegt, eine Schädigung derjenigen nervösen Zentren im Gehirn annehmen müsse, von denen aus erfahrungsgemäß der Zuckerstoffwechsel reguliert wird. Außer Zentren am Boden der 4. Hirnkammer und in der Wand der 3. Hirnkammer kommen hier auch noch solche im Bereich des Corpus striatum in Frage. Es ist aber bis jetzt nicht erwiesen, daß bei Diabetes mellitus mit Inselveränderungen regelmäßig oder auch nur häufig Veränderungen im Bereich der genannten Hirnbezirke angetroffen werden. Auch bleibt die Tatsache unumstößlich, daß bei ausgedehnten anatomischen Veränderungen des Striatum jede Zuckerstoffwechselstörung fehlen kann. Wenn wirklich nach absichtlich gesetzten Schädigungen des Striatum mit hinreichender Regelmäßigkeit morphologische Veränderungen am Inselapparat des Pankreas und Hyperglykämie sich einstellen sollten, dann würde dies erneut die nahen Beziehungen zwischen innerer Sekretion des Pankreas und Nervensystems erkennen lassen.

Für die Hypophyse bestehen solche Beziehungen in ganz besonderem Umfange. Die Adenohypophyse steht mit dem Zwischenhirnboden in unmittelbarer nervöser Verbindung. Andere und ich konnten zeigen, daß es eine Dystrophia adiposo-genitalis gibt, die auf einer primären Unterfunktion des Hypophysenvorderlappens beruht, und daß dasselbe Symptomenbild durch eine primäre Zwischenhirnerkrankung hervorgerufen werden kann. Ferner führe ich hier den diencephal bedingten Kleinwuchs, den pituitären Zwerg- und Kleinwuchs, den Diabetes insipidus und die Störungen des Wasser- und Kochsalzstoffwechsels an, die vielfach überhaupt nicht als hypophyseogen erklärt werden, sondern als Folge einer ausschließlichen Zwischenhirnschädigung.

Wenn die Zirbel überhaupt ein endokrines Organ ist, so kann jedenfalls nicht nur bei einer die Zirbel selbst treffenden Schädigung körperliche und geschlechtliche Frühreife entstehen, sondern dieselben Erscheinungen kommen auch bei Gewächsen im 3. Ventrikel vor (C. Schmid), durch welche die vegetativen Zentren im Mitleidenschaft gezogen werden. Thymusextrakte haben eine blutdruckherabsetzende Wirkung, die wir freilich auch von anderen Organextrakten kennen, sie entspräche aber einer Vaguserregung oder einem Einfluß der Thymus auf das parasympathische System. Die dem Thymus zugeschriebene lymphoexcitatorische biologische Wirkung stimmt mit Verschiebungen im weißen Blutbild überein, welches bei Vagotonikern eine relative Lymphocytose zeigt. Ferner stellen wir bei Erkrankungen des Zwischenhirns Abweichungen im Blutbild fest, bei chronischem Hydrocephalus erhob ich einen Sektionsbefund, der dem bei perniziöser Anämie recht ähnlich war.

Gut bekannt sind die Wechselwirkungen zwischen vegetativem Nervensystem und Keimdrüsen. Zu nennen ist hier das Vorkommen von Hodenatrophie, von Entwicklungshemmung der Hoden bei alleiniger Zerstörung der Tubergegend (Bailey und Bremer),

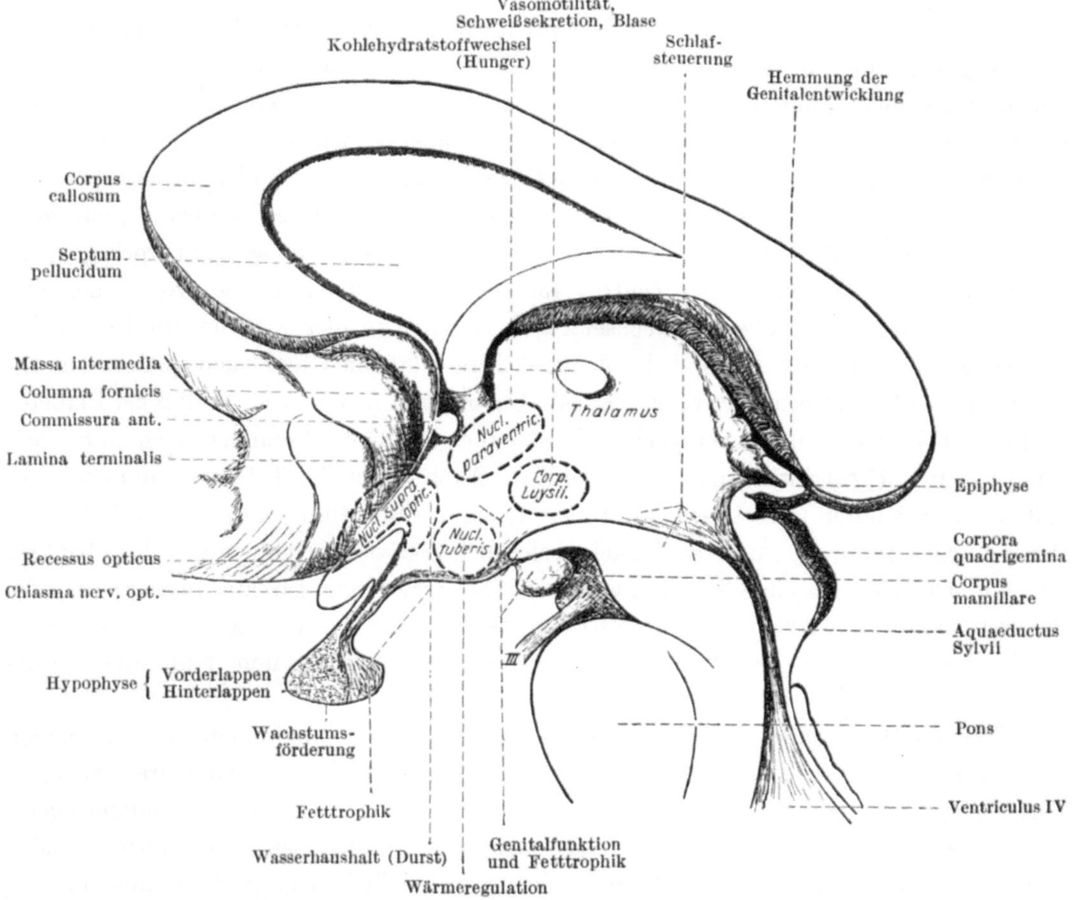

Abb. 7. Lokalisation der nervösen vegetativen Zentren. (Nach Greving.)

während die Hypophyse selbst unverändert ist. Die Genitalstörungen bei Schädigungen der Corpora mammillaria führt man auf den Ausfall eines vegetativ-nervösen Zentrums zurück, welches Müller und Greving als Zentrum für die Genitaltrophik angesprochen haben. Die von Greving stammende Abbildung gibt einen Überblick, wo man die nervösen Regulationszentren für die Wärmeregulation, für den Stoffwechsel, für die Genitalfunktionen zu suchen hat (Abb. 7).

Bei seit mehreren Monaten kastrierten männlichen wie weiblichen ausgewachsenen Ratten beobachtete ich eine starke Pigmentatrophie von Ganglienzellen zwischen dem Tuber und dem Corpus mammillare. Ich kann bis jetzt aber noch nicht sagen, ob diese Veränderungen Ausfall der inneren Sekretion der Keimdrüsen sein müssen.

Wir wissen, daß beim Weibe trotz der Kastration Geschlechtstrieb und Geschlechtsempfindung nicht unbedingt aufhören müssen, dazu ist freilich zu bemerken, daß der Begriff Geschlechtstrieb weiter gefaßt werden sollte, daß man mit Kauders von einer „durch das Seelische repräsentierten Libido" sprechen kann, daß die Sexualität ein Ausdruck der seelischen Persönlichkeit ist und die Auffassung viel zu einseitig wäre, wenn man die Geschlechtlichkeit nur endokrin bedingt erklären wollte.

Unser heutiges Wissen über die Vorgänge bei der Vererbung lehrt uns, daß die Bestimmung des Geschlechtes von der Konstitution der Geschlechtschromosomen abhängt, und nicht von hormonalen Einflüssen. Auf dieser Kenntnis von der Geschlechtsvererbung baut sich unser Verständnis vom Zwittertum beim Säugetier auf, welches hier stets einen pathologischen Zustand bedeutet und durch die verschiedenen Formen einer genetischen Intersexualität in Erscheinung treten kann. Auf die sexuellen Zwischenstufen beim Menschen soll nicht weiter eingegangen werden, ich darf dies deshalb unterlassen, weil die Intersexualität eine genetische ist (Goldschmidt) weil sich die Wirkung der Sexualhormone nur auf die akzidentellen Geschlechtsmerkmale, von denen früher die Rede war, auswirken kann (Sand). Damit kehre ich wieder zu den Funktionen der endokrinen Organe zurück, welche vom vegetativen Nervensystem aus gesteuert werden, welche ihrerseits in der angedeuteten Weise wieder den Erregbarkeitszustand des vegetativen Nervensystems beeinflussen. Zwischen den endokrinen Organen selbst bestehen die früher erörterten Korrelationen, die zum Teil rein hormonal und humoral über den Weg des Blutes zustandekommen, neben dieser chemischhumoralen Organkorrelation besteht die chemisch-nervöse oder chemisch-neurale und in dem System der endokrinen Drüsen und in dem mit diesem zum Teil sogar anatomisch verbundenen, vegetativen Nervensystem mit seinem parasympathischen und sympathischen Abschnitt haben wir die beiden wichtigen großen Regulationsmechanismen zu erblicken, durch welche der geregelte Ablauf des Lebens und die Sicherung der biologischen Existenz gewährleistet wird. Das vegetative System, wie das endokrine System, greifen in den Stoffwechsel und in das Säure-Basengleichgewicht ein; während der Schwangerschaft verändert sich das Säure-Basengleichgewicht derart, daß nach Anselmino

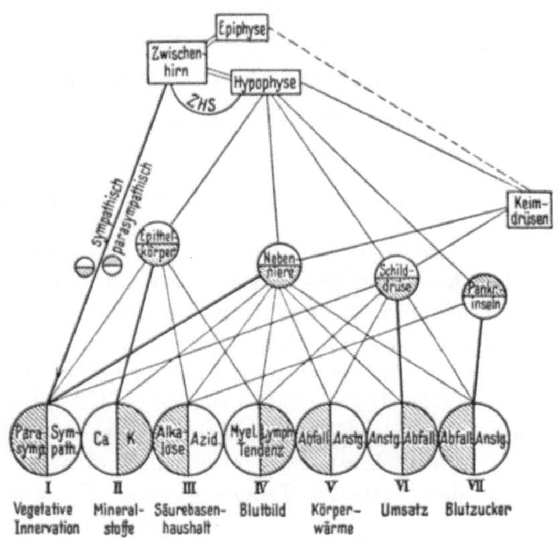

I. Phase der vegetativen Gesamtumschaltung
(helles Feld oben [Stellung A]).

Adrenalin I, II, III, IV, V, VI, VII.
Thyroxin I, III, IV, V, VI, VII.
Epithelkörperchenhormon I, II, III, IV.
Notfallsreaktion Cannons I, III, IV, V, VI, VII.

II. Phase der vegetativen Gesamtumschaltung
(dunkles Feld oben [Stellung B]).

Insulin I, III, VII.
Addison I (III Acidose), IV, V, VI, VII.
Simmonds IV, V, VI, VII.
Tetanie I, II, III, IV.
Myxödem I, III, IV, V, VI, VII.

Abb. 8. Schema der vegetativen Regulationen.
(Nach Hoff.)
Wiedergegeben ist die Ruhestellung.
Stellung A bedeutet Überwiegen des Sympathicus,
Stellung B des Parasympathicus.

eine „physiologische Azidose auftritt", für welche die gesteigerte Tätigkeit der Schilddrüse verantwortlich gemacht wird. Das veränderte Verhältnis zwischen Wasserstoff-
ionen und Hydroxylionen schätzt aber Anselmino für die Entstehung der Schwangerschaftstoxikosen, z. B. der Hyperemesis gravidarum, der Nephropathie, der
Eklampsie nicht besonders hoch ein. Ich bemerke hier, daß die hypophysäre Theorie
der Eklampsie, wie sie von einigen vertreten wird, nach meinen eigenen Untersuchungen
sich morphologisch nicht stützen läßt (Berblinger 1935).

Um dem Leser das Zusammenwirken der beiden großen Regulationsmechanismen,
nämlich vegetatives Nervensystem und endokrines System verständlicher zu
machen, bringe ich am Schluß dieses Abschnittes ein von Hoff stammendes Schema,
welches die Beziehungen meines Erachtens recht klar vor Augen führt (Abb. 8, S. 101).
Zu diesem Schema gibt Hoff folgende Erklärung.

Die großen Räder, die man sich um ihren Mittelpunkt drehbar und miteinander verzahnt vorzustellen hat, sind verschiedene Glieder der vegetativen Funktionen. Jedes Rad hat ein dunkles und
helles Feld, wird das Rad 1. um 90⁰ nach links gedreht, dann rücken die hellen Felder nach oben,
dieses Obenstehen soll gleichzeitig das Überwiegen der einen vegetativen Reaktionslage über die entgegengesetzte ausdrücken. Die Stellung der hellen Hälften nach oben wird als A-Stellung bezeichnet,
die der dunklen Hälften nach oben als B-Stellung, daraus ergibt sich nach Hoff: A-Stellung: Es überwiegen Sympathicus, Calcium, Azidose, myeloische Tendenz des Blutbildes, Temperaturanstieg, Umsatz-
anstieg, Blutzuckeranstieg; in der B-Stellung: Parasympathicus, Kalium, Alkalose, lymphatische
Tendenz des Blutbildes, Temperaturabfall, Umsatzabfall und Blutzuckerabfall.

Die enge Verbundenheit der beiden Systeme — Sympathicus, Parasympathicus —
einerseits, endokrine Organe andererseits, kann auch in dem Ineinandergreifen zweier
Systeme derart ausgedrückt werden, daß sie zusammen einen geschlossenen Funktions-
kreis darstellen, in welchem das vegetative Nervensystem die Inkretbildung bestimmt,
die Inkrete das vegetative Nervensystem beeinflussen (Danisch).

VIII. Innere Sekretion und Konstitution.

An die Darstellung der Wirkungsweise der Inkrete, an die Besprechung der Korrelationen unter den endokrinen Organen, der Beziehungen zwischen endokrinem System
und vegetativem Nervensystem soll als Abschluß meiner Abhandlung noch die Bedeutung
der inneren Sekretion für die Konstitutionslehre gewürdigt werden. Die Bedeutung der
Konstitution für die Frauenheilkunde ist in diesem Handbuch durch A. Mayer so umfassend
bearbeitet worden, daß eine Schilderung der Konstitutionstypen, der geschlechtsbedingten
Konstitutionsunterschiede, daß ein genaueres Eingehen auf die konstitutiven Abweichungen
und auf die „gynäkologisch wichtigen Merkmale einer besonderen Konstitution" nur eine
unangebrachte Wiederholung wäre. Ich darf es mir damit genügen lassen, lediglich den
Einfluß der endokrinen Organe auf die Konstitution zu besprechen. In einem früheren
Abschnitt (S. 59) hob ich hervor, daß die Inkretwirkungen in morphogenetische und in
funktionelle getrennt werden können, daß erstere sich auf den Bau und auf die Entwicklung
der Organe und Organsysteme, letztere auf deren Leistung und gegenseitige Zusammenarbeit erstrecken. Richtig besehen kann eine solche Unterscheidung wohl einem praktischen
Bedürfnis entspringen, aber sie vermag nicht wirklich zu befriedigen, weil jede formale
Abänderung eine funktionelle zur Folge haben kann und umgekehrt.

Auch die Konstitution setzt sich zusammen aus morphologischen und funktionellen Merkmalen. So wie sich uns einer darbietet auf Grund dieser Merkmale und Eigenschaften, das verstehen wir unter seiner Konstitution. Seine Gesamtpersönlichkeit, seine Gesamterscheinung — der Phänotypus — macht die Konstitution eines Menschen aus. Neben den individuellen Zügen hat jeder Mensch Merkmale der Gattung und auf Grund solcher übereinstimmender Eigenschaften konnte man zur Aufstellung von Konstitutionstypen kommen, durch welche aber niemals die Gesamtpersönlichkeit voll und wirklich erfaßt wird. Recht zutreffend hat Rössle den Einfluß der Vererbung auf die Konstitution gekennzeichnet, wenn er sagt: „der einzelne Mensch besitzt neben einer nach Rasse, Geschlecht und Alter gekennzeichneten allgemeinen Konstitution noch eine nur ihm allein eigentümliche individuelle Konstitution. So wie es keine zwei Menschen gibt auf der Welt, die dasselbe Gesicht oder den gleichen Körpergeruch haben, so sind erst recht alle Konstitutionen voneinander verschieden[1]. Jeder ein Original.‟

Man hat auch die Konstitution als die Körperverfassung bezeichnet und darunter die erbanlagenmäßig bedingten Merkmale und Eigenschaften, den Genotypus oder Idiotypus, und die durch intrauterine wie postuterine Beeinflussung und Anpassung sich ergebenden Merkmale, die Kondition oder den Paratypus (Tandler, J. Bauer) zusammengefaßt. Vor Jahren habe ich in Anlehnung an Ernst Haeckels Auffassung über das Geschehen bei der Vererbung beiläufig eine Definition für die Konstitution zu geben versucht, in welcher das genotypisch Bedingte bewußt in den Vordergrund gerückt war, zugleich aber auch ausgedrückt werden sollte, wie sich konstitutionell Gegebenes erst zu verschiedenen Zeiten des Lebens und abhängig von Umwelteinflüssen offenbart. Ich will unter der Konstitution eines Menschen verstanden wissen, die ihm durch das Keimplasma übertragene Entwicklungs- und Organisationsrichtung einschließlich der Möglichkeiten aus dieser Richtung unter dem Wechsel der Lebensbedingungen abweichen zu können (Berblinger 1922).

Häufig wird unter der Konstitution eines Menschen nur das verstanden, was er erbanlagenmäßig an Merkmalen und Eigenschaften zeigt. Aber diese Auffassung ist zweifellos zu eng, wir dürfen zwar sagen, was sicher vererbt ist und was an Merkmalen bei Nachkommen den Vererbungsgesetzen folgt, dies ist unbedingt als konstitutionell zu werten. Damit wird die viel erörterte Frage angeschnitten, ob es auch eine Vererbung erworbener Merkmale und Eigenschaften gibt. Ein wirklicher Beweis ist hierfür für den Menschen noch nicht zu erbringen gewesen. Man muß es aber als durchaus möglich zulassen, daß von den Körperzellen aus die Keimzellen in ihrer Erbmasse so abgeändert werden, daß neue Merkmale sich ausbilden, die nunmehr weiter vererbt werden können. Für eine derartige somatische Induktion der Keimzellen hat man besonders die endokrinen Organe verantwortlich machen wollen, deren physiologische Aufgabe in der Regulation der Organ- und Zelleistung besteht und in einer Regulierung der Zusammenarbeit der Organsysteme, welche in ihrer Gesamtheit den Organismus ausmachen.

Von der Konstitution eines Menschen stellt sein Aussehen (Habitus) nur einen Teil vor, in diesem Habitus, nicht aber in ihm allein offenbaren sich häufig Züge, die in abgeschwächter Weise den Wachstumsstörungen gleichen, die wir in ausgesprochenem Maße bei endokrinen Krankheiten finden. So kann man einen Habitus,

---

[1] Für eineiige-gleichgeschlechtliche Zwillinge mag dies aber doch möglich sein.

der sich durch eine besondere Entfaltung und Größe der gipfelnden Teile Nase, Kinn, Finger, Zehen hervorhebt als Akromegaloidismus bezeichnen wegen einer gewissen Ähnlichkeit mit dem pathologischen Gipfelwachstum, der Akromegalie. Eine Andeutung von Akromegaloidismus zeigen nicht selten schwangere Frauen, bei denen eine gesteigerte Hypophysentätigkeit vermutet werden kann. Das frühzeitige Altern, welches manche Menschen zeigen, welches auch familiär vorkommt, kann zweifellos konstitutionell bedingt sein, es stellt eine involutive Konstitutionsanomalie dar und der alte Gesichtsausdruck, den solche Menschen zeigen, erinnert recht an die Gesichtszüge mancher Zwerge, deren Wachstumshemmung endokrinen Ursprungs ist. Ein ebenfalls familiär vorkommender Hochwuchs zeigt Ähnlichkeiten teils mit dem hypophysären Riesenwuchs, teils mit dem eunuchoiden Hochwuchs. Die starke Körperbehaarung mancher gesunder Menschen begegnet uns als pathologische Erscheinung im Hirsutismus bei Nebennierenrindenhypertrophien. Mit diesen ausgewählten Beispielen von besonderen Habitusformen wollte ich nur darauf hinweisen, wie man sich vorstellen kann, daß durch den Einfluß endokriner Drüsen gewisse Typen möglich sind, die gewissermaßen Übergänge darstellen zu endokrinen Krankheiten, welche auf dem Boden einer derartigen bestimmten Konstitution entstehen. Es ist selbstverständlich, daß diese Habitusformen, welche man mit einem Überwiegen der Funktion oder mit einer Abschwächung der Funktion einer bestimmten endokrinen Drüse in Zusammenhang bringen kann, an sich nichts Pathologisches bedeuten. Bei dem bekannten Einfluß des endokrinen Systems gerade auf das Wachstum verstehen wir das Vorkommen der erwähnten Habitusformen sehr gut. In seinen grundlegenden Untersuchungen über die Physiologie und Pathologie des Wachstums hat Rössle auf die Rolle der endokrinen Drüsen besonders hingewiesen.

Wie früher erwähnt, wirkt wenigstens zum Teil der parasympathische Abschnitt des vegetativen Nervensystems dem sympathischen entgegengesetzt. Je nach der Reaktionslage, die das eine Mal durch eine erhöhte Erregbarkeit des Vagus, das andere Mal durch eine solche des Sympathicus gekennzeichnet ist, kann man die Konstitution eines Menschen auch nach diesem Verhalten beurteilen. Die Konstitution wird also hier nach funktionellen Gesichtspunkten bewertet und das Überwiegen der sympathischen oder parasympathischen Einflüsse hängt auch wieder ab von der Tätigkeit der endokrinen Organe. Man hat von einer individuellen Blutdrüsenformel des Menschen gesprochen und versteht darunter den Funktionsgrad der zu einem System zusammengeschlossenen endokrinen Organe. Weil in diesem Ring der endokrinen Drüsen wie schon oben an Beispielen gezeigt, einzelne Drüsen wieder funktionell hervortreten können oder weil, wie in dem Abschnitt über die Korrelationen ausgeführt wurde, die Mehrleistung einer Drüse auf den Tätigkeitsgrad anderer bald fördernd, bald hemmend einwirken kann, so sind auch Konstitutionen unterscheidbar, bei denen wesentliche Merkmale durch die Abschwächung oder Steigerung einzelner endokriner Organe gegeben sind.

Man hat eine hypo- wie hyperthyreotische, eine hypo- wie hyperpituitäre, eine hypoparathyreotische, eine hypo- und hypergenitale Konstitution unterschieden. Wie oben gesagt, darf man sich darunter keinesfalls Krankheiten endokriner Natur vorstellen, man kann aber sehr wohl verstehen, daß wenn z. B. durch irgendeine Schädigung bei hyperthyreotischer Konstitution die Schilddrüsentätigkeit noch mehr angeregt wird, die Erscheinungen des Basedow offenbar werden. Ich habe dieses Beispiel gewählt, weil die Schädigung hier gar nicht unter allen Umständen die Schilddrüse selbst treffen muß, sondern wenn sie den sympathischen Anteil des vegetativen Nervensystems erfaßt, auch von hier aus bei gegebener Konstitution zum Morbus Basedow führen würde. Auch leuchtet es ohne weiteres ein, daß durch die Schwangerschaft, welche eine so weitgehende Umstellung und Belastung des Stoffwechsels für die Mutter mit sich bringt, auf dem Boden der genannten Konstitutionen endokrine Störungen möglich sind. Die Auswirkung des Übergewichtes in der Funktion einer oder mehrerer endokriner Organe ist in ihrem Auftreten zum Teil durchaus an bestimmte Lebensperioden gebunden, beim Weibe an die Pubertät, an die Gravidität, an das Klimakterium. Auch muß hervorgehoben werden, daß sich gewisse konstitutionelle Merkmale z. B. die Übererregbarkeit im Gebiet des Nervus vagus im Laufe des Lebens verändern können, und daß später die Sympathicuserregbarkeit diejenige des Vagus übertrifft. Durch das Übergewicht oder durch die Abschwächung einer oder mehrerer korrelativ verbundener endokriner Organe werden wie eingangs erwähnt, gewisse Körperbautypen geschaffen, die erbanlagemäßig gegeben, in der Nachkommenschaft wieder auftreten, die nicht nur beim Menschen, sondern auch beim Säugetier (Stockard) zu beobachten sind. Die Vererbung der Körperform und ihre Abhängigkeit von innersekretorischen Einflüssen hat Stockard durch Kreuzungsversuche zwischen verschiedenen Hunderassen einwandfrei zu beweisen vermocht.

Man muß sich stets darüber klar sein, daß die Konstitution des Menschen das individuelle an ihm darstellt, seine Persönlichkeit ausdrückt, die von eineiigen Zwillingen vielleicht abgesehen in dieser Form bei keinem anderen Menschen vorkommt. Rassemerkmale werden auch unter geänderten Lebens- und Umweltbedingungen festgehalten. Die Konstitution eines Menschen besteht aber nicht nur aus Erbgut sondern auch aus Eigenbildung (Weidenreich) und der Einfluß der Umweltbedingungen auf die Körperverfassung darf keinesfalls unterschätzt werden.

Die individuelle Konstitution ist das, was in letzter Hinsicht die Gesamtpersönlichkeit ausmacht, die sich aus funktionellen, somatischen und psychischen Eigenschaften zusammensetzt, etwas das ganz außerhalb des Typus selbst liegt. Daher möchte man zunächst die Aufstellung von Typen als dem Wesen der Konstitution widersprechend ablehnen. Die individuelle Konstitution entspricht eben keinem Typus, was Schopenhauer auch in den Worten ausdrückt: „Aus seiner Individualität kann keiner heraus" oder was H. Hesse dahin zusammenfaßt: „Kein Mensch kennt den anderen, jeder bleibt allein."

Aber aus praktischen Bedürfnissen heraus ist eine gewisse Typenaufstellung erlaubt und auch möglich, indem wir dasjenige an der Konstitution eines Menschen festhalten, was er an Merkmalen und Eigenschaften mit der Gattung Mensch an gemeinsamen Zügen hat und demgegenüber stellen, was ihn allein kennzeichnet. Es bestehen zweifellos Beziehungen zwischen Körperbau und Charakter (Kretschmer), zwischen dem Körperbau und der Disposition zu bestimmten Formen von Geisteskrankheiten; bereits bei Schopenhauer (Zur Philosophie und Wissenschaft der Natur) finden sich freilich von rein metaphysischer Betrachtung aus Hinweise auf solche Übereinstimmungen. Weiter gibt es bei allen Menschen Merkmale, die zugleich konstitutionelle wie rassische sind und bei allen Menschen zwei auseinandergehende Bautypen, den linearen Typus und den lateralen oder den leptosomatischen und eurysomatischen (Stockard, Weidenreich).

Auf diese Bautypen sind die inkretorischen Organe von bestimmenden Einfluß nicht nur in der Weise, als ob von einer endokrinen Drüse aus durch vermehrte oder verminderte Tätigkeit ein solcher Typus erst geschaffen wird, sondern der Bauplan kann bereits genotypisch gegeben sein, auf den sich das endokrine System als einer der großen Regulationsmechanismen in bestimmter Richtung auswirkt. Die Möglichkeit einer solchen Auswirkung hängt wieder von dem für die endokrinen Drüsen erbanlagenmäßig Gegebenen ab, also von den Erbfaktoren und von den Umwelteinflüssen, von den Bedingungen, unter welchen das Leben gelebt werden muß.

Literaturverzeichnis.

Abderhalden, Med. Klin. **1933**, 16. — *Abelin*, Physiologie der Schilddrüse. Handbuch der normalen und pathologischen Physiologie, Bd. 16, 1. Hälfte. 1930. — Biochem. Z. **257** (1933). — *Anderson* u. *Collip*, Lancet **1934** I, Nr 15. — *Anselmino*, Die Regulation des Säure-Basen-Haushalts in der Schwangerschaft und ihre Störungen bei den Schwangerschaftstoxikosen, 1932. — Gynäkologie und Vitamine. Dtsch. med. Wschr. **1934**, 15. — *Anselmino* u. *Hoffmann*, Klin. Wschr. **1933**, 3. — *Anselmino-Hoffmann-Herold*, Arch. Gynäk. **157** (1934). — Klin. Wschr. **1934**, 2 und 6. — *Anselmino-Herold-Hoffmann*, Z. exper. Med. **1935**, 97. — Klin. Wschr. **1933**, 32. — *Appel*, Arch. f. exper. Path. **168** (1932). — *Aron*, Rev. franç. Endocrin. 8 (1930). Zit. nach Janssen-Loeser, 1931. — *Arvay, v.*, Endokrinol. 5 (1934). — *Aschheim*, Z. Geburtsh. **95** (1929). — Die Schwangerschaftsdiagnose aus dem Harne, 1933. — *Aschner*, Die Blutdrüsenerkrankungen des Weibes, 1918. — *Asdell*, Amer. J. Physiol. **100** (1932). — *Asher*, Allgemeine Physiologie der inneren Sekretion. Handbuch der inneren Sekretion, Bd. 2, 1. 1926. — Physiologie der Nebenschilddrüsen. Handbuch der inneren Sekretion, Bd. 2, 1. 1926. — Physiologie der Schilddrüse. Handbuch der inneren Sekretion, Bd, 2. 1. 1926. — *Atwell*, Endocrinology 16 (1932).

Bailey, Die Funktion der Hypophysis cerebri. Erg. Physiol. 20 (1922). — *Bailey* u. *Bremer*, Endocrinology 5 (1921). — *Bauer, J.*, Allgemeine Konstitutions- und Vererbungslehre, 1923. — Innere Sekretion, 1927. — Klin. Wschr. **1935**, Nr. 11. — *Bauer* u. *Feil*, Z. klin. Med. **128** (1935). — *Barre, La* et *Houssa*, Ann. de Physiol. 8 (1932). — *Bayer, G.*, Im Lehrbuch der Inkretologie, 1927. — Nebennieren. Handbuch der inneren Sekretion, Bd. 2. 1927. — *Berblinger*, Verh. dtsch. path. Ges. **1914**, **1921**, **1923**, **1927**. Virchows Arch. **227**, **228** (1920); **275** (1930). — Mitt. Grenzgeb. Med. u. Chir. **33** (1921). — Korresp.bl. allg. ärztl. Ver. Thüringen 1—3 (1923). — Z. Konstit.lehre 4 (1924); 12 (1926). — Die Glandula pinealis. Handbuch der speziellen pathologischen Anatomie, Bd. 8. 1926. — Arch. f. Psychiatr. 76 (1926). — Frankf. Z. Path. **35** (1927). Klin. Wschr. **1928**, 1; **1928**, 36/37; **1932**, 32. — Die innere Sekretion im Lichte der morphologischen Forschung. Jena 1928. — Physiologie und Pathologie der Zirbel. Erg. Med. **14** (1929). — Pathologie der Hypophyse des Menschen. Leipzig: Curt Kabitzsch 1932. — Dtsch. med. Wschr. **1929**, 47. — Beitr. path. Anat. 87 (1931). — Thymus. Neue Deutsche Klinik, Bd. 10. 1932. — Zirbel und Frühreife. Neue Deutsche Klinik, Bd. 10. 1932. — Med. Klin. **1933**, 25. — Endokrinol. 14 (1934); 16 (1935). — Beitr. path. Anat. **94** (1934). — *Berthold*, Arch. Anat. u. Physiol. **2**, 42 (1849). — *Biedl*, Innere Sekretion. Verh. dtsch. Naturforsch. Karlsruhe **1911** und Lehrbuch, 3. Aufl. 1916. — *Braun-Menéndez*, Buenos Aires 1934. — *Breitmann*, Funktionelle Diagnostik der endokrinen Erkrankungen. Handbuch der inneren Sekretion. Bd. 3, 2. 1929. — *Butenandt*, Untersuchungen über das weibliche Sexualhormon. Berlin 1931. — Physiologie und Chemie der Sexualhormone. Dtsch. Ges. inn. Med. **1934**. — Klin. Wschr. **1934**, Nr 19, 713. — Zbl. Gynäk. **1935**, 2. — *Butenandt* u. *Störmer*, Z. physiol. Chem. **1932**, 208. — *Button*, *Flippin*, *Silvettte*, Amer. J. Physiol. 99 (1931).

Callow u. *Deansly*, Lancet **1935** II. — *Calvet*, L'Epiphyse. Paris 1934. — *Cattaneo*, Arch. ital. de Biol. 86 (1931). — *Chvostek*, Morbus Basedowi und die Hyperthyreosen. Berlin 1917. — *Clauberg*, Die weiblichen Sexualhormone, 1933. — *Collin, R.*, L'Hypophyse. Nancy 1933. — *Collin*, *Dronet*, *Watrin Florentin*, Bull. Acad. Méd. Paris **106** (1931). — *Collip*, Ann. int. Med. 8 (1934). — *Collip*, *Anderson* and *Thompson*, Lancet **1933** II. — *Collip* and *Clark*, Biochemic. J. **66** (1925). — *Collip*, *Thomson*, *Browne*, *McPhall*. and *Williamson*, Amer. J. Physiol. **97** (1931). — Endocrinology **15** (1931). — *Corey* and *Britton*, Amer. J. Physiol. 99 (1931). — *Corner* and *Allen*, Amer. J. Physiol. 86 (1928); 88 (1929); **92**, **95** (1930); **100** (1932); **106** (1933). — *Cramer*, Quart. J. exper. Physiol. **23** (1933). — *Cushing*, Pituitary Body, Hypothalamus and Parasympathetic Nervous System, 1932.

Danisch, Frankf. Z. Path. **30** (1924); **32** (1925); **33** (1926); **38** (1929). — Verh. dtsch. path. Ges. **21** (1926). — Beitr. path. Anat. 79 (1928). — Klin. Wschr. **1928**, 7/8. — *Dietrich* u. *Siegmund*,

Die Nebenniere und das chromaffine System. Handbuch der speziellen pathologischen Anatomie, Bd. 8. 1926. — *Dingemanse, deJongh, Kober* u. *Laqueur*, Dtsch. med. Wschr. **1930**. — *Dubowik*, Endokrinol. **11** (1932).

Ehrhardt, Münch. med. Wschr. **1934**, 869. — *Engel*, Klin. Wschr. **1935**, 27. — Z. exper. Med. **95** (1935). *Eppinger, Falta, Rudinger*, Z. klin. Med. **66** (1908); **67** (1909). — *Eppinger* u. *Heß*, Z. klin. Med. **67, 68** (1909). — *Erdheim*, Rachitis und Epithelkörperchen. Wien 1914. — *Ernst*, Frankf. Z. Path. **31** (1925). — *Evans, Meyer* and *Simpson*, The Growth and Gonad-Stimulating Hormones of the Anterior Hypophysis. Mem. Univ. California **11** (1933).

Falta, Die Erkrankungen der Blutdrüsen, 1928. — *Fleischmann* u. *Goldhammer*. Klin. Wschr. **1934**, 11. — *Freud, deJongh* u. *Laqueur*, Nederl. Tijdschr. Geneesk. **1933**. — *Frey*, Dtsch. Z. Chir. **1931**. — *Froriep*, Normale Histologie der Zirbel. Diss. Jena 1934. — *Fürth, O.*, Chemie der Hormonorgane und ihrer Hormone. Handbuch der normalen und pathologischen Physiologie, Bd. 16, 1. 1930. — *Fürth, v.*, Lehrbuch der physiologischen und pathologischen Chemie. Leipzig 1925 u. 1927.

Geiger, Klin. Wschr. **1933**, 34. — *Gley*, Die Lehre von der inneren Sekretion. Bern 1920. — *Grab*, Klinik. Wschr. **1933**, 42. — *Greene, Rowntree, Swingle, Pfiffner*, Amer. J. med. Sci. **183** (1932). — *Greving*, Die zentralen Anteile des vegetativen Nervensystems. Handbuch der mikroskopischen Anatomie, Bd. 4, 1. 1928. — *Goldhammer* u. *Laszlo*, Med. Klin. **1935**, 45. — *Guggenheim*, Chemie der Inkrete. Handbuch der inneren Sekretion, Bd. 2, 1. 1926. — *Guleke*, Chirurgie der Nebenschilddrüsen. Stuttgart 1913. — *György, P.*, Die Tetanie der Kinder. Avitaminosen,1 927.

Halban, Arch. Gynäk. **75** (1905). — *Hammar*, Die Menschenthymus in Gesundheit und Krankheit, Bd. 1. 1926; Bd. 2. 1929. — *Hammet*, Amer. J. Physiol. **82** (1927). — *Hartmann* u. *Olbers*, Zbl. Gynäk. **15** (1931). — *Haterius*, Anat. Rec. **54** (1932). — Proc. Soc. exper. Biol. a. Med. **29** (1932). — *Heim*, Klin. Wschr. **1931**, 8. — *Hermstein*, Schwangerschaftsstörungen. Handbuch der inneren Sekretion, Bd. 3, 1. 1927. — *Herxheimer*, Die Epithelkörperchen. Handbuch der speziellen pathologischen Anatomie, Bd. 8. 1926. — Pankreas. Handbuch der inneren Sekretion, Bd. 1. 1927. — *Heß, W. R.*, Zit. nach Leschke. *Hoff*, Im Lehrbuch der speziellen pathologischen Physiologie. Jena 1935. — *Hoffmann*, Krkh.forsch. **2** (1926). — *Hoffmann* u. *Anselmino*: Klin. Wschr. **1933**, 37. — *Hofmann-Bang*, Zbl. Gynäk. **1930**. — *Holl*, Zit. nach J. Bauer. Klin. Wschr. **1935**, Nr 11. — *Houssay*, Endokrinol. **5** (1929). — Klin. Wschr. **1933**, 20, 20. — Las funciones del lobulo anterior de la hipofisis. Rosario 1935.

Isenschmid, Physiologie der Schilddrüse. Handbuch der normalen und pathologischen Physiologie, Bd. 16, 1. 1930.

Jaffé, J. of exper. Med. **40** (1924). — *Jamin*, Die hypophysäre Plethora. München 1935. — *Janssen* u. *Loeser*, Arch. f. exper. Path. **163** (1931). — *Jaschke, v.*, Handbuch der Biologie und Pathologie des Weibes, Bd. 5, 2. — *Jores, A.*, Verh. dtsch. Ges. inn. Med. **1933**. — Klin. Wschr. **1934**, 13. — *Jores* u. *Beck*, Z. exper. Med. **94** (1934). — *Jores* u. *Glogner*, Z. exper. Med. **91** (1933). — *Jores* u. *Zschimmer*, Arch. f. exper. Path. **174** (1934). — *Josephy*, Physiologie des vegetativen Nervensystems. Handbuch der inneren Sekretion, Bd. 2, 2. 1929.

Kaplan, Endokrinol. **11** (1932). — *Kauders*, Keimdrüse, Sexualität und Nervensystem, 1928. — *Kaufmann, E.*, Dtsch. med. Wschr. **1929**. — *Keller*, Zbl. Gynäk. **11** (1930). — *Kihn*, Siehe Stepp und György. — *Klee* u. *Großmann*, Münch. med. Wschr. **1925**, 7. — *Klein* u. *Weiß*, Endokrinol. **1** (1928). — *Kleine*, Arch. Gynäk. **152** (1932). — *Knaus*, Klin. Wschr. **1930**, 21. — *Kohn, A.*, Morphologie der inneren Sekretion und der innersekretorischen Organe. Handbuch der normalen und pathologischen Physiologie, Bd. 16, 1. 1930. — *Koppenhöfer*, Z. exper. Med. **94** (1934). — *Kraus*, Die Hypophyse. Handbuch der spezifisch-pathologischen Anatomie, Bd. 8. 1926. — *Kraus* u. *H. Zondek*, Siehe bei H. Zondek. — *Kraus, Zondek, Arnoldi* u. *Wolheim*, Klin. Wschr. **1924**, 17. — *Kühnau* u. *Stepp*, Vitamine und Hormone. Münch. med. Wschr. **1933**, 3. — *Kun* u. *Burchardt*, Pflügers Arch. **230** (1932).

Lahm, Physiologie der Brustdrüse als innersekretorisches Organ. Handbuch der inneren Sekretion, Bd. 2, 1. 1927. — Physiologie der Placenta als innersekretorisches Organ. Handbuch der inneren Sekretion, Bd. 2, 1. 1927. — *Laquer*, Hormone und innere Sekretion, 1934. — *Laquer, Döttl* u. *Friedrich*, Medizin und Chemie, Bd. 2. Leverkusen 1934. — *Laqueur*, Dtsch. med. Wschr. **1932**, 959. — *Lauda, E.*, Die normale und pathologische Physiologie der Milz. Berlin u. Wien 1933. — *Lautenschläger*, Medizin und Chemie, Bd. 2. Leverkusen 1934. — *Lehmann*, Arch. f. Physiol. **216** (1927). — Virchows Arch. **268** (1928). — Z. exper. Med. **65** (1929). — *Leschke*, Erkrankungen des vegetativen Nervensystems. Leipzig: Curt Kabitzsch 1931. — *Lipschütz*, Klin. Wschr. **1925**, 42. — *Loeb*, Klin. Wschr. **1932**. — *Loeschcke*, Virchows Arch. **255** (1925). — *Loeser*, Arch. f. exper. Path. **166** (1932). — Klin. Wschr. **1935**, 1. — *Loeser* u. *Thompson*, Endokrinol. **14** (1934). — *Loewe, Voß* u. *Lange*, Arch. f. exper. Path. **162**

(1931). — *Ludwig*, Medizin und Chemie, Bd. 2. Leverkusen 1934. — *Leupold*, Beziehungen zwischen Nebennieren und männlichen Keimdrüsen, Jena 1920.

MacCallum, Die Nebenschilddrüsen. Erg. inn. Med. 11 (1913). — *Madruzza*, Endokrinol. 14 (1934). — *Magnus*, Münch. med. Wschr. 1925, 7. — *Mahorner*, Proc. Soc. exper. Biol. a. Med. 30 (1933). — *Martins*, Endokrinol. 7 (1930). — *Mayer, A.*, Handbuch der Gynäkologie, Bd. 3. 1927. — *Meyer, R.*, Handbuch der speziellen pathologischen Anatomie, Bd. 7, 1. 1930. — *Morozuini*, Trans. Soc. path. jap. 1933. — *Moser, E. M.*, Diss. Zürich 1928. — *Muthmann*, Z. exper. Med. 81 (1932).

Neumann, Schwangerschaftsreaktionen im Neugeborenenorganismus. Sitzgsber. Ges. Naturwiss. Marburg 65, 4 (1930). — *Neurath*, Die Pubertät, 1932. — *Novak*, Die Beziehungen zwischen Hypophyse und Genitale. Med. Klin. 1930.

Parhon u. *Goldstein*, Traité d'Endocrinologie. La Glande thyrécide, 1923, 1930. — *Paton, N.* u. *Findlay*, Zit. nach Herxheimer. — *Peritz*, Die Nebenschilddrüse. Handbuch der inneren Sekretion, Bd. 3, 1. 1928. — *Pescatori* u. *Bernabeo*, Patologica 26 (1934). — *Philipp*, Z. Gynäk. 1930, 8, 30. — *Pineles*, Die Epithelkörperchen. Handbuch der normalen und pathologischen Physiologie, Bd. 16, 1. 1930.

Raab, Hormone und Stoffwechsel, 1926. — *Raihä*, Skand. Arch. Physiol. 58 (1920); 65 (1933). — *Reichardt*, Endokrinol. 14 (1934). — *Reiss* u. *Pérény*, Endokrinol. 2 (1928). — *Reiss*, Endokrinol. 6, 7 (1930); 10, 11 (1932). — Med. Klin. 1932. — Die Hormonforschung und ihre Methoden, 1934. — *Rivoire*, Presse méd. 1932. — *Rössle*, Wachstum und Altern. Erg. Path. 20 II. — Lehrbuch der pathologischen Anatomie (Aschoff), 1928. — *Rosenberg*, Normale und pathologische Physiologie der inneren Sekretion des Pankreas. Leipzig: Curt Kabitzsch 1928. — *Roth*, Zbl. Path. 54 (1932). — *Ruzicka*, Naturwiss. 47 (1935). — *Ruzicka, Goldberg, Meyer, Brüngger* u. *Eichenberger*, Helvet. chim. Acta 17 (1934); 18 (1935). — *Ruzicka* u. *Tschopp*, Schweiz. med. Wschr. 1934.

Sand, Moderne, experimentelle Sexualforschung, 1920. — Physiologie des Hodens. Leipzig: Curt Kabitzsch 1933. — *Santenoise*, Ann. de Physiol. 8 (1932). — *Schliephake*, Arch. klin. Med. 171 (1931). — *Schmitz* u. *Kühnau*, Biochem. Z. 259 (1933). — *Schretter* u. *Nevinny*, Arch. Gynäk. 143 (1930). — *Schröder*, Der mensuelle Genitalzyklus des Weibes und seine Störungen. Handbuch der Gynäkologie, Bd. 1, 2. Hälfte. 1928. — *Schultz, F.*, Medizin und Chemie, II. Leverkusen 1934. — *Schulze*, Virchows Arch. 291 (1933). — *Seckel*, Zitiert nach H. Zondek-Kochler. — *Seitz*, Innere Sekretion und Schwangerschaft, 1913. — Lehrbuch der Geburtshilfe von Stoeckel. Jena 1930. — Münch. med. Wschr. 1930, 4; 1931, 21. — *Seitz* u. *Eufinger*, Mschr. Geburtsh. 79 (1928). — *Siebke*, Männliches Sexualhormon im weiblichen Körper. Z. ges. Naturwiss. 1 (1935). — *Silberstein* u. *Engel*, Klin. Wschr. 1933; 1934. — *Sincke*, Z. exper. Med. 63 (1928). — *Spiegel*, Die Zentren des autonomen Nervensystems, 1928. — *Stanley*, Endocrinology 11 (1927). — *Staub*, Pankreas. Handbuch der normalen und pathologischen Physiologie, Bd. 16, 1. 1930. — *Stepp* und *György*, Avitaminosen, 1927. — *Stemmer*, Klinik der weiblichen Geschlechtshormone, 1933. — *Stief* u. *Tokey*, Z. Neur. 139 (1932). — *Stockard, Ch. R.*, Die körperliche Grundlage der Persönlichkeit. Jena 1932. — *Sturm*, Z. exper. Med. 93 (1934). — Der Stoffwechsel im Lehrbuch der speziellen pathologischen Physiologie. Jena 1935 und *Sturm* u. *Schoening*, Endokrinol. 1935, 16.

Thomas, Innere Sekretion in der ersten Lebenszeit. Jena 1926. — Innersekretorische Drüsen bei Feten und Kindern. Handbuch der inneren Sekretion, Bd. 2, 2. 1929. — *Trautmann*, Handbuch der speziellen pathologischen Anatomie der Haustiere, Bd. 3. 1924. — Z. Neur. 94 (1925). — *Tremonti*, Zitiert nach Lauda. — *Trendelenburg, P.*, Die Hormone, Bd. 1. 1929. — *Trendelenburg-Krayer, P.*, Die Hormone, Bd. 2. 1934. — *Tschopp*, Klin. Wschr. 1935, Nr 30.

Voss u. *Loewe*, Siehe bei Reiß, 1935. — *Veil* u. *Sturm*, Siehe Sturm. — *Velden, van den*, Inkretotherapie. Lehrbuch der Inkretologie, 1927. — *Vinos, Ramon*, Arch. Gynäk. 148. — *Vogt*, Med. klin. Beih. 1927, 1928, 1929. — *Volkmann, v.*, Z. Neur. 84 (1923).

Wagner, Med. Klin. 1935, Nr. 32. — *Wegelin*, Schilddrüse. Handbuch der speziellen pathologischen Anatomie, Bd. 8. 1926. — *Weidenreich*, Rasse und Körperbau. Berlin 1927. — *Wieser*, Arch. Gynäk. 154 (1933). — *Willstaedt, H.*, Die Vitamine. Klin. Wschr. 1935, 24 u. 31. — *Winter*, Med. Klin. 1934. — *Winter, Reiss* u. *Valdecasas*, Endokrinol. 11 (1932). — *Wolf, B.*, Über fetale Hormone. Handbuch der Biochemie. Jena 1913.

Yater, Arch. int. Med. 41 (1928).

Zondek, B., Zbl. Gynäk. 1 (1931). — Die Hormone des Ovariums und des Hypophysenvorderlappens, 1931 u. 1935. — *Zondek, H.*, Die Krankheiten der endokrinen Drüsen, 2. Aufl. 1926. — *Zondek, H.* u. *G. Koehler*, Korrelationen der Hormonorgane untereinander. Handbuch der normalen und pathologischen Physiologie, Bd. 16, 1. 1930. — *Zondek-Krohn*, Klin. Wschr. 1932, 10; 1932, 20; 1932, 31. — *Zondek, H.* u. *Ucko*, Siehe bei H. Zondek. — *Zucker*, Die Ausbildung der Geschlechtscharaktere, 1925.

Ovarium, Hypophyse, Placenta und Schwangerschaft in ihrer innersekretorischen Beziehung zur Frauenheilkunde.

Von

C. Clauberg, Königsberg i. Pr.

Mit 205 Abbildungen im Text.

Das Ovarium.

I. Allgemeine Betrachtungen zur Stellung des Ovariums im System der Inkretdrüsen.

Die endokrine Aktivität der „Geschlechtsdrüsen" ist als solche schon recht lange bekannt. Es liegt das sicherlich daran, daß es von jeher Völker oder Volkstämme gegeben hat, bei denen die Entfernung dieser Drüsen besonders beim männlichen Geschlecht an bestimmten Gruppen ihrer Individuen zu einem Ritus erhoben war. Die Kastration — in ihrem Effekt vor allem von den sog. Eunuchen her bekannt — in der Jugend, das soll heißen vor der Erlangung der Pubertät ausgeführt, zieht nicht nur beim männlichen Geschlecht, sondern auch bei der Frau schwere Folgen im Sinne der Wachstumsstörungen nach sich. Diese und andere Allgemeinerscheinungen am Organismus nach vorzeitiger Entfernung der Geschlechtsdrüsen sind jedoch nach den heutigen Kenntnissen der endokrinen Funktion des Ovars ganz anders aufzufassen als sie ursprünglich aufgefaßt wurden. Nach dem nunmehrigen Vorliegen unendlicher Mengen von Tierexperimenten, wie sie bei der leichteren Zugänglichkeit der Geschlechtsdrüsen für diese besonders verständlich sind, läßt sich dazu wohl mit einiger Sicherheit folgendes sagen: Es ist auffallend, wie mit Schädigungen oder Exstirpationen irgendwelcher Drüsen mit innerer Sekretion und somit auch der Geschlechtsdrüsen immer irgendeine Stoffwechselstörung verbunden ist, die ihren Ausdruck in Wachstumsänderungen findet, zum mindesten solange das normale Wachstum bei Eintritt dieser Schädigung noch nicht abgeschlossen war. Wäre das nur bei einer dieser Drüsen der Fall, so wäre die Erforschung und experimentelle Klarstellung dieser Verhältnisse sicherlich bedeutend einfacher und die Rolle, die diese einzelne Drüse bei den Stoffwechselvorgängen spielt, viel leichter abzusehen. So aber kann für das Ovarium nur gesagt werden: Es ist dieses Organ in irgendeiner Beziehung an dem zu den geordneten Wachstumsvorgängen erforderlichen hormonalen physiologischen Gleichgewicht in den frühen Lebensabschnitten mitbeteiligt. Die Frage, in welchem Sinne es dabei eine positive oder negative Rolle spielt, läßt sich bis heute nicht entscheiden. Das soll bedeuten: Es kann nicht gesagt werden, das Ovarium sei ein Aktivator für eine bestimmte Wachstumskomponente oder es übe eine „Hemmung" auf eine andere Wachstumserscheinung aus, sondern es kann bisher lediglich festgestellt werden, daß das Ovarium — vorzeitig aus dem hormonalen Wechselspiel der anderen wahren „Wachstumsdrüsen" herausgerissen — eine Störung deren Gleichgewicht hervorruft. Nach allem, was wir bisher über dieses Wechselspiel wissen, besonders auf Grund der Forschungen der allerletzten Jahre kennengelernt haben, muß eher angenommen werden, daß das wachsende reifende Ovarium zu seinem Reifen Stoffe innerer Sekretion oder auch Zwischenprodukte derselben benötigt und verbraucht, die bei zur Zeit des noch nicht abgeschlossenen Längenwachstums fehlenden Geschlechtsdrüsen dem Organismus gewissermaßen „zur Disposition" stehen und sich damit innerhalb eines vorher geordneten Stoffwechselzweckes pathologisch auswirken. Denn diese Beziehung der Keimdrüse zum allgemeinen Körperwachstum ist etwas durchaus Relatives: Sie besteht eben nur zur Zeit des physiologischen Körperwachstums überhaupt — in der Zeit des physiologischen Abgeschlossenseins desselben bedeutet die Entfernung des Ovariums keine Änderung des Wachstums mehr. Zu dieser Zeit sehen wir lediglich Änderungen im Fettansatz, der Fettverteilung usw. auftreten, und das noch nicht einmal mit regelmäßiger Sicherheit. Absolut ist also in dieser Beziehung lediglich die Mitbeteiligung des Ovariums am Stoffwechsel, d. h. das Eingeschaltetsein dieser Drüse in das hormonale Gleichgewicht der primär und im wesentlichen den Stoffwechsel regulierenden Drüsen mit innerer Sekretion. In diesem oder ähnlichem Sinne müssen wir auch unbedingt das Auftreten der sog. „Ausfallserscheinungen" auffassen, wie wir sie nicht nur nach Exstirpation der Drüse zur Zeit der Geschlechtsreife, sondern auch im physiologischen Klimakterium erleben. Gerade diese letzteren aber zeigen wieder die Relativität der Folgen fehlender Keimdrüsen oder deren mangelnder Tätigkeit. Denn erstens variiert sowohl Art wie Intensität dieser Erscheinungen bei den einzelnen Frauen sehr und zweitens fehlen sie häufig genug vollständig [1]. Es ist durchaus nicht so, daß jede Frau nach Einstellung der Ovarialfunktion zur „Matrone" wird — weder nach Einsetzen des physiologischen Klimakteriums noch nach vorzeitiger operativer Ovarienentfernung, wie sie manchmal in der Zeit der Geschlechtsreife notwendig wird. Und wenn Sellheim sagt, daß „jede Frau das Klimakterium erlebt, das ihrer Konstitution entspricht", so läßt sich das fast aus dem Psychischen der Wechseljahre ins Physische der postklimakterischen Zeit übertragen. Wie gering die positiv greifbaren Anhaltspunkte für die um diese Zeit durch den Ovarialausfall einsetzenden Änderungen im Organismus sind, zeigen die Untersuchungen von Heyn, der eine Änderung des Grundumsatzes bei klimakterischen Frauen von nur 10% nach oben und unten abweichend von der normalen Grenze nachweisen konnte.

Von ganz anderer Warte aus müssen wir den Einfluß des Ovariums auf die primären und sekundären Geschlechtsmerkmale betrachten. Aber auch hier noch müsssen wir mit

---

[1] Anmerkung bei der Korrektur: An der Königsberger Klinik hat K. W. Schultze neuerdings folgendes festgestellt: Etwa in 40% der Fälle tritt bei Frauen (besonders bei jüngeren) eine abnorme Zunahme des Fettpolsters nach Ausfall der Ovarien auf. Etwa im gleichen Prozentsatz war das auch im Tierversuch der Fall (Meerschweinchen und Ratten). Bei denjenigen Tieren, bei welchen es zum Fettansatz kam, wurden bestimmte Veränderungen der Hypophyse festgestellt, bei den anderen nicht (s. Kapitel Hypophyse!).

einer großen Einschränkung beginnen. Es ist sicherlich nicht so, daß das Vorhandensein des Ovariums und dabei die Tätigkeit dieser Drüse die Differenzierung nach dem „Weiblichen" hin unumschränkt beherrscht. Es bedeutet im Gegenteil das Ovarium dabei nichts weiter als ein — allerdings wesentlicher — Teil des zum weiblichen Differenziertseins. Die Keimdrüse ist also eines der Glieder dieser weiblichen Differenzierung, ein wesentliches Glied derselben, das ebenso wie die anderen typischen Merkmale des Weiblichen seine Prägung erfährt durch einen geschlechts- und geschlechtsmerkmalbestimmenden Faktor, der uns als solcher oder auch als Komplex, wie er einen solchen sicherlich darstellen wird, ursächlich bis heute noch durchaus unbekannt ist. Als eigentlich und rein Spezifisches der inneren Sekretion des Ovariums bleibt uns nach dem heutigen Stande der Forschung damit nur Folgendes übrig: Bei dem Bestehen der Differenzierung der Anlagen eines Organismus zum Weiblichen, wozu eben die Anlage der Ovarien an einer der ersten Stellen mitgehört, dirigiert im weiteren biologischen Geschehen die endokrine Tätigkeit der Keimdrüse die Ausbildung der Vollfunktion der übrigen Geschlechtsorgane, vor allem aber der primären, das heißt die Vollfunktion hauptsächlich des Genitalschlauches. Damit kämen wir zu einer Unterteilung des weiblichen Geschlechtsapparates, an der wir zum regulären Verständnis dessen Bedeutung und Tätigkeit unbedingt festhalten müssen. Das ist die Unterteilung in die weibliche Geschlechts- oder Keimdrüse einerseits und in den von ihr in seiner Entwicklung, Ausbildung und physiologischen wie pathologischen Funktion strengstens abhängigen Geschlechtsschlauch.

Auf die Anatomie und Histologie des gesamten weiblichen Genitalapparates vom Menschen brauche ich hier nicht ausführlich einzugehen. Sie sind, ebenso wie seine Physiologie ausführlichst an anderer Stelle dieses Handbuches beschrieben. Außerordentlich wichtig zum Verständnis der weiblichen Sexualhormone, im besonderen der inneren Sekretion des Ovariums, ist jedoch die Kenntnis der vergleichenden Histologie und Physiologie der Genitalorgane unserer Laboratoriumstiere. Die Grundzüge und das Wesentliche der gesamten Sexualhormonforschung verdanken wir Unzahlen von experimentellen Ergebnissen in der Forschung an ihnen. Und ein Verständnis der Bedeutung der Sexualhormone und ihrer Beziehungen zur Gynäkologie ist nicht möglich ohne eine wissenschaftliche Grundlage in der Kenntnis der genitalcyclischen Funktionen dieser Tiere. Hinzu kommt, daß diese Tiere auf Grund besonderer Eigenarten und spezieller Zustandsformen, die wir an ihren Genitalschleimhäuten während des einzelnen Genitalzyklus auftreten und ablaufen sehen, besonders deutlich das Wirken und die Wirksamkeit der Stoffe innerer Sekretion des Ovariums erkennen lassen. Dadurch sind die kleinen Nager zu Testtieren für die Ovarialhormone geworden. Die Maus, die Ratte und das Kaninchen werden in Form der Mäuseeinheit, Ratteneinheit und Kanincheneinheit solange mit dem Begriff der Ovarialhormone eng verbunden bleiben, als das Erkennen der Wirkung dieser Hormone und damit ihre Testierung ein biologisches Problem bleibt. Die Aussichten dafür, daß dieses Testproblem früher oder später ein anderes als ein biologisches würde, sind aber vorläufig wenig groß, wie wir später noch des Näheren sehen werden.

Es gibt wohl kaum ein Laboratoriumstier, an dem nicht „ovariell-hormonal" experimentell gearbeitet worden wäre. Wir wollen uns jedoch hier hinsichtlich Einzelheiten lediglich auf die Beschreibung des wirklich Wissensnotwendigen beschränken. Wenn also im folgenden häufig oder fast ausschließlich von Maus, Ratte und Kaninchen die

Rede sein wird, so hat das seinen Grund darin, daß das diejenigen Tierarten sind, an deren Genitale das Erkennen der Ovarialhormonwirkungen am leichtesten, einfachsten und deutlichsten ist. Es sind aber gerade dadurch diese drei Tierarten zu den gebräuchlichsten Testtieren geworden. Wodurch sie es geworden sind und auf Grund welcher Besonderheiten ihres Genitalzyklus, das werden wir im folgenden erkennen.

II. Anatomisches und Physiologisches zur Genitalfunktion der Testtiere für die Ovarialhormone (Maus, Ratte, Kaninchen).

1. Makroskopisches (Ovarien, Tuben, Uterus, Vagina).

Abgesehen von den beträchtlichen Größenunterschieden ähneln sich makroskopisch in ihrer Form die Genitalien von weiblicher Maus, Ratte und Kaninchen auf den ersten Blick, wenn man sie für sich aus dem Tiere herausgenommen betrachtet. Und doch bestehen beträchtliche Unterschiede zwischen denjenigen von Maus und Ratte zu demjenigen des Kaninchens. Der Hauptunterschied der Genitalien aller drei Tierarten zu denjenigen des Weibes besteht darin, daß die ersteren einen zweihörnigen, langgestreckten, schlauchförmigen Uterus haben und daß dadurch die Ovarien viel höher liegen.

Ovarien. Die Ovarien dieser Tiere liegen nicht weit unterhalb der Nieren, bei Maus und Ratte sogar derart, daß sie vom unteren Nierenfett zum Teil (von oben her) umhüllt werden und dadurch dicht an den unteren Nierenpol heranreichen. Das ist wichtig, weil die Ovarien von Maus und Ratte infolge dieser Lage unter Umständen etwas schwieriger auffindbar sind und bei Exstirpation dem Ungeübten leicht Reste — innerhalb des Nierenfettes verborgen — entgehen und zurückbleiben können. Beim Kaninchen ist das viel weniger der Fall; denn nicht nur die Größe dieser Ovarien, sondern auch das viel stärkere Vorspringen und Isoliertsein macht derartige Fehler hier so gut wie ausgeschlossen. Im Gegensatz zum Menschen sind die Ovarien bei allen drei genannten Tierarten mit Peritoneum überzogen, und zwar bei Maus und Ratte vollständig, so daß hier die Ovarien in eine regelrechte geschlossene, nur nach der Tube zu offene Peritonealhülle eingebettet sind. Dabei liegt das Peritoneum den Ovarien durchaus nicht dicht an, sondern umgibt sie wie ein weiter Sack. Beim Kaninchen ist dieser Peritonealsack nicht vollständig nach der Bauchhöhle zu geschlossen. Trotzdem er auch das Ovarium völlig umgibt, läßt er sich hier entfalten und weist eine offene Lücke auf. Aus diesen Tatsachen folgt, daß bei Maus und Ratte niemals ein Ei in die freie Bauchhöhle gelangen, also auch nicht in die Tube der anderen Seite wandern kann, dagegen beim Kaninchen wohl. Diese Möglichkeit findet sich bei schwangeren Kaninchen sogar recht häufig bestätigt an der Verteilung der Zahl der Eikammern des einzelnen Uterushorns. Die Form der kleinen Ovarien von Maus und Ratte ist fast kugelig, durch die Lupe betrachtet eher traubig infolge der zahlreichen feinen Follikel- und Corpus luteum-Erhebungen. Bei jungen, noch nicht geschlechtsreifen Tieren und bei geschlechtsreifen, vorübergehend nicht „ovariell-aktiven" (wir werden sehen, was das bedeutet) sind sie winzig klein, gleichmäßig weißlich, unscheinbar und manchmal makroskopisch schlecht zu differenzieren aus dem sie umgebenden Nierenfett. An den geschlechtsreifen, in Funktion befindlichen Ovarien erkennt man schon makroskopisch frisch-rotgelbe oder auch gelbe bis weißlich-gelbe (dann kleinere und damit ältere) punktförmige Corpora lutea-Erhebungen. Ganz anders ist die Form der Kaninchenovarien. Sie sind langgestreckt; die kleineren bei jungen Tieren spindelig, seitlich etwas abgeplattet, weißlich-glatt. Bei Tieren kurz vor oder im Beginn der Geschlechtsreife, wenn sie noch nicht geboren haben, erkennt man makroskopisch die feinen glasigen Erhebungen der submaturen und der reifen Follikel. Geschlechtsreife Kaninchen, besonders solche, die mehrfach geboren haben, weisen starke Schwankungen in der Größe und Dicke ihrer Ovarien auf. In der Mehrzahl der Fälle findet man beträchtlich vorspringende, makroskopisch leicht erkennbare, glasige Follikelerhebungen über die große Oberfläche des Ovars einzeln verstreut. Corpora lutea, wenn sie in Funktion vorhanden sind, sind leicht zu erkennen. Immer liegen dann einige derart an der Oberfläche, daß sie diese unregelmäßig kleinknotig vorwölben, wenngleich man mit der Angabe über ihre Anzahl vorsichtig sein muß, da manche in der Tiefe, dem Auge makroskopisch verborgen liegen können. Frische Corpora lutea sehen rosarot bis rosagelblich aus und sind markig-weich; die älteren sind fest, von gelber bis gelbweißlicher Farbe und verschwinden schließlich mehr und mehr von der Oberfläche. Es ist durchaus nicht so, daß immer, wie vielfach angegeben, sich reife Follikel finden. Ein größerer Teil der weiblichen Kaninchen geht zu bestimmten Zeiten (Herbst und Frühwinter) eine ovarielle Ruhe ein. Zu diesen Zeiten findet man die Ovarien mit völlig glatter, gleichmäßiger Oberfläche; sie sind dann durchaus nicht immer geschrumpft, sondern oft beträchtlich dick. Diejenigen, welche dann so dick erscheinen, haben ein gleichmäßig gelbes Aussehen, bedingt durch eine enorme Menge von sog. „interstitiellem" Drüsengewebe.

Tuben. Die Tuben von Maus und Ratte sind — ganz im Gegensatz zu denjenigen des Kaninchens — stark gewunden, und zwar derartig, daß sie wie ein kleines Knäuel, fast ebenso groß wie ein kleines Ovarium, diesem dicht ansitzen. Bei unscheinbaren, nicht funktionierenden Ovarien geschlechtsreifer Tiere können sie wegen ihres kugeligen Konvoluts auf den ersten Blick fast mit diesen verwechselt werden. Sie liegen naturgemäß mit in der das Ovarium umschließenden Peritonealhülle und sind deshalb grob anatomisch (also z. B. bei der Exstirptaion) nicht zu trennen vom Ovarium. Das Kaninchen hat dagegen außerordentlich lange, stark gestreckte Tuben. Sie lassen zwar auch einige angedeutete Windungen erkennen, jedoch lediglich durch ihre Fixation an der etwas kürzeren Mesosalpinx. Im ganzen verlaufen sie beiderseits neben der Muskulatur der Wirbelsäule gestreckt schräg nach abwärts und etwas nach vorne. Wenn auch das Fimbrienende meistens dem Ovar dicht aufliegt, so läßt es sich doch bequem isolieren und steht zum Tatsächlichen nur mit einem ganz feinen Bändchen in direkter Verbindung mit dem distalen Ovarialpole. Beim Herauspräparieren von Kaninchengenitalien kann man nur immer wieder staunen über die verhältnismäßig enorme Länge der Tuben.

Uterus. Die beiden Uterushörner laufen bei Maus und Ratte völlig gestreckt von hinten oben (Ovariengegend) seitlich schräg nach vorn unten und zur Mitte, um sich hinter der Blase zu einem gemeinsamen kurzen Abschnitt zu vereinigen, bevor sie in die Vagina übergehen. Sie sind hochrot, etwa streichholzdick bei der Maus und doppelt so dick bei der Ratte. Sie schwanken in ihrer Dicke nur relativ wenig während normaler Genitalfunktion; dagegen sind sie beim ovariell in Ruhe befindlichen Tier sehr dünn, manchmal stecknadeldünn und sehr blaß. Entsprechend dem gestreckten Verlauf sind die Uterushörner wie die gesamten Genitalien bei Ratte und Maus überdeckt von Därmen und Gekrösefett, so daß man bei Eröffnung der Bauchhöhle diese Gebilde zunächst beiseite und nach oben schlagen muß, um an die Genitalien heranzukommen. Beim Kaninchen

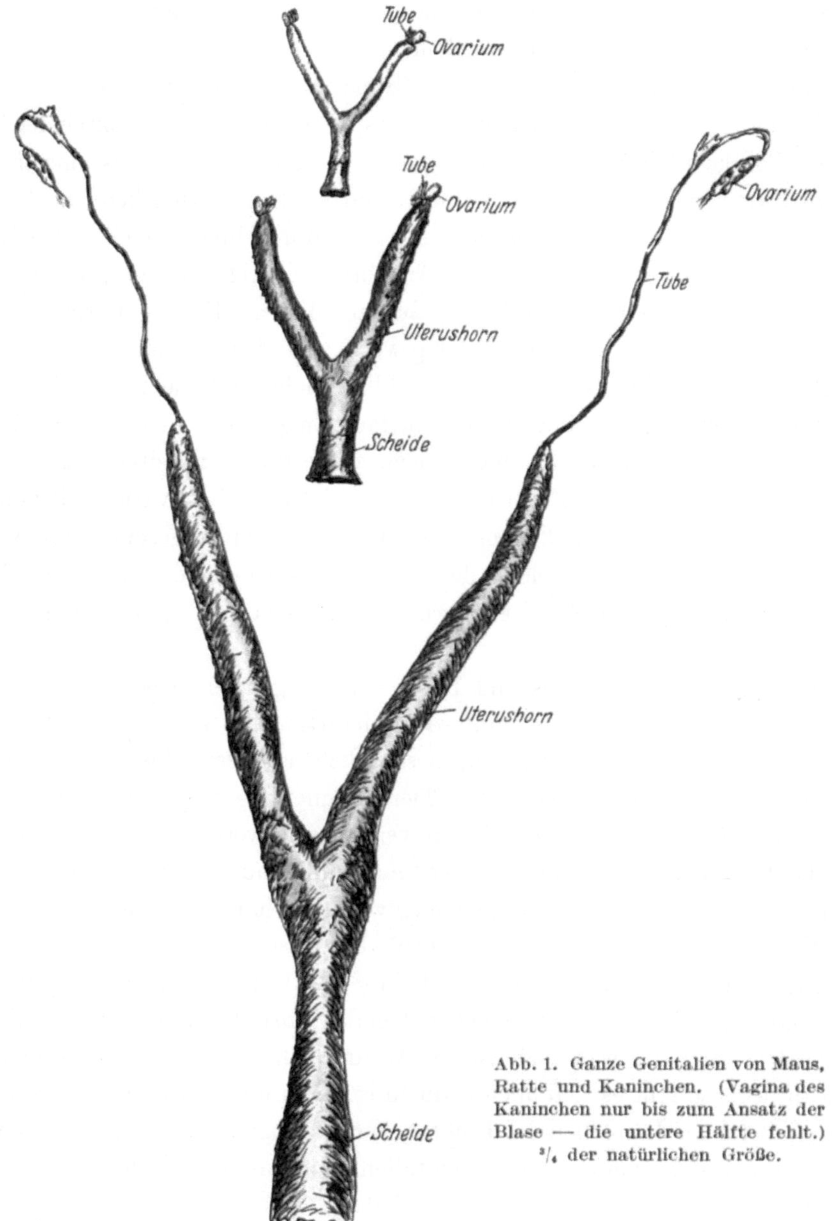

Abb. 1. Ganze Genitalien von Maus, Ratte und Kaninchen. (Vagina des Kaninchen nur bis zum Ansatz der Blase — die untere Hälfte fehlt.) $^3/_4$ der natürlichen Größe.

ist das prinzipiell anders. Hier kann bei Eröffnung der Bauchhöhle höchstens die Blase und das Blasenfett die Zugänglichkeit zum Uterus etwas stören. Im übrigen liegt der Uterus gleich vor und die nicht vorliegenden Partien lassen sich bequem ins Gesichtsfeld ziehen. Das liegt an folgendem: Bilden bei Maus und Ratte die Tuben ein hoch oben liegendes kleines Konglomerat von Schlingen und läuft der Uterus von hoch oben gestreckt herab, so ist es beim Kaninchen umgekehrt. Die tief herabkommenden gestreckten Tuben gehen über in die starken Windungen der reichlich weit vorn gelegenen Uterushörner. Die Uterushörner können derartig gewunden verlaufen, daß man zur Orientierung an ihnen beim lebenden Objekt so vorgehen muß wie an Darmschlingen, nämlich sie Stück für Stück vorziehen und durch die Finger bzw. Pinzette gleiten lassen muß. Das liegt an der enormen Menge von Mesometrium, das sich entlang der Uterushörner zieht. Die Dicke der normalerweise hochroten Uterushörner ist außerordentlich verschieden, je nachdem ob das Tier noch nicht, einmal oder mehrmals geboren hat und vor allem je nach dem Funktionszustand der Ovarien.

Die Uterushörner aller dieser Tierarten haben eine innere Ring- und eine äußere Längsmuskelschicht. Auf Berührungs- oder Temperaturreize kontrahieren sie sich. Derartige Kontraktionen laufen beim Kaninchen wurm- oder wellenförmig ab, und zwar beginnen sie, wie von Mikulicz-Radecki nachgewiesen hat, am Tubenende und setzen sich nach abwärts auf den Uterus fort. Am herausgenommenen Genitale kann man beobachten, wie diese Kontraktionen sich sogar auf die beim Kaninchen recht muskulöse Vagina bis herab zur Vulva erstrecken. Ein isoliertes Tuben- oder Uterusstück des Kaninchens, in die Magnus-Kehrersche Apparatur eingespannt, zeigt — wie der Darm — in regelmäßigen Zeitabständen wiederkehrende Spontankontraktionen, weshalb gerade der Uterusmuskel dieses Tieres ein geeignetes Objekt zum Studium in dieser Beziehung darstellt. Bei Maus und Ratte sieht man ebenfalls in situ auf Reize hin Kontraktionen auftreten, jedoch von anderer Form als beim Kaninchen. Im Gegensatz zu den wurmförmigen Zusammenziehungen bei letzterem Tier „schnurrt" der Uterus der Maus schlagartig zusammen, wobei er sich akut gleichmäßig verkürzt und stark verdickt, um erst nach einer längeren Latenzzeit ganz allmählich, fast unmerklich wieder zu erschlaffen und sich zu strecken. Auf den Cervixabschnitt wollen wir bei der Besprechung der histologischen Veränderungen ganz kurz zurückkommen, und zwar eben nur soweit, als es die Kenntnis zur Beurteilung von Hormontesten notwendigerweise erfordert.

Vagina. Die Vagina stellt bei allen drei Tierarten ein relativ langes und weites Rohr dar, in das die Uterushörner münden, und zwar beim Kaninchen getrennt in Form zweier Cervices, bei Maus und Ratte vorher zu einer Cervix vereinigt. Die Vaginalwand bei Maus und Ratte ist recht dünn, fast durchscheinend. Diejenige des Kaninchens nicht nur absolut, sondern auch relativ viel dicker und stark muskulös. Nur der obere Teil der Vagina ist in situ direkt sichtbar und zugängig; die größte Partie liegt nach abwärts zwischen Blase und Urethra einerseits und Rectum andererseits und ist nur nach Durchtrennung der Symphyse und starkem Auseinanderbiegen der Schambeinknochen vollständig frei zu bekommen. Blase und Urethra sind etwas lockerer, das Rectum bedeutend fester und dichter an Vorder- bzw. Hinterwand der Vagina durch Bindegewebe fixiert. Diese Organe müssen also beim Freipräparieren sehr weit und ausgiebig stumpf und zum Teil scharf abgeschoben werden. Die Vagina des Kaninchens ist ganz besonders lang und — ebenso wie bei den anderen beiden Tierarten — in der Querrichtung (also von vorn nach hinten) abgeplattet. Bei den in voller Geschlechtsfunktion befindlichen Tieren ist der allerletzte Abschnitt der Vagina dicht oberhalb der Vulva außerordentlich blutreich, beim Kaninchen in einer sehr scharf begrenzten, dem Auge sich direkt aufdrängenden Partie.

2. Wesen des Genitalzyklus und die Unterschiede des Genitalzyklus der Laboratoriumstiere zu demjenigen der Frau. (Oestrus, Menstruation usw.).

Die Erforschung des oder der inneren Sekrete einer Drüse, wie sie das Ovarium dar-stellt, erfordert die genaue Kenntnis der physiologischen Wirkungen dieser Drüse. Das heißt, es müssen die anatomischen bzw. histologischen Veränderungen, die sich an dem oder den Erfolgsorganen der betreffenden inneren Sekrete abspielen und für welche damit diese Sekrete verantwortlich sind, genauestens bekannt sein. Wir sagten eingangs, daß wir am weiblichen Genitale streng unterscheiden müssen zwischen dem Ovarium als einer innersekretorischen Drüse und dem Genitalschlauch (Tube, Uterus, Cervix, Vagina und Vulva) als dem Erfolgsorgan der inneren Sekretion des Ovars. Seit Hitschmann und Adler, R. Meyer, R. Schröder wissen wir nun vom Genitale der Frau, wie ganz bestimmte Funktionsstadien des Ovariums mit ganz bestimmten histologisch wohl charakterisierten Phasen der Uterusschleimhaut einhergehen. Wir haben durch diese Autoren die anato-misch-histologischen Zusammenhänge dessen kennengelernt, was wir den Menstruations-zyklus nennen. Wenn wir auch heute noch — selbst bei maßgeblichen Autoren auf diesem Gebiete — Bezeichnungen wie „Intermenstruum", „Postmenstruum" oder „Prämenstruum" finden, so handelt es sich dabei um Bedeutungen mehr oder weniger rein zeitlichen Inhalts, die als festen Anhalts- oder Ausgangspunkt den Termin der bei der Frau so offensicht-lichen, in regelmäßigen Abständen wiederkehrenden Blutung haben. Wenn wir dagegen das geordnete physiologische Getriebe der cyclischen Wandlungen des Genitalapparates von der rein biologisch-funktionellen Seite aus ansehen, so können wir dabei immer wieder deutlich und einwandfrei zwei Phasen unterscheiden, wie sie vor allem von R. Schröder stets hervorgehoben und betont wurden. Das ist die Phase der Follikelreifung und diejenige der Corpus luteum-Bildung im Ovarium. Mit diesen beiden Funktionsstadien im Ovarium gehen immer zwei bestimmte Funktionsphasen und Entwicklungsstadien in der Uterusschleimhaut einher und die Wechselvorgänge in Ovar und Uterus sind streng gebunden aneinander. Ein vollständiger Genitalzyklus wird bekanntlich dargestellt durch die anatomisch-histologischen Veränderungen, die zwischen zwei Menstruations-blutungen am Genitale ablaufen. Die Blutung bedeutet jedesmal lediglich das Ende eines Zyklus. Das, was wir also von diesen Prozessen nach außen hin als einziges in Erscheinung treten sehen, ist weiter nichts als der Ausdruck ihrer nunmehrigen Hinfälligkeit, das Zeichen, daß ein solcher Zyklus vollständig, aber hinsichtlich seines Zweckes vergeblich abgelaufen ist. Die zu ihrer Vollfunktion aufgebaut gewesene Uterusschleimhaut zerfällt unter Blutungs-erscheinungen. Unter der Follikelreife im Ovarium als der ersten dieser beiden Phasen des Zyklus baut sich eine neue Schleimhaut im Uterus auf. Ebenso wie diese neue Schleim-haut sich nur und ausschließlich neu aufbaut unter der Wirkung eines solchen reifenden Follikels, ebenso hat diese Schleimhaut auch immer einen ganz bestimmten, spezifischen Charakter. Es handelt sich dabei stets um eine sog. Proliferationsschleimhaut. Solange der Follikel reift und nicht gesprungen ist, hält das neue Wachstum im Sinne dieser Proliferation in dieser Schleimhaut an. Bei solchem Wachstum der Schleimhaut handelt es sich stets um Zellneubildung (Stroma und Drüsen), die eine Hochschichtung des Gewebes bis zu einem bestimmten, individuell etwas variierenden Grade bewirkt. Eine solche

Schleimhaut würde jedoch — selbst in ihrer Vollendung — niemals zur Aufnahme und Einbettung eines befruchteten Eies genügen, worauf ja letzten Endes die Prozesse des Zyklus hinzielen. Dazu gehört eine Veränderung dieser Proliferationsphase in ganz bestimmtem Sinne, wie wir sie stets erst und nur in der nächsten Hälfte des Zyklus, also in der zweiten Phase zu sehen bekommen. Mit der völligen Reife des Follikels im Ovar ist die neue Proliferation der Schleimhaut im Uterus so weit abgeschlossen, daß die nunmehr für die Aufnahme des befruchteten Eies unbedingt notwendigen Veränderungen anschließend einsetzen dürfen. Der völlig reife Follikel im Ovarium springt unter Ausstoßung seines ebenfalls jetzt reifen Eies und es entsteht aus ihm das Corpus luteum. Mit dem Platzen des Follikels und damit dem Aufhören seiner Wirkung sistiert auch die Proliferation der Uterusschleimhaut. Dagegen beginnt jetzt unter dem Einfluß des sich entwickelnden Corpus luteum eine Umwandlung der Schleimhaut in wieder ganz spezifischen Sinne. Es entsteht die sog. Sekretionsphase, die sich durch das Ingangkommen und die immer stärkere Zunahme der Sekretbildung und -anreicherung in den Drüsen, durch Hypertrophie und Ausreifung der Stromazellen, ödematöse Durchtränkung und stärkere Durchblutung des Zwischengewebes kennzeichnet. Alles in allem sehen wir also unter dem Einfluß des Follikels im Ovar eine Uterusschleimhaut entstehen, die in ihrer Unreife — wenn man es so nennen darf — eine Art Rohgerüst darstellt. Unter dem Einfluß des nachfolgend entstehenden Corpus luteum sehen wir diesen Rohbau der Uterusschleimhaut in ein

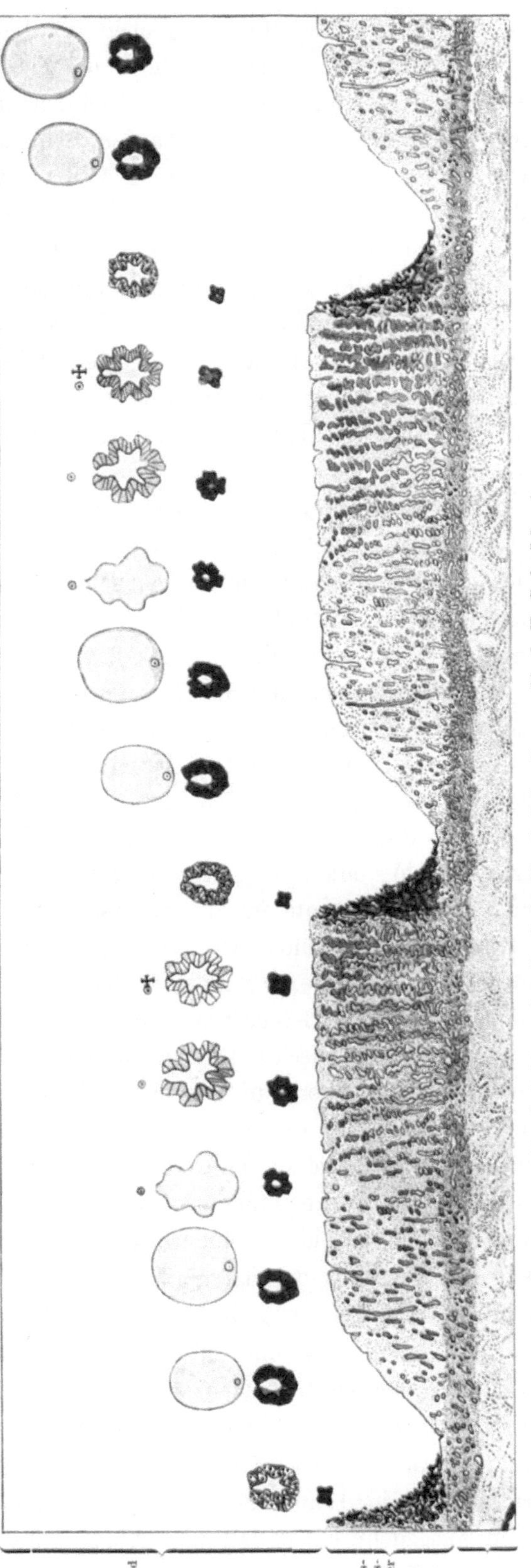

Abb. 2. Schema des Genitalzyklus bei der Frau. (Nach R. Schröder.)

reifes, saftiges, nährstoffhaltiges, eben für die Eieinbettung einzig und allein geeignetes Gewebe umgewandelt werden. Bleibt der Zweck, auf den diese ganzen Vorgänge gerichtet sind, aus, d. h. kommt es zu keiner Eieinbettung, so erfolgt der Zusammenbruch der so in ganz spezifischem Sinne aufgebauten Schleimhaut unter Blutungserscheinungen. Und zwar kommt es zu dem Vorgang der Menstruation deshalb, weil das Corpus luteum — bis dahin der Aufrechterhalter dieser Schleimhautprozesse — zugrunde geht. Wir wollen an dieser Stelle daran denken und zum Verständnis der hormonalen Vorgänge fest im Auge behalten: Nur die Blutung unter Zerfall einer auf die beschriebene Weise präformierten Uterusschleimhaut ist es, die wir als Menstruation bezeichnen und ausschließlich als solche bezeichnen dürfen. Mit anderen Worten: Die Menstruation ist der Zerfall einer vorhergehend proliferativ aufgebauten, dann sekretorisch umgewandelten, schließlich hinfällig gewordenen Uterusschleimhaut unter Blutungserscheinungen!

Dies wären in großen — oder sagen wir lieber in groben und daher kurzen — Zügen die cyclischen Vorgänge am weiblichen Genitale, deren Histologie auf exakteste Weise heute erforscht vorliegt und hinsichtlich deren ausgezeichneter Darstellung in allen Einzel- und Feinheiten ich auf den in diesem Handbuch erschienenen Band von R. Schröder hinweise (Veit-Stoeckel; Bd. I, 2. Hälfte, 1928).

Wir verdanken nun die Klärung der hormonalen Korrelationen und Ursachen dieser anatomischen und histologischen Vorgänge vor allem dem experimentellen Studium am Tier, wie bereits mehrfach betont. Wenn das der Fall ist, so muß notgedrungen geschlossen werden, daß an den betreffenden Tieren die Zusammenhänge cyclischer Wandlungen am Genitale und die histologischen Einzelheiten während derselben ebenfalls oder gar erst recht vollkommen erforscht gewesen seien. Das ist jedoch nur bedingt der Fall, und gerade bestimmte für diese Forschungen wichtige Einzelheiten sind hier zum Teil erst ganz jungen Datums. Ältere Forschungen, wie die von Sobotta an der Maus, Lataste, Königstein, Retterer, Heape, Moreau[1] u. a. an Kaninchen, Meerschweinchen und Ratte, weisen eine Beschäftigung mit den Problemen auf, aus denen der Blickpunkt auf die Beziehungen zwischen Ovarial- und Uterusveränderungen deutlich hervorgeht, wenngleich auch hier schon zum Teil ein weiterer Faktor mehr oder weniger Berücksichtigung findet — das ist die Scheide der kleinen Nager. Für diese Tierarten wurde nun mit späteren Untersuchungen, wie sie z. B. Stockard und Papanicolaou[2] für das Meerschweinchen, Edgar Allen für die Maus und Long und Evans für die Ratte vornahmen, dieser Blickpunkt auf die Scheidenveränderungen immer konzentrierter. Das lag daran, daß in der Vaginalschleimhaut der Tiere (zuerst beim Meerschweinchen, dann bei der Maus und Ratte) eine Veränderung die Aufmerksamkeit auf sich lenken machte, die wir auch als das sog. „Schollenstadium" bezeichnen. Die Scheidenschleimhaut dieser Tiere erwies sich als einem Wechsel unterworfen, wie er in seiner Abhängigkeit von dem jeweiligen Funktionszustand der Ovarien wohl kaum deutlicher demonstriert werden konnte. Derartig sinnfällige Merkmale für den Ablauf cyclischer Wandlungen, wie es die Blutung während der Menstruation bei der Frau eines darstellt, gab es bei diesen Tieren bis dahin nicht. Auch von einem ausgedehnten Zerfall und Abgang der Uterusschleimhaut etwa ohne Blutungs-

---

[1] Zum Teil zit. nach Arbeiten des Verf.
[2] Siehe auch Pallot (1928).

erscheinungen ließ sich bei den darauf gerichteten histologischen Untersuchungen kaum etwas feststellen. Nunmehr war es auf einmal die Vaginalschleimhaut, an der außerordentlich deutliche, zunächst scheinbar ähnliche Zerfallsprozesse beobachtet werden konnten. Zwar blieb dem Makroskopischen, der Befunderhebung durch bloße Inspektion, auch weiterhin die Zugänglichkeit zu diesen Veränderungen versagt; jedoch es entstand ein ausgezeichneter Weg zur mikroskopisch-biologischen Diagnose, nämlich die Untersuchung des Scheidensekretausstriches. Es zeigte sich, daß mit den an die Funktion des Ovars gebundenen histologischen Veränderungen der Scheidenschleimhaut auch der wechselnde Befund von abgestoßenen Zellen, sezerniertem Schleim und „durchgewanderten" Leukocyten im Lumen der Vagina in Erscheinung trat. Durch einfache Sekretabnahme aus dem Scheidenlumen und mikroskopische Untersuchungen der darin enthaltenen Zellen konnte am lebenden Objekt — ohne vergleichende histologische Kontrolle des übrigen Genitalapparates — auf den jeweiligen Funktionszustand im Ovar geschlossen werden. Das Wesentliche und Sinnfälligste bei diesen Befunden war das obengenannte Schollenstadium. Während sich zu anderen Zeiten des Genitalzyklus dieser Tiere Epithelien, Leukocyten und Schleim in qualitativ verschiedener Verteilung finden, ist das Schollenstadium charakterisiert durch den Inhalt von nur kernlosen, aber sich mit Eosin gleichmäßig hochrot färbenden Epithelien, die zu der Zeit ausschließlich und ohne andere Beimengungen in der Vagina enthalten sind. Dieses Schollenstadium geht nun einher mit der Brunst der Tiere, also mit dem Zeitpunkt, zu dem sie den Bock zulassen. Die Brunst fällt meistens in den ersten Beginn des Schollenstadiums. Andererseits tritt das Schollenstadium erst auf, wenn im Ovarium die Follikelreife einen bestimmten Fortschritt gemacht hat, so daß nunmehr der Follikel bald springt und das damit reif gewordene Ei frei und zur Befruchtung bereit gestellt wird. Mit anderen Worten: Innerhalb des Genitalzyklus der kleinen Nager fallen die Erscheinungen Follikelreife im Ovar, Schollenstadium in der Vagina und psychisches Verhalten des Tieres im Sinne der Brunst zeitlich zusammen. Man hat diesen zeitlich einheitlichen Komplex mit „Oestrus" bezeichnet. War es also am Menschen die regelmäßig wiederkehrende Blutung aus dem Uterus, so war es hier bei den kleinen Nagern das regelmäßig wiederkehrende Schollenstadium und damit die Brunst oder der Oestrus, welche als sinnfälligstes am leichtesten der Beobachtung zugängliches Symptom zum festen Anhalts- und Ausgangspunkt für die zeitlichen Zyklusschwankungen am Genitale wurde — sehr zum Segen für die endgültige Erforschung des einen Teiles der hormonalen Funktion des Ovariums, aber auch für kurze Zeit zum Schaden der vollständigen Klarstellung des anderen Teiles derselben, wie wir später sehen werden.

Wir dürfen auf keinen Fall vergessen, daß es sich bei der Menstruation der Frau und bei dem Oestrus der Nager um zwei nicht nur verschiedene, sondern absolut diametral entgegengesetzte Begriffe handelt. Denn bei der Menstruation handelt es sich um eine Abstoßung von hinfällig gewordenem Gewebe aus dem Uterus, die das jedesmalige Ende eines Genitalzyklus anzeigt. Bei dem Oestrus (Schollenstadium) handelt es sich um eine starke Zellproliferation in der Vagina mit anhaltender Abstoßung der oberflächlichen Zellagen in das Lumen, die den Mittelpunkt des Zyklus anzeigt. Auf das Ovarium, den Dirigenten dieser ganzen Prozesse bezogen, bedeutet das zur Zeit der Menstruation: Zusammenbruch des Corpus luteum; Follikelreife, Follikelsprung, Corpus luteum-Entwicklung und Corpus luteum-Blüte sind vorhergegangen und vollständig abgelaufen. Zur

Zeit des Oestrus: Höchstfunktion des jetzt reifen Follikels; die Follikelbildung ist vorhergegangen und nunmehr abgeschlossen; der Follikelsprung, die Corpus luteum-Entwicklung und -Blütezeit fehlen jedoch noch und werden jetzt erst folgen. Die Menstruation ist das Ende des vollständigen Zyklus; 1. und 2. Zyklusphase sind vorangegangen und fertig abgelaufen. Das Schollenstadium ist eine Teilerscheinung lediglich des Endes der ersten Phase des Zyklus; die zweite Phase steht noch aus und kann erst jetzt beginnen.

III. Der Genitalzyklus der Testtiere für die Ovarialhormone.

Ich sagte, daß durch die Entdeckung des Schollenstadiums der Oestrus zum festen Anhaltspunkt bei der Beurteilung des Genitalzyklus der Laboratoriumstiere geworden ist. Das zeigen die damit allgemein eingeführten Bezeichnungen seiner einzelnen zeitlichen Abschnitte. Man spricht seither von „Prooestrus, Oestrus, Post- oder Metoestrus, Di- und Anoestrus". Wir haben schon gehört, daß es durch das Mittel der Scheidensekretuntersuchungen einwandfrei möglich ist, den Oestrus zu erkennen; wir werden sehen, daß es ebenso möglich ist, das Herannahen des Oestrus, sein Vorstadium, also den Prooestrus nicht nur aus den cellulären Elementen des Sekretabstriches zeitlich zu differenzieren, sondern wie beim Oestrus (oder sagen wir lieber jetzt schon wie beim Beginn des Oestrus) auch rückzuschließen auf das histologische Zustandsbild im übrigen Genitale, hauptsächlich eben auf den Funktionszustand des Ovars. Das ist nicht mehr möglich, sobald der Oestrus vorbei ist, sobald das Bild des reinen Schollenstadiums verschwindet. Dann nämlich wird der bloße Zellinhalt der Scheide „unspezifisch" in dem Sinne, daß er keine Rückschlüsse mehr darauf zuläßt, was jetzt im Ovarium vor sich geht — nämlich ob der oder die oestrusbedingenden Follikel gesprungen sind, sich Corpora lutea aus ihnen entwickeln und eine gehörige Corpus luteum-Phase als zweiter Abschnitt des Genitalzyklus sich anschließt oder nicht. Das ist jedoch bei diesen Tieren wichtig, weil es im Gegensatz zum Menschen gerade bei ihnen recht häufig gar nicht zur Ausbildung der zweiten Phase des Zyklus kommt, sondern die Follikel, ohne zu springen und ohne das Ei abzugeben, in Atresie gehen. Doch bevor wir auf diese speziellen Verhältnisse eingehen, wollen wir kurz sehen, wie man sich den Genitalzyklus der Maus, dem hauptsächlichsten Testtier bei der Erforschung der inneren Sekretion des Ovariums, nach der Entdeckung des Schollenstadiums vorgestellt hat und zum Teil noch heute vorstellt. Ich würde darauf nicht eingehen, wenn nicht in fast allen Arbeiten über die Erforschung des Follikelhormons sich diese Auffassung seit den Angaben von Allen und Doisy vertreten fände. Ich folge dabei der Darstellung von B. Zondek („Die Hormone des Ovariums", 1931 usw.), die sich an die Arbeiten E. Allens anlehnen, auf dessen Studium des Genitalzyklus und vor allem des Schollenstadiums bei der Maus die Forscher sich berufen.

1. Der Genitalzyklus der Maus.

Es wird unterschieden zwischen

1. Dioestrus = Ruhestadium.
2. Prooestrus = Proliferationsphase.
3. Oestrus = Brunst.
4. Metoestrus = Abbauphase.

Dabei unterscheidet E. Allen noch zwischen Metoestrus I und Metoestrus II. Die Veränderungen in der Scheide werden folgendermaßen charakterisiert:

1. Im Dioestrus zeigt die Scheide eine Reihe zylindrischer Basalzellen, auf ihnen 1—2 Reihen polygonaler Zellen und 1—2 Reihen schleimsezernierender Zylinderzellen mit vereinzelten Leukocyten.

2. Im Prooestrus, der Proliferationsphase, sehen wir einen Aufbau der Scheidenschleimhaut, so daß auf den Basalzellen sich nicht 1—2, sondern 8—10 Reihen polygonaler Zellen befinden, deren oberste in eigenartiger Weise zu verhornen beginnen. Die Schleim enthaltenden, aber nicht mehr sezernierenden Zellen stoßen sich ab.

3. Im Oestrus finden wir auf den Basalzellen 10—12 Reihen polygonaler Zellen. Die obersten verhornten Zellagen (die Schollen) heben sich lamellenartig ab, um in das Scheidenlumen abgestoßen zu werden.

4. Im Metoestrus, der Abbauphase, sehen wir die polygonalen Zellen von Leukocyten durchsetzt, um sich schließlich bis zur Basalschicht abzustoßen.

Für Ovarien und Uterus finden wir entsprechend angegeben:

	Ovarium	Uterus
Dioestrus = Ruhestadium	Corpora lutea früherer Zyklen, kleine bis mittelgroße Follikel.	Rundes, enges Lumen, enge Drüsen, mittelhohes Epithel, dazwischen einige Leukocyten.
Prooestrus = Proliferationsphase	Corpora lutea früherer Zyklen, größere Follikel mit einer Follikelhöhle.	Uteri im ganzen größer geworden, Lumen mit geschlängelten Konturen, hohe Epithelien und Kernteilungen, reichliche Drüsen, keine Leukocyten.
Oestrus = Brunst	Große Follikel mit großer Follikelhöhle, kleine Granulosazellen, umgeben von 2—3 Reihen Thecazellen. Beim Übergang zum Metoestrus Beginn der Corpus luteum-Bildung.	Uteri groß, stark gebuchtetes Lumen, hohe Epithelien, ausgedehnte Drüsenbildung, keine Leukocyten.
Metoestrus = Abbauphase	Junge Corpora lutea.	Uteri klein, Lumen wieder eng, rundlich, die Epithelien niedrig. Drüsen klein, zwischen den Epithelien massenhaft Leukocyten, die auch in die Epithelien eindringen. Keine Kernteilungen.

Wenn wir diese cyclischen Veränderungen, wie sie für die Maus beschrieben werden, in ihrer Gesamtheit überblicken und mit den Veränderungen, wie wir sie vom Menschen her kennen, in Vergleich setzen, so fällt folgendes auf:

1. Die Veränderungen der Uterusschleimhaut, von denen wir bei den cyclischen Prozessen am menschlichen Genitalschlauch fast ausschließlich hören und die dort so sehr sinnfällig sind, werden als außerordentlich gering angegeben.

2. Auf den Oestrus, also das Stadium der Follikelreife im Ovar folge akut ein völliger Abbau (Metoestrus), trotzdem frische Corpora lutea im Ovarium vorhanden sind. Weiterhin muß betont werden, daß die regelmäßige Wiederkehr des Oestrus zeitlich mit 4 bis 5 Tagen angegeben wird, daß also damit die einzelnen Zyklen eine solche Zeitdauer aufweisen.

Das Wesen des Genitalzyklus besteht ja nun letzten Endes in der Vorbereitung und Bereitstellung eines geeigneten Bettes für das während des Zyklusablaufes freigewordene und befruchtete Ei. Dieses Eibett sitzt bei allen Säugetieren wie beim Menschen im Uterus. Es war also unwahrscheinlich, daß die so sehr deutlich in Erscheinung tretenden wechselvollen Veränderungen in der Scheidenschleimhaut bei den kleinen Nagern das Wesentliche ihres Genitalzyklus darstellen. Ich habe es deshalb unternommen, den Genitalzyklus der Maus, mit dem dauernden Blickpunkt auf diese Basis, einer Revision zu unterziehen[1]. Meine Untersuchungen in Gemeinschaft mit O. Busse an mehreren Hundert weiblichen Mäusen hatten ein Ergebnis, das sich entschieden besser in unser am Menschen durch zahlreiche histologische Untersuchungen gewonnenes Verständnis über den Zyklus einreihen läßt. Zunächst einmal werfen ja die auffallenden Befunde an der Uterusschleimhaut beim Menschen einerseits und an der Scheidenschleimhaut der kleinen Nager andererseits die Frage auf: An welchen Teilen des Genitalschlauches laufen denn eigentlich cyclische Veränderungen ab? Wenn wir die Gesamtheit des hierüber Bekannten überblicken, müssen wir sagen: an allen Abschnitten, an Tube, Uterus, Cervix, Vagina. Die deutlichsten Veränderungen sehen wir dabei an den Schleimhäuten. Nur müssen wir hinzufügen: Diejenige Schleimhaut, welche die deutlichsten, unserer Beobachtung und unseren Untersuchungsmethoden am leichtesten zugänglichen Wandlungen aufweist, ist bei den verschiedenen Tierarten nicht dieselbe. Das sehen wir hier schon an dem Beispiel „menschlicher Uterus und Vagina der Maus". Als weiteres Beispiel sei hier nur kurz erwähnt, daß das Meerschweinchen ganz besonders deutliche cyclische Veränderungen der Cervixschleimhaut aufweist, wie sie erst neuerdings von H. Hartmann und Olbers ausführlich beschrieben sind. Wie sehr verschieden die Ausdrucksformen für die einzelnen Zyklusabschnitte sein können, zeigt vor allem auch die Menstruation. Wir kennen sie nur am Menschen und Affen, nicht bei den anderen Tieren, so auch nicht bei den Nagern. Von den Blutungen aus dem Genitale zur Zeit der Brunst, wie wir sie bei einigen Tieren finden (z. B. Hund) wissen wir, daß sie nichts mit Menstruation zu tun haben sondern auf ganz anderen „Zufälligkeiten" beruhen. Es handelt sich dabei um nichts anderes als um Blutungsaustritte (meistens per diapedesim) aus hochgradig hyperämischen, auf Grund ihrer Beschaffenheit und Bestimmung für Blut leicht durchlässigen Schleimhäuten. Eine eigentliche Menstruation gibt es wie gesagt bei diesen Tieren nicht. Und doch wissen wir, daß die Vorgänge im Ovarium überall dieselben sind — Follikelreife, Follikelsprung, Corpus luteum-Entwicklung und Corpus luteum-Abbruch. Es muß also damit naturgemäß bei den Tieren ohne Menstruation ein jedesmaliges Ende der ablaufenden Zyklen geben, das — ganz gleich in welcher Form es sich findet — mit der Menstruation oder wenigstens mit dem Zeitpunkt der Menstruation bei Mensch und Affe gleichzusetzen ist. Dieser Vorgang ist eben bei den betreffenden Tieren viel weniger deutlich, weil er nicht so akut und nicht unter solchen stürmischen Erscheinungen verläuft wie beim Menschen. Wohl kommt es beim Kaninchen manchmal (durchaus nicht immer) zum Austritt einzelner roter Blutkörperchen, zu einer regelrechten makroskopisch sichtbaren Blutung kommt es jedoch nirgends. Wohl bestehen Abbauprozesse, manchmal stärksten Grades, so daß die Ausstoßung einzelner

---

[1] Auch die Untersuchungen von A. S. Parkes (1928) über die Dauer des oestrischen Zyklus bei der Maus stellen im wesentlichen zahlenmäßige Registrierungen der Oestrusabstände (und zwar an tausend Zyklen) dar.

zerfallener Partien der Uterusschleimhaut resultiert. Im wesentlichen jedoch besteht dieser Prozeß der Zyklusbeendigung in Schrumpfung, leichteren partiellen Nekrosen, aber um so stärkerer Leukocytose — alles Vorgänge, die nur im mikroskopischen Schnitt des Organs erkannt werden können. Es besteht keine Möglichkeit, nach außen hin diese Prozesse im einzelnen als solche zu differenzieren, da nach außen abgehende Degenerationsprodukte sich unter Umständen auch zu anderen Stadien der Ovarialfunktion finden lassen. Das ist besonders deutlich bei der Maus. Die starke Leukocytose, welche sich im Scheidensekretausstrich nach dem Oestrus feststellen läßt, kommt nämlich immer zustande, wenn die Follikel aufhören ihre Wirkung zu

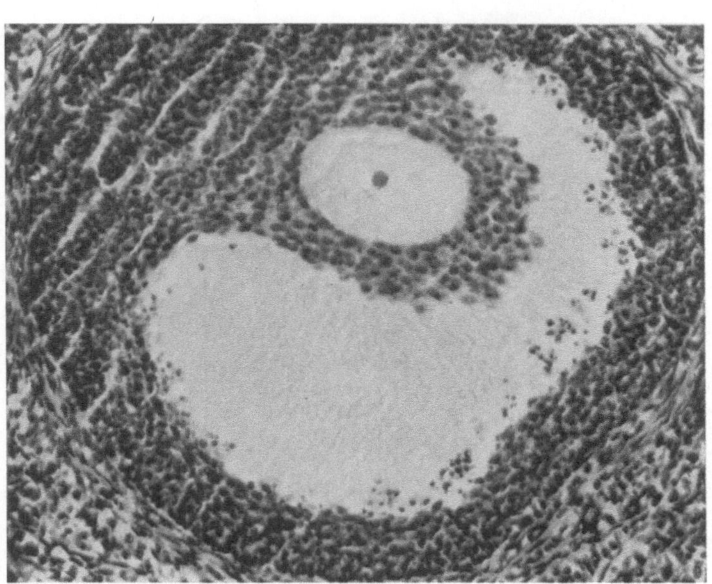

Abb. 3. Ovarium (Maus) zur Zeit des Prooestrus (reifender Follikel).

entfalten, ganz gleich, ob sie gesprungen sind und damit ihrer eigentlichen Bestimmung, Corpora lutea zu werden, zugeführt werden oder ob sie ihre Funktion vollständig einstellen, indem sie atresieren. In beiden Fällen finden wir zunächst einmal das Aufhören des Schollenstadiums in der Vagina und das Auftreten reichlicher Leukocyten. Wir ersehen daraus, daß somit der Begriff des Metoestrus als des Zyklusabschnittes nach dem Oestrus, nach dem Reifsein der Follikel oder — was dasselbe ist — nach dem Schollenstadium einfach illusorisch wird, oder zum mindesten

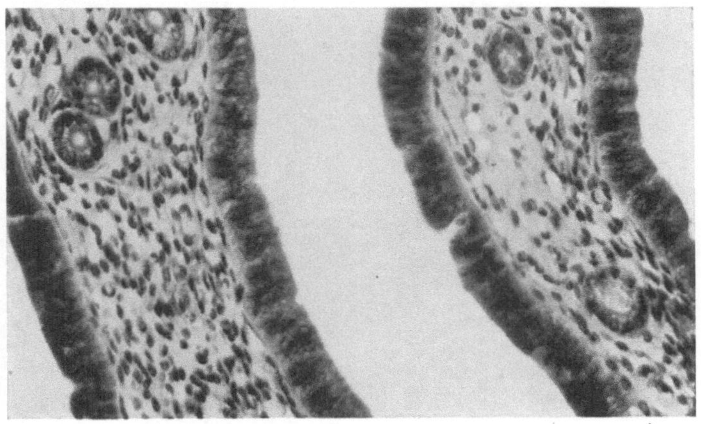

Abb. 4. Uterusschleimhaut (Maus) zur Zeit des Prooestrus. (Reparation, frische Proliferation.)

zu einem Begriff rein zeitlichen Inhalts herabsinkt, der uns nichts über die biologisch-histologischen Verhältnisse mehr sagt. Nach meinen genauen vergleichenden anatomisch-histologischen Studien am Genitale der Maus, gehen die Veränderungen während eines vollständigen Zyklus folgendermaßen vor sich.

I. Prooestrus (= Follikelphasen-Beginn). In diesem Stadium erfolgt der Wiederaufbau der während des vorhergehenden Zyklus degenerierten bzw. zerstörten Schleimhäute.

Es entspricht diese Phase der Proliferationsphase beim Menschen. Sie entsteht unter der Wirkung reifender Follikel. Über diese Phase geht der Weg zum Oestrus, der ihren Höhepunkt darstellt.

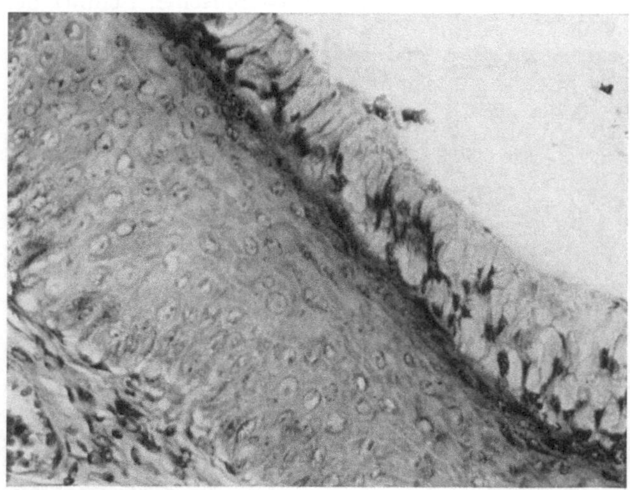

Abb. 5. Vagina (Maus) zur Zeit des Prooestrus.

a) *Ovarium.* Im Ovarium finden sich die reifenden Follikel mit reifenden Eiern. Corpora lutea vorher gegangener Zyklen sind klein und alt, was sich an ihrer starken Bindegewebsdurchsetzung, dem Verschwimmen der Grenzen der Granulosazellen und dem Fehlen jeglicher Bluträume kundtut (s. später).

b) *Uterus.* Mit Beendigung des vorhergegangenen Zyklus war in der Uterusschleimhaut eine starke Leukocytose, Degenerationserscheinungen an den Zellen, Verlust einzelner Zellen und Schrumpfung eingetreten. (Die Leukocytose durchsetzte bei diesen Vorgängen auch die ganze Muskulatur.) Jetzt zeigt die Uterusschleimhaut

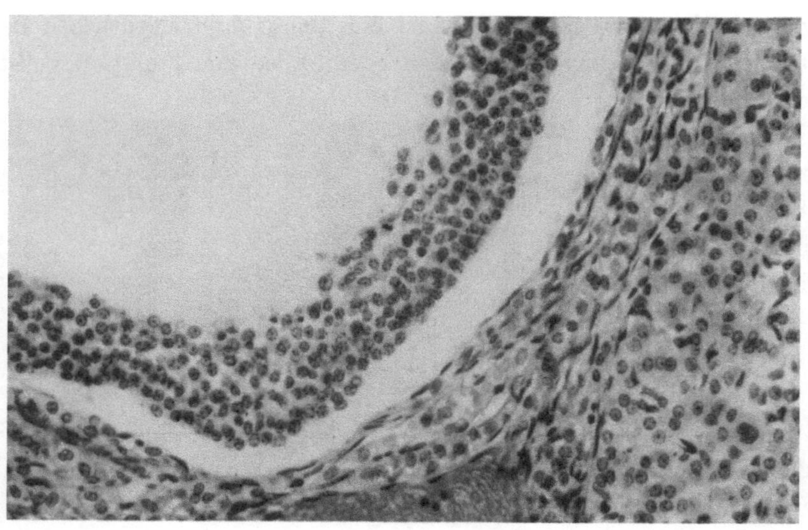

Abb. 6. Aus dem Ovarium der Maus zur Zeit des Oestrus. (Partie eines sprungreifen Follikels. — Rechts im Bilde Stück eines alten Corpus luteum.)

einen gesunden Wiederaufbau. Die Stromakerne sind spindelig, fibroblastenähnlich, klein und länglich, Leukocyten sind nicht vorhanden — in anderen Fällen (frühester Prooestrus) rühren sie noch von den Degenerationserscheinungen des vorhergegangenen letzten Zyklus her und befinden sich also im Verschwinden. Die Drüsenkerne sind rund und stehen an der Basis der Zelle. Die Drüsen selbst sind umgeben von einer Art Basalmembran, die Lumina nicht irgendwie erweitert.

c) Vagina. Die nach vorangegangenem Zyklus am Ende desselben völlig zerfallene Vaginalschleimhaut wird von ihrem ein- bis zweireihigem germinativen Basalepithel wieder aufgebaut, indem dieses sich zunächst mit einer zweireihigen Deckepithelschicht (Zylinderzellen) überzieht. Vom germinativen Epithel aus ist die Hochschichtung der Plattenepithelschleimhaut erfolgt, wobei diese das Oberflächenepithel vor sich hergeschoben hat. Die neue Hochschichtung der Schleimhaut ist vollzogen. An der Grenze zwischen oberen Plattenepithellagen und Deckepithel bildet sich eine sog. Granularschicht.

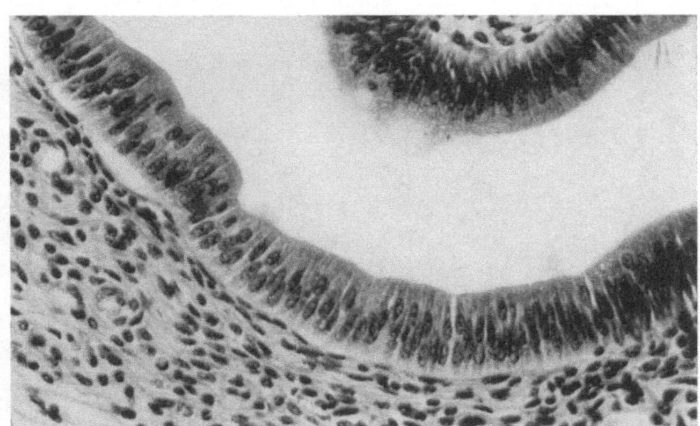

Abb. 7. Uterusschleimhaut (Maus) zur Zeit des Oestrus. (Volle Proliferation.)

II. Oestrus (= Follikelphasen-Ende). Der Oestrus stellt den Höhepunkt der neuen Proliferationsphase dar. Er ist dann erreicht, wenn die neu gereiften Follikel sprungreif sind.

a) Ovarium. Im Ovarium finden sich **sprungreife Follikel**. Alte Corpora lutea wie zur Zeit des Prooestrus.

b) Uterus. Die Uterusschleimhaut befindet sich in reiner vollständiger normaler Proliferation. Das Stroma ist dem des Prooestrus ähnlich: Die Basalmembran an der Grenze von Stroma zu Oberflächenepithel ist sehr deutlich ausgebildet. Die Oberflächenepithelien sind sehr hoch, die Kerne in ihnen basalständig, langspindelig geformt, in der Längsrichtung der Zellen angeordnet. Durch die starke Proliferation erscheinen die Kerne gedrängelt, zum Teil wie zweireihig. Jedenfalls ist weitaus der größere Anteil des Protoplasmas der Oberflächenepithelien lumenwärts entwickelt, was zum Unterschied gegenüber der Corpus luteum-Phase wichtig ist. Von Leukocyten findet sich keine Spur.

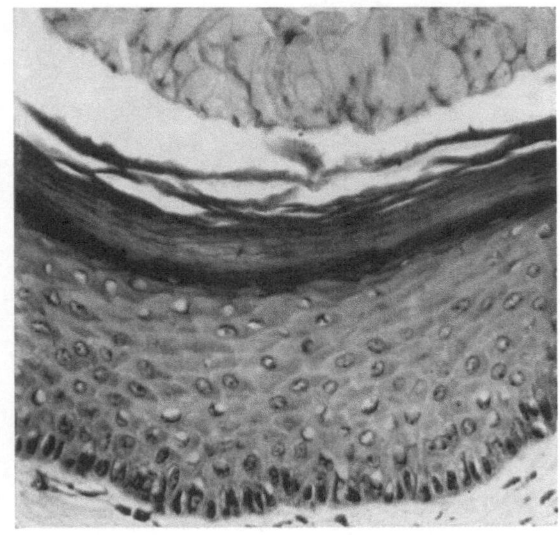

Abb. 8. Vaginalschleimhaut (Maus) zur Zeit des Oestrus.

c) Vagina. In der Vaginalschleimhaut hat sich die oben genannte Granularschicht zwischen Deckepithel und obersten Plattenepithellagen zu einer dicken Verhornungsschicht ausgebildet. Während des Oestrus geht die Deckepithelschicht durch Abstoßung ins Lumen verloren, die Hornschicht liegt bloß und schilfert nunmehr dauernd kernlose mit Eosin hochrot gefärbte Epithelien ins Lumen ab.

III. Corpus luteum-Phase (Status post oestrum). Kommt es zu keinem Follikelsprung, sondern gehen die Follikel in Atresie, so brechen Uterus und Vaginalschleimhaut unter Auftreten einer stärksten Leukocytose zusammen, die Vaginalschleimhaut wird ausgestoßen, um rasch Raum für einen neuen Aufbau unter neuer Follikelreife zu geben. Springen jedoch die Follikel, so entwickeln sich Corpora lutea, unter deren Einfluß ganz spezifische Veränderungen an den in der Follikelphase gewachsenen, proliferierten Schleimhäuten von Uterus und Vagina vor sich gehen.

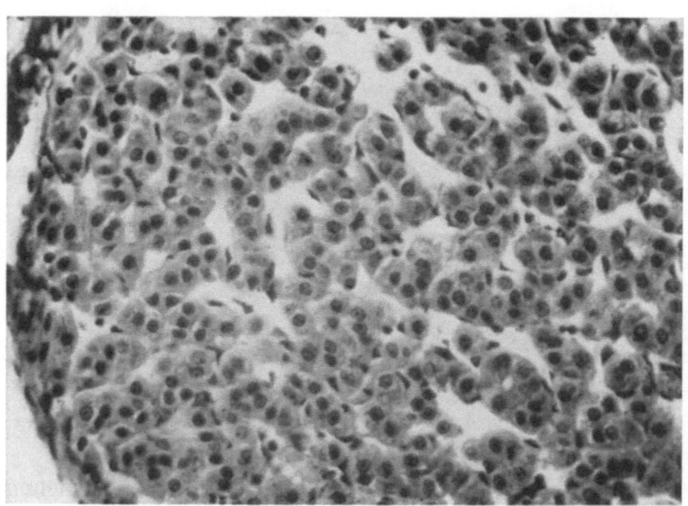

Abb. 9. Aus dem Ovarium einer Maus 3 Tage nach dem Follikelsprung. Fast ausgebildetes Corpus luteum, etwa 72 Stunden alt.)

a) Ovarium. Etwa 72 Stunden nach dem Follikelsprung ist das Corpus luteum fertig ausgebildet. Das funktionstüchtige Corpus luteum der Maus zeichnet sich durch große Granulosazellen und stärkste Vascularisierung aus. Dabei ist der Blutreichtum so groß, daß fast jede der großen Granulosazellen wie von Blut umspült erscheint. Größe der Granulosazellen und Blutreichtum sind ein Kriterium für die Funktion des Corpus luteum. Kleinerwerden der Granulosazellen und Zunehmen des Bindegewebsreichtums bei rasch abnehmender Blutzufuhr sind die Zeichen der Degeneration und Nichtfunktion.

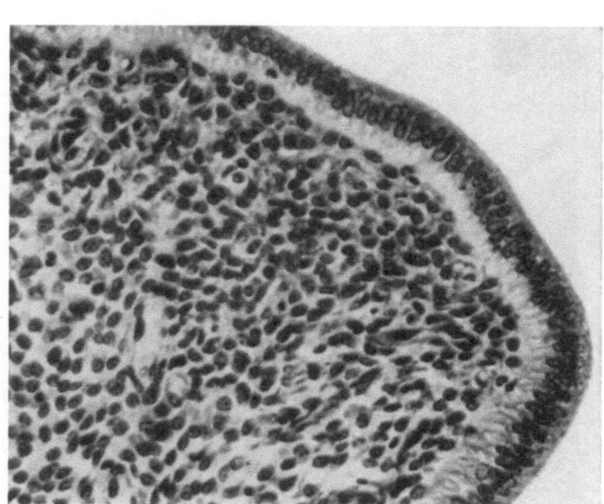

Abb. 10. Uterusschleimhaut (Maus) 3 Tage nach dem Follikelsprung. (Corpus luteum-Blase.)

b) Uterus. Unter der Wirkung von Corpora lutea wird die Uterusschleimhaut stärker vascularisiert und blutreich. Es kommt zu einer Umwandlung der Stromazellen in dem Sinne, daß vor allen Dingen die Kerne größer werden, dicht an dicht stehen, die Schleimhaut aufgelockert wird und mehr den Eindruck eines einheitlichen Ganzen macht. Wesentlich ist aber, daß die in der Proliferationsphase bestehende Basalmembran zwischen Oberflächenepithel und Stroma verschwindet; und daß vor allem die Kerne des Oberflächenepithels groß und kugelig rund werden und nunmehr von der Basis der Zelle nach der Mitte derselben rücken, wobei sie einen hellen Hof hinter sich zurücklassen. Dieser helle Hof verschmilzt mit dem Plasma der obersten Zellen des Schleimhautzwischengewebes.

c) Vagina. Nach ursprünglichem Auftreten einer starken Leukocytose im Anschluß an den Sprung der Follikel kommt es zur Regeneration der Schleimhaut in folgendem Sinne: Unter Verlust eines Teiles der Oberfläche derselben (Plattenepithelien) findet allmählich nach der Tiefe zunehmend eine Umwandlung der Plattenepithelien in verschleimende Zellen statt. Nach Ausbildung dieser Phase sitzen dem germinativen Epithel der Schleimhautbasis einige Reihen Epithelien mit basalständigem Kern auf. Diese Epithelien geben nach dem Lumen zu permanent Schleim ab, während die Leukocyten wieder verschwinden.

2. Vollständiger und unvollständiger Genitalzyklus.

(Das Zwei-Phasenprinzip.)

Ich habe den Genitalzyklus der Maus in seinen Einzelheiten etwas ausführlicher gebracht, nicht nur wegen manches in jüngster Zeit hinzugekommenem Neuen für das Verständnis der Genitalfunktion dieses so wichtigen Testtieres, sondern auch weil wir

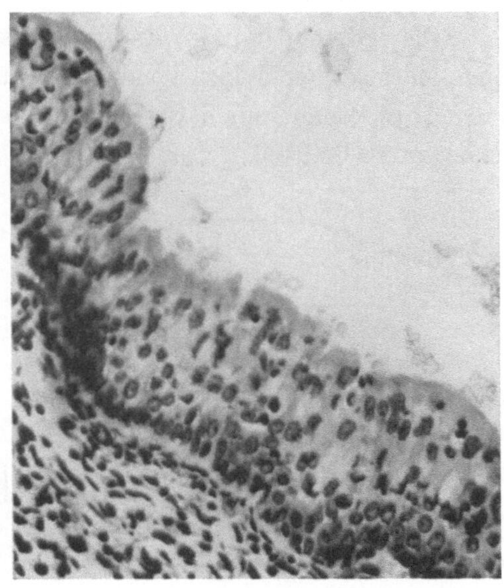

Abb. 11. Vaginalschleimhaut (Maus) 4 Tage nach dem Follikelsprung (Corpus luteum-Phase).

aus ihm manches für die Sexualhormonforschung Wichtiges verstehen gelernt haben. Aus meinen Ausführungen folgt zunächst einmal, daß es bei der Maus zwei Arten von cyclischen Vorgängen am Genitale gibt, einen vollständigen und einen unvollständigen Genitalzyklus. Der vollständige Genitalzyklus besteht wie bei allen solchen aus Follikelreife, Follikelsprung, Corpus luteum-Entwicklung und -blüte und Corpus luteum-Abbruch mit den entsprechenden Auswirkungen derartiger Ovarialtätigkeit auf den Genitalschlauch. Dieser Zyklus dauert bei der Maus 9—10 Tage. Der unvollständige Zyklus, der auch als halber „abgeschnittener" Zyklus aufzufassen ist, besteht in bloßer Follikelreife (ohne Follikelsprung) und nachfolgender Follikelatresie. Dabei bildet sich naturgemäß in den Schleimhäuten des Genitales lediglich eine Proliferationsphase mit dem Höhepunkt des Schollenstadiums aus, worauf diese Phase infolge der Atresie der Follikel zusammenbricht unter Einsetzen einer starken Leukocytose. Dieser unvollständige Zyklus dauert bei der Maus 4—5 Tage. Die Aufeinanderfolge nur solcher Zyklen bedeutet die regelmäßige 4 bis 5tägige Wiederkehr von Schollenstadien, es handelt sich dabei also um „oestrische" Zyklen im wahrsten Sinne des Wortes. Diese Bezeichnung der früheren Autoren besteht also durchaus zu Recht, nur muß jegliche Corpus luteum-Funktion von dieser Zyklusform ausgeschlossen werden. Mit anderen Worten:

Die in der Literatur angegebenen Zyklen mit einer durchschnittlichen Dauer von $4^{1}/_{2}$ Tagen bei der Maus sind solche unvollständigen Zyklen. Aber nur der vollständige Zyklus kann — eine Befruchtung vorausgesetzt — zur Eieinbettung und Schwangerschaft führen, ist also ein Prograviditätszyklus.

Wir können demnach unterscheiden:

1. Genitalvollzyklen oder Prograviditätszyklen = vollständige Genitalzyklen mit Follikelreifung und nachfolgender Corpus luteum-Bildung.

2. Oestrische Zyklen = unvollständige Genitalzyklen mit Follikelbildung und nachfolgender Atresie des Follikels.

Die ersteren sind also Funktionszyklen, die zweiten sind funktionslose Zyklen. Am Ende jedes solcher Zyklen kommt es zu mehr oder weniger starken Degenerationserscheinungen; es kommt nur darauf an, ob diese bedingt sind durch den Abbruch eines funktionierenden Follikels (Atresie) oder den Abbruch eines funktionierenden Corpus luteum.

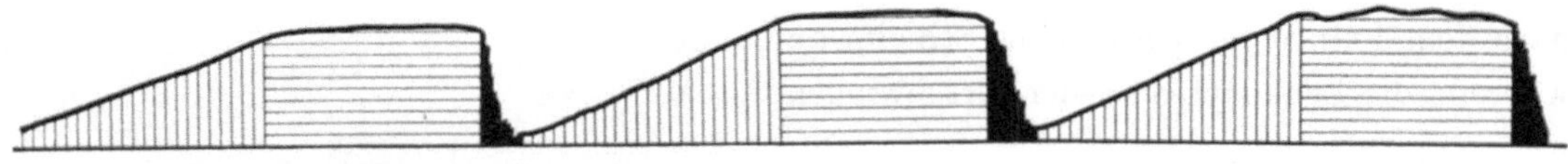

Abb. 12. Schema des Genitalzyklus beim Menschen. ||| Proliferation. = Transformation.

Je nachdem haben wir zu unterscheiden zwischen einer
1. Follikelabbruchdegeneration.
2. Corpus luteum-Abbruchdegeneration.

Die Follikelabbruchdegeneration ist außerordentlich deutlich bei den kleinen Nagern infolge der sehr starken Leukocytose im Anschluß an ein Schollenstadium, jedoch nicht aus dem bloßen Scheidenabstrich zu differenzieren.

Die Corpus luteum-Abbruchdegeneration ist außerordentlich deutlich beim Menschen infolge Blutung aus dem Uterus nach außen.

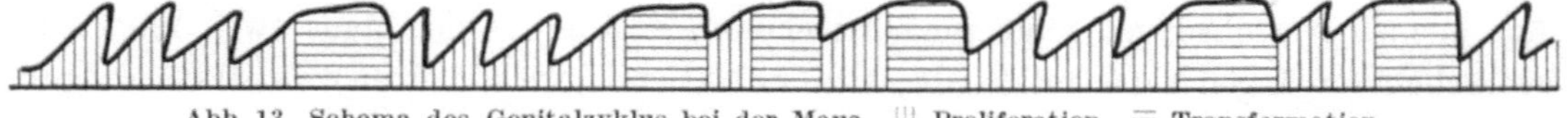

Abb. 13. Schema des Genitalzyklus bei der Maus. ||| Proliferation. = Transformation.

Daß es derartige unvollständige Zyklen auch beim Menschen gibt, war anzunehmen. Daß wir mit ihnen zu rechnen haben, ergaben die Hormonmengenuntersuchungen aus dem Urin, wie sie R. T. Frank-New York und dann Siebke-Kiel angestellt haben. Es wurden im Urin bei gewissen amenorrhöeischen Frauen Wellenbewegungen der Hormonausscheidung festgestellt, die sich trotz eines Höhepunktes weit unter der Norm der Quantitäten bei vollfunktionierenden Ovarien hielten. Frank hat diese Zyklen als „unterschwellig" bezeichnet. Einen weiteren Hinweis finden wir beim Affen. Die „Menstruationen ohne Corpus luteum", wie sie von G. W. Corner-New York und Hartmann-Baltimore beobachtet und beschrieben wurden und die lange Zeit einen Streit um Namen nach sich gezogen haben, sind sicherlich als solche unvollständigen Zyklen anzusehen[1]. Beim Affen, der ebenso wie der Mensch, in Form der Menstruation überhaupt Blutungen aus dem Genitale aufweist, kann es eben bei dem Zerfall einer lediglich proliferativ aufgebauten Uterusschleimhaut auch zu einer Blutung kommen. Westmann hat dazu neuerdings einen weiteren Beitrag an einigen Affengenitalien gebracht, und es dürfte im Verein mit den später zu besprechenden Kenntnissen der Follikelhormonforschung an dieser Form der Blutungsmöglichkeit nicht mehr zu zweifeln sein.

---

[1] Siehe auch Meyer, R. K. and S. Saiki: Homology of Prooestrus bleeding in the dog (1931).

Was wir aber hauptsächlich nunmehr auch aus den exakten Studien am Genitale der Maus ersehen, ist, daß ein vollständiger funktionsfähiger Genitalzyklus immer zweiphasig ist. Wir finden also überall das Zweiphasenprinzip gewahrt, nämlich:

1. Follikelphase im Ovar — immer einhergehend mit den Proliferationsprozessen im Genitalschlauch.

2. Corpus luteum-Phase im Ovar — immer einhergehend mit Umwandlungsprozessen an den vorher proliferativ aufgebauten Schleimhäuten des Genitalschlauches.

Nun ist selbstverständlich die Art der Zellen, welche das Schleimhautmaterial des Uterus oder der anderen Genitalschleimhäute bei den einzelnen Tierarten bilden, durchaus verschieden. Eine Stroma- oder Drüsenzelle der Mäuse-Uterusschleimhaut ist keine menschliche Zelle und ist auch etwas anderes als eine Zelle aus dem gleichen Gewebe des gleichen Organs eines Kaninchens. Auch die Anordnung und Form der Drüsen, sowie ihre Zahl in der Uterusschleimhaut ist bei den verschiedenen Tierarten durchaus verschieden. Trotzdem ist das Prinzip, nach dem die cyclischen Wandlungen in den Genitalschleimhäuten erfolgen, durchaus gleich und überall gewahrt. Während der Follikelphase erfolgt der Neuaufbau der mit Beendigung des vorangehenden Zyklus degenerierten oder abgestoßenen Schleimhaut. Dieser Neuaufbau der Follikelphase besteht immer in einem neuen jungen Wachstum, in einer Proliferation der Schleimhaut zu einem Rohbau. Während der Corpus luteum-Phase erfährt immer das neu und roh aufgebaute Proliferationsgewebe der Follikelphase eine Umwandlung, eine Transformation in bestimmtem, auf die Eieinbettung gerichteten Sinne. Ganz gleich, wie diese Umwandlung sich histologisch äußert, ob es sich um eine Sekretion der vorher nicht sezernierenden Zellen, um ein Ausreifen der vorher unreifen Zellkerne, um eine verstärkte Vascularisation und nachweisliche Anreicherung mit bestimmten Nährstoffen oder um eine starke drüsige Umwandlung des ganzen Gewebes der Schleimhaut oder — wie meistens — um mehrere dieser Prozesse gleichzeitig handelt, immer handelt es sich dabei um eine Umwandlung des vorhergehend Gewachsenen. Beim Menschen bezeichnet man die Corpus luteum-Phase wegen ihrer besonderen Eigenart stärkster Drüsensekretion als Sekretionsphase. Eine eigentliche Sekretbildung in den Drüsen können wir durchaus nicht bei allen Tierarten während der Corpus luteum-Phase in der Uterusschleimhaut nachweisen. Da wir aber einen Begriff für diese Phase benötigen, der sich (wie bei der Follikelphase der Name Proliferationsphase) auf alle Tierarten bezieht, habe ich die Corpus luteum-Phase generell mit „Transformationsphase" bezeichnet.

Wir unterscheiden demnach allgemein

1. Follikelphase im Ovar = Proliferationsphase im Genitalschlauch, hauptsächlich seinen Schleimhäuten.

2. Corpus luteum-Phase im Ovar = Transformationsphase im Genitalschlauch, hauptsächlich seinen Schleimhäuten.

Wir wollen noch hinzufügen, daß hinsichtlich der Proliferationsphasen eine größere Einheitlichkeit im Aufbau des Gewebes der Uterusschleimhäute bei den verschiedenen Tieren herrscht, wie ja überhaupt die Neubildung eines Gewebes leichter zu erkennen ist, als eine im einzelnen Falle mehr oder weniger deutliche Umwandlung desselben. Beim Neuaufbau der Proliferation finden wir im Zwischengewebe immer die unreife Zellform mit kleinen spindeligen Kernen. Die Drüsen- und Oberflächenepithelien sind kubisch bis zylindrisch, scharf begrenzt, immer ohne Sekretabgabe; ihre Kerne sind ebenfalls klein, spindelig und vor allem basalständig. Häufig finden wir eine Basalmembran an den Drüsen- und Oberflächenepithelreihen als Zeichen der vorhandenen abgeschlossenen getrennten Einzeldifferenzierung der verschiedenen Schleimhautanteile. Immerhin gibt es auch einige Gewebs- oder Zellvorgänge in der Transformationsphase, welche sie als solche bei den meisten Tierarten einheitlich charakterisieren. Das ist das Größerwerden der einzelnen Zellen und Kerne, die runde Form der letzteren. Weiterhin das Vorrücken der vorher basalständigen Drüsenzellkerne nach der Mitte der Zelle zu, wobei sie einen hellen Hof hinter sich lassen an der Stelle ihres ursprünglichen Sitzes. Im großen und ganzen läßt sich sagen, daß die Transformationsphase eine größere funktionelle Einheitlichkeit oder besser ein „Einswerden" des Gewebes aufweist, zum Teil hervorgerufen durch das Verschwimmen und die Verwaschung der einzelnen Zellgrenzen.

3. Das Schollenstadium in der Vagina der Maus als Ausdruck der Follikelfunktion und der Proliferationsphase.

Eine außerordentlich deutliche Proliferationsphase haben nun, wie wir vorhergehend gesehen haben, die kleinen Nager, vor allem die Maus; und zwar nicht in ihrer Uterusschleimhaut, sondern in der Schleimhaut der Vagina. Das dort bei Höchstfunktion des Follikels auftretende Schollenstadium ist derartig prägnant und mit Leichtigkeit durch die einfache Methode der Scheidensekretuntersuchung feststellbar, daß es kein besseres Tier zur Beurteilung der Wirkung eines reifen Follikels gibt. Dazu kommt, daß die Maus wegen ihrer starken Vermehrung und Billigkeit rationell das günstigste Tier ist. Wir halten also daran fest: Den Prototyp einer vollausgebildeten Proliferationsphase stellt die Scheidenschleimhaut der Maus zur Zeit ihres vollzogenen Neuwachstums unter dem Reifwerden von Follikeln im Ovarium dar, und zwar deshalb, weil sie um diese Zeit — solange die Follikelwirkung anhält — eine bestimmte, scharf charakterisierte Form von Zellen an ihrer Oberfläche produziert, die als sog. Schollen außerordentlich leicht erkenntlich sind. Es kommt hinzu, daß dieser Funktionszustand mit Leichtigkeit am lebenden Tier durch die mikroskopische Untersuchung des Scheidensekretausstriches festgestellt werden kann. Fragen wir uns nun nach einem solchen Prototyp für die Corpus luteum-Phase, so werden wir sehen, daß die Möglichkeit der Erkennung einer solchen bei den kleinen Nagern im krassen Gegensatz steht zu dem eben über die Follikelphase Gesagten. Wir stellten schon bei der Besprechung des Genitalzyklus der Maus fest, daß — so gut und sicher aus dem Scheidensekretabstrich die Proliferationsphase in ihrer Entwicklung und Vollendung diagnostiziert werden kann — wir niemals in der Lage sind, nach Aufhören des Schollenstadiums einwandfrei aus dem Scheidensekret Rückschlüsse auf den nunmehrigen Funktionszustand im Ovar zu ziehen. Die Corpus luteum-Phase ist also zum mindesten nicht auf diese Weise zu diagnostizieren. Das gleiche gilt naturgemäß für die Verhältnisse bei der Ratte und dem Meerschweinchen. Es bliebe also zum Studium dieser Phase nichts anderes übrig, als die histologische Untersuchung, und zwar nicht der Vagina, sondern der Uterusschleimhaut. Nun ist das an sich durchaus möglich bei diesen Tieren, jedoch ist ihre Corpus luteum-Phase ein durchaus ungünstigeres Objekt als diejenige eines anderen Tieres, nämlich des Kaninchens. Schon die Tatsache, daß die Corpus luteum-Phase am Genitalschlauch der Maus trotz der enormen Fortschritte in der Hormonforschung bis vor kurzem nicht einmal bekannt war, deutet auf gewisse Schwierigkeiten hin. Es sind eben die Veränderungen hier mikroskopisch nicht so leicht zu differenzieren, und es gehört Erfahrung und Einarbeitung dazu. Es möge hier eingefügt werden, daß ich die normale Corpus luteum-Phase der Maus erst fand, nachdem ich aus meinen experimentellen Hormonstudien rückschließend vorging und ihre Existenz als notwendigerweise vorhanden annahm. Die oben angeführten histologischen Untersuchungen, mit denen diese Phase eindeutig charakterisiert wird, sind damals erst von mir vorgenommen worden, nachdem ich vorher experimentell mit dem Hormon des Corpus luteum eine Phase erzeugen konnte, welche notgedrungen die Corpus luteum-Phase der Maus sein mußte. Dieselben Schwierigkeiten ergeben sich für die Ratte. Nach den ausgezeichneten, sorgfältigen und ausgedehnten Untersuchungen von Long und Evans gilt für dieses Tier heute noch eine Zyklusdauer von 4—5, im Durchschnitt $4^1/_2$ Tagen. Ich will die Frage dahingestellt sein lassen, ob es sich bei diesen kurzfristigen Zyklen tatsächlich um Genitalvollzyklen handelt oder ob hier nicht der unvollständige „oestrische“ Zyklus, wie ich ihn bei der Maus beschrieb, im Spiele ist. Es ist wichtig zu wissen, daß die beiden Forscher die angegebene durchschnittliche Zyklusdauer durch Berechnung ermittelten und daß sie dieser Berechnung die Beobachtungen über die Häufigkeit der Wiederkehr des Schollenstadiums in der Scheide zugrunde legten. Diese Methode der Ermittlung der Zyklusdauer legt den eben ausgesprochenen Gedanken, daß es sich bei dieser kurzfristigen Wiederkehr der Oestren um cyclische Follikelatresien handelt und daß der wahre vollständige Genitalzyklus in den Veränderungen zu sehen ist, die Long und Evans mit Pseudogravidität bezeichnet haben [1]. W. M. Allen, New York, hat 1931 die Veränderungen während der Corpus luteum-Phase der Ratte nachgeprüft. Er kommt zu dem Schluß, daß Long und Evans „die Histologie des Ovars und der Vagina während der Pseudogravidität und Gravidität klar beschrieben hätten, daß aber ihre Beschreibung des Endometriums der Pseudogravidität ungenügend schien, um als Arbeitsbasis für den Gebrauch der Ratte als Testtier zu dienen“. Meine Annahme, daß es sich mit dem Rhythmus der Zyklen bei der Ratte ähnlich verhält wie bei der Maus, findet neuerdings Bestätigung durch Druckrey, der für die Ratte einen 10tägigen Vollzyklus angibt. Wir sehen jedenfalls daraus, daß auch die Ratte durchaus ungeeignet für die Beurteilung der Wirksamkeit eines Corpus luteum ist. Das Meerschweinchen schließlich ist deshalb nicht geeignet, weil bei ihm die Corpus luteum-Phase auffallend kurz ist. Zwar hat dieses Tier einen 16—17tägigen Zyklus, jedoch wird die größte Zeit desselben ausgefüllt durch einen sog. Anoestrus, eine Art Ruhephase.

4. Der Genitalzyklus des Kaninchens.

Ganz anders beim Kaninchen! Hier besteht die Corpus luteum-Phase, wenn es zu einer solchen kommt, nicht nur auffallend lang, sondern auch außerordentlich deutlich. Dem Kaninchen wird allgemein ein regelrechter Genitalzyklus deshalb abgestritten, weil es bei ihm nur nach der Kohabitation zum Follikelsprung kommen soll. Ich kann das nicht völlig bestätigen und habe bei meiner gewiß nicht kleinen Zahl von Kaninchen den spontanen Follikelsprung zum mindesten mehrfach beobachtet. Jedoch wir wollen auf Einzelheiten an dieser Stelle nicht eingehen; denn wie dem auch sei, es ändert das nichts

---

[1] Siehe auch Lipschütz (1932): Phase folliculaire ovarienne et phase vaginale vestrale.

an der Tatsache, daß wir bei Kaninchen genau wie bei den anderen Tieren eine Follikelphase und eine Corpus luteum-Phase kennen. Keineswegs sind wir aber in der Lage, diese
Phasen von außen, also etwa durch die einfache Methode der Scheidensekretuntersuchung,
festzustellen. Es sollen zwar auch hier cyclische Veränderungen an der Scheidenschleim-

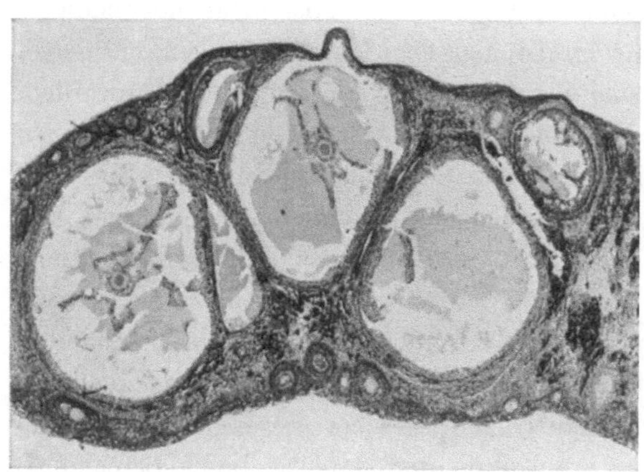

Abb. 14. Kaninchenovarium mit sprungreifen Follikeln.

haut bestehen (Königstein, Tsu-
Zong-Yung u. a.)[1], bei denen es aber
nicht zu einer Verhornung kommt, sondern die nur fein-histologisch zu differenzieren und also für systematische
Reihenuntersuchungen nicht zu gebrauchen sind. Das einzig Wesentliche,
was von außen an diesem Tier in dieser
Beziehung feststellbar ist, sind Unterschiede in der Durchblutung der Vulva-
schleimhäute. Zur Zeit der Brunst sind
diese hochrot und geschwollen, zur Zeit
der Corpus luteum-Phase noch stärker
geschwollen durch Auflockerung und

dann außerdem livide verfärbt. Jedoch sind das keine Merkmale, welche eine genaue
zeitliche Bestimmung des jeweiligen Funktionszustandes im Ovarium zuließen und auch
ist man dabei trotz großer Übung Täuschungen unterworfen. Auch das „brünstige" Ver-

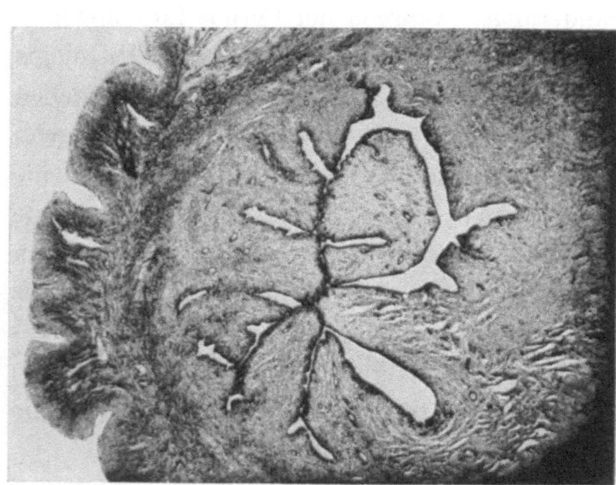

Abb. 15. Uterusquerschnitt des Tieres der Abb. 14.
(Proliferation der Schleimhaut.)

halten eines weiblichen Tieres ist nicht
bindend für das Vorhandensein sprungreifer Follikel im Ovarium. Ich sah Tiere
den Bock zulassen außerhalb der Brunst,
zur Zeit der Schwangerschaft und nach
der Kastration; und zwar nicht als
einzelne Ausnahme, sondern durchaus
häufig. Wir sind also hier unbedingt
auf die histologische Untersuchung der
Uterusschleimhaut angewiesen. Wie
ich schon oben sagte, finden wir hier
nun zur Zeit der Corpus luteum-Phase
ganz außerordentlich deutliche Veränderungen gegenüber denjenigen der Follikelphase. Die Corpus luteum-Phase

des Kaninchens ist außerdem die längstdauernde von allen diesen Tieren; sie hält etwa
17 Tage an, wobei die Rückbildung allerdings schon früher einsetzt und sich über
mehrere Tage erstreckt (Hammond und Marshall, Courrier, Knaus, eigene Untersuchungen). Wir wollen auf Einzelheiten über die verschiedenen Abschnitte der Phase,
die auch als Pseudogravidität in der Literatur bezeichnet wird, hier nicht eingehen;
dazu sei auf die ausführlichen Untersuchungen von Hammond und Marshall verwiesen.
Es kommt hier darauf an, das Typische dieser Phase zu zeigen, und das finden wir ganz

---

[1] Zit. nach R. Schröder; Bd. 1 dieses Handbuchs.

ausgesprochen am 6.—9. Tage nach dem Follikelsprung, zur Zeit der Hochfunktion der Corpora lutea.

Die Proliferation der Uterusschleimhaut unter der Wirkung reifender und reifer Follikel besteht in dem Wachsen einer relativ gleichmäßig gebauten hohen Schleimhaut, die hauptsächlich aus Zwischengewebe besteht und nur spärliche Drüsen aufweist. Die Stromazellkerne sind klein und spindelig und stehen verhältnismäßig weit. Gegen die Oberfläche zu sind sie etwas dichter angeordnet. Die spärlichen Drüsen finden sich hauptsächlich nahe der Oberfläche als Einsenkungen und Einstülpungen des Oberflächenepithels. Die Schleimhaut ist in mehreren Falten angeordnet, im allgemeinen 6 an der Zahl, von denen die mesometrale (also diejenige, welche der

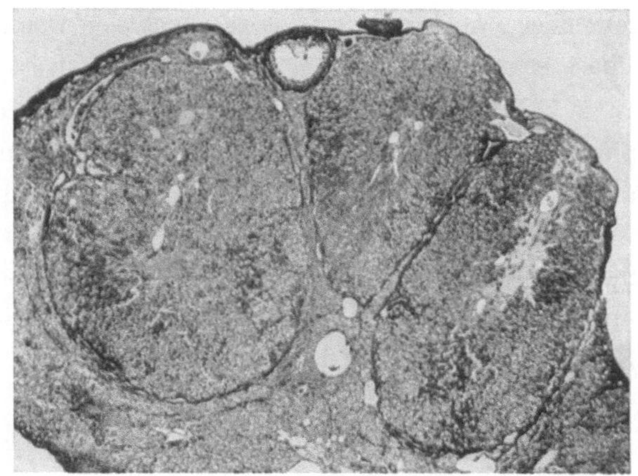

Abb. 16. Kaninchenovar. Corpora lutea vom 6. Tag nach dem Follikelsprung.

Muskelwand dort aufsitzt, wo die Gefäße einmünden) am höchsten, die antimesometrale auffallend niedrig ist. Andererseits ist die niedrige antimesometrale Falte am drüsenreichsten.

5. Die drüsige Verwandlung der Uterusschleimhaut des Kaninchens als Ausdruck der Corpus luteum-Funktion und der Transformationsphase.

Die Wandlungen in dieser Uterusschleimhaut, die nach dem Follikelsprung unter der Entwicklung der Corpora lutea entstehen, sind enorm. Es kommt zunächst zu einer starken Auflockerung, gleichzeitig zu einer zunehmenden Zellvergrößerung, die sich im mikroskopischen Bild vor allem an den nunmehr kugelig-rund werdenden, aufgetriebenen, später wie blasig erscheinenden Kernen bemerkbar macht. Gleichzeitig aber entstehen tiefe Einsenkungen der Drüsen, Ausbuchtungen und Verzweigungen derselben, und zwar so

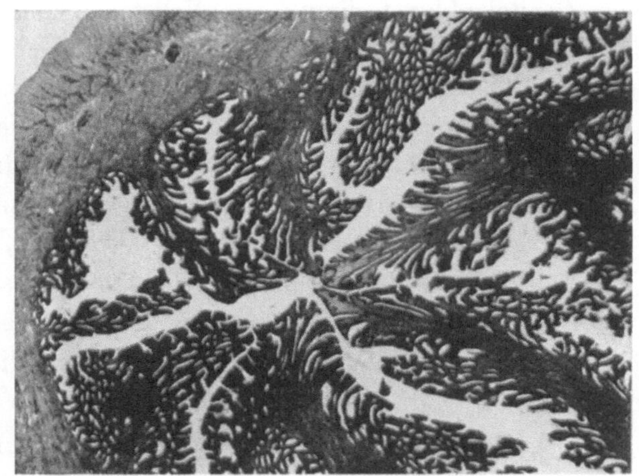

Abb. 17. Uterusquerschnitt des Tieres der Abb. 16. (Drüsige Umwandlung = Transformation der Schleimhaut.)

stark, daß schließlich das ganze proliferativ aufgebaut gewesene Schleimhautgewebe in einen einzigen Drüsenkörper verwandelt wird, der einem Adenom gleicht. Hinzu kommt eine enorme Hyperämie und Gefäßentwicklung, eine Durchtränkung des Gewebes derart, daß das ganze Schleimhautgebilde eher schwammartig wird. Wir sehen also hier eine

Form der Transformationsphase, wie sie sich deutlicher sonst nirgends findet. Eine stärkere Differenzierung gegenüber einer Proliferationsphase ist wohl kaum denkbar. Deshalb ist diese Phase auch sehr einfach zu unterscheiden und bereits grobmikroskopisch zu erkennen. In ihrer Vollausbildung (6.—8. Tag) läßt sie auf keinen Fall eine Verwechslung mit einer Proliferationsphase zu, auch der weniger Geübte wird sie als Corpus luteum-Phase erkennen.

Wir halten also daran fest: Den Prototyp einer voll ausgebildeten Transformationsphase stellt die Uterusschleimhaut des Kaninchens zur Zeit ihrer vollzogenen Umwandlung unter der Einwirkung von Corpora lutea des 6. Tages im Ovarium dar, und zwar deshalb, weil sie um diese Zeit eine derart ausgeprägte drüsige Differenzierung zeigt, die als solche nicht zu verkennen ist. Die Untersuchung geschieht im histologischen Schnittpräparat und ist deshalb umständlicher als die Feststellung einer Proliferationsphase durch den Scheidensekretabstrich bei der Maus.

IV. Die Kastration in ihrer Einwirkung auf das Genitale.

Wir haben die genitalcyclischen Verhältnisse von Maus und Kaninchen besonders besprochen, weil sie — Prototypen der beiden durch die Ovarialtätigkeit bedingten Zyklusphasen aufweisend — für die Erforschung und das Verständnis der inneren Sekretion des Ovariums besonders interessant und wichtig sind. Wir wollen hinzufügen, daß das aus diesen Untersuchungen hervorgehende Zweiphasenprinzip (Follikelphase — Corpus luteum-Phase) auch bei den anderen Tierarten genau so gewahrt ist. Da diese wegen der erwähnten Umstände weniger als Testtiere in Frage kommen, wollen wir auf Einzelheiten auch nur im späteren Verlaufe dieser Arbeit zurückkommen, soweit es für das Verständnis der ovariell-hormonalen Korrelationen im Organismus unbedingt notwendig erscheint. Erst die 2. Phase des Genitalzyklus bedingt seine Vollständigkeit. Die strenge anatomisch-histologische Gebundenheit der verschiedenen Zustandsbilder in den Genitalschleimhäuten an bestimmte Zustandsbilder im Ovarium ist nur verständlich und zu erklären durch eine bestimmte Koppelung hormonaler Wirkungen, die vom Ovarium ausgehen; denn diese Veränderungen sind von der Ovarialtätigkeit abhängig. Das ergibt sich ganz einfach aus dem Effekt der Kastration, also der Exstirpation beider Ovarien. Die Entfernung nur eines Ovars hat wenig Einfluß auf diese Prozesse, zum mindesten kommt es dadurch zu keiner prinzipiellen Änderung im Ablauf des Wesens des Genitalzyklus. Es übernimmt dann im Sinne der Arbeitshypertrophie das verbleibende Ovarium die Tätigkeit des fehlenden mit. Anders jedoch bei der Kastration! Von diesem Moment an sistieren schlagartig und vollständig die gesamten cyclischen Prozesse am Genitalschlauch. Es folgt daraus, daß das funktionstüchtige Ovarium im cyclischen Wechsel Hormon oder Hormone produzieren muß, durch deren spezifische Wirksamkeit die spezifischen Wandlungen in den Genitalschleimhäuten zustande kommen. Diese Hormone müssen chemisch-biologisch einheitliche Stoffe sein. Denn es ist ganz gleich, im Ovarium welches der Tiere sie gebildet werden — immer resultieren prinzipiell gleiche Erscheinungen als Ausdruck ihrer Wirkung, wenn auch die einzelne Form dieser Erscheinungen entsprechend der Verschiedenheit der tierischen und menschlichen Gewebe und gewebsaufbauenden Zellelemente in ihrer quantitativen Zusammensetzung sich histologisch stark unterscheiden (z. B. besondere Deutlichkeit

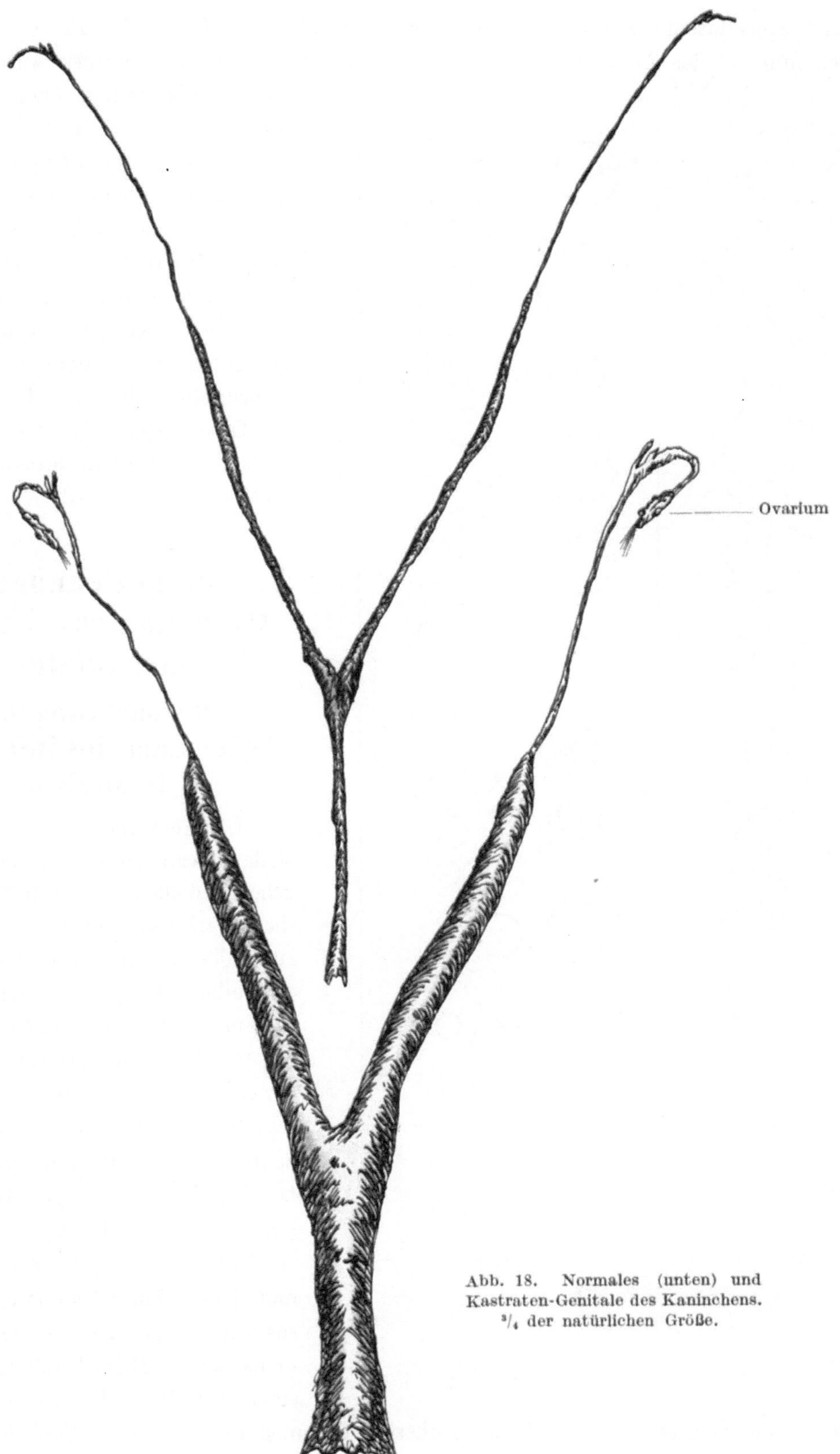

Abb. 18. Normales (unten) und
Kastraten-Genitale des Kaninchens.
$^3/_4$ der natürlichen Größe.

der Corpus luteum-Phase des Kaninchens gegenüber derjenigen der Ratte). Es fragt sich nun, ob das Ablaufen geregelter Genitalschlauchzyklen den einzigen Ausdruck der inneren Sekretion des Ovars darstellt. Daß das nicht der Fall ist, folgt wiederum aus dem Experiment der Kastration. Denn danach sistieren nicht nur die cyclischen Prozesse, sondern es tritt auch noch ein weiteres am Genitalschlauch ein: er verliert seinen Turgor, schrumpft beträchtlich, wird atrophisch und funktionsunfähig. Es hat also demnach das Ovarium und damit seine innere Sekretion außerdem Beziehungen zur Genitalschlauchwand.

V. Die Beziehungen des Ovariums zur Uterusmuskulatur.

1. Beobachtungen am Wachstum des infantilen Genitales.

Die Schrumpfung der Genitalschlauchwand nun findet beim Menschen und allen den erwähnten Tieren ihren stärksten Ausdruck in der Änderung der Zustandsform des Uterus, vor allem dessen Muskulatur. Zu einem großen Ovarium gehört ein großer, zu einem kleinen Ovarium ein kleiner Uterus! Das finden wir sowohl durch Beobachtungen am Menschen als auch bei den Tieren bestätigt. Am besten lassen sich die Beziehungen des Ovars zur Uteruswand an der Entwicklung und Heranreifung des infantilen Uterus zum ausgewachsenen Organ demonstrieren. Beim Kinde finden wir einen sehr kleinen Uterus und ebenso sehr kleine Ovarien. Zur Zeit der Pubertät beginnen die cyclischen Funktionen der Schleimhaut im Uterus, nachdem dieses Organ inzwischen ein bestimmtes Wachstum

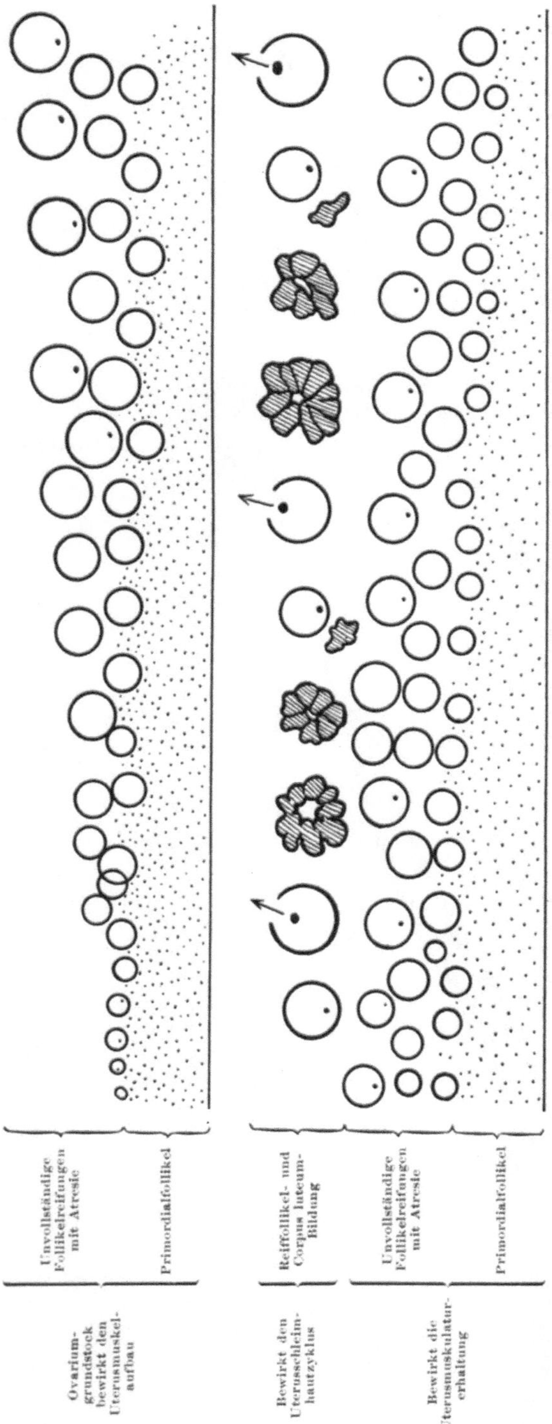

Abb. 19. Schematische Darstellung der Entwicklung des Ovars zu seiner Vollfunktion.

Unvollständige Follikelreifungen mit Atresie — Primordialfollikel — Reiffollikel- und Corpus luteum-Bildung — Unvollständige Follikelreifungen mit Atresie — Primordialfollikel

Ovariumgrundstock bewirkt den Uterusmuskelaufbau — Bewirkt den Uterusschleimhautzyklus — Bewirkt die Uterusmuskulaturerhaltung

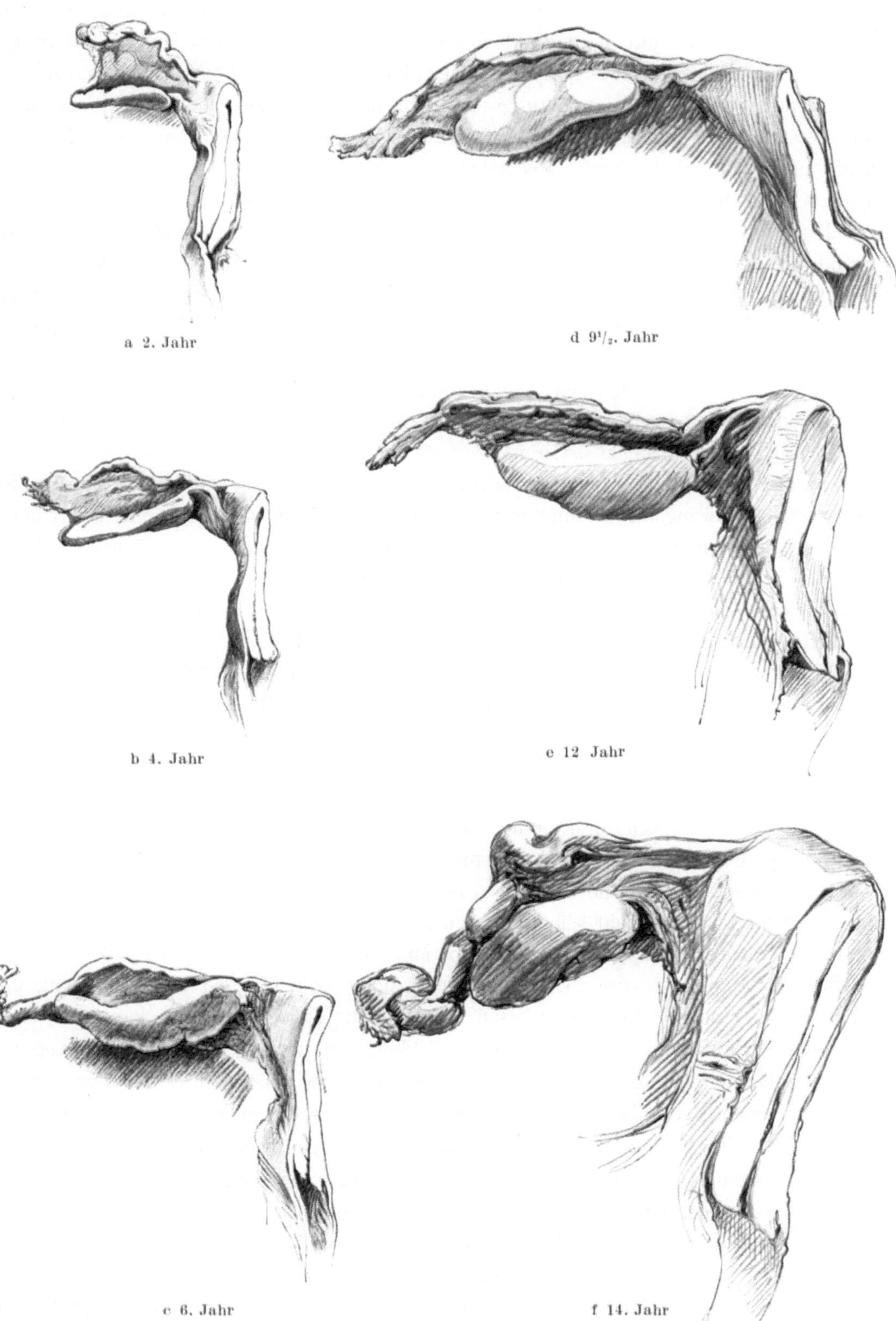

Abb. 20a—f. Die Entwicklung von Uterus, Tube und Ovar im Kindesalter (jeweils die rechte Hälfte der inneren Genitalien reproduziert). (Nach R. Schröder.)

erfahren hat. Dieses Wachstum des Uterus geht proportional mit einer Größenzunahme des Ovars. Im Ovarium fanden bis dahin keine regulären cyclischen Veränderungen im Sinne der Bildung von sog. Zyklus- oder Reiffollikeln, des Follikelsprungs und der nachfolgenden Corpus luteum-Bildung statt. In einem solchen Ovarium ist erst dann sein erstes Corpus luteum entstanden, wenn wir infolge dessen Zugrundegehen und Funktionseinstellung die erste Menstruation auftreten sehen. Und doch hat dieses Ovarium bis zum Sprung des ersten Reiffollikels nicht geruht, auch ist es nicht bloß gewachsen im Sinne der Gewebszunahme. Wir wissen, daß im Ovarium von frühester Jugend an dauernd Follikelreifungen vor sich gehen. Diese Follikelreifungen sind jedoch unvollständig. Nach R. Schröder geht es dabei niemals über die 0,5 cm Durchmessergrenze hinaus, sondern diese unvollständig reifenden Follikel gehen vorzeitig durch Atresie zugrunde. Auch vollziehen sich diese Follikelreifungen und -atresien im infantilen bzw. juvenilen Ovar nicht etwa cyclisch in dem Sinne, wie wir es vom eigentlichen Genitalzyklus her kennen, sondern mehr in Form einer „Gärung", wie ich das bezeichnet habe. Diese Follikelgärungen sistieren durchaus nicht im späteren Leben, sondern bestehen während der ganzen Dauer der Ovarialfunktion überhaupt, besonders stark bekanntlich während der Schwangerschaft und wahrscheinlich ja auch noch im Beginn der Klimax. Wenn wir uns den grobanatomischen Bau des reifen Ovariums ins Gedächtnis zurückrufen, so können wir, abgesehen von seinem Hilus und seinen bindegewebigen Septen unterscheiden 1. eine große Menge Grundsubstanz, das ist die Masse der Primordialfollikel und die Gesamtheit der eben bezeichneten Vorgänge sowie Reste derselben und 2. außerdem der jeweilig gereifte Zyklusfollikel oder, entsprechend dem jeweiligen Funktionszustand, das Zyklus-Corpus luteum. Außerdem finden wir je nach dem Alter naturgemäß die Residuen bereits abgelaufener Zyklen, also alte funktionsuntüchtige Corpora lutea. Die cyclischen Prozesse im Sinne des Vollausreifens von Follikeln und nachfolgender Corpus luteum-Bildung sehen wir also erst dann auftreten, wenn das Ovarium eine gewisse Größe, Massenzunahme und einen Zustand bestimmter Funktionsfähigkeit erreicht hat. Dementsprechend und analog reift im Uterus erst dann eine vollfunktionierende Schleimhaut, wenn seine Muskulatur, seine Wand, eine bestimmte Stärke und Größe erreicht hat. Diese Größenzunahme des Uterus vollzieht sich also vor dem Einsetzen eines eigentlichen Reif-Follikelzyklus im Ovarium, einhergehend und proportional mit den vorcyclischen Follikelgärungen in seiner Abhängigkeitsdrüse. Daß der Uterus auch noch während der Geschlechtsreife und noch mehr nach Schwangerschaften weiterhin an Größe zunehmen kann, hat seine besonderen Gründe, auf die wir später zurückkommen werden. Jedenfalls müssen wir nach allen diesen Beobachtungen eine enge Korrelation zwischen dem Ovariumgrundstock und der Uteruswand unbedingt annehmen. Aus dem Experiment der Kastration, vor allem aber der Kastration am infantilen weiblichen Organismus, geht diese Art der Beziehungen zwischen Ovar und Uterus deutlich hervor. Denn in einem Falle schrumpft wie schon gesagt der Uterus akut und wird atrophisch, im anderen Falle (Kastration am infantilen Tier) bleibt jegliches Wachstum der Uterusmuskulatur überhaupt aus.

Wie sich die Vorgänge im Ovarium des Menschen während der Kindheit demnach abspielen müssen, ersehen wir am besten aus einer schematischen Darstellung, wie sie in Abb. 19 wiedergegeben ist. Wie sich aber die hormonalen Beziehungen des Ovariumgrundstockes zum Muskelwachstum, der Ausbildung und Entwicklung der Wand des

Uterus darstellen, erkennen wir am besten wieder aus dem Vergleich der Verhältnisse an einigen Tieren mit denen beim Menschen.

2. Bedeutung der verschiedenen Formen der Ovarien.

Wir können hinsichtlich der mengenmäßigen Verteilung von Ovarialgrundsubstanz und zyklusbedingenden Reiffollikeln verschiedene Gruppen von Ovarien unterscheiden. Das will sagen, daß das Verhältnis von Anzahl der Zyklusfollikel zur Gesamtmasse Ovar nicht bei allen Arten dasselbe ist. Und zwar können wir dabei hinsichtlich der in der Ovarialhormonforschung üblichen Testtiere, verglichen mit den Verhältnissen am Menschen, 3 Gruppen unterteilen.

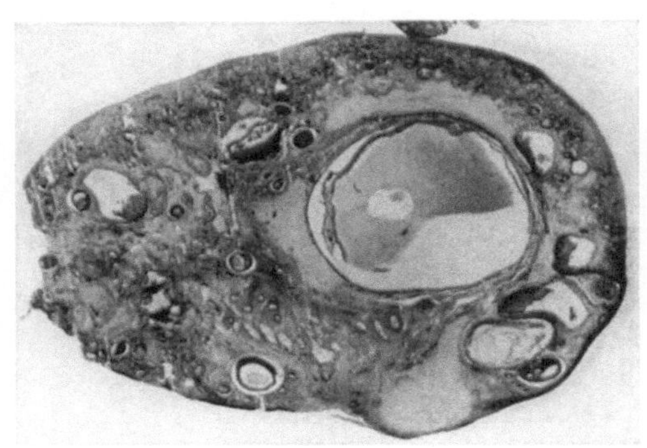

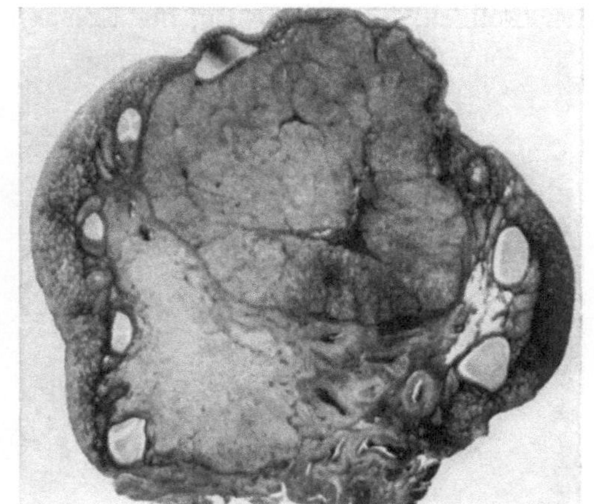

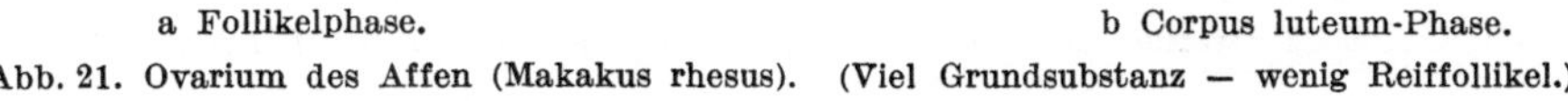

a Follikelphase. b Corpus luteum-Phase.

Abb. 21. Ovarium des Affen (Makakus rhesus). (Viel Grundsubstanz — wenig Reiffollikel.)

a) Viel Grundmasse — wenig Reiffollikel. Beim Ovarium der Frau können wir eine solche mengenmäßige Verteilung feststellen. Der größte Anteil des Ovars wird von der Grundmasse eingenommen. In ihr reifen im Verhältnis zu den übrigen Formen spärliche Follikel, von denen nur einer oder höchstens 2 zur Zeit vollständig ausreifen, um in dieser spärlichen Zahl den Zyklus der Schleimhaut zu bedingen. Wenn auch ein solcher Reiffollikel eine beträchtliche Größe (Durchmesser 1 cm) bekommt, so nimmt er doch nur einen Bruchteil der viel größeren Grundsubstanz ein. Ähnliche Verhältnisse herrschen beim Affen, von dem ich hier ein Ovarium wiedergebe. Es ist das Ovarium eines Makakus rhesus gebracht, weil ein menschliches Ovar zu groß sein würde, um es in gleicher Vergrößerung und damit zu besserem Vergleich mit den übrigen Ovarien abzubilden.

Wenn wir dieses Verhältnis der Substanzanteile des Ovars in Vergleich setzen mit den biologischen Vorgängen, so ergibt sich folgendes: Das Ovarium wächst bis zur Pubertät und nimmt an Grundmasse zu. Mit ihm wächst der Uterus und wird im gleichen Verhältnis „reifer". Nach diesem Abschluß (ein eigentlicher Abschluß ist es nicht, wie oben schon erwähnt), bis zu welchem die Schleimhaut des Uterus sich nur wenig verändert hat, setzt ziemlich akut mit dem Reifwerden des ersten Zyklusfollikels der Aufbau der Schleimhaut des ersten Zyklus ein. Wir wissen nun wohl, daß während des Schleimhautzyklus, also während der Wirkung des cyclischen Anteils der Ovarialfunktion, auch die Uterusmuskulatur gewissen Schwankungen unterworfen ist. Diese Veränderungen haben jedoch eine andere Bedeutung, worauf wir später zurückkommen. Im wesentlichen aber wächst der Uterus (im wahren Sinne des Wortes) während des Zyklus nicht, ebenso wie er nicht schrumpft nach Ablauf desselben. Mit der konstanten Gesamtmasse Ovar bleibt der Uterus während des Zyklus konstant. Mit anderen Worten: eine bestimmte Menge Grundsubstanz Ovar erhält auch eine bestimmte Menge Uterusmuskulatur aufrecht.

b) Wenig Grundmasse — viele Reiffollikel. Hierher gehören die Ovarien von Maus und Ratte. Der größte Anteil des Ovars wird von den zyklusbedingenden Follikeln eingenommen. Ihnen gegenüber tritt die Grundsubstanz an Menge weit zurück. Die Anzahl der Follikel, die gleichzeitig zur Erzeugung des jeweiligen Zyklus reifen, beträgt 5—12.

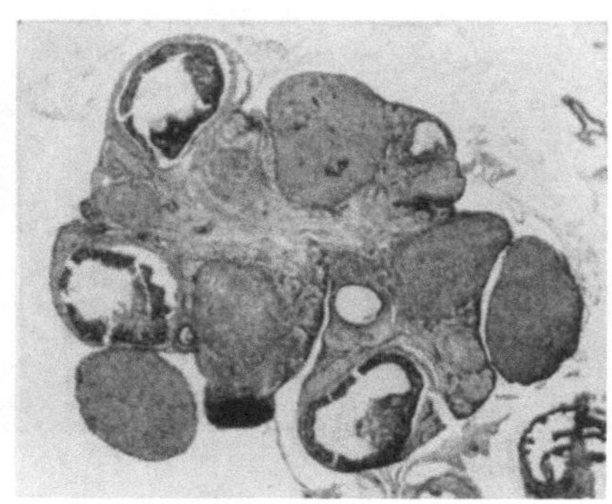 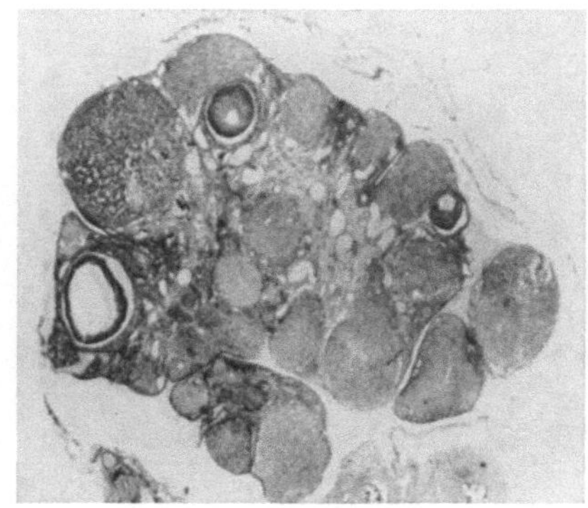

a Follikelphase.   b Corpus luteum-Phase.
Abb. 22. Ovarium der Ratte. (Wenig Grundmasse — viele Reiffollikel.)

Ein solches Ovarium hat wegen der gegenüber den Zyklusfollikeln oder -Corpora lutea an Masse stark zurücktretenden Grundsubstanz auch ein eher traubiges Aussehen. Ich gebe zum Vergleich das Ovarium einer Ratte wieder. Die Abb. 22 ist in stärkerer Vergrößerung gebracht wie das Ovar des Affen. Wenn wir für Ratte und Maus den Vergleich zwischen der quantitativen Verteilung der Ovarialsubstanzen mit dem Ablauf der biologischen Prozesse anstellen, so ergibt sich folgendes: Auch hier wachsen Ovar und Uterusmuskulatur im gleichen Verhältnis während der Infantilität, wenn auch im Verhältnis zum Menschen und Affen in viel geringeren absoluten wie relativen Werten [1]. Setzen aber jetzt zu Beginn der Geschlechtsreife die gewaltigen cyclischen Prozesse ein, so nimmt mit ihnen und auch später im immerwährenden cyclischen Wechsel der Uterus an Größe zu und ab. Innerhalb kürzester Zeit kommt es zu einem An- und Abschwellen des Uterus, der also eine große Variabilität nicht nur seiner Schleimhaut, sondern auch seiner Wand aufweist. Bei temporär amenorrhöeischen Frauen brauchen wir keine wesentliche Schrumpfung des Uterus wahrzunehmen, bei temporär acyclischen Mäusen oder Ratten finden wir immer einen außerordentlich dünnen, kleinen atrophischen Uterus. Es ist also der Mäuseuterus in seiner Muskulatur unverhältnismäßig viel größeren Schwankungen unterworfen als derjenige der Frau. Abgesehen von der Variabilität des Mäuseuterus während des Zyklus ist sie ganz besonders an den nur temporär cyclischen Tieren festzustellen, die es sehr häufig gibt.

---

[1] Siehe auch Engle: „Prepubertal growth of the ovarian follicle in the albino mouse" und Kallas: „Zur Frage nach der innersekretorischen Tätigkeit des infantilen Eierstocks".

Es ist nämlich eine Tatsache, daß das Aussetzen der Ovarialfunktion bei Mäusen und Ratten sehr häufig, bei einer großen Zahl von Tieren im Spätherbst und Frühwinter sogar die Regel ist. Übrigens scheinen bei den Tieren mit gehäuft aufeinanderfolgenden Vollzyklen die noch über eine gewisse Zeit bestehen bleibenden alten Corpora lutea der kurz vorhergegangenen Zyklen vorübergehend die gleiche Funktion zu haben wie die Ovarialgrundsubstanz.

c) Viel Grundmasse — viele Reiffollikel. Ovarien mit einer derartigen Verteilung der Ovarialgewebskomponenten besitzt das Kaninchen. Die Ovarien dieser Tiere sind lang gestreckt und enthalten im Verhältnis zu den besprochenen Arten relativ die meiste Ovarialgrundmasse überhaupt. Nicht nur die Menge der Primordialfollikel ist so groß; sondern bei den geschlechtsreifen Tieren, vor allem wenn sie geboren haben, findet sich eine große, unter Umständen riesige Menge von sog. interstitieller Drüse, deren einzelne Zellen sich von Corpus luteum-Zellen lediglich durch die Größe unterscheiden. Dies ist ein Zeichen für das Ablaufen außerordentlich reichlicher Follikelatresien. Da die Zahl der in Vollreife gehenden Follikel bis zu 12 beträgt, ist ersichtlich, daß in dieser reichlichen Masse Ovarialsubstanz auch eine große Zahl von Follikeln reift. Trotz der großen Zahl von Reiffollikeln nehmen diese einen noch kleineren Bruchteil der Gesamtmasse Ovar ein als das beim Menschen und Affen der Fall ist. Niemals oder nur unter pathologischen Bedingungen im Verhältnis zum vollfunktionierenden Ovar derartig gering werdend wie bei der Maus

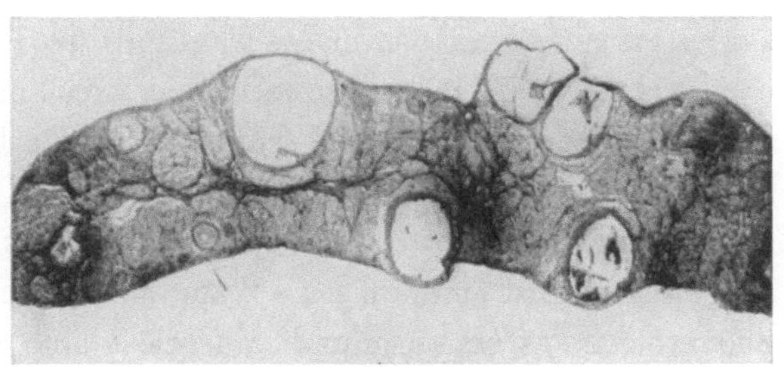

a Follikelphase.

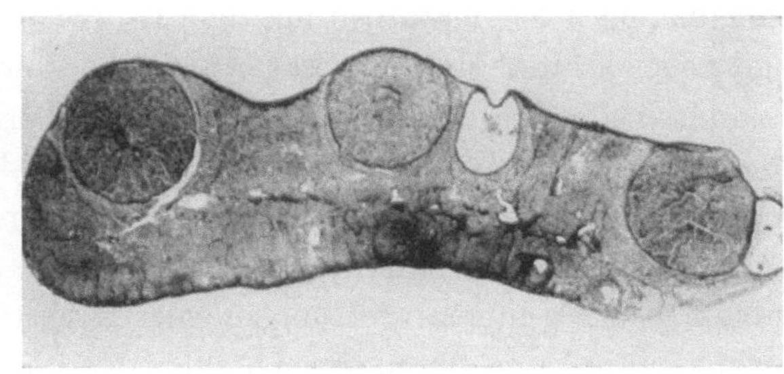

b Corpus luteum-Phase.
Abb. 23. Ovarium des Kaninchens.
(Viel Grundsubstanz — viele Reiffollikel.)

normalerweise, unterliegt doch die Grundmasse Ovar beim Kaninchen großen Schwankungen.

Denselben Schwankungen unterliegt aber auch der Kaninchenuterus hinsichtlich seiner Größe und Dicke, worauf ich bereits bei der Besprechung des Makroskopisch-Anatomischen hinwies. Wir können also hier ganz besonders die enge Korrelation Ovariumgrundmasse-Uterusmuskulatur feststellen. Aber auch der ablaufende Zyklus, d. h. also die große Zahl der Reiffollikel, ist nicht ohne Einfluß auf die Dicke des Uterus. Wir haben also hier die biologische Korrelation Ovar-Uterusmuskulatur auf die Komponenten des Ovars in dem Sinne verteilt, wie es ihrer mengenmäßigen Anteilnahme an der Zusammensetzung des Ovars entspricht. Dabei steht der Faktor, den die Grundmasse des Ovars vertritt, bedeutend im Vordergrund, wieder genau entsprechend ihrer mengenmäßigen Beteiligung an der Gesamtmasse des Ovariums.

VI. Die Frühschwangerschaftsphase in ihren Beziehungen zum Ovarium.

Wir haben im Vorhergehenden eine weitere Funktion des Ovars im Sinne seiner inneren Sekretion kennengelernt. Damit ist diese jedoch noch nicht erschöpft. Die Hauptfunktion des Ovars dürfte wohl in der Bereitstellung reifer Eier zum Zwecke der Fortpflanzung zu suchen sein. Wenn wir dauernd vom Genitalzyklus sprachen, so müssen wir uns daran erinnern, daß selbst der Genitalzyklus immer einen für den Organismus vergeblich abgelaufenen Prozeß darstellt, da er ja auf die Eieinbettung gerichtet war und seine Beendigung anzeigt, daß eine solche nicht erfolgte. Im Mittelpunkt dieser ganzen biologischen Vorgänge steht das Ei. Die Gesamtheit der Veränderungen eines Genitalzyklus ist gewissermaßen nichts weiter als die Peripherie dieser einen Fortpflanzungszelle; eine Peripherie, die ihren ganzen Daseinszweck nur und dauernd auf ihr Zentrum Ei richtet. Dieser Zweck wird aber erst erfüllt, wenn das Ei am Leben bleibt. Das Ei kann jedoch nur am Leben bleiben, wenn es befruchtet wird, andernfalls geht es unweigerlich zugrunde. In dem Moment, wo das in dem jeweiligen Zyklusfollikel gereifte Ei bei dessen Sprung ausgestoßen wird und nun seine Wanderung durch die Tube antritt, wird dieses Ei aus dem Zellverband des Organismus herausgelöst und gewissermaßen zu einem Fremdkörper für ihn, den er als Wirt beherbergt. Das Ei ist damit zwar eine selbständige Einzelzelle geworden, aber mit einer durchaus beschränkten Lebensfähigkeit. Durch die Befruchtung, die Vereinigung eines Spermatozoon mit dem Ei, erhält dieses einen neuen starken Lebensimpuls und neue -kräfte. Man muß sogar als sicher annehmen, daß von diesem Moment an das Ei ein selbständiger Hormonproduzent wird. Denn gelangt das befruchtete Ei mit der für seine Aufnahme durch die genitalcyclischen Prozesse vorbereiteten Uterusschleimhaut in Kontakt, so kommt es zu einer enormen Umwälzung in diesem Getriebe, die nur als hormonal-bedingt zu erklären ist. Das prompte Ausbleiben der Degeneration des Corpus luteum, seine Weiterentwicklung zu einer Höchstfunktion, wie wir sie innerhalb des Zyklus nicht kennen, kann nur auf einem hormonalen Impuls beruhen. Wie dieser Impuls beschaffen ist, darauf kommen wir später zurück. Für uns ist an dieser Stelle nur wichtig, daß ein Abschluß des Zyklus nicht erfolgt, sondern daß die histologisch-biologischen Prozesse, wie sie unter der Wirkung des Corpus luteum in der Uterusschleimhaut entstehen, jetzt in extenso weiter geführt werden. Beim Menschen tritt naturgemäß die nächste Regelblutung nicht auf, weil eine Degeneration der aufgebauten Schleimhaut ausbleibt. Unter der Wirkung des nicht nur weiter lebenden, sondern noch größer und hormonal aktiver werdenden Corpus luteum (dem Frühschwangerschafts-Corpus luteum) bildet sich die Transformationsphase der Uterusschleimhaut zur typischen Frühschwangerschaftsphase aus, wie wir sie beim Menschen unter dem Namen Decidua kennen. Waren die Vorgänge in der Corpus luteum-Phase des Zyklus auf die primäre Ernährung des ganz frisch befruchteten, jungen Eies gerichtet, so zielen die jetzt gesteigerten histologisch-biologischen Prozesse der Frühschwangerschaftsphase auf die Erhaltung und mögliche Weiterentwicklung des eingebetteten, reichlichst nahrungsbedürftigen Eies hin. Es ist bekannt, daß die Frucht in den späteren Monaten der Entwicklung eine weitgehende Selbständigkeit erlangt und in der Lage ist — wenn die Eieinbettung einmal vollzogen ist — sich alle Nährstoffe zu ihrem Bedarf eigens aus dem Blut der Mutter herauszuholen. Diese weitgehende Selbständigkeit erlangt sie jedoch erst vollständig mit der abgeschlossenen Entwicklung ihres endgültigen Nahrungszufuhrorgans, der Placenta. Bis zu diesem Zeitpunkt besteht eine Gegenseitigkeitsbeziehung zwischen Ei und mütterlichem Organismus, die wir uns folgendermaßen vorstellen müssen: Die normalen cyclischen Prozesse laufen unbeeinflußt durch das Ei ab. Das befruchtete Ei greift im Moment seiner Berührung mit der vorbereiteten Uterusschleimhaut in den Ablauf des Zyklus im Ovarium ein, indem es das Corpus luteum zur Weiterentwicklung und verstärkten inneren Sekretion veranlaßt. Das dadurch stimulierte Corpus luteum wirkt durch seine verstärkte Hormonproduktion

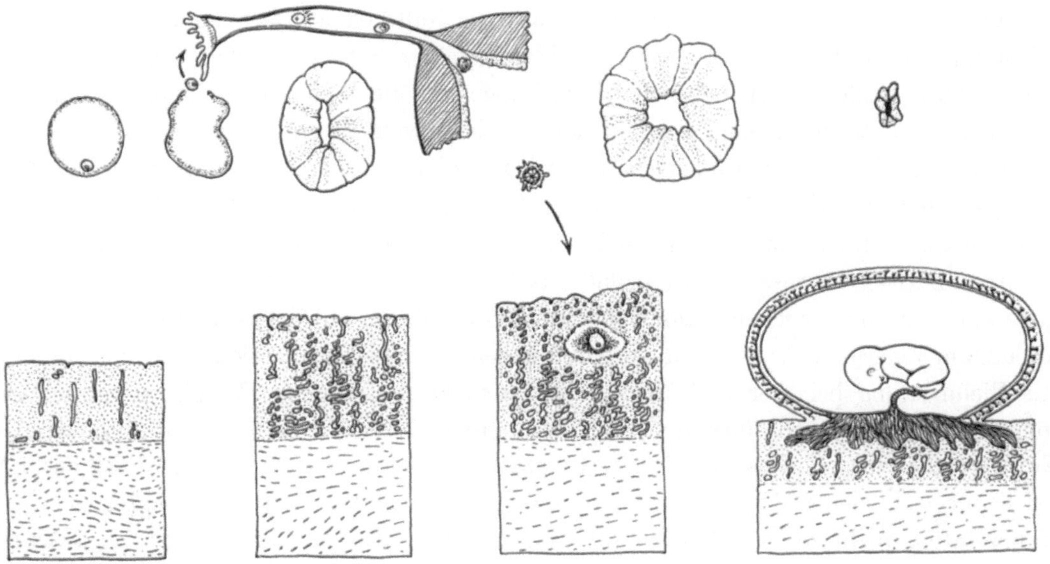

Abb. 24. Schema der Reifung, Wanderung, Befruchtung und Einbettung des Eies, sowie der Frühschwangerschaftsphasenentstehung.

auf die Uterusschleimhaut im Sinne verstärkter Nährstoffanreicherung, der Bildung eines günstigen Nahrungs- und Entwicklungsbodens für das Ei! Während das Ei durch diese besondere Entwicklung der Schleimhaut genügend Material und Boden gewinnt zu seinen enormen Wachstumsprozessen, produziert es während des Wachstums zunehmend weiter corpus luteum-stimulierendes Hormon, das wieder diese Drüse zu anhaltender Aktivität veranlaßt. Es besteht also zweifellos ein geschlossener Ring hormonaler Korrelationen, der sich schematisch darstellt, wie in Abb. 24 gezeigt.

Von dem Moment an, wo das zur Befruchtung reif gewordene Ei aus dem Follikel ausgestoßen wird, bis zu dem Zeitpunkt, wo das befruchtete Ei zu einem selbständigen, seine Ernährung allein von sich aus leitenden Lebewesen geworden ist, bedarf das sich entwickelnde Ei also des Schutzes und der aktiven Unterstützung durch die Uterusschleimhaut. Da dieser Schutz vom Corpus luteum aus geregelt wird, können wir diese Drüse auch als den Protektor des noch unselbständigen befruchteten Eies bezeichnen. Ist die Entwicklung der Frucht bis zu deren Selbständigkeit abgeschlossen, so bedarf sie dieses mütterlichen Schutzes nicht mehr, das Corpus luteum geht allmählich in Degeneration und stellt damit seine hormonale Tätigkeit ein. Durch die innere Sekretion des Corpus luteum in der ersten Zeit der Schwangerschaft sehen wir also am Genitale eine 3. Phase ablaufen, die wir der Proliferations- und Transformationsphase als Frühschwangerschaftsphase anreihen können. Bis zum Abschluß der Frühschwangerschaftsphase ist demnach das mütterliche Ovarium an der Aufrechterhaltung der Entwicklungsvorgänge bei der Frucht stark beteiligt. Jenseits dieser Phase übernimmt die Frucht ihre weitere Entwicklung ganz allein; das Ovarium wird dann überflüssig. Diese Tatsache folgt sowohl aus dem Experiment der Kastration zur Zeit der Schwangerschaft an Tieren als auch dem Resultat nach Operationen am Menschen. Wird das Corpus luteum oder das ganze Ovarium entfernt zu einer Zeit, wo die Frühschwangerschaftsphase noch nicht abgeschlossen ist, so erfolgt Abort. Die Frucht stirbt ab und wird ausgestoßen, weil ihr durch das Corpus luteum bis dahin aufrechterhaltener Nährboden zugrunde geht, bevor sie selbständig geworden war. Zu späteren Terminen der Schwangerschaft hat die Exstirpation selbst beider Ovarien keinen Einfluß mehr auf die Weiterentwicklung der Frucht. Das beweist, daß die innere Sekretion des Ovariums von diesem Zeitpunkt an keine Bedeutung mehr für die Schwangerschaft hat, zum mindesten, daß sie dann keinen Einfluß mehr auf ihre sonstigen Erfolgsorgane des Genitalschlauches ausübt. — Die Frage der Notwendigkeit des Corpus luteum und seiner inneren Sekretion für die Schwangerschaft ist oft umstritten gewesen. Man schloß aus Erfahrungen am Menschen auf die Verhältnisse am Tier und umgekehrt aus Experimenten an Tieren auf die Bedeutung des Corpus luteum am Menschen. Wir dürfen die Beziehungen der inneren Sekretion des Corpus luteum zur Eieinbettung bei Tier und Mensch jedoch nicht im einfachen Vergleich betrachten, sondern müssen sie von einer anderen Warte ansehen. Das Verhältnis der Zeitdauer der Notwendigkeit des Corpus luteum zur Gesamtzeitdauer der Schwangerschaft ist deshalb bei den verschiedenen Tieren und dem Menschen verschieden, weil die Vorgänge bei der Implantation nicht die gleichen sind. Trotz gleicher Art der Placentation bei Nagern, Affen und Menschen (hämochorial, Grosser!) sind die histologischen Vorgänge bei jeder Tierart durchaus nicht einheitlich, vor allem zeitlich unterschiedlich. So wird der Zeitpunkt, von dem ab die Selbständigkeit der Früchte gesichert ist, beim Kaninchen erst in der Mitte der Schwangerschaft erreicht. Exstirpation der Corpora lutea oder Ovarien vor diesem Termin hat stets die Unterbrechung der Schwangerschaft zur Folge (Fraenkel)[1]. Corner und Allen wiesen nach, daß auch vor diesem Termin die Schwangerschaft erhalten bleibt, wenn man bei der Zerstörung der Corpora lutea durch feinen Thermokauter mindestens zwei derselben erhalten bleiben läßt. Ich kann diese Angaben bestätigen. Bei der Maus sah ich stets eine Unterbrechung nach Entfernung der Ovarien auftreten, es sei denn, daß es sich um die letzten Tage der Trächtigkeit handelte. Diese Tatsache wird ergänzt durch die histologischen Merkmale der Mäuse-Corpora lutea in der Spätschwangerschaft, welche durchaus im Sinne der Vollfunktion bei diesem Tiere sprechen. Daß das Eintreten von Abort nicht auf den mechanischen Eingriff der Operation zurückzuführen, sondern innersekretorisch bedingt ist, folgt auch aus dem Experiment der einseitigen Ovarexstirpation. Denn in diesem Falle bleibt bei allen vieleiigen Tieren, bei denen also Corpora lutea im restlichen Ovar erhalten werden, auch die Schwangerschaft erhalten und wird normal zu Ende geführt. Vom Menschen wird berichtet, daß Corpus luteum-Exstirpation

---

[1] Ganz ausgedehnte und ausgezeichnete Untersuchungen über die Verhältnisse in der Spätschwangerschaft beim Kaninchen sind in neuerer Zeit von M. Klein-Straßburg veröffentlicht worden (1933, 1934).

bis in den 4. Monat der Schwangerschaft hinein Abortus nach sich zieht. Es ist zwar über Erhaltenbleiben der Schwangerschaft nach Corpus luteum-Exstirpation zu früheren Zeitpunkten der Schwangerschaft berichtet worden (Essen-Möller u. a.), doch dürfte das nicht die Regel darstellen und die daraus gezogenen Schlüsse sind sicherlich nicht berechtigt. Es muß beim Menschen immer mit dem Bestehen eines zweiten Corpus luteum im anderen Ovar gerechnet werden, ein Vorkommen, das nicht allzu selten ist. Außerdem sind sicherlich die hormonalen Beziehungen in der Frühschwangerschaft beim Menschen nicht zeitlich so scharf begrenzt, als daß die Unabhängigkeit der Frucht nicht auch einmal früher erreicht wäre, als zu Beginn des 4. Monats. Im ganzen können wir aus diesen Beispielen folgern: Die innere Sekretion des Corpus luteum der Schwangerschaft ist für den Eieinbettungsprozeß solange erforderlich, bis seine Selbständigkeit garantiert ist; das Corpus luteum der Schwangerschaft ist dazu da, den Bestand der Schwangerschaft bis zu diesem Zeitpunkt zu gewährleisten. Aus der Tatsache, daß dieser Zeitpunkt bei den einzelnen Arten verschieden ist (beim Menschen ein Drittel, beim Kaninchen die Hälfte und bei Maus und Ratte bis fast zum Ende der Schwangerschaft) und daß er sogar individuell etwas variieren kann, darf prinzipiell nichts Gegenteiliges geschlossen werden. Für das Verständnis der inneren Sekretion des Ovariums aber müssen wir generell verschiedene Phasen der Entwicklung und Fruchtbildung unterscheiden:

1. Die rein mütterliche Phase der Eireifung — das Ei entsteht als Zelle der Mutter im Ovarium in absoluter Abhängigkeit von dessen Funktion (Zeit der Proliferationsphase im Genitalschlauch).

2. Das Ei befindet sich auf der Wanderung und ist sich selbst überlassen. Die innere Sekretion des Ovariums (Corpus luteum) bereitet sein Bett vor für den Fall, daß es befruchtet im Uterus ankommt. (Zeit der Transformationsphase im Genitalschlauch.)

3. Die mütterlich-fetale Phase der Einbettung und Entwicklung des befruchteten Eies bis zur Selbständigkeit der Placenta — fetale und mütterliche Veränderungen halten sich gewissermaßen die Waage, indem das Corpus luteum der Mutter, vom sich weiter entwickelnden Ei aus angeregt, durch seine verstärkte Wirkung auf die Uterusschleimhaut einen Fernschutz auf das Ei ausübt (Zeit der Frühschwangerschaftsphase im Genitalschlauch).

4. Die rein fetale Phase — die Placenta und damit das ganze Ei ist selbständig und bedarf des Schutzes seiner Ursprungsdrüse nicht mehr. (Hormonale Beziehungen zwischen Ovarium und Genitalschlauch haben für den Rest der Schwangerschaft aufgehört zu bestehen).

Die Beziehungen des Eies zur inneren Sekretion des Ovariums können wir nicht abschließen, ohne in diesem Zusammenhang noch eine besondere Eigenschaft der Uterusschleimhaut zur Zeit der Transformations- und Frühschwangerschaftsphase zu erwähnen. Das ist deren besondere Reaktionsfähigkeit auf Fremdkörperreize hin. Wenn man eine unter Corpus luteum-Wirkung stehende Uterusschleimhaut lokal einem feinen Fremdkörperreiz aussetzt, so entsteht an der betreffenden Stelle eine umschriebene deciduale Wucherung ähnlich derjenigen, die bei der Einbettung eines befruchteten Eies primär auftritt. Man hat solche Veränderungen als „Deciduome“ oder „Placentome“ bezeichnet. L. Loeb (1907) hat als erster solche künstlichen decidualen Wucherungen beschrieben. Er ging dabei so vor, daß er an verschiedenen Stellen durch den Uterus vom Meerschweinchen

Seidenfäden nähte. Dasselbe wurde später von Long und Evans, Parkes, Courrier an Ratte, Maus und Kaninchen gezeigt. Die Wucherungen an der Stelle des Fremdkörperreizes traten immer nur auf, wenn im Ovarium sich Corpora lutea in Funktion befanden und dementsprechend die Uterusschleimhaut eine Transformationsphase aufwies. Man könnte geneigt sein, aus diesen Versuchen den Rückschluß zu ziehen, daß das befruchtete Ei lediglich als Fremdkörper auf die Uterusschleimhaut wirke und daß die mütterlichen Veränderungen in der Decidua bei der Eieinbettung weiter nichts seien, als die bloße Reaktion auf einen mechanischen Reiz hin. Das ist jedoch nicht der Fall. Zunächst einmal tritt diese Reaktion an der Uterusschleimhaut nur zu bestimmten Stadien der Corpus luteum-Entwicklung im Ovar auf, und zwar ist sie an dessen Frühfunktion gebunden. So konnten diese Veränderungen von den Autoren nur bis zu einem gewissen Zeitpunkt nach dem Follikelsprung erzeugt werden, von Courrier an Kaninchen nur bis zum 8. Tag, von Loeb an Meerschweinchen vom 2.—9. Tag und von Long und Evans, sowie von W. M. Allen bei der Ratte bis zum 7. Tage. Das entspricht den Zeitpunkten innerhalb derer bei den verschiedenen Tieren die Eieinbettung erfolgt. Wir müssen also in dieser Besonderheit eher eine Art Mechanismus zum „Einfangen" des befruchteten Eies sehen, der besonders wichtig wäre für die Tiere mit mehreren Eikammern und langgestrecktem Uterus, wozu ja gerade diese Nager gehören. Daß es nicht der einfache Fremdkörperreiz ist, in dem die Beziehung befruchtetes Ei-Corpus luteum sich erschöpft, das ersehen wir ganz einfach aus besonderen Verhältnissen am Menschen: Während einer Extrauteringravidität bildet sich, trotzdem das Ei an fremder Stelle sitzt — im Uterus eine Deciduaschleimhaut genau wie in der Frühschwangerschaft. Andererseits, wenn im Uterus oder in der Tube ein Fremdkörper sitzt (z. B. Intrauterinpessar), kann sich wohl analog dem Tierexperiment ein „Deciduom" bilden, ein Schwangerschafts-Corpus luteum erzeugt man auf diese Weise jedoch nicht. Einen weiteren Beitrag dazu liefert noch das Tierexperiment in folgender Form: Wenn der Fremdkörperreiz in dem leeren Horn eines einseitig schwangeren Uterus gesetzt wird, so lassen sich ebenfalls keine Deciduome jenseits der oben beschriebenen frühen Corpus luteum-Phase erzeugen, trotzdem doch im anderen Uterushorn fetale Elemente vorhanden sind und die Corpora lutea im Ovarium sich in voller hormonaler Korrelation mit diesem befinden. Ein wahres Schwangerschafts-Corpus luteum läßt sich also mit dem bloßen Fremdkörperreiz nicht erzeugen. Dieses bildet sich lediglich auf Grund der Korrelation befruchtetes Ei-Corpus luteum, die demnach unbedingt hormonaler Art sein muß.

Die Ovarialhormone.

Wir sahen im Vorhergehenden, in welch unbedingter und präziser Abhängigkeit die Funktion des Genitalschlauches von derjenigen des Ovariums steht. Der Komplex der cyclischen Funktionen des Genitales am Menschen, die vergleichende Histologie und Physiologie derselben bei den verschiedenen Laboratoriumstieren und am Menschen weisen uns in ihren wechselvollen Bildern deutlich auf die hormonalen Zusammenhänge hin. Vor allem aber ist es die Kastration mit ihren stets sicheren Folgen der momentanen völligen und dauernden Lahmlegung und Ausschaltung der Funktion des Genitalschlauches, die uns das Ovarium als eine Drüse demonstriert, deren Wirkstoffe auf dem Blutwege an den Genitalschlauch herangebracht werden müssen. Erkennen wir im Experiment der Ovarienentfernung die negative Seite der inneren Sekretion des Ovariums an ihrem Ausfall, so zeigen uns die Prozesse der Eieinbettung und Frühschwangerschaft nicht minder deutlich die positive derselben, insofern hier über das Normale des Zyklus hinaus eine gesteigerte hormonale Aktivität des Ovars in seiner Wechselbeziehung zum imprägnierten Ei ganz unverkennbar wird. Daß der Einfluß des Ovars auf den Genitalschlauch tatsächlich ein hormonaler und nicht etwa ein nervöser oder durch Kontakt bedingter ist, das folgt aus dem einfachen Experiment der Ovarienverpflanzung innerhalb ein und desselben Organismus (Autotransplantation). Darüber liegen nicht nur Untersuchungen an Tieren (Steinach, Lipschütz u. a.) vor, sondern auch am Menschen (Sippel u. a.), wobei über das Erhaltenbleiben der Uterusfunktion berichtet wird. Wenn auch nur vorübergehend oder für mehr oder weniger kurze Zeit derartige Transplantate sich im allgemeinen erhalten und später resorbiert werden, so ist doch damit bewiesen, daß die Wirkung des Ovars auf dem Blutwege vor sich geht und damit seine Wirkstoffe Hormone sind. Jedoch diese Tatsachen sind längst bekannt. Heute sind wir in der Lage, die innersekretorischen Funktionen des Ovars durch seine Hormone experimentell im Tierversuch und auch — wie wir später sehen werden — am Menschen zu ersetzen. Das verdanken wir den Forschungen der letzten 20, ja man kann fast sagen der letzten 10 Jahre. Die Ergebnisse, welche diese kurze Zeitspanne gebracht hat, sind derartig mannigfaltig, die Literatur enorm, so daß ich mich in der Wiedergabe auf das beschränken muß, was zum Verständnis dieser Hormone dringend notwendig erscheint.

Wir kennen heute 2 Hormone des Ovariums, von denen wir wissen, daß mit ihnen die cyclische und übrige Funktion des Ovars in ihrem Einfluß auf den Genitalschlauch vollständig zu ersetzen ist. Ob es noch ein weiteres oder weitere Hormone des Ovars gibt, ist sehr fraglich. Wenn das der Fall wäre, so sind diese Stoffe in ihrer Wirkung sicherlich nicht auf den Genitalschlauch gerichtet, sondern ganz anderer Natur. Doch darauf wollen wir später ganz kurz zurückkommen.

Die ersten grundlegenden Forschungen über einen Wirkstoff des Ovars sind mit den Namen von Iscovesco, Fellner (1913) und Herrmann (1915) verbunden. Zur damaligen Zeit und auch noch späterhin bestand die Fragestellung in der Suche nach einem „genitalwirksamen" Stoff. Es wurden Extrakte aus Ovarien, Placenta, Corpora lutea von Menschen und Tieren hergestellt und in ihrer Wirksamkeit auf das Genitale am Tier geprüft. Ein einheitliches Testobjekt fehlte — meistens waren es infantile Kaninchen, an denen experimentiert wurde. Wir finden damals die Angaben, daß der Uterus dieser Tiere auf die Injektion von derartigen Extrakten hin sich um das mehrfache vergrößerte und verdickte, daß er stark hyperämisch sei, daß die infantilen Ovarien zur Aktivität stimuliert würden und reifende oder reife Follikel enthielten. Nach unseren heutigen Kenntnissen hat es sich bei diesen Extrakten um den Gehalt mehrerer Wirkstoffe gleichzeitig gehandelt. Das können wir auch schon aus den geschilderten Beziehungen der Ovarien zum übrigen Genitale schließen; ein Stoff, der in einer Drüse mit innerer Sekretion gebildet wird und auf deren Erfolgsorgane wirkt, wird kaum seinerseits auf diese Drüse selbst, also auf seine Bildungsstätte einen Einfluß ausüben. Es hat aber die zu geringe Beachtung dieser Tatsache lange Zeit zu irrtümlichen Anschauungen geführt. So wollte man mit industriell hergestellten Präparaten aus dem Ovarium auf dieses selbst einwirken und glaubte Erfolge zu sehen, die nur scheinbar waren. Die innere Sekretion des Ovars in ihrem Einfluß auf das Genitale konnte nur erforscht werden durch logisches, immer und immer wieder vorgenommenes Zurückgreifen auf die Korrelationen, wie sie sich aus den anatomischen und histologischen Zustandsbildern beim Reifen des Genitales und vor allem bei seiner Vollfunktion aus den cyclischen Prozessen heraus ergeben. Eine Drüse mit innerer Sekretion ist dann hormonal erforscht, wenn es gelingt, ihre einzelnen Funktionen und Wirkungen auf ihre Erfolgs-organe im Experiment zu ersetzen. Nach den oben gemachten Ausführungen bedeutet das für das Ovarium:

1. Den Genitalschlauch, besonders die Uterusmuskulatur, zum Wachsen bringen.

2. In diesem gewachsenen Genitalschlauch den Genitalzyklus zu erzeugen.

Für die Erzeugung des Genitalzyklus in dem zum Wachsen gebrachten Uterus be-deutet das nun noch im einzelnen: a) Die Schleimhaut des Uterus zum Wachsen, also zur Proliferation zu bringen und

b) die proliferierte Uterusschleimhaut in ihre Höchstfunktion zu bringen, also zur Transformation, in denjenigen Zustand, der für die Aufnahme des Eies erforderlich ist.

Wenn die innere Sekretion des Ovars in diesem Sinne heute vollständig erforscht ist, so deshalb, weil wir jetzt 2 Hormone kennen, von denen jedes bei einem derartigen Aufbau des Genitales seine ganz besondere Wirkung ausübt. Das eine dieser beiden Hormone ist das Follikelhormon, das bis vor wenigen Jahren noch für das einzige Ovarialhormon gehalten wurde. Das andere ist das Luteohormon, dessen Erforschung allerjüngsten Datums ist.

I. Das Follikelhormon.

1. Allgemeines und Untersuchungsmethoden.

Die Forschung nach einem genitalwirksamen Stoff nahm eine ganz andere, aber entscheidende Wendung mit der Entdeckung des Schollenstadiums in der Vagina der weißen Maus und der Kenntnis dessen Abhängigkeit vom Ovarialzyklus. Allen und Doisy zeigten, daß mit Follikelsaft aus dem Ovarium an der kastrierten Maus, also am Tier ohne jegliche Genitalfunktion, das Schollenstadium künstlich zu erzeugen war, wenn man den Saft den Tieren injizierte. Hatte bis dahin das allgemeine Wachstum des Genitales bei der Prüfung von wirksamen Extrakten im Vordergrund gestanden, so war jetzt ein Test-objekt gefunden, das in seiner Einfachheit und Deutlichkeit imponieren mußte. Von nun ab gilt dieses Schollenstadium als „das" Testobjekt für die Erforschung der inneren Sekre-tion des Ovariums. Die scheinbare Einheitlichkeit dieses Testes für ein geschlechtsschlauch-förderndes Prinzip brachte es nun ihrerseits wieder mit sich, daß man ohne weiteres die Existenz nur eines einheitlichen Ovarialhormons annahm. Wir finden deshalb für dieses Hormon von da ab ausschließlich die Bezeichnung „das weibliche Sexualhormon". Ich erwähne das an dieser Stelle, weil man zum Teil noch heute in Unkenntnis der Dualität der Ovarialhormone diese Bezeichnung für das Follikelhormon anwendet.

In Deutschland waren es vor allem Aschheim und Zondek, die sich dieses Schollen-testes an der kastrierten Maus in ausgedehntesten Versuchen zuerst bedienten. Sie gingen zunächst mit der Implantationsmethode vor und untersuchten auf diese Weise die einzelnen Substanzanteile des Ovariums auf ihre Wirkung an der kastrierten Maus. Bei dieser Methode wurden kleinste, einige Milli- bis Zentigramm wiegende Gewebsstückchen in die Oberschenkelmuskulatur der kastrierten Maus durch einen kleinen Haut-Muskelschnitt hindurch eingeschoben und die Wunde vernäht. Man erwartet von dem implantierten Stück keine Einheilung oder biologische Funktion, sondern das tote Gewebe soll resorbiert werden und damit der in ihm enthaltene wirksame Stoff das Schollenstadium (den Oestrus) an dem betreffenden Tier erzeugen. Der Nachweis der Hormonwirkung wird durch das Abstrichverfahren erbracht. Dazu folgende

Methodik. Kastration. Die Kastration der weiblichen Mäuse wird durch einen kleinen operativen Eingriff vom Rücken her vorgenommen. Zu diesem Zweck werden den Tieren zunächst beiderseits neben der Wirbelsäule in der Gegend des unteren Nierenpoles („Flanken"gegend) mit einer flach gebogenen kleinen Schere die Haare gekürzt. Dann werden sie narkotisiert, indem man das einzelne Tier in ein mit einem Deckel versehenes Glas (Wasserglas) setzt, auf dessen Boden vorher ein leicht mit Äther getränkter Wattebausch gelegt wird. Die Tiere schlafen bald und fallen von ihren Füßen. Kurz danach werden sie aus dem Narkoseglas herausgenommen und schnell auf einem Brett (am besten Kork) fixiert, indem man ihnen um jeden Fuß eine kleine Bandschlinge legt und diese mit Nadeln oder Heftzwecken so fixiert, daß das Tier — auf dem Bauche liegend — alle 4 Extremitäten gut von sich gestreckt hält. Während der

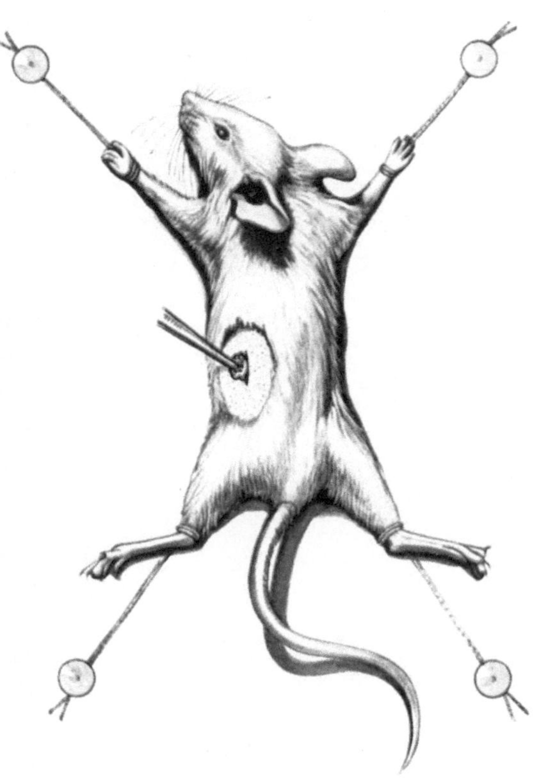

Abb. 25. Kastrationsoperation bei der Maus.
(Linkes Ovar und Tube mit der Pinzette vorgezogen.)

Operation wird ein mit Äther getränkter Wattebausch in $^1/_2$—1 cm Entfernung von der Nase des Tieres hingelegt, um die Narkose zu unterhalten. Dann erfolgt ein kleiner Einschnitt seitlich etwas unterhalb der Nierengegend (höchstens $^1/_2$ cm lang); meistens liegt das Fett des unteren Nierenpols, in dem das Ovarium aufzusuchen ist schon vor, sonst muß es aufgesucht werden durch Eingehen mit der stumpfen Pinzette. Das gefaßte Ovarium wird mitsamt der Tube und einem kleinen Stück Uterus abgeschnitten und dieser wieder versenkt. Eine vorherige Unterbindung ist nur nötig, wenn das Tier zufällig schwanger ist. Im anderen Falle ist die Blutung bedeutungslos. Naht mit einem einzelnen (oder 2) Catgutfaden. Dasselbe beiderseits. Die Mäuse müssen 3 Wochen kastriert sein, bevor sie in den Versuch genommen werden. In dieser Zeit dürfen sie keine Zeichen genitalcyclischer Veränderungen des Scheidensekrets aufweisen, sonst war die Kastration unvollkommen. Eine Untersuchung der exstirpierten Ovarien im Quetschpräparat zwischen 2 Objektträgern oder gar mikroskopische Untersuchung ist höchstens im Anfang notwendig, um zu entscheiden, ob das Ovarium überhaupt und vollständig exstirpiert wurde. Bei genügender Übung in der Ausführung der Kastration ist das überflüssig.

„Abstreichen" und Scheidensekretuntersuchung.

Die Tiere werden mit einer Hand gehalten und zwar so, daß Daumen und Zeigefinger die Nackenhaut fassen und der Schwanz zwischen dem 2. und 3. Finger gehalten wird, wobei der Rücken des Tieres über den Rücken der betreffenden Finger zu liegen kommt. Bei leicht nach rückwärts gebogener Wirbelsäule klafft auf diese Weise die Vulva etwas und das Eingehen mit der Öse (gewöhnliche, kleine, gut gerundete Platinöse) wird dadurch erleichtert. Die ausgeglühte Platinöse wird etwa nicht ganz 1 cm weit eingeführt und am besten ein wenig hin und her gedreht. Das genügt zum Sekretgewinn. Ein Schaben der Scheidenwand ist möglichst zu vermeiden und höchstens anzuwenden, wenn anders kein Sekret zu erhalten ist. Die herausgezogene Öse wird auf dem Objektträger ausgestrichen und dabei das Sekret verrieben. Dabei können auf einem Objektträger vier verschiedene Ausstriche angelegt werden, wenn man entsprechende Bezeichnungen anwendet und sich dabei an ein bestimmtes Schema der Reihenfolge hält. Die trockenen Ausstrichpräparate werden in Methylalkohol fixiert und in Hämalaun - Eosin wie üblich gefärbt. Man braucht diese nicht unbedingt mit der Ölimmersion zu untersuchen, tut das jedoch anfangs besser zur Einübung.

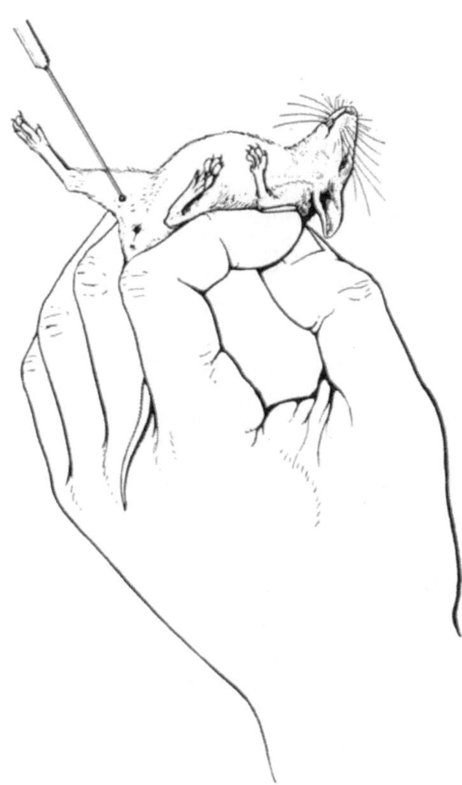

Abb. 26. Abstrichverfahren bei der Maus. (Das Tier wird mit Daumen und Mittelfinger der linken Hand an der Nackenhaut dicht hinter dem Kopf gefaßt, über Zeige- und Mittelfinger genommen und zwischen diesen mit dem Schwanzende eingeklemmt.)

2. Der Test für das Follikelhormon.
a) Einzelheiten zum Nachweis des Follikelhormons.

Im Kapitel III besprachen wir den Mäusegenitalzyklus ausführlich und es wurde dort darauf hingewiesen, daß das Schollenstadium in der Vaginalschleimhaut der Maus den Prototyp einer Proliferationsphase darstellt. Diese Schleimhaut läßt sich mit dem Follikelhormon künstlich aufbauen und stellt als solche den Test für dieses Hormon dar. Mit der Kastration der Testtiere treten naturgemäß auch keine cyclischen Veränderungen in der Vagina mehr auf. Die Scheidenschleimhaut ruht von diesem Moment an und außerdem schrumpft natürlich mit dem Genitalschlauch auch die Scheidenwand. Die Schleimhaut der Vagina von kastrierten Mäusen ist dementsprechend niedrig; auf dem permanenten germinativen zweireihigen kubischen Basalepithel sitzt eine ein- höchstens zweischichtige Zellreihe zylindrischen Epithels. Die Schleimhaut ist für Leukocyten durchlässig. Dementsprechend finden sich im Lumen der Scheide und damit im Sekretausstrich einige Leukocyten und etwas Schleim (Abb. 27 a).

Mit dem Einsetzen einer Follikelhormonwirkung überzieht sich die Schleimhaut zunächst mit einer zwei- bis dreireihigen Zellschicht von Zylinderepithel mit basalständigem Kern. Es handelt sich dabei um ein Oberflächendeckepithel, das unverändert bestehen bleibt, bis die jetzt folgende Hochschichtung der Schleimhaut erreicht ist[1]. Das Oberflächendeckepithel ist charakteristisch für den Beginn und die Ausbildung einer Proliferationsphase in der Scheide, wird jedoch abgestoßen, sobald diese vollständig und die Verhornung vollendet ist. Das zylinderförmige Deckepithel wird vielfach als verschleimend beschrieben und mit dem Schleimepithel der Corpus luteum- oder Transformationsphase verwechselt. Es ist die Unterscheidung zwar nicht leicht, aber es unterliegt gar keinem Zweifel, daß einwandfreie Unterschiede bestehen und das scharf begrenzte Deckepithel ein spezifisches Zellmaterial sui generis darstellt. Unter dem Schutze dieses Deckepithels erfolgt nun von dem germinativen Epithel der Basalis her eine Hochschichtung der Schleimhaut durch Neubildung einer 6—10 Reihen hohen Plattenepithelschicht. Bei ihrem Aufbau schiebt diese entstehende Hochschichtung des Plattenepithels die beschriebene Oberflächendeckepithelschicht gewissermaßen vor sich her in die Höhe — die Proliferation ist in vollem Gange. Schon mit der Abdeckung der Schleimhaut durch das Oberflächenepithel wird die Leukocytendurchlässigkeit des Gewebes geringer. Außerdem aber schafft das Follikelhormon innerhalb der Gewebe, in denen es wirkt, biologische Bedingungen, die das Verschwinden aller Leukocyten in ihnen bewirkt. Das ist eine positive Wirkung des Follikelhormons, die viel zu wenig Beachtung findet und auf die wir noch zurückkommen werden. Diesen Vorgängen entspricht der um diese Zeit gefundene Scheideninhalt: Die Leukocyten nehmen mehr und mehr ab, die Epithelien relativ zu. Ist die Hochschichtung der Schleimhaut, ihr proliferativer Aufbau, erreicht, so geschieht folgendes: Am Übergang vom Deckepithel der Oberfläche zum Plattenepithel der eigentlichen Schleimhaut, also an der Grenze zwischen oberster Plattenepithellage und unterster Zylinderepithellage der Oberfläche entsteht eine eigenartige, zunächst feine und schmale Granularschicht. Diese wird allmählich breiter und trennt das Oberflächenepithel von den hohen, fertigen Plattenepithellagen. Diese Granularschicht nun stellt die eigentliche Verhornungszone dar und bildet sich schließlich zu einer beträchtlichen Hornschicht aus. Ist die Verhornung dieser Zone vollständig, so wird das bis dahin die Oberfläche bildende Deckepithel vollkommen abgestoßen. Um diese Zeit findet sich das Scheidenlumen angefüllt mit riesigen Mengen von kernhaltigen Epithelien dieser ursprünglichen Deckschicht; andere Beimengungen fehlen vollkommen; es besteht das kurze Stadium des eigentlichen Prooestrus oder das reine Epithelstadium (Abb. 27 b).

Die Epithelien, die um diese Zeit im Scheidenausstrich gefunden werden, sind natürlich entsprechend dem oben Beschriebenen zylindrisch, scharf begrenzt, haben einen gut gefärbten exzentrisch liegenden Kern und färben sich mit Hämalaun-Eosin in ihrem Protoplasma schwach blau. Der Abstoßung dieser Zellen folgt unmittelbar die erste Abschilferung der jetzt bloßliegenden Verhornungszone, die zunächst in Lamellen, dann in einzelnen Zellschuppen vor sich geht. Wir finden dementsprechend im Scheidensekretausstrich

---

[1] Von Rosenthal wurde neuerdings auch der Einfluß von Follikelhormon auf explantiertes Vaginalepithel beobachtet.

zunächst kernhaltige Epithelien und „Schollen" und dann schließlich nur noch die kernlosen Schollen.

Mit diesem „reinen Schollenstadium" ist die vollständige Wirkung des Follikelhormons im Sinne des vollzogenen proliferativen Aufbaues der Scheidenschleimhaut erreicht und bewiesen. Die Schollen sind an ihrer gleichmäßig roten Färbung und Kernlosigkeit zu erkennen. Zum eigentlichen Schollenstadium gehört der reine Gehalt des Scheidensekretes an nur solchen verhornten Zellen ohne jegliche andere Zellbeimischung (Abb. 27 d).

Die kleinste Menge Follikelhormon, die imstande ist, ein derartiges reines Schollenstadium in der Vagina einer kastrierten Maus hervorzurufen, bezeichnet man als eine Mäuseeinheit (= 1 ME.).

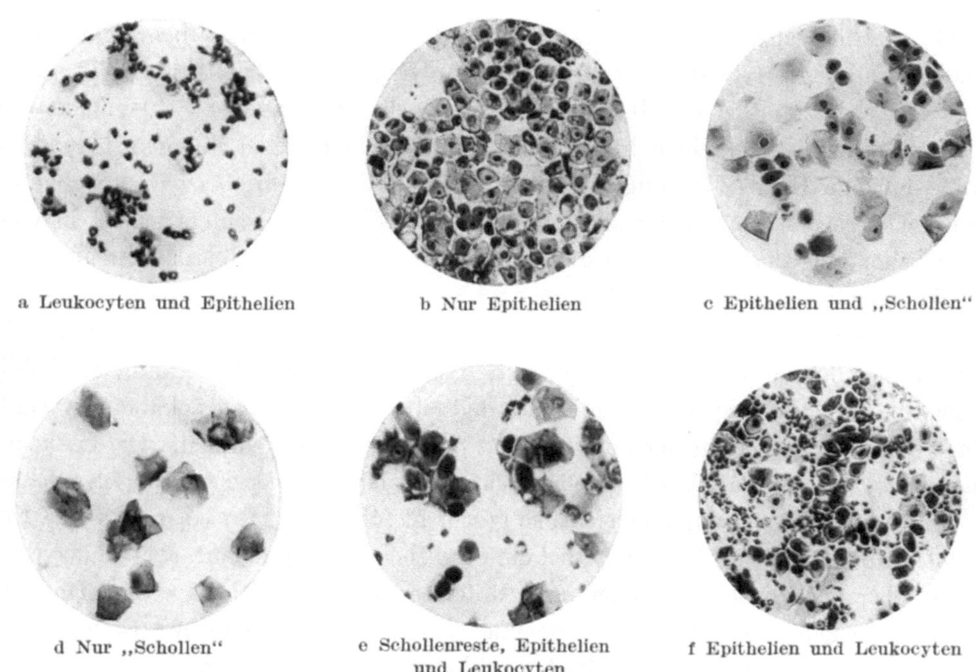

<table>
<tr><td>a Leukocyten und Epithelien</td><td>b Nur Epithelien</td><td>c Epithelien und „Schollen"</td></tr>
<tr><td>d Nur „Schollen"</td><td>e Schollenreste, Epithelien und Leukocyten</td><td>f Epithelien und Leukocyten</td></tr>
</table>

Abb. 27 a—f. Scheidensekretausstriche der Maus im mikroskopischen Bilde.

Diese Menge stellt die Testeinheit dar, die es uns ermöglicht, nicht nur den Nachweis des Vorhandenseins von Follikelhormon zu erbringen, sondern gleichzeitig quantitativ zu arbeiten und hinsichtlich des Gehaltes eines Stoffes oder Gewebes an bestimmten Mengen dieses Hormons Berechnungen anzustellen.

Wir wollen uns noch einmal kurz die verschiedenen Zustandsbilder der Vaginalschleimhaut während der Entstehung einer derartigen Proliferationsphase vor Augen führen, um das Schollenstadium in seiner Eigenart genau zu verstehen:

1. Während der Ruhe (Kastration), also im Beginn der Zufuhr des Follikelhormons: germinatives Basalepithel, darüber eine einfache Zellage Deckepithel.

2. Nach dem Neuaufbau der Schleimhaut, also kurz bevor die Hormonwirkung ihren Vollausdruck im Schollenstadium findet: zwischen germinativem und Deckepithel hat sich eine hohe Plattenepithellage aufgebaut. Dann besteht die Schleimhaut, von der Oberfläche nach der Tiefe zu, aus folgenden Zellagen: Deckepithel, Granularschicht in

Verhornung, hohe Plattenepithelschicht, germinatives Epithel. Diesen Zustand gab ich in Abb. 8 wieder (s. S. 125).

3. Während des Schollenstadiums, also zur Zeit der Vollwirkung des Follikelhormons: — das Oberflächen- oder Deckepithel ist abgestoßen worden, die verhornende Schicht liegt als Verhornungszone bloß und bildet die Oberfläche der Scheidenschleimhaut. Dann besteht die Schleimhaut, von der Oberfläche nach der Tiefe zu, aus folgenden Schichten: Schollenschicht der Verhornungszone, hohe Plattenepithelschicht, permanentes germinatives Epithel.

In dem unter 3. beschriebenen histologischen Funktionszustand verbleibt nun die Scheidenschleimhaut so lange, wie Follikelhormon auf sie einwirkt. Um diesen Zustand aufrechtzuerhalten, ist die permanente gleichmäßige Wirksamkeit von mindestens 1 ME. Follikelhormon erforderlich. Es ist nun folgendes wichtig zu wissen: Ein Plus von Follikelhormon, auch ein dauerndes, verursacht keine Änderungen im Aufbau einer solchen Schleimhaut. Diese bleibt wie sie ist, nur hält die Bildung von Schollen an der Oberfläche so lange an, wie dieses Plus Follikelhormon im Organismus vorhanden ist. Es kommt zu einem Zustand, den man als „Daueroestrus" bezeichnet hat. Ein Minus an Follikelhormon (unter der Menge von 1 ME.) oder auch ein völliger Rückzug des Follikelhormons überhaupt bewirkt einen Zusammenbruch dieses histologischen Aufbaues der Schleimhaut. Während bis dahin die hohen Plattenepithellagen und ihre Verhornung an der Oberfläche erhalten waren, hört jetzt die Schollenbildung auf; die ganzen Plattenepithellagen, welche während des Schollenstadiums keine feststellbaren Änderungen aufwiesen, werden jetzt ins Lumen abgestoßen unter gleichzeitiger Einwanderung von ungeheuren Mengen von Leukocyten. Abgesehen davon, daß die Schleimhaut dann also wieder vollständig zerfällt, verliert das Gewebe seine biologische Abwehr-Eigenschaft gegenüber den Leukocyten; es entstehen wieder Lebensbedingungen für dieselben und es wird außerdem die Wand wieder durchlässig für sie. Dementsprechend finden sich bei Abbruch der Follikelhormon-wirkung im Lumen und damit im Scheidensekretabstrich anfangs zerfallene Schollen, Epithelien und Leukocyten, dann nur noch Epithelien und Leukocyten und schließlich hauptsächlich Leukocyten und wenige Epithelien (Abb. 27e u. f.).

Es sei übrigens bemerkt, daß dieser Abbauvorgang durch eine primäre Verklumpung der Schollen eingeleitet wird und daß später die Leukocyten die hinfälligen, abgestoßenen Scheidenwandzellen regelrecht durchsetzend gefunden werden können.

b) Die Testeinheit (Begriff der ME.).

Nachdem die Testierung eines bestimmten Wirkstoffes des Ovariums auf eine so einheitliche Basis gebracht worden war, fand diese Methode naturgemäß weiteste Verbreitung. Es blieb nicht bei den Implantationsversuchen, wie sie B. Zondek und Ascheim anfangs ausführten und auf deren Einzelheiten wir noch kurz zurückkommen, sondern so wie Allen und Doisy das Hormon im Follikelsaft nachgewiesen haben, wurden bald Extrakte aus den verschiedensten Geweben hergestellt oder Körper- und Gewebsflüssigkeiten direkt auf den Gehalt an diesem Hormon untersucht. Man bediente sich dabei naturgemäß der Injektionsmethode, meistens der subcutanen, aber auch der interamuskulären und intraperitonealen. Es ist natürlich, daß dabei bestimmte Schemata der Dosierung bei der Testierung angewandt wurden. Zunächst einmal handelt es sich ja bei diesem Test um eine biologische Reaktion. Biologische Vorgänge bedürfen ihrer physiologischen Ablaufzeit. Und so ist es natürlich, wenn das Auftreten von Schollen im Scheidensekret erst nach einer gewissen Zeit nach der Hormonzufuhr erfolgt. Im allgemeinen braucht die Scheidenschleimhaut der Maus zu ihrem entsprechenden Aufbau die Zeit von 3 Tagen. Das Auftreten von Schollen ist nicht genau an die Stunde gebunden, es kann mal etwas früher aber auch später erfolgen. Naturgemäß hat auch die Verteilung der Dosen bei der Testierung ihren Einfluß. Es ist nicht gleichgültig, ob eine größere Dosis auf einmal gegeben, oder ob sie auf einzelne Dosen verteilt, bei mehreren Injektionen verabfolgt wird. Das Vorgehen der Autoren wechselte eine Zeitlang sehr [1]. Am vorteilhaftesten und einheitlichsten ist sicherlich die ursprüngliche von B. Zondek angegebene, wobei die zu untersuchende Menge auf 6 Einzeldosen verteilt und in 2 Tagen injiziert wird. Auf diese Weise — je 3 Injektionen an zwei aufeinanderfolgenden Tagen in einigermaßen gleichen Zeitabständen — wird am besten der natürliche Vorgang innerhalb des Zyklus nachgeahmt. Denn es reift auch der Follikel allmählich und die Hormonausschüttung erfolgt dabei eigentlich in Form eines kontinuierlichen Hormonstromes. Dabei ist zu bedenken, daß Injektionen von wässerigen Lösungen schnell resorbiert werden, akuter wirken und ebenso schnell ausgeschieden werden. Für solche Lösungen wäre also die Injektion in verteilten Dosen unbedingt notwendig. Ölige Lösungen werden langsam und gleichmäßiger resorbiert. Hier käme man also mit geringerer Zahl an Injektionen aus. Aber auch das Ablesen des Testresultates und seiner Bewertung erfolgte verschieden. So sieht Laqueur-Amsterdam schon die Erzeugung des reinen Epithelstadiums als 1 ME. an, während S. Löwe-Mannheim ein bestimmtes prozentuales Verhältnis von Schollen, Epithelien und Leukocyten schon als positiv bezeichnete und demnach auch mit halben ME. rechnete. Dazu ist zu sagen: die eigentliche Wirkung des Follikelhormons ist in dem Auftreten von Schollen zu sehen. Bei vorzeitigem Abbruch der Follikelhormonwirkung erfolgt sofort der Zusammenbruch der Schleimhaut, auch wenn diese noch nicht vollständig aufgebaut war. Andere Methoden als die Erzeugung eines reinen Schollenstadiums geben viel ungenauere Werte und können deshalb auch viel größere Fehlerbreiten ergeben, sobald aus den gespritzten kleinen Mengen Umrechnungen auf größere erfolgen sollen [2]. Hinzu kommt, daß die Tiere nicht alle vollkommen einheitlich und exakt auf die gleichen Mengen im qualitativ gleichen Sinne reagieren. Es müssen daher mehrere Tiere zu einer Testierung verwendet werden, um auch diesen Fehler auszuschalten. B. Zondek schlägt dazu die Anzahl von 24 Tieren vor, eine Anzahl, die sicherlich unnötig hoch bemessen ist. Es soll dann diejenige Menge als 1 ME. bezeichnet werden, die im einzelnen bei 75% der Tiere das volloestrische Stadium hervorruft. Inzwischen ist eine internationale Regelung der Frage getroffen worden. 1932 hat eine internationale Zusammenkunft zwischen bedeutenden Arbeitern auf dem Gebiete der Follikelhormonforschung, auf deren Arbeiten in der Reindarstellung des Hormons wir noch zurückkommen, in London stattgefunden, und zwar auf Anregung der „Health Organisation of the League of Nations". Als Standardmaterial für den internationalen Gebrauch wurde von dieser Konferenz eine bestimmte Menge der Ketohydroxyform des

---

[1] Siehe Laqueursche Schule; Loewe und Voß; Allan, Dickens und Dodds; Kochmann; Lipschütz; R. Meyer-Wulk; Lorca; Shiraki und Yaida.

[2] Die Ratte benötigt etwa die 5fache Menge zur Erzeugung des gleichen Effektes (Untersuchungen darüber hauptsächlich von Kochmann).

Hormons in reinem krystallinischen Zustand angenommen, das im „National Institute for Medical Research, London" aufbewahrt wird. Als internationale Einheit wird die spezifische oestrushervorrufende Aktivität bezeichnet, welche in 0,1 γ (= 0,0001 mg) dieses Standardpräparates enthalten ist („The Lancet"-Ausgabe vom 24. Juni 1933).

c) Fehlerquellen bei der Beurteilung und Bewertung des Follikelhormontestes.

Hinsichtlich der Beurteilung des Testes sind noch einige Irrtumsmöglichkeiten zu erwähnen. Zunächst einmal können Oestrusschollen vorgetäuscht werden, wenn der Abstrich der Mäusevagina nicht lege artis ausgeführt wurde, durch einfache Schuppen der oberflächlichen Haut, sowohl von der Maus als von der eigenen. An der Vulva und innen am Scheideneingang der Maus besteht wie überall an der Oberfläche der Haut natürlich permanente Verhornung der oberflächlichen Hautschicht. Es muß also beim Abstrichnehmen der Scheideneingang gut klaffen, damit man keine „Schollen" von dort auf den Objektträger bekommt, und irrtümlich als Oestrus diagnostiziert. Die Hornschuppen der Hautoberfläche färben sich — wenn auch etwas schwächer — genau so wie die Oestrusschollen gleichmäßig rot mit Eosin und sind kernlos. Das gleiche gilt für die menschlichen Hornschuppen, die vom Finger aus auf den Objektträger gelangen können. Diese „Schollen" sind dann natürlich recht spärlich, während die typischen Oestrusschollen sich meistens sehr reichlich und dicht gehäuft finden. Aber immerhin gibt es Fälle, wo man kaum Abstrichmaterial aus der Mäusescheide an die Öse bekommt und dabei kann dann in solchen Fällen ein Irrtum unterlaufen. Ferner gibt es ein Krankheitsbild bei der Maus, bei dem in der Scheide kernlose Epithelien auftreten, ohne daß es sich dabei um Oestrusschollen handelt. Das ist die A-Vitaminose. Bei Vitamin A-Mangel kommt es bei der Maus zu einer Störung der Aufbaufähigkeit der Scheidenschleimhaut. Die Schleimhaut bleibt niedrig und atrophisch, jedoch bilden sich in dieser atrophischen Schleimhaut allmählich schollenähnliche Gebilde, die nach dem histologischen Bild solcher Scheiden zu urteilen sicherlich als Zellzerfallsprodukte des geschädigten permanenten germinativen Basalepithels aufzufassen sind. Hohlweg und Dohrn haben dieses Krankheitsbild als Kolpokeratose bezeichnet. Daß es sich um eine solche Schädigung handelt, läßt sich mit Leichtigkeit nachweisen; denn bei Vitamin A-Zusatz zur Nahrung verschwindet diese Erscheinung vollkommen, so daß die Autoren dieses Verschwinden der pathologischen „Schollen" an derartigen Tieren direkt zur Anwendung als Test für Vitamin A empfohlen haben. Es folgt daraus, daß die kastrierten Testtiere unter guten und gleichmäßigen Lebensbedingungen gehalten werden müssen. Ich konnte übrigens dasselbe an lange Zeit kastrierten Ratten feststellen.

Schließlich ist noch zu bedenken, daß die Tiere verschieden reagieren können, je nach der Zeit, die seit der Kastration verstrichen ist. Erst vor kurzem kastrierte Tiere brauchen eine geringere Menge Hormon zur Erzeugung des gleichen Effektes als längere Zeit kastrierte. Oder wir wollen lieber sagen: Eine Mäusevagina, die erst vor kurzem unter Hormonwirkung gestanden hat, reagiert leichter auf Hormon als eine solche, an der lange keine Hormonwirkung und daher kein Zellaufbau der Schleimhaut stattgefunden hat. Es folgt daraus, daß Testtiere, die längere Zeit nicht gebraucht werden, alle 3—4 Wochen mit einigen ME. Follikelhormon gespritzt werden müssen, um sie in gleicher Reaktionsfähigkeit zu halten wie die anderen Tiere. Wie notwendig es ist, den Begriff der ME. des Follikelhormons so einheitlich und festliegend zu fassen wie möglich, geht ganz einwandfrei aus folgenden Betrachtungen zu deren quantitativer und qualitativer Wertigkeit hervor. Wir werden später sehen, daß man beim Menschen, hauptsächlich bei der Therapie am Menschen mit tausenden, zehn-, ja hunderttausenden von ME. arbeiten und rechnen muß. Welchen tatsächlichen biologischen Wert hat also die ME.? Wenn wir sagen, daß mit 1 ME. die Scheidenschleimhaut der kastrierten oder infantilen Maus proliferativ aufgebaut wird, so könnte man versucht sein anzunehmen, daß also diese Menge Follikelhormon (1 ME.) diejenige Dosis darstellt, mit der das Mäuseovarium physiologischerweise arbeitet.

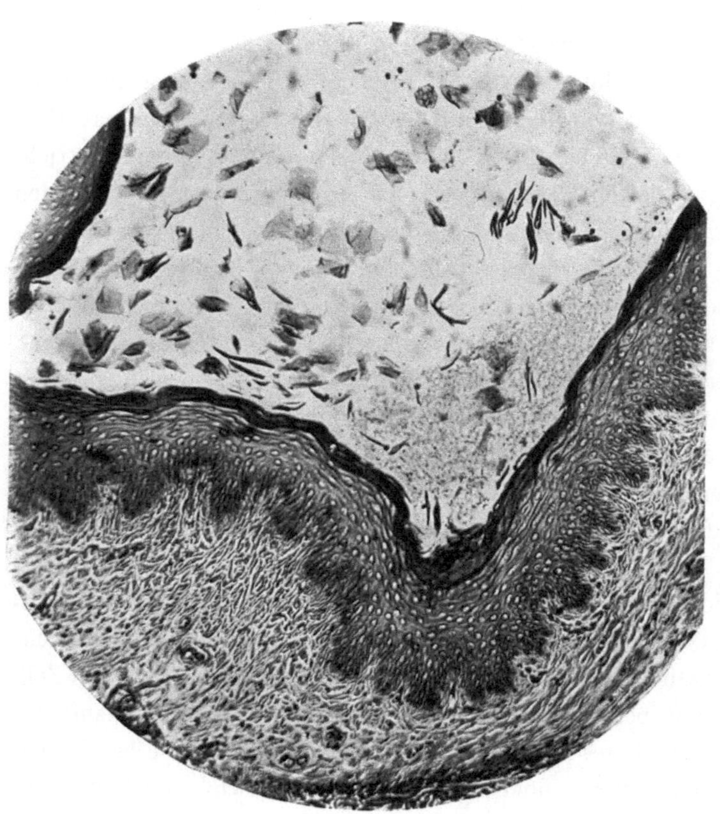

Abb. 28a. Scheidenschleimhaut der Maus. Normaler Volloestrus. (Nach Hohlweg und Dohrn.)

Das ist durchaus nicht der Fall! Wenn wir uns die gesamten Genitalien einer Testmaus, die 1 ME. Follikelhormon zugeführt erhielt und darauf also ein Schollenstadium in der Vagina aufweist, ansehen und mit dem Genitalschlauch einer normalen Maus mit vollfunktionierendem Ovar vergleichen, so werden wir erstaunt sein über unseren Befund. Der Uterus derart behandelter Tiere ist nämlich gegenüber dem Kastratenuterus kaum verändert und weist also durchaus nicht die Dicke, Länge und den Blutreichtum eines normalen Uterus auf. Mit anderen Worten: 1 ME. Follikelhormon bewirkt am Genitalschlauch der kastrierten Maus einen Aufbau der Vaginalschleimhaut — ein Wachstum des Uterus bleibt jedoch aus, ebenso wie es nicht zur Proliferation einer Uterusschleimhaut kommt. Dabei handelt es sich jedoch lediglich um eine Frage der Hormonmenge. Wird mehr Follikelhormon verabfolgt als nur 1 ME., so setzt auch das Wachstum des Uterus und dessen Schleimhaut ein. Auf diese Tatsache wurde besonders von Marrian, Parkes, Dodds, Clauberg hingewiesen. Die Mengen, welche notwendig sind, einen gehörigen proliferativen Aufbau des Uterus zu bewirken, werden von den Autoren verschieden angegeben (bis zu 100 ME.). Das liegt jedoch sicherlich an der Art der Hormonzufuhr und an den verschiedenen Präparaten (ein- oder mehrmalige Injektion, ölige, wässerige Lösung, krystallinisches Hormon aufgelöst usw.)[1]. Wenn man die Physiologie der Hormonbildung im Ovar möglichst nachahmen will und das Hormon auf mehrere Dosen verteilt verabreicht (genau wie beim eigentlichen Test), so kann man mit 10 ME. ein gutes Wachstum des

---

[1] Siehe dazu auch die Arbeit von Schoeller, Dohrn und Hohlweg an Affen.

Uterus und seiner Schleimhaut erzielen. Immerhin bedeutet das zum mindesten, daß der Mäuseuterus zehnmal soviel Hormon zu seinem Aufbau benötigt als die dazugehörige Vaginalschleimhaut. Diese Tatsache ist nur dadurch zu erklären, daß die Vaginalschleimhaut der Maus eine ganz besondere Affinität zum Follikelhormon besitzt und also außerordentlich leicht reagiert. Beim Studium des normalen Genitalzyklus der Maus finden wir dafür ohne weiteres die Bestätigung (Arbeiten des Verfassers). Wenn man viele (normale) Mäuse täglich untersucht und später tötet, so kann man unter ihnen gar nicht selten Tiere mit minder-

wertigen Ovarien (d. h. ohne Reiffollikel und Corpora lutea) antreffen, bei denen auf Grund der vorgenommenen regelmäßigen Sekretausstrichuntersuchungen in der Scheide doch oestrische (Schollen-) Zyklen abgelaufen waren. Bei diesen Tieren hat dann das dauernde Werden und Vergehen unvollständiger Follikelreifungen in den Ovarien genügt, um cyclische Vaginalschleimhautveränderungen hervorzurufen. Hormonmengen, wie sie der Uterus zu seinem Aufbau benötigt, wurden jedoch nicht produziert, da es niemals zur Reiffollikelbildung kam. Diese Feststellungen sind wichtig, da ohne ihre Kenntnis Trug-

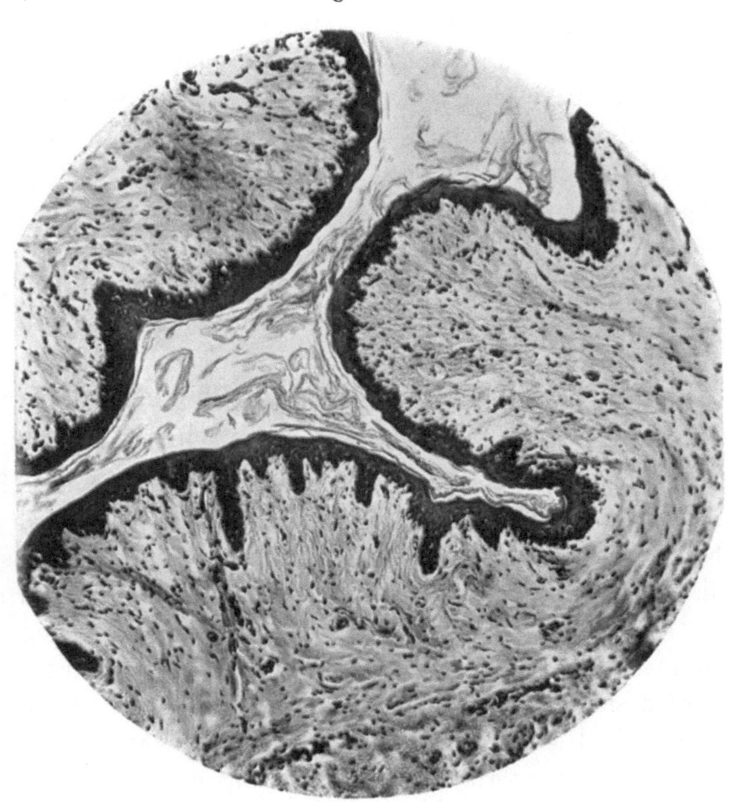

Abb. 28 b. Scheidenschleimhaut der Maus. Kolpokeratose.
(Nach Hohlweg und Dohrn.)

schlüsse möglich sind. So ist schon behauptet worden, der „Vaginalzyklus" habe überhaupt nichts mit dem Genitalzyklus zu tun und laufe unabhängig von der Ovarialfunktion ab. Ähnliche Schlüsse sind aus den Ergebnissen der Röntgenbestrahlung von Mäuseovarien gezogen worden. B. Zondek, Geller, v. Schubert, Schugt u. a. sahen als Folge der Röntgenschädigung der Ovarien an Stelle eines Ausbleibens der Schollenstadien eher gehäufte „Scheidenzyklen" und schließlich gar „Daueroestren". Ich glaube, daß diese Befunde auf die oben skizzierte Weise ohne weiteres zu erklären sind: Es produzieren eben auch die unvollkommen reifenden Follikel Follikelhormon, wenn auch in geringeren Mengen. Diese Mengen genügen jedoch für die so leicht reagierende Vaginalschleimhaut der Maus; für deren Uterus dagegen genügen sie nicht. Jedenfalls lernen wir aus alledem, daß wir es hinsichtlich der ME. (1 ME.) mit einem mengenmäßig sehr kleinen Begriff zu tun haben und verstehen die tausende von Einheiten, wie sie beim Menschen z. B. zur Zeit der Schwangerschaft gefunden werden. Von diesem Gesichtspunkt aus betrachtet, wäre es vielleicht vorteilhafter, in der Therapie mit einem größeren Einheitsbegriff des Follikelhormons als dem Schollentest zu arbeiten. Trotzdem muß unbedingt an diesem letzteren festgehalten werden wegen seiner unvergleichlichen Einfachheit und seiner relativen Genauigkeit im Vergleich zu biologischen Testen überhaupt. Es kommt hinzu, daß zum chemischen Arbeiten und zum Zwecke der Mengenbestimmungen eine Einheit gar nicht klein genug gewünscht werden kann, solange es sich dabei um ein biologisches Testobjekt handelt. Dementsprechend hat sich der Begriff der Mäuseeinheit für das Follikelhormon auch derartig eingebürgert, daß er wohl kaum jemals wieder verlassen werden dürfte, solange die Testierung des Follikelhormones ein biologisches Problem bleibt und nicht durch andere Methoden wie z. B. eine chemische Reaktion ersetzt werden kann. Zeitweise hat man mit dem Begriff der Ratteneinheit gearbeitet. Während die Amerikaner diese heute noch zum großen Teil verwenden, ist man bei uns davon wieder abgekommen. Zur Erzeugung des Schollenstadiums in der Vagina der kastrierten Ratte bedarf es größerer Mengen Follikelhormon als bei der Maus. Die Angaben lauten meistens dahin, daß 1 RE (Ratteneinheit) = 5 ME (Mäuseeinheiten) gleichkommt (siehe dazu auch Kochmann, sowie Lipschütz: „Unitée rat et unitée souris").

d) Versuche zur Testierung des Follikelhormons auf dem Wege einer chemischen Reaktion.

Hinsichtlich der Bedeutung und der Wertigkeit der ME. halten wir daran fest: Der Schollentest stellt eine sehr kleine Einheit dar, bezieht sich nur auf den Aufbau der auf Follikelhormon außerordentlich leicht reagierenden Vaginalschleimhaut der Maus und nicht auf den Aufbau des gesamten Genitalschlauches derselben.

Die Betrachtungen über den „Mäusetest" als biologische Einheit für das Follikelhormon wollen wir nicht abschließen, ohne darauf hinzuweisen, daß Versuche unternommen worden sind, die Erkennung und Testierung dieses Hormons auf andere Weise vorzunehmen und zu vereinfachen. Die einfachste und idealste Methode zum Nachweis eines Hormons wird natürlich immer eine chemische sein. In diesem Sinne sind Untersuchungen besonders von Kober-Amsterdam (1931), aber auch von anderen [Wieland, Straub und Dorfmüller (1929), Marrian (1930)][1] unternommen worden, eine chemische Reaktion zu finden, die für das Follikelhormon spezifisch sei. Die Ergebnisse sind jedoch bisher wenig befriedigend geblieben. Es ist klar, daß derartige Untersuchungen erst angestellt werden konnten, nachdem die chemische Konstitution mehr und mehr erforscht wurde (siehe später!). Nachdem aber das Hormon als Krystallisat rein darstellbar wurde, hat Kober (1931) in dieser Beziehung eine Reaktion herausgearbeitet. Es wurde gefunden, daß reinste Krystallisate des Follikelhormons mit konzentrierter Schwefelsäure eine rein grüne Färbung mit starker grüner Fluorescenz abgeben. Diese Reaktion wird jedoch bereits durch geringe Verunreinigungen stark beeinflußt, ist also in dieser „groben" Form zur chemischen Charakterisierung des Hormons wenig geeignet. Durch Verdünnen des schwach erwärmten grün, gefärbten Reaktionsgemisches (Hormon + H_2SO_4) mit Wasser entsteht nun eine in der Durchsicht klare rote Lösung mit grünlicher Fluorescenz. Diese Tatsache wurde als Grundlage zur quantitativen Ermittlung des Follikelhormons auf

---

[1] Siehe auch bei Schwenck und bei Kober und Mitarbeitern.

colorimetrischem Wege genommen. Zur Ausführung der colorimetrischen Bestimmung werden etwa 5 ccm (etwa 55 ME.) in ein kleines Reagensglas gebracht und das Lösungsmittel daraus verdampft. Nunmehr werden 0,2 ccm eines Gemisches von gleichen Teilen konzentrierter Schwefelsäure und Phenolsäure hinzugefügt und dieses Gemisch 2 Minuten in kochendem Wasserbad erwärmt und abgekühlt. Es wird dann 0,2 ccm Wasser hinzugefügt und kurz aufgekocht, worauf nach Verdünnung mit 0,6 ccm Wasser sofort abgekühlt wird. Als Vergleichsflüssigkeit dient eine saure Lösung von Kresolrot, die 10 mg in 100 ccm Lösung enthält. 5 Hormon ergaben die Färbung von etwa 25 Kresolrot. Die Messung kann im Authenrieht-Colorimeter erfolgen. Der mit der Standardlösung gefüllte Teil wird in Reaktionsgemischen von bekanntem Gehalt an krystallisiertem Hormon geeicht, was notwendig ist, da sich die Farbintensität nicht einfach proportional der angewandten Hormonmenge erweist. 5—10 Minuten nach dem Verdünnen erfolgt am besten die Ablesung. Vergleichsuntersuchungen zwischen auf diese Weise ermittelten colorimetrischen Werten und solchen, welche durch die gewöhnliche biologische Methode im Mäuseversuch gewonnen wurden, ergaben eine gute Übereinstimmung. Auch Unreinheiten bei der Zubereitung störten die Genauigkeit der colorimetrischen Werte nicht. Danach erscheint diese Methode des Follikelhormonnachweises auf dem Wege einer chemischen Reaktion hinsichtlich ihrer Qualität einwandfrei. Ihr Wert für die quantitative Bestimmung jedoch bleibt vorläufig deshalb noch gering, weil ja verhältnismäßig große Mengen vorhanden sein müssen, um auf diese Weise nachgewiesen werden zu können. Ähnliche Untersuchungen wie Kober und Mitarbeiter führten 1933 Schwenck und Hildebrandt durch. Diese Untersuchungen zeigen immerhin, daß die Möglichkeit eines chemischen Testes durchaus vorhanden ist. Vorläufig jedoch bleibt als feineres „Reagens" der biologische Test des Schollenstadiums in der Vagina der Maus die Methode der Wahl.

3. Vorkommen und Darstellung des Follikelhormons.

Solange für die Erforschung der inneren Sekretion des Ovars kein einheitlicher Test zur Verfügung stand, war es naturgemäß schwierig oder kaum möglich, spezifische Substanzen des Ovars irgendwo anders nachzuweisen als in diesem Organ selbst. Und auch die Gewinnung von „Wuchsstoffen" aus der Drüse selbst war nicht so einfach, weil dazu eine größere Menge Gewebe verarbeitet werden mußte, um genügend Extrakt zur Erzeugung eines Wachstums am Kaninchenuterus — dem damaligen Testobjekt — zu erlangen. 1921 gelang es Schröder und Goerbig aus größeren Mengen Lebergewebe einen Extrakt zu gewinnen, der in diesem Sinne am infantilen Kaninchen wirksam war. Damit war zum ersten Male gezeigt, daß auch im übrigen Körper der gesuchte Stoff vorhanden war, wenngleich bei Wiederholungen dieser Versuche, die R. Schröder selbst anstellte, er sich nicht wieder nachweisen ließ [1]. Nachdem jedoch durch die Entdeckung des Schollentestes die Erforschung der inneren Sekretion des Ovars auf eine einheitliche, dazu wesentlich einfachere Basis gestellt war, wurde nach dem wirksamen Stoff in allen möglichen Geweben und Sekreten gefahndet. Es lag nahe, ihn zunächst in den mit dem Genitale in direktem oder indirektem Zusammenhang stehenden Organen zu vermuten; hatten doch auch schon

---

[1] Nachdem Gsell-Busse Follikelhormon auch in Galle nachweisen konnten (1929), kann darin zum Teil eine Bestätigung des Befundes in der Leber von Schröder und Goerbig gesehen werden.

Autoren wie Fellner und Herrmann in ihren klassischen Arbeiten (1913—1915) außer der Ovarialsubstanz selbst Placentagewebe zur Extraktion benutzt und in den Extrakten „genitalwirksame" Substanzen nachgewiesen. Von den Forschern, die in menschlichen Geweben, Se- und Exkreten den Nachweis des Follikelhormons erbrachten und ihren Gehalt darin auswerteten, steht wohl R. T. Frank-New York an erster Stelle, während B. Zondek und S. Aschheim in Deutschland das Verdienst gebührt, vornehmlich der näheren Erforschung des Ovariums selbst und seiner einzelnen Substanzanteile, sowie anderer Drüsengewebe hinsichtlich ihres Gehaltes an Follikelhormon, gedient zu haben.

Zunächst das Ovarium selbst! — Allen und Doisy hatten, wie schon erwähnt, das Hormon im reifen Follikel, und zwar in dessen Flüssigkeit, im Mäusetest nachweisen können. Nach ihren Untersuchungen enthält der Reiffollikel etwa 4 ME. Hormon. Daß der Nachweis dieser 4 ME. überhaupt möglich war, liegt eben an der Feinheit und „Kleinheit" der eigentlichen ME. Wir deuteten ja bereits an, daß zur Wachstumserzeugung nur des Mäuseuterus weit mehr Hormon benötigt wird als 1 ME., geschweige denn zu derjenigen des Kaninchenuterus, wo noch viel größere Quantitäten erforderlich sind, wie wir später sehen werden. — Zondek-Aschheim (1926) prüften die einzelnen Anteile des menschlichen Ovars, indem sie kleine und kleinste Stückchen an kastrierten Testmäusen implantierten. Man muß sich dabei nicht vorstellen, daß in diesen Versuchen das Gewebe als solches einheilt und funktionierend etwa seine hormonale Aktivität entfalten soll, sondern die kleinen Gewebsstückchen werden resorbiert und damit das in ihnen im Augenblick der Implantation enthaltene Hormon, das auf diese Weise dann im Körper des Tieres vorübergehend bis zu seiner Ausscheidung kreist und wirkt. Die Ergebnisse der Untersucher waren folgende:

In der Ovarialrinde, also im Keimepithel, Stroma und in den Primordialfollikeln war kein Hormon nachweisbar. Auch kleine, isoliert aus den Ovarien geschälte und dann implantierte Follikel erwiesen sich als negativ (bis 5 mm Durchmesser); höchstens wurde bei der gleichzeitigen Implantation mehrerer solcher ein positives Schollenstadium erzielt, woraus geschlossen wird, daß auch die Wand kleiner Follikel das Hormon in ganz geringer Menge enthalten kann. Stark positive Reaktion im Sinne des Schollentestes wurde jedoch immer erzielt, wenn das implantierte Gewebe aus der Wand reifender oder gar sprungreifer Follikel stammte[1]. Ebenso wurde, übereinstimmend mit den Allen-Doisyschen Angaben stets ein positives Resultat mit dem Follikelsaft erzeugt, wenn er aus sprungreifen Follikeln stammte, ganz gleich, ob es sich um solche menschlicher oder tierischer Herkunft handelte. Aus diesen Versuchen wurde für die Biologie des menschlichen Ovariums von den beiden Autoren der Schluß gezogen: „Das Ovarium hat eine kombinierte innere Sekretion: 1. Eine dauernde innere Sekretion aus der Follikelwand auf dem Blutwege und 2. eine Sekretion auf dem Lymphwege vom Peritoneum aus im direkten Anschluß an den Follikelsprung."

Die Mengen, welche an Follikelhormon sich in der Flüssigkeit des reifen Follikels nachweisen lassen, sind nach unseren heutigen Begriffen außerordentlich gering. Die kleinste Dosis, mit welcher ein positives Ergebnis an der kastrierten Maus erzielt wurde, betrug $^1/_4$—$^1/_2$ ccm, so daß also in der Gesamtmenge des Follikelinhalts nur einige wenige

---

[1] Siehe auch Maurizio: „Ricerche sperimentali sul liquido follicolare" (1929), sowie Testa (1929).

ME. enthalten sind (8—12 ME.). Fast ebenso reich an Hormon wie die Follikelflüssigkeit war offensichtlich das Corpus luteum, und zwar dasjenige der Blüte. Stets konnte durch die Implantation kleiner Stückchen Corpus luteum-Gewebe das Schollenstadium erzeugt werden, wenn die Drüse aus einem Ovarium stammte, das zu einer funktionstüchtigen Sekretionsphase der Uterusschleimhaut gehörte. Corpora lutea aus Ovarien, die zur Zeit der Menstruation gewonnen waren, enthielten bereits wieder weniger Hormon und solche post menstruationem und damit in Rückbildung befindliche ergaben ein negatives Ergebnis. Hinsichtlich des Corpus luteum graviditatis wurde festgestellt: reichlicher Gehalt an Hormon zur Zeit der Blüte desselben. Später — etwa ab 16. Woche — nimmt der Gehalt an Hormon ab, jedoch ließ sich zum Teil auch noch eine positive Reaktion mit Gewebe eines Corpus luteum am Ende der Schwangerschaft erzielen. Wenn das Corpus luteum des Zyklus zur Zeit der Blüte Hormon enthält, der Gehalt bereits intra menstruationem abnimmt und nach erledigter Funktion post menses kein Hormon mehr nachweisbar ist, so muß daraus geschlossen werden, daß zur Funktion des Corpus luteum eine Produktion des spezifischen Hormons gehört. Wenn sich im Corpus luteum der Schwangerschaft andererseits wieder das Hormon nachweisen läßt, so ist damit auch für dieses eine solche Produktion anzunehmen.

Auffallend waren die Ergebnisse mit Ovarialrinde bei Gravidität. Dabei wurden nämlich verschiedene Ergebnisse erzielt — mal positive, mal negative. Auf Grund von histologischen Vergleichsuntersuchungen glauben die Verfasser festgestellt zu haben, daß dann Hormon in den Rindensubstanzanteilen nachweisbar ist, wenn in ihnen atretische Follikel mit gut entwickelter Theca enthalten sind (große Thecazellen und gut entwickeltes Gefäßnetz). Die starke Thecazellwucherung in der Schwangerschaft infolge der bekannten gehäuften Follikelatresien wird also für eine gesteigerte Hormonproduktion im Ovar zur Zeit der Gravidität verantwortlich gemacht. Die späteren Untersuchungen haben ergeben, daß in der Schwangerschaft enorme Mengen des Follikelhormones überhaupt gebildet werden und im Körper kreisen. Der Befund von Hormon in den Thecazellen des Schwangerenovars darf danach nicht wundernehmen und braucht durchaus nicht auf einer Produktion an Ort und Stelle, also in den Thecazellen selbst, hinzuweisen. Daß aber andererseits mit größter Wahrscheinlichkeit die Thecazellen es doch sind, die das Hormon bilden, geht aus den weiteren Untersuchungen von Aschheim und Zondek hervor, die zur Klärung der Frage, welche Zellelemente das Hormon produzieren, unternommen wurden. Abgesehen davon, daß einerseits Cysten des Ovars, die keine histologisch-funktionelle Theca aufweisen, negative und andererseits Cysten mit einer Thecazellwand und zugrunde gegangener Granulosaschicht positive Resultate ergeben, verliefen auch die Versuche zur Isolierung der einzelnen Zellschichten im gleichen Sinne. Wenn auch die völlige Trennung von Granulosa- und Thecazellschicht schwierig sein muß und auf mechanische Weise wohl nicht vollständig gelingen kann, so ist doch auffallend, daß der injizierte Brei einer abgekratzten Follikelinnenwand (Granulosazellen) eine negative, die Implantation der restlichen Thecawand eine positive Reaktion ergab. In gleichem Sinne sprechen durchaus die Untersuchungen von Westmann, der — mit feiner Pipette absaugend — Follikelsaft, Granulosazellen und Thecaschicht des reifen Follikels trennte.

Auch von diesem Forscher werden die Thecazellen als die eigentlichen Bildner des Hormons angesprochen. Was diese Frage anlangt, so sprechen die histologischen Vorgänge, wie sie zur Genüge für die Reifung des Follikels und die Entwicklung des Corpus luteum im menschlichen Ovar bekannt sind, durchaus für die Auffassung: Während der Follikelreife kleine Granulosazellen, die mit zunehmender Größe des Follikels regelrecht „an die Wand gedrängt" werden, dagegen zur gleichen Zeit große und gut ausgebildete Thecazellen — damit geht einher zunehmende Follikelhormonbildung. Während der Corpus luteum-Bildung große Granulosazellen, von denen wir wissen, daß sie ein anderes Hormon produzieren, ein zweites Ovarialhormon, wie wir später sehen werden. Mit Recht weisen Zondek und Aschheim auf die Verhältnisse bei der Maus hin, wo sich zur Zeit der Follikelreife (also zur Zeit der Follikelhormonwirkung) die sehr kleinen Granulosazellen zum Teil noch in mitotischer Teilung befinden, während die Thecazellen in diesem Stadium sich größer und als in ihrer Entwicklung bereits abgeschlossen erweisen. Neuerdings haben „auf Umwegen" — wenn man so sagen darf — übrigens Selye und Collip einen sehr beachtlichen Beitrag zu dieser ganzen Frage geliefert[1]: Bei ganz infantilen Ratten in den allerersten Lebenstagen ließ sich in den Ovarien durch Zufuhr von Hypophysenvorderlappenhormon keine Follikelreife oder Corpus luteum-Bildung erzeugen, wie sonst bei diesen Tieren immer, wenn sie vom 21. Lebenstage ab in den Versuch genommen werden. Dagegen trat eine sehr starke Thecazellenwucherung auf, so daß Gebilde entstanden, die zwar Corpora lutea ähnelten, aber gar nicht aus Granulosa-, sondern aus gewucherten, großen Thecazellen bestanden. In dem Zentrum dieser Gebilde fanden sich wenig Reihen völlig komprimierter Granulosazellen, in die ihrerseits das Ei eingeschlossen war. Mit der Entwicklung dieser eigenartigen Bildungen ging nun die Entstehung eines Schollenstadiums und schließlich eines Daueroestrus in der Vagina einher. Da Zeichen einer Granulosareifung nicht im geringsten vorhanden waren, muß angenommen werden, daß die luteinisierten Thecazellen es sind, die in diesem Fall den Oestrus bedingen und damit Follikelhormon produzieren. Im übrigen sprechen ja auch gewisse Ergebnisse von Röntgenbestrahlungen der Ovarien an der Maus im gleichen Sinne (v. Schubert, Geller, Schugt[2] u. a.). Dabei kommt es, während die Follikelreifung erlischt, zu starken Thecaluteinzellwucherungen, worauf die Vagina schließlich mit Daueroestrus reagiert. E. Allen, J. P. Pratt, O. U. Newell und L. J. Bland teilten im Jahre 1930 Ergebnisse ihrer Untersuchungen über den Hormongehalt menschlichen Ovarialgewebes mit[3]. Sie arbeiteten bei ihren Implantationsversuchen an Ratten und kamen hinsichtlich des Hormongehaltes von 1. Ovarialstroma und Liquor folliculi, 2. Follikelwand zu ähnlichen Resultaten wie Aschheim und Zondek. Durch Wägung der Implantate konnte eine gewisse qualitative Auswertung erreicht werden. Von den frischen Corpora lutea wird gesagt, daß sie noch eine große Menge Hormon enthalten, die dann zum 20.—22. Tag nach den letzten Menses bedeutend abnimmt. Ebenso erwiesen sich auch die Corpora lutea graviditatis während der ersten 3 Monate der Schwangerschaft als stark hormonhaltig, dagegen zum normalen Geburtstermin vollkommen frei von Follikelhormon. Diese Forscher fanden übrigens bei ihren Untersuchungen angeblich das Hormon besonders in der Granulosa! Was den

---

[1] Ähnliche Untersuchungen führten de Fremery und Mitarbeiter aus. Weiterhin interessiert in diesem Zusammenhang eine neuere Arbeit von Heckmann und Neter (1933) über den „Hormongehalt von Ovarien nichtgeschlechtsreifer Individuen".

[2] Siehe auch Brambell und Parkes.

[3] Payne, Peemann und Cleveland untersuchten im gleichen Sinne Ovarien von Kühen.

Hormongehalt von menschlichen Corpora lutea anlangt, so habe ich selbst bei gleichzeitiger Vornahme exakter Wägungen und vergleichender histologischer Untersuchungen in Transplantationsversuchen (1930) an der kastrierten Maus einen Follikelhormongehalt von 6 bis 8 ME. in der Gesamtdrüse (aus den Einzel- und Gesamtwägungen berechnet) feststellen können, wenn es sich um solche in voller Funktion handelte. — Ich wies oben bereits darauf hin, daß diese Mengen im Hinblick auf unsere heutigen Kenntnisse über das Follikelhormon als außerordentlich minimal anzusehen sind. In dieser Beziehung ist interessant, daß M. P. Nikolaeff-Leningrad 1930 Durchströmungsversuche an Ovarien von (zum Teil auch trächtigen) Kühen anstellte. Trotz Variierung der Durchströmungsverhältnisse konnte dabei niemals in der gewonnenen Ovarialflüssigkeit das Follikelhormon im Mäusetestversuch nachgewiesen werden.

Ich habe die Untersuchungen über den Gehalt der ovariellen Substanzanteile etwas eingehender besprochen, da naturgemäß die Ursprungsdrüse des Hormons in dieser Beziehung am meisten interessiert. Es würde zu weit führen, alle Untersuchungen, die im Laufe der Jahre über den Hormon- oder Nichthormongehalt anderer Drüsen angestellt wurden, aufzuzählen, zumal die Ergebnisse verschieden sind und andererseits heute einfacher erklärt werden können als es anfangs möglich war. Wenn ich z. B. im Anschluß an die Tatsache, daß sich im Ovarium nur die erwähnten geringen Mengen von Follikelhormon haben nachweisen lassen, beschreiben würde, daß Follikelhormon auch im Hoden oder im Embryo und im Nabelschnurblut gefunden wurde, dagegen in der Uterusschleimhaut zeitweise nicht, so möchte der unbefangene Leser den Glauben an die Spezifität dieses Hormons sicherlich am liebsten aufgeben. Und doch ist das nicht nötig, wenn wir zunächst feststellen, daß das Follikelhormon auch — und zwar in weit größeren Mengen und konstanter als im Ovarium — in der Placenta sich bald hat nachweisen lassen, und wenn ich einige allgemeine Betrachtungen zu dem Begriff „Bildungsstätte und Hormongehalt überhaupt" vorausschicke. Die Placenta ist ja schon früh (1905) von Halban als innersekretorisches Organ aufgefaßt worden. Fellner und Herrmann gewannen auch aus ihr den „genitalwirksamen" Stoff, mit dem unter anderem der Kaninchenuterus zum Wachsen gebracht wurde. Es war daher nicht verwunderlich, wenn auch in ihr das Follikelhormon nachgewiesen wurde. Wie wir später sehen werden (s. Kapitel Placenta!), muß die Placenta unbedingt als starker Bildner des Follikelhormons aufgefaßt werden. Sie ist die Ursache dafür, daß in der Schwangerschaft enorme Mengen von Follikelhormon im Körper kreisen und auch ausgeschieden werden. Diese Mengen sind derartig groß und überall im schwangeren Organismus der Frau verteilt, daß es ohne weiteres vorkommen kann, daß ein beliebiges Stück Gewebe aus diesem Organismus mehr Follikelhormon enthält als überhaupt im normalen Ovarium jemals nachzuweisen möglich ist. Trotzdem ist das Ovarium der einzige Produzent des gesamten Follikelhormons, das zur Erzeugung des Genitalzyklus vom normalen, nichtschwangeren Organismus der Frau benötigt wird. Und trotzdem ist das follikelhormonhaltige beliebige Gewebsstück weit davon entfernt, auch nur die kleinste Menge Follikelhormon zu produzieren. Wir müssen eben dabei unterscheiden zwischen dem momentanen „zufälligen" Gehalt, der Augenblicksproduktion an Hormon in dessen Ursprungsstätte und der passiven Durchtränkung und Speicherung des Hormons in einem von ihm gesättigten Gewebe. Es läßt sich hier der treffende Vergleich mit einer Nahrungsmittelfabrik anwenden, in der laufend riesige Mengen produziert und ebenso laufend sofort an die Verbraucher abgegeben werden. Lassen wir einen plötzlichen Stillstand der ganzen Herstellung und des Verbrauchs eintreten und erheben die Bestandsaufnahme, so finden wir unter Umständen riesige Mengen an irgendwelchen Verbraucher- oder Verteilungsstellen noch gestapelt vor, während die Augenblicksproduktion in der Fabrik selbst, die gerade im Begriff war, abgeholt zu werden, unter Umständen viel kleiner sein kann als die gestapelten Mengen an den Belieferungsstellen. Unter ähnlicher Betrachtungsweise ist es dann auch zu verstehen, daß das Follikelhormon in allen möglichen Organen nachgewiesen wurde: In Nabelschnurblut, Fruchtwasser, Feten, Cerebrospinalflüssigkeit.

Außerordentlich wichtig war die Entdeckung des Follikelhormons in Blut und Urin der Frau. Nach den besonderen oben angedeuteten Hormonverhältnissen in der Gravidität ist es verständlich, daß der Befund von Follikelhormon im Blut und Urin zunächst in der Schwangerschaft erhoben wurde.

Zu dieser Zeit enthält nämlich sowohl das Blut als auch der ausgeschiedene Urin derartig viel Follikelhormon, daß sein Nachweis keine Mühe macht. Wir haben gehört, wie zur Zeit der Anwendung des Uteruswachstumstestes am Kaninchen große Mengen Ovarial- oder Plazentargewebe extrahiert werden mußten, um die wirksame Substanz nachweisen zu können; und wie dann mit Hilfe der viel feineren Reaktion des Schollentestes an der Maus der Nachweis durch Implantation kleinster Gewebsstückchen erfolgte. Der reichliche Gehalt von Hormon in der Schwangerschaft bedingte, daß dessen Nachweis durch direkte Injektion von Blut, Serum, Urin zu erbringen war. Wir erwähnten früher, daß zur Injektion an der reifen Maus die jedesmalige Dosis 0,5—1 ccm Flüssigkeit betragen kann. In dieser Menge nun läßt sich sowohl im Blut als auch im Urin der Schwangeren das Hormon mit Leichtigkeit nachweisen, weil in 1 ccm Flüssigkeit bereits 1 ME. und sogar mehr enthalten ist. Auf diese Verhältnisse werden wir jedoch später an anderer Stelle zurückkommen. Fand sich das oestruserzeugende Hormon in den Sekreten und Exkreten der Schwangeren, so mußte es auch in denjenigen der normal cyclierenden, nicht graviden Frau vorhanden sein. Loewe in Deutschland und Frank in Amerika waren die ersten, die es hier nachwiesen, und zwar zunächst in beträchtlich kleinen, eher winzigen Mengen (1 ME. in 40 ccm Blut bzw. 1 ME. in 1 l Urin!!). Mit diesem Nachweis jedoch setzte eine rege Tätigkeit im Sinne der Hormonmengenbestimmungen ein, in dem Gedanken, auf diese Weise den normalen Hormonproduktionsverhältnissen des Ovariums innerhalb des Zyklus und zu Zeiten pathologischer Funktionen der Geschlechtsdrüse näher zu kommen. Diese Arbeiten (R. T. Frank, Siebke, Zondek, Glimm und Wadehn, H. O. Neumann u. a.) führten zur Aufstellung von Follikelhormonkurven, die wir wegen ihrer besonderen Bedeutung im nächsten Abschnitt etwas ausführlicher besprechen wollen. Während die bisherigen Versuche zum Nachweis des Follikelhormons im Schollentest auf „direktem" Wege vor sich gingen (Implantation, direkte Injektion ohne Vorbehandlung oder Einengung der zu untersuchenden Flüssigkeiten), hatte bereits der Nachweis in Blut und Urin bei der nichtschwangeren Frau es notwendig gemacht, größere Mengen Flüssigkeit auf kleine, injektionsfähige Dosen von einigen wenigen Kubikzentimetern einzuengen. Es entstanden Extraktionsmethoden verschiedenster Art für das Follikelhormon, deren erste von R. T. Frank-New York, S. Loewe, B. Zondek in Deutschland, Laqueur in Amsterdam angewandt und angegeben wurden. Diese Methoden zur Extraktion des Follikelhormons aus Geweben und zur Einengung von Flüssigkeiten sind recht mannigfaltig und haben im Laufe der Zeit mit der weiteren Erforschung des Follikelhormons stark variiert — zum Teil auch bei ihrer Anwendung von seiten der einzelnen Forscher. An dieser Stelle interessiert lediglich, wie das Follikelhormon aus größeren Mengen Gewebe oder Flüssigkeit zum Zwecke von qualitativen und quantitativen Bestimmungen am Menschen gewonnen werden kann. Die Art der Gewinnung großer und größerer Mengen und deren Reinigung und Präparierung für die Anwendung in der Therapie ist eine Angelegenheit der Industrie und hat für den Gynäkologen und Therapeuten wenig Interesse. In diesem Sinne will ich hier die gebräuchlichsten Methoden, wie sie für den speziell interessierten Gynäkologen zum Zwecke klinischer Bestimmungen in Frage kommen, kurz skizzieren.

1. Das zu untersuchende Material wird durch Kochen mit Benzol (3mal 2 Stunden lang) extrahiert, am besten auf dem Wasserdampfbad unter Rückflußkühlung. Das Hormon geht in das Benzol über. Nach dem extrahierenden Kochen werden jedesmal die Flüssigkeiten abstehen gelassen, wobei sich das klare Benzol oben abscheidet. Das Benzol, welches das Hormon in Lösung enthält, wird abgegossen und der Destillation unterzogen. Durch das Abdampfen des Lösungsmittels Benzol bleibt das Hormon als öliger Rückstand an der Wand bzw. am Boden des Destillierkolbens zurück. Da es hier als relativ festes Öl haftet, wird es mit einer kleinen Menge Lösungsmittel (Benzol, Äther) aus den Flaschen gewaschen und in sein Bestimmungsgefäß gebracht. Hieraus wird das bißchen Lösungsmittel wieder abgedampft (Heißluft). Die nunmehr im Gebrauchsgefäß befindliche ölige Hormonlösung wird mit einer kleinen Menge Öl verdünnt. Bei dieser Verdünnung muß man sich, wenn vergleichend quantitativ gearbeitet werden soll, an eine bestimmte Auffüllungsmarke halten (z. B. Hormonöl + Lösungsmittel = immer insgesamt 6 ccm) und dann bei der Testierung immer gleichsinnig mit Injektionsdosen bzw. weiteren Verdünnungen vorgehen.

2. Bei Flüssigkeiten kann man einfach so vorgehen, daß man sie bis zur Trockne eindampft. Das Hormon verträgt hohe Temperatur ohne Schaden und beliebig lange. Der Rückstand wird wieder in einem Lösungsmittel aufgenommen und daraus testiert. Ribière und Chiaponni haben dem Urin Sand zugesetzt und das nach dem Eindampfen erhaltene Pulver mit Chloroform extrahiert.

3. Glimm und Wadehn haben für den Nachweis des Hormons aus dem Urin und seine quantitative Bestimmung zu klinischen Zwecken angegeben, daß durch eine eintägige Dialyse eine höhere Konzentration erreicht werde. Auf diese Weise sei das Hormon dann auch ohne Einengungsverfahren durch direkte Injektion nachweisbar, selbst wenn es sich um Mengenbestimmungen aus Urinen zur Zeit normaler Menstruationszyklen handle.

4. Schließlich kann folgende Kombinationsmethode angewandt werden. Der Urin wird durch einfaches „offenes" Kochen und Wasserverdampfung auf einen Teil seines Volumens eingeengt. Der eingedampfte Resturin wird mit Benzol extrahiert, wie oben unter 1. angegeben. Auf diese Weise arbeitet man bei der Extraktion mit kleineren Mengen und benötigt weniger Extraktionsmittel.

Bei dem Arbeiten mit Benzol ist dauernd die enorme Feuergefährlichkeit zu berücksichtigen und es sind die entsprechenden Vorsichtsmaßregeln einzurichten und anzuwenden. Da das Hormon in organischen Lösungsmitteln löslich ist, kann es auch mit anderen Extraktionsmitteln (z. B. Alkohol) extrahiert werden, wie das früher auch geschah. Benzol ist jedoch bedeutend billiger und außerdem wieder gebrauchsfähig, wenn es mit Kohle gehörig ausgeschüttelt wird. Kohle ist ein als solches schon lange bekanntes starkes Adsorptionsmittel für das Hormon (Laqueur 1927)[1] und reinigt also das beim Destillieren verdampfte und wiedergewonnene Benzol von eventuellen feinen Resten des Hormons und sonstigen Schlacken, die bei der Destillation mitgerissen wurden. Es muß hinzugefügt werden, daß es von Vorteil ist, die Extraktionsprozedur in saurem Medium vor sich gehen zu lassen. Deshalb werden die zu extrahierenden Massen vorher mit einer organischen Säure (Essigsäure) angesäuert. Irgendwelche Maßnahmen, das Hormon in wässerige Lösung zu bringen, sind für die quali- und quantitativen Untersuchungen des Klinikers keineswegs notwendig. Es sind im Gegenteil ölige Lösungen besonders gut geeignet wegen der günstigen Resorptionsverhältnisse. Wässerige Lösungen werden rasch resorbiert vom Organismus, aber auch rasch wieder ausgeschieden, während die gleichmäßigere, verzögerte Resorption des Hormons aus einer öligen Lösung viel mehr den physiologischen Verhältnissen entspricht. Wir müssen nur wissen, daß die von den erwachsenen Mäusen reaktionslos vertragenen Dosen verschieden sind. Es wird in 6 Einzeldosen mit einigermaßen gleichen Zeitabständen an 2 aufeinanderfolgenden Tagen injiziert. Wässerige Lösungen können dabei bis zu 1 ccm pro Dosis (also 6mal 1 = 6 ccm) und ölige bis 0,4 ccm (höchstens 0,5) pro Dosis (also 6mal 0,5 = 3 ccm) ohne Schaden appliziert werden. Man denke immer daran, daß eine erwachsene Maus durchschnittlich 18—20 g wiegt und daß man ihr — bei 6mal 1 ccm in 2 Tagen — den 3. Teil ihres Gesamtkörpergewichts an Injektionsflüssigkeit zuführt. Injiziert wird subcutan unter die Rückenhaut, und zwar so, daß etwas oberhalb der Schwanzwurzel eingestochen und die Nadel, wie bei der Lokalanästhesie dauernd injizierend, langsam unter der Rückenhaut vorgeschoben wird. Was die rechnerischen Ermittlungen des Hormongehalts einer gewissen Extrakt- oder Flüssigkeitsmenge anlangt, so ist zunächst bei stark positiver Reaktion einer bestimmten verabfolgten Dosis mit Leichtigkeit der Gehalt der eigentlichen Gesamtmenge des Extraktes dadurch zu ermitteln, daß neue Serien von Testmäusen mit angesetzten Lösungen von stärkeren Verdünnungen injiziert werden. Mit der direkten Injektion wird man in nichtvorbehandelten, nichteingeengten Flüssigkeiten im äußersten Falle das Hormon feststellen können, wenn 6mal 1 ccm mindestens 1 ME. enthalten. Wenn aber in 6 ccm 1 ME. enthalten sein soll, so bedeutet das in 1 l (1000 ccm : 6) 166 ME. Mit anderen Worten: Man wird mit der direkten Injektion nur in solchen Flüssigkeiten das Hormon nachweisen können, die 166 oder mehr ME. pro l enthalten. Da bei der Untersuchung von Blut am besten nur das Serum injiziert wird, muß dabei naturgemäß eine doppelte Umrechnung geschehen — von der injizierten Menge Serum auf die Gesamtmenge Blut!

Die skizzierten Methoden zur Extraktion des Hormons beziehen sich im wesentlichen auf Gewebe und Urin als Ausgangsmaterial. Anders ist es bei der Untersuchung von Blut, wenigstens bei den Mengen, wie sie im klinischen Betriebe von der Patientin zur Verfügung stehen. Ein so großer Mengengehalt, wie ihn der Nachweis durch direkte Injektion erfordert, findet sich im Blute lediglich in der Schwangerschaft und bei einem gewissen Krankheitsbild, auf das wir später noch eingehend zurückkommen. Dabei kommt hinzu, daß das Serum (als durchaus nicht indifferente Flüssigkeit) höchstens in einer Einzeldosis von 0,5 ccm (also im ganzen 6mal 0,5 = 3 ccm) injiziert werden kann. Für das Blut von normal

---

[1] Siehe auch Wiles: „Adsorption of the ovarian hormone from urine" (1929).

cyclierenden gesunden Frauen haben R. T. Frank, M. A. Goldberger und F. Spielmann in 35—40 ccm Blut den Gehalt von 1 ME. Follikelhormon feststellen können. Von diesen Autoren stammt die folgende Methode der Darstellung des Hormons aus dem Blut, bei der dementsprechend mit dieser Menge von 40 ccm frisch entnommenen Armvenenblutes gearbeitet wird.

Methode Frank. 40 ccm Blut werden mit 30 g wasserfreiem Natriumsulfat verrieben. Das erhaltene Pulver wird in einem Scheidetrichter 3mal mit je 100 ccm Äther extrahiert. Der Ätherextrakt kann zum Nachweis des Follikelhormons benutzt werden. Der Rückstand wird durch Verdunsten getrocknet, gepulvert und 10 Minuten mit 200 ccm 60%igem Alkohol geschüttelt. Nun wird zentrifugiert und die überstehende Flüssigkeit in einer Abdampfschale verjagt. Wenn sie bis etwa auf die Hälfte eingeengt ist, bildet sich ein Schaum, der durch Rezentrifugieren entfernt wird. Die zurückbleibende Trockensubstanz wird nach vollständiger Verdampfung des Alkohols in 6 ccm Wasser aufgenommen und kann dann zum Testieren verwendet werden.

B. Zondek und Brahn geben folgende Verseifungsmethode an (s. auch Zondek und Eweyk):

100 ccm frisches Blut werden in einen Kolben mit 300 ccm absoluten Alkohols hineingeleitet, wobei das Bluteiweiß sich bekanntlich als weiße Fällung niederschlägt. Nach Stehenlassen im Wärmeschrank bei 60° für 24 Stunden wird filtriert und das Filtrat bis zur Trockne eingeengt. Der Rückstand wird in 100 ccm Alkohol aufgenommen. Das im Filter zurückgebliebene gefällte Bluteiweiß wird in 200—300 ccm Äther 24 Stunden stehen gelassen, und dann nach Abdampfen des Äthers der Rückstand zu dem ersterwähnten, in 100 ccm Alkohol befindlichen Rückstand hinzugefügt. Der Alkohol wird abfiltriert, ihm 20 ccm 20%iger NaOH zugesetzt und wieder 24 Stunden bei 60° stehen gelassen. Es werden 70 ccm Wasser hinzugesetzt und nun langsam abgedampft bis auf einen Rest von 50 ccm. Dieser wird mit Äther (250 ccm) zweimal ausgeschüttelt, wobei das Hormon in den Äther gehen soll. 10 ccm Essigsäure ($^1/_{20}$ normal) werden hinzugesetzt und dann der Äther abgedampft. Die verbleibende Essigsäurehormonlösung wird neutralisiert und zur Testierung verwendet.

Das Vorkommen des Follikelhormons in den verschiedenen Anteilen des weiblichen Organismus, sein reichliches Auftreten in der Schwangerschaft und damit im Zusammenhang stehende Befunde an Neugeborenen, im Fruchtwasser, in der Muttermilch usw. sind durchaus verständlich. Nachdem die Ausscheidung des Follikelhormons im Harn bekannt war, konnte von Dohrn und Faure der Nachweis erbracht werden, daß auch der Darm als Ausscheidungsorgan in Betracht kommt; denn auch in den Faeces der Frau fand sich das Hormon. Nicht etwa, daß es sich dabei um mit der Nahrung zugeführtes und wieder abgegebenes Hormon handelte, sondern auch bei hormonfreier Ernährung wird ein Teil des körpereigenen Stoffes auf diesem Wege ausgeschieden. Auch diese Tatsache ist auf Grund unserer Vorstellungen von den physiologischen Vorgängen im menschlichen Organismus noch begreiflich. Anders jedoch verhält es sich hinsichtlich einer Erklärung für folgende Befunde: Das Folilkelhormon wird nachgewiesen in Tumoren, speziell in Ovarial- und anderen Genitaltumoren.

Unverhältnismäßig reichlich ließ es sich aus Carcinomen, besonders wenn es sich um solche des Genitales handelte, extrahieren. Weiterhin fand es sich — wie schon erwähnt — im Hodengewebe, dann beim Manne aber auch im Urin (Laqueur)[1]. Man war im Begriffe, die märchenhaftesten Theorien an letztere Befunde zu knüpfen — zumal sich auch das inzwischen näher erforschte männliche Hormon im Urin der Frau nachweisen ließ — als das Follikelhormon von Loewe und Mitarbeitern, von Dohrn und Faure u. a. auch in Pflanzen gefunden wurde. S. Loewe, der es vorher bereits im Extrakt aus großen Mengen Weidenkätzchen demonstrieren konnte, fand dasselbe (zusammen mit Voss) auch in Schmetterlingsovarien, also bei Tieren, die man bisher für „nichthormonal" gehalten hatte. Südamerikanische Forscher fanden das Hormon sogar im Meerwasser bestimmter Küstenstriche und in Algen. Einige Besonderheiten seien noch erwähnt: Aschheim wies Follikelhormon in Mineralölen nach. Ludwig und v. Ries berichteten über Erzeugung des Schollentestes an der Maus mit Cantharidin und Yohimbin; Uteruswachstum wurde damit an den Tieren allerdings nicht erzielt[2]. Als Begleitstoffe des männlichen Hormons wurde das Follikelhormon von Freud und Münch bei chemischen Untersuchungen abgeschieden. Bei krebskranken Frauen — auch jenseits der Menopause und damit ohne Eierstockstätigkeit — findet es sich verhältnismäßig reichlich im Blute, aber ebenso in nicht geringen Mengen bei Männern in diesem Alter (Laqueur und Mitarbeiter[3]). F. Silberstein, O. Fellner und P. Engel berichten über positive Extrakte aus der Haut kastrierter und radiumbestrahlter männlicher Hunde, während solche bei normalen männlichen Tieren negativ waren. Mit diesen Hautgewebsextrakten wurde auch Uteruswachstum an den Testtieren hervorgerufen. Schließlich haben Aschheim und Hohlweg das Follikelhormon im Bitumen in nicht unbeträchtlichen Mengen nachweisen können, während Butenandt es aus Palmkernen darstellte. Neuerdings fand Zondek das Hormon im Hengst-Urin, während Cole und Hart es vor ihm im Blute von Stuten nachweisen konnten. Im Urin der trächtigen Stute (Catchpole und Cole) wird es in derart großen Mengen gefunden, daß dieser Urin außer demjenigen schwangerer Frauen die beste Gewinnungsquelle darstellt. Im übrigen wiesen Lipschütz, Veshnjakow und Wilckens es schon 1929 im Urin von trächtigen Kühen nach.

Nachdem solche Befunde, besonders bei Männern, anfangs sehr in Erstaunen setzten, und Grund zu den verschiedensten Theorien hätten abgeben können, kann heute gesagt werden, daß sie mit „Verweiblichung" oder mit der in jedem „männlichen" gleichzeitig vorhandenen angedeuteten „weiblichen Komponente" nichts zu tun haben. Denn es können an einem an und für sich normalen, aber krebskranken Manne unter Umständen quantitativ größere Mengen des „weiblichen Hormons" gefunden werden als bei einem völlig normalen Weibe. So konnten S. Loewe und Mitarbeiter aus 450 g reinen Krebsgewebes von Männern insgesamt 125 ME. Follikelhormon durch Extraktion gewinnen. Das ist deshalb von Interesse, weil diese Zahl höher liegt als diejenige, welche sich sonst für den Hormongehalt anderer Frischgewebe überhaupt findet. In der gleichen Menge Gewebe wurden nur 1—2 ME.

---

[1] Siehe auch Fee, Marrian und Parkes: „The significance of the occurence of oestrin in male urin" (1929); sowie Wadehn: „Eine neue Methode zur Trennung des männlichen vom weiblichen Sexualhormon" (1933) und Wehefritz und Gierhake: „Über die Spezifität des weiblichen Sexualhormons" (1931).

[2] Von E. Bauer wurde F. H. bei einzelligen Lebewesen, von Wadehn in Hefe nachgewiesen.

[3] Aichel führte fortlaufende Mengenbestimmungen aus dem Urin von Frauen mit Carcinoma colli uteri durch; ebenso Kosakaé, Ohga und Okamoto (1933).

männliches Hormon gefunden, was wieder für eine engere Beziehung des Follikelhormons zum frischen Zellwachstum spricht. Dafür wurde ein weiterer Anhaltspunkt in den Untersuchungen von P. Engel gegeben, der im Blut normaler männlicher Mäuse unter 330 ME. pro Liter errechnet, dagegen im Blut tumortragender männlicher Mäuse größere Mengen fand. Und zwar konnte er mit seinen Untersuchungen bei Chondromtieren weniger als 500 ME. und bei Carcinom- und Sarkomtieren mehr als 1000 ME. pro Liter errechnen. Das deutet sogar auf eine Korrelation zwischen Wachstumsintensität des Tumors bzw. seiner Zellelemente und Hormonmenge hin[1]. Es scheint so, als ob diese Zusammenhänge durch die mehr und mehr sich dem Ende nähernde chemische Erforschung und Klarstellung des Follikelhormons (Butenandt, s. später) ihre Aufklärung eines Tages finden würden. Die von Butenandt gefundene, so nahe chemische Verwandtschaft des Follikelhormons mit dem sog. männlichen Sexualhormon deutet jedenfalls ganz entschieden in dieser Richtung. Dem Biologen drängen sich beim Überblicken und Betrachten aller dieser verschiedenartigen Ergebnisse unbedingt 3 Feststellungen auf:

1. Der in der Natur weit verbreitete Stoff weist eine große Beständigkeit auf, wie sie übrigens chemisch auch inzwischen erwiesen ist (Butenandt, Marrian, Allen und Doisy u. a.)[2].

2. Von dem im Sinne des Schollentestes an der Maus biologisch wirksamen Stoff bestehen engere Beziehungen zur Gewebsneubildung, Zellproliferation und zu frischem Wachstum (Tumor, Placenta usw.).

3. Es besteht durchaus die Möglichkeit, daß es sich dabei um einen „Grund- oder Basisstoff" handelt, mit dessen genitalorganbiologisch besonders wirksamem ursprünglich hochwertigen chemischen Derivat das Ovarium arbeitet und zu dem der Organismus die eigentliche und für die Genitalfunktion wesentliche Ovarialwirksubstanz als biologisch-chemisch nicht weiter zerlegbaren Stoff abbaut und als solchen ausscheidet.

Mit anderen Worten: Im Ovarium gebildetes und von ihm ins Blut abgegebenes, im Körper kreisendes und am Genitale wirksames Follikelhormon einerseits — im Urin ausgeschiedenes, im Bitumen, Mineralöl oder Meerwasser sich findendes „Follikelhormon" andererseits sind zwar hinsichtlich ihrer quantitativ-biologischen Wirkung am Testobjekt der Mäusevagina dasselbe, hinsichtlich ihrer qualitativ-chemischen Konstitution jedoch etwas Verschiedenes. Dabei ist anzunehmen, daß das im Ovarium gebildete eigentliche „organische" Follikelhormon eine qualitativ-biologisch höhere Wertigkeit hat als das „anorganische" (wenn ich einmal in diesem biologischen Sinne von organisch und anorganisch sprechen darf). Wir werden in einer der nächsten Kapitel hören, daß der Chemiker bereits mehrere Follikelhormone kennt, die in seinem Sinne natürlich alle „organisch" sind, jedoch hinsichtlich ihrer Wirkungsweise auf den gesamten Genitalschlauch und den übrigen Organismus qualitativ sehr wesentliche Unterschiede aufweisen. Trotz aller dieser Vorstellungen bleibt eines noch unklar; das sind die Befunde von Loewe, Raudenbusch, Voss und Lange (1932). Diese Autoren konnten das Follikelhormon

---

[1] Lewis und Geschickter fanden Follikelhormon in besonders hoher Konzentration in einem Fibroadenom der Milchdrüse und stellten Beziehungen des Follikelhormons zur chronisch-cystischen Mastitis fest, während Scaglione Untersuchungen über den „oestrischen Rhythmus in der Brustdrüse" anstellte. Ebenso fand Philipp in Cysten und Neubildungen der Eierstöcke das Hormon.

[2] Zusammenfassend berichtete Steidle (1930) über „Die Verbreitung des weiblichen Sexualhormons".

nämlich auch bei Totalkastraten (ohne Tumoren oder Neubildungen) als vorkommend nachweisen.

Ich halte es für angebracht, gerade an dieser Stelle eine kurze Betrachtung zur Benennung des Follikelhormons zwischenzufügen. Die Mannigfaltigkeit der Beschäftigung mit diesem Hormon im letzten Jahrzehnt hat es mit sich gebracht, daß auch eine Vielheit der Bezeichnungen für diese Ovarialwirksubstanz in der Literatur anzutreffen ist. Es handelt sich dabei um die verschiedensten Namen für das eine gleiche Hormon, nämlich für dasjenige, welches im beschriebenen Test an der kastrierten Maus die atrophische Scheidenschleimhaut zum Wachsen, zum neuen Aufbau im Sinne der Proliferation bringt. Verschiedene Forscher — verschiedene Namen für das Hormon!

Naturgemäß blieb es nicht aus, daß die Industrie — auf die erdenklichste Weise bemüht, für die Therapie geeignete Präparate auf den Markt zu bringen — ihre einzelnen Spezialpräparate gesondert bezeichnete. Um keine Verwechslungen mit den anderen heute bekannten weiblichen Sexualhormonen aufkommen zu lassen, ist es aber notwendig, sich über die Bezeichnungen der betreffenden Hormone zu einigen. Die Tatsache, daß innerhalb des weiblichen Organismus mehrere Hormone im Sinne des Aufbaues der Genitalfunktion und anderer damit in Zusammenhang stehender Organfunktionen wirksam sind, besagt schon von sich aus, daß das Follikelhormon nicht „das weibliche Sexualhormon" darstellt, denn es gibt deren mehrere. Auch ist es nicht „das Ovarialhormon", denn es gibt deren zwei, vielleicht sogar noch ein drittes, genital-unspezifisches. Vor dem erst einige Jahre alten Nachweis des zweiten Sexualhormons des Ovariums, des spezifischen Hormons des Corpus luteum, finden wir das Follikelhormon in der Literatur überwiegend mit dem Namen des „weiblichen Sexualhormons" schlechthin belegt. Diese Bezeichnung ist nunmehr nicht mehr angängig und auch bereits fast allgemein verlassen. Amerikanische Autoren (besonders seit Allen und Doisy) wenden vielfach den Namen „Oestrin" an, weil das Follikelhormon in Form der Scheidenschleimhautveränderungen an der Maus, an der es ja testiert wird, Veränderungen schafft, wie sie zur Zeit des „Oestrus", also zur Zeit der Brunst am normalen Tier gefunden werden. Dazu sei bemerkt, daß der Ausdruck „Oestrus" einen Komplex von Erscheinungen darstellt, zu dem außer einem bestimmten anatomischen Aufbauzustand am Genitale unter anderem ein bestimmtes psychisches Verhalten des Tieres dazu gehört, wie es den meisten Tieren eigen ist. Auf die Frage, ob dieses typische Verhalten ausschließlich durch das Follikelhormon bedingt ist, werden wir noch eingehen. Jedenfalls verursacht das „Oestrin" sicherlich nicht nur und auch nicht ausschließlich den Oestrus, sondern es läßt unter anderem z. B. auch die Mammae wachsen — nebenbei bemerkt, auch beim Männchen! „Theelin" (im Englischen) und „Thelekinin" (im Deutschen) sind Namen, welche die besondere Spezifität des Follikelhormons im Sinne des Hervorbringens des „Weiblichen" kennzeichnen sollen. Das Follikelhormon einzig und allein macht jedoch nicht das Weibliche; denn die Frau bleibt weiblich, auch wenn sie jenseits der Menopause oder Kastration kein Follikelhormon mehr hat oder produziert. Außerdem sehen wir, daß im männlichen Organismus unter bestimmten Bedingungen auch Follikelhormon vorkommt. Auch handelt es sich beim Follikelhormon nicht um „das Zyklushormon", denn den Genitalzyklus bedingen zwei Hormone, von denen das Follikelhormon eines darstellt. Follikulin (B. Zondek) ist eine durchaus angebrachte Bezeichnung für das Hormon des Follikels, wenngleich dadurch seine Hormoneigenschaft nicht charakterisiert ist; jedoch dieser Name wird in der Verbindung von Menformon-Follikulin als Bezeichnung für ein Handelspräparat angewendet. Butenandt, der in Deutschland unabhängig von Doisy in Amerika, aber fast gleichzeitig mit ihm, das Follikelhormon krystallinisch darstellte, gab seinem Präparat den Namen „Progynon". Auch dieser Name ist heute bestimmten Handelspräparaten reserviert. Auf die anderen im Handel befindlichen Präparate kommen wir noch zurück. Wir wollen hier von dem spezifischen Hormon des Follikels ausschließlich als dem „Follikelhormon" sprechen, weil es ja in den Follikeln gebildet wird, und zwar nicht nur in den reifen oder Zyklusfollikeln, sondern in der Gesamtheit des Follikelgewebes überhaupt. Es ließe sich gegen die Benennung „Follikelhormon" die Tatsache einwenden, daß das Hormon nicht einzig und allein in den Follikeln gebildet würde. Dabei ist jedoch eines ganz sicher: Die Proliferationsphase der Genitalschleimhäute, an der wir das Hormon testieren und seine Wirkung erkennen, entsteht im normalen Tier nur durch reifende Follikel im Ovarium und ist künstlich durch das im reifenden Follikel entstehende „Follikelhormon" zu erzeugen. Ein Stoff, der in einer Drüse (Follikel) gebildet wird, die im physiologischen, cyclischen Geschehen einzig und allein eine bestimmte Wirkung auf ein anderes Organ ausübt, ist spezifisch für diese Drüse und darf wohl nach ihr benannt werden. Wie wir weiter unten noch sehen werden, ist die biologische Einheitlichkeit dieses im Follikel gebildeten Hormons gesichert. Denn mit dem Follikelhormon lassen sich die unter der Wirkung des Follikelanteiles des Ovariums beobachteten Veränderungen des Genitalschlauches nicht nur an der Maus als dem Testtier erzeugen, sondern sie sind ebenso an den anderen Tieren und am Menschen durch künstliche Zufuhr des Hormons hervorzurufen, und zwar jedesmal in der für die betreffende Art eigenen Erscheinungsform. Das heißt: Der in der Natur weit verbreitete Stoff erzeugt am Genitalschlauch nicht nur einen Proliferationszustand schlechthin, sondern ein und dasselbe Hormon bewirkt an den verschiedenen Tieren auch die diesen Tieren jeweils eigene Art der Proliferation. Es ist das Follikelhormon also nicht nur ein Hormon, das auf die Zellen der Vaginalschleimhaut der Maus oder Ratte einen spezifischen Einfluß ausübt, sondern: so wie der Follikelanteil jedes Ovars — ganz gleich welcher Tierart — und besonders der Reiffollikel im Ovar an dem ihm zugehörigen Genitalschlauch generell und prinzipiell einen bestimmten Zustand, die Proliferation, hervorruft, so läßt sich auch mit dem Follikelhormon an allen diesen Tieren künstlich dieser Proliferationszustand hervorrufen, ganz gleich welcher Art die Gewinnungsquelle des dabei angewandten Hormons ursprünglich war.

4. Follikelhormon im Blut und seine Ausscheidung in den Exkreten innerhalb des normalen Zyklus und unter gewissen pathologischen Bedingungen.

Die so bedeutungsvollen Untersuchungen von Hitschmann und Adler, R. Meyer und R. Schröder haben uns die histologisch-anatomischen Zusammenhänge zwischen der Ovarialfunktion und der Uterusschleimhaut am menschlichen Genitale gebracht. Aus den Ergebnissen dieser Arbeiten geht klar hervor, daß zu einem bestimmten Uterusschleimhautbild des Zyklus jeweils ein ganz bestimmter Funktionszustand im Ovarium gehört. Nachdem der Aufbau der Uterusschleimhaut als durch das Hormon des Follikels bedingt erkannt war, lag es nahe, die verschiedenen Zustandsbilder der Uterusschleimhaut in Zusammenhang zu bringen mit der Produktion verschiedener Follikelhormonmengen im Ovarium, besonders im Zyklusfollikel. Es mußte das Auf und Ab des Genitalzyklus einhergehen mit einem Zyklus der Follikelhormonbildung. Von vornherein war anzunehmen, daß mit neuer Proliferation der Uterusschleimhaut und neuer Zyklusfollikelreife auch eine neue Follikelhormonproduktion einsetzte. Nachdem nunmehr Follikelhormon im Blute und Urin nachgewiesen war, bestand die Möglichkeit, daß die während eines Genitalzyklus im Ovarium gebildeten Follikelhormonmengen während ihrer Wirkung im Organismus sich auf irgendeine Weise — im Blute kreisend oder im Urin ausgeschieden werdend — sich dort wiederspiegeln und mengenmäßig erfassen lassen würden. Wenn solche Untersuchungen angestellt wurden und dann deren Ergebnisse in Beziehung zur physiologischen und biologischen Funktion des Ovars gesetzt werden sollten, so bedurfte es dazu zunächst des vollen Verständnisses der aus den genannten histologischen Vergleichsuntersuchungen sich ergebenden bisher bekannten Tatsachen über den mensuellen Zyklus der Frau. Das bis dahin als einzig sichtbares Zeichen für die cyclischen Wandlungen am Genitale sich uns nach außen hin darstellende positive Phänomen war die Blutung aus dem Genitale. Daß eine derartige Blutung nach außen nicht immer eine Menstruation sein braucht, darauf brauche ich an dieser Stelle nicht einzugehen. Was wir unter einer Menstruationsblutung als Ausdruck eines vollständig abgelaufenen, nunmehr erledigten und hinfällig gewordenen Genitalzyklus zu verstehen haben, wurde im Kapitel II, 2 eingehend betont. Aus diesen Ausführungen folgt aber auch, daß in der Menstruationsblutung, wenn wir sie auf die endokrine Aktivität des Ovars beziehen, nichts Positives, sondern ein negativer Effekt zu sehen ist — ein Ausdruck für das momentane „Ausgespielthaben" des Ovariums am letzten Zyklus, ein Zeichen für das „Raumgeben" am Wirkungsfelde der Ovarialhormone für Beginn und Ablauf eines neuen Schleimhautzyklus. Ist also der Zyklus hormonal bedingt, der Phasenwandel in der Uterusschleimhaut positiver Ausdruck einer aktiven endokrinen Funktion des Ovars, so muß der jedesmalige Zerfall bei seiner Beendigung mit größter Wahrscheinlichkeit der Ausdruck eines negativen Geschehens im Ovar, eines momentanen Ausfalls dessen hormonaler Wirkung sein.

Wir wollen sehen, wie zu dieser Auffassung die Ergebnisse der Forschung nach den im Ovar gebildeten Follikelhormonmengen passen! R. T. Frank-New York baute nicht nur eine Methode zum Nachweis des Follikelhormons im Blut aus, sondern studierte auch die Mengen, welche sich während eines normalen Genitalzyklus der Frau im Blut fanden. Dabei ging er so vor, daß in gewissen Zeitabständen nach der letzten Regel je 40 ccm Venenblut entnommen und auf die beschriebene Weise durch Extraktion in ihnen der Hormongehalt bestimmt wurde. Es ist ganz klar, daß diese Methode insofern auf Schwierigkeiten stößt, als ein und derselben Frau keine mehrmalige Blutentnahme innerhalb 28 Tagen zugemutet werden kann, eine tägliche solche ohne schweren Schaden nicht möglich wäre und deshalb gar nicht vorgenommen werden kann. Eine Behelfsmaßnahme besteht darin, verschiedene normale Frauen mit 28tägigem Zyklus zu den Untersuchungen zu nehmen und bei der einzelnen zu verschiedenen Zyklustagen nach der letzten Menstruation die Bestimmung vorzunehmen. Frank und Goldberger haben jedoch unter ihren Fällen solche aufzuweisen, bei denen in 5—7tägigen Zwischenräumen an derselben Patientin während zweier Zyklen fortlaufend die Hormonbestimmungen aus dem Blute vorgenommen wurden. Die Hormonmengen, welche sich auf diese Weise ermitteln ließen, waren im Durchschnitt 1 ME. pro 40 ccm Blut. Wenn man die Gesamtblutmenge der Frau mit 5—6 l annimmt, so folgt daraus, daß etwa ein Gehalt von 125—150 ME. Follikelhormon im ganzen vorhanden ist. Diese Menge darf nun jedoch auf keinen Fall als die tägliche Gesamtproduktion des Ovars angesehen werden; denn sie wird ja dauernd gefunden, trotzdem — wie wir sehen werden — auch im Urin eine bestimmte Menge dauernd ausgeschieden wird. Die Untersuchungen von Frank und seinen Mitarbeitern[1] ergaben nun ein deutliches Ansteigen des Follikelhormons im Blut zwischen dem 10. und 15. Tag nach dem 1. Tag der letzten Menstruation. Dieser Anstieg erfolgt ziemlich plötzlich bis auf eine Hormonmengenhöhe von allerdings auch nur einigen ME. pro 40 ccm und hält sich dann bis zum Eintritt der Menstruation. Ja, es wurde sogar ein eigentlicher Höhepunkt, z. T. erst am ersten Tage der folgenden Blutung erreicht, worauf anschließend ein rasches Absinken erfolgte. Die Verfasser folgern aus diesen Befunden, daß das Hormon vom Follikel in den allgemeinen Blutkreislauf abgegeben wird und daß sein plötzlicher Anstieg im Blut zwischen dem 10.—15. Tage auf den Ovulationstermin schließen lasse. Weiterhin gelangt ebenso das im Corpus luteum produzierte Follikelhormon in die Blutbahn und unterhält den prägraviden Funktionszustand des Genitales. Dabei nehmen die Autoren an, daß es entweder in den Geweben des Uterus zu einer Speicherung des Hormons komme oder daß ein Abfiltrieren des Hormons aus dem Blute durch die Uterusschleimhaut erfolge. Zu diesem Schluß kommen die Autoren besonders deshalb, weil sie nämlich bei ihren Untersuchungen des Menstrualblutes feststellen konnten, daß dieses 3—6mal so viel Hormon enthält als das zirkulierende Körperblut bei der Frau mit normalem Genitalzyklus. Die für einen normalen mensuellen Zyklus typische Hormonkurve des Blutes würde sich nach Frank demnach etwa folgendermaßen darstellen (s. Abb. 29).

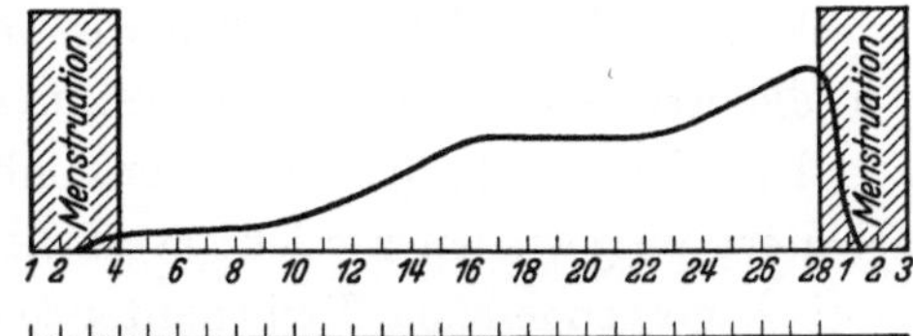

Abb. 29. Kurve des Follikelhormons im Blut (nach Frank) während eines normalen mensuellen Zyklus schematisiert.

Von Frank und Mitarbeitern wurden auch Bestimmungen der Hormonverhältnisse im Blute bei Frauen mit Störungen des mensuellen Zyklus vorgenommen. So wurden Fälle von Meno- und Metrorrhagien untersucht und gefunden, daß hier entweder gleich viel Hormon vorkommt oder daß es andererseits sowohl im zirkulierenden als auch im menstrualen Blut vollkommen fehlen kann. Weiterhin stellten die Autoren fest, daß es Fälle von Amenorrhöe gibt, in denen das Hormon vermehrt ist. Andererseits erwiesen sich aber auch bestimmte Fälle mit übermäßiger pathologischer Blutung als „bluthormonerhöht". Bei Fällen mit Mißbildungen im Sinne des Defektes von Vagina und Uterus konnte ebenso wie in solchen nach operativer Entfernung des Uterus an Hand der Hormonbestimmungen aus dem Blut der Nachweis des Vorhandenseins oder Fehlens eines ovariellen Zyklus erbracht werden. Frank und seine Mitarbeiter stellten überhaupt ihre Untersuchungen unter dem besonderen Blickpunkt auf die ovariellen Störungen an. Dabei fanden sie bei den sog. „Pubertätsblutungen" — im Gegensatz zu den funktionellen Blutungen bei geschlechtsreifen Frauen — den „Follikelhormonspiegel" im Blute immer erhöht. Es handelt sich dabei um diejenigen Fälle, in denen man in der Uterusschleimhaut

---

[1] Arbeiten von Frank, Goldberger und Spielman.

eine sog. glandulär-cystische Hyperplasie antrifft. Bekanntlich handelt es sich bei diesem Krankheitsbild, auf das wir noch des öfteren zurückkommen werden, nach den Untersuchungen von R. Schröder und R. Meyer histologisch-anatomisch um die Persistenz reifer oder nicht ganz reif werdender Follikel im Ovarium, bei denen der Follikelsprung und damit die Bildung eines Corpus luteum ausbleibt. Infolge Fehlens der Corpus luteum-Entwicklung kommt es im Uterus nicht zur Umwandlung der unter der Follikelreife entstandenen Proliferationsschleimhaut in eine prägravide Schleimhaut. Anstatt dessen entsteht infolge der anhaltenden Proliferation eine Hyperplasie der Uterusschleimhaut, an der es schließlich zu Ernährungsstörungen, Nekrosen an der Oberfläche und damit zu anhaltenden, pathologischen, manchmal schweren und gar bedrohlichen Blutungen kommt. Die Auffassung über die Genese dieses Krankheitsbildes, wie sie sich aus den genannten histologischen Untersuchungen ergeben hat, wurde später auf dem experimentellen Wege von Clauberg dadurch gefestigt, daß es gelang, mit einer Überdosierung von Follikelhormon am Tier entsprechende Zustandsbilder der Uterusschleimhaut zu erzeugen.

Ähnliche Erhöhungen des Follikelhormongehaltes im Blute wie bei den juvenilen Blutungen wurden von Frank und seinen Mitarbeitern bei Fällen von „präklimakterischen" Blutungen festgestellt, wobei allerdings die Erhöhung gewissen Schwankungen unterworfen war. Eine Erniedrigung des Blutspiegels für Follikelhormon bzw. dessen vollständiges Fehlen wurde schließlich bei Fällen mit Unterfunktion des Ovars im Sinne der Amenorrhöe gefunden. Interessante Ergebnisse hatten die vergleichenden Untersuchungen, die sich auf die gleichzeitigen Ermittlungen des Follikelhormons im Blut und Urin erstreckten. Jedoch darauf wollen wir weiter unten kurz zusammenfassend eingehen, wenn wir die Ergebnisse der Mengenbestimmungen aus dem Urin besprochen haben. Es sollte hier lediglich auf die früheren Hormonbestimmungen aus dem Blut von Frank und Mitarbeitern hingewiesen werden; denn diese Autoren sind wohl die einzigen, die ganz systematisch vorgenommene Reihenuntersuchungen dieser Art an normal zyklierenden Frauen und anderen angestellt haben. An der Kieler Klinik hat Siebke vorübergehend derartige Untersuchungen nach der Methode von Frank angestellt, ist aber von ihnen wieder abgekommen und zu den Mengenbestimmungen in den Exkreten übergegangen, weil die Bestimmungen aus dem Blut wegen der notwendigen vielen Blutentnahmen zu eingreifend und ihre Ergebnisse zu unzuverlässig waren. Dieser Autor hatte bei seinen Mengenbestimmungen aus dem Blute ähnliche Resultate wie Frank. Das Durchschnittsergebnis seiner Untersuchungen an Frauen mit 4wöchentlichem Zyklus zeigte ein Ansteigen des Hormonspiegels vom 12. Tage des Zyklus an, zu welcher Zeit das Hormon überhaupt erst nachweisbar wird. Am 26. Tage des Zyklus wurde der Hormonspiegel am höchsten befunden und fiel mit der Menstruation wieder rasch ab. Bei Umrechnungen auf die Gesamtblutmenge ergibt sich, daß der Gesamthormonspiegel in der ersten Zyklushälfte unter 100 ME. liegt und in der zweiten auf etwa 200 ME. steigt. Der einzige, gleichzeitig aber auch wesentlich scheinende Unterschied dieser Ergebnisse zu denen Franks besteht darin, daß der akute Abfall des Bluthormonspiegels nicht zur Zeit der Menses, sondern bereits einige Tage vorher erfolgt. H. O. Neumann und F. Péter wandten eine Modifikation der Hormonnachweismethode an, wobei sie hauptsächlich vor der Verarbeitung das Blut durch Natrium citricum-Zusatz hämolysierten, mehrfach mit Alkohol behandelten und dadurch gleichzeitig das

Hormon des Hypophysenvorderlappens gewannen (s. später). Sie fanden in 40—80 cm Armvenenblut lediglich vom 12.—14. Tage des Zyklus überhaupt Follikelhormon. Zu allen anderen Zeiten ließ sich auf diese Weise bei 32 Frauen kein Hormon nachweisen. Diese Befunde deuten wieder ganz einwandfrei auf die höchste Follikelhormonproduktion um die Zeit des Follikelsprunges hin. Da nach Übereinstimmung der Autoren, die sich mit Mengenermittlungen beschäftigt haben, eine einmalige Untersuchung völlig zwecklos ist, und nur die fortlaufenden Bestimmungen mit vollständiger Durchuntersuchung der Hormonverhältnisse in Frage kommen können, ist es verständlich, daß man zu den Bestimmungen aus dem Urin überging.

Derartige Mengenbestimmungen wurden ebenfalls von Frank und seinen Mitarbeitern, in Deutschland aber in ausgedehntem Maße von Siebke angestellt, der seine Technik bei Laqueur in Amsterdam erlernte. Weitere derartige Untersuchungen stammen von Aschheim und B. Zondek, Glimm und Wadehn, H. O. Neumann u. a.[1]. R. T. Frank legte den Schwerpunkt seiner Forschungen auf die gleichzeitigen Bestimmungen der Hormonmengen im Blut und Urin, während Siebke in großen Reihenuntersuchungen während vollständiger Genitalzyklen die gesamten ausgeschiedenen Urinmengen sammelt und extrahiert. Ebenso wurde bei Zyklusanomalien und ovariellen Störungen vorgegangen. Hierbei war der Gedanke leitend, den Hormonwerten, mit denen das Ovarium arbeitet, näher zu kommen, um aus den bei Ovarial-

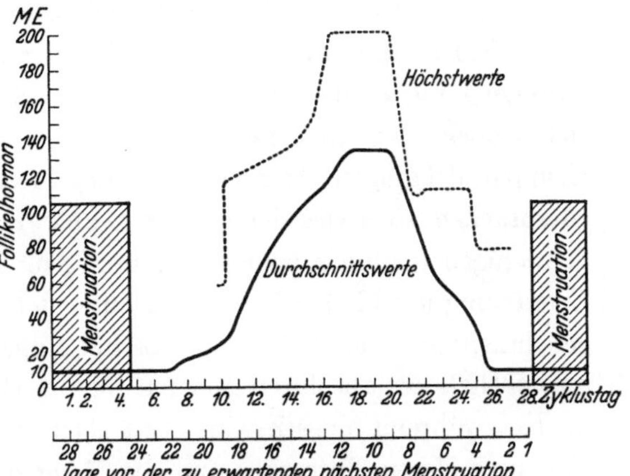

Abb. 30. Follikelhormonausscheidung im Urin während eines normalen mensuellen Zyklus (nach H. Siebke). Schematisierte Kurve.

störungen gefundenen Abweichungen Anhaltspunkte für die Therapie mit Follikelhormon am Menschen zu gewinnen. Da die von Siebke mitgeteilten Untersuchungen aus der Kieler Klinik die ausgedehntesten und ausführlichsten darstellen dürften, will ich das Wesentliche ihrer Ergebnisse hier aufführen.

Das Hormon wurde aus dem Urin durch Extraktion mit Benzol gewonnen (s. oben), der Urin in allen einzelnen Portionen vollständig gesammelt, wobei die Menge von je 3 Tagen des Zyklus zusammengegossen und als 3-Tagesportion extrahiert und untersucht wurde. Die gefundenen Werte wurden in schematischen Kurven zusammengestellt. Dabei wird betont, daß das Zusammenwerfen von jedesmal 3 Tagesportionen und damit die Ermittlung nicht der täglichen, sondern der dreitägigen Durchschnittswerte eine Fehlerquelle in sich fasse, die aber an den Kurven einiger Normalzyklen für die Zeit des vermutlichen Follikelsprungs ausgeschaltet wurde, indem hier auch Bestimmungen aus den einzelnen Tagesmengen gesondert vorgenommen wurden. Der Verlauf, der auf diese Weise zustande gekommenen „Urinhormonkurven" war zwar kein durchweg einheitlicher, jedoch es ließ sich aus der großen Anzahl von durchuntersuchten Zyklen eine Art Normal-

---

[1] Laqueur und Mitarbeiter (Borchardt, Dingemanse u. a.). — Ferner H. O. Neumann und Peter; Bompiani und David; Daniel, Crainiceanu und Mavromati; Eng; Fluhnam; Ford und und Mueller; Janney; Kosakaé, Okga und Okamoto; Pazourek; G. van Smith und W. Smith.

kurve als die häufigst anzutreffende Form ermitteln. Als solche Normalkurve wird die in Abb. 30 gezeigte angegeben.

Aus ihr ist ersichtlich, daß die im Urin ausgeschiedene Tagesmenge Hormon sich zwischen 10—20 ME. ergab und daß obere Grenzwerte für einen Kurvenverlauf bei starker Ausscheidung zwischen 60 und 180 ME. täglich ermittelt wurden. Dabei erweist sich der Verlauf der Kurve so, daß kurz nach der Menstruation geringe Mengen ausgeschieden werden. Dann steigt die Ausscheidung bis um die Mitte des Zyklus oder etwas später, um dann allmählich wieder abzufallen. Der Höchstwert der Ausscheidung im Harn wurde um den 11. und 10. Tag vor der nächsten Menstruation festgestellt, während die niedrigsten Werte um die Zeit der Menstruation, meistens kurz vor derselben, lagen. Was die absoluten Werte der gesamten, während eines vollständigen Zyklus ausgeschiedenen Hormonmengen anlangt, so lagen sie etwa zwischen 1000 und 3000 ME. In Ergänzung zu diesen Feststellungen führte Schuschania-Tiflis während seiner Tätigkeit an der Kieler Klinik äußerst mühsame Untersuchungen über die im Kot ausgeschiedenen Hormonmengen durch. Dabei zeigte sich jedoch, daß diese zwar nicht immer, aber doch häufig mit den Ausscheidungen im Urin parallel gingen. Wenn auch die absoluten Mengen nur ungefähr den im Urin gefundenen entsprachen, so erwies sich der Kurvenverlauf für die Ausscheidung im Kot doch ähnlich demjenigen für die Ausscheidung im Urin. Es wurde daraus der Schluß gezogen, daß zur Ermittlung des bloßen Kurvenverlaufes der Hormonausscheidung die so mühsamen, unangenehmen und zeitraubenden Bestimmungen aus den Faeces überflüssig seien und daß hinsichtlich der absoluten Mengen für die Gesamtausscheidung damit zu rechnen ist, daß im Kot während eines Zyklus etwa ebensoviel Hormon ausgeschieden werde wie im Urin. Von besonderem Interesse sind die Mengenuntersuchungen bei Frauen mit verlängertem Zyklusintervall, mit Amenorrhöe, glandulär-cystischer Hyperplasie der Uterusschleimhaut infolge Follikelpersistenz im Ovar und anderen ovariellen Zyklusstörungen.

R. T. Frank hatte auf Grund seiner Bluthormonuntersuchungen den Begriff des „unterschwelligen Zyklus" geprägt. Bei Fällen mit Amenorrhöe und sonstigen Zeichen ovarieller Insuffizienz konnte das vorübergehende, teils rhythmische Auftreten von solchen Follikelhormonmengen im Blut nachgewiesen werden, die unter den normalen Werten lagen und sich nicht über ein gewisses „Niveau" hinausbewegten. Der Anstieg und Abfall des Hormons im Blut wies auf cyclische Follikelreifungen hin, die aber — wie aus dem Fehlen der Menstruation geschlossen werden mußte — nicht zur Corpus luteum-Bildung führten und daher cyclische Follikelatresien darstellen mußten. Auf ähnliche Verhältnisse konnte Siebke auf Grund seiner Mengenbestimmungen aus dem Urin schließen; denn auch hier ließ sich in manchen Fällen ein akuter Anstieg und Wiederabfall der Hormonausscheidung feststellen bei Fällen von Amenorrhöe, bei denen zu den meisten Zeiten nur sehr wenig oder gar kein Hormon im Urin nachgewiesen werden konnte. Sehr treffend stellten sich die Hormonausscheidungsverhältnisse dar bei Fällen, mit verlängerten Menstruationsintervallen. Hier wurde gezeigt, daß der eigentlichen Proliferationsphase, die schließlich zum Zyklus der nächstfolgenden Menstruation gehört und sich durch ihren typischen akuten Anstieg mit nachfolgender typischer Kurve der Hormonwerte im Urin anzeigt, eine mehr oder weniger lange Proliferationsphase besonderer Art voranging. Es handelt sich dabei naturgemäß um das Zeitintervall zwischen dem Ende, also der Menstruation des letzten Zyklus bis zum tatsächlichen Anfang des nächsten vollständigen Zyklus.

Dabei spiegelten sich in den Hormonmengenkurven im Urin zwei Formen des ovariellen Funktionszustandes wieder. Es zeigte sich nämlich, daß während dieses Intervalles die Hormonausscheidung fast gleichmäßig gering sein konnte, bis zum eines Tages einsetzenden akuten Anstieg zu normalen Mengen, oder aber, daß sich in diesem Intervall plötzliche vorübergehende kurzdauernde Hormonausschüttungen größerer Mengen nachweisen ließen. Aus diesen verschiedenartigen Befunden mußte folgendes geschlossen werden: Bei derartig langdauernden Zyklusintervallen liegt nicht etwa eine verzögerte Reife des eigentlichen Zyklusfollikels oder Corpus luteum (oder auch beider vor), sondern es besteht hier ein besonderes, sich an die vorangegangene Menstruation (d. h. an die vorangegangene Rück-

bildung des letzten Zyklus-Corpus luteum) anschließendes Stadium im Ovarium, das auf zweierlei Weise zustande kommt. Entweder ruht die Follikelbildung überhaupt eine gewisse Zeit lang (ausgedrückt durch den Befund gleichmäßig geringer Hormonmengen oder durch das Fehlen von Hormon im Urin) oder aber dieser Zeitraum ist ausgefüllt durch cyclische, unvollkommene Fol-

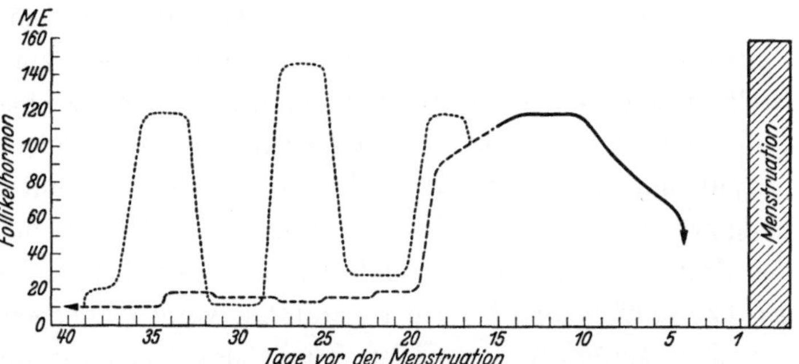

Abb. 31. Follikelhormonausscheidung im Urin (nach Siebke). Schematisierte Kurven. ········ bei „unterschwelligen" Zyklen, − − − − bei Funktionsruhe im Ovar (als wahrscheinliche Ursache einer Zyklusverlängerung), ———— im letzten Abschnitt eines verlängerten Zyklus (vor dem Auftreten der zu späten Regel).

likelreifungen mit nachfolgender vorzeitiger Atresie (ausgedrückt durch den Befund plötzlicher, vorübergehender Hormonausschüttungen). Auch hierfür sei die Abbildung einer schematischen Kurve wiedergegeben (Abb. 31).

Es wurde oben erwähnt, daß R. T. Frank bei Fällen von „juvenilen Blutungen", die auf Grund der dabei histologisch gefundenen glandulär-cystischen Hyperplasie der Uterusschleimhaut als Ovarialfunktionsstörungen im Sinne der Follikelpersistenz (R. Schröder) aufgefaßt werden mußten, einen vermehrten Hormongehalt im Blut nachweisen konnte. Zwar fand Frank bei seinen vielen Mengenbestimmungen auch den Hormongehalt bei anderen Ovarialstörungen erhöht, jedoch interessiert an dieser Stelle, daß für das Krankheitsbild der glandulärcystischen Hyperplasie die Befunde Franks von Siebke bestätigt und darüber hinaus durch Urinuntersuchungen ergänzt werden konnten. Schließlich hat Schuschania einen nicht unwesentlichen Beitrag zu dieser Frage durch seine gleichzeitigen Mengenbestimmungen von Follikelhormon im Urin und Kot geliefert. Zunächst schien es so, als ob bei diesem Krankheitsbild entsprechend der anzunehmenden erhöhten Hormonproduktion des Ovars (persistenter Follikel!) sich auch generell eine erhöhte Ausscheidung fände; wiesen doch die ersten Mengenbestimmungen im Urin eine gute Übereinstimmung mit den Ergebnissen aus dem Blute auf. Bei den späteren Untersuchungen zeigte sich jedoch, daß das nicht der Fall war. Wohl deuteten viele Befunde in diesem Sinne, jedoch ließ sich eine Regelmäßigkeit für die verstärkte Hormonproduktion des Ovars durch ein Wiederspiegeln in den ausgeschiedenen Tagesmengen des Hormons im Urin nicht finden. Auch fortlaufende Mengenbestimmungen über sehr lange Zeit bei Fällen dieser früher „Metropathia haemorrhagica" genannten Erkrankung erzielten kein einheitliches

Ergebnis, selbst wenn man die verschiedenen Stadien (frühes und spätes Stadium der Amenorrhöe, frühes und spätes Stadium der pathologischen Blutung) berücksichtigte. Jedoch darauf wollen wir an dieser Stelle nicht eingehen, sondern darauf zurückkommen, wenn wir dieses Krankheitsbild zusammenhängend im Rahmen der Pathologie des Follikelhormons besprechen. Als wesentlich wollen wir hier nur festhalten, daß überhaupt auf dem Wege der Mengenbestimmungen bei dieser Erkrankung die Annahme einer gestörten Hormonproduktion bestätigt wurde, daß diese in Form von Follikelhormonerhöhungen im Blut sich äußerte und daß Hinweise für die Follikelhormonvermehrung auch aus den Befunden in den Exkreten sich gelegentlich ergaben.

Der Frage, welche Rolle das Follikelhormon für das Krankheitsbild der glandulär-cystischen Hyperplasie der Uterusschleimhaut spielt, kommen wir jedoch auch an dieser Stelle schon wesentlich näher, wenn wir die Untersuchungen Schuschanias in einem Falle von Granulosazelltumor des Ovars berücksichtigen. R. Schröder (1922), Robert Meyer und H. O. Neumann hatten bereits 1925 auf einen ursächlichen Zusammenhang zwischen pathologisch veränderten Ovarien — besonders von Veränderungen im Sinne des Granulosazelltumors — und glandulärcystischer Schleimhaut des Uterus hingewiesen. Tietze (1929) fand bei einer daraufhin vorgenommenen Durchuntersuchung des histologischen Materials der Kieler Klinik das Übereinstimmen der pathologischen Endometriumsproliferation bei Granulosazelltumor mit derjenigen bei gewöhnlicher Follikelpersistenz im Ovar. Seither haben sich die Berichte über das histologische Zugehörigkeitsbild Granulosazelltumor-Hyperplasie der Uterusschleimhaut in der Literatur gehäuft[1]. Schuschania reihte einen derart typischen Fall in seine fortlaufenden Hormonmengenbestimmungen aus Urin und Kot ein und fand eine beträchtliche Vermehrung der Follikelhormonausscheidung: 975 ME. in 5 Tagen bei einer 65jährigen Frau, die seit 9 Jahren in der Menopause war. Nach der operativen Entfernung des Tumors fiel bald der Hormongehalt in Urin und Stuhl ab, um schließlich ganz zu verschwinden. Es ist also sowohl aus den anatomisch-histologischen Bildern als auch aus den Ergebnissen der Hormonmengenbestimmungen unbedingt zu schließen, daß der Granulosazelltumor als eine aus den Follikelepithelien hervorgegangene Geschwulst das spezifische Hormon des Follikels vermehrt bildet, ins Blut abgibt und auf diese Weise eine Hyperproliferation (glandulär-cystische Hyperplasie) der Uterusschleimhaut hervorruft (Abb. 32).

Die Angaben über die Ergebnisse der Follikelhormonmengenbestimmungen können nicht abgeschlossen werden, ohne daß noch einige Betrachtungen zu deren Bewertung und Verständnis hinzugefügt werden. Es ist ganz selbstverständlich, daß derart großzügige, planmäßige und unter gleichmäßigen Bedingungen mit großem Kosten- und Zeitaufwand angestellte Untersuchungen wie die von Frank und Mitarbeitern, Siebke und von Schuschania der Einheitlichkeit nicht entbehren. Aus ihnen ergibt sich — wegen ihrer Einheitlichkeit — auch sicherlich mancher Anhaltspunkt für das Verständnis der qualitativen Physiologie und Pathologie des Ovars. Manche bis dahin nur vermuteten, auf Grund der bekannten, vergleichend anatomisch-histologischen Untersuchungen angenommenen Beziehungen zwischen Ovar und Gesamtorganismus sowie zwischen Ovar und Genitalschlauch haben durch diese Ergebnisse die Eigenart ihres hormonalen Wesens

---

[1] Siehe auch R. Meyer (1930), H. O. Neumann (1933) und Dworzak und Podleschka (1933).

bestätigt bekommen. Jedoch ihrem eigentlichen gewollten Ziele sind sie nicht sehr viel näher gerückt. Dieses Ziel war die Ermittlung der Hormonquantitäten, mit denen das normale Ovar arbeitet, die Bestimmung des Hormondefizits bzw. -überschusses in Fällen pathologischer Funktion des Ovars und schließlich die Gewinnung der Anhaltspunkte dafür, wie und mit welchen Quantitäten in den betreffenden Fällen eine substituierende, erfolgreiche Hormontherapie zu treiben sei.

Wenn wir an dieser Stelle kurz erwähnend vorwegnehmen, daß heute eine Follikelhormontherapie mit Dosen von 10000 ME. und mehr täglich rechnen muß und daß wir

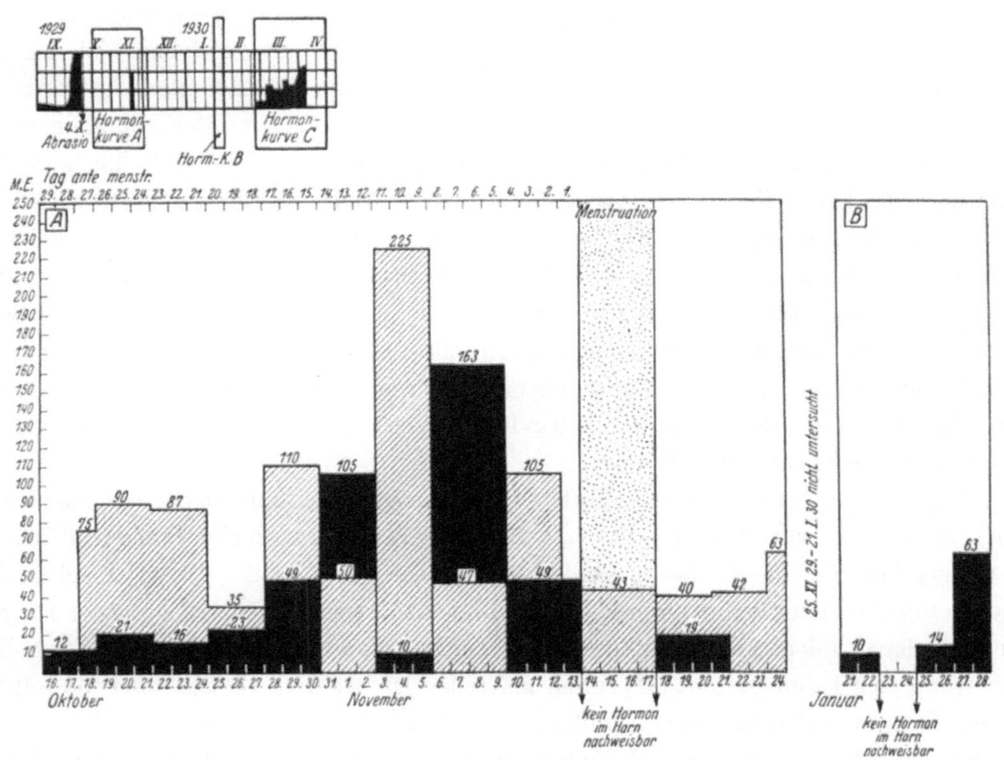

Abb. 32. Follikelhormonmengenbestimmungen in Urin und Faeces bei einem Fall von glandulär-cystischer Hyperplasie (durch Granulosazelltumor). (Schematische Kurve nach P. Schuschania, Zbl. Gynäk. 1930.)

Follikelhormondosen von 200000—400000 ME. innerhalb einer Zyklusspanne anwenden, so folgt daraus allein schon die Einengung der Ergebniswerte der bisherigen quantitativen Bestimmungen auf eine beträchtliche Relativität. Diese Relativität nun ist es, die hier ganz besonders auffällt, wenn wir das folgende erwähnen: R. T. Frank und M. A. Goldberger, deren Untersuchungen sicherlich diejenigen ältesten Datums sind, fanden im Urin bei normalen, nichtschwangeren Frauen Follikelhormonmengen, die sich zwischen 4—10 ME. in der 24stündigen Tagesmenge Urin bewegten. H. Siebke als späterer Untersucher fand solche zwischen 50 und 150 ME. Glimm und Wadehn stellten bei ihren neueren, also noch späteren Untersuchungen Mengen von 250—300 ME., also wieder das Doppelte, und manchmal bis zu 1000 ME. Follikelhormon pro Liter Urin während des normalen Zyklus fest. Dabei schreiben die letzteren beiden Autoren ihre höheren Resultate der Gewinnungsmethode zu. Sie extrahierten nicht mit Benzol, sondern unterzogen den Urin einem eintägigen Dialysierverfahren. Dabei wurden also derartig höhere Hormonmengen gefunden, daß eine Extraktion sich erübrigt, weil sie sich im direkten Injektionsversuch an der Maus nachweisen lassen. Besonders auffallend ist ein weiterer Befund von Glimm und Wadehn, wonach bei der von ihnen angewandten Methode sich bei Männern bis zu 500 ME. Follikelhormon pro Liter nachweisen ließ. Schließlich muß in diesem Zusammenhang noch auf die Angabe von E. Dingemanse (Laqueursches Institut-Amsterdam) hingewiesen werden, wonach Männerharn beim einfachen Stehenlassen eine deutliche Vermehrung seines Gehaltes an Follikelhormon zeigen kann. Nicht völlig, aber doch ein wenig näher kommen wir dem Verständnis dieser Dinge und ihrer Zusammenhänge, wenn wir etwas über die neueren Forschungen der Chemie des Follikelhormons erfahren. Ich verweise deshalb an dieser Stelle auf das betreffende Kapitel weiter unten. Ich glaube auch, daß man sich bei der Berechnung der im Körper ständig kreisenden Mengen aus den Befunden im Blute in folgendem Sinne täuscht. Wenn durchschnittlich 1 ME. in 40 ccm Blut gefunden wird, so bedeutet das auf das Gesamtblut von 5—6 l berechnet etwa 125—150 ME. Follikelhormon. Wenn aber das Follikelhormon in dieser feststellbaren Konzentration im Blute kreist, so ist es doch sehr wahrscheinlich, daß auch alle übrigen Gewebe des Körpers im gleichen Sinne mit dem Hormon dauernd gesättigt sind. Wenn wir dann die 40 ccm Blut als 40 g des gesamten Organismusgewebes rechnen, so würde sich bei einem Körpergewicht von 60—70 kg der Frau ein Gesamthormongehalt von 1500—1750 ME. ergeben. Ein permanenter Follikelhormongehalt des Gesamtorganismus einer normal zyklierenden Frau von etwa 2000 ME., würde uns dem Verständnis der heute in der Therapie anzuwendenden Dosen (s. später) schon etwas näher bringen.

Aus den Resultaten der angeführten Hormonmengenbestimmungen, vor allem aus dem Vergleich von Blut- und Urinkurven, haben sich aber auch noch eine Reihe von Diskrepanzen ergeben, auf die an dieser Stelle hingewiesen werden muß. Darauf machen die Autoren zum Teil auch selbst aufmerksam und betonen, daß sich eine Reihe neuer Fragen immer wieder mit dem Fortschreiten der Untersuchungen aufgeworfen hat, für deren Beantwortung sich kaum passende Theorien aufstellen lassen. Frank sagt, daß die hyperfunktionellen Ovarialstörungen sich außerordentlich schwer analysieren lassen. Es komme vor, daß das Blut mit Hormon überladen sei, während die Ausscheidung normal bleibt. Auch sei vielleicht manchesmal der erhöhte Hormongehalt im Blute einer verminderten Ausscheidung im Urin zuzuschreiben. Andererseits wurden Fälle beobachtet mit erhöhter Ausscheidung im Urin, während im Blut sich weniger oder kein Hormon nachweisen ließ. Man hat daraufhin sogar an einen Hormonausscheidungsregulator gedacht (Frank, Zondek, Siebke), den man in der Niere sehen wollte, und von einer erhöhten Hormondurchlässigkeit dieses Organs in bestimmten Fällen gesprochen. Ganz ungeklärt erscheint in dieser Beziehung das Mißverhältnis — wenn man so sagen darf — zwischen Hormonkurve des Blutes und derjenigen des Urins bei normalzyklierenden Frauen. Im Blut: Ansteigen bzw. Hochbleiben des Follikelhormonspiegels bis zur Menstruation (Frank) bzw. bis kurz vor derselben (Siebke) — im Urin: Abfall der Ausscheidung jenseits der Zeit des Follikelsprunges bis zur Menstruation und darüber hinaus. Kurz und gut: Wir wissen bis heute noch nicht, was eine erhöhte oder verminderte Ausscheidung im Urin bedeutet. Wir wissen nicht, ob eine vermehrte Bildung des Hormons im Ovar einhergeht mit einer vermehrten Ausschüttung im Urin, ob im Urin lediglich diejenigen Mengen abgegeben werden, die der Organismus nicht mehr verwenden kann oder ob schließlich das Urinhormon überhaupt nur ein Abbauprodukt darstellt. Letzteres scheint mir nach allem das Wahrscheinlichste zu sein. Jedoch ganz gleich, ob und in welchem Sinne diese Zusammenhänge einst ihre Aufklärung finden werden — aus den Ergebnissen der Hormonmengenbestimmungen aus dem Blut und Urin der nichtschwangeren Frau lassen sich folgende gesicherte Feststellungen machen:

1. Die Bildung des Follikelhormons im Ovar und seine Ausscheidung während des normalen Genitalzyklus der Frau spiegelt sich in einem spezifischen Kurvenverlauf im Blut und Urin wieder.

2. Bei ovarieller Unterfunktion im Sinne zu geringer Follikelhormonbildung wird auch dementsprechend wenig oder kein Hormon im Blut und Urin gefunden. In diesen Fällen kann aus vorübergehenden Anstiegen des Follikelhormons im Urin auf ablaufende, unvollkommene Follikelreifungen im Ovar (mit nachfolgender Atresie ohne Corpus luteum-Bildung) geschlossen werden und damit der Grad der ovariellen Insuffizienz ermittelt werden.

3. Für das Krankheitsbild der glandulär-cystischen Hyperplasie der Uterusschleimhaut infolge Follikelpersistenz im Ovar ist durch die Ergebnisse der Hormonmengenbestimmungen erwiesen, daß hier ein Zuviel des Follikelhormons im Hormonhaushalt des Organismus im Spiele ist. Das gleiche gilt für die sog. „juvenilen" und „klimakterischen" Blutungen, die als solche daher mit immer größerer Wahrscheinlichkeit auf ein ähnliches anatomisch-histologisches Substrat zurückzuführen sind wie die glandulärcystische Hyperplasie selbst.

Für die besprochenen Probleme der Follikelhormonmengen im Organismus und ihrem Nachweis dürften noch einige neuere Ergebnisse von besonderem Interesse sein, die wir hier einfügen wollen. Silberstein, Engel und Molnar (1933) fanden, daß Follikelhormon inaktiviert wird, wenn man es zu Blut oder Lebergewebe hinzusetzt. Dieser Nachweis wurde folgendermaßen erbracht: Extrahiert man Blut oder Lebergewebe, dem vorher Follikelhormon zugesetzt war, mit Äther, so erweist sich der gewonnene Extrakt als hormon-inaktiv. Wurde solches Blut oder Lebergewebe jedoch direkt (ohne Gewinnung eines Extraktes daraus) den Testtieren injiziert, so ließ sich zwar das zugesetzte Follikelhormon nachweisen, jedoch auch nur in abnehmender Menge. Robson, MacGregor, Illingworth und Steere (1934) haben neuerdings den Hormongehalt von Urin und Blut nach künstlicher Zufuhr von Follikelhormon an Kastrierten und Klimakterischen geprüft. Es wurden 5000 ME. Follikelhormon injiziert, nachdem vorher der Urin auf eventuellen Gehalt dieses Hormons untersucht war. Dabei war zunächst interessant, daß einige wenige ME. Follikelhormon auch bei lange Jahre im Klimakterium befindlichen Frauen normalerweise gefunden wurde. Ferner aber wurden von 5000 ME. zugeführten Follikelhormons meistens nur $^1/_4$, höchstens aber $^1/_3$ der Menge wieder gefunden. Im Blut fand sich bei diesen Frauen nach Zufuhr von 5000 ME. niemals ein solcher Gehalt an Follikelhormon, als daß sich in 400 ccm Blutflüssigkeit auch nur 1 ME. hätte nachweisen lassen. Das Wiederfinden von mehr als $^1/_3$ der zugeführten Hormonmengen gelang nicht, trotzdem sofort im Anschluß an die Injektion aus 12stündigen fortlaufenden Urinportionen bis zum 4. Tage einschließlich extrahiert wurde.

Jedenfalls haben uns in der Frage nach den Mengen Hormon, mit denen das menschliche Ovarium arbeitet, die sogenannten „Hormonbilanzuntersuchungen" nach

Zufuhr von Follikelhormon in den Organismus auch nicht zu dem gewollten Ziele geführt: Die Untersuchungen von Luchsinger und Voss, Siebke u. a., welche Hormon per os gaben und dann einen Einfluß auf die Ausscheidung im Urin festzustellen glaubten, sind heute nicht mehr haltbar. Es handelte sich damals um einige Hunderte ME. bei der Zufuhr, über deren Verbleib bzw. Teilausscheidung im Urin Rechenschaft gegeben werden sollte. Selbst wenn einige 50 000 ME. injiziert (und nicht per os!) und damit einwandfrei dem Organismus einverleibt werden, so findet man nur verschwindend kleine Mengen wieder, wie ich selbst oft bei meinen Behandlungsfällen feststellen konnte. B. Zondek (1934) hat dazu ebenso wie Robson, Mac Gregor, Illingworth und Steere Veröffentlichungen gebracht. Er konnte sowohl am Menschen als auch am Tier nach Zufuhr von tausenden von ME. nur wenige Bruchteile des Hormons im Organismus und Urin wiederfinden.

5. Die Wirkungen des Follikelhormons auf den Genitalschlauch.

Nachdem aus dem einfachen Experiment der Kastration die Bedeutung des Ovariums für den weiblichen Genitalschlauch längst bekannt war und nachdem nunmehr das Follikelhormon sich als ein wesentliches Substrat der inneren Sekretion des Ovars erweist, fragt es sich, ob mit diesem Hormon die Funktion des Ovars vollständig zu ersetzen ist. Nach den bisher beschriebenen Untersuchungen könnte es fast so scheinen, als ob das der Fall sei, denn das Follikelhormon wurde in allen Formationen des Ovars, denen man eine innere Sekretion zuschreiben könnte, gefunden. Wird beim Schollentest in der Vagina der kastrierten Maus einerseits ein Wiederaufbau der bis dahin infolge Fehlens des eigenen Ovars völlig ruhenden Schleimhaut erzeugt, so sprechen andererseits die Ergebnisse der Mengenbestimmungen während normaler Genitalzyklen der Frau durchaus in dem Sinne, daß das Follikelhormon den Zyklus des Genitalschlauches dirigiert. Wir haben aber bereits gelegentlich der Besprechung der vergleichenden Anatomie und Physiologie des Genitalzyklus der Laboratoriumstiere und derjenigen des Menschen kennengelernt, daß das Schollenstadium in der Vaginalschleimhaut wohl ein prägnantes biologisches Phänomen als Ausdruck der Follikelreifung und der Follikelhormonwirkung darstellt, daß aber andererseits der proliferative Aufbau der Vaginalschleimhaut nicht das „Ein und Alles" der Genitalfunktion ist — erst recht nicht bei den Tieren, welche diesen proliferativen Wiederaufbau in Form der so deutlichen Schollenbildung aufzuweisen haben. Wir wollen aber zunächst daran festhalten, daß dieses Schollenstadium immerhin einen ganz bestimmten, wichtigen „Zeitpunkt" innerhalb des Genitalzyklus dieser Tiere darstellt — nämlich denjenigen Zeitpunkt, zu welchem innerhalb des Genitalzyklus das weibliche Tier den Bock zuläßt, sich brünstig verhält und im Ovarium sprungreife Follikel aufweist. Läßt sich mit dem Follikelhormon in der Vagina das histologische Zustandsbild dieses Zyklusabschnittes künstlich erzeugen, so muß notgedrungen auch der entsprechende Funktionszustand des übrigen Genitalschlauches auf der Wirkung dieses Hormons beruhen.

a) Follikelhormonwirkung am Genitale weiblicher Tiere.
α) Kastriertes Tier.

Es ist erstaunlich, zu sehen, wie wenig Beachtung dieser logischen Schlußfolgerung in der Literatur von dem Moment der Entwicklung des Schollenstadiums an geschenkt wurde. Wohl hatte Laqueur beschrieben, daß es möglich sei, beim infantilen Kaninchen bereits mit 5—25 ME. Follikelhormon ein Wachstum des Uterus zu erzeugen, jedoch wurde von diesem Wachstum des inneren Genitalschlauches der Blick immer wieder mehr und mehr hinweggelenkt nach außen, auf das im Sekretausstrich feststellbare Schollenstadium in der Vagina der Maus. Anders wäre es auch nicht zu verstehen, daß es Zeiten gegeben hat, wo 1—3 ME. Follikelhormon zur Therapie am Menschen empfohlen und „mit Erfolg" angewandt wurden, während — wie wir bereits einmal erwähnten — allein 10 ME. notwendig sind, um ein einigermaßen gutes Wachstum am Uterus der Maus zu erzielen — an derselben Maus, an der 1 ME. im Testversuch ein Schollenstadium in der Scheide bewirkt.

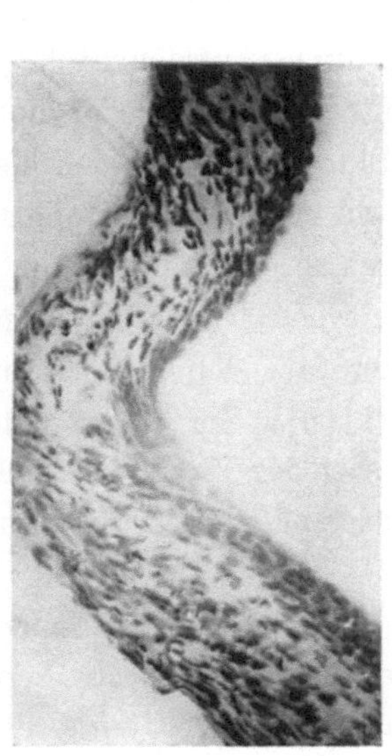

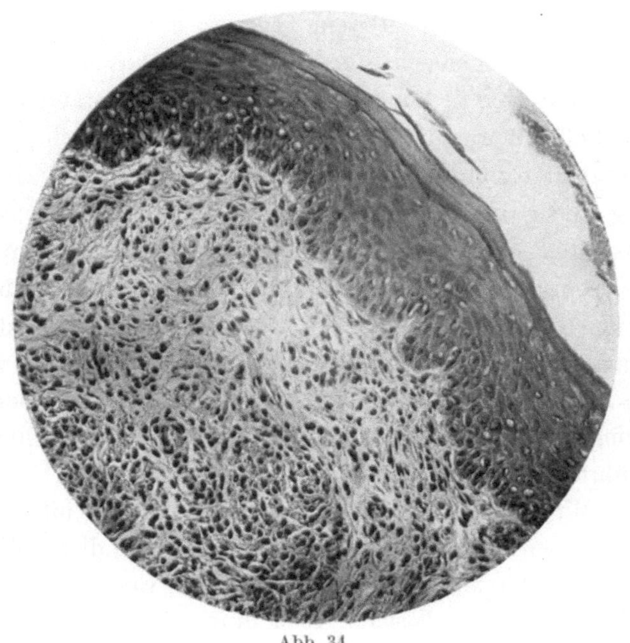

Abb. 33.
Vagina — kastrierte Maus.

Abb. 34.
Vagina — kastrierte Maus nach Follikelhormonbehandlung.

Sehen wir uns zunächst einmal dieses „Schollenstadium" selbst bzw. das, was zu ihm gehört, an! — Die Scheide einer kastrierten Maus weist nicht nur eine völlig ruhende, aus 2—3 Reihen germinativem Epithel mit einem einfachen Zylinderzellepithel darüber bestehende Schleimhaut auf, sondern es ist auch die Wand der Scheide, der Scheidenschlauch, völlig atrophisch und geschrumpft. Mit der Einwirkung des dem Tiere zugeführten Follikelhormons erfolgt nun nicht nur eine Hochschichtung der niedrigen Schleimhaut bis zur Schollenbildung an ihrer Oberfläche, sondern es kommt auch die Scheidenwand in einen besseren Funktionszustand — sie wächst und wird dichter. Es erfolgt ein Wiederaufbau der gesamten Scheide, wie ich ihn im Bilde wiedergebe (siehe Abb. 33 und 34!).

Wir ersehen also daraus schon, daß das Follikelhormon nicht nur auf die Vaginalschleimhaut einwirkt, sondern daß es auch einen Einfluß auf die Scheidenwand ausübt. Worin besteht nun dieser Einfluß? — Wenn wir einen gut funktionierenden Genitalschlauch eines normal zyklierenden Tieres mit demjenigen eines längere Zeit kastrierten Tieres der gleichen Art vergleichen, so sehen wir, daß letzterer einen hohen Grad von Atrophie gegenüber dem ersteren aufweist. Die Atrophie, zu der es durch die Kastration, durch den Fortfall der hormonalen Aktivität des Ovars kommt, besteht darin, daß 1. die Anzahl der vorhandenen Zellen geringer wird und daß 2. alle Zellelemente, die erhalten bleiben, schrumpfen. Außerdem fällt am Kastratengenitalschlauch die besondere Blässe gegenüber dem normalen Organ auf, bedingt durch die außerordentlich herabgesetzte Durchblutung. Mit der Zufuhr von Follikelhormon am kastrierten Tier ändern sich fast schlagartig die Durchblutungsverhältnisse des Genitales und sie werden schließlich wieder normal. Das findet hinsichtlich der Mäusevagina auch seinen Ausdruck darin, daß nunmehr zunächst die Leukocytendurchlässigkeit des Gewebes aufhört und schließlich Leukocyten überhaupt nicht mehr gefunden werden. Diese Wirkung des Follikelhormons findet man übrigens allgemein noch viel zu wenig betont: d. h. die Schaffung gesunder Gewebsverhältnisse, die Hervorbringung eines gesunden Gewebsturgors am Genitale, der die Lebensbedingungen für Leukocyten vermindert und schließlich vollständig hinwegräumt. Auf dem Höhepunkt der Follikelhormonwirkung findet man schließlich den Genitalschlauch wieder hochrot durchblutet und sogar die zuführenden Gefäße strotzend mit Blut gefüllt. Bei den kleinen Nagern ist dieses letztere Moment deshalb so augenscheinlich, weil beim atrophischen Kastratengenitalschlauch die ebenfalls geschrumpften Blutgefäße vollkommen in dem das Genitale meistens reichlich umhüllenden Fett verborgen liegen. Die in den Genitalschlauch direkt einmündenden Blutgefäße gehen als kleine Äste aus dem den Uterus in Längsrichtung parallel begleitenden Hauptgefäß fast wagerecht ab. Sie bilden dadurch die Form eines Kammes, ähnlich dem Bilde des Epoophoron bei der Frau. Diese Figur springt außerordentlich deutlich hervor unter der hyperämisierenden Wirkung des zugeführten Follikelhormnos.

Mit der zunehmenden Blutzufuhr zum Genitale setzt nun gleichzeitig immer ein neues Wachstum ein. Und zwar erstreckt sich dieses Wachstum nicht nur auf die Scheide oder den Uterus, sondern auf die gesamte Genitalschlauchwand, auf Tube, Uterus, Cervix und Vagina. Der Wiederaufbau durch das zugeführte Follikelhormon erfolgt im Sinne der vollständigen Reparation, d. h. die geschrumpften einzelnen Zellelemente wachsen wieder und neue Zellen proliferieren dazu. Das proliferative Wachstum der Zellen vollzieht sich nun stets in dem Sinne, daß schließlich ein Zustandsbild resultiert, wie wir es am normalen Tier zur Zeit der Follikelreife im Ovarium kennen. Der Uterus, als Fruchthalter und eigentliches Gebärorgan, erleidet durch die Kastration sicherlich die stärksten Veränderungen. Er schrumpft, wird kleiner und dünner, was makroskopisch deutlich sichtbar ist, ganz gleich, ob es sich um einen menschlichen Uterus oder einen solchen der Laboratoriumstiere handelt. An ihm vollziehen sich dementsprechend unter der Wirkung des künstlich zugeführten Follikelhormons auch die am deutlichsten feststellbaren Wachstumsprozesse. Interessant sind nun die Mengen Follikelhormon, die notwendig sind, um einen völlig atrophischen Kastratenuterus wieder bis zu seiner normalen Größe und Dicke wachsen zu lassen. Es ist selbstverständlich, daß diese Mengen für die verschiedenen Tierarten als verschieden zu erwarten waren. Für die Maus müßte man „auf den ersten Blick" als selbstverständlich annehmen, daß 1 ME. Follikelhormon diejenige Menge darstellt, die ein gehöriges Wachstum des Uterusmuskels bewirkt; denn 1 ME. baut ja in der Vaginalschleimhaut einen Zustand auf, der derjenigen zur Zeit der normalen Funktion des Ovars entspricht. Das ist jedoch durchaus nicht der Fall. Ich wies schon einmal auf folgendes hin: Wenn wir kastrierte Mäuse, die — als Testtiere verwandt — mit 1 ME. Follikelhormon behandelt sind und dementsprechend eine positive Schollenreaktion in der Vagina aufweisen, auf der Höhe der Follikelhormonwirkung operieren oder töten, und uns den Uterus betrachten, so werden wir erstaunt sein über den Befund. Wir können überhaupt kaum von einer Wirkung etwas feststellen. Mit anderen Worten: Die Menge Follikelhormon, die genügt, in der Scheide einen „Oestrus" (sprich Schollenstadium) zu erzeugen, genügt nicht, den proliferativen Wiederaufbau des Uterus hervorzurufen. Führen wir demselben Tier aber mehr Follikelhormon zu, so gelingt es immer, auch den Uterus zu gehörigem Wachstum zu bringen. Ich zeige im Bilde die Genitalorgane einer kastrierten weiblichen Maus und diejenigen eines mit 10 ME. Follikelhormon in 4 Tagen behandelten kastrierten Tieres gleichen Gewichts, beide in natürlicher Größe.

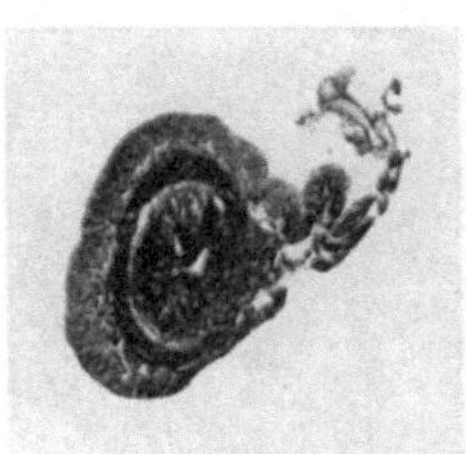

Abb. 35. Uterusquerschnitt — kastrierte Maus.

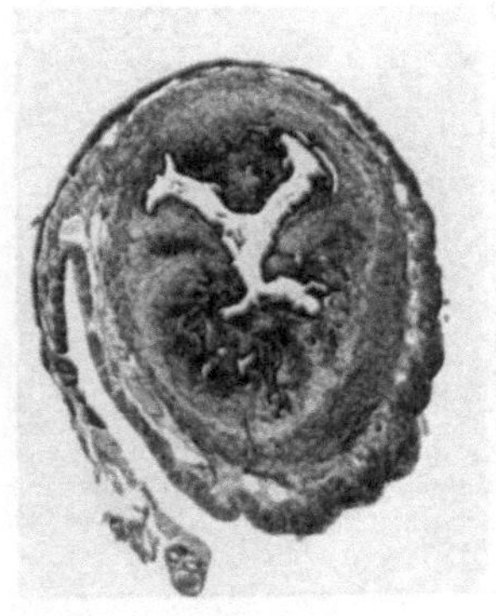

Abb. 36. Uterusquerschnitt — kastrierte Maus, Behandlung mit 5 × 2 = 10 ME. Follikelhormon (subcutan).

So wie die Uteruswand an Masse, Blutreichtum und Turgor zunimmt, so wächst unter der Follikelhormonwirkung gleichzeitig in ihm eine neue Schleimhaut, und zwar wieder im **proliferativen** Sinne, wie wir es am normalen Tier unter dem Einfluß reifender Follikel sahen. Auf der Höhe der Follikelhormonwirkung gleicht diese Schleimhaut vollkommen derjenigen zur Zeit der Brunst und des wahren „Oestrus".

Dieselbe Wirkung des Uteruswachstums und der Schleimhautproliferation läßt sich mit dem Follikelhormon naturgemäß auch bei den anderen Tieren erzeugen. Es ist das sowohl an Ratten, Meerschweinchen, Kaninchen und Affen bewiesen.

Ob dabei z. B. für das Wachstum des Rattenuterus ebenso viel mehr Hormon notwendig ist, als dieses Tier zur Erzeugung des Schollenstadiums in der Vagina

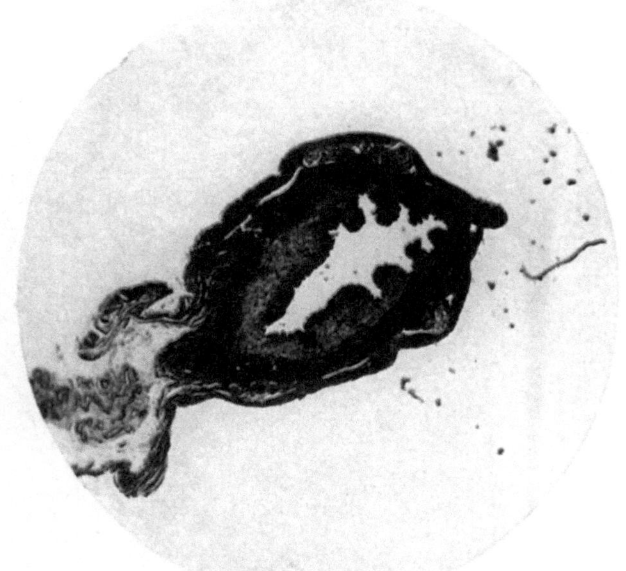

Abb. 37. Uterusquerschnitt — kastriertes Kaninchen.

gegenüber der Maus benötigt (Maus: Ratte = 1:5), also in diesem Falle 5mal 10 = 50 ME., läßt sich nicht sagen. Merkwürdigerweise liegen darüber bis heute exakte Untersuchungen noch nicht vor.

Für das Kaninchen wurden von mir in großen Versuchsreihen die Follikelhormondosen ermittelt, die notwendig sind, ein geordnetes Wachstum des Uterusmuskels und eine gehörige Proliferation der Schleimhaut zu erzeugen. Es zeigte sich, daß dieselben um etwa 100—200 ME. lagen, wenn man die Behandlung auf 6 Tage erstreckte und die Dosen — mit 10 ME. beginnend — allmählich auf 25 ME. am Tag steigerte. Die Abb. 37 und 38 zeigen den Querschnitt durch den Uterus eines unbehandelten und eines mit Follikelhormon behandelten kastrierten Kaninchens in gleicher mikroskopischer Vergrößerung.

Bei den kleinen Nagern (Maus, Ratte, Meerschweinchen), die in der Form des Schollenstadiums eine so leicht erkennbare Wirkung des Follikelhormons aufweisen, hat man sich nach der Entdeckung dieses Schollenstadiums verhältnismäßig wenig um das Wachstum des Uterus und übrigen Genitalschlauches gekümmert. Und doch sind diese Verhältnisse gerade von besonderer Wichtigkeit, weil aus

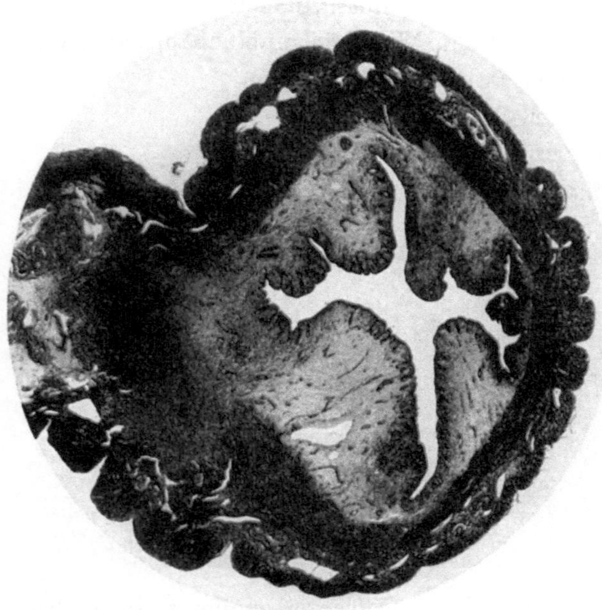

Abb. 38. Uterusquerschnitt — kastriertes Kaninchen nach Behandlung mit 10, 15, 15, 20, 20, 25 ME. Follikelhormon (Progynon).

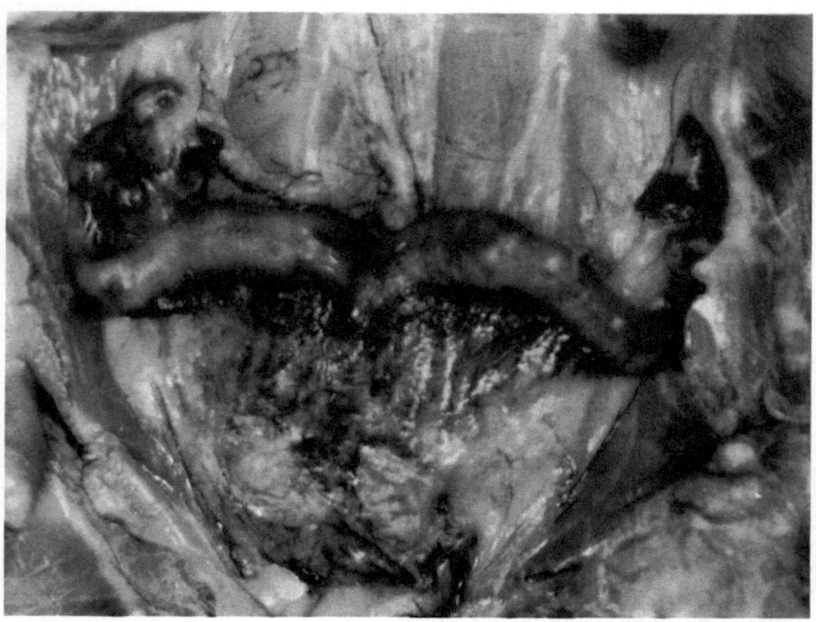

Abb. 38a. Uterus und Tube eines kastrierten ausgewachsenen Kaninchens nach Behandlung des Tieres mit 200 ME. Follikelhormon (in situ-Präparat).

ihnen ja am ehesten Rückschlüsse für die Dosen möglich sind, mit denen das Ovarium dieser Tiere tatsächlich arbeitet und damit auch eher Rückschlüsse für die wahrscheinlichen Mengenverhältnisse am Menschen möglich wären. In dieser Beziehung sind die Untersuchungen von Bedeutung, die am Affen vorgenommen wurden. Ebenso wie beim Kaninchen gibt es beim Affen keine Möglichkeit, aus dem Scheidensekretabstrich auf die Wirkung des Hormons zu schließen[1]. Man ist hier auf das positive Uteruswachstum bzw. dessen Schleimhaut angewiesen. Beide sind aber nur im Operationspräparat zugängig und daher die Wirkung des Follikelhormons viel schwieriger zu kontrollieren. Untersuchungen am Affen wurden angestellt von E. Allen[2], Parkes, Hisaw und Fevold, Clauberg u. a. Hisaw und Fevold sahen mit 1000 ME. schon ein Wachstum des Uterus[3]. Ich selbst konnte mit 3000 ME. in 14 Tagen (steigende Dosen von 40—150 ME. täglich) ein gutes Wachstum des Kastratenaffenuterus bis zur normalen Größe erzeugen. Ich betone aber, daß die Schleimhaut dabei zu niedrig war, wenngleich sie ganz einwandfrei die typischen Zeichen der neuen Proliferation aufwies. Bei weitem größere Dosen verwandten A. S. Parkes und Zuckermann.

Sehr schöne Erfolge hinsichtlich Uteruswachstum und Schleimhautproliferation erzielten Schoeller, Hohlweg und Dohrn. Diese Autoren ermittelten in einer größeren Zahl von Versuchen eine Dosis von 10000 ME. in 14 Tagen, welche notwendig sei, um nicht nur ein starkes Wachstum des Uterus, sondern auch eine gehörig hohe Proliferation der Uterusschleimhaut hervorzubringen. Es sei aber erwähnt, daß die letzteren Autoren an größeren Affen, nämlich Pavianen, arbeiteten, während die meisten anderen Autoren die kleineren Makakus rhesus-Affen benutzen. Bei den Affenweibchen tritt übrigens unter der Follikelhormonbehandlung eine Schwellung und Rötung der Gesäßhaut zutage, an deren Intensität man einen guten äußerlich sichtbaren Anhaltspunkt für die Wirksamkeit des zugeführten Follikelhormons hat. Dieses Phänomen tritt bekanntlich an den normalen, nichtkastrierten Tieren cyclisch in Erscheinung. Die Anschwellung und Rötung nimmt zu mit der Follikelreife und erweist ihren Höhepunkt zur Zeit des Follikelsprungs. Beim kastrierten Tier fehlt diese Erscheinung vollkommen; sie ist also abhängig von der Funktion des Ovars, und zwar — wie das Experiment zeigt — vom Follikelhormon.

Wir erwähnten vorhin, daß bei der Maus zum proliferativen Aufbau des Kastratenuterus ein Vielfaches derjenigen Dosis, die bereits einen Aufbau der Scheidenschleimhaut bedingt, notwendig ist. Das trifft allgemein zu für die Tierarten, die einen Zyklus der Vagina überhaupt aufweisen. Beim Kaninchen und beim Affen sind die Verhältnisse anders. Hier schrumpft zwar nach der Kastration auch die Scheidenwand und mit ihr die Scheidenschleimhaut, jedoch es erfolgt keine Abstoßung ganzer Zellagen derselben in dem Sinne, daß nunmehr eine ganz neue Formation der Scheidenschleimhaut, etwa ein Ruhestadium mit nur einigen wenigen Zellreihen, entstände. Es bleibt im Gegenteil die Scheidenschleimhaut in gleicher Zusammensetzung der Zellanordnungen bestehen. Dementsprechend wachsen auch unter der Follikelhormonbehandlung Scheide und Uterus gleichmäßig, d. h. proportional, unter Verbrauch der gleichen Dosen Hormon. Das steht zweifellos im Zusammenhang mit der mengenmäßigen Verteilung von Ovariengrundstocksmasse und Anzahl der Follikel bei den verschiedenen Tierarten, wie wir es im Kapitel V. 2 ausführlich

---

[1] Über die normalen anatomischen Verhältnisse beim Affen und Vergleiche derselben mit denjenigen am Menschen siehe Joachimovits (1928).

[2] Außerdem E. Allen, Maddux und Baker.

[3] Von Engle wurde sogar eine Methode zur Gewinnung von Uterusschleimhautstückchen durch Curettage beim Affen angegeben.

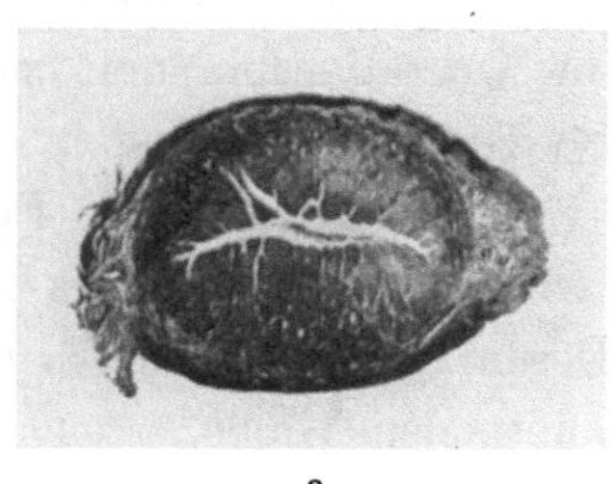

a

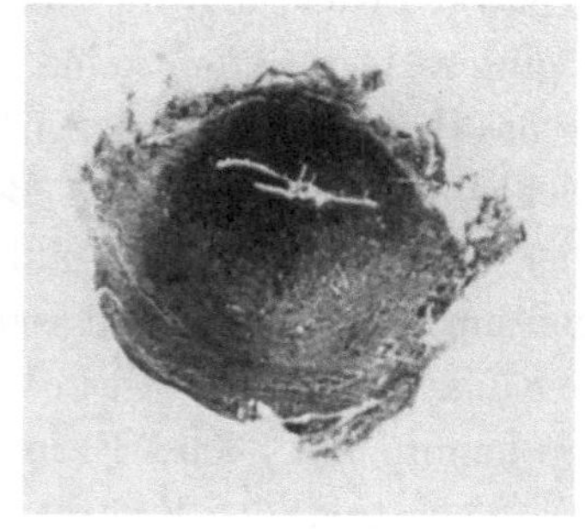

b

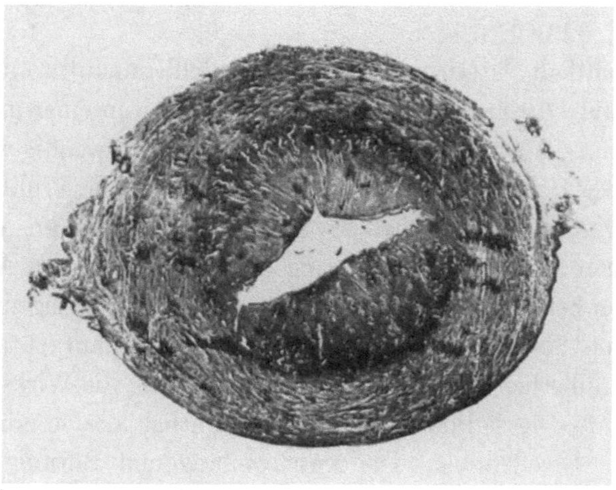

c

Abb. 39 a—d.   Querschnitt durch Uterus und Vagina von infantilen Affenweibchen. a Normaler Uterus, b normale Vagina, c Uterus und d Vagina nach Behandlung des Tieres mit 10 000 ME. Follikelhormon in 4 Wochen. (Nach Schoeller, Hohlweg und Dohrn.)

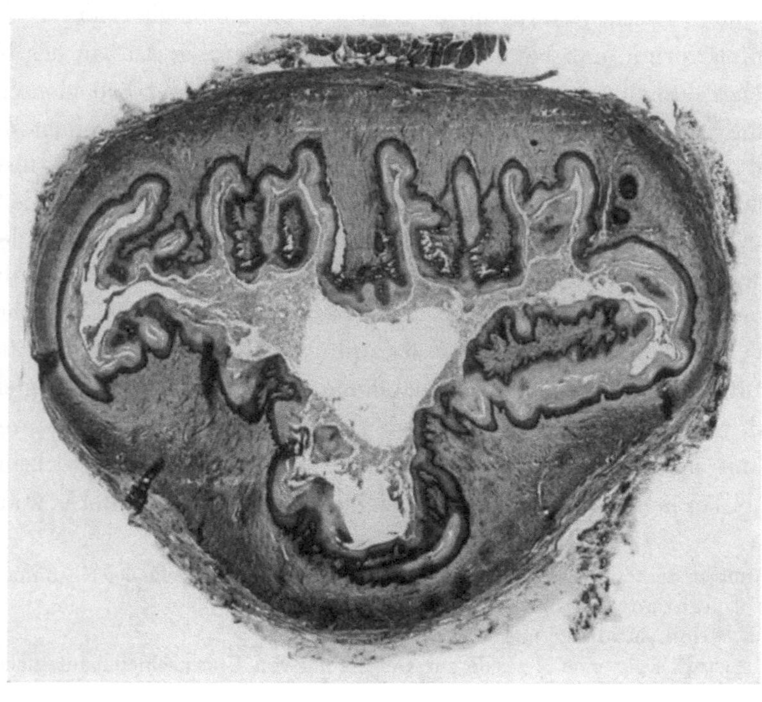

d

besprachen, und ist wieder mit Rücksicht auf das Verständnis der Follikelhormonwirkung am Menschen von Wichtigkeit, weil hier in dieser Beziehung ähnliche Verhältnisse herrschen wie bei den letzteren Tieren. Die Bedingungen für den Aufbau der Scheide sind also grundsätzlich verschieden für Maus, Ratte und Meerschweinchen einerseits und für Kaninchen, Affe und Mensch andererseits. Das ist insofern von Interesse, als man immer wieder auch der Kaninchen-, Affen- und Menschenvaginalschleimhaut einen Zyklus zugeschrieben hat (in neuerer Zeit hauptsächlich K. Dierks).

Gerade über die Frage des Zyklus der menschlichen Scheide sind in letzter Zeit Arbeiten pro und contra erschienen (Stieve, Dierks u. a.); und Westman glaubt in einer wechselnden Leukocytose beim Affen einen solchen Zyklus zu erkennen. Deshalb will ich hier an dieser Stelle — außer der Reihe sozusagen — einmal die Gegenüberstellung der Bilder bringen, aus denen man einen Vergleich über die tatsächlichen Größenverhältnisse der einzelnen Schleimhäute zur Zeit der Follikelvollreife, also der Follikelhormonvollwirkung, ziehen kann.

Ich bringe diese Bilder aber nicht nur dieses sicherlich sehr interessanten Vergleiches wegen (sie sind alle in der gleichen Vergrößerung gehalten), sondern vor allem auch, um nach der obigen Besprechung der Wirkung des Follikelhormons auf den Kastratengenitalschlauch nun folgendes festzustellen: Mit der erreichten Hochschichtung, dem proliferativen Vollaufbau der Schleimhaut in der Vagina vollziehen sich in ihr keine weiteren prinzipiellen Veränderungen. Das ist wieder mit besonderer Deutlichkeit an der Vagina der kleinen Nager zu erkennen. Denn: Ganz gleich ob eine gleichmäßige Follikelhormonmenge von nun an weiter zur Verfügung steht und weiter wirkt oder ob noch eine vermehrte übermäßige Follikelhormonzufuhr erfolgt — über das Stadium der Schollenbildung, der Abstoßung kernloser verhornter Epithelien an der Oberfläche, geht es nicht hinaus. Es hält zwar die Schollenbildung an, so lange Hormon zur Verfügung steht, es kommt zum sog. „Daueroestrus", eine sichtbare Zellzunahme in der die Scheidenschleimhaut formierenden hohen Plattenepithelschicht gibt es jedoch nicht. Diese bleibt gleichmäßig hoch proliferiert, bleibt mit einer gleichmäßigen verhornten Oberflächenepithelzone bedeckt, von deren Oberfläche bei den kleinen Nagern eben dauernd die Abschilferung erfolgt. Wir sahen aber gelegentlich der Besprechung der normalen Physiologie des Zyklus, daß normalerweise — d. h. wenn der Zyklus seinen normalen Gang geht und Corpora lutea sich bilden — unter dem Einfluß des Corpus luteum auch eine Änderung innerhalb des Aufbaues der Scheidenschleimhaut erfolgt. Wenn die Follikel gesprungen sind und damit die Wirkung ihres spezifischen Hormons aufhört, wenn darauf Corpora lutea sich bilden und ihre besondere Wirkung auf den Genitalschlauch entfalten, hört sofort das Schollenstadium auf und die Transformationsphase der Schleimhäute setzt ein. Das Bestehenbleiben des „Oestrus", die anhaltende Schollenbildung bei anhaltender Zufuhr des Follikelhormons beweist deshalb, daß mit der Schollenbildung, mit dem vollständigen Aufbau der Proliferationsphase, die Wirkung des Follikelhormons erschöpft ist. Weitere neue Schleimhautveränderungen, wie sie jetzt physiologischerweise („cyclusgerecht") folgen müßten, treten nicht auf, auch wenn noch so lange Follikelhormon zugeführt wird. Wohl erschöpft sich nach mehr oder weniger langer Zeit die Scheidenschleimhaut in ihrem Proliferationsvermögen, es kommt zu Schädigungen und damit zu pathologischen Zuständen, — eine Transformationsphase bildet sich jedoch nicht. Dazu ist die Wirkung eines zweiten Hormons notwendig, des spezifischen Hormons des Corpus luteum, das wir noch kennenlernen werden. Im Uterus sehen wir dementsprechend ähnlich zu bewertende Erscheinungen. Auch hier

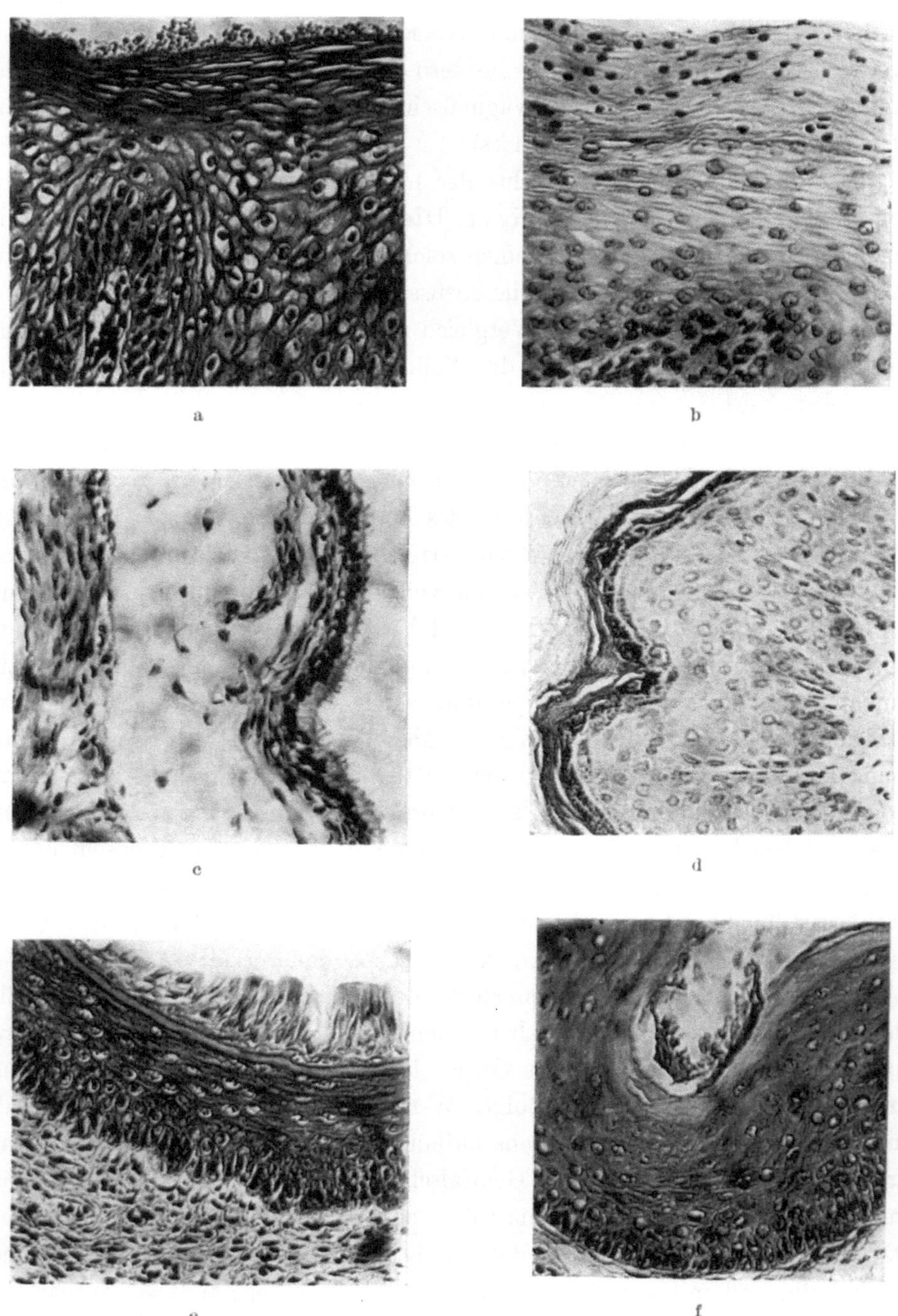

Abb. 40a—f. Vaginalschleimhaut von a Mensch, b Affe, c Kaninchen, d Meerschweinchen, e Ratte, f Maus. (Gleiche Vergrößerung.) Proliferationsphase.

geht es über das Stadium der Proliferation nicht hinaus. Wohl kommt es zu einer pathologischen Proliferation in Muskulatur und Schleimhaut, die Corpus luteum-Phase bleibt jedoch aus. B. Zondek hat zwar ursprünglich angegeben, daß mit dem Follikelhormon der Beginn der prägraviden Schleimhaut (= Transformationsphase) zu erzielen sei. Diese Meinung muß jedoch nach unseren heutigen Kenntnissen (Corner und Allen, Clauberg) unbedingt fallen gelassen werden; denn sie beruht auf einem Irrtum. So wie nun das Follikelhormon einen neuen proliferativen Aufbau an der Scheidenschleimhaut, der Scheidenwand, an der Uterusmuskulatur und -schleimhaut des kastrierten Tieres bewirkt, so greift es in demselben Sinne gleichzeitig an allen übrigen Partien des Genitalschlauches — also an der Tube, der Cervix und deren Schleimhäuten — an. Es ist jedoch die Erkenntnis der Einzelheiten dieser Veränderungen am Tier zum Verständnis der Wirkung des Follikelhormons am menschlichen Genitalschlauch nicht notwendig[1]. Ich möchte es aber nicht versäumen, eine dieser Veränderungen hier kurz anzuführen, da ihre Verkennung vorübergehend

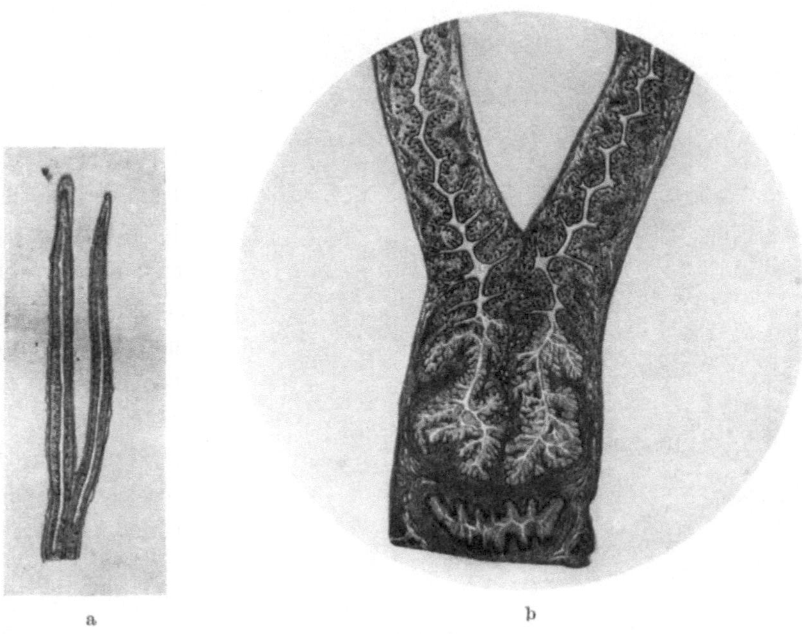

Abb. 41a und b. Meerschweinchengenitale. a Infantil-kastriert, b infantil-kastriertes nach Behandlung des Tieres mit Follikelhormon (besonders enorme Entwicklung der Cervixpartie). (Nach Schoeller, Hohlweg und Dohrn.)

Ursache zu Mißdeutungen gegeben hat; das ist die Proliferation in der Cervixschleimhaut des Meerschweinchens. Das Meerschweinchen weist im Gegensatz zu allen anderen Tieren einen außerordentlich deutlichen Zyklus der Cervixschleimhaut auf (H. Hartmann und Olbers). Außerdem haben die unter Follikelhormonwirkung entstehenden, mehrschichtig angeordneten Zellen der Cervixschleimhaut große Ähnlichkeit mit verschleimenden Epithelien, wie sie sonst bei anderen Tieren unter dem Einfluß des Corpus luteum in der Scheide gesehen werden. Diese eigenartigen Oberflächenepithelien in der Cervix des Meerschweinchens haben jedoch nichts mit der Wirkung des Corpus luteum-Hormons zu tun, sondern sind der Ausdruck reiner Proliferation durch Follikelhormon (s. Abb. 42).

---

[1] So wurde von Fleischmann und Kann (1932) künstliches Wachstum der Legeröhre bei Fischen (Bitterlingen) erzeugt, was Ehrhardt und Kühn (1934) bestätigten. — Von Frend, de Jongh und Laqueur u. a. wurde der Einfluß auf das Federkleid der Vögel untersucht. — Schweller und Goebel beschleunigten sogar das Wachstum von Pflanzen durch Follikelhormon, und Schoeller und Gehrke die Legetätigkeit von Hennen.

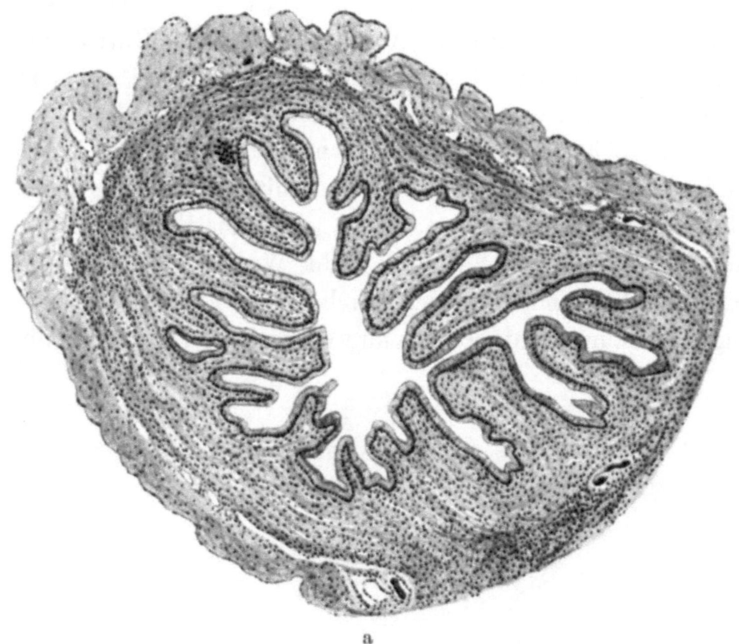

a

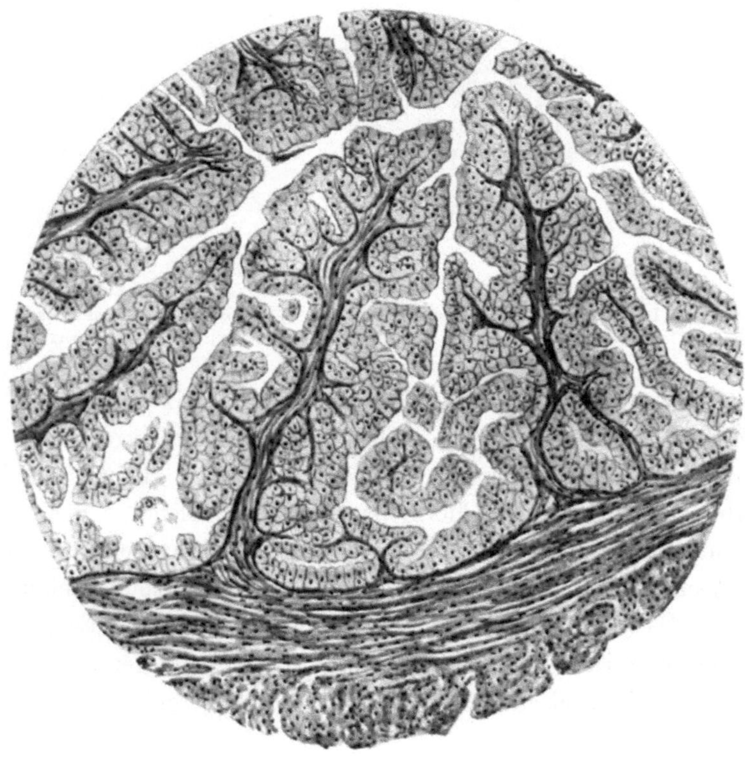

b

Abb. 42a und b.
Querschnitt durch die Cervixpartie beim Meerschweinchen. a Frühkastriertes
Tier, b frühkastriertes Tier nach Behandlung mit Follikelhormon. (Nach
Präparaten aus dem Hauptlabor der Schering-Kahlbaum A. G. zur Verfügung
gestellt von Schoeller, Dohrn und Hohlweg.)

Wenn wir jetzt zurückblickend die am Genitalschlauch des kastrierten Tieres durch das Follikelhormon zu erzeugenden Veränderungen betrachten und sie in ein Verhältnis bringen zur hormonalen Tätigkeit des Ovars, so müssen wir folgendes feststellen: Mit dem Follikelhormon sind diejenigen Veränderungen künstlich zu erzeugen, die am Genitalschlauch des normalen Tieres unter dem Einfluß des Ovars bis zu der Ausbildung von Reif- oder Cyclusfollikeln und bis zu deren Sprung beobachtet werden. Es ist also durch das Follikelhormon die innere Sekretion des gesamten Ovariumgrundstocks, der in ihm dauernd ablaufenden unvollständigen Follikelreifungen, also der „Follikelgärungen", und schließlich diejenige der Reif- oder Zyklusfollikel zu ersetzen. Der Ovariumgrundstock ist mit seinen permanenten unvollständigen Follikelreifungen und vorzeitigen Follikelatresien für den Zustand der Genitalschlauchwand, im besonderen der Uterusmuskulatur, verantwortlich. Die voll ausreifenden einzelnen Zyklusfollikel sind die Ursache für

den proliferativen Aufbau bzw. Neuaufbau der Schleimhäute. Wir sehen, daß beide Veränderungen künstlich mit dem Follikelhormon hervorzurufen sind. Das Follikelhormon
entspricht also in seiner Wirkung auf den Genitalschlauch der innersekretorischen
Wirkung desjenigen Teiles des normalen Ovariums, den wir den gesamten Follikelapparat
nennen (Ovariumgrundstock + Reiffollikel). Die Veränderungen, die wir unter dem
Einfluß des Corpus luteum ablaufen sehen, die Transformation der Schleimhäute für
die Eieinbettung und die Frühschwangerschaftsphase, bewirkt das Follikelhormon keineswegs. Dazu bedarf es eines weiteren Stoffes innerer Sekretion, den wir nur im Corpus
luteum finden. Wird von einem kastrierten Tier, das mit Follikelhormon behandelt wurde
und an dem der gesamte Genitalschlauch wuchs und die Schleimhäute sich proliferativ
aufbauten, mit der Hormonzufuhr ausgesetzt, so hält die Wirkung noch eine mehr oder
weniger kurze Zeit lang an, bis das zugeführte Hormon vom Organismus wieder restlos ausgeschieden ist. Dann aber brechen infolge des Hormonmangels die aufgebauten Schleimhäute wieder zusammen, die Genitalschlauchwände schrumpfen wieder, die Blutzufuhr
zum Genitale wird spärlich und es resultiert schließlich wieder dasselbe Bild wie vor der
Behandlung — das Bild des atrophischen Kastratengenitales.

β) Infantiles Tier.

Die gleiche Wirkung, welche das Follikelhormon auf den Genitalschlauch des
kastrierten Tieres ausübt, sehen wir auch an infantilen Tieren auf Behandlung mit dem
Hormon hin auftreten. Waren es doch vor der Entdeckung des Schollentestes überhaupt
im wesentlichen infantile Kaninchen (Fellner, Herrmann), an denen man mit Hilfe des
Uteruswachstumstestes die Wirksamkeit „genitalstimulierender" Extrakte prüfte. Aber
auch nach dem Bekanntwerden des Allen-Doisyschen Schollentestes wurden vereinzelt
von den Autoren infantile Mäuse als Testtiere verwandt. Infantile Mäuse bis zu 8 g Gewicht
haben keine nach außen nachweisbare innere Sekretion ihrer Ovarien. Wenngleich es
erwiesen ist, daß das Ovarium auch in frühester Jugend nicht ruht, sondern immer Follikelatresien in ihm ablaufen[1], so ist davon doch am Genitalschlauch nur wenig festzustellen.
Bei der Maus z. B. ist außerdem bis zur Pubertät der unterste Abschnitt der Vagina und
die Vulva durch einen soliden Zellstrang verschlossen (E. Allen).

Der Geschlechtsschlauch selbst ist noch dünner, zarter und unscheinbarer als beim
kastrierten Tier. Bei der jungen Maus besteht dementsprechend die Eigenart, daß auf
Follikelhormonbehandlung hin durch die akut einsetzende starke Proliferation des Scheidenepithels sich das Scheidenrohr formiert, auch im untersten Abschnitt ein Lumen bekommt
und schließlich die bis dahin verschlossene Vulva sich öffnet (Allen und Doisy). Die
Veränderungen treten im allgemeinen etwas verzögert auf gegenüber dem kastrierten
Tier. Daß das Follikelhormon dabei nicht auf dem Wege über die eigenen Ovarien des
Tieres wirkt, sondern direkt am Genitalschlauch angreift, folgt daraus, daß die Ovarien
nach der Behandlung histologisch unverändert gefunden werden und daß auch am
kastrierten infantilen Tier die gleiche Wirkung erzielt wird.

Die Wirkung des Follikelhormons auf den infantilen Genitalschlauch ist naturgemäß auch an anderen Tieren als an der Maus im gleichen Sinne nachgewiesen worden.
Unter anderem wurden 1928 von Loeb und Kountz die Veränderungen am infantilen

---

[1] Siehe auch Engle: „Prepubertal growth of follicle in the albino mouse".

Meerschweinchen und von Laqueur und de Jongh am Hund beschrieben[1]. Ich habe (1930) in großen Reihenuntersuchungen die Veränderungen nach Zufuhr der verschiedensten Dosen des Hormons am infantilen Kaninchen studiert und dabei Beobachtungen gemacht, die ich hinsichtlich des Verständnisses des Wirkungsablaufes am infantilen gegenüber demjenigen am kastrierten Tier für wichtig halte. Ich glaube auf Grund meiner damaligen Untersuchungen, daß hierbei doch ein Unterschied vorliegt; zwar nicht im prinzipiellen, sondern im funktionellen Sinne. Es besteht zweifellos ein Unterschied zwischen einem Uterus, der als Folge einer Kastration geschrumpft ist und einem infantilen. Im ersteren Falle handelt es sich um die Atrophie eines Organes, das schon funktionstüchtig war, — im letzteren um ein Organ, das noch nicht die geringste Entwicklung durchgemacht hat, das also hormonal gewissermaßen bislang noch unberührt war. Bei meinen experimentellen Untersuchungen an kastrierten reifen und infantilen Kaninchen konnte ich dementsprechend ein verschiedenes funktionelles Verhalten der Uteri auf gleiche Dosen Follikelhormon feststellen. Über ein gewisses Wachstum des Uterus geht es bei der Follikelhormonbehandlung der Tiere mit physiologischen Dosen nämlich nicht hinaus. Bei weiterer Zufuhr von Follikelhormon kommt es zu einer Hyperproliferation, indem sich die Muskelzellen derart dicht an dicht legen, daß sie wie zusammengepackt erscheinen. In der Schleimhaut wirkt sich diese Überdosierung in dem Sinne aus, daß die entstehende starke Kerndrängelung direkt zu Störungen im normalen Aufbau derselben führen kann. Wir kommen darauf später noch eingehend zurück. Jedenfalls kommt es am Uterus des infantilen Tieres viel eher zu solchen Störungen, als daß es gelingt, einen solchen Uterus in einen Zustand entsprechend demjenigen eines reifen, schon geboren habenden Tieres zu bringen. Wohl kann man mit einer Dosis von 8mal 10 ME.-Follikelhormon bei subcutaner Injektion innerhalb 8 Tagen aus einem völlig infantilen Uterus eines Kaninchens von 600 g einen solchen erzeugen, der einem Tier von etwa 1800 g entspricht, das zum ersten Male in die Vollbrunst kommt, das also zum ersten Male sprungfertige Follikel aufweist. Danach jedoch gibt es leicht Störungen im Aufbau, und nicht eben einen Uterus, wie er z. B. dem viel dickeren und massigeren Uterus des schon mehrfach trächtig gewesenen Tieres entspricht. Man muß daraus die Folgerung ziehen, daß mit der Erreichung dieses Zustandes der ersten Geschlechtsreife die primären, im infantilen Uterus verborgenen Anlagen erschöpft sind und daß nunmehr — soll eine weitere geordnete Entwicklung fortschreiten — Hormonwellen hinzukommen müssen, entsprechend der Wirkung cyclischer Reiffollikel und von Corpora lutea beim normalen reifen Tier. Auf der Basis solcher Hormonwellen beruht dann die geordnete Fortentwicklung zum wirklichen Reifuterus. Für diese Annahme spricht auch die Tatsache, daß bei einem in der Hochbrunst kastrierten reifen, mehrfach geboren habenden Kaninchen sich eine gewisse weitere Proliferation von Muskulatur und Schleimhaut „akut" erzeugen läßt. Solch ein „follikelhormongewohnter" Uterus hat also ein höheres Follikelhormonreaktionsvermögen als ein infantiler. Im übrigen läßt sich an einem infantilen Uterus auch nicht in abgekürzter Zeit unter Verstärkung der Hormondosen gewaltsam ein rascherer Aufbau erzwingen, zum mindesten kein geordneter, physiologischer. Es gehört eben auch der Zeitfaktor dazu, der — wie wir noch sehen werden — auch bei dem zweiten Sexualhormon des Ovars, dem spezifischen Hormon des Corpus luteum, eine ganz besondere Rolle spielt.

---

[1] Von Golding und Ramirez an infantilen Ratten und von E. Allen an infantilen Affen.

Es wurde erwähnt, daß die Ovarien der follikelhormonbehandelten infantilen Tiere histologisch keine Veränderungen aufweisen. Daß Wirkstoffe, die in einer Drüse mit innerer Sekretion gebildet werden, auf ihre Ursprungsstätte keinen Einfluß haben, ist eine allgemein bekannte Tatsache. Wir werden jedoch an anderer Stelle sehen, wie die speziellen Untersuchungen über den Einfluß des Follikelhormons auf das Ovarium verschiedene Resultate ergeben haben. Deshalb müssen wir an dieser Stelle betonen: Bei den infantilen Tieren lassen sich mit der normalen physiologischen Dosis, die zur Erzielung eines vorzeitigen Aufbaues des Genitalschlauches geeignet ist, an den Ovarien keine histologischen Veränderungen feststellen, — auch nicht bei verlängerter und verstärkter Dosierung. Es schrumpfen im Gegenteil die Organe des Genitalschlauches wieder verhältnismäßig rasch, wenn die Hormonbehandlung abgebrochen wird, ein funktionelles Zeichen, daß die Ovarien nicht zu irgendeiner Aktion stimuliert wurden. Das bezieht sich allerdings lediglich auf die Frage eines direkten Einflusses auf die Ovarien. Wir werden jedoch die Möglichkeit einer indirekten Beeinflussung des Ovariums durch seine eigenen Hormone nicht ablehnen können, wenn wir an anderer Stelle von der Wirkung desselben auf den Vorderlappen der Hypophyse hören, der ja seinerseits wieder in engster innersekretorischer Beziehung zur Geschlechtsdrüse steht.

γ) **Normales Tier.**

Die Resultate, welche die Anwendung des Follikelhormons am normalen, nichtschwangeren Tier mit genitalcyclischer Vollfunktion ergeben, gehören eigentlich in das Gebiet der Pathologie der Ovarialhormone, und wir werden dementsprechend Gelegenheit nehmen, noch mehrfach bei der Besprechung des Zusammenwirkens der Hormone darauf zurückzukommen. Es ist nach dem, was über das kastrierte und über das infantile Tier gesagt wurde, selbstverständlich, daß das Follikelhormon bei normalen Tieren, die physiologischerweise anoestrische — besser gesagt „acyclische" — Stadien des Genitalapparates aufzuweisen haben, zu Zeiten dieser Perioden im gleichen Sinne wirksam ist. Derartige Untersuchungen sind von Asdell und Marshall (1927) und von Kunde, D'Amour, Carlson und Gustavson (1930) an Hunden und von Riddle und Tange (1926) an Tauben angestellt worden. Sogar an winterschlafenden Tieren wie Maulwurf und Igel ist die Erzeugung künstlicher „Oestren" durch Follikelhormonzufuhr möglich (Courrier, 1924; Truffi 1927). Das bedeutet jedoch nichts Besonderes. Denn bei diesen Tieren besteht zur Zeit des sog. „Anoestrus" nichts weiter, als eine vorübergehende, zur Physiologie des Organismus dieser Tiere gehörenden Ruhe der Sexualfunktion; und der vorübergehend vom Ovarium nicht beeinflußte Genitalschlauch verhält sich naturgemäß wie derjenige des kastrierten oder infantilen Tieres. Nicht viel anders liegen die Verhältnisse bei den kleinen Nagern — Maus, Ratte und Meerschweinchen. Es wurde bei der Besprechung der vergleichenden Physiologie des Genitalcyclus dieser Tiere darauf hingewiesen, daß auch bei ihnen vorübergehende „anoestrische" (= acyclische) Perioden durchaus physiologisch sind. Auch ist es nicht weiter verwunderlich, wenn es z. B. bei der normalen Maus gelingt, durch Zufuhr von Follikelhormon einen Daueroestrus (= Dauerschollenstadium) zu erzeugen, so lange es sich um Mäuse mit 4—5tägigen Zyklus handelt. Denn in diesem Fall, wo sich nur rezidivierende Follikelatresien ohne Corpus luteum-Bildung, also nur der Ablauf unvollständiger „oestrischer" Zyklen findet, wird ein „Dauerplus" an Follikelhormon auch einen Daueroestrus bewirken — ganz gleich ob im eigenen Ovarium des Tieres Follikel reifen und immer wieder zugrunde gehen oder nicht. Ganz anders, wenn es sich um Tiere mit wirklich normalem funktionierenden Genitalvollzyklus handelt. Da erhebt sich die Frage, ob bei einem Organismus mit auf der Höhe befindlichem Follikelhormonhaushalt — d. h. vor allem bei ablaufender Corpus luteum-Funktion — künstlich zugeführtes Follikelhormon einen Einfluß ausübt und welcher Art dieser Einfluß ist. Wir besprechen hier die Physiologie des Follikelhormons! Deshalb wollen wir zunächst von dem Einfluß pathologischer[1] Dosen hier absehen. Was aber die für die einzelnen Tierarten physiologischen Dosen anlangt, so können wir hier feststellen, daß diese — wenn überhaupt — so nur einen geringen Einfluß haben können. Es läßt sich feststellen, daß bei der schwangeren Maus, d. h. bei der Maus unter Corpus luteum-Wirkung durch künstliche Follikelhormonzufuhr nur schwer ein Schollenstadium zu erzeugen ist, zum mindesten nicht mit physiologischen Dosen. Ich selbst habe in diesem Sinne Versuche an Kaninchen angestellt[2]. Für das geschlechtsreife Kaninchen liegen nach meinen Untersuchungen Dosen von 20—30 ME. Follikelhormon subcutan täglich noch durchaus im Bereich des Physiologischen. Ich habe nun normale Tiere mit 10—30 ME. täglich monatelang behandelt und dabei keine Besonderheiten insofern feststellen können, als die Tiere weiterhin normal brünstig und auch schwanger wurden — wohlgemerkt: wenn diese Dosen Follikelhormon sich im Bereich des für dieses Tier Physiologischen hielten. Auf Besonderheiten während der späteren Zeit, also während der Schwangerschaft selbst, komme ich noch zurück. Jedenfalls geht aus diesen Untersuchungen hervor, was ich schon einmal betonte: Es ist viel leichter, aus einem kastrierten oder infantilen, damit aber durchaus funktionsbereiten Genitalschlauch einen mehrfach so großen, dem normalen völlig gleichkommenden Uterus zu machen, als einem normalen, in Vollfunktion befindlichen, an sich gar nicht hormonbedürftigen Organ durch ein Plus an Hormon eine andere, also ungeordnete Funktion zu verschaffen. Auch diese Tatsache hilft uns wahrscheinlich manches in der menschlichen Hormonologie zunächst weniger Verständliche erklären. Es sei hier noch erwähnt, daß das Follikelhormon schließlich einen spezifischen Einfluß auf den Genitalschlauch des senilen Tieres ausübt. Diese Feststellung wurde bereits von Steinach, Heinlein und Wiesner 1926 gemacht, dann von Laqueur, Hart und de Jongh (1926) und von Slonaker (1927). Auch an den in ihrer physiologischen Funktion erschöpften Ovarien solcher Tiere sind keine Veränderungen nach der Follikelhormonbehandlung nachgewiesen worden. Die Geschlechtsdrüsen werden also durch die Zufuhr ihres eigenen Hormons in physiologischen Dosen nicht zu neuer Aktivität stimuliert; denn abgesehen von dem Fehlen jeglicher histologisch nachweisbaren Veränderungen an den Ovarien, handelt es sich bei der Stimulierung des Geschlechtsschlauches durch das zugeführte Hormon um eine einmalige, vorübergehende, mit dem Aussetzen der Behandlung wieder erlöschenden Wirkung. Erst recht dürfen diese Experimente keinesfalls etwa als der Beweis einer allgemeinen „Verjüngung" des Organismus angesehen werden. B. Zondek leitet aus seinen Versuchen an senilen Tieren die Berechtigung ab, auf einen Einfluß des Follikelhormons auf die Hypophyse zu schließen; denn er hat, in Gemeinschaft mit Hosmann-Philadelphia[3], einen

---

[1] D. h. für einen normalen Zyklusaufbau pathologische Dosen!
[2] Siehe auch neuere Untersuchungen von C. Hartmann (1934) an Affen.
[3] Zit. nach B. Zondek.

aktivierenden Einfluß auf die senilen Mäuseovarien beobachtet, ebenso wie Steinach nach Applikation von Extrakt aus der Gesamtdrüse. Laqueur und Mitarbeiter konnten bei diesen Versuchen mit reinem Follikelhormon bei ihren Tieren jedoch nur in einem Falle einen einmaligen spontan auftretenden „Oestrus" beobachten, nachdem die Wirkung des zugeführten Follikelhormons abgeklungen war. (Ergänzungen hierzu siehe im Kapitel „Hypophyse"). Es sei aber nochmals betont, daß an dieser Stelle lediglich von der Wirkung solcher Dosen Follikelhormon gesprochen wurde, die im Bereich des Physiologischen hinsichtlich des Aufbaues eines normalen Genitalzyklus bei den betreffenden Tieren liegen. Wie es sich mit der Wirkung außerordentlich hoher Dosen Follikelhormon in dieser Beziehung verhält, werden wir an späterer Stelle sehen.

b) Follikelhormonwirkung am Genitale der Frau.
α) Bei der Frau ohne Ovarien.

Es ist eine bekannte Tatsache, daß — ebenso wie beim Tier — nach der operativen Entfernung der Ovarien beim Weibe die Genitalfunktion erlischt. Die cyclischen Veränderungen sistieren schlagartig, der Genitalschlauch schrumpft allmählich. Ist es bei der Maus entsprechend der Eigenart ihrer Genitalfunktion die Scheidenschleimhaut, an der von nun an keine cyclischen Veränderungen im Sinne der Wiederkehr des Schollenstadiums mehr festgestellt werden können, so bei der Frau das Aufhören der mensuellen Blutung aus dem Uterus. Was die Schrumpfung des Genitalschlauches anlangt, so findet sie aber wohl in beiden Fällen ihren stärksten Ausdruck in der Atrophie des Uterus. Bei der Sinnfälligkeit einer Erscheinung, wie sie die Menstruation darstellt, ist es verständlich, wenn ursprünglich das Auftreten einer Blutung aus dem Genitale einer Frau nach Behandlung mit Follikelhormon als derjenige Test angesehen wurde, der die Wirksamkeit des Hormons am menschlichen Genitale unter Beweis stellen sollte. Wir haben eingangs ausführlich dargelegt, was unter dem Begriff einer Menstruation zu verstehen ist, daß es sich dabei um eine Blutung aus einer im ganz spezifischen Sinne zunächst proliferativ gewachsenen, dann sekretorisch transformierten Uterusschleimhaut handelt. Wir sehen aber auch des weiteren, daß mit dem Follikelhormon am Tier hinsichtlich der Schleimhaut nur die Erzeugung des ersten Faktors dieser Vorbedingungen, nämlich lediglich die Proliferation derselben möglich ist. Eine Transformationsphase läßt sich mit dem Follikelhormon ohne das spezifische Hormon des Corpus luteum nicht hervorrufen. Wenn dennoch nach reiner Follikelhormonbehandlung Blutungen aus dem Uterus der Frau auftreten können, so hat das seine besonderen Gründe, auf die wir weiter unten eingehen werden, zumal diese Frage mehr in das Gebiet der Therapie gehört. Das primär zu erwartende, am Tier überhaupt zuerst beobachtete Moment, nämlich das künstliche Wachstum des Uterus, findet auffälligerweise erst in allerjüngster Zeit zunehmende Berücksichtigung in der Literatur. Jedoch sind hier zwei Faktoren verantwortlich, die diese Tatsache durchaus verständlich machen.

1. In der Geschlechtsreife operativ-kastrierte Frauen sind nicht gerade reichlich und

2. derartig hohe Dosen von Follikelhormon, wie sie sich zum einwandfreien Nachweis der Wirksamkeit am Menschen als notwendig erwiesen haben, stehen erst seit kurzer Zeit zur Verfügung.

Wir haben als spezifische Wirkung des Follikelhormons auf den Genitalschlauch der Tiere das Wachstum der Genitalschlauchwand (vor allem Uterus) und die

Proliferation der Schleimhäute in dem gewachsenen Genitalschlauch kennengelernt. Beide Effekte sind Ausdruck der Wirkung ein und desselben Hormons. Wir wollen also hier nicht nach dem einen oder dem anderen getrennt fragen, sondern sehen, was in dieser Beziehung mit dem Follikelhormon erreicht wurde. Ich sagte, daß operativ-kastrierte Frauen in der Geschlechtsreife im allgemeinen nicht häufig sind. Jedoch gerade am Kastratengenitale, wo der Einfluß der körpereigenen Ovarialfunktion in Wegfall gekommen ist, wird man am besten und einwandfreisten die Wirkung zugeführten Follikelhormons nachweisen können. Vor allem aber werden sich hier, wenn es gelingt normal physiologische Zustandsbilder am Uterus zu schaffen, die Hormonmengen ermitteln lassen, mit denen das menschliche Ovarium normalerweise arbeitet. Ab und zu gibt es in der Gynäkologie Fälle, bei denen sich die Entfernung beider Ovarien zur Zeit der Geschlechtsreife einfach nicht vermeiden läßt. B. Zondek berichtet von einer Patientin, die 1924 wegen chronischer häufig rezidivierender Adnextumoren kastriert wurde und bei der er dann 1926 eine Behandlung mit Follikelhormon vornahm, nachdem vorher durch histologische Untersuchung des bei einer Curettage gewonnenen Schleimhautmaterials die völlige Atrophie nachgewiesen war. Die Patientin erhielt 9 Tage lang Follikelhormon, wobei über die Dosis nichts Genaues gesagt wird. 2 Tage nach der letzten Behandlung tritt — „nach starkem Wühlen im Leib, Kreuzschmerzen und Ausfluß" — spontan eine ziemlich starke Blutung auf. Die aus dem blutenden Uterus entfernte Schleimhaut erweist sich in Funktion („Mitte des Intervalls"). Es wird dann eine erneute 20 Tage lange Behandlung mit Follikelhormon (keine Angabe der Dosen) mit nachfolgender Curettage vorgenommen. Die dabei gewonnene Schleimhaut wird als im Sekretionsstadium befindlich angegeben, die Drüsen werden als glykogenhaltig nachgewiesen. Bei der von Zondek wiedergegebenen Schleimhaut muß eine Verwechslung unterlaufen sein oder aber die Schleimhaut befindet sich nicht im Sekretionsstadium, was sie nach der jetzt mehrfach charakterisierten speziellen Wirkung auch gar nicht kann. Wir wissen heute, daß die damals (1926) zur Verfügung gestanden habenden und überhaupt im äußersten Falle für die Anwendung am Menschen damals möglichen Follikelhormondosen nicht im Entferntesten an diejenigen herankommen, die eine Proliferation der menschlichen Uterusschleimhaut an der kastrierten Frau bewirken.

Andere Ergebnisse hatte C. Kaufmann, dem ebenfalls eine operativ-kastrierte junge Patientin für die Anwendung des Follikelhormons zur Verfügung stand. Diese Frau erhielt zuerst 55000 ME. Follikelhormon in 6 Tagen. Die darauf durch Curettage gewonnene Uterusschleimhaut zeigte zwar einen Ansatz zur Proliferation, war aber im übrigen noch als recht dürftig anzusehen. Es wurde nun bei derselben Patientin wiederholt Follikelhormon in steigenden Dosen zugeführt und die Schleimhaut durch Curettage gewonnen. Dabei ließ sich zunächst mit 100000 ME. ein besserer Erfolg erzielen. Diese Schleimhaut näherte sich schon mehr dem normalen proliferativen Aufbau. Kaufmann hat dann mit 21000 ME. Follikelhormon (Progynon) in 3 Wochen behandelt, jedoch mit dem damals gerade zur Verfügung stehenden Corpus luteum-Hormon nachbehandelt und dann die abradierte Schleimhaut untersucht. Aus der Tatsache, daß die auf diese Weise gewonnene normal entwickelte Schleimhaut ein Sekretionsstadium aufwies (s. später) konnte der Rückschluß gezogen werden, daß die durch die vorangehende Behandlung mit 21000 ME. Follikelhormon erzeugte Proliferation einer normalen Phase entsprochen haben mußte, als die Behandlung mit Corpus luteum-Hormon einsetzte.

Einen weiteren Anhaltspunkt für die zur Erzeugung einer normalen Uterusschleimhautproliferation an der kastrierten Frau notwendigen Follikelhormondosen konnte ich selbst gewinnen (1932). Ich konnte — ebenso wie in meinen zu diesem Zwecke angestellten Voruntersuchungen am Tier — bei einer kastrierten Frau im Alter von 25 Jahren einen Uterusschleimhautzyklus durch Follikelhormon und daran direkt anschließende Corpus luteum-Hormonbehandlung erzeugen. Die der Corpus luteum-Hormonzufuhr vorangehende Follikelhormonbehandlung bestand in einer Gesamtdosis von 95000 ME. Progynon per os und 25000 ME. subcutan, wobei der schon einmal als notwendig genannte Zeitfaktor insofern Berücksichtigung fand, als diese Vorbehandlung sich über 14 Tage erstreckte. Aus der zwar im qualitativen Sinne den Erwartungen entsprechend aufgebauten Schleimhaut (Sekretionsphase) konnte jedoch hinsichtlich der für die Proliferation notwendigen quantitativen Follikelhormondosen geschlossen werden, daß sie in dieser Form noch zu klein waren; denn die Höhe der Schleimhaut entsprach durchaus nicht der normalen, trotzdem ein Wachstum des Uterus einwandfrei festgestellt werden konnte. Es wurde aus diesem Versuch von mir auf eine zum Aufbau einer normalen Proliferation notwendige Dosis Follikelhormon von 100000 ME. und vielleicht noch mehr bei subcutaner Applikation geschlossen. Von A. A. Werner und Collier (St. Louis 1933) wurde dann über die fortlaufende Anwendung von Follikelhormon bei vier kastrierten Frauen berichtet. Dabei wurde das Hormon täglich subcutan injiziert, während Perioden von 89—93 Tagen. Während der Behandlung wurde mehrfach zu verschiedenen Zeitpunkten zwischendurch Curettagematerial der Uterusschleimhaut gewonnen, ebenso nach Schluß der Follikelhormonzufuhr. Das histologische Bild der Schleimhäute wird einheitlich als Proliferationsphase beschrieben; darüber hinaus sollen mehrfach auch Bilder pathologischer Hyperproliferation sich ergeben haben. Die von den Autoren angewandte Höchstdosis, die sich aus ihren Angaben errechnen läßt, beträgt 126000 ME. Follikelhormon („Theelin") in 84 Injektionen. Es muß jedoch hinzugefügt werden, daß die Natur der von ihnen als hyperplastische Schleimhaut demonstrierten histologischen Präparate aus den Abbildungen eigentlich schwer als solche zu erkennen ist.

Wie ersichtlich, lassen alle diese Untersuchungen eindeutig erkennen, daß mit dem Follikelhormon auch am Menschen ein proliferatives Wachstum der Uterusschleimhaut bei der Kastration künstlich zu erzeugen ist. Wenn auch bei diesen Ergebnissen hauptsächlich aus der von Kaufmann gewonnenen Schleimhaut der Rückschluß auf eine notwendige Follikelhormondosis von etwa 200000 ME. für eine normale, aus der atrophischen entstandene physiologische Proliferationsschleimhaut des Uterus zu ziehen ist, so fehlte doch bisher die eigentliche histologische Demonstration einer solchen künstlichen reinen Proliferationsphase. Ich habe deshalb bei einer kastrierten Frau eine Behandlung mit 300000 ME. Follikelhormon vorgenommen (subcutan). Dabei wurden die Dosen innerhalb eines Zeitraumes von 25 Tagen auf 6 Injektionen verteilt; und zwar so, daß 50000 ME. Follikelhormon pro injectione verabfolgt wurden. Die dann am 5. Tage nach der letzten Injektion gewonnene Schleimhaut ergab das in Abb. 43 wiedergegebene histologische Bild[1].

Dabei muß hinzugefügt werden, daß das verabreichte Follikelhormon in Form des erst kurze Zeit im Handel befindlichen „Diol" eine ganz besondere Wirkung aufweist.

---

[1] Inzwischen wurden viele Fälle mit diesen Dosen sowie von Kaufmann als auch von mir behandelt. Dabei habe ich die gleichen Resultate erlangt, wie hier wiedergegeben.

Es handelt sich dabei um ein Hormonderivat der Schering-Kahlbaum A. G., das im Tierversuch den Effekt der prolongierten, anhaltenden sich über Tage erstreckenden Wirksamkeit hat (s. später). Wie aus der Schleimhaut ersichtlich ist, handelt es sich dabei um ein der normalen Proliferationsphase des mensuellen Zyklus völlig gleiches Gebilde (vgl. dazu die Bilder von R. Schröder in Bd. 2 dieses Handbuches). Aus dieser Tatsache läßt sich im Verein mit den oben erwähnten Untersuchungen der anderen Autoren schließen, daß eine derartige Dosis von 200000—300000 ME. denjenigen Mengen entspricht, mit denen das normale Ovarium der Frau während der Proliferationsphase im Zyklus arbeitet. Es läßt sich daraus jedoch auch schließen, daß mit dieser Menge Hormon ein bestimmtes Wachstum des Uterus erzielt sein muß, denn ein Wachstum der Uteruswand, d. h. der -muskulatur, ist ja Vor- oder Mitbedingung zu diesen Schleimhautprozessen. Welcher Art ist nun dieses Wachstum des Uterus?

Hat man beim Tier den Wachstumseffekt am Uterus primär als erstes Kriterium einer „geschlechtsfördernden Substanz" erkannt, so ist man erst sekundär durch die exakte Erforschung der Genitalzyklen bei den Nagern dazu gekommen, die Schleimhautveränderungen in den Beurteilungsbereich für die Sexualhormone aufzunehmen, um sie allerdings dann auch als „das Testobjekt" gebührend zu werten. Man möchte sagen: Umgekehrt beim Menschen! Hier war auf Grund gründlichster vergleichend-histologischer Forschungen über den Uterusschleimhautzyklus (Hitschmann und Adler, R. Schröder, R. Meyer) die Grundlage für das Erkennen hormonaler Wirkungen des Ovars gegeben. Dementsprechend ist es verständlich, wenn zunächst einmal das Ziel der „experimentellen" Hormonuntersuchungen an der Frau die Erzeugung geordneter Uterusschleimhautphasen war, wobei dann das eigentliche Uteruswachstum, d. h. also der Uterusmuskel, ein wenig „zu kurz" kam. Zwar hatte R. Schröder in durchaus eindeutiger Weise die Richtlinien für den Nachweis der Follikelhormonwirkung am Uterus gewiesen, jedoch positive Angaben über Uterusgrößenzunahme nach Follikelhormonbehandlung finden sich in der Literatur kaum oder sehr spärlich. Der von R. Schröder angegebene Uteruswachstumstest besteht darin, die Unterschiede in der Größe des Uterus während oder nach der Behandlung durch Sondenmessung zu kontrollieren. Die normale Sondenlänge eines Uterus, vom äußeren Muttermund bis zum Fundus gemessen, beträgt bekanntlich im Durchschnitt 7 cm. Nach der Kastration oder bei ovarieller Insuffizienz verringert sich diese durch einfaches

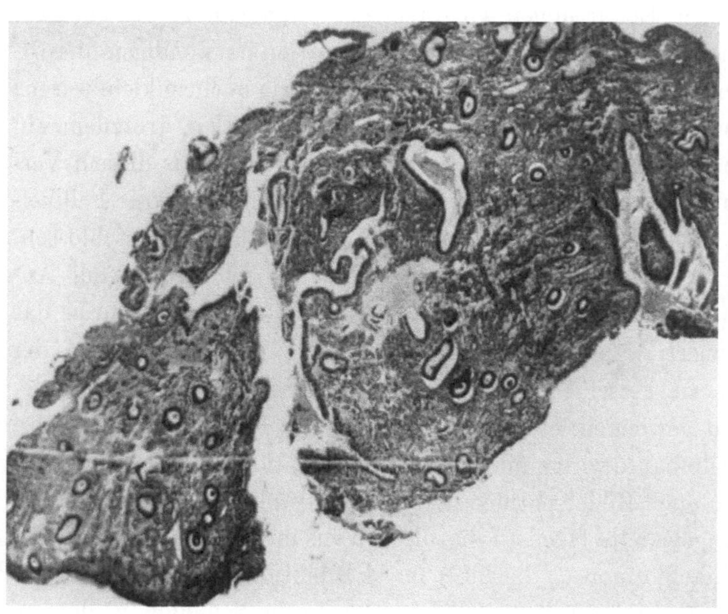

Abb. 43. Durch Follikelhormonbehandlung einer kastrierten Frau wieder proliferativ aufgebaute Uterusschleimhaut. (Schwache Vergrößerung).

Einführen einer dünnen Knopfsonde meßbare Länge beträchtlich. Und zwar lassen sich dann Maße von 5 cm, unter Umständen bis herab zu 3 cm feststellen. Ein positiver Wachstumstest müßte demnach ein Wiederzunehmen der vorher festgestellten Sondenlänge des insufizienten Uterus um einen außerhalb der Fehlergrenzen des Messens liegenden Wert bedeuten. D. h. es müßten Unterschiede von — meiner Meinung nach — mindestens 0,5 cm nachgewiesen werden, wenn Irrtümer vermieden werden sollen. Derartige Unterschiede waren mit den bis vor kurzem am Menschen angewandten und in leider nicht höherer Dosis zur Verfügung stehenden Hormonpräparaten kaum zu erwarten. Diese Tatsache erklärt die wenigen Angaben über nachweisliche Unterschiede bei der Sondenuntersuchung. Ich habe bei dem oben beschriebenen Fall eine Sondenlänge des mit Follikelhormon behandelten Uterus von 6 cm angegeben. Kaufmann gibt nach seiner Behandlung mit 210 000 ME keine Sondenmessungen an. Es ist in beiden Fällen nichts über eine der Behandlung vorhergehende Messung mit der Sonde gesagt. Jedoch sind Sondenlängen von 6 und darüber schon mit Sicherheit als der Ausdruck des Wachstums eines Kastratenuterus anzusehen. Zondek berichtet bei seinen Fällen nichts über vorgenommene Sondenmessungen, und leider finden sich darüber ebenfalls überhaupt keine Angaben bei den schönen Untersuchungen von Werner und Collier.

Was die Erzeugung eines Wachstums des gesamten Uterus durch Follikelhormon anlangt, so glaube ich auf dem Wege der Röntgendarstellung eine weitere Möglichkeit zu dessen Nachweis gezeigt zu haben. Es ist beim Menschen naturgemäß nicht möglich, die tatsächliche Gewebszunahme der Uterusmuskulatur der Beobachtung zugänglich zu machen. Dazu würde eine Operation vor der Behandlung und eine erneute nach Abschluß derselben und außerdem noch irgendein Weg zur bildlichen Darstellung und Festhaltung der beobachteten Unterschiede notwendig sein. Das geht beim Tier, aber auf keine Weise beim Menschen. Wir wissen aber, daß mit der Größenzunahme des menschlichen Uterus auch der Raum- und Flächeninhalt dessen Cavum wächst, worauf ja auch die Sondenmethode beruht. Das Cavum des Uterus läßt sich aber auf dem Wege der Uterosalpingographie in seiner Form und Größe röntgenologisch reproduzieren. Wohl wissen wir, daß die Form des Uterus im Röntgenbild bei normalen Frauen beträchtlichen individuellen und auch cyclischen Schwankungen unterworfen sein kann (G. K. F. Schultze). Der atrophische Kastratenuterus ist jedoch kaum mit einem normal großen Uterus der geschlechtsreifen Frau zu verwechseln. Auch müssen bei einer derartigen Darstellungsmethode noch andere Fehlermöglichkeiten hinsichtlich der Technik ausgeschlossen werden (einheitliche Bedingungen der Aufnahme- und Durchleuchtungstechnik usw.), auf die ich hier nicht näher eingehen will[1]. Ich konnte jedenfalls unter weitgehendster Ausschaltung der Fehlermöglichkeiten auf diese Weise Resultate gewinnen, die auf Grund ihrer Eklatanz selbst ohne diese Ausschaltung noch als einwandfrei angesprochen werden könnten und keine Mißdeutungen zulassen. Ich gebe hier die Abbildungen und die Einzelheiten eines solchen Falles wieder.

Pat. M. G., 36 Jahre alt. Es handelt sich um eine in ihrem Allgemeinzustand recht dürftige Frau. Zwei Operationen. Bei der ersten wegen Adnextumors die linken Adnexe zum Teil entfernt unter „wahrscheinlicher Belassung eines kleinen Ovarialrestes". Bei der zweiten (1930) wegen Adnextumors rechts vollständige Exstirpation der rechten Adnexe. Seit der Operation weiterhin Menstruationen, jedoch unregel-

---

[1] Siehe C. Clauberg: Zbl. Gynäk. **1933**, Nr 34 und Z. Geburtsh. **1934**, Bd. 107.

mäßig, mit zunehmend größeren Zwischenräumen und wechselnd schwach und stark. Immer Unterbauch-
beschwerden seit der Operation (Adhäsionen?). Letzte Regel am 10. 11. 32 nur angedeutete Blutung.
Seither 4 Monate nicht mehr geblutet. Ausfallserscheinungen.

Genitale: Sehr kleiner Uterus, retroponiert, sonst nichts zu tasten.

Diagnose: Klimax präcox nach zweifacher Unterbauchoperation unter Belassung eines sehr kleinen
Ovarialrestes links. Behandlung mit handelsüblichen Hormondosen ohne Erfolg.

Am 7. 3. 33 Uterosalpingographie: Nur wenige Kubikzentimeter Lipiodol lassen sich in den
Uterus injizieren, woran auch Abwarten und vorsichtig gesteigerter Druck nichts ändern. Das Bild zeigt

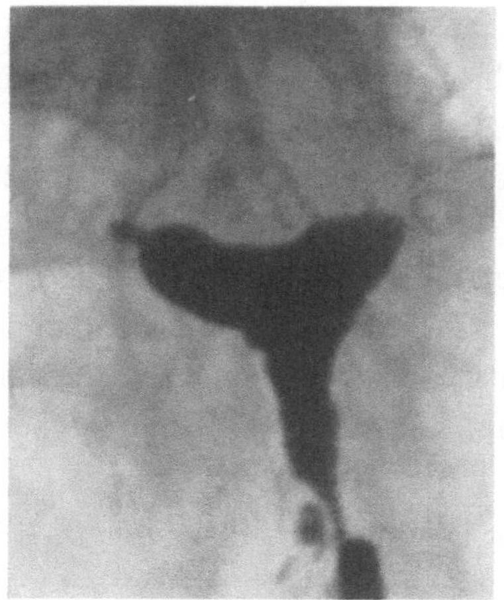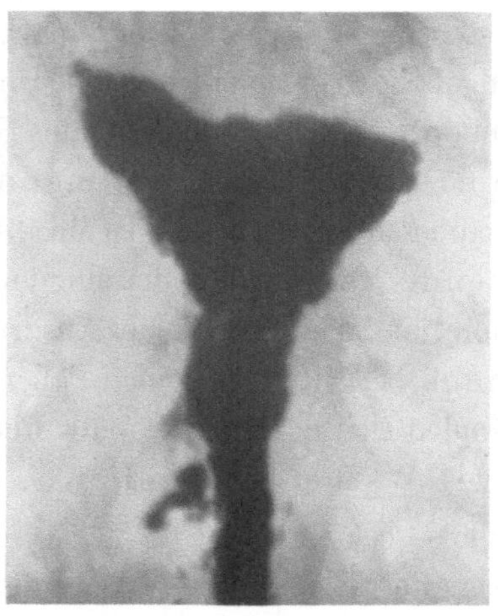

a) Vor der Behandlung.
b) Nach der Behandlung mit 160000 ME.
Follikelhormon.

Abb. 44. Uterus der Patientin M. G. im Röntgenbild.

einen sehr kleinen atrophischen Uterus, wie Anamnese und Befund erwarten ließen. Entsprechend dem
Status nach Operationen befindet sich an dem Uterus rechts nur ein kleines Stück Tube oder eine Tuben-
ecke, links ein längeres Stück verschlossene Tube.

Kontrollbild am 9. 3. 33: Keine Spur von Kontrastbrei.

Ab 9. 3. 33: Behandlung mit Follikelhormon (Progynon oleosum) in Ampullen zu 10000 ME. pro
Kubikzentimeter. Es werden gegeben 160000 ME. in 18 Tagen. Am nächsten Tage nach der letzten
Injektion erweist sich der Uterus bereits bei der Palpation als deutlich feststellbar gewachsen. Sofort
erneute Uterosalpingographie: Mit Leichtigkeit nimmt der Uterus 6 ccm Lipiodol auf, es werden im
ganzen 10 ccm injiziert, wobei ab 8 ccm gleichzeitiger Rückfluß in die Scheide erfolgt. Das Bild zeigt ein
außerordentlich deutliches Wachstum des Uterus gegenüber dem Zustand vor der Behandlung. Ich glaube,
man kann den hier zum Wachstum gebrachten Uterus mit vollem Recht als einen Kastratenuterus ansehen,
obgleich die Frau 4 Monate vorher die letzte schwache Regelblutung hatte infolge eines — bei der damaligen
Operation makroskopisch als solcher gar nicht zu differenzieren gewesenen — kleinen Ovarialrestes. Abgesehen von allen beschriebenen Erscheinungen spricht ja auch die tatsächliche Kleinheit des Uterus im
ersten Röntgenbild und die Größe des zweiten Röntgenschattens nach der Behandlung, der mindestens
das Doppelte des Flächenmaßes aufzuweisen hat, für sich. Weiterhin aber kann ich berichten, daß dieser
Uterus — nach Aussetzen der Behandlung wieder schrumpfend — 3 Monate später, als eine erneute Behandlung begonnen werden sollte, eine Sondenlänge von kaum 5 cm aufwies.

β) Bei der Frau mit infantilem Genitale.

Nachdem durch die eben beschriebenen Untersuchungen gezeigt wurde, daß die
Wirkung des Follikelhormons am menschlichen Kastratenuterus durchaus derjenigen des
Tierexperiments entspricht, ist anzunehmen, daß das gleiche für das infantile Genitale
der Frau zutrifft. Naturgemäß werden wir nie in die Verlegenheit kommen, das Genitale
eines noch infantilen Mädchens mit physiologischerweise ihm zukommendem und damit

normalem infantilen Genitale vorzeitig zur Reife bringen zu wollen. Anders jedoch bei rein altersmäßig geschlechtsreifen Frauen, bei denen eine Hypofunktion der Ovarien mit Insuffi-

zienzerscheinungen am Genitalschlauch und dessen Funktion vorliegt. Hier bedeutet der Befund eines infantilen Genitales einen pathologischen Zustand, den es in vielen Fällen deshalb zu behandeln gilt, weil höhere Grade derartiger Insuffizienz zu schweren Störungen führen können. Wir wollen hier nicht auf die verschiedenen Formen ovarieller Störungen eingehen. Ich verweise deshalb auf die ausführliche Abhandlung von R. Schröder in Bd. 1 dieses Handbuches, sowie auf das Kapitel Therapie von mir am Schluß dieses Bandes. Kennen müssen wir jedoch die biologische

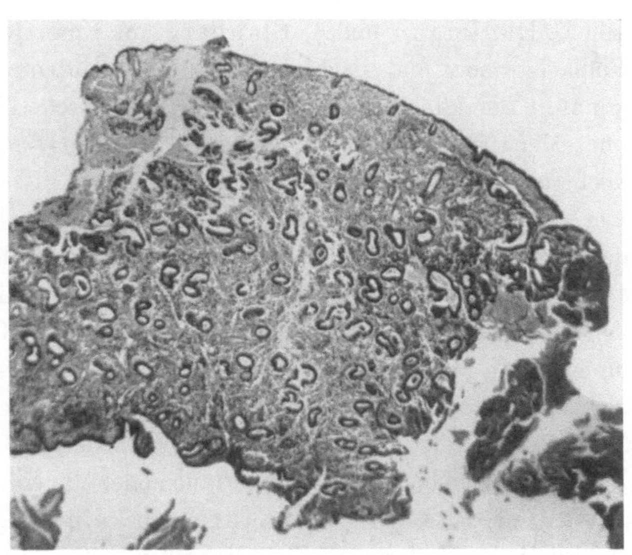

Abb. 45a. Schleimhautstücke aus einem infantilen amenorrhoischen Uterus nach der Behandlung mit 300 000 ME. Follikelhormon.

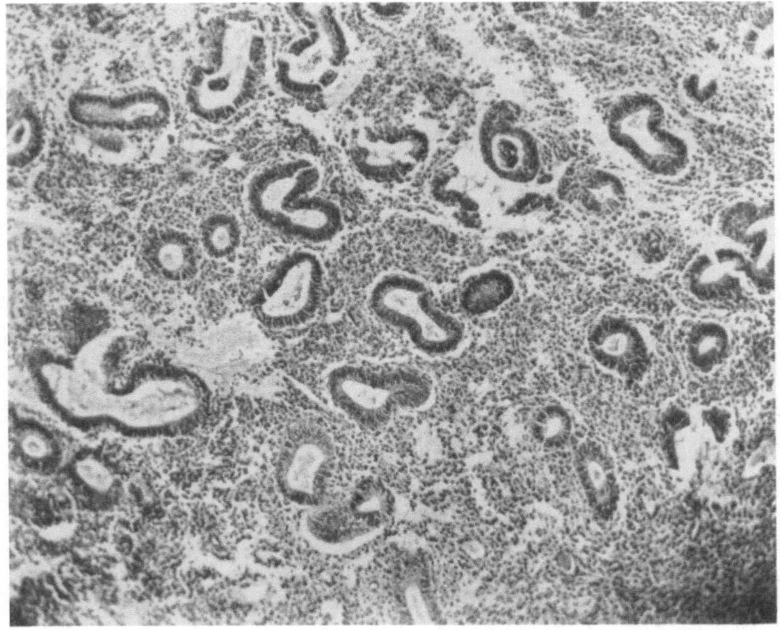

Abb. 45b. Mit 300 000 ME. Follikelhormon künstlich zur Proliferation gebrachte atrophische Uterusschleimhaut. (Sehr starke Vergrößerung.)

Wirkungsweise des Follikelhormons am infantilistischen Genitale der Frau, um seine Anwendung in der Therapie richtig zu verstehen und voll auswerten zu können.

Es sei vorausgeschickt, daß bis in die allerjüngste Zeit hinein eine Beeinflussung der ganz schweren Ovarialinsuffizienzen überhaupt für so gut wie unmöglich gehalten wurde. Löser[1] beschrieb dann auf der Berliner medizinischen Gesellschaft November 1932 einen Fall, bei dem eine primäre Amenorrhöe mit völlig infantilem, nach den Angaben Stoeckels winzigen Uterus bestand, bei dem er — nach dem oben erwähnten Vorgehen von C. Kaufmann und C. Clauberg am Kastratengenitale — durch sehr hohe Dosen Follikelhormon und nachfolgender Corpus luteum-Behandlung eine Blutung erzeugen konnte. Der künstliche Aufbau und histologische Nachweis einer reinen Proliferationsphase der Uterusschleimhaut und eines positiven Wachstums des Uterus selbst stand jedoch noch aus. Ich will die Ergebnisse der von mir in diesem Sinne angestellten Untersuchungen hier wiedergeben, da sie manches Lehrreiche bieten. Es hat natürlich keinen Zweck, für derartige Untersuchungen Fälle mit leichter Ovarialinsuffizienz zu wählen und sich evtl. selbst zu täuschen. Denn wenn eine Frau im geschlechtsreifen Alter überhaupt noch wesentliche Zeichen des Vorhandenseins einer cyclischen Ovarialfunktion aufweist, so kann es im einzelnen Falle natürlich schwierig werden, zu entscheiden, ob der nachgewiesene Erfolg nicht zufällig durch eine interferierende Eigenfunktion des Ovars zustande gekommen ist. Diese Möglichkeit glaube ich bei den jetzt wiederzugebenden Fällen ausschließen zu können. Denn es wurden hierzu durchweg Frauen oder Mädchen mit hochgradiger Ovarialinsuffizienz gewählt, die entweder überhaupt noch keine Regel gehabt oder eine solche seit einer außerhalb der Fehlermöglichkeit liegenden Zeit nicht mehr aufzuweisen hatten. Zunächst die Erzeugung einer Proliferationsphase der Uterusschleimhaut!

1. Fall M. N., 32 Jahre alt. Niemals schwanger. Kinderwunsch. Erste Regel mit 17 Jahren, 4 bis 5 Jahre lang regelmäßig, schließlich immer seltener, schwächer. Seit 6 Monaten keine Regel mehr, auch keine vikariierenden sonstigen Erscheinungen. Dagegen jetzt Ausfallserscheinungen.

Allgemein: Etwas genital-adipöse Frau, sonst keine Besonderheiten.

Genitalbefund: Vulva eng. Kleine spitze Portio, grübchenförmiger Muttermund. Kleiner hypoplastischer Uterus. Adnexe nicht zu tasten.

Behandlung: 300000 ME. Follikelhormon (Progynon B) intramuskulär in 5 Injektionen innerhalb 16 Tagen, und zwar am 1., 5., 9. und 13. Tage je 50000 ME. und am 16. Tage 100000 ME. 4 Tage nach der letzten Injektion (also am 20. Tage nach Beginn der Behandlung) Gewinnung eines Schleimhautstriches aus dem Uterus, durch 2 vorsichtige Züge mit der kleinsten scharfen Curette nach leichter Dilatation des Cervicalkanals bis Hegar 7.

Das durch zwei Curettenzüge gewonnene Schleimhautmaterial gebe ich im Bilde wieder. Es zeigt eine junge Schleimhaut in voller Proliferation. Es sei hinzugefügt, daß die Uterussonderlänge vor Beginn der Behandlung 5 cm und bei der Gewinnung der Schleimhaut am 4. Tage nach der Behandlung (also 20 Tage später) 7 cm betrug. Dann der Nachweis des durch Follikelhormonbehandlung erzeugten Wachstums des Uterus!

2. Fall G. M. 37 Jahre alt. Partus 1, Aborte 0. Nervöse Beschwerden, Schwitzen, Hitzewallungen und Kopfschmerz, „Brennen" im Unterleib. Häufig Brechreiz. Im Anschluß an den Partus 1920 kam die Regel niemals wieder, so daß die letzte Blutung vor nunmehr 12 Jahren stattfand. Allgemein: Keine Besonderheiten. Leicht asthenischer Typ. Genital: Portio klein, Uterus völlig atrophisch. Seine Länge wird bei der Palpation auf 4 cm geschätzt. Adnexe und Parametrien frei.

Diagnose. 13 Jahre lange Amenorrhöe bei schwerer Ovarialinsuffizienz nach Partus.

Prolan und handelsübliche Hormonpräparate ohne Erfolg. Behandlung: Im August, September und Dezember 1932 jedesmal eine Kur mit 5mal 10000 ME. Follikelhormon (Progynon oleosum). Dabei guter Erfolg hinsichtlich Allgemeinbeschwerden.

Im April 1933. 205000 ME. Follikelhormon (Progynon B) in 5 Injektionen in steigenden Dosen innerhalb 15 Tagen, und zwar am 1., 4., 8., 11. und 15. Tage — entsprechend 25000, 30000, 50000, 50000 und 50000 ME.

---

[1] Literatur siehe im Kapitel „Luteohormon".

I. Uterosalpingographie. 1 Tag vor Beginn der Behandlung.

II. Uterosalpingographie. 2 Tage nach Schluß der Behandlung (Abb. 46).

3. Fall H. Sch., 18jähriges „genitaladipöses" Mädchen. Bisher noch nicht die Regel gehabt. Genital: Infantil. Spärliche Behaarung, niedriger muldenförmiger Damm. Kleine Labien und Vulva hypoplastisch. Sehr kleine, spitze Portio, Muttermund grübchenförmig. Uterus sehr klein, nur wenige Zentimeter lang (schätzungsweise), spitzwinklig anteflektiert, retroponiert, mobil. Sonst o. B.

Diagnose. Primäre Ovarialinsuffizienz.

Behandlung: 300000 ME. Follikelhormon (Progynon) in 7 Injektionen innerhalb 22 Tagen, und zwar am 1., 4., 8., 11., 15., 19. und 22. Tage — entsprechend 20000, 30000, 50000, 50000, 50000, 50000 und 50000 ME.

1. Uterosalpingographie. Kurz vor Beginn der Behandlung (mehr als 3 ccm Kontrastbrei unmöglich).

2. Uterosalpingographie. 3 Tage nach Aussetzen der Behandlung (6 ccm Kontrastbrei mit Leichtigkeit) (Abb. 47).

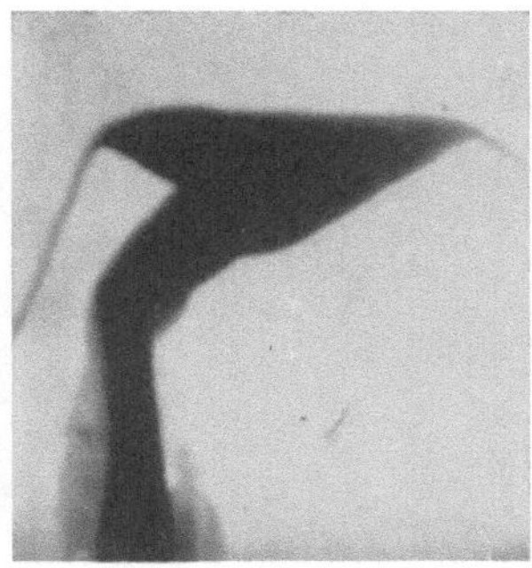

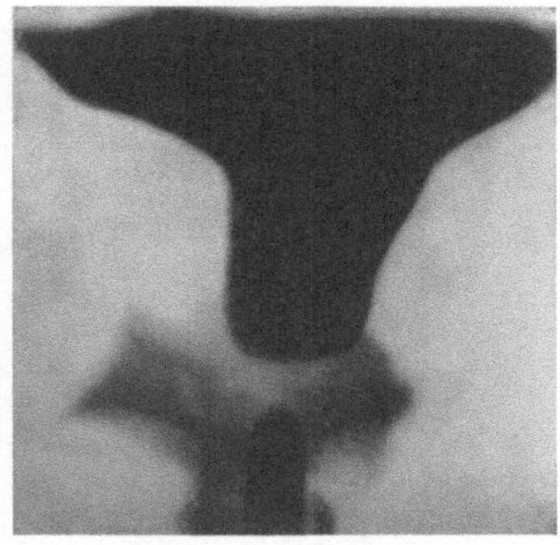

a) Vor der Behandlung.

b) Nach der Behandlung mit 300000 ME. Follikelhormon.

Abb. 46. Uterus der Patientin G. M. im Röntgenbild.

4. Fall G. O., 21jähriges Mädchen. Virgo.

Erste Regel mit 15 Jahren, unregelmäßig, 4—6wöchentlich, 2—3 Tage lang, schwach. Vor 2 Jahren begann die Regel noch schwächer zu werden und kam in Pausen von $^1/_2$ Jahr. Letzte Regel vor $^1/_2$ Jahr am 5. 1. 1933, nur eine Spur Blut.

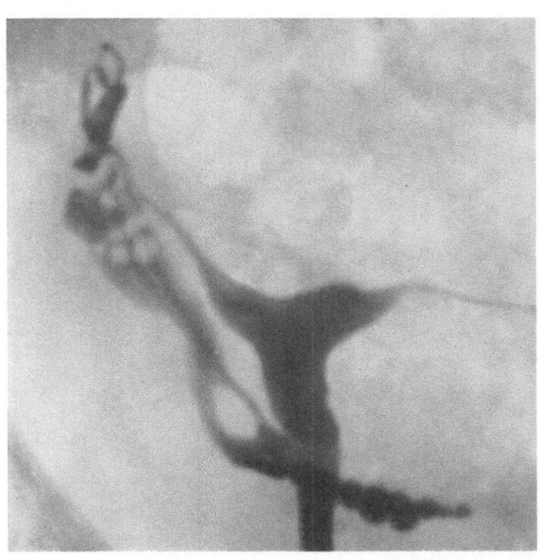

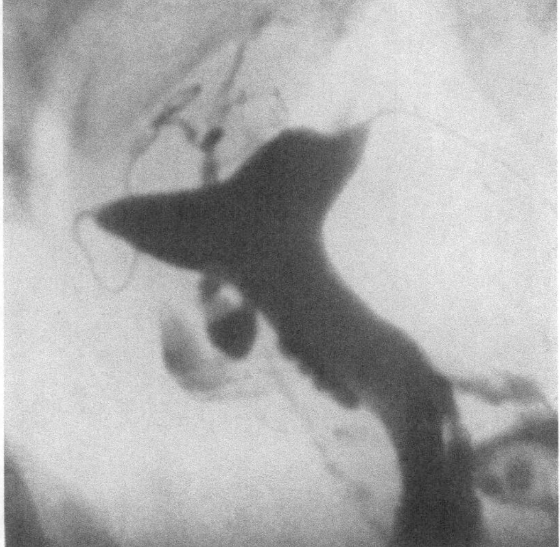

a) Vor der Behandlung.

b) Nach der Behandlung mit 300000 ME. Follikelhormon.

Abb. 47. Infantiler Uterus der Patientin H. Sch. im Röntgenbild.

Allgemein. O. B. — völlig normale Körperformen.

Genital. Sehr kleine spitze Portio und sehr kleiner Uterus, stark spitzwinklig anteflektiert. Adnexe und Parametrien frei.

Diagnose. Primäre Ovarialinsuffizienz zunehmenden Grades.

Behandlung. 300000 ME. Follikelhormon (Progynon) in 7 Injektionen innerhalb 26 Tagen, und zwar am 1., 8., 11., 14., 18., 21. und 26. Tage — entsprechend 50000, 50000, 25000, 25000, 50000, 50000 und 50000 ME.

1. Uterosalpingographie: 2 Tage vor Beginn der Behandlung. (Bei 3 ccm Kontrastbrei — Füllung auch nach Abwarten Widerstand.)

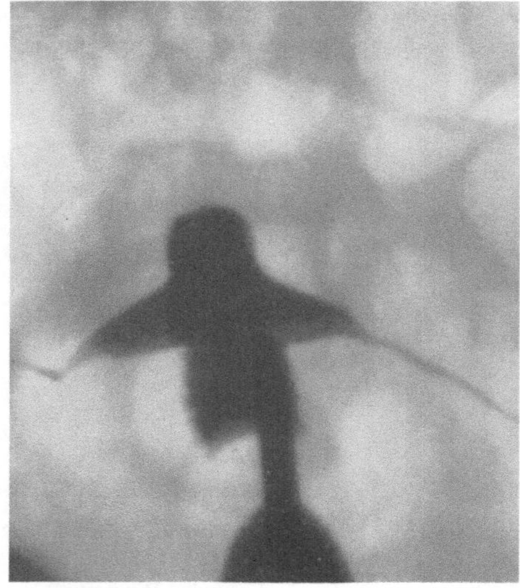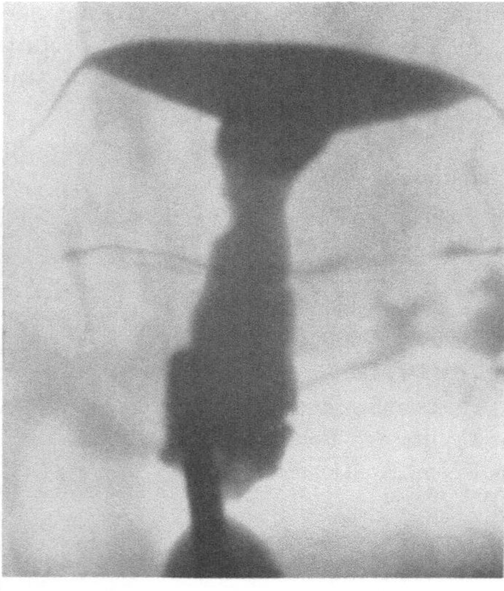

a) Vor der Behandlung. b) Nach der Behandlung mit 300000 ME.
Follikelhormon.

Abb. 48. Infantiler Uterus der Patientin G. O. im Röntgenbild.

2. Uterosalpingographie: 3 Tage nach Schluß der Behandlung. (Bei 6 ccm, die bequem und ohne jeden Widerstand zu injizieren sind, wird allmählich Kontraktionsschmerz angegeben, im ganzen 7 ccm injiziert.)

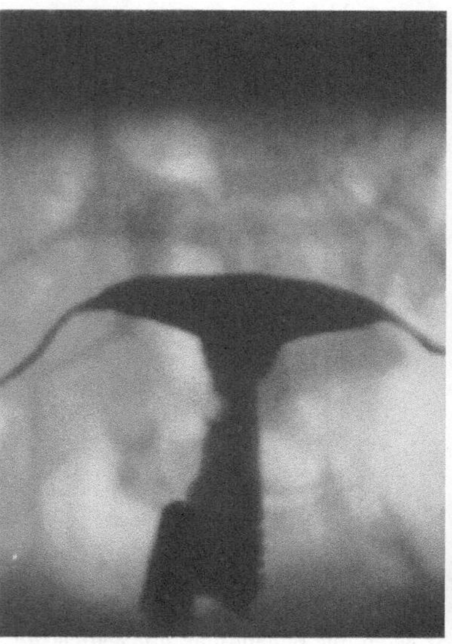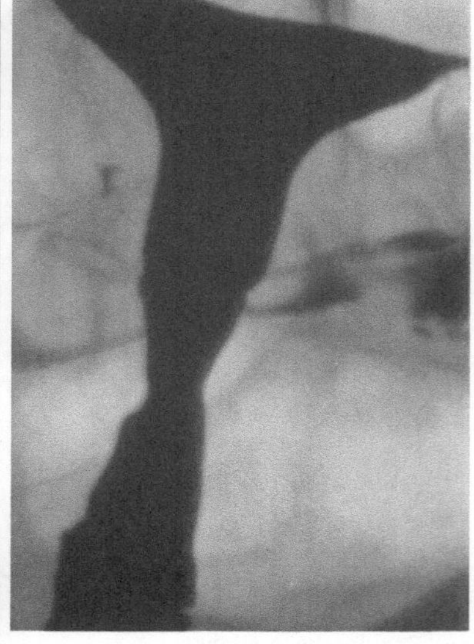

a) Vor der Behandlung. b) Nach der Behandlung mit 300000 ME.
Follikelhormon.

Abb. 49. Uterus der Patientin G. O. im Röntgenbild bei künstlicher Streckung (vgl. Abb. 48).

In diesem Falle fällt die besonders starke spitzwinkelige Anteflexio auf, welche der Uterus ursprünglich hatte und die sich unter der Behandlung ausgeglichen hat. Trotzdem die Größenzunahme beim Vergleich der Bilder offensichtlich ist, muß man natürlich jede Fehlerquelle ausschalten. Bei den beiden hier wiedergegebenen Aufnahmen handelt es sich um solche, die beide Male in der normalen Lage des Uterus gemacht wurden. Wenn man aber die tatsächlichen Größen der Uteri erkennen will, so muß man sie in völliger

Streckstellung beobachten. In diese maximale Streckstellung gelangen die Uteri künstlich, wenn man an dem an ihnen während der Durchleuchtung liegenden Instrument zieht. Es wurde deshalb jedesmal (d. h. bei der Durchleuchtung vor und auch bei derjenigen nach der Behandlung) eine zweite Aufnahme unter künstlicher Streckung gemacht, zumal dadurch auch die letzte Fehlerquelle ausgeschaltet wird. Eine solche Aufnahme gebe ich von dem letzten Falle, da sie besonders demonstrativ ist, wieder (Abb. 49).

Die nächsten beiden Fälle teile ich als letzte mit, da sie einige Besonderheiten aufweisen, die wir unten zusammenhängend besprechen werden.

5. Fall V. B., 19jähriges Mädchen. Kein Partus, keine Aborte. Erste Regel mit 12 Jahren, sehr unregelmäßig mit längeren Zwischenräumen, 2 Tage lang, schwach. Letzte, sehr schwache Blutung vor 3 Monaten. Stechen und Schmerzen im Unterleib. Allgemeinbeschwerden: Sehr starke Gesichtsakne, die mit der Regelstörung zugenommen hat.

Allgemein. Außer der sehr starken Gesichtsakne keine Besonderheiten. Normale Körperformen.

Genital: Portio klein und spitz. Muttermund grübchenförmig. Uterus sehr klein, retroponiert, mobil. Adnexe und Parametrien o. B.

Diagnose. Primäre Ovarialinsuffizienz zunehmenden Grades.

Behandlung. 270000 ME. Follikelhormon (Progynon) in 10 Injektionen innerhalb 36 Tagen, und zwar am 1., 5., 8., 11., 17., 23., 28., 30., 33. und 36. Tage entsprechend 25000, 25000, 25000, 25000, 25000, 25000, 25000, 25000, 50000 und 20000 ME.

1. Uterosalpingographie. 1 Tag vor Beginn der Behandlung.

2. Uterosalpingographie. 1 Tag nach Schluß der Behandlung (Abb. 50).

6. Fall U. L., 22jähriges Mädchen. Kein Partus, kein Abort. Erste Regel mit 18 Jahren, die Regel im ganzen höchstens 4mal gehabt. Seit 2 Jahren wechselnd in Behandlung mit handelsüblichen Hormonpräparaten (Prolan, Unden usw. — jetzt zuletzt wieder Prolan), immer ohne Erfolg. Letzte Regel (d. h. in 4 Jahren die vierte überhaupt) vor 3 Monaten.

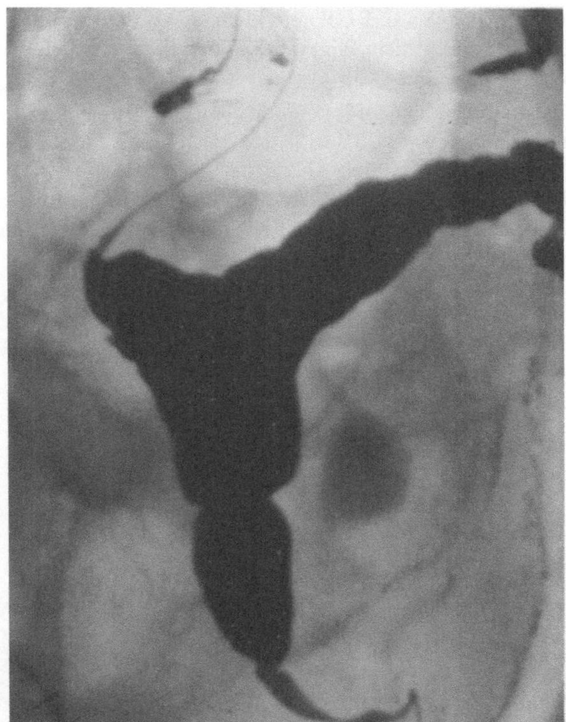

b) Nach der Behandlung mit 270000 ME. Follikelhormon.

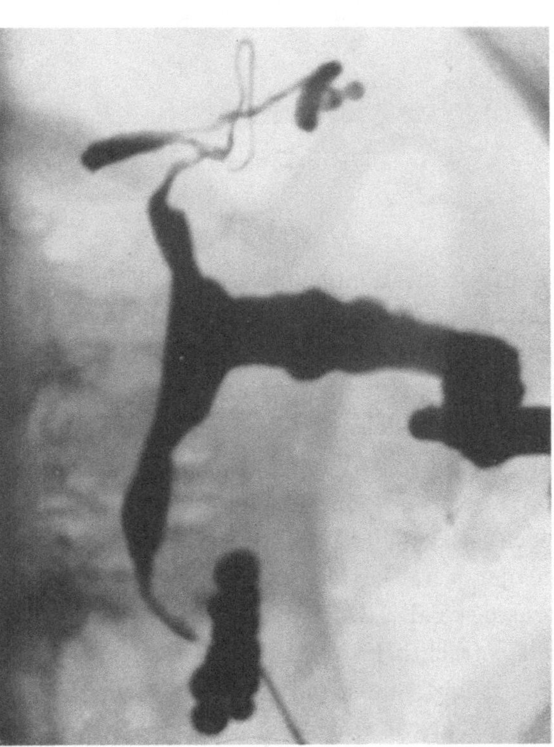

a) Vor der Behandlung.

Abb. 50. Uterus der Patientin V. B. im Röntgenbild.

Allgemein: Ganz leicht viriler Typ, besonders hinsichtlich Behaarung. Sonst o. B.

Genital: Vagina o. B., Portio klein, spitz. Muttermund grübchenförmig. Uterus palpatorisch nicht deutlich abgrenzbar, klein, spitzwinklig-anteflektiert. Adnexe und Parametrien frei.

Diagnose. Primäre hochgradige Ovarialinsuffizienz.

Behandlung. 250000 ME. Follikelhormon (Progynon) in 8 Injektionen (steigende Dosen) innerhalb 23 Tagen, und zwar am 1., 3., 5., 7., 10., 15., 19. und 23. Tage — entsprechend 10000, 15000, 20000, 20000, 35000, 50000, 50000, 50000 ME.

1. Uterosalpingographie: Bei Beginn der Behandlung.

2. Uterosalpingographie: 2 Tage nach Schluß der Behandlung (Abb. 51).

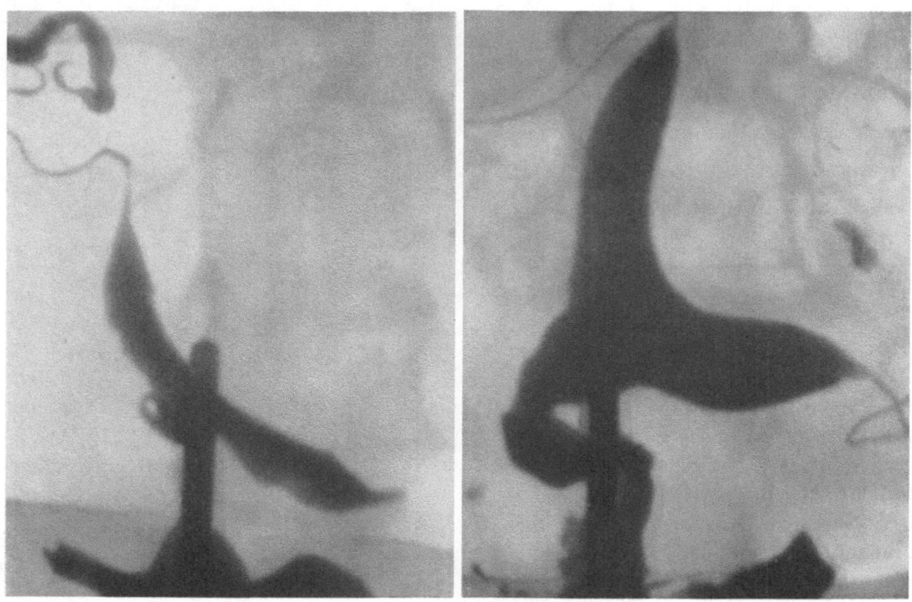

a) Vor der Behandlung.   b) Nach der Behandlung mit 250000 ME. Follikelhormon.

Abb. 51. Infantiler Uterus bicornis im Röntgenbild.

Wenn wir die Röntgenbilder, die alle in derselben Vergrößerung wiedergegeben sind, insgesamt betrachten, so können wir mit einem Blick feststellen, daß in allen Fällen ein deutliches Wachstum des Uterus erfolgt ist. Genau genommen müssen wir sagen, daß eine einwandfreie Zunahme des Cavumschatten-Flächeninhalts erfolgt ist. Wir würden aber ein noch deutlicheres Bild von der Größenzunahme im einzelnen Falle bekommen, wenn wir um jeden Cavumschatten im richtigen Verhältnis die Muskulatur einzeichnen würden (s. Abb. 52). Wenn wir Form und primäre Größe der einzelnen Uteri (die ja durchaus verschieden ist) vor der Behandlung berücksichtigen, so läßt sich sogar ein Wachstum proportional den verabfolgten Dosen erkennen. Dabei ist jedoch eines auffällig — das ist der Uterus des Falles G. M. unter 2.), der im Verhältnis zu den anderen auf 205000 ME. eine recht beträchtliche Wachstumsreaktion zeigt. Dieser Uterus ist aber der einzige, der einer Frau gehört, die schon einmal geboren hat (vor 12 Jahren — danach Amenorrhöe bis jetzt). Wenn wir einen Blick auf den Kastratenuterus im vorigen Abschnitt werfen, der ebenfalls einer geboren habenden Frau angehört, so fällt auch dort ein im Verhältnis zu den infantilen Uteri sehr starkes Wachstum auf, denn die Frau erhielt ja nur 160000 ME. Follikelhormon. Ich glaube schon, daß man berechtigt ist, hier an das Vorliegen verschiedener biologischer Reaktionsverhältnisse der Uteri zu denken, wie ich sie in gleicher Weise am Tier (Kaninchen) nachweisen konnte, nämlich, daß der schon einmal in Vollfunktion gewesene Uterus besser und leichter reagiert als der bisher hormonal nur wenig oder gar nicht stimulierte. Wir können aber noch ein weiteres Interessantes an diesen Uteri beobachten, das ist die Wahrung der ursprünglichen Form beim Wachsen während der Follikelhormonbehandlung. Gerade weil die Innehaltung der primären Formanlagen so besonders deutlich aus Anomalien hervorgeht, habe ich auch die beiden

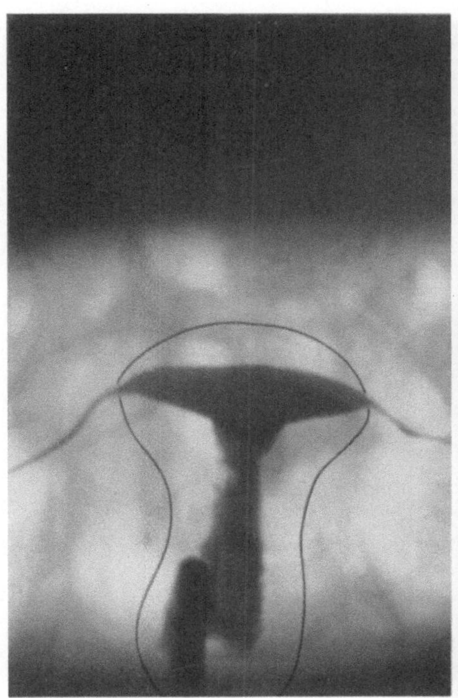
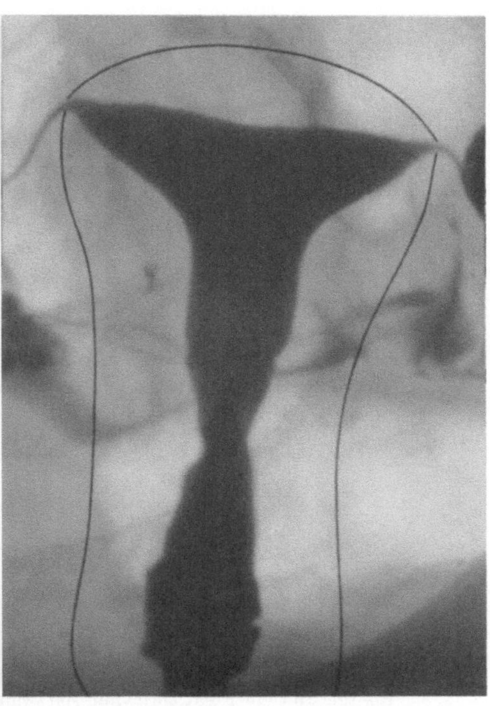

a) Vor der Behandlung.   b) Nach der Behandlung mit Progynon (es sind die vermutlichen Uterus-Umriß-Konturen eingezeichnet).

Abb. 52. Stark infantiler Uterus im Röntgenbild.

als letzte reproduzierten Uteri gebracht. Bei dem Uterus des Falles V. B. unter Nr. 5 könnte man bei bloßer Kenntnis des Röntgenbildes vor der Behandlung in Zweifel geraten, ob es sich hierbei nicht etwa um einen Uterus bicornis oder arcuatus handele. Die Art des Auswachsens dieses Uterus belehrt jedoch dadurch eines besseren, daß unter und trotz Innehaltung der prinzipiellen Form sein eigentlicher „Charakter" durch das „Verstreichen" seiner Fundus- und Seitenkanten erst richtig zum Vorschein kommt. Ganz besonders deutlich zeigt uns der letzte Uterus (Fall U. L. unter Nr. 6) dieses formenproportionale Wachstum. Hier handelt es sich tatsächlich um eine derartige Mißbildung im Sinne des Uterus bicornis. Leider erscheint dieser Uterus durch seine starke Anteflexionslage nicht in voller Vorderaufsicht, aber ich glaube, die Form- und Lageverhältnisse sind trotzdem gut ersichtlich.

Ich kann die Besprechung dieser Röntgenbilder nicht beenden, ohne noch auf einige weitere Besonderheiten aufmerksam zu machen, die ich an diesen Fällen zu beobachten Gelegenheit hatte. Zunächst einmal geben einige der Frauen während der Behandlung ein Schweregefühl im Unterleib an. Ich möchte das auf die enorme Hyperämie zurückführen, die wohl ganz sicherlich mit diesem akuten Wachstumsprozeß am Genitale parallel läuft. Abgesehen davon besteht aber ein außerordentliches Wohlgefühl, vor allem nach der Behandlung. Und eine der Patientinnen, auf die wir noch später zurückkommen werden, weil sie inzwischen erneut behandelt wurde, gab vor der nächsten Behandlung an, jetzt spüre sie das Gegenteil, nämlich: es fehle jetzt irgend etwas im Unterbauch, „es sei zu leicht dort“. Mit anderen Worten: Das anfängliche Schweregefühl hatte sich ihrem Befinden

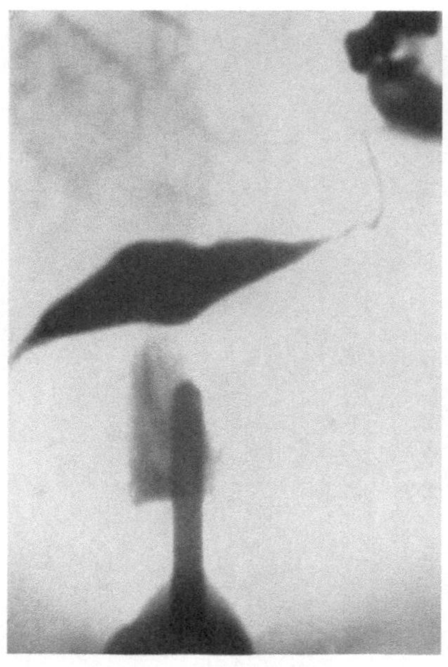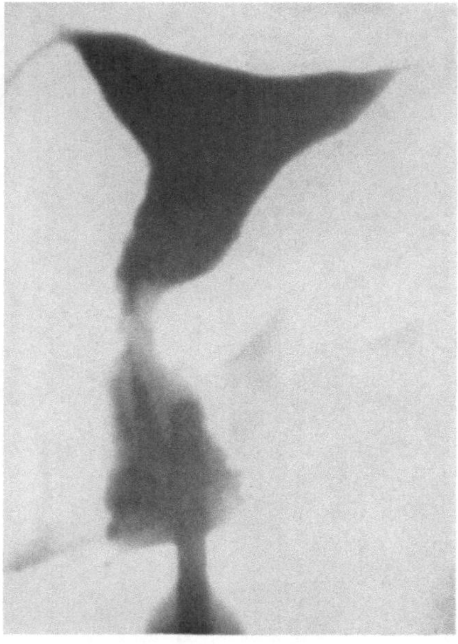

a) Vor der Behandlung.   b) Nach Behandlung mit 250 000 ME.
Progynon B.

Abb. 53. Röntgenbild einer Patientin mit spitzwinkeliger Anteflexio uteri und Ovarialinsuffizienz.

eingereiht und war damit aus ihrem Empfinden herausgerückt, während jetzt eine Störung dieses Gleichgewichtes (Schrumpfung des Uterus) die gegenteilige Empfindung auslöste.

Weiterhin interessieren noch einige objektive Befunde. So besteht z. B. kein Zweifel daran, daß unter der Behandlung mit diesen hohen Dosen Follikelhormon der Uterus insofern seine Lage ändert, als in Fällen von auffallender Retroposition (durch kurze, straffe Bänder) ein Vorrücken nach vorne erfolgen kann. Bekanntlich ist in diesen Fällen die abweichende Lage des Uterus hypohormonal, also durch ovarielle Unterfunktion bedingt, — das Zuwenig an Hormon bedingt eine ungenügende Turgescenz auch der parauterinen Gewebe und damit eine Straffheit der Weichteile. Mit Zufuhr des Hormons wird dieser Gewebszustand geändert und der Uterus nimmt seine normale Lage ein. Auch wird naturgemäß die Streckung des vorher stark spitzwinklig-anteflektiert gelegenen Uterus beobachtet. Dafür wurde bereits im Falle 4 ein Beispiel gebracht; in der nächsten Abbildung dürfte dies mindestens ebenso deutlich sein (Abb. 53).

Als noch wesentlicher möchte ich jedoch folgende Veränderung ansehen: Mit der Größenzunahme des Uteruscorpus erfolgt natürlich gleichfalls ein Wachstum der Cervix. Dieses Wachstum der Cervix nun ist nicht nur aus dem Röntgenbild zu erkennen, sondern es ist tatsächlich einwandfrei äußerlich positiv sichtbar. Die meistens doch hochrote Portio der infantilen Genitalien bekommt das mattere, samtartige Aussehen der geschlechtsreifen, wobei eine Volumenzunahme des Gewebes der vorher kleinen spitzen Portio bei aufmerksamer Beobachtung nicht zu verkennen ist. Wenn diese Gewebsveränderungen auch des besonderen „Daraufachtens" bedürfen, um erkannt zu werden, so gibt es schließlich doch noch ein Letztes, was selbst dem völlig „Unbefangenen" auffallen muß. Das ist ein außerordentlich deutliches Weiterwerden des Cervicalkanals und damit des äußeren

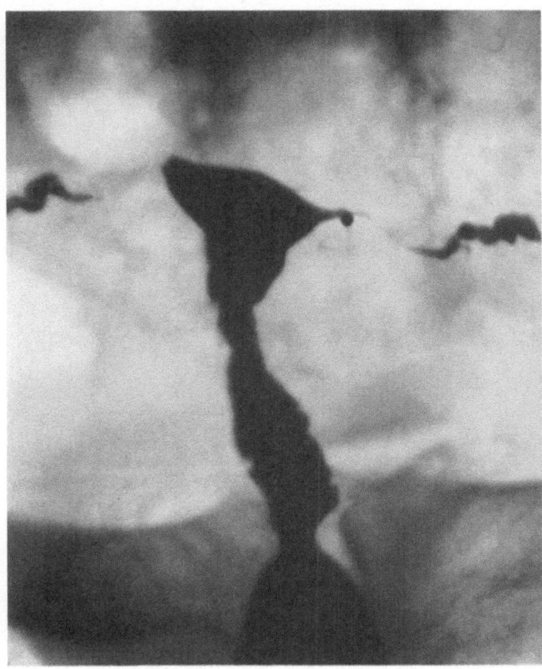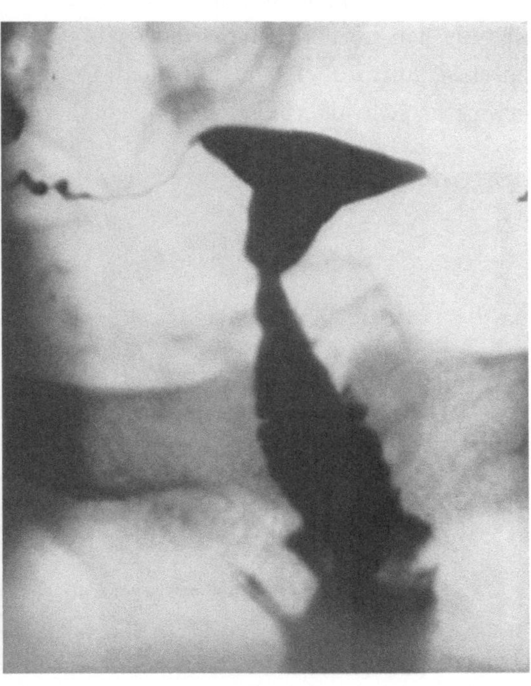

a) Vor der Behandlung.   b) Nach Behandlung mit 300 000 ME. Progynon.

Abb. 54. Uterus der Patientin M. N. im Röntgenbild bei künstlicher Streckung.

Muttermundes. Schließlich gehört dazu noch eine sichtbare Zunahme der Cervixsekretion. Und zwar ist dieses vermehrte Sekret völlig klar, glasig und von zäher Beschaffenheit, wie wir es bei der normalen Frau finden. Es sei hierzu bemerkt, daß Hinweise auf diese letzteren Veränderungen an der Cervix sich auch bei Werner und Collier in der obenzitierten Mitteilung finden.

Was diese Veränderungen an der Cervix anlangt, so geben sie mir Veranlassung, hier noch einen weiteren Fall zu demonstrieren. Ich kann noch nicht sagen, wovon es im einzelnen Falle abhängt, jedoch es ist zweifelsohne so, daß manchmal ein ganz besonders ausgesprochener Einfluß auf den Cervixabschnitt bestehen muß. Als Beispiel dafür sei eben der letzte Fall gebracht, an dem mir diese bis dahin an anderen Fällen nur gehegte Vermutung zur Tatsache wurde (Abb. 54).

γ) Bei der normalen Frau.

Es besteht auf den ersten Blick natürlich nicht der geringste Grund, etwas über den Einfluß des Follikelhormons auf den normal funktionierenden Genitalschlauch der Frau

14*

zu wissen. Denn wozu sollte in einem solchen Falle eine Behandlung mit Follikelhormon anders dienen als zum Experiment? Und Experimente sind nicht um ihrer selbst willen, sondern wegen des aus ihnen zu ziehenden Nutzens da. Wir werden jedoch später noch sehen, daß das Bedürfnis einer Anwendung des Follikelhormons bei der Frau mit normaler Genitalfunktion unter besonderen Umständen nicht von der Hand zu weisen sein wird. Aber auch an dieser Stelle kann ich — durch Zufall — doch etwas zu dieser Frage sagen, wenn auch nur sehr wenig. Man täuscht sich manchmal. So irrte ich mich bei der palpatorischen Untersuchung hinsichtlich der Größe des Uterus eines 25jährigen Mädchens, das an sich normale Menstruationsblutungen, diese aber zu häufig, zu langdauernd und zu stark aufwies. Ich glaubte den Uterus klein und infantil zu fühlen; im Röntgenbilde erwies er sich als völlig normal, eher groß. Da die Patientin noch andere, auf gestörte

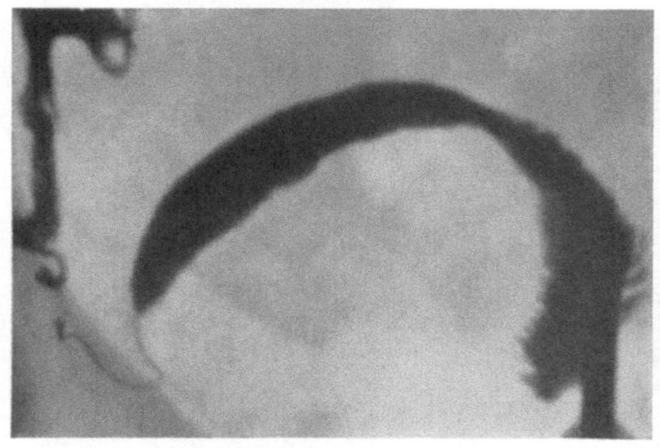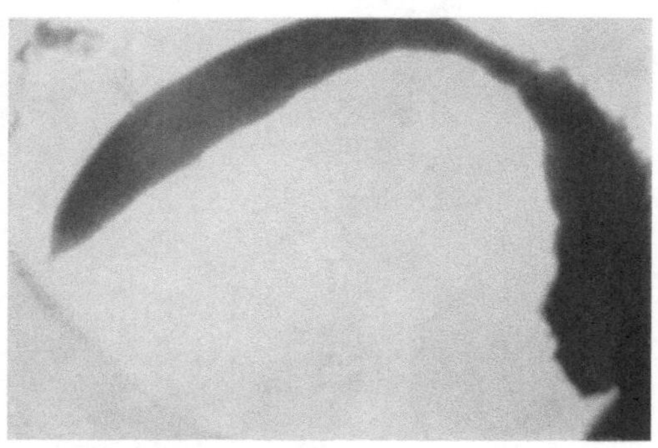

a) Vor der Behandlung.b) Nach der Behandlung mit 350000 ME.
Follikelhormon.

Abb. 55. Uterus der Patientin E. D. im Röntgenbild (s. Text).

Ovarialfunktion hindeutende Beschwerden hatte (wie ich später erfuhr, waren diese funktionell bedingt und die Patientin eine ziemliche Psychopathin), behandelte ich mit Follikelhormon. Es sei dazu bemerkt, daß ich stets den Patientinnen vorher erklärte, um was es sich bei den Röntgenaufnahmen handle. Es wäre deshalb gerade bei dieser Patientin verkehrt gewesen, nunmehr von der zweiten Aufnahme nach der Behandlung abzusehen. Sie wurde ausgeführt und ergab: nicht der geringste feststellbare Einfluß auf das Uteruswachstum trotz 100000 ME. Follikelhormon in 12 Tagen. Ich würde aus diesem einen Fall keine Schlüsse ziehen, wenn mir nicht noch folgender zur Verfügung stände.

7. Fall E. D., 28 Jahre alte, vor der Verheiratung stehende Patientin. Trotz vieler Kohabitationen mit dem Bräutigam nie gravide geworden. Sie will wissen, ob sie schwanger werden kann, denn es sei bei ihr früher einmal „an der Gebärmutter operiert worden".

Menses normal.

Genital: Palpatorisch vom Uterus nur wenig zu tasten, dieser scheinbar stark nach rechts gezogen, klein, hypoplastisch.

Diagnose: Hypoplasia uteri. Sterilität.

1. Uterosalpingographie.

Die Röntgenaufnahme ergibt keinen normalen Uterus, sondern nur ein Uterushorn rechtsseitig.

Darauf Behandlung: 350000 ME. Follikelhormon (Progynon) in 65 Tagen. Dabei war meine Absicht, durch diese Hormonbehandlung — kurz vor der Verheiratung beginnend und in die erste Zeit der Ehe fortgesetzt — den mißgebildeten Uterus durch künstliches Wachstum in einen besseren Funktionszustand zu bringen.

2. Uterosalpingographie.

Das aus der zweiten Röntgenaufnahme ersichtliche Resultat zeigt gegenüber den früher beschriebenen Fällen einen völligen Versager (Abb. 55).

Das Ergebnis der letzten beiden Fälle kann ich mir nur folgendermaßen erklären: Es handelt sich in beiden Fällen um einen Uterus unter normaler Follikelhormonwirkung der eigenen, normal funktionierenden Ovarien.

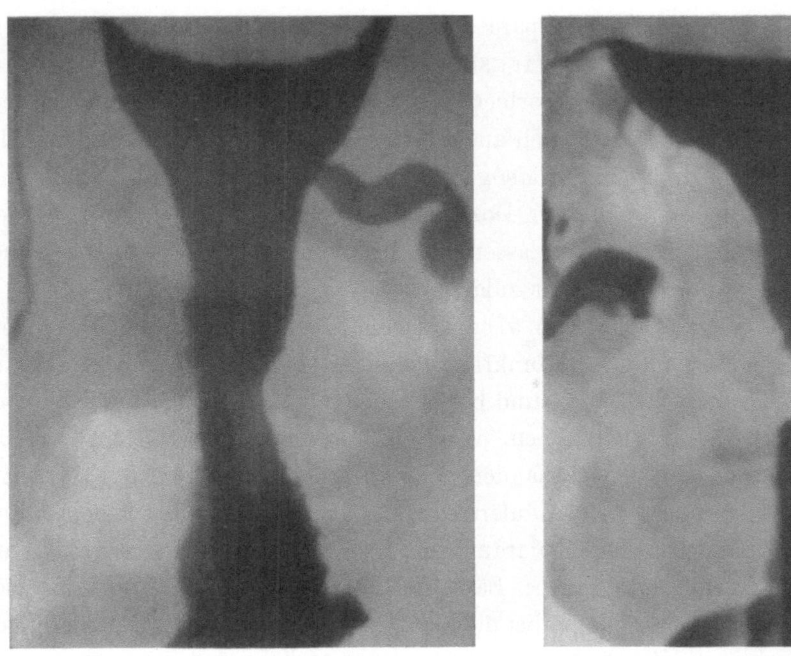

Abb. 56. a)Normal großer Uterus im Röntgenbild. b) Derselbe Uterus nach Behandlung der Patientin mit 300 000 ME. Follikelhormon. (Nur geringes Wachstum).

Die besondere Form des Uterus im zweiten Falle (ob Mißbildung oder Status post operationem) ist völlig belanglos, er stellt eben auch in dieser Form das Reaktionsterrain normaler Quantitäten Follikelhormons des eigenen Ovars dar. Sehen wir die beiden Fälle von dieser Seite aus an — und wir müssen das wegen der völlig normalen Menstruationen auch hinsichtlich des zweiten Falles tun — so ergibt sich für die Follikelhormonwirkung am hormonal normal-stimulierten Uterus nur die eine Schlußfolgerung, nämlich: daß es viel größerer Mengen Hormons bedarf, um einen solchen Uterus zum weiteren Wachsen und damit also in einen pathologischen Zustand zu bringen als sie notwendig sind, einen nichtfunktionierenden „hypohormonalisierten" Uterus (infantiler oder kastrierter) in einen normalen Funktionszustand zu versetzen. Mit anderen Worten: Auch hier dieselben Verhältnisse wie am Tier — mit dem einzigen Unterschied der viel größeren absoluten Hormondosen!

Wenn es sich hingegen um einen normal großen Uterus handelt, dabei aber die Zeichen einer Ovarialinsuffizienz bestehen (Fehlen der Reifzyklusfunktion, Amenorrhöe), scheinen solche Uteri wieder besser auf Hormon zu reagieren. Dafür sei der in der Abb. 56 wiedergegebene Fall ein Beispiel. Immerhin steht auch dabei die geringere Größenzunahme in keinem Verhältnis zu den so frappanten Veränderungen der infantilen oder insuffizienten Uteri.

Es wurde bisher noch nichts gesagt über die Art der Einzeldosierung und der angewandten Präparate in den eben beschriebenen Fällen. Die eigentliche Dosierungsfrage will ich hier jedoch zurückstellen und verweise auf den Abschnitt „Therapie" am Schluß dieses Handbuches. Auch die Wirksamkeit der verwendeten Präparate sei dort bzw. zum Teil im Kapitel „Chemie des Follikelhormons" besprochen. Ich muß jedoch hier erwähnen, daß es sich zum Teil um das sog. Progynon oleosum und zum Teil um das Progynon B oder sog. „Diol" gehandelt hat, beides Präparate, die im Tierexperiment bewiesen haben, daß sie sich durch eine Protrahenz der Wirksamkeit auszeichnen, also bei intramuskulärer Injektion (ölige Lösungen) langsam resorbiert und auch langsam ausgeschieden werden. Es wirft sich aber hier die Frage auf, ob sich aus diesen Ergebnissen Rückschlüsse auf die normalerweise vom Ovarium produzierten Mengen schließen lassen. Ich will deshalb eine kurze Zusammenstellung der angewandten Dosen und der Zeitpunkte der gewonnenen Resultate für eine Reihe von Fällen folgen lassen, aus der meiner Ansicht nach ein solcher Rückschluß mit einiger Wahrscheinlichkeit zulässig ist.

Wenn wir die Fälle in der Tabelle (Abb. 57) übersehen, so erkennen wir, daß diejenigen, welche schon einmal eine normale Ovarialfunktion gehabt oder gar einen früheren Partus (Fall 2 und 6) aufzuweisen haben, leichter und besser reagieren als diejenigen, welche noch niemals eine normale Ovarialfunktion hatten. Am schlechtesten reagierte der Fall 3, bei dem noch niemals eine Menstruation vorhanden gewesen war und bei welcher Patientin außerdem leichte Anzeichen einer pluriglandulären Insuffizienz (die ich mit leicht „genital-adipös" bezeichnete) bestanden. Jedoch darauf wurde schon oben hingewiesen. Worauf es mir aber ankommt, ist folgende Frage: Läßt sich aus den gesamten, im einzelnen Falle verabreichten Dosen etwas aussagen über die Wahrscheinlichkeit des täglichen Follikelhormonverbrauchs durch den Uterus, wenn er normal auswachsen und wenn er im ausgewachsenen Zustand in Funktion bleiben soll? Dazu müssen wir zunächst einmal die durchschnittlich täglich verabfolgten Hormonmengen berechnen, und zwar indem wir Gesamtdosis durch Anzahl der Wirkungstage dividieren. Dann ergibt sich für die gut positiven Fälle die Tabelle der Abb. 58.

Wir wollen nunmehr einmal die Tatsache berücksichtigen, daß alle bisher angegebenen Wirkungen des Follikelhormons am menschlichen Genitalschlauch mit denjenigen im Tierexperiment übereinstimmen. Dann ist wohl die Annahme erlaubt, daß auch im übrigen die bisher verständlicherweise noch nicht in ihrem zeitlichen Ablauf erforschten Einzelheiten der Mengenwirkungen am Menschen gleichsinnig mit denjenigen am Tier vor sich gehen. Deshalb möchte ich folgenden Schluß ziehen: Der durchschnittliche Follikelhormonverbrauch des Uterus und damit die durchschnittliche Follikelhormonproduktion des Ovars ist nach den hier wiedergegebenen Ergebnissen mit 10000 ME. pro Tag anzunehmen. Das bezieht sich auf den wachsenden Uterus. Hat der Uterus seinen gehörigen, normalen Wachstumszustand erreicht, so werden wahrscheinlich etwas geringere Mengen für die Aufrechterhaltung dieses normalen Funktions- und Zyklusreaktionsbereitschaftszustandes notwendig sein (s. Fall 7). Die tägliche Follikelhormonmenge, welche dann weiterhin notwendig ist, schätze ich auf 5000—8000 ME. Soll aber in diesem unter

Abb. 57.

Nr	Fall	Besonderheiten	Ange-wandte Dosis in ME.	Innerhalb eines Zeitraumes von Tagen	Zeitraum zwischen I.Injektion und ge-wonnenem Resultat in Tagen	Erfolg
1	Hn.	Kastration (nach früher normaler Ovarialfunktion)	50 000	14	23 Ab 16. Tag Corpus-luteum-Hormon-behandlung	Sondenlänge 6 cm. Zu niedrige Schleimhaut
2	Gl.	Kastration (nach früher normaler Ovarialfunktion.FrühereGeburten)	160 000	18	19	Sehr gutes Wachstum. Uterus fast normal groß
3	E. Schz.	Früher jahrelange normal. Klimax praecox. Uterus nur wenig ge-schrumpft	125 000	15	17	Sehr geringes Uterus-wachstum
4	Le.	Primäre Ovarialinsuffizienz schweren Grades. Mißbildung. Völlig infantiler Uterus	250 000	23	25	Ausgezeichnetes Uteruswachstum
5	Bt.	Völlig infantiler Uterus. Ovarial-funktion jetzt im Erlöschen nach einigen Jahren leichterer Ovarialinsuffizienz	270 000	36	37	Ausgezeichnetes Uteruswachstum. (Beste Reaktion von allen)
6	Me.	Früher völlig normal. 13 Jahre Amenorrhöe post partum. Hochgradige Ovarialinsuffizienz	205 000	15	17	Sehr gutes Wachstum. Uterus normal groß
7	H. Schz.	Primäre Ovarialinsuffizienz schweren Grades. Leicht genital-adipös. Niemals menstruiert	300 000	22	25	Sehr gutes Uterus-wachstum. Uterus nicht normal groß
8	On.	Früher leichte Ovarialinsuffizienz. Jahrelang verlängerte Zyklen. Jetzt Erlöschen der Ovarial-funktion allmählich	300 000	26	29	Ausgezeichnetes Uteruswachstum. Uterus normal groß
9	Ze. I	Immer unregelmäßige Regel und leichte Ovarialinsuffizienz. Jetzt plötzliche Amenorrhöe seit 5 Mon.	200 000	15	18	Deutliches aber im Ver-hältnis zu den anderen ähnlichen Fällen ge-ringes Uteruswachs-tum
10	Ze. II	Desgl.	300 000	19	23	Niedrige Prolifera-tionsschleimhaut
11	Ns. I	Mit 17 Jahren erste Regel, 4 Jahre regelmäßig, dann unregelmäßig 10 Jahre lang. Seit 2 Jahren immer seltener und schwächer. Jetzt 6 Monate Amenorrhöe	300 000	16	18	Deutliche, aber gegen-über den anderen auf-fallend geringe Uterus-Corpus-Vergrößerung. Dagegen sehr starkes Wachstum der Cervix (Sondenlänge 7 cm)
21	Ns II	Desgl.	300 000	16	20	Normale Prolifera-tionsschleimhaut (etwa dem 10. Tage des Zyklus entsprechend)

Abb. 58.

Hormon-dosis	In Tagen	Durchschnitt-liche tägliche Wirkungsdosis ME.	Erfolg
160 000	19	8 500	Sehr gut, aber bei Kastration
125 000	19	6 600	Sehr gering bei primär, fast normalem Uterus
250 000	25	10 000	Sehr gut
270 000	37	7 300	Ausgezeichnet
205 000	17	12 000	Ausgezeichnet, aber bei früher normalem Uterus
300 000	25	12 000	Sehr gut, aber nicht normal, bei bisherigem völligen Fehlen einer Ovarialfunktion
300 000	29	10 300	Ausgezeichnet
200 000	18	11 100	Gut, jedoch niedrige Proliferation der Schleimhaut
300 000	23	13 000	Desgl.
300 000	18	16 600	Gut, aber Wachstum konzentriert auf die Cervix, bei normaler Schleimhautproliferation
300 000	20	15 000	Desgl.

dem Einfluß einer täglichen Follikelhormonproduktion des normalen Ovars von 5000 bis 8000 ME. stehenden Uterus eine normale Proliferationsphase der Schleimhaut aufgebaut werden, so bedarf es dazu eines Plus an Follikelhormon, das ich mit 10 000 ME. im Beginn der Proliferation und steigend bis 20 000 ME. zur Zeit der Höchstfunktion der Schleimhaut annehmen möchte. Auf diese Weise würde sich eine Gesamthormonproduktion des Ovars während einer Vollfunktionsphase der Uterusschleimhaut von 250 000—300 000 ME. errechnen lassen.

c) Follikelhormon und künstliche Blutung aus dem Uterus.

Regelmäßige Blutungen aus dem Uterus als Ausdruck cyclischer Vorgänge im Endometrium und damit im Ovarium finden wir physiologischerweise beim Menschen und beim Affen. Wenn wir solche regelmäßig wiederkehrenden Blutungen als Menstruationen bezeichnen, so geschieht das auf Grund der allgemeinen Erfahrungen in der Annahme, daß in der Uterusschleimhaut ein vollständiger Genitalzyklus mit Proliferationsphasenaufbau und daran anschließenden Transformationsphasen-Veränderungen abgelaufen ist und nunmehr die in diesem Sinne vorbereitete Schleimhaut unter Blutungserscheinungen zerfällt und nach außen abgeht. Ich erwähnte bereits bei der Besprechung der Physiologie des Genitalzyklus, daß vor allem Corner-New York und C. Hartmann-Baltimore beim Affen regelmäßig wiederkehrende Blutungen beobachtet haben, bei denen sich weder im Uterus eine prägravide umgewandelte Schleimhaut (Transformationsphase) noch — wie es ja andererseits unbedingt dazu gehören würde — ein Corpus luteum in den Ovarien fand, und daß die Autoren diese Blutungen als „Menstruationen ohne Corpus luteum" angesprochen haben. Wir wollen deshalb hier noch einmal betonen, daß entweder der Begriff der Menstruation geändert werden muß oder aber, daß diese Blutungen niemals als Menstruation bezeichnet werden dürfen, seien sie auch noch so regelmäßig. Wir könnten dann allenfalls von einer „Pseudomenstruation" mit R. Schröder sprechen. Es besteht heute nicht der geringste Zweifel mehr daran, daß es solche Blutungen ohne Corpus luteum gibt (die Amerikaner sprechen von "non-ovulating bleeding"). Ob wir sie nun mit Pseudomenstruation bezeichnen oder den Begriff der Menstruation überhaupt aus ihrer Benennung streichen — wir wollen daran festhalten: Bei der Menstruation handelt es sich um eine Corpus luteum-Abbruchblutung — bei der Pseudomenstruation um eine Follikelabbruchblutung. Auf keinen Fall aber dürfen wir davon sprechen, eine „Menstruation" erzeugt zu haben, wenn nach Follikelhormonzufuhr aus der nur proliferativ aufgebauten Uterusschleimhaut eine Blutung erfolgt. Zu dieser Frage sind in den letzten Jahren entscheidende experimentelle Beiträge geliefert worden. So zeigte E. Allen (1926—1928), daß an geschlechtsreifen Affen der Exstirpation beider Ovarien eine Blutung aus dem Uterus folgte, ganz gleich, zu welchem Zeitpunkte des Zyklus die Kastration vorgenommen wurde. Dasselbe konnte am infantilen Affen nicht beobachtet werden. Diese Untersuchungen wurden dann (1931) von van Waagenen und Aberle erneut mit dem gleichen Ergebnis durchgeführt. Es ist ja auch durchaus denkbar, daß beim Affen eine nur im Sinne der Proliferationsphase aufgebaute Schleimhaut unter Blutung zerfällt, wenn der stimulierende Reiz des Follikels infolge dessen Atresie wegfällt. Dafür spricht auch, daß Forscher wie Allen und D. Baker eine Blutung an kastrierten Äffinnen dadurch erzeugen konnten, daß sie nach längerer Follikelhormonbehandlung der Tiere plötzlich mit der Hormonzufuhr aussetzten. Die Zeit des Auftretens dieser experimentellen Blutungen schwankt zwischen dem 7. und 9. Tage nach Aussetzen der Behandlung. Die Blutungen selbst dauerten angeblich 1—3 Tage, selten länger, bis zu 6 Tagen in einem Falle. Morrell, Powers, Varley und de Frates (1929) konstituierten auf Grund der gleichen Untersuchungen sogar eine Affeneinheit des Follikelhormons. Die Autoren konnten ebenso wie Robertson, Maddux und E. Allen mit 500 RE. (das sind etwa 2500 ME. Follikelhormon) die Veränderungen erzeugen, die zur Blutung führten. Weitere, besonders auch noch andere Fragen über diese Art Blutungen klärende Untersuchungen hat dann Seichi Saiki-Tokio im Cornerschen Institut in New York (1932) ausgeführt, auf welch letztere wir noch gelegentlich der inneren Sekretion des Hypophysenvorderlappens zurückkommen werden. Die Blutungen, welche Saiki erzeugen konnte, traten ebenfalls nach einer Latenzzeit bis zu 9 Tagen nach Aussetzen der Hormonbehandlung auf und dauerten mehrere (bis zu 6) Tagen an.

Soweit die experimentellen Versuche an Affen — und nun zu den Verhältnissen am Menschen. Es ist eine allbekannte Tatsache, daß nach Operationen, bei denen das ein Corpus luteum des Zyklus enthaltende Ovar exstirpiert wurde, eine Blutung aus dem Uterus auf dem Fuße folgt. Pratt hat darauf 1927 an Hand von Fällen, bei denen das Corpus luteum bei der Operation exstirpiert wurde, noch einmal hingewiesen. Es ist aber ebenso eine Erfahrungstatsache, daß eine vorzeitige und damit überhaupt eine Blutung auftritt, wenn die Ovarien exstirpiert werden, ohne daß eine Corpus luteum in ihnen vorhanden ist. Über diese Tatsache haben wir bisher nur weniger nachgedacht. Mazer hat auf Grund einfacher Überlegung und Schlußfolgerung aus den obenerwähnten Versuchen an Affen folgende Untersuchungen an Frauen angestellt. Bei 41 Frauen mit regelmäßigen Menstruationen, bei denen jedoch eine „funktionelle Sterilität" vorlag, wurde ein oder zwei Tage vor der (auf Grund bisheriger Regelmäßigkeit) zu erwartende Regel eine Curettage vorgenommen und die Uterusschleimhaut untersucht. Dabei zeigten nur 17 der 41 Frauen den zu erwartenden Zustand des prämenstruellen Endometriums. Die übrigen 24 Schleimhäute zeigten nach den Angaben des Verfassers: 4mal prämenstruelles Endometrium mit lokaler Hyperplasie, 8mal Endometriumshyperplasie und 12mal Intervallendometrium. Ganz gleichgültig, was der Autor unter der „lokalen Hyperplasie" des prämenstruellen Endometriums und unter den „Endometriumshyperplasien" versteht, es bleibt die Tatsache, daß in 12 von 41 Fällen ein Stadium der Uterusschleimhaut gefunden wurde, daß dem der reinen Proliferation und damit der reinen Follikelhormonwirkung entspricht. Aus diesen Befunden ergibt sich, daß 12 Frauen am nächsten oder einige Tage später eine „mensuelle" Blutung bekommen hätten, die dann aus einem nur proliferativ aufgebauten Endometrium (ohne vorherige Umwandlung zur Sekretionsphase) erfolgt wäre. Hätte es sich um nur einige wenige Fälle mit dem Befunde einer Proliferationsphase gehandelt, so wäre immer noch der Einwand möglich gewesen, daß es sich hier um Zufallsbefunde von Frauen mit gerade jetzt einsetzender Amenorrhöe oder prolongiertem Zyklus gehandelt habe. So aber — bei einer Anzahl von 12, also fast $1/3$ der Untersuchten — ist dieser Einwand unmöglich. Mazer fand außerdem bei diesen Fällen einen auffallend geringen Follikelhormongehalt im Blut und schließt auch daraus auf die Abwesenheit von Corpora lutea zur Zeit der Vornahme der Curettagen, da nach den Frankschen Untersuchungen gerade während des Bestehens und Wirkens des Corpus luteum am meisten Follikelhormon im Blute gefunden wird.

Was nun die künstliche Hervorbringung einer Blutung nach Follikelhormonbehandlung bei der Frau anlangt, so können die mannigfachen Angaben über Erzeugung von Blutungen bei Fällen mit leichter Ovarialinsuffizienz, in denen Regelblutungen, wenn auch verzögert, an und für sich noch bestanden, und die Fälle mit „Ingangbringung geregelter Menstruationszyklen" nach vorher unregelmäßigem Ablauf derselben keineswegs für diese Frage Verwendung finden. Soll hier der Beweis der Möglichkeit einer solchen „Follikelhormon-Abbruchblutung" erbracht werden, so muß 1. an der kastrierten Frau oder 2. an der bisher völlig amenorrhoeischen Frau mit auch sonstigen einwandfreien Zeichen des Fehlens jeglicher Ovarialfunktion gearbeitet werden und 3. muß dann noch nach Möglichkeit das abradierte Schleimhautmaterial dieser Blutung vorliegen. Die von C. Kaufmann, C. Clauberg, Löser an kastrierten und ovarialinsuffizienten Frauen nach Follikelhormon- und anschließender Corpus luteum-Hormonbehandlung erzeugten Blutungen gehören nicht hierher, da sie als echte Menstruationen (Corpus luteum-Hormon-Abbruchblutungen) aufzufassen sind, auf die wir als solche bei der Besprechung des Luteohormons, des zweiten Ovarialsexualhormons, zurückkommen werden. Anders der oben schon einmal beschriebene Fall von B. Zondek, dem wir dort den Vorwurf, keine echte Menstruation zu repräsentieren, machen mußten. Hier trat bei der kastrierten Frau zweifellos zweimal eine Blutung nach jedesmaliger Follikelhormonbehandlung auf. Außer diesem Falle liegen in diesem Sinne bisher nur noch die Ergebnisse von A. A. Werner und Collier vor, die ja während der sehr langdauernden Behandlung (80—90 Tage) von vier kastrierten Frauen mit täglichen Dosen Follikelhormon ausdrücklich mehrfach eine Blutung feststellen und das abradierte Schleimhautmaterial als rein proliferativ aufgebaut nachweisen konnten.

Ich verfüge nun auf Grund meiner oben geschilderten röntgenologischen Untersuchungen über das Uteruswachstum über eine Anzahl von Fällen, bei denen eine Blutung nach der Behandlung mit sehr hohen Dosen Follikelhormon auftrat. Diese Blutungen stellen nichts mehr und nichts weniger dar als den Zerfall einer nur proliferativ, ausschließlich durch Follikelhormon aufgebauten Uterusschleimhaut. Sie beweisen damit, daß es eine — experimentell zu erzeugende — Blutung aus einer lediglich unter Follikelhormonwirkung gestanden habenden und nunmehr infolge Abklingens der Follikelhormonwirkung zerfallenden Proliferationsphase der Uterusschleimhaut gibt.

1. Frau G., Kastratin. 160000 ME. Follikelhormon (Progynon) in 18 Tagen. Am 5. Tage nach Aussetzen der Behandlung setzt eine 4 Tage lange, wie eine schwache Regel geartete Blutung ein. Nach einigen Tagen Pause tritt die Blutung erneut auf, aber stark und fast 14 Tage dauernd. Seit dieser Zeit keine Blutung wieder. Inzwischen sind 6 Monate verstrichen, der röntgenologisch damals einwandfrei enorm gewachsen gewesene Uterus ist wieder geschrumpft.

2. Frau G. M., 37 Jahre alt. 12 Jahre Amenorrhöe nach einem damals stattgefundenen Partus. Juli 32: 10mal 100 ME. Prolan — ohne Erfolg. August: 50000 ME. Progynon in 18 Tagen — ohne Erfolg hinsichtlich einer Blutung. September 32: 20000 ME. Follikelhormon in 4 Tagen — keine Blutung. Oktober 32. (4 Wochen später) 30000 ME. Follikelhormon in 7 Tagen — keine Blutung. Dezember 32: 40000 ME. Follikelhormon in 5 Tagen — keine Blutung. April 33: 205000 ME. Follikelhormon (Progynon) in 15 Tagen (s. obige Röntgenbilder dieses Falles).

Am 9. Tage nach Aussetzen der Behandlung setzt eine erst schwache, dann 3 Tage lange starke Blutung ein. Die Patientin freut sich außerordentlich über die nach 13 Jahren wiederauftretende Blutung.

Seither sind 5 Monate verflossen. Keine Blutung mehr.

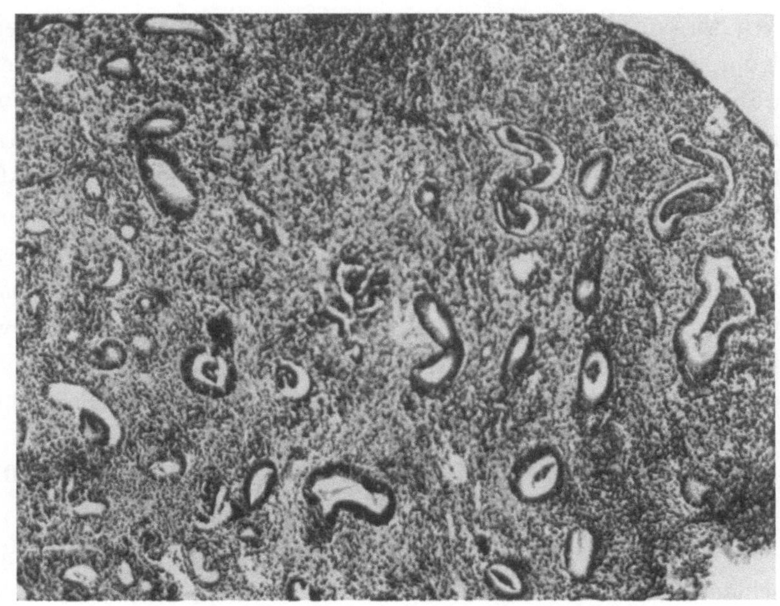

Abb. 59. Während einer Blutung nach reiner Follikelhormonbehandlung durch Curretage gewonnenes Uterusschleimhautstück.

3. Fall H. Sch., 18 Jahre. Bisher keine Regel. Am 12. März 33 künstliche Menstruation nach Follikel und anschließender Corpus luteum-Hormonbehandlung. Danach im April keine Blutung. Im Mai 33: 300000 ME. Follikelhormon in 22 Tagen (s. obige Röntgenbilder dieses Falles!). Am 11. Tage nach Aussetzen der Behandlung erfolgt eine 3 Tage lange, durchaus regelähnliche Blutung, die stärker ist als die vor 2 Monaten künstlich erzeugte Menstruationsblutung. Curettage wurde in diesen 3 Fällen zunächst nicht gemacht.

Derartige Fälle mit ähnlichem Verlauf habe ich eine ganze Reihe aufzuweisen, die ich hier nicht einzeln demonstrieren will. Ich möchte jedoch betonen, daß die Mehrzahl dieser Blutungen in ihrer Stärke und Dauer durchaus den Verhältnissen bei der normalen Regel entsprach. Der Zeitpunkt des Beginns der Blutung nach der letzten Hormoninjektion variierte, und zwar setzten die Blutungen zwischen dem 6. Tage frühestens und dem 11. Tage spätestens ein. Es wurde dann in anderen, aber gleichgearteten Fällen die Curettage vorgenommen. Ich demonstriere die gewonnene Schleimhaut. Im ersten der beiden wiedergegebenen Fälle wurde die Curettage einige Tage nach Beendigung der Behandlung und zweiten Röntgenaufnahme vorgenommen, also bevor es zur Blutung gekommen war (s. Abb. 45b!). Es handelt sich um eine einwandfreie, normale Proliferationsphase, die etwa dem 10. Tage des normalen Zyklus entspricht. Die zweite Abbildung gibt eine **während der Blutung gewonnene Schleimhaut** wieder. Hier trat am 9. Tage nach der letzten Injektion die Blutung auf und es wurde sofort ein einzelner Curettenstrich vorgenommen und im übrigen dann die mehrere Tage anhaltende Blutung ruhig abgewartet. Auch hier handelt es sich um eine reine Proliferationsphase ohne pathologische Entartung, die sich lediglich in beginnendem Zerfall befindet (s. Abb. 59!).

Es erübrigt sich, über diese künstlich und nur mit Follikelhormon erzeugten Blutungen an dieser Stelle zu diskutieren. Es handelt sich hier offensichtlich um genau dieselben Blutungen, wie sie beim Affen hervorzurufen sind und dort zu Zeiten schlechterer, unvollkommener Funktion des Ovars auch am normalen nichtkastrierten Tier vorkommen. Wir wissen, daß es aus einer **pathologisch**-proliferierten Schleimhaut sehr wohl bluten kann, und derartige Blutungen sind nicht selten und nichts Neues. **Wir wissen aber auch jetzt, daß es aus einer normal proliferierten Uterusschleimhaut bluten kann, wenn ein bis dahin wirksam gewesener Follikelhormonreiz plötzlich ausfällt.** Aus dieser Feststellung wiederum ist abzuleiten, daß nicht jede regelmäßig, mensuell wiederkehrende Blutung bei der Frau eine Menstruation (immer in dem früher definierten Sinne gedacht!) sein braucht, sondern daß es sich dabei auch mal um Blutungen infolge protrahierter, cyclisch-ablaufender Follikelreifungen mit nachfolgender Atresie ohne Corpus luteum-Bildung handeln kann[1]. Diese Tatsache ist, wie wir später sehen werden, für die Auffassung der Ursache einer Blutung aus der normalen Uterusschleimhaut und damit des „Mechanismus" der Menstruation überhaupt nicht ohne Bedeutung.

6. Die pharmakologische Bedeutung des Follikelhormons für die Uterusmuskulatur.

Die enormen anatomischen und histologischen Veränderungen, welche am Genitalschlauch unter der Einwirkung des Follikelhormons im Sinne des neuen Zellwachstums vor sich gehen, lassen es verständlich erscheinen, daß es dabei auch zu einem besonderen Verhalten der nunmehr erst ihrer eigentlichen Funktion zugeführten Gewebe auf äußere Reize hin kommt. Es wird durch die junge Gewebsproliferation sozusagen eine ganz andere „Konstitution" der Gewebsanteile, hauptsächlich aber der Muskulatur geschaffen. Wenn wir daran denken, daß ein Genitalschlauch, der nicht mehr unter dem Einfluß des Follikelhormons steht oder auch nur von ungenügenden Mengen desselben versorgt wird, sofort schrumpft und in seinen ursprünglichen „Schlummerzustand" augenblicklich zurückfällt, so folgt daraus, daß für diesen Genitalschlauch das Hormon gewissermaßen eine Art Nahrungsstoff bedeutet, von dem er **permanent** versorgt sein muß. Der deshalb unter der Follikelhormonwirkung anzunehmende besondere Stoffwechsel der einzelnen Zellelemente der Muskulatur ist es, welcher ihnen die inneren Bedingungen verschafft, auf spezifische oder unspezifische Reize hin mit ihrer eigentlichen dynamischen Funktion, das sind die Muskelkontraktionen, zu antworten. Schon immer hat man versucht, den Wechsel des anatomischen Funktionszustandes des Genitalschlauches, besonders des Uterus, in Beziehung zu setzen zu seiner pharmakologischen Reaktionsbereitschaft. Die Uteri der Nagetiere sind zu derartigen Untersuchungen besonders geeignet, da sie sich infolge ihrer

---

[1] **Anmerkung bei der Korrektur:** Siehe auch neuere Arbeiten von Westman, v. Mikulicz-Radecki und Kausch, Tietze, Breipohl u. a. darüber.

langgestreckten Schlauchform leicht im Magnus-Kehrer-Präparat und auch direkt beobachten lassen. Besonders vom funktionierenden Kaninchenuterus weiß man, daß rhythmische Kontraktionen an ihm dauernd vor sich gehen. Diese Muskelkontraktionen verlaufen in Form von Wellenbewegungen, die sich hier über den gesamten Genitalschlauch erstrecken. V. Mikulicz-Radecki konnte — unter anderem in experimentellen Röntgenkontrastbreiversuchen — nachweisen, daß sie an der Tubenmuskulatur beginnen und distal über den Uterus bis herab zur Vagina fortschreiten. Man kann diese Kontraktionen in ihrer Eigenart bereits deutlich erkennen, wenn man einen frisch aus dem lebenden Tier insgesamt herausgeschnittenen Kaninchengenitalschlauch auf einer einigermaßen glatten Unterlage frei liegen läßt. Temperaturänderungen und mechanischer Reiz steigern solche Kontraktionen, wobei man unter Umständen beobachten kann, wie die bis herab zur Vulva wurmförmig ablaufende Welle ein Zurückziehen des Gesamtorganes von der Unterlage verursacht. Auch bei der Maus sah ich solche Kontraktionen, jedoch viel akuter, weniger „wurmförmig" und nur am Uterus ablaufend im Moment der Berührung des Organs oder seiner Umgebung beim Herausschneiden. Regelmäßig ablaufende Kontraktionen sind dort am freien Präparat kaum zu beobachten. Knaus und Courrier haben besonders auf bestehende Unterschiede im Ablauf dieser Kontraktionen zu den verschiedenen Zyklusphasen aufmerksam gemacht. Die Untersuchungen beziehen sich auf das Kaninchen und zeigen, daß die Häufigkeit und Intensität der Kontraktionen unvergleichlich viel stärker während der Follikelphase gegenüber der Corpus luteum-Phase bei diesem Tiere ist. Auch ist die Reaktionsfähigkeit auf Medikamente zu den verschiedenen Zeiten eine andere, wobei besonders die Wirkung des Pituitrins, also des Hypophysenhinterlappenextrakts, eine Rolle spielt. Während zur Zeit der Follikelphase das Hypophysenhinterlappenhormon verstärkte und gehäufte Kontraktionen bewirkt, spricht der unter dem Einfluß des Corpus luteum stehende Uterus nur schwach oder gar nicht darauf an. Mit anderen Worten: Der unter Follikelhormonwirkung stehende Uterus legt eine gewisse permanente Unruhe an den Tag, die noch durch das kontraktionenerregende Hypophysenhinterlappenhormon gesteigert wird. Es muß aber betont werden, daß diese Untersuchungen sich ausschließlich auf das Kaninchen beziehen. Für andere Tiere — Ratte, Meerschweinchen, Maus — wurden in dieser Richtung andere, zum Teil gegenteilige Ergebnisse im Experiment gezeigt (Siegmund, H. Runge und H. Hartmann, Kammerhuber u. a.[1]). An der Maus habe ich immer wieder gerade die gegenteilige Feststellung machen können, nämlich daß der Uterus sich am intensivsten und eindrucksvollsten gerade zur Zeit der Corpus luteum-Phase kontrahiert. Siegmund hat aus seinen vergleichenden Versuchen an verschiedenen Tierarten den Schluß gezogen, daß gleiche Hormone an verschiedenen Tieren — selbst gleicher Gattung — verschieden wirken können. Ob sich das generell sagen läßt, müßten wohl erst geeignete Experimente am lebenden Tiere endgültig beweisen. Jedenfalls sind genaueste Durchuntersuchungen der Verhältnisse während ganzer normaler Zyklen bei anderen Tieren als dem Kaninchen erst noch jüngeren Datums und weisen außerdem zum Teil einige widersprechende Angaben auf. Eines ist sicher: Der Kastratenuterus, also der ovariell-hormonal nicht stimulierte Uterus reagiert überhaupt nicht. Der unter reiner Wirkung von Follikelhormon stehende Kaninchenuterus zeigt wunderschöne Kontraktionen und reagiert stark auf Pituitrin oder Hypophysin. Der nach Abklingen der Corpus

<hr>

[1] Siehe auch Fellner, Rosenfeld u. Durrant, Siegert, Scarborough u. a.

luteum-Funktion beim Kaninchen am Ende der Schwangerschaft wieder allmählich unter die Stimulierung der dann verstärkt und erneut reifenden Ovarialfollikel gelangende Uterus zeigt wieder bessere Kontraktionsverhältnisse und reagiert wieder auf Hypophysenhinterlappenhormon. Danach muß sich ohne weiteres die Frage aufwerfen, ob die Änderungen der Kontraktionslagen des Uterus nicht durch Änderungen und Wechsel in der Follikelhormonstimulierung bedingt sind. Das einzige Tier, an dem in dieser Richtung genügende Forschungsergebnisse vorliegen, ist wiederum das Kaninchen. Einen größeren Teil der Uteri meiner experimentellen Hormonstudien am Kaninchen haben H. Hartmann und Störring an der Kieler Klinik daraufhin untersucht. Es zeigte sich dabei, daß gleichzeitig mit der Rekonstruktion entsprechender anatomisch-histologischer Bedingungen durch — von mir in ihren Einzelheiten genauestens festgelegte — Follikelhormonbehandlung der kastrierten und infantilen Tiere sich auch das pharmakologische Verhalten und die dazu gehörige Stimulierung durch das Follikelhormon artefiziell erzielen ließ.

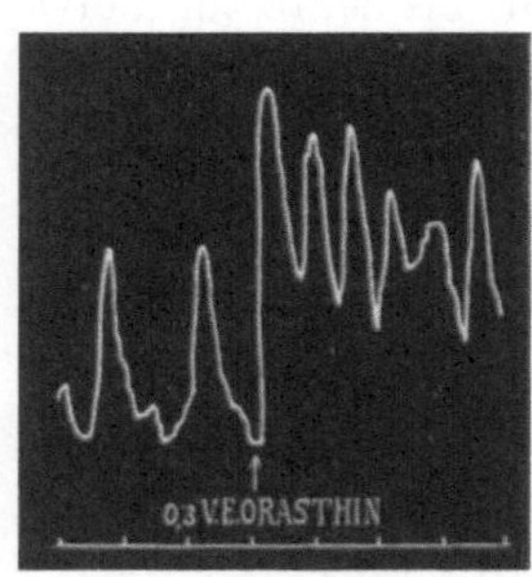

Abb. 60. Uteruskontraktionen des Kaninchens. Follikelphase. Starke Reaktion auf Hypophysenhinterlappenextrakt.

Zur Entscheidung der eben aufgeworfenen Frage habe ich Tiere mit Follikelhormon überdosiert und auch einige Tiere in bestimmten Zeiträumen nach Aussetzen der physiologischen Dosierung bzw. nach anschließender Verabfolgung abfallender Dosen getötet. Die Uteri dieser Tiere zeigten eine wechselnde Reaktion und Reaktionsfähigkeit, wie sie für die eben erwähnte Annahme gestuften Einflusses jeweilig wirkenden Follikelhormons sprechen. Übrigens deuten Untersuchungen Siegmunds, bei denen das Ovarium des Versuchstieres durch Hypophysenvorderlappenhormon beeinflußt und künstlich biologisch-wirksam gemacht wurde und dann mit seiner überstürzten, in Gang gebrachten Hormonproduktion den zu untersuchenden Uterus beeinflußte, in gleicher oder ähnlicher Richtung.

Auf jeden Fall muß bei allen diesen Fragen noch immer ganz im Stillen auch an eine Wechselwirkung zwischen den Hormonen der beiden Lappen der Hypophyse gedacht werden. Es lassen sich manche Momente ins Feld führen, die für eine allgemeine tonussenkende Wirkung des Hypophysenvorderlappenhormons sprechen (Ureter- und Darmatonie in der Gravidität! Experimente!). Es wäre durchaus denkbar, daß das in histologisch-biologischem Sinne nur auf dem Weg über das Ovar auf den Uterus wirkende Vorderlappenhormon der Hypophyse in pharmakologisch-physiologischem Sinne auch direkt auf den Uterus einwirkt. Um der Beantwortung dieser Frage näher zu kommen, wäre etwa folgende Versuchsanordnung erforderlich: Kastrierte reife Kaninchen, artefizieller Wiederaufbau des Uterusmuskels (und Proliferation der Schleimhaut) mit physiologischen Dosen Follikelhormon. Während der Follikelhormonbehandlung der Tiere gleichzeitig subcutane Zufuhr von hohen Dosen, auf gute Wirksamkeit testierten Vorderlappenhormons. Auf diese Weise wird der künstlich zur Proliferation gebrachte Uterus unter die direkte Wirkung des Vorderlappenhormons gesetzt, ohne daß eine interferierende Wirkung von seiten des eigenen Ovars hinzukäme, und es wäre an dem am Ende des Versuchs exstirpierten Uterus eine pharmakologische Wirkung des Vorderlappenhormons erkennbar, falls eine solche besteht. Einige Versuche, die ich zusammen mit H. Hartmann in dieser Richtung anstellte, fielen negativ aus, d. h. es war keine Beeinflussung durch das Hypophysenvorderlappenhormon erkennbar. Die von uns bereits vor längerer Zeit angestellten Versuche waren jedoch unzulänglich und bedürfen der ausgiebigen Nachprüfung. Vielleicht wird man überhaupt diesen Problemen näher kommen, wenn bei derartigen Untersuchungen das Magnus-Kehrer-Präparat zugunsten des Experiments am lebenden Tier verlassen wird. So haben Reynolds und Friedmann eine gute Methode ersonnen, indem der Uterusmuskelschlauch durchtrennt und nach Art einer Fistel in die Bauchwand eingenäht wird. Es läßt sich auf diese Weise ein mit Wasser aufzufüllender dünner Ballon aus Condomgummi in den Uterus einführen, mit dem Manometer und der berußten Trommel verbinden und so am lebenden Tier und damit unter mehr physiologischen Bedingungen arbeiten. Runge und Busse (persönliche Mitteilung) haben mit derselben Versuchsanordnung am Meerschweinchen Erfolg gehabt und dann auch Versuche angestellt, einen solchen Ballon beim Kaninchen direkt in die Vagina einzuführen und dadurch die Bedingungen noch günstiger zu schaffen. Wie ich oben erwähnte, macht beim Kaninchen die Vagina die Uteruskontraktionen bis herab zur Vulva mit, so daß bei genügender Erprobung der Methode hier eine weitere Aussicht zur Klärung der angedeuteten Fragen vorhanden wäre.

Eines muß hier noch erwähnt werden: Das Follikelhormon scheint kein Wehenmittel zu sein in dem Sinne, wie es das Hypophysenhinterlappenhormon ist, sondern es macht pharmakologisch eine Zustandsänderung im Uterus in der Weise, daß er für direkte Wehenmittel angreifbar wird. Das Follikelhormon macht also den Uterus kontraktionserregbar, es schafft in ihm die Bedingungen zur Ansprechbarkeit für Kontraktionen bedingende Reize. Das ist wichtig auch für die Art der Versuchsanordnung beim Studium des pharmakologischen Verhaltens. Soll ein Wehenmittel auf seine Wirksamkeit untersucht werden, so prüft man es durch akutes Heranbringen an den bereits unter bestimmten physiologischen Bedingungen stehenden Uterus, am herausgeschnittenen Uterusmuskelpräparat also durch direkten Zusatz zur organumspülenden „physiologischen" Flüssigkeit oder im Versuch am lebenden Tier durch intravenöse Injektion. Soll jedoch die Physiologie der „inneren Konstitution" des Uterusmuskels, also sein Verhalten auf Kontraktionsreize studiert werden, so muß der in diesem Sinne wirkungsändernde Stoff über eine gewisse, längere Zeit dem lebenden Tier allmählich zugeführt und dadurch die Zustandsänderung mit dem betreffenden Stoff innerhalb des Tierkörpers geschaffen werden, und dann kann am herausgeschnittenen oder auch in situ befindlichen Präparat die erreichte oder nicht erreichte Wirkung solcher Zustandsänderung, d. h. Kontraktionslagenänderung, erforscht werden. In diesem Sinne wurden in jüngster Zeit für das Verhalten des unter stärkster Follikelhormonwirkung stehenden Uterus am Kaninchen interessante Ergebnisse festgestellt. Die Kontraktionen und das veränderte Verhalten der Uterusmuskulatur wurde dabei durch ein angelegtes Bauchfenster studiert. Es zeigte sich auch hier, daß der Uterus eines unter Follikelhormonbehandlung stehenden Tieres nicht nur eine gesteigerte Spontanaktivität aufwies, sondern auch auf die nunmehrige Einverleibung von Hypophysenhinterlappenextrakt in den Organismus des Versuchstieres mit sehr viel stärkeren Kontraktionen antwortete als es normalerweise der Fall ist[1]. Gompertz und Pompen stellten am

---

[1] Parkes (1930) spricht von einem Synergismus zwischen Follikelhormon und Hypophysenhinterlappenhormon.

herausgeschnittenen Muskelpräparat im Magnus-Kehrer-Präparat eine sechsfach so starke Kontraktionsfähigkeit des Kaninchenuterusmuskels gegenüber dem Normalen fest, wenn das Uterusstück von einem Tiere stammte, das vorher mit hohen Dosen Follikelhormon vorbehandelt worden war. Robson-Edinburgh hat das Verhalten von Uterusstücken aus schwangeren menschlichen Uteri auf Hypophysenhinterlappenhormon hin geprüft und fand eine mit fortschreitender Gravidität zunehmende Reaktionsbereitschaft und -fähigkeit. Stückchen aus Uteri, die sich unter der Geburt befanden, reagierten am stärksten. Der Autor schließt daraus mit Recht, daß der Grad der Reaktionsbereitschaft von den in der Placenta gebildeten Mengen Follikelhormon abhänge und daß also das Follikelhormon der Sensibilisator für das Hypophysenhinterlappenhormon sei. Vor einiger Zeit wies E. Engelhart-Graz darauf hin, daß er fast in jedem menschlichen Harn einen Stoff habe nachweisen können, der die Kontraktionen des überlebenden Kaninchen-, Meerschweinchen- und Rattenuterusmuskels stark fördert und steigert. Von diesem Stoff wird gesagt, daß er thermostabil, alkohol- und ätherunlöslich, dialysabel und organischer Natur sei und von Tierkohle absorbiert werde. Ferner soll er mit keinem der bekannten organischen kontraktionserregenden Stoffe wie Adrenalin, Pituitrin usw. identisch sein. Ob es sich dabei nicht doch um das Follikelhormon handelt, ist vom Autor noch nicht endgültig bewiesen worden.

7. Die Pathologie des Follikelhormons (Hyperproliferation).

Wenn wir von der Pathologie des Follikelhormons sprechen, so wollen wir darunter hier nicht die Pathologie der Follikelhormonbildung im klinischen Sinne und damit nicht die verschiedenen möglichen Ovarialinsuffizienzen verstehen (darauf kommen wir unter dem Kapitel „Therapie" zurück), sondern wir meinen damit die Veränderungen, welche durch ein Zuviel an Follikelhormon entstehen und als solche genau wie die normalen Veränderungen am Genitalschlauch experimentell nachgewiesen sind.

Es wurde bei der Besprechung der Wirkung des Follikelhormons an den Laboratoriumstieren bereits angedeutet, daß mit dem Augenblick, wo die Hormonzufuhr aufhört, am kastrierten oder infantilen Tier der Genitalschlauch wieder schrumpft. Wohl hält je nach der Art des verwendeten Hormonpräparates und seiner Applikation infolge der verschiedenen Resorbierbarkeit und Ausscheidungsverhältnisse die Wirkung unter Umständen noch ein wenig an — sie „hinkt noch etwas nach" —, jedoch die Rückbildung des vorher Aufgebauten wird dadurch nur verzögert, aber nicht aufgehalten. Es erhebt sich die Frage, welche Veränderungen auftreten, wenn mit der Follikelhormonzufuhr fortgefahren wird, nachdem ein normaler Wachstums- und Funktionszustand des Genitalschlauches und ein normaler proliferativer Aufbau seiner Schleimhäute zustande gekommen ist. Das Studium der Physiologie des Ovariums lehrt uns sowohl am Menschen wie an den Säugetieren, daß bei denjenigen Prozessen, welche die eigentlichen cyclischen Wandlungen am Genitale darstellen, von einem Ruhezustand niemals die Rede sein kann. Es handelt sich dabei um biologische Prozesse, welche in einem dauernden Werden und Vergehen niemals stille stehen und dabei in einem — sonst im Organismus wohl kaum bekannten — raschen Wechsel immer neue Zustandsbilder während eines solchen Zyklus zeigen. Im Anschluß an das Reifsein eines Follikels, das stets mit einer Vollendung des Proliferationsstadiums in den Schleimhäuten des Genitalschlauches einhergeht, muß normalerweise der Sprung dieses

Follikels folgen. Es muß ein Corpus luteum entstehen und unter seiner Wirkung wieder die Fortentwicklung der Proliferationsschleimhaut zur Transformationsphase vor sich gehen. Wir haben schon mehrfach betont, daß sich die Wirkung des Follikelhormons hinsichtlich der Schleimhautbildung im Genitale in dem Stadium einer Proliferationsphase erschöpft und daß es nicht möglich ist, mit ihm die Schleimhaut des Uterus z. B. im Sinne des Zyklus physiologisch weiterzuführen. Wir sagten, daß dazu immer ein zweites Hormon notwendig ist, das ausschließlich im Corpus luteum gebildet wird. Was geschieht aber, wenn ein solches Corpus luteum sich nicht bildet und anstatt dessen Follikelhormon stärker wirkt, seinen proliferativen Einfluß weiterhin und anhaltend auf die Schleimhäute ausübend? Wollten wir diese Frage an unserem Testobjekt, der Scheidenschleimhaut

der kastrierten Maus, lösen, so würden wir schwerlich zu einem Resultat gelangen. Kommt es hier zu einer weiteren Wirkung von Follikelhormon, nachdem das Schollenstadium aufgebaut ist, so resultiert ein Zustand, den wir mit „Daueroestrus" bezeichnen, weil dauernd Schollen weitergebildet und ins Lumen abgestoßen werden. Anders jedoch in der Uterusschleimhaut! Hier kommt es infolge anhaltender Follikelhormonwirkung zu einem Zustand, den wir mit Hyperproliferation bezeichnen und der etwas durchaus Pathologisches bedeutet. Wir kennen seit langem, besonders durch die histologischen Untersuchungen von R. Meyer und R. Schröder, solche pathologischen Proliferations-

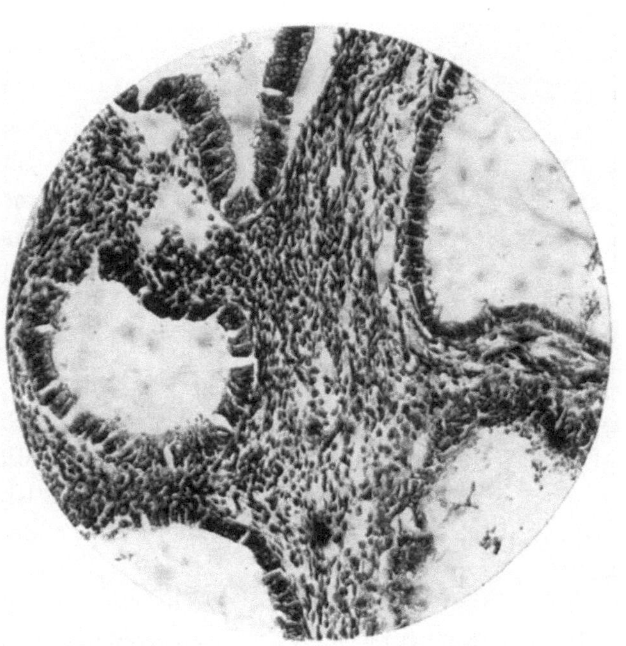

Abb. 61. Menschliche Uterusschleimhaut. Glandulär-cystische Hyperplasie (starke mikroskopische Vergrößerung).

stadien in der Uterusschleimhaut der Frau. Das von diesen beiden Autoren wohl umschriebene Krankheitsbild der sog. „glandulär-cystischen Hyperplasie" der Uterusschleimhaut mußte nach den histologischen Vergleichsuntersuchungen zum mindesten auf einer Störung der Hormonproduktion des Ovars beruhen. Es reift dabei zwar der Zyklusfollikel, sein Sprung und damit die Bildung des Corpus luteum bleibt jedoch aus. Der reife Follikel atresiert jedoch auch nicht, sondern bleibt bestehen; es kommt zur Follikelpersistenz. Wo kein Corpus luteum — da keine Transformation der Proliferationsphase; wo keine Atresie des reifen Follikels — da kein Zugrundegehen der proliferativ aufgebauten Schleimhaut. Die histologischen Bilder, welche menschliche Uterusschleimhäute unter dem Einfluß eines solchen persistierenden, weder springenden, noch zunächst atresierenden Follikels aufweisen, sprechen in ihrer Eigenart in jeder Beziehung für eine „Hyperproliferation". Die unter der Wirkung des normalen Follikels in der Uterusschleimhaut entstehenden Veränderungen werden in extenso weiter geführt. Die Schleimhaut wird zunächst höher durch Zunahme des Stromas und der Drüsen. Dabei wird allmählich eine Unregelmäßigkeit in der Kernverteilung deutlich, die sich in einer verschiedenen Dichte des Zwischengewebes an verschiedenen Stellen ausdrückt. Die Drüsen werden reichlicher, aber auch gleichzeitig cystisch, ohne in den erforderlichen geordneten Sekretionszustand überzugehen. Anfangs schaden diese Veränderungen der Schleimhaut nichts, und zwar so lange nicht, wie das physiologische reine Proliferationsvermögen sich auswirken kann und die Oberfläche der Schleimhaut intakt bleibt. Es kann dann sogar zu einer mehr oder weniger langen Amenorrhöe kommen (1. Stadium nach H. Runge, polyfollikuline Amenorrhöe nach B. Zondek). Allmählich resultieren jedoch infolge der übermäßigen Zelldrängelung und Wucherung der Drüsen derartig zunehmende Störungen im Aufbau des Gewebes, daß

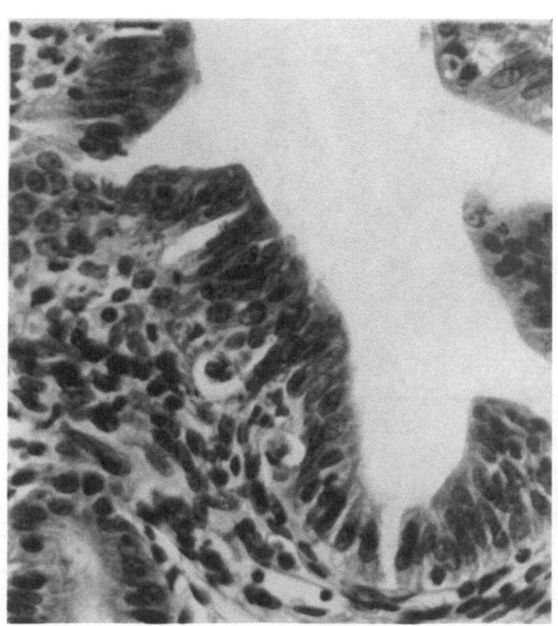

Abb. 62. Hyperproliferation an der Uterusschleimhaut der Maus; am kastrierten Tier erzeugt durch starke, verlängerte Zufuhr von Follikelhormon.

schließlich Nekrosen auftreten. Diese zeigen sich zunächst an der Oberfläche und sind wahrscheinlich durch Störungen der Gefäßzufuhr innerhalb der Schleimhaut bedingt. Die Folgen davon sind Blutungen, die anhalten, wechselnd stark, meistens jedoch nicht unbeträchtlich sind und manchmal zu erheblichen, ja bedrohlichen Anämien führen können (2. Stadium nach H. Runge, polyfollikuline Blutung nach B. Zondek).

Im Laufe der Zeit werden nekrotische Teile der Schleimhaut abgestoßen. Mit diesen Abstoßungen erledigt sich der Krankheitszustand der Schleimhaut jedoch nicht, wenn der Follikel im Ovarium weiterhin persistiert. Das schließliche Schicksal eines solchen Follikels ist die Atresie, die jedoch lange auf sich warten lassen kann (R. Schröder) oder erst erfolgt, wenn schon wieder ein neuer Follikel (R. Meyer) mit neuer proliferativer Wirkung auf die Schleimhaut reift. Deshalb vollzieht sich die Abstoßung nekrotischer Schleimhautpartien auch ganz unregelmäßig und ist keineswegs mit den physiologischen nekrobiologischen Vorgängen bei dem autolytischen Abbau einer Sekretionsphase zu vergleichen. Eine solche Art des Schleimhautzerfalls unter Blutungen ist also prinzipiell etwas anderes als die Menstruation. Selbst der kleinste Rest derartiger pathologischer Schleimhaut, wie er noch lange erhalten bleiben kann, verursacht noch Blutungen, da eine geordnete Wundheilung nicht einsetzen kann (3. Stadium nach H. Runge). Das Krankheitsbild hat oft die Neigung zu rezidivieren und findet sich entsprechend seiner Genese am häufigsten zu Zeiten des Erlöschens oder Ingangkommens geordneter cyclischer Ovarialfunktion, also im Klimakterium und in der Menarche. Wir wollen festhalten, daß die Ursache in einer verlängerten, pathologisch anhaltenden, anfangs verstärkten, dann durch langsames Abklingen noch wieder prolongierten Wirkung des Follikels zu sehen ist, wobei es infolge Fehlens der Komponente des Corpus luteum nicht zu einer geordneten physiologischen Transformationsphase der Schleimhaut kommen kann. Ich wies schon einmal darauf hin, daß dasselbe Bild in der Uterusschleimhaut entsteht, wenn der hormonale Reiz vom Ovarium aus nicht durch das relativ einfache Gebilde eines pathologisch vegetierenden Follikels, sondern durch einen Ovarialtumor aus den Follikelepithelien gegeben ist. Das ist vor allem der sog. Granulosazelltumor des Ovars. Auf Grund der Genese dieses Tumors ist die begleitende glandulär-cystische Hyperplasie der Uterusschleimhaut für diese Erkrankung direkt charakteristisch.

In experimentellen Studien an der Maus konnte ich zeigen, daß eine verlängerte Follikelhormondosierung in der Uterusschleimhaut Bilder erzeugt, die ohne weiteres mit den Veränderungen bei glandulärcystischer Hyperplasie beim Menschen in Parallele zu setzen sind. Wie wir eingangs sahen, ist das Prinzip der Proliferationsphase in der Uterusschleimhaut überall das gleiche. Die Erscheinungsform variiert jedoch. So sind bei der Maus Drüsen normalerweise spärlich vorhanden. Die typischen Zeichen der Proliferation sind hier in der Anordnung der Oberflächenepithelien und der Kerne der lumennahen Zone des Schleimhautstromas zu suchen. In diesen Bezirken kommen demgemäß auch die Erscheinungen einer Hyperproliferation zum Ausdruck, die hauptsächlich in enormer Kerndrängelung bestehen und schließlich zu Störungen im Schleimhautaufbau führen. Es finden sich dort dann Degenerationszonen mit Pyknosen und Kernzerfallsprodukten, wodurch die Schleimhaut-

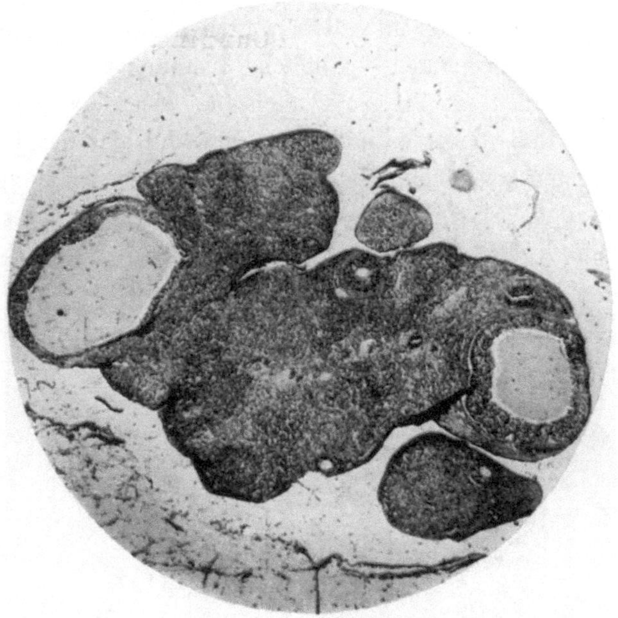

Abb. 63. Rattenovarium nach einem „Dauœroestrus" von 15 Tagen. — Persistierende Follikel.

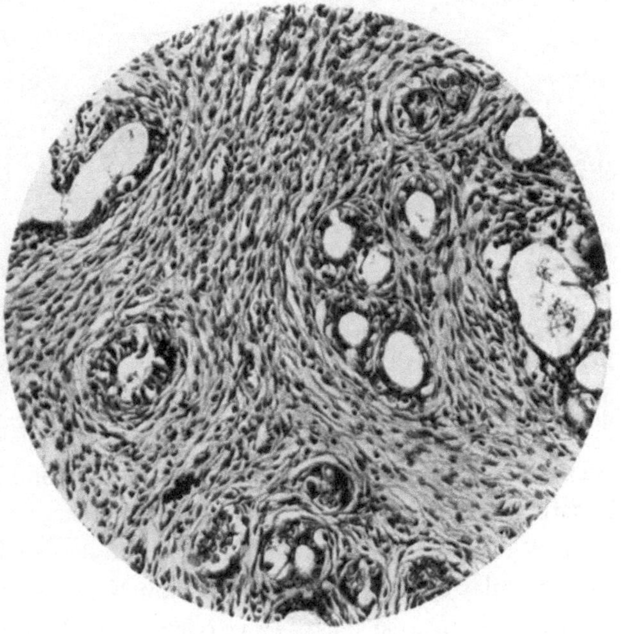

Abb. 64. Uterusschleimhaut des Tieres der Abb. 63. Hyperplasie und cystische Drüsen.

struktur dieser Bezirke vollkommen unregelmäßig wird. Ich habe das Vorkommen dieser Veränderungen dann auch am normalen Tier ohne künstliche Follikelhormonzufuhr

15*

feststellen können. Es sind das die Mäuse, welche einen sehr langen, manchmal 10 Tage dauernden „Oestrus" (Schollenstadium in der Scheide) aufweisen. W. M. Allen hat danach dasselbe an der Ratte beobachtet und beschrieben. Später haben dann J. C. Burch, W. L. Williams und R. S. Cunningham — scheinbar ohne meine diesbezüglichen Arbeiten zu kennen — ähnliche Zustände an der Maus mit dem Follikelhormon gezeigt. Neuerdings hat Tietze ähnliches an Meerschweinchen erzeugt[1].

Daß dieses pathologische Zustandsbild der Uterusschleimhaut am sonst normalen Tier genau wie beim Menschen auf einer Persistenz von Follikeln beruht, geht sehr deutlich aus den Organen einer Ratte hervor, die ich unter anderen als Zufallsbefund gewinnen konnte. Es handelte sich um ein Weibchen, das nach dem Abstrichpräparat einen „Dauer-

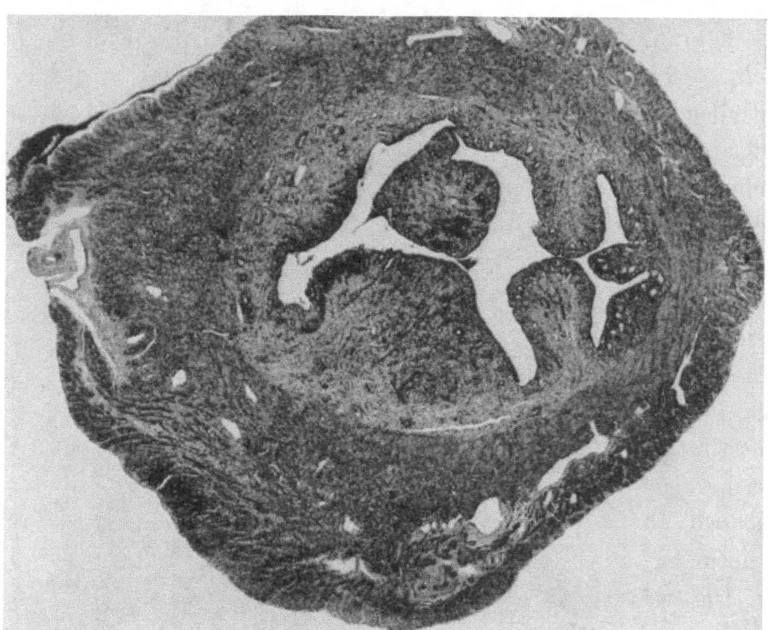

Abb. 65. Hyperproliferation am Uterus des reifen Kaninchens (Querschnitt), am kastrierten Tier, erzeugt durch starke, verlängerte Zufuhr von Follikelhormon.

oestrus" aufwies und am 15. Tage desselben getötet wurde. In dem Ovar sind die persistierenden, jetzt wahrscheinlich in Atresie gehenden Follikel als einzige hormonal noch aktive Gebilde deutlich erkennbar. Alle anderen früheren zyklusbedingenden Formationen sind in der Zwischenzeit (15 Tage Schollenstadium!) sehr stark in Schrumpfung gegangen und ohne weiteres als alt und nicht-funktionierend erkennbar. Die dazugehörige Uterusschleimhaut ist sehr unregelmäßig hyperplastisch und hier buchstäblich glandulär-cystisch wie bei entsprechenden Fällen am Menschen.

Schließlich konnte ich an Kaninchen, infantilen und reifen, auf ähnliche Weise wie bei der Maus mit Zufuhr pathologischer Dosen von Follikelhormon Uterusschleimhautbilder künstlich erzeugen, die in genau gleichem Sinne aufzufassen sind. Die Hyperproliferation ist dort ebenfalls am stärksten in der Nähe des Schleimhautrandes, was übrigens auch bei der glandulär-cystischen Hyperplasie am Menschen der Fall ist. Das Kaninchen hat, wenn auch nur wenige, so doch etwas reichlichere Drüsen in der Proliferationsschleimhaut als die Maus, was bei einem Vergleich der im 1. Kapitel gezeigten Bilder ohne weiteres deutlich ist[2]. Dementsprechend fand ich beim Kaninchen auch vereinzelt die Drüsen cystisch ver-

---

[1] Siehe auch Burch, Phelps und Wolfe (1934) und Pincus und Werthessen (1933).

[2] Neuerdings hat Tietze (1934) sich eingehend mit der experimentellen Erzeugung solcher hyperproliferativer Zustandsbilder — vor allem am Meerschweinchen — befaßt.

größert. Vor allem aber habe ich auch einige Fälle beobachtet, bei denen es direkt zu Blutaustritten innerhalb der oberflächlichen Schleimhautpartien und in der subepithelialen Zone kam. Trotz reichlicher Follikelhormonzufuhr schrumpfte dann zum Teil die Schleimhaut, was zunächst paradox klingt, jedoch unbedingt auf die Störungen innerhalb des Aufbaues der Schleimhaut zurückgeführt werden muß. Und zwar liegt der Beweis dafür in der enormen gleichzeitigen Hyperplasie der Uterusmuskulatur, deren Kerne dann wie dicht gepackt und gedrängelt stehen. Diese Uteri sind in ihrer Muskulatur ohne weiteres

zu vergleichen mit dem bei der menschlichen glandulär-cystischen Hyperplasie vorkommenden vergrößerten, im Gegensatz zum aufgelockerten Frühschwangerschaftsuterus jedoch harten, derben Uterus. Makroskopisch wiesen diese künstlich-pathologischen Kaninchenuteri denn auch zum Teil eine regelrechte Brüchigkeit und Sprödigkeit auf. Im Magnus-Kehrer-Präparat zeigten sie ein pathologisches Verhalten ihrer Kontraktilität. Wenn aus diesen letzteren Befunden ein kleiner Rückschluß auf die Verhältnisse am Menschen erlaubt ist, so läßt sich vielleicht solche Änderung des contractilen Verhaltens der Muskulatur auch dort annehmen und damit für den schlechten Blutstillungsmechanismus bei der glandulär-cystischen Hyperplasie verantwortlich machen. — Auf jeden Fall dürften die Ergebnisse der experimentellen und vergleichenden Hormonforschung der letzten Jahre[1] die Natur dieses Krankheitsbildes in ein immer klareres Licht gebracht und damit die Auffassung desselben auf Grund der bis dahin ausschließlich histologisch-anatomischen Untersuchungen eine wesentliche Stütze erfahren haben. Es kommt hinzu, daß Szarka mit großen Dosen Follikelhormon bei verlängerter Darreichung am Menschen künstlich dieses Krankheitsbild der Uterusschleimhaut hervorrufen konnte; ein Ergebnis, das später von Kaufmann bestätigt wurde.

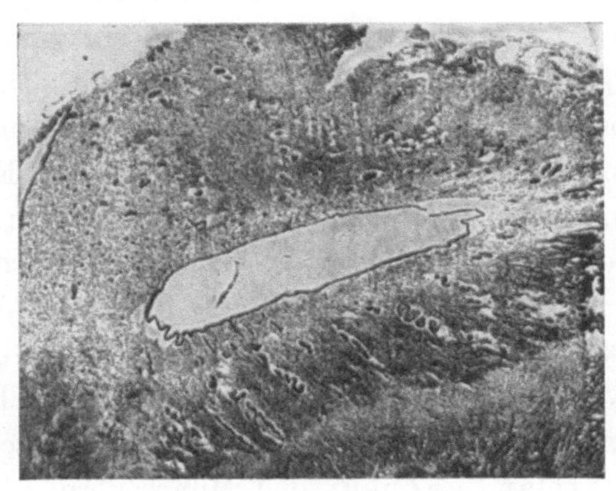

a) Normale Proliferationsphase.

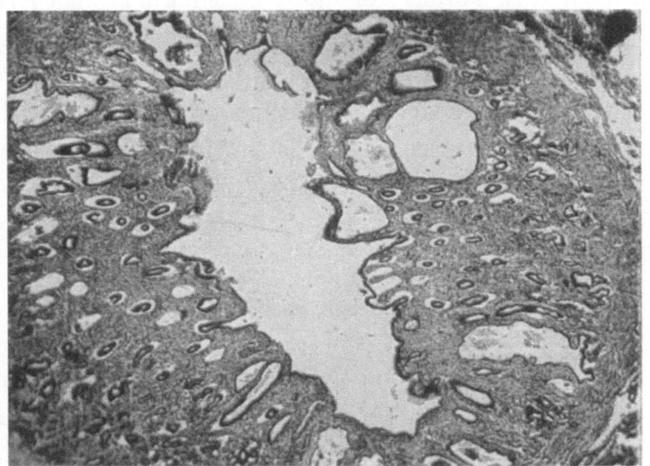

b) Künstlich durch Überdosierung mit Follikelhormon erzeugte Hyperproliferation („glandulär-cystische Hyperplasie").
Abb. 66. Uterusschleimhaut von geschlechtsreifen Meerschweinchen. (Nach K. Tietze, Z. Geburtsh. 108 (1934).

---

[1] Hierher gehören auch die Untersuchungen über experimentelle „Hyperfeminisierung" (H. O. Neumann, Gostimirovicz u. a.).

8. Wesentliches zur Chemie des Follikelhormons (nebst Betrachtungen über Beziehungen derselben zur Biologie des Follikelhormons).

Nachdem im Harn der schwangeren Frauen eine ausgezeichnete Quelle für die Gewinnung sehr großer Follikelhormonmengen gegeben war, wurde die genauere chemische Erforschung des Stoffes und der Weg zu seiner Reindarstellung möglich. Als B. Zondek den Nachweis erbrachte, daß sich bei trächtigen Stuten noch ungleich viel größere Mengen im Urin fanden, entwickelte sich hier ein weiteres Ausbeutungsgebiet für das Hormon. Bereits Anfang 1930 konnte A. Butenandt, dem große Mengen Rohöle von der Schering-Kahlbaum AG. zur Verfügung gestellt wurden, über die Methode zur Reindarstellung bis zum Krystallisat des Hormons berichten. Er kam zu einer Reinigung und Konzentration des Hormons auf 8—10 Millionen ME. im Gramm mit einer Formel $C_{18}H_{22}O_2$, wobei von den beiden Sauerstoffatomen wahrscheinlich eines in einer Ketogruppe und eines in einer Hydroxylgruppe gebunden sei. Butenandt gab diesem von ihm dargestellten Krystallisat den Namen Progynon. Kurz nach Butenandt berichtete unabhängig von ihm Doisy[1] in Amerika über das Krystallisat des Follikelhormons mit 8 Millionen Einheiten im Gramm. Es sind dann von verschiedenen Forschern Krystallisate hergestellt worden, so von Marrian, Laqueur und Mitarbeitern, Skarzinsky, D'Amour und Gustavson und auch von französischen Forschern[2]. Ursprünglich wurde von Marrian und von Doisy eine andere Formel für das Follikelhormon angegeben, nämlich $C_{18}H_{24}O_3$ von Marrian, der diesen Stoff „Oestrin" nannte und $C_{18}H_{21}(OH)_3$ von Doisy, der dieses Krystall als „Theelol" bezeichnete. Butenandt wies nach, daß es sich bei diesen Krystallisaten um das Hydrat des von ihm bezeichneten $C_{18}H_{22}O_2$ handeln müsse. Butenandt und Marrian haben dann in einer gemeinsamen Arbeit die Identität der krystallisierten Follikelhormone in folgendem Sinne anerkannt:

$$\text{Follikelhormon } C_{18}H_{22}O_2 = \text{Progynon (Butenandt)}$$
$$= \text{Theelin (Doisy)}$$
$$= \text{Menformon (Laqueur).}$$
$$\text{Monohydrat des Follikelhormons } C_{18}H_{24}O_3 \text{ (Butenandt)} = \text{Oestrin, auch Triol genannt (Marrian).}$$
$$= \text{Theelol (Doisy).}$$

Beide Stoffe sind aus Schwangerenharn zu gewinnen und kommen dort nebeneinander vor. Daß es sich auch beim Oestrin (Marrian) um das Hydrat des Follikelhormons handelt, folgt daraus, daß sich das Marriansche Krystallisat von den beiden Forschern (Butenandt und Marrian) bei der Behandlung mit Kaliumbisulfat im Hochvakuum bei 180° unter Abspaltung von 1 Molekül Wasser in das Hormon $C_{18}H_{22}O_2$ überführen ließ. Vergleichende Untersuchungen von Theelol, Emmenin (dem Collipschen Produkt aus Placenta) und Follikelhormonhydrat wurden von Butenaudt und Browne angestellt.

Von dem im Pferdeharn enthaltenen Follikelhormon wurde ursprünglich angenommen, daß es dem im menschlichen Harn vorkommenden nicht völlig gleich sei (B. Zondek). Die Identität der beiden Stoffe wurde jedoch von Laqueur und seinen Mitarbeitern an

---

[1] Mitarbeiter: Thayer, Veler, Jordan u. a.

[2] Girard, Browne in Frankreich, Dodds, Greewood und Gallimore in England, Frattini und Maino in Italien, Gad-Andresen und Jarlov in Dänemark, Ito und Hayuzau in Japan u. a.

den Krystallisaten klargestellt. Und zwar wurde gleiches Verhalten in folgendem Sinne festgestellt.

Biologisch: 1. Brunsteffekt (gleiche Substanzmengen pro Einheit, gleiche Konzentrationswirkungskurve).

2. Wachstum des Uterus.

3. Entwicklung männlicher Mammae.

4. Antimaskuline Wirkung.

Physikalisch: 1. Löslichkeit.

2. Schmelzpunkt und Mischschmelzpunkt.

3. Optische Drehung.

4. Sublimation (Hochvakuumdestillation).

5. Krystallform und Absorptionsspektrum.

Chemisch: 1. Bruttozusammensetzung.

2. Derivate (Acetat und Benzoat).

Dabei wurde von den Autoren betont, daß der Wirkstoff aus Pferdeharn bis in den höchsten Reinheitsgrad mit Begleitstoffen ähnlicher physikalischer und chemischer Eigenschaften vergesellschaftet sei, die die Reindarstellung des Hormons sehr erschweren.

Was die biologische Wirksamkeit der Krystallisate anlangt, so haben Doisy und Mitarbeiter berichtet, daß ihr Theelol (= Follikelhormonhydrat) bei erwachsenen kastrierten Ratten nur halb so wirksam als das Theelin (= Follikelhormon), dagegen bei infantilen Ratten 6- oder 7mal so wirksam sei als letzteres, wobei als Test für die infantilen Tiere allerdings die Eröffnung der Vulva gewählt wurde. Bei diesen Versuchen entsprach 1 mg Theelol = etwa 1500 RE. in der ersten Versuchsanordnung und 1 mg Theelol = etwa 6000 RE. bei der zweiten mit infantilen Tieren.

Wichtig ist, daß Butenandt sehr bald nach seiner Ermittlung der Konstitutionsformel des Follikelhormons, auf Grund der Möglichkeit der Veresterung der Hydroxylgruppe in ihr, Esterderivate herstellte. Diese Ester haben bereits für die Therapie am Menschen besondere Bedeutung bekommen. Subcutan injiziert zeigen sie zwar ein etwas verspätetes Eintreten des biologischen Effekts am Testtier, dafür aber eine langanhaltende Wirkung. Mit 10 RE. in einmaliger Dosis injiziert ließ sich ein Daueroestrus von 11 bis 16 Tagen erzeugen.

Weiterhin dürften für das Verständnis der verschiedenen Angaben der Autoren über Follikelhormongehalt der Körperflüssigkeiten bzw. über die verschiedenen Mengen des Hormons die von Butenandt und I. Störmer gezeigten Ergebnisse evtl. von Bedeutung werden. Ihnen ist es gelungen, die Existenz zweier Isomerer des krystallinischen Follikelhormons nachzuweisen. Und zwar entsteht bei der Wasserabspaltung aus Follikelhormonhydrat ($C_{18}H_{24}O_3$) mit Kaliumbisulfat im Hochvakuum ein Gemisch von Isomeren, aus denen durch fraktionierte Krystallisation neben dem α-Follikelhormon (= ursprüngliches Follikelhormon $C_{18}H_{22}O_2$) ein von ihnen β-Follikelhormon genanntes zweites und ein drittes, als δ-Follikelhormon bezeichnetes Krystallisat isoliert werden konnte. Beide letzteren sind ebenfalls physiologisch wirksam und wurden auch im Harn von trächtigen Stuten gefunden[1].

---

[1] Siehe auch Stammler und Djatlowa: „Überführung des Harnfollikulins von trächtigen Stuten in eine mit Äther extrahierbare Form" (1932).

Von ganz außerordentlicher Bedeutung und wohl entscheidend für die Therapie mit sehr hohen Dosen Follikelhormon ist die von Schwenk und Hildebrandt (Schering-Kahlbaum AG.) entdeckte Möglichkeit, das Follikelhormon durch einen chemischen Umwandlungsprozeß der Hydrierung in einen Körper mit 5—6fach so starker Wirksamkeit überzuführen. Während das Hydrat in seiner krystallinischen Form, wie es aus dem Harn gewonnen wird, einen Wirkungsgrad von 6—8 Millionen ME. im Gramm aufweist, läßt sich im gleichen Gramm Hormon nach dieser Prozedur ein solcher von 32 Millionen ME. feststellen. Dieses Follikelhormon (Dihydrofollikelhormon) ist im Gegensatz zum „Triol" (Marrian) $= C_{18}H_{24}O_3$ (Butenandt) als „Diol" $= C_{18}H_{24}O_2$ aufzufassen und wurde von den Autoren in Form des Benzoats als „Progynon B" bezeichnet. Die Tatsache, daß es solche Abkömmlinge des Follikelhormons mit derartig unterschiedlichen Wirkungsgraden überhaupt gibt, läßt doch daran denken, daß das Follikelhormon des Ovars und Organismus und dasjenige des Urins nicht ein und dieselbe Konstitutionsformel aufweisen. Es ist dann wohl mit Sicherheit anzunehmen, daß der Körper mit dem biologisch wirksamsten Stoff arbeitet und eben die Ausscheidung im Harn in Form des biologisch am wenigsten wirksamen Stoffes erfolgt. Das würde bedeuten, daß das im Ovar gebildete und im Körper kreisende Follikelhormon (sagen wir mal „Diol") bei der Ausscheidung im Urin einen Abfall seiner Wirksamkeit um das Mehrfache erleidet. Das „Urinhormon" muß dann notwendigerweise als ein Abbauprodukt des Organismus angesehen werden in dem Sinne, wie ich es bereits früher einmal betrachtend ausführte. Auf diese Weise werden dann auch die außerordentlich geringen Mengen des Hormons etwas verständlicher, wie sie sich bei den Mengenbestimmungen aus dem Urin ergeben haben (Frank, Siebke), gegenüber denjenigen riesigen Mengen, welche sich erst in jüngster Zeit als für den Aufbau des menschlichen Genitales erforderlich erwiesen haben (Kaufmann, Löser, Clauberg). Auf Grund von Anwendungen des direkt aus Ovarien gewonnenen Follikelsaftes in der menschlichen Therapie und von Vergleichsschlüssen zu der Wirksamkeit der aus dem Urin gewonnenen Handelspräparate betonte übrigens Hirsch-Hoffmann schon 1930 stark die Annahme, daß Ovarialfollikelhormon und Urinfollikelhormon nicht dasselbe sein könnten[1].

Zu dieser Frage haben in jüngster Zeit Masao Itoh und Seiji Hayatsu (1933) einen sehr wichtigen Beitrag geliefert. Sie gewannen aus Pferde- und Frauenharn (von Schwangeren) mit einer von ihnen angegebenen vereinfachten Darstellungsmethode krystallinisches Hormon in einer Konzentration von 6—9 Millionen ME. im Gramm. Dabei pflegten die Autoren für weitere Bearbeitung große Harnmengen als dickes Extrakt ungereinigt aufzubewahren. Nach einem Jahre nahm ohne bisher erkennbare Ursachen die Wirksamkeit dieses Extraktes von selbst enorm zu. Enthielt der Extrakt vorher 700 000 ME. pro Gramm, so stieg sein Gehalt bis auf 6 Millionen ME. pro Gramm. Dabei ist als einziges folgendes zu betonen: Dieser Extrakt war, nach vorherigem Ansäuern mit Essigsäure, durch einfaches Abdampfen gewonnen und dann von Zeit zu Zeit auf seinen Hormongehalt geprüft. Anderer Extrakt, der mit Alkohol und Aceton vorbehandelt war, zeigte diese Wirkungssteigerung dagegen nicht. Weiterhin: Wenn man auf den Harn schwangerer Frauen und trächtiger Kühe, sowie den alkoholunlöslichen Teil der gleichen Harne, welche alle keine Hormonwirkung zeigen, lange Zeit Diastase einwirken ließ, so vermehrte sich

---

[1] Siehe auch Katzmann und Doisy: „Preparation of prolan, theelin and theelol from the same urine" (1933).

ihre Wirksamkeit auch stark, und zwar um das 5—30fache. — Im übrigen sind die Untersuchungen von Schwenk und Hildebrandt über Derivate von der Art der Wirksamkeit des Dihydrofollikelhormons auch von Girard in Frankreich bestätigt worden. Diesbezügliche Versuche im Laqueurschen Institut von de Jongh und K. David ergaben zwar keine 5—6fach verstärkte Wirkung des dort hergestellten Dihydrofollikelhormons, immerhin aber doch eine gegenüber dem Follikelhormon 2fach so starke biologische Aktivität.

Jedenfalls geben die oben angeführten Ergebnisse Schwenks vom Standpunkt des Biologen und Klinikers aus Veranlassung zu folgender Betrachtung: Nach der Entdeckung und Festlegung eines einheitlichen Testes für das Follikelhormon im Schollenstadium der Mäusevagina (Allen-Doisy-Test) war es zunächst das Bestreben, das Hormon möglichst rein und wasserlöslich zu bekommen (B. Zondek, Laqueur und seine Schüler[1] u. a.), um es dann in reinster Form als Krystallisat darzustellen (Butenandt, Doisy, Marrian u. a.). Nach der vollendeten Reindarstellung durch Butenandt begann man hier und dort daran zu zweifeln, ob das ganz reine Hormon für die Therapie am Menschen das geeignete sei und glaubte bessere Erfolge mit dem „unreinen" ballasthaltigen Hormon zu sehen, zumal die verschiedenen Applikationsarten an Testtieren (ölige Lösung, aufgelöstes krystallinisches Hormon, Extrakt aus der Drüse selbst usw.) qualitativ verschiedene Resultate zeigten (Dodds, Parkes u. a.). Nunmehr erwiesen sich Derivate, die aus dem reinen Hormon durch chemische Umwandlungsprozesse gewonnen wurden (Ester, Diol), als von ganz besonderer Art ihrer biologischen Wertigkeit (protrahierter, anhaltender Effekt, verzögerte Ausscheidung?). Daraus läßt sich nur der Schluß des einen Wunsches ziehen, daß der Chemiker uns die Lösung auch der letzten sich ergebenden Fragen bringen möge, deren wir zur Klärung der Biologie des Follikelhormonanteiles des Ovars bedürfen. Es wird das sicherlich viel eher möglich sein, wenn es gelingt, das Ausgangsmaterial des „reinen" Follikelhormons synthetisch darzustellen. Die Möglichkeit, daß dies eines Tages gelingt, dürfte nicht von der Hand zu weisen sein[2]. Von dem Moment an würde mit der leichteren Gewinnung von Ausgangsrohmaterial (das bisher jedesmal ausschließlich aus tausenden Litern von Urin dargestellt werden mußte) auch ein einfacherer Weg zur Herstellung von weiteren Derivaten gegeben sein, die nach den bisherigen Erfahrungen für den Organismus eine viel größere Rolle spielen als das „reine" Hormon selbst.

Von welcher Bedeutung die Fortschritte der Chemie auf diesem Gebiete für den Biologen und Kliniker sein können, das erhellt auch ganz besonders aus einem Experiment, das ich hier anschließend wiedergeben möchte. Ein ungefähr seit 2 Jahren kastriertes Kaninchen von 2500 g Gewicht erhält an zwei aufeinanderfolgenden Tagen in 2 Injektionen im ganzen 25000 ME. Progynon, und zwar in Form des oben erwähnten „Diols" mit stark protrahierter biologischer Wirksamkeit. 9 Tage später wird durch Operation der Zustand des Genitalschlauches kontrolliert und ein Stückchen Uterus zur Kontrolle exstirpiert. Uterus und Vagina werden in einem Zustand befunden, wie man ihn sonst nur am Ende der Schwangerschaft bzw., was den Uterus anlangt, nur am nichtschwangeren Horn eines einhörnig graviden Tieres sieht. Im Anschluß an die Operation werden erneut 25000 ME. Progynon B (= Diol) einmalig injiziert. 14 Tage später weist der Genitalschlauch ungefähr

---

[1] Wieland, Straub und Dorfmüller.

[2] Nachtrag bei der Korrektur: Cook, Doods und Hewett haben bereits über „synthetische brunsterregende Verbindungen" berichtet.

denselben Zustand auf wie eben beschrieben und wie die Abbildungen zeigen. Es wurde also ein Funktionszustand des Genitalschlauches mit enormem Wachstum durch zweimal 25000 ME. Progynon über 3 Wochen lang aufrechterhalten, ohne daß außer den beiden Injektionen am Beginn der Behandlung und der einen Injektion am 9. Tage irgend etwas anderes unternommen wurde. (Abbildungen hierzu vergleiche Kapitel „Placenta und Schwangerschaft")!

An früherer Stelle wurde erwähnt, daß für das α-Follikelhormon von der internationalen Standardisierungskommission in London eine internationale Einheit (1 intern. ME. = 0,1 g eines in London aufbewahrten Standardpräparates) festgesetzt sei. Inzwischen ist während der Drucklegung des hier vorliegenden Beitrages auf einer neuerlichen Tagung in London ebenso eine internationale Einheit für das Dihydrofollikelhormon konstituiert worden. Da das Monobenzoat des Dihydrofollikelhormons es ist, das sich durch Besonderheiten in seiner Wirksamkeit (hauptsächlich Protrahenz) auszeichnet, hat man entsprechend die Gewichtsmenge von 0,1 γ eines Krystallisats dieses Hormonderivates als „1 internationale Benzoat-Einheit" bezeichnet.

II. Das Luteohormon.
1. Allgemeines.

Die innere Sekretion des Ovariums in ihrem Einfluß auf den weiblichen Genitalschlauch kann erst dann als vollständig erforscht gelten, wenn es gelingt, die Funktion des Ovars in dieser Beziehung vollständig zu ersetzen. Nur wenn es uns möglich ist, aus dem Ovarium diejenigen Stoffe zu isolieren, mit welchen am ovarienlosen Organismus der Ausdruck der Vollfunktion des Ovars künstlich wiederherzustellen ist, können wir die innere Sekretion dieser Drüse völlig verstehen und sie damit beherrschen. Die Hauptfunktion des Ovars, die Eibildung, ist wohl kaum als eine innere Sekretion anzusehen, trotzdem auch sie innersekretorisch „dirigiert" wird, wie wir später hören werden. Wenn wir auf die normale Funktion, die vergleichende Anatomie und Physiologie des Ovariums zurückgreifen, so müssen wir von dem isolierten Wirkstoff oder den Wirkstoffen verlangen, daß sie

1. die Wände des Genitalschlauches und seiner Umgebung zum Wachsen und zur gehörigen Größe bringen;

2. die Schleimhäute des Genitalschlauches zum Wachsen, also zur Proliferation bringen und

3. die proliferierten Schleimhäute des Genitalschlauches und diesen selbst zu ihrer Höchstfunktion, also zur Transformation in denjenigen Zustand bringen, der für die Aufnahme des Eies erforderlich ist.

Diese drei Ausdruckformen für die innere Sekretion des Ovariums stellen in ihrer Gesamtheit das Spiegelbild dessen Vollfunktion dar. Sie sind es, welche am infantilen weiblichen Organismus noch vermißt werden und welche am reifen Tiere schlagartig sistieren bzw. sich für dauernd rückbilden, wenn die Kastration ausgeführt wird. Sehen wir uns diese drei Ausdrucksformen an, so müssen wir feststellen, daß mit dem Follikelhormon sehr wohl die beiden ersteren zu ersetzen sind, jedoch nicht die letzte. Mit dem Follikelhormon läßt sich der Genitalschlauch zum Wachsen bringen und in dem gewachsenen Genitalschlauch eine Proliferation der Schleimhäute erzeugen — darüber hinaus geht es jedoch nicht. Wir sahen sogar, daß von dem Moment an, wo mit dem Follikelhormon künstlich ein normales Wachstum und eine normale Proliferation der Schleimhäute des Genitalschlauches geschaffen ist, bei weiterer Zufuhr dieses Hormons pathologische Zustände auftreten können. Jedenfalls bleibt immer und stets derjenige Effekt aus, der uns nach dem oben Gesagten als Ausdruck der Vollfunktion der inneren Sekretion des Ovars erscheinen muß — das ist die Transformation des proliferativ Aufgebauten.

Es wurde schon erwähnt, daß Fellner (1913) und Herrmann (1915) aus Ovarialgewebe, tierischen Corpora lutea und aus Placenta Extrakte herstellten, die nach den damals veröffentlichten, den erzielten Effekt reproduzierenden histologischen Bildern einen Stoff mitenthalten haben müssen, der die Transformation der Uterusschleimhaut zum Teil oder ganz bewirkte. Es wurde aber auch gesagt, daß die Erkennung des Vorhandenseins mehrerer Wirkstoffe in den damals hergestellten Extrakten an dem Fehlen des eigentlichen Testes scheitern mußte. Eben wegen des Fehlens der einzelnen Testobjekte wäre selbst bei der Annahme mehrerer Hormone eine Isolierung derselben kaum möglich gewesen. Durch die Entdeckung des Schollentestes gelang schließlich die Reindarstellung und Erfassung eines der genitalwirksamen Hormone, des Follikelhormons. Mit der systematischen Anwendung dieses Testes kam es aber auch zu einer mehr und mehr einseitigen Konzentrierung der Blickrichtung auf das so deutliche, imponierende und leicht nachweisbare Schollenstadium. Das war durchaus verständlich, denn es lag jetzt endlich in dem Schollenstadium der Vagina der kleinen Nager ein festliegender Einheitsbegriff vor, der in seiner Einheitlichkeit das bis dahin im Sinne des allgemeinen Genitalwachstums, besonders des Uterus, angewandte sehr variable Testobjekt weit in den Schatten stellte. Die Annahme von der Existenz nur eines Ovarialhormons fand eine weitere Stütze in den Untersuchungen von B. Zondek, R. T. Frank, H. Siebke u. a.[1]. Fand sich doch im Corpus luteum, desjenigen Ovarialanteiles, der für die Transformationsphase eigentlich nur verantwortlich sein konnte, zum Teil mehr Follikelhormon als in den übrigen Gewebsanteilen des Ovars, mehr sogar als im Follikel selbst und dessen Flüssigkeit. Die Ergebnisse der Hormonmengenbestimmungen aus menschlichem Blut und Urin deuteten auf eine besonders starke Follikelhormonproduktion gerade zur Zeit der Corpus luteum-Entwicklung während des normalen Zyklus hin. Es lag also durchaus nahe, die Entstehung der verschiedenen Zyklusphasenbilder der Schleimhäute (besonders derjenigen in der Uterusschleimhaut bei der Frau) auf eine mengenunterschiedliche Produktion des einen, jetzt genau bekannten Follikelhormons zurückzuführen. Es wurden also die parallel zu dem ovariellen Geschehen auftretenden Veränderungen der histologischen Bilder der Uterusschleimhaut dem unterschiedlichen Wirken wechselnder Quantitäten im Follikelhormonhaushalt des Körpers und des Follikelhormonspiegels im Blute zugeschrieben. Immerhin wurde von vereinzelten Autoren noch ein besonderer Stoff des Corpus luteum mit eigener, auch qualitativ anders gearteter Wirkung als diejenige des Follikelhormons angenommen. Für die damaligen Verfechter der „Dualität des Ovarialhormons" stand jedoch zunächst wiederum der geeignete Test zum Nachweis ihrer Annahmen aus. Wenn ein solches zweites Hormon vorhanden war, so mußte es im Corpus luteum zu suchen sein. Über die Physiologie des Corpus luteum und ihrer Bedeutung für den Genitalschlauch und den Gesamtorganismus herrschten jedoch die unterschiedlichsten Annahmen. Ich verweise hier auf die Zusammenstellung

---

[1] Siehe im Kapitel „Follikelhormon"!

von R. Schröder (Bd. 1 dieses Handbuches), der von 28 verschiedenen Funktionen spricht, die dem Corpus luteum bis dahin zugeschrieben wurden. Unter diesen — angenommenen — Funktionen befinden sich auch solche, für welche eine strenge innersekretorische Spezifität von seiten des Corpus luteum als sicher vorausgesetzt wurde und die deshalb als Testobjekt für den Nachweis eines evtl. zweiten Ovarialhormons dienen sollten.

Eine dieser Funktionen wurde in der sog. Inhibition der Follikelreife im Ovar gesehen (Beard und Prenant bereits 1897—1898), und zwar auf Grund der Beobachtung, daß während des Bestehens eines Corpus luteum (vor allem in der Schwangerschaft) keine neuen Follikel zur Ovulation gelangen. Bekanntlich kommt es dabei nicht nur in dem Ovarium, in dem das Corpus luteum sich befindet, sondern auch in dem der anderen Seite zu keiner Ovulation (Hammond 1927 am Rind, allgemeine Erfahrungen am Menschen). Loeb (1910/11) zeigte, daß nach Exstirpation des Corpus luteum andererseits die nächste Ovulation auf dem Fuße folgte, während eine derartige Beeinflussung nach Entfernung anderer Ovarialanteile nicht feststellbar war. Auf Grund dieser bekannten Feststellungen verlangten einzelne Autoren von dem aus tierischem Corpus luteum-Gewebe hergestellten Extrakt, daß er eine Hemmung der Follikelreife hervorrufe (Loeb 1917, Papanicolaou 1926, Loewe und Lange 1927, Parkes und Bellerby 1927, Hisaw, R. K. Meyer und C. K. Weichert 1928, Gley 1928, Macht, Stickel und Seckinger 1929)[1].

Von anderen Autoren, die ein zweites Ovarialhormon im Corpus luteum annahmen, wurde von diesem Stoff erwartet, daß er die Sekretion der Milchdrüsen bewirke, die Herabsetzung des Uterustonus am Kaninchen oder dessen Verlust der Reaktionsfähigkeit auf Hypophysin verursache (Champy, Cotte und Pallot, Courrier und Masse, Knaus u. a.)[2]. Noch 1929/30 wurden von Knaus in einer Reihe von Mitteilungen ausführlich die Funktionen, welche auf Grund des bisher Bekannten das Corpus luteum haben müsse, am Kaninchen postuliert. So schreibt dieser Autor damals folgende Funktionen dem Corpus luteum zu:

1. Drüsige Hypertrophie der Uterusschleimhaut.
2. Erschlaffung der Uterusmuskulatur.
3. Wachsen der Milchdrüsen mit nachfolgender Sekretion.
4. Unterdrückung der Follikelreifung und Ovulation.

Von diesen Wirkungen — das wissen wir heute auf Grund der rapiden Fortschritte der Hormonforschung — sind die Milchsekretion und die Inhibition des Follikelsprunges bzw. der Follikelreife sicher nicht durch das Corpus luteum selbst bedingt und außerdem lassen sie sich auf andere Weise als mit Extrakt aus Corpus luteum-Gewebe erzeugen, sind also damit nicht spezifisch für ein Hormon des Corpus luteum. Was die „Hemmung der Follikelreife" anlangt, so waren selbst die mit Corpus luteum-Extrakten arbeitenden Autoren durchaus nicht zu einem einheitlichen Resultat gelangt, während andererseits derselbe Effekt sich mit anderen Substanzen erzielen ließ. So konnte F. Polo (1930) mit reinen indifferenten Ölinjektionen den Ausfall der gleichen Veränderungen am Ovarium erzielen. Wir werden später sehen, daß die Milchsekretion auch durch das Follikelhormon auf bestimmte Weise in Gang zu bringen ist, während G. W. Corner (1931) sie inzwischen

---

[1] Ferner: David (1929), Champy und Keller (1928), Brouha und Simmonet (1929), Lipschütz (1929), Parkes (1929).

[2] Zum Teil zit. nach Clauberg: „Das Hormon des Corpus luteum". Zbl. Gynäk. 1930, Nr. 1.

sogar am Tier ohne Ovarien mit Hypophysenvorderlappenextrakt auslösen konnte. Es handelt sich also bei diesen Wirkungen zum mindesten nicht um solche, die zur Testierung eines spezifischen Extraktes aus Corpora lutea dienen konnten. Wenn sie überhaupt etwas mit der positiven inneren Sekretion des Corpus luteum zu tun haben, so lediglich auf dem Wege über andere Drüsen bzw. in Kombination oder korrelativer Wechselwirkung mit diesen.

Zu den energischen Vorkämpfern auf dem Gebiete eines zweiten und schließlich — wie wir sehen werden — sogar eines dritten Ovarialhormons gehört vor allem auch der Amerikaner Hisaw mit seiner Schule. Hisaw (1926/29) wählte als Test für seine Studien über ein besonderes Hormon des Corpus luteum die sog. „Relaxation" der Meerschweinchensymphyse. Wenn auch von alten Autoren die besonderen Eigenschaften des knöchernen Beckens beim Meerschweinchen und seiner Bandverbindungen früher bereits beschrieben war, so hat doch Hisaw darauf immer wieder ganz besonders hingewiesen. Es kommt bei diesem Tiere während der Schwangerschaft zu einer sehr deutlichen Auflockerung der Beckenbänder, wodurch das Ileosacralgelenk und auch die Symphyse derartig auseinanderrücken, daß die seitlichen Beckenknochen sehr mobil und direkt verschieblich werden. Die Veränderungen nehmen allmählich zu und sind in der zweiten Hälfte der Schwangerschaft am stärksten. Es gelang den Autoren (Hisaw, Fevold und Meyer; 1930)[1], diese typischen Veränderungen mit Extrakten aus Corpus luteum-Gewebe hervorzurufen. Sie stellten das dabei wirksame Prinzip sogar in „relativ reiner" Form dar und gaben die betreffende Gewinnungsmethode an. Der Stoff wurde dann von ihnen bei den verschiedensten Tieren und auch in der Placenta vorkommend nachgewiesen und „Relaxin" genannt. Inzwischen ist von verschiedenen Seiten gezeigt worden, daß dieser Effekt der „Relaxation" der Symphyse am Meerschweinchenbecken und die Auflockerung der Beckenbänder sich ebenfalls durch das Follikelhormon in hohen Dosen bewirken läßt (Tausk und Mitarbeiter, Fels, Möhle u. a.). Ähnlich verhält es sich mit anderen Testen, die anfangs als Ausdruck spezifischer Wirkung des Corpus luteum angesehen wurden und sich dann aber wieder als auch durch das Follikelhormon, durch andere Hormone oder in Kombination von mehreren solchen hervorzurufen erwiesen.

Ich habe eingangs eindeutig geschildert, was an physiologischem Geschehen innerhalb des Genitalzyklus sich mit dem Follikelhormon künstlich erzeugen ließ und was nicht. Es bleibt danach lediglich die Transformationsphase übrig, also die Umwandlung des durch das Follikelhormon proliferativ Aufgebauten in ein Gewebe, wie es für die Eieinbettung physiologischerweise erforderlich ist. Ließ sich die Transformationsphase auf keine Weise mit dem Follikelhormon hervorrufen, so mußte. für sie unbedingt ein zweites Hormon des Ovars verantwortlich sein. Dieses zweite Hormon mußte im Corpus luteum gesucht werden, da am normalen Tier nur bei Vorhandensein eines solchen das Auftreten dieser Phase beobachtet wurde. Wir wir einleitend ebenfalls gesehen haben, müssen wir die Höchstfunktion dieser Phase und ihre Vollendung in den histologischen Veränderungen der Frühschwangerschaftsphase erblicken. War für das Follikelhormon die künstliche Erzeugung einer Proliferationsphase der langgesuchte einheitliche Test geworden, so mußte es für ein zu erwartendes besonders spezifisches

---

[1] Zum Teil in Gemeinschaft mit Leonard.

Hormon des Corpus luteum die Transformationsphase oder gar die Frühschwangerschaftsphase werden. Die Logik dieser Frage klingt heute sehr einfach — sie war es zur Zeit der oben angeführten Untersuchungen nach einem spezifischen zweiten Ovarialhormon nicht so ohne weiteres. Galten doch für den Genitalzyklus der Maus seit der Entdeckung des Schollentestes die Untersuchungsergebnisse von E. Allen als grund- und festliegend. Diese besagten, daß das Corpus luteum des Zyklus bei diesem Testtiere keine irgendwie geartete Wirkung habe und also keine Veränderungen an der Schleimhaut von Uterus und Vagina hervorrufe. Nur im Falle des Eintretens einer Schwangerschaft sollten die dann entstehenden größeren Schwangerschafts-Corpora lutea für die Entwicklung des Eieinbettungsprozesses Bedeutung gewinnen. In der festen Annahme eines zweiten Ovarialhormons neben demjenigen des Follikels habe ich damals (1929) versucht, dem Problem auf dem Wege der Transplantation von menschlichem Corpus luteum-Gewebe unter genauer histologischer Vergleichskontrolle der implantierten Stücke näherzukommen. So gut dieser Weg bei der Erforschung des Follikel- und Hypophysenvorderlappenhormons gewesen ist, mußte er beim spezifischen Hormon des Corpus luteum fehlschlagen, wie wir später noch sehen werden, zumal die normale Corpus luteum-Phase der Uterus- und Vaginalschleimhaut bei der Maus noch gar nicht bekannt war bzw. ihre Existenz überhaupt geleugnet wurde (E. Allen, B. Zondek). Letztere hat erst später und retrograd ihre Klärung gefunden durch meine Untersuchungen in Gemeinschaft mit O. Busse[1], nachdem ich aus den Ergebnissen meiner Injektionsversuche mit dem spezifischen Hormon des Corpus luteum am kastrierten Tier auf ihr notwendiges Vorhandensein schließen mußte. Und was das Kaninchen anlangt, so genügt bei weitem die Menge eines ganzen transplantierten menschlichen Corpus luteum nicht, spezifische Veränderungen am Genitalschlauch, d. h. hauptsächlich an der Uterusschleimhaut, hervorzurufen. Das werden wir später an entsprechenden Versuchen über den Nachweis des Hormons am Menschen noch bestätigt finden.

Für die Suche nach einem besonderen Hormon des Corpus luteum mußten vor allen Dingen die schon 1907 und 1910 von L. Fränkel angestellten ausgedehnten Experimente am Kaninchen richtunggebend sein. Dieser Autor exstirpierte zu verschiedenen Zeiten der Schwangerschaft bei Kaninchen die Ovarien und damit die Corpora lutea und sah danach regelmäßig Abort auftreten oder die Schwangerschaft durch Resorption der Fruchtanlagen zugrunde gehen, wenn die Exstirpation der Ovarien in der ersten Hälfte der Schwangerschaft erfolgte. Dasselbe Resultat ergab sich, wenn nur die Corpora lutea durch Thermokauterisation isoliert zerstört wurden, ohne die Gesamtovarien zu exstirpieren. Auf diesen Untersuchungen Fränkels bauten G. W. Corner und W. M. Allen (New York 1929) auf. Sie bestätigten zunächst die Fränkelschen Experimente und fanden, daß mindestens 2 Corpora lutea in den Ovarien belassen werden müssen, wenn anders nicht die Schwangerschaft zerstört werden soll. Es wurde dann ein auf bestimmte Weise (s. später) durch Extraktion aus Schweineovarien gewonnener Extrakt zur Prüfung herangezogen. Mit diesem Extrakt gelang es nicht nur, den Eintritt des Abortes bei Kaninchen, die in der Frühschwangerschaft kastriert wurden, zu verhindern, sondern es konnte durch die dauernde Zufuhr des Extraktes das frisch befruchtete Ei zur Implantation gebracht und die Schwangerschaft in ihrer normalen weiteren Entwicklung gefördert werden. Sie ersetzten

---

[1] Diss. Kiel 1931.

dadurch die Funktion der Corpora lutea des schwangeren Kaninchens so weit, daß die Gravidität zu Ende geführt werden konnte und lebende Junge zur Welt kamen (1930).

Die Angaben der beiden Autoren wurden damals von mir sofort nachgeprüft, indem ich mir den Extrakt aus frischen Schweine-Corpora lutea selbst herstellte, und ich konnte sie bereits auf der Tagung der Nordwestdeutschen Gesellschaft für Gynäkologie (1929) in vollem Umfange bestätigen. Darüber hinaus konnte ich schon damals den Beweis erbringen, daß der spezifische Wirkstoff auch für die Transformationsphase des Zyklus verantwortlich sei. Corner und Allen gingen bei ihrer Versuchsanordnung so vor, daß sie die Tiere nach dem Belegen kastrierten, nachdem bereits frische Corpora lutea in den Ovarien vorhanden waren und dann nachfolgend den Extrakt injizierten. Man hätte versucht sein können, anzunehmen, daß eine nachhaltige Wirkung der bereits vorhanden gewesenen Eigen-Corpora lutea der Tiere für den Effekt ganz oder zum Teil verantwortlich sein könnte. Ich exstirpierte deshalb bei reifen Kaninchen während der Follikelphase die Ovarien, ohne die Tiere vorher zum Bock zu bringen, und injizierte den Extrakt direkt daran anschließend. Aber auch dann gab es eine Transformation der zur Zeit der Kastration nur proliferativ aufgebauten Uterusschleimhaut, ohne daß Corpora lutea in den exstirpierten Ovarien vorhanden gewesen wären. Bald nach diesen Untersuchungen konnte ich die Wirksamkeit des hormonhaltigen Extraktes auch an der kastrierten Maus demonstrieren (1930). Es wurden zu diesem Zwecke die Tiere zunächst mit Follikelhormon vorbehandelt und der Genitalschlauch (und in ihm die Schleimhäute) zur Proliferation gebracht. Darauf wurde nachfolgend der spezifische Extrakt aus Corpora lutea injiziert und erzeugte dann histologische Veränderungen, wie sie den Verhältnissen an der normalen Corpus luteum-Phase der Maus entsprechen. Auf diese Weise war nunmehr der einwandfreie Beweis der Existenz eines zweiten Hormons des Ovariums, des spezifischen Hormons des Corpus luteum, erbracht, von dem ich im Folgenden ausschließlich als dem „Luteohormon" sprechen werde. Da die abschließenden Untersuchungen über das Luteohormon erst aus jüngster Zeit stammen, hauptsächlich aber das Verständnis des Testes und der Einheit dieses Hormons eine genaue Kenntnis des Wesens seiner Wirkung erfordert, will ich darüber zunächst noch einiges Nähere ausführen.

2. Das Wesen des Luteohormons, des spezifischen Hormons des Corpus luteum.

Die spezifische Wirkung des Luteohormons und damit auch seine einheitliche Testierung, wie ich sie auf Grund von vielen Reihenuntersuchungen am infantilen Kaninchen festgelegt habe, wird am besten verständlich, wenn ich vorher den Gang der damals von mir angewandten, nach den Corner-Allenschen Angaben modifizierten Versuchsanordnung an Hand von Abbildungen wiedergebe. Da im Verlaufe des normalen Zyklus die Wirkung des Corpus luteum beginnt, wenn eine bestimmte Proliferation innerhalb des Genitalschlauches vorangegangen ist, muß dieses Proliferationsstadium der Schleimhaut als Ausgangspunkt dienen. Wir sahen früher, daß das reife Kaninchen zur Zeit der Corpora lutea-Bildung eine Entwicklung der Uterusschleimhaut aufweist, die als Prototyp einer Transformationsphase bezeichnet werden muß. Als Ausgangspunkt für unsere Betrachtungen dient das Genitale des reifen Kaninchens zur Zeit der Hochbrunst. Zu diesem Zeitpunkt finden sich in den Ovarien sprungfertige Follikel, wie ich sie in Abb. 14 wiedergegeben habe. Zu einem derartigen Ovarium gehört stets eine hochproliferierte Schleimhaut, wie sie Abb. 15 in Form eines Querschnittes durch ein Uterushorn zeigt. Exstirpiert man die Ovarien um diese Zeit, so erfolgt die Schrumpfung des Genitalschlauches derartig rasch, daß bereits nach 6 Tagen der Ausfall der Ovarialfunktion an der bedeutend geringeren Uterusdicke, vor allem aber an der dann schon in starker Atrophie begriffenen Schleimhaut außerordentlich deutlich erkennbar ist (Abb. 67). Ganz anders, wenn im direkten Anschluß an die Exstirpation der Ovarien der luteohormonhaltige Extrakt aus Schweine-Corpora lutea in bestimmter Menge täglich injiziert wird. Dann bleibt nicht nur die Schrumpfung des Uterus aus, sondern die vorher, bei Beginn der Behandlung lediglich proliferativ aufgebaute Schleim-

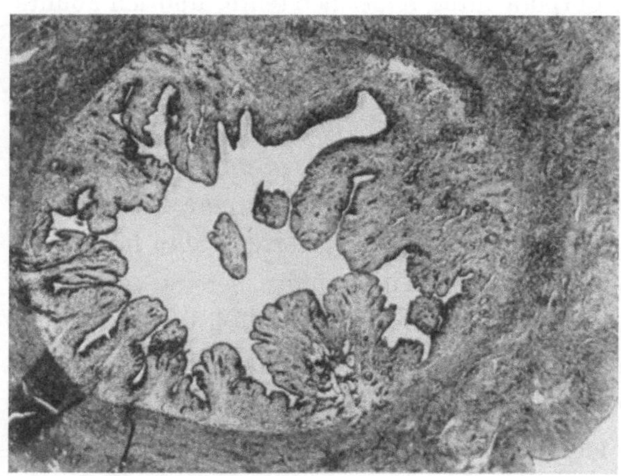

Abb. 67. Kaninchenuterus (wie Abb. 15) 6 Tage nach der Kastration. (Kastrationsschrumpfung der Schleimhaut).

haut wird in ein völlig drüsiges Gebilde umgewandelt. Diese Umwandlung entspricht durchaus den Verhältnissen am normalen Tier, wie sie zustande gekommen wäre ohne Exstirpation der Ovarien, unter der Entwicklung normaler Corpora lutea aus den dann gesprungenen reifen Follikeln. Diese Wirkung des zugeführten luteohormonhaltigen Extraktes ist bereits am 6. Tage außerordentlich deutlich (Abb. 68) und kann dann mit besonderer Leichtigkeit erkannt werden. In diesem Versuche wurden also die Corpora lutea, die sich hätten bilden sollen, durch künstliche Zufuhr des spezifischen Hormons des Corpus luteum vollständig ersetzt, trotzdem die Gesamtovarien exstirpiert waren. Daß es sich dabei um eine streng spezifische Wirkung eines zweiten Ovarialhormons handelt, wird außerordent-

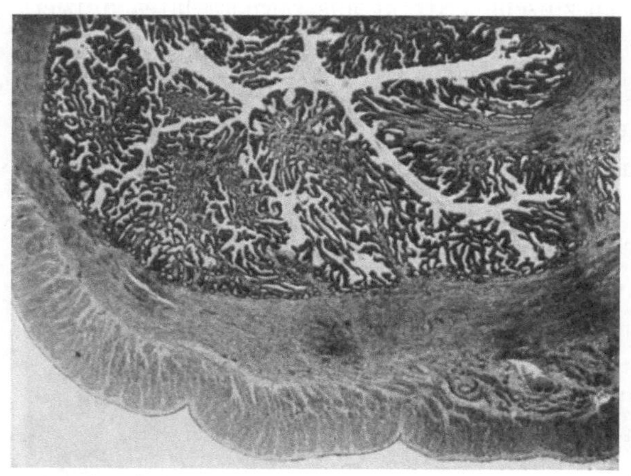

Abb. 68. Kaninchenuterus (wie Abb. 15) 6 Tage nach der Kastration. Behandlung mit 5 × 0,12 ccm Rohextrakt aus Corpora lutea. Typische Luteohormonwirkung (Transformation der Schleimhaut).

lich deutlich, wenn wir den gleichen Versuch anstellen mit dem Unterschiede, daß wir im sofortigen Anschluß an die Kastration tägliche Injektionen von Follikelhormon folgen lassen. Wenn diese Follikelhormonmengen groß genug sind, so schrumpft zwar nicht der Uterus, es erfolgt aber andererseits auch keine Spur von Umwandlung der Uterusschleimhaut. Wählen wir die täglichen Follikelhormonmengen größer, so resultiert ein weiteres Wachstum sowohl der Muskulatur als auch eine weitere Proliferation der Uterusschleimhaut. Diese findet am 6. Tage bereits in einer Vermehrung und Dichtdrängelung der Stromakerne ihren deutlichen Ausdruck (Abb. 69).

Das Ergebnis der hier wiedergegebenen Versuchsanordnung läßt sich also kurz auf folgende Weise wiedergeben: Es wurde bei allen drei Parallelversuchen zur Zeit der Follikelreife in den Ovarien die operative Kastration vorgenommen.

1. In der ersten Versuchsreihe wurde anschließend an die Kastration 5 Tage lang nichts unternommen und der Uterus am 6. Tage histologisch untersucht. Erfolg: Deutliche Schrumpfung, besonders der Schleimhaut als Folge der Ovarienexstirpation.

2. In der zweiten Versuchsreihe wurde anschließend an die Kastration, mit dem Tage derselben beginnend, 5 Tage lang je eine subcutane Injektion des spezifischen Extraktes aus frischem Corpus luteum-Gewebe gemacht und am 6. Tage der Uterus histologisch untersucht. Erfolg: Transformation der Uterusschleimhaut im Sinne der für die Eieinbettung erforderlichen Phase als Folge der spezifischen Wirkung eines im Extrakt enthaltenen spezifischen Hormons des Corpus luteum. Gleichzeitig ist eine Schrumpfung der Uterusmuskulatur ausgeblieben.

3. In der dritten Versuchsreihe wurde anschließend an die Kastration, mit dem Tage derselben beginnend, 5 Tage lang je eine Dosis Follikelhormon subcutan injiziert und am 6. Tage der Uterus histologisch untersucht. Erfolg: Proliferation oder Hyperproliferation als Folge reiner Follikelhormonwirkung.

Es muß hinzugefügt werden, daß bei der Ovarienexstirpation jedesmal gleichzeitig ein kleines Stück aus einem Uterushorn mit excidiert wurde, um auf diese Weise die Kontrolle der in der Versuchszeit abgelaufenen Veränderungen einwandfrei zur Hand zu haben.

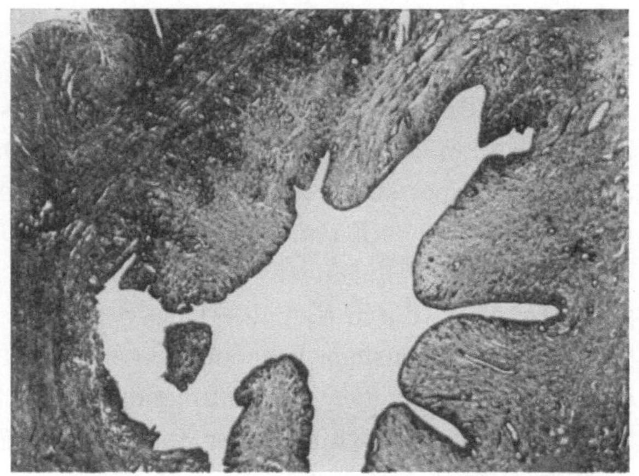

Abb. 69. Kaninchenuterus (wie Abb. 15). 6 Tage nach der Kastration. Behandlung des Tieres mit 5 × 40 ME. Follikelhormon. (Hyperproliferation der Schleimhaut.)

Aus diesen Versuchen geht einwandfrei hervor, daß in dem in der zweiten Versuchsreihe zur Injektion verwendeten Extrakt aus Corpora lutea von Schweineovarien ein besonderes Hormon enthalten sein muß. Die spezifische Wirkung dieses Luteohormons ist anders geartet als diejenige des Follikelhormons. Das Follikelhormon bringt außer seinem Wachstumseffekt auf die Muskulatur des Uterus die Schleimhaut desselben zur Proliferation. Das Luteohormon bewirkt an dieser durch das Follikelhormon aufgebauten Schleimhaut die Transformation in ein für die Eieinbettung und -entwicklung erforderliches Stadium. In der zweiten Versuchsserie wurde die Wirkung normaler Corpora lutea in ihrem Einfluß auf den Genitalschlauch vollständig durch den hormonhaltigen Extrakt ersetzt, da ja die Ovarien der Testtiere exstirpiert und damit Eigen-Corpora lutea nicht vorhanden waren. Diese Veränderungen der Transformationsphase lassen sich sonst auf keine Weise künstlich erzeugen. Danach ist das im angewandten Extrakt enthaltene Luteohormon als das spezifische Hormon für die prä- oder prograviden Umwandlungen am Genitalschlauch, ganz besonders an der Uterusschleimhaut, anzusehen. Darüber hinaus aber ist es das Hormon für die mütterlichen Veränderungen am Genitalschlauch während der Frühgravidität, im besonderen der decidualen Umwandlungen zum Schutze des noch unselbständigen unbefruchteten und frisch befruchteten, noch nicht mit seiner Einbettung fertigen Eies.

Soll nun im Luteohormon das spezifische Hormon des Corpus luteum zu sehen sein, so muß von ihm verlangt werden, daß es nicht nur in einer bestimmten Versuchsanordnung und an einer bestimmten Tierart seine Wirkung zeigt, sondern es muß sich mit ihm auf jeden Fall die Wirkung des Corpus luteum allgemein ersetzen lassen. Daß dieses tatsächlich der Fall ist, wurde inzwischen an den entsprechenden künstlich erzeugten Veränderungen am Genitalschlauch anderer Tiere bewiesen. Ich erwähnte schon, daß es mir gelang, an der kastrierten Maus nach Vorbehandlung mit Follikelhormon die typische Corpus luteum-Phase durch nachfolgende Injektionen des luteohormonhaltigen Extraktes zu erzeugen. Das gleiche konnte ich später am kastrierten Affen (Makakus rhesus) nachweisen. Hisaw und Mitarbeiter erzeugten ebenfalls den spezifischen Effekt des Hormons an Kaninchen und Affen (letzteres bereits 1931). Goldstein und Tatelbaum aus dem Cornerschen Institut prüften den Effekt des Extraktes auf seine Stimulierung der Uterusschleimhaut zur Placentomfähigkeit am Meerschweinchen. Die Uterusschleimhaut dieser Tiere reagiert auf Fremdkörperreize mit einer lokalen starken decidualen Wucherung, wenn sie unter der Wirkung von normalen Corpora lutea steht. Dasselbe wird niemals an Tieren beobachtet, die sich in der Follikelphase befinden oder gar kastriert sind. Wurden jedoch kastrierte Tiere, bei denen durch Einnähen eines Seidenfadens ein lokaler Fremdkörperreiz geschaffen war, mit Follikelhormon behandelt, so erfolgte die Deciduom- oder sog. Placentombildung dann, wenn mit dem luteohormonhaltigen Extrakt nachbehandelt wurde[1]. Dasselbe wurde von W. M. Allen an der Ratte beschrieben und später von Shelesnyak an infantilen Ratten bestätigt.

Es wäre nicht richtig anzunehmen, daß nun das Luteohormon lediglich auf die Schleimhaut des Uterus einwirkt. Wohl sind die Erscheinungen der Transformationsphase in der Uterusschleimhaut sicherlich die deutlichsten und hier wieder ist es im besonderen das Kaninchen, an dessen Uterusschleimhaut auf Grund deren so sehr markanter drüsiger Umwandlung die Wirkung besonders gut und eindrucksvoll erkennbar ist. Im übrigen aber entfaltet auch das Luteohormon seine Wirkung auf den gesamten Genitalschlauch. So konnte ich an der Maus die für die Frühschwangerschaft typischen Veränderungen des Scheidenepithels, die im Anschluß an das Schollenstadium im Sinne einer Umwandlung in schleimabgebende Zellen unter dem Einfluß der Corpora lutea statthat, mit dem Luteohormon künstlich erzeugen. Auch am Eileiter von Maus und Kaninchen lassen sich auf diese Weise die typischen Veränderungen der Corpus luteum- und Frühschwangerschaftsphase am Tubenepithel nachweisen, wie ich bei meinen experimentellen Untersuchungen feststellen konnte. Zu dieser Frage lieferte Westman-Stockholm einen wichtigen Beitrag. Er zeigte, daß die unter der Wirkung des Corpus luteum beim Kaninchen in den Tubenepithelien ablaufenden bestimmten Wandlungen auf die Ernährung des Eies während dessen Transports vom Ovarium in den Uterus gerichtet sind. Es erfolgt dabei im Eileiter vom Tubenepithel aus eine Umhüllung des Eies mit einem Eiweißmantel. Dieser für die Erhaltung des Eies notwendige Prozeß bleibt aus, wenn die Corpora lutea vorzeitig exstirpiert werden, d. h. also bevor die Eier die Tube vollständig passiert haben. Es degene-

---

[1] Siehe auch McPhail (1933, 1934).

rieren dann die Eier, bevor sie am uterinen Tubenende angelangt sind. Westman hat diese Untersuchungen mit eindrucksvollen Abbildungen belegt[1]. Da wir wissen, daß im gleichen Experiment der frühen Corpus luteum-Exstirpation die befruchteten Eier wohlbehalten im Uterus ankommen und sich sogar einnisten, wenn sofort im Anschluß an die Kastration der luteohormonhaltige Extrakt fortlaufend injiziert wird, so muß also auch das Luteohormon für diese biologischen Vorgänge in der Tube verantwortlich sein. Westman glaubt im übrigen auf Grund seiner Studien an der Uterusschleimhaut bei den gleichen Tieren die Hauptwirkung der Corpora lutea an bestimmten Gefäßveränderungen innerhalb der Schleimhaut erkannt zu haben. Es läßt sich das jedoch nicht so ohne weiteres in dem Sinne verallgemeinern, als ob die Wirkung des Luteohormons lediglich auf einer spezifischen Beeinflussung der Schleimhautgefäße beruhe. Wir müssen diese Frage von einer etwas anderen Warte aus ansehen: Es wurde früher schon einmal betont, daß zwar die Ausdrucksformen der einzelnen Schleimhautphasen bei den verschiedenen Tierarten verschieden, das Wesen derselben jedoch eins sei und auf gleicher Wirkung beruhe. So fällt bei der Maus und auch beim Kaninchen eine sehr starke Gefäßentwicklung und -neubildung zur Zeit der Transformationsphase auf, während beim Menschen die Sekretion der Drüsenzellen im Vordergrund steht. Es ist also nicht verwunderlich, wenn bei Ausfall der Hormonwirkung des Corpus luteum z. B. am Kaninchen eine spezielle degenerative Veränderung an den kurz vorher so stark hormonal beeinflußt gewesenen Schleimhautgefäßen besonders auffällt.

Schließlich besteht aber auch zweifellos ein deutlicher Einfluß des Luteohormons auf die Genitalschlauch w a n d , hauptsächlich auf die Muskulatur des Uterus. Vom Menschen her ist ja die Auflockerung des prämenstruellen also unter Corpus luteum-Wirkung stehenden Uterus bekannt. Dieselbe Erscheinung in stärkster Form finden wir am Frühschwangerschaftsuterus, und zwar zu einer Zeit, bevor diese Auflockerung etwa durch das sich einbettende Ei selbst zustande kommen könnte. Ich konnte am Kaninchen mit dem Luteohormon histologisch nachweisbare Veränderungen der Uterusmuskulatur künstlich erzeugen, welche geeignet sind, diese Erscheinung der Auflockerung genügend zu erklären. Ich werde diese Wirkung weiter unten noch des Näheren beschreiben.

Sehr wesentlich für das Verständnis der Wirkung des Luteohormons ist nun, daß sie überhaupt erst einsetzen kann, wenn eine gewisse Vorbedingung am Genitalschlauch erfüllt ist. Diese Vorbedingung ist die Proliferationsphase. Da wir wissen, daß für die Proliferationsphase das Follikelhormon verantwortlich ist, so können wir auch sagen: Keine Luteohormonwirkung ohne vorangegangene Follikelhormonwirkung. Diese Tatsache konnte erst endgültig festgestellt werden, nachdem das Luteohormon in reiner Form, d. h. ohne wesentliche Beimengungen des Follikelhormons vorlag. W. M. Allen berichtet über die Anwendung des von ihm und Corner angegebenen Extraktes bei 22 juvenilen Kaninchen. Er fand, daß in einigen Fällen eine positive Wirkung auch an diesen Tieren auftrat, in anderen Fällen dagegen nicht. Wenn er den Tieren gleichzeitig oder vorher Follikelhormon gab, so trat ein positiver Effekt ein. Allen arbeitete an Tieren mit großen Gewichtsunterschieden zwischen 426—1647 g. Wir werden im nächsten Abschnitt sehen, worauf die unterschiedliche Wirkung in diesem Falle zurückzuführen ist. Ich selbst habe bereits vorher an meinen Untersuchungen an der kastrierten

---

[1] Abbildungen siehe später (Abb. 107a und 107b).

Maus gezeigt, wie eine Follikelhormonbehandlung der Tiere vorhergehen muß und erst das nachfolgend injizierte Luteohormon seine Wirkung am proliferativ aufgebauten Genitalschlauch entfaltet. Hisaw und Mitarbeiter berichten dann über die Anwendung des von ihnen hergestellten Extraktes am kastrierten Kaninchen in ähnlichen Versuchen, wie ich sie oben als von Corner und Allen und von mir ausgeführt beschrieben habe. Wenn sie mit der Zufuhr des Extraktes nicht sofort nach der Kastration begannen, sondern mehrere Tage bis zur ersten Injektion abwarteten, so erfolgte keine nachweisliche Wirkung an der bereits geschrumpften Uterusschleimhaut. Ich habe in ausgedehntesten Serienuntersuchungen an Kaninchen — reifen ausgewachsenen, kastrierten, infantilen und juvenilen — folgendes feststellen können: Besteht an dem Genitalschlauch des Versuchstieres bereits ein gewisser Follikelhormoneffekt, so greift das injizierte Luteohormon daran an und bewirkt die Transformation der proliferierten Schleimhaut. Das ist der Fall bei juvenilen (nicht infantilen!) Tieren, bei denen bereits durch den präpuberalen oder antepuberalen Funktionszustand der eigenen Ovarien immer ein gewisses Wachstum des Uterus und eine gewisse Proliferation der Uterusschleimhaut vorhanden und mit zunehmendem Alter in weiterer Ausbildung begriffen ist. Wird dagegen der luteohormonhaltige Extrakt an Tieren injiziert, die nicht die Spur einer Follikelhormonwirkung an ihrem Genitalschlauch aufweisen, so liegen die Verhältnisse anders. Es sind das die reifen ausgewachsenen Tiere nach der Kastration und die ganz jungen wirklich infantilen Tiere, bei denen das Genitale überhaupt noch keinen erkennbaren Funktionszustand erreicht hat. Dabei muß bei den kastrierten reifen Tieren der Zeitpunkt der Ovarienexstirpation lange genug zurückliegen und die Schrumpfung des Genitalschlauches vollständig sein. Aber auch in diesen Fällen erhalten wir eine positive Luteohormonwirkung bei direkter Injektion des spezifischen Extraktes, also ohne Vorbehandlung der Tiere mit Follikelhormon, wenn — der verwendete Extrakt nicht rein ist und außer dem Luteohormon noch gleichzeitig Follikelhormon enthält. Bei der Art der Gewinnung des Hormons (s. weiter unten!) ist das leicht möglich. Ich konnte feststellen, daß dann nämlich der völlig atrophische Kastraten- oder Infantilenuterus sich das im zugeführten Extrakt gleichzeitig enthaltene Follikelhormon buchstäblich „herausholt" und zunächst einmal im proliferativen Sinne wächst. Hat er dann ein gewisses Wachstum und damit eine gewisse Proliferation seiner Schleimhaut erreicht, so erfolgt danach erst — anhaltende Zufuhr des Hormons vorausgesetzt — die allmähliche Umwandlung des Proliferierten im Sinne der spezifischen Luteohormonwirkung. Schließlich vollzieht sich dann weiteres Wachstum (d. h. Follikelhormonwirkung) und weitere Umwandlung (d. h. Luteohormonwirkung) gleichzeitig.

Ganz anders, wenn es sich um reinen, also follikelhormonfreien Extrakt handelt. Die direkte Anwendung des reinen Luteohormons an den genannten Tieren bewirkt an deren Genitalschlauch nicht die geringsten Veränderungen. Im äußersten Falle läßt sich dann eine leichte Hyperämie feststellen; irgendwelche Zustandsänderungen der Organe finden sich dabei jedoch nicht. Die Wirkung verlängerter Zufuhr von luteohormonhaltigen Extrakten bei Kaninchen, d. h. über den 6. Tag der Corpus luteum-Phase hinaus, prüften außer Allen und Corner und Verfasser auch Hisaw und Mitarbeiter, sowie McPhail. Diese Untersuchungen haben hinsichtlich ihrer praktischen Anwendung am Menschen vorläufig geringes Interesse, da ja die im Verhältnis zum Menschen enorm lange Corpus luteum-Phase des Kaninchens etwas Besonderes darstellt.

3. Der Test für das Luteohormon.

Aus dem im Vorhergehenden über das Wesen und die Wirkungsweise des Luteohormons Gesagten ergibt sich zunächst ohne weiteres der Weg zu seiner Testierung und Standardisierung. Es darf danach die Prüfung des Hormons nicht mehr an irgendeiner der eingangs geschilderten Wirkungen erfolgen, wie sie die Milchsekretion, die Relaxation der Symphyse oder Auflockerung der Beckenbänder, die Neigung der Uterusschleimhaut zur Placentombildung oder die Hemmung der Follikelreife darstellen. Trotzdem das Luteohormon seinen spezifischen Einfluß auf die verschiedenen Teile des Genitalschlauches ausübt, darf auch hier nicht eine beliebige der verschiedenen Veränderungen als Testobjekt dienen. Es ist ganz offensichtlich, daß die am meisten spezifische Wirkung des Luteohormons in seinem Einfluß auf die Schleimhaut des Uterus zu sehen ist. Das ist biologisch verständlich, denn in ihr haben wir Ort und Stelle der eigentlichen Eieinbettung vor uns. Der Test eines Hormones soll gleichzeitig dessen Einheit widerspiegeln. Es müssen deshalb von dieser Testeinheit alle Eigenschaften der weitmöglichen Einheitlichkeit und Eindeutigkeit verlangt werden. Ist die Erkennung der Wirkung des Hormons an verschiedenen Objekten gleichzeitig möglich, so muß infolgedessen dasjenige Objekt den Test abgeben, an welchem die Wirkung sowohl am einfachsten als auch am einwandfreiesten erkennbar und beurteilbar ist. Für das Follikelhormon haben wir gesehen, wie sich von den Ausdrucksformen seiner proliferativen Wirkung diejenige der Schollenbildung in der Vaginalschleimhaut der Maus am deutlichsten heraushebt und dort mit einer einfachen Methode erfaßbar ist. Für das Luteohormon ersehen wir ohne weiteres die am leichtesten und einwandfreiesten erkennbaren Veränderungen in der Uterusschleimhaut, und zwar an derjenigen des Kaninchens mit ihrer so typischen drüsigen Umwandlung. Wollen wir Beobachtungsfehler und weittragende Trugschlüsse vermeiden, so tun wir gut, uns bei der Erkennung, Differenzierung und Testierung des Luteohormons auf die Schleimhautumwandlung innerhalb des Kaninchenuterus zu konzentrieren.

Der wesentliche Unterschied, der sich nach den bisherigen Ausführungen zwischen dem Test für das Follikelhormon und demjenigen für das Luteohormon ergibt, ist folgender: Für das Follikelhormon benutzen wir die kastrierte erwachsene Maus. Das Ausgangsmaterial für die Testierung ist dauernd auf einfache Weise zu schaffen und damit zu jeder Zeit zur Hand. Wir sahen aber, daß für das Luteohormon stets eine bestimmte Vorbedingung notwendig ist, nämlich die vorangegangene Proliferation, die vorbereitende Follikelhormonwirkung an der Uterusschleimhaut des Testtieres. Es ist also damit für die Testierung des Luteohormons ein biologisches Zustandsbild an der Schleimhaut erforderlich, das uns zur Zeit des Beginns der Testierung genau bekannt sein muß. Mit anderen Worten: Das Follikelhormon wird in seinem aufbauenden Einfluß auf die völlig ruhende Schleimhaut erkannt. Das Luteohormon kann nur erkannt werden an einer hervorgerufenen Zustandsänderung, die sich innerhalb einer Schleimhaut mit bestimmtem Funktionszustand vollzieht. Nun ist gerade in dieser Beziehung das reife, ausgewachsene Kaninchen ein geeignetes Objekt, da bei ihm das Zustandsbild der Proliferationsphase im Genitalschlauch bei weitem vorherrscht und die spontane Corpus luteum-Phase nicht häufig ist. Wir sahen aber gelegentlich der Besprechung der Physiologie der Genitalorgane bei den Testtieren, daß auch beim Kaninchen der Funktionszustand der Ovarien und damit derjenige der Proliferationsphase im Uterus großen Schwankungen unterworfen sein kann. Es wäre ja auf den ersten

Blick nichts einfacher als am normalen reifen Kaninchen den zu bestimmenden Extrakt zu injizieren und dann auf Grund des Vorfindens einer Transformationsphase in der Uterusschleimhaut die Wirkung im Extrakt enthaltenen Luteohormons zu diagnostizieren. Das ist natürlich ohne weiteres möglich, darf aber auf keinen Fall gelten, wenn es sich um die Festlegung der „Einheit" handelt. Eine eigene Corpus luteum-Phase des Testtieres müßte von vornherein ausgeschlossen werden, was nur durch vorherige Operation und Ovarienkontrolle möglich wäre. Dann aber auch müßte hier für die „Einheit" die Einheitlichkeit der Ausgangsschleimhaut garantiert sein, d. h. es müßte immer gleiche Dicke der Uterusmuskulatur im gleichen Grade des Proliferationsstadiums der Schleimhaut bei Beginn der Testierung bestehen. Corner und Allen verlangen aus diesen Gründen das Bestehen eines Brunstzustandes des Tieres, lassen durch den Bock belegen und exstirpieren am nächsten Tage (nach 18—24 Stunden) beide Ovarien, in denen sich die dann gesprungenen Follikel zu Corpora lutea zu entwickeln beginnen. Sie entziehen also damit der Uterusschleimhaut den weiteren hormonalen Stimulus der Eigen-Corpora lutea und ersetzen ihn durch den sofort anschließend und täglich injizierten Testextrakt. Am 6. Tage danach wird dann die Schleimhaut mikroskopisch auf ihren Funktionszustand untersucht und an ihr die Wirkung oder Nichtwirkung des zugeführten Extraktes erkannt. Es wurde schon erwähnt, daß nach meinen damaligen Untersuchungen das Belegen der Tiere und Abwarten nicht notwendig ist. Daraus folgt, daß man bei dieser Methode sich darauf beschränken könnte, den Brunstzustand des Tieres festzustellen, dann ohne weiteres die Ovarien zu exstirpieren und sofort anschließend mit der Injektion des Extraktes zu beginnen. Zur Frage der Einheitlichkeit bei diesem Vorgehen muß jedoch darauf hingewiesen werden, daß Wachstums- und Proliferationsgrad des Uterus zur Zeit des brünstigen Verhaltens der Weibchen durchaus verschieden bei den einzelnen Tieren sein können. Ich verweise deshalb auf meine Ausführungen im Abschnitt über die Abhängigkeit der Uterusdicke usw. vom Funktionszustand der Ovarien. Hierbei sehen wir gerade beim Kaninchen eine besonders starke Variabilität je nach Alter, Jahreszeit und vor allem je nach der Zahl und Häufigkeit vorangegangener Trächtigkeiten und Geburten. Ein anderer Weg der Testierung des Luteohormons wäre in der Verwendung kastrierter reifer Kaninchen gegeben. In diesem Falle müßte naturgemäß zunächst eine Proliferationsphase der Uterusschleimhaut künstlich geschaffen und die Tiere also mit Follikelhormon vorbehandelt werden. Ich habe diese Methode 1931 beschrieben, aber auch gleichzeitig auf ihre Mängel hingewiesen. Selbstverständlich darf die vorbereitende Follikelhormonbehandlung dabei nicht wahllos geschehen, sondern muß einheitlich so erfolgen, daß immer zu dem Zeitpunkt, wo mit den nachfolgenden Testinjektionen des luteohormonhaltigen Extraktes begonnen werden soll, das Proliferationsstadium der Uterusschleimhaut dasselbe ist. Es muß also mit anderen Worten immer mit der gleichen Follikelhormonmenge vorbehandelt werden. Außerdem muß der Zeitpunkt der Kastration genügend lange zurückliegen. Ich konnte an einer großen Anzahl von Serienuntersuchungen nun folgendes feststellen: Wenn 4 Wochen nach der Kastration verstrichen sind, ist immer der Uterus völlig geschrumpft, so daß keine weiteren Veränderungen an ihm vorgehen. Die Reaktion der Tiere auf gleiche Mengen Follikelhormon hin ist jedoch durchaus nicht immer gleich. D. h. der Wachstums- und Proliferationsgrad, der auf gleiche Dosen hin erzielt wird, variiert. Im allgemeinen läßt sich mit 100 ME. Follikelhormon, in steigenden Einzeldosen innerhalb 6 Tagen verabfolgt.

ein leidlich guter Proliferationszustand in der Uterusschleimhaut schaffen. Die „Güte“ der Schleimhaut und die Dicke der Muskulatur wechseln jedoch. Mir scheint das hauptsächlich von denselben Faktoren abhängig zu sein, wie ich sie oben schon für das normale Tier erwähnte, nämlich von der funktionellen Beanspruchung (Geburten), die der betreffende Uterus früher durchgemacht hat. Daß es derartige Faktoren geben muß, habe ich übrigens auch am Menschen bei meinen röntgenographischen Vergleichsaufnahmen der Uteri nach Behandlung mit Follikelhormon gesehen und habe darauf bereits mehrfach hingewiesen. Es ist außerdem durchaus nicht gleichgültig für die nachfolgende Luteohormonwirkung, mit welchen Follikelhormondosen und wie lange man vorbehandelt. Ich konnte an über längere Zeit hin mit höheren Dosen vorbehandelten Tieren feststellen, daß bei ihnen unter Umständen die Wirkung nachfolgend injizierten Luteohormons überhaupt nicht in Erscheinung tritt, trotzdem dieselbe Dosis als einwandfrei positiv im typischen Test am infantilen Kaninchen (s. weiter unten) testiert war.

Nachdem ich die Wirkung des Luteohormons an der mit Follikelhormon vorbehandelten kastrierten Maus demonstrieren konnte (1930), wäre natürlich auch an die Uterusschleimhautveränderungen dieses Tieres als Testobjekt zu denken gewesen. Ich habe davon jedoch damals bereits dringend abgeraten. Die Corpus luteum-Phase der Maus, über die absolute Verwirrung herrschte, so daß sie für den normalen Zyklus sogar abgeleugnet wurde (E. Allen, B. Zondek), habe ich zunächst mit dem Luteohormon artefiziell erzeugt, um sie dann retrograd erst am normalen Tier als bestehend nachzuweisen und zu charakterisieren. Sie ist dort durchaus nicht leicht zu differenzieren und wurde eben deshalb zugunsten der so deutlichen, nicht zu verkennenden Veränderungen am Kaninchen von mir abgelehnt. Eine maßgebliche Bestätigung dieser meiner Auffassung wurde durch eine Mitteilung von W. M. Allen gegeben, der, in diesem Sinne an der Ratte arbeitend, zu den völlig gleichen Ergebnissen wie ich bei meinen Untersuchungen an der Maus kam und mir in der Ablehnung dieser Tiere als Testobjekt für das Luteohormon völlig beipflichtete. Auf die Gründe, weshalb die Scheidenschleimhaut der Maus nicht zur Testierung verwandt werden kann, kommen wir noch an anderer Stelle zurück.

4. Die Testeinheit am infantilen Kaninchen (Begriff der „KE“).

Ich habe dann in der Verwendung infantiler Kaninchen einen festliegenden, nicht mißzudeutenden Test herausgearbeitet. Wie bereits erwähnt, kam W. M. Allen in seinen Versuchen an Kaninchen mit verschiedenen Gewichten zwischen 426—1647 g zu dem Resultat, daß die Tiere auf Luteohormon reagieren, wenn sie mit Follikelhormon vorbehandelt seien, während in anderen Fällen (ohne Vorbehandlung) nur einige positiv gewesen seien. Bei meinen mit dem Blickpunkt auf einen festliegenden Test am infantilen Kaninchen gerichteten, ausgedehnten, experimentellen Untersuchungen habe ich die Ursache für dieses verschiedene Verhalten klarstellen können. Zunächst einmal mußten zu einer derartigen Herausarbeitung eines einheitlichen Testes möglichst gleich schwere Tiere unter damit gleichen genitalen Bedingungen gewählt werden. Ein Kaninchen von 1000 g, 1200 g, oder gar 1500—1600 g ist nicht mehr infantil, sondern als juvenil zu betrachten. Entsprechend der ganz allmählichen Entwicklung des Geschlechtsapparates zeigen solche Tiere bereits wechselnd starke, wenn auch immer noch durchaus unvollkommene und unvollständige Follikelreifungen mit Atresie in den Ovarien und dementsprechend bereits mehr oder weniger im Sinne der Wirkung des Follikelhormons angedeutete Stimulierung des Genitalschlauches und damit des Uterus. Das ist sehr wichtig, weil ja — wie wir gesehen haben — ein solcher vorhergegangener Reiz erst die Angreifbarkeit des Luteohormons möglich macht. Wollen wir also auch in dieser Beziehung einheitliche Bedingungen wahren und damit die Einheit gewährleisten, so müssen wir völlig infantile, in ihren genitalen Verhältnissen absolut gleiche Tiere verwenden. Und das ist der Fall beim infantilen Kaninchen bis höchstens 800 g Gewicht. Wählen wir nun zu unserem Ausgangsmaterial ausschließlich Tiere unter 800 g und dann noch möglichst solche um 600 g Gewicht, so haben wir die erste, aber damit auch nur eine Forderung erfüllt. Wir halten also am etwa 600 bis höchstens 800 g schweren infantilen Kaninchen als Testtier fest.

Sollte nun die reine Wirkung des Luteohormons isoliert werden, so mußte an solchem Tiermaterial die Grundforschung einsetzen. Es wäre ja möglich gewesen, daß das Luteohormon außer seiner spezifischen umwandelnden Wirkung auf die Schleimhaut auch noch einen bisher nicht erkannten Wachstumseffekt auf Muskulatur und Schleimhaut ausübt. Nach meinen anfänglichen Untersuchungen schien das sogar der Fall zu sein. Wie ich feststellen konnte, war das jedoch immer auf gleichzeitig noch in den Extrakten enthaltenes Follikelhormon zurückzuführen. Wenn man solche Extrakte infantilen, unvorbehandelten Tieren direkt injiziert, so nutzt der Uterus genau wie beim kastrierten reifen Tiere zunächst das ihm angebotene Follikelhormon aus und wächst rein proliferativ. Die erst nach einem gewissen Wachsen der Schleimhaut einsetzende Umwandlung im Sinne der Luteohormonwirkung erfolgt dann vom Schleimhautrande her und zeigt sich dort zuerst. Ist jedoch der Extrakt frei von Follikelhormon, so kann das Luteohormon nicht angreifen und es erfolgt dann auch kein Wachstum. Daraus folgt eine weitere, oben bereits erwähnte Notwendigkeit für die Versuchsanordnung des Testes für das Luteohormon, nämlich: Auch wirklich infantile Tiere müssen mit Follikelhormon vorbehandelt werden, damit ein gewisser Proliferations- und Wachstumseffekt vorhanden ist, an dem das Luteohormon angreifen kann und an dessen typischer Umwandlung die Menge des nachfolgend zugeführten Luteohormons testierbar ist. Ich fand nun unter allen möglichen Variationen der Follikelhormonbehandlung infantiler Kaninchen, daß eine tägliche subcutane Dosis von 10 ME. auf die Dauer von 8 Tagen injiziert, aus einem völlig infantilen Uterus einen solchen wachsen läßt, der dann am 9. Tag (nächster Tag nach der letzten Injektion) dem Uterus des reifen Tieres gleicht, das zum erstenmal in die Brunst kommt. Dieser Uterus ist der Anhaltspunkt für das Studium der Luteohormonwirkung, und dieser 9. Tag ist der erste Tag der Injektion des zu testierenden luteohormonhaltigen Extraktes.

Am Uterus des mit 8 × 10 ME. Follikelhormon vorbehandelten infantilen, um 600 g schweren Kaninchens wird nun die Luteohormonwirkung folgendermaßen testiert:

Am 9. Tage, dem nächsten Tage nach der letzten Follikelhormoninjektion, beginnt die erste Injektion des zu testierenden luteohormonhaltigen Extraktes. Die Injektionen werden in gleicher Dosis täglich einmal vorgenommen und 5 Tage lang fortgesetzt. Am 6. Tage, dem nächsten Tage nach der letzten Behandlung, wird das Tier getötet und der Uterus histologisch untersucht. Bei voller Luteohormonwirkung muß dann eine vollständige prägravide Umwandlung der Uterusschleimhaut, eine gut ausgebildete Transformationsphase vorhanden sein, wie sie beim normalen Tiere dem 6. Tage der Corpus luteum-Phase entspricht.

Diejenige geringste Gesamtdosis, welche — auf 5 gleiche Einzeldosen verteilt — die vollständige Umwandlung der vorher proliferierten Schleimhaut in dem angegebenen, aus der Abbildung ersichtlichen Sinne bewirkt, ist eine Kaninchen-Einheit = 1 KE. Da die Prüfung des Luteohormons am reifen Tier aus den angegebenen Gründen variiert und sich erst recht zu der Austestierung am infantilen Kaninchen verschieden verhalten kann, würden wir die hier eben charakterisierte, festliegende Einheit am infantilen Kaninchen auch mit 1 inf. KE. oder 1 i. KE. bezeichnen

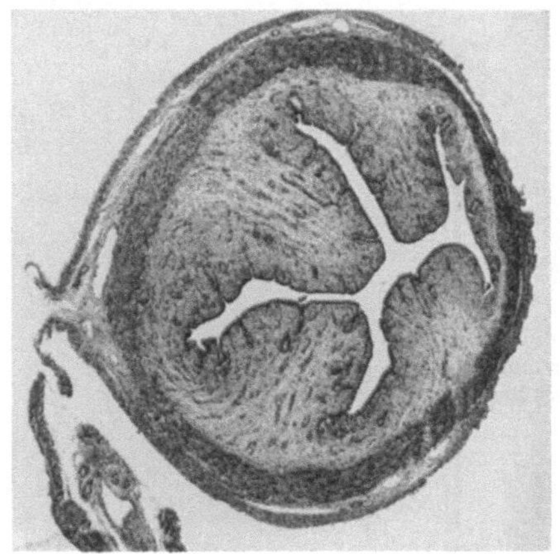

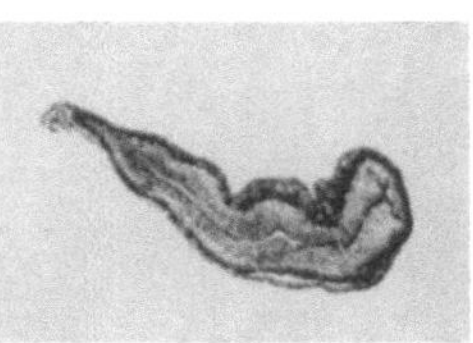

Abb. 70a. Uterusquerschnitt eines infantilen Kaninchens von 600 g.

Abb. 70b. Uterusquerschnitt eines infantilen Kaninchens von 600 g nach Vorbehandlung für den Luteohormontest mit 8 × 10 ME. Follikelhormon. (Proliferation.)

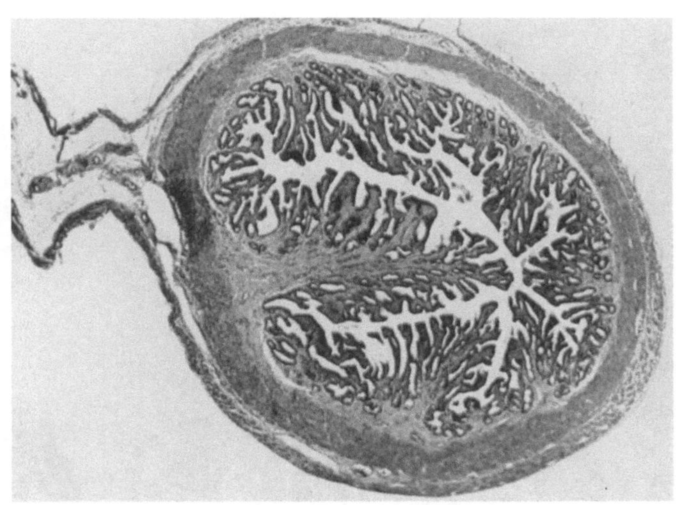

Abb. 70c. Uterusquerschnitt eines infantilen Kaninchens von 600 g nach Vorbehandlung mit 8 × 10 ME. Follikelhormon und direkt anschließender Behandlung mit 5 × 1/5 KE. Luteohormon (Transformation der Schleimhaut). Test für das Luteohormon.

Abb. 70a—c. Luteohormontest am infantilen Kaninchen.

können. Es wäre dann mit dieser Bezeichnung von vornherein festgelegt: Es sind infantile Kaninchen von bestimmtem Gewicht zur Testierung verwendet, die Tiere sind mit 8 × 10 ME. Follikelhormon auf bestimmte Weise vorbehandelt, die bezeichnete Menge hat an der Uterusschleimhaut der so vorbehandelten Tiere die vollständige drüsige Umwandlung als gleichmäßig verteilte Geringstmenge innerhalb 5 Tagen bei der Kontrolle am 6. Tage bewirkt.

Ich betone noch einmal: Der Uterus des infantilen Kaninchens von 600 g ist uns bekannt. Der Uterus des auf bestimmte festliegende Weise mit 8 × 10 ME. Follikelhormon behandelten infantilen Kaninchen ist uns auch bekannt; seine Schleimhaut ist der eigentliche Ausgangs- und Anhaltspunkt für den Luteohormontest. An den an dieser Schleimhaut während der nachfolgenden 5 Injektionen erfolgenden Veränderungen wird bestimmt. Ich gebe an dieser Stelle ein Übersichtsschema zu dem Vorgehen bei der Testierung wieder.

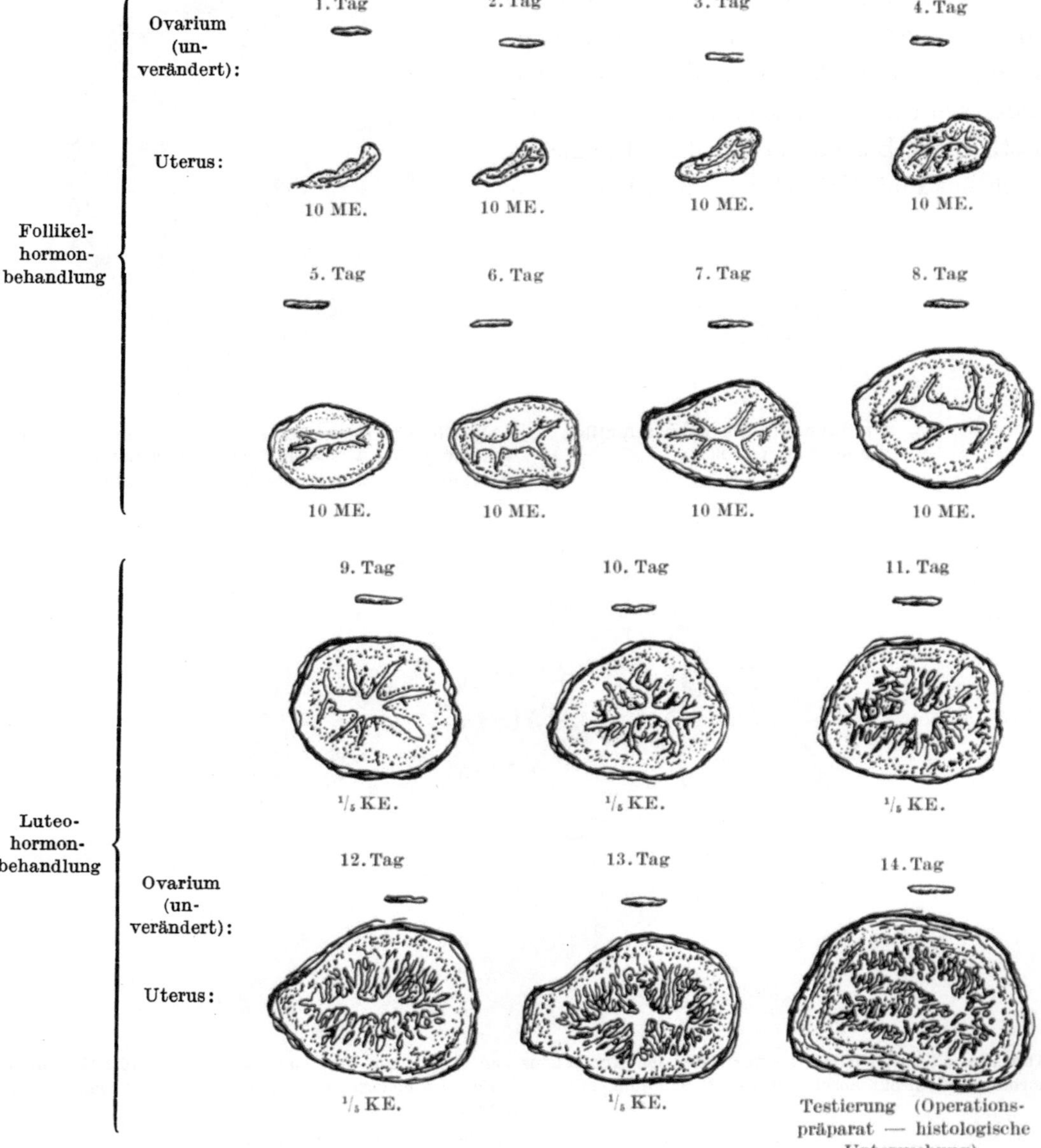

Abb. 71. Schema zum Vorgehen bei der Testierung des Luteohormons.

Nun zu der Frage der Beurteilung einer Überdosierung oder zu geringen, unvollkommen wirkenden Hormonmenge!

1. War kein Luteohormon in dem injizierten Testextrakt vorhanden, so schrumpft die Schleimhaut und auch die Muskulatur in den 6 Tagen nach Abschluß der Follikelhormonvorbehandlung wieder, vorausgesetzt, daß kein gleichzeitiger Follikelhormongehalt im Testextrakt sich befand. Im letzteren Falle bleibt die Schleimhaut je nach der Menge des Follikelhormons erhalten, jedoch selbstverständlich als Bild der reinen Proliferation.

2. War wenig Luteohormon im Testextrakt enthalten, so äußert sich das in einer beginnenden Wirkung am Schleimhautrande. Der Effekt wird als + bezeichnet.

3. War die zugeführte Extraktmenge ungenügend an Luteohormongehalt, so resultiert dementsprechend auch eine ungenügende Schleimhautumwandlung. Das ist an folgendem

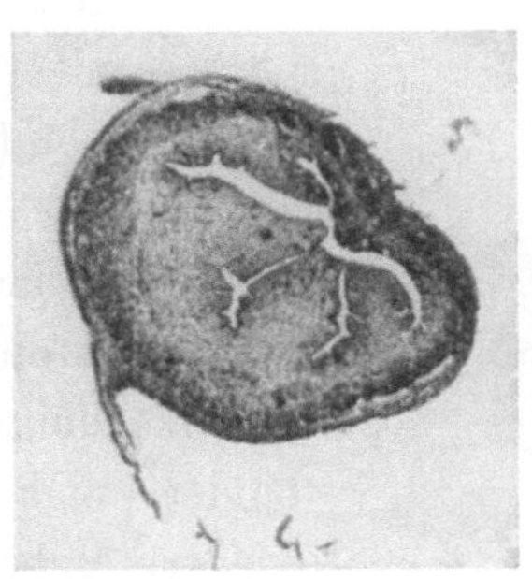

Abb. 72. Luteohormontest am infantilen Kaninchen. Luteohormon: negativ.

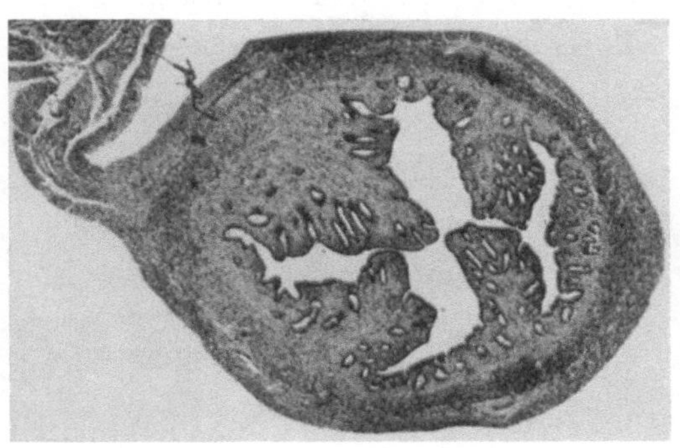

Abb. 73. Luteohormontest am infantilen Kaninchen. Luteohormon: +.

zu erkennen: Die Schleimhautumwandlung erfolgt an der niedrigen sog. antimesometralen Falte zuerst (gegenüber dem Eintritt der Gefäße in die Muskulatur), um dann erst auf die größeren, zuletzt auf die größte sog. mesometrale Falte überzugreifen. Eine danach beurteilte

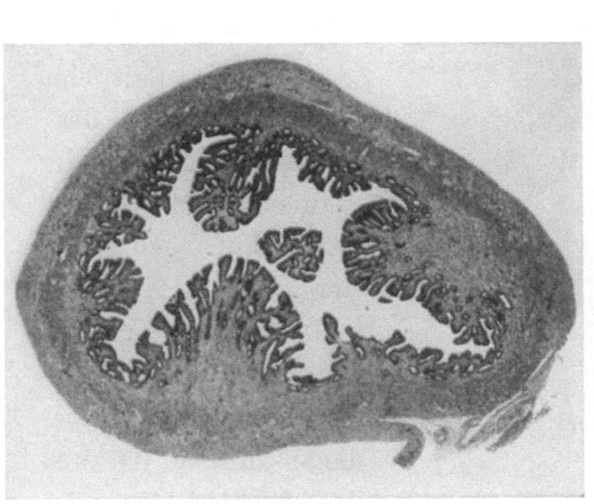

Abb. 74. Luteohormontest am infantilen Kaninchen. Luteohormon: + +.

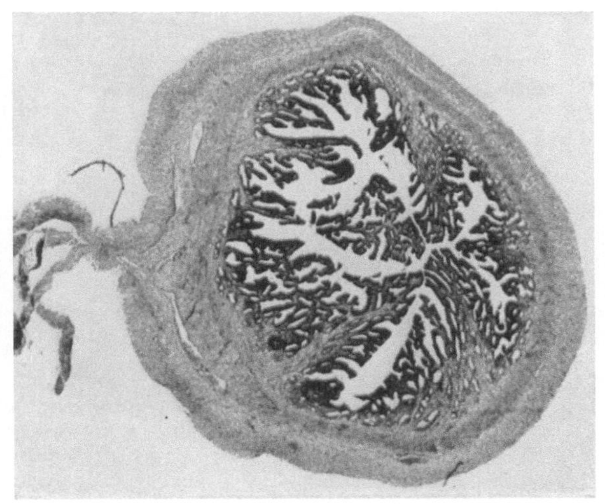

Abb. 75. Luteohormontest am infantilen Kaninchen. Luteohormon: + + + +.

ungenügende Wirkung wird mit + + bezeichnet, da zur Vollwirkung vor allem auch die Mitbeteiligung der mesometralen Schleimhautfalte gehört.

4. Vollständige Umwandlung, einschließlich der antimesometralen Schleimhautfalten, wird mit + + + bezeichnet und bedeutet 1 inf. KE (Abb. 70c).

5. War die Umwandlung vollständig, wurde die Schleimhautoberfläche so groß, daß sie die Muskulatur förmlich auseinander drängte, und fällt ein enormer Gefäßreichtum mit praller Füllung der Gefäße auf, so wird das mit + + + + bezeichnet und ist verdächtig auf ein Zuviel an Luteohormon. Es muß dann mit kleineren Einzeldosen abfallend nachtestiert werden.

Zur Testierung einer bestimmten Dosis gehören mindestens zwei Tiere, am besten nimmt man drei. Da die Herstellung des Extraktes mehrere Tage in Anspruch nimmt, stört die Zeitdauer der 9 Tage Vorbehandlung kaum, da es sich zeitlich einrichten läßt, daß die Tiere mit der Vorbehandlung und die Herstellung des Extraktes zu etwa gleicher Zeit fertig sind. Was den Verbrauch der Tiere anlangt, so kann man getrost operieren, ohne die Tiere zu töten, das halten auch die kleinen Tiere bequem aus. Man geht in Äthernarkose mit etwa 1,5 cm langem Schnitt seitlich am Rücken ein, exciodiert ein Stück Uterus zur mikroskopischen Untersuchung, unterbindet und vernäht wieder. Dabei kommt das Ovarium zu Gesicht und wird kontrolliert;

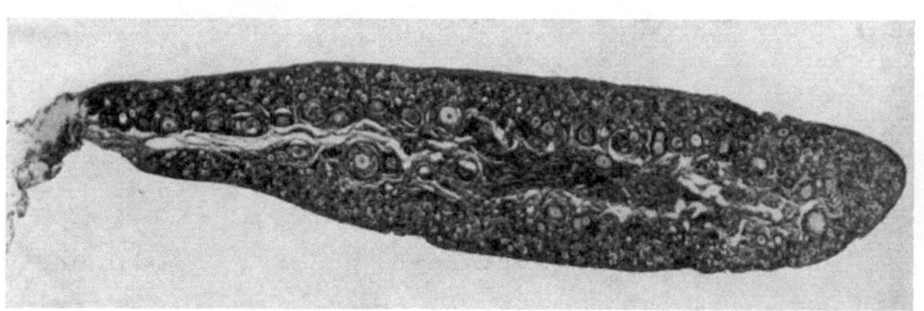

Abb. 76. Unverändertes Ovarium eines infantilen Kaninchens nach Behandlung des Tieres mit Follikel- und Luteohormon.

es darf natürlich nicht verändert sein, sondern muß winzig klein, spindelig und völlig glatt geblieben sein. Im Zweifelsfalle kann das Ovar der betreffenden Seite mit exstirpiert werden. Die Operation selbst gebe ich nebenstehend in schematischen Abbildungen wieder.

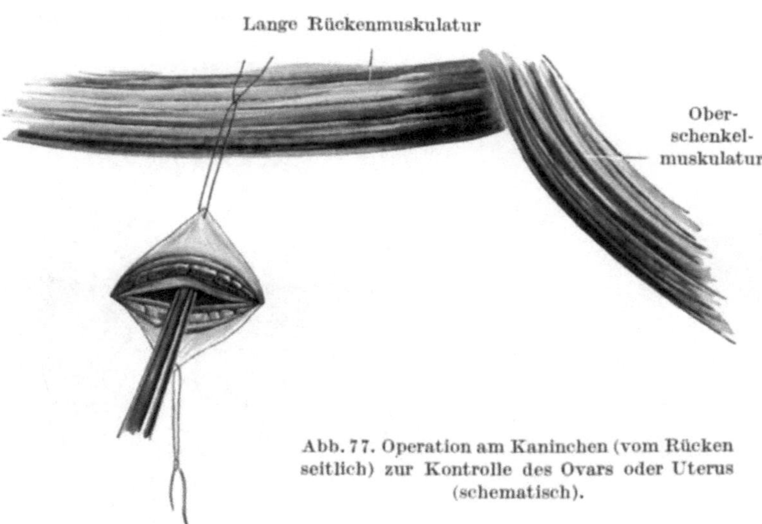

Abb. 77. Operation am Kaninchen (vom Rücken seitlich) zur Kontrolle des Ovars oder Uterus (schematisch).

Häufig fällt eine Größenzunahme des Uterus von Beginn der Luteohormoninjektionen an auf (s. auch den Vergleich von Abb. 70 b und c), was zunächst erstaunlich ist und meinen Ausführungen über die spezifische Wirkung und Nichtwirkung des Luteohormons zu widersprechen scheint. Das ist jedoch nicht der Fall oder jedenfalls nur unter gewissen Bedingungen verständlich.

Wir müssen dazu eine kurze Betrachtung vorausschicken: Die Größenzunahme eines Organs kann erfolgen:

1. Durch Vermehrung, d. h. Zunahme an Zahl, seiner einzelnen Zellelemente = Hyperplasie (Proliferation).

2. Durch Vergrößerung der vorhandenen Zellen, ohne Mengenzunahme derselben = Hypertrophie.

3. Durch die Kombination beider Prozesse und evtl. Zusatzerscheinungen wie Blutreichtum, wässerige Durchtränkung usw.

Abgesehen davon, daß durch die enorme Umwandlung in der Schleimhaut infolge Luteohormonwirkung eine starke Oberflächenvergrößerung derselben stattfindet und die Muskulatur dadurch buchstäblich auseinandergezogen und beiseite gedrängt werden kann, handelt es sich bei einer tatsächlichen Größenzunahme innerhalb der Muskulatur stets um eine Hypertrophie, wenn sie durch das Luteohormon verursacht ist. Eine quantitative Zunahme der Muskelzellen im Sinne einer Hyperplasie wird einzig und allein bewirkt durch das Follikelhormon, welches natürlich im Extrakt mitenthalten sein konnte. Auch dafür gibt es ein Mittel zur Entscheidung und Beurteilung, und zwar die Zählung der Zellkerne innerhalb der Muskulatur an einer bestimmten, festliegenden

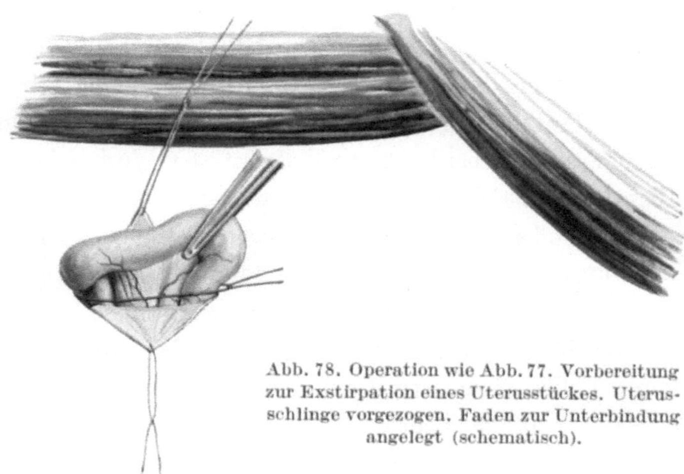

Abb. 78. Operation wie Abb. 77. Vorbereitung zur Exstirpation eines Uterusstückes. Uterusschlinge vorgezogen. Faden zur Unterbindung angelegt (schematisch).

Stelle derselben. Diejenige Partie der Muskulatur des Kaninchenuterus, an der auftretende Veränderungen am gleichmäßigsten ablaufen und daher am sichersten zu beurteilen sind, ist die der Gefäßeinmündungsstelle direkt gegenüberliegende, also der antimesometrale Teil. Hier kann im mikroskopischen Querschnitt (bei natürlich möglichst gleichbleibender Schnittdicke der Präparate) bequem die Anzahl der Muskelkerne in linearer, von innen (Schleimhautbasis) nach außen (Peritonealüberzug) fortschreitender Richtung gezählt werden, wobei man sich hinsichtlich der Breite des dabei einbezogenen Beobachtungsfeldes an die durch die Länge eines Muskelkernes gegebene Ausdehnung hält. Ich habe schon viele solcher Zählungen bei den verschiedensten Uteri angestellt und gesehen, daß bei gleicher Behandlung der infantilen Tiere um 600 g Gewicht mit 8 × 10 ME. Follikelhormon die Anzahl der Muskelkerne bei solcher linearen Zählung nur wenig schwankt. Ich fand etwa 22—25 in der inneren Ringmuskulatur und 17—20

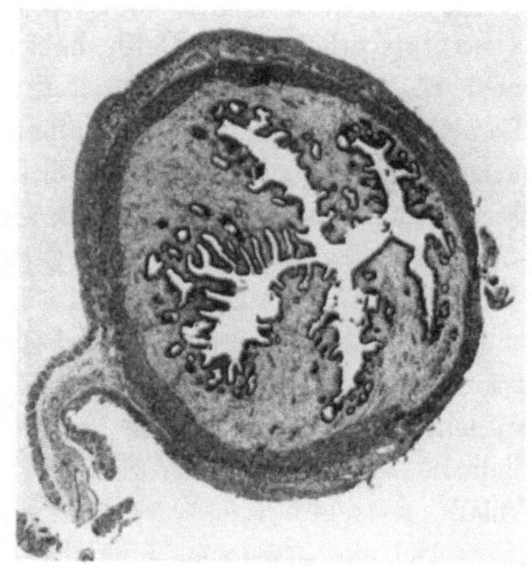

Abb. 79. Schleimhautbild nach primärer Behandlung (ohne Vorbehandlung) eines infantilen Kaninchens mit stark follikel-hormonhaltigem Luteohormonextrakt.

in der äußeren Längsmuskulaturschicht. Dabei genügt zur Beurteilung die auch leichter durchzuführende Zählung der Kerne in der Ringmuskulatur, bei Größenzunahme des Uterus durch reine Luteohormonwirkung werden wir also eine Vergrößerung und Verbreiterung der Muskelkerne im Sinne der Hypertrophie, eine starke Auflockerung und Gewebsflüssigkeitsdurchtränkung in der Muskulatur finden, die Anzahl der Muskelkerne jedoch als gleich oder — durch die erwähnte Auseinanderdrängung und -ziehung von seiten der Schleimhaut — sogar geringer feststellen. Hat ihre Zahl wesentlich zugenommen, so ist das auf gleichzeitigen Follikelhormongehalt des Extraktes zurückzuführen. Wir tun in solchem Falle dann gut daran, im Testversuch an der kastrierten Maus gleichzeitig den Follikelhormongehalt zu bestimmen.

Dieser je nach der Sorgfalt der Herstellung des Extraktes (s. weiter unten) unter Umständen nicht unbeträchtliche Gehalt an Follikelhormon ist wichtig. Ich habe feststellen können, daß es eine Mengenkorrelation in der Wirkung zwischen Follikel- und Luteohormon gibt, die darin besteht, daß ein Zuviel an Follikelhormon die Wirkung vorhandenen Luteohormons überdecken und damit sein Vorhandensein überhaupt verschleiern kann. Diese Tatsache konnte ich nicht nur, wie schon oben erwähnt, an unreinen Extrakten feststellen, sondern ich konnte entsprechende Bilder auch experimentell erzeugen durch Verwendung reinen Follikelhormons und reinen Luteohormons, wenn ich die Versuchsanordnung hinsichtlich der verabfolgten Mengenverhältnisse danach einrichtete. Dadurch, daß die in Abb. 79 gezeigte Veränderung sowohl bei direkter Behandlung eines infantilen Tieres (ohne Follikelhormonvorbehandlung) mit reichlich Follikelhormon enthaltendem Luteohormonextrakt zu erzielen ist, als auch sich durch geeignete Kombination in der Behandlung mit reinem Follikelhormon und reinem Luteohormon reproduzieren läßt, konnte ich diese Wechselwirkung der Hormonmengen untereinander beweisen. Ich warne davor, diese Korrelation als eine „Hemmungserscheinung" des einen Stoffes durch den anderen anzusehen. Denn hier handelt es sich ganz einwandfrei um die einfache Überlagerung (und damit das Nichtinerscheinungtreten) der einen Wirkung durch die andere infolge reiner Quantitätsverhältnisse. Dafür haben neuerdings A. Robson-Edinbrough und dann auch W. M. Allen experimentell den bestätigenden Beweis erbracht[1]. Wenn wir den Test für das Luteohormon am infantilen Kaninchen in seiner Gesamtheit übersehen, so erscheint er uns auf den ersten Blick etwas langdauernd und umständlich zu sein. Das ist aber zum tatsächlichen kaum so, wie man bemerkt, wenn man ihn erst einige Male angewandt hat. Natürlich ist er bei weitem nicht so einfach wie der Test auf Follikelhormon. Wir dürfen jedoch auf keinen Fall von ihm abweichen, da er auf dem Wege des dauernden und immer wieder angestellten Rückschlusses auf die Physiologie und Histologie des Genitalzyklus gewonnen ist. Es handelt sich eben um einen biologisch-physiologischen Vorgang, an dem wir das Luteohormon in seiner Wirkung erkennen und nur einwandfrei erkennen können. Physiologische Prozesse verlangen jedoch ihre Zeit zur Entwicklung und zum Ablauf. Es steht fest, daß nichts die Spezifität der Luteohormonwirkung so typisch erkennen läßt, wie die Uterusschleimhaut des Kaninchens zur Zeit des 6. Tages der Corpus luteum-Wirkung. Darum muß die sich über 5 Tage erstreckende Injektion des Luteohormons unbedingt gewahrt bleiben, wenn Fehlschlüsse vermieden werden sollen. Was die Vorbehandlung der Tiere mit Follikelhormon anlangt, so habe ich mich dazu bereits entsprechend geäußert. Die angegebene 8tägige Vorbehandlung mit täglich 10 ME. Follikelhormon wurde als die geeignetste unter einer großen Reihe von Vorversuchen ermittelt und entbehrt deshalb keineswegs der wohldurchdachten Begründung. Die Brauchbarkeit des Testes hat inzwischen auch mehrfache Bestätigung gefunden; so von Biedl-Prag; Pankow (Vortrag in Budapest); Tausk, Frémery und De Lux-Os in Holland, Gàl-

---

[1] Ferner auch Fremery, Kober und Tansk.

Budapest u. a.[1]. Meine früher regelmäßig ausgeführten Nachkontrollen der von der Schering-Kahlbaum A.G. für meine Untersuchungen am Menschen hergestellten konzentrierten Präparate ergaben immer gute Über-einstimmung mit den dort im wissen-schaftlichen Laboratorium von Schoeller, Hohlweg und Dohrn auf gleiche Weise ausgeführten Testierungen.

Ich muß an dieser Stelle noch auf eine Fehlermöglichkeit bei der Testierung des Luteohormons hin-weisen, die gleichzeitig zeigt, wie dringend erforderlich die genaue Kenntnis der normalen Physiologie und Histologie des Genitalapparates der Testtiere ist, wenn Hormon-wirkungen überhaupt beurteilt werden sollen. Cyclische, an den Wechsel der Ovarialfunktion gebundene Wand-lungen laufen an den gesamten Geni-talschleimhäuten ab, mit dem Unter-schiede, daß die Veränderungen an gleichen Abschnitten des Genital-schlauches (also z. B. an der Tube) bei den einzelnen Tierarten verschie-den starken Ausdruck finden. Das bezieht sich vor allem auch auf die Veränderungen an der Cervixschleim-haut, wo wir beim Meerschweinchen einen ganz besonders deutlichen Zy-klus kennen (H. Hartmann und Ol-bers), beim Menschen und Affen weniger stark in Erscheinung tretende Phasenunterschiede und bei der Maus und Ratte z. B. kaum solche fest-stellen können. Die Einzelheiten da-rüber interessieren hier weniger, müssen dagegen für das Kaninchen als Testtier für das Luteohormon un-bedingt gekannt werden, da sonst wie

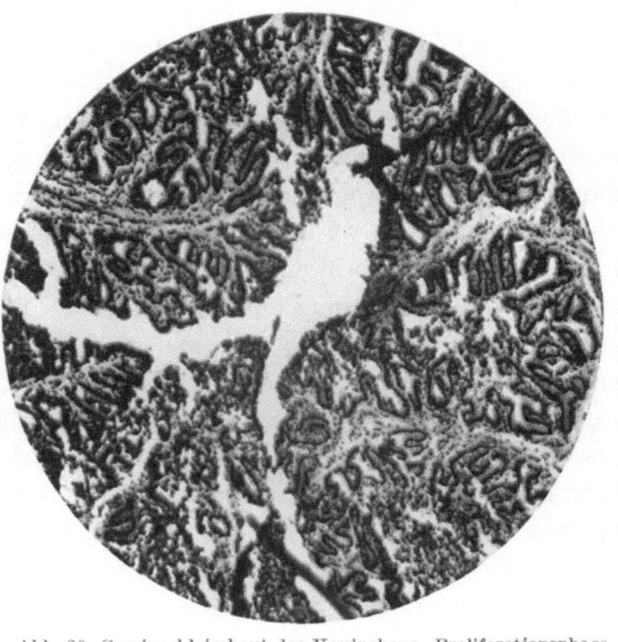

Abb. 80. Cervixschleimhaut des Kaninchens. Proliferationsphase.

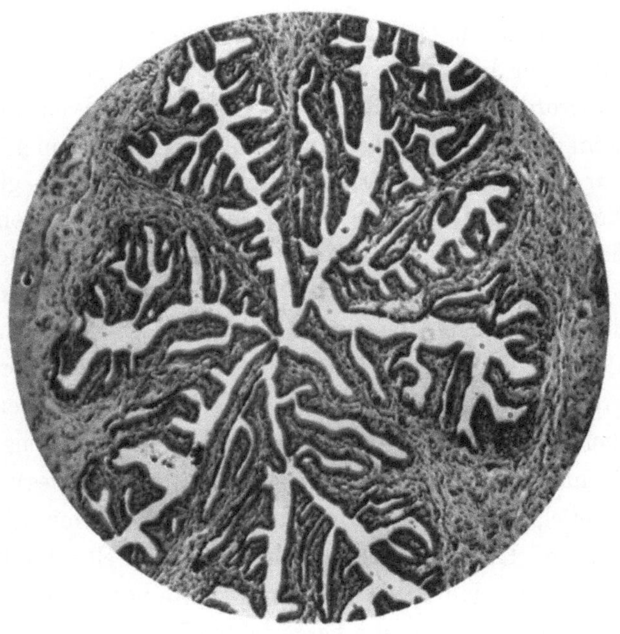

Abb. 81. Cervixschleimhaut des Kaninchens.
Transformationsphase.

gesagt Irrtümer möglich sind. Auch am Kaninchen sind cyclische Veränderungen der Cervix-schleimhaut durchaus nachweisbar. Jedoch auch deren mikroskopische Einzelheiten sind zur Beurteilung des Luteohormontestes nicht wichtig, wenn man nur das allgemeine grob-

---

[1] Siehe auch Bergamini, Maino in Italien, sowie Brouha und Desclin in Frankreich.

mikroskopische Bild eines untersten Uterinabschnittes kennt. Und zwar handelt es sich dabei um folgendes: Die Cervixschleimhaut des Kaninchens weist eine sehr starke Faltenbildung und Drüsenverästelung auf, und zwar sowohl zur Zeit der Transformations- als auch zur Zeit der Proliferationsphase und sogar zur Zeit der Kastration. Die feinen mikroskopischen Phasenveränderungen vollziehen sich hier lediglich in den Epithelien, während die Formanlage der Schleimhaut im Sinne der grob-mikroskopisch sehr deutlichen Verästelung dauernd besteht. Ich gebe dieses Bild zur Zeit der Proliferations- und Transformationsphase in Abbildungen wieder (Abb. 80 und 81).

Wie man sieht, würde also danach ein Schnitt durch den Cervixabschnitt auch bei reiner Follikelhormonwirkung ein ähnliches — allerdings nur bei grob-mikroskopischer oberflächlicher Betrachtung ähnliches — Bild ergeben wie die eigentliche Uterusschleimhaut unter Luteohormonwirkung. Man schützt sich vor einer derartigen Verwechslung, wenn man im Testversuch sich ausschließlich an die Untersuchung der Uterusschleimhautpartien aus der Mitte der Uterushörner, also oberhalb (tubenwärts) der Cervix hält. Ich erwähne das ausdrücklich, weil mir schon mehrfach solche ganz normalen Bilder, die mit Luteohormonwirkung nichts zu tun haben, zur Beurteilung vorgelegen haben. Im übrigen ist daran zu denken, daß die Cervixabschnitte der beiden Uterushörner des Kaninchens zwar paarig nebeneinander und getrennt verlaufen, jedoch dicht aneinander von gemeinsamem Gewebe umhüllt liegen und damit doch grob-anatomisch eine Einheit bilden.

5. Vorkommen und Darstellung des Luteohormons.

Ganz im Gegensatz zu dem so weitverbreiteten Vorkommen des Follikelhormons nicht nur beim Menschen, sondern in der ganzen Natur hat sich das Luteohormon nur außerordentlich spärlich nachweisen lassen. Wenn in der Corpus luteum-Drüse selbst nur wenig gefunden wurde, durfte diese Tatsache nicht weiter wundernehmen. Denn nicht nur für das Follikelhormon gilt, wie wir sehen, das gleiche, sondern wir kennen ja ähnliche Verhältnisse für andere Drüsen mit innerer Sekretion. Jedoch — ich will das hier vorwegnehmen — es bestand bis vor kurzem für das Luteohormon die Tatsache, daß es sich bisher überhaupt nirgends außerhalb der Drüse selbst hat finden lassen. Es wurde schon erwähnt, daß Fellner und Herrmann (1913 und 1915) bei ihren Extraktionen aus Corpus luteum-Gewebe das Hormon, allerdings als spezifisches Hormon eigener Art unerkannt, als Beiprodukt mitgewinnen konnten. Es sei aber auch betont, daß gerade Fellner heute noch nicht an die Existenz eines zweiten Ovarialhormons glaubt und meint, daß ein Ovarialhormon die Sexualhormoneigenschaften des Gesamtovars besitze. Dabei steht außer Zweifel, daß es sich bei dem von ihm als „Feminin" bezeichneten Stoff um ein zur allergrößten Hauptsache Follikelhormon darstellendes Präparat handelt. Herrmann, als zweiter der damaligen Autoren, betonte noch 1920, daß er das Wesen der damals von ihm aus dem Corpus luteum hergestellten Extrakte in ihrer wachstumsfördernden Wirkung auf die Uterusmuskulatur sähe. Er kann damit also nicht das so streng spezifische Luteohormon gemeint haben. Wir wollen deshalb auch davon absehen, hier die Methoden zu beschreiben, mit denen die beiden Autoren ihre Extrakte gewannen. Es wurde schon betont, daß G. W. Corner und W. M. Allen das Verdienst gebührt, als erste das Vorhandensein eines vom Follikelhormon verschiedenen Wirkstoffes im Corpus luteum gezeigt zu haben. Die von diesen beiden Autoren angegebene Extraktionsmethode für die Gewinnung des Luteohormons wurde von mir unmittelbar anschließend angewandt und in ihren Einzelheiten bestätigt. Da sie im Prinzip sich bis heute gleich geblieben ist, will ich diese Originalmethode hier kurz skizzieren. Als Ausgangsmaterial wurden frische, funktionstüchtige Corpora lutea von Schweinen verwandt. Dabei lassen sich beliebige Mengen von Corpus luteum-Gewebe auf einmal extrahieren, auch bis herab zu beispielsweise 50 g. Es ist jedoch die jeweilige Extraktion von 1000 g am vorteilhaftesten; deshalb will ich diese Menge Ausgangsmaterial hier als Grundlage wählen.

1. Die einzelnen ausgeschälten frischen Corpora lutea werden gleich durch eine sehr feine Fleischhackmaschine gedreht und als ziemlich flüssiger, rot-gefärbter Brei mit der doppelten Menge 96%igem Alkohol versetzt. Es wird so lange gesammelt und täglich zugegossen, bis die Menge von 1 kg Gewebe auf 2000 Alkohol erreicht ist. In dem kalt auf den Corpora lutea stehen gelassenen Alkohol erfolgt schon ein Teil der Extraktion.

2. Abfiltrieren der Gesamtmasse durch Gazebeutel; der klare Kaltalkohol wird zunächst bei Seite gestellt.

3. Kochen des in den Gazebeuteln befindlichen Corpus luteum-Gewebsfiltrates mit heißem Alkohol in doppelter Menge auf dem Wasserbad in verkorkten Glasflaschen mit Rückflußkühler, im ganzen 5mal, etwa je eine Stunde.

4. Sammeln der jedesmal nach dem Kochen abgegossenen, klaren Heißalkoholextrakte.

5. Der bis jetzt stehengelassene Kaltextraktalkohol und der gesammelte Heißextraktalkohol werden je gesondert abdestilliert, und zwar wieder auf dem Wasserbad unter Verwendung gewöhnlicher Destillierkühler und unter Benutzung nicht zu heißer Temperaturen, aber guten Unterdrucks eines Vakuums (gewöhnliche Wasserstrahlpumpe). Der zurückgelassene Gewebsrückstand der Corpora lutea kann übrigens jetzt bereits verworfen werden, da er nicht mehr gebraucht wird.

6. Die beim Abdestillieren der Alkohole in den benutzten Flaschen zurückbleibenden Reststoffe werden nunmehr im Schüttelapparat gründlich mit reinem Äther extrahiert. Diese Extraktion erfolgt auch am besten 5mal, mit jedesmal neuem Äther. Nach jeder Extraktion Abgießen und Sammeln der klar abstehen gelassenen Äthermengen. Nach der letzten Extraktion kann der abgestandene Rest als Bodensatz verworfen werden.

7. Die gesammelten klaren Äthermengen werden durch Vakuumdestillation auf dem Wasserbad (geringe Temperatur!) abgedampft und auf etwa 100 ccm reduziert.

8. Zu diesen 100 ccm Ätherextrakt wird das 4fache Volumen Aceton zugesetzt. Dabei reichlicher· weißer Niederschlag, der — aus Lipoiden bestehend — zum Absetzen stehengelassen wird. Abgießen der klaren Ätheracetonlösung. Auflösung des anfangs weißen, dann bei weiteren Fällungen mehr und mehr gelblichbraunen Niederschlags wieder in 100 ccm Äther. Nach Auflösung des Niederschlags in dem Äther erneutes Hinzusetzen und Fällung mit Aceton wie eben. Dasselbe etwa 5mal. Der Niederschlag wird zunehmend feinflockiger und schlechter sich absetzend, weshalb bei den letzten Fällungen zur Beschleunigung unter Umständen zentrifugiert werden muß.

9. Zusammengießen der klaren Ätheracetonlösungen und Abdestillieren derselben auf dem Wasserbad im Vakuum. Als Rest bleibt in der Destillierflasche ein dickes, braunes Öl zurück, das den eigentlichen Extrakt darstellt.

10. Der Extrakt wird mit einer zur Auflösung desselben notwendigen kleinen Menge Äthers aus den Flaschen herausgewaschen und in Zentrifugengläser gebracht. Nach Zentrifugieren wird der klare Äther abgegossen in das zur endgültigen Aufnahme des Extraktes bestimmte Gefäß.

11. Nach Abdampfen des Äthers durch warmen Luftstrom oder ähnliches restiert der fertige Extrakt, der wegen seiner Dickflüssigkeit evtl. mit Öl verdünnt und erwärmt werden muß, um ihn zur Verwendung geeigneter zu machen.

Wie wir bei der Besprechung der Chemie des Luteohormons noch sehen werden, verträgt dasselbe viel höhere Temperaturen als sie hier für die Extraktionsmethode verlangt werden. Bei der sich über längere Zeit erstreckender Gewinnungsprozedur empfiehlt sich jedoch dringend die Vermeidung solcher Temperaturen, da eine permanent hohe Hitze schaden kann und außerdem durchaus unnötig ist. Der Gehalt an Luteohormon aus dem Extrakt von 1000 g Corpus luteum-Gewebe beträgt bei guter Ausbeute etwa 30 bis 35 KE.

Bei der auf diese Weise gewonnenen öligen Lösung handelt es sich um einen Rohextrakt, der das spezifische Hormon enthält. Es kann aber nicht die Rede davon sein, daß dieser Extrakt hinsichtlich des Luteohormons biologisch als rein zu betrachten wäre; denn es findet sich in ihm immer gleichzeitig eine gewisse Menge Follikelhormon. Das liegt daran, daß im Ausgangsmaterial der Schweine-Corpora lutea einerseits Follikelhormon gleichzeitig enthalten ist und andererseits bei dieser Art der Gewinnung durch keine der chemischen Prozeduren entfernt wurde. Es ist zwar von B. Zondek unter anderem behauptet worden, daß wohl das menschliche Corpus luteum-Follikelhormon enthalte, die tierischen dagegen nicht. Das mag insofern stimmen, als diejenigen Mengen, welche man im Experiment der Transplantation an Corpus luteum-Gewebe nachweisen kann, so gering sind, daß sie einen negativen Effekt ergeben. Extrahiert man jedoch derartig große Mengen, wie das hier der Fall ist, so ist das Follikelhormon immer nachweisbar, was ja im übrigen auch schon aus den Experimenten der älteren Autoren (Fellner, Herrmann) erhellt. Der jeweilige Follikelhormongehalt des Extraktes steigert sich natürlich beträchtlich, wenn die primäre Gewinnung der Corpora lutea nicht völlig exakt geschah und damit also gleichzeitig haftengebliebenes anderes Ovarialgewebe mit extrahiert wurde. Der gleichzeitige Gehalt an Follikelhormon ist um so geringer, je genauer nach folgenden Vorschriften verfahren wird: Es dürfen nur frische und biologisch wirksame Corpora lutea verwandt werden. Als solche sind nun hinsichtlich der Verhältnisse beim Schweineovarium immer nur diejenigen anzusehen, welche sich stark über die Oberfläche halbkugelig vorwölben, auf dem Durchschnitt eine markig-quellend hervortretende Oberfläche zeigen und von rosaroter, roter bis bläulichroter Farbe sind. Zunehmende gelbe Farbe und festere Konsistenz zeigen fortschreitende Funktionsabnahme bzw. Funktionslosigkeit an; blutigcystische Gebilde sind meistens gerade in beginnender Entwicklung begriffene Corpora lutea oder Blutfollikel. Beide letzteren Arten sind für die Luteohormongewinnung ohne Wert und können im Gegenteil durch ihren Follikelhormongehalt beim Nachweis später störend wirken, wenn sie zur Extraktion verwendet werden. Die Blutfollikel, welche unter Umständen makroskopisch schwer von beginnenden Corpora lutea zu unterscheiden sind, kommen natürlich überhaupt nicht in Frage. Es kommt hinzu, daß das Gewebe sehr frisch verarbeitet werden muß; jedenfalls sehr schnell, d. h. innerhalb der ersten Stunden nach dem Schlachten der Tiere, so weit präpariert werden muß, daß es bald in das erste Konservierungs- und Extraktionsmittel gelangt. Als solches braucht nicht unbedingt der sehr teure reine Alkohol verwendet zu werden, sondern man kann auch ohne Schaden sog. vergällten 96%igen Alkohol benutzen, der unvergleichlich viel billiger ist; auch ist die Verwendung von Benzol zur Extraktion an Stelle von Alkohol durchaus möglich. Die Hauptschwierigkeit bei der Gewinnung des hormonhaltigen Extraktes stellt die Erlangung genügenden Ausgangsmaterials da. Bekanntlich entspricht die Anzahl der funktionierenden Corpora lutea, die in den Ovarien eines Tieres enthalten sind, im allgemeinen der Zahl der in den Ovarien gleichzeitig ausreifenden Follikel und damit der Zahl der freiwerdenden Eier bzw. der im Falle einer Schwangerschaft im allgemeinen sich entwickelnden Früchte. Gerade deshalb sind die Ovarien des Schweines so besonders geeignet. Das Ovarium der Kuh, das natürlich ebenfalls zur Gewinnung des Ausgangsmaterials dienen könnte, enthält im

allgemeinen nur ein einziges Corpus luteum und ist deshalb ungeeignet. Das Schwein ist im Gegensatz dazu ein „vielfollikeliges", „vieleiiges" Tier und hat deshalb zur Zeit der prograviden Phase auch viele Corpora lutea im Ovarium aufzuweisen. Dabei hat das Hausschwein einen verhältnismäßig kurzen Genitalzyklus, der etwa drei Wochen oder etwas länger dauert. In der zweiten Hälfte dieses Zyklus sind naturgemäß ebensoviele Corpora lutea vorhanden als in der ersten Hälfte desselben Follikel reiften. Es kommt hinzu, daß diese Corpora lutea relativ sehr groß und massig sind, wie wir es ähnlich, zwar im

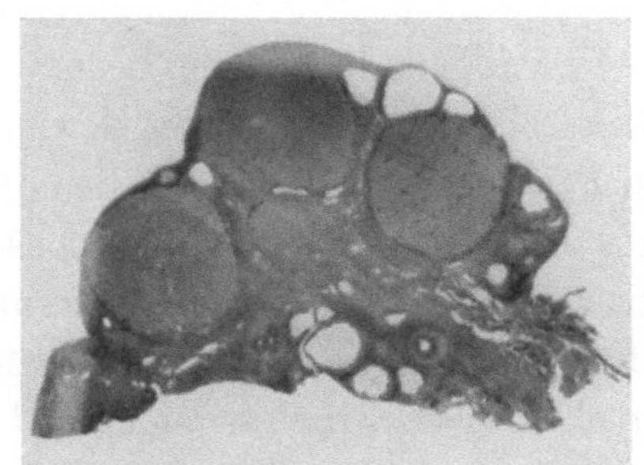

Abb. 82. Längsschnitt durch ein Schweineovarium mit Corpora lutea der Blüte (etwa natürliche Größe).

viel kleineren, aber sonst gleichen Verhältnis bei Ratte und Maus sehen. Ein solches Ovarium stellt sich dem Beschauer sehr demonstrativ dar, wenn es frische Corpora lutea enthält. Ich bringe die Abbildung eines Längsschnittes durch ein derartiges Ovarium in etwa natürlicher Größe. Werden aus diesen Ovarien die Corpora lutea sorgfältig herauspräpariert, so bleibt manchmal nur noch sehr wenig Grundmasse ohne zur Zeit funktionierendes Gewebe zurück. In dieser Beziehung kann also hier die Ausbeute des Materials sich gar nicht günstiger gestalten. Und trotzdem haftet der ganzen Gewinnung des Luteohormons aus dem Schweineovarium noch eine enorme Mühseligkeit und Kostspieligkeit an, wenn wir bedenken, daß im Interesse der primären, möglichst follikelhormonarmen Extraktion jedes Corpus luteum einzeln mit feiner Pinzette und Scherchen aus seinem Ovarialbett herauspräpariert werden muß. Am deutlichsten lassen sich die Schwierigkeiten aus einer kurzen Gegenüberstellung von Zahlen erkennen: Ich werde später davon berichten, wie ich 5, 10—20 KE. Luteohormon in täglicher Dosis angewandt habe und wie Mengen von 50—80 KE. zu einer vollständigen Therapie benötigt wurden. Was es bedeutet, solche Dosen auf dem oben beschriebenen Wege zu gewinnen, wird außerordentlich deutlich, wenn wir daran denken, daß aus 1000 g Corpus luteum-Frischgewebe sich ganze 30 bis höchstens 35 KE. Luteohormon gewinnen lassen. Noch deutlicher werden diese Mengenverhältnisse bei folgender Betrachtung: Diese 30—35 KE. beziehen sich auf 1000 g reinen Gelbkörpergewebes und nicht etwa Ovarialsubstanz. Da bei weitem nicht jedes Ovarium Corpora lutea enthält und nicht jedes corpus-luteum-haltige Ovarium

17*

diese Sonderdrüsen in biologisch funktionsfähigem und damit für die Gewinnung zu gebrauchendem Zustande enthält, kann unter Zugrundelegung des Gewichtes der Gesamtovarien mit einem Verbrauch von etwa 3—5mal so viel Ovarorgangewebe gerechnet werden. D. h. also: aus etwa 3000 g oder 3 kg Frischovargewebe lassen sich unter günstigen Bedingungen etwa 1000 g = 1 kg der für die Gewinnung von 30—35 KE. Luteohormon benötigten Menge Corpus luteum-Gewebe gewinnen. Auf Grund meiner Erfahrungen kann ich sagen, daß dazu etwa 600—800 Ovarien gehören. Da jedes weibliche Schwein zwei Ovarien hat, sind also die Ovarien von 300—400 Schweinen erforderlich um 35 KE. Luteohormon zu liefern.

Vom Follikelhormon lernten wir die enorme Verbreitung desselben, besonders die Befunde in Geweben und Exkreten des Menschen kennen. Es wäre nun zunächst anzunehmen gewesen, daß ähnliche Verhältnisse sich auch für das Luteohormon feststellen lassen würden. Das Vorkommen des Luteohormons in Geweben und Exkreten wäre außerdem von ganz besonderer Bedeutung für dessen Gewinnung gewesen; denn die Schwierigkeiten der ausschließlichen Gewinnung eines Hormons aus seiner Ursprungsdrüse ergeben sich ja recht deutlich aus den eben angeführten Zahlen. Andere Ausgangsquellen für die Darstellung des Luteohormons in die Hand zu bekommen, mußte deshalb ein wesentliches Ziel bei der weiteren Erforschung desselben sein, zumal bei der Unzulänglichkeit des überhaupt zur Verfügung stehenden Corpus luteum-Gewebes dieses Ausgangsmaterial auch noch sehr frisch sein muß und deshalb einen besonders darauf eingestellten, mühevollen Arbeitsapparat verlangt. Schließlich hätte der Befund an Luteohormon im Blute oder Urin bei der Frau möglicherweise auch Rückschlüsse auf die Physiologie, sowie die pathologische Funktion des Ovars und damit auf die Therapie erlauben können. Untersuchungen darüber sind angestellt und veröffentlicht worden von Corner und Allen, Hisaw und Mitarbeitern, Fels und Slotta, Philipp, Ehrhardt und Mayes, Tausk und Mitarbeiter, E. Winter, Verfasser und Mitarbeitern u. a. Die Ergebnisse sind durchaus negativ gewesen mit folgenden Ausnahmen. Philipp berichtete auf der 22. Tagung der Deutschen Gesellschaft für Gynäkologie 1931 in Frankfurt, daß er bei einem Fall von ganz junger Gravidität in 40 ccm Blut das Hormon habe einmal nachweisen können. Ich glaube, daß auf Grund der ausgedehnten, im folgenden angeführten Untersuchungen des Verfassers dieser einmalige Befund einer Revision bedarf. Im Nebennierenextrakt will Engelhart-Graz 1931 das Luteohormon gefunden haben. Wenn auch eine Speicherung des Hormons in gewissen Organgeweben durchaus denkbar wäre, so zeigen die von Engelhart demonstrierten Abbildungen keine Luteohormonwirkung. Der Autor hat später seine Annahme als irrig widerrufen. Gàl-Budapest hat außerdem einwandfrei nachgewiesen, daß Luteohormon im Nebennierenextrakt nicht enthalten ist. Des weiteren ist von Mazer[1] über einen ebenfalls einmaligen Nachweis des Hormons in einer Placenta des 6. Schwangerschaftsmonats berichtet worden. Dieser positive Befund ließ sich von demselben Autor an anderen Placenten vor und nachher nicht wieder erheben und wird in dem einen Falle damit in Zusammenhang gebracht, daß die betreffende Patientin an einer Tuberkulose litt (Unterbrechung der Schwangerschaft und frische Gewinnung des Materials aus diesem Grunde!). Der Versuch, das Hormon im Placentagewebe nachzuweisen, erscheint ja auf den ersten Blick erfolgversprechend und aussichtsreich — jedoch auch lediglich auf den ersten

---

[1] Siehe Mazer und Goldstein: „Endokrinology in the Female".

Blick! Denn wenn wir uns des eingangs über die Bedeutung des Corpus luteum für den Ei-Einbettungsprozeß Gesagten klar vor Augen halten, ergeben sich notgedrungen folgende Betrachtungen über die Wahrscheinlichkeit bzw. Unwahrscheinlichkeit eines solchen Befundes: Das Luteohormon wird vom Corpus luteum zu dem Zwecke produziert, um das in Entwicklung befindliche Ei zu schützen, ihm einen Nähr- und Wurzelboden zu verschaffen, bis es selbständig ist.

Wenn dabei das Luteohormon auf den Nährboden des Eies, also die Decidua wirkt, so ist zunächst kein Grund dafür ersichtlich, daß es im Ei, also der Placenta, enthalten sein sollte. Bis zur erledigten Plazentation, d. h. bis zur Selbständigkeit der Eianlage, arbeitet der Körper aber scheinbar nur mit dem Luteohormon; danach müßte das Hormon überflüssig sein. Für die Gravidität jenseits des 4. Monats, d. h. nach der Funktionseinstellung dieser temporären endokrinen Drüse Corpus luteum ist also rein „theoretisch-biologisch" das Luteohormon wahrscheinlich nicht in der Placenta zu erwarten. Anders wäre es mit dem Uterusinhalt bei ganz früher Gravidität. Aber auch da könnte höchstens eine Speicherung im Gewebe oder Durchtränkung desselben mit dem Hormon angenommen werden.

An der Kieler Klinik habe ich während dreier Jahre (1929—1932) nicht geruht, das Luteohormon irgendwie und irgendwann im Organismus der Frau nachzuweisen. Da ich Untersuchungen von entsprechend gleich großem Ausmaß in der Literatur nicht fand, will ich hier kurz über die Mengen, welche untersucht wurden und über die Ergebnisse berichten. Dabei wurde ich während der zweiten Hälfte der erwähnten Zeit von H. W. Thiel und Ziecker in der Arbeit unterstützt.

a) Extraktion und direkte Injektion.

Bei der Prüfung von Geweben wurden die Versuche zum Nachweis des Luteohormons ähnlich angestellt, wie in der zur Extraktion der Corpora lutea beschriebenen Methode. Aus Flüssigkeiten wurde mit Alkohol und hauptsächlich mit Äther auch nach vorherigem einfachem Eindampfen extrahiert. Außerdem wurde menschliches Blutserum, das sehr frisch gewonnen war, unverändert, d. h. ohne Vorbehandlung, im Testversuch direkt injiziert und dabei sogar einige Male in seinen Einzeldosen täglich frisch von den Frauen entnommen und sofort verwandt.

1. Placenta. Aus menschlicher Placenta wurden Extrakte hergestellt, sowohl aus Gewebe von frühen und späteren Zeitpunkten der Gravidität, als auch aus Placenten, die von normaler Geburt herrührten. Bis herab zum 3.—2. Monat der Schwangerschaft hat sich darin kein Luteohormon nachweisen lassen[1].

2. Aus Blut von Frauen mit normalen Zyklus wurden Extrakte hergestellt. Es kam hier von vornherein nur Blut in Frage, das zur Zeit der Corpus luteum-Phase des mensuellen Zyklus oder höchstens kurz nach derselben gewonnen war. Es wurde deshalb Blut vom 5.—8. Tage vor, während und vom 1.—2. Tage nach der Regel gesammelt und mit Alkohol extrahiert. Die genügenden Mengen wurden so beschafft, daß kleinere Quanten von Frauen mit völlig gleichem Zyklustermin zusammengetan und auf diese Weise das Material ge-

---

[1] Nachtrag bei der Korrektur: Inzwischen ist von Adler, de Fremery und Tausk Luteohormon in der Placenta gefunden worden und dieser Befund von Ehrhardt bestätigt. Letzterer gibt sogar bis zu 10 KE. für eine Placenta an.

sammelt wurde. In Mengen bis zu 335 ccm ließ sich sowohl vor, während und kurz nach der Menstruation kein Luteohormon nachweisen.

Noch wahrscheinlicher wäre die Aussicht auf Erfolg bei Blut von Frühschwangeren gewesen. Hier befindet sich das Corpus luteum graviditatis in Höchstfunktion und es hätte das Luteohormon am ehesten bei diesen Frauen im Blut erwartet werden können. Am vorteilhaftesten schien mir hier die direkte Injektion von Serum zu sein, wodurch jegliche Manipulation und Schädigung des Hormons vermieden wird. Das Serum der Frühschwangeren enthält aber auch gleichzeitig Hypophysenvorderlappenhormon, das auf die Ovarien der Testtiere wirkt und dadurch zu einer Verkennung des Luteohormons führen kann. Sollte das Serum also direkt, ohne vorbehandelnde Vorderlappenhormontrennung injiziert werden, so mußten die Ovarien durch die vorherige Exstirpation ausgeschaltet werden. Ich bin deshalb in diesem Falle ausnahmsweise dementsprechend vorgegangen. Aber auch im Frühschwangerenserum, selbst von Patienten bis herab zum 1.—2. Monat der Gravidität konnte kein Luteohormongehalt festgestellt werden. Dabei wurden Serummengen bis zu 75 ccm injiziert, was also einer Blutmenge von rund 150 ccm entspräche. Auch 300 ccm gesammeltes Blut von jungen Frühschwangerschaften, das mit Alkohol extrahiert wurde, zeigte keinen Luteohormongehalt. Dementsprechend waren erst recht die Versuche mit Serum von Spätgraviden negativ, nur daß hier noch der stärkere Follikelhormongehalt des Blutes störend wirkte.

3. Urin. Waren schon die Ergebnisse mit Blut alle negativ, so mußten die Aussichten für den Urin noch schlechter sein. Es wurden Extrakte hergestellt aus dem Urin von Patienten mit normalem Genitalzyklus, die sich vor, während und kurz nach der Menstruation befanden.

Ergebnis. Extrakt aus 3 l Urin 5—8 Tage vor der zu erwartenden Regel negativ, 3 l Urin während der Regel negativ, 3 l Urin 1—2 Tage nach der Regel negativ.

Dann wurden die Untersuchungen aus Harn von Frühgraviden durchgeführt.

Ergebnis. Im Urin bis zu 6 l Menge und bis herab zur Gravidität mens. 1—2 niemals Luteohormon nachweisbar.

Schließlich wäre noch ein positives Ergebnis bei Patienten mit Blasenmole und vor allem beim Chorionepitheliom denkbar gewesen, da sich hier, wie bekannt, unter Umständen massenhaft, zum mindesten eine vermehrte Corpus luteum-Bildung in den Ovarien der betreffenden Patientin findet.

Ergebnis. Selbst bis zu einer Menge von 8 l Urin von einer Patientin mit Chorionepitheliom, die als Extrakt an einem einzigen Testtier injiziert wurde, findet sich kein Luteohormon.

Ich möchte darauf hinweisen, daß die hier aufgeführten Angaben nur einen kleinen Ausschnitt der in großer Zahl angestellten Extraktionen und Versuche darstellen und daß sie im wesentlichen die Resultate bei der Verwendung von Maximalmengen wiedergeben.

Auch wurde Harn von trächtigen Stuten in Mengen von 3—5 l mit Alkohol und auch mit Äther extrahiert und untersucht. Er war ebenfalls negativ. Schließlich habe ich auch den bei Patientinnen durch Punktion gewonnenen Inhalt von höchstwahrscheinlichen Corpus luteum-Cysten in Menge bis zu 50 ccm Gesamtflüssigkeit für ein Testtier injiziert. Auch die 15 ccm ausmachende Flüssigkeit einer histologisch als einwandfrei funktionierend festgestellten Corpus luteum-Cyste wurde insgesamt auf 5 Dosen verteilt am infantilen Kaninchen testiert. Die Resultate waren negativ. Nebenbei sei bemerkt, daß der Extrakt aus der Hälfte der Gewebsmasse eines etwa kindskopfgroßen Granulosazelltumors ebenfalls kein Luteohormon enthielt, wie zu erwarten war.

Nachtrag bei der Korrektur: Neuerdings haben Loewe und Voß berichtet, daß sie bei Verwendung eines Extraktes aus 20 l (!) Urin einer Frau aus der prämenstruellen Phase am Testtier eine positive Luteohormonwirkung beobachtet haben. Dasselbe konnten sie bei Verwendung gleicher Mengen Urin der Gravidität im 2. Monat beobachten. Andere Urine waren auch in diesen Mengen negativ.

b) Transplantationsversuche.

Bereits vor Jahren (1929) habe ich Transplantationsversuche mit menschlichen Corpora lutea zum Nachweis des spezifischen Hormons des Corpus luteum an Mäusen ausgeführt. Sie verliefen alle negativ. Das Follikelhormon ließ sich bis zu einer Menge von 8 ME. pro Corpus luteum nachweisen, das Luteohormon nicht.

Ich habe dann reife Kaninchen genommen, ihnen in der Proliferationsphase die Ovarien exstirpiert und die Gesamtmasse menschlicher, frisch bei der Operation gewonnener, nur kurz in körperwarmer physiologischer Kochsalzlösung gehaltener Corpora lutea zwischen die Rückenmuskulatur implantiert. Es wurden Corpora lutea des Zyklus und junger Extrauteringraviditäten dazu verwendet. In einem Experiment konnte ich an ein und demselben Tier ein ganzes, sehr großes Corpus luteum graviditatis zwischen die Rückenmuskulatur der einen Seite und gleichzeitig auf der anderen Seite die gesamte Wand einer ebenso frischen Corpus luteum-Cyste implantieren. Dasselbe Tier erhielt gleichzeitig noch 2 ccm flüssigen Inhalt der betreffenden Corpus luteum-Cyste injiziert. Die Uterusschleimhäute des Kaninchens wurden nach 4—6 Tagen histologisch kontrolliert. Sie zeigten keine Luteohormonwirkung. Das gleiche Ergebnis hatte die Implantation eines großen Stückes einer frisch gewonnenen Uterusdecidua von einer Extrauteringravidität des 1.—2. Monats.

Philipp berichtete — ebenfalls auf dem Kongreß der Deutschen Gesellschaft für Gynäkologie 1931 — daß es ihm in einem Falle gelungen sei, durch Implantation eines menschlichen Corpus luteum im Kaninchen-Testversuch eine spezifische Luteohormonwirkung an der Uterusschleimhaut des betreffenden Tieres zu erzeugen. Aus meinen folgenden Untersuchungen geht hervor, wieviel Luteohormon im menschlichen Corpus luteum-Gewebe nachweisbar enthalten ist.

c) Luteohormon im menschlichen Corpus luteum.

Die eben angeführten Versuche zum Nachweis des Luteohormons in menschlichen Geweben und Körperflüssigkeiten waren für die Aussichten einer günstigen Gewinnungsquelle des Hormons sehr entmutigend. Es erhob sich die Frage, ob überhaupt das Vorkommen des Luteohormons bei der Frau auf einwandfreie Weise nachgewiesen werden könnte. Der einzige Weg, der noch übrig blieb, war die Extraktion einer größeren Menge durch Operation gewonnener und gesammelter menschlicher Corpora lutea. Das bedeutet ein etwas langwieriges Unternehmen, da solche Corpora lutea nur in geringem Maße zur Verfügung stehen und die Wahrscheinlichkeit bestand, daß eine beträchtliche Menge derselben erforderlich sei.

1. Versuch. Es werden menschliche, in Funktion befindliche Corpora lutea auf 96%igem Alkohol bis zu einer Menge von 30 g gesammelt (Zeitdauer 4—5 Monate). Hinsichtlich ihrer Funktion zweifelhafte Drüsen werden durch Excision eines kleinen Stückchens mikroskopisch untersucht, dadurch bestätigt und mit zur Sammlung verwandt oder in anderen Fällen verworfen. Die 30 g Corpus luteum-Gewebe werden nach der beschriebenen Methode extrahiert und ergeben 2,0 ccm Extrakt. Dieser insgesamt an einem infantilen Kaninchen testiert zeigt ein negatives Resultat.

2. Versuch. Eine auf gleiche Weise in einem Zeitraum von 5 Monaten gesammelte Menge menschlicher Corpora lutea von insgesamt 55 g Gewebe werden extrahiert und ergeben 2,5 ccm Extrakt. Die auf 5 Dosen an einem mit Follikelhormon vorbehandelten infantilen Kaninchen im typischen Testversuch verteilte Extraktmenge ergibt bei der histologischen Kontrolle am 6. Tage eine positive Luteohormonwirkung, die jedoch nur mit ++ zu bezeichnen ist.

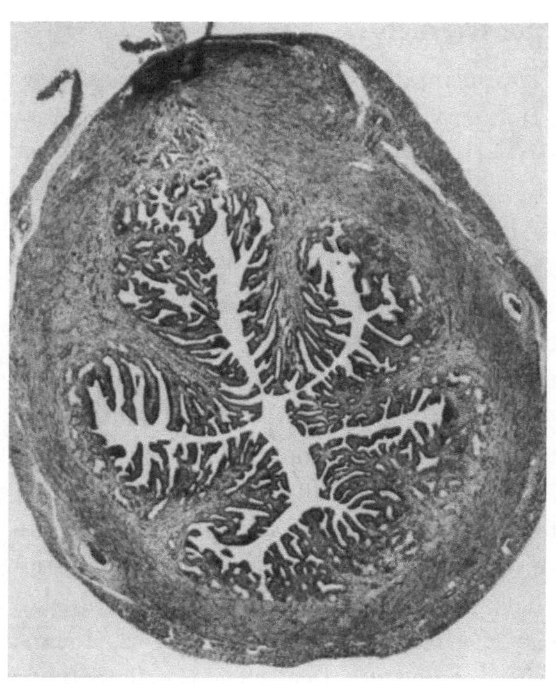

Abb. 83. Uterusquerschnitt eines infantilen Kaninchens von 600 g Gewicht. Behandlung mit 8 × 10 ME. Progynon und anschließend mit 5 × 0,2 KE. Luteohormon.

Zu dem letzten Versuch gebe ich zwei Abbildungen wieder. Die eine zeigt einen Querschnitt durch einen Kontrolluterus mit gut positiver, 1 KE. darstellender Luteohormonwirkung. Die andere bringt den Uterus des Testtieres des letzten Versuches mit 2,5 g Extrakt aus 55 g menschlicher Corpora lutea. Wie man sieht, ist die Wirkung nicht vollständig im Sinne einer Kanincheneinheit. Aus frischen Schweine-Corpora lutea ist die auf 1000 g berechnete Ausbeute an Luteohormon etwa 1 KE. in 35 g Gewebe. Wir müssen aber bedenken, daß dabei die Corpora lutea nicht 5 Monate stehen, sondern höchstens nach 14 Tagen verarbeitet werden. Es ist also ein Verlust an Luteohormon bei den so lange aufbewahrt gewesenen menschlichen Corpora lutea sehr wahrscheinlich. Außerdem ist im Bilde — an der Muskulatur des Testuterus — die Wirkung großer Mengen begleitenden Follikelhormons sehr deutlich. Es kann also auch noch eine Verdeckung einer gewissen Luteohormonmenge durch das Follikelhormon gegeben sein. Das läßt sich natürlich nicht kontrollieren, da der Gesamtextrakt an einem Tier vollständig verbraucht wurde!

Unter Berücksichtigung dieser Faktoren (Verlust eines Teiles des Luteohormons durch die lange Zeitdauer des Sammelns und reichlicher Gehalt an Follikelhormon) läßt sich sehr wohl annehmen, daß, wie bei den Schweine-Corpora lutea, auch bei den menschlichen Frisch-Corpora lutea etwa 35 g Gewebe ungefähr 1 KE. Luteohormon enthalten, bzw. bei der Extraktion ergeben. Jedenfalls ist eines durch dieses Ergebnis sichergestellt: Das Corpus luteum der Frau enthält und produziert das spezifische, von uns charakterisierte und in seinem Wesen beschriebene Luteohormon.

Zu den oben angeführten Untersuchungen zum Nachweis des Luteohormons im Blut und Urin der Frau muß ich noch einige kurze und notwendige Betrachtungen anstellen. Zunächst wäre es durchaus möglich gewesen, daß das Luteohormon bei dem Versuch der Darstellung aus Körperflüssigkeiten mit der angewendeten Methode überhaupt nicht erfaßt worden sei und dadurch sich dem Nachweis entzogen hätte. Es wurden deshalb Kontrollversuche angesetzt, bei denen normaler Frauenharn, nach Ansäuerung durch Essigsäure und Auflösung einer bestimmten Menge luteohormonhaltigen Extraktes in etwas Alkohol, mit dem Luteohormon (in bekannter Menge) versetzt wurde. Dieser Urin wurde dann auf die sonst angewendete Art mit Äther extrahiert und weiter behandelt. Wurde der Urin mit dem in ihm aufgelösten Luteohormon drei Tage stehen gelassen und dann erst die Extraktion vorgenommen, so zeigte sich ein Verlust von mehr als der Hälfte des zugesetzten, an Menge bekannten Luteohormons. Aber auch bei der sofort begonnenen Extraktion kam es zu einem gewissen Verlust an Luteohormon. Immerhin ließ sich das Luteohormon mit der angewandten Methode wiedergewinnen, so daß wir bei unseren ursprünglichen Versuchen — selbst bei einem Verlust der Hälfte des etwa vorhandenen Luteohormons — einen Gehalt von 2 KE. hätten nachweisen können, wenn er in dieser Menge in irgendeinem der Urine vorhanden gewesen wäre.

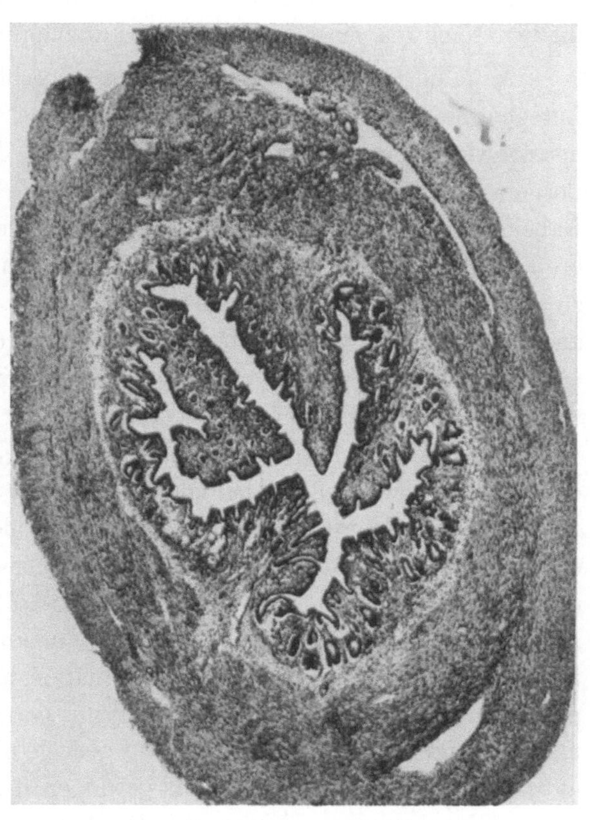

Abb. 84. Uterusquerschnitt eines infantilen Kaninchens von 600 g Gewicht. Behandlung mit 8 × 10 ME. Progynon und anschließend 5 × 0,5 ccm Corpus luteum-Extrakt (= 2,5 ccm Gesamtmenge), der aus 55 g menschlicher Corpora lutea gewonnen wurde.

Was nun den trotzdem immer negativen Befund anlangt, so müssen wir uns darüber klar werden, daß die kleinste nachweisbare Menge von 1 KE. doch andererseits ein recht beträchtliches Quantum darstellt, wenigstens im biologischen Sinne mit der so winzigen Einheit von 1 ME. des Follikelhormons verglichen. Wie wir aus dem Test am infantilen Kaninchen schließen können, handelt es sich bei 1 KE. Luteohormon um diejenige Menge, welche in der Lage ist, die Uterusschleimhaut eines mit 8 × 10 ME. Follikelhormon vorbehandelten infantilen Kaninchens vollständig decidual umzuwandeln. Wenn wir das Vorliegen entsprechender Mengenverhältnisse der Hormone zueinander im Körper annehmen, so können wir sagen: Die kleinste Menge Luteohormons, die gut nachzuweisen uns möglich ist, beträgt 1 KE. Diese entspricht hinsichtlich des Follikelhormons 8 × 10 = 80 ME., weil ja im infantilen Kaninchentest die Uterusschleimhaut eines mit 8 × 10 ME. Follikelhormon vorbehandelten Tieres umgewandelt wird. Auf das menschliche Blut bezogen, können wir also annehmen, daß sich 1 KE. Luteohormon etwa in der gleichen Menge Blut nachweisen lassen würde, in der sich 80 ME. Follikelhormon finden. Wir wissen aber, daß unter Umständen in der üblichen, zur Verfügung stehenden Menge Blut von 40 ccm ein und derselben Patientin im positiven Falle sich nur eine einzige oder höchstens einige ME. Follikelhormon finden. Diejenige Menge Blut, welche 80 ME. Follikelhormon enthalten würde, beträgt also bis zu 80 × 40 ccm, d. h. mehrere Liter. In dieser Menge wäre unter entsprechenden Verhältnissen 1 KE. Luteohormon denkbar. Die Schwierigkeiten für den Nachweis einer einzigen KE. Luteohormon ergeben sich daraus von selbst.

Auffällig ist, daß ich auch in 35 g menschlichen Corpus luteum-Gewebes noch kein Luteohormon nachweisen konnte, daß selbst bei Extraktion von 55 g Material die Luteohormonwirkung am Testtier nur angedeutet war. Bei der Extraktion von frischen Schweine-Corpora lutea erhält man, wie gesagt, aus etwa je 35 g Gewebe eine volle KE. Luteohormon. Dabei ist zu bedenken, daß dieses Gewebe äußerst frisch verarbeitet werden muß und in großen Mengen extrahiert wird. Vom Menschen derart große Mengen in der Zeiteinheit zu erhalten, ist unmöglich. Selbst das geringste extraktionsfähige Quantum von 35 g beansprucht eine längere Zeit für die Sammlung der Corpora lutea. Je länger diese Zeit, desto ungünstiger wieder andererseits die Bedingungen für die vollständige Ausbeute. Aus den beiden Versuchen mit menschlichen Corpora lutea ist direkt abzuleiten, daß eine volle KE. aus etwa 70 g Gewebe bei gleicher Sammlungsdauer von einigen Monaten hätte extrahierend gewonnen werden können. Wie wir also sehen, sind es die Faktoren Labilität des Hormons, Erfordernis verhältnismäßig großer Mengen für die kleinstmögliche Testeinheit und — hinsichtlich des Blutes und des menschlichen Corpus luteum-Gewebes selbst — der Mangel an genügender Menge frischen Materials, die den Nachweis erschweren. De Fremery, Luchs und Tausk haben sich außerdem bemüht, das Hormon im Eidotter, Schweineuterusgewebe und dem Menstruationsblut nachzuweisen — ebenfalls mit völlig negativem Erfolg. Aus einer Ovarialcyste, deren Umfang etwa der Größe eines Uterus mens. V entsprach, über deren Natur jedoch nichts weiter ausgesagt wird, konnten sie außer Follikelhormon einen Extrakt gewinnen, der sich — an einem Testtier injiziert — als schwach luteohormonpositiv erwies. Die Autoren meinen mit Recht, daß man wohl niemals aus einem einzigen Corpus luteum auch nur annähernd soviel Luteohormon extrahieren könne, als daß eine KE. nachgewiesen würde. Ich glaube aber im übrigen sagen zu können, daß diese ganzen Befunde gerade für den „echten Hormoncharakter" des Luteohormons sprechen. Denn wir kennen ja ähnliche Verhältnisse für das Adrenalin oder das Insulin. Dasselbe gilt von der besonderen chemischen Labilität des Luteohormons. Follikelhormon wurde im männlichen Urin und Gewebe, männliches Hormon in Kombination mit dem Follikelhormon bei der Frau vorkommend gefunden. Das Luteohormon läßt sich ganz im Gegensatz dazu kaum oder nur außerordentlich schwierig nachweisen. Vielleicht dringt auch hier durch die Ermittlung der Konstitutionsformel und die genaue Erforschung des chemischen Verhaltens des reinen Hormons der Chemiker in die noch offene Frage einst klärend ein[1].

---

[1] Während des Abschlusses dieser Arbeit erscheint eine Mitteilung von Adler, De Fremery und Tausk-Os in Holland, worin über den Nachweis von Luteohormon im Placentagewebe berichtet wird. Dasselbe wird jetzt neuerdings in Bestätigung der Arbeit von Tausk auch von Ehrhardt berichtet, der bis zu 10 KE. Luteohormon in der menschlichen Placenta gefunden haben will.

An dieser Stelle möchte ich kurz einige Bemerkungen zur Benennung des spezifischen Hormons des Corpus luteum einfügen. Corner und W. M. Allen haben den wirksamen Stoff „Progestin" genannt, eine in jeder Beziehung anzuerkennende, das Hormon charakterisierende Bezeichnung. Die beiden Autoren sprechen von der spezifischen Schleimhautveränderung, die es im Uterus des Kaninchens bewirkt, als der „progestational proliferation". Als „Proliferation" kann nach meinen Ausführungen die zunächst auf den ersten Blick allerdings „proliferiert" erscheinende hypertrophische Schleimhaut in ihren Veränderungen nicht bezeichnet werden. Die Proliferation macht das Follikelhormon, das Luteohormon macht die Transformation. B. Zondek hat das Hormon in Anlehnung an die Bezeichnung „Folliculin", welche von ihm für das Follikelhormon angewandt wird, Lutin genannt. Es gilt für diese Benennung zum Teil dasselbe, was ich von „Folliculin" sagte. Hisaw bezeichnet den von ihm nach den Methoden von Corner und Allen dargestellten Stoff als „Corporin", eine durchaus willkürliche Bezeichnung, welche dieses Hormon in Gegensatz zu einem vom Autor angenommenen, später in dieser Frage noch zu erörternden zweiten Hormon setzen soll. Da im Corpus luteum sowohl das Luteohormon als auch das Follikelhormon gebildet wird, müßten wir „rechtlich" immer vom „spezifischen Hormon des Corpus luteum" sprechen. In diesem Sinne halte ich im Gegensatz zum Follikelhormon die einfache Bezeichnung „Luteohormon" für nicht unangebracht und wende sie deshalb seit 1930 ausschließlich an.

6. Die Wirkung des Luteohormons auf den weiblichen Genitalschlauch.

Über die Wirkung des Luteohormons auf den weiblichen Genitalschlauch wäre nach der jetzt vorliegenden, eben beschriebenen genauen Charakterisierung des Hormons nur noch wenig zu sagen. Es muß sich jedoch naturgemäß die Frage erheben, ob denn mit diesen beiden, nunmehr genau bekannten Hormonen des Ovars sich der normale Genitalzyklus am kastrierten oder infantilen weiblichen Genitale vollständig artefiziell herstellen lasse, ob sich also mit den beiden Hormonen diejenige Funktion des Ovars vollständig ersetzen läßt, welche den Genitalschlauch beherrscht. Diese Frage hat in ausgedehnten Untersuchungen an Mäusen, Kaninchen, Ratten, Meerschweinchen, Affen und schließlich am Menschen ihre Lösung im positiven Sinne gefunden. Alle Untersucher sind zu dem gleichen, schon mehrfach betonten Resultat gekommen, daß dabei die Wirkung des Luteohormons, oder sagen wir seine Wirkungsmöglichkeit überhaupt, an eine direkt und unmittelbar vorangegangene Follikelhormonwirkung unbedingt gebunden ist.

a) Luteohormonwirkung am Genitale weiblicher Tiere.

α) **Am kastrierten Tier.** Die Anwendung des Luteohormons an kastrierten Tieren, die mit Follikelhormon vorbehandelt waren, zeigte bald, daß sich die primäre Umwandlung der künstlich geschaffenen Proliferationsphase in die physiologische Anschlußphase der Transformation ohne weiteres bewerkstelligen ließ. Wie schon erwähnt, konnte ich das an kastrierten Mäusen und Kaninchen ohne weiteres demonstrieren. Es kam nur darauf an, die vorangehende Proliferation möglichst den physiologischen Verhältnissen anzupassen. Im Bilde gebe ich in starker Vergrößerung die Uterusschleimhäute von solchen Mäusen wieder, die nur mit Follikelhormon behandelt wurden und von solchen, die anschließend Luteohormon erhielten.

Gleiche oder ähnliche Untersuchungen an Mäusen wurden später von Burch, Williams, Wolfe und Cunningham und von Fels angestellt. W. M. Allen rief ähnliche bzw. entsprechende Zustandsbilder an Ratten mit dem Hormon hervor. Auch die für die Maus typischen Veränderungen am Scheidenepithel im Sinne der Umwandlung desselben zur Verschleimung sah ich bei den gleichen Tieren unter der Luteohormonbehandlung entsprechend auftreten, wie die Abbildungen zeigen.

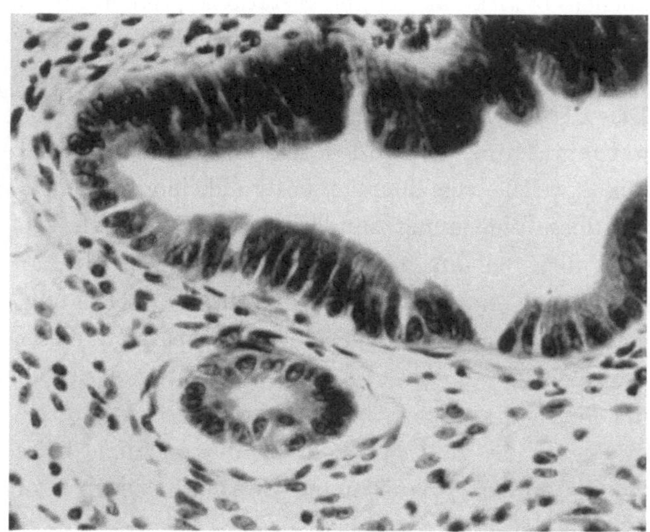

Abb. 85. Uterusschleimhaut einer kastrierten Maus nach ausschließlicher Behandlung des Tieres mit Follikelhormon (Proliferationsphase).

Daß naturgemäß das kastrierte reife Kaninchen ein ausgezeichnetes Objekt zur Demonstration des spezifischen Luteohormoneffektes sein mußte, wurde bereits erwähnt. Ist die Follikelhormonvorbehandlung möglichst physiologisch, so läßt sich auch hier durch nachfolgend injiziertes Luteohormon eine normale Transformationsphase ezreugen (Clauberg, Hisaw und Mitarbeiter, Corner und Allen, Hohlweg und Dohrn, E. W. Winter u. a.). Es wurde gezeigt, daß sich die primäre Umwandlung zur Transformation sehr wohl im normalen physiologischen Sinne durch das Luteohormon hervorbringen läßt. Es muß aber auch schon an dieser Stelle betont werden, daß die Aufrechterhaltung und Fortführung einer solchen Transformationsphase über längere Zeit nicht allein mit dem Luteohormon möglich ist. Wohl entwickelt sich die Schleimhaut zunächst zu einer Transformationsphase, soll diese aber weitergeführt werden in dem Sinne, wie sie für die Eieinbettung notwendig ist, so muß — das ergibt sich aus allen Versuchen — gleichzeitig ein neuer Reiz von seiten des Follikelhormons zu neuer Proliferation hinzukommen. Das

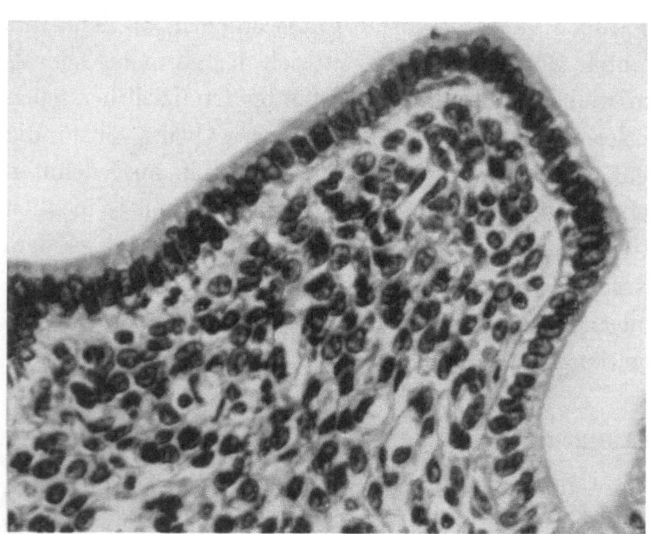

Abb. 86. Uterusschleimhaut einer kastrierten Maus. Behandlung zunächst mit Follikelhormon und daran anschließend mit Luteohormon (Transformationsphase).

beobachteten Hisaw und Mitarbeiter, sowie Verfasser schon sehr bald gerade am kastrierten Kaninchen[1]. Es erschöpft sich die proliferative, einen Grundstock für die Schleimhaut schaffende Wirkung des Follikelhormons bald; und kommt kein neuer Follikelhormon- d. h. Wachstumsreiz für die Schleimhaut hinzu, so zerfällt sie allmählich. Dieser Zerfall wird wohl durch das Luteo- hormon etwas verzögert, läßt sich aber auf die Dauer nicht aufhalten. Das ist auch besonders deutlich bei Versuchen an kastrierten Affen. Hisaw, Leonard und Weichert (1930) und Verfasser (1931) arbeiteten an kastrierten Makakus rhesus-Affen, wobei erstere mit etwa 1000—1200 ME. und letzterer mit 1500—3000 ME. Follikel- hormon (subcutan) vorbehandelten. Es wurde in beiden Fällen von den Autoren das nachfolgend injizierte Luteo- hormon 5 Tage lang gegeben und dann eine einwandfreie, dem Normalen entsprechende Umwandlung der Uterus- schleimhaut im Sinne der Corpus luteum-Phase erzeugt.

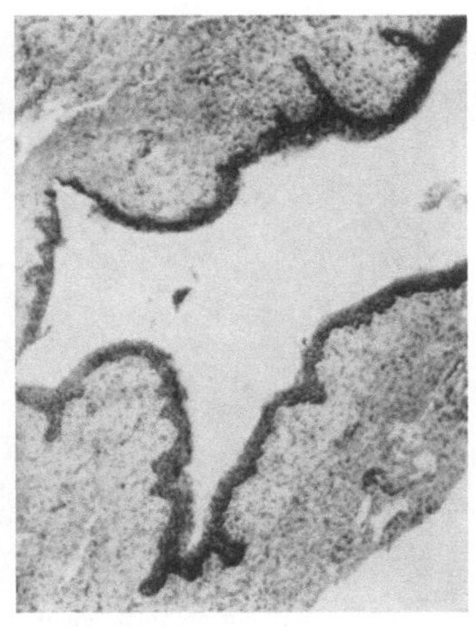

Abb. 87. Vagina einer kastrierten Maus.

Wie wir aus den Ergebnissen am Menschen sehen werden, würde mit Sicherheit eine Weiterführung der Corpus luteum-Phase nur möglich sein durch gleichzeitige Hinzufügung neuer Gaben von Follikelhormon. Entsprechende Untersuchungen an Affen liegen bisher in der Literatur

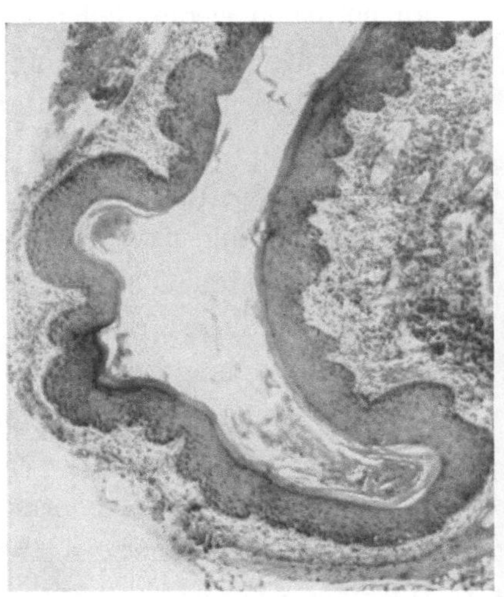
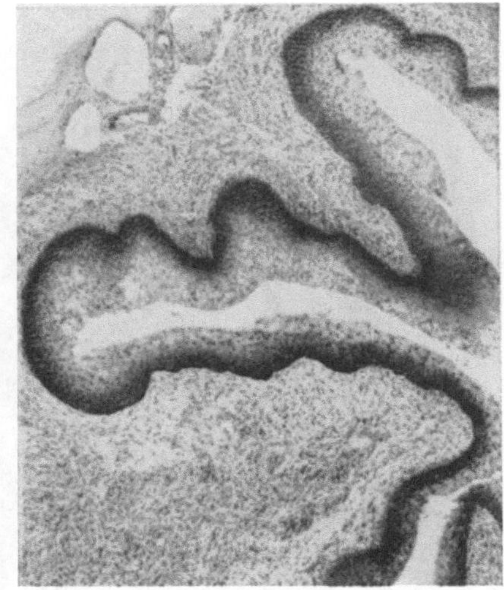

<table>
<tr><td>a Nach Behandlung des Tieres mit
Follikelhormon.</td><td>b Nach Behandlung des Tieres mit
Follikelhormon und anschließend Luteohormon.</td></tr>
</table>

Abb. 88 a und b. Vagina von kastrierten Mäusen.

kaum vor. Smith und Engle haben lediglich gezeigt, daß eine Blutung aus dem Uterus bei Affen nach Follikelhormonbehandlung zunächst nicht eintritt, wenn mit luteohor- monhaltigem Extrakt anschließend behandelt wird, was ja durchaus mit den hier ge- machten Ausführungen übereinstimmt.

---

[1] Siehe auch die späteren Untersuchungen von McPhail.

β) **Am infantilen Tier.** Die Ergebnisse an infantilen Tieren sind es, die zur Herausarbeitung eines exakten einheitlichen Testes am Kaninchen geführt haben (Clauberg). Daß sich auch an infantilen Mäusen ein vollständiger Genitalzyklus mit Follikel- und Luteohormon hervorrufen lassen würde, war selbstverständlich. Ich habe derartige Versuche gemacht, sie aber nicht besonders veröffentlicht. Angaben von seiten anderer Autoren fehlen. Auch am infantilen Affen liegen bisher in der Literatur keine Versuche vor. Das ist deshalb verständlich, weil derartige Untersuchungen für die praktische Anwendung und Übertragung auf den Menschen zunächst weniger wichtig schienen. Wir werden jedoch später sehen, wie mit der Möglichkeit der Zufuhr sehr hoher Dosen von Follikelhormon am Menschen auch dort — zwar nicht am physiologisch infantilen Organismus, aber doch an der normalen Frau mit infantilen Genitalien — das Luteohormon Verwendung finden wird.

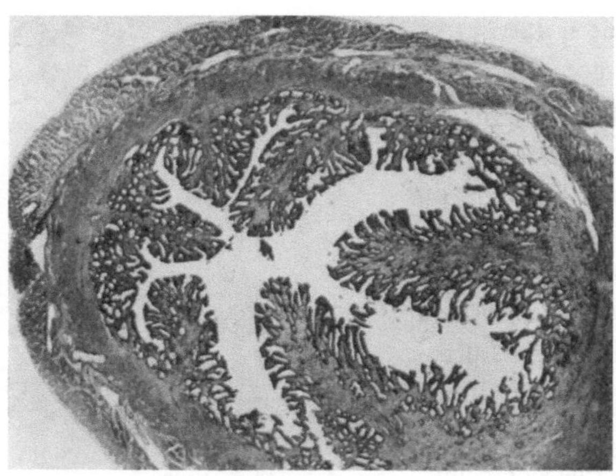

Abb. 89. Uterusquerschnitt eines kastrierten Kaninchens, das mit Follikelhormon vorbehandelt und anschließend 5 Tage mit Luteohormon injiziert wurde. (Vgl. Abb. 37 und 38 als Follikelhormonvorbehandlung.)

γ) **Am normalen Tier.** Untersuchungen über die Anwendung des Luteohormons an normalen Tieren finden sich ebenfalls in der Literatur kaum. Knaus hat vorübergehend die Testierung des Hormons am normalen Kaninchen vorgeschlagen, wobei er von der Voraussetzung ausging, daß bei diesem Tier niemals spontane Follikelruptur vorkomme. Zu dieser Frage wurde bereits mehrfach Stellung genommen. Außerdem sollte nach diesem Autor nicht die Schleimhautumwandlung, sondern der auf Injektion von Luteohormon beobachtete Effekt herabgesetzter Kontraktionserregbarkeit des Kaninchenuterusmuskels als eigentlicher Test dienen. Wir kommen auf diese Frage noch zurück. Ich habe das Luteohormon verschiedentlich an normalen reifen Kaninchen angewandt und gesehen, wie dort ebenfalls die Umwandlung einer bestehenden Proliferationsphase zustande kommt. Diese Untersuchungen habe ich im einzelnen nicht veröffentlicht; sie zeigten mir aber, daß das Luteohormon dort angreift, wo überhaupt eine Proli-

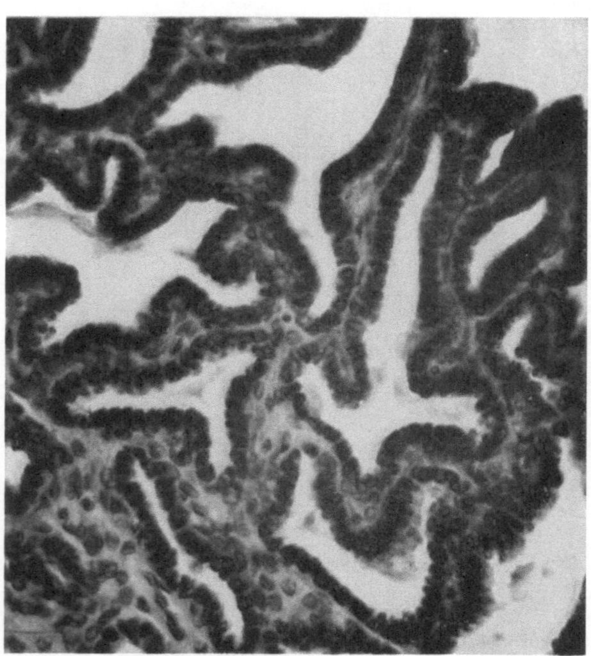

Abb. 90. Uterusschleimhautpartie der Abb. 89 in starker mikroskopischer Vergrößerung.

ferationsphase, also eine Follikelhormonwirkung in der Schleimhaut vorliegt. Ganz gleich wie stark oder wie wenig ausgebildet dieser Proliferationszustand zur Zeit der Luteohormonbehandlung ist, immer greift das Luteohormon an dem vorhandenen proliferierten Gewebe an und entfaltet seine dementsprechende Wirkung. Wesentlich ist an diesen Untersuchungen sowohl als auch an denjenigen an infantilen Tieren, daß ein Einfluß auf das Ovarium, also auf die eigene Ursprungsdrüse des Hormons nicht nachweisbar ist. Mahnert meint zwar, nach Injektion von luteohormonhaltigem Extrakt eine Verhinderung des Follikelsprungs und der Ausbildung von Eigen-Corpora lutea am Kaninchen feststellen zu können. Daß es sich dabei aber um keine direkte Einwirkung des Hormons auf das Ovarium handeln kann, werden wir noch sehen. Patel zeigte 1930 auf dem internationalen Kongreß für Sexualforschung in London Tabellen, aus denen eine Verhinderung des Auftretens des Oestrus, also des Schollenstadiums bei der normalen Maus nach Zufuhr von Luteohormon hervorging und schloß daraus auf eine „Inhibition" der Follikelreife im Ovarium. Über histologische Untersuchungen der Organe bei den Versuchstieren wurde nichts berichtet. Wenn, wie ich eben sagte, das Luteohormon eine Umwandlung des vorhandenen proliferierten Gewebes bewirkt, so ist verständlich, daß eine Schollenbildung in der Scheide der Maus nicht auftreten kann, weil ja die Epithelien in Verschleimung geraten, bevor sie zur Verhornung gelangen. Es ist also durch solche Untersuchungen lediglich bewiesen, daß das Luteohormon

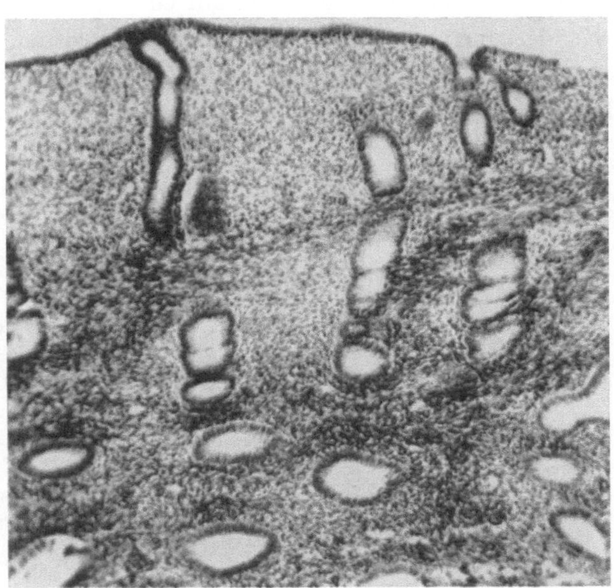

Abb. 91. Uterusschleimhaut. Kastrierter Affe. Behandlung mit 2800 ME. Follikelhormon (subcutan) in 24 Tagen. (Proliferation.)

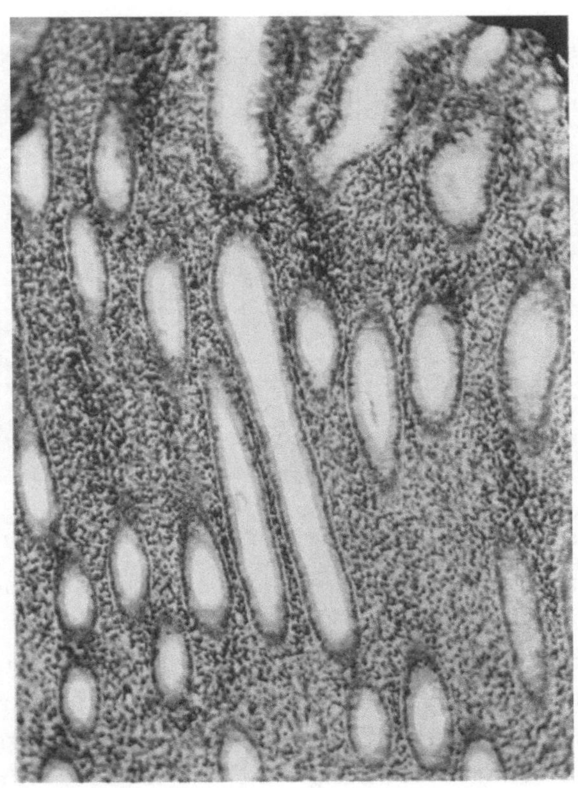

Abb. 92. Uterusschleimhaut. Kastrierter Affe. Behandlung mit etwa 3000 ME. Follikelhormon (subcutan) in 14 Tagen und anschließend 5 Tage lang je 1 KE. Luteohormon. (Sekretion = Transformation.)

auch am normalen Tiere wirkt; auf eine direkte Beeinflussung des Ovars in seiner Funktion darf hieraus zunächst noch nicht geschlossen werden.

Es wurde bisher wenig über einen Einfluß des Luteohormons auf die Uterusmuskulatur gesagt. Lediglich bei der Besprechung des Testes habe ich auf das Bestehen eines solchen hingewiesen und erklärt, daß eine evtl. Größen- bzw. Dickenzunahme des Uterus unter der Luteohormonbehandlung auf eine Hypertrophie der einzelnen vorhandenen Zellen zurückzuführen sei. An der Maus tritt dieser Effekt weniger deutlich in Erscheinung, wenngleich die auffallende Lividität und der Blutreichtum, wie man ihn nach der Luteohormonbehandlung immer findet, ja nicht ganz ohne Einfluß auf die Uteruswand sein kann. Wie das Luteohormon jedoch nicht nur auf die Schleimhaut, sondern auch auf die Uterusmuskulatur positiv einwirkt, geht ganz besonders deutlich aus meinen Untersuchungen am kastrierten Kaninchen hervor. Ich gebe in der Abb. 93 u. 94 zwei Schnitte durch die Uterusmuskulatur von über 4 Wochen kastrierten hormonbehandelten Kaninchen im geschlechtsreifen Alter und von ungefähr gleichem Gewicht wieder. In einem Falle wurde ausschließlich mit Follikelhormon behandelt, im anderen mit Follikelhormon und anschließend Luteohormon.

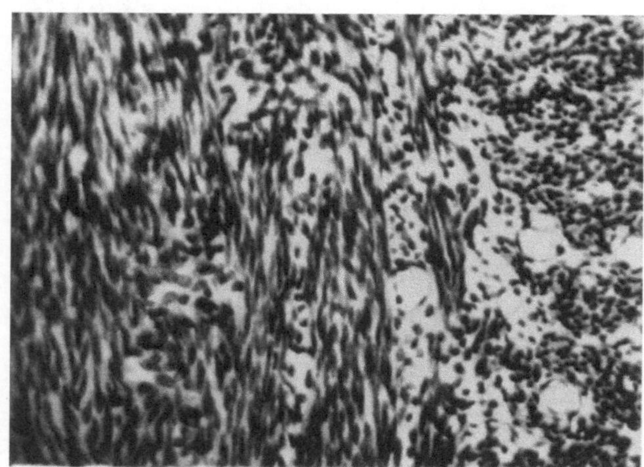

Abb. 93. Uterusmuskulatur des Kaninchens. Längere Zeit kastriertes reifes Tier. Behandlung mit Follikelhormon (Progynon) allein. (10, 15, 15, 20, 20, 25 ME.).

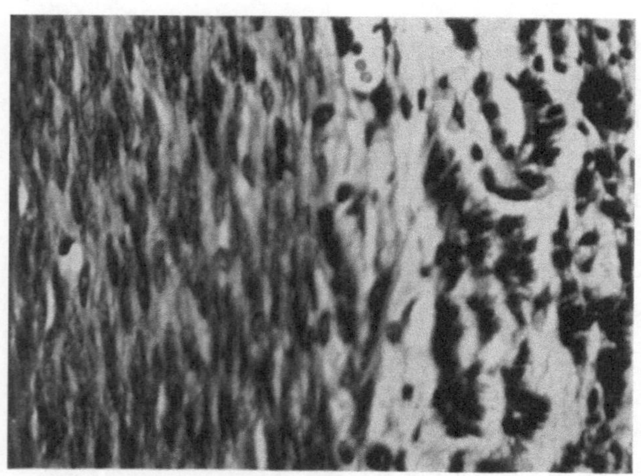

Abb. 94. Uterusmuskulatur des Kaninchens. Längere Zeit kastriertes reifes Tier. Behandlung mit Follikelhormon (Progynon) und anschließend mit Luteohormon. (Gleiche Vergrößerung wie Abb. 93.) (10, 15, 15, 20, 20, 25 ME. Progynon + 5 × ¹/₈ KE. Luteohormon.)

Die Schnitte sind in sehr starker, aber völlig gleicher mikroskopischer Vergrößerung wiedergegeben und zeigen sowohl Teile der Ring- als auch der Längsmuskulatur. Man erkennt außerordentlich deutlich den Effekt des Luteohormons in der Vergrößerung der Muskelzellkerne um das 2—3fache und in der starken Hypertrophie der ganzen Muskulatur, Gewebsflüssigkeitsdurchtränkung und der Auflockerung des Gewebes überhaupt. Beim Kaninchen ist diese Wirkung ganz besonders deutlich zu demonstrieren, wahrscheinlich weil seine Uterusmuskulatur entsprechend ihrer normalen Physiologie auf Zustandsänderungen ganz besonders eingestellt ist. Es besteht aber kein Grund anzunehmen, daß nicht auch bei den übrigen Tieren und beim Menschen ähnliche, experimentell nur weniger deutliche und schwieriger nachweisbare Verhältnisse herrschen. Bei meinen Affenversuchen fiel jedenfalls rein makroskopisch die starke Lividität und Auflockerung des mit Follikel- + Luteohormon behandelten Uterus gegenüber dem rein proliferativ gewachsenen Follikelhormonuterus auf. Außerdem kennen wir ja auch beim Menschen zwei Arten der Vergrößerung des Uterusmuskels: den großen, derben, festen Uterus bei Fällen von glandulärcystischer Hyperplasie und den großen, weichen, aufgelockerten „saftigen" Uterus in der Frühschwangerschaft. Im ersteren Falle haben wir es mit einer Folge der Hyperproliferation zu tun (Hyperplasie mit Zellneubildung durch Follikelhormon), im zweiten Falle mit einer Folge der Auflockerung, Ausreifung und Transformation (Hypertrophie mit Vergrößerung der vorhandenen Muskelzellen durch Luteohormon).

b) Luteohormonwirkung am Genitale der Frau.

α) **An der Frau ohne Ovarien.** Es ist selbstverständlich, daß das Luteohormon, sobald es einigermaßen in für den Menschen anwendbarer Form vorhanden war, auch an der Frau auf seine Wirksamkeit am Genitale geprüft wurde. Ich war in der glücklichen Lage schon bald nach der Ausarbeitung eines festliegenden, geeigneten Testes mit dem Hormon therapeutisch arbeiten zu können (1930). Über die Ergebnisse dieser Untersuchungen werde ich im therapeutischen Teil berichten. Es kam aber zunächst vor allen Dingen darauf an, die Wirksamkeit des Hormons am Menschen überhaupt zu beweisen und zu demonstrieren. Wenn es nunmehr im Tierversuch möglich war, einen vollständigen Genitalzyklus künstlich mit den beiden Hormonen des Ovariums zu erzeugen, so mußte dasselbe sich auch an der im geschlechtsreifen Alter kastrierten Frau bewerkstelligen lassen. Die Schwierigkeiten bestanden nur hier in der Tatsache, daß bis in die allerjüngste Zeit hinein, diejenigen Dosen Follikelhormon, mit denen das normale Ovarium arbeitet und die also zur vorbereitenden Schaffung eines normalen Uteruswachstums und einer normalen Proliferationsphase notwendig sind, keineswegs bekannt waren. Als ich im Frühjahr 1932 an einer operativ kastrierten jugendlichen Patientin der Kieler Klinik eine wirksame Gesamtdosis von rund 50 000 ME. Follikelhormon zur vorbereitenden Proliferation einer Schleimhaut des Uterus verabfolgte, schien diese Dosis recht beträchtlich und nach allen vorangegangenen Tierversuchen erfolgversprechend. Ich gab damals das Follikelhormon zum Teil in Form von Progynondragées per os (95 000 ME. erfahrungsgemäß etwa 20 000 bis 25 000 ME. wirksame Dosis) und zum Teil in Form intramuskulärer Injektionen (25 000 ME. Progynonester), und zwar in einem Zeitraum von 14 Tagen. Daran anschließend injizierte ich 5 Tage lang das Luteohormon täglich in steigenden Dosen von 10, 15, 15, 20 und 20 KE., also insgesamt 80 KE., um danach zunächst abzuwarten. Als am dritten Tage nach Aussetzen der Behandlung mit Luteohormon sich morgens etwas Blut zeigte, nahm ich eine vorsichtige Curettage vor. Dabei wies der Uterus eine Sondenlänge von 6 cm auf, war weich und wie erwartet etwas aufgelockert. Die histologische Untersuchung der Schleimhaut ergab:

Sekretionsphase entsprechend dem Übergang von 1. zur 2. Woche der Corpus luteum-Bildung; an der Oberfläche starkes Ödem mit den Erscheinungen des bereits zum Teil erfolgten Abganges von Schleimhautpartien. Die Schleimhaut hatte jedoch einen Fehler, sie war entschieden zu niedrig. Das war mit Sicherheit einer in ihren Dosen zu geringen Vorbehandlung mit Follikelhormon zuzuschreiben. Das betonte ich bereits bei der Besprechung des Follikelhormons. Es zeigte jedoch dieser Fall, was ich schon oben sagte, nämlich: daß das zur Zeit des Beginns der Luteohormoninjektionen Vorhandene an proliferativ aufgebautem Gewebe auf jeden Fall durch das Luteohormon umgewandelt wird, ganz gleich, ob diese Schleimhaut normal hoch oder unvollständig proliferiert ist. Es hat dann C. Kaufmann aus der Wagnerschen Klinik eine Kastratin mit 210000 ME. Follikelhormon vorbehandelt und daran anschließend 35 KE. Luteohormon in 5 Tagen injiziert. Die nach Aussetzen der Behandlung gefundene Uterusschleimhaut erwies sich als gehörig hochgeschichtete Schleimhaut in entsprechender Sekretionsphase. Kaufmann

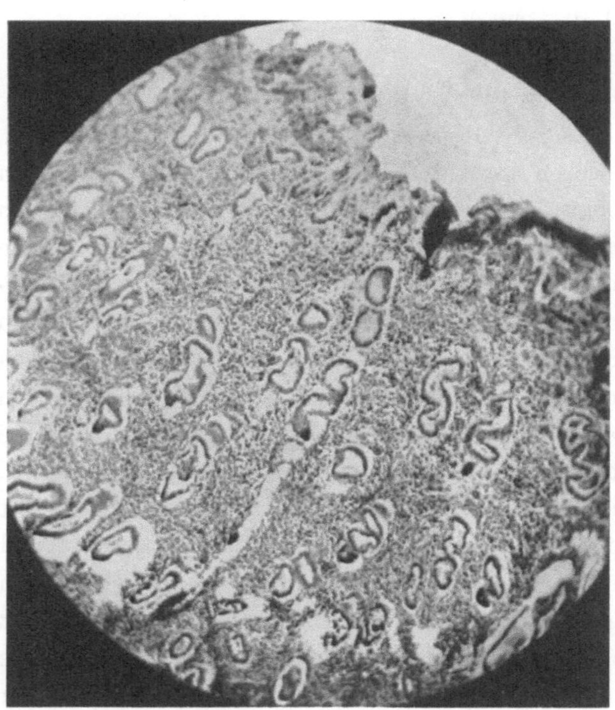

Abb. 95. Wiederaufbau der Uterusschleimhaut einer Kastratin durch Follikel- und Luteohormon.

wiederholte seine Versuchsanordnung und wartete nach den Injektionen des Luteohormons die Blutung ab. Das aufgefangene Schleimhautmaterial erwies sich als in menstruellem Zerfall befindliche Sekretionsphase (von R. Meyer beurteilt). Eine weitere Bestätigung liegt vor von Hübscher-Prag, der diesen „Versuch" an einer senilen Frau mit positivem Erfolg ausführte[1].

β) An der Frau mit infantilistischem Genitale. Das gleiche, unter Vorbehandlungen mit Follikelhormon in Dosen bis zu 400000 ME., führte Loeser an einer Frau mit völlig hypoplastischem infantilen Genitale durch und erhielt am 6. Tage der Luteohormonbehandlung eine Blutung. Der histologische Nachweis der Schleimhaut wurde in diesem Falle nicht erbracht. Auffallend war — besonders in dem Falle von Loeser, — daß die Blutung nach 4—6 Tagen auftrat, ganz gleich, ob mit Luteohormon weiterbehandelt werden sollte oder nicht. Es ließ sich also mit anderen Worten die Sekretionsphase auf diese Weise nicht über eine bestimmte Dauer hinausbringen. Aus den oben angestellten, auf Grund der Beobachtungen im Tierexperiment gefolgerten Erwägungen heraus, ging ich nun so vor, daß ich mit dem Luteohormon zusammen gleichzeitig noch Follikelhormon weiter injizierte. In meinen Untersuchungen an kastrierten und genitalinfantilen, primär oder auch sekundär amenorrhöischen Frauen konnte ich mit 250000—300000 ME. Follikelhormon eine normale Proliferationsphase der Uterusschleimhaut erzeugen (s. dort!) bzw. deren normalen proliferativen Aufbau histologisch nachweisen. Ich behandelte in diesem Sinne mit 250000 ME. Follikelhormon vor, gab dann das Luteohormon in einer Dosis

---

[1] Anmerkung bei der Korrektur: Inzwischen liegt vielseitige Bestätigung vor (s. Kapitel „Therapie" am Schluß dieses Handbuch-Bandes!).

von insgesamt 100 KE., jedoch nicht ohne gleichzeitig eine gewisse Follikelhormondosis während der Luteohormonbehandlung weiterzugeben. Diese mit dem Luteohormon

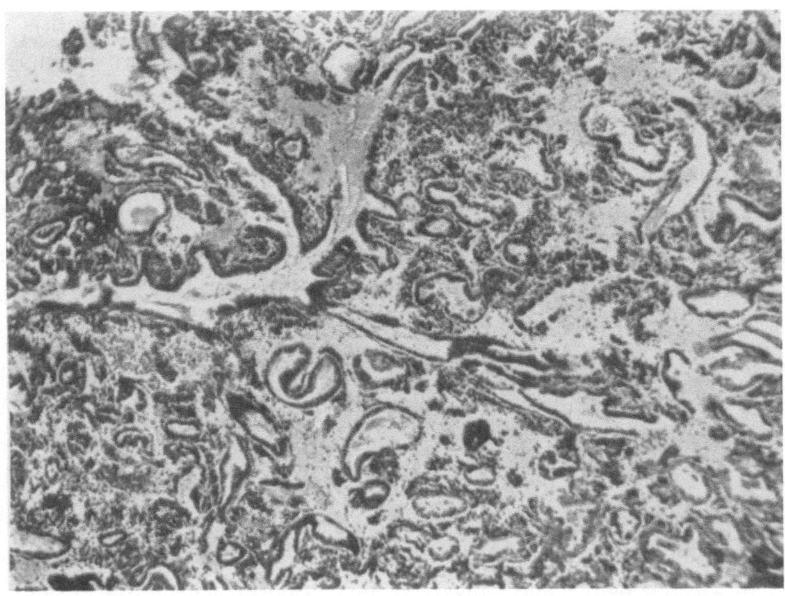

Abb. 96. Schleimhaut aus einem amenorrhoischen Uterus nach Behandlung der Patientin mit Follikel- und Luteohormon (voll aufgebaute Sekretionsphase im menstruellen Zerfall).

zusammen verabfolgten Follikelhormondosen senkte ich allmählich und nur die letzten drei Injektionen Luteohormon wurden rein, d. h. also ohne gleichzeitiges Follikelhormon verabfolgt. Ich konnte auf diese Weise einen Zyklus vollständig zu Ende führen; und als ich dann am 28. Tage der Behandlung aufhörte zu injizieren, erfolgte 3 Tage später eine Blutung. Am 2. Tage der Blutung wurde eine Curettage vorgenommen und die geringen Reste von Schleimhautmaterial, welche sich noch gewinnen ließen, konnten als intra desquamationem befindlich im Sinne der Normalmenstruation histologisch nachgewiesen werden.

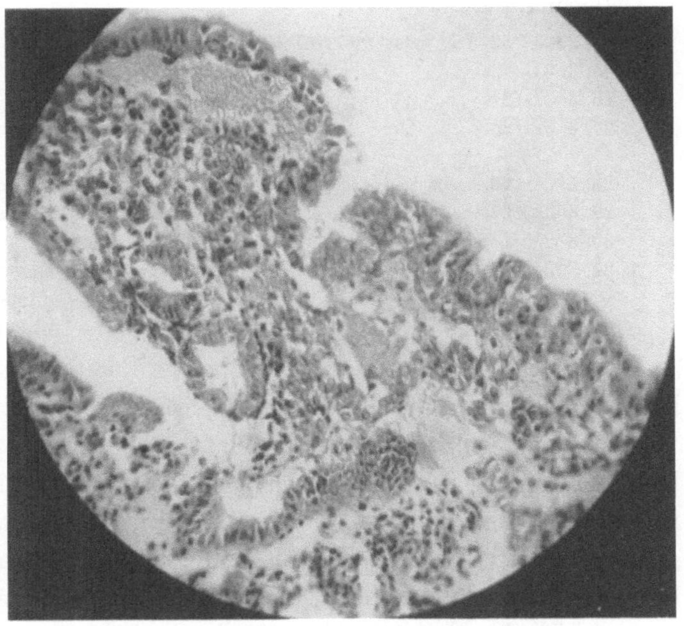

Abb. 97. Uterusschleimhautreste in starker Vergrößerung, durch Abrasio gewonnen am 3. Tage einer künstlich erzeugten Menstruationsblutung.

γ) **An der Frau mit normalem Genitale.** Um den Beweis der Wirksamkeit des Luteohormons am menschlichen Uterus zu erhärten, habe ich aus folgenden Erwägungen heraus

18*

das Hormon auch an der normalen Frau angewandt. Wenn das Luteohormon den spezifischen Ovarialwirkstoff für die Prograviditäts- und auch für die Frühschwangerschaftsphase darstellt, so mußte es auch möglich sein, eine normale Sekretionsphase durch Zufuhr eines Plus an Luteohormon künstlich zu verlängern. Es mußte also möglich sein, die normale Sekretionsphase an ihrer Beendigung und ihrem zyklusgerechten Zusammenbruch zu hindern und eine Deciduaschleimhaut zu erzeugen. Dadurch mußte mit anderen Worten der Eintritt der Menstruation zu verschieben sein. An 3 Fällen habe ich in diesem Sinne das Luteohormon angewandt, von denen ich einen hier ausführlich beschreiben will, da mir das histologische Schleimhautmaterial zur Verfügung steht.

Es handelt sich um ein junges Mädchen von 26 Jahren. Keine Geburten, keine Aborte. Die Regel war bisher niemals 28tägig, sondern immer mindestens 2, meistens jedoch mehrere, d. h. 4—8 Tage zu früh eingetreten. Die Patientin hatte immer starke Schmerzen bei der Regel. Sie war bereits vor 2 Jahren einmal wegen Ovarialinsuffizienz mit vegetativer Störung bei leicht reduziertem Allgemeinzustand erfolglos behandelt. Am 23. 3. 31 Aufnahme in die Klinik. Es wird beschlossen, wegen des kleinen, spitzwinklig-anteflektierten, retrovertierten Uterus eine „Reiz"-Abrasio mit Glycerintamponade und anschließender Alexander-Adamscher Operation vorzunehmen. Die letzte Regel begann am 2. 3. 31, die nächste wird von der Patientin nach den bisherigen Abläufen spätestens um den 26. 3. 31 erwartet. Da es auf ein paar Tage Abwarten nicht ankam, wurde die Patientin mit Luteohormon unter den oben ausgeführten Gedankengängen behandelt. Beginn der Behandlung am 24. 3. 31, also am 22. Tage nach der letzten Menstruation.

Behandlung:

24. 3. 31 (22. Tag post menses) 10 KE. Luteohormon.
25. 3. 31 (23. „   „   „) 10 KE.   „
26. 3. 31 (24. „   „   „) 10 KE.   „
27. 3. 31 (25. „   „   „) 15 KE. Luteohormon, ziehende Schmerzen, als ob die Regel
                                      kommen sollte.
28. 3. 31 (26. „   „   „) 20 KE. Luteohormon, Schmerzen gebessert.
29. 3. 31 (27. „   „   „) 20 KE. Luteohormon, etwas bräunlicher Ausfluß.
30. 3. 31 (28. „   „   „) 20 KE. Luteohormon.
31. 3. 31 (29. „   „   „) 20 KE. Luteohormon, ein wenig ziehender Schmerz, aber nicht zu
                                       vergleichen mit Regelschmerz sonst.
 1. 4. 31 (30. „   „   „) Operation. Abrasio. Alexander-Adams.

Histologische Untersuchung der bei der Curettage gewonnenen hohen Uterusschleimhaut: Spätsekretionsphase mit starker decidualer Reaktion.

Wie aus dem Schema ersichtlich, zeigten sich ab 27. 3., also am 25. Tage nach der letzten Regel Zeichen der drohenden Menstruation. Diese verloren sich jedoch wieder und eine regelmäßige Menstruation trat nicht ein. Beweis dafür ist ja auch die nachgewiesene Uterusschleimhaut. Bis zum 29. Tag post menses wurde mit Luteohormon behandelt, ohne daß die neue Regel am 30. Tag nach der letzten Regel aufgetreten war. Das war bei der Patientin bisher noch nie der Fall gewesen.

Die abradierte Uterusschleimhaut gebe ich in den Abb. 98 u. 99 wieder.

Es ließe sich hier ja ohne weiteres einwenden, daß die Patientin jetzt gerade gravide geworden sei und die Regel auch ohne alles hätte ausbleiben können. Das war aber wohl nach dem Befunde mit Sicherheit auszuschließen und außerdem sprechen die angedeuteten Symptome vom 25.—29. Tage durchaus dagegen, die andererseits als durch die Luteohormonbehandlung hervorgerufen gerade verständlich sind. Ich glaube schon, daß hier der Beweis für die Möglichkeit der künstlichen Sekretionsphasenverlängerung durch das Luteohormon vorliegt, zumal sich die anderen beiden Fälle ähnlich verhielten. Nur fehlt mir bei ihnen das histologische Beweismaterial, da kein Grund zur Abrasio vorhanden war. Der weitere Verlauf bei der besprochenen Patientin war so, daß die nächste Regel nach 5 Wochen post abrasionem auftrat, daß die weiteren Menstruationen schwächer, aber kaum schmerzhaft waren und daß die Patientin im November desselben Jahres mit einer Frühschwangerschaft wiederkam. Hierbei möchte ich ausdrücklich betonen, daß ich keinen direkten Zusammenhang zwischen der vorausgegangenen Luteohormonbehandlung und der 5 Monate danach eingetretenen Schwangerschaft annehme.

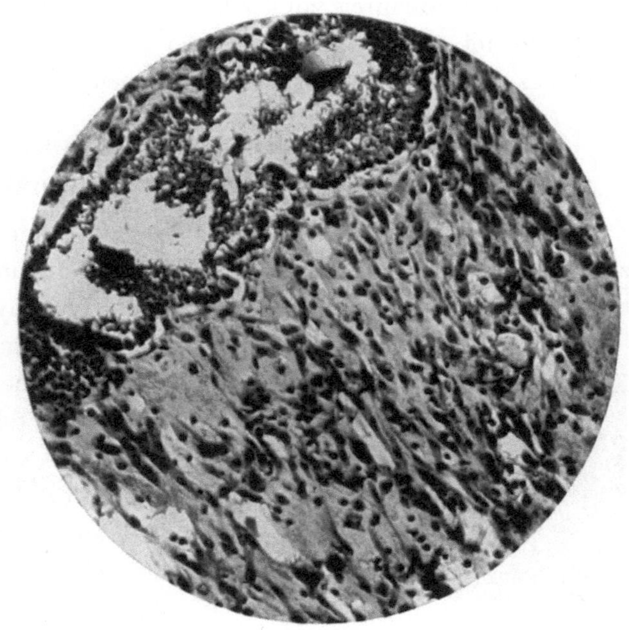

Abb. 98. Durch Luteohormoninjektion künstlich verlängerte Sekretionsphase der Uterusschleimhaut mit starker decidualer Reaktion. (Ausbleiben bzw. Hinausschiebung der Menstruation.)

Nach meinen späteren Untersuchungen und danach gewonnenen Auffassungen gehört zur weiteren Fortführung einer Decidua gleichzeitig auch noch ein Plus an Follikelhormonwirkung (Schwangerschafts-Corpora lutea sind besonders follikelhormonreich). Bei Erzeugung einer gehörigen Decidua im hier charakterisierten Sinne und entsprechend der normalen Frühschwangerschaft müßten also Follikelhormon und Luteohormon gleichzeitig von dem Moment an gegeben werden, wo das Zyklus-Corpus luteum zusammenzubrechen droht und seine Funktion einstellt. Damit wäre dann die wahre hormonale Wirkung des Frühschwangerschafts-Corpus luteum erfolgt.

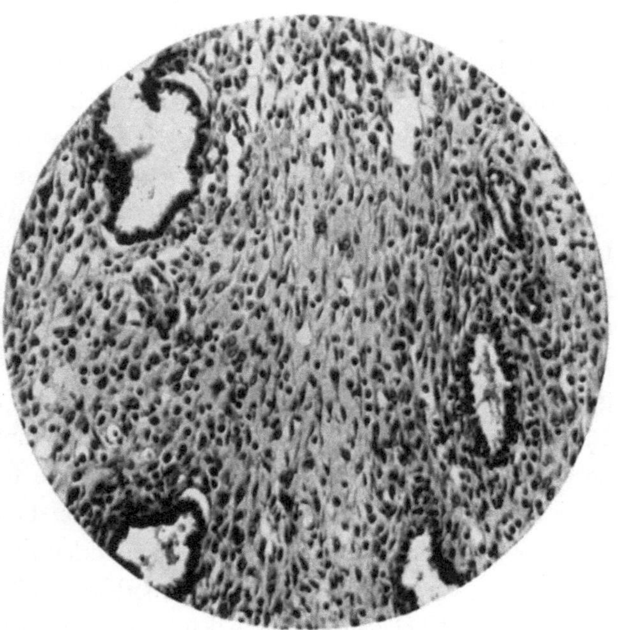

Abb. 99. Gleiche menschliche Uterusschleimhaut wie in Abb. 98. (Stark deciduale Partie.)

In welchem Sinne die hier beschriebenen Wirkungen des Luteohormons am menschlichen Uterus für die Therapie in Anwendung kommen können, werden wir an entsprechender

Stelle erörtern. Es handelte sich hier lediglich darum, die Wirksamkeit künstlich zugeführten Luteohormons überhaupt zu demonstrieren. Aus diesem Grunde wollen wir auch auf die einwandfreie, an der Uterusschleimhaut nachgewiesene Wirkung des Hormons bei Fällen mit dem Krankheitsbild der glandulär-cystischen Hyperplasie infolge Follikelpersistenz im Ovar erst dort zurückkommen.

7. Die pharmakologische Bedeutung des Luteohormons für die Uterusmuskulatur.

Vorübergehend hatte Knaus (Graz) die von ihm am normalen Kaninchenuterus zur Zeit der Corpus luteum-Phase beobachtete und beschriebene herabgesetzte Kontraktionserregbarkeit und -bereitschaft auf Hypophysin als Testmethode für das Luteohormon vorgeschlagen. Sie ist inzwischen genau in dem Sinne meiner damals angeführten Begründung und Stellungnahme von verschiedenen Seiten abgelehnt worden (Tausk und Mitarbeiter, Fels, Siegert, Hartmann und Störring, Fellner, Robson [letztere beiden Autoren indirekt])[1]. Es soll nicht ohne weiteres eine „erschlaffende" Wirkung des Luteohormons auf den Kaninchenuterusmuskel negiert werden. Es spielen jedoch dabei sicherlich noch andere Komponenten mit, vor allem bei der künstlichen Zufuhr im Tier-

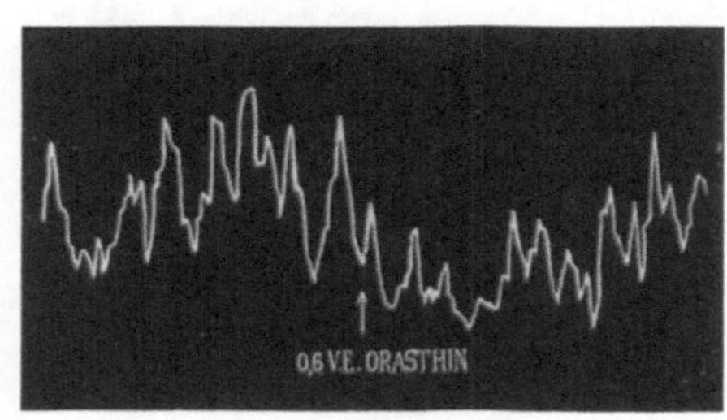
Abb. 100. Uteruskontraktionen des Kaninchens. Corpus luteum-Phase. Negative Reaktion auf Hypophysenhinterlappenextrakt.

experiment[2]. Herabgesetzte Stimulierung des Uterus durch Follikelhormonabfall oder -ausfall, Überdosierung mit Follikelhormon-Luteohormon, in dieser Richtung stören die Beurteilung und bringen für den Untersucher Zweifel in der Deutung des Testes auf. Wo aber solche Zweifel vermieden werden können, sollen sie umgangen werden. Ich selbst habe auch in dieser Beziehung Vergleichskontrollen angestellt, wobei ich feststellen konnte, daß in einem Mehrfachen der am contractilen Verhalten des Kaninchenuterusmuskels testierten Einheit kein nach dem von mir beschriebenen Schleimhauttest nachweisbares Luteohormon vorhanden war. Mit anderen Worten: Eine Wirkung des Luteohormons auf den Uterusmuskel ist ohne allen Zweifel vorhanden. Wir haben sie im histologischen Sinne sogar sehr deutlich demonstriert. Ihre Pharmakologie ist jedoch noch nicht restlos geklärt. Wir halten deshalb an dem fest, was wir beim Follikelhormon zum Teil sagten. Das Follikelhormon in physiologischer Dosis stimuliert den Kaninchenuterus im Sinne der positiven Kontraktionserregbarkeit. Daraus folgt, daß ein Minus an Follikelhormon diese Stimulierung herabdrückt. Das Minus an Follikelhormon kann jedoch im Magnus-Kehrer-Präparat nicht in seiner Ursache erkannt werden, nur eine seiner Ursachen wird durch die „verbrauchende" oder „überlagernde" positive Wirkung des Luteohormons dargestellt. Dabei bleibt letzten Endes immer noch die Frage offen, ob nicht ein anderes chemisches Reagens oder zum mindesten ein anderes Hormon (ich denke im besonderen an das Hypophysenvorderlappenhormon) ähnliche erschlaffende Wirkungen schafft.

---

[1] Neuerdings auch von St. Tóth-Budapest.

[2] Auch über die Motilität der Tube, sowohl nach Follikelhormon als auch nach Luteohormon-Behandlung sind Untersuchungen angestellt (Manzi, 1931).

Günther K. F. Schultze hat in ausgezeichneten Röntgenuntersuchungen die Erschlaffung des Uterus zur Zeit der Corpus luteum-Phase des Zyklus demonstriert. Es ist jedoch durchaus nicht erwiesen, daß dieser Erschlaffungszustand gleichbedeutend mit verminderter Reaktionsfähigkeit auf Hypophysenhinterlappenextrakt ist. Schultze wies einwandfrei nach, daß dieses Moment auch zum mindesten mit abhängig ist von dem jeweiligen Füllungszustand des Uterus und damit von dem in ihm herrschenden Druck, ganz abgesehen davon, daß hier Vorsicht geboten erscheint in der generellen Übertragung der an einem besonderen Tier beobachteten Verhältnisse auf andere Arten. Um beim menschlichen Uterus zu bleiben, will ich hier nur noch darauf hinweisen, daß der Uterus der Frühschwangerschaft, dessen herabgesetzter Tonus und Muskulaturerschlaffung ja genügend bekannt ist, nach Höhne ganz besonders gut auf eine intravenöse Injektion auf Hypophysenhinterlappenextrakt reagiert und von ihm dieser Versuch geradezu als typisches Schwangerschaftszeichen empfohlen wurde.

Wie schon mehrfach erwähnt, wurden die Resultate der experimentellen Untersuchungen dieser Richtung immer an einer Tierart, nämlich dem Kaninchen, erhoben. Aber auch hier sind in jüngerer Zeit die Ergebnisse keineswegs eindeutig. So stellten Robson und Illingworth-Edinbourgh (1931) zwei Fraktionen des Corpus luteum-Extraktes her, eine ätherische und eine 50%ig alkoholische. Die Petrolätherfraktion verursachte die typische Schleimhautwirkung, jedoch nur geringe oder keine Aufhebung der Pituitrinempfindlichkeit des Uterus. Die 50%ige alkoholische Fraktion, mit welcher nur geringe Schleimhautwirkung zu erzielen war, bewirkte dagegen eine vollständige Desensibilisation des Kaninchenuterus für Pituitrin. Beide Wirkungen wurden jedoch in gleichem Maße durch den Verseifungsprozeß zerstört. Die Autoren stellten die Möglichkeit, daß es sich dabei um zwei verschiedene wirksame Faktoren handeln könne, zur Diskussion. Auf ähnliche Weise gingen De Fremery, Luchs und Tausk (1932) das Problem an und kamen auch zu ähnlichen Resultaten. Sie fanden häufig bei histologisch positiven Schleimhautveränderungen höhere Empfindlichkeit des Uterus für Hypophysenhinterlappenhormon und andererseits auch Unempfindlichkeit bei völlig negativem Schleimhautbefund. Auch diese Autoren möchten „vorläufig“ ein zweites, für die Desensibilisation des Kaninchenuterusmuskels verantwortliches Hormon annehmen, dem sie den Namen „Desensin“ geben, für dessen sichere Existenz jedoch — wie sie selbst betonen — noch der einwandfreie Beweis zu erbringen wäre. In sehr ausgedehnten experimentellen Versuchen am lebenden, nicht narkotisierten Tier (nach der Uterusfistelmethode von Reynolds) sind dann S. R. M. Reynolds und W. M. Allen (1932) wieder andererseits zu dem Resultat gekommen, daß es sich bei der Hervorbringung der Schleimhautwirkung und bei der hemmenden Wirkung auf die Muskelkontraktionen nur um ein und dasselbe Hormon handeln könne. Der praktische, aus allen diesen Versuchen zu ziehende Schluß ist der, daß das Luteohormon an seiner pharmakologischen Wirkung auf den Uterusmuskel nicht testiert werden darf — eine Forderung, die Verfasser bereits klar und scharf vor mehreren Jahren (1930) erhoben hat.

Anmerkung bei der Korrektur: Neuerdings hat Tóth (1934) Nachprüfungen angestellt. Er kommt zu demselben Resultat, dem ich schon früher mehrfach meine Überzeugung zugesprochen hatte — daß nämlich an der Reaktionsbereitschaft und Kontraktionslage der Uterusmuskulatur zum mindesten im starken Maße die Wirksamkeit jeweilig im Organismus kreisenden Follikelhormons beteiligt sei, wenn nicht sogar dessen Mengenwechsel die Kontraktionslagenänderungen ausschließlich bedinge.

8. Die Pathologie des Luteohormons.

Über pathologische Wirkungen des Luteohormons — oder sagen wir lieber über Wirkungen pathologischer Dosen desselben — ist bisher wenig bekannt. Pathologische Bildung des Luteohormons müssen wir am Menschen bei den Krankheitsbildern der Blasenmole und des Chorionepithelioms annehmen. Bei diesen pathologischen, bzw. malignen Entartungen des Chorionepithels kennen wir eine Rückwirkung dessen Hormon auf das Ovarium, die mit vermehrter Corpus luteum-Bildung einhergeht. Das Ovarium enthält hier häufig die vielfach beschriebenen Luteincysten in einer pathologischen Zahl, wie wir es sonst nirgends sehen. Aller Voraussetzung nach ist unter Berücksichtigung der übrigen hormonalen Pathologie dieser Krankheitsbilder eine gesteigerte Produktion von Luteohormon in diesen multiplen Corpus luteum-Cysten anzunehmen. Aus meinen experimentellen Studien mit dem Ergebnis des Bestehens bestimmter Mengenkorrelationen zwischen Follikel- und Luteohormon zur Erzeugung des Ablaufes physiologischer Funktionsphasen innerhalb des Genitalschlauches geht einwandfrei hervor, daß es ebenso wie beim Follikelhormon eine pathologische Wirkung des Luteohormons geben muß. Schon bei den Versuchen, die Gravidität beim Kaninchen nach Exstirpation der Ovarien durch Luteohormonbehandlung zu erhalten, kann man derartiges feststellen. Es sind nämlich ganz bestimmte Mengen des Luteohormons zur Erzielung des Effektes notwendig und auch das gleichzeitige Wirken bestimmter Dosen Follikelhormon[1]. Wenn man z.B. ein zur Zeit der Follikelblüte in der Proliferationsphase befindliches Kaninchen kastriert und mit genügenden Mengen Luteohormon lange weiterbehandelt, so resultiert nicht etwa ein gesteigertes Drüsenstadium der Uterusschleimhaut, wie am 6. Tage, sondern der Prozeß läuft ab wie zur Zeit der Schwangerschaft, dauernd sich verändernd und fortschreitend. Daß dabei aber auch wiederum ein Zuviel an Luteohormon pathologische Zustände schafft, konnte ich an der Maus in experimentellen Studien feststellen.

Versuchsanordnung: Schwangeren weißen Mäusen wurden zu den verschiedensten Zeitpunkten der Trächtigkeit beide Ovarien exstirpiert. Es erfolgt dann immer der Abort oder die Resorption der Feten ganz gleich zu welchem Zeitpunkt der Gravidität (bis einige Tage vor der durchschnittlich am 21. Tag eintretenden Geburt) die operative Kastration erfolgte. Es wurde nach diesen Vorversuchen folgende Behandlung bei den Tieren vorgenommen mit dem dabei beschriebenen Erfolg:

1. Ein Teil solcher Mäuse erhielt vom Moment der Kastration ab täglich Follikelhormon. Bei verschiedenartigster Dosierung erfolgte immer die Unterbrechung der Schwangerschaft. Der Uterus war groß „und proliferiert".

2. Ein Teil solcher Mäuse erhielt vom Moment der Kastration ab täglich Luteohormon. Die Schwangerschaft blieb erhalten, jedoch waren die Früchte meistens tot. Die genaue Dosis, bei welcher sie sicher am Leben bleiben, konnte ich noch nicht als konstant ermitteln. An der Dosis von 1 KE. Luteohormon täglich konnte ich jedoch feststellen, daß diese für den Schwangerschaftsprozeß bei der Maus pathologisch sein muß. Denn die patho-

---

[1] Ich verweise dabei besonders auch auf die Arbeiten von Courrier und Mitarbeitern, Hisaw und Mitarbeitern und neuerdings von M. Klein-Straßburg.

logische Erweichung in den primär zunächst weitergewachsenen und zum Teil sehr großen Eikammern konnte nur durch ein Zuviel an Luteohormon hervorgerufen sein. Andererseits liegt die physiologische Dosis zur normalen Aufrechterhaltung der Schwangerschaft nicht sehr weit unter 1 KE. täglich. Ich demonstriere im Bilde den makroskopischen Befund an diesen Uteri zum Vergleich. Abb. 101a zeigt den Zustand 6 Tage nach der Kastration einer schwangeren Maus, die am 4. Tage der Gravidität vorgenommen wurde. Abb. 101b demonstriert die Wirkung einer im Anschluß an die Kastration am 4. Tage der Gravidität erfolgten täglichen Follikelhormonbehandlung mit Tötung des Tieres nach 6 Tagen der Behandlung. Abb. 101c gibt Aufschluß über die Wirkung von großen Dosen Luteohormon,

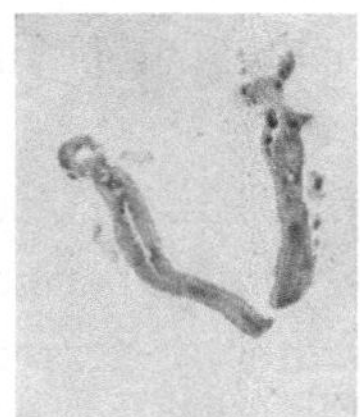

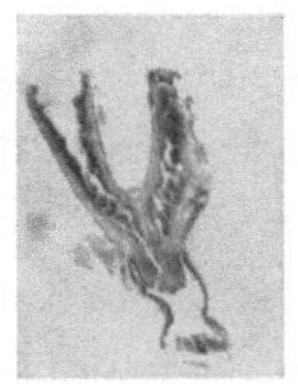

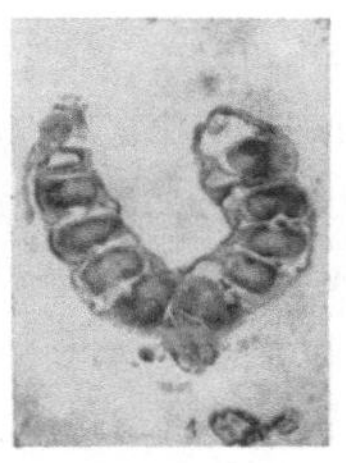

Abb. 101a. Uterus, Maus kastriert in der Gravidität (vor der Eieinbettung). Schrumpfung.

Abb. 101b. Uterus, Maus, kastriert in der Gravidität (vor der Eieinbettung). Anschließende Follikelhormonbehandlung. (Keine Schrumpfung, aber auch keine Eieinbettung.)

Abb. 101c. Uterus, Maus, kastriert in der Gravidität (vor der Eieinbettung). Anschließende Luteohormonbehandlung (Eieinbettung).

mit denen die am 4. Tage der Trächtigkeit operativ-kastrierte Maus auf die Dauer von 6 Tagen behandelt wurde. Die Tötung des Tieres erfolgte am nächsten Tage nach der letzten Luteohormoninjektion.

9. Wesentliches zur Chemie des Luteohormons
(nebst Betrachtungen über Beziehungen derselben zur Biologie des Follikel- und Luteohormons).

Ganz im Gegensatz zu den großen Fortschritten, welche die Kenntnis der Chemie des Follikelhormons in den letzten Jahren gemacht hat, befindet sich diejenige des Luteohormons gerade jetzt erst in ihrer eigentlichen Erforschung und gibt dabei bisher immer noch einige nicht unwesentliche Rätsel zu lösen auf[1]. Nach den geschilderten Schwierigkeiten, die sich der Darstellung des hormonhaltigen Extraktes in so großen Mengen, wie sie der Chemiker benötigt, entgegenstellen, ist es verständlich, daß eigentliche tiefgründige chemische Untersuchungen noch kaum haben angestellt werden können. Die von vornherein aufgefallene große Labilität des Hormons sprach anfangs für eine große Hitze- und Sauerstoffempfindlichkeit des wirksamen Stoffes. Wie sich jedoch im Laufe der Zeit herausgestellt hat, verträgt das Hormon höhere Temperaturen ohne weiteres, wenn sie nicht zu lange einwirken (W. M. Allen; Schoeller, Dohrn und Hohlweg; Slotta und Fels; Tausk und Mitarbeiter; Hisaw und Mitarbeiter; Verfasser).

---

[1] Anmerkung bei der Korrektur: Nach Abschluß der vorliegenden Ausführungen (Anfang 1935) sind gerade neuerdings enorme Fortschritte auch in der weiteren Reinigung des wirksamen Prinzips des Corpus luteum gemacht worden, vor allen Dingen von Butenandt-Danzig und seinen Mitarbeitern (s. weiter unten am Schluß des Kapitels)!

W. M. Allen, der zuerst in etwas reichlicheren Mengen selbst hergestellte Extrakte, soweit es möglich war, auf ihr chemisches Verhalten prüfte, fand als einzig abweichendes Verhalten gegenüber dem Follikelhormon eine starke Alkaliempfindlichkeit des Luteohormons. Dieser ist wohl nur zum Teil die leichte Vergänglichkeit der Wirksamkeit zuzuschreiben. Die Tatsache, daß man allzu leicht Verluste bei der Ausbeute erleidet, wenn das Corpus luteum-Gewebe nicht ganz frisch verarbeitet wird, ließ von vornherein an autolytische Zerfallsprozesse fermentativer Art denken, wobei die die Zersetzung bewirkenden Stoffe in dem zur Extraktion verwendeten Gewebe selbst entständen. Engelhart-Graz hat durch seine Untersuchungen eine Bestätigung in dieser Richtung gebracht, indem er zeigte, daß die wirksame Komponente durch Pankreasferment zerstört wird. Das ist deshalb wichtig, weil dadurch die Unmöglichkeit der peroralen Verabreichung und Wirksamkeit auf diesem Wege durch das Experiment offensichtlich dargetan ist.

Auf der Tagung der Deutschen Gesellschaft für Gynäkologie 1931 in Frankfurt berichtete Fels-Breslau, daß es dem Chemiker Slotta-Breslau, dessen Präparate Fels am Kaninchen austestierte, gelungen sei, das Luteohormon krystallinisch darzustellen. Abgesehen davon, daß die von dem Autor demonstrierten mit 1 KE. bezeichneten Luteohormonwirkungen nicht ohne weiteres als die Wirkung einer vollen KE. angesprochen werden können (siehe meine Abbildungen zur Testierung), sahen wir in Präparaten von mindestens gleich hoher Konzentration des Hormons dieses noch als sehr dickes festes Öl. Bei der Kompliziertheit und Schwierigkeit ist hier selbstverständlich nur durch engste Zusammenarbeit zwischen Chemiker, Biologen und Kliniker weiterzukommen. Bei der Herstellung des wirksamen Extraktes als Ausgangsmaterial für ölige Lösungen, wie sie von der Schering-Kahlbaum AG. für die Therapie hergestellt werden, waren mehrfach Krystalle ausgefallen, die aber nicht das reine Luteohormon selbst darstellten und also möglicherweise Neben- oder Begleitprodukte bedeuten (persönliche Mitteilung von Prof. Schoeller), zum mindesten aber wohl als Gemische anzusehen sind. Zu ähnlichen Resultaten sind Hisaw und W. M. Allen unabhängig voneinander gekommen. Der letztere Autor (W. M. Allen, 1932) hat ein Reinigungsverfahren angegeben, mit dem er regelmäßig zu der Darstellung eines Krystallisats gekommen ist. Aber auch in diesem Krystall möchte er keineswegs das reine Hormon sehen. Die dabei angewandten Methoden der Reinigung beruhen im wesentlichen auf dem Ausfrieren der Begleitstoffe einerseits, des Hormons andererseits aus verteilten Lösungsmitteln. Dabei wurde die Extraktion mit Benzol wieder verlassen zugunsten der als mit weniger Verlusten des Hormons arbeitend sich erweisenden Alkoholextraktion. Auch genügte zur primären Extraktion im Gegensatz zu der früher angewandten fünfmaligen die Anwendung dreimaliger Extraktion in kochend heißem Alkohol, wobei der Alkohol, in dem das Gewebe ursprünglich aufbewahrt wurde, zur Extraktion mitverwandt wurde. Auch die Ausfällung der Phosphorlipoide ließ sich entsprechend von fünf- auf zweimaliges Behandeln mit Aceton und Äther beschränken (siehe unter „Darstellung des Luteohormons"), wenn vor der Filtrierung die Gemische einige Stunden stehengelassen wurden.

Zur weiteren Reinigung des Hormons von Fetten und Cholesterol wurde die besondere Löslichkeit desselben in 70%igem Methylalkohol ausgenutzt. Durch Ausfrieren wurden die in wässerigem Alkohol relativ unlöslichen genannten Begleitstoffe entfernt. Wurde aus dieser reinen Methylalkohol-Hormonlösung durch Vakuumdestillation der Alkohol entfernt, so diente das nunmehr wieder in absolutem Äthylalkohol aufgenommene Hormon zur weiteren Einengung. Bei der weiteren Reinigung wurden folgende festgestellte Eigenschaften des Luteohormons ausgenutzt: Das in wässerigen oder alkoholischen Lösungen durch Alkali so sehr leicht zerstörbare Hormon verträgt in ätherischer Lösung die Auswaschung mit 0,5 n-Alkali relativ gut; ganz besonders gut und ohne wesentliche Verluste aber, wenn dazu Natriumbicarbonat verwandt wurde. Auf diese Weise gelangte Allen zu einem Krystallisat, das in 6—8 mg 1 KE. enthält. Die so gewonnenen Krystalle fielen aus einem Endprodukt aus, das ein gelbgefärbtes Öl darstellt. Die weitere Reinigung ist abhängig von der Entfernung dieses begleitenden Öls, wozu Allen zwei Methoden anwandte. Einmal wurde mehrfach mit heißem Äther, in dem im Gegensatz zum Hormon nur wenig von dem Öl löslich ist, extrahiert und wieder abgedampft, wobei mit großen Mengen Lösungsmittel und sehr langsamem Abdampfen des Äthers bei 0° gearbeitet werden mußte. Bei der zweiten Methode wurde die Tatsache, daß das Hormon im heißen wässerigen Alkohol gut, das Öl jedoch nicht löslich ist, ausgenutzt, wobei der ursprünglich absolute Alkohol erst beim Kochen 35—40%ig wässerig gemacht wird. Hiernach fallen wieder bei 24stündigem Ausfrieren Krystalle aus, die durch Filterung und auf dem Wege erneuter Auflösung in heißem Alkohol, Verdünnung desselben, sowie Ausfrieren und erneuter Filterung gewonnen wurden. Nach diesen Prozeduren sind 1 KE. Luteohormon in etwa 3 mg Krystallisat enthalten. Wenn auch in geringen Mengen, so enthält doch das entfernte gelbe Öl dann immer noch das Hormon. Es wurde auch der Versuch der Endreinigung des Hormons auf dem Wege der Hochvakuumdestillation unternommen, jedoch mit keinem besseren Erfolg. Mit dem Wert von 1 KE. in 3 mg Krystallisat dürfte W. M. Allen die bis jetzt höchste Reinigung des Hormons erreicht haben, jedenfalls haben die ursprünglichen Ergebnisse von Slotta und Fels, Fevold und Hisaw nicht zu einer derartig hohen Konzentration geführt, wohingegen die letzten beiden Autoren bei der nachherigen Anwendung der W. M. Allenschen Methode dessen Ergebnisse haben bestätigen können. Das Problem weiterer Konzentration und endgültiger Erforschung der chemischen Eigenschaften des Hormons wird erst endgültig angegangen werden können, wenn sehr große Mengen des hormonhaltigen Extraktes zur Verfügung stehen. Die Schwierigkeiten, welche sich dem entgegenstellen, wurden bereits geschildert. Festhalten können wir bisher an folgendem: Es muß in sauren Medien gearbeitet werden. Die Möglichkeit von Fermentwirkungen muß vermieden werden. Es scheint so, als ob durch bestimmte chemische Agentien die Haltbarkeit des Hormons gewährleistet wird. Jedenfalls haben sich ein Teil der mir von der Schering-Kahlbaum AG. zu meinen klinischen Untersuchungen zur Verfügung gestellten, darauf von mir geprüften hormonhaltigen öligen Lösungen ohne jegliche Veränderung in ihrer Wirksamkeit über $1^1/_2$ Jahre lang konstant erhalten. Dasselbe berichteten vor einiger Zeit Tausk und Mitarbeiter. Neuerdings hat Butenandt-Danzig gute Fortschritte sowohl in der krystallinischen Darstellung des Hormons als auch dem der Ermittlung seiner chemischen Konstitution gemacht (Bericht auf dem Wiesbadener Internistenkongreß 1934 und auf der Tagung der Nordostdeutschen Gesellschaft für Gynäkologie 1934, sowie persönliche Mitteilungen) [1]. Wenn ich persönlich eine Betrachtung zur möglichen „Konstitution" des Luteohormons anstellen darf, so möchte ich folgendes glauben: Es scheint mir nicht unwahrscheinlich, daß im Luteohormon ein hochwertiges Derivat des Follikelhormons zu sehen

---

[1] Siehe dazu weiter unten den Nachtrag bei der Korrektur!

ist. Dafür würde die Art der Entstehung des Luteohormons im Ovarium einen Hinweis geben. Von den Thecazellen wissen wir, daß sie das Follikelhormon produzieren. Die Granulosazellen sind im Follikel, der ja kein Luteohormon bildet, klein. Sie entwickeln sich erst durch enorme Hypertrophie nach Platzen des Follikels zu dem Hauptbestandteil der in Blüte gehenden Corpus luteum-Drüse, die dann — aber auch nur dann — ihr spezifisches Luteohormon bildet. — Wir wissen andererseits, daß von den Thecazellen der Peripherie her die Organisation des Corpus luteum in dem Sinne erfolgt, daß die Granulosazellen allseitig von einem feinen Netzwerk der Thecaelemente umsponnen werden. Es ist also durchaus nach diesen biologischen Gesichtspunkten denkbar, daß den Granulosazellen von den Thecazellen her Follikelhormon zugeführt wird und sie (die Granulosazellen) dieses zum Luteohormon aufbauen und ins Blut abgeben. Dann wäre es auch denkbar, daß das Luteohormon bei dem Vorgang seiner Ausscheidung aus dem Körper wieder zu der „Grundsubstanz" des sehr resistenten und stabilen Follikelhormons abgebaut würde und deshalb nicht im Urin als Luteohormon erscheint. Das sind reine Hypothesen; jedoch scheinen sie mir nach allem nicht der Basis zu entbehren.

Zeitweilig ist die Ansicht aufgetaucht Luteohormon und männliches Hormon seien die gleichen Stoffe. Steinach hat Versuche mit Corpus luteum-Extrakt am Meerschweinchen gemacht und Wachstum der für das Männchen typischen Merkmale an den äußeren Genitalien sowohl bei Weibchen als auch an infantil kastrierten Männchen hervorbringen können. Er meint zwar nicht, daß dem Luteohormon direkt diese Wirkung zuzuschreiben sei, sondern daß damit auch noch ein „vermännlichender" Faktor im Corpus luteum vorhanden sei. Auch Voß und Loewe halten die Identität von Luteohormon und Androkinin (männliches Sexualhormon) für erwiesen. Sie konnten mit Androkinin die „Maskulinisierung" des normalen weiblichen Meerschweinchens herbeiführen, kenntlich an der Ausbildung des Stachelorganes an der Klitoris. Dazu muß ich folgendes feststellen: Bereits vor einigen Jahren gelegentlich meiner Behandlungen vieler infantiler Kaninchen mit den verschiedensten Dosen Follikelhormon ist es mir einige Male vorgekommen, daß ich an ganz jungen Tieren das Wachsen eines strangförmigen Organes konstatierte, daß ich anfangs für eine Mißbildung hielt. Als ich der Sache auf den Grund ging, handelte es sich um die Samenblase von jungen Böcken. Ich betone, daß es schwierig sein kann, bei infantilen Kaninchen die Unterscheidung zwischen männlich und weiblich äußerlich zutreffen. Das wird jeder „Kanichenkenner" bestätigen. 1932 erschien eine Mitteilung von Laqueur, Freud und de Jongh, betitelt „Paradoxe Wirkung von Menformon", in der mitgeteilt wird, daß Follikelhormon bei infantilen Männchen die Samenblase, bei längerer Applikation auch den gesamten Genitalapparat vergrößert. Hier liegt also zweifellos eine Kontroverse vor, die vielleicht eines Tages ihre Aufklärung findet, wenn sich meine oben gekennzeichnete Auffassung über das Follikelhormon als ein chemisch-stabiler „Grundstoff", von dem Luteohormon und männliches Hormon abzuleiten wären, bestätigt. Butenandt hat bekanntlich das männliche Hormon als einen dem Follikelhormon sehr nahe stehenden Körper krystallinisch dargestellt (und neuerdings ebenso das Luteohormon). Ich muß jedoch eines betonen: Das Luteohormon ist nicht identisch mit dem männlichen Hormon. Ich habe 1931 männliches Hormon in großen Mengen von Einheiten (Hahnenkammtest) im typischen infantilen Kaninchentestversuch auf Luteohormon geprüft: Das männliche Sexualhormon enthielt dabei kein Luteohormon und ist erst recht nicht identisch mit ihm.

De Fremery, Luchs und Tausk (1932) haben ebenso männliches Hormon in dem von mir angegebenen typischen Testversuch auf Luteohormon am infantilen weiblichen Kaninchen angewandt und sind zu dem gleichen Resultat gekommen. Sie konnten andererseits im Gegenversuch, wobei sie Luteohormon im Testverfahren für das männliche Hormon am Kapaun (Hahnenkammtest) und auch an der kastrierten männlichen Ratte (Samenblasenregenerationstest) anwandten, nur negative Resultate erzielen. Damit dürfte die Dualität von Luteohormon und Androkinin wohl nicht mehr anzuzweifeln sein.

Nachtrag bei der Korrektur: Das vorstehende Kapitel wurde (wie die Gesamt-Abhandlung des Kapitels „Ovarium") Ende 1934 abgeschlossen. In dem jetzt bis zur Korrektur vergangenen Zeitraum von fast einem Jahre dürfte in der Ovarialhormonforschung aber gerade diejenige der Chemie des Luteohormons derartige Fortschritte gemacht haben, daß sie eines Nachtrages keinesfalls entbehren kann. Es wurde bereits angedeutet, daß Butenandt auf dem besten Wege zur Lösung dieses Problems sich befand. Diesem Autor ist es nun in Zusammenarbeit mit Westphal inzwischen gelungen, die Chemie des Luteohormons soweit zu klären, daß Zweifel nicht mehr möglich sind. Allerdings sind dann kurz hintereinander noch aus drei Arbeitskreisen Berichte über die endgültige Isolierung des Hormons hervorgegangen, und zwar von Slotta (unter Mitarbeit von Ruschig und Fels), von Allen und Wintersteiner, sowie von Hartmann und Wettstein. Da aber zweifellos dem Butenandtschen Arbeitskreis die Isolierung zuerst und dazu noch — wie wir sehen werden — die synthetische Darstellung gelungen ist, sei hier das Wesentlichste dieser Ergebnisse kurz wiedergegeben; denn sie dürften von grundlegender Bedeutung sein. Von Slotta und Fels, welche zunächst bis zu einer Reinigung des Hormons derart kamen, daß die Krystalle in etwa 4 mg eine KE. enthielten, ist — nach ursprüngicher (irrtümlicher) Annahme der Autoren, daß es sich hier um das reine Hormon handle (s. oben!) — später teils in Zusammenarbeit mit Ruschig eine weitere Reinigung erzielt worden. Die Autoren kamen dabei zu zwei verschiedenen Krystallisaten, von denen das eine im Schleimhauttest am Kaninchen wirksam sein sollte, das andere nicht oder kaum, und welche in Kombination erst die eigentliche Vollwirkung ergeben sollten. Butenandt und Westphal kamen zu anderen Ergebnissen. Durch Entmischungsverfahren, auf die hier wegen Raummangels nicht näher eingegangen werden kann, kamen sie schließlich zu zwei Krystallisaten, eines mit dem Schmelzpunkt von $128,5^0$ — das andere mit einem solchen von 122^0. Die beiden Krystallformen waren im gelösten Zustand in physikalischer und chemischer Hinsicht nicht zu unterscheiden und ebenso wird ihre physiologische Wirksamkeit als völlig gleich angegeben. Die erstere Substanz mit dem Schmelzpunkt $128,5^0$ ist als α-Progesteron, die zweite mit dem Schmelzpunkt 122^0 als β-Progesteron bezeichnet worden. Für die Identität der biologischen Wirksamkeit der beiden Stoffe ist bezeichnend, daß nach Angaben der Autoren die Einhaltung bestimmter Bedingungen bei der Krystallisation gestattet, nach Belieben die eine oder die andere Form der — wie gesagt physiologisch gleich wirksamen — Krystalle entstehen zu lassen. Dem Butenandtschen Arbeitskreis ist es dann auch recht bald gelungen, unter Verwendung von Rohextraktöl, das von der Schering-Kahlbaum A.G. zur Verfügung gestellt wurde, die Konstitutionsformel für dieses Hormon zu ermitteln. Die primäre Auffassung Butenandts, daß es sich beim Progesteron um ein Diketon von der Bruttozusammensetzung $C_{21}H_{30}O_2$ handle, wurde durch die teils fast gleichzeitigen, teils kurz darauffolgenden Ergebnisse der oben genannten anderen Arbeitskreise bestätigt. — Die weiteren Untersuchungen Butenandts und seiner Mitarbeiter über die genaue Konstitution des Luteohormons haben dann ergeben, daß dieses Hormon (ebenso wie das Follikelhormon und das Androsteron, das sog. männliche Sexualhormon) eine nahe Verwandtschaft zu den Sterinen aufweist. Auf der Basis einer bestimmten Arbeitshypothese gelang es gleichzeitig sowohl die genauere Konstitutionsformel zu ermitteln als auch zu einer Art synthetischer Darstellung des Hormons zu kommen. Und zwar ist dieser „synthetische" Aufbau (mit dem Erfolg der völlig gleichen biologischen Wirksamkeit des synthetischen Präparates) einmal J. Schmidt (Mitarbeiter Butenandts) durch Umwandlung des Pregnandiols geglückt (einem von Butenandt, sowie Marrian 1930 aus Schwangerenharn gewonnenen, aber physiologisch unwirksamen Stoff). Zum anderen gelang es Westphal und Cobler (ebenfalls Mitarbeiter Butenandts) unter Verwendung des Stigmasterins der Sojabohne als Ausgangsmaterial durch Umwandlung zu dem gleichen Präparat zu kommen. Das Wesentliche der hier erwähnten neuesten Ergebnisse besteht in

1. der Erkenntnis der sehr nahen chemischen Verwandtschaft aller Hormone der weiblichen und männlichen Keimdrüse,

2. der Erkenntnis der nahen Verwandtschaft dieser Hormone zu den Sterinen,

3. der Möglichkeit, das spezifische Hormon des Corpus luteum synthetisch darzustellen; d. h. also gerade für dasjenige Hormon, welches hinsichtlich seiner Gewinnung die größten Schwierigkeiten bereitete, genügende Möglichkeiten zu seiner Darstellung zu haben. Ebenso wie für das Follikelhormon und das Dihydrofollikelhormonbenzoat von der internationalen Standardisierungskommission die internationale Einheit festgelegt worden ist (s. früher), so ist dasselbe nunmehr (Tagung vom Juli 1935) auch für das Luteohormon geschehen. Als internationale Einheit ist die spezifische Wirkung von 1 mg des bei 122° schmelzenden Krystallisats β-Progesteron angenommen worden. Der Vergleich von Luteohormonpräparaten mit dem internationalen, in London aufbewahrten Progesteron-Standardpräparat muß im Tierversuch an der Uterusschleimhaut des erwachsenen (nach Corner-Allen) oder infantilen, mit Follikelhormon vorbehandelten (nach Clauberg) Kaninchens erfolgen. Zur gleichen Zeit ist ebenfalls in London der einheitliche Name für das chemisch reine Produkt festgelegt worden. Während die Krystallisate von den verschiedenen Arbeitsgruppen bis dahin Progestin (Compound B und C) oder Luteosteron (C und D) genannt wurden, sollen jetzt die chemischreinen Produkte als Progesteron, und zwar der hochschmelzenden Stoffe als α-Progesteron, der niedriger schmelzende Stoff als β-Progesteron, einheitlich bezeichnet werden.

III. Andere Hormone des Ovariums.

Die allgemeinen Störungen, welche bei der geschlechtsreifen Frau nach Exstirpation der Ovarien auftreten — oder sagen wir lieber, welche auftreten können — haben schon immer die Gedanken an ein besonderes, stoffwechselregulierendes Hormon im Ovarium entstehen lassen. Als Folge dessen Ausfalls wären dann z. B. die klimakterischen Störungen allgemeiner Natur, vor allem aber der Fettansatz und die allgemeinen „Konstitutions"-änderungen im Klimakterium anzusehen. Denn wenn wir an die manchmal enormen Veränderungen am Allgemeinkörper denken, die sich um diese Zeit auszubilden beginnen, so könnte man fast von einer Konstitutionsänderung sprechen. Wir wissen aber auch zur

Genüge, daß durchaus nicht bei allen Frauen im Klimakterium, auch nicht bei allen in der Geschlechtsreife kastrierten, derartige Erscheinungen aufzutreten brauchen und daß — wenn sie auftreten — es die fließendsten Übergänge hinsichtlich ihrer Grade gibt. Man hat in den Fällen, wo derartige Erscheinungen sich nicht bemerkbar machen, an das vikariierende Eintreten anderer Drüsen mit innerer Sekretion gedacht. Ich glaube nicht, daß es ein derartiges vikariierendes Eintreten der einen, an sich doch ganz anders gearteten Drüse mit innerer Sekretion für eine andere gibt. Wohl übernimmt bei einem paarig angelegten Organ nach Entfernung des einen das verbleibende dessen Funktionen mit (s. Ovarium, Niere usw.). Wohl kann ein voller Ausfall beider teilweise und auf ganz andere Art vorübergehend ersetzt werden, wenn es sich um exkretorische Drüsen handelt, aber selbst das gibt es auf die Dauer nicht. In diesem Sinne ist also viel eher anzunehmen, daß Stoffwechselstörungen nach Stillstand oder Ausfall der Ovarialfunktionen deshalb zustande kommen, weil eine bis dahin „stoffwechsel verbrauchende" Funktion des Ovars wegfällt und daher andere direkt oder indirekt im Zusammenhang mit dem allgemeinen Stoffwechsel stehende Drüsen gewissermaßen „freie Bahn" bekommen. Denn daß das Ovarium mit seiner so wechsel- und bedeutungsvollen Funktion einen starken Energieverbraucher darstellt, dürfte wohl kaum zu bezweifeln sein. Der Grad der Auswirkung des Ovarialausfalls würde dann abhängig sein von dem Gleichgewicht der anderen Drüsen oder der Gleichgewichtsstörung, welche diese durch ein „Mehrangebot" infolge Ausfalles des Ovars erleiden [1].

1. Stoffwechselhormone.

Trotzdem haben sich in den letzten Jahren die Meinungen für ein aktives Stoffwechselhormon des Ovars gemehrt. Ist doch immer wieder von ausgezeichneten Wirkungen des Extraktes aus der Gesamtdrüse auf allgemeine „Ausfallserscheinungen" berichtet worden, wobei von dem äußerst geringen Gehalt derartiger Präparate an Follikelhormon gerade nach den heutigen Erfahrungen kaum ein Effekt erwartet werden konnte. Es ist danach also auch nicht unmöglich, daß im Ovarium noch weitere Substanzen hormonaler Natur gebildet werden. Nach den bereits seit 1899 vorliegenden Untersuchungen von Loewy und Richter, welche durch Fütterung von Ovarialsubstanz die bei kastrierten Tieren festgestellte Senkung des Sauerstoffverbrauches um 15% wieder rückgängig machen konnten, haben Heyn, Kochmann und Wagner, B. Zondek und Bernhardt, Köhler, Soda, H. Zondek u. a.[2] sich mit dieser Frage teils in Tierversuchen, teils mittels der Therapie am Menschen beschäftigt. Während sich an der Kastrierten durch Verabreichung von Ovarialgesamtsubstanz die Stoffwechselsteigerung nachweisen ließ, haben die Tierversuche mit reinem Follikelhormon negative Resultate ergeben. Nur Laqueur, Hart und de Jongh beobachteten auch mit Follikelhormon an kastrierten weiblichen Ratten eine Steigerung des Stoffwechsels, dagegen bei männlichen Tieren nicht. Neuerdings wollen Kaufmann und Bickel aus der Wagnerschen Klinik dann auch Müller und Mühlbock einen stoffwechselsteigernden Stoff aus dem Ovarium, hauptsächlich dem Follikelsaft, isoliert haben,

---

[1] **Nachtrag bei der Korrektur:** Ich erinnere hier an die schon am Anfang meiner Abhandlung erwähnten experimentellen Untersuchungen von K. W. Schultze an der Königsberger Klinik, der bei denjenigen Tieren, bei welchen nach der Kastration eine allgemeine Fettzunahme auftrat, spezifische Veränderungen im Vorderlappen der Hypophyse fand (Zunahme der basophilen Zellen).

[2] Siehe auch Verzár und Arvay, Bokelmann, Raab, Sherwood, Savage und Hall.

der mit den beiden spezifischen Ovarialsexualhormonen nicht identisch ist[1]. Dingemanse und de Jongh aus dem Laqueurschen Institut haben diese Untersuchungen nachgeprüft. Sie konnten im Follikelsaft keinen spezifischen, den Stoffwechsel beeinflussenden Stoff nachweisen. Serum und Follikelsaft zeigten ein in dieser Beziehung gleiches Verhalten. In allerneuester Zeit haben Anselmino und Hoffmann auf der 23. Tagung der Deutschen Gesellschaft für Gynäkologie zu Berlin berichtet, daß sich eine stoffwechseländernde Substanz aus Corpora lutea gewinnen lasse, die mit dem für den Genitalschlauch spezifischen Luteohormon nicht identisch sei. Derartige Untersuchungen stehen jedoch erst im Beginne der exakten Differenzierung. Sie können nur durch Herausarbeitung streng spezifischer Testverfahren weiterführen. An solchen hat es wohl bisher im wesentlichen gemangelt und deshalb ist die Bedeutung dieser Untersuchungen für die praktische Frauenheilkunde noch nicht vollständig akut. — Kurz erwähnen möchte ich, daß Haberlandt einen spezifisch-sterilisierend wirkenden Stoff im Corpus luteum angenommen hat. Die experimentellen Ergebnisse dieses Autors lassen sich heute ohne weiteres auf dem Wege über das Verständnis der Wechselwirkung zwischen Ovarialhormonen und Hypophyse erklären, wie wir später an entsprechender Stelle noch sehen werden.

2. Nichtvorhandensein eines weiteren Zyklushormons.

Wenn wir die Frage nach weiteren Ovarialhormonen in dem Sinne präzisieren, ob außer dem Follikel- und Luteohormon im Ovarium noch andere, spezifisch auf den Genitalschlauch wirkende, also sog. Sexualhormone gebildet werden, so können wir diese Frage meines Erachtens mit einem Nein beantworten, und zwar trotz gegenteiliger, hier jetzt zu erwähnender Behauptungen und Untersuchungen. Ich schicke voraus: Mit den beiden beschriebenen Sexualhormonen des Ovariums, dem Follikel- und dem Luteohormon, läßt sich in geeigneter Kombination derselben die cyclische und die zur Eieinbettung und -erhaltung notwendige Funktion des Genitalschlauches vollständig ersetzen.

Hisaw und Mitarbeiter[2] haben, wie erwähnt, schon vor einigen Jahren aus Corpora lutea einen Stoff isoliert, der die „Relaxation" der Meerschweinchensymphyse bewirkt und ihn „Relaxin" genannt. Inzwischen ist der Beweis erbracht, daß dieser Effekt sich auch mit Follikelhormon oder in Kombination von Follikelhormon und Luteohormon erzielen läßt und eben nur eine auf die bekannten Hormone entsprechend reagierende Eigenart anatomischen Baues des Meerschweinchenbeckens darstellt (Granzow). Im übrigen scheint die symphysenauflockernde Wirkung des Follikelhormons sich nicht nur beim Meerschweinchen, sondern infolge der zu erzielenden Hyperämie auch generell auszuwirken. Ich konnte sie jedenfalls neuerdings auch bei Mäusen und Ratten nachweisen (unveröffentlicht), wenn ich mit sehr hohen Dosen reinen Follikelhormons (1000—10000 ME. bei Mäusen) behandelte. Die Auflockerung und Erweiterung fiel mir beim Durchtrennen der Symphyse solcher Tiere mit der Schere gelegentlich der Exstirpation der Genitalorgane auf. Man kann sie im Röntgenbild darstellen, wie wir weiter unten in Abbildungen sehen werden.

R. K. Meyer (Mitarbeiter von Hisaw) und dann auch R. K. Meyer in Gemeinschaft mit W. M. Allen haben noch einen weiteren Stoff aus Corpora lutea isoliert, der an der

---

[1] Ebenso Anselmino, Arvay.
[2] Literatur siehe auch unter „Follikelhormon"!

Mäusevagina die „Muzifikation" des Epithels bewirkt. Diese soll durch das spezifische Luteohormon nicht zu erzielen sein. Auch hierzu wurde bereits angedeutet, daß ich die gegenteilige Erfahrung gemacht habe[1]. Ich will jedoch hier etwas auf die von mir vor einigen Jahren abgeschlossenen und ausführlich beschriebenen Veränderungen in der Mäusevagina kurz näher eingehen und dadurch versuchen evtl. Mißverständnisse zu erklären. Ich gebe zunächst zwei Abbildungen wieder, die zur Klarstellung der histologischen Verhältnisse notwendig sind. An den beiden Vaginalschleimhäuten ist je eine besondere Art Epithel vorhanden, die zu Irrtümern führen kann. In der Abb. 102 findet sich das früher schon beschriebene typisch zylindrische Deckepithel über der Plattenepithelschicht, wie es im Prooestrus, also bei dem Aufbau der Schleimhaut durch Follikelhormon gesehen wird.

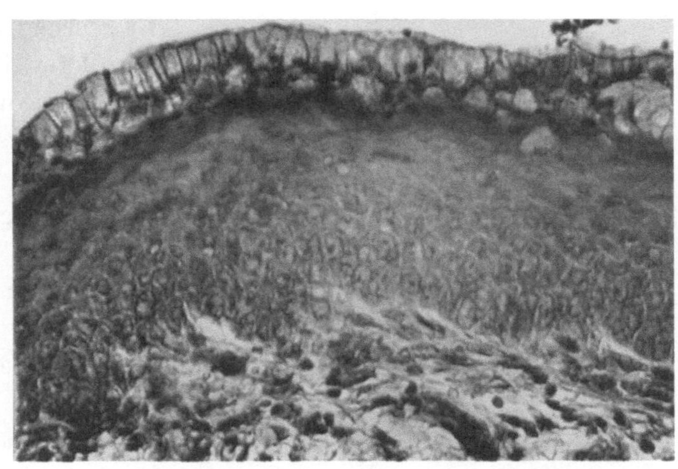

Abb. 102. Vaginalschleimhaut der Maus. Prooestrus (vgl. das zylindrische Deckepithel mit dem verschleimenden Epithel der Abb. 103.

In der anderen (Abb. 103) sehen wir ein verschleimendes Epithel an der Oberfläche, das dem basalen germinativen Epithel direkt im unmittelbaren Anschluß ohne Zwischenlagerung von Plattenepithel aufsitzt, ein Zustandsbild, wie es unter dem Einfluß von Corpora lutea im besonderen während der Schwangerschaft gesehen wird. Zu dem Stadium der Abb. 102 kommt es auf die auch schon ausführlich beschriebene folgende Weise: Die in ihrem Plattenepithel vollständig abgebaute Vaginalschleimhaut (Abb. 104) überzieht sich unter der neu beginnenden Follikelhormonwirkung beim regenerativen Aufbau

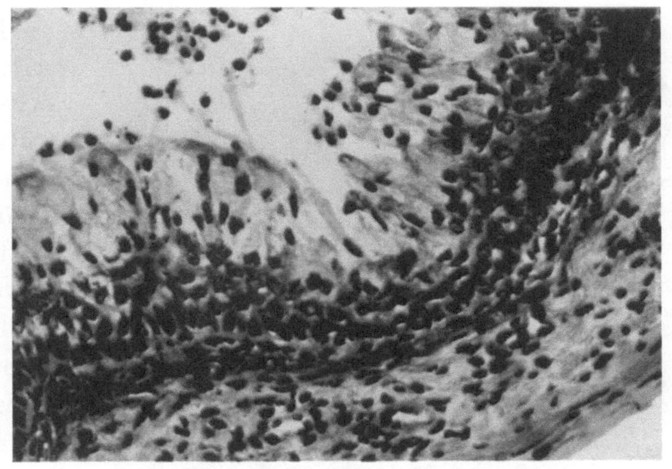

Abb. 103. Vaginalschleimhaut der Maus am 6. Tage der Gravidität (verschleimendes Epithel).

zunächst mit dem in der Abb. 102 gezeigten Oberflächenepithel. Diese wird vom darunter proliferierenden Plattenepithel in die Höhe geschoben. Im Beginn eines solchen neuen Prozesses ist dementsprechend die Beurteilung gegenüber den in Abb. 103 demonstrierten Verhältnissen schwer und läßt deshalb Fehldeutungen zu. Mit anderen Worten: Die beginnende Wirkung kleiner Follikelhormonmengen (oder die unvollständige Ausbildung

---

[1] Siehe Kapitel „Luteohormon"!

einer Proliferationsphase) ist ohne weiteres ähnlich der vollständigen Wirkung des Luteohormons auf die Vaginalschleimhaut bei der Maus. Die fraglichen Zellen jedoch sind durchaus als zwei verschiedene Arten anzusehen. Im ersten Falle handelt es sich um wohl begrenztes, nicht verschleimendes, einen Teil der Proliferation bedeutendes Zylinderepithel. Im zweiten Falle handelt es sich um verschleimendes, in seiner lumenwärts gelegenen Begrenzung deshalb „verschwimmendes", durch Transformation aus dem Plattenepithel entstandenes Funktionsepithel.

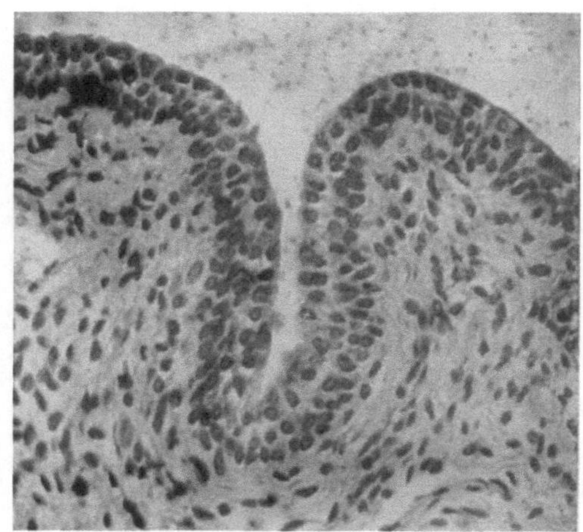

Abb. 104. Vaginalschleimhaut einer kastrierten Maus (ruhendes Epithel).

Das erste läßt sich am kastrierten Tier durch zur Vollproliferation des Schollenstadiums ungenügende Mengen Follikelhormon (als „Ansatz" zur Proliferation) erzeugen, das zweite nur mit dem Luteohormon durch Umwandlung vorher dagewesenen proliferierten Plattenepithels in verschleimendes Epithel bewirken.

Man kann diese Verhältnisse noch deutlicher durch folgende Vergleichsbilder demonstrieren. Bei der infantilen oder kastrierten Maus sitzt dem permanenten Basalepithel eine nur 1- bis höchstens 2-schichtige Reihe von Zylinderepithel auf (Abb. 104). Bei der schwangeren Maus in der zweiten Hälfte Gravidität finden wir auch nur ein einreihiges Epithel direkt dem Basalepithel aufsitzend (Abb. 105).

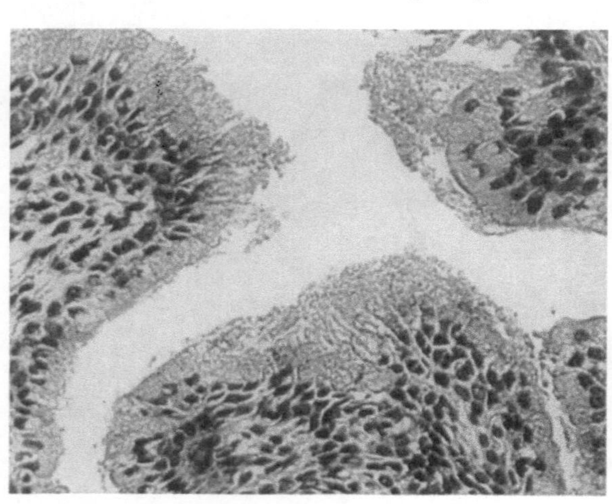

Abb. 105. Vaginalschleimhaut einer Maus in der 2. Hälfte der Gravidität (verschleimendes Epithel).

Eine einfache Betrachtung und Vergleich dieser Bilder wird, abgesehen von dem Grund- und Wesensunterschied im übrigen Aufbau der Mäusevagina zu diesen beiden verschiedenen Stadien, einwandfrei erkennen lassen, daß es sich auch hinsichtlich des Epithels hier um zwei voneinander verschiedene „Typen" handelt. Ich glaube, durch diese Demonstration zur Aufklärung dieser Dinge und der Richtigstellung der Annahme eines in dieser Richtung spezifischen dritten Hormons einen Beitrag geliefert zu haben.

Wir dürfen eines nicht vergessen: Das Corpus luteum ist ein Gebilde des Ovariums und enthält als solches außer seinem spezifischen Luteohormon auch noch das Follikelhormon, das je nach der Verarbeitung des Ausgangsmaterials, also der Corpora lutea, mehr oder weniger stark in den Vorder- oder Hintergrund tritt.

R. K. Meyer und W. M. Allen haben später die Muzifikation in der Mäusevagina als eine Wirkung „suboestrischer" (also für die Erzeugung des Schollenstadiums unvollständiger) Dosen des Follikelhormons aufgefaßt, weil sie sie mit solchen Dosen künstlich erzeugen konnten. Dem würden die Angaben Fluhmanns entsprechen, der mit Serum von Schwangeren ähnliche Zustandsbilder hervorrief. Die ersteren Autoren bringen keine Abbildungen dessen, was sie unter der Muzifikation verstehen, und es geht nicht aus ihrer Arbeit hervor, ob sie die oben von mir gekennzeichneten Unterschiede des Epithels berücksichtigt haben. Sollte das aber der Fall sein und die echten schleimbildenden Zellen durch suboestrische Follikelhormondosen hervorzurufen sein, so ließen sich daraus nur folgende Schlüsse ziehen: An der Vagina verursacht das Luteohormon lediglich die Auflockerung, einen Einfluß auf die Epithelien hat es überhaupt nicht. In der Schwangerschaft oder Corpus luteum-Phase käme dann die Muzifikation durch das gleichzeitig im Corpus luteum gebildete Follikelhormon zustande. Dann aber gäbe es in der Vaginalschleimhaut, im Gegensatz zur Uterusschleimhaut, nur einen Follikelhormonzyklus. Das jedoch widerspricht meinen bisherigen Untersuchungen am normalen Tier sowie meinen experimentellen Ergebnissen durchaus.

Gelegentlich der Besprechung der Pharmakologie des Luteohormons wurde gesagt, daß noch keine Einigkeit darüber besteht, ob die uterusmuskellähmende Wirkung von Extrakten aus Corpus luteum-Gewebe tatsächlich durch das Luteohormon gleichzeitig erzeugt wird oder ob Schleimhautwirkung und pharmakologischer Effekt durch zwei verschiedene Hormone bewirkt werden. Miklòs-Budapest konnte mit Extrakten aus Corpus luteum-Gewebe experimentell an Ratten die Trächtigkeitsdauer verlängern, und zwar auch mit solchen Extrakten, die eine Schleimhautwirkung nicht gezeigt hatten (Präparate von mir selbst beurteilt). Miklòs sieht darin den Beweis, daß es noch ein zweites spezifisches Hormon des Corpus luteum geben muß. Ich erinnere aber daran, daß B. Zondek in Corpora lutea auch Hypophysenvorderlappenhormon nachgewiesen hat.

Jedenfalls konnten Nelson, Pfiffner und Haterius (1930) mit Extrakt aus Corpora lutea ebenfalls die Schwangerschaftsdauer verlängern. Ähnliche Untersuchungen wie Miklós haben Mandelstamm und Tschaikowsky ausgeführt (1932). Sie setzen dabei die Funktionsdauer des Corpus luteum in Beziehung zum Geburtseintritt. So ohne weiteres aber dürfen wir hier Vergleiche zum Menschen nicht ziehen. Ich verweise in dieser Beziehung auf meine Ausführungen über die Frühschwangerschaftsphase beim Menschen und die Dauer der Corpus luteum-Funktion bei verschiedenen Tieren am Beginn dieser Abhandlung. Im übrigen verweise ich auf eine Arbeit von Herrick (1928), der Ähnliches nach Transplantation von Ovarien im Tierversuch beobachtete.

IV. Zusammenwirken und „Verhältniswirkung" der beiden zyklusbedingenden Ovarialhormone.

Wenn wir jetzt vom Follikel- und Luteohormon als den beiden „zyklusbedingenden" Ovarialhormonen sprechen, so ist in diesem Ausdruck die Haupteigenschaft des Follikelhormons, nämlich die Wachstumsanregung des Uterus und der übrigen Genitalschlauchwände nicht mit einbegriffen. Wir wollen diese Wachstumsförderung durch das Follikelhormon deshalb als eine selbstverständliche Vorbedingung in diese Bezeichnung mit einbezogen verstehen. Nach der genauen Charakterisierung der beiden zyklusbedingenden Ovarialhormone möchte ich jetzt die hormonale Physiologie des Genitalzyklus einer zusammenfassenden Betrachtung unterziehen. Dabei betone ich, daß kleine Einzelheiten, über die ich bisher keine Angaben in der Literatur finde, eigenen Rückschlüssen entspringen. Diese ziehe ich aus Erfahrungen und Befunden, welche ich bei meinen vergleichenden Untersuchungen der Histologie des Genitalzyklus der verschiedenen Tiere und des Menschen und außerdem im Hormonexperiment am Tier bzw. gelegentlich in der Hormontherapie am Menschen sammeln konnte.

1. Der ovariell-hormonale Gleichklang im Genitalzyklus.

1. Die Masse der Ovariumgrundstockfollikel, das sind alle Follikelbildungen und -atresien mit ihren Anlagen und Residuen, bewirkt mit ihrer rezidivierenden, dabei aber kontinuierlich mit dem Größerwerden der Ovarialgesamtsubstanz zunehmenden Follikelhormonproduktion den Aufbau der Uterusmuskulatur und die allmähliche Entwicklung ihres normalen Tugors. Parallel damit geht die Ausbildung des Funktionszustandes der übrigen Genitalschlauchwände.

2. Das vom Reiffollikel produzierte Plus an Follikelhormon ist verantwortlich für den proliferativen Aufbau einer normal hohen Uterusschleimhaut (Proliferationsphase derselben). Das akute Einsetzen dieser Follikelreife und damit deren Plus an Follikelhormon ist die Vorbedingung für den Ablauf des ersten vollständigen Genitalzyklus. Beim Tier geht dieser Vollfunktion ein Stadium voraus, bei dem die Follikel fast reif werden, aber doch noch nicht zum Sprung gelangen (bzw. nur durch einen hinzukommenden Kohabitationsreiz rupturieren) und — trotz fast erlangter Reife — noch atresieren. Dadurch kommt der unvollständige „oestrische" Genitalzyklus zustande. Nachdem wir durch meine Untersuchungen wissen, daß es beim Menschen aus einer abbrechenden normalen Proliferationsphase bluten kann, ähnlich wie es am Tier beim Zerfall einer lediglich proliferativ aufgebauten Schleimhaut zur (dort hauptsächlich leukocytären) Degeneration kommt, ist anzunehmen, daß es um die Zeit der Wende zur Ovarial-Vollfunktion auch beim Menschen ähnliche Verhältnisse gibt; d. h. daß auch bei jungen Mädchen (vielleicht auch zur Zeit des Klimakteriums) dann Blutungszyklen ablaufen können, die nicht Menstruationszyklen, sondern Follikelabbruchzyklen sind.

3. Das aus dem gesprungenen Reiffollikel entstehende Corpus luteum bewirkt durch die Produktion seines spezifischen Luteohormons die Umwandlung innerhalb der Uterusschleimhaut und — bei den einzelnen Tierarten in verschiedenen Graden deutlich — der Uterusmuskulatur (primäre Umwandlung zur Transformationsphase). Die Fortführung einer Uterusschleimhaut überhaupt während einer sich über längere Zeit erstreckenden Transformationsphase (z. B. Mensch, Kaninchen) ist nicht möglich ohne den gleichzeitigen, aufrechterhaltenden, anhaltenden Reiz einer bestimmten Follikelhormonwirkung. Eine Schleimhaut kann trotz aller Umwandlung durch das Luteohormon nicht über eine gewisse Zeit fortbestehen, wenn nicht ein gleichzeitiger, dem Gewebe seine Lebensbedingungen verschaffender Follikelhormonreiz neu hinzukommt. Das dazu erforderliche Follikelhormon wird bei den betreffenden Arten in der Corpus luteum-Drüse gleichzeitig gebildet.

4. Bei Eintritt einer Gravidität entsteht im Corpus luteum ein weiteres Plus an Follikelhormon (Corpora lutea graviditatis sind besonders follikelhormonreich), dem eine weitere Proliferation der Schleimhaut zuzuschreiben ist. Dieses weitere Wachstum der Schleimhaut erfolgt aber unter gleichzeitiger hochgradiger Umwandlung des Wachsenden

infolge des Plus an Luteohormon, das in Schwangerschafts-Corpora lutea ebenfalls einwandfrei nachweislich gebildet wird (= eigentliche Decidua der
Frühschwangerschaftsphase).

5. Tritt keine Gravidität ein, so erfolgt unter
dem Zusammenbruch des Zyklus-Corpus luteum
deshalb ein Zerfall und Abgang der Schleimhaut,
weil jegliches über den Gehalt und die Bildung der
Follikelhormonmengen des Ovariumgrundstockes
hinausgehende Plus an Hormon rasch mehr und
mehr abnimmt und schließlich ausfällt (Menstruation bei der Frau und bei Affen, Transformations-
phasen-Enddegeneration bei den übrigen Tieren).
Dabei ist für die Ursache der Blutung überhaupt
nach allen bisherigen Beobachtungen folgendes
anzunehmen: Es blutet, weil das Corpus luteum
zugrunde geht. Der Faktor im Corpus luteum
jedoch, welcher durch seinen Ausfall die Blutung
bewirkt, ist das Follikelhormon[1]; denn dieses
Hormon stellt den bis dahin lebenserhaltenden
Faktor für die Schleimhaut dar, welcher nunmehr
in Wegfall kommt.

6. Wenn wir die Vorgänge in diesem Lichte
betrachten, so müssen wir zu zwei Überlegungen
kommen.

a) Am Ende der Proliferationsphase bei vollreifen, sprungfertigen Follikeln im Ovar steht die
Schleimhaut unter dem Höchstturgor des Follikelhormons. Notwendigerweise muß bei dem plötzlichen Ereignis der Ruptur der Follikel eine gewisse Entspannung oder eine Art Kollaps innerhalb der Schleimhaut auftreten, der anhält bis
das Corpus luteum mit seiner ersten Luteohormon-
produktion in Gang kommt. Denn das Corpus
luteum ist ja nicht sofort nach dem Follikelsprung
da, sondern entwickelt sich erst. Es ist der Sprung
des Follikels sicherlich n i c h t — wie man früher an
genommen hat — mit einer akuten „Ausschüttung"
von hohen Mengen Follikelhormon verbunden, die
nun vom Peritoneum resorbiert würden und im
Körper kreisen, sondern der Sprung des Follikels

---

[1] Nachtrag bei der 2. Korrektur: Über diese
Frage sind in der neuesten Literatur verschiedene Arbeiten
mit verschiedenen Resultaten erschienen.

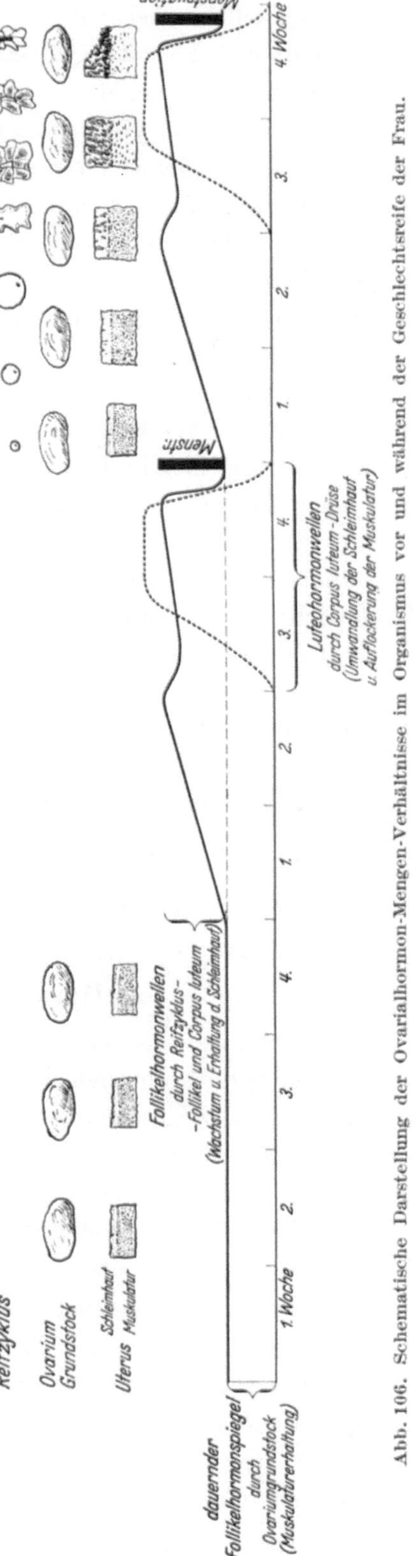

Abb. 106. Schematische Darstellung der Ovarialhormon-Mengen-Verhältnisse im Organismus vor und während der Geschlechtsreife der Frau.

bedeutet ein akutes Aufhören der Follikelhormonproduktion, bei der die minimalen Mengen mit der Follikelflüssigkeit wirklich ausgeschütteten Follikelhormons wohl so gut wie keine positiv hormonale Bedeutung haben. Ich glaube, daß wir bei den kleinen Nagern genügend Anhaltspunkte für dieses Moment in der Erschlaffung des Uterus und dem vorübergehenden Auftreten einer Leukocytose zu diesem Zeitpunkt haben. Beim Menschen und Affen ist das nach den Untersuchungen von G. K. F. Schultze an Frauen durchaus ebenfalls anzunehmen. Es besteht aber auch dort ein anderes Massenverhältnis zwischen Schleimhaut und Muskulatur als bei den Nagern. Bei den Nagern ist dieses Verhältnis ein großes zugunsten der Schleimhaut (viele Reiffollikel im Ovar), bei Mensch und Affe umgekehrt (wenig Reiffollikel im Ovar), dagegen das Verhältnis Muskulatur zur Schleimhaut groß. Jedenfalls scheint die Annahme dieses vorübergehenden Entspannungsprozesses auch dort nicht ganz abwegig zu sein, und ich halte ihn als leichten Ansatz zu Degenerationen für den eigentlichen Übergang vom Proliferations- zu Transformationsstadium. Es gibt zwei Regeln in der Zellehre, die hier in ihrer Anwendung durchdacht werden sollten: 1. Proliferierende, wachsende Zellen sezernieren nicht und 2. Sekretion geht zum Teil mit Degeneration einher.

b) Am Ende der Transformationsphase zerfällt bei der Frau die Schleimhaut fast vollständig unter Blutungserscheinungen im Sinne der Menstruation. Die Heilung der Wundfläche durch Epithelialisierung erfolgt verhältnismäßig sehr rasch (R. Schröder). Wenn auch das Wesentliche im Abgang der Schleimhaut im autolytischen Zerfall derselben zu sehen ist, so halte ich es doch nicht für ausgeschlossen, daß die bereits beginnende neue Follikelhormonwirkung des neuen Zyklusfollikels in der Abstoßung der hinfälligen Schleimhaut mithilft und die von der Basis her erfolgende beginnende neue Proliferationsschleimhaut das alte hinfällige Gewebe, gewissermaßen von unten her nachhelfend, verdrängt (s. auch die Theorien von Laqueur, Corner u. a.) [1].

2. Die Störung der normalen Schleimhautentwicklung durch künstliche Zufuhr von Follikelhormon.
a) Hormonale temporäre Sterilisierung.

Wir erkennen aus den eben geschilderten Zusammenhängen nicht nur die Wirkung der beiden zyklusbedingenden Hormone, sondern besonders auch das Bedingtsein der physiologischen Zyklusabläufe an das Wirken physiologischer, genau aufeinander abgestimmter Mengenverhältnisse dieser Hormone. Ich habe bei meinen experimentellen Studien über das Zusammenwirken bzw. über die Wechselwirkungen zwischen Follikel- und Luteohormon auf diese Dinge hingewiesen (1930), und zur genauen Beurteilung des Luteohormontestes am infantilen Kaninchen gehört die Kenntnis derselben. Ich konnte damals beim Aufbau künstlicher Genitalzyklen an infantilen und kastrierten Tieren zeigen, daß immer eine bestimmte jeweilige Mengenkorrelation der beiden Hormone zur Erzeugung einer vollfunktionierenden Schleimhaut notwendig ist. Hauptsächlich aber war es das Follikelhormon, das bei Vorhandensein eines Zuviel eine Störung der Wirkung des Luteohormons hervorrief. Die Wirkung einer bestimmten, positiv vorhandenen Menge Luteohormon konnte an der Uterusschleimhaut ohne weiteres verdeckt und verschleiert werden

---

[1] Zusammenfassende neuartige Betrachtungen über das Zyklusproblem in hormonaler Beziehung sind zu finden in Arbeiten von: E. Allen, Corner, Fluhmann, C. Hartmann, Hinglais, R. Kehl, Westman, Zondek, Verfasser u. a.

durch die gleichzeitige Zufuhr zu großer und damit für den normalen Schleimhautaufbau pathologischer Dosen des Follikelhormons. Meine damaligen Befunde deckten sich durchaus mit den von Courrier[1] gemachten Beobachtungen, daß mit dem Follikelhormon die normale Ausbildung einer Corpus luteum-Phase am normalen Kaninchen gestört werden könnte. W. M. Allen hat, auf diesen Tatsachen fußend, am Tier gezeigt, mit welchen

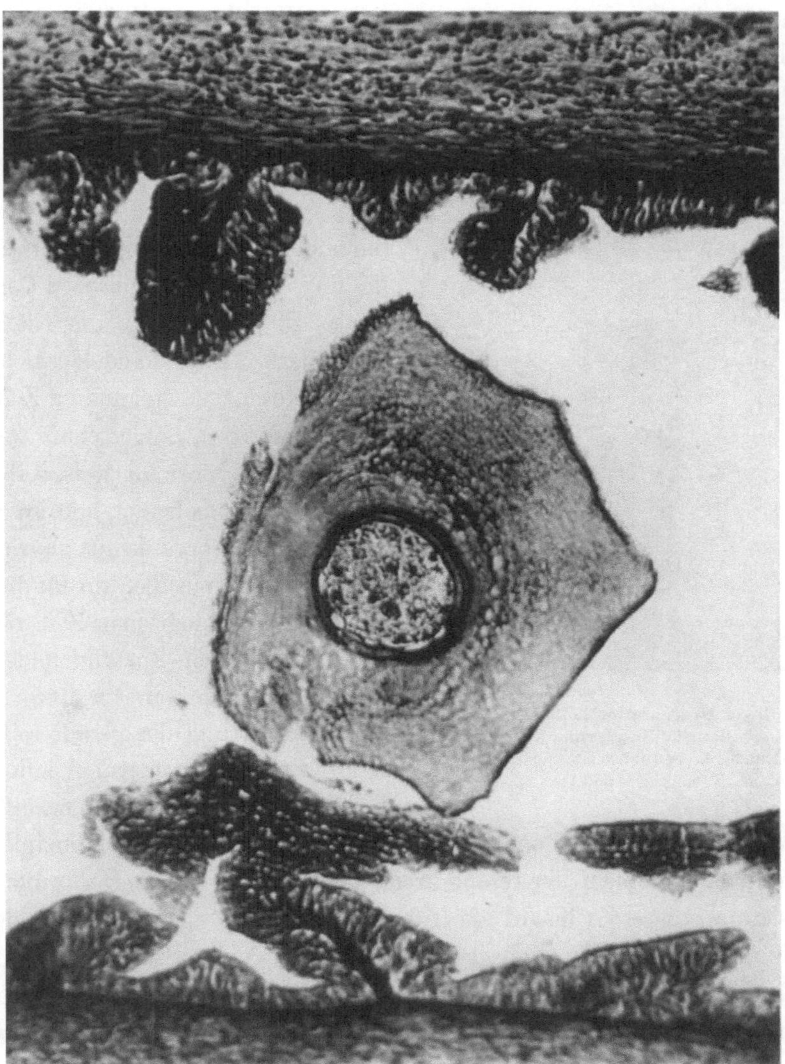

Abb. 107a. Normales Ei im Isthmus der Tube eines Kaninchens 70 Stunden nach dem Coitus.
[Nach A. Westman: Acta obstetr. scand. (Stockh.) **1930**.]

bestimmten Mengen Follikelhormon die Wirkung einer bestimmten Menge Luteohormon immer zu verdrängen und zu zerstören ist. Ich kann die Angaben der beiden Autoren für das normale Tier (Maus, Ratte, Kaninchen) nur bestätigen. Am Kaninchen läßt sich zum Beispiel mit 5000 ME. Follikelhormon, zur Zeit der Entwicklung der Corpus luteum-Phase verabfolgt, stets die Schleimhaut des Uterus derartig verändern, daß die Wirkung der eigenen Corpora lutea des betreffenden Tieres in ihr nicht den geringsten, histologisch

---

[1] Siehe auch Courrier und Kehl, sowie Courrier und Masse bereits 1928.

nachweisbaren Ausdruck findet. Dabei genügt es vollkommen, diese Follikelhormonmengen auf zwei Injektionen zu verteilen, wenn man das Dihydrofollikelhormonbenzoat
dazu verwendet. Bei Verabfolgung von 10 000 ME. Follikelhormon läßt sich derselbe Effekt
sogar durch eine einzige Injektion unter Verabfolgung der Gesamtmenge auf einmal erzielen.
Die Wirkung des zugeführten Zuviel an Follikelhormon findet noch einen anderen, nicht
unwesentlichen Ausdruck an den Epithelien der Tube. Westmann (s. früher) hat
— wenigstens für das Kaninchen — gezeigt, daß die Wandlungen im Tubenepithel während
der Corpus luteum-Phase für den normalen Eitransport notwendig sind und daß ohne sie
selbst das befruchtete Ei zugrunde geht, bevor es im Uterus anlangt. Die durch Zufuhr
von hohen Dosen Follikelhormon an der Tube ablaufenden Störungen sind nun derartig,
daß sie dem Ei auf seinem Wege in den Uterus die Ernährung entziehen.

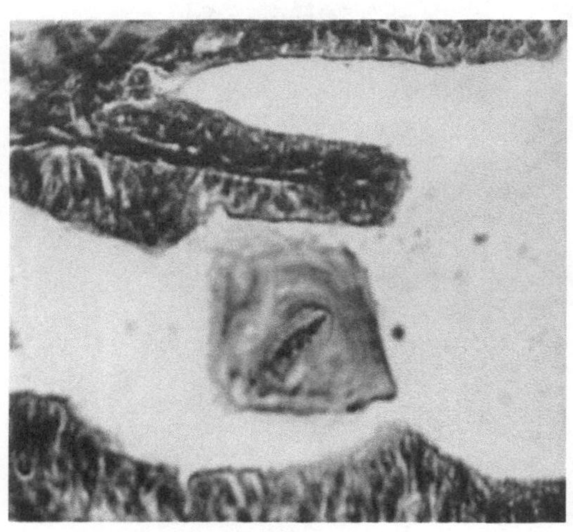

Abb. 107b. In völliger Degeneration befindliches Ei in
der Tube eines nach dem Follikelsprung kastrierten
Kaninchens. [Nach A. Westman: Acta obstetr.
scand. (Stockh.) 1930.]

Aus alledem folgt, daß es möglich ist,
mit hohen Dosen Follikelhormon die Ausbildung einer physiologischen Corpus luteum-
Phase zu stören und die Eieinbettung zu
verhindern[1]. Dabei handelt es sich um Follikelhormondosen, die zu anderen Zeiten, d. h. zur
Zeit der Spätschwangerschaft wahrscheinlich
im Organismus normalerweise selbst produziert
werden, also um Dosen, die an und für sich
für den Gesamtorganismus physiologisch sind.
Durch Zufuhr derselben zur für die Schwangerschaft unphysiologischen Zeit resultieren jedoch pathologische Zustandsbilder der Uterusschleimhaut, die eine weitere Entwicklung
und Eieinbettung des gerade reifen, befruchteten, auf der Wanderung befindlichen Eies
verhindern. Es ist ersichtlich, daß durch diese

Feststellungen das Follikelhormon einmal das „physiologische Antikonzipienz" werden
kann und damit das Problem der temporären Sterilisierung zu einem hormonalen würde.
Es erübrigt sich, an dieser Stelle auf die früheren Untersuchungen zur Frage der „hormonalen Sterilisierung" einzugehen. Ich glaube nicht, daß es einen Stoff wie das „Infecundin"
von Haberlandt gibt, der als Hormon einen allgemeinen sterilisierenden, bisher auf keine
Weise faßbaren Einfluß ausübt. Ich verweise in dieser Beziehung auf die neueren Untersuchungen von H. O. Neumann, der in klaren Tierversuchen gezeigt hat, wie weit man
von dem durchaus verschleiernden Begriff eines hypothetischen „Sterilisierungshormons"
abrücken sollte. Es gibt übrigens außer dem oben gezeigten nur noch zwei Wege, auf denen
eine andere Art der hormonalen Sterilisierung denkbar wäre: Der eine ist die hormonale
Beeinflussung des Ovariums durch Hypophysenvorderlappenhormon und damit aber auch
eine Beeinflussung und ein künstlicher Eingriff an der wichtigsten Geschlechtssubstanz

---

[1] Dazu auch die experimentellen Arbeiten von Cikowski, Showron und Turyna am Kaninchen
(1933), Ruth Deanesly an der „scheinträchtigen" Maus (1931), Goornghtigh und Amerlinck (1929),
L. Kelly am Meerschweinchen (1931), Leonard, Fevold und Hisaw (1932), Mahnert und Siegmund
(1930), sowie Maino (1932).

überhaupt, d. h. an den Eiern selbst! Darauf kommen wir später kurz zurück. Der andere wäre die Beeinflussung des Hypophysenvorderlappens selbst im Sinne der Hemmung seiner gonadotropen Hormonsekretion, wie sie sicherlich durch Ovarialhormon möglich ist (s. später). Vielleicht ist das überhaupt der Wirkungsweg bei den Haberlandtschen Tierversuchen, der allerdings dann wieder die im Gegensatz zu diesem Forscher stehenden Ergebnisse der meisten Nachuntersucher erklärt.

b) Hormonale Unterbrechung der Schwangerschaft.

Die im vorigen gemachten Ausführungen bezogen sich auf diejenige Zeit der Genitalfunktion, während der das Ei sich auf dem Wege aus dem Ovarium durch die Tube in den

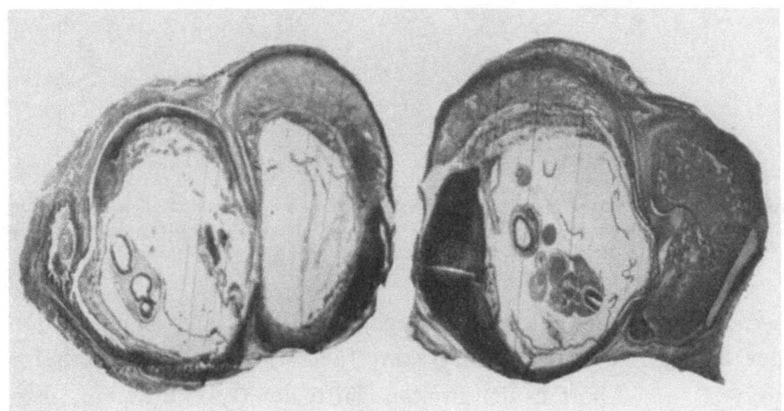

Abb. 108. Normale Eikammern einer trächtigen Maus in der 2. Hälfte der Schwangerschaft. (Fetale Organe, Placenta mit großen Bluträumen erkennbar.)

Uterus befand und also noch vor seiner Nidation stand. Genau im gleichen Sinne, wie hier die Einbettung des Eies zu verhindern ist, läßt sich auch das schon eingebettete Ei in seiner Weiterentwicklung stören. Durch die Zufuhr der hohen Follikelhormondosen kommt es zu einer unphysiologischen Veränderung innerhalb der Decidua, welche dem Ei gewissermaßen den Nährboden entzieht, oder sagen wir lieber, den Nährboden derartig verändert, daß das Ei nicht mehr in ihm leben kann. Dadurch kommt es innerhalb der Fruchtanlage zu ausgedehntesten Zerfallsprozessen, der Fet stirbt ab, und schließlich wird das ganze junge Ei resorbiert. Bei Maus, Ratte, Kaninchen läßt sich auf diese Weise mit einer einzigen Injektion die Schwangerschaft zu jeder Zeit zerstören oder unterbrechen. Ich möchte nur noch eine kurze Andeutung zu den erforderlichen Mengen machen. Beim reifen Kaninchen bedeuten 30 ME. Follikelhormon, täglich subcutan verabfolgt, eine noch gerade physiologische Dosis. Ich habe nun normale Tiere mit 10—30 KE. monatelang behandelt. Es wurde dann mit der Behandlung ausgesetzt, um zu sehen, ob eine chronische Follikelhormonzufuhr in physiologischen Dosen eine Bedeutung haben würde für die späteren generativen Vorgänge. Mir erschien das in bezug auf die Therapie mit Follikelhormon am Menschen wichtig. Die Tiere wurden jedoch weiterhin brünstig und schwanger ohne Besonderheiten, ein Beweis dafür, daß die Hormonzufuhr in physiologischen Dosen nichts ausmacht. Auch während der Behandlung entwickelte sich nach dem Belegen eine Gravidität. Ich beobachtete aber dabei einige Sonderheiten. Bei einem Tier, das aus anderen Gründen getötet wurde, fand ich unter täglicher Weiterbehandlung mit 20 ME. Follikelhormon in der Schwangerschaft am 12. Tage der Gravidität eigenartig große

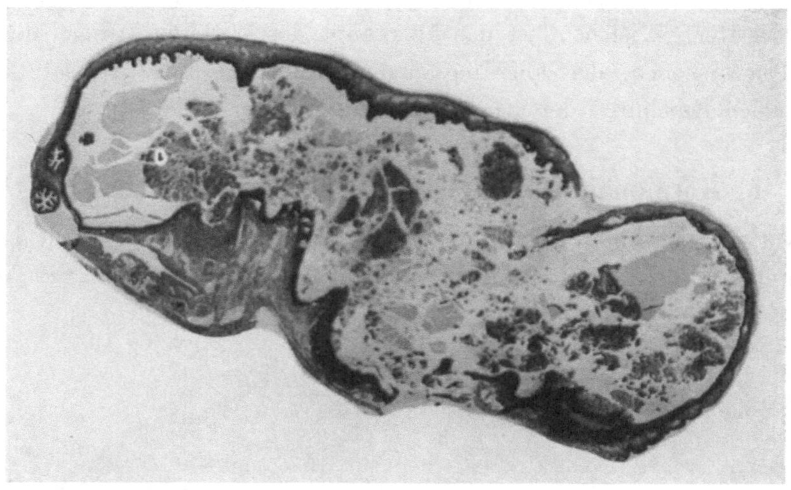

Abb. 109. Eikammern einer trächtigen Maus in der 2. Hälfte der Schwangerschaft nach Behandlung des Tieres mit einer Dosis von 2500 ME. Follikelhormon. (Die ganzen fetalen Elemente sind autolytisch zerfallen und befinden sich in Resorption. Die Uterusmuskulatur ist wohlerhalten.)

Fruchtkammern, die über das normale Maß ganz deutlich hinausgingen. Bei einem Tier schließlich, das 30 ME. täglich und insgesamt 1500 ME. in 50 Tagen erhalten hatte, trat Abort in der zweiten Hälfte der Gravidität ein. Ein drittes Tier mit ähnlich langer Behandlungszeit wurde trotz Entwicklung einer Corpus luteum-Phase nach Belegen durch den Bock nicht schwanger, sondern nur „pseudogravide". W. M. Allen berichtet, daß 1000 RE. (nach den allgemeinen Erfahrungen also 4000 bis 5000 ME.) Follikelhormon, innerhalb 5 Tagen zugeführt, imstande sind, die normale Corpus luteum-Phase des Kaninchens vollständig zu zerstören[1]. Es läßt sich aber auch hier, wie schon gesagt, mit zwei Injektionen auskommen, wenn man das Dihydrofollikelhormonbenzoat verwendet und 10000 ME., also zweimal 5000 ME., subcutan oder intramuskulär verabfolgt[2]. Wir ersehen daraus, daß mit Wahrscheinlichkeit sehr große Dosen Follikelhormon notwendig wären, wollte man den gleichen Effekt am Menschen erzielen. Ich habe diese Dosis für die Frau ursprünglich auf 200000—300000 ME. errechnet. Inzwischen habe ich festgestellt daß auch diese Dosis noch zu gering ist. Zwar habe ich bei junger Frühschwangerschaft mit 300000 ME. Follikelhormon, in 3 Tagen verabfolgt, die Schwangerschaft zerstören können, jedoch im anderen Falle am Ende des

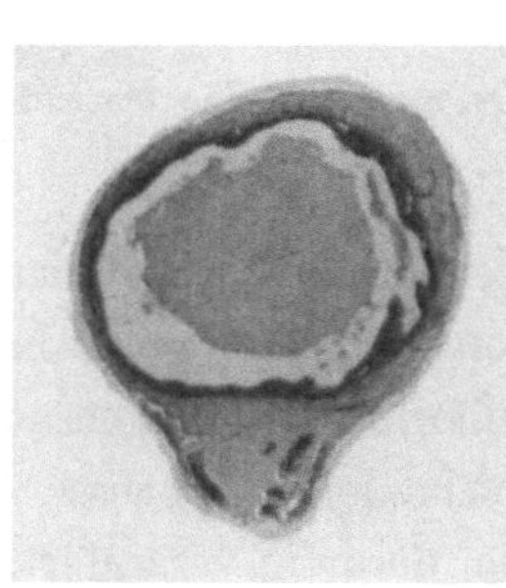

Abb. 110. Querschnitt durch eine Eikammer einer trächtigen Ratte in der 1. Hälfte der Schwangerschaft nach Behandlung des Tieres mit einer 2maligen Dosis von je 1000 ME. Follikelhormon. (Das zerstörte Ei befindet sich in endgültiger Resorption.)

---

[1] Courrier hatte bereits vor der Zeit der Entdeckung des Luteohormons mehrfach gezeigt, daß durch hohe Dosen Follikelhormon die normale Entwicklung einer Pseudogravidität (= Transformationsphase) beim Kaninchen gestört wird.

[2] Ich habe diese experimentellen Untersuchungen damals ausgiebig gemacht, habe sie aber nicht veröffentlicht, da ich dies zusammen mit Ergebnissen am Menschen bringen wollte, was ich hiermit tue.

3. Monats der Gravidität reichten 700000 ME. in 8 Tagen nicht aus, den gewünschten Effekt zu erzielen. Wohl zeigte das auch in folgenden Fällen gewonnene Material Hinweise darauf, daß zerstörende Wirkungen teilweise vor sich gegangen waren, jedoch es schienen noch höhere Dosen für die endgültige Wirkung notwendig zu sein. Ich bringe in den Abbildungen zum Vergleich eine normale Decidua bei Gravidität mens II/III und eine solche nach vorheriger Verabreichung von 500000 ME. Progynon.

Bei den hier wiedergegebenen und den übrigen mir zur Verfügung gestandenen Fällen handelte es sich ausschließlich um Patientinnen, bei denen aus medizinischen Gründen (meistens Tbc. pulmonum oder Vitium cordis) die Indikation zur Schwangerschaftsunterbrechung gestellt und von der zuständigen Ärztekommission angeordnet war. Da diese Fälle in einer einzelnen Klinik nicht häufig sind, erstreckte sich die Gewinnung der bisherigen Ergebnisse über mehrere Jahre, so daß ihre endgültige, systematisch zu gewinnende Beurteilung noch folgen wird. Es war ja zunächst überhaupt einmal die Wirkung der hohen Dosen Follikel-

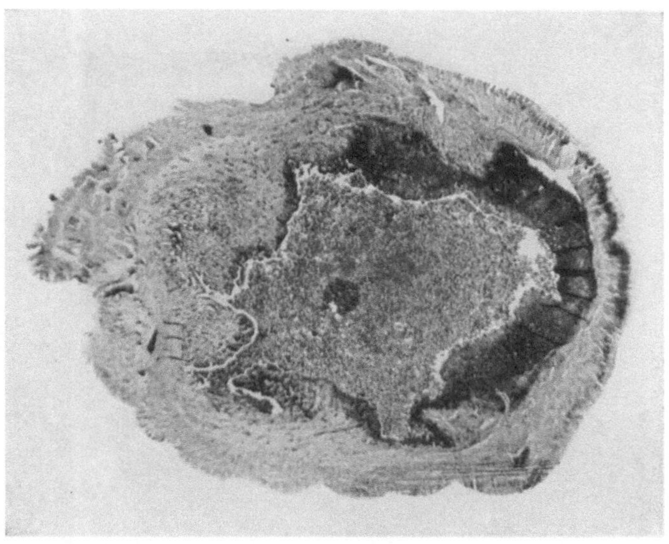

Abb. 111. Querschnitt durch eine Eikammer eines trächtigen Kaninchens in der 1. Hälfte der Schwangerschaft nach Behandlung des Tieres mit einer Dosis von 5000 ME. Follikelhormon. (Unterbrechung der Schwangerschaft. — Eianlage in Autolyse und Resorption.)

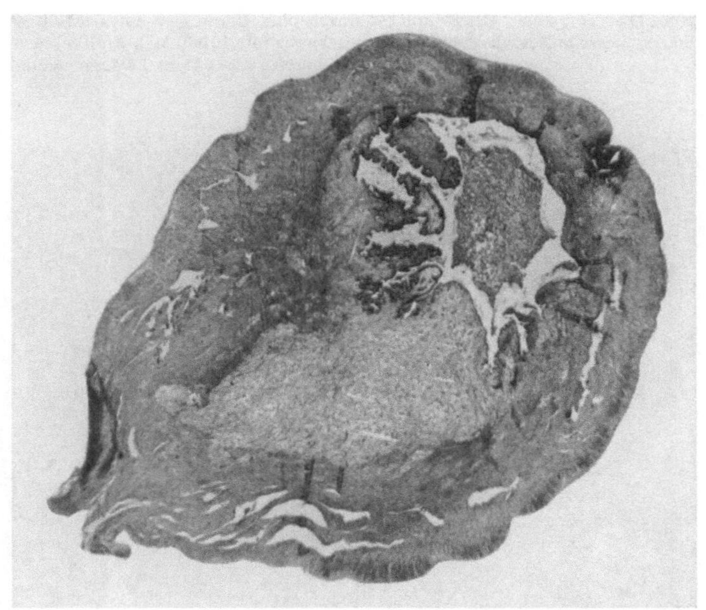

Abb. 112. Querschnitt durch den Uterus eines trächtigen Kaninchens am 17. Tag der Schwangerschaft nach Behandlung des Tieres mit einer einmaligen Dosis von 4800 ME. Follikelhormon (Unterbrechung der Schwangerschaft. — Eianlage fast vollständig resorbiert. — Uterus in Rückbildung zum normalen.)

hormon auf die Decidua zu klären, weshalb es sich hier lediglich um Vorbehandlungen von Patientinnen handelt, bei denen dann kurz darauf nachfolgend die operative Unterbrechung vorgenommen wurde. Die Abb. 116 dürfte deutlich demonstrieren, daß die Decidua — der mütterliche Nährboden für das Ei — vollkommen zerstört ist.

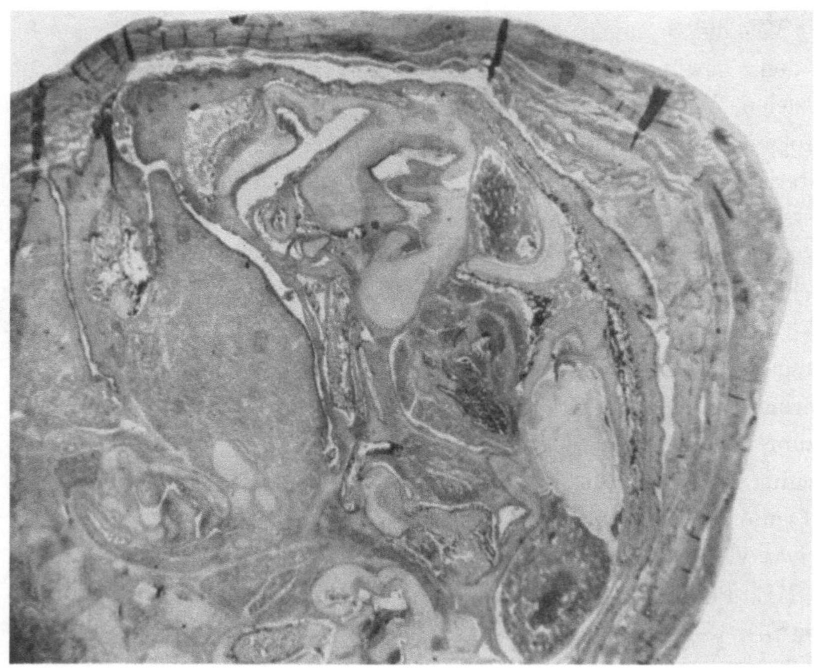

Abb. 113. Teil eines Querschnittes durch eine Eikammer eines trächtigen Kaninchens in den letzten Tagen der Schwangerschaft nach Behandlung des Tieres mit 10 000 ME. Follikelhormon. (Makroskopisch bestand der gesamte Eikammerinhalt bereits aus einem körnigen gelblichen Brei.)

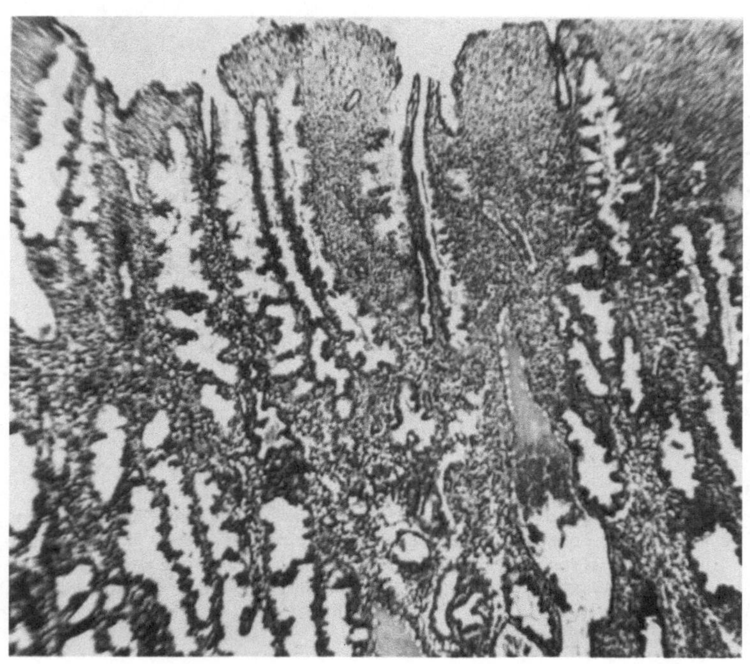

Abb. 114. Normale prämenstruelle Uterusschleimhaut.

Am Präparat der Abb. 118 dürfte der Beweis einer Wirksamkeit des zugeführten Follikelhormons schwer zu erbringen sein. Die Abb. 119 zeigt jedoch eine andere Stelle aus dem gleichen Präparat, die keinen Zweifel an der zerstörenden Wirkung übrig läßt. Die Patientin, von welcher diese Präparate stammen (Tbc. pulmonum), konnte in dem Sinne beraten werden, daß sie gleich nach Ausbleiben einer Regel wieder kam. Auf diese Weise wurde das Material der Abb. 120 gewonnen.

Für die einstmalige Nutzanwendung dieses durch Follikelhormonüberdosierung zu erzielenden Effektes am Menschen ist folgendes wichtig: Die hormonale Unterbrechung

wird um so eher möglich sein,
je jünger die Gravidität ist.
Es handelt sich dabei ja um
die künstliche Veränderung
des Nährbodens für das Ei
und die schließliche Entzie-
hung der Lebensbedingungen
für dasselbe. Die menschliche
Eianlage ist bei ihrer Entwicklung jedoch nur eine bestimmte Zeit auf einen solchen
mütterlichen Nährboden angewiesen. Später und zur
Zeit des Überflüssigwerdens
des Corpus luteum wird das
Ei selbständig und bedarf
dieses mütterlichen Schutzes
nicht mehr. Wenn es erst bis
dahin gekommen ist, arbeitet
die Fruchtanlage sogar selbst
mit riesigen Mengen von
Follikelhormon, die dann,
wie oben schon betont,
durchaus physiologisch
sind. Pathologisch sind
derartige Mengen Follikelhormon für den lokalen
Schwangerschaftsprozeß
lediglich dadurch, daß sie
zur unphysiologischen Zeit
zugeführt werden; zu einer
Zeit also, wo die in ihrem
physiologischen Entwick-
lungsgang auf ganz be-
stimmte Mengenverhält-
niswirkungen zwischen
Follikel- und Luteohor-
mon abgestimmte Deci-
dua noch für das Ei lebensnotwendig ist. Denn sie
ist es ja, die zerstört wird.

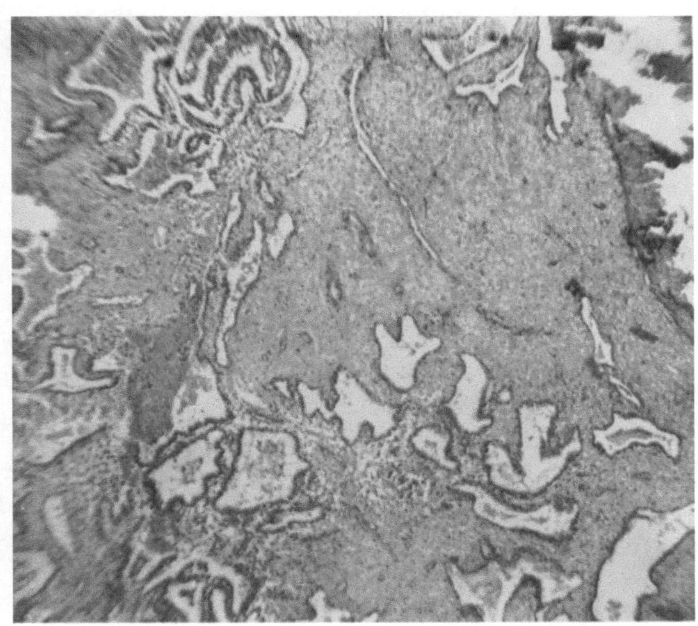

Abb. 115. Normale Decidua bei Gravidität mens. II. (Durch Curettage gewonnen.)

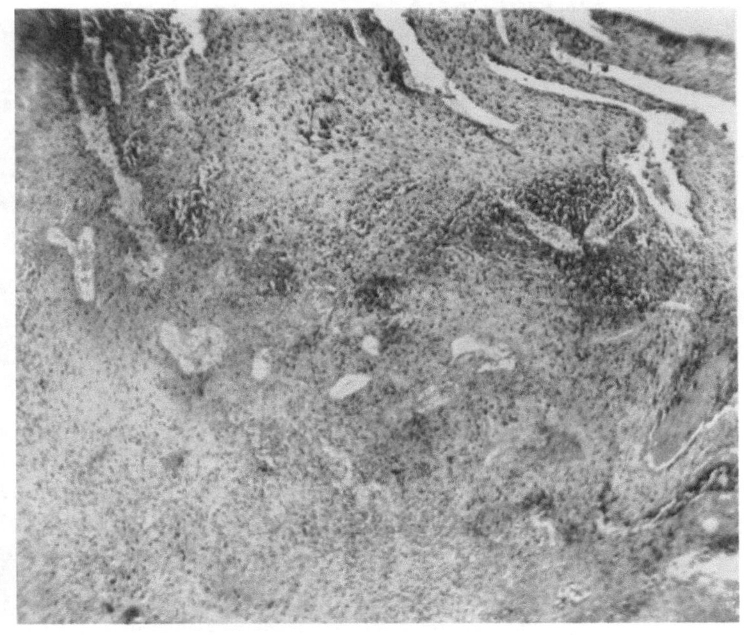

Abb. 116. Decidua einer Gravidität mens. II nach Behandlung der Patientin mit 500 000 ME. Follikelhormon (in 4 Tagen, vom 45. bis 49. Tag nach der letzten Menstruation verabfolgt. — Präparat vom 51. Tag nach derselben).

Die Beendigung des Schwangerschaftsprozesses ist lediglich eine sekundäre Folge der Schaffung eines pathologischen, ungeeigneten Nährbodens für das Ei. Deshalb wird die hormonale Unterbrechung der Gravidität um so eher möglich sein, je jünger das Ei

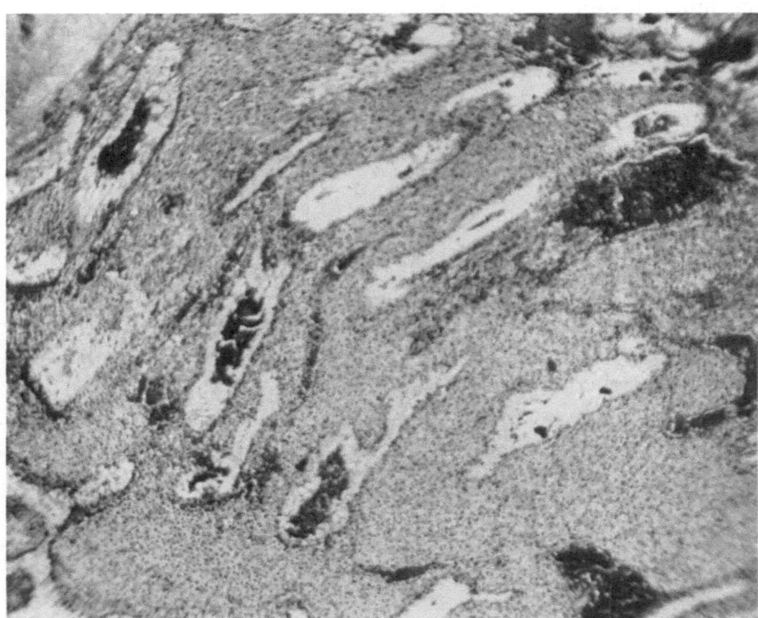

Abb. 117. Spontanblutungen in einer Decidua bei Gravidität mens. I. (Operationspräparat. — Blutung aus dem Uterus setzte während der Operation an der Uterusmuskulatur ein.) Vergleichspräparat zu Abb. 116.

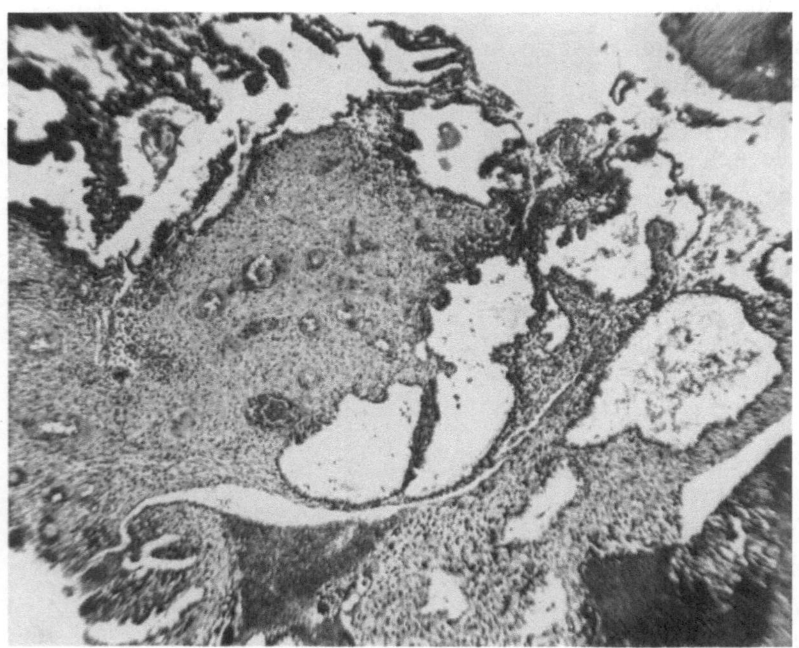

Abb. 118. Decidua einer Gravidität mens. II/III nach Behandlung der Patientin mit 220 000 ME. Follikelhormon. (Dosierung intramuskulär innerhalb 3 Tagen, vom 77. bis 79. Tage nach der letzten Menstruation. — Präparat vom 83. Tage nach derselben.)

in seiner Entwicklung sich befindet, d. h. je dringender es noch des Schutzes der mütterlichen Hormonwirkungen bedarf. Ich habe bisher keine Anhaltspunkte dafür gewinnen können, daß diese anscheinend riesigen Hormonmengen dem Gesamtorganismus

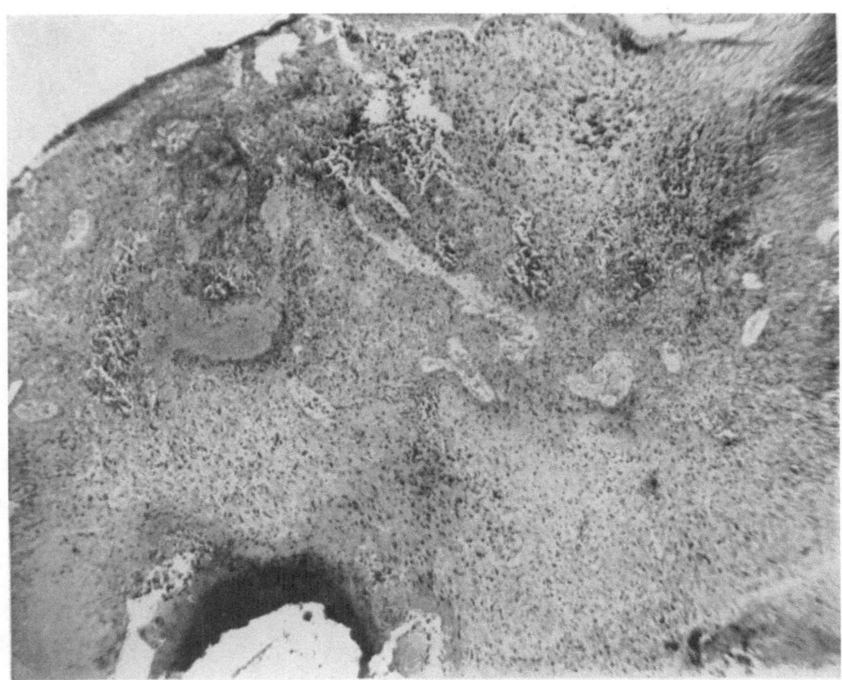

Abb. 119. Andere Stelle aus der gleichen Decidua wie Abb. 118.

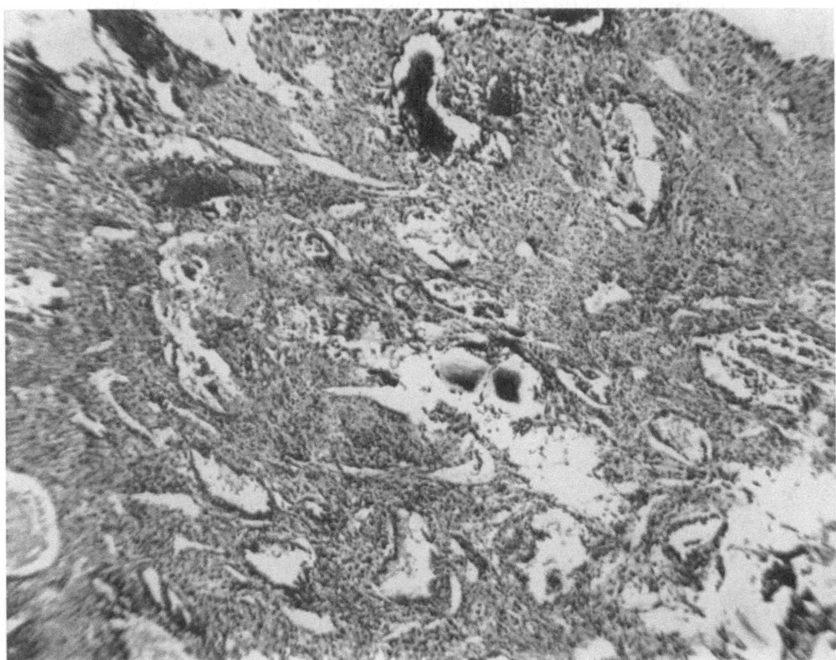

Abb. 120. Decidua einer Gravidität mens. I nach Behandlung der Patientin mit 300 000 ME. Follikelhormon. (Dosierung intramuskulär innerhalb 3 Tagen, vom 49. bis 51. Tag nach der letzten Regel. — Präparat vom 54. Tag nach derselben.)

schaden könnten, und zwar weder im Tierversuch noch am Menschen. Daß sie aber auch lokal am Ort ihres Angreifens, also am Genitalschlauch keine Schädigungen hervorrufen,

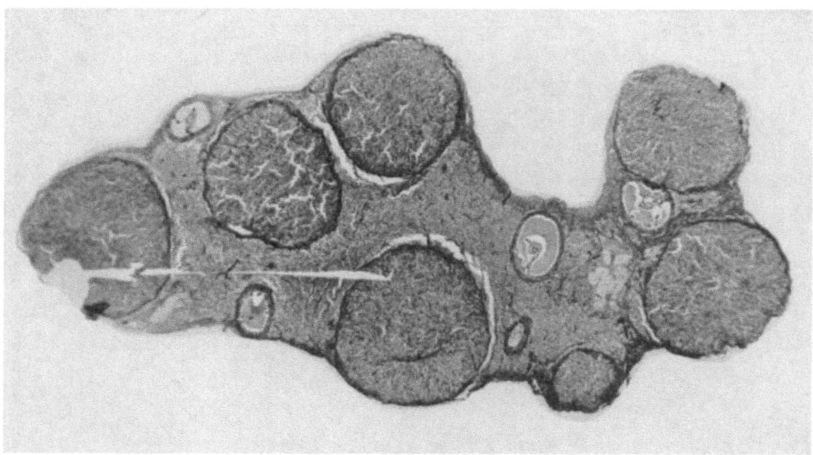

Abb. 121. Ovarium des Kaninchens der Abb. 111. (Völlig normal und unverändert durch die Behandlung.)

geht aus meinen Experimenten am Kaninchen hervor; denn die Tiere wurden nach einer Latenzzeit wieder schwanger. Eine Frau mit Lungentuberkulose, bei der ich mit 300000 ME.

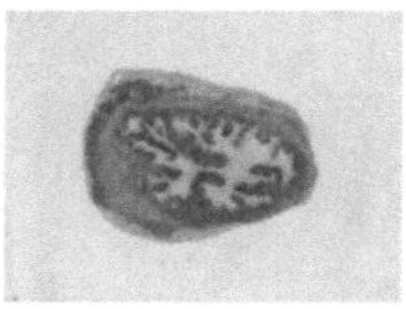

Abb. 122. Querschnitt durch die Tube des Tieres der Abb. 111. (Schleimhaut und Muskulatur in Ordnung.)

Progynon die Behandlung in 4 Tagen durchführte, wurde 4 Monate später wieder gravide und erneut behandelt.

In den Abb. 121—124 sind Ovarium, Tube, Cervix und Vagina desjenigen Kaninchens wiedergegeben, von dem das Präparat der Schwangerschaftsunterbrechung in Abb. 111 stammt. Außer einer sehr starken Hyperämie zeigten Vagina, Cervix und Tuben keine Besonderheiten im mikroskopischen Schnitt. Die Ovarien sind ohne jegliche erkennbaren Veränderungen.

Wenn wir die hier wiedergegebenen Ergebnisse rückblickend übersehen, so muß ich noch einmal betonen, daß es sich dabei noch keineswegs um eine abgeschlossene Methode handelt, welche in bestimmten Fällen, für die sie in Frage käme, als diejenige der Wahl bezeichnet werden könnte. Es sind — wie erwähnt —

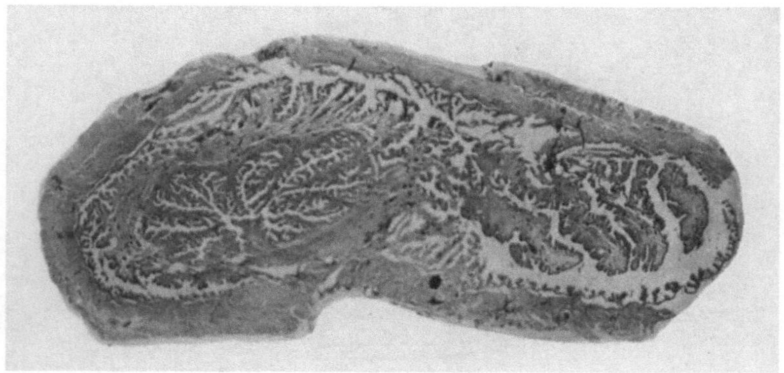

Abb. 123. Querschnitt durch die Cervix des Kaninchens der Abb. 111. (Wände und Schleimhaut in Ordnung.)

noch weitere Untersuchungen notwendig. Obgleich die Fälle sicherlich an Zahl gering sind, wo wir eine Schwangerschaft aus medizinischer Indikation zu unterbrechen oder zu verhindern gezwungen sind (bestimmte Fälle von Tuberkulose, Herzfehler u. ä.), so wäre andernfalls nur zu wünschen, daß wir gerade in diesen Fällen ohne operativen Eingriff auskämen.

Ich will mir deshalb an dieser Stelle nähere Ausführungen ersparen, sondern nur auf 3 bemerkenswerte Punkte meiner Erfahrungen hinweisen, nämlich:

1. die nachfolgend ausgeführten Curettagen waren bei junger Schwangerschaft außerordentlich und deshalb auffallend blutarm;

2. bei ganz früher Schwangerschaft wurden manchmal nur kümmerliche Reste von Gewebe überhaupt gefunden;

3. es wird mit größter Wahrscheinlichkeit möglich sein, bei einer Behandlung innerhalb weniger Tage nach Ausbleiben der Menses ohne operativen Eingriff auszukommen. Ich erwähne dies alles hier an dieser Stelle, weil diese Untersuchungen für die Behandlung vor allem der tuberkulösen Fälle wahrscheinlich

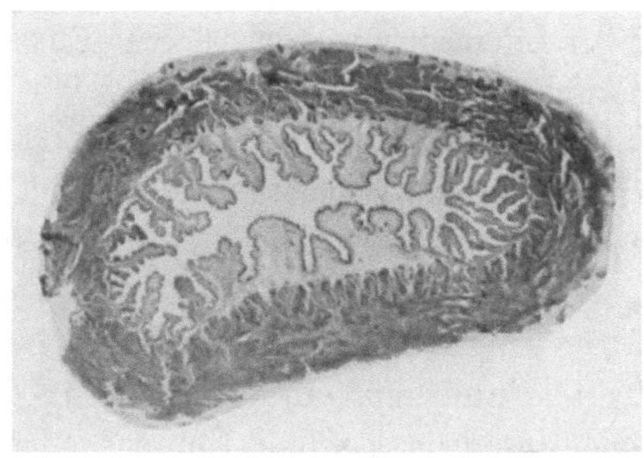

Abb. 124. Querschnitt durch die Vagina des Kaninchens der Abb. 111. (Wand und Schleimhaut in Ordnung).

besondere Bedeutung bekommen werden, sie andererseits aber noch nicht so endgültig fortgeschritten sind, als daß ich sie bereits in das Kapitel über „Therapie" am Schlusse dieses Handbuchbandes aufnehmen könnte.

V. Follikel- und Luteohormon in ihrer Wirkung auf andere Organe als den Genitalschlauch.
(Fern- und Rückwirkungen).

Wenn ich hier die übrigen, d. h. nicht spezifisch auf den Genitalschlauch gerichteten Wirkungen der beiden Ovarial-Sexualhormone, nicht für jedes einzelne der beiden Hormone gesondert bespreche, so hat das seinen guten Grund. Ich glaube sagen zu können, daß kaum von einem anderen Hormon die Wirkung und der Wirkungsmechanismus auf sein Haupterfolgsorgan so exakt differenziert vorliegt, wie das nunmehr mit dem Follikel- und Luteohormon der Fall ist. Zum Verständnis der übrigen Wirkungen dieser beiden Hormone, also der Wirkung auf sekundäre Geschlechtsmerkmale, auf andere Drüsen mit innerer Sekretion, auf den Allgemeinkörper usw. muß jedoch folgendes vorausgeschickt werden: Wir müssen zunächst einmal unterscheiden zwischen den Wirkungen, die man auf Grund anatomisch-histologischer Vergleichsuntersuchungen als von den Ovarialhormonen bzw. von einem derselben verursacht angenommen hat oder auf die man auf Grund biologischer Zustandsänderungen nach dem Experiment der Kastration, also nach dem Ausfall der Keimdrüsenhormone, geschlossen hat, und zwischen denjenigen Ergebnissen, zu welchen die experimentelle Hormonforschung bei ihrem Bestreben der Substitution der Hormone gelangte. Es sei vorausgeschickt: Die Ergebnisse beider Forschungsmethoden decken sich dabei durchaus nicht immer oder sogar meistens nicht. Um nur ein Beispiel zu nennen: Erst vor einigen Jahren wurde noch von Knaus (1928. 1929) die Milchsekretion auf Grund seiner physiologisch-anatomischen Vergleichsuntersuchungen am Genitale des Kaninchens als eine der spezifischen Funktionen des Corpus luteum hingestellt; einige Jahre später wurde die Milchsekretion durch Follikelhormon an der Ratte und am kastrierten Meerschweinchen künstlich erzeugt (Laqueur und seine Schule u. a.). Es muß überhaupt darauf hingewiesen werden, daß Untersuchungen über den Einfluß der beiden zyklusbedingenden Hormone auf andere Organe als den Genitalschlauch bisher fast lediglich im Tierexperiment vorliegen. Über Erfahrungen am Menschen finden sich in der Literatur nur sehr spärliche Einzelangaben, die aber außerdem durchaus des systematischen Nachweises entbehren. Wir wollen darum hier nur diejenigen feststehenden Tatsachen erwähnen, welche für den Therapie mit Follikel- und Luteohormon treibenden Arzt deshalb zu kennen notwendig sind, weil er aus den am Tier gewonnenen Ergebnissen vorsichtige Rückschlüsse für die Verhältnisse am Menschen ziehen darf.

a) Auf die Ovarien. Wenn man von der Wirkung eines Stoffes auf ein Organ spricht, so versteht man darunter gewöhnlich die direkte Beeinflussung des betreffenden Organs, d. h. der Stoff muß, an das Organ mit dem Blut- und Säftestrom herangebracht, an ihm ohne irgendwie geartete Umwege oder notwendige Zwischenwirkungen angreifen. Es gehört aber gerade zur Spezifität der beiden zyklusbedingenden Hormone, daß sie in diesem Sinne auf ihre Ursprungsdrüse, das Ovarium, keinen Einfluß ausüben. Es ist beschrieben worden, daß bei längerer Zufuhr des Follikelhormons die Ovarien der Versuchstiere schließlich einen geordneten Funktionszustand vermissen ließen, daß unvollständige Follikelreife und Follikelatresie sich häuften und daß eben die Corpus luteum-Bildung überhaupt ausbliebe (neuerdings Shelesnyak, Magathes und Rosenfeld u. v. a.). Andere Untersucher haben das absolute Gegenteil behauptet und wollen gerade durch Follikelhormon das insuffiziente oder infantile Ovar besser bzw. vorzeitig in Gang bringen [1].

Wir werden später noch sehen, daß beides möglich ist [2]. Eines ist dabei aber sicherlich nicht der Fall: es handelt sich um keine direkte Beeinflussung des Ovars, sondern um Wirkungen auf dem Wege über eine andere Drüse mit innerer Sekretion. Daß die Hypophyse sich mit dem Follikelhormon beeinflussen läßt, ist einwandfrei erwiesen. Daß der Hypophysenvorderlappen das Ovarium beeinflußt, ist eine der wesentlichen Erkenntnisse unserer neueren Hormonforschung. Daraus entspringt die sichere Tatsache, daß eine solche Beeinflussung des Ovars durch seine eigenen Hormone auf dem Wege über diesen Hypophysenvorderlappen, also indirekt erfolgen kann. Das gleiche gilt vom Luteohormon. Wahrscheinlich werden die Wirkungen der „Follikelreifehemmung" und der Hemmung des Follikelsprungs auf ähnliche Weise zustande kommen. In diesem Sinne möchte ich auch die Untersuchungen von Dahlberg und Akesson auffassen, die feststellten, daß Vorderlappenhormon mit Follikelhormon zu gleicher Zeit verabreicht eine geringere Wirkung auf die Ovarien der Testtiere ausübe als normaler Weise, also ohne gleichzeitiges Follikelhormon [3]. Ebenso wird es sich mit den Ergebnissen von Mahnert verhalten, der an einigen Kaninchen nach Zufuhr von Luteohormon eine Verhinderung des Follikelsprungs beobachtet hat [4]. Daß diese Wirkung der eigenen Hormone des Ovars

---

[1] Arbeiten darüber von Bialet 1933, Leonard, Meyer und Hisaw 1931, Lipschütz 1930, Manzi 1930 u. a.

[2] Kapitel „Hypophyse".

[3] L. Brouha hat sogar die Frage nach einem Antagonismus zwischen Hypophysenvorderlappen und Follikelhormon aufgeworfen.

[4] Im übrigen haben de Jongh und Kober im Gegensatz dazu sogar eine Aktivierung der Follikelhormonwirkung durch Hypophysenextrakte festgestellt.

nicht auf direktem Wege erfolgen kann, geht auch aus folgendem hervor: Bestände eine Herabsetzung der Funktionsfähigkeit des Ovars nach Zufuhr seiner eigenen Hormone, so müßte sich diese nach unseren heutigen Kenntnissen in einer herabgesetzten Reaktionsfähigkeit auch auf Hypophysenvorderlappenhormon hin äußern. Ich konnte derartiges an eigenen Untersuchungen nicht feststellen. Dazu seien die beifolgenden Abb. 125—127 demonstriert.

Es wurden Kaninchen mit Follikel- oder Luteohormon vorbehandelt. Dann wurde nach einer gewissen Zeit Schwangerenurin (also Hypophysenvorderlappenhormon) [1] verabfolgt, wobei die Ovarialhormone sogar noch gleichzeitig weiter gegeben wurden. Es trat dann, wie das Bild zeigt, genau so gute und starke Wirkung des Vorderlappenhormons

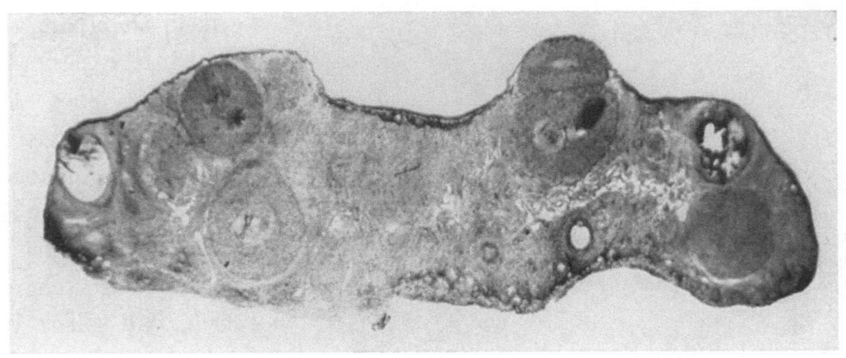

Abb. 125. Ovarium eines geschlechtsreifen Kaninchens (2230 g Gewicht) nach Behandlung des Tieres mit 300 ccm Schwangerenurin (als Konzentrat) in 6 Tagen. — Präparat vom 8. Tag.

auf wie unter normalen Verhältnissen. (Näheres dazu s. im Kapitel „Placenta und Schwangerschaft").

b) Auf die Hypophyse. Ebenso wie eine Beeinflussung des Ovars und seiner Hormonbildung vom Vorderlappenanteil der Hypophyse aus erfolgt, besteht auch eine Rückwirkung von den Ovarialhormonen aus auf den Hypophysenvorderlappen. Betreffs Einzelheiten über diese außerordentlich wichtigen Beziehungen verweise ich auf das Kapitel „Hypophyse". Ich möchte an dieser Stelle nur auf die Arbeiten von Borchardt, Dingemanse, de Jongh, Freud, Laqueur (1928—33), Hauptstein (1931—32), Horneffer und Meyerhoff (1931), Moore und Price (1930—31), H. O. Neumann (1931) und Reiprich (1930—31) hinweisen. Diese Arbeiten beschäftigen sich mit dem Problem, welches man als den „Antagonismus zwischen weiblichem und männlichem Sexualhormon" bezeichnet hat und aus welchem heraus Fragen entstanden, wie die der „hormonalen Sterilisierung". Nach den heutigen Kenntnissen über die Beziehungen zwischen Sexualhormonen und Hypophysenvorderlappen läßt sich sagen: Eine direkte Beeinflussung der Sexualdrüse durch die eigentlichen Sexualhormone ist bis heute keineswegs nachgewiesen. Dagegen lassen sich alle Probleme der „Hemmung" oder „Förderung" dieser Drüsen durch diese Hormone auf Grund der eben angedeuteten Beziehungen derselben zum Hypophysenvorderlappen erklären.

---

[1] Einzelheiten und Grundlagen dazu siehe in den Kapiteln „Hypophyse" und „Placenta und Schwangerschaft!"

c) Auf andere Drüsen mit innerer Sekretion. Im Tierexperiment sind bisher noch Wirkungen des Follikelhormons auf die Schilddrüse und auf die Nebenniere beschrieben worden, und zwar glaubt Nielsen-Aarhuus einen Einfluß auf die Kolloidbildung in der Schilddrüse von Ratten durch Follikelhormon hervorgerufen zu haben. Er verwendete zu seinen Untersuchungen Schwangerenurin. Erst kürzlich haben Karp und Kostkiewicz (1934) berichtet, daß sie mit Follikelhormon am reifen Kaninchen experimentell den Zustand eines kolloidalen Kropfes erzeugen konnten. Derartige Angaben müssen mit einer gewissen Einschränkung betrachtet werden; denn es ist sehr gut möglich, daß solche Wirkungen

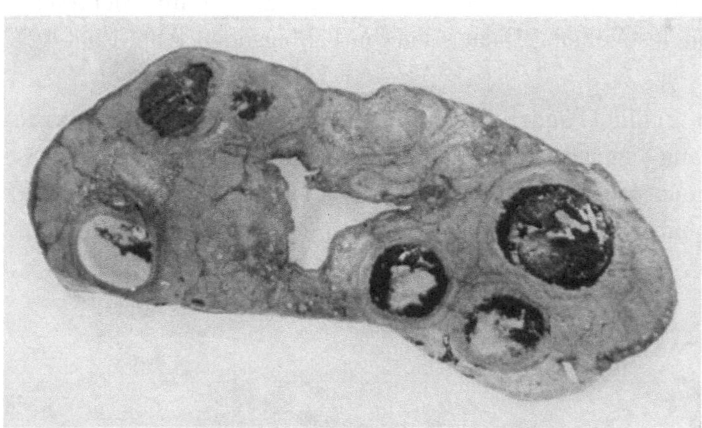

Abb. 126. Ovarium eines geschlechtsreifen Kaninchens (2250 g Gewicht) nach Behandlung mit 300 ccm Schwangerenurin und gleichzeitig 3 KE. Luteohormon in 8 Tagen (Luteohormon wurde bereits 3 Tage vor Beginn mit den dann gleichzeitigen Schwangerenurin-Gaben verabfolgt). — Präparat vom 8. Tage = 5. Tag der Gravidenurin-Behandlung.

auf dem Wege über den Hypophysenvorderlappen zustande kommen, wie wir an entsprechender Stelle noch hören werden. Nach Heyl, de Jongh und Kooy handelt es sich bei der Follikelhormonwirkung auf die Schilddrüse um eine Hemmung deren Tätigkeit. (Weitere Untersuchungen stammen von Benazzi, Bialet, Capecchi, Fortuvato, Gilardino, Muto, Paolucci, Pensa und Adorjan, Tagliaferro u. a.).

Von der Nebenniere ist bekannt, daß sie sich nach der Kastration vergrößert. Die Vergrößerung besteht hauptsächlich in einer Zunahme der Zona fascicularis, aber auch in einer Verbreiterung der Rinde überhaupt. Während die Marksub-

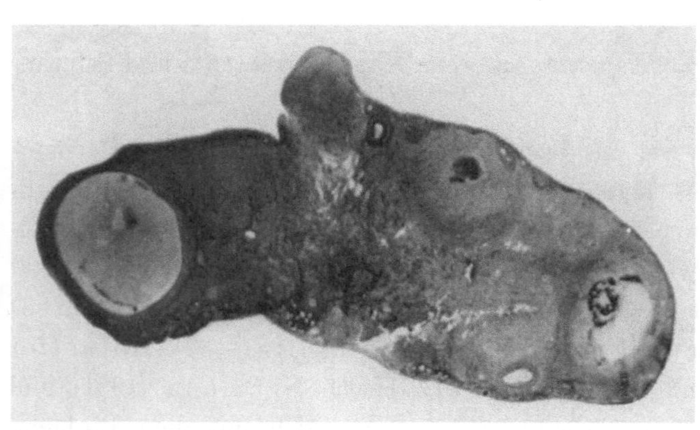

Abb. 127. Ovarium eines fast geschlechtsreifen (noch juvenilen) Kaninchens (1850 g Gewicht) nach Behandlung des Tieres mit 50 ccm Schwangerenurin und gleichzeitig 160 ME. Follikelhormon in 8 Tagen. (Follikelhormon wurde bereits 5 Tage vor Beginn der dann gleichzeitigen Schwangerenurin-Gaben verabfolgt.) — Präparat vom 10. Tage = vom 5. Tage der Gravidenurin-Behandlung.

stanz eher verdrängt und verschmälert wird, tritt die Zona reticularis stärker hervor. Die Vergrößerung geht mit einer Gewichtszunahme einher. Diese Kastrationsfolgen an der Nebenniere konnte F. Friedl-Prag[1], mit Follikelhormon im besonderen Progynon, verhindern. Auf Beziehungen des Follikelhormons zur Nebennierentätigkeit (und vor

---

[1] Siehe auch Arbeiten von Schenk-Prag!

allem auch zum chromaffinen System) haben Poll und Blotevogel schon früher hingewiesen. Neuerdings finden wir eine stärkere Beschäftigung mit diesen Fragen in der
Literatur (Corey und Britton, Fremery, Watrin und Florentin u. a.). — Bloch
und Schrafl, sowie Bloch und Guldberg haben einen Einfluß des Follikelhormons auf
die Schwangerschaftspigmentierung in experimentellen Untersuchungen festgestellt. Diese
Untersuchungen seien hier erwähnt, weil — wenn dieser Einfluß besteht — sich die
Betrachtung ergibt, ob er nicht auf dem Wege über die Nebennieren zustande kommt, deren
Einfluß auf die Pigmentierung wir hauptsächlich von ihrer Pathologie her ja kennen.

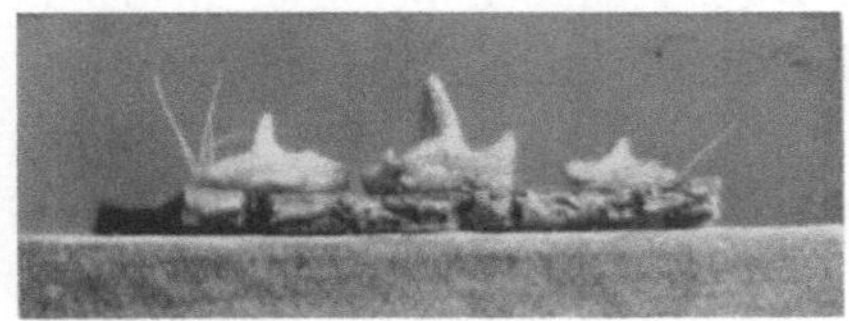

Abb. 128a. Mammae von infantilen Meer-
schweinchen-Weibchen. Links: normales Tier.
Rechts: kastriertes Tier. Mitte: kastriertes
Tier nach Follikelhormonbehandlung.

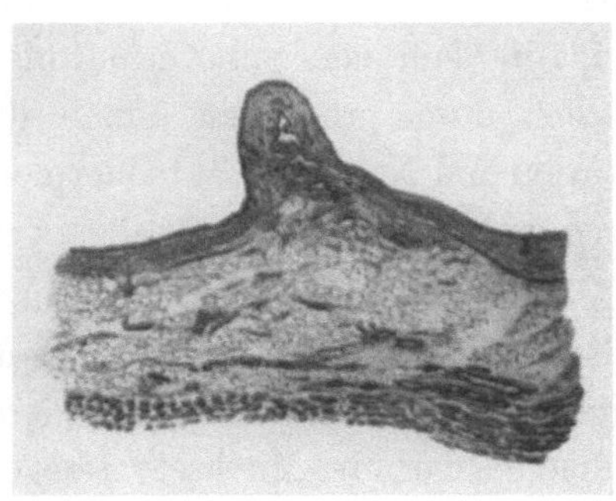

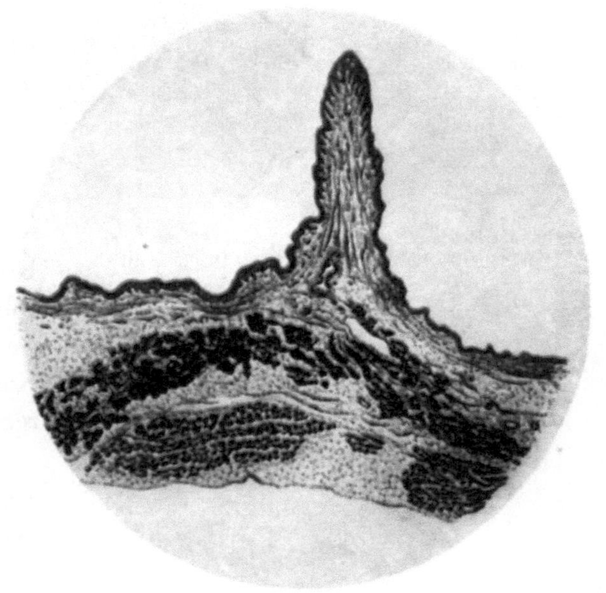

b Infantil-kastriertes unbehandeltes Tier.   c Infantil-kastriertes mit Follikelhormon behandeltes Tier.
Abb. 128b u. c. Längsschnitte durch Mammae der vorigen Abbildung.
(Nach Schoeller, Dohrn und Hohlweg.)

Beobachtungen über Wirkungen des Luteohormons in dieser Beziehung liegen noch
nicht vor. Vielleicht ist in diesem Zusammenhang zu nennen, daß Scheringer eine
Beeinflussung des Jodstoffwechsels und van Smith und Watkins Smith eine solche
des Zuckerstoffwechsels durch das Luteohormon erzielt haben wollen. Ich möchte diesen
Untersuchungen jedoch deshalb mit einiger Skepsis begegnen, da

1. die Dosen — wenn überhaupt Luteohormon vorhanden war — verschwindend
klein waren, um daraus Schlüsse zu ziehen;

2. der Einfluß begleitender Substanzen, so auch des Follikelhormons, dabei nicht
sicher ausgeschlossen worden ist und die Ergebnisse deshalb durchaus noch nicht als
spezifische Wirkungen des Luteohormons gewertet werden können;

3. solche Untersuchungen wohl erst anfangen, Gewicht zu bekommen, wenn nach
einwandfreier Erforschung der Chemie des Hormons an genügend großer Zahl von Versuchsreihen mit dem reinen Stoff gearbeitet wird.

Das einzige, was in dieser Richtung für uns zunächst von Bedeutung wäre, ist
die Untersuchung am Menschen. Es geht aber nirgends aus der Literatur hervor, daß

bisher am Menschen bei diesen Fragen mit Dosen gearbeitet wäre, wie ich sie angegeben habe[1].

Es ist dann von van Smith und Watkins Smith auf Grund von Versuchen an normalen und kastrierten Tieren behauptet worden, daß die Ausscheidung des Follikel-hormons im Harn durch die Wirkung des Luteohormons erfolge. Man könne viel Follikel-hormon zuführen, ohne daß eine nachweisbare wesentliche Ausscheidung erfolge, während diese sich bei gleichzeitiger Zufuhr von Luteohormon erst deutlich bemerkbar mache. Diese Angaben bedürfen dringend der Nachuntersuchung. Wenn sie sich bestätigen, so ist dann diese Tatsache meiner Ansicht nach weniger ein Beweis dafür, daß das Luteohormon die Follikel-hormonausschwemmung fördert, als dafür, daß zugeführtes Luteohormon bei der Ausscheidung abgebaut wird und im Urin als Follikelhormon erscheint. Das würde uns in dem von mir vermutungs-weise schon ausgesprochenen Sinne der Konstitution und Natur des Luteohormons recht viel näher bringen.

d) Auf die Mammae. Es wurde schon darauf hingewiesen, daß Laqueur und Mitarbeiter (und nach ihnen andere) mit Follikelhormon die Milchsekretion er-zeugen konnten. Wachstumswirkungen auf die Milchdrüsen von seiten der „genitalwirksamen Extrakte" waren schon seit Fellner und Herrmann bekannt, jedoch nicht näher differenziert. Mir scheint, die wunderschönen Abbildungen, welche besonders Herrmann (1915) damals

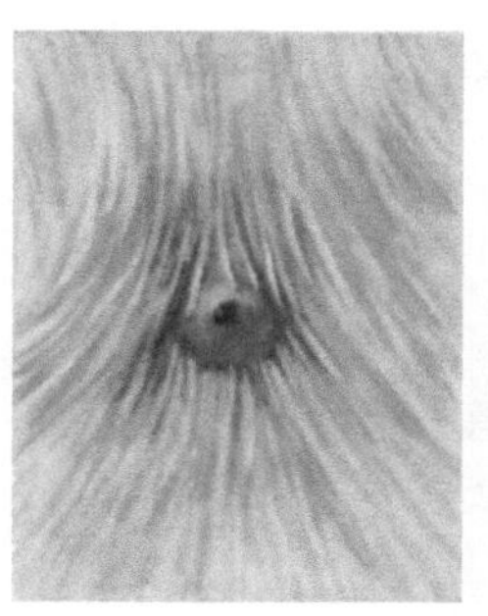
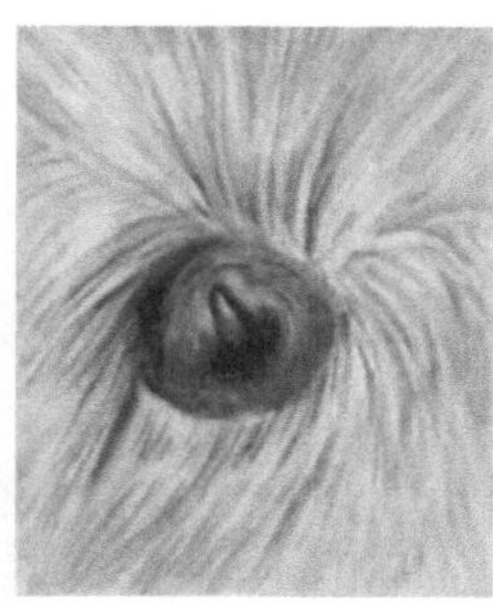

a Frühkastriertes Tier, 17 Wochen alt.

b Normales Tier, 17 Wochen alt.

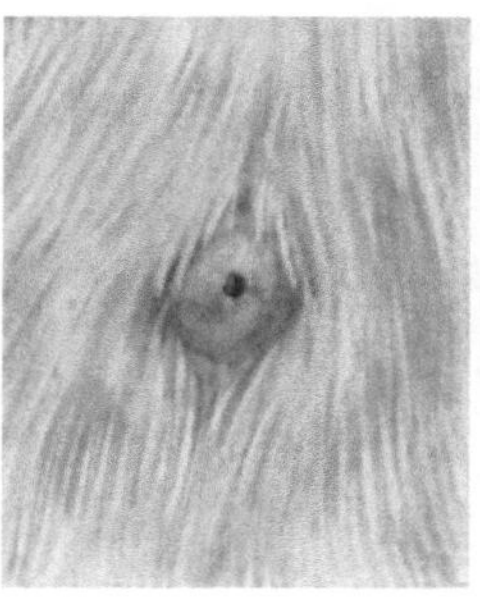
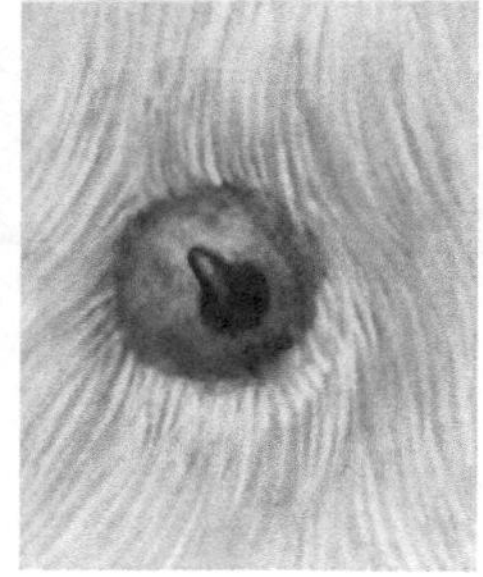

c Frühkastriertes Weibchen, 7 Wochen alt.

d Frühkastriertes Weibchen, 7 Wochen alt. Behandlung mit Follikelhormon.

Abb. 129 a—d. Areolae und Mamillen von Meerschweinchen-Weibchen. — Nach Behandlung des Tieres mit Follikel-hormon. Alle Reproduktionen in natürlicher Größe. [Nach Steinach, Dohrn, Schoeller, Hohlweg und Faure: Pflügers Arch. **219**, H. 2 (1928)].

wiedergibt, zeigen letzten Endes deshalb einen so guten Effekt der Extrakte, weil in diesen mehrere Hormone enthalten waren. Denn wir werden noch sehen, daß die Milchsekretion von anderen Autoren auch — oder sogar vor allen Dingen — mit Hypophysenextrakten erzielt wurde. Es ist vorübergehend berichtet worden, daß Follikelhormon- und an-schließende Luteohormonbehandlung Milchsekretion erzeuge[2]. Dazu jedoch folgendes: Das Wachstum der Mammae und Mamillen ist am Tierversuch außerordentlich deutlich eindrucksvoll zu erzeugen (s. auch Butenandt!). Wird dann nach langer und hoher Dosierung mit dem Follikelhormon ausgesetzt oder besser noch in der Dosierung allmählich

---

[1] Neuerdings haben Engelhart und Riml eine Beeinflussung des Glykogengehaltes der Leber durch das Corpus luteum festgestellt.

[2] Kürzlich erst von Dahl-Iwersen.

heruntergegangen (Laqueur und Mitarbeiter u. a. [1]), so kommt die Milchsekretion in Gang. Dieser Effekt ist aber genau so am männlichen Tier zu erzeugen. Es läßt sich also noch nicht sagen, ob es sich hierbei um einen direkten Angriff des Hormons an Ort und Stelle der Milchdrüse handelt oder ob nicht die nachfolgende Milchsekretion ein Effekt des bis dahin unter der Wirkung des Follikelhormons gestanden habenden Vorderlappens der Hypophyse ist. Unsere alltägliche Beobachtung an der Schwangeren und dann lactierenden Frau spricht in dem letzteren Sinne. Sicher ist, daß die häufig für einen Effekt des Corpus luteum gehaltene Milchsekretion (Knaus u. a.) mit diesem nichts zu tun hat. Denn wenn wir wissen, daß nach Aussetzen der Follikelhormonbehandlung oder Abfall derselben die Milchsekretion aus der gewachsenen Drüse in Gang kommt; so müssen

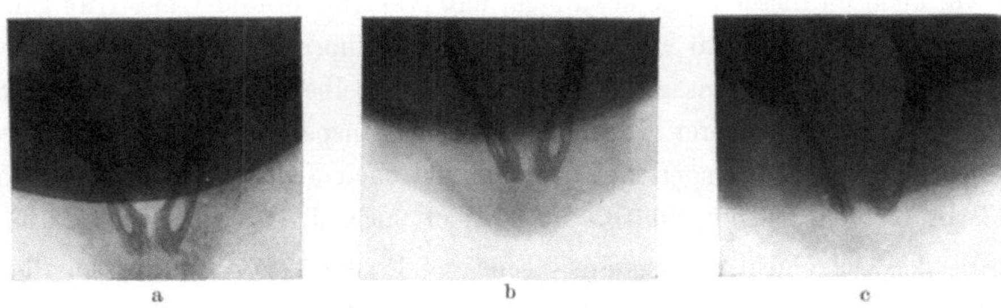

Abb. 130 a—c. Röntgenbilder der Symphyse von Meerschweinchen. a Unbehandelt, b während, c nach der letzten Behandlung mit Follikelhormon (100 ME. täglich — 8 Tage lang). — Zunehmende Weiterstellung des Symphysenspaltes. (Nach Möhle: Zbl. Gynäk. 1933, Nr. 7.)

wir uns nicht wundern, wenn das gleiche bei anschließender Luteohormonbehandlung eintritt. Ob mit Luteohormon nachbehandelt oder mit der Behandlung überhaupt ausgesetzt wurde, bedeutet dann eben für die Milchdrüse dasselbe; das wesentliche ist der Follikelhormonspiegel-Abfall im Organismus. Es ist übrigens auffallend, daß so gut wie gar keine Angaben darüber nach Behandlung mit Follikelhormon am Menschen gemacht wurden [2]. Nur Werner und Collier haben an ihren früher schon erwähnten Fällen „Sensationen" an den Brüsten der Patientinnen beobachtet, die aber auch wohl mehr subjektiver Natur und von den Frauen selbst angegeben waren. Diese Autoren gaben Dosen bis höchstens 150 000 ME. in 80 Tagen. Ich habe bei meinen Behandlungen ganz besonders auf diese Dinge geachtet und darauf kontrolliert. Trotz Dosen bis zu 400 000 ME. Follikelhormon in 3 Wochen habe ich oft keine wesentlichen objektiven Veränderungen feststellen können. Handelte es sich dagegen um noch höhere Dosierung oder verlängerte Behandlung, so war das von den Frauen angegebene Spannungsgefühl auch objektiv als in einer Zunahme und in Fest- und Hartwerden des Drüsengewebes bestehenden Veränderung nachzuweisen. Es kam dann auch in einzelnen Fällen zu geringer Milchsekretion nach Aussetzen der Hormonzufuhr. Wir kommen auf diese Fragen gelegentlich der Besprechung des Hypophysenvorderlappens zurück.

e) Auf die Symphyse und die Beckenbänder. Die Auflockerung der Beckenbänder und das Auseinanderweichen der Symphyse ist beim Meerschweinchen eine für die Schwanger-

---

[1] Borchardt, Dingemanse und hauptsächlich de Jough, ferner Ebhardt, Scaglione, Smelser u. a.

[2] Die Beziehungen der Mammafunktion zum ovariellen Zyklus hat Moench (1929) behandelt. Wesentlich neuere Ergebnisse in histologischer Beziehung sind nicht dazugekommen. Auf die Untersuchungen von Lewis und Geschichter, sowie von Scaglione wurde an anderer Stelle hingewiesen.

schaft typische Erscheinung. Daß es solche Auflockerung der Bänder auch bei anderen Tieren und sogar beim Menschen gibt, ist bekannt; jedoch handelt es sich dabei um nur geringfügige oder kaum in Erscheinung tretende Veränderungen. Es wurde schon gesagt, daß ein besonderes Hormon („Relaxin" nach Hisaw) dafür abgelehnt werden muß. Diese Veränderungen am Testtier sind als Wirkungen des Follikelhormons (s. früher) und als kombinierte Wirkung von Follikel- und Luteohormon bekannt. Neuerdings hat Möhle noch einmal ganz einwandfrei diese Zusammenhänge demonstriert. Es ist der aktiv am Geburtsvorgang sich beteiligende Beckenring des Meerschweinchens eben noch mehr oder weniger als „ein Teil des Genitales" aufzufassen — wenn ich es mal so nennen darf — als bei den anderen Arten.

Ich will auch an dieser Stelle erwähnen, daß Aschheim und Gesenius gemeinsam den Stoffwechsel des Uterus an Testtieren nach Follikelhormongaben in vielen Versuchsserien prüften und als meistens erhöht befanden. Dasselbe läßt sich jedoch auch unter Umständen nach Zufuhr anderer Hormone und sogar unspezifischer Substanzen erzielen, wenn auch in bedeutend geringerem Maße (s. auch dazu J. Chr. David: The action of oestrin on the oxygen consumption of the uteri of mice. J. of Pharmacol. **1931**).

f) Auf den Allgemein-Organismus. Eine ganze Reihe von Einflüssen allgemeiner Art auf den Organismus werden teils dem einen, teils dem anderen Ovarialhormon noch zugeschrieben. Es handelt sich dabei um Wirkungen, wie sie den Gynäkologen lediglich „in zweiter Linie" interessieren. Deshalb seien sie hier auch nur angedeutet: So soll die Zahl der Blutplättchen verändert werden (Bankow 1931), ebenso die Blutgerinnung und die Blutungsverhältnisse (Crainicianu 1932, Druckrey 1933, Lundberg 1933), sowie die Blutregeneration (Nigst 1932). Auch ein Einfluß auf den Blutdruck soll von seiten des Follikelhormons bestehen (Liebhart 1934). Über Beziehungen der Ovarialhormone zum Kreatininstoffwechsel berichtet Bühler (1933), über solche zum Blutcholesterin Kaufmann (1930) und Knell (1932), während Loeper, Lemaire und Tanzin einen Einfluß auf Galle und Darm von seiten dieser Hormone feststellen. Schließlich noch schreibt Takahashi auf Grund experimenteller Untersuchungen dem Corpus luteum-Hormon entgiftende Funktionen zu.

VI. „Sexualhormone" und Sexus.

Wir haben im vorangehenden gesehen, daß es zur Hauptsache oder gar ausschließlich anatomische und biologische Veränderungen sind, die sich mit den Hormonen des Ovariums also den eigentlichen „Sexualhormonen" hervorbringen lassen. Nach allen bisherigen Ergebnissen, können wir eigentlich nur annehmen, daß diese Hormone den Aufbau der anatomischen Struktur, ihre Umwandlung in den einzelnen Phasen und die Physiologie der rein cellulären Funktion des Genitales beherrschen. Wir sprechen vom „Oestrus" als der Brunstperiode, weil wir sehen, wie bestimmte anatomische Veränderungen am Genitale mit dem Brunstgefühl der betreffenden Tiere einhergehen, sind aber kaum berechtigt, diese anatomischen Prozesse und Veränderungen als die Brunst im Sinne „das Brunstgefühl bedingend" anzusprechen. Wenn auch die Beobachtung gemacht worden ist, daß mit Follikelhormon behandelte infantile weibliche Mäuse vom Bock typisch gejagt und besprungen werden (B. Zondek u. a.), so ist damit eigentlich lediglich gesagt, daß an den Genitalorganen dieser weiblichen Tiere künstlich diejenigen anatomisch-biologischen Veränderungen erzielt wurden, die eine bestimmte Reaktion auf die Aktivität der Böcke auslösen. Eine „sexuelle Frühreife“ der weiblichen Tiere ist das nicht. Schon deshalb nicht, weil — wie wir gesehen haben — diese Veränderungen regressiv sind. Andererseits zeigt bei einer anderen Tierart, dem Kaninchen, der Bock ein dauernd „brünstiges“ Verhalten, ganz gleich, ob das Weibchen sich in oder außerhalb der Brunst befindet. Wir können aus der reinen Erfahrung am Menschen heraus schon deshalb den Effekt „Brunstgefühl“ nicht in absolute Abhängigkeit vom Ovarium und seinen Hormonen setzen, da ja der „Sexus“ weder mit der Exstirpation der Ovarien erlischt noch an deren geordnete cyclisch-anatomische Funktion gebunden ist. Ich muß diese Dinge hier erörtern, da mir einige Beobachtungen in dieser Beziehung besonders eindrucksvoll erschienen. Viele meiner operativ kastrierten weiblichen Kaninchen ließen den Bock unter typisch „brünstigem“ Verhalten zu, ganz gleich, zu welchem Zeitpunkt nach der Ovarienentfernung sie sich befanden. Unter diesen bleibt mir ein reifes, geboren habendes, schweres Tier besonders in Erinnerung wegen seines auffallend eigenartigen Verhaltens. Das ausgewachsene Kaninchen war $1^1/_2$ Jahre lang nach seiner operativen Kastration in einem kleinen Einzelkäfig im Freien völlig isoliert gehalten worden. Es legte in dieser Zeit ein zunehmend sonderbares Verhalten an den Tag, indem es mit beiden Vorderfüßen katzenartig kratzend den Menschen regelrecht ansprang, wenn es geneckt wurde. Zum Bock gebracht benahm es sich jedoch während der ganzen Zeit bis zu seinem Tode derart weiblich-brünstig, daß man es typischer nicht hätte demonstrieren können. Die Sektion ergab nichts besonderes. Es bestanden die typischen Kastrationsveränderungen des völlig atrophischen Genitalschlauchs — von etwaigen Ovarienresten keine Spur. Riddle in Amerika, ein Spezialist auf dem Gebiet der Sexualorgane und -hormonwirkungen an Tauben, berichtete 1930 auf der Londoner Tagung der Internationalen Gesellschaft für Sexualforschung in einer Diskussionsbemerkung über einen operativ kastrierten Täuberich, der sein vorheriges Weibchen auch weiterhin äußerst typisch männlich verteidigte, später sogar im Kampf um dieses Weibchen starb — und nicht der geringste Rest von Hodensubstanz wurde bei dem gründlichst daraufhin untersuchten Tiere gefunden.

Andererseits habe ich kastrierte reife weibliche Kaninchen, die den Bock nicht annahmen, mit Follikelhormondosen behandelt, die einen wohlgeordneten Wiederaufbau des gesamten Genitalschlauches bewirkten, und trotzdem verweigerten diese Tiere unter den bekannten Abwehrreaktionen der Nichtbrunst mit absoluter Energie die Annahme des Bockes.

Was den Begriff des „Sexus“ anbelangt, des Triebgefühls bei Tier und Mensch, so möchte ich glauben, daß wir darüber noch sehr dürftig orientiert sind. Es sind hier neben hormonalen sicherlich nervöse psychische und andere Faktoren gleichzeitig oder sogar hauptsächlich im Spiele, was sich durch einfache Beobachtungen immer wieder bestätigen läßt. Es gibt bekanntlich frigide Frauen trotz bei ihnen bestens funktionierendem Genitalzyklus und es gibt genügend ovarial-insuffiziente, die keinen Anspruch darauf machen würden, „asexuell“ genannt zu werden. Beobachtungen, die in dieser Beziehung an ovarialhormonbehandelten Frauen zu machen sind, gehen manchmal weit vorbei an den allgemeinen Vorstellungen. So weiß ich von einem Falle, wo nach einigen hundert ME. Follikelhormon, die außerdem nach unseren heutigen Erfahrungen gar keine anatomische

Zustandsänderung am Genitale gemacht haben können, eine Steigerung des „Triebgefühles" auftrat. Werner und Collier, wohl die einzigen, die außer B. Zondek über derartiges berichten, geben an, daß einige ihrer (mit höchstens 120000 ME. Follikelhormon in 80 Tagen) behandelten Frauen auf Befragen in diesem Sinne positive Auskunft gaben. Beinahe möchte es grotesk klingen, wenn ich sage, daß ernst zu nehmende Frauen und Mädchen (Studentinnen) während der Behandlung mit sehr hohen Dosen Follikelhormon mich — sogar ohne Befragen — darauf hinwiesen, daß ihnen als einziges Besondere nach den Injektionen eine beträchtliche Müdigkeit aufgefallen sei und daß sie sehr viel mehr Schlafbedürfnis hätten als sonst. Im übrigen wurde immer — zum Teil auch spontan — ein allgemeines Wohlbefinden und zum Teil Appetitsteigerung angegeben; jedoch ergaben sich hinsichtlich Beeinflussung der Psyche durch die verabfolgten Hormondosen keine anderen Resultate als eben die der psychischen Beeinflussung.

Es sei damit vor allen Dingen auch gesagt, daß wir gut tun, Vorsicht walten zu lassen, wenn es sich um so weit fassende Begriffe wie „Vermännlichung" und „Verweiblichung" handelt. Ja, der Begriff dessen, was wir „Sexualhormone" nennen, sagt letzten Endes nicht das, was er soll. Es handelt sich dabei tatsächlich um Sexualorganhormone; denn es sind Stoffe, die in Sexualorganen oder in mit ihnen in Korrelation stehenden Drüsen gebildet werden und die den anatomischen Auf- und Umbau der Sexualorgane dirigieren, weiter nichts.

Was den Begriff des typisch Weiblichen oder typisch Männlichen anlangt, so können wir in bezug auf die sekundären Geschlechtsmerkmale feststellen, daß hier sicherlich noch andere Komponenten als die von uns bisher als Sexualhormone bezeichneten Stoffe innerer Sekretion beteiligt sind. Bekannt sind Beziehungen der Nebenniere, der Thyreoidea, der Thymus und anderer endokriner Drüsen. Wir brauchen dabei nur an die Störungen des Haar- und Bartwuchses bei Nebennierentumoren zu denken. Und auch wieder in direkter Korrelation zu den Sexualorganen scheinen diese Drüsen zu stehen, wie z. B. Uterusblutungsanomalien bei Schilddrüsenerkrankungen zeigen. Hinsichtlich dieser Beziehungen fehlen uns leider endgültige Forschungen; denn meistens mangelt es dabei am spezifischen Test. Wir kennen bisher nur im Tierexperiment die Ausfallserscheinungen nach Exstirpation der verschiedenen Drüsen bzw. die mehr oder weniger diffuse Wirkung zugeführter Extrakte aus den betreffenden Organen. Hinzu kommt noch die Möglichkeit der indirekten Wirkung von Hormonen über eine zweite endokrine Drüse auf ein drittes Organ.

Nachtrag bei der Korrektur: Was die Frage der Beeinflussung der Libido durch Follikelhormon anlangt, so konnte ich neuerdings einige Beobachtungen machen, die sehr auffallend sind und zu denken geben. Gelegentlich der Behandlung von Mäusen, vor allen Dingen auch von Männchen mit riesigen, für die Tiere pathologischen Dosen Follikelhormon, die aus anderen Fragestellungen heraus vorgenommen wurde, erwiesen sich die Tiere als außerordentlich lebhaft und kampfeslustig. Es erfolgten massenhaft Kohabitationen, Sterben der Böcke und auch von Weibchen infolge gegenseitigen Totbeißens usw. — Wenn bei solch hohen Dosen damit eine sichere Beeinflussung dieses psychischen Faktors einwandfrei ersichtlich ist, so muß aber daran erinnert werden, daß es sich dabei um Dosen handelte, deren enorme Wirksamkeit auf die anderen Drüsen mit innerer Sekretion (vor allem Hypophyse) und auf den Gesamtorganismus ganz offensichtlich ist. — Dabei sei hier hinzugefügt, daß ich die erste spontane Angabe über Sensationen im Sinne gesteigerter Libido von Patienten aus erst kürzlich bekam, und zwar nach einer Verabfolgung von 600000 ME. Follikelhormon im einen und 1200000 ME. im anderen Falle — Dosen, die in einer Zeiteinheit von 10 bzw. 20 Tagen gegeben wurden. In diesem Zusammenhange sind die Untersuchungen von Kunde, D'Amour, Carlson und Gustavson (1930), sowie diejenigen von Grueter (1931) und von Richter und C. Hartmann von Interesse, welche sich mit der Steigerung der spontanen Aktivität nach Follikelhormonzufuhr (an kastrierten Ratten), der Aktivierung von somatisch-psychisch unterentwickelten Zuchttieren (Grueter) und der Verstärkung mütterlicher Instinkte beim Hunde durch dieses Hormon beschäftigen.

Die Hypophyse.
I. Allgemeine Betrachtungen.

Es sind kaum 10 Jahre verflossen, seitdem B. Aschner in seiner zusammenfassenden Darstellung über „die Beziehungen der Drüsen mit innerer Sekretion zum weiblichen Genitale" im ersten Bande des Handbuches von Halban-Seitz (1924) von einem gewissen Abschluß sprach, den die Lehre von der inneren Sekretion für unser Gebiet der Geburtshilfe und Gynäkologie aufzuweisen habe. In der gleichen Abhandlung wird gesagt, daß zum mindesten die in der experimentellen Hormonforschung anzuwendenden Methoden (Exstirpation, Transplantation, Extraktversuche usw.) bereits in jeder Beziehung derartig vollkommen seien, daß Ergebnisse von grundlegender Bedeutung für die Zukunft kaum noch zu erwarten wären. Gleichzeitig wird aber auch in dieser Beziehung für die Hypophyse festgestellt, daß die Versuche der Exstirpation dieses Organs am bereits geschlechtreifen Tier durchaus uneinheitliche Ergebnisse hinsichtlich eines direkten Einflusses auf den Genitalapparat gezeitigt hätten und daß dieser Einfluß — wenn auf direktem Wege überhaupt bestehend — nur gering sein könne. Nur wenige Jahre später spricht B. Zondek (1927) auf Grund seiner experimentellen Untersuchungen in Gemeinschaft mit S. Aschheim von dem Vorderlappenanteil dieser innersekretorischen Drüse als dem „Motor der Sexualfunktion" und vor allem des Ovariums, ein Schlagwort, unter dessen oktroyierender Wirkung heute — 10 Jahre nach dem Kundtun der absolut konträren Annahme Aschners — der größte Teil der Endokrinologen steht. Diese „Tatsachen in wenigen Worten" zeigen, welch bedeutungsvolle Ergebnisse die Zeitspanne der letzten 10 Jahre für das Problem der Korrelation Hypophyse-Genitalapparat uns gebracht hat. Sie weisen uns aber auch von vornherein darauf hin, daß wir gut tun, experimentelle Ergebnisse — und diese sind nun einmal die Basis gerade der Hormonforschung — nicht zu überschätzen. Wir werden im Verlauf der hier wiederzugebenden Literaturergebnisse sehen und lernen, daß die wahre Rolle des Hypophysenvorderlappens für die Funktion des Genitales durchaus noch nicht in ihren Einzelheiten geklärt vor uns liegt, und wir werden zu der Annahme gelangen müssen und damit feststellen, daß seine tatsächliche Bedeutung für das Ovarium weder mit einem einfachen Nichts noch mit einem gewaltigen Alles zu beantworten ist. Wir dürfen eben nicht glauben, daß einerseits, weil eine Hypophyse an einem Experimentaltier exstirpiert und damit an der Hirnbasis dieses Tieres operiert wurde und sich alle Folgeerscheinungen dieses operativen Eingriffs am Organismus „berechtigterweise"

manifestierten und folglich auch auf das so wichtige Sexuale auswirkten, die Hypophyse das
Ein und Alles für dieses Sexuale bedeutet; noch dürfen wir annehmen, daß, weil wir mit
dem Extrakt aus Hypophysenvorderlappengewebe an einem Tier ein Corpus luteum oder
an anderen Tieren das ganze Ovarium voll Corpora lutea schaffen können, nun damit die
Funktion dieses Organes innerer Sekretion erfaßt hätten und beherrschten. Der Experimentator, der — in seinem Drange nach neuen, sagen wir notwendigen Kenntnissen —
die schrittweise Erforschung der Biologie des Tieres benutzt, um über sie zu positiven
Ergebnissen hinsichtlich ihrer Anwendung und Übertragung auf den Menschen zu gelangen,
wird immer und immer wieder sich auch voll bewußt sein der Tragweite seiner Schlußfolgerungen einerseits und der positiven, restlos zu verteidigenden Einzeltatsachen seiner
Ergebnisse andererseits. In eine einfache Norm — und speziell für die Hypophyse und
deren Vorderlappen auf eine einfache Form — gebracht, heißt das z. B. folgendes: Während
wir noch kaum die richtige Ahnung davon haben, was der enorme Corpus-luteum-Reichtum
eines gut funktionierenden normalen Rattenovariums überhaupt für eine physiologische
Bedeutung hat, ist es müßig, darüber zu streiten, was es heißt zu wissen, daß die künstliche
Schaffung eines derartigen Zustandes in einem infantilen Rattenovar durch Zufuhr von
Extrakt aus Hypophysenvorderlappengewebe nunmehr (d. h. seit einigen Jahren) möglich ist.

II. Frühere Ergebnisse experimenteller Forschungen über die Hypophyse.

1. Exstirpationsversuche.

Die üblichen Untersuchungsmethoden, deren sich die Hormonforschung bedienen
muß, treffen gerade bei der Hypophyse auf besondere Schwierigkeiten, wodurch die klare
Erkenntnis der wahren Beziehungen dieser Drüse zum Genitalapparat nicht leicht gemacht
wurde. Exstirpationen der Hypophyse sind kein einfaches Unternehmen; und zwar einmal
wegen der Nähe des Gehirns und lebenswichtiger Zentren, zum andern wegen der schweren
Zugänglichkeit dieses Organs. So ist es verständlich, daß bis vor wenigen Jahren (und zum
Teil auch heute noch) die Meinungen darüber, ob die Hypophyse ein lebenswichtiges
Organ sei oder nicht, auseinander gingen. Autoren, welche ein Überleben der Experimental-
tiere nach derartiger Operation nicht erzielen konnten und danach die Hypophyse für
lebenswichtig erklärten, wurde von anderen Autoren auf Grund gegenteiliger Beobachtungen
der Vorwurf ungenügender Operationstechnik (Hirnläsion, Eiterungen usw.) gemacht.
Denjenigen, welche zwar ein Überleben der Tiere, aber dennoch keine wesentlichen Veränderungen am Organismus beobachteten, konnte von anderen wiederum entgegnet
werden, daß unvollkommen operiert und die Hypophyse nicht vollständig entfernt sei.
Nach neueren Untersuchungen und Vervollkommnung der Exstirpationsmethode, (worauf
wir noch zu sprechen kommen), dürfte diese Frage jedoch dahin entschieden sein, daß
die Hypophysenexstirpation wohl primär zunächst nicht den Tod des Tieres bedingt.
Es können jedoch sekundäre Störungen, vor allen Dingen solche des Stoffwechsels, die
durch das Fehlen der Hypophyse zustande kommen, später den Tod allmählich herbeiführen. Die ersten wesentlichsten und einwandfreien Ergebnisse mit der Exstirpation
von Hypophysen bei Säugetieren wurden an Hunden von Cushing, Biedl und von

B. Aschner erzielt, wobei erstere den intrakranialen, letzterer den buccalen Weg bei der Operation beschritten. Alle drei Autoren beobachteten eine starke Wachstumsstörung bei den hypophysektomierten Tieren, ein Zurückbleiben im Wachstum gegenüber den Kontrolltieren, wobei Aschner wohl die deutlichsten und einwandfreiesten Resultate demonstrieren konnte. Es ist durchaus verständlich, daß Erscheinungen am Genitalapparat dieser Tiere, wenn sie beobachtet wurden, als sekundär angesehen und auf die Wachstumsstörung im allgemeinen zurückgeführt wurden. Daß hierbei irgendein besonderer Anteil der Hypophyse direkt für die Atrophie des Genitales verantwortlich sei, konnte aus diesen Untersuchungen keinesfalls hervorgehen, obgleich Hofbauer den wehenerregenden Einfluß des Hinterlappenanteils durch Anwendung von Extrakten aus demselben am Menschen schon lange nachgewiesen hatte. Derartig war vor etwa 10 Jahren — in kurzen Zügen angedeutet — der Stand der auf Grund von Exstirpationen gewonnenen Kenntnisse über die Bedeutung der Hypophyse. Abgesehen von den Schwierigkeiten, mit welchen die experimentelle Erforschung der inneren Sekretion der Hypophyse danach einherging, kommt noch hinzu, daß mit der vollständigen Entfernung der Drüse ja eigentlich

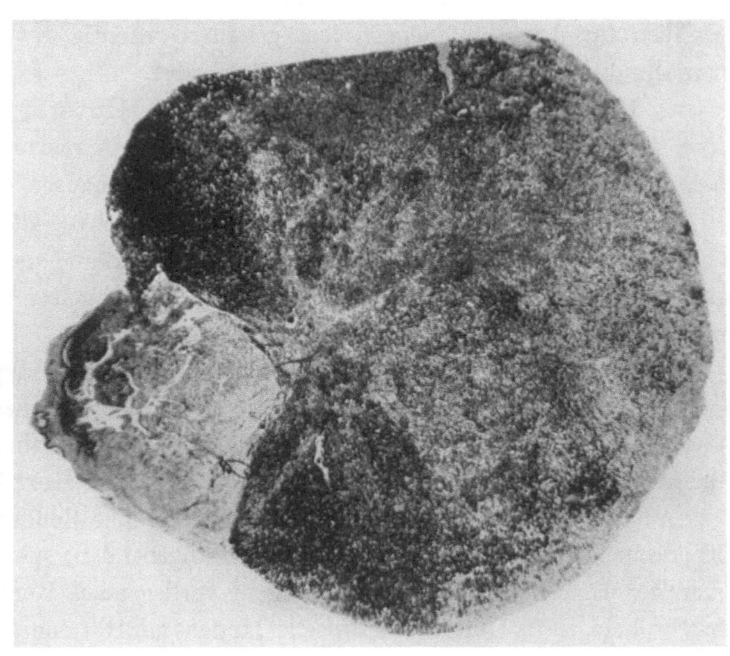

Abb. 131. Menschliche Hypophyse (38jährige Frau), histologischer Schnitt in 16facher Vergrößerung.

gleichzeitig immer zwei oder drei Organe exstirpiert werden. Denn ein so wenig indifferentes Beginnen die Exstirpation der ganzen Drüse schon ist, um so schwieriger wird es sein, auf diese Weise außerdem noch exakte Trennungen der einzelnen Anteile derselben vorzunehmen. Meines Wissens sind Versuche in dieser Richtung nur spärlich unternommen oder nur als Zufälligkeit geglückt und würden wohl auch vorläufig von vornherein als noch aussichtslos anzusprechen sein, wie sich aus der feineren Anatomie der Hypophyse ohne weiteres ergeben muß [1].

Bekanntlich besteht die Hypophyse im wesentlichen aus zwei Hauptanteilen, die zwar eng miteinander verbunden sind oder sagen wir zellgeweblich dicht an dicht liegen, auf verhältnismäßig engstem Raum örtlich zentriert und von einer ebenso eng umschriebenen Knochenhöhle begrenzt sind, jedoch entwicklungs- und entstehungsgeschichtlich gar nichts miteinander zu tun haben. Denn der Hinterlappen ist rein nervösen Ursprungs, besteht zur Hauptsache aus Gliagewebe, das ursprünglich aus dem 3. Ventrikel stammt,

---

[1] Nachtrag bei der Korrektur: Einzelne neuere Ergebnisse darüber siehe später!

während der Vorderlappen — auf Grund seiner cellulären Zusammensetzung den Prototyp einer Drüse mit innerer Sekretion darstellend — sich aus dem Mesoderm als Ausstülpung eines Kopfdarmanteiles entwickelt. Zu diesen beiden Hauptanteilen der Hypophyse gesellt sich noch ein dritter, der Mittellappen oder die Pars intermedia. Mit dauernder Gedankenrichtung auf die Bedeutung der inneren Sekretion der Hypophyse für die Geschlechtsfunktion der Frau können wir auf Grund der heutigen Kenntnisse dazu folgendes sagen:

1. Der drüsige Vorderlappenanteil hat gerade in jüngster Zeit, d. h. wie oben schon erwähnt im letzten Dezennium, eine derartig enorme Bedeutung durch den Fortschritt der experimentellen Forschung bekommen, daß die Kenntnis aller Einzelheiten desselben für den Gynäkologen fast genau so wichtig geworden ist wie diejenige der Ovarialfunktion, also der Geschlechtsdrüse selbst.

2. Die Kenntnisse über die Funktion des Hinterlappenanteiles haben sich in dieser Zeit zwar bedeutend gemehrt, sind jedoch in morphologischer Beziehung kaum über den Grad der Vermutungen und Annahmen hinausgekommen.

3. Die Bedeutung des Mittellappens der Hypophyse ist bis heute nicht nur für die experimentelle Forschung umstritten, sondern sein Vorhandensein wird sogar beim Menschen zum Teil negiert. Diejenigen Autoren, welche ihn hier gelten lassen, streiten sich um seine funktionelle Bedeutung oder Bedeutungslosigkeit.

Über die anderen Anteile, welche zum Gesamtorgan Hypophyse noch dazu gehören (Hypophysenstiel, Hypophysenhöhle usw.) ist hinsichtlich ihrer Beziehung zum Genitale naturgemäß nichts bekannt. Ich verweise dieserwegen daher auf die der vorliegenden Abhandlung vorangehenden allgemeinen Ausführungen Berblingers.

Aus dem Gesagten folgt die Notwendigkeit der Sonderkenntnis des Hypophysenvorderlappenanteiles und damit einer vorangehenden speziellen Besprechung dessen bekannter Einzelheiten. Auf die geringen vorliegenden Kenntnisse über die Beziehung der Morphologie des Hinter- und Zwischenlappens zur Hormonologie kann an entsprechenden Stellen deshalb kurz verwiesen werden, weil sie bis heute der Spekulation noch völlig freien Lauf lassen.

2. Histologische Vergleichsuntersuchungen.

Schon die Ergebnisse der Histologie der Hypophyse mußten die Aufmerksamkeit ganz besonders stark auf den Vorderlappen dieser Drüse lenken. Lag die Kenntnis der unveränderlichen — man möchte sagen „monotonen" — Zellanordnung des Hinterlappens fest, war man im Zweifel darüber, ob in ihm Nervenfasern vorkämen oder nicht, und führte die Streitfrage um den Mittellappen oder gar dessen Existenz zu keinen positiven Ergebnissen, so war andererseits der Hypophysenvorderlappen ein wahres Kaleidoskop der Zellen und Zellarten, um nicht auf die verschiedenste Weise Versuchen der Differenzierung unterzogen zu werden. Manifestiert sich doch hier — und nur hier — der eigentliche Drüsencharakter dieser „Drüse" in ihren Zellen und Zellanordnungen; weist doch hier schon die bloße systematische histologische Untersuchung auf eine innere Sekretion von vornherein hin: Die Zellen befinden sich in typischer Drüsenanordnung; sie sind Epithelien, die teils Drüsenbalken bilden, teils sich um ein Drüsenlumen gruppieren. Es besteht kein Ausführungsgang, dagegen eine enorme Blutversorgung. Zarteste Bindegewebssepten, überall hindringend, tragen reichlichst Gefäße und Lymphbahnen. Wo die

Drüsenepithelien im Schnitt nicht um ein Lumen gruppiert sind, liegen sie häufig den Gefäßwänden dicht an, zum Teil in sie hineinragend. Kurz — ein rein drüsig-epitheliales Gebilde mit stärkstem, eng-verbundenem Blutzu- und -abfluß.

Abb. 132. Mikroskopischer Schnitt aus dem normalen Hypophysenvorderlappen einer 27jährigen Virgo. Übersichtsaufnahme. (Hypophyse aus der Sammlung von Prof. Berblinger-Jena.)

Bekanntlich unterscheiden wir mit Erdheim und Stumme, Berblinger, Kraus u. a. im wesentlichen drei Gruppen von epithelialen Elementen: Die Eosinophilen, die Basophilen und die Hauptzellen. Dabei wollen wir hier betonen, daß ein Wesensunterschied hinsichtlich der morphologischen Struktur zunächst einmal nur besteht zwischen den ersteren beiden (Eosinophilen und Basophilen) einerseits und den letzteren (Hauptzellen) andererseits; nämlich vor allem insofern, als eine starke Wandelbarkeit der einzelnen, an sich schon anders strukturierten Hauptzellen gegenüber den sog. chromophilen Zellarten nachgewiesen ist. Im übrigen besteht der Unterschied zwischen Eosinophilen und Basophilen im wesentlichen in ihrer unterschiedlichen Reaktion (d. h. in diesem Falle Tingierbarkeit) auf Farbstoffe. Wie der Name sagt, handelt es

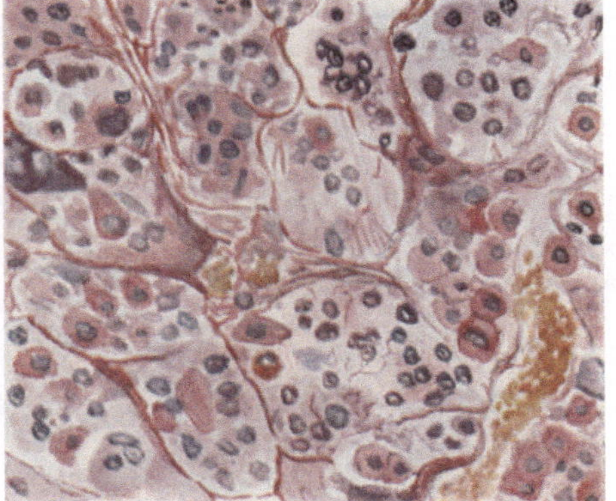

Abb. 133. Zellen aus dem Hypophysenvorderlappen der Abb. 132.

sich also bei den chromophilen um Zellgruppen, von denen die eine mehr das saure Eosin annimmt und sich rot färbt bei der gewöhnlichen Hämatoxylin-Eosinfärbung und von denen die andere eine besondere Affinität zum basischen Hämalaun aufweist.

Es sind zwar Spezialfärbemethoden zur anderweitigen Differenzierung der einzelnen Zellen beschrieben worden, die jedoch hier in diesem Zusammenhange weniger interessieren dürften.

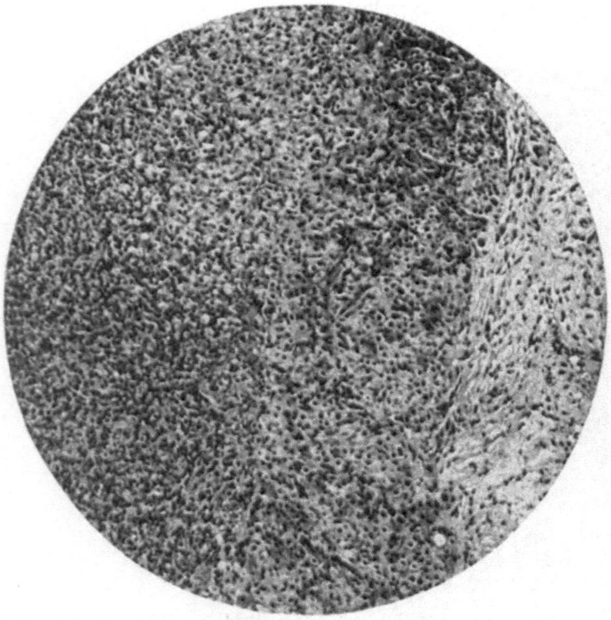

Die drei genannten Zellgruppen sollen nach den Angaben der verschiedenen Autoren normalerweise mengenmäßig verschieden an der Zusammensetzung des Hypophysenvorderlappendrüsengewebes beteiligt sein. Nicht, daß sie in einem bestimmten festliegenden Zahlenverhältnis zueinander ständen, sondern von der einen Zellgruppe sind immer mehr vorhanden als von der anderen, und von dieser wieder mehr als von der dritten. Aber auch hier schwanken die Angaben etwas, insofern nach Erdheim, Kraus u. a. die Eosinophilen an erster, die Basophilen an zweiter und die Hauptzellen an dritter Stelle stehen, während Berblinger und sein Schüler Hoeppli häufig die Basophilen mengenmäßig an letzter Stelle fanden. Häufig weist in der menschlichen Hypophyse ein größerer Teil der chromophilen Zellen, also der Eosinophilen und Basophilen, eine feine Granulierung auf. Wenn es chromophile Zellen mit gleichzeitiger eosinophiler und basophiler Granulierung nach Berblinger auch nicht gibt, so finden sich doch andererseits chromophile Zellen, die sich weder als zur einen noch als zur anderen Gruppe gehörig beurteilen lassen. Hierzu einige Bemerkungen: An der Sonderstellung der Hauptzellen dürfte kein Zweifel möglich sein, denn wir finden sie bei den meisten Tieren nicht nur rein färberisch und histologisch-strukturell ganz anders geartet als die chromophilen Zellen, sondern außerdem gewöhnlich in einer fast völlig isolierten

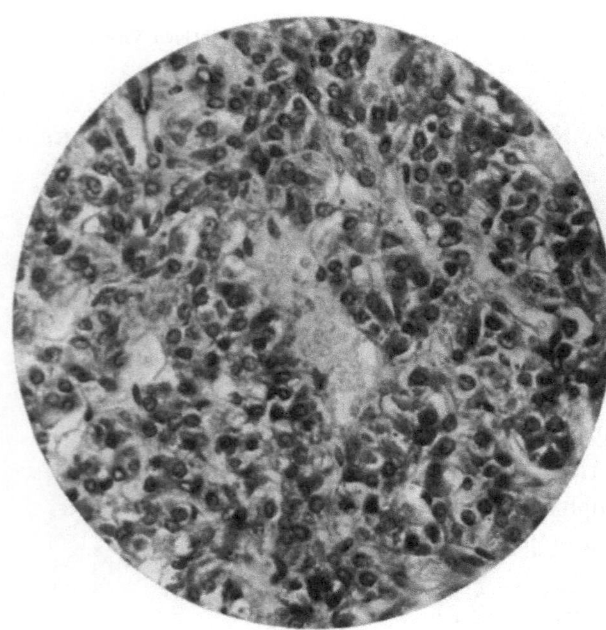

Abb. 134. Partie aus der Hypophyse eines Kaninchens. (Vorderlappenanteil links; Mittellappen: große Zellen in der Mitte; Hinterlappenanteil rechts.)

Abb. 135. Zellen aus dem Vorderlappen einer Kaninchenhypophyse. (Sekretion in ein Blutgefäß hinein.)

Gruppe für sich angeordnet. Beim Menschen sind alle drei Zellarten untereinander gemischt im Vorderlappen verteilt enthalten, während die Hauptzellen bei den meisten Tieren in einem gesonderten, zwischen Vorder- und Hinterlappenteil eingeschobenen „Mittellappen" eine eigene Formation bilden, so daß also der eigentliche Vorderlappen lediglich die Chromophilen enthält. Beobachtungen, die ich an mehreren hundert Kaninchen·hypophysen machte, haben mir nun hier hinsichtlich der Eosinophilen und Basophilen zu denken gegeben. Gerade bei diesen Tieren besteht eine fast scharfe Grenze — soweit man bei einer Drüsenzellanordnung eben von einer solchen sprechen kann — zwischen dem nur Hauptzellen tragenden Mittellappen und der großen Hauptmasse der Chromophilen im eigentlichen Vorderlappen. Wenn man nun die „Vorderlappenzellen" beim Kaninchen aufmerksam studiert, so kann man eigentlich nur zu folgendem Resultat kommen: Entweder gibt es dort bedeutend mehr als nur zwei Arten oder aber es gibt überhaupt nur eine Art Zellen, die sich aber auf Grund wechselnder histologischer Funktionsstadien im mikroskopischen Bild färberisch verschieden darstellen.

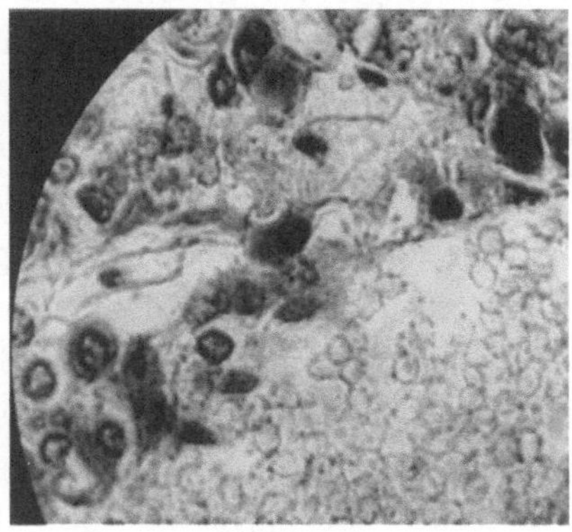

Abb. 136. Starke Vergrößerung aus den Hypophysenvorderlappen der Abb. 135.

Unter Innehaltung gleicher Färbemethodik konnte ich jedenfalls bei ihnen die verschiedensten Übergänge hinsichtlich der Annahme des Eosinfarbstoffes erkennen. Von tiefem Rot über blasseres Rosa bis zur fast völligen

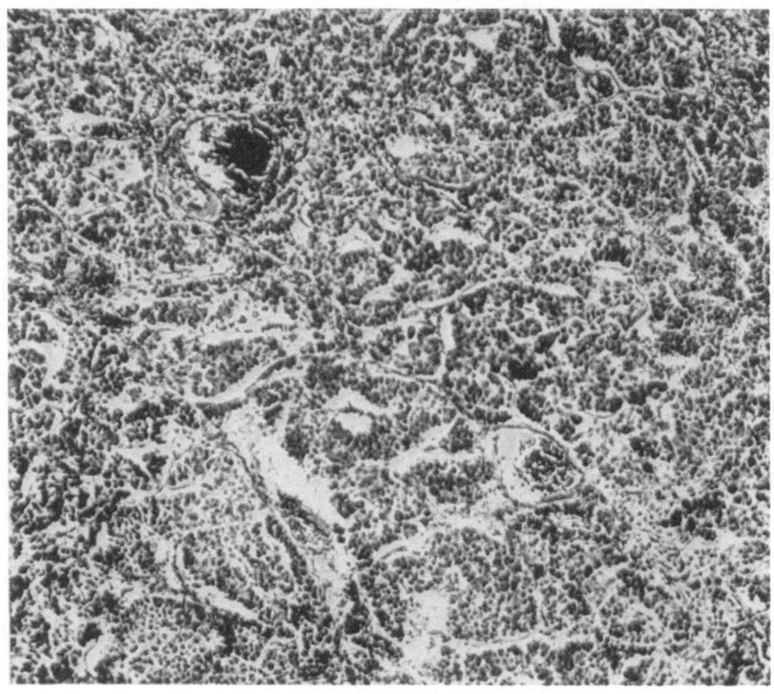

Abb. 137. Mikroskopischer Schnitt aus dem Hypophysenvorderlappen einer 27jährigen Primipara im 7. Monat der Gravidität. — Übersichtsaufnahme. (Hypophyse aus der Sammlung von Prof. Berblinger-Jena.)

Färbearmut des Plasmas lassen sich in ein und demselben Hypophysenvorderlappen die verschiedensten Übergänge nachweisen. Sie erwecken dadurch beim geschlechtsreifen Tier den Eindruck stärkster Aktivität, wenn man die Intensität der Annahme des Eosin als Kriterium des Sekretgefülltseins ansieht. Das letztere scheint mir aber der Fall zu sein, denn man kann die eosinophilen Zellen bei ihrer Sekretionstätigkeit direkt im mikroskopischen Schnitt beobachten, insofern man hochrot oder auch schon etwas weniger rot gefärbte Zellen, die in der Nähe von Gefäßen liegen, studiert. Sie ragen dort häufig mit einer Kante direkt ins Lumen des Gefäßes hinein; man sieht wie sie ihr nach dem Lumen zu verblassendes Sekret unter Verschwimmen und Verwaschen der dortigen Zellgrenzen direkt ins Gefäß hinein abgeben. An anderen, blasseren Zellen läßt sich dann erkennen, daß es sich um solche mit vollzogener oder fast vollzogener Sekretentleerung handeln muß. Es liegt auf Grund dieser Beobachtungen der Schluß nicht fern, daß die Eosin nicht annehmenden Zellen solche mit gerade abgelaufener Funktion darstellen, daß in der scharfen Begrenzung frisch hochrot gefärbter „Eosinophiler" die neue Sekretfüllung zu sehen ist und daß somit zum mindesten die Eosinophilen einem starken Wandel unterworfen sind.

Viele Ergebnisse, welche auf Grund histologischer Vergleichsuntersuchungen schon lange bekannt sind, beziehen sich auf die verschiedene Größe der Hypophyse. Wechsel in der Größe und Masse der Drüse kommen unter ganz normalen, physiologischen Bedingungen vor. Diese Größenunterschiede sind bei einiger Übung bereits mit bloßem Auge makroskopisch erkennbar. Die histologische Untersuchung solcher Hypophysen hat aber auch hier ergeben, daß eine Größenzunahme in diesen Fällen vor allem oder fast lediglich wieder auf den Vorderlappen zurückzuführen ist, daß also ein Wechsel im Hypophysenvolumen unter normalen Bedingungen einen Wechsel des Vorderlappenvolumens bedeutet.

Diese rein histologischen Feststellungen über das Verteilungsverhältnis der verschiedenen Zellen und über den Größenwechsel des Hypophysenvorderlappens haben nun von vornherein auf eine innersekretorische Beziehung desselben zum weiblichen Genitale hingewiesen. Ich sagte, daß die auf diese einfache Weise gemachten Beobachtungen sich schon auf normale physiologische Verhältnisse beziehen. Sehr starkem Wechsel in der Funktion ist nun bereits physiologischerweise das Ovarium und überhaupt das weibliche Genitale unterworfen. Den stärksten Ausdrucksformen dieses ovariellen oder genitalfunktionellen Wechsels im weiblichen Organismus entsprechen nun auch bestimmte histologische Zustandsänderungen im Hypophysenvorderlappen, wie sie eben bekannt sind unter dem Namen der Schwangerschafts- und der Kastrationshypophyse.

a) Schwangerschaftshypophyse. Die ersten Beschreibungen von histologischen Veränderungen der Hypophyse in der Schwangerschaft sind am Menschen von Erdheim und Stumme (1909) erfolgt, haben bald von verschiedenen Seiten ihre Bestätigung erfahren und sind — trotz nachfolgender Untersuchungen an Tieren (Kolde, Biedl, Unkaryja, Schenk u. a.[1]). — in ihren Ergebnissen wohl am einheitlichsten geblieben. Daß dabei die histologischen Befunde vom Menschen nicht so ohne weiteres auf diejenigen am Tier zu übertragen sind, haben, abgesehen vom schon erwähnten zellenanordnungsmäßig überhaupt verschiedenen Bau der menschlichen und tierischen Hypophyse, später, d. h. in letzter Zeit, die Ergebnisse der vergleichenden Hormonforschung gezeigt. Vom spezifischen Sexualhormon des Hypophysenvorderlappens ließen sich bei den darauf untersuchten Tieren meistens gewisse Mengen im Vorderlappen während der Schwangerschaft nachweisen,

---

[1] Zum Teil zit. nach Berblinger.

beim Menschen nicht. Darauf kommen wir noch zurück. Auf jeden Fall tritt sowohl beim Menschen als auch bei den Tieren, eine Vergrößerung der Hypophyse während der Schwangerschaft ein, die sich eben wieder auf den Vorderlappen erstreckt und als solche von Comte bereits 1898 beobachtet wurde. Diese Vergrößerung und die übrigen Veränderungen in den Zellen steigern sich mit der Häufung von Schwangerschaften, sind aber andererseits reversibel; d. h. die Veränderungen gehen nach der Schwangerschaft zurück. Dabei weisen sie jedoch einige bemerkenswerte Besonderheiten auf, nämlich: während die positiven Veränderungen in der Schwangerschaft zunächst einmal sehr früh (beim Menschen im 2. Monat der Gravidität) einsetzen und sich bei der folgenden nach 7—8monatiger Dauer derselben zu ihrer bekannten Stärke entwickeln, erfolgt ihre Rückbildung erstens sehr langsam, d. h. kann sich über Jahre hinziehen, und zweitens auch unvollkommen. Das Wesen der zur Hypertrophie des Vorderlappens führenden Veränderungen besteht nun in einer Hypertrophie und einer zahlenmäßigen Zunahme bestimmter Zellelemente, nämlich der Hauptzellen. Und hier besteht nun ein Einklang mit den Veränderungen am Tier: der dort aus Hauptzellen bestehende, gesonderte Mittellappen verbreitert sich, weist eine Hypertrophie seiner uniformen Zellelemente und eine prägnantere basophile Farbannahmebereitschaft derselben auf. Man hat die so veränderten Hauptzellen auch als Schwangerschaftszellen bezeichnet, obgleich Berblinger und Luckermann sie beim Menschen auch

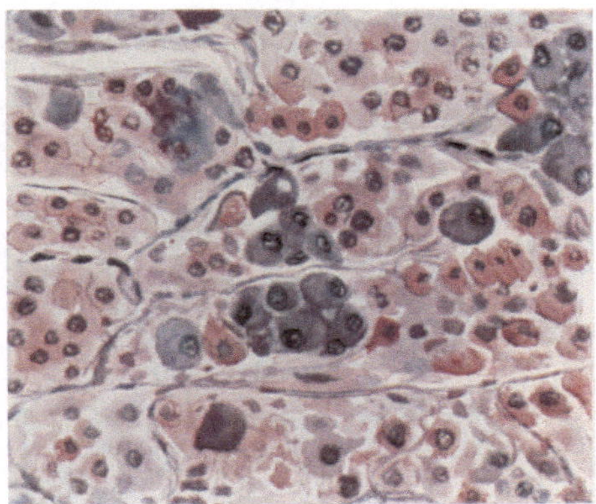

Abb. 138. Zellen aus dem Hypophysenvorderlappen der Abb. 137.

während gewisser Krankheitsbilder von seiten der Thyreoidea feststellen konnten und obgleich ihr einheitliches Auftreten zur Zeit der Trächtigkeit bei einigen Tieren noch umstritten ist (s. auch Trautmann, 1924). Es sei auch erwähnt, daß es Autoren gibt, welche die Schwangerschaftszellen als den Eosinophilen nahestehend ansehen (Kraus). Wichtig ist, daß infolge der Hypertrophie und Hyperplasie der Hauptzellen diese Schwangerschaftszellen das Bild beherrschen, d. h. also beim Menschen im Vorderlappen gewissermaßen die chromophilen Zellen in den Hintergrund (= an die Peripherie) drängen und beim Tier den Ort ihres hauptsächlichen Sitzes, d. h. den Mittellappen, vergrößern. Während die prozentuale Mengenbeteiligung der einzelnen Zellarten, wir wir schon erwähnten, normalerweise schwanken kann, wollen wir folgendes festhalten: Die Basophilen sind immer am geringsten an Zahl vertreten, auch in der Schwangerschaft also, und die Hauptzellen sind in der Schwangerschaft an Zahl immer führend. Bei Tieren kann es während der Trächtigkeit zu einer Verminderung der Eosinophilen kommen.

Veränderungen im Sinne der Schwangerschaftshypophyse würden auf Grund der durch die moderne Sexualhormonforschung gewonnenen Kenntnisse über das Chorionepitheliom auch für diese Fälle zu vermuten sein. Während aber an solchen Tumoren bei Frauen deswegen kein einheitliches Resultat zu ersehen wäre, weil meistens normale Schwangerschaften und damit entsprechende Hypophysenveränderungen vorhergegangen sind, würde die Hypophyse eines Mannes mit Chorionepitheliom hier hormonale Korrelationen aufdecken können. Berblinger hat nur ein einziger solcher Fall zur Verfügung gestanden, wobei keine Schwangerschaftsveränderungen der Hypophyse vorhanden waren. Heidrich, Fels und Mathias haben dann von einem Falle mit Chorionepitheliom beim Manne (Hoden und viele Metastasen) berichtet, bei dem sie eine typische Schwangerschaftshypophyse nach der Sektion haben nachweisen können[1]. Diesen Befunden zum Trotz wurde von E. Stöckl erst kürzlich ein Fall von Chorionepitheliom beschrieben, bei dem es sich 1. um eine Frau, 2. um eine Mehrgebärende, 3. eben um ein Chorionepitheliom handelte, ohne daß zunächst einmal überhaupt eine Vergrößerung der Hypophyse nachzuweisen gewesen wäre. Die Hypophyse war im Gegenteil klein und wog nur die Hälfte

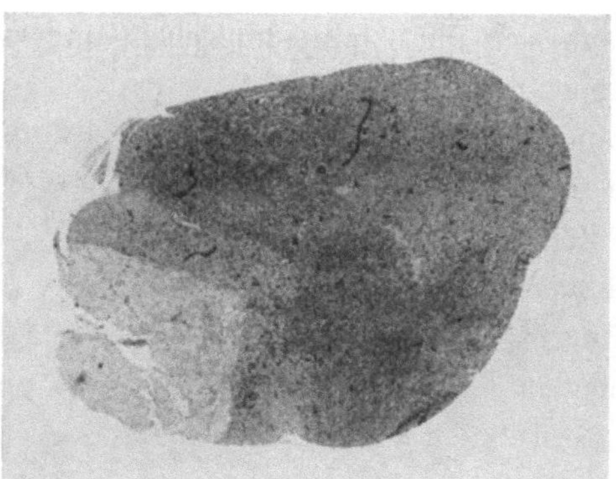

Abb. 139.   Hypophyse eines normalen reifen Kaninchens.

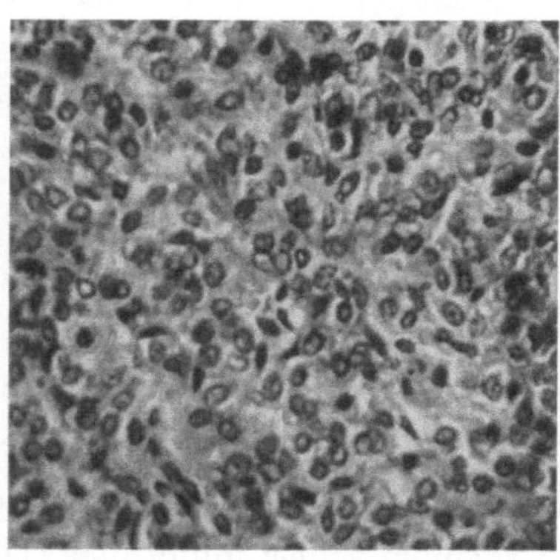

Abb. 139a. Zellen aus dem Vorderlappen der Hypophyse der Abb. 139.

gegenüber normalen Hypophysen multiparer Frauen. Eine besondere Hauptzellenvermehrung war keineswegs nachzuweisen, dagegen waren es hier nun die Basophilen, welche gegenüber normalen Verhältnissen bedeutend in den Vordergrund traten.

b) Kastratenhypophyse. Sind es bei der Schwangerschaftshypophyse die Veränderungen am Menschen, welche am deutlichsten in Erscheinung treten und dadurch ursprünglich und zuerst die Aufmerksamkeit auf sich lenkten, so sind es bei den direkten Beziehungen zwischen Ovar und Hypophysenvorderlappen die Studien am Tier, welche die deutlichsten Resultate ergeben haben. Führten die am Menschen beobachteten Graviditätsveränderungen zur Charakterisierung der „Schwangerschaftszellen", so brachten die am Tier festgestellten, auf die Ovarienexstirpation folgenden Vorderlappenveränderungen die Kennzeichnung einer besonderen Kastratenhypophyse mit sich, ebenfalls charakterisiert durch eine besondere Zellform, die sog. „Kastrationszellen". Wohl die ersten Veränderungen nach experimenteller Kastration wies Fichera[2] an Hühnern, Kapaunen, Ochsen, Meerschweinchen und Kaninchen nach. Zunächst einmal kommt es nach Ausfall der Geschlechtsdrüsen ebenso wie in der Schwangerschaft zu einer Vergrößerung der Hypophyse infolge Hypertrophie des Vorderlappens und damit zu einer Gewichtszunahme, wenngleich auch darüber die Angaben für einige Tiere von den Autoren etwas verschieden lauten. Für diese Größenzunahme sind jedoch im Gegensatz zur Schwangerschaft bei der Kastrationshypophyse besonders die Eosinophilen verantwortlich, die sich bei den meisten Tieren stark

---

[1] Siehe auch Hady.
[2] Zit. nach Berblinger.

vermehrt fanden. Dabei werden die Veränderungen um so deutlicher, je länger der Zeitpunkt der. Kastration zurückliegt (Kolde). Die Zahl von Eosinophilen und Hauptzellen ändert sich nach Lehmann bei der Ratte sogar bis zum umgekehrten Verhältnis, so daß die Eosinophilen doppelt so reichlich angetroffen werden können als letztere. Die weibliche Ratte war es nun, an der Schleidt eine typische, nach Kastration auftretende Zellform des Vorderlappens beschrieb, eine Zellart, die sog. „Siegelringformen", welche man seither als Kastrationszellen bezeichnet, über die aber hinsichtlich ihres Vorkommens bei anderen Tieren die Literatur recht wenig Aufschluß gibt. Diese dann von Addison, Biedl und Zacherl, Unkariya, Schenk und später im Verlauf der experimentellen Sexualhormonforschung immer wieder erwähnten Zellen stellen nach ihrem ganzen Aussehen Degenerationsformen dar. Sie stellen nach Berblinger umgewandelte basophile Zellen dar, die durch kolloide Entartung groß und blasig-aufgetrieben werden. Diese Zellen der Kastraten-

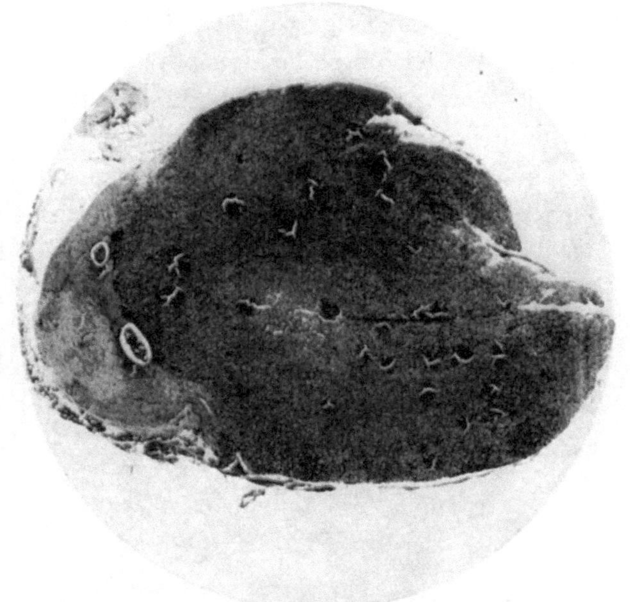

Abb. 140. Hypophyse eines 1³/₄ Jahr kastrierten reifen Kaninchens (gleiche Vergrößerung und gleiches Gewicht des Tieres wie in Abb. 139.)

Rattenhypophyse zeichnen sich durch ihre geringe Farbannahme aus, erscheinen dadurch blaß; ihr Kern liegt — infolge der blasigen Degeneration beiseite gedrängt — meistens exzentrisch und peripher in der Zelle (daher „Siegelringform"). In der für die Ratten so typischen Form kommen diese Zellen in der Hypophyse anderer kastrierter Tiere kaum vor, obgleich auch dort ähnliche, auf Degenerationen hinweisende Zellen von blasigem Charakter nachweisbar sind. Außerdem treten diese Zellen bei der Ratte schon verhältnismäßig kurze Zeit nach der Kastration auf, wobei sie allerdings erst nach mehreren Wochen bis einigen Monaten in größerer Anzahl und dann das Bild beherrschend angetroffen werden. Bis 1929 lagen Beobachtungen über die Rattenhypophyse mit einer Kastrationsdauer bis zu 8 Monaten von Schenk vor. Dieser Autor beschrieb dann aber, daß er bei

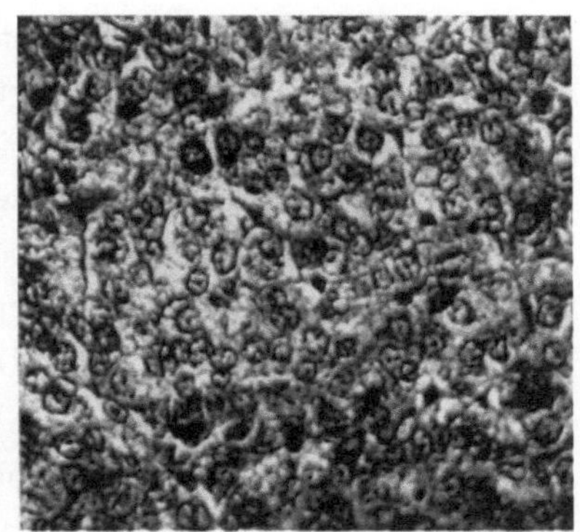

Abb. 140a. Zellen aus dem Vorderlappen der Hypophyse der Abb. 140.

Tieren mit noch länger zurückliegendem Kastrationstermin (19—20 Monate) eine spontane Rückbildung der Kastrationsveränderungen beobachtet habe. Wenngleich sich auch noch Reste der „Siegelringformen" finden, so zeigten gerade die Erscheinungen an diesen, daß auch sie im Begriff der spontanen Regeneration waren. Diese Beobachtungen Schenks sind bisher noch alleinstehend. Ich kann auf Grund von eigenen Beobachtungen an operativ-kastrierten Kaninchen mit einer Kastrationszeit bis zu 2 Jahren folgendes sagen: Auch bei diesen Tieren treten den Kastrationszellen vergleichbare Veränderungen im Vorderlappen auf. Die Entwicklung großer blasig-aufgetriebener Zellen mit hier sich ebenfalls blaß darstellendem Kern und Protoplasma geht viel langsamer vor sich als bei den Ratten und erstreckt sich über Monate. Eine spontane Rückbildung dieser Veränderungen konnte ich — wie gesagt bis nach 2 Jahren — nicht feststellen. Die ganz markanten Kastrationsveränderungen im Hypophysenvorderlappen der Ratte sind es, welche zu einer so ausgiebigen Verwendung gerade dieses, außerdem billigen Laboratoriumstieres bei der experimentellen Lösung von Fragestellungen nach der hormonalen Korrelation zwischen Hypophysenvorderlappen und Ovarien geführt haben. Wenn schon bei anderen Tieren diese Kastrationsveränderungen nicht so deutlich sind wie gerade bei der Ratte, so muß

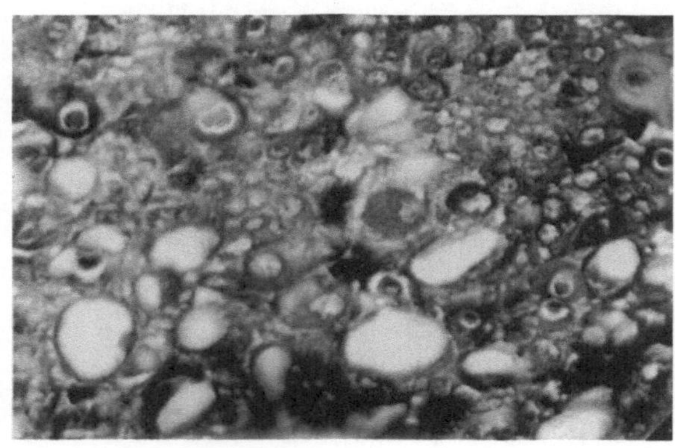

Abb. 141. Kastrations- („Siegelring"-) Zellen im Rattenhypophysenvorderlappen; 122 Tage nach der Kastration. [Aus Schultze K. W.: Arch. Gynäk. 158 (1934).]

hier erwähnt werden, daß es typische „Kastrationszellen" im Sinne der Siegelringformen bei der Frau nicht gibt. Berblinger, der darauf besonders hinweist, konnte am Menschen selbst die bei Hunden in Form der „Kastrationszellen" zu findende Vergrößerung von Hauptzellen nicht nachweisen. Es bleibt damit für die menschliche Kastratenhypophyse als einzige Gemeinschaft mit den Veränderungen an tierischen Hypophysen nach der operativen Ovarienentfernung die Zunahme der eosinophilen Zellen. Jedoch auch diese konnte keineswegs als völlig konstant erwiesen werden; ja, nach Rössle und Berblinger kann bei der Frau sogar die Vergrößerung des Vorderlappens nach der Kastration manchmal überhaupt vermißt werden.

Es sei hier noch hinzugefügt, daß die Veränderungen der Kastrationshypophyse auch bei solchen Tieren auftreten, bei denen die Entfernung der Ovarien schon vor der Zeit der Geschlechtsreife ausgeführt wurde. Ferner sei darauf hingewiesen, daß wir nach einer Kastration durch Röntgenstrahlen naturgemäß die typischen Veränderungen im Hypophysenvorderlappen dann erwarten können, wenn wirklich alle funktionellen Elemente der Ovarien ausgeschaltet sind. Da wir aber auf Grund von Tierversuchen (von Schubert, Geller, Schugt, Parkes u. a.) wissen, daß dazu recht große Dosen notwendig sind, ist bei der Beurteilung der Hypophysen derartiger Tiere dementsprechend Vorsicht geboten. Am Menschen sind jedenfalls entsprechende Veränderungen im Hypophysenvorderlappen nach vollständiger Ausschaltung der Ovarien durch intensive Röntgenbestrahlung beschrieben worden (Borak und Windholz[1], Berblinger).

c) **Hypophyse bei Genitaltumoren.** Spezielle Untersuchungen über Veränderungen der Hypophyse bei Vorhandensein von Tumoren am weiblichen Genitale sind außer den Angaben von Berblinger und Muth (1923) und von Karlefors (1920)[1] meines Wissens in der Literatur zusammenhängend nicht beschrieben worden. Nachdem Einzel-

---

[1] Zit. nach Berblinger.

heiten über die enge hormonale Korrelation zwischen Hypophysenvorderlappen und Ovarium erst durch die Forschungen der letzten Jahre näher bekannt geworden sind,

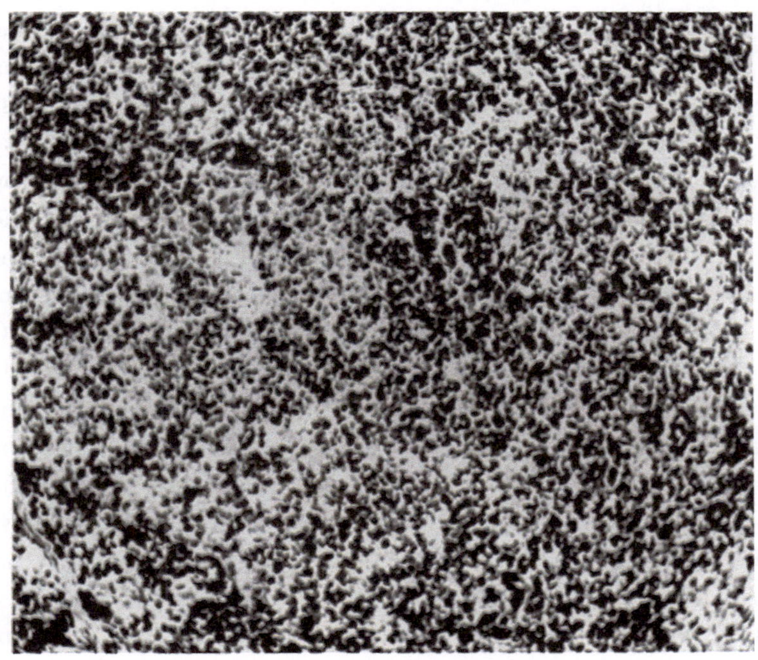

Abb. 142. Mikroskopischer Schnitt aus dem Hypophysenvorderlappen einer 38jährigen Frau (III-para. — Letzte Geburt vor 6 Jahren), die vor längerer Zeit kastriert wurde. — Übersichtsaufnahme. (Hypophyse aus der Sammlung von Prof. Berblinger-Jena.)

dürfte diese Frage zwar akut geworden sein, jedoch die zur Erlangung einer genügenden Anzahl von systematischen Vergleichsuntersuchungen erforderliche Zeit noch nicht verstrichen sein. Nach den Befunden, wie sie Karlefors und Berblinger und Muth bei Hypophysen von an Carcinom oder Sarkom (ohne spezielle Lokalisation des Tumors) verstorbenen Individuen überhaupt erheben konnten, ist dazu jedoch folgendes zu sagen: Es kommt bei der Mehrzahl der Fälle mit bösartiger Neubildung zu einer Hauptzellenvermehrung und -vergrößerung im Vorderlappen der Hypophyse. Die Veränderungen, welche naturgemäß bei Männern nur eindeutig beurteilt werden können, erreichen jedoch nicht den Grad, wie es in der Schwangerschaft bei der Frau normalerweise beobachtet wird. Für die Beurteilung des Einflusses von Genitaltumoren

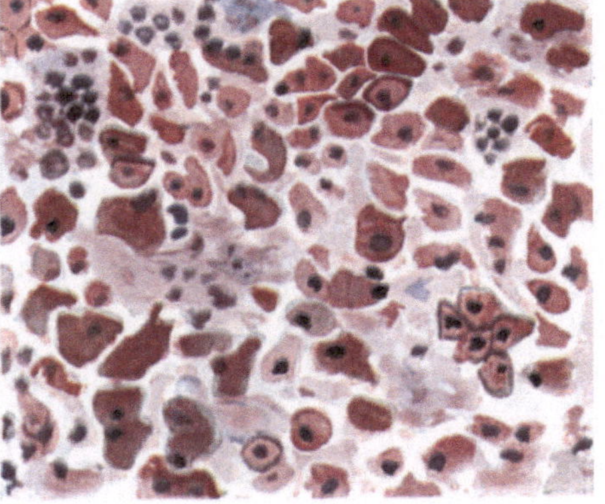

Abb. 143. Zellen aus dem Hypophysenvorderlappen der Abb. 142.

der Frau auf die histologische Struktur der Hypophyse können also nur solche Fälle in Frage kommen, die an einem Tumor zugrunde gingen ohne je schwanger gewesen zu sein oder aber diesen Tumor zur Zeit der frühen Geschlechtsreife bereits erwarben und früh starben. Berblinger und Muth fanden in diesem Sinne jedenfalls in 50% der Fälle die erwähnten Veränderungen im Vorderlappen, wenn es sich um Genitalcarcinome der Frau handelte.

d) Genitalfunktion bei Hypophysenstörungen. Zu den auf Grund histologisch-anatomischer Befunde und Vergleichsuntersuchungen gewonnenen Erfahrungen über Beziehungen der Hypophyse zum weiblichen Genitale gehören auch diejenigen, welche auf der Beobachtung von Fällen beruhen, bei denen die Sektion eine Zerstörung (vollständige oder unvollständige) der Hypophyse oder Neubildungen in ihr ergab. Das sind vor allem Krankheitsbilder, wie der sog. hypophysäre Zwergwuchs, die Dystrophia adiposogenitalis, die Akromegalie, die Simmondsche Krankheit oder hypophysäre Kachexie und andere. Mit allen diesen Zuständen geht meistens eine Störung der Genitalfunktion im Sinne der Atrophie und Afunktion einher. Es muß hier jedoch daran erinnert werden, daß für die meisten dieser Krankheitsbilder durchaus keine einheitliche Genese nachgewiesen ist. Aus ihrer Beobachtung und vergleichenden Untersuchung allein hat sich also eine engere, sagen wir differenziertere Korrelation der Hypophyse zum weiblichen Genitale zunächst nicht konstruieren lassen. Man hat auf Grund des Studiums dieser Krankheitsbilder lediglich feststellen können: 1. Es besteht eine Korrelation Hypophyse-Ovarium und 2. einige Formen der teilweisen Zerstörung des Hypophysenvorderlappens bzw. seine vollständige Ausschaltung gehen mit einer Stoffwechsel- und Wachstumsstörung einher, in deren Begleitung eine genitale Dystrophie eintritt. Aber auch die primären Tumoren des Hypophysenvorderlappens haben hinsichtlich ihrer Differenzierung und Zellzusammensetzung zunächst keine weitere Aufklärung hinsichtlich der feineren Beziehungen zwischen Hypophyse und Geschlechtsdrüse gebracht. Bekanntlich sind ja im Vorderlappen drei verschiedene „Adenome" entsprechend den drei verschiedenen Zellarten möglich, nämlich eosinophile, basophile Adenome und solche aus Hauptzellen. Wenn auch die so eindeutigen Störungen bei der Akromegalie auf eine Korrelation des Stoffwechsel- und Wachstumfaktors zu den eosinophilen Zellen hinwies, so haben sich doch durch diese Beobachtungen keine engeren endgültig eindeutigen Beziehungen einer bestimmten Zellart des Vorderlappens zur Funktion des Genitales ergeben. Jedoch auf diese Fragen kommen wir entsprechend der weiteren Entwicklung der Hypophysenhormonforschung an anderer Stelle zurück, zumal sie eigentlich erst in den Vordergrund treten konnten, nachdem das eigentliche Hypophysenvorderlappensexualhormon entdeckt war. Wir wollen hier nur noch daran erinnern, daß auch in diesem Zusammenhang die weibliche Genitalfunktion wieder von sich aus auf einen bestehenden Einfluß ihrerseits auf die Hypophyse aufmerksam macht; denn leicht akromegalische Erscheinungen, also Hypophysenstörungen schlechthin, können in mehr oder weniger angedeuteter Form in der normalen Schwangerschaft zur Beobachtung kommen; und schließlich sind Fälle von Akromegalie bekannt, in denen sich diese im Anschluß an eine Schwangerschaft entwickelte.

3. Extraktversuche.

Im Jahre 1921 berichteten H. M. Evans und J. A. Long über Versuche mit Extrakten aus Hypophysenvorderlappengewebe von Rindern, nachdem bis dahin über derartige Extrakte lediglich aus Hinterlappen (Uteruskontraktionen) näheres bekannt war. Aus der Erfahrung heraus, daß Exstirpation oder Ausfall der Hypophyse zu Wachstumsstörungen im Sinne der Hemmung führen, war anzunehmen, daß übermäßige Zufuhr von

Vorderlappensubstanz das Gegenteil bewirkt. Die Autoren bedienten sich eines mühsam gewonnenen schwach alkalischen Rindervorderlappenextraktes, der an jungen weiblichen Ratten lange Zeit hindurch täglich injiziert wurde. Der Erfolg war eine offensichtliche Wachstumsbeschleunigung gegenüber den Kontrolltieren. Die Untersuchungen von Evans und Long wurden später (1929) von Putnam, Benedict und Teel (Schüler Cushings) an jungen Hunden bestätigt, wobei die Injektionen über Monate lang sich erstreckten und zu Wachstumsstörungen führten, die an das Bild der Akromegalie erinnerten. Wichtig ist für uns, daß nach den Angaben von Evans und Long es bei den weiblichen Ratten mit künstlich erzeugter Wachstumsbeschleunigung zu einem Ausbleiben der Brunst kam.

Hier findet sich also wieder ein Anzeichen für gewisse Beziehungen der Geschlechtsfunktion, d. h. also der Ovarien, zum Hypophysenvorderlappen, obgleich diese Untersuchungen zunächst scheinbar das Gegenteil von dem ergaben, was wir heute über die Bedeutung des Vorderlappens in dieser Beziehung wissen und was einige Jahre darauf zu entdecken anderen Forschern vorbehalten blieb. Bei ihren bedeutungsvollen Untersuchungen über das allgemeine Wachstum nach chronischer Zufuhr des Vorderlappenextraktes fanden Long

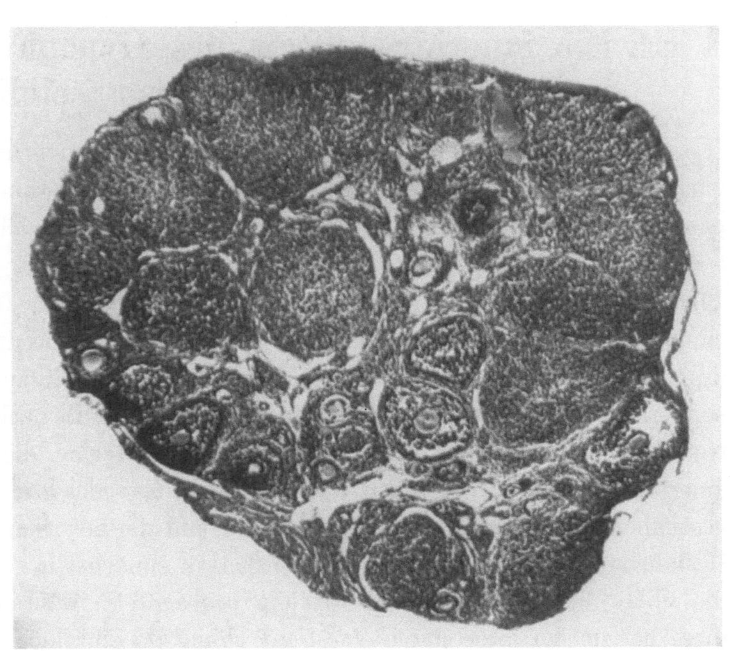

Abb. 144. Ovarium einer infantilen Maus nach verlängerter Behandlung des Tieres mit Hypophysenvorderlappenextrakt. (Übermäßige Luteinisierung des Ovars durch massenhafte Bildung von Corpora lutea. Vgl. mit Abb. 145.)

und Evans übrigens damals hinsichtlich des Genitales der weiblichen Versuchsratten folgendes: Bei den gegenüber den Kontrolltieren stark gewachsenen Versuchstieren war das Körpergewicht manchmal doppelt so groß. Während die Gewichts- und Größenzunahme sich auf die einzelnen Organe und auch auf die Ovarien erstreckte, hatten jedoch die Uteri diese Veränderungen scheinbar nicht mitgemacht. Aus der Tatsache, daß sich in den Ovarien stärkste Luteinisierung fand, daß diese Luteinisierung sich um eingeschlossene Eier herumgruppierte und schließlich keine normalen Follikel vorhanden waren, schlossen die Autoren, daß bei ihren Experimenten zwei Hormone wirksam gewesen seien: eines, welches die Follikelreifung und Ovulation „hemme" und eines, welches das Wachstum fördert. Diese Auffassung und Schlußfolgerung ist wohl in dem Sinne zu verstehen, daß bis dahin dem Ovarium allgemein eine weitgehende Selbständigkeit seiner Funktion zugeschrieben wurde, die nunmehr durch die dauernde Zufuhr von Hypophysenextrakt unterdrückt wurde. Die Autoren sahen die gleichen Veränderungen auch bei jugendlichen Tieren auftreten, was eigentlich hätte zu denken geben müssen.

Denn wenn es sich bei den beobachteten Genitalveränderungen um eine „Hemmungserscheinung" handeln sollte, so hätten die Ovarien der infantilen Tiere auf ihrer infantilen Stufe stehen bleiben müssen und gar keine Veränderung zeigen dürfen.

Wenn wir nunmehr die Methoden und Erfahrungen übersehen, welche bei der Erforschung der Bedeutung der Hypophyse, insbesondere deren Vorderlappens, angewandt wurden, so fällt uns die bis dahin nur geringe Verwendung des Drüsengewebes selbst (in Form von Extrakten oder ähnlichem) zu experimentellen Untersuchungen auf. Solche Untersuchungen sind es aber gewesen, die schließlich zur Erkennung der engeren Korrelation Hypophysenvorderlappen-Ovarium geführt haben.

III. Die innere Sekretion des Hypophysenvorderlappens in ihrer Bedeutung für das weibliche Genitale.

Während Evans und Long bei ihren Versuchen primär von dem Gedanken ausgingen, im Hypophysenvorderlappen müsse eine wachstumsfördernde hormonale Komponente enthalten sein, und dieses Wachstumshormon auch positiv nachweisen konnten, war die Fragestellung bei Aschheim und Zondek (Anfang 1926) und bei Smith (Ende 1926) und dann bei Smith und Engle (1927) eine andere. Diese Autoren fahndeten nach einer direkten Beeinflussung der weiblichen Genitalorgane durch den Hypophysenvorderlappen. Zu diesem Zwecke wurde nicht über lange Zeitdauer mit Extrakten behandelt, sondern das Implantationsverfahren gewählt, und bereits nach kurzer Dauer des Versuchs wurden die Organe der Tiere kontrolliert. Wohl sind diese Untersuchungen von der amerikanischen und deutschen Autorengruppe fast gleichzeitig vorgenommen worden, sie geschahen jedoch unabhängig voneinander und die amerikanischen Ergebnisse erschienen $^{1}/_{2}$ Jahr später. Es kommt hinzu, daß Smith zunächst bei seinen ersten Versuchen nicht die volle Vorderlappenhormonwirkung beobachtete, während Zondek und Aschheim diese bereits bei ihrer ersten Veröffentlichung im einzelnen und ausführlich beschrieben.

Den bis zur eigentlichen Entdeckung des Hypophysenvorderlappensexualhormons vorliegenden, über den Bereich der Vermutungen kaum hinausgehenden Vorstellungen von den Beziehungen zwischen weiblichem Genitale und Hypophyse dürfte im allgemeinen eine bestimmte Basis gefehlt haben, und das war die Berücksichtigung der eigentlichen Funktion des Ovars, d. h. also des ovariellen Zyklus. Dieser ovarielle, die Funktion und die einzelnen Funktionszustände des Genitalschlauches beim reifen weiblichen Individuum durchaus beherrschende Zyklus stellt heute die Basis der Sexualhormonforschung überhaupt dar. Ohne exaktes, immer wieder vorgenommenes Zurückgreifen auf das über seine Physiologie und Histologie Bekannte ist ein Verständnis der Wirkung von Faktoren, welche die Genitalfunktion beeinflussen, nicht möglich. Ich verweise deshalb an dieser Stelle auf alles, was im Kapitel Ovarium — vor allem auch hinsichtlich des Zyklus der Laboratoriumstiere — gesagt und erläutert wurde. Zu den Untersuchungen, welche zur Aufklärung der genannten Beziehungen geführt haben, wurden von Evans und Long Ratten, von Zondek und Aschheim Mäuse und von Smith und Engle wieder Ratten verwandt. Wir wollen deshalb ganz kurz zusammenfassend wiederholen, was an Hauptfunktionsstadien des Genitales für beide Tierarten gleichsinnig gilt: 1. Das infantile Ovar ist klein, blaß, an der Oberfläche glatt, manchmal kaum auffindbar im subrenalen Fett eingebettet liegend. Dazu gehört ein kleiner, dünner und blasser unscheinbarer Uterus, der ebenfalls aufgesucht werden muß. In der Scheide finden sich (durch Sekretabstrich nachweisbar) nur einige Leukocyten und etwas Schleim: 2. Das reife Ovar mit seinen cyclischen Wandlungen weist zwei prägnante Ausdrucksformen seiner Höchstfunktion auf: a) Das Stadium der Follikelreife; das Ovarium ist groß, durchblutet, zeigt an seiner Oberfläche reichlich glasige Follikelerhebungen und hat damit eine traubige Form. Dazu gehört ein gewachsener großer, dicker, gut durchbluteter, auf den ersten Blick auffallender Uterus. In der Scheide findet sich das typische Schollenstadium. Es sei daran erinnert, daß diesem Stadium des Oestrus ja das proöstrische vorhergehen muß, und daß während des Prooestrus bei Ratte und Maus häufig der Uterus mit klarem Sekret stark angefüllt gefunden werden kann und deshalb manchmal ballonartig aufgetrieben und durchsichtig erscheint. Diese Flüssigkeit verschwindet im Volloestrus und das eben beschriebene Bild resultiert. b) Das Stadium der Corpus luteum-Blüte; das Ovarium ist groß, außerordentlich blutreich, an Stelle der Follikel mit kleinen, stecknadelkopfgroßen (bei der Maus kleineren) rosaroten bis hochroten Corpora „lutea" durchsetzt, die erst später gelb werden. Dazu gehört ein dicker, stark durchbluteter, eher weicher und livider Uterus. Ovarium und Uterus fallen bei bloßer Betrachtung schon auf und brauchen nicht gesucht zu werden. In der Scheide findet sich ein verschleimendes Wandepithel, das ein für den Ungeübten und manchmal auch für den Geübten wenig differenziertes, unspezifisches Sekret liefert, aus dem also durch Sekretausstrichuntersuchung kein Rückschluß auf das ovarielle oder uterine Funktionsstadium möglich ist. Zu diesen mit den bekannten innersekretorischen Funktionen des Ovars einhergehenden biologischen Prozessen gesellt sich noch die Hauptfunktion des Ovars — die Eireifung. Normalerweise reift das Ei im völligen Einklang mit dem Reifen des Follikels, so daß der springende Follikel ein befruchtungsfähiges fertiges Ei ausstößt. Das Corpus luteum bildet sich sozusagen in der Abwesenheit des Eies, d. h. es entsteht aus den Follikelepithelien (den sog. Granulosazellen) der nach dem Sprung kollabierten Follikelwand, während das aus dem Verband des Ovariums losgelöste Ei sich auf der Wanderung durch die Tuben befindet.

1. Nachweis eines ovariumstimulierenden Hormons im Hypophysenvorderlappen.

Zu den Versuchen, welche Aschheim und Zondek bei der Erforschung der Beziehungen des Hypophysenvorderlappens zum Ovarium vornahmen, wurden infantile Mäuse verwandt. Die normale geschlechtsreife Maus wiegt 18—20 g und mehr; mit ungefähr 12—15 g werden die Tiere geschlechtsreif, d. h. es entspricht diese Zeit etwa ihrer Pubertät. Als sicher infantil und damit ohne cyclische Funktionen im Ovarium sind Mäuse von 6—8 g Gewicht anzusehen, d. h. solche mit einem Alter von 3—4 Wochen. Den infantilen weiblichen Mäusen wurden kleine Stückchen Hypophysenvorderlappengewebe vom Rind implantiert. Etwa 100 Stunden nach der erfolgten Implantation trat in der Scheide dieser Tiere ein „Oestrus" auf; es waren also im Scheidensekretausstrich Schollen nachzuweisen, die das Zeichen für eine Wirkung des Follikelhormons bedeuten. Wie wir im vorigen Abschnitt über die Hormone des Ovariums gehört haben, kann ein solcher Oestrus künstlich durch zugeführtes Follikelhormon an infantilen Mäusen zu jeder Zeit prompt erzeugt werden. Wir hörten aber auch, daß dieses Follikelhormon auf seine Bildungsstätte, das

Ovarium, zunächst keinen Einfluß ausübt und daß also die Ovarien danach unverändert infantil bleiben. Bei der Sektion der mit Hypophysenvorderlappengewebe implantierten Tiere stellten sich jedoch enorme Veränderungen an den Ovarien heraus, die bereits makroskopisch deutlich zu erkennen waren: Die Ovarien waren stark vergrößert, also innerhalb 100 Stunden bis zur Reife gewachsen und außerdem waren sie durchsetzt mit kleinen blutigen Gebilden und Corpora lutea. Die mikroskopische Untersuchung ergab, daß es sich bei den ersteren um große Follikel handelte, in deren Höhle hinein Blutungen erfolgt waren, und daß letztere tatsächlich Gelbkörper darstellten. Parallel mit diesen Veränderungen der Ovarien fand sich der Genitalschlauch der Versuchstiere in einem zum Teil enormen Wachstumszustand. Die Uteri waren dick, zum Teil glasig und mit Sekret angefüllt.

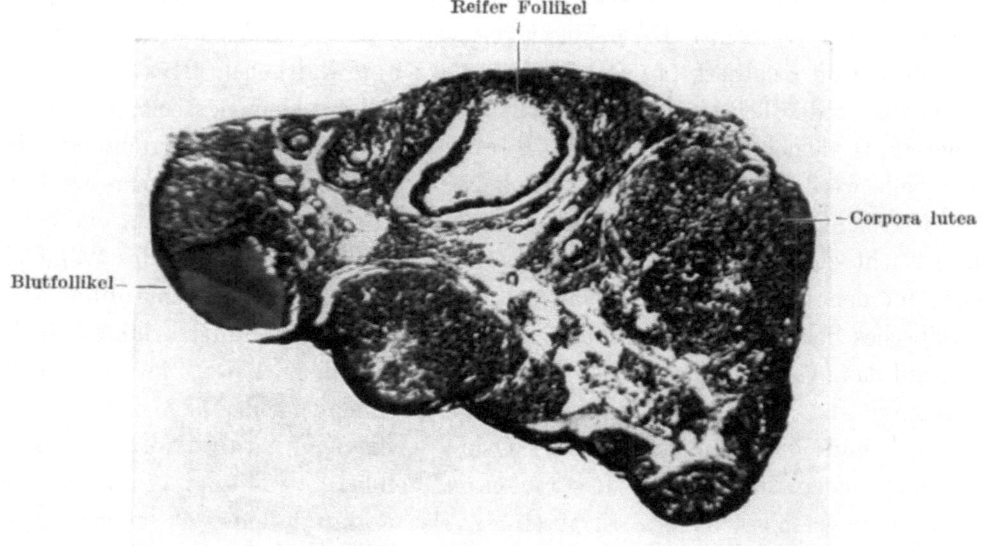

Abb. 145. Ovarium einer infantilen Maus nach Behandlung des Tieres mit Hypophysenvorderlappenextrakt. (Follikelreife, Blut,,punkt" und Corpora lutea = HVR. I—III.)

Die Scheide wies — wie schon erwähnt — das Schollenstadium und damit das Zeichen des erfolgten Schleimhautaufbaues auf. Die Autoren wiederholten an vielen Mäusen diese Versuche immer mit dem gleichen Ergebnis; sie stellten andererseits Kontrollversuche an mit allen möglichen Lösungen, Körperflüssigkeiten und Gewebsextrakten, vor allem aber auch mit anderen Drüsen innerer Sekretion. Es konnte jedoch der beschriebene Effekt nur mit dem Hypophysenvorderlappengewebe erzielt werden — ein Zeichen, daß in ihm ein Stoff mit spezifischer Wirksamkeit auf das Ovarium enthalten sein muß. Zu dem gleichen Resultat kam einige Zeit später auch Smith an infantilen Ratten. Er konnte sowohl durch Implantation als auch durch Injektion einer Aufschwemmung zerriebenen Vorderlappengewebes (Smith und Engle) die Brunst und Öffnung der Vulva an seinen Tieren erzeugen; und bei der Sektion fanden sich gleichzeitig die Ovarien stark vergrößert. Smith beobachtete zunächst in den Ovarien zwar große Reiffollikel, jedoch nicht die von Zondek und Aschheim beschriebenen Blutungen und Corpora lutea, trotzdem er (Smith) zum Teil sogar tägliche Implantationen an seinen Versuchstieren vornahm. In späteren Untersuchungen konnten dann aber Smith und Engle nicht nur Follikelwachstum, sondern auch das Springen von reifen Follikeln mit gehöriger Eiabgabe und die nachfolgende Bildung von Corpora lutea feststellen. Die Ergebnisse von Zondek und Aschheim wurden bald von Fels, Siegmund und Mahnert und seither von vielen Nachuntersuchern in den verschiedensten Ländern bestätigt.

Nach den an den Ovarien der Versuchstiere erhobenen mikroskopischen Befunden haben nun Zondek und Aschheim eine Einteilung der Reaktion am Follikelgewebe nach Graden vorgenommen, wobei sie von der Hypophysenvorderlappenreaktion kurz als der HVR. sprechen (die Amerikaner sagen entsprechend APR. = Anterior Pituitary-Reaktion).

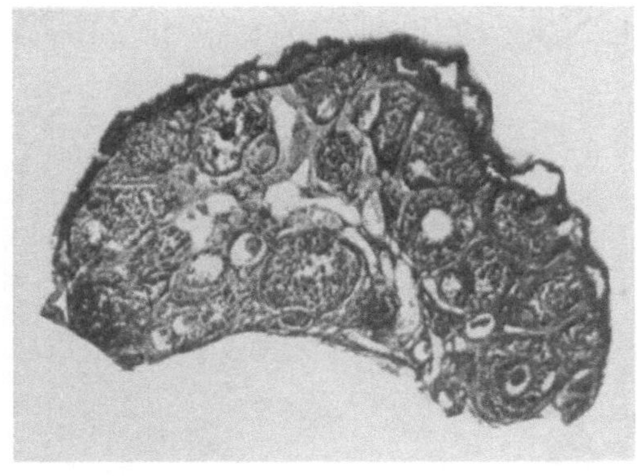

Abb. 146. Normales Ovarium einer infantilen Maus.

HVR. I = Follikelreifung bis zur Vollreife mit normalem Sprung des Follikels. Das Ei wird im wachsenden Follikel reif und als solches bei der erfolgten Ovulation ausgestoßen.

HVR. II = Follikelblutung. Bevor es zur Vollreife und damit zum Sprung des Follikels kommt, erfolgen starke Blutungen in seine Höhle hinein, wodurch die roten bis blauroten, makroskopisch so deutlich sichtbaren Erhebungen an der Oberfläche des Ovars entstehen. Solche Blutfollikel enthalten dementsprechend das nicht ausgestoßene Ei und luteinisieren nachträglich, d. h. ihre Epithelien werden durch Hypertrophie zu Granulosaluteinzellen wie im Corpus luteum. Dabei bleibt auch später eine Bluthöhle mehr oder weniger bestehen. Auf jeden Fall zeichnen sich diese Gebilde durch den Einschluß des Eies aus. Die Blutfollikel sind von den beiden Autoren als „Blutpunkte" bezeichnet worden.

HVR. III = Bildung von Corpora lutea. Dabei ist hervorzuheben, daß solche Corpora lutea naturgemäß dann entstehen, wenn reife Follikel gesprungen sind. Sie stellen die einfache Anschlußfolge dieses Prozesses dar. Andererseits können sie durch vollständige Luteinisation eines ungesprungenen Follikels (mit oder ohne vorherige Blutung in diesen) zustande kommen und werden dann als Corpora lutea atretica bezeichnet.

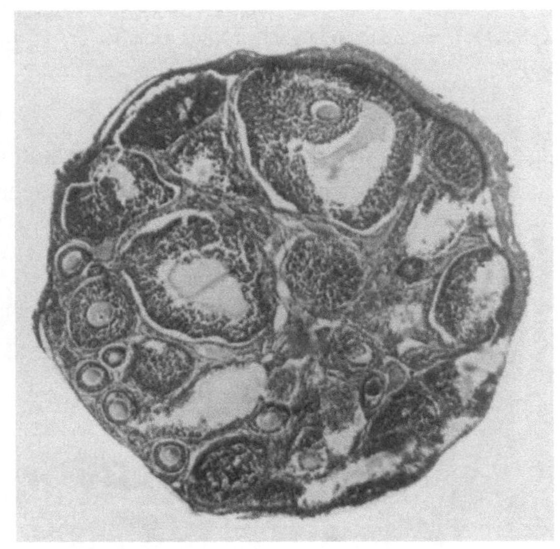

Abb. 147. Ovarium einer infantilen Maus nach Behandlung des Tieres mit Hypophysenvorderlappenextrakt. (Reife Follikel = HVR. I.)

Dazu einige Bemerkungen! Es ist ganz offensichtlich, daß es sich bei den Blutfollikeln und den Corpora lutea atretica um den Ausdruck „überstürzter" biologischer Vorgänge handelt. „Blutpunkte" kommen bei der reifen Maus normalerweise außerordentlich selten vor. Wir müssen uns die Entstehung der verschiedenen Reaktionen folgendermaßen vorstellen: Normalerweise zieht sich das Wachstum des Ovars bis zur Geschlechtsreife über längere Zeit hin und erfolgt also ganz allmählich. Schließlich werden die in dem bis zu einer gewissen Größe und einem bestimmten Funktionszustand gewachsenen Ovar immer nur unvollständig gereiften Follikel in einer nächsten Reifungsserie endgültig reif und springen. Aus ihnen bilden sich Corpora lutea, und nach deren Zugrundegehen erfolgt die nächste und neue vollständige Follikelreifung. Die ganzen Vorgänge sind danach normalerweise in ihrem Werden an eine bestimmte Zeit gebunden — sie haben eine physiologische Reaktionsablaufszeit. Hier — im Experiment — vollzieht sich aber die Gesamtheit der sonst (bei der Maus) über Wochen sich erstreckenden Prozesse innerhalb 100 Stunden. Wir dürfen uns also nicht wundern, wenn es zu Blutungen im Follikel kommt, die noch nicht zum Platzen reif sind, wenn diese Blutungen in Serien erfolgen, wenn Follikel luteinisieren ohne zu springen und wenn schließlich in die so entstehenden Corpora lutea atretica hinein es noch nachträglich blutet. Für die „biologische Überstürzung" sprechen auch die Bilder partieller Luteinisation von Follikeln, also von Unregelmäßigkeiten der Zellbildungen und -vorgänge innerhalb ein und derselben biologischen Einheit.

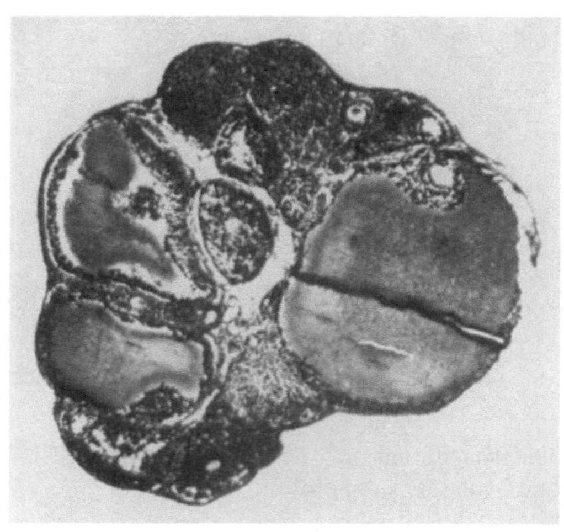

Abb. 148. Ovarium einer infantilen Maus nach Behandlung des Tieres mit Hypophysenvorderlappenextrakt. (Blutungen in reife Follikel = HVR. II.)

Von den genannten Autoren wurde nichts unterlassen, der Spezifität eines besonderen „gonadotropen" Hormons durch Variation der Experimente entsprechenden Nachdruck zu verleihen. So wurde den infantilen Versuchstieren kurz vor der Implantation des Hypophysenvorderlappengewebes das Ovarium einer Seite zur Kontrolle exstirpiert und dann eindrucksvoll die innerhalb 100 Stunden nach der Implantation sich ereignenden Veränderungen am belassenen Ovarium der anderen Seite demonstriert. Ferner wurden nicht nur tierische Hypophysen verschiedenster Art, sondern auch menschliches Vorderlappengewebe zum Versuch verwandt. Dabei zeigte sich, daß auch diese das spezifische Hormon enthalten, daß damit also das gonadotrope Hormon nicht artspezifisch ist. Weiterhin wurde das Hormon auch in der Hypophyse von männlichen Tieren ebenso wie in derjenigen des Mannes einwandfrei nachgewiesen. Daraus geht hervor, daß das Vorderlappensexualhormon auch nicht geschlechtsspezifisch ist. Diese letztere Tatsache erhellt auch aus den Implantationsversuchen an männlichen infantilen Mäusen und Ratten, die ebenfalls bald von Smith und Engle (1927), von Zondek und Aschheim (1928), aber auch von Steinach und Kun (1928) durchgeführt wurden. Zwar wurde von Biedl bereits 1928 behauptet,

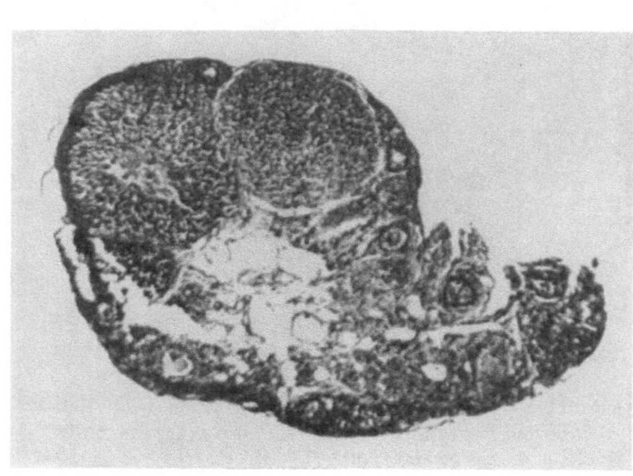

Abb. 149. Ovarium einer infantilen Maus nach Behandlung des Tieres mit Hypophysenvorderlappenextrakt. (Corpora lutea = HVR. III.)

das Hypophysenvorderlappenhormon wirke auf das männliche Genitale „hemmend"; die Untersuchungen der anderen Autoren ergaben jedoch eine Stimulierung auch der männlichen Genitalorgane. Dabei wurde allerdings ein verhältnismäßig geringerer Einfluß auf den Hoden selbst beobachtet, während die sog. akzessorischen Organe, Samenblasen und Nebenhoden, viel deutlichere Wachstumsvorgänge und Funktionssteigerung zeigten. Es ergaben sich jedoch folgende Unterschiede im Grad der Wirkung: Zondek und Aschheim sahen nach einmaliger Implantation eine nur geringe Wachstumssteigerung, die im Verhältnis zu den Veränderungen am infantilen Ovar nur als wenig eindrucksvoll bezeichnet werden konnte. Smith und Engle, die auch an den männlichen Tieren, wie vorher an den weiblichen, mehrere Implantationen hintereinander fortlaufend vornahmen, sahen stärkere Veränderungen an den akzessorischen Drüsen, dagegen kaum einen Einfluß auf den Hoden. Steinach und Kun arbeiteten mit Extrakt aus Vorderlappengewebe, den sie über längere Zeit an infantilen Ratten injizierten, und gaben Wachstum des gesamten männlichen Genitalapparates an, einschließlich der Hoden. Auf Einzelheiten will ich hier an dieser Stelle nicht eingehen, vor allen Dingen auch nicht auf die mannigfaltigen späteren Versuche mit Schwangerenharn an männlichen Tieren. Diese werden dort an entsprechender Stelle kurz Erwähnung finden. Es kommt hier nur darauf an zu wissen, daß das spezifische gonadotrope Hormon des Hypophysenvorderlappens auch die Genitalorgane des männlichen infantilen Tieres stimuliert, d. h. fördernd beeinflußt — durchaus vergleichbar mit den beschriebenen Veränderungen am infantilen Ovarium.

Nach diesen Ergebnissen war also dem Hypophysenvorderlappen, abgesehen von dem von Evans nachgewiesenen Wachstumshormon, eine innersekretorische Tätigkeit mit spezifischer Auswirkung auf die „Geschlechtsdrüsen" (Ovar, Hoden) zuzuschreiben. Dieses Hormon wirkt also ohne Umweg direkt auf eine andere Drüse mit innerer Sekretion. Da nun bei den Testtieren auch das übrige Genitale (Uterus, Vagina) gewachsen war und in Funktion geriet (Schollenstadium in der Vagina), galt es zu entscheiden, von welcher Seite diese Beeinflussung des Genitalschlauches erfolge. Es bestehen zwei Möglichkeiten: Entweder wirkt das Sekret des Hypophysenvorderlappens auf Ovar und Genitalschlauch gleichzeitig — oder aber das Hormon wirkt nur auf das Ovarium und das stimulierte Ovarium beeinflußt seinerseits sekundär den Genitalschlauch. Die Entscheidung war und ist einfach, nämlich: am kastrierten, also ovarienlosen Tier wirkt der Hypophysenvorderlappen nicht; die Organe des Genitalschlauches bleiben atrophisch und unbeeinflußt. Daraus folgt: Das Hypophysenvorderlappensexualhormon wirkt auf das Ovarium, also auf die Geschlechtsdrüse. Durch die Stimulierung des Ovariums zum Wachstum, zur Follikelreifung und Corpus luteum-Bildung werden in diesem Ovarium dessen eigene Hormone „geweckt" und beeinflussen nun ihrerseits, vom stimulierten Ovarium in den Blutkreislauf abgegeben, den gesamten Genitalschlauch. Was an Uteruswachstum, Schleimhautbildung, Schollenstadium in der Vagina, Öffnung der Vulva usw. bei den Versuchstieren also beobachtet wird nach der Zufuhr von Hypophysenvorderlappenhormon, ist der Ausdruck der Wirkung der eigenen Ovarien der Tiere; denn entfernt man diese Ovarien vor Beginn des Versuchs, so erfolgen nicht die geringsten Veränderungen am restlichen Genitale. Daß diese Ovarien wirken, daß sie ihre eigenen Hormone bilden, wird verursacht und gefördert durch das Hormon des Hypophysenvorderlappens, das damit als gonadotropes Hormon mit Recht bezeichnet werden kann. Es ist daher mit Sicherheit anzunehmen, daß dieses Hormon des Hypophysenvorderlappens die wesentliche Rolle spielt bei der Reifung des Ovariums zu seiner Vollfunktion, beim Ingangkommen seiner reifcyclischen Prozesse und weiterhin für die Inganghaltung der Genitalzyklen während der Geschlechtsreife des weiblichen Organismus. Aschheim und Zondek haben deshalb vom gonadotropen Hormon des Hypophysenvorderlappens als dem „übergeordneten Sexualhormon" gesprochen, und Zondek nennt seither den Hypophysenvorderlappen den „Motor der Ovarialfunktion".

2. Test für das Hypophysenvorderlappensexualhormon an der infantilen Maus.

Wenn man die Bedeutung, welche die Hypophyse durch die Entdeckung eines gonadotropen Hormons in deren Vorderlappenanteil für die weibliche Genitalfunktion bekommen hat, verstehen will, so muß man hier der Entwicklung der Forschung ein wenig vorgreifen. Ich meine damit, daß einige Zeit später von Aschheim und Zondek im Blut und Urin von normalen schwangeren Frauen Stoffe nachgewiesen wurden, welche auf den ersten Blick mit diesem gonadotropen Hormon des Hypophysenvorderlappens als völlig identisch angesehen wurden und auf Grund ihres prompten Effektes am infantilen Mäuseovar auch angesehen werden mußten. Vorwegnehmen wollen wir hier aber, daß die Identität dieser Hormone bis heute durchaus noch keineswegs als völlig einwandfrei erwiesen gelten kann. Zum mindesten aber kann schon an dieser Stelle gesagt werden, daß ihre Produktions·stätte sicherlich nicht dieselbe ist, nach allem bisher Bekannten nicht dieselbe sein kann. In der ganzen Literatur der letzten 6 Jahre oder sagen wir in der ganzen Literatur, die sich nicht speziell mit der Frage dieser Identität befaßte, finden wir aber von vornherein als selbstverständliche Voraussetzung, daß Hypophysenvorderlappensexualhormon und spezifisches Schwangerschaftshormon („Prolan" nach B. Zondek) dasselbe seien. Wenn es sich hier darum handelt, die Bedeutung der Hypophyse für die weibliche Genitalfunktion zu schildern, so müssen wir unbedingt alle diejenigen Untersuchungen, welche keine Trennung zwischen Hypophysenvorderlappenhormon („HVH.") und Schwangerschaftshormon („Prolan") vornahmen, zunächst beiseite lassen und wir wollen auf sie unter dem Abschnitt „Placenta und Schwangerschaft" eingehend gesondert zurückkommen. Ganz im Gegensatz zu der enormen Zahl von Arbeiten, welche sich mit Fragen über das so leicht zugängliche Schwangerschaftshormon befassen, sind jedoch die Untersuchungen über den eigentlichen Hypophysenvorderlappen selbst durchaus nicht so mannigfaltig.

Aschheim und Zondek glaubten ursprünglich in dem typischen Effekt der Substanz·vergrößerung, Follikelreife, Blutfollikel- und Corpus luteum-Bildung am infantilen Mäuseovar die Wirkung nur eines Hormons zu sehen. Später — vor allem auf Grund von Beobachtungen mit hormonhaltigen Substanzen, die nicht aus dem Hypophysenvorderlappen selbst gewonnen wurden — kamen sie zu der Annahme, daß man es mit der Wirkung zweier verschiedener Hormone zu tun habe. Auch dafür fehlt bis heute noch der einwandfreie Beweis. Solange diese Frage jedoch noch nicht entschieden ist, müssen wir an dem von Zondek und Aschheim angegebenen Testverfahren für zwei Sexualhormone des Hypophysenvorderlappens festhalten. Diese Hormone werden von den Autoren als HVH. A und HVH. B bezeichnet. Dabei kommt dem HVH. A lediglich die Wirkung der Ovarium vergrößerung und der Follikelreife zu, also die oben als HVR. I bezeichnete Reaktion. Dem HVH. B dagegen wird sowohl die Wirkung der Blutpunktbildung als auch der Corpus luteum-Entwicklung zugeschrieben, also die oben als HVR. II und III beschriebene Reaktion. Dementsprechend ist bei der Testierung und damit der quantitativen Auswertung von Stoffen und Substanzen auf ihren Gehalt an Hypophysenvorderlappensexualhormon vorzugehen. Ich folge bei der Beschreibung den Ausführungen Aschheims und Zondeks, von welchen Autoren das Testverfahren bekanntlich stammt.

a) **Test für das HVH. A.** Als Testobjekt dient die 6—8 g schwere infantile weibliche Maus. Handelt es sich um flüssige Substanzen, die testiert werden sollen, so werden mehrere Injektionen in gleichen Abständen vorgenommen und die Gesamtmenge auf 6 Portionen verteilt. Die 6 Injektionen werden an zwei aufeinanderfolgenden Tagen (also 3 Injektionen täglich) verabfolgt. Typisch für die Wirkung des HVA. ist die Vergrößerung der Ovarien der Testtiere und die Entwicklung von reifen Follikeln in denselben. Unter dem Wachsen der reifenden Follikel im Ovar wird in ihnen naturgemäß Follikelhormon mobilisiert und damit der Genitalschlauch des Testtieres zum Wachsen angeregt. Der Uterus der Mäuse ist deshalb groß und dick, manchmal flüssigkeitsgefüllt (Prooestrus); die Scheidenschleimhaut ist aufgebaut und bildet an ihrer Oberfläche Schollen, die sich dementsprechend im Lumen finden und somit im Sekretabstrich nachweisen lassen. Durch den Scheidensekretausstrich wäre nun auf einfache Weise am Auftreten des Schollenstadiums die Wirksamkeit des Hormons zu testieren, wenn dieses nicht auch durch künstliche Zufuhr von Follikelhormon auftreten würde. Das Schollenstadium in der Scheide nach Zufuhr von Vorderlappenhormon ist jedoch als eine sekundäre Erscheinung aufzufassen, die auf dem Wege der Aktivierung des eigenen Ovars zustande kommt. Danach wäre im Parallel- und Kontrollversuch am kastrierten Tier der gleichzeitige Gehalt des zugeführten Extraktes an Follikelhormon auszuschließen, d. h. am ovarienlosen Tier dürfte mit dem gleichen Extrakt überhaupt keine Wirkung auftreten. Diese Methode ist jedoch zu umständlich und auch auf Grund dessen, was früher über das Schollenstadium der Vagina gesagt wurde, zu unzuverlässig. Deshalb müssen die Tiere getötet und die Ovarien kontrolliert werden.

Als 1 ME. HVH. A (= 1 ME. Follikelreifungshormon) ist die kleinste, auf 6 Injektionen innerhalb 2 Tagen verteilte Hormonmenge zu bezeichnen, welche 100 Stunden nach der ersten Injektion einen solchen Grad von Follikelreifung in den infantilen Ovarien der 6—8 g schweren Maus erzeugt, daß von dem Hormon dieser Follikel aus sekundär in der Scheide das Schollenstadium auftritt.

b) **Test für das HVH. B.** Als Testobjekt dient die 6—8 g schwere infantile weibliche Maus. Es wird ebenso vorgegangen wie bei der Prüfung auf HVH. A, also in 6 Portionen innerhalb 2 Tagen injiziert. Die Tiere werden 100 Stunden nach der ersten Injektion getötet. Typisch für die Wirkung des HVH. B ist das Auftreten von Corpora lutea, die bereits makroskopisch als feinste, die Oberfläche überragende Vorwölbungen an den Ovarien der Testtiere zu erkennen sind. Nach Zondek und Aschheim kann es zu solchen Corpora lutea mit Einschluß des Eies (also Corpora lutea atretica) auch kommen, ohne daß eine Follikelreife ihrer Bildung vorangegangen ist. Dann sollen die Uteri der Testtiere dünn und unverändert sein. Ebenso braucht es dann nicht zu einer Funktion der Scheidenschleimhaut zu kommen, und Schollen können also im Scheidensekretausstrich während des ganzen Versuchs völlig fehlen. Ebenso wie beim HVH. A darf am kastrierten Tier kein Effekt am Genitalschlauch zu erzielen sein.

Als 1 ME. HVH. B (= 1 ME. Luteinisierungshormon) ist die kleinste, auf 6 Injektionen innerhalb 2 Tagen verteilte Hormonmenge zu bezeichnen, welche innerhalb 100 Stunden nach der ersten Injektion im Ovarium einer infantilen, 6—8 g schweren Maus einen Follikel in ein Corpus luteum umwandelt. (Dabei wird ausdrücklich betont, daß ein Corpus luteum genügt.)

c) Test für HVH. A und B gleichzeitig. Als Testobjekt dient die 6—8 g schwere, infantile weibliche Maus. Die Injektionen werden 6mal an zwei aufeinanderfolgenden Tagen wie üblich vorgenommen. Nach 100 Stunden finden sich in den Ovarien der Testtiere reife Follikel, Blutpunkte und Corpora lutea. Die Wirkung der entstandenen Reiffollikel ist immer kenntlich an dem Auftreten des Schollenstadiums in der Vagina der Testtiere, außerdem sind die Uteri der Tiere groß und blutreich, manchmal flüssigkeitsgefüllt und aufgetrieben. Am kastrierten Tier darf mit dem gleichen Extrakt keine Wirkung auf den Genitalschlauch entstehen. Die Reaktion ist dann als positiv zu bezeichnen, wenn sich in den Ovarien der Testtiere außer den gereiften Follikeln mindestens ein Blutfollikel oder ein Corpus luteum findet; d. h. es bedarf nicht sowohl eines Blutpunktes als auch eines Corpus luteum, sondern das Auftreten einer der beiden Formationen genügt.

3. Die generelle Wirksamkeit des Hypophysenvorderlappensexualhormons am weiblichen Genitale.

Es wurde bereits erwähnt, daß Smith und Smith und Engle ihre Untersuchungen hauptsächlich an infantilen weiblichen Ratten durchführten. Damit war schon gezeigt, daß sich die Reaktion an den Ovarien nicht nur auf die Organe der Maus beschränkt. Auch wurde bereits gesagt, daß diese beiden Autoren sowohl einmalige als auch mehrmalige, täglich aufeinanderfolgende Implantationen von Hypophysenvorderlappengewebe an ihren Testtieren vornahmen. Über die anfänglich beobachtete bloße Follikelreife an den Rattenovarien und dem damit einhergehenden Oestrus in der Vagina (bzw. das Wachstum der Uteri) hinaus sahen Smith und Engle dann bei den mehrere Implantationen erhalten habenden Tieren nach etwas längerem Abwarten auch die Erscheinungen des Follikelsprungs, der Blutpunktbildung, und das Auftreten von Corpora lutea. Nachdem ihnen die Ergebnisse Aschheims und Zondeks bekannt wurden, bestätigten sie bald auch deren Angaben mit Versuchen an Mäusen. Die Untersuchungen dieser Autoren wurden noch ergänzt durch interessante Größen- und Gewichtsmessungen an den Ovarien der Versuchstiere. Zunächst konnte festgestellt werden, daß die Reaktion auf das gonadotrope Hormon hin um so besser und schneller vor sich ging, je näher sich die Tiere der Pubertät befanden. Durch Anwendung von 2—3 Implantaten von Vorderlappengewebe konnten sie Vergrößerungen der Ovarien bis zum 10fachen der Kontrolltiere bei Ratten und fast bis zum 20fachen bei Mäusen erzielen. Diese Tatsache und andere Feststellungen der beiden Forscher stimmen nicht mit der allgemeinen, meines Wissens lediglich auf Beobachtungen von B. Zondek zurückzuführenden Annahme überein, daß das Ovarium der Ratte viel leichter — und zwar 5mal so leicht — auf die gleiche Hormonmenge reagiere als dasjenige der Maus. Wohl scheint die Reifung von Follikeln (HVR. I) bei der Ratte relativ leicht zu erzielen zu sein, dafür scheint aber andererseits die Entstehung von

Corpora lutea bei diesem Tier „um so länger auf sich warten zu lassen". Jedenfalls muß hier mitgeteilt werden, daß die Untersuchungen an Ratten sich auf solche mit einem Gewicht von 30—35 g beziehen und daß also diese Gruppe von Ratten von den Autoren als mit der 6—8 g schweren infantilen Maus auf genitalfunktionell-gleicher Stufe stehend angesehen wird. Übrigens hebt Smith hervor, daß bei gleicher Versuchsanordnung die Reaktion bei Mäusen in 2 bis 4 Tagen nach der Implantation deutlich werde, dagegen bei Ratten diese Zeit durchschnittlich 1 bis 2 Tage länger dauert. Auf eine Beobachtung wird von Smith und Engle dann

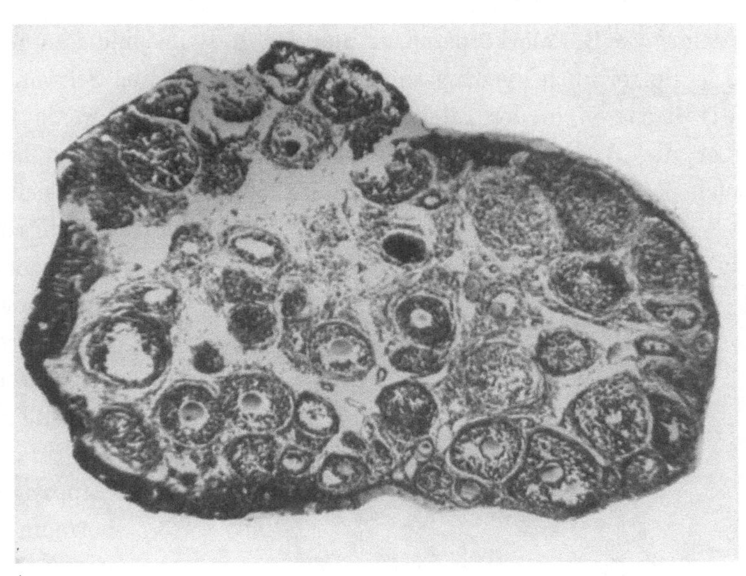

Abb. 150. Ovarium einer infantilen Maus nach Behandlung des Tieres mit Hypophysenvorderlappenextrakt (Vergrößerung und Weiterstellung des Gesamtorgans — starke Auflockerung durch die erzeugte Hyperämie). (Vgl. Abb. 146.)

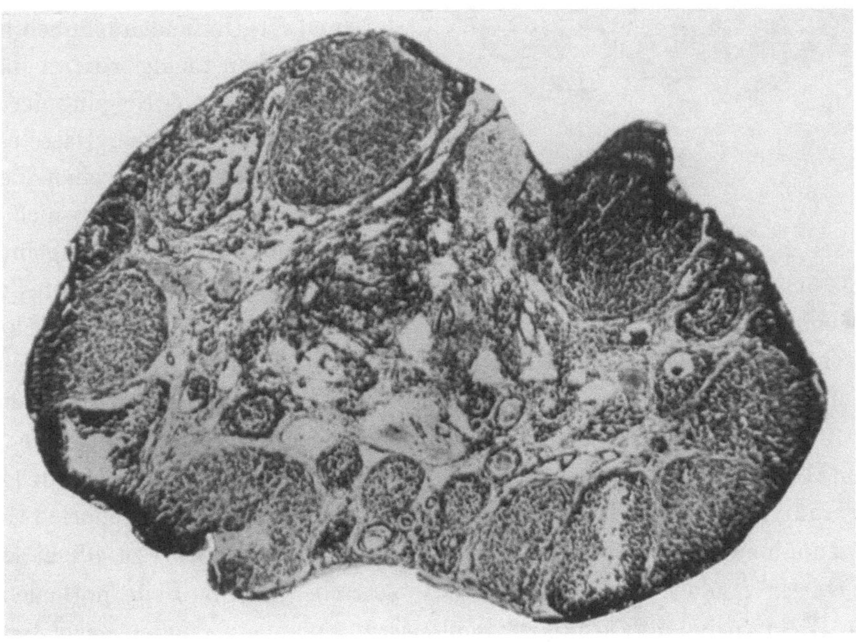

Abb. 151. Ovarium einer infantilen Maus nach Behandlung des Tieres mit Hypophysenvorderlappenextrakt. (Starke Größenzunahme des Gesamtorgans durch Auflockerung und Bildung von Follikeln und Corpora lutea.) (Vgl. Abb. 146.)

aber auch von Aschheim und Zondek ganz besonders hingewiesen — das ist die Erzeugung der Ovulation und damit das Auffinden von reifen, auf der Wanderung befindlichen Eiern in den Tuben. Von seinen Versuchen mit mehreren Implantaten an ein und demselben

Tier berichtet Smith unter anderem, daß er einmal 48 Eier in einer Tube und ein anderes Mal bei einer Maus 63 Eier in beiden Tuben zusammen gefunden habe. Dabei hätten die Eier in Gruppen gelegen und seien durchaus als normal anzusehen; denn er habe die Formation des 1. Polarkörperchens und der 2. Reifespindel an ihnen beobachten können.

So reichlich die Experimente mit „Prolan" aus Schwangerenurin an geschlechtsreifen Tieren in der Literatur anzutreffen sind, so wenig finden sich Untersuchungen über die Wirkung des Hormons aus eigentlichem Hypophysenvorderlappengewebe an solchen Tieren. Engle und Smith (1929) beschäftigten sich jedoch auch schon damals mit dieser Frage, und zwar wählten sie wieder das Implantationsverfahren an ausgewachsenen Ratten und Mäusen. Ihre Untersuchungen hierüber dürften eigentlich viel zu wenig Beachtung gefunden haben. Wenn schon das infantile Ovarium mit einer so frappanten Reaktion auf das Sexualhormon des Hypophysenvorderlappens antwortet, so müßte das erst recht vom reifen Ovarium zu erwarten sein. Das ist zwar auch der Fall, jedoch nicht in dem Sinne wie man primär glauben möchte. Smith und Engle fanden nämlich bei ihren Versuchen an der reifen Ratte eine ausgesprochene Neigung der Ovarien zu Cystenbildungen. Dasselbe konnte zwar auch an der reifen Maus festgestellt werden, jedoch nicht in dem

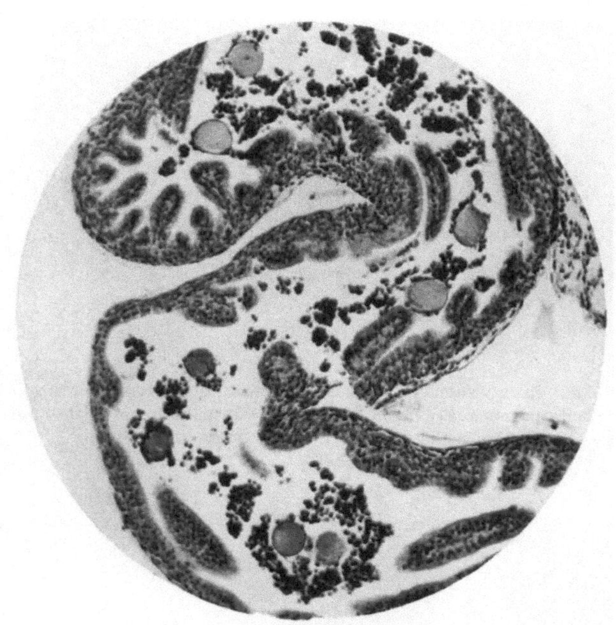
Abb. 152. 8 Eier in der Tube einer infantilen Maus, die mit Hypophysenvorderlappenhormon behandelt wurde. (Nach Aschheim.)

Maße wie bei der Ratte, wo sich diese Cysten vor allem durch ihre Unregelmäßigkeit in der Größe auszeichneten. Allerdings kam es wohl zur Luteinisation in diesen Cysten — und zwar mehr noch zur Luteinisation der Theca als der Granulosa — jedoch auffallend selten trat die Ovulation ein. Wenn bei reifen Mäusen im allgemeinen die Follikelreifungen als nicht zu pathologisch und vor allem mehr gleichmäßiger befunden wurden, so fragt sich, ob das nicht auf die Methodik zurückzuführen ist. Die Autoren verwendeten Rattenhypophysen. Wurden diese, selbst in einer Anzahl von täglich 3 Stück, wochenlang auf reife normale Ratten implantiert, so resultierte zwar eine enorme Gewichts- und Größenzunahme der Ovarien der Testtiere um das Vielfache (bis zu 40mal so viel!!), in diesen Ovarien fanden sich jedoch alles pathologische Cysten. Reife normale Mäuse, welche eine Rattenhypophyse täglich implantiert bekamen, zeigten nach 3—4 Tagen Zunahme der Reiffollikel, häufig auch Ovulationen (dann in größerer Anzahl und gehäuft); nach längerer Behandlung jedoch gab es Störungen in der Granulosa der Follikel, die reduziert war oder gar fehlte, während die Theca luteinisierte[1].

---

[1] Auch an senilen Tieren ließen sich Effekte erzielen, obgleich diese keineswegs so frappant sind (s. B. Zondek, J. Hoffmann (1931), de Jongh und Laquer (1931) u. a.).

Was nun die anderen Laboratoriumstiere anlangt, so reagieren auch ihre Ovarien auf das Hypophysenvorderlappenhormon; jedoch haben sich dabei beträchtliche Besonderheiten ergeben. Man kann wohl sagen, daß die Wahl von Ratten und besonders von Mäusen für die Implantationsversuche mit Hypophysenvorderlappengewebe außerordentlich glücklich gewesen ist. Denn, hätte man z. B. ursprünglich am Meerschweinchen oder an einer Hündin gearbeitet, so wären die Experimente bestimmt anders ausgefallen und es hätte die Erforschung der Korrelation Hypophyse-Ovarium nicht so rapide Fortschritte machen können. Über Transplantationen von artfremdem Vorderlappengewebe am Meerschweinchen existieren meines Wissens keine Arbeiten, die sich mit der Frage der Beeinflussung der Ovarien beschäftigen. Wohl hat H. Hofbauer interessante experimentelle Beiträge an diesem Tier mit Hypophysenvorderlappentransplantationen geliefert und zu wichtigen Fragestellungen über die direkte Beeinflussung des Genitalschlauches durch das gonadotrope Hormon angeregt. Diese Untersuchungen gehören jedoch an eine andere Stelle, und wir werden später auf sie zurückkommen. Auch sind Untersuchungen mit aus Schwangerenurin gewonnenem „Prolan" am Meerschweinchen vorgenommen. Die qualitative und quantitative Prüfung der Wirksamkeit des Vorderlappengewebes selbst stand jedoch noch aus. Aus den Ergebnissen mit „Prolan", die wir ebenfalls an entsprechender Stelle erwähnen werden, läßt sich jedoch schließen, daß das Meerschweinchenovar außerordentlich schlecht auf das gonadotrope Hormon reagiert [1]; und zwar so schlecht, daß man ursprünglich geglaubt hat, für dieses Tier gelte der Hypophysenvorderlappen nicht als „Motor" der Ovarialfunktion. Nach neueren Untersuchungen muß es sich dabei jedoch um eine reine Dosisfrage handeln, so daß also auch hier die Ovarialfunktion vom Hypophysenvorderlappen beeinflußt wird. Daß dies tatsächlich der Fall sein muß, geht schon aus den Untersuchungen von J. Watrin hervor, der dieses Problem bereits 1929 von der wohl eindeutigsten Richtung aus angriff, indem er artgleiche Hypophysen implantierte. Auf diese Weise konnte er bereits damals einwandfrei die Wirksamkeit von Meerschweinchenhypophysen am präpuberalen Meerschweinchenovar nachweisen. Im übrigen dürfte der tatsächliche Gehalt gonadotropen Hormons der Meerschweinchenhypophyse selbst auch noch durch die Untersuchungen von C. Hartmann und R. R. Squier, die deren Wirksamkeit am Affenovarium demonstrierten [2], erwiesen sein. Wenn bisher lediglich von Implantationsversuchen mit Hypophysenvorderlappengewebe die Rede war, so dürfen wir uns die Wirkung der implantierten Gewebsstückchen oder auch im ganzen implantierter tierischer Hypophysen nicht etwa so vorstellen, als ob diese bei den Empfängertieren nun einheilten und dort also gewissermaßen als Organ in Funktion träten. — Wir können im Gegenteil annehmen, daß das implantierte Gewebe vollständig resorbiert wird und daß bei dieser Resorption die Menge des in ihm jeweilig enthaltenen Hormons einmalig oder eben während der Dauer der Resorption in den Blutkreislauf des Tieres gelangt und damit vorübergehend zur Wirkung kommt. Es sind zwar Einheilungen von artgleichen Hypophysen bei Implantation in die Niere beschrieben worden (Hohlweg und Junkmann; s. später); jedoch bei den hier erwähnten Experimenten fand wohl durchweg die Methode der intramuskulären Implantation meistens artfremden Gewebes Anwendung. Bei einem

---

[1] J. Jares, Anat. Rec. **49** (1931).

[2] Sowie von Lipschütz, Reyes und Vinals (1932). — L. Loeb hat dann 1932 auch die generelle Reaktionsfähigkeit des infantilen Meerschweinchen-Ovars auf gonadotrope Hormone demonstriert.

derartigen Vorgehen habe ich selbst an einer größeren Serie von Ratten, bei denen artgleiche (also Ratten-) Hypophysen in die Oberschenkelmuskulatur so frisch wie möglich implantiert und die dann eigens daraufhin untersucht wurden, eine derartig vollständige Resorption feststellen können, daß nach einigen Wochen manchmal trotz mikroskopischer Untersuchung nicht einmal die Spur einer Narbe festgestellt werden konnte, geschweige denn Reste der implantierten Hypophyse selbst. In diesem Sinne nahmen ja auch Smith und Engle die mehrmalige Implantation am gleichen Tier vor. So wie nun Evans und Long sich bereits 1921 Extrakte aus Hypophysenvorderlappengewebe hergestellt hatten, um nach deren sogar monatelanger Dauerzufuhr den vermuteten Einfluß auf das allgemeine Körperwachstum zu studieren, so wurden von einzelnen Autoren jetzt auch Extrakte hergestellt zur Prüfung ihrer Wirksamkeit auf das Genitale. Evans selbst arbeitete in Gemeinschaft mit Simpson (1928) mit einem sauren Extrakt aus Rinderhypophysenvorderlappen und beobachtete Hypertrophie der Ovarien und „Vulva-Vagina-Öffnung" an infantilen Ratten. Die Anwendung derartiger Extrakte führte nun zum Nachweis einer

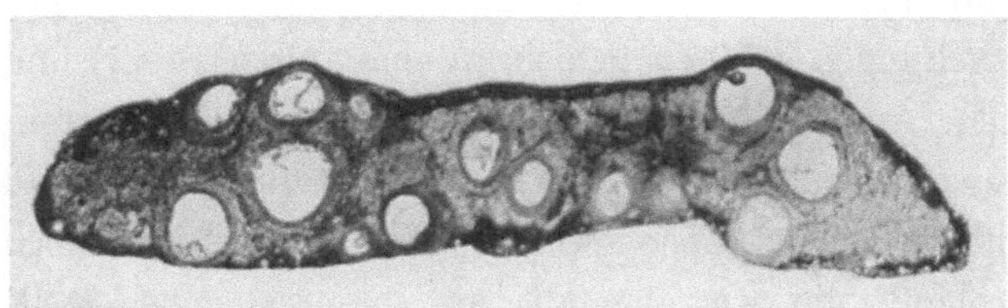

Abb. 153. Ovarium eines normalen juvenilen Kaninchens (von 1800 g Gewicht).

frappanten Reaktion an einem anderen Tiere, und zwar am Kaninchen. Das geschlechtsreife Kaninchen ovuliert nach den Untersuchungen von Hammond und Marshall gewöhnlich nicht spontan, sondern durchschnittlich 10—12 Stunden nach dem Coitus in der Brunst. Bellerby (1929) injizierte nun Extrakt aus Hypophysenvorderlappengewebe an geschlechtsreifen Kaninchen intravenös. Wenn reifende oder reife Follikel in den Ovarien der Tiere vorhanden waren, so erfolgte nach einer einmaligen intravenösen Injektion innerhalb 10—15 Stunden der Follikelaufbruch mit Ausstoßung der Eier, und anschließend bildeten sich dementsprechend Corpora lutea. Parkes (1929), der auf Grund anderer Fragestellungen bei subcutaner Anwendung von Hypophysenvorderlappenextrakt am reifen Kaninchen die Wirksamkeit an diesem Tier ebenfalls beobachtete, bestätigte in Gemeinschaft mit M. Hill (1931) die Angaben von Bellerby. Weitere Bestätigungen erfolgten von Jares (1930), Snyder und Wislocki (1931), Leonard (1931), Grueter (1931) u. a. Diese Möglichkeit, die Follikel durch eine einmalige intravenöse Injektion von Hypophysenvorderlappenextrakt zur Ruptur zu bringen, hat deshalb ihre besondere Bedeutung, weil dadurch die Wirksamkeit der nachfolgend entstehenden Corpora lutea geprüft werden konnte. Aus den klassischen Transplantationsversuchen an der Maus und Ratte war sehr wohl zu schließen, daß die entstehenden Follikel eine biologische Funktion ausüben, d. h. also, daß in ihnen Follikelhormon gebildet wird, kenntlich an dem Auftreten des Schollenstadiums in der Vagina und dem Wachsen der zugehörigen Uteri. Für die Corpora lutea war dieser Beweis zunächst noch nicht erbracht. Wohl hatte Teel nach vorherigem Einnähen von Seidenfäden in den Uterus bei Ratten durch intraperitoneale Zufuhr von Vorderlappenextrakt Corpora lutea in den Ovarien erzeugt und unter deren Wirkung sog. „Placentome" (s. Kapitel Ovarium) auftreten sehen. Hier am Kaninchen jedoch war die Entstehung der typischen Transformationsphase in der Uterusschleimhaut nicht zu verkennen; und so wurde von den Autoren übereinstimmend angegeben, daß der durch intravenöse Vorderlappenextraktinjektion künstlich erzeugte Follikelsprung zur Bildung eines Corpus luteum mit biologischer Vollfunktion führe. Die bei Versuchsbeginn rein proliferativ aufgebaute Uterusschleimhaut (Follikelhormonwirkung der Reiffollikel im Ovar) geriet nach der Entwicklung von Corpora lutea durch die Vorderlappenhormonwirkung nunmehr in die Transformationsphase (drüsige Umwandlung der Frühschwangerschaftsphase). Das bedeutet nichts anderes, als daß die entstandenen Corpora lutea funktionstüchtig sind und somit ihr spezifisches Hormon, das Luteohormon, produzieren.

Experimentelle Untersuchungen, welche in diesem Zusammenhang noch zu erwähnen sind, weil sie uns das Verständnis bei der späteren Erörterung über den Mechanismus der permanenten hormonalen Korrelation Hypophysenvorderlappen-Ovar erleichtern, sind solche von Philipp (1931) am Kaninchen und Hill und Parkes am Frettchen. Philipp implantierte Kaninchen, die sich außerhalb der

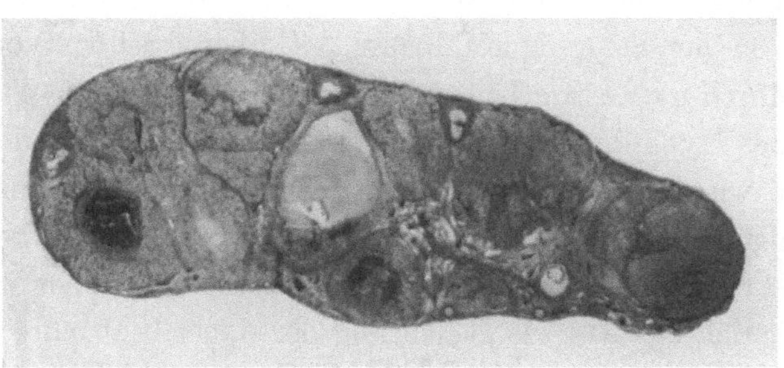

Abb. 154. Ovarium eines juvenilen Kaninchens nach Behandlung des Tieres mit intravenöser Injektion von Hypophysenvorderlappenextrakt. (Präparat 100 Stunden nach der Injektion.)

Brunst befanden, Hypophysenvorderlappen von anderen Kaninchen. Es kam danach zu Follikelwachstum, jedoch nicht zur Ovulation. Dasselbe beobachtete er bei der Implantation von Meerschweinchenhypophysen auf Kaninchen. Wurde dagegen menschliches Hypophysenvorderlappengewebe implantiert, so kam es gleichzeitig zur Luteinisation der Follikel. Parkes und Mitarbeiter konnten durch intravenöse Injektion von Vorderlappenextrakt am Frettchen den Follikelsprung dann erzeugen, wenn die Tiere brünstig waren und also reife Follikel im Ovarium vorhanden waren [1]. Handelte es sich dagegen um anoestrische Tiere, d. h. mit nur ruhenden Follikeln im Ovar, so resultierten lediglich cystische Follikelbildungen oder die Luteinisation der ungesprungenen Follikel. Von besonderem Interesse dürften schließlich die Untersuchungen mit Hypophysenvorderlappenhormon an Affen sein. Solche Untersuchungen wurden hauptsächlich ausgeführt von

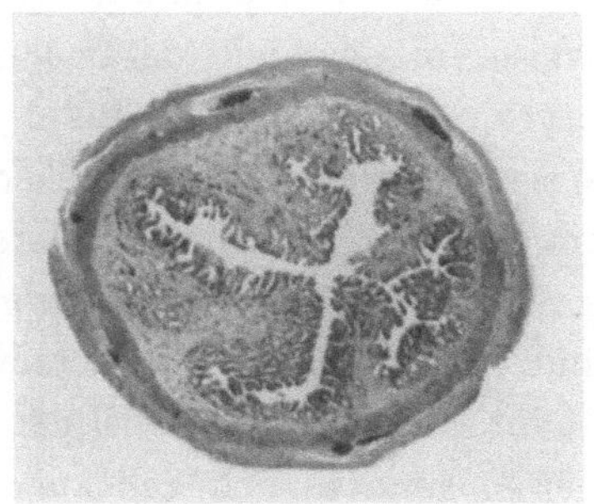

Abb. 155. Querschnitt durch den Uterus des Tieres der Abb. 154. (Die Uterusschleimhaut hat sich unter dem Einfluß der im Ovar hervorgerufenen Veränderungen drüsig umgewandelt = Corpus luteum-Phase.)

E. Allen (1928), Courrier und R. Kehl (1929), Ehrhardt[2] (1929), C. Hartmann-Baltimore (1930), Hisaw, Fevold und Leonard (1931), C. Hartmann und R. R. Squier (1930), C. Hartmann, Firor und Geiling (1930), J. Novak und Kun (1931) und schließlich von Saiki (1932) und Engle (1933). Die Autoren arbeiteten dabei zum Teil mit Extrakten, zum Teil wurden Implantationen von Drüsengewebe vorgenommen. An den Ergebnissen ist bemerkenswert, daß im allgemeinen eine Wirkung im Sinne starker Follikelreifung erzielt wurde, daß sich jedoch Corpora lutea nicht bildeten. So berichtet

---

[1] S. auch Mc. Phail (1933) „Induction of ovulation in the unmated ferret".

[2] In Zusammenarbeit mit Wiesbader und Focsaneanu.

Allen (1928) nach der Implantation von mehreren (3) arteigenen Affenhypophysen auf ein juveniles Affenweibchen über Wachstum der Ovarium innerhalb weniger Tage, wobei sich beiderseits je 30 große Follikel fanden. Hartmann und Squier (1930—1931) transplantierten Schweine- und Meerschweinchenhypophysen auf geschlechtsreife Affen und konnten ebenfalls über die Follikelstimulierung hinaus keine Ovulation oder Corpus luteum-Bildung erzeugen. Hisaw und Mitarbeiter sowie Saiki und neuerdings Engle erzielten mit Extrakten aus Schaftshypophysen in recht beträchtlichen Dosen starke Follikelreife und Cystenbildungen. Novak und Kun arbeiteten mit „Anteron", einem von der Schering Kahlbaum A.G. hergestellten Vorderlappenpräparat. Immerhin wurde durch die Gesamtheit dieser Untersuchungen die Wirksamkeit des gonadotropen Hormons des Hypophysenvorderlappens im Sinne der Stimulierung der Ovarien auch für den Affen bewiesen. Dabei wurden auch hier die Follikel zur Follikelhormonproduktion gebracht; denn es wird über Rötungen der „Sexualhaut", wie sie bei den kleineren Affenarten für starke Follikelhormonwirkung typisch ist, ferner über Uteruswachstum und Blutungen berichtet. Auf die Bedeutung der dabei beobachteten Blutungen werden wir noch etwas näher einzugehen haben, da sie vorübergehend Anlaß zu Meinungsverschiedenheiten über den Mechanismus der Menstruation gegeben haben. Im übrigen berichten neuerdings Hisaw, Hertz, Hellbaum und Fevold (1932), daß es ihnen gelungen sei, auch beim Affen die Corpus luteum-Bildung zu erzeugen. Sie arbeiteten, wie die meisten Autoren, an Makakus rhesus-Affen und gingen folgendermaßen vor: Nachdem sie früher bei den Tieren lediglich die subcutane Zufuhr des Hormons angewandt hatten, sahen sie nur Follikelbildungen in infantilen Ovarien. Es wurden jetzt zwei Tiere längere Zeit auf dieselbe Weise vorbehandelt, daran anschließend aber mehrere (3 bzw. 8) Tage lang das Hormon intravenös verabfolgt unter gleichzeitiger Weitergabe der subcutanen Dosen. Auf diese Weise ließ sich an einem Tier die beginnende Luteinisation der Follikel, beim anderen, am längsten behandelten Tiere, die völlige Luteinisation nachweisen. Vor dem Übergang zur intravenösen Injektion wurden die Ovarien durch eine Probelaparotomie besichtigt und enthielten dabei ausschließlich Follikelreifungen ohne jegliche Luteinisierung. Dabei ist interessant, daß sie bei den infantilen Ovarien Gewichtszunahmen bis zu 1800% nachweisen konnten und daß außerdem in den beiden Fällen mit erzielter Luteinisation sich die Uterusschleimhaut im dementsprechenden Funktionszustand der prägraviden Umwandlung befand.

Kurz erwähnt sei noch, daß bisherige, allerdings nur spärliche Untersuchungen an Hunden zu durchaus uneinheitlichen, mehr negativen Ergebnissen geführt haben [Brouha, Meyer und Saiki (1931), Leonard und Engle]. Das ist ebenso auffallend wie die Tatsache, daß E. Allen mit der Implantation einer Hundehypophyse am Affen keinen Effekt erzielen konnte. Es ist aber anzunehmen, daß es sich hier, ebenso wie beim Meerschweinchen, lediglich um eine Frage der Dosis handelt. — Weniger wichtig für den Kliniker, aber äußerst interessant sind die Untersuchungen von Riddle und seinem Mitarbeiter Flemion, der den Effekt von Vorderlappenextrakt bereits 1928 an Tauben demonstrierte und von Schockaert (1931), der bei der Injektion an Enten auffallend stärkere Veränderungen beim Erpel gegenüber den weiblichen Tieren beobachtete.

Über Wirkungen von Extrakten aus dem Hypophysenvorderlappen oder von Implantationen von Vorderlappengewebe am Menschen mangelt es noch an jeglichen Erfahrungen.

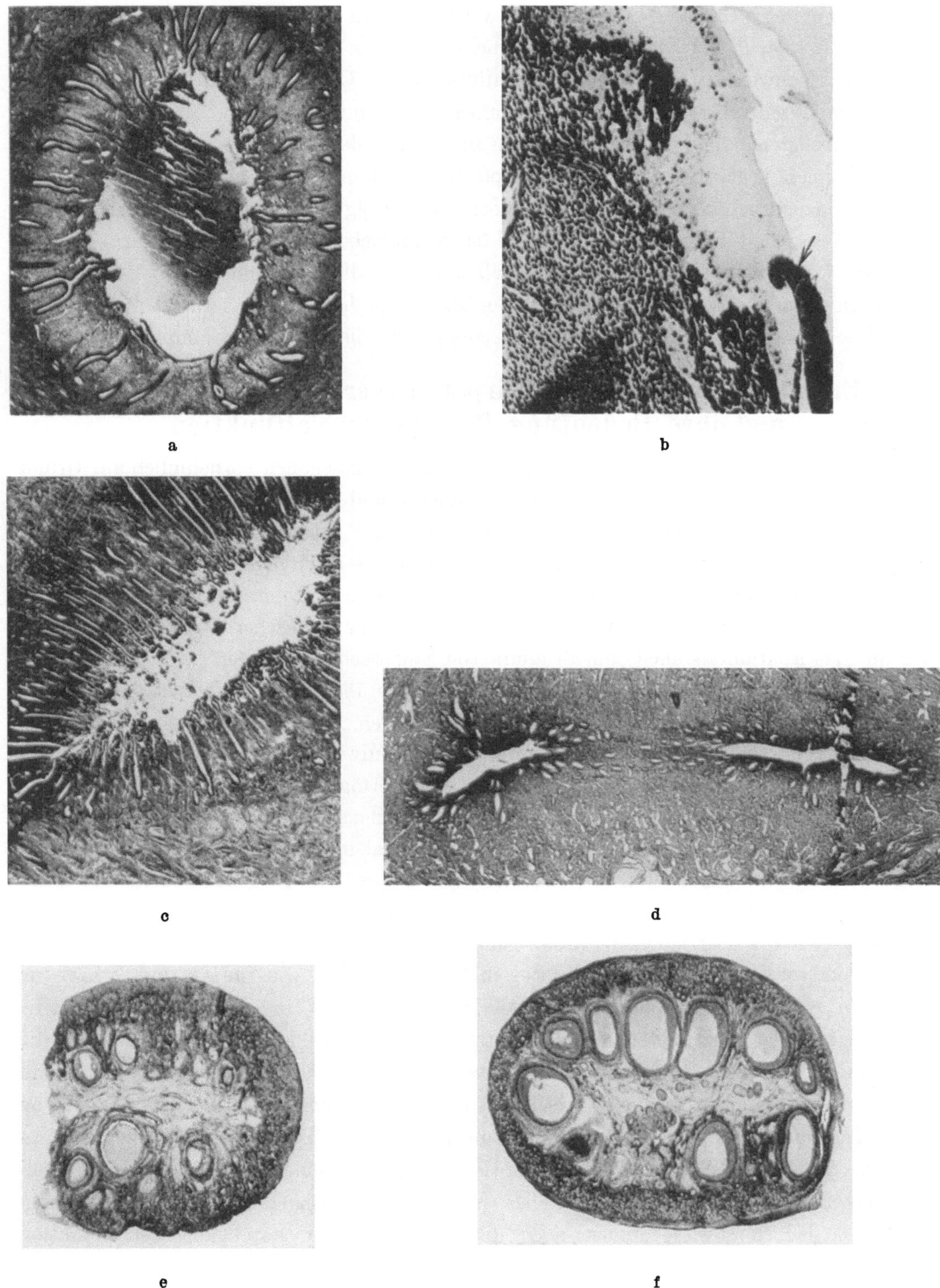

Abb. 156a—f. Mikroskopische Schnitte durch den Uterus und durch die Ovarien von infantilen Affen (Makakus rhesus) nach Behandlung der Tiere mit Hypophysenvorderlappenextrakt. a Proliferativer Aufbau der Uterusschleimhaut, b starke Vergrößerung aus a, c beginnende Desquamation der proliferativ aufgebauten Uterusschleimhaut (Blut in der Uterushöhle) nach Aufhören der Wirkung der in den Ovarien erzeugten Follikel, d normaler Uterus eines unbehandelten Tieres (Kontrolle), e und f Follikelreifungen in den Ovarien. [Nach Seiicki Saiki: Amer. J. Physiol. 100, Nr 1 (1932).]

Ich meine damit nicht die Beobachtungen, welche man im klinischen Sinne an behandelten Patienten gemacht hat, sondern ich meine damit den tatsächlichen anatomisch-histologischen Nachweis der künstlichen Beeinflussung der Ovarien. Wohl hat Ehrhardt, die Hypophysentransplantation vorgenommen und unter anderen Novak-Baltimore an einer größeren Reihe von Patienten nach Injektionen des Extraktes bestimmte klinische Erscheinungen hervorrufen können; die positive Demonstration eines einwandfrei veränderten menschlichen Ovars ist bisher jedoch nicht erfolgt. Und außerdem wurde bei den meisten Versuchen dieser Art das viel leichter zugängliche Hormon aus Schwangerenharn benutzt, wobei man sich dann naturgemäß auch auf die Feststellung der äußeren Erscheinungsform therapeutischer Erfolge oder Mißerfolge beschränkte. Wir wollen deshalb auf diese Angaben gelegentlich der Besprechung der Therapie zurückkommen.

4. Ergebnisse neuerer Exstirpationsversuche der Hypophyse und ihre Bedeutung für die Ovarialfunktion.

Frühere Versuche, die Hypophyse zu exstirpieren, geschahen vornehmlich auf Grund der Fragestellung nach der Wachstumsbeeinflussung und nach der Lebenswichtigkeit der Hirnanhangsdrüse überhaupt. Mit der Erkenntnis der engeren Beziehungen zwischen Hypophysenvorderlappen und Genitalfunktion mußte sich naturgemäß ein regeres Interesse an derartigen Experimenten bemerkbar machen. Waren es früher hauptsächlich Hunde, die wegen ihrer größeren und daher übersichtlicheren anatomischen Verhältnisse sowohl für die Exstirpation als auch zum Studium von Stoffwechselstörungen besonders geeignet schienen, so konnten systematische Untersuchungen über die Beeinflussung der Sexualfunktion nur an solchen Tieren vorgenommen werden, die einmal einen ausgeprägten häufig-rhythmischen Wechsel ihrer Genitalfunktion aufwiesen und zum anderen für das Massenexperiment immer in genügender Zahl zur Verfügung standen. In diesem Sinne arbeitete Smith (1927) eine Methode der Hypophysenexstirpation bei Ratten aus, deren Wesen und Vorteile er in dem Vorgehen auf ventralem parapharyngealem Wege sah. Smith hatte mit seiner Methode außerordentlich gute Erfolge gehabt, denn die Tiere überlebten monatelang, so daß dadurch ein Studium der Sexualhormonwirkungen am hypophysenlosen Tier möglich wurde. Einzelheiten der Methode interessieren hier nicht. Es sei nur vorausgeschickt, daß Parkes und Mitarbeiter, sowie Smith und White sie auch am Kaninchen anwandten und daß kürzlich M. Hill und Parkes eine ähnliche Methode in ihren Einzelheiten für das Frettchen beschrieben haben. Die Ratte ist für die Hypophysenexstirpation ein besonders geeignetes Tier, und an ihr sind neuerdings bedeutend vereinfachte Operationsmethoden beschrieben worden, so von Koyama (1931) und von Wehefritz und Gierhake (1932). Interessant und am einfachsten dürfte das von Koyama angegebene Verfahren zur Hypophysenentfernung sein, wenngleich sich dabei die Vollständigkeit des entfernten Drüsengewebes wohl mit weit geringerer Sicherheit garantieren läßt. Da jedoch sowieso immer noch die tatsächliche Vollständigkeit der Operation später bei der Sektion nachträglich nachgewiesen bzw. bestätigt werden muß, so gewinnt die Methode dadurch an Wert. Das Vorgehen ist folgendermaßen: Unter Zurückziehen der Ohrmuschel nach oben und hinten und dadurch Streckung des Gehörganges wird mit einer Mandrin-Hohlnadel langsam gegen das Trommelfell zu eingestochen. Nach Durchstoßung desselben bis zur Schnecke hin wird dann die Nadel langsam ein wenig nach vorn geführt, wo die Spitze derselben eine kleine Furche erreicht. Danach wird die Nadelspitze fast senkrecht und ein wenig nach vorn unten gegen die Medianebene des Schädels etwa 3 mm tief durch den Knochen gestoßen und sitzt direkt über der Hypophyse. Der Mandrin der Hohlnadel wird entfernt, die Hypophyse durch eine mit flüssigem Paraffin luftdicht gemachte Spritze ausgesaugt. Die gewonnene Masse wird durch die histologische Untersuchung als Hypophyse bestätigt. — Mir scheint diese Methode die weitaus schonendste zu sein, wenn man bei einer derartigen Operation überhaupt von „schonend" reden darf! Die Folgen der Hypophysenentfernung für das weibliche Genitale bestehen am geschlechtsreifen Tier in einer sofort einsetzenden Atrophie der Ovarien mit dementsprechender parallelgehender Schrumpfung des Genitalschlauches. Die im Ovarium gerade reifenden Follikel oder vorhandenen Reiffollikel werden atretisch, und Corpora lutea bilden sich nicht mehr. Auffallend ist eine manchmal lange Persistenz der vorhandenen Corpora lutea; nicht daß sie länger funktionstüchtig blieben, sondern ihr Rückbildungs- und Vernarbungsprozeß ist verzögert. Wird bei infantilen Weibchen die Hypophyse entfernt, so bleibt das Ovarium infantil und die Entwicklung zur Geschlechtsreife erfolgt nicht[1]. Auch an den hypophysektomierten Ratten läßt sich nun mit der Implantation von Vorderlappengewebe oder durch Zufuhr von Vorderlappenextrakt die Atrophie der Genitalorgane aufhalten bzw. das bereits atrophierte Ovarium im gleichen Sinne neu beleben wie an normalen Tieren. Hört die Zufuhr von Hypophysenvorderlappenhormon auf, so erfolgt prompt wieder die Schrumpfung. Die gleichen Beobachtungen wurden von Reichert an einem hypophysektomierten Hund gemacht und ebenso von C. Hartmann-Baltimore auch am Affen bestätigt. Dadurch sind die Erfahrungen, welche man hinsichtlich der Genitalatrophie infolge Tumordrucks auf die Hypophyse oder bei sonstwie geartetem Schwund des Hypophysenvorderlappengewebes gemacht hatte, voll erklärt. Außerdem weisen diese Untersuchungen auf eine strikte Abhängigkeit normaler Ovarialfunktion von einer normalen Funktion des Hypophysenvorderlappens hin.

Aus der Reihe der rhythmischen biologischen Vorgänge, die wir am normalen Ovarium ablaufen sehen, nämlich Follikelreifung, Follikelsprung und Corpus luteum-Bildung, dürfte der Follikelsprung wohl als die akuteste Erscheinung zu bezeichnen sein. Daß sich bei seinem Zustandekommen besonders stürmische Prozesse abspielen müssen, lehrt bereits die einfache histologische Vergleichsuntersuchung, zeigen aber auch vor allen Dingen die Verhältnisse am geschlechtsreifen Kaninchen, auf die schon mehrfach hingewiesen wurde. Auf Grund der Tatsache, daß beim Kaninchen der Follikelsprung mit ziemlicher Regelmäßigkeit 10—15 Stunden nach dem Deckakt dann erfolgt, wenn das Tier sich in Hochbrunst befand, konnten von Hammond und Mitarbeitern die dabei ablaufenden Einzelvorgänge direkt unter dem Mikroskop am lebenden Objekt beobachtet werden. Im Verein mit der beschriebenen Beobachtung, daß sich dasselbe durch eine einmalige intravenöse Injektion von Hypophysenvorderlappenextrakt bewirken läßt, lag die Annahme nahe, daß — zum mindesten beim Kaninchen — um die Zeit des Follikelsprunges sich ganz besondere akute hormonale Korrelationen zwischen innerer Sekretion des Ovars und des Hypophysenvorderlappens abspielen müssen. Diese Überlegungen

---

[1] Neuere Beobachtungen an Drüsen mit innerer Sekretion nach Exstirpation der Hypophyse s. bei Grosser und Wehefritz, Arch. f. Gynäk. 1, 158 (1934).

führten Fee und Parkes sowie Ruth Deanesly (1929) dazu, Spezialstudien mit der Hypophysenexstirpation am Kaninchen eben um die Zeit des Follikelsprunges vorzunehmen. Es wurden hochbrünstige Kaninchenweibchen zum Bock gebracht und zum Deckakt zugelassen. Darauf wurde an solchen Tieren zu verschiedenen Zeiten nach dem Belegen die Exstirpation der Hypophyse vorgenommen und deren Einfluß auf die Ovarialtätigkeit kontrolliert. Das Ergebnis war folgendes: Fand die Hypophysenexstirpation sofort nach dem Deckakt oder innerhalb einer Stunde nach demselben statt, so blieb der Follikelsprung aus und Corpora lutea bildeten sich nicht. Wenn die Entfernung der Hypophyse jedoch 1 Stunde oder längere Zeit nach der Kohabitation vorgenommen wurde, so erfolgte die Ovulation ungestört, und die Entwicklung normal funktionierender Corpora lutea schloß sich an. Dabei wird jedoch betont, daß die Corpus luteum-Bildung etwas protrahiert und verlangsamt vor sich ging. Diese Untersuchungen wurden im Prinzip (d. h. mit nur geringen zeitlichen Abweichungen) von Smith und White (1931) bestätigt. Letztere Autoren fügen hinzu, daß danach die Corpora lutea sich zwar primär normal entwickelten, daß jedoch solche des 4. Tages denjenigen des 2. Tages unter normalen Verhältnissen gleichkämen und daß nach 8 Tagen bereits die Rückbildung einsetze; mit anderen Worten also: verzögerte Entwicklung und verfrühte Rückbildung der Corpora lutea nach der Hypophysenexstirpation. Es sei hinzugefügt, daß später dann (1932, 1933) Hill und Parkes dieselben Untersuchungen beim Frettchen vornahmen und zu ähnlichen Resultaten wie am Kaninchen gelangten. Das Frettchen hat nach den Untersuchungen von Hammond und Marshall (1930) eine sehr lange Brunstperiode, während welcher dauernd reife Follikel im Ovar vorhanden sind. Der Follikelsprung soll nur nach dem Deckakt und dann nach etwa 36 Stunden erfolgen. Da die Kopulation selbst bei diesen Tieren eine Zeit von mindestens $^3/_4$ Stunden dauert, die Operation ebensolange in Anspruch nimmt, konnten die Hypophysen frühestens in $1^3/_4$ Stunden nach dem Beginn des Deckaktes exstirpiert sein. Weil nun in keinem Falle der Follikelsprung ausblieb, in allen Fällen aber mindestens 1 Stunde 50 Minuten zwischen Beginn der Kohabitation und erledigter Hypophysenentfernung lag, schließen die Autoren daraus, daß 1. wie beim Kaninchen auch beim Frettchen durch den Deckakt auf nervösem Wege eine akute Mobilisierung von ovulationsbewirkendem Hormon im Hypophysenvorderlappen ausgelöst werde und daß 2. die Ausschüttung dieses Hormons in den Blutkreislauf innerhalb 1 Stunde beim Kaninchen und innerhalb 2 Stunden beim Frettchen erfolge.

Es sei noch bemerkt, daß eine Schwangerschaft bei den Tieren niemals eintrat, was den allgemeinen experimentellen Beobachtungen über die prompte Unterbrechung einer bestehenden Schwangerschaft durch die Hypophysenentfernung entspricht. Bei den Untersuchungen an Frettchen bot sich besondere Gelegenheit zum Studium der nachfolgenden Corpus luteum-Entwicklung deshalb, weil diese normalerweise ungefähr 6 Wochen lang dauert. Nach Hypophysektomie war hier die Corpus luteum-Bildung äußerst mangelhaft, so daß nach 1 Monat die Größe der Drüsen weniger als $^1/_{10}$ der normalen gleichen Alters ausmachte. Im übrigen waren die Allgemeinwirkungen nach der Operation durchaus nicht alarmierend; die Tiere erholten sich bald, überlebten und wurden bis zu 4 Monate lang am Leben gelassen. Sie waren dann von den normalen Weibchen kaum zu unterscheiden und legten gegenüber diesen lediglich eine gewisse Lethargie an den Tag. — Daß die Verhinderung des Follikelsprungs beim Kaninchen durch Exstirpation der Hypophyse innerhalb einer Stunde nach dem Deckakt sicherlich nicht durch andere Störungen allgemeiner Art bedingt war, konnte übrigens dadurch gezeigt werden, daß trotz Hypophysenexstirpation der Follikelsprung durch gleichzeitig injizierten Hypophysenvorderlappenextrakt zu erzeugen war.

5. Gibt es ein, zwei oder mehrere Sexualhormone des Hypophysenvorderlappens?

(Unität oder Dualität des Hypophysenvorderlappensexualhormons?)

Nach der Entdeckung eines ovariumstimulierenden Faktors im Hypophysenvorderlappen haben Aschheim und Zondek zunächst geglaubt, in dem biologischen Komplex „Follikelreife, Blutfollikelbildung und Corpus luteum-Entwicklung" den Ausdruck der Wirkung eines einzigen einheitlichen Hormons zu sehen. Sie haben jedoch bald darauf aufmerksam gemacht, daß es sich dabei um zwei Hormone handeln müsse, nämlich das Follikelreifungshormon und das Luteinisierungshormon. Wir wollen auch hier noch einmal darauf hinweisen, daß wir zunächst absehen von den Stoffen, die sich in der Schwangerschaft in so reichlicher Menge im Blut und Harn finden, deren Ursprungsort mit größter Wahrscheinlichkeit nicht die Hypophyse ist und auf die wir deshalb an anderer Stelle zurückkommen. Und doch gibt es hypophysenvorderlappenhormonhaltige Urine, für deren Hormongehalt nichts anderes verantwortlich gemacht werden kann als die Hypophyse selbst — das ist der Harn von Kastratinnen, Klimakterischen und einer gewissen Zahl von Carcinomträgerinnen. Mit dem Hormon dieser Urine nun ließ sich an der infantilen Maus wohl die HVR. I, also die Follikelreifung hervorrufen, nicht jedoch die HVR. III, also die Luteinisierung oder Corpus luteum-Bildung erzielen. So schien es jedenfalls anfangs. Heute wissen wir aber, daß es auch mit dem Hormon dieser Urine in einigen Fällen, besonders nach Konzentration des Hormons, die Reaktion III geben kann. Im einfachen direkten Implantations- oder Injektionsversuch läßt sich diese Frage nicht klären. Denn so bestechend die angenommene Dualität des Hypophysenvorderlappenhormons ist, so gibt es doch die mannigfaltigsten Übergänge im Effekt der Hormone. Von der Blutung in den präformierten Follikel (den sog. Blutfollikel oder „Blutpunkt"), über die beginnende oder teilweise Luteinisation, bis zur vollständigen des ungeplatzten oder Blutfollikels sehen wir häufig keine eindeutige Differenzierung in der Wirkung. Deshalb wollen wir gleich vorausschicken: Es ist bisher keineswegs gelungen, den endgültigen Nachweis zweier verschiedener wirksamer Prinzipien zu erbringen, so wahrscheinlich die Dualität der gonadotropen Hormone ist. Es gibt noch kein Follikelreifungshormon, mit dem nicht in höherer Dosis auch eine gewisse Luteinisation zu erzielen wäre; und es gibt noch kein Luteinisierungshormon, das nicht gleichzeitig eine gewisse Follikelreife bewirke. Die beiden Möglichkeiten, welche bestehen und nach denen sich die Fragestellung bei der Klärung richten muß, sind ja zweifellos folgende:

1. Es gibt nur ein Hypophysenvorderlappenhormon; dann sind die verschiedenen Wirkungen nichts anderes als Wirkungsgrade, also der Ausdruck verschiedener Quantitäten dieses einen Hormons. Dann muß sich in genügender Konzentration des sog. Follikelreifungshormons mit diesem auch immer schließlich die Luteinisation erzwingen lassen.

2. Es gibt zwei verschiedene Hypophysenvorderlappenhormone; dann muß es diese beiden Hormone schließlich auch so rein und getrennt geben, daß sich mit dem

einen immer nur die eine und mit dem andern immer nur die andere spezifische Wirkung erzielen läßt.

Dazu muß außerdem verlangt werden, daß dieser Nachweis einzig und allein zunächst an Hormon aus dem Hypophysenvorderlappen selbst geführt wird, d. h. es muß diesem Nachweis das Arbeiten mit Extrakt direkt aus Drüsengewebe zugrunde liegen. Es sind eine Reihe solcher Untersuchungen unternommen, die wir hier jedoch nicht einzeln anführen wollen, sondern von deren Ergebnissen wir lediglich das hervorheben wollen, was den Gynäkologen interessiert.

Zunächst einmal haben die chemischen Untersuchungen einheitlich ergeben, daß das wirksame Prinzip beträchtlich empfindlich und leicht zerstörbar ist. So ist es nicht kochbeständig und wird bei Temperaturen über 60⁰ bereits geschädigt. Durch starke Alkalien oder Säuren wird es ebenfalls zerstört. Durch Fermente, wie sie im Magen-Darmkanal vorkommen, tritt Inaktivierung ein, so daß also von einer Zufuhr auf diesem Wege von vornherein keine Wirksamkeit zu erwarten ist. Die leichte Zersetzlichkeit auf proteolytische Fermente haben besonders Reiss, Selye und Bálint (1929) gezeigt. Das Hormon ist diffundabel und dialysierbar; es ist — wohl das wichtigste — in Wasser sowie in wäßrigen Säuren löslich; in Fettlösungsmitteln ist es unlöslich; aus unreinen wäßrigen Lösungen kann das wirksame Prinzip durch Alkohol gefällt werden.

Von Evans und Simpson (1928) stammt die Angabe, daß bei der alkalischen Extraktion des Hormons aus Vorderlappengewebe die luteinisierende Wirkung bei der Testierung vorherrscht und andererseits bei der Extraktion unter sauren Bedingungen das Follikelreifungshormon im wesentlichen gewonnen wird. P. Claus (1931) wandte die Extraktion mit Salzsäure-Alkohol an und behauptet, durch nachträgliche Behandlung mit Eisessig sei eine vollständige Trennung der beiden wirksamen Komponenten möglich.

Die Frage, ob eine Trennung zwischen wachstumssteigerndem Hormon (Evans) und gonadotropem Hormon des Hypophysenvorderlappens möglich ist, dürfte gleichfalls noch nicht entschieden sein. Von van Dyke und Wallen-Lawrence (1931)[1] wurde angeblich das Evanssche Wachstumshormon isoliert und zeigte dann keinen ovariumstimulierenden Effekt an der Ratte. Dasselbe, von den Autoren „Phyone" genannte Hormon intravenös am reifen Kaninchen injiziert, bewirkte jedoch Follikelsprung. Diese Tatsache im Verein mit den übrigen speziellen Verhältnissen hinsichtlich des Follikelsprungs beim Kaninchen veranlaßten Leonard und auch vorübergehend andere, die Existenz sogar eines dritten, lediglich die Ovulation bewirkenden Hormons im Hypophysenvorderlappen anzunehmen. Es dürfte jedoch gar kein Zweifel daran bestehen, daß hier Spuren des gonadotropen Hormons den Follikelsprung bewirkt haben. Denn die äußerst geringen Mengen, welche dazu notwendig sind, den bereits reifen Follikel bei intravenöser Zufuhr des Hormons zum Sprung zu bringen, sind bekannt; sie sind zum mindesten unvergleichlich viel geringer als die zur primären Reifung eines infantilen Ovars erforderlichen Dosen. Der eigentliche Sprung des Reiffollikels mit Eiausstoßung und nachfolgender geordneter Corpus luteum-Bildung wird am infantilen Ovar eigentlich nur unter ganz bestimmten Bedingungen beobachtet. Nämlich dann, wenn es gelingt, eine reine protrahierte allmähliche Follikelreife zu erzielen und dann mit einem akuten, eher plötzlichen Plus von Hormon — am besten eben durch eine dann erfolgende intravenöse „Sonderapplikation" — auf diesen

---

[1] Ebenfalls von Collip, Selye und Thompson (1931).

präformierten Follikel in bestimmter Weise einzuwirken. Eines ist dabei sicher, und daran müssen wir festhalten: Die Corpus luteum-Bildung setzt immer eine gewisse vorherige Follikelreife voraus. Keine Luteinisation ohne Follikelreifung, wenn auch diese Follikelreifung nur angedeutet und durchaus nicht vollkommen sein braucht. Den Gegenbeweis dafür, daß es sich bei der Ovulationserzeugung durch das Wachstumshormon „Phyone" tatsächlich um nichts anderes als die Wirkung des bereits bekannten gonadotropen Hormons handeln kann, erbrachten auf höchst einfache Weise R. Hertz, A. Hellbaum und F. L. Hisaw (1932). Sie wählten zu den intravenösen Injektionen Kaninchen geringeren Alters mit noch nicht reifen Follikeln in den Ovarien. Einmalige Injektion bewirkte an diesen Tieren gar nichts; mehrmalige intravenöse Zufuhr bewirkte dagegen nichts anderes als die übliche Follikelvergrößerung und Luteinisation — d. h. ohne Follikelsprung.

Es ist einleuchtend, daß bei der Klarstellung dieser Frage „1 oder 2 Hormone" gleichsinnig vorgegangen werden muß wie bei den Hormonen des Ovariums, dem Follikel- und dem Luteohormon. Ebenso wie das Luteohormon nur angreift, wenn eine gewisse Follikelhormonwirkung an der Uterusschleimhaut vorangegangen ist, und wie das reine Luteohormon keine Wirkung primär auf den unvorbehandelten infantilen Genitalschlauch ausübt, so muß es auch ähnlich bei den Hypophysenvorderlappenhormonen für ihre Wirkung auf das Ovar gezeigt werden, wenn man sie als rein, getrennt und als zwei verschiedene Substanzen in dem angenommenen Sinne beweisen will. Wohl ist allgemein die oben schon erwähnte Tatsache bekannt, daß bei der alkalischen Extraktion des Hormons aus dem Hypophysenvorderlappengewebe die luteinisierende Wirkung bei der Testierung vorherrscht und andererseits bei der Extraktion unter sauren Bedingungen das Follikelreifungshormon im wesentlichen gewonnen wird. Auch ist der Charakter leichterer Zersetzlichkeit und Zerstörbarkeit für das luteinisierende Hormon bekannt, der ja — mit den Ovarialhormonen verglichen — durchaus mit der gegenüber dem Follikelhormon unvergleichlich größeren Labilität des Luteohormons in Parallele zu setzen ist. Es ist deshalb auch unverständlich, daß die Gewinnung eines nur Follikelreifung bewirkenden Stoffes bedeutend leichter und einfacher möglich ist. Wie aus der Literatur hervorgeht, wird eine Trennung und Reindarstellung der Sexualhormone des Hypophysenvorderlappens auf der Basis der eben verlangten strengen Unterscheidung beim Testversuch nur in den von Fevold, Hisaw und Leonard gemeinsam veröffentlichten Arbeiten berichtet. Die Verfasser geben an, daß durch Extraktion mit wäßrigem Pyridin beide Substanzen aus dem Hypophysenvorderlappengewebe gewonnen und dann insofern getrennt werden könnten, indem man sich nunmehr die etwas verschiedene Löslichkeit der beiden Stoffe im schwach sauren bzw. schwach alkalischem Wasser zunutze mache. Sie behaupten, daß das gewonnene luteinisierende Hormon keine Wirkung auf das infantile Ovar bei direkter Applikation habe, sondern nur an dem durch Follikelreifungshormon vorbereiteten angreife. Das ist natürlich entscheidend, und deshalb bedürften diese Untersuchungen der Bestätigung.

In einer neueren Arbeit (1933) bringen Hisaw und Fevold in Gemeinschaft mit Hellbaum und Hertz weitere Resultate ihrer Trennung zweier ovariell-wirksamer Substanzen aus dem Hypophysenvorderlappen. Dabei wird noch mehr die verschiedene Löslichkeit der beiden Hormone in den Vordergrund gestellt. Danach ist die nur Follikelreifung bewirkende Fraktion wasserlöslich, das Luteinisierungshormon dagegen wasser-unlöslich. Letzteres soll tatsächlich primär injiziert keine Wirkung auf das infantile Ovar ausüben und nur seinen luteinisierenden Effekt entfalten können, wenn ersteres voran-gehend im Sinne der Follikelreife gewirkt hat[1]. Um aber zu zeigen, daß auch hier die Frage noch nicht bis zum letzten Rest geklärt erscheint, seien die zusammenfassenden Schluß-ausführungen der Autoren wörtlich in der Übersetzung wiedergegeben: „Ein wäßriger Pyridin-Extrakt aus getrocknetem Schafs-Hypophysenpulver wurde in zwei Präparate fraktioniert. Eine Fraktion, welche sich durch ihre Wasserlöslichkeit charakterisiert, ist

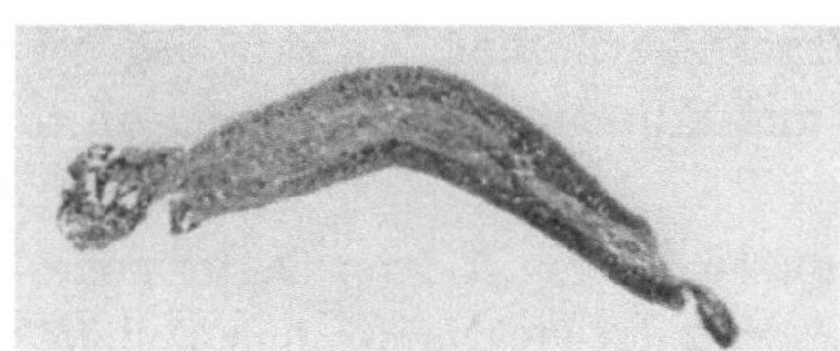

Abb. 157a. Ovarium eines normalen infantilen Kaninchens (von 435 g Gewicht).

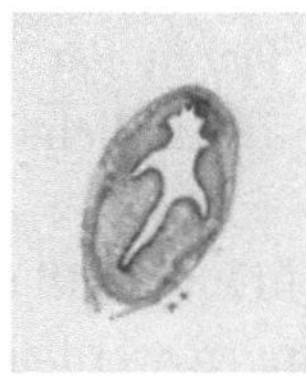

Abb. 157b. Querschnitt durch den Uterus desselben infantilen Kaninchens von 435 g Gewicht.

sehr aktiv hinsichtlich der Wachstumsstimulierung von Follikeln im Ovarium von infantilen Ratten und Kaninchen und ist relativ inaktiv hinsichtlich der Erzeugung von Luteini-sierung. Die zweite Fraktion ist unlöslicher in Wasser und ist praktisch inaktiv hinsichtlich der Stimulierung des Follikelwachstums, dagegen aktiv hinsichtlich der Luteinisation. Letztere hat — wenn überhaupt — sehr geringe Wirkung auf die Ovarien von infantilen Ratten; jedoch bei Kaninchen, wo kleine Follikel bereits in den Ovarien vorhanden sind, wandelt es diese zu Corpora lutea um. Wenn letzteres mit dem follikelstimulierenden Präparat zusammen injiziert wird, so wan-delt es die sich entwickelnden Follikel so-wohl bei Ratten als auch bei Kaninchen zu Corpora lutea um. Die vereinigten Extrakte sind physiologisch gleich wirksam dem ursprünglichen

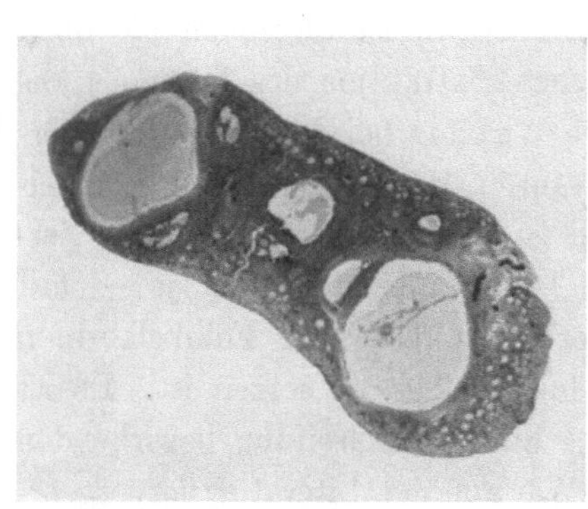

Abb. 158. Ovar eines infantilen Kaninchens wie in der Abb. 159 (Präparat 1 Tag früher genommen). Bereits reifer Follikel mit reifem Ei.

unfraktionierten Extrakt." Ferner: „Die Autoren sind der Meinung, daß die Entwicklung von Follikeln und Corpora lutea in den Ovarien von Ratten und Kaninchen auf die Wirkung zweier verschiedener Prinzipien zurückzuführen ist, von denen das eine Follikel-wachstum verursacht und das zweite die Follikel in Corpora lutea verwandelt, und daß diese beiden Faktoren im wesentlichen voneinander getrennt worden sind, trotzdem die Trennung nicht ganz vollständig ist."

Wenn wir die Gesamtheit der Erörterungen über die Frage „Unität oder Dualität des Hypophysenvorderlappensexualhormons" überblicken, so können wir dieses Thema nicht verlassen ohne eine zusammenfassende kurze Betrachtung darüber anzustellen, in

---

[1] S. dazu auch die Arbeit von Dingemanse und de Jongh: Die Mehrheit der Sexualhormone der Hypophyse usw., 1931.

welchem Verhältnis die künstliche Zufuhr ovariumstimulierender Stoffe zur normalen Biologie und Physiologie des Ovars eigentlich steht. Der normale Vorgang ist doch so, daß aus dem infantilen Ovar durch dauernd rezidivierende, dabei aber allmählich und beständig an Intensität zunehmende Follikelreifungen und -atresien (die ich als „Follikelgärungen im Ovariumgrundstock" bezeichnet habe) allmählich das massigere Pubertätsovar entsteht. Schließlich werden in diesem so gewachsenen Ovar Follikel bereitgestellt, denen nicht viel Stimulus mehr fehlt, um sie

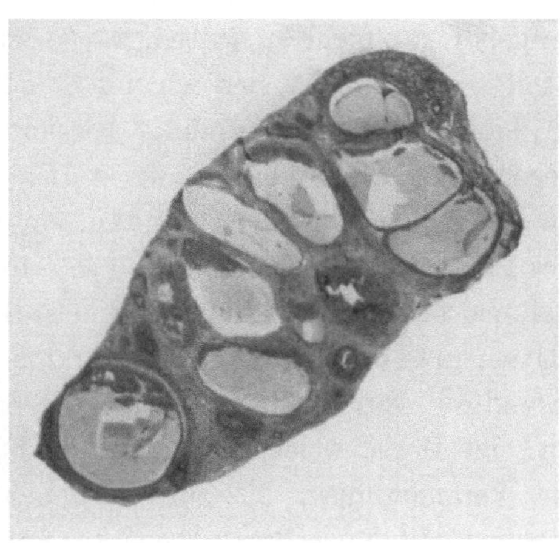

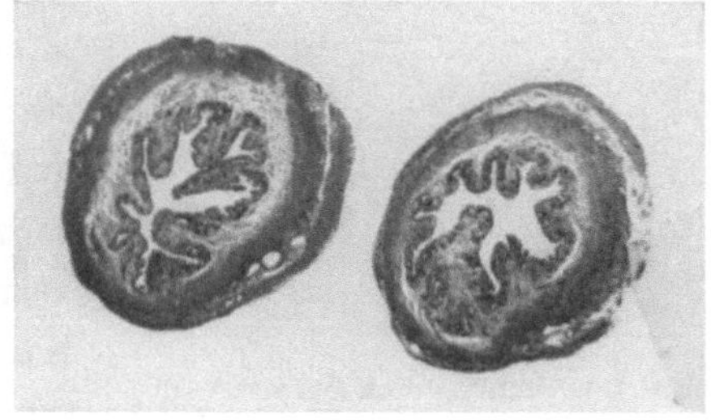

Abb. 159a. Ovar eines infantilen Kaninchens nach Behandlung des Tieres mit Graviden-Harn (subcutan in einer Menge von insgesamt etwa 100 ccm Urin). Starke Follikelreife.

Abb. 159b. Querschnitt durch die beiden Uterushörner des Kaninchen der Abb. 159a. (Uterus gewachsen, die Schleimhaut proliferiert. Vgl. Abb. 157b.)

zum Sprung zu bringen. Kommen diese Reif- oder Zyklusfollikel dann schließlich zur Ovulation, so folgt unweigerlich die Corpus luteum-Bildung aus ihnen. Erst mit oder

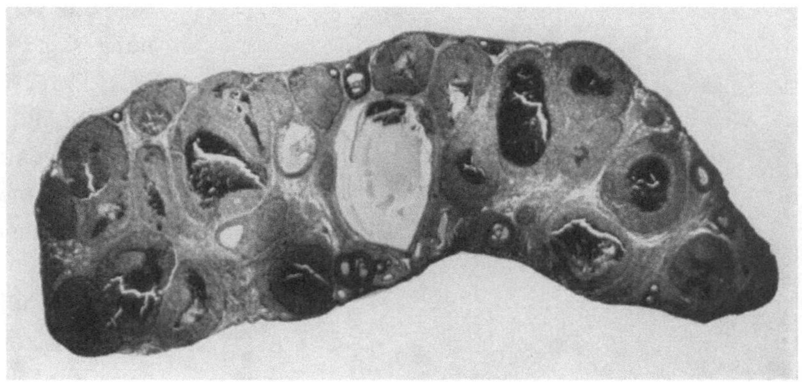

Abb. 160a. Rechtes Ovarium eines infantilen Kaninchens (1000 g Gewicht) nach Behandlung des Tieres mit hohen Dosen gonadotropen Hormons. Das Tier erhielt 4mal 1 ccm Serum einer Patientin mit Chorionepitheliom. — Präparat vom 5. Tage nach Beginn der Behandlung. (Follikel, „Blutpunkte" und massenhaft Corpora lutea.)

vielmehr nach dem Ablauf der Funktion einer jeweiligen Serie von Corpora lutea erfolgt die nächste Reiffollikelbildung bzw. -weiterentwicklung. Alle eben beschriebenen Stadien der Funktion des Ovars sind durch künstliche Zufuhr gonadotropen Hormons zu erzielen möglich; so die Vergrößerung des Ovars mit unvollkommener Follikelbildung, die Reiffollikelentwicklung, der Follikelsprung und die Corpus luteum-Bildung. Aus dem Beschriebenen geht hervor, daß die Art oder die Erscheinungsform, mit welcher ein Ovar auf die Hormonzufuhr antwortet, weitgehend abhängig ist 1. von dem jeweiligen Funktionszustand des betreffenden Ovars und 2. von der Applikationsart des Hormons (rasch und in hohen Dosen, kontinuierlich in gleichmäßigen oder steigenden Dosen, plötzliches intravenöses Plus usw.). Wenn ein noch infantiles, an sich aber schon reaktionsbereites Ovar von großer Hormonmenge „getroffen" wird, so resultiert ein Zustand, von dem man nicht anders sagen kann als: das Ovar scheint vor Überangebot gar nicht zu wissen, wo es zuerst anfangen soll — ein Zustand, den ich mit dem Ausdruck der „biologischen Überstürzung" bezeichnete. Wird dagegen einem schon normalerweise dicht vor dem ersten Reifzyklus stehenden Ovar akut ein noch so geartetes Plus an Hormon angeboten, so erfolgen zunächst einmal die sowieso fälligen Follikelsprünge und Ovulationen. Hinzu kommt der Faktor der ganz einwandfrei vorhandenen Gewichts-Mengen-korrelation: eine Dosis, welche bei einem infantilen Kaninchen Veränderungen bis zur massenhaften Corpus luteum-Bildung hervorruft, bewirkt am Ovar des infantilen Affen kaum Spuren der ersten Follikel-anregung und würde beim Menschen noch nicht einmal diese hinterlassen. Undenkbar ist jedenfalls durchaus nicht, daß es sich trotz allem bei der Gesamtheit der möglichen Veränderungen am Ovarium um den Ausdruck der Wirkung nur eines einzigen Hormons handelt. Über-

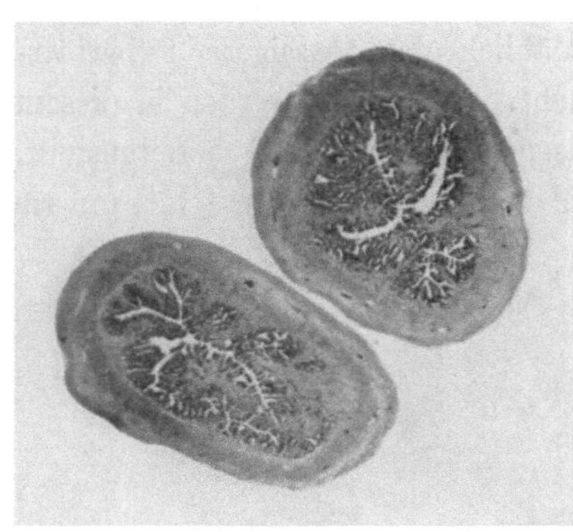

Abb. 160 b. Querschnitt durch den Uterus des Tieres voriger Abbildung. (Uterus gewachsen, Schleimhaut proliferiert, dann im Sinne der Corpus luteum-Phase transformiert = drüsige Umwandlung.)

zeugend würde deshalb folgende Versuchsanordnung sein: Verwendung eines Präparates, das bei aller erdenklichen Dosierung unter subcutaner Zufuhr immer nur Follikelreifungen bewirkt. Benutzung ganz einwandfrei völlig infantiler Kaninchen ohne erkennbaren Funktionszustand. Schaffung eines dem physiologischen möglichst ähnlichen Zustandes entsprechend demjenigen zur Zeit der Follikelvollreife durch kontinuierlich

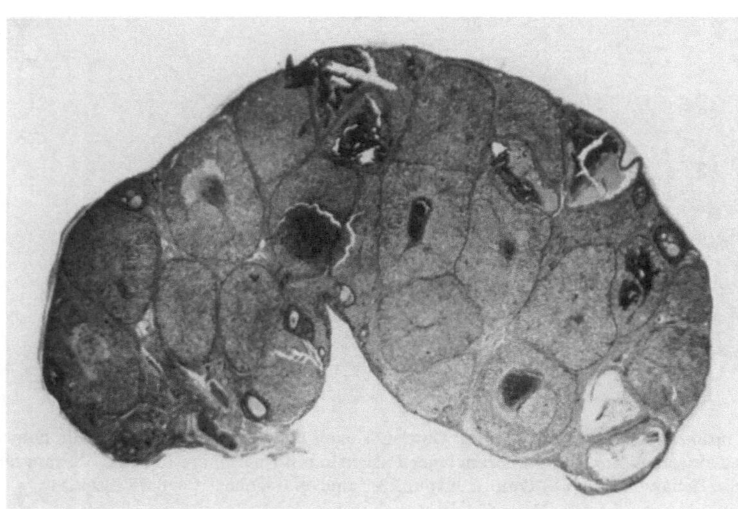

Abb. 161. Linkes Ovarium des Tieres der Abb. 160 nach Behandlung des Tieres mit 9 × 1 ccm Serum derselben Patientin. — Präparat vom 10. Tage nach Beginn der Behandlung. (Ovarium mit Corpora lutea durchsetzt.)

gesteigerte oder auch „wellenartige" Hormonzufuhr auf subcutanem Wege. Danach plötzlich verstärkte und akute Zufuhr desselben Stoffes durch einmalige intravenöse Injektion. Gäbe es dann immer darauf den Sprung der Follikel mit nachfolgender Luteinisation, so dürfte diese Tatsache beweisend sein für das Fehlen eines zweiten Hormons, also für das Fehlen eines besonderen Luteinisierungsfaktors. Dabei wollen wir nicht vergessen, für die verschiedene Reaktionsfähigkeit der Ovarien verschiedener Tierarten ein noch zu wenig beachtetes Moment immer im Auge zu behalten — das ist der „gewebsmengenmäßig" verschiedene anatomische Bau der Ovarien verschiedener Tierarten (s. Kapitel Ovarium!). Es ist ganz einwandfrei, daß die Gruppe der Ovarien „mit wenig Grundsubstanz und viel Reiffollikeln" weitaus am leichtesten reagiert, und zwar noch um so leichter, je „kleingewichtiger" die betreffende Tierart ist. Andererseits reagieren am schwersten die Ovarien „mit viel Grundsubstanz und wenig Reiffollikel", und zwar um so schwerer, je „großgewichtiger" der normale Organismus ihrer Träger ist. Daraus folgt auch ohne weiteres, daß der Mensch mit einem so großen Gewicht und nur einem bis höchstens zwei Reiffollikeln in einem Ovar mit viel Grundmasse riesige Mengen von Hormon zur Erzielung eines positiven Effektes benötigen wird.

Ich habe an dieser Stelle eine Serie von Abbildungen eingefügt, aus der hervorgeht, wie unter entsprechender Behandlung der Tiere ein graduelles und qualitatives Zunehmen der Ovarialveränderung erfolgt. Es handelt sich bei den demonstrierten Ergebnissen zwar um Ovarien von Tieren, die mit Schwangeren-Urin (bzw. mit Extrakt aus solchem) behandelt wurden; jedoch verweise ich deshalb auf meine Ausführungen im Kapitel „Placenta und Schwangerschaft", insbesondere auf den Abschnitt über die Frage der Identität von Vorderlappenhormon und „Vorderlappenhormon der Schwangerschaft".

6. Der Gehalt des menschlichen Hypophysenvorderlappens an ovariumstimulierendem Hormon.

Bisher war lediglich von der qualitativen Fähigkeit des Hypophysenvorderlappengewebes, das unreife Ovarium zur Funktion anzuregen, die Rede. Es erhebt sich danach ohne weiteres die Frage, welche Mengen gonadotropen Hormons in der Gesamtdrüse enthalten sind. Es ist verständlich, daß darüber mehr Untersuchungen an tierischen Hypophysen vorliegen als an menschlichen, obgleich exakte Bestimmungen auch darüber nur vereinzelt in der Literatur sich finden. Der Gehalt normaler tierischer Hypophysenvorderlappen an Hormon interessiert in diesem Zusammenhange jedoch weniger.

Normale Hypophysen. Quantitative Bestimmungen an normalen menschlichen Hypophysen waren bis vor kurzem nur von B. Zondek (1930) ausgeführt und diese wurden damit als allgemein gültig angenommen. Wohl sind von Philipp (1930 und 1931) ausgedehnte Vergleichsuntersuchungen mit menschlichem Hypophysengewebe verschiedener Herkunft angestellt, genaue Mengengehaltbestimmungen nach Einheiten wurden jedoch nicht ausgeführt. Zondek ging bei seinen Bestimmungen so vor, daß der Vorderlappen von der bald nach dem Tode der Patienten frisch herausgeschnittenen Hypophyse abgetrennt und dann in kleinste Stückchen geschnitten wurde. Diese Stückchen wurden gewogen und dann in Mengen von 1—200 mg zur Implantation in die infantilen weiblichen Testmäuse verwandt. Danach wurde festgestellt, welche geringste Menge die typische Reaktion an den Ovarien der Tiere auslöst. Dazu sei bemerkt, daß das Material so frisch wie möglich verarbeitet werden muß. Denn, wie auch Philipp betont, nimmt die Wirksamkeit sowohl in der Leiche als auch beim Liegenlassen des herausgeschnittenen Materials bald ab und geht schließlich ganz verloren. Außerdem gehen die Testtiere sonst leicht an den auftretenden Zersetzungsprodukten ein. Zondek hält deshalb das Einlegen solcher nicht ganz frischer Hypophysen in Äther auf die Dauer von 24 Stunden für geeignet, weil dadurch schädliche Stoffe extrahiert würden, das Hormon jedoch nicht. Solche Hypophysen brauchen nach Zondeks Angaben danach nur einige Stunden an der Luft am offenen Fenster zu liegen, um aus ihnen den Äther zu verdampfen. Es wurde nur diejenige kleinste implantierte Menge (zwischen 1 und 200 mg Gewebe), welche Follikelreifung im Ovar und Brunst (nach dem Scheidensekretabstrich beurteilt) hervorrief, als 1 ME. Follikelreifungshormon enthaltend angesehen (= 1 ME. HVH. A) und andererseits diejenige kleinste Menge, welche die Luteinisierung bewirkte, als 1 ME. HVH. B bezeichnet. Der Gesamtgehalt des Hypophysenvorderlappens an Hormon wurde dann durch einfache Umrechnung auf das Gesamtgewicht desselben ermittelt. Dabei ist zu vermerken, daß Zondek das Gewicht des weiblichen menschlichen Hypophysenvorderlappens zwischen 0,5 und 0,8 g durchschnittlich angibt. 1 ME. HVH. A ließ sich nun nachweisen in 4—5 mg Vorderlappengewebe, d. h. der Gesamtgehalt eines weiblichen menschlichen Hypophysenvorderlappens an **HVH. A** beträgt **100—160 ME.** 1 ME. HVH. B ließ sich nachweisen in 10—30 mg Gewebe, d. h. der Gesamtgehalt eines weiblichen Hypophysenvorderlappens an **HVH. B** betrug **23—50 ME.** Diese quantitativen Untersuchungen Zondeks sind neuerdings von Schockaert und Siebke (1933) an einem weit größeren Material nachgeprüft und haben sich dabei in ihren Ergebnissen als der Korrektur bedürftig erwiesen. Letztere beiden Autoren bedienten sich einer anderen, schon vorher von Schockaert angewandten Methode der Hormonbestimmung und kamen zu anderen, weit höheren Werten. Die menschlichen Hypophysen wurden innerhalb 24 Stunden nach dem Exitus verarbeitet, zum mindesten aber vor Ablauf dieser Zeit gewonnen und dann im Kühlschrank aufbewahrt. Auf diese Weise konnte das zunächst unveränderte Erhaltenbleiben der hormonalen Wirksamkeit bis zu 7 Tagen festgestellt werden. Die quantitativen Bestimmungen wurden nun nicht auf dem Wege des Implantationsverfahrens durchgeführt, sondern es wurde eine Aufschwemmung in Wasser verwendet. Das Hypophysenvorderlappengewebe wurde nach genauer Gewichtsbestimmung (unter Einberechnung des Gewichtes eines kleinen zur mikroskopischen Untersuchung entnommenen Schnittes) mit feinem sterilen Sand (3faches Volumen) im Mörser zerrieben und dann in sterilem Wasser aufgeschwemmt, und zwar so, daß jedesmal 20 ccm Wasser hinzugesetzt wurden. Der Sand wird durch Zentrifugieren entfernt. Die abgegossene Emulsion enthält in 1 ccm dann $1/20$ des Hypophysenvorderlappens. Von dieser Einheitsmenge wird ausgegangen und nach Herstellung von weiteren Verdünnungen werden die enthaltenen Hormonmengen im Injektionsversuch an der infantilen weiblichen Maus ermittelt. Die zu eichende Menge wird jedesmal auf 5 Injektionen verteilt und die Tiere 96 Stunden nach der ersten Injektion getötet. Die Begriffe über 1 ME. HVH. A und 1 ME. HVH. B wurden an diejenigen Zondeks angelehnt. Von 39 untersuchten menschlichen Hypophysenvorderlappen stammten 18 von Frauen im Alter von 26—80 Jahren, die anderen von Männern (18) und Neugeborenen männlichen Geschlechts (3). Das Gesamtgewicht des weiblichen Hypophysenvorderlappens wurde von den Autoren im Durchschnitt mit 450 mg ermittelt. Die Werte, welche sich auf diese Weise für den Gesamthormongehalt weiblichen Hypophysenvorderlappens errechnen ließen, waren nun weit höher als diejenigen Zondeks, nämlich bis zu **4000 ME. HVH. A** und bis zu **1500 ME. HVH. B.** Daraus ergibt sich für den Gehalt von **1 g** weiblicher menschlicher Hypophysenvorderlappensubstanz an gonadotropem Hormon eine Menge von **8000** bis **10000 ME. HVH. A** und etwa **3500 ME. HVH. B.** — Diese Befunde sind außerordentlich wichtig, weil sie unsere bisherigen Vorstellungen über den Gehalt des Hypophysenvorderlappens an gonadotroper Wirksubstanz als völlig irrig erweisen. Wenn uns in diesem Zusammenhange die Befunde an männlichen Hypophysen auch weniger interessieren, so sei doch darauf hingewiesen, daß auch hier hohe Mengen von gonadotropem Hormon gefunden werden konnten. Allerdings sind diese geringer als bei der Frau. Um einen Vergleich zu ermöglichen, seien die quantitativen Ergebnisse sowohl Zondeks als auch von Schockaert und Siebke einander gegenübergestellt.

Gehalt des menschlichen Hypophysenvorderlappens
an gonadotropem Hormon.

Höchster gefundener Wert bei	B. Zondek	Schockaert und Siebke
Frauen	160 ME. Hormon A 50 ME. Hormon B	4000 ME. Hormon A — 1500 ME. Hormon B
Männern	400 ME. Hormon A —25 ME. Hormon B	3000 ME. Hormon A — 1000 ME. Hormon B

Während also Zondek bei Männern einen noch höheren Gehalt von HVH. A als bei Frauen fand, stellten Schockaert und Siebke einen höheren Gehalt bei Frauen fest. Dabei wird aber von letzteren Autoren betont, daß im allgemeinen kein großer Unterschied besteht, da die wiedergegebenen Zahlen ja Höchstwerte darstellen.

Es wurde bereits erwähnt, daß weitere genaue quantitative Bestimmungen über den Gehalt des Vorderlappens an ovariumstimulierendem Hormon in der Literatur nicht vorliegen. Wenn sich also damit die Angaben über zahlenmäßige absolute Werte erschöpfen, so liegen andererseits eine Menge Untersuchungen vor, welche unterschiedliches Verhalten von Hypophysen in ihrer qualitativen oder grob-quantitativen Wirkung auf das infantile Mäuseovarium zum Ergebnis hatten. Diese Angaben entstammen naturgemäß meistens dem Tierversuch und sind durch vergleichende Beobachtungen bei der Implantation ganzer tierischer Hypophysen oder größerer Bruchteile derselben zustande gekommen. Sie sind jedoch nicht minder wichtig, da sie sehr dazu beigetragen haben, uns einen Einblick in das Wesen der hormonalen Beziehungen zwischen Hypophyse und Ovar einerseits und Ovar-Hypophyse andererseits zu gestatten, und uns wichtige Rückschlüsse auf den hormonalen Mechanismus der Genitalfunktion ermöglichen.

Infantile Hypophysen. So wurde bereits 1928 von Siegmund, dann von Siegmund und Mahnert nachgewiesen, daß auch die infantile Hypophyse das gonadotrope Hormon schon enthält. Nachdem dies ursprünglich an Kälberhypophysen gezeigt war, konnten die beiden Autoren dasselbe auch für den Hypophysenvorderlappen von Kindern und gar von frühgeborenen Feten demonstrieren, und zwar bis herab zu Früchten aus dem 5. und 6. Monat der Schwangerschaft. Allerdings waren zur Erzeugung eines positiven Effektes am Ovarium der Testtiere große Mengen Vorderlappensubstanz zu implantieren notwendig, nämlich eine ganze menschliche Hypophyse von den Frühgeburten und mindestens die Hälfte einer ganzen, wenn es sich um reife Kinder handelte. Zu gleichen Resultaten kamen Schultze-Rhonhof und Niedenthal (1928 und 1929) sowohl mit tierischen als auch menschlichen Fetenhypophysen und wiesen außerdem gleichzeitig darauf hin, daß auch der Hypophysenvorderlappen seniler Menschen das Hormon enthalte. Hauptstein (1929) betont auf Grund gleicher Untersuchungen, wie sehr gering die im Vorderlappen von menschlichen Feten und Neugeborenen nachzuweisende Hormonmenge sei. Erst bei der Verwendung der ganzen Neugeborenenhypophyse zur Implantation an einem Testtier kam es zur Follikelreife (HVR. I). Wenn wir damit die obigen neueren Ergebnisse von Schockaert und Siebke mit Hypophysenvorderlappen Erwachsener vergleichen, so sind diese Mengen im fetalen und kindlichen Vorderlappen als verschwindend gering zu bezeichnen. Übrigens konnten letztere beiden Autoren auf die oben beschriebene

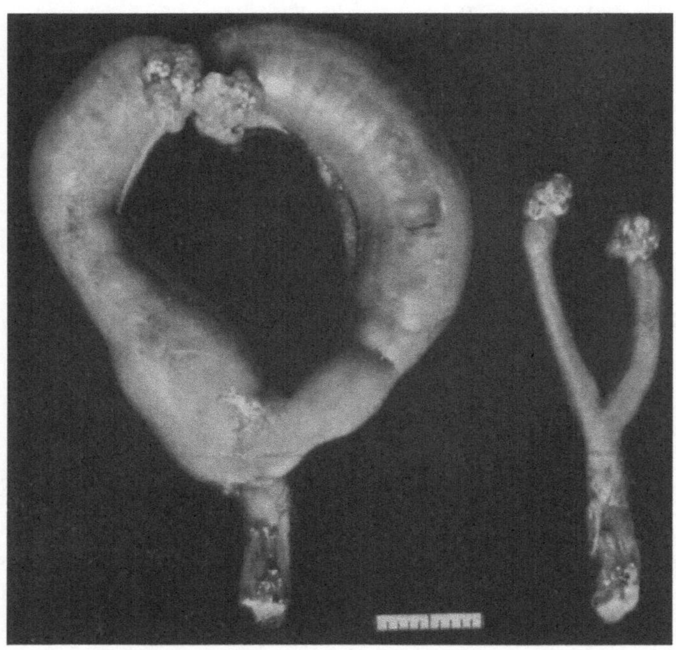

Abb. 162. Genitalien einer weiblichen Ratte, rechts normal, links 120 Tage nach parabiotischer Vereinigung mit einem kastriertem Tier. (Nach T. Martins u. A. Rocha: Endokrinol. 1931.)

Weise bei ihren Versuchen mit Vorderlappengewebe von drei Neugeborenen durch Injektionen, welche der Menge von $1/_5$ des ganzen Vorderlappens entsprachen, kein Hormon nachweisen; d. h. also: in $1/_5$ Vorderlappen der geschlechtsreifen Frau findet sich bis zu 800 ME. HVH. A und 300 ME. HVH. B, dagegen in $1/_5$ Vorderlappen des Neugeborenen keine Spur von Hormon. Das entspricht auch den Befunden, welche Philipp (1930) erheben konnte. Er fand bei der Verwendung ganzer Hypophysen von Frühgeborenen und reifen Kindern nur in der Hälfte der Fälle überhaupt Veränderungen an den Ovarien der Testtiere und diese waren außerdem noch gering und höchstens der HVR. I entsprechend. Als sehr wenig hormonhaltig fand auch Magistris (1932) die Hypophysen fetaler Rinder und Schweine im Gegensatz zu den Vorderlappen erwachsener Tiere. Ausgedehnte Untersuchungen hat in neuerer Zeit P. Wirz (1933)[1] mit Feten- und Kinderhypophysen angestellt. Bis zum 5. Lebensjahr ließ sich nur das Follikelreifungshormon nachweisen, wobei meistens nicht einmal 1 ME. in der Gesamthypophyse vorhanden war. Das Luteinisierungshormon wird nach diesen Untersuchungen erst später, und zwar wahrscheinlich kurze Zeit vor der Geschlechtsreife nachweisbar.

Kastratenhypophysen. Außerordentlich wichtig dürften die Befunde sein, welche die Untersuchungen von Hypophysenvorderlappen nach der Kastration ergeben. Engle (1929) konnte in dieser Beziehung an Ratten folgendes feststellen: Es wurden auf infantile weibliche Testtiere die Hypophysen von Ratten implantiert, und zwar von normalen und kastrierten Spendertieren. Diejenigen Testtiere, welche eine Hypophyse einer kastrierten Ratte implantiert bekamen, zeigten eine viel stärkere und schnellere Reaktion an

---

[1] S. auch Wirz und Goecke (1931).

ihrem Ovarium als die mit normalen Rattenhypophysen implantierten. Dabei war es gleichgültig, ob die kastrierten Tiere, von denen die implantierten Hypophysen stammten, juvenile oder geschlechtsreife Ratten waren. Es nimmt also mit anderen Worten der Gehalt an ovariumstimulierendem Hormon in einem Kastrationshypophysenvorderlappen zu. Die Unterschiede, welche Engle bei seinen vergleichenden Implantationsversuchen an den Ovarien der Testtiere feststellte, waren beträchtlich. Wägungen ergaben, daß die so stark veränderten Ovarien derjenigen Tiere, welche Kastratenhypophysen implantiert bekommen hatten, 4—9mal so schwer waren als die weniger stark veränderten Ovarien nach Implantation einer normalen Hypophyse. Diese Untersuchungen wurden noch im gleichen Jahr von Evans und Simpson bestätigt. Außerdem wurde von diesen Autoren gezeigt, daß die Zunahme des Gehalts an Hormon im Hypophysenvorderlappen relativ schnell und bald nach der Ovarienexstirpation erfolge, um dann später nur noch allmählich und wenig zuzunehmen. Diese Tatsache der größeren Hormonproduktion von Kastratenhypophysen folgt auch aus den schon vor dieser Feststellung erhobenen Befunden an Parabiosetieren, wie sie Matsuyama (1921)[2], Goto (1922)[1], und später Kallas (1929), Thales Martins, sowie Th. Martins und Rocha (1929) und dann Fels (1929) vorgenommen haben. Diese Versuche mit der operativen Vereinigung zweier Ratten hatten im wesentlichen folgendes Ergebnis: Werden zwei normale Weibchen miteinander vereinigt, so erfolgt an ihren Ovarien nichts. Wird dagegen eines der beiden Tiere kastriert oder auch als Kastrat mit einem normalen Tier vereinigt, so tritt eine starke Reaktion im Sinne der übermäßigen Follikelreife und Corpus luteum - Bildung an den Ovarien des nicht kastrierten Partners auf. Diese Befunde haben erst später durch die Erkenntnis der gonadotropen Wirksamkeit des Hypophysenvorderlappens ihre eigentliche Deutung gefunden und es ist klar, daß das von Matsuyama damals als nach der Kastration auftretende hypothetisch angenommene „Kastrohormon" nichts anderes darstellt, als den Ausdruck verstärkter Vorderlappensexualhormonproduktion in der Hypophyse des seiner Ovarien befreiten Tieres. Das dort gebildete Plus an Hormon bewirkt an dem ihm zur Verfügung stehenden Angriffspunkt der Ovarien des parabiontischen Partners eine starke Stimulierung. Der Nachweis stärkeren Hormongehaltes des Hypophysenvorderlappens nach der Kastration ist später von verschiedenen Seiten bestätigt worden, weniger am Menschen als eben wieder an Tieren. So zeigte Severinghaus (1932) eine starke Zunahme der hormonalen Wirksamkeit bei kastrierten Meerschweinchen, sowohl weiblichen als männlichen. Philipp, dann Smith, Severinghaus und Leonard (1933) wiesen das gleiche beim Kaninchen nach, wobei letztere eine Wirkungssteigerung um 100% 3 Monate nach der Kastration feststellen konnten. Über die Wirksamkeit des Kastratenhypophysenvorderlappens vom Menschen finden sich immerhin einige spärliche Angaben. So fand Philipp (1931) die Hypophyse einer 3 Jahre vorher nach Wertheim radikaloperierten Patientin sehr wirksam, allerdings nur im Sinne der Erzeugung starker Follikelreife; ebenso eine solche einer durch Radium behandelten Frau. Zwei weitere Fälle Philipps möchte ich hier wegen des zu kurzen Zeitraums zwischen Kastration und Exitus von 2 bzw. 4 Tagen nicht mitzählen. Man kann aber wohl hier die Hypophyse der postklimakterischen Frau als einer Kastratenhypophyse ähnlich ansehen, da ja im Senium die Wirkung des Ovariums ausfällt. So befinden sich sowohl unter dem untersuchten Material von

---

[1] Zit. nach T. Martins und nach Kallas.

Philipp (1930) als auch von B. Zondek (1931) und von Schockaert und Siebke (1933) Hypophysen von Frauen jenseits der 50er Jahre. Bei allen ist ersichtlich, daß auch zu dieser Zeit der Vorderlappen sicher nicht weniger hormonhaltig ist als zur Zeit der Geschlechtsreife. Gewisse Befunde der letzten beiden Autoren lassen mit Vorsicht sogar auf einen erhöhten Gehalt, vor allen Dingen an Hormon B, schließen. Hierher gehört auch ein von Philipp untersuchter Fall, wobei es sich um eine 44jährige, niemals menstruierte Frau mit virilem Habitus handelte. Der Hypophysenvorderlappen war im Implantationsversuch durchaus gleich wirksam wie andere.

Schwangerenhypophyse. Das Auftreten enormer Mengen von Stoffen mit hypophysenvorderlappenhormongleicher Wirkung in der Schwangerschaft beim Menschen (s. später) mußte daran denken lassen, daß zu dieser Zeit sich besonders viel Hormon im Vorderlappen finden würde. Das Verdienst, diese Frage gründlich geklärt zu haben, gebührt zweifellos Philipp (1930). Schon bei der Untersuchung der ersten 4 Fälle, wobei es sich um Frauen handelte, die in der Schwangerschaft oder kurz post partum gestorben waren, ergab der Implantationsversuch mit Hypophysenvorderlappengewebe ein negatives Resultat. Weitere Untersuchungen an solchen Frauen, die bis zum 10. Tage des Wochenbettes gestorben waren, ergaben dasselbe. Es wurde zwar einige Male eine ganz leichte, angedeutete Reaktion im Sinne der Follikelstimulierung an den Ovarien der Testtiere festgestellt, und zwar in je einem Fall von Exitus bei Abort im 3. Monat und während der Geburt; im übrigen aber fanden sich die Hypophysen frei von Vorderlappensexualhormon. Dagegen ergab die Hypophyse einer am 24. Tage nach kriminellem Abort mens. 5—6 an Sepsis verstorbenen Frau wieder positive Reaktion, allerdings nur im Sinne der HVR. I; das gleiche wurde von der Hypophyse einer Frau festgestellt, die am 20. Tage nach Operation eines Portiocarcinoms (Sectio und Wertheim) im 8. Monat der Gravidität starb. Die auffälligen Ergebnisse Philipps wurden bald von B. Zondek und Berblinger, sowie von Ehrhardt und Mayes und von Fels bestätigt. Zwar wurden in allen Fällen keine exakten quantitativen Hormonbestimmungen ausgeführt, jedoch ging Philipp bei seinen Untersuchungen so vor, daß immer etwa gleiche Mengen, nämlich etwa streichholzkopfgroße Stückchen Vorderlappengewebe implantiert wurden. Da bei gleicher Versuchsanordnung aber alle anderen untersuchten menschlichen Hypophysenvorderlappen das Hormon enthielten, so war der Schluß durchaus berechtigt, daß die Schwangerenhypophyse frei von Hormon sei. Eine weitere Bestätigung dafür, daß die hormonalen Verhältnisse im Hypophysenvorderlappen der graviden Frau in dem von Philipp gezeichneten Sinne zu deuten seien, ergaben wieder die neuerlichen exakt-quantitativen Untersuchungen von Schockaert und Siebke. Diese beiden Autoren fanden mit der oben beschriebenen Injektionsmethode bei einer 7 Tage post abortum mens. V verstorbenen Frau keine Spur von Hormon im Vorderlappen in $^1/_{20}$ des Gesamtdrüsenanteils, während in solchen einer am 15. Tage post abortum mens. II/III und einer am 22. Tage post abortum mens. IV/V verstorbenen Frau wieder das Hormon nachweisbar war. Dabei zeigen die letzteren beiden Fälle, daß die Hormonanreicherung nach erledigter Schwangerschaft allmählich zustande kommen muß; denn die gefundenen Werte waren noch relativ gering (480 ME. Hormon A und 24 ME. Hormon B im ersten, 200 ME. Hormon A und 150 ME. Hormon B im zweiten Falle). P. Wirz (1933) untersuchte ebenfalls Hypophysen von Schwangeren und vor allen Dingen von Frauen post partum. Es wurden die Vorderlappen in 2—4 Stücke zerteilt und ebenso vielen infantilen weiblichen Mäusen implantiert. Die von ihm an Hand der Resultate mit Hypophysen von 20 verstorbenen Frauen in Tabellenform gebrachte Zusammenstellung gebe ich hier des Interesses halber wieder.

Hypophysen von Schwangeren und Wöchnerinnen (nach P. Wirz).

| Nr. | Alter der Frauen | Todesursache | Alter der Gravidität | Wann post partum gestorben | HVR. | | | Zahl der Tiere |
					I	II	III	
1	40	Uterusruptur	m. X.	unentbunden	0	0	0	3
2	35	Erysipel	m. X.	20 Stunden	0	0	0	2
3	25	Placenta praevia	m. X.	24 „	0	0	0	1
4	38	Eklampsie	m. X.	28 „	0	0	0	2
5	28	Mitralstenose	m. IV.	2 Tage	0	0	0	2
6	28	Tubargravidität	m. II.	2 „	0	0	0	3
7	31	Pneumonie	m. X.	3 „	+	0	0	2
8	26	Sepsis	m. VIII.	4 „	0	0	0	4
9	23	Peritonitis	m. III.	5 „	0	0	0	4
10	27	Eklampsie	m. IX.	5 „	0	+	0	3
11	32	Peritonitis	m. IV.	6 „	0	0	0	2
12	34	Peritonitis	m. X.	6 „	0	0	0	2
13	17	Uterusruptur	m. II.	9 „	+	+	+	2
14	42	Sepsis	m. III.	11 „	+	+	+	2
15	32	Tubarruptur	m. II.	12 „	+	+	+	2
16	23	Sepsis	m. X.	14 „	0	0	0	2
17	21	Peritonitis	m. X.	14 „	+	0	0	2
18	36	Sepsis	m. V.	18 „	+	0	0	3
19	26	Endokarditis Hirnabsceß	m. X.	21 „	0	0	0	3
20	29	Verblutung Plac. Polyp.	m. X.	35 „	+	+	+	4

Danach sind in der Hypophyse von Wöchnerinnen in den ersten Tagen nach der Entbindung keine gonadotropen Sexualhormone nachweisbar. Der Zeitpunkt, nach welchem sie dort wieder auftreten, scheint verschieden und abhängig zu sein von der Schwangerschaftsdauer; denn wenn die Hypophysenvorderlappen von Frauen stammten, bei denen die Schwangerschaft in frühen Monaten unterbrochen wurde, so war Sexualhormon bereits früher wieder in ihnen enthalten als nach normalem Geburtstermin oder nach Unterbrechung der Schwangerschaft in den späteren Monaten. Weiterhin schließt Wirz aus dieser Tabelle, daß das Hypophysenvorderlappenhormon A nach ausgetragener Schwangerschaft oft erst 2—3 Wochen, das HVH. B wahrscheinlich 4 Wochen, sicher aber 5 Wochen nach der Entbindung wieder in der Hypophyse vorhanden ist. Wenn also die Hypophyse in der Schwangerschaft kein Vorderlappenhormon bildet, so ist anzunehmen, daß sie am Ende der 4. Woche nach der Schwangerschaft ihre volle Hormonproduktion wieder aufgenommen hat. Dadurch wiederum soll die Tatsache erklärt werden, daß viele Frauen 4 Wochen nach der Entbindung ihre erste Ovulation haben, worauf dann 14 Tage später, also 6 Wochen post partum, die erste Menstruation erfolgte. Worin Wirz die Ursache der länger dauernden Lactationsamenorrhöe sieht, soll weiter unten erörtert werden.

7. Die Beeinflussung des Hypophysenvorderlappens
und seiner Sexualhormonbildung durch die Ovarialhormone.

Bereits bei der Besprechung und Charakterisierung sowohl einer besonderen „Schwangerschaftshypophyse" als auch einer „Kastratenhypophyse" wurde eingangs darauf hingewiesen, daß der Vorderlappenanteil der Hypophyse beträchtlicher Wandlungen fähig ist. Nicht nur in dem Sinne, daß seine celluläre Zusammensetzung sich quantitativ und auch qualitativ ändern kann, sondern es sind auch Größenzu- und -abnahmen möglich, und zwar schon unter physiologischen Bedingungen, wie besonders die „Schwangerschaftshypophyse" zeigt. Mit der zunehmenden Erkenntnis engerer hormonaler Korrelationen zwischen Hypophysenvorderlappen und Ovarium mußte ohne weiteres der Gedanke an eine Beeinflussungsmöglichkeit des Hypophysenvorderlappens vom Ovarium, d. h. also von dessen Hormonen aus auftauchen. Wenn in der Schwangerschaft der Hypophysenvorderlappen eine Vergrößerung, die mengenmäßige Zusammensetzung seiner Zellelemente eine Änderung erfährt und gar in Form der Schwangerschaftszellen besondere Zellumwandlungen erfolgen, wenn diese Veränderungen nach der Schwangerschaft sich zum Teil zurückbilden, so muß die Schlußfolgerung gezogen werden, daß vom Schwangerschaftsprozeß selbst aus Stoffe abgesondert werden, welche diese Veränderungen auf hormonalem Wege hervorrufen. Wenn nach Fortfall der Ovarien nach der Kastration eine Vergrößerung des Hypophysenvorderlappens und wiederum bestimmte Zellveränderungen auftreten, so muß daraus andererseits gefolgert werden, daß mit dem Fortfall der inneren Sekretion des Ovars gewissermaßen der Weg für diese Veränderungen am Hypophysenvorderlappen freigegeben wird und daß bis dahin, d. h. bis zur Entfernung der Ovarien, der Hypophysenvorderlappen unter einem irgendwie gearteten, aber bestimmten hormonalen Einfluß von seiten der Geschlechtsdrüsen gestanden hat.

Berblinger konnte bereits 1914 durch intraperitoneale Injektionen von Placentaextrakt im Tierversuch experimentelle Hypophysenveränderungen erzielen, welchen denjenigen der Schwangerschaft glichen. Der Autor arbeitete damals an virginellen weiblichen Kaninchen, konnte dasselbe aber auch am männlichen Tier erzeugen. Von Lehmann, einem Schüler Berblingers, konnten diese Untersuchungen bestätigt werden. Da dieselben Veränderungen auch nach Injektionen unspezifischer Eiweißkörper zu erzielen waren, konnte damals die wahre Bedeutung der ursprünglichen Experimente nicht erkannt werden, zumal über ein besonderes spezifisches Hormon der Placenta noch keinerlei eindeutige Ergebnisse vorlagen.

Baniecki gelang es dann 1928 mit „Ovarialhormon" (Follikelhormon) Schwangerschaftsveränderungen am Hypophysenvorderlappen von Meerschweinchen zu erzeugen, und zwar sowohl bei normalen als auch bei kastrierten weiblichen Tieren, jedoch nicht bei männlichen. Nach den heutigen Kenntnissen über die Zusammenhänge zwischen Ovarialhormon und histologischer Hypophysenveränderung läßt sich wohl sagen, daß für die Ergebnisse Banieckis damals entscheidend gewesen ist, daß er mit einer Dauerzufuhr des Follikelhormons arbeitete. Es wurden nämlich tägliche Injektionen während Zeiten von 3 bis fast 6 Wochen verabfolgt. Aus dem verschiedenen Ergebnis bei weiblichen und männlichen Tieren wurde damals vom Autor der Schluß gezogen, daß die Wirkung des Ovarialhormons auf die Hypophyse geschlechtsspezifisch sei. Ob das damals verwendete, nach der Mitteilung Banieckis im Landwirtschaftlichen Institut Berlin von Kaufmann und Raeth hergestellte Ovarialhormon reines Follikelhormon gewesen ist, läßt sich nicht ersehen. Jedenfalls wird neuerdings von Bachner-Prag über die gleichen Versuche an geschlechtsreifen weiblichen Ratten berichtet, wobei täglich 80 ME. Follikelhormon auf die Dauer von 3 Wochen injiziert wurden, eine echte Schwangerschaftshypophyse jedoch nicht erzeugt werden konnte. Wohl ähnelten die histologischen Zustandsbilder des Hypophysenvorderlappens nach der Follikelhormonbehandlung sehr der Schwangerschaftshypophyse; identisch waren sie damit jedoch nicht. Nachdem wir heute wissen, daß während der Schwangerschaft nicht nur das Follikelhormon, sondern auch Stoffe von der Wirkung der gonadotropen Komponente des Hypophysenvorderlappens selbst, in großer Menge dauernd im Organismus kreisen, müßten Versuche zur experimentellen Erzeugung einer Schwangerschaftshypophyse dementsprechend ergänzt werden; d. h. nur von der gleichzeitigen Zufuhr beider Stoffe während genügend langer Zeit wäre ein Erfolg zu erwarten. Die von Baniecki (1932) angestellten Experimente erscheinen mir keineswegs klärend; denn Vorbedingung muß dabei unbedingt die Entfernung des eigenen Ovars der Testtiere zur Zeit des Versuchsbeginns sein. Immerhin zeigten schon die damals angestellten Untersuchungen ganz einwandfrei die Beeinflußbarkeit des Hypophysenvorderlappens durch die Hormone des Ovars bzw. der Placenta.

Diesen Untersuchungen hat Hohlweg (1934) einen entscheidenden Beitrag hinzugefügt. Wenn er normale juvenile weibliche Ratten mit für den Zyklus pathologischen, also sehr hohen Dosen Follikelhormon behandelte, so resultierten beträchtliche Vergrößerungen der Hypophyse. Im Vorderlappen kam es dann zum Auftreten einer neuen Zellart. Diese Zellen waren groß, völlig verschieden von den Kastrationszellen und bildeten dann den Hauptanteil der Drüse. Ich habe in Zusammenarbeit mit Breipohl (1934) diese interessanten Ergebnisse Hohlwegs an geschlechtsreifen kastrierten Tieren bestätigen können. Wir untersuchten damals den Einfluß verlängerter großer Dosen Follikelhormons auf die Kastratenhypophyse und konnten auf diese Weise — unabhängig von Hohlweg — das Auftreten dieser Zellen auch dort beobachten (s. Abbildungen weiter unten!).

Viel eindeutiger und geklärter sind die Verhältnisse an der Kastratenhypophyse. Man kann wohl sagen, daß die experimentellen Ergebnisse, welche das Arbeiten mit kastrierten Tieren gezeigt hat, die entscheidenden Beiträge zu unseren heutigen Kenntnissen von einer Rückwirkung der im Ovar gebildeten Hormone auf den Hypophysenvorderlappen lieferten. Wie wir eingangs betonten, mußte für diese Studien die Ratte ein ganz besonders geeignetes Objekt sein; denn die bei ihr nach der Ovarienexstirpation auftretenden Kastrationszellen sind wohl die deutlichsten ihrer Art, und daher sind gerade an der Rattenhypophyse ablaufende Veränderungen am leichtesten und einwandfreiesten erkennbar. Allerdings haben diese histologischen Untersuchungen einen „Umweg" über das nicht minder wichtige biologische Experiment genommen. Es wurde im Vorhergehenden gesagt, daß die Kastratenhypophyse sich als besonders reich an gonadotropem Hormon erwies, das bedeutet also: die unter dem Einfluß der Ovarialtätigkeit stehende Hypophyse ist ärmer an ovariumstimulierendem Hormon als die von diesem Einfluß „befreite". Oder mit anderen Worten: das Vorhandensein eines hormonal aktiven Ovariums drückt den Gehalt des Hypophysenvorderlappens an Sexualhormon herab. Diese heute absolut feststehende Tatsache wurde in Arbeiten von Siegmund

und Mahnert bereits 1928 stark vermutet, obwohl sie damals noch nicht endgültig bewiesen werden konnte. Siegmund und Mahnert stellten damals folgende logische Betrachtung an: Wohl dirigiert der Hypophysenvorderlappen nach allen Implantationsversuchen die Ovarialtätigkeit. Ganz im Gegensatz aber zu der allmählich und annähernd gleichmäßig gesteigerten Fortentwicklung des infantilen zu einem reifen Ovar laufen dann, wenn dieser Reifezustand erreicht ist, die Prozesse im Ovarium in Form von rhythmisch und gleichmäßig unverändert immer wiederkehrenden Bildern der Zyklen ab. Die Steigerung hört also damit auf und ein gleichmäßiges Auf und Ab beginnt. Daraus ist zu schließen, daß die Kraft der ovarialhormonalen Wirksamkeit des Hypophysenvorderlappens mit der Erreichung der Ovarialreife eine Minderung erfährt, daß sie sogar jedesmal rhythmisch unterbrochen wird während eines Ovarialzyklus. Die Autoren behandelten — von dieser Überlegung ausgehend — infantile Mäuse mit Follikelhormon (Ovarialsubstanzimplantation) vor und implantierten dann Hypophysenvorderlappengewebe. Sie beobachteten dann zwar keine sehr starken Unterschiede zu den Kontrolltieren, welche nur Vorderlappengewebe implantiert bekommen hatten, jedoch immerhin waren die Erscheinungen an den Ovarien ersterer Tiere vermindert gegenüber den Kontrollen. Ähnliche Resultate erzielten Dahlberg und Akesson (1930)[1], allerdings nicht mit Hypophysengewebe selbst, sondern im Injektionsversuch mit kombinierten Dosen von Follikelhormon und Schwangerenurin. Engle (1929) diskutierte damals ebenfalls die Möglichkeit einer Rückwirkung auf den Hypophysenvorderlappen vom Ovarium aus, glaubte aber, im Ovarium den Anreger für das Hypophysenvorderlappenhormon zu sehen. Wie bereits erwähnt, war die Kastratenhypophyse reicher an Hormon befunden worden als die normale. Engles Vorstellung war damals folgende: Weil das Ovarium fehlt, kann die Hypophyse nicht genug Hormon abgeben und behält es bei sich. Das Vorhandensein des Ovariums im Organismus wirkt also als Auslöser für das Hormon, oder besser — wirkt als „Entlöser“ des im Vorderlappen gestapelten Hormons. Diese Vorstellung schien eine Stütze durch die Untersuchungen von Burch und Cunningham (1930) zu bekommen, welche feststellten, daß Injektionen von Follikelhormon eine Erhöhung des Hormongehalts in der Hypophyse bewirkten. Das von diesen Autoren verwendete Follikelhormon war aus Placenta gewonnen und wurde 6 Tage lang injiziert. In 6 Tagen lassen sich jedoch an der Hypophyse beweisend große Unterschiede des Hormongehalts nicht feststellen. Spätere Untersucher fanden dann das Gegenteil und damit das Richtige. Werden normale Tiere mit genügend hohen Dosen Follikelhormon genügend lange behandelt, so sinkt der Hormongehalt ihres Hypophysenvorderlappens, was sich aus vergleichenden Implantationsversuchen an der infantilen Maus im typischen Testversuch nachweisen läßt. Solche Untersuchungen wurden von Hohlweg und Dohrn (1930, 1931) in Deutschland, von R. K. Meyer, Leonard, Hisaw und Martin (1930) in Amerika unabhängig voneinander ausgeführt.

Hohlweg und Dohrn gingen folgendermaßen vor: Es wurde eine größere Anzahl infantiler männlicher und weiblicher Ratten zur gleichen Zeit operativ kastriert. Die Hälfte der Tiere wurden vom Tage der Kastration ab mit hohen Dosen Progynon (Follikelhormon der Schering-Kahlbaum A.G.) täglich behandelt, die andere Hälfte erhielt nichts. 3 Wochen später wurden alle Tiere gleichzeitig getötet, ihre Hypophysen exstirpiert und

---

[1] Ferner Magath und Rosenfeld, sowie Higuchi, Kayushige (Zbl. Gynäk. **1931**) (s. auch im Kapitel „Ovarialhormone“ dieses Beitrags!).

diese normalen, 30 g schweren infantilen Rattenweibchen implantiert. Am 7. Tage nach der Implantation wurden alle Testtiere getötet. Dabei wurde nun festgestellt, daß diejenigen Testtiere, welche die Hypophysen von unbehandelten normalen Kastraten implantiert bekommen hatten, eine stark positive Reaktion ihrer Ovarien im Sinne der Follikelreifungen und Corpus luteum-Bildungen aufwiesen. Diejenigen Tiere dagegen, welche die Hypophysen von den mit Progynon behandelten kastrierten Tieren implantiert bekommen hatten, zeigten infantile Ovarien, ohne jegliche Reaktion. Aus diesen Versuchen ergibt sich ohne weiteres, daß der Hypophysenvorderlappen mit seinem Sexualhormon nicht nur das Ovarium stimuliert, zur hormonalen Aktivität anregt, sondern daß das im Ovarium dadurch entstehende und freigemachte Follikelhormon seinerseits auf seinen eigenen Auslöser, den Hypophysenvorderlappen, rückwirkt, und zwar im Sinne der Herabsetzung und Unterdrückung dessen Sexualhormonproduktion. Im biologischen Sinne dirigiert also nicht nur der Hypophysenvorderlappen die Ovarialfunktion, sondern das Ovarium ist auch in der Lage, den Hypophysenvorderlappen zu regulieren, wozu es allerdings durch den Hypophysenvorderlappen selbst erst in die Lage und Fähigkeit versetzt wird[1]. Diese Tatsache ist außerordentlich wichtig und wird nun durch die histologischen Vergleichsuntersuchungen ganz einwandfrei und beweisend bestätigt.

Wir erwähnten bereits, daß die Folgen der Kastration im Sinne des Auftretens histologischer Veränderungen im Hypophysenvorderlappen sich auch am infantilen Tiere auswirken, d. h. auch ein infantiles weibliches Tier bekommt eine Kastratenhypophyse, wenn ihm die Ovarien exstirpiert werden. Hohlweg und Dohrn konnten ganz einwandfrei das Entstehen einer solchen Kastratenhypophyse verhindern, wenn den Tieren vom Moment der Kastration an Follikelhormon injiziert wurde. Was nun das geschlechtsreife Tier anlangt, so konnte noch 1931 von Zondek und Berblinger und zur gleichen Zeit von Fluhmann-San Franzisko durch Zufuhr von Follikelhormon keine Rückbildung der Kastratenhypophyse erzielt werden. Nach den Untersuchungen von Hohlweg und Dohrn (1930, 1931 und 1932) ist der Grund für diese Feststellungen einfach in der Versuchsanordnung zu sehen; die betreffenden Autoren gaben zu wenig Hormon und zu kurze Zeit. Aus den Mitteilungen von Hohlweg und Dohrn geht einwandfrei hervor, daß durch Follikelhormon eine Rückbildung der histologischen Veränderungen in der Kastratenhypophyse bis zum Zellbild des normalen Hypophysenvorderlappens erfolgt.

Wesentlich ist jedoch dabei die Dosis. Es waren mindestens 5—6 RE. täglich notwendig; und diese Dosis muß auf die Dauer von 3 Wochen gegeben werden, wenn eine vollständige Rückbildung der Veränderungen erzielt werden soll. Dann aber läßt sich sowohl bei sofortigem Beginn der Injektionen im Anschluß an die Kastration das Auftreten der „Kastrationszellen" auch bei geschlechtsreifen Tieren verhindern als auch die einmal ausgebildete Kastrationshypophyse in eine normale zurückverwandeln. Ich kann die Angaben der Autoren aus eigener Erfahrung heraus an der Ratte und am Kaninchen nur bestätigen.

Die oben bereits erwähnten Untersuchungen, welche ich in Gemeinschaft mit Breipohl durchführte, haben uns sogar noch eines weiteren belehrt. Wir kastrierten eine größere Anzahl von geschlechtsreifen weiblichen Ratten und warteten mindestens $2\frac{1}{2}$ Monate,

---

[1] J. Freud hat sogar einmal die Frage aufgeworfen, ob die Ovarialhormone direkt auf die sekundären Geschlechtsorgane oder nur durch die Vermittlung der Hypophyse wirken (Klin. Wschr. **1932 I**).

ja bis zu $^3/_4$ Jahr lang die Kastrationsveränderungen an deren Hypophysenvorderlappen ab. Zunächst stellten wir fest, daß das typische Bild der Kastrationshypophyse nach $2^1/_2$ Monaten regelmäßig vorhanden und nach $^3/_4$ Jahren ebenso — wenn nicht noch stärker — ausgeprägt ist. Ganz gleich wie lange nun die Kastration zurücklag — mit 600 bis 1000 ME. Follikelhormon ließ sich in der Zeit von 3 Wochen stets der Hypophysenvorderlappen zum normalen Zellbild regenerieren. Ich gebe entsprechende Abbildungen von diesen Versuchen wieder. — Behandelten wir nun mit Dosen von 30 ME. Follikelhormon über diese Zeit hinaus oder auch mit höheren Dosen in derselben Zeiteinheit, so gingen die Veränderungen im Zellbild des Hypophysenvorderlappens weiter und es resultierten solche,

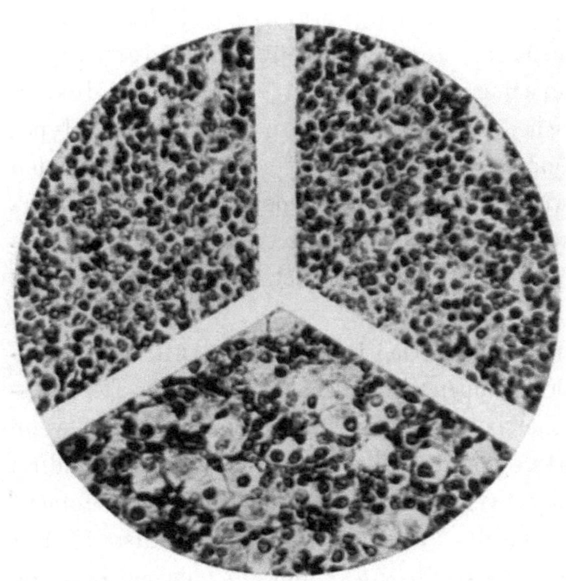

Abb. 163. Zellen aus dem Vorderlappen von Rattenhypophysen. Links normales Tier, unten kastriertes Tier, rechts kastriertes und dann mit Follikelhormon behandeltes Tier. (Nach Hohlweg und Dohrn.)

wie sie weiter oben als von Hohlweg an normalen juvenilen Tieren hervorgerufen bereits erwähnt wurden. Es traten große Zellen auf mit großen runden Kernen, die das Bild beherrschten; der Vorderlappen selbst ist dann beträchtlich groß und sehr — unter Umständen außerordentlich — hyperämisch. Es läßt sich danach das Zellbild des Hypophysenvorderlappens durch Follikelhormonbehandlung des Tieres sozusagen beliebig verändern: aus dem großen Kastratenhypophysenvorderlappen mit seinem spezifischen Zellbild läßt sich ein normaler Hypophysenvorderlappen machen, der kleiner ist als ersterer. Durch weitere Follikelhormonbehandlung wird dieser Hypophysenvorderlappen wieder groß, jedoch mit einer anderen Zellform als der Kastratenvorderlappen (s. Abb. 165). Die Bedeutung der einzelnen Zellen bei diesem Geschehen ist dadurch keineswegs geklärt. Es läßt sich histologisch nur folgendes sagen: Die Kastratenzellen sind groß, sie haben sehr viel Protoplasma, ihr Kern ist klein und randständig. Die Zellen des unter hoher Follikelhormonwirkung stehenden Vorderlappens sind ebenfalls groß; sie haben verhältnismäßig wenig Protoplasma, ihre Kerne aber sind groß und zentralständig. Wir haben hier histologische Bilder vor uns, aus denen wir zwar nichts Endgültiges über die Funktion der Zellen schließen können, die jedoch Unterschieden in der biologischen Funktion des Hypophysenvorderlappens entsprechen. Diese Unterschiede sind: der große Kastratenhypophysenvorderlappen ist groß und enthält sehr viel gonadotropes Hormon. Der normale Hypophysenvorderlappen ist kleiner und enthält normale Mengen gonadotropes Hormon. Der unter der Wirkung großer Dosen Follikelhormon stehende Hypophysenvorderlappen ist wieder groß, enthält aber wenig oder gar kein gonadotropes Hormon. Wenn wir nun bedenken, daß alle diese Veränderungen reversibel sind, so ersehen wir daraus, daß wir eine beträchtliche Möglichkeit haben, mit dem Hormon des Follikels auf den Hypophysenvorderlappen einzuwirken und ihn in seiner Funktion zu beeinflussen.

Die Kastrationsveränderungen am Hypophysenvorderlappen entwickeln sich eben sehr langsam und sind nach frühestens 3 Wochen erst vollständig bei der Ratte, während es beim Kaninchen deshalb noch viel länger dauert, weil die Erkennung und Differenzierung dort viel weniger deutlich ist. Mit 30 ME. Follikelhormon täglich, welche etwa 6 RE. entsprechen, konnte ich konstant die Rückbildung der Hypophyse bei der Ratte erzielen. Beim Kaninchen sind viel größere Dosen notwendig. Beim Kaninchen habe ich mich weniger mit der Frage der dazu notwendigen Dosis beschäftigt, als gelegentlich

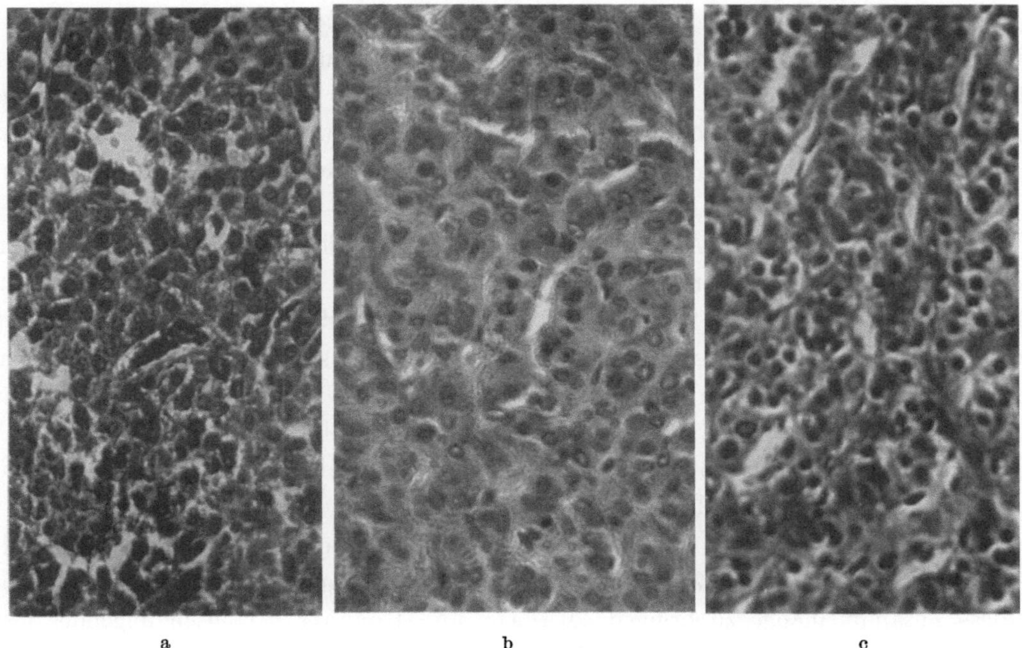

a   b   c

Abb. 164 a—c. Zellen aus dem Hypophysenvorderlappen von Kaninchen. a Normales Tier, b kastriertes Tier, c kastriertes Tier nach Behandlung mit 20 000 ME. Follikelhormon (Propynon B).

der Verabfolgung großer Dosen Follikelhormon aus anderen Fragestellungen heraus die prompte Rückbildungsmöglichkeit beobachtet. Ich gebe im Bilde ein entsprechendes Resultat wieder.

Hohlweg und Dohrn benötigten bei infantilen weiblichen Ratten unvergleichlich viel weniger Hormon, nämlich nur $^1/_{30}$ RE. täglich, während beim gleichaltrigen Männchen andererseits eine etwa 12mal so große Dosis notwendig war. Es wird aus diesen Untersuchungen der berechtigte Schluß gezogen, daß bereits die infantile Hypophyse gonadotropes Hormon produziert. Kuschinsky (1931) kam, unabhängig von diesen Untersuchungen, zu ähnlichen Ergebnissen. Desgleichen hat Friedl-Prag (1933) eine Rückbildung der Kastratenhypophyse bei der Ratte durch Follikelhormon erzielen können. Hohlweg und Dohrn verwendeten das Progynon zu ihren Untersuchungen. Friedl prüfte mehrere Follikelhormonpräparate und stellte dabei fest, daß das Progynon den anderen in der Wirkung überlegen sei. Nicht unwichtig ist die Tatsache, daß auch beim Männchen die Rückbildung möglich war. Die dazu notwendigen größeren Dosen zeigen, daß es sich dabei ebenfalls um eine reine Dosisfrage handelt und daß diese Wirkung des Follikelhormons also nicht etwa geschlechtsspezifisch ist.

Übrigens weisen die Untersuchungen von Kallas (1929/30) an parabiotischen infantilen Rattenweibchen in gleicher Richtung wie die eben beschriebenen Ergebnisse. Wenn eines der beiden parabiotischen Tiere kastriert wird, so erfolgt prompt eine starke Vorderlappen-hormonwirkung an den Ovarien des nicht kastrierten Partners, die auf das Plus an Hormon zurückzuführen ist, welches in der Kastratenhypophyse des anderen Tieres entsteht. Wird jedoch das kastrierte Tier vom Moment der Ovarienexstirpation an mit genügenden Dosen Follikelhormon behandelt, so bleibt der Effekt in den Ovarien des anderen Tieres aus. Ähnliche Untersuchungen mit männlichem Hormon an Parabionten, von denen der eine Partner ein männliches Tier war, haben übrigens Th. Martins und Rocha (1931) zu ähnlichen Ergebnissen geführt[1]. Nach allen diesen Untersuchungen ist jetzt auch ver-ständlich, daß die Möglichkeit besteht, mit einem Hormon des Ovariums auf die Ursprungs-drüse dieses Hormons, nämlich auf das Ovarium selbst einzuwirken[2]. Wenn nämlich durch Zufuhr von Follikelhormon der Gehalt und damit die Produktion des gonadotropen Hormons im Hypophysenvorderlappen herabgedrückt wird, so wird die dadurch bewirkte Ver-minderung der hormonalen Aktivität des Hypophysenvorderlappens sich sekundär auf das Ovarium des follikelhormonbehandelten Organismus auswirken. Follikelhormon-behandlung eines normalen weiblichen Organismus wird demzufolge eine verminderte Aktion auch dessen Ovariums nach sich ziehen, wenigstens zunächst und primär einmal. Da aber die Veränderungen an der Hypophyse reversibel sind, ist anzu-nehmen, daß mit Aussetzen der Follikelhormonbehandlung die hormonale Aktivität des Vorderlappens wieder zunimmt, ja vielleicht sogar sich reaktiv verstärkt gegenüber vorher.

Es sind in neuerer Zeit zwei Mitteilungen erschienen von Magath und Rosenfeld (1933) und von Hohlweg (1934), deren Ergebnisse dazu angetan sind, etwas mehr Licht in diese Zusammenhänge zu bringen. Magath und Rosenfeld stellten folgendes fest: Wenn sie infantilen Mäusen $^1/_2$ ME. Vorderlappenhormon injizierten, so blieb die Aus-bildung von Corpora lutea aus. Wurden jedoch $^1/_2$ ME. Vorderlappenhormon plus Follikel-hormon gleichzeitig verabfolgt, so wurde in allen Fällen Corpus luteum-Bildung be-obachtet. Diese Versuche deuten zum mindesten auf eine „unterstützende" Wirkung des Follikelhormons bei der Ausbildung von Corpora lutea hin. Hohlweg injizierte an juvenilen Ratten von 40—50 g Gewicht hohe Dosen Follikelhormon (500 RE. pro injektionem) in wöchentlichen Abständen und beschreibt, wie danach in den Ovarien der behandelten Tiere regelmäßig Corpora lutea zu finden waren, in denjenigen der unbehandelten Ratten jedoch keine oder nur wenige. Er schließt daraus, daß hohe Dosen Follikelhormon den Hypophysen-vorderlappen zur Abgabe von HVH. B stimulieren. Ich selbst konnte in größeren Versuchsreihen an Mäusen folgendes feststellen: Es wurden in je einer Serie 40 Weibchen in den Versuch genommen. Diese waren in Käfigen zu je 10 Stück mit Böcken zusammen-gehalten und wurden auch im übrigen unter völlig gleiche Lebensbedingungen gebracht. Nunmehr erhielten die Weibchen in 2 Käfigen Follikelhormon (Progynon B) in hohen Dosen zwischen **200 ME.** und **10 000 ME.** Dabei wurden lediglich 2 Injektionen in Abständen

<hr>

[1] Übersicht über Parabioseforschung bei Moeller-Christensen [Acta path. scand. 9 (1932)].

[2] Zu diesen Fragen hat auch A. v. Schùlcz-Budapest experimentelle Beiträge geliefert. Auch das männliche Sexualhormon (Testikelhormon) wirkt auf den Hypophysenvorderlappen (Schoeller und Mitarbeiter; Funk u. Harrow, 1932).

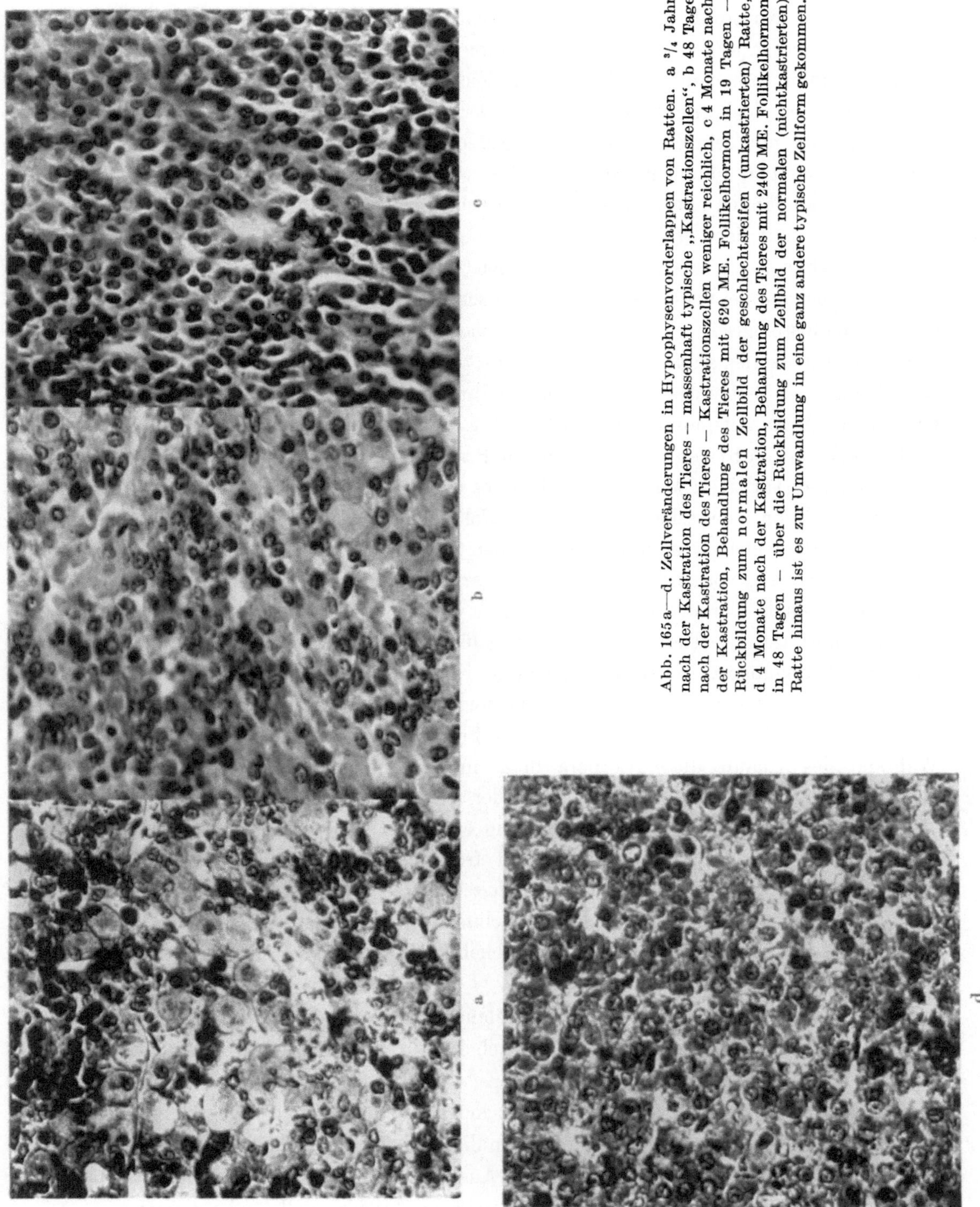

Abb. 165a—d. Zellveränderungen in Hypophysenvorderlappen von Ratten. a ³/₄ Jahr nach der Kastration des Tieres — massenhaft typische „Kastrationszellen", b 48 Tage nach der Kastration des Tieres — Kastrationszellen weniger reichlich, c 4 Monate nach der Kastration, Behandlung des Tieres mit 620 ME. Follikelhormon in 19 Tagen — Rückbildung zum normalen Zellbild der geschlechtsreifen (unkastrierten) Ratte, d 4 Monate nach der Kastration, Behandlung des Tieres mit 2400 ME. Follikelhormon in 48 Tagen — über die Rückbildung zum Zellbild der normalen (nichtkastrierten) Ratte hinaus ist es zur Umwandlung in eine ganz andere typische Zellform gekommen.

von 1 Woche gegeben. Die Tiere in den anderen beiden Käfigen erhielten nichts und dienten zur Kontrolle. Zunächst trat bei allen denjenigen Mäusen, die zufällig schwanger waren, in den Behandlungskäfigen Abort ein. Das ist auf Grund der im Kapitel „Follikelhormon" beschriebenen Tatsachen verständlich. Nach etwa 1 Monat fanden sich naturgemäß in den Kontrollkäfigen eine große Schar von Jungen, in den Käfigen mit den behandelten Tieren jedoch kein einziges. Nunmehr wurde der Versuch insofern umgekehrt, als die bis dahin unbehandelten Kontrollen gleichsinnig behandelt wurden wie die anderen vorher, letztere jedoch unbehandelt blieben. Der Erfolg war dementsprechend. Bald waren die Käfige der nunmehr behandelten, früher so fruchtbaren Tiere leer von Jungen; die früher behandelten, nunmehr unbehandelten waren jedoch wieder schwanger geworden und warfen allmählich alle Jungen. Ich habe diesen Versuch in seiner Umkehr natürlich wiederholt — mit dem gleichen Ergebnis.

Was können wir aus diesen Ergebnissen — abgesehen von der Unterbrechung der Gravidität bei den bei Versuchsbeginn gerade schwangeren Tieren — schließen? Aufklärung gab uns die histologische Untersuchung der Ovarien. Wir stellten zu diesem Zweck gleichsinnige Versuchsserien an und töteten die Tiere; teilweise auch exstirpierten wir ein Ovarium zu verschiedenen Zeiten des Versuches und gewannen im restlichen Ovarium bei der Tötung einen weiteren Anhaltspunkt vom gleichen Tier. Es ergab sich auf diese Weise folgendes: Es trat der von Hohlweg für die juvenilen Ratten angegebenen Effekt auch prompt bei den geschlechtsreifen Mäusen auf. D. h. es entstanden auf die 2malige oder auch nur 1malige Injektion von sehr hohen Dosen Follikelhormon akut starke Corpus luteum-Bildungen. Diese glichen in ihrem Aussehen den Schwangerschafts-Corpora lutea und waren manchmal so stark vorhanden, daß sie das ganze Ovarium durchsetzten, daß das ganze Ovar sozusagen in Corpora lutea aufgegangen war. Von diesen Corpora lutea her rührt nun die Sterilität der Tiere, denn: das zugeführte Follikelhormon schafft am Genitalschlauch Bedingungen, welche eine gehörige Eieinbettung verhindern. Auf dem Wege über die Hypophyse erzeugt dieses Follikelhormon die genannten Corpora lutea in den Ovarien. Diese Corpora lutea laufen in ihrer Funktion ab wie Corpora lutea graviditatis. Während des Ablaufs dieser Corpora lutea müssen infolgedessen die Tiere steril sein. Wenn die Entwicklung und Rückbildung der Corpora lutea abgelaufen ist, so setzt in den Ovarien prompt die neue Follikelreifung ein, die Ovarien funktionieren wieder und der Weg für eine neue Schwangerschaft ist frei. Ich habe an fortgesetzten Versuchen die Beobachtung gemacht, daß auf diese Weise am gleichen Tier erneut derselbe Effekt (auch gleich anschließend) zu erzielen ist, ohne daß dabei irgendein Schaden auftritt; d. h. die Tiere können auf diese Weise beliebig lange in einer temporären Sterilität gehalten werden.

Nach allen diesen experimentellen Ergebnissen müssen damit folgende Möglichkeiten bestehen, den Hypophysenvorderlappen durch Zufuhr von Follikelhormon in den Organismus in seiner Funktion zu beeinflussen:

1. Mit künstlich über längere Zeit und möglichst gleichmäßig zugeführtem Follikelhormon läßt sich die hormonale ovarienstimulierende Aktivität des Hypophysenvorderlappens herabdrücken und schließlich die Ausschaltung des Hypophysenvorderlappens hinsichtlich seiner Einwirkung auf das körpereigene Ovarium vollständig erreichen.

2. Nach Aussetzen einer solchen Follikelhormonbehandlung kommt es zu einer reaktiven „hormonalen Expansion" des Hypophysenvorderlappens und damit zu einer neuen Ausschüttung seines ovarienstimulierenden Hormons, d. h. es wird danach ein neuer Impuls für die Stimulierung des eigenen Ovariums frei.

3. Akute, sehr hohe Dosen Follikelhormon — einmalig oder mehrmalig in größeren Abständen injiziert — stimulieren den Hypophysenvorderlappen zu einer akuten Ausschüttung seines gonadotropen Hormons und bewirken damit im Ovar des betreffenden Organismus den plötzlichen Follikelsprung und Corpus luteum-Bildung.

Auf Grund des unter 1. genannten Effektes ist es möglich, die Aktion des Hypophysenvorderlappens gewissermaßen „in Schach zu halten" — wir können von einer Depression des Hypophysenvorderlappens sprechen. — Diesem Effekt entsprechen histologisch faßbare Veränderungen im Zellbild des Hypophysenvorderlappens. Den unter 2. genannten Effekt können wir uns nutzbar machen zur Einwirkung auf das Ovarium mit dem nach Fortfall der Follikelhormonstimulierung freiwerdenden eigenen gonadotropen Hormon der Hypophyse. Der Fortfall der Wirksamkeit der Follikelhormonmengen ist es also (und nicht die positive Wirkung des Follikelhormons selbst), der hier den Weg frei gibt zu neuer Hypophysenvorderlappensexualhormonausschüttung; — wir können dabei von einem „Entlösungseffekt" am Hypophysenvorderlappen sprechen. — Auch dieser Effekt ist histologisch wohl begründet (Kastratenhypophyse! Reversibilität der Zellveränderungen im Hypophysenvorderlappen).

Mit dem unter 3. genannten Effekt sind wir in der Lage, den Vorgang des Follikelsprunges zu unterstützen oder die Ovulation und Corpus luteum-Bildung durch das körpereigene Vorderlappenhormon hervorzurufen — wir können von einer durch das Follikelhormon im Hypophysenvorderlappen hervorgerufenen „Revolution" sprechen. — Dieser Effekt ist histologisch bisher nicht erfaßt.

Recht wenig wußten wir bisher noch über die Beeinflussung des Hypophysenvorderlappens durch das zweite Hormon des Ovariums, das Luteohormon. Kraul (1932) will folgende Beobachtung gemacht haben: Die Hypophysen von Tieren, die mit Corpus luteum-Hormon behandelt wurden, hatten — in ein infantiles weibliches Testtier implantiert — eine stärkere Wirkung im Sinne der Luteinisation. Die Hypophysen von Tieren, die mit Follikelhormon behandelt wurden, hatten im gleichen Testversuch eine stärkere Wirkung im Sinne der Follikelreifungserzeugung gegenüber Hypophysen von normalen unbehandelten Tieren. Letzteres widerspricht allen Erfahrungen aus den oben zitierten gründlichen Forschungen über die Beeinflussung der hormonalen Aktivität des Hypophysenvorderlappens. Es besteht deshalb Grund genug anzunehmen, daß diese Untersuchungen hinsichtlich des Corpus luteum-Hormons einer Revision bedürfen, zumal Siegmund (1932) im gleichen Sinne arbeitend zu keinem endschlüssigen Resultat gelangte und sich sehr vorsichtig ausdrückt. Ich habe nun selbst einmal weiblichen Ratten über längere Zeit permanent Luteohormon zugeführt. Dabei habe ich beobachten können, daß ganz zweifellos eine Wirkung auch des Luteohormons auf den Hypophysenvorderlappen besteht. Ich wage jedoch noch nicht, die beobachteten morphologischen Veränderungen im biologischen Sinne zu deuten. Jedenfalls kann ich eines sagen: es tritt zunächst eine außerordentlich deutliche Schrumpfung der großen Kastratenhypophyse danach ein. Bei verlängerter Zufuhr von Luteohormon jedoch werden diese Hypophysen wieder groß — also makroskopisch ähnliche Verhältnisse wie nach Zufuhr von Follikelhormon. Außerdem habe ich noch nie derartig weiche (d. h. leicht zerquetschbare) Hypophysen aus der Rattenschädelbasis herauspräpariert wie die nach längerer Luteohormonbehandlung. Auch mikroskopisch sind außerordentlich deutliche Veränderungen nachweisbar, die sich nach meinen bisherigen Untersuchungen von denjenigen des Follikelhormons nicht wesentlich unterscheiden [1]. Auffallend ist dabei die enorme Hyperämie und Gefäßneubildung, zu der es anfangs kommt. Vom männlichen Hormon wissen wir, daß es am Hypophysenvorderlappen die gleichen Veränderungen wie das Follikelhormon bewirkt. Wir sehen also nunmehr dasselbe auch vom Luteohormon. Das bedeutet: Die Wirkung der Ovarial- und Testikelhormone auf den Hypophysenvorderlappen ist gleichsinnig und besteht in einer Herabsetzung dessen biologischer Funktion. D. h. mit anderen Worten: Gesteigerte Aktivität der „Geschlechtsdrüsen" bewirkt verminderte Aktivität des Hypophysenvorderlappens. Anfügen will ich hier eine Beobachtung, auf die ich bei der Besprechung der Therapie zurückkomme. Bei Frauen, die ich mit sehr hohen Dosen Luteohormon behandelte, sistierten manchesmal für längere Zeit die Menstruationsblutungen. Eine gleiche Beobachtung wurde mir kürzlich von Frölich-Kassel mitgeteilt. Sollte sich diese Erscheinung als ein regelmäßiges Ereignis herausstellen, so kann man nicht anders als eine Beeinflussung des Ovariums durch das Luteohormon annehmen, die dann notgedrungen auf dem Wege über die Hypophyse zustande kommen muß.

8. Hypophysenvorderlappensexualhormon im Blut und Urin bei nichtschwangeren Frauen.

Hypophysenvorderlappenhormon bei normalen geschlechtsreifen Frauen. Aus den schon mehrfach betonten Gründen wollen wir von den hormonalen Verhältnissen in der Gravidität hier absehen und sie an anderer Stelle zusammenfassend behandeln. Wir werden dort hören, daß von dem in der Schwangerschaft in so großen Mengen gebildeten „Vorderlappenhormon" so gut wie sicher feststeht, daß es nicht aus dem Hypophysenvorderlappen, sondern vom Chorionepithel stammt. Einen sehr wichtigen Hinweis darauf gaben Philipp und Nachuntersucher in ihren oben erwähnten Untersuchungsergebnissen über das völlige Fehlen von gonadotropem Hormon in der menschlichen Schwangerschaftshypophyse. Als sicher im Hypophysenvorderlappen selbst gebildetes gonadotropes Hormon müssen wir deshalb nur solches ansehen, welches im Organismus außerhalb des Bestehens eines Schwangerschaftsprozesses nachgewiesen werden kann. In Analogie zu den Verhältnissen in der Schwangerschaft wurden von B. Zondek (1930) schon bald Untersuchungen angestellt, das Hypophysenvorderlappenhormon im Urin und Blut von nichtschwangeren Frauen nachzuweisen. Gleiche Untersuchungen führte Fluhmann-San Franzisko (1929, 1930) aus, der sich jedoch im wesentlichen auf die Befunde im Blut beschränkte. In neuerer Zeit sind dann noch Untersuchungen des Harns von W. Oesterreicher (1933) vorgenommen. Dabei sei betont, daß es sich bei den Angaben dieser Autoren, ebenso wie bei den noch zu erwähnenden von Frank, Goldberger und Spielmann (1931), von H. O. Neumann und Peter (1931) [2] und von Wirz (1933) um systematische Untersuchungen handelt und daß wir von der Mitteilung von Angaben über bloße Feststellungen des Hormons in einzelnen Fällen absehen. Die einfachste Methode,

---

[1] Hohlweg hat diese von Breipohl und mir angegebenen Veränderungen durch Luteohormon bestritten und behauptet, daß sie durch Beimengungen an Follikelhormon und männlichem Hormon zustande gekommen seien. Eine Gelegenheit der Nachprüfung mit reinem, etwa synthetisch dargestellten Luteohormon haben wir noch nicht gehabt, da uns solches leider noch nicht zur Verfügung stand.

[2] Lit. siehe unter „Follikelhormon".

auf einen Hormongehalt des Blutes oder Harnes zu untersuchen ist natürlich die direkte Injektion der frisch entnommenen unveränderten Körperflüssigkeiten an den infantilen Testtieren. Auf diese Weise würde sich aber nur ein beträchtlich hoher Gehalt an Hormon pro Liter Flüssigkeit nachweisen lassen; denn die kleinen Tiere vertragen höchstens die jedesmalige Zufuhr von 0,5 ccm, und wenn es sich dabei um Serum handelt, noch weniger. Selbst unter Verwendung von an sich resistenteren infantilen Ratten, die außerdem nach Zondek (allerdings nur nach Zondek) auf das Hormon leichter reagieren als die Maus (s. oben!), könnte bei jeder Injektion nur 2 ccm Flüssigkeit zugeführt werden. D. h.: im günstigsten Falle ließe sich beim Arbeiten mit infantilen Mäusen das Hormon nur nachweisen, wenn in 6 × 0,5 = 3 ccm mindestens 1 Einheit enthalten wäre; und beim Arbeiten mit Ratten, wenn sich in 6 × 2 = 12 ccm mindestens 1 Einheit fände. Mit anderen Worten heißt das, daß auf dem Wege der direkten Injektion in einer Flüssigkeit Vorderlappenhormon nur nachweisbar wird, wenn diese Flüssigkeit das Hormon in einer Konzentration von mindestens 333 ME. oder 85 RE. pro Liter enthält. Ein solch hoher Hormongehalt hat sich bei der Frau außerhalb der Schwangerschaft als selten vorkommend erwiesen. Bei einer großen Reihe von normalen Frauen oder an solchen mit für die Hormonausscheidung wahrscheinlich indifferenten gynäkologischen Erkrankungen konnte deshalb Zondek anfangs kein Hormon nachweisen, ganz gleich zu welcher mensuellen Zyklusphase die Untersuchung ausgeführt wurde. Es kommt für die Untersuchungen aus dem Blute hinzu, daß Serum bereits bei einer geringeren als der oben angegebenen Injektionsmenge von den Tieren nicht mehr vertragen wird. Dafür würde allerdings andererseits für das Blut diese Schwierigkeit wieder ausgeglichen dadurch, daß je 1 ccm Serum etwa 2 ccm (oder etwas mehr noch) Blutmenge entspricht.

　　B. Zondek kam dann durch zwei Methoden der Vorbehandlung des zu injizierenden Serums oder Urins weiter. Es stellte sich heraus, daß mit Äther ausgeschütteltes Serum (u. Gewebe) den Tieren leichter und in größerer Menge verträglich und daß weiterhin durch Behandlung von Harn mit Alkohol eine Konzentrierung des Hormons zu erzielen war.

　　a) Reinigung mit Äther. Serum wird mit der 4fachen Menge Äther versetzt und dann über 10 Minuten lang gut durchgeschüttelt. Darauf wird der Äther aus der Flüssigkeit durch einfaches offenes Stehenlassen wieder abgedunstet und nach 24 Stunden die Testierung begonnen. Beim Urin kann nach der Ätherausschüttelung in einem Scheidetrichter der unten abgesetzte Harn von dem darüber stehenden Äther einfach abgelassen werden und der restliche im Harn noch vorhandene Äther durch Erwärmen beschleunigt abgedampft werden. Dabei darf jedoch über eine Temperatur von 40⁰ deshalb nicht hinausgegangen werden, weil das Hormon schon bei 60⁰ Schaden leiden kann. Beim Serum ist dieses Vorgehen nicht möglich, weil ja wegen des enormen Eiweißgehaltes ein Erstarren der Flüssigkeit eintreten würde.

　　b) Konzentration mit Alkohol. Hypophysenvorderlappenhormon hat sich als wasserlöslich, jedoch äther- und alkoholunlöslich erwiesen. Außerdem wird Hypophysenvorderlappenhormon aus einer wässerigen Lösung durch Alkohol ausgefällt, und zwar als weißer Niederschlag. Auf diese Weise ist die Konzentrierung und Anreicherung des Hormons möglich. Es wird zu der zu untersuchenden mit Essigsäure schwach sauer gemachten Harnmenge das 4fache Volumen 96 %iger Alkohol gegossen und 5 Minuten lang geschüttelt. Nach 24stündigem Stehenlassen hat sich alles Hormon als weißer Niederschlag am Boden abgesetzt. Es wird zentrifugiert und der gewonnene Bodensatz wie oben mit Äther behandelt und geschüttelt. Der nach abermaligem Zentrifugieren gewonnene Bodensatz enthält das Hormon, das sich aus diesem heraus in Wasser lösen läßt. Nach Zusatz von Wasser in der für die Testierungsflüssigkeit und Berechnung gewünschten Menge wird 5 Minuten durchgeschüttelt. In dem dann noch vorhandenen Bodensatz ist Hormon nicht mehr enthalten, so daß er nach Zentrifugieren entfernt werden kann. Ein aus der klaren wässerigen Hormonlösung beim Stehenlassen manchmal erfolgender Ausfall von noch etwas weißem Niederschlag soll ohne Bedeutung sein. Auf diese Weise läßt sich eine Hormonkonzentration aus dem Harn um das 5—11fache des Normalen erzielen. Es muß noch hinzugefügt werden, daß bei diesen Prozeduren außerdem der größte Teil von etwa im Ausgangsmaterial gleichzeitig vorhandenem Follikelhormon (= Ovarialhormon) entfernt wird, da dieses — in Fettlösungsmitteln löslich — in den Äther bzw. Alkohol übergeht.

Mit Hilfe der Ausfällung und Konzentration des Hypophysenvorderlappenhormons konnte Zondek nachweisen, daß das Hormon bei allen Frauen im geschlechtsreifen Alter (und auch bei Männern) im Urin ausgeschieden wird, und zwar in einer Menge von durchschnittlich 15 RE. pro Liter, welche der Autor entsprechend der von ihm vertretenen Ansicht der 5fach leichteren Reaktion der Ratten gegenüber der Maus, als 3 ME. pro Liter Urin ansieht. Es sind dann auch systematische quantitative Untersuchungen während der einzelnen Phasen ganzer mensueller Zyklen von diesem Autor durchgeführt worden. Das Ergebnis dieser Untersuchungen findet sich in nebenstehender, von Zondek veröffentlichten Tabelle:

Phase	Pro Tag HVH. A in RE.	Pro Liter HVH. A in RE.	Gesamtausscheidung in RE.
Postmenstrum	8	5	32
Intermenstrum . . .	25	25	175
Prägravide Phase . .	29,3	23,5	411
Menstruation	25	16	125

Es muß nun hervorgehoben werden, daß bei diesen Untersuchungen ausschließlich das HVH. A, also das Follikelreifungshormon, gefunden wurde. Bei der Strittigkeit der Frage, ob es zwei Hormone überhaupt gibt, wollen wir lieber sagen: Es wurde immer nur Follikelreifung an den Ovarien der Testtiere beobachtet, wenn das Hormon aus Urin von Frauen mit normaler Genitalfunktion der Geschlechtsreife stammte. Wie aus diesen Untersuchungen hervorgeht, wurden während des normalen mensuellen Zyklus im ganzen 743 RE. Follikelreifungshormon ausgeschieden, was einer täglichen Ausscheidung von im Durchschnitt 23 RE. entspricht. Für die einzelnen Zyklusphasen ist ersichtlich, daß die Ausscheidung in der ersten Zeit nach der Menstruation am geringsten ist und daß sie in der prägraviden Phase ihren Höhepunkt erreicht.

Gleiche quantitative Untersuchungen bei normal-zyklierenden nichtschwangeren Frauen stellten Frank, Goldberger und Spielmann (1931) mit Blut an. Diese Autoren konnten bei solchen Frauen das Hypophysenvorderlappenhormon im unbehandelten Serum bis zu einer Menge desselben von 22 ccm nicht nachweisen, trotzdem alle Zyklusphasen durchuntersucht wurden. Sie wandten deshalb ein Anreicherungsverfahren an: 40 ccm Blut werden mit 30 g wasserfreiem Na_2SO_4 verrieben. Das erhaltene Pulver wird in einem Scheidetrichter 3mal mit je 100 ccm Äther extrahiert, wobei das Follikelhormon entfernt wird. Der Rückstand wird durch Verdunstenlassen getrocknet und dann durch Zerreiben in Pulverform gebracht. Es werden 200 ccm 60%iger Alkohol hinzugesetzt und das Gemisch

10 Minuten lang geschüttelt. Nun wird zentrifugiert und die überstehende Flüssigkeit in einer Abdampfungsschale verjagt. Nach Einengung der Flüssigkeitsmenge bis auf die Hälfte, bildet sich ein Schaum, der durch Zentrifugieren entfernt wird. Der Alkohol wird dann vollständig verdampft und die übrigbleibende Trockensubstanz in 6 ccm Wasser aufgenommen. Die so erhaltene wässerige Hormonlösung wird an infantilen weiblichen Ratten testiert.

Auf diese Weise ließ sich das Follikelreifungshormon (HVH. A) in allen Stadien des Zyklus nachweisen. Wie zu erwarten, so schwankte der Gehalt des Blutes an Follikelreifungshormon während der einzelnen Zyklusphasen, wobei 25 RE. pro Liter Blut (durch Berechnung ermittelt) das Maximum darstellte. Es wurde jedenfalls festgestellt, daß der Gehalt an Hormon im Blut in der Zeit vom 6.—9. Tage nach Beginn der vorangegangenen Menstruation am höchsten zu sein scheint. B. Zondek hatte aus seinen Ergebnissen über die Ausscheidung des Hormons im Harn den Schluß gezogen, daß dieses demnach zu allen Zeiten normal-cyclischer Genitalfunktion bei der geschlechtsreifen Frau im Blute kreise. Diese Annahme wurde durch die genannten Untersuchungen von Frank, Goldberger und Spielmann vollauf bestätigt. Es muß noch hinzugefügt werden, daß letztere Autoren gelegentlich auch einen Ansatz zur Luteinisierung in den Ovarien der Testtiere für die Blutuntersuchungen feststellen konnten, und zwar dann, wenn das Serum aus den Tagen der höchsten Hormonkonzentration, also aus der Zeit zwischen dem 6. und 9. Tag post menstruationem stammte.

H. O. Neumann und F. Peter (1931, 1932) kontrollierten den Vorderlappenhormonhaushalt bei normalen Frauen, indem sie durch Alkoholfällungen mit einer von ihnen modifizierten Methodik bei Bestimmungen des Follikelhormons im Blute gleichzeitig das HVH. A gewannen. Das Blut wurde dabei vor der eigentlichen Verarbeitung einer Hämolyse durch Natrium citricum unterzogen. Es ließ sich aus Mengen von 40—80 ccm Blut auch von diesen Autoren immer nur Hormon von der Wirksamkeit bloßer Follikelreifung (HVR. I) gewinnen, und zwar lediglich in der Zeit vom 22.—27. Tage des mensuellen Zyklus. Nimmt man also an, daß mit dieser Methode geringere Mengen zu anderen Zeiten des Zyklus im Blute nicht nachweisbar waren, so folgt aus den Untersuchungen dieser Autoren, daß die Hormonproduktion in der Zeit des Prämenstruums am höchsten ist.

Wenn ich an dieser Stelle einmal kurz die Ergebnisse der Mengenbestimmungen des Follikelhormons in Blut und Urin bei normalen Frauen ins Gedächtnis zurückrufen darf, so ist auffällig, wie sowohl dort als auch hier die gefundenen Mengen Hormon doch außerordentlich gering sind; gering im Verhältnis zu den primären Vorstellungen, zu welchen wir auf Grund der Mengengewichtsproportionen nach allen Beobachtungen über die biologischen Wirkungen an den kleinen Nagetieren und Übertragung derselben auf die Verhältnisse bei größeren Tieren und beim Menschen berechnend kommen müssen. Wenn wir uns dann daran erinnern, wie groß im Gegensatz dazu diejenigen Mengen Follikelhormon sind, welche sich im Laufe der Zeit nach genügend fundierten Untersuchungen bei der Zufuhr am Menschen zur Erzeugung tatsächlich greifbarer normaler Zustandsbilder als notwendig herausgestellt haben, so wollen wir schon hier dieses Moment für die Frage der Therapie mit Vorderlappenhormon vergleichend festhalten. Zu diesem geringen nachweisbaren Gehalt des Blutes an Hypophysenvorderlappenhormon passen auch die Ergebnisse von Fluhmann (1930—1931), der unter einem großen Material von ovariellen Störungen auch 36 Frauen als normale Kontrollen untersuchte. Es wurde zwar immer nur eine einmalige Blutuntersuchung vorgenommen, diese jedoch bei 3 Patientinnen während der Menstruation, bei 7 innerhalb einer Woche vor, bei 5 einige Tage nach derselben, und bei 21 Fällen im sog. Intermenstruum. Das klare Serum wurde ohne Vorbehandlung in Mengen von 3—5 ccm injiziert. In jedem Falle wurde eine negative Reaktion bei den normal cyclischen Frauen erzielt. 9 weitere, später mitgeteilte Fälle ergaben dasselbe.

Für die Ausscheidung des Hypophysenvorderlappenhormons im Urin bei normalen geschlechtsreifen Frauen stellte Oesterreicher (1933) fest, daß sie großen Schwankungen unterworfen sei, und zwar ließen sich Unterschiede bis zum 5fachen der von Zondek als normal angegebenen Mengen nachweisen.

Hypophysenvorderlappenhormon bei Kindern. Wenn bei Neugeborenen in den ersten Lebenstagen Vorderlappenhormon nachweisbar vorhanden ist (s. später!), so stammt das noch von der Mutter her, hat mit der inneren Sekretion des Kindes nichts zu tun und wird innerhalb der nächsten Tage vollständig ausgeschieden. Anders dagegen bei Kindern im späteren Lebensalter. Läßt sich hier HVH. nachweisen, so muß es sich um in der Hypophyse gebildetes körpereigenes Hormon handeln. H. O. Neumann und F. Peter (1931) stellten 100 Urinuntersuchungen bei Kindern zwischen dem 1. und 10. Lebensjahr an. Dabei ergab sich 37mal das Vorhandensein von HVH. A und 63mal ein negativer Befund. HVH. B-Reaktion wurde niemals beobachtet. Die Resultate sind aus nebenstehender Tabelle ersichtlich:

Lebensalter	Anzahl der Urine	HVR. I
1. Jahr	18	9 mal positiv
2. „	12	7 „ „
3. „	15	8 „ „
4. „	11	5 „ „
5. „	9	3 „ „
6. „	4	1 „ „
7. „	7	2 „ „
8. „	8	0 „ „
9. „	10	2 „ „
10. „	6	0 „ „

Durch 6malig wiederholte Untersuchungen an ein und denselben Kindern in Abständen von 8—14 Tagen wurden Schwankungen der Ausscheidung festgestellt, nämlich: Bei einem Kinde im 1. Lebensjahr 5mal ein negatives, 1mal ein sehr deutlich positives Ergebnis. Bei einem Mädchen von 2 Jahren 4mal ein positives, 2mal ein negatives Resultat; bei einem 3jährigen Mädchen 4mal negativ — 2mal positiv, und bei einem 8jährigen Knaben 6mal negativ. Dabei betonen die Autoren, daß sie bei Anwendung der Zondekschen Konzentrationsmethode keine besseren Resultate sahen. Sie schließen: Es muß angenommen werden, daß der Hypophysenvorderlappen der Kinder bereits HVH. A ins Blut ausschüttet, aber die Mengen so gering sind, daß sie nur gelegentlich im Urin nachgewiesen werden können. Im Gegensatz zu Neumann und Peter fand Wirz kein Vorderlappenhormon im Urin bei Kindern. Es wurden Mädchen in allen Altern zwischen dem 2. und 16. Lebensjahr daraufhin untersucht und selbst bei manchmal vorgenommener Konzentration des Harns auf das 10fache immer ein negatives Resultat gefunden. Wohl waren manchmal eine leichte Hyperämie und angedeutete Follikelreifungen in den Ovarien der Testtiere feststellbar, jedoch niemals gingen diese Veränderungen so weit, daß sie ein Schollenstadium in der Mäusevagina erzeugten. Überhaupt sind die Angaben über das Vorkommen des Hypophysenvorderlappenhormons in der Kindheit durchaus uneinheitlich. So fand Schoercher (1931) bei 47 Kindern und Jugendlichen beiderlei Geschlechts im Lebensalter von 7 Tagen bis 20 Jahren niemals das Hormon im Urin, auch nicht nach Anwendung der Konzentrationsmethode.

Soeken (1932)[1] dagegen konnte sein Vorkommen in 50% der Fälle bei 50 untersuchten Kindern verschiedenen Alters bis zum 18. Lebensjahre nachweisen, wobei sich jedoch keine irgendwie geartete Regelmäßigkeit ergab. Trotzdem Hamburger viel größere Mengen Urin testierte (20 ccm pro Maus), gelang ihm der Nachweis bei 5 Kindern von $2^1/_2$—5 Jahren in keinem Falle.

Hypophysenvorderlappenhormon bei Kastraten und Senilen. Wir hörten in einem der vorhergehenden Abschnitte, daß die Kastratenhypophyse sich als besonders hormonal wirksam erwiesen hat. Es liegt deshalb die Annahme nahe, daß sich Vorderlappenhormon auch im Organismus der Frau ohne Ovarien nachweisen läßt. Diesen Nachweis führten Aschheim und B. Zondek bald und zeigten sogar, daß sich bei diesen Frauen mehr Hormon im Urin findet als bei der Normalen. Während die geringen Mengen im Harn normal-zyklierender Frauen nur durch starke Einengung des Urins zu erfassen sind, finden sich bei Kastrierten schon bei der einfachen Fällung durch Alkohol mit größerer Regelmäßigkeit (in 75% der Fälle) leicht nachweisbare Mengen. Wie schon erwähnt, hat diese von Aschheim zuerst festgestellte Tatsache den Grund zur Annahme von zwei Sexualhormonen des Hypophysenvorderlappens abgegeben, weil sich dabei immer nur die HVR. I ergab. Zondek zeigte an einzelnen Fällen mit verschieden lange zurückliegender operativer Entfernung der Ovarien, daß das HVH. A 10 Tage nach der Kastration im Harn auftritt und über 1 Jahr lang darin nachweisbar bleibt. Befunde von erhöhter HVH. A-Ausscheidung im Harn konnten ebenfalls bei röntgenkastrierten und auch bei klimakterischen Frauen erhoben werden. Dabei zeigte sich jedoch für die ersteren, daß die Reaktion erst nach längerer Zeit (nach 1—$1^1/_2$ Jahren) im Harn positiv wird, trotzdem die Amenorrhöe zwar nicht akut, aber doch schon bald nach der Bestrahlung einsetzt (Brühl hat im übrigen angegeben, daß auch nach Kastration durch Bestrahlung schon am 10. Tage Hypophysenvorderlappenhormon ausgeschieden werde!)[2]. Nach diesem Zeitpunkt des Auftretens von HVH. A im Urin fand Zondek das Hormon aber auch bei den röntgenkastrierten Frauen noch über $1^1/_2$ Jahre lang ausgeschieden werdend. Mit anderen Worten: nach Ausfall der Keimdrüsenfunktion wird im Hypophysenvorderlappen keimdrüsenstimulierendes Hormon frei, das im Organismus eine Zeitlang kreist. Nach B. Zondek ändern sich später allmählich die Verhältnisse wieder und es findet sich kein Hormon mehr im Urin. Zu diesen hormonalen Verhältnissen an der kastrierten Frau passen gut die Ergebnisse an Klimakterischen. Auch bei ihnen konnte Zondek nach längerer Latenzzeit eine allmählich auftretende Vermehrung des Vorderlappenhormons nachweisen (im Liter 110 ME.). Dabei tritt das Hormon nicht etwa schon während der eigentlichen Wechseljahre auf. Die hormonalen Verhältnisse bei den Frauen mit erlöschender Genitalfunktion stellen sich so dar, daß zunächst als Ausdruck gesteigerter oder beschleunigter Follikelreife des Ovars im eigentlichen Klimakterium mehr Follikelhormon ausgeschieden wird als normalerweise (polyfollikulines Stadium nach Zondek), dann ein Übergang bis zum völligen Versiegen dieses Hormons mit Erlöschen der Ovarialfunktion erfolgt (oligofolli-

---

[1] Zit. nach B. Zondek.

[2] Untersuchungen darüber sind neuerdings von der dänischen Autorengruppe Hamburger, Brandstrup und Lassen, Damm, außerdem von Saethre (1933) und anderen durchgeführt.

kulines Stadium). Während dieser Zeit finden sich keine Besonderheiten der Hypophysen-vorderlappenhormonausscheidung[1]. Danach aber — also wieder nach völlig erledigter Funktion des Ovars und damit Fortfall der hormonalen Bedeutung desselben — kommt es zu einer gesteigerten Ausscheidung von HVH. A, die wieder ihren Ausdruck in dem Werte von etwa 110 ME. pro Liter Harn findet. Die Angaben Zondeks, daß die vermehrte HVH. A-Ausscheidung nach Ausfall der Ovarialfunktion nur vorübergehend sei, konnte von anderen Untersuchern nicht bestätigt werden. So fand Fluhmann (1929, 1930, 1931), der sich mit ausgedehnten Untersuchungen über den Gehalt des Hormons im Blut beschäftigte und es dort als erster außerhalb der Schwangerschaft nachwies, zu allen Zeiten zwischen dem 8. Tag und 13 Jahren nach der Kastration Vorderlappenhormon im Blut. Der Nachweis gelang bereits in 3—5 ccm Serum, und zwar ursprünglich an 12 von 19 operativ kastrierten Frauen. Die neuesten von Fluhmann (1933) mitgeteilten Ergebnisse in dieser Beziehung stellen sich folgendermaßen dar:

	HVR. I	HVR. III	HVR. I—III	Gesamt-positive	Nega-tive	Zahl der Fälle
Operativ-kastrierte						
a) innerhalb 3 Monaten nach der Operation	8	0	0	8	12	20
b) später als 3 Monate nach der Operation	13	0	0	13	4	17
Kastration durch Bestrahlung	8	0	1	9	6	15
Postklimakterische	5	1	3	9	6	15
Insgesamt	34	1	4	39	28	67

Wie aus dieser Tabelle ersichtlich, fand Fluhmann bei seinen Blutuntersuchungen in einigen Fällen auch die Wirkung im Sinne der Luteinisation und Blutpunktbildung an den Ovarien der Testtiere; dabei wird allerdings betont, daß diese Veränderungen nicht so besonders ausgesprochen waren.

Den luteinisierenden Faktor des Hypophysenvorderlappenhormons konnte dann Oesterreicher (1933) bei alten und bei kastrierten Frauen auch im Urin nachweisen. Es wurden von ihm 5 Frauen nach längerer Zeit zurückliegender Kastration untersucht, und zwar je 1 Fall 2, 4 und 5 Jahre und 2 Fälle 12 Jahre nach der Operation. Mit 5 bis 10facher Konzentration des Frühurins konnte bei allen 5 Fällen HVH. A, bei zwei derselben sogar HVH. B nachgewiesen werden. An Frauen jenseits der Geschlechtsreife konnte Oesterreicher das Hypophysenvorderlappenhormon zu allen Lebenszeiten im Urin finden, wobei Frauen zwischen dem 50. und 83. Lebensjahr untersucht wurden; und von 105 untersuchten alten Frauen wiesen 8 sogar eine Reaktion im Sinne der HVR. III an den Ovarien der Testtiere auf[2]. Was die Häufigkeit des Befundes von Hormon im Urin bei diesen Frauen überhaupt anlangt, so will Zondek nur in 15% der Fälle einen Hormongehalt von 10 ME. pro Liter gefunden haben. Oesterreicher dagegen gibt an, daß bereits bei direkter Injektion (= 330 ME. pro Liter) in 40% und bei Prüfung auf 110 ME. pro Liter in 52% der Fälle das Hormon bei alten Frauen nachweisbar sei. Wurden ein und dieselben Frauen mehrmals und mit verschiedenen Konzentrationen des Urins untersucht,

---

[1] Auch bei Tieren sind ähnliche Untersuchungen angestellt; so von Emery, Bash und Lewis (Untersuchungen über das HVH. im Blut und Urin von Ratten, 1931, 1932).

[2] Den luteinisierenden Effekt bei Verwendung von Frauen-Urin aus der Menopause konnten auch Fiesinger und Moricard erzielen (1934).

so ließ sich bei den wenigen, primär negative Resultate gebenden schließlich auch noch das Hormon nachweisen; d. h. also, daß alle Frauen im Senium HVH. A im Urin ausscheiden. Auch im Blut konnte das HVH. A in 8 von 10 Frauen nach der Zondekschen Methode nachgewiesen werden, und zwar bei zwei Kastratinnen mit 4 und 5 Jahre lang zurückliegender Ovarienexstirpation und bei sechs von acht alten postklimakterischen Frauen. Positive Urinbefunde nach langer Zeit zurückliegender Kastration konnte auch Hamburger - Kopenhagen (1933) erheben. Abgesehen davon, daß dieser Autor bei 14 kastrierten Männern zu Zeitpunkten von 3 Wochen bis zu 13 Jahren nach der Kastration HVH. A im Urin nachwies, konnte er eine Ausscheidung von je 100, 200—300 und 500 ME. pro Liter bei drei Kastratinnen finden. Von diesen war die eine Patientin vor 10 Jahren kastriert. Bei 15 Frauen jenseits der Menopause und mit einem Alter von 59—85 Jahren fand sich in 75% der Fälle eine vermehrte HVH. A-Ausscheidung, und zwar in etwa der gleichen Menge wie bei den Kastratinnen (200—300 ME. pro Liter). Aus allen diesen Untersuchungen folgt, daß es im Organismus zu einer vermehrten Bildung und damit einhergehend zu einer vermehrten Ausscheidung von Hypophysenvorderlappensexualhormon kommt, wenn die Keimdrüsen vollständig in Fortfall geraten oder ihre Funktion erlischt. Es folgt daraus aber auch, daß den Ovarien nur ein bestimmtes Maß von physiologischer Reaktionsfähigkeit auf das Vorderlappenhormon hin innewohnt. Ist dieses Maß erschöpft, so nützt auch keine vermehrte Vorderlappenhormonproduktion mehr, um ein solches Ovarium wieder in Gang zu bringen, zum mindesten genügt dazu nicht die gesteigerte sexualhormonale Funktion der körpereigenen Hypophyse.

Hypophysenvorderlappenhormon bei ovariellen Störungen. Schon 1929 untersuchte Ehrhardt Fälle mit funktioneller Amenorrhöe und fand, daß es auch bei solchen manchmal zu einer vermehrten HVH. A-Ausscheidung komme. Fluhmann klassifiziert aus seiner Zusammenstellung von Untersuchungen an im ganzen 280 Patientinnen eine Gruppe von Fällen heraus, die er mit „hypohormonale Verhältnisse" bezeichnet. Dieses „hypohormonal "bezieht sich auf die Funktion des Ovars und soll bedeuten, daß er die hier klinisch als „unterfunktionelle" Zustände des Ovars anzusprechenden Krankheitsbilder als mit einer Unterproduktion von Ovarialhormon einhergehend ansieht. Als solche Krankheitsbilder werden nun von ihm Fälle bezeichnet, welche unregelmäßige, zu seltene Menstruationen, völlig unregelmäßige Blutungen oder spärlichen Blutverlust bei an sich regelmäßigem Zyklus aufweisen. Ferner werden darunter die Amenorrhöen von kurzer und längerer Dauer eingruppiert. Im ganzen wurden 91 derartiger Fälle auf ihren Hormongehalt im Blut untersucht, jedoch mit einer einzigen Ausnahme alle als negativ befunden. Der eine positive Fall war ein solcher mit unregelmäßigen verzögerten Menstruationen und zeigte lediglich die Reaktion I im Sinne der Follikelstimulierung. Als „hyperhormonale Verhältnisse" werden, außer den Fällen mit unregelmäßigen Blutungen zur Zeit der Klimax, solche mit zu häufiger Regelblutung angesehen. Dabei konnte bei 20 Fällen mit sog. „Polymenorrhöe" 7mal das Vorderlappenhormon im Blute nachgewiesen werden, und zwar 5mal durch die HVR. I und je 1mal durch die HVR. III und HVR. I—III. In den anderen 13 Fällen fiel dagegen die Reaktion an den Testtieren negativ aus. Zu diesen Fällen der letzteren beiden Gruppen muß gesagt werden, daß die Klassifizierung des Autors in „hyperhormonale und hypohormonale Bedingungen" doch recht willkürlich erscheint. Wohl wissen wir, daß die

Funktion des Ovars bei solchen Zyklusstörungen als mehr oder weniger „minderwertig"
anzusehen ist; ob es sich dabei jedoch im einzelnen Falle um eine „Hyper-" oder „Hypofunktion" in ovariell-hormonaler Beziehung handelt, darüber sind die Akten immer noch
nicht geschlossen. Von Interesse ist jedenfalls, daß bei 5 Fällen (1930) von glandulärer
Hyperplasie der Uterusschleimhaut Vorderlappensexualhormon sich niemals im Blut nachweisen ließ und erst recht nicht vermehrt war. Gerade dieses Krankheitsbild stellt aber
das einzige dar, bei dem wir auf Grund aller bisherigen Forschungen von einem „hyper-
hormonalen" Zustand in ovarieller Beziehung sprechen könnten, weil hier der persistierende
Follikel ein Plus an Follikelhormon produziert, das gerade den hyperplastischen Zustand
in der Uterusschleimhaut bewirkt. Tatsächlich berichten auch Corner und Wilson,
sowie Dodds über je einen solchen Fall, bei dem sie eine positive Reaktion mit dem Urin
erzielten, und zwar eine Wirkung im Sinne der HVR. I—III.

Eine größere Reihe von Patientinnen mit ovarieller Funktionsstörung im Sinne der
Amenorrhöe untersuchte P. Wirz (1933) hinsichtlich ihrer Hormonausscheidung[1]. Dabei
wurde unterschieden zwischen solchen mit kurzdauernder oder vorübergehender Amenorrhöe und sonst normalem oder fast normalem Genitalbefund und solchen mit langdauernder
Amenorrhöe und geschrumpften Genitalorganen, wobei sich unter den letzteren auch solche
befanden, die noch niemals eine Menstruation gehabt hatten. Der Urin wurde in 5- oder
10facher Konzentration geprüft, so daß die einzelne Maus im Testversuch die Gesamtmenge
von 9 bzw. 18 ccm Urin injiziert erhielt. Auf diese Weise ließ sich in der ersten Gruppe
von Amenorrhöen niemals das Hypophysenvorderlappenhormon im Urin nachweisen. Wohl
kam es zweimal zu einer Hyperämie und zu leichtem Follikelwachstum in den Ovarien der
Testtiere bei einer 10fachen Urinkonzentration, eine eigentliche positive Reaktion im Sinne
der Follikelreife wurde jedoch nicht beobachtet. Der Autor zieht daraus den Schluß, daß
bei diesen Fällen das Ovarium seine Funktion nicht derartig vollkommen eingestellt hatte,
als daß der Zustand der Kastration oder dem Postklimakterium gleichkäme. Als Beweis
dafür galt ihm auch die Tatsache, daß bei diesen allen die Menstruation bald (d. h. in 3 bis
8 Wochen) wieder einsetzte, ganz gleich, ob eine Behandlung vorgenommen war oder nicht.
Ganz anders lagen die Verhältnisse bei den als Amenorrhöen II. Grades bezeichneten
Fällen mit hochgradiger Insuffizienz der Ovarien. Hier konnte meistens das HVH. A im
Urin nachgewiesen werden, und zwar in Mengen von 110 ME. pro Liter und mehr. Mit
diesen Untersuchungen gleichlaufend wurden auch Bestimmungen des Follikelhormons im
Urin bei denselben Patientinnen durchgeführt. Dabei wurde ein bestimmtes Wechselspiel
zwischen Hypophysenvorderlappenhormon- und Follikelhormonausscheidung deutlich.
Wenn das Fehlen jeglichen Follikelhormons im Harn festzustellen war, so schließt der Autor
mit Recht daraus auf ein völliges Sistieren der Ovarialfunktion. Dann aber war gerade
— d. h. also bei diesen schweren Fällen von Amenorrhöe — das Hypophysenvorderlappen-
hormon nachweisbar oder vermehrt vorhanden. Trat Follikelhormon im Harn wieder
auf, so verschwand andererseits das Hypophysenvorderlappenhormon. — In
einem Falle konnte dieses Ab- und Zunahmeverhältnis der beiden Hormone direkt verfolgt werden; und als es zu Ungunsten des Hypophysenvorderlappenhormons umschlug,
trat bald später die Menstruation (nach Hormonbehandlung) auf. Als Beweis für das

---

[1] S. auch Contreras Ortiz und del Castillo (1931) und F. Jeffcoate (Lancet 1932), sowie
C. Kaufmann und O. Mühlbock (Klin. Wschr. 1933).

Bestehen derartiger hormonaler Korrelationen wird dann auch die Lactationsamenorrhöe angeführt. Je länger die erste Regel nach einem Partus auf sich warten läßt, desto später hält der Befund von Hypophysenvorderlappenhormon im Urin noch an. Dieses Hypophysenvorderlappenhormon kann dann nichts mehr mit der vorangegangenen Schwangerschaft zu tun haben, da erstens die Wirkungen des Schwangerschafts- (Chorionepithel-) Prozesses längst abgeklungen sind und zweitens das dann nachzuweisende Hypophysenhormon im Urin lediglich die Reaktion I zeigt. Wirz faßt das Resultat dieser Untersuchungen folgendermaßen zusammen: Das HVH. A wird nun bei den schweren Formen von Amenorrhöe vermehrt im Harn ausgeschieden, und zwar in gleichen Mengen wie im Harn operativ kastrierter Frauen kurze Zeit nach dem Eingriff (110 ME. pro Liter Frühurin). — Wenn das HVH. A in Mengen von 110 ME. pro Liter im Harn vorhanden war, konnte Follikelhormon nicht nachgewiesen werden. — Wenn das Hormon des Follikels im Harn wieder nachweisbar wurde, war der Gehalt des Harnes an HVH. A niedriger als vorher. — HVH. A konnte in 5fach konzentrierten Harnextrakten nicht nachgewiesen werden, wenn Follikelhormon in Mengen von 10—35 ME. im Harn enthalten war. — Die Befunde sprechen dafür, daß der Gehalt des Harnes an HVH. A bei der Amenorrhöe abhängig ist von der noch vorhandenen Follikeltätigkeit[1].

Während Wirz somit bestimmte Korrelationen zwischen Hypophysenvorderlappenhormonausscheidung und Ovarialstörung nachweisen konnte, war dies Winter (1932) nicht gelungen. Letzterer kommt zu dem Resultat: „Hormonanalysen im Urin geschlechtsreifer Frauen mit Regelanomalien liefern weder hinsichtlich der Erklärung des Krankheitsbildes, noch hinsichtlich der einzuschlagenden Therapie, irgendwelche brauchbaren Ergebnisse." Die einzigen positiven Ergebnisse lauten bei ihm: „Bei Dysmenorrhöe findet sich häufig Follikelreifungshormon im Urin" und „bei Fällen von hochgradiger Amenorrhöe kann man mit dem Urin häufig die HVR. I und II erzielen." Kaufmann und Mühlbock (1933) untersuchten 27 Frauen mit zum Teil schweren Funktionsstörungen der Ovarien, also mit mehr oder weniger langdauernder Amenorrhöe, und verglichen die Ausscheidung des Hypophysenvorderlappenhormons mit derjenigen bei 21 gesunden, normal zyklierenden Frauen. Von den 21 gesunden Frauen wurde nur bei einer einmal mehr als 40 RE. HVH. A im Liter Urin gefunden, trotzdem die Hormonbestimmungen meistens mehrmals ausgeführt wurden. Aber auch bei den Fällen mit ovarieller Dysfunktion wurde nur in 3 Fällen vorübergehend mehr als 40 RE. Hormon pro Liter Urin nachgewiesen. Die Autoren schließen daraus, daß, im Gegensatz zu den Befunden bei operativ kastrierten und klimakterischen Frauen, bei ovariellen Funktionsstörungen mit längerdauernder Amenorrhöe das gonadotrope Hormon nicht vermehrt im Urin ausgeschieden wird.

Weitere Feststellungen über das vermehrte Vorkommen von Hypophysenvorderlappensexualhormon im Urin wurden von verschiedenen Autoren an Patientinnen mit Tumoren, im besonderen mit Genitalcarcinom, erhoben. Auf diese wollen wir jedoch dort im entsprechenden Zusammenhange eingehen.

---

[1] Kurzrock, Kirkmann und Creelman wollen auf Grund systematischer Mengenbestimmungen des Hormons in der Lage sein zu entscheiden, ob der Follikelsprung im Ovar erfolgt oder nicht (Amer. J. Obstetr. 1934, 28). Diese Untersuchungen bedürften der klinischen Nachprüfung.

9. Hypophysenvorderlappensexualhormon und Carcinom, im besonderen des weiblichen Genitales.

Auf das Bestehen von Beziehungen zwischen Hypophysenvorderlappen und Tumorbildung wurde die Aufmerksamkeit erneut gelenkt, als Aschheim und B. Zondek zeigten, daß — ebenso wie nach Kastration und im Klimakterium — dann eine vermehrte Ausscheidung von Hypophysenvorderlappensexualhormon im Urin stattfindet, wenn eine rasch wachsende, also vor allem eine carcinomatöse Geschwulst im Organismus vorhanden ist. Auf den ersten Blick hätte sich auf Grund dieses Befundes die Aussicht auf die praktische Möglichkeit einer hormonalen Diagnose des Geschwulstwachstums präsentieren können. Die genaueren späteren Untersuchungen haben jedoch gezeigt, daß trotz der besonders häufigen verstärkten Ausscheidung beim Carcinom dieses langersehnte Ideal einer biologischen Reaktion auf Tumorwachstum auch auf diese Weise für die medizinische Wissenschaft noch nicht in Erfüllung gehen konnte. Es haben aber andererseits diese Untersuchungen wieder auf ganz besondere Beziehungen des Hypophysenvorderlappens zum weiblichen Genitalapparat nachdrücklich hingewiesen, so daß in diesem Zusammenhange nicht an ihnen vorbeigegangen werden kann. Zunächst einmal hält sich die Hormonausscheidung bei Tumoren nicht in so hohen Werten, als daß sie auf dem Wege der direkten Harninjektion an den Testtieren nachgewiesen werden könnte. Wird dagegen mit Harnkonzentrationen gearbeitet, in denen das Hormon auf das 10fache angereichert ist, so ergeben sich gegenüber dem Harn normaler Menschen auffallende Unterschiede, wenn es sich um einen Tumor des Genitalapparates handelt. Es sei vorausgeschickt: Beim extragenitalen Tumor haben sich in dieser Beziehung keine Besonderheiten nachweisen lassen; und selbst wenn dieser Tumor ein Carcinom ist, so läßt sich nur in den selteneren Fällen Vorderlappenhormon im Harn nachweisen. Handelt es sich dagegen um ein Carcinom des Genitales, so findet sich das Hormon im Harn in einer Vermehrung bis auf das 10fache gegenüber dem Normalen; und zwar scheint das generell bei Frau und Mann so zu sein, denn Zondek zeigte eine solche vermehrte Ausscheidung auch bei Hodencarcinomen. Es schien hier wiederum im Sinne einer Einengung des oben angedeuteten Problems ein Weg offen zu sein, eine spezifische biologische Reaktion wenigstens für das Genitalcarcinom in die Hand zu bekommen. Jedoch auch diese so verlockende Aussicht muß völlige Einbuße an ihrem entscheidenden Wert erleiden, wenn wir hören, daß bei der Frau nun nicht nur der maligne Tumor am Genitale die Reaktion auslösen läßt, sondern auch der beningne, nämlich vor allem das Myom. Wenn auch der Prozentsatz positiver Hormonbefunde im Harn gerade für die Genitalcarcinome der Frau weitaus am höchsten zu bemessen ist, so gelten doch gleiche Verhältnisse für eine bestimmte Anzahl von Myomen, besonders für solche, die ernährungsgestört und erweicht sind. Die von B. Zondek angegebenen Verhältniszahlen bewegen sich in folgenden Grenzen:

> Extragenitale Carcinome bei Frauen zeigen etwa 36% positive Reaktion.
> Extragenitale Carcinome bei Männern zeigen etwa 13% positive Reaktion.

Findet sich also das Hypophysenvorderlappenhormon bei extragenitalen Carcinomen der Frau schon dreimal so häufig im Urin als bei Männern, so muß die weit größere Häufigkeit des positiven Befundes beim Genitalcarcinom der Frau besonders auffallen; denn hier läßt sich sogar in 80% der Fälle eine vermehrte HVH. A-Ausscheidung nachweisen. Dabei sei betont, daß es sich bei den mit solchen Urinen an den Ovarien der Testmäuse erzielten Veränderungen fast ausschließlich um die HVR. I handelt. Die Besonderheit der Hormonausscheidung im Harn beim Genitalcarcinom der Frau wird von Zondek durch folgende Vergleichszahlen charakterisiert: Bei gesunden Frauen wurde von ihm eine Ausscheidung von 3—5 ME. HVH. A und B pro Liter Harn gefunden. Bei Frauen mit Genitalcarcinom fand er eine Ausscheidung von 50—100 ME. HVH. A pro Liter Harn und gar kein HVH. B. Um jedoch Trugschlüsse zu vermeiden, sei hier betont, daß inzwischen von verschiedenen Seiten berichtet ist, daß auch eine Reaktion im Sinne der Luteinisierung mit dem aus Harn von Carcinompatienten gewonnenen Hormon gelegentlich möglich ist. Schultze-Rhonhof (1933) hat erst jüngst darauf hingewiesen, daß ohne weiteres auch mit dem Harn von Carcinompatienten dann eine positive HVR. III zu erzielen ist, wenn das Hormon aus dem betreffenden Harn stark konzentriert und an den Testtieren in entsprechend hoher Dosis in der Zeiteinheit appliziert wird. Wir müssen überhaupt von vornherein von den malignen Tumoren hier diejenigen abstrahieren, welche mit dem fetalen, insbesondere dem chorialen Epithel irgendetwas zu tun haben. Seitdem so gut wie sicher feststeht, daß in der Schwangerschaft das „Hypophysenvorderlappenhormon" in seinen so riesigen Mengen von der Placenta gebildet wird, dürfen wir uns nicht wundern, wenn bei Tumoren mit entsprechend potenziertem Wachstum des Chorionepithels dieses Hormon in noch stärkerem Maße im betreffenden Trägerorganismus gefunden wird. Dabei ist es dann gleichgültig, ob die nach dem Chorionepithel differenzierte Geschwulst einer reifen Frau, einem Manne oder gar einem Kinde angehört. Hierher gehören denn auch die Fälle von Fasold (1931) und Siegmund (1932) an 8- bzw. 6jährigen Mädchen oder auch von Froboese (1931) an einem $1\frac{1}{4}$jährigen weiblichen Säugling, bei welchem die HVR. I—III im Urin positiv war[1]. Vor allem gehören aber auch dazu diejenigen von Chorionepitheliom beim Manne (Hady), deren Heidrich, Fels und Mathias (1930) einen Fall mit entsprechenden Hormonbefunden zuerst mitgeteilt haben. Hier ist ja die Produktionsstätte des Hormons im Tumor selbst zu suchen, während sie bei den Fällen mit gewöhnlichem Genitalcarcinom (und positiver HVR. I in 80% der Fälle) zunächst wohl nicht so klar lokalisiert erscheint. Es besteht zwar die Möglichkeit, daß auch bei diesen das Hormon im Tumor selbst gebildet wird, die größere Wahrscheinlichkeit spricht jedoch für eine Produktion im Hypophysenvorderlappen selbst. Das geht vor allem aus folgendem hervor: Während sich mit dem Tumormaterial von Chorionepitheliomen ohne weiteres eine positive Reaktion im Implantationsversuch erzeugen läßt, ist das bei gewöhnlichem Carcinommaterial nicht der Fall. B. Zondek konnte in seinen Implantationsversuchen mit Ca-Gewebe nur in den wenigsten Fällen eine positive Reaktion erzielen, die dann außerdem noch schwach war. Gostimirovicz (1931) berichtet von durchweg negativen Ergebnissen sowohl mit Material von Primärtumoren als auch mit solchen aus Metastasen. Die Untersuchungsergebnisse von Gostimirowicz an einer großen Reihe von Genitalcarcinomen bei Frauen, bei denen außerdem die verschiedensten Stadien berücksichtigt wurden, geben — außer zu eben genannter Frage — noch weiteren Aufschluß über die Zusammenhänge. Zondek hatte bei seinen Untersuchungen eine Abnahme oder das Erlöschen der Hypophysenvorderlappenhormonausscheidung im Urin gefunden zu den

---

[1] Siehe dazu auch Arbeiten von Ferguson, sowie von Fluhman und P. Hoffmann über qualitative Untersuchungen der Hormonausscheidung bei Teratoma testis (1934); ferner von Gerber und de Fermo über solche bei Tumoren (1933).

Zeiten, wo das Carcinom sich stark ausbreitete und es der Trägerin zunehmend schlechter ging. Auf Grund dieser Befunde wurde die Möglichkeit einer prognostischen Bedeutung der Hormonbefunde im Urin von Carcinompatientinnen in Aussicht gestellt. Die Ergebnisse von Gostimirowicz (1932) an 84 krebskranken Frauen mit 187 Hormonuntersuchungen lautete anders: Er fand bei Fällen von Genitalcarcinomen der Frau in 63% der Fälle HVH. A im Harn. Nach Bestrahlungen des Tumors steigt der Gehalt an Vorderlappenhormon im Urin; denn danach ließ sich in einem höheren Prozentsatz von Fällen das Hormon nachweisen, und zwar in 83% nach der ersten und in 100% nach der zweiten Bestrahlung. In späterer Zeit sinkt die Häufigkeit der Fälle, bei denen HVH. A nachzuweisen ist, wieder; jedoch konnten auch noch 50% der Fälle im 6. Jahre nach der Bestrahlung als Hormonausscheider nachgewiesen werden, trotzdem diese nach dem Befunde als geheilt anzusehen waren. Der Autor stellt fest, daß aus dem Vorhandensein oder Fehlen der HVH. A-Reaktion im Harn nach der ausschließlichen Strahlenbehandlung kein Urteil über das klinische subjektive oder objektive Befinden zu fällen ist. Bei einem sehr fortgeschrittenen Falle konnte kurz vor dem Exitus kein Hormon nachgewiesen werden, was sich mit den Angaben Zondeks deckt. Wie schon erwähnt, hält auch Gostimirowicz nach seinen Untersuchungen den Hypophysenvorderlappen selbst für den Produzenten des vermehrten Hormons bei Genitalcarcinomen, weil die negativen Ergebnisse mit der Transplantation von Tumorgewebe sowohl gegen eine Bildung als auch eine Speicherung innerhalb des Carcinomgewebes sprechen. Die Zunahme der Hormonausscheidung nach Bestrahlungen wird durch die Wirkung vermehrter Eiweißabbauprodukte im Blut erklärt, die sowohl durch Zerfallsprodukte des Carcinoms als auch durch die Allgemeinstrahlenwirkung bedingt sein kann[1]. Wir hörten an anderer Stelle, daß nach Ausfall der Ovarien und damit also . auch nach dem physiologischen Klimakterium, das HVH. A im Urin nachweisbar wird und vermehrt auftritt. Wir sahen jetzt, daß es ebenfalls zu einer solchen Vermehrung des Hormons bei einer sehr großen Anzahl von Frauen mit Genitalcarcinom kommt. Auf der anderen Seite wissen wir aber, daß ein größerer Prozentsatz von Carcinomen in einem Alter entsteht, in dem entweder von einer Funktion des Ovars keine Rede mehr sein kann oder diese zum mindesten gerade erlischt. So findet sich auch unter den Ca-Fällen der genannten Autoren eine beträchtliche Anzahl von Frauen, welche schon jenseits des klimakterischen Alters sind. Es fragt sich deshalb, ob nicht ein gewisser Teil dieser Patientinnen nicht auch schon physiologischerweise HVH. A ausgeschieden hätte, auch ohne daß ein Carcinom vorhanden wäre. Auf diese Tatsache macht besonders Hamburger (1933) aufmerksam. Er betont, daß die bei Genitalcarcinomfällen gefundenen Hormonmengen denjenigen nach Kastration oder Klimakterium entsprächen (100—300 ME. pro Liter Harn). Dieser Autor untersuchte eine größere Reihe von Carcinomfällen auf ihre Hormonausscheidung und weist darauf hin, wie sehr der HVR. I-Effekt aus dem Urin von Kastraten demjenigen bei Carcinomen gleiche. Andererseits stimmt der HVR. I—III-Effekt, wie er ihn bei verschiedenen Fällen von Teratomen und embryonalen Tumoren (sowohl der Ovarien als auch der Testes) mit dem Urin erzielen konnte, vollkommen mit denjenigen von Placentaextrakten oder aus Urin von Schwangeren überein. Hamburger zieht deshalb folgenden Schluß: Das HVH. A bei Kastraten muß aus dem Hypophysenvorderlappen

---

[1] Es sei hier — als Gegensatz dazu — erwähnt, daß H. Kittner HVH. im Inhalt einer Parovarialcyste, also gerade einer nicht malignen Geschwulst, fand (Zbl. Gynäk. 1933).

direkt stammen — also auch das völlig gleichsinnigen Effekt erzielende HVH. A der Carcinomfälle. Das HVH. A und B der Placenta und Schwangeren stammt aus dem Schwangerschaftsprodukt, also muß auch das gleichsinnig wirkende HVH. A und B bei letzteren Tumoren embryonaler Herkunft in den Tumoren selbst gebildet werden. Man müsse deshalb auch die mit Hypophysenvorderlappenhormonbildung einhergehenden Tumoren unterscheiden in

1. Tumoren, welche die Bildung von Hypophysenvorderlappenhormon bewirken und daher also die Hypophyse aktivierend stimulieren und

2. Tumoren, welche gonadotropes Hormon vom Typ des in der Schwangerschaft auftretenden Hormons selbst produzieren.

Trotzdem damit die Frage Tumor und Hypophysenvorderlappenhormon keineswegs endgültig gelöst erscheint und trotzdem der Autor die Tatsache nicht in Betracht zieht, daß Zondek mit 50facher und Gostimirowicz sowie Büttner mit geringerer Konzentration von Harn gewöhnlicher Ca-Fälle den Luteinisierungseffekt auch erzielen konnten, hat diese Auffassung ganz gewiß alle Wahrscheinlichkeiten für sich.

In einen ganz anderen — man möchte sagen in einen „umgekehrten" — Zusammenhang will H. Hofbauer-Baltimore das Genitalcarcinom mit dem Hypophysenvorderlappen bringen. Dieser Autor glaubt an einen direkten kausalen Zusammenhang zwischen verstärkter Hypophysenvorderlappenwirkung und junger pathologischer Epithelwucherung. Die Untersuchungen Hofbauers sind rein tierexperimenteller Natur, bisher nicht bestätigt und entbehren des Analogen am Menschen. Sie seien des Interesses wegen jedoch hier erwähnt. Hofbauer (1930) implantierte Hypophysenvorderlappengewebe an Meerschweinchen und beobachtete danach eine starke Epithelproliferation an der Cervix dieses Tieres. Er glaubt nun, hier den Beweis dafür zu sehen, daß das Hormon des Hypophysenvorderlappens einen direkten Einfluß — also ohne Umweg über das Ovarium (d. Verf.) — auf die Cervix ausübe, zumal er dabei histologische Bilder im Sinne der Tiefenwucherung von Epithelpapillen in das Bindegewebe hinein, von Umwucherungen des vakuolig-degenerierenden Zylinderepithels durch in die Tiefe wachsende indifferente zellige Elemente, Bildung von Epithelperlen und ähnliches beobachtete. Diese Beobachtungen und die daraus gemachten Schlußfolgerungen können nur beurteilt werden an Hand der von Hofbauer selbst gebrachten Abbildungen, hauptsächlich im Zbl. Gynäk. **1930**, Nr 38. — Nicht ohne Grund habe ich an den Anfang meiner hier vorliegenden Abhandlungen die Forderung nach exakter Kenntnis der Einzelheiten des Testobjektes gestellt, an dem vergleichend hormonal experimentell gearbeitet werden soll. Deshalb sei hier auch auf das verwiesen, was dort über die Cervix des Meerschweinchens gesagt wurde. Die Veränderungen, welche Hofbauer nach Hypophysenimplantationen und Injektionen an der Meerschweinchencervix demonstriert, waren mir bekannt — auch ohne daß ich bis dahin jemals bei einem Meerschweinchen eine Hypophyse implantiert hätte. Ich habe damals H. Hartmann, der sich an der Kieler Klinik aus anderen Fragestellungen heraus mit Meerschweinchenversuchen beschäftigte, auf diese „spontanen" Veränderungen aufmerksam gemacht. Von Hartmann und Olbers wurden dann die Einzelheiten geprüft und der — beim Meerschweinchen auch an der Cervixschleimhaut ablaufende — Genitalzyklus als für diese Veränderungen verantwortlich demonstriert. Was aber auch Hartmann und Olbers unerwähnt lassen oder nicht genügend betonen, ist die Tatsache, daß die von Hofbauer in der genannten Arbeit unter Abb. 4 als Cervixdrüsen bezeichneten Formationen erstens gar keine Cervix darstellen (sondern die Scheide) und zweitens keine Drüsen sind. Übrigens ist in diesem Zusammenhange nicht uninteressant, daß das Bestehen cyclischer Veränderungen am Cervixepithel des Meerschweinchens schon von Lombard Kelley beschrieben war. Dieser Autor jedoch spricht in seiner damaligen Arbeit vom Scheidenzyklus und gibt zum Teil Cervixabschnitte in seinen Abbildungen als Scheide wieder. Die Cervix des Meerschweinchens stellt eben ein etwas besonderes Gebilde dar, was schon sehr deutlich wird beim Betrachten eines Längsschnittes durch das gesamte Genitale eines solchen Tieres bei kleinerer mikroskopischer Vergrößerung (etwa Lupenvergrößerung). Wenn nun Hofbauer derartige Epithelwucherungen nach Vorderlappenimplantation am normalen Tier gesehen hat, so ist das deshalb nicht verwunderlich, weil

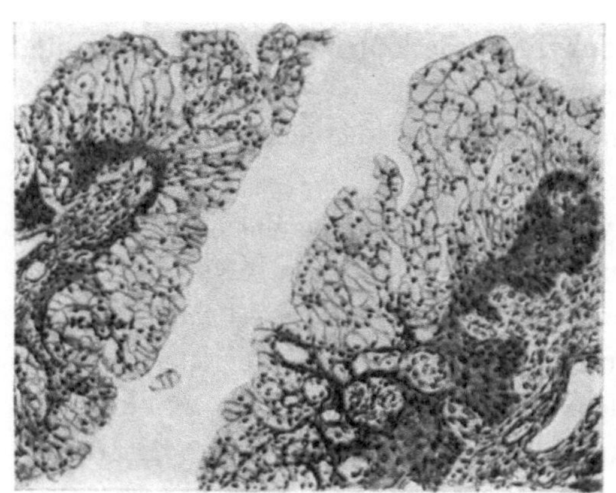

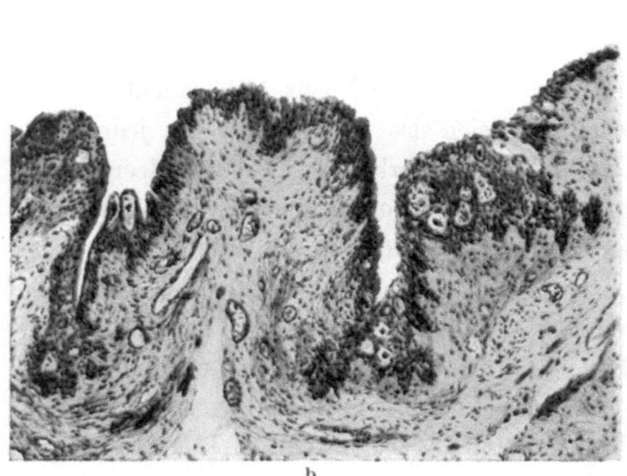

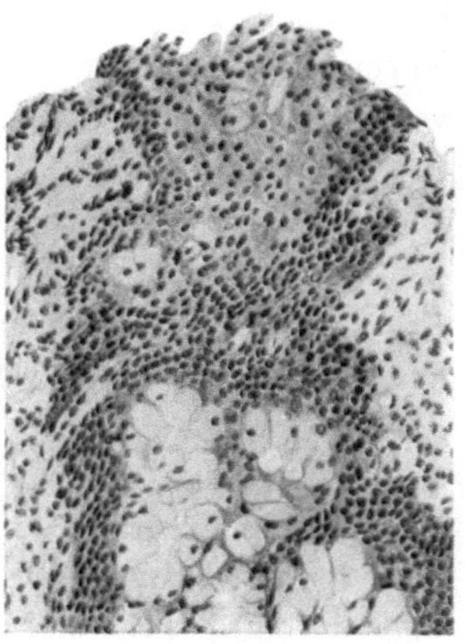

Abb. 166a—c. Histologische Bilder aus normaler Scheidenschleimhaut vom Meerschweinchen. a Prooestrus, b Metoestrus, c Metoestrus bei sehr starker mikroskopischer Vergrößerung. (Nach H. Hartmann u. Olbers, Zbl. Gynäk. 1931, Nr 15.)

auf dem Wege der Wirkung auf das Ovar Follikelhormon zur Entstehung gelangt und mobilisiert wird, das dann seinerseits den starken proliferativen Reiz auf die beim Meerschweinchen so besonders und leicht reagierende Cervixschleimhaut ausübt. Hofbauer will jedoch auch am kastrierten Tiere dieselben Veränderungen gesehen haben. Das wäre natürlich absolut entscheidend, ist aber bisher noch keineswegs so nachdrücklich betont und demonstriert worden wie die an sich wohl verständlichen Effekte am normalen Tier. Diese Untersuchungen am kastrierten Tier bedürften also der Nachprüfung und Bestätigung. Ich selbst kann auf Grund einiger Versuche an Ratten nur negatives berichten. Neuerdings hat O. Busse in Zusammenarbeit mit Hoevener (1934) in einer größeren Versuchsreihe die Angaben Hofbauers restlos widerlegt. Vorübergehend hatte es den Anschein, als ob die Ergebnisse Hofbauers eine beträchtliche

Stütze durch die Befunde von C. Hartmann-Baltimore bekommen hätten; in dem Sinne zunächst, daß es auch einen direkten Einfluß des Vorderlappenhormons auf den weiblichen Genitalschlauch (ohne Umweg über die Ovarien) gäbe. C. Hartmann hielt auf Grund bestimmter Untersuchungen am Affen das Hormon des Hypophysenvorderlappens für den „Hervorbringer" der Blutung aus dem Uterus und sah damit die Menstruation als einen aktiven Vorgang an, bei dem die Ovarien nur eine sekundärpassive Rolle spielen sollten. Neuere Untersuchungen, auf die wir weiter unten eingehen werden, haben diese Auffassung als unhaltbar erwiesen.

Da wir hier auf das Thema „Hypophysenvorderlappensexualhormon und Carcinom" wegen der an sich nicht geklärten aber doch immerhin deutlich durchscheinenden engeren Beziehung gerade zum Genitalcarcinom der Frau eingehen mußten, so seien auch noch kurz die neueren experimentellen Ergebnisse erwähnt, welche sich mit der Beeinflussung des Tumorwachstums durch das Vorderlappenhormon im Tierversuch beschäftigen. Trotzdem ihnen die Frage nach der Wachstumsbeeinflussung des Carcinoms ganz im allgemeinen zugrunde liegt, sind sie schon deshalb wichtig, weil sie bisher eher das Gegenteil der von Hofbauer angenommenen Wirkungsweise zeigen. Es handelt sich dabei um die Untersuchungen von M. Reiß aus dem Biedlschen Institut und seinen Mitarbeitern A. Hochwald und Druckrey (1932, 1933) und diejenigen von M. Zondek, B. Zondek und W. Hartoch (1932), welche den Einfluß des Vorderlappensexualhormons auf das Wachstum von Impftumoren (Jensen-Sarkom und Carcinomen) bei Ratten und Mäusen prüften. Erstere Autoren zeigten, daß Impftumoren des Jensen-Sarkoms bei 60—120 g schweren Ratten nach Hypophysektomie der Tiere zurückgingen, weil dadurch ein Absinken des Sauerstoffverbrauchs erzielt wird. Während nun Zufuhr von Wachstumshormon des Hypophysenvorderlappens (Evans-Hormon) diesen Sauerstoffverbrauch wieder steigerte und damit das Carcinomwachstum förderte, trat mit Hypophysenvorderlappensexualhormon das Gegenteil ein. Zu diesem „hemmenden" Effekt des Vorderlappensexualhormons auf das Tumorwachstum wurde die Anwesenheit der Keimdrüse der Tiere als nicht notwendig und somit dieser Einfluß als ein direkter erwiesen. Die letzteren Autoren zeigten dasselbe an Impfcarcinomen bei weißen Mäusen. Während jedoch alle anderen darauf geprüften Stoffe und Hormone einen negativen Effekt ergaben, konnten Reiß und Mitarbeiter ebenso wie Brüder (1931) und Fellner (1931) auch eine auf das Impfcarcinom wachstumshemmende Wirkung für das Follikelhormon (!) nachweisen. Besonders aus den Untersuchungen von Reiß, Druckrey und Hochwald (1933) geht ganz einwandfrei hervor, daß ein das Carcinomwachstum begünstigender Faktor des Hypophysenvorderlappens sicherlich nicht vom Sexualhormon desselben ausgeht[1]. Die gefundene fördernde Wirkung des Wachstumshormons (Evans-Extrakt) des Hypophysenvorderlappens fügt sich außerdem gut in unsere Erfahrungen über das rasche Wachsen von malignen Tumoren bei Jugendlichen ein. Im ganzen zeigen diese sehr interessanten und wichtigen Untersuchungen, wie an der Entstehung der Carcinomkrankheit auch Umstimmungen im allgemeinen „hormonalen Milieu" beteiligt sind. Daß dabei der Hypophysenvorderlappen eine große Rolle zu spielen scheint, ist außerordentlich wichtig. Daß aber das Hypophysenvorderlappensexualhormon eher das Gegenteil bewirkt als die Erzeugung eines Carcinoms,

---

[1] Weitere Untersuchungen zu dieser Frage von Morhardt (1930, 1931) und Sciesinski (1931), sowie von L. Groß (1931, 1932) und von Maurizio und Debiasi (1933).

dürfte dem Gynäkologen eine große Beruhigung seines Gewissens bei der therapeutischen Anwendung der Hormone bedeuten.

10. Welche Zellen produzieren das gonadotrope Hormon des Hypophysenvorderlappens?

Die Frage nach der eigentlichen Bildungsstätte des Sexualhormons, d. h. nach der genaueren Lokalisation desselben im Hypophysenvorderlappen dürfte den Gynäkologen weniger interessieren. Noch weniger deshalb, weil diese Frage durchaus noch nicht endgültig geklärt ist. Es sollen darum auch hier keine genaueren und vollständigen Einzelheiten über die diesbezügliche Forschung, das Für und Wider der einzelnen Meinungen usw. gebracht werden, sondern lediglich das, was an Ergebnissen für den Gynäkologen wissenswert und notwendig erscheint. Leider bestehen hinsichtlich der Zellzusammensetzung, der mengenmäßigen Verteilung der Zellarten und auch hinsichtlich der Zellformen große Unterschiede bei den verschiedenen Tierarten gegenüber den Verhältnissen beim Menschen. Ohne vergleichende Untersuchungen am Tier ist aber gerade bei den Veränderungen an der Hypophyse wegen der schwierigen Zugänglichkeit am allerwenigsten auszukommen. Es sei deshalb hier auf das schon einleitend in diesem Abschnitt Gesagte hingewiesen, nämlich, daß vergleichende Untersuchungen am Tier sich in den meisten Fällen deshalb mit den Veränderungen vornehmlich bei der Ratte beschäftigen, weil dort die einheitlichsten und am deutlichsten erkennbaren Verhältnisse herrschen. Wichtig für die Beurteilung der hormonalen Zusammenhänge ist naturgemäß die exakte Kenntnis der Zellarten. Wenn nun in dieser Beziehung von den Eosinophilen, Basophilen und den Hauptzellen (oder Chromophoben) im Vorderlappen die Rede ist, so muß gesagt werden, daß eine Einigkeit über die prinzipielle Verschiedenheit dieser Zellen auch bei den maßgeblichen Forschern in der Literatur nicht endgültig besteht. D. h. mit anderen Worten: Es ist durchaus noch nicht einwandfrei erwiesen, daß die 3 verschiedenen Zellarten des Hypophysenvorderlappens wirklich verschiedenen Ursprungs sind. Die Frage der spezifischen Einheit der Zellarten beruht bisher lediglich auf ihren unterschiedlichen färberischen Eigenschaften und auf der Beobachtung, daß es Tumoren des Vorderlappens gibt, die aus Zellen mit der einen und aus Zellen mit der anderen Färbeeigenschaft bestehen. Ich habe in meiner im Jahre 1933 erschienenen Monographie „Die weiblichen Sexualhormone" darauf hingewiesen, daß ich auf Grund meiner Untersuchungen an einer recht großen Serie von Kaninchenhypophysen nicht anders konnte, als für den Vorderlappen dieses Tieres nur eine einzige Zellform anzunehmen. Diese Zellform stellt sich dort je nach dem Stadium ihres Sekretgefülltseins und ihrer Sekretionstätigkeit färberisch recht verschieden dar, so daß man nicht umhin kann zu sagen: Es gibt dort entweder noch mehr Zellformen als die bisher bekannten oder aber es gibt deren dort nur eine einzige — und das letztere ist bei weitem das Wahrscheinlichere, wie wir aus folgendem ersehen. Wenn man nämlich die moderne Literatur auf diesem sehr speziellen Gebiet in ihren Einzelheiten prüft, so wird man finden, daß von der ursprünglichen Ansicht über die strenge Spezifität der einzelnen Zellarten des Vorderlappens nicht viel übrig geblieben ist. Schon unter den älteren Autoren am Ende des vorigen Jahrhunderts (wie Dostojewsky, Flesch, Lothringer, Schönemann)[1],

---

[1] Literatur zum Teil bei Berblinger, „Die Hypophyse" im Handbuch von Henke-Lubarsch.

welche jede Zellform im Hypophysenvorderlappen als eine Zellart sui generis ansahen, tauchten Meinungen auf (Saint-Remy, Benda), welche — hauptsächlich auf Grund des Verhaltens der Granula im Protoplasma der verschiedenen Zellen — die einzelnen Formen als funktionelle Stadien ein und derselben Zellart betrachten. Schon bei diesen Autoren handelt es sich nicht mehr um die Frage „Zellen sui generis oder nicht" sondern darum, ob diese oder jene Zelle die eigentliche „Mutterform" darstelle. So sah Saint-Remy die Acidophilen, Benda dagegen die Chromophoben als die Ursprungszellen an, wobei letzterer bereits damals die verschiedensten Übergangsformen beschrieb. Nicht unwesentlich scheint mir die Beobachtung von Benda (1900) zu sein, nach der granulierte acidophile Zellen (also die Eosinophilen) basophile Partien in mehr oder weniger ausgesprochenem Maße aufweisen können. Wenn auch später Trautmann (1909) die Eosinophilen und Basophilen als 2 streng voneinander verschiedene Zellformen eigener Art bezeichnet und einen Übergang von der einen in die andere Zellart für diese beiden Formen negierte, so hielt auch er die Chromophoben für die eigentlichen Ursprungszellen beider. Trautmanns Untersuchungen sind deshalb von besonderem Wert, weil sie sich in zahlreichen vergleichenden Untersuchungen an verschiedenen Tierarten bewegen; und es ist nach seinen Ergebnissen sogar möglich, daß Basophile sich in Chromophobe zurückverwandeln. Zu ähnlichen Ergebnissen kommt Erdheim (1909). Auch von Collin (1921) werden die Chromophoben als einheitliche Ursprungszellen der Chromophilen, sowohl der Basophilen als auch der Eosinophilen angesehen, wobei ebenfalls für die Eosinophilen die Möglichkeit der Rückbildung in Chromophobe betont wird. Dieser Autor sieht die Eosinophilen als eigentliches sekretorisches Stadium innerhalb eines bestimmten dauernden Wandlungsprozesses an. Dabei könnten nach erledigter Sekretion diese Zellen zerfallen oder eben sich in Chromophobe zurückverwandeln und dann der Prozeß von neuem beginnen. Aus all diesen Untersuchungen geht hervor, daß es immer schon Autoren gegeben hat, die eine Art „Cyklus" der Zellen des Hypophysenvorderlappens annehmen, die einen für die eine, die anderen für die andere Zellart und schließlich der Dritte für beide Chromophilen. Danach würden wir in jedem uns vorliegenden histologischen Schnitt aus einem Hypophysenvorderlappen Zellen aus den verschiedensten Augenblicken ihrer Sekretionstätigkeit und Wandlungen, in denen sie sich zur Zeit der Gewinnung gerade befinden, zur Beobachtung bekommen. Die Anwendung neuerer und gleichzeitig feinerer Färbemethoden, wie die von Kraus (1912) zur Darstellung der Eosinophilen, die von Bailey (1921) zur Hervorhebung der Granula und schließlich die von Severinghaus (1932) zur Differenzierung der basophilen Granula und Trennung der Mitochondrien von den acidophilen Granula in den acidophilen Zellen, hat nun gezeigt, daß tatsächlich bestimmte Korrelationen hinsichtlich der Übergänge von einer Zellart in die andere bestehen müssen[1]. Überhaupt dürfte die von Kraus schon 1914 niedergelegte Auffassung manches für sich in Anspruch nehmen können. Danach entstehen die chromophilen Zellen (also Eosinophile) aus den Chromophoben (= Hauptzellen) und können andererseits durch Rückbildung, wenn man es so nennen darf, wieder zu Chromophoben werden. Kraus, der ein großes Material von Vorderlappenadenomen, also von Tumorbildungen aus Zellen der verschiedenen Differenzierung, beobachtet und bearbeitet hat, hat an diesen sowohl als auch an normalen menschlichen Hypophysen festgestellt,

---

[1] Interessante neuere Untersuchungen dazu (an der Schweinehypophyse) siehe bei W. O. Nelson (1933).

daß die Differenzierung zur basophilen Zelle aus der chromophoben Hauptzelle häufig direkt erfolgt, aber auch auf dem Wege einer von ihm als besondere Form beschriebenen „Übergangszelle" vor sich gehen kann. Nach ihm erfolgt die Rückbildung beider Arten chromophiler Zellen zur Chromophoben auf die Weise, daß die Granulierung verschwindet und daß es dabei zu einem Verlust an Protoplasma kommt. Danach müßte also ein langsamer, aber dauernder reversibler Prozeß der Wandlung von Chromophoben in Chromophile und von Chromophilen wieder in Chromophobe bestehen für den Fall, daß eine einmal zur Chromophoben „rückgebildete" Chromophile wirklich nun erneut sich zur Chromophilen differenzieren könnte. Diese Möglichkeit kann naturgemäß jedoch von keinem der Autoren entscheidend beantwortet werden. Einen neuen, nicht unwesentlichen Beitrag zu dem gesamten Fragenkomplex liefert Severinghaus (1933) durch Studien an Rattenhypophysen, bei denen er die erwähnte von ihm angegebene Färbemethodik zur Darstellung der Mitochondrien und des Golgi-Fasernetzwerks in den Vorderlappenzellen anwandte. Diesen Untersuchungen gingen diejenigen von Urosov (1928) und Atwell (1928) voraus, welche die Möglichkeit der Differenzierung zwischen Acidophilen und Basophilen durch die Darstellung deren Mitochondrien und Golgi-Fasern demonstrierten. Dabei unterscheiden sich letztere (Golgi-Netzwerk) lediglich durch ihre unterschiedliche Größe in den Acidophilen und den Basophilen. Severinghaus fand nun auch Unterschiede in dieser Beziehung bei den bisher als undifferenziert angesehenen und auf andere Weise nicht unterscheidbaren Chromophoben. Er fand zwei prägnante Typen der Chromophoben, die sich hinsichtlich ihrer Golgi-Strukturen unterschieden, und zwar in solche mit acidophilem und in solche mit basophilem Charakter. Es fanden sich also mit anderen Worten in den chromophoben Zellen der Rattenhypophyse nicht nur Größenunterschiede deren Golgi-Struktur, sondern auch zwei grundsätzlich verschiedene Formen und Lokalisationen dieser feinen Struktur innerhalb der Zelle. Die Ergebnisse dieses Autors sind auch noch in anderer Beziehung interessant, vor allem in bezug auf die so prägnanten Veränderungen in der Kastratenhypophyse der Ratte. Die Einzelheiten würden jedoch außerhalb des Rahmens dieser Abhandlung fallen. Wir wollen deshalb die sich auf Grund neuester Forschung gezwungenermaßen ergebende Ansicht über die verschiedenen Zellformen im Hypophysenvorderlappen folgendermaßen zusammenfassen: Die eigentlichen „Mutter-" oder Ursprungszellen stellen die Chromophoben dar. Die Chromophilen entwickeln sich also aus den Chromophoben. Es gibt wahrscheinlich zwei primär verschieden angelegte Chromophobenarten, aus deren einer immer nur eine Eosinophile, aus deren anderer immer nur eine basophile Zelle entsteht. Aus den so differenzierten Chromophilen kann eine Rückumwandlung in die ursprüngliche Form ihrer Chromophoben erfolgen. Ob dieser Prozeß „mehrfach reversibel" ist, kann nicht entschieden werden —, ist aber wahrscheinlich. Eine Umwandlung der einen Chromophilenform in die andere (also einer Eosinophilen in eine Basophile) gibt es nicht. Severinghaus hat in seiner letzten Mitteilung (1933) in Form schematischer Abbildungen die Entwicklungsmöglichkeiten der einen Zellform aus der anderen, wie sie von 6 verschiedenen Autoren angenommen werden, skizziert. Ich möchte diese herausgreifen und hier wiedergeben.

Wie ersichtlich und oben schon gesagt, läßt also die neuere Forschung im Gegensatz zur älteren die Umwandlung einer eosinophilen in eine basophile Zelle nicht mehr gelten. Ich muß dazu aus eigener Erfahrung am Kaninchen — aber auch nur am Kaninchen —

noch sagen, daß mir hier auch noch die diesbezügliche Ansicht der älteren Autoren zu Recht zu bestehen und zu gelten scheint; d. h. also mit anderen — ganz rohen und einfachen Worten, daß Eosinophile und Basophile dasselbe sind und nichts anderes als den Ausdruck verschiedener Funktionszustände ein und derselben Zelle darstellen. Soviel über die Morphologie der Drüsen-Zellen des Hypophysenvorderlappens! Wenn man nun diese Zellen mit der Bildung, d. h. speziellen Bildungsstätte, des Hypophysenvorderlappensexualhormons in eine bestimmte Korrelation bringen will, so müssen von vornherein stets 2 Punkte im Auge behalten werden, nämlich:

1. Das, was wir — nach dem gerade eben Geschilderten — von den Zellen des Hypophysenvorderlappens noch nicht wissen, d. h. die fehlenden Glieder in der Kenntnis deren Morphologie.

2. Das, was wir — nach dem früher Geschilderten — von dem Sexualhormon des Vorderlappens noch nicht wissen, d. h. ob es sich dabei um 1 oder 2 Hormone handelt.

Hierzu kommt aber noch eine Reihe von Faktoren, die — an sich auf den ersten Blick geeignet zur Hilfe bei der Lösung der zur Diskussion stehenden Frage — uns in ihren Zusammenhängen und in dem Ausdruck ihrer Wirkungen nach außen hin durchaus noch nicht klar sind. Ich meine damit vor allen Dingen die Frage „Tumorbildungen des Hypophysenvorderlappens und sekundäre Auswirkungen auf den Geschlechtsapparat, sowie das Auftreten von Hypophysenvorderlappensexualhormon bei diesen oder ähnlichen Krankheitsbildern". Für das eosinophile Adenom hat man, weil es die häufigste Ursache für die Veränderungen der Wachstumsstörung im Sinne der Akromegalie darstellt, angenommen, daß es das Evanssche Wachstumshormon des Hypophysenvorderlappens produziere und somit die Eosinophilen als spezifische Bildner dieses „Nichtgeschlechtshormons" angesehen

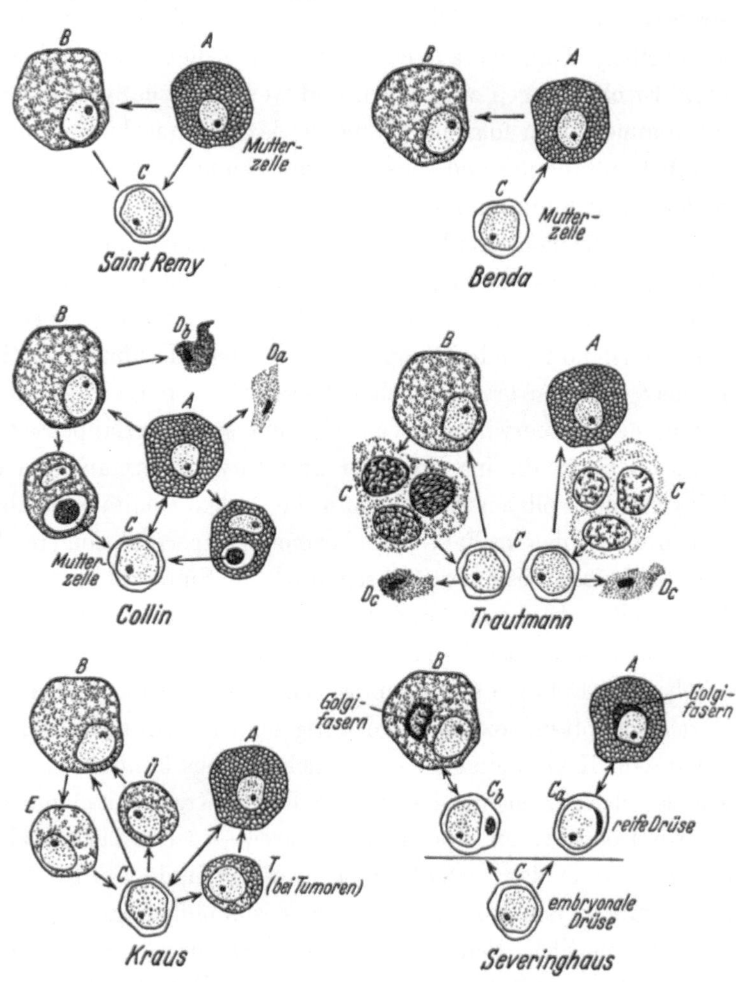

Abb. 167. Schema zur Darstellung verschiedener Hypothesen über die Beziehungen zwischen den Zellen des Hypophysenvorderlappens. *A* Acidophile, *B* Basophile, *C* Chromophobe, C_a, C_b acidophile und basophile Chromophobe, D_a, D_b, D_c Degenerationszellen, *E* granulierte Zellen, *Ü* Übergangszelle. [Nach Severinghaus, Anat. Rec. 57, Nr 2 (1933).]

[Bailly und Davidoff; Evans und Simpson (1929 und 1928)]. Begleitende Veränderungen und Erscheinungen an den Geschlechtsorganen der Träger solcher Tumoren, z. B. auch Milchsekretion, gesteigerte Libido im Beginn der Erkrankung (zit. nach Berblinger und Kraus) usw., schienen dafür zu sprechen, daß hier gleichzeitig ein Hinweis auf die Quelle des Hypophysenvorderlappensexualhormons gegeben sei. Basophile Adenome — sozusagen als Gegenstück und Kontrolle für die Hyperfunktion der basophilen Zellen — sind selten. Tumoren aus chromophoben Zellen können eine beträchtliche Größe erlangen ohne Erscheinungen zu machen und werden deshalb als hormonal-funktionslos angesehen. Es kommen noch folgende Momente dazu: Tumorbildung überhaupt kann die Umgebung durch Verdrängung und sonstige Einwirkung nicht nur mechanisch, sondern auch in ihrer biologischen Funktion beeinflussen, so daß es im einzelnen Fall schwer werden kann, retrograd zu beurteilen, was Überfunktion des Tumors, was Unterfunktion des normalen geschädigten Restgewebes war. Tumorbildungen gibt es sozusagen aus allen Funktionsstadien einer Zelle heraus, so daß bei einer Zusammensetzung der Geschwulst aus unreifen Stadien einer sonst hormonal-aktiven Zellart wieder das klinisch-pathologische Bild getrübt wird. Ferner: Aus den ursprünglichen Versuchen von Evans und Long an Ratten wissen wir schon, daß Dauerwirkung von Hypophysenvorderlappensexualhormon zu Zuständen im Ovarium führt, die im Sinne der überstürzten permanenten Luteinisation schließlich eine Wirkung der völligen Atrophie auf das übrige Genitale ausüben. Auf den Menschen übertragen würde das im Falle eines hormonal-hyperfunktionierenden Tumors bedeuten, daß — nach vielleicht gestörter Menstruation im Sinne zu häufiger Blutungen am Anfang der Krankheit — bald eine Amenorrhöe zustande käme. Diese würde dann eine primäre Unterfunktion vortäuschen — fälschlich bestätigt durch die dann viel später bei der Sektion zu erhebenden Befunde des atrophischen, in Wirklichkeit aber nach vorheriger Überfunktion jetzt erschöpften, sozusagen vorzeitig senilen Genitales. Wir müssen ja unterscheiden zwischen dem Krankheitsbild, wie es sich anfangs klinisch dargestellt hat, und dem Stadium, wie es sich nach mehr oder weniger langer Krankheitsdauer schließlich auf dem Sektionstisch präsentiert. In diesem Sinne wären — selbst bei Annahme der Eosinophilen als Bildungsstätte für das Sexualhormon — die Befunde von Berblinger im Sinne der Atrophie des Genitales bei einigen Fällen mit eosinophilem Adenom sehr wohl zu erklären. Wenn bei Akromegalen sich eine starke Vermehrung der HVH. A-Ausscheidung im Harn findet (Margitay-Becht und Miklos, Biedl, Hirsch-Hoffmann u. a.), so hat sich dies nicht mit Regelmäßigkeit nachweisen lassen (Kraus, Fels); und außerdem sei an die in ihrer Deutung unklaren Verhältnisse in dieser Beziehung bei Genitalcarcinomen und sogar im physiologischen Klimakterium bzw. Senium erinnert. Aus diesen Untersuchungen läßt sich also ebensowenig etwas Bindendes über die Bildungsstätte des Hypophysenvorderlappensexualhormons aussagen, wie die Ursachen der zuerst von Kraus (1931) beschriebenen, dann von Hirsch-Hoffmann (1932) in 2 Fällen bestätigten, vermehrten HVH. A-Ausscheidung im Harn von Patienten mit chronischer Hirndrucksteigerung nicht so ohne weiteres ersichtlich sind. Allerdings berichtet Kraus an Hand seines Materials von nunmehr 120 Fällen mit Hirndrucksteigerung (Hirntumoren, Hydrocephalen usw.), daß es dabei gewöhnlich zu einer strumösen Veränderung und damit einhergehenden Vergrößerung des Hypophysenvorderlappens komme und „daß gewöhnlich nur bei Zerstörung des Hypophysenstieles oder des Zwischenhirnbodens die Vergrößerung des Vorderlappens ausbleibt bzw. einer Verkleinerung Platz macht". All diese Untersuchungen und Ergebnisse haben uns in dem Problem der Bildungsstätte des Sexualhormons nicht weiter bringen können oder haben sogar neue Fragen mit weiterer Unklarheit aufgeworfen.

So unwahrscheinlich es auch ursprünglich klingen mochte, aus direkten Untersuchungen an aus dem Hypophysenvorderlappen heraus isolierten Zellgruppen Rückschlüsse zu ziehen und der Frage nach der eigentlichen Bildungsstätte des Sexualhormons näherzukommen, so haben doch gerade diese Untersuchungen am weitesten geführt. Zwar ist eine vollkommene Trennung von Komplexen bestimmter Zellen oder die Reingewinnung von Gewebe mit nur einer Zellart aus dem normalen Hypophysenvorderlappen undenkbar, jedoch bestehen gewisse Möglichkeiten, Teile von Vorderlappen zur Implantation im Testversuch zu verwenden, die vornehmlich oder in überwiegender Menge die eine oder die andere Zellart enthalten. Allerdings scheiden dabei die Hauptzellen von vornherein aus wegen ihrer meistens recht gleichmäßigen Verteilung oder zum mindesten wegen ihres Vorhandenseins überall im Vorderlappengewebe. Die diesbezüglichen Untersuchungen beschäftigen sich deshalb vornehmlich mit der Frage „eosinophile oder basophile Zellen als Bildner des Hypophysenvorderlappensexualhormons". Der schon 1923 von P. E. Smith angegebene und 1928 von Evans und Simpson beschrittene Weg, sich die mengenmäßig verschiedene Verteilung von Eosinophilen und Basophilen im Vorderlappen des Rindes bei der Erforschung der Lokalisation des Evansschen Wachstumshormons zu Nutze zu machen, wurde von B. Zondek ursprünglich als zu ungenau verworfen, dann aber von ihm selbst sowohl bei der Implantation von Rinder- als auch von Menschen-Hypophysenvorderlappen angewandt. Nach Smith sind im Hypophysenvorderlappen des Rindes in den peripheren corticalen Partien vor allem die eosinophilen und in den zentralen hauptsächlich die basophilen Zellen gelegen. Mit Extrakt aus stark eosinophilenhaltigem Gewebe konnte nun ein stärkerer wachstums- und geringerer ovariumstimulierender Effekt erzielt werden, während sich mit Extrakt aus Gewebe stark basophilenhaltiger Partien ein besonders starker Sexualhormoneffekt hervorrufen ließ. Danach wurde von Smith die Produktion des Hypophysenvorderlappensexualhormons in die basophilen Zellen verlegt. B. Zondek (1931, 1933) ging mit dem gleichen Gedankengang ähnlich bei der Untersuchung menschlicher Hypophysen vor. Nach Berblinger finden sich — im Gegensatz zum völlig vorderlappenzellenfreien Hinterlappen des Rindes — beim menschlichen Hinterlappen immer einzelne Vorderlappenzellstränge aus basophilen Zellen in diesen hineingewachsen. Während nun von Zondek der Hinterlappen des Menschen und des Rindes im allgemeinen frei von Vorderlappenhormon gefunden wurde, ließ sich im Implantationsversuch mit vorderlappennahen Partien des menschlichen Hinterlappens ein positiver Sexualhormoneffekt erzielen, nicht aber mit gleichen Partien aus dem Hinterlappen der Rinderhypophyse. Da aber die positive Wirkung zeigenden vorderlappennahen Partien des menschlichen Hinterlappens an Vorderlappenzellen lediglich Einzelstränge aus Basophilen enthalten, wird diesen Zellen damit die Produktion des Hypophysenvorderlappensexualhormons zugeschrieben. Dieser Auffassung haben sich — teils aus experimentellen Ergebnissen, teils aus theoretischen Überlegungen heraus — Teel und Cushing (1930), R. T. Frank (1930) in Amerika und Berblinger (1931, 1932), E. Fels (1933) in Deutschland angeschlossen. Dabei ziehen die beiden letzteren Autoren ihre Schlüsse aus den Erfahrungen, welche an Fällen mit Hypophysenvorderlappenadenomen gewonnen wurden. So beruft sich Berblinger (1932) auf die von ihm an mehreren Fällen von Hauptzellen- und Eosinophilenadenomen gemachte Beobachtung, daß diese Tumoren mit Hodenatrophie bzw. Entartung des samenbildenden Epithels und Aufhören der Spermiogenese einhergehen. Wie diese Befunde auch anders zu erklären wären, wurde oben für das weibliche Genitale schon angedeutet und ergibt sich hier für die männliche Geschlechtsdrüse außerdem aus Befunden von Kraus, Brouha, Boeters, Borst, Doederlein und Gostimirovicz u. a. an Tierexperimenten, wo solche Degenerationen schließlich als „Hyperwirkung" nach verlängerter Zufuhr von Vorderlappensexualhormon auftraten.

Fels fand bei 5 derartigen Fällen (4 chromophobe und ein eosinophiles Adenom) kein Hypophysenvorderlappenhormon im Harn, so daß er im Falle sich ein positiver Harnbefund bei einem basophilen Adenom ergeben würde, daraus den endgültigen Schluß auf die basophilen Zellen als Produzenten des Hypophysenvorderlappensexualhormons ziehen würde. Ein Fall mit basophilem Adenom stand ihm nicht zur Verfügung entsprechend der Seltenheit dieser Tumorbildung. Nun hat aber gerade ein hier so erfahrener Forscher wie Cushing (1932) Fälle von basophilem Adenom und deren besondere, vor allem mit Störungen des Fettstoffwechsels einhergehende klinische Erscheinungsform (als „pituitary basophilism") beschrieben, bei denen er — genau wie Berblinger beim eosinophilen Adenom — alle Erscheinungen der genitalen Dys- und Atrophie beobachtete. Fügen wir hinzu, daß Kraus (1932), dem meines Wissens bisher als einzigem ein basophiles Adenom für den Implantationsversuch am Testtier zur Verfügung stand, im Gewebe mit rein basophilen Zellen das Hypophysenvorderlappensexualhormon (sogar im Sinne der Reaktion I und III) nachweisen konnte, so ließe sich jetzt für das basophile Adenom hinsichtlich des klinisch-pathologischen Endbildes an den Sexualorganen genau dasselbe sagen wie oben für den eosinophilen Tumor.

Bisher war von den basophilen Zellen als mögliche Produzenten des Hypophysenvorderlappensexualhormons die Rede. Mit Kraus habe auch ich den Eindruck, daß man den Eosinophilen von vornherein deshalb keine oder eine geringe Bedeutung in dieser Frage beimißt, weil sie scheinbar allgemein feststehend als die Bildner des Wachstumshormons angesehen werden. Ohne Rücksicht auf das Hin und Her über dieses Thema in der modernen Literatur habe ich in meiner Monographie im vorigen Jahre meine positive Meinung für die eosinophilen Zellen, welche sich aus einem Studium vieler Kaninchenhypophysen notgedrungen ergeben mußte, dargetan und auch am Anfang des Themas „Hypophyse" des hier vorliegenden Buches noch einmal erwähnt. Von den Erwägungen und Beobachtungen, welche zu dem Rückschluß auf die eosinophilen Zellen als Produzenten des Sexualhormons führen müssen, sind wohl diejenigen von Philipp (schon 1930) recht beachtlich. Zunächst einmal deshalb, weil Philipp systematisch ausgeht von den histologischen Bildern im Vorderlappen von Feten, Neugeborenen und Kindern und diese in Vergleich setzt zur Physiologie der Sexualfunktion und zu dem mit solchen Hypophysen zu erzielenden Implantationseffekt. Er weist darauf hin, wie der Vorderlappen von Feten und Kindern hauptsächlich aus noch undifferenzierten, dicht stehenden, gleichmäßigen Zellen zusammengesetzt ist, zwischen denen nur spärliche Eosinophile und fast gar keine Basophilen zu finden sind. Ich kann diese Angaben auf Grund vieler Untersuchungen an jugendlichen Kaninchen und Ratten nur unterstreichen. Wenn auch nach Berblinger häufig bei Neugeborenen die Eosinophilen reichlich sind, so treten nach Philipp auch in den späteren Kinderjahren die Basophilen immer beträchtlich hinter den Eosinophilen an Zahl zurück. Völlig proportional mit der Zunahme an Eosinophilen geht die Wirksamkeit der Feten- und Kinderhypophysen im Implantationsversuch am Testtier. Zwar kommt es dabei, wie an anderer Stelle schon erwähnt, lediglich zur HVR. I; diese Reaktion ist jedoch bei den Vorderlappen von älteren Kindern bedeutend ausgeprägter und stärker als bei den ganz jungen. Im Gegensatz dazu steht die mit Vorderlappengewebe, von geschlechtsreifen Individuen zu erzielende starke Wirkung. Von diesen aber ergibt — ebenso wie am Tier — die Hypophyse von Kastraten die stärkste Reaktion im Sinne der HVR. I, einhergehend mit vermehrter HVH. A-Ausscheidung im Harn des lebenden Patienten. Da nun besonders eosinophilenreiche Vorderlappen normaler geschlechtsreifer Menschen sich durch besonders starke HVH. A-Reaktion auszeichneten, schließt Philipp daraus auf die Eosinophilen als die Produzenten zum mindesten des HVH. A. Die Frage der Bildungsstätte des HVH. B, hauptsächlich ob es sich dabei um die Basophilen handelt, wird zunächst offen gelassen. Auf Grund ausgedehnter vergleichender Studien und Implantationsversuche mit Hypophysen von Frauen mit Genitalcarcinom, nach Röntgen- oder Radiumkastration, von Männern und Frauen mit chronischer Hirndrucksteigerung kommt Kraus zu dem gleichen Ergebnis. Ähnliche Studien, wie sie von amerikanischen Forschern und von Philipp und B. Zondek im Sinne der Implantation von Vorderlappengewebe mit besonderem Reichtum einer bestimmten Zellart schon oben erwähnt wurden, führte auch Kraus mit normalen Hypophysen und mit Vorderlappenadenomgewebe durch. Die Ergebnisse dieser Untersuchungen veranlassen ihn nun anzunehmen, daß das Hypophysenvorderlappensexualhormon sowohl in den Eosinophilen als auch in den Basophilen gebildet wird. Kraus spricht dabei die Vermutung aus, daß ein und dieselbe Zellart des Vorderlappens sehr wohl für mehrere hormonale Funktionen verantwortlich gemacht werden könne, was sich auch besonders aus den gleichzeitigen Beziehungen der Basophilen zum Fettstoffwechsel ergäbe.

In diesem Zusammenhange sei noch erwähnt, daß auch im Kolloid der Hypophyse das Hypophysenvorderlappensexualhormon nachgewiesen wurde. Philipp fand zwar beim Menschen die Menge des Kolloids bedeutungslos für den Implantationseffekt, Kraus (1932) konnte jedoch das Kolloid der Rinderhypophyse im Gegensatz zu Noether als isoliert wirksam ermitteln. Ferner erwies sich bei den Untersuchungen von Kraus und auch bei denen von Zondek der Hypophysenstiel als hormonhaltig. Zwar ergab sich auch hier nur die HVR. I, jedoch sowohl beim Menschen als auch beim Rinde, während von B. Zondek andere, auch hypophysennahe Teile des Gehirns als hormonfrei befunden wurden. Bestand schon immer die Annahme, daß die Inkrete der Hypophyse auf dem Wege durch deren Stiel zum Gehirn wandern (Biedl, Berblinger), so wird durch diese Ergebnisse wahrscheinlich gemacht, daß das Hypophysenvorderlappensexualhormon nicht nur in die in so reichlichem Maße die Hypophyse versorgenden Capillaren und Blutgefäße direkt abgegeben wird, sondern zum Teil auch durch den Hypophysenstiel zu Zentren im Gehirn „diffundiert". In diesem Zusammenhange ist die oben schon einmal erwähnte, von Kraus (1931) hervorgehobene Tatsache interessant, daß in Fällen mit chronischem Hirndruck hyperplastische Zustände des Vorderlappens dann nicht auftreten, wenn durch Drucknekrose oder sonstige zerstörende Prozesse der Hypophysenstiel von seiner Verbindung mit dem Gehirn abgeschnitten ist. Dabei braucht diese Störung, welche zur

Verbindungstrennung führt, nicht im Hypophysenstiel selbst zu sitzen, sondern kann auch durch Veränderungen des Zwischenhirnbodens bedingt sein, um nicht nur ein Ausbleiben hyperplastischer Zustände, sondern meistens sogar eine Verkleinerung der Hypophyse hervorzurufen. Im übrigen deuten die Befunde von Hypophysenvorderlappensexualhormon im Kolloid, im Hypophysenstiel, in vorderlappennahen Partien des Hinterlappens und schließlich im Zwischenlappen beim Rind (wo Zondek auch das Hormon fand) auf eine weitere Schwierigkeit für die Ermittlung der genaueren Lokalisation seiner Bildungsstätte hin, nämlich auf eine bestehende Durchtränkung des ganzen Vorderlappens und vorderlappennaher Partien mit dem Hypophysenvorderlappensexualhormon.

11. Pathologische Wirkungen des Hypophysenvorderlappensexualhormons am weiblichen Genitale.

An und für sich müßten wir den größten Teil der Resultate in der experimentellen Erforschung des Hypophysenvorderlappensexualhormons als pathologische Wirkungen ansehen. Denn der so akute enorme Effekt nach Injektionen oder Implantationen von Vorderlappenhormon bzw. -Substanz entspricht keineswegs den physiologischen Veränderungen an den Ovarien, sondern weist mit seiner übermäßig starken Follikelreife, Blutfollikel- und Corpus luteum-Bildung darauf hin, daß es sich hier um den Ausdruck einer „Überstürzung der biologischen Prozesse" handelt, wie ich das schon einmal nannte. Es muß betont werden, daß bisher noch für kein einziges Laboratoriumstier — geschweige denn für den Menschen — diejenigen Dosen angegeben sind, mit denen sich der Ablauf der biologischen Vorgänge am Ovar in möglichst physiologischen Bahnen bewerkstelligen läßt; das heißt also diejenigen Dosen, mit denen ein geordnetes Wachstum des Ovars zu erzielen, die annähernd gehörige Anzahl von Follikeln gleichmäßig zum Reifen, dann zum Sprung zu bringen sind, so daß sich aus einer bestimmten, gewollten Serie von Follikeln die geordnete nachfolgende Bildung ihrer Corpora lutea vollzieht, ohne daß nunmehr gleichzeitig wesentliche Unregelmäßigkeiten neu hinzukämen. Kurz und gut: es müssen die Dosen und deren „Applikationsmodus" ermittelt werden, mit denen ein gehöriges Reifovar und dann in diesem Ovar geordnete Reifzyklen zu schaffen sind, bevor von einer experimentellen Beherrschung der physiologischen Ovarialfunktion gesprochen werden kann. Daß die Stärke der Reaktion an den infantilen Ovarien von der Menge und „Potenz" der zugeführten Vorderlappensubstanz abhängig ist, hat schon Smith in seinen ersten Arbeiten betont. Hinzu kommt die Reaktionsbereitschaft und -fähigkeit des Ovars, die mit zunehmender Nähe zur Geschlechtsreife steigt. Trotzdem mehrfach freie Eier nach Vorderlappenhormonwirkung in den Tuben gefunden wurden (Smith und Engle, Aschheim und Zondek) und trotzdem solche Tiere vom Bock besprungen und belegt wurden (Engle 1931) trat eine normale Schwangerschaft danach nicht ein. Zwar waren die entdeckten Eier befruchtet und befanden sich in Teilung, jedoch kam es nicht zur Implantation. Long und Evans beobachteten sogar die Bildung sog. Deciduome, woraus die hormonale Aktivität der Corpora lutea einwandfrei hervorging; zur regelrechten Eieinbettung kam es jedoch nicht [1]. Wenn einerseits Smith sagt, daß die Beobachtungen nach Vorderlappenimplantationen in allem normale Verhältnisse, auch hinsichtlich der primären Implantationen, außer „some

---

[1] Siehe auch spätere Untersuchungen von Mc. Phail (1933).

lovered incidence for ovulation and mating" gezeigt hätten, und wenn Engle an Corpus luteum-Fehlbildungen auf Grund von „Mangel noch eines weiteren Hormones" glaubt, so läßt sich dazu nur sagen, daß mit der bis dahin geübten Einverleibung von Vorderlappensubstanz in den Organismus der Tiere eben noch nicht der „Modus" für die normale Physiologie der betreffenden Ovarien geschaffen ist[1]. Damit kommen wir auf die von B. Zondek immer als spezifischer Ausdruck der Vorderlappenhormonwirkung proklamierte „sexuelle Frühreife". Schon aus der Pathologie dieser Vorgänge ergibt sich, daß es sich dabei um eine echte sexuelle Frühreife nicht handeln kann. Aber selbst, wenn es gelingt, die normale Physiologie der anatomisch-biologischen Prozesse auf diese Weise zu rekonstruieren und wenn die Tiere in der künstlich geschaffenen „Brunst" vom Bock gejagt und belegt werden, so ist damit die echte sexuelle Frühreife nicht erreicht. Denn ebenso wie der Aufbau und die Umwandlungsprozesse am Genitalschlauch nach Behandlung mit den Ovarialhormonen, so sind auch diejenigen am Ovarium selbst nach Vorderlappenhormonzufuhr regressiv; d. h. sie bilden sich wieder zurück, wenn mit der Hormonzufuhr ausgesetzt wird. Von den Dauerbehandlungen und den daraus resultierenden Bildern sprachen wir schon an anderer Stelle. Was aus solchen Ovarien dann noch später werden würde, ist nicht erforscht; es ist aber anzunehmen, daß sie infolge Erschöpfung ihrer Funktion genau so atrophieren wie senile. Nach einmaliger Zufuhr von Vorderlappenhormon klingen die Veränderungen in den Ovarien bald wieder ab und nach 4 Wochen ist nichts mehr von einer Wirkung zu erkennen. Zu dieser von B. Zondek (1933) an der Maus gemachten Feststellung konnte ich bereits mehrfach am Kaninchen kommen (s. Clauberg: „Die weiblichen Sexualhormone" 1933), und ich sah sogar normale Schwangerschaft danach auftreten. Das ist natürlich wichtig, besonders für die Anwendung des Hormons am Menschen. Und selbst wenn Engle und Mitarbeiter nach Behandlung infantiler Tiere mit Vorderlappenhormon diese später brünstig werden sahen als normale, so ist das sicherlich durch das Bestehen einer bestimmten quantitativ-qualitativen Reaktionsmöglichkeit der Ovarien zu erklären. An ein zur Erhaltung physiologischer Verhältnisse notwendiges, jeweilig ganz genau abgestimmtes Mengenverhältnis der wirkenden Hormone sollten wir überhaupt häufiger denken, wenn es gilt, besondere Beobachtungen zu erklären. B. Zondek hat zuerst erwähnt, daß auch an der schwangeren Maus eine Einwirkung auf das Ovar im Sinne neuer Follikelreife, des Follikelsprungs und neuer Corpus luteum-Bildung durch zugeführtes Hypophysenvorderlappensexualhormon möglich ist. Dasselbe ist von verschiedenen Seiten (auch für das Kaninchen) bestätigt worden[2]. Wenn es in solchen Versuchen zur Unterbrechung der bestehenden Schwangerschaft kommt, so nicht etwa, weil eine Durchbrechung bestimmter Gesetze erfolgte. In diesem Falle z. B. können wir lediglich schließen, daß es etwas so wenig Definierbares wie eine „Hemmung" der Ovulation durch das Corpus luteum nicht gibt, sondern daß die Physiologie dieser Dinge einfach durch quantitativ aufeinander abgestimmtes Wechsel- und Zusammenspiel der verschiedenen Hormone und ihrer Drüsen gegeben ist.

---

[1] Daß es einen solchen Modus für den einzelnen Fall geben muß, zeigen die Ergebnisse von Caffier (1934) und Zondek (1934), die an der winterschlafenden Fledermaus den ruhenden Follikel isoliert zum Sprung, das Ei zur Ausstoßung und damit zur Befruchtung durch die im Genitaltractus vom Herbst her deponierten Spermien bringen konnten. Aber auch dies war hier keineswegs regelmäßig möglich. In dem Falle, wo es gelang, wurde auf die oben von mir beschriebene Weise vorgegangen, nämlich: langsames Ansteigen der Dosen, dann ein plötzliches einmalig-akutes größeres Plus an Hormon.

[2] Löser; Friedmann; Martins und Fabio; Wolfe; Hill und Parkes u. a.

Das gleiche gilt für die „hormonale Sterilität" nach Zufuhr von großen Mengen Vorderlappenhormon an normalen Tieren.

Nach den meisten hier wiedergegebenen Ergebnissen muß es so scheinen, als ob der Hypophysenvorderlappen tatsächlich die Ovarialfunktion vollständig dirigiere, als ob die Hypophysenvorderlappensexualhormone die dem Ovarium „übergeordneten" Hormone seien und damit der Hypophysenvorderlappen selbst das darstelle, was Zondek als den „Motor der Ovarialfunktion" bezeichnet hat. Wenngleich schon aus den Einzelheiten im Kapitel über die Rückwirkung der Ovarialhormone auf den Hypophysenvorderlappen hervorging, daß das nur bedingt der Fall sein kann, so werden wir im nächsten Abschnitt noch einige weitere Erwägungen und Einschränkungen in diesem Sinne anstellen müssen. In Anbetracht des überragenden Einflusses, den jedoch der Hypophysenvorderlappen sowohl für den Gesamtorganismus als im besonderen für die geordnete Funktion des normalen Ovars ausübt, müssen wir hier noch einiger pathologischer Bilder am Ovar gedenken, die auf Grund dieser Sonderstellung möglicherweise in ursächlichen Zusammenhang mit dem Hypophysenvorderlappen zu bringen sind. Ich möchte dabei das „möglicherweise" und das „am normalen Ovar" betonen; denn wir dürfen nie vergessen, daß zu derartigen biologischen Reaktionsabläufen hormonal-korrelativer Natur die schon einige Male angedeutete Reaktionsfähigkeit des reagierenden Organs, also hier des Ovars, gehört. Und es ist durchaus anzunehmen, daß im einzelnen Falle bei einer Ovarialstörung nicht immer nur der Aktivator (= Hypophyse), sondern auch mal die Reaktionsfähigkeit des zu aktivierenden Organs (= Ovar) nicht in Ordnung ist. In diesem Sinne möchte ich hinweisen auf die Krankheitsbilder der ovariellen Unterfunktion im allgemeinen, also der sog. „Ovarialinsuffizienz" überhaupt. Nachdem wir nun die Korrelationen des Ovariums zum Hypophysenvorderlappen kennen, müssen wir immer in Betracht ziehen, daß bei Ovarialinsuffizienzen leichteren Grades (also mit zu häufigem oder zu seltenem Genital-, d. h. Menstruationszyklus) ja mit größter Wahrscheinlichkeit eine „übergeordnete" Störung im Hypophysenvorderlappen vorliegt. Anders schon bei den höchstgradigen Formen ovarieller Dysfunktion, bei den primären Amenorrhöen. Wenn also das Ovarium noch niemals funktioniert hat, wenn es klein geblieben ist und trotz vorgeschrittenen Alters der Trägerin keine Reifzyklen in ihm zustande kommen, so könnte es sich theoretisch sowohl um eine Unterfunktion der Hypophyse als auch um eine minderwertige Reaktionsfähigkeit des betreffenden Ovars handeln. Soweit die Pathologie im Sinne der Unterfunktion der Hypophyse! — Nun die Überfunktion derselben!

Die Störungen, zu welchen es an den Ovarien kommen kann, wenn ein Vorderlappenadenom vorliegt, wurden mehrfach erwähnt. Man hat sie gekannt. Durch die neuere Sexualhormonforschung sind sie jedoch nunmehr unserem Verständnis in greifbarere Nähe gerückt. Ein bisher einzig in der Literatur dastehender Fall, und zwar der eines von G. A. Wagner (1928)[1] beschriebenen Hypophysentumors, hätte den letzten Rest an Aufklärung bringen können. Hier fanden sich die Ovarien ganz mit Luteincysten durchsetzt und dementsprechend der Genitalschlauch im Sinne einer „Pseudofrühgravidität" reaktiv

---

[1] Siehe auch die neuerliche Arbeit von H. Bergstrand: Luteinisierung der Ovarien bei einem Sall von basophilen Hypophysenadenom mit Cushings Symptomenkomplex. Ferner Henderson: Sexual dysfunction in adenomas of the pituitary body (1931) und Hirsch: Genitalstörungen bei Hypophysentumoren (Wien. klin. Wschr. 1931).

vom Ovarium aus verändert. Die Natur dieses Vorderlappentumors konnte jedoch leider nicht erforscht werden. Es läßt sich aber sehr wohl ausdenken, daß andere Vorderlappentumoren — früher als gewöhnlich ad exitum gekommen — vielleicht ähnliche Bilder in den Ovarien ergeben würden und daß es sich also dabei um ein zufällig „erwischtes" Frühstadium der Luteinisation in den Ovarien und damit der Hyperfunktion des Vorderlappenadenoms gehandelt hat, während in den übrigen bekannten Fällen nur noch das Stadium der „Endluteinisation" und damit der erschöpften Reaktionsfähigkeit der Ovarien des betreffenden Organismus gefunden wurde. An diese Stelle würde auch noch die starke Luteincysten- und Corpus luteum-Bildung beim Chorionepitheliom und bei gewissen Fällen von Blasenmole gehören, wenn nicht bei ihnen die Bildungsstätte des Vorderlappenhormons außerhalb der Hypophyse anzunehmen wäre (s. später!). Als Ausdruck der Hyperfunktion des Hypophysenvorderlappens im Sinne gesteigerter Hypophysenvorderlappensexualhormonbildung muß jedoch nach den Untersuchungen von E. J. Kraus das Bild der sog. „kleincystischen Degeneration" in den Ovarien angesehen werden. In 37 Fällen mit chronischem Hirndruck bei Mädchen und Frauen im Alter von 11 Monaten bis 47 Jahren konnte in 27 (= 73%) der Fälle die genannte Veränderung der Ovarien nachgewiesen werden. Im Verein mit den obenerwähnten für solche Fälle typischen hyperplastischen Zuständen der Hypophyse gewinnen diese Beobachtungen natürlich an Bedeutung, obgleich auch Kraus hier immer noch die Einschränkung der von R. Schröder angenommenen primären Ovarialstörung nicht endgültig entkräften kann. Auffallend war bei diesen Fällen, daß die Degeneration der Ovarien bei Jugendlichen die höchsten Grade erreicht und sich dort am längsten auf der Höhe der Veränderung erhält, während sie bei reiferen Frauen früher in Atrophie übergeht. Zu denken gibt hinsichtlich der primären Ursache allerdings die Tatsache, daß dabei Luteinisierungen nicht oder äußerst selten gesehen werden und daß derartige Ovarien selbst keine nachweisbare hormonale Hyperfunktion haben.

Schließlich muß auch an die Möglichkeit gedacht werden, daß noch weitere Krankheitsbilder der ovariellen Dysfunktion durch eine Störung in der Sexualhormonbildung des Hypophysenvorderlappens bedingt sein könnten — das sind die Fälle, in denen es nicht oder nicht mehr zu einer geordneten cyclischen Funktion des Ovariums kommt. Dahin gehören die Fälle mit unvollständigem Genitalzyklus, wo eine Corpus luteum-Bildung im Ovarium nicht stattfindet, wo also lediglich rezidivierend Follikel reifen, ohne daß es zur Ovulation kommt und hauptsächlich die Fälle mit Persistenz des reifenden oder gereiften Follikels. Die letzteren, welche als Ausdruck der verstärkten Follikelhormonproduktion im Ovar in Blutungen aus einem glandulär-cystisch-hyperplastischen Endometrium resultieren, wurden schon mehrfach gelegentlich der Besprechung der inneren Sekretion des Ovariums erwähnt. Es soll hier an dieser Stelle nicht gesagt sein, daß bei diesem Krankheitsbilde die Ursache nicht in einer primären Schwäche und Unterfunktion des Ovariums gelegen sein könne. Darauf kommen wir bei der Besprechung der Therapie solcher Störungen zurück. Nachdem wir aber die enge Korrelation zwischen Hypophysenvorderlappen und Ovarium kennen, müssen wir die Möglichkeit einer primären Hypophysenstörung bei diesen Fällen zum mindesten in Betracht ziehen. Es könnte ja sein, daß das hormonale Wechselspiel zwischen Ovar und Hypophyse in seiner Physiologie ursächlich an der „übergeordneten" Drüse gestört sei und daß der Mangel an Hypophysenvorderlappenhormon, das Fehlen desjenigen hormonalen Faktors, der zum Follikelsprung und zur nachfolgenden

Corpus luteum-Bildung führt, die Persistenz des Follikels im Ovarium nach sich zieht. In welchem genaueren Sinne diese Störung des Hypophysenvorderlappens dann zu differenzieren wäre, ist natürlich vorläufig unmöglich zu sagen. Dieses Problem steht und fällt mit manchen anderen bisher noch nicht geklärten und bereits besprochenen Fragen über die Physiologie des Hypophysenvorderlappen - Sexualhormons. Produziert der Hypophysenvorderlappen zwei solcher Hormone, so würde mangelnde Produktion des B-Hormons das Krankheitsbild erklären; gibt es jedoch nur ein Hypophysenvorderlappen - Sexualhormon, so müßten wir die Entstehung von persistierenden Follikeln so auffassen, daß im Hypophysenvorderlappen der für den Follikelsprung und die Corpus luteum-Bildung notwendige Schwellenwert bei der Produktion von H.V.- Sexualhormon nicht erreicht würde.

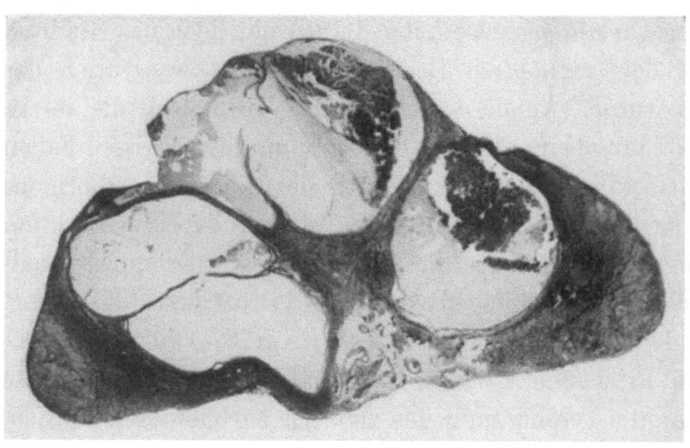

Abb. 168. Ovarium eines geschlechtsreifen virginellen Kaninchens (2000 g Gewicht) nach Behandlung des Tieres mit 250 RE. HVH. in 3 Tagen. — Präparat vom 5. Tage. Nur Follikel — riesengroß und cystisch — teils mit Blutungen. (Es handelte sich um einen Extrakt, der schon beträchtlich alt war.)

Dabei bleibt dann immer noch die Frage offen: Handelt es sich nicht doch auch bei den allem Anschein nach ursächlich im Hypophysenvorderlappen zustande kommenden Störungen letzten Endes um eine primäre Ovarialschwäche, um eine mangelnde Reaktionsfähigkeit des Ovars auf Hypophysenvorderlappen - Sexualhormon hin. Novak hat allerdings darauf hingewiesen, daß das Krankheitsbild der Follikelpersistenz mit glandulär-cystischer Hyperplasie der Uterusschleimhaut, wenn es bei geschlechtsreifen, bisher normal zyklierenden Frauen auftritt, häufig nach Geburten und dann nicht selten bei solchen Frauen beobachtet wird, die durch den Schwangerschaftsprozeß hervorgerufene andere Störungen des Hypophysenvorderlappens aufweisen. Es sind das Frauen, bei denen die physiologischerweise nur manchmal und in geringem Maße in der Gravidität auftretenden akromegalischen Zustände besonders stark ausgeprägt sind und auch über die Schwangerschaft hinaus bestehen bleiben. Diese Zustände deuten darauf hin, daß die durch die Schwangerschaft hervorgerufene allgemeine hormonale Umstimmung nach der Geburt nicht ihren physiologischen Ausgleich gefunden hat. Welche Noxe dann aber die primäre darstellt, ist wiederum schwer zu entscheiden, da ja der ganze Organismus und damit der Gesamtstoffwechsel in Mitleidenschaft gezogen ist. J. Hofbauer hat jedenfalls den Namen der „Hyperplasia endometrii pituitaria" geprägt, weil er mit Hypophysenvorderlappen-Sexualhormon am Ovarium von Meerschweinchen

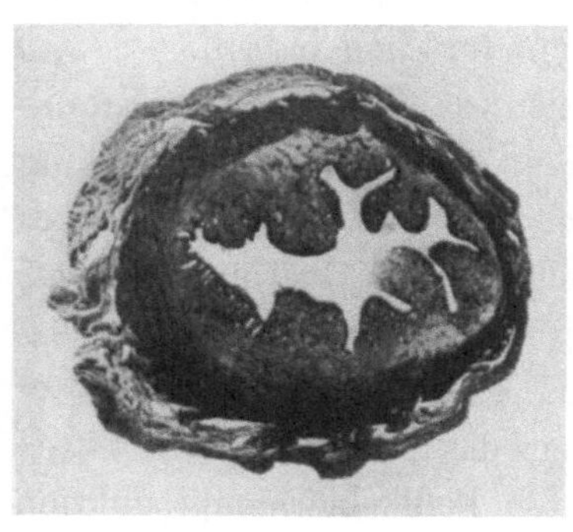

Abb. 169. Querschnitt durch den Uterus des Tieres der Abb. 168. (Eine gewisse Hyperproliferation der Schleimhaut ist nicht zu verkennen.)

cystische Follikel mit entsprechender hormonaler Wirkung auf die Uterusschleimhaut künstlich erzeugen konnte. Das dürfte nach allem bisher Gesagten nicht weiter verwunderlich sein; jedoch deckt die Möglichkeit einer künstlichen Erzeugung dieses anatomischen Bildes keineswegs die engeren Zusammenhänge im einen oder anderen Sinne endgültig auf.

Anmerkung. Wenn ich in der Abb. 168 und 169 ein bei meinen Untersuchungen gewonnenes Präparat demonstriere, das auf diese Zusammenhänge hinweist, so läßt sich dazu nicht mehr als folgendes sagen: Der Grund, weshalb in diesem Falle ausschließlich große pathologische Follikel zustande kamen, kann zweierlei sein. Entweder war in dem verwendeten alten Extrakt die luteinisierende Komponente zugrunde gegangen, so daß nur noch die follikelreifungsfördernde vorhanden war, oder aber das Ovarium in diesem Falle war minderwertig in seiner Reaktionsfähigkeit auf HVH. hin. Entscheiden läßt sich diese Frage so ohne weiteres nicht.

12. Hypophysenvorderlappen und mensueller Zyklus.

Man sollte meinen, daß uns die experimentellen Ergebnisse über die Beeinflussung des Ovariums durch den Hypophysenvorderlappen der Aufklärung über die inneren Zusammenhänge des mensuellen Zyklus ein gutes Stück näher gebracht hätten. Das ist zunächst keineswegs der Fall. Ja, man kann sagen, der Fragen nach dem „Wie" und „Warum" sind es eher mehr geworden. Daß der Hypophysenvorderlappen nach unseren jetzigen Kenntnissen an diesem Zyklus beteiligt sein muß, ergibt sich von selbst. Wir brauchen nur an die Tatsache zu denken, daß nach Exstirpation der Hypophyse die Ovarialtätigkeit prompt erlischt oder — wenn es sich um jugendliche Individuen handelt — gar nicht erst zur Entfaltung gelangt. Wir brauchen uns ferner nur daran zu erinnern, daß die enorme stimulierende Wirkung zugeführten Vorderlappenhormons an den Ovarien infantiler oder auch reifer Versuchstiere sofort wieder in Rückbildung geht und schließlich völlig verschwindet, wenn mit der Behandlung ausgesetzt wird. Dann kommen wir ohne weiteres zu dem Ergebnis, daß bei der geschlechtsreifen Frau zwischen Hypophysenvorderlappen und Ovarium eine **permanente** hormonale Korrelation bestehen muß. Denken wir weiterhin daran, wie sowohl histologisches Zustandsbild als auch mengenmäßiger Hormongehalt des Hypophysenvorderlappens nachweislich durch das im Ovar gebildete Follikelhormon beeinflußbar sind, so ergibt sich, daß sich diese hormonale Dauerkorrelation Hypophysenvorderlappen-Ovar während der Zeit der Geschlechtsreife in einem, wenn auch noch so feinen und mit unseren Untersuchungsmethoden bisher kaum feststellbaren Auf und Ab des cyclischen Wechsels befinden muß. Dabei ist bisher jedoch noch nicht abzusehen, welcher Art dieser hormonale Gegenseitigkeitsmechanismus im einzelnen, d. h. während des einzelnen Augenblicks der verschiedenen Zyklusphasen, ist. Es bestehen theoretisch 3 Möglichkeiten.

1. Der Hypophysenvorderlappen produziert während der Geschlechtsreife einen dauernd gleichen (oder besser hinsichtlich der Mengen „art"gleichen) Hormonspiegel, unter dessen Wirkung im Ovarium nach Art einer chemischen Reaktion die cyclischen Veränderungen ablaufen, nur unterbrochen im Falle einer Schwangerschaft mit ihren eigenen selbständigen hormonalen Prozessen.

2. Der Hypophysenvorderlappen hat einen eigenen Zyklus mit einem Auf und Ab der Hormonmengen bzw. der Hormonarten, in dessen völliger Abhängigkeit der ovarielle Zyklus stände.

3. Der Hypophysenvorderlappen regt von Jugend auf durch eine ganz allmählich aber gleichmäßig zunehmende Hormonproduktion in dem beschriebenen und bekannten Sinne die Follikelbildung des Ovars an und unterhält sie, wobei das Ovarium mit immer neuen Follikeln reagierend so lange „passiv“ in der seinerseitigen Aktion auf den Vorderlappen bleibt, bis die Hypophysenhormonmenge zur ersten Reiffollikelbildung reicht. Nun aber ist das Plus an Follikelhormon, das der Reiffollikel zweifellos bildet, groß genug, um den Hypophysenvorderlappen seinerseits entscheidend zu beeinflussen. Dieses Plus an Follikelhormon, vielleicht auch das im sich anschließenden Corpus luteum gebildeten, ist stark genug, um seinerseits den Vorderlappen zu steuern, bis mit dem Zusammenbruch des Corpus luteum der Weg zu neuer Vorderlappenhormonabgabe und damit neuer Reiffollikelbildung im Ovar frei ist. Die cyclische Wiederholung dieses Vorganges würde bedeuten: Der Hypophysenvorderlappen bewirkt den Zyklus des Ovars. Die Höchstfunktion des Follikelhormons im Ovar, zu der es durch die Hypophysenvorderlappenwirkung selbst kommt, wirkt allmählich zunehmend zurück auf den Hypophysenvorderlappen. Das heißt: Der Zyklus des Reifovars verursacht durch seine Rückwirkung auf die Hormonbildung des Hypophysenvorderlappens einen Zyklus der Hypophyse.

Für letzteres scheint mir manches zu sprechen; und an neueren Untersuchungen halte ich in dieser Beziehung folgende für bedeutungsvoll:

Es ist eine fast Allgemeingut gewordene Tatsache, daß die nach Ovarienexstirpation oder nach im Senium zur Ruhe gekommener, eingestellter Ovarialfunktion sich gewissermaßen selbst überlassene, sog. Kastrationshypophyse einen größeren Gehalt an Hormon aufweist als die normale Hypophyse. Nicht nur die histologischen Veränderungen der Kastrationshypophyse, sondern auch dieses funktionelle Verhalten im Implantationsversuch ist durch entsprechende Mengen Follikelhormon rückgängig zu machen.

Follikelhormonbehandlungen am normalen Tier drücken den Hormongehalt des Hypophysenvorderlappens herab. Solche Untersuchungen wurden angestellt von R. K. Meyer, L. S. Leonard, Frederik L. Hisaw und S. J. Martin, von Kuscjiusley, Desclin und Brouha, von D'Amour, Hohlweg und Dohrn, Hohlweg und Junkmann. Dabei ist zum Teil eine Rückbildung in den Ovarien der behandelten Tiere beschrieben worden, wiederum ein Hinweis, der zu dieser letzten Annahme paßt. Abgesehen von diesen Experimenten zeigt die Schwangerschaftshypophyse beim Menschen das gleiche. Sie enthält, wie Philipp gezeigt hat, gar kein oder nur sehr wenig Hormon. Es ist durchaus wahrscheinlich, daß hier die von der Placenta gebildeten so hohen Follikelhormonmengen dieselbe Wirkung tun wie im Experiment das in größeren Dosen zugeführte Follikelhormon, daß sie nämlich den Hormongehalt des Hypophysenvorderlappens bis zum Verschwinden „herabdrücken.“

Einen weiteren, zu dieser ganzen Frage sehr wichtigen Beitrag scheint mir J. M. Wolfe[1] geliefert zu haben. Er nahm die künstliche Ovulation am reifen Kaninchen zum Test und injizierte den Tieren Hypophysenvorderlappenextrakt von Schweinen, die sich zur Zeit der Tötung in verschiedenen Zyklusphasen befunden hatten. Der Autor stellte fest:

Zur Ovulationserzeugung am Kaninchen genügen 1 mg Extrakt, wenn er von Tieren stammt, deren Eifollikel 6—8 mm Durchmesser haben.

---

[1] Sowie Wolfe und Mitarbeiter.

Es müssen 20 mg Extrakt zur Erzielung desselben Effektes verwendet werden, wenn der Extrakt von Tieren stammt, deren Eifollikel über 10 mm Durchmesser haben.

Und schließlich waren zur gleichen Wirkung 40 mg des Extraktes notwendig, wenn er von Tieren stammte, deren Eierstöcke außer alten Corpora lutea nur ganz kleine Follikel aufwiesen.

Für die menschliche Hypophyse liegen derartige Ergebnisse leider noch nicht vor. Es besteht jedoch kein Grund anzunehmen, daß die Verhältnisse dort anders geartet sind.

Ähnliche Versuche wie Wolfe führte aber Siegert (1933) an Ratten durch und kam auch zu entsprechenden Resultaten. Er fand Wirksamkeitsschwankungen der Rattenhypophysen in dem Sinne, daß während des Oestrus, also während des Stadiums der follikelhormonalen Hochfunktion des Ovars, der Sexualhormongehalt in der Hypophyse herabgesetzt, während des Diestrus, also während der ovariellen Zyklusruhe erhöht ist. Das eigentlich akuteste, sozusagen „explosive" Moment innerhalb

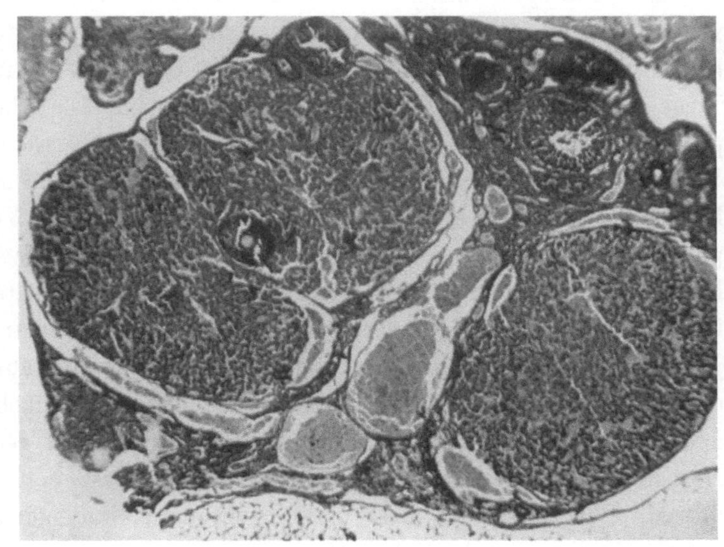

Abb. 170. Ovarium einer geschlechtsreifen Maus 8 Tage nach Behandlung des Tieres mit 5000 ME. Progynon in einmaliger Dosis. (Das Ovar ist in Corpora lutea „aufgegangen".)

des Zyklus, der Follikelsprung, findet durch diese Untersuchungen jedoch keineswegs eine Erklärung. Eher wird dieser so wesentliche hormonale Vorgang noch unklarer. Denn wenn 1. zum Follikelsprung ein akutes Plus an Vorderlappenhormon, eine momentane Mehrausschüttung desselben in die Blutbahn notwendig ist und 2. durch zunehmende Follikelhormonbildung im Ovar (= Zyklusfollikel dicht vor der Ovulation) der Hormongehalt im Hypophysenvorderlappen herabgesetzt wird, so ergeben sich hier Kontroversen, welche die letzte Ursache des Follikelsprungs noch schwieriger verständlich machen. Neuerdings hat Hohlweg (1934) jedoch gefunden, daß normale geschlechtsreife Ratten, die mit sehr hohen Dosen Follikelhormon behandelt wurden, mehr Corpora lutea in ihren Ovarien aufweisen als unbehandelte Kontrollen. Es wurde erwähnt, daß andere Untersucher an infantilen Tieren zum Teil das Gegenteil feststellten. Ich habe die Untersuchungen Hohlwegs an normalen reifen Tieren bestätigen können und halte es von ausschlaggebender Bedeutung, daß z. B. von der geschlechtsreifen Maus mit einer einzigen Injektion einer allerdings sehr großen Dosis Follikelhormon der Follikelsprung zu erzwingen ist. Die Tatsache, daß beim Menschen auch das Corpus luteum außer seinem spezifischen Luteohormon große Mengen Follikelhormon gleichzeitig produziert, ließe sich in diese Untersuchungen sehr wohl einreihen. Es muß dann der Follikelsprung als Ausdruck einer akuten Wirkung auf den Vorderlappen vom Follikel selbst aus aufgefaßt werden und die Formierung einer Corpus luteum-Drüse als einfache „reaktive Folge" des Vorgangs „physiologischer Follikelsprung" angesehen werden. Dabei müssen wir daran denken, daß mit dem Moment des erfolgten Follikelsprungs ja tatsächlich zunächst für kurze Zeit eine wesentliche ovariellhormonale Beeinflussung des Hypophysenvorderlappens aufhört. Denn mit dem Follikelsprung fällt zunächst jede über den permanenten Follikelhormonstrom des Ovariumgrundstocks hinausgehende Plusbildung an Hormon im Ovar aus, da das Corpus luteum und damit dessen Hormonproduktion nicht sofort vorhanden ist, sondern sich erst allmählich entwickelt. Im übrigen soll nach Hohlweg und Junkmann die Einwirkung auf den Hypophysenvorderlappen vom Follikelhormon des Ovariums aus nicht direkt, sondern auf dem Wege über ein nervöses Zentrum zustande kommen. Diese beiden Autoren haben in komplizierten Experimenten mit exakt auf die zur Diskussion stehende Frage gerichteter Versuchsanordnung einen entscheidenden Beitrag zur Klärung dieser hormonalen Dauerkorrelation zwischen Hypophyse und Ovar geliefert. Die Verfasser implantierten Hypophysenvorderlappen in die Nieren von Versuchsratten. Nach der nach genügender Einheilung vorgenommenen Kastration dieser Tiere zeigte später die eigene Hypophyse die typischen Kastrationsveränderungen, die in die Niere implantierte eingeheilte Hypophyse jedoch nicht. Letztere blieb unverändert. Es wird daraus auf ein zunächst hypothetisches nervöses Zentrum geschlossen, daß bei mangelnder Follikelhormonwirkung (Kastration) den Hypophysenvorderlappen zu gesteigerter Sekretion veranlaßt; denn die aus ihren Nervenbahnen herausgelöste implantierte Hypophyse ließ die Kastrationsreaktion vermissen. Wir müssen an dieser Stelle kurz zurückkommen auf die angenommene überragende Stellung, welche dem Hypophysenvorderlappen in diesem gesamten Geschehen zugeschrieben worden ist. Nach allem bisher bekannten über das hormonale Wechselspiel Hypophysenvorderlappen — Ovar — Ei — Hypophysenvorderlappen besteht nämlich rein theoretisch noch eine weitere Möglichkeit für die Erklärung des Follikelsprunges. Hinsichtlich der Frage nach der Unität oder Dualität des Vorderlappenhormons ist es durchaus noch nicht ausgeschlossen, daß ein einheitliches Vorderlappenhormon mit Wirkung auf die Follikel- und Eibildung im Ovar im direkten Sinne gar nichts mit der Luteinisierung zu tun hat.

Ebenso wie die Wirkung des Vorderlappensexualhormons im dadurch entstehenden Follikel ein neues Hormon (das Follikelhormon) schafft, ist es durchaus denkbar, daß dieses Vorderlappenhormon in seiner gleichzeitigen Wirkung auf die Eireifung innerhalb des Eies selbst auch ein Hormon entstehen läßt, und zwar das eigentliche Luteinisierungshormon für die Corpus luteum-Entwicklung. Vom befruchteten Ei, dem eigentlichen Schwangerschaftsprodukt, wissen wir, daß es dieses Luteinisierungshormon produziert. Es liegt nahe, dasselbe auch vom unbefruchteten Ei, wenn auch in geringerem Maße, anzunehmen. Hier liegt ein weiteres Arbeitsfeld offen, dessen zu gehende Wege jedoch nicht sehr einfach sein dürften[1]. Die Vorstellung, welche auf Grund der eben skizzierten Annahme sich für das Zustandekommen des Follikelsprunges ergäbe, würde lauten: Ein Hormon des Hypophysenvorderlappens wirkt auf das Ovar stimulierend. Der Ausdruck dieser Stimulierung ist: 1. die Follikelreifung und 2. die Eireifung in dem Follikel. Dabei entstehen zwei neue Hormone, nämlich 1. das Follikelhormon mit Wirkung auf den Genitalschlauch und Reiz-

---

[1] Siehe später im Kapitel „Placenta"!

schwellenwirkung auf den Hypophysenvorderlappen und 2. das Eihormon, das — wenn es im Reifei seinen Schwellenwert erreicht hat — den Follikel sprengt.

Gegen eine solche Annahme vom „spezifischen Eihormon" sprechen die vor kurzem erschienenen Untersuchungsergebnisse von Westmann-Upsala (1934). Er gibt an, in der Lage zu sein, das fast reife Ei aus fast reifen Follikeln von Kaninchenovarien mit einer feinen Kanüle zu aspieren und somit aus seiner Ursprungsdrüse zu entfernen. Ließ er auf solche vom Ei befreiten Follikel Hypophysenvorderlappenhormon wirken, so trat Luteinisation ein trotz Abwesenheit des Eies. Er zieht daraus den Schluß, daß der Luteinisierungsfaktor nicht im Ei selbst gelegen sein könne. Ich habe in Zusammenarbeit mit Mund (unveröffentlicht) das Problem auf folgende Weise angegriffen. Es wurden bei Tieren (Kaninchen und Mäusen) mit den verschiedensten Dosen die Ovarien röntgenbestrahlt. Da wir wissen, daß durch Röntgenstrahlen das Eigewebe zunächst und von diesen wieder die reiferen Eier zuerst zerstört werden, mußte sich theoretisch folgendes schaffen lassen: Es müßte Bestrahlungsdosen geben, bei denen der größte Teil des Eigewebes zerstört, die Follikelepithelien jedoch noch zum Teil funktionstüchtig seien. Ich hatte nun folgendes erwartet: Entsteht bei Hypophysenvorderlappen-Hormonbehandlung der Luteinisierungsfaktor im Ei und es sind jetzt keine Eier mehr da, die auf Hypophysenvorderlappen-Hormonwirkung hin funktionsfähig werden können, so muß jetzt bei Hypophysenvorderlappen-Hormonbehandlung der genannten bestrahlten Ovarien wohl Follikelreife, jedoch keine Luteinisation auftreten. Es müßten also an solchen Ovarien auch nach stärkerer Hypophysenvorderlappen-Behandlung lediglich große und größere Follikel entstehen, also mit anderen Worten das Bild des follikelcystendurchsetzten Ovariums in Erscheinung treten. Die Versuche verliefen jedoch in diesem Sinne negativ. Zwar war die Luteinisation keineswegs so stark wie sonst und bestand hauptsächlich auch in einer „Randluteinisation" im Sinne der Luteinsäume; jedoch es war aber Luteinisierung überhaupt vorhanden, was nicht hätte sein dürfen. Wir setzen diese Untersuchungen trotzdem in bestimmter Richtung fort, da uns die bisherigen Ergebnisse noch nicht alle einwandfrei genug erschienen.

Daß nur ein physiologisch (d. h. hormonal-kausal) gesprungener Follikel luteinisiert und zur funktionsfähigen Corpus luteum-Drüse wird, haben erst neuerdings wieder die Untersuchungen von Friedmann gezeigt, nach welchen der mechanische „Sprung" durch Anstechen eines reifen Follikels keineswegs zur Luteinisation führt.

Jedenfalls zeigen alle diese Betrachtungen und vor allem die bisherigen Untersuchungsergebnisse, daß die Annahme von einer rein überragenden Stellung des Hypophysenvorderlappens in diesem gesamten Geschehen, wie sie ursprünglich bestand, manche Erschütterung erfahren hat. Alles spricht dafür, daß im Hypophysenvorderlappen nicht der „Motor" der Ovarialfunktion, sondern — wenn man schon das ganze Getriebe der Hypophysenvorderlappen-Ovarialfunktion mit dem geordneten Lauf einer Maschine vergleichen will — der „Akkumulator" des Ovariums zu sehen ist. Das Ovarium selbst ist der eigentliche laufende Motor, der durch die „elektrischen Zündungen" seines Akkumulators Vorderlappen in Gang gehalten wird. Überstürzte oder starke Funktion des Motors Ovarium (Follikelhormon) reguliert durch ein Ventil (nervöse Steuerung — s. Hohlweg, Junkmann) die Funktion des Akkumulators Vorderlappen und verhindert damit dessen „Frühzündungen."

Es bestehen aber auch noch andere Überlegungen und Tatsachen, welche der Auffassung des Hypophysenvorderlappens als „absoluten Beherrscher" der Ovarialfunktion entgegenstehen. B. Zondek hat das gonadotrope Hormon des Hypophysenvorderlappens als das dem Ovar „übergeordnete" Sexualhormon bezeichnet, weil sich mit ihm am infantilen Ovarium Veränderungen erzielen lassen, die sich sonst nur beim reifen Tier finden. Aber auch der Hypophysenvorderlappen ist dann sicherlich nicht so weitgehend selbständig und unabhängig als es auf den ersten Blick scheinen möchte. Auch ihm ist etwas übergeordnet, und wenn es letzten Endes das gesamte Soma unter dem Einfluß von Klima, Temperatur, Ernährung usw. ist. Beispiele dafür finden wir nicht nur beim Tier, sondern auch beim Menschen: Viele Tiere sind nur einmal oder einige Male im Jahr brünstig, viele Affenarten weisen nur zu bestimmten, für die nachfolgende Brutpflege besonders günstigen Jahreszeiten eine vollständige Funktion des Genitalzyklus auf; eine große Anzahl von Kaninchen geht zu bestimmten Zeiten in den sog. „Anoestrus" mit völliger Ruhe der Ovarialfunktion, ein anderer Teil wieder nicht. Bei der Frau kennen wir diese Verhältnisse in Form sekundärer temporärer Amenorrhöen und haben sie am typischsten zur Zeit ungünstiger allgemeiner Ernährungsverhältnisse in und nach dem letzten Kriege in der sog. „Kriegsamenorrhöe" kennengelernt. Wenn aber das Ovarium zur Ruhe geht, ohne daß es vollständig erschöpft ist — und sei es nur temporär — so muß notwendigerweise nach allem Gesagten auch etwas am Hypophysenvorderlappen geschehen sein. Sehr wahrscheinlich ist ja hier die Mitwirkung von Vitaminen, wofür wir durch gewisse Ausfallserscheinungen im Tierexperiment Anhaltspunkte haben.

Wir können die Betrachtungen über die Beziehungen des Hypophysenvorderlappens zum mensuellen Zyklus (und die Besprechung des Hypophysenvorderlappen-Sexualhormons überhaupt) nicht abschließen, ohne noch einiger Untersuchungsergebnisse zu gedenken, die ursprünglich zu einer irrtümlichen Meinung hinsichtlich der Blutung bei der Menstruation geführt haben. Auf Grund des wissenschaftlichen Gewichtes der Vertreter dieser Menstruationstheorie war diese vor einiger Zeit — hauptsächlich in den Vereinigten Staaten — im Begriff sich weiter „einzubürgern". Es handelt sich dabei um die von C. Hartmann-Baltimore vertretene Auffassung, daß die Blutung aus dem Uterus der Frau durch eine besondere aktive innere Sekretion des Hypophysenvorderlappens zustande komme. Die mensuelle Blutung sollte kein negativer Vorgang, durch Ausfall hormonaler Wirkungen des Ovars zustande kommend, sein, sondern sie sollte den Ausdruck einer temporären positiven Wirkung des Hypophysenvorderlappens darstellen. Eine solche Auffassung konnte nur zustande kommen durch die Annahme, daß ein Hormon des Hypophysenvorderlappens auf direktem Wege — also ohne Umweg über das Ovar — am Uterus im „blutungserzeugenden" Sinne aktiv angreife. Zu dieser Annahme gelangte C. Hartmann durch die in Gemeinschaft mit Firor und Geiling (1930)[1] ausgeführten experimentellen Untersuchungen an Affen, bei welchen die Autoren folgendes beobachtet haben wollen:

Wird eine normale Äffin mit genügend großen Dosen Vorderlappenhormon behandelt, so erfolgt im Verlaufe dieser Behandlung aus dem Uterus nach einer gewissen Latenzzeit eine Blutung. Eine solche Blutung trat bei gleicher Behandlung ebenfalls ein, wenn es sich um Tiere handelte, denen vorher die Hypophyse exstirpiert wurde. Wie in dem Abschnitt über die Hormone des Ovariums ausführlich dargetan wurde, erfolgt beim Affen (und nach neuesten Untersuchungen des Verfassers auch beim Menschen) eine solche Blutung auch nach reiner Follikelhormonbehandlung, und zwar nach Aussetzen derselben. Sie trat

---

[1] Siehe auch Hartmann und Squier (1931).

dagegen nach den Untersuchungen von Hartmann und Mitarbeitern nach Follikelhor-monbehandlung dann nicht ein, wenn es sich um hypophysektomierte Tiere handelte. Die daraus gefolgerte Menstruationstheorie Hartmanns wurde vor allem von Novak-Baltimore aufgegriffen und vertreten, und u. a. auch von Corner-New York zur Diskussion gestellt. Es war jedoch von vornherein anzunehmen, daß es sich hier um Wirkungen über das eigene Ovar der betreffenden Tiere handelte und daß irgendwo ein kleiner Fehler verborgen lag. Das Verdienst, letzteres einwandfrei nachgewiesen zu haben, gebührt Seeichi Saiki-Tokio, der die entsprechenden Kontrollversuche an Affen im Cornerschen Institut in New York ausführte. Das Ergebnis der Versuche dieses Autors an 8 prämaturen und 2 geschlechtsreifen Affen gebe ich ihrer Bedeutung wegen hier wieder. Er fand:

1. Menstruationsähnliche Blutungen aus dem Uterus wurden durch Injektionen von Hypophysenvorderlappen-Extrakt bei nichtgeschlechtsreifen normalen Affen hervorgerufen (in 11 von 12 Fällen). Die Intervalle zwischen letzter Injektion und den äußerlichen Blutungserscheinungen betrugen 4—9 Tage, und die Dauer der Blutungen betrug 5—7 Tage.

2. Diese menstruationsähnlichen Blutungen wurden zur Kontrolle 2 oder 3mal in kurzen Zwischenräumen hervorgerufen.

3. Kastrierte Affen bluteten weder makroskopisch noch mikroskopisch nachweisbar während oder nach Behandlung mit demselben Hypophysenvorderlappen-Extrakt.

4. Die Ovarien derjenigen Affen, bei welchen durch die Behandlung eine Blutung hervorgerufen wurde, wiesen weder reife Follikel noch Corpora lutea auf, aber sie waren größer als diejenigen der Kontrollen.

5. Die positiven Fälle ließen erkennen, daß die Blutung aus einem Intervallstadium des Endometriums stammte.

6. Ein kastrierter nichtgeschlechtsreifer Affe, welcher auf die Hypophysenvorder-lappen-Extraktbehandlung keine nachfolgende Blutung aufwies, zeigte später eine menstruationsähnliche Blutung, nachdem er darauffolgend eine Serie von Follikelhormon injektionen erhalten hatte.

7. Ein nichtgeschlechtsreifer Affe, der mit einer unterschwelligen Dosis Hypophysen-vorderlappen-Extrakt behandelt und dann kastriert wurde, bekam eine Blutung nach Entfernung der Ovarien.

8. Eine Blutung, die normalerweise der Behandlung mit Hypophysenvorderlappen-Extrakt folgte, konnte durch Follikelhormoninjektionen postponiert werden.

Aus all diesem schließt Seeichi Saiki mit Recht, daß „die experimentell erzeugte menstruationsähnliche Blutung bei diesen Affen aus einer Veränderung des Endometriums resultiert, welche sich ereignet, wenn die Wirkung von Follikelhormon ausfällt". Ich kann diese Angaben für den Menschen nur mit Nachdruck bestätigen und verweise auf meine diesbezüglichen Ausführungen im Kapitel über die Ovarialhormone, im besonderen das Follikelhormon. Wir müssen auf Grund dieser Tatsachen an folgendem festhalten: Eine Blutung aus der normal aufgebauten Uterusschleimhaut tritt dann auf, wenn ein sie hormonal erhaltender, bisher in physiologischem Sinne anhaltender Reiz plötzlich wegfällt, ganz gleich ob der bis dahin vorhandene Hormonstimulus nur vom Follikelhormon oder vom Follikelhormon plus Luteohormon ausging. Mit der Blutung selbst hat die Hypophysenvorderlappen-Sexualhormonwirkung nur indirekt etwas zu tun, nämlich insofern sie die Veränderungen im Ovarium bewirkt, nach deren Ausfall die Blutung erst zustande kommt.

Eine direkte Wirkung des Hypophysenvorderlappen-Sexualhormons auf den Genitalschlauch (Siedentopf) — d. h. ohne Umweg über das Ovar — entbehrt bisher des endgültigen Nachweises. Büngeler und Ehrhardt glaubten eine solche in Form einer Stoffwechselsteigerung am Uterus von Ratten nachgewiesen zu haben, die durch direkte Wirkung vom Hypophysenvorderlappenhormon aus am Uterus entstehe. Aschheim und Gesenius (1933) haben gezeigt, daß auch diese Beobachtung auf einem Irrtum beruht, daß nämlich auch dieser stoffwechselsteigernde Effekt auf dem Umwege über das Ovar zustande kommt und einzig und allein bedingt ist durch die Wirkung des dort gebildeten Follikelhormons.

IV. Andere Hormone der Hypophyse in ihrer Bedeutung für die weibliche Genitalfunktion.

In der Hypophyse hat man, besonders in den letzten Jahren, noch eine ganze Reihe von innersekretorisch wirksamen Stoffen nachweisen können. Nehmen wir zu dem Hypophysenvorderlappen-Sexualhormon noch das Hypophysenhinterlappenhormon hinzu, so sind damit jedoch diejenigen Hormone dieser Drüse erschöpft, denen man bis heute einen direkten Zusammenhang mit der weiblichen Genitalfunktion und damit dem „spezifisch Weiblichen" nachweisen kann. Und doch scheint die Geschlechtsfunktion des Weibes infolge des besonderen Wechsels, dem sie gegenüber derjenigen des Mannes im Laufe des Lebens unterworfen ist, bedeutend mehr und deutlicher in Beziehung zu den anderen Inkreten der Hypophyse zu treten als das beim männlichen Organismus der Fall ist. So sind Stoffwechselstörungen, wie wir sie bei der Frau als rein physiologisch durch das Klimakterium bedingt kennen, am normalen Organismus des Mannes in einer solch akuten Form nicht bekannt. Ein Stoffwechselhormon ist aber für die Hypophyse als Ursprungsort wahrscheinlich gemacht. Um ein weiteres Beispiel herauszugreifen sei hier erwähnt, daß nach den neuesten Forschungen auch Pigmentverschiebungen einem oder mehreren Hormonen der Hypophyse ursächlich zugeschrieben werden. Änderungen der Pigmentverteilung während des Lebens sind aber wiederum besonders für die Frau typisch. Man denke dabei nur an die Schwangerschaft. Wir haben damit nur zwei Beispiele herausgegriffen. Zum Tatsächlichen ist es aber so, daß auch die anderen inneren Sekrete der Hypophyse auf irgendeine Weise immer mehr in positive Beziehung zum weiblichen Organismus zu bringen sind als zum männlichen. Dabei soll hier vorausgeschickt werden: Diese Beziehungen der übrigen Hormone zum Organismus der Frau, im besonderen zu deren Genitalfunktion, sind kaum für eines dieser Hormone irgendwie in einer ganz speziellen, als in einer bestimmten Richtung gesichert gelten könnenden Form erfaßt. D. h. also, es ist mit der Forschung keineswegs so weit, daß wir im Falle einer Stoffwechseländerung oder -störung im Klimakterium oder im Falle einer vermehrten Pigmentanhäufung in der Schwangerschaft sagen könnten, hier liegt diese oder jene Veränderung in der Hypophyse vor. Wir können nicht einmal sagen, ob eventuelle Änderungen der Produktion solcher Hormone in der Hypophyse auch Änderungen in den von ihnen am Organismus bekannten Wirkungen hervorrufen. Ja, in den meisten Fällen sind derartige Hormone als in der Hypophyse vorkommend nachzuweisen, während immer noch angezweifelt werden kann, ob es sich in der Hypophyse auch gleichzeitig um den Ort ihrer Produktion handelt, geschweige denn, ob bestimmte Zellen dort für ihre Entstehung verantwortlich sind. Trotzdem oder gerade deshalb müssen wir an dieser Stelle auf diese Hormone kurz eingehen, weil — wie wir oben sagten — einerseits Beziehungen zur weiblichen Funktion relativ deutlicher und häufiger durchscheinen und sie andererseits bei weiterer Aufklärung der Zusammenhänge gerade für die Gynäkologie von größerer Bedeutung werden könnten, als sie es nach unseren augenblicklichen Kenntnissen noch für den Organismus allgemein und schlechthin sind. Dementsprechend wollen wir uns aber auch begnügen, auf Grund der experimentellen Forschung gewonnene Feststellung rein summarisch mitzuteilen. Denn um lediglich experimentelle Ergebnisse handelt es sich hier fast in allen Fällen noch, und irgendeine praktische Bedeutung hat außer dem längst bekannten sog. Hinterlappenhormon bis jetzt noch keines der anderen hier zu erwähnenden Inkrete gewinnen können. Wir können deshalb rechtlich auch nicht von der Bedeutung dieser Inkrete für die weibliche Genitalfunktion sprechen; — wir können eine solche Bedeutung nur in irgendeiner Form ahnen, wobei wir einen geraden Faden der Beziehung keineswegs erkennen, häufig nicht einmal theoretisch zu konstruieren in der Lage sind.

1. Hypophysenvorderlappen.

a) Wachstumshormon. Von einem körperwachstumsfördernden Hormon, das Evans durch besondere Extraktionsmethoden aus Vorderlappengewebe darstellte, war bereits mehrfach kurz die Rede. Wir werden bei der Besprechung von Placenta und Schwangerschaft noch hören, daß es bei der Frau zwar ganz vereinzelt als vorkommend nachgewiesen ist; irgendeine gesonderte Bedeutung für den Organismus speziell der Frau oder auch für den Zustand der Schwangerschaft ist jedoch bisher nicht festgestellt. In den Kenntnissen über dieses Hormon ist man nicht viel weiter über das hinausgekommen, was man auf Grund der schon erwähnten experimentellen Untersuchungen an Ratten und Hunden lernte [1]. Collip, Selye und Thomson (1933) berichten, daß sie das Wachstumshormon des Hypophysenvorderlappens gereinigt und in hochkonzentrierter Form dargestellt hätten, wobei sie die Wirkung an hypophysektomierten Ratten prüften.

b) Thyreotropes Hormon. Durch Hypophysenexstirpations- und Extraktversuche an Kaulquappen war bereits seit 1916 durch B. Allen und Ph. E. Smith eine Beeinflussung der Schilddrüse durch die Hypophyse bekannt. Hypophysenexstirpation rief Atrophie der Schilddrüse hervor. Bald nach der Entdeckung des ovarium-stimulierenden Hormons des Hypophysenvorderlappens führte G. Döderlein Untersuchungen aus, in denen er eine Beeinflussung der Schilddrüse bei Meerschweinchen durch dieses Hormon feststellte. Die weitere Forschung hat jedoch gezeigt, daß es wohl möglich ist, die Schilddrüse mit einem aus Hypophysenvorderlappen-Gewebe zu extrahierenden Hormon entscheidend zu beeinflussen, daß aber dieser thyreotrop wirksame Stoff keineswegs mit dem gonadotropen Hormon identisch ist. Eingehende Untersuchungen darüber liegen vor von Aron, Loeb und Mitarbeitern, Janssen und Loeser, Paal, Crew und Wiesner, Junkmann und Schoeller

---

[1] Siehe die Untersuchungen von Korenschewsky (1929, 1930) und von Handelsmann und Gordon an Ratten (1930).

u. a.[1]. Aus diesen Untersuchungen geht einwandfrei hervor, daß es sich beim gonadotropen und thyreotropen Hormon des Hypophysenvorderlappens um zwei verschiedene Inkrete handeln muß. Aron, der unter anderem eine ausführliche Beschreibung der histologischen Veränderungen an der Schilddrüse nach Zufuhr von thyreotropem Hormon gibt, fand diese schon nach 12 Stunden einsetzend. Sie bestehen in einer Vergrößerung des ganzen Organs, die unter der Behandlung bis zu etwa einer Woche zunimmt. Zu dieser Vergrößerung kommt es durch eine starke Aktivität in den Follikelepithelien der Drüse, in denen Mitosen auftreten, und die sich sowohl im Plasma als auch im Kern vergrößern und aufhellen. Junkmann und Schoeller (1932) haben diese Veränderungen graduell abgestuft und auf diese Weise eine Testeinheit festgelegt. Nach ihnen kommt es ebenfalls bereits nach 12 bis 24 Stunden unter der Behandlung mit thyreotropem Hormon zu einem Anschwellen der Zellen des Follikelepithels, zur Granulierung und schließlich Vakuolisierung ihres Protoplasmas und zu einer Auflockerung des Chromatingerüsts der Zellkerne. Auch das Kolloid in den Drüsen wird schließlich vakuoligverflüssigt und verschwindet nach längerer Behandlung ganz. Junkmann und Schoeller haben als Einheit diejenige Menge bezeichnet, welche an mindestens einem von 2 Tieren (infantile Meerschweinchen von 100—150 g Gewicht) innerhalb 4 Tagen nach täglicher Zufuhr des Hormons deutliche Veränderungen an der Schilddrüse auslöst. Sie verstehen darunter beginnende Wucherungen des Epithels, auch wenn sie

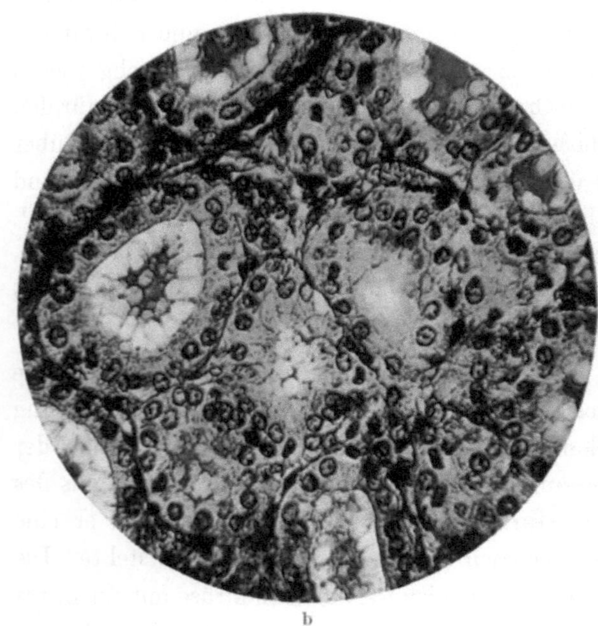

Abb. 171a und b. a Normale Schilddrüse eines infantilen Meerschweinchens (histologisch), b Schilddrüse eines infantilen Meerschweinchens nach 3tägiger Behandlung mit 4 ME. thyreotropen Hormons des Hypophysenvorderlappens pro Tag. (Nach Junkmann u. Schoeller, Klin. Wschr. 1932 II.)

[1] Weitere Untersuchungen von Eitel und Löser; Anderson und Collip; Graab, Krogh und Okkels; Geyer; Madruzza; Freud u. a.

auf einzelne Bezirke in der Drüse beschränkt sind. Die Schilddrüse des infantilen Meerschweinchens hat große Follikel mit abgeplattetem Epithel und gut färbbaren, spindelförmigen Kernen. Das homogen die Follikel ausfüllende Kolloid ist gut färbbar. Bei Zufuhr von 2 Einheiten ist die Wucherung der Epithelien meistens schon in der ganzen Drüse vorhanden und das Kolloid beginnt sich vom Rand her zu vakuolisieren, die Färbbarkeit nimmt ab. Nach 4—8 Einheiten sind die Veränderungen hochgradig, das Kolloid ist zum größten Teil geschwunden, das Lumen der Drüsen ist auf einen schmalen Spalt reduziert. Unter Anwendung dieser Testmethode ist es den beiden Autoren gelungen, das Hormon aus wässerigen Extrakten von Vorderlappengewebe rein zu isolieren und danach seine chemischen Eigenschaften festzustellen. Das thyreotrope Hormon ist in Wasser gut löslich, dagegen in organischen Lösungsmitteln unlöslich. Trotzdem das gereinigte Hormon in wässerigem Alkohol und Methylalkohol als verhältnismäßig gut löslich befunden wurde, gelang die Extraktion der Drüsen mit wässerigem Alkohol nur sehr unvollkommen. Das Hormon ist stark hitzeempfindlich und wird schon bei Erwärmen auf 60° weitgehend, bei kurzem Aufkochen vollständig zerstört. Es ähnelt damit in seinem chemischen Verhalten dem gonadotropen Hormon des Hypophysenvorderlappens. Auch die Untersuchungen mit dem gereinigten thyreotropen Hormon ergaben, daß es keine Wirkung auf das Genitale ausübt. H. O. Kleine, sowie Oehme, Paal und Kleine haben darauf aufmerksam gemacht, daß gleiche Ernährungsverhältnisse deshalb Vorbedingung für die Versuche mit thyreotropem Hormon sind, weil sonst alimentäre Funktionssteigerungen der Schilddrüse nicht auszuschließen sind. Die ersten Anwendungen von thyreotropem Hormon am Menschen haben Schittenhelm und Eisler (1932) außer an Fällen von Myxödem und Kretinismus bei Fettsüchtigen vorgenommen und dabei eine Abnahme des Körpergewichtes erzielt. Die Zukunft wird zeigen, ob dieses Hormon spezielle Verwendung bei adipösen Frauen wird finden können. G. Döderlein hält auf Grund seiner neuesten Experimente an Meerschweinchen im Gegensatz zu M. Aron den Beweis für erbracht, daß das thyreotrope Hormon des Hypophysenvorderlappens die Placenta passieren kann und so die Schilddrüse von Feten in gleicher Weise beeinflußt wie diejenige juveniler und erwachsener Tiere bei unmittelbarer Verabfolgung. — Auffallend ist, daß die Wirkung des thyreotropen Hormons bei der Ratte zunächst nicht nachgewiesen werden konnte (Aron)[1], während sie außer beim Meerschweinchen (Testtier) auch bei Kaninchen und jugendlichen Hunden beobachtet wurde. Ferner läßt sich seine Wirkung durch gleichzeitig zugeführtes Thyreotoxin abschwächen oder gar aufheben. Auch müssen Beziehungen zum sympathischen Nervensystem angenommen werden; denn nach längerer Zeit vor der Behandlung vorgenommener Exstirpation des Halssympathicus bleibt die Wirkung des Hormons ebenfalls aus. Über den Einfluß des thyreotropen Hormons auf die Schwangerschaft liegen Untersuchungen von H. P. Müller (1933) und Glaubach (1934) vor. Entscheidendes haben diese bis jetzt nicht gebracht.

c) Interrenotropes Hormon. Wie wir aus dem eben Vorangehenden hörten, sind es nicht nur die Keimdrüsen, welche nach Exstirpation der Hypophyse atrophieren, sondern auch die Schilddrüse. Hierzu kommt aber, daß gleichzeitig auch Atrophie der Nebenniere einsetzt, wenn die Hypophyse aus dem Organismus und damit aus dessen hormonalem Gesamtgetriebe herausgerissen wird. Aus diesem Grunde hat man auf die Bildung auch

---

[1] Freud, Kooy und v. d. Woerd (1933) beobachteten die Wirkung dann auch an Ratten.

eines interrenotropen Hormons in dieser Drüse geschlossen, wobei jedoch bis vor kurzem nichts über dessen Lokalisation gesagt werden konnte. Auch eine Isolierung eines solchen Hormons war bisher keineswegs erfolgt. Von einer besonderen Bedeutung für die Frauenheilkunde kann also auch hier noch nicht die Rede sein. Wir müssen jedoch diese Zusammenhänge kurz erwähnen, weil neuerdings Cushing ganz besondere Anhaltspunkte für die Existenz und auch für die Lokalisation eines solchen Hormons im Hypophysenvorderlappen nachgewiesen zu haben glaubt. Cushing hat bei der Beschreibung einer Reihe von Fällen mit basophilen Adenomen des Vorderlappens darauf hingewiesen, daß es dabei zu Krankheitssymptomen kommt, die durchaus dem Bilde einer Überfunktion der Nebenniere entsprechen. Im Gegensatz zur Atrophie der Nebennieren nach Hypophysenentfernung kommt es eben bei solchen Tumoren des Hypophysenvorderlappens zu einer Hyperplasie der Nebennieren, so daß ähnliche Zustände auftreten, wie sie als Interrenalismus von Nebennierentumoren her bekannt sind (partielle Fettsucht im Gesicht und am Rumpf, arterieller Hochdruck, Blutzuckersteigerung und Glykosurie, Plethora, Hypertrichose, Amenorrhöe usw.). Dazu wird berichtet, daß für den hypophysären Ursprung dieses Krankheitsbildes typisch sei, wenn es mit einer charakteristischen Erkrankung des Knochensystems (Osteoporose mit den Folgen einer Kyphose speziell im obersten Lendenwirbelabschnitt) und mit dem Auftreten auffallend purpurroter Striae an der rasch Fett ansetzenden Bauchwand einherginge. Evans und seine Mitarbeiter (1932) haben gezeigt, daß die hier erwähnte interrenotrope Komponente der Hypophyse weder im Evansschen Wachstumshormon noch in der gonadotropen Komponente enthalten sei. Sie konnten aber andererseits mit Hypophysenvorderlappenextrakt, der die beiden genannten Komponenten nicht enthielt, bei hypophysektomierten Ratten die sonst folgende Atrophie der Nebenniere verhindern. Zu gleichen Resultaten gelangten Collip, Anderson und Thomson (1933) und zeigten außerdem, daß die von ihnen „adrenotropes Hormon" genannte Substanz auch nicht mit dem thyreotropen und dem Lactationshormon identisch sei. Neuerdings haben sich dann Anselmino, Hoffmann und Herold (1934) sowie Geyer (1934) mit diesem Hormon beschäftigt und geben an, es bei der Ultrafiltration des Fettstoffwechselhormons einfach dadurch isolieren zu können, daß die Ultrafiltration statt bei neutraler in schwach saurer Reaktion vorgenommen würde. Dadurch soll das Fettstoffwechselhormon entfernt werden und die von ihnen „corticotropes" Hormon genannte Komponente ins Filtrat übergehen. Der Unterschied in den Untersuchungen von Anselmino, Hoffmann und Herold gegenüber früheren Untersuchern besteht darin, daß sie die Hyperplasie der Nebennierenrinde bei infantilen Mäusen als Test wählen, während sowohl Evans und Mitarbeiter als auch Collip und Mitarbeiter an der Regeneration der nach Hypophysektomie bei Ratten atrophierten Nebenniere testierten.

d) Fettstoffwechselhormon. Zusammenhänge zwischen der inneren Sekretion der Hypophyse und dem Fettstoffwechsel haben schon seit den ersten erfolgreichen Exstirpationsversuchen der Hirnanhangsdrüse angenommen werden müssen; denn bei den Wachstumsstörungen, wie sie von Aschner, Cushing u. a. erzielt wurden, waren gleichzeitig Störungen des Fettstoffwechsels aufgefallen. Außerdem hatte Fröhlich bereits 1901 Zusammenhänge in dieser Beziehung bei dem nach ihm benannten, auf einer Hypophysenstörung beruhenden Krankheitsbilde, der Dystrophia adiposogenitalis, gezeigt. Die Wahrscheinlichkeit für das Vorhandensein eines den Stoffwechsel überhaupt beeinflussenden

Hormons wurde noch größer, als es gelang, mit Hilfe von Extrakten aus der Hypophyse und dem aus dem Hypophysenvorderlappen Stoffwechseländerungen zu erzielen [Bernstein und Falta (1912), Plaut (1922), Kestner, Knipping (1923), Liebesny (1924)[1] u. a.]. Die genaueren Angaben blieben jedoch noch durchaus uneinheitlich. So wurde sowohl von einer Steigerung als auch von einer Senkung des Grundumsatzes nach Zufuhr von Vorderlappenextrakt berichtet. Von der spezifisch-dynamischen Eiweißwirkung wird bei diesen Versuchen andererseits einheitlich eine Erhöhung angegeben. Das stimmte gut überein mit der Tatsache, daß sowohl bei hypophysenlosen Tieren als auch bei „hypophysär"-fettsüchtigen Menschen eine Erniedrigung der spezifisch-dynamischen Eiweißwirkung besteht. Eine einheitliche Meinung über die hierfür verantwortliche Komponente bestand jedoch bis vor kurzem nicht; und B. Zondek nimmt mit Bernhardt noch 1931 zwar ein besonderes Fettstoffwechselhormon der Hypophyse an, läßt die Frage im übrigen aber offen. Spezielle Untersuchungen über diese Frage und Versuche zur Isolierung eines solchen Hormons wurden nun von Anselmino und Hoffmann (1931) in ausgedehntem Maße unternommen. Sie wählten als Test den Wechsel im Gehalt an β-Oxybuttersäure im Blute von geschlechtsreifen männlichen Ratten. Die Tiere wurden unter einheitlichen Ernährungsbedingungen gehalten, ihnen der Hypophysenvorderlappen-Extrakt subcutan injiziert, dann das Blut jeder einzelnen Ratte aus der durchschnittenen Carotis gewonnen und in ihm der Acetonkörpergehalt bestimmt. Die Autoren fanden nun, daß regelmäßig der Acetonkörpergehalt im Blute der Ratten anstieg, wenn sie mit wirksamem Vorderlappenextrakt behandelt wurden. Bei der Injektion einer Extraktmenge, die 3 mg Trockensubstanz entspricht, fanden sie bereits einen beträchtlichen Anstieg, dessen Höhepunkt bei 2 Stunden nach der Injektion lag. Durch höhere Dosierungen konnte bereits innerhalb wenigen Minuten nach der Injektion eine solche Acetonkörper-Gehalterhöhung erzielt werden, die dann noch beträchtlich zunahm und sich über mehrere Stunden erstreckte. Es wurde dann eine Standardmethode auf folgende Weise festgelegt: Normale männliche Ratten unter normalen Lebensbedingungen zeigen einen ziemlich konstanten Acetonkörpergehalt im Blute von 3,8—5 mg-%, wie in vielen Kontrollversuchen festgestellt werden konnte. Als eine Ratteneinheit des fettstoffwechselfördernden Hormons wird die geringste Menge Hormon bezeichnet, welche den Gehalt an Acetonkörpern (als Acetessigsäure gerechnet) im Blute erwachsener männlicher Ratten von etwa 150 g Gewicht 2 Stunden nach der Injektion auf 10 mg-% erhöht.

Unter Anwendung dieser Einheit wurde das Hormon dann isoliert und auf seine chemischen Eigenschaften geprüft. Auch hier wurde — ebenso wie wir oben für das thyreotrope Hormon gesehen haben — weitgehende Ähnlichkeit im chemischen Verhalten mit dem gonadotropen Hormon festgestellt. Das Hormon wurde auf folgende Weise gewonnen: Entwässerung der frischen, enthäuteten Rinderhypophysen durch mehrfach erneuertes Aceton. Pulverung der wasserfreien Drüsen (Aufbewahren des Pulvers im Exsiccator über Phosphorpentoxyd lichtgeschützt — lange Wirksamkeit). Kalte Extraktion des trockenen weißlich-gelblichen Pulvers einige Stunden mit destilliertem Wasser. Zentrifugieren. Die klare Lösung wird sofort verwendet. Das Hormon ist also wasserlöslich; unlöslich in Äther, Chloroform und konzentriertem Alkohol; in wässerigem (50%igem)

---

[1] Zum Teil zitiert nach anderen.

Alkohol jedoch löslich. Das Hormon ist nicht an Eiweiß gebunden; denn es geht durch den Ultrafilter hindurch; es wird durch Erhitzen auf 60° während 15 Minuten durch starke Säuren und etwas weniger durch starke Alkalien zerstört. Trotz der Ähnlichkeit im chemischen Verhalten wird das stoffwechselfördernde Hormon als mit dem gonadotropen Hormon nicht identisch erklärt. Die Berechtigung zu dieser Annahme ersehen die Verfasser in folgenden Überlegungen: „10 RE. eines handelsüblichen gonadotropwirksamen Vorderlappenhormons haben die gleiche Stoffwechselwirkung wie etwa 3 mg Trockendrüse. 60 mg ihres Trockenpulvers enthalten nur 1 RE. des genitalwirksamen Hormons. 10 RE. Hypophysenvorderlappen-Hormon entsprechen also in der Stoffwechselwirkung 3 mg Trockendrüse, in der Genitalwirkung aber 600 mg. Über eine eventuelle Identität mit dem Wachstumshormon wird nichts Entscheidendes gesagt. Da der Acetonkörpergehalt des Blutes sicherlich auch durch noch andere Stoffe als Extrakte aus Hypophysenvorderlappen gesteigert werden kann, wird von den Autoren selbst hervorgehoben, daß es sich hier um einen streng spezifischen Test nicht handeln könne. Trotzdem leiten sie die Spezifität dieses Hormons aus folgenden Erwägungen ab: Die fettstoffwechselfördernde Substanz findet sich im Vorderlappen in starker Konzentration und außerdem „ist eine direkte Beziehung der Acetonkörper-, vor allem der β-Oxybuttersäurebildung zu dem von vornherein zu postulierenden Angriffspunkt des Hormons, nämlich dem Fettstoffwechsel, klar ersichtlich; denn nach unseren heutigen Kenntnissen ist die β-Oxybuttersäurebildung das direkte Abbauprodukt der Fettverbrennung.“

Das Hormon wurde von den Autoren auch am Menschen geprüft, zu welchem Zweck die Hormonlösung durch Zusatz von Kochsalz isotonisch gemacht, durch Ultrafiltration durch Kollodiumfilter enteiweißt und durch Filtration durch Asbestfilter sterilisiert wurde. Auch am Menschen konnte im akuten Versuch Acetonkörperbildung (hauptsächlich β-Oxybuttersäurebildung), außerdem Grundumsatzsenkung und Erhöhung der spezifisch-dynamischen Eiweißwirkung hervorgerufen werden. Das Hormon wird ausgeschüttet, wenn im Körper Fett verbrennt, was sich durch Fettbelastung am Menschen und im Hungerversuch an Hunden erweisen ließ. Die Frage nach einem besonderen Fettstoffwechselhormon dürfte durch diese Untersuchungen jedoch noch keinesfalls als endgültig entschieden angesehen werden können. Bei der Ähnlichkeit im chemischen Verhalten ist die Möglichkeit, daß thyreotrope und die von Anselmino und Hoffmann postulierte fettstoffwechselfördernde Komponente die gleichen Stoffe darstellen, so ohne weiteres noch nicht abzulehnen. Die Angaben der wenigen anderen bisherigen Untersucher auf diesem Gebiet lauten durchaus nicht einheitlich. Houssay (1932) könnte ähnliche Wirkungen wie die von Anselmino und Hoffmann beschriebenen mit einem alkalischen Extrakt aus Hypophysenvorderlappen-Gewebe erzielen. Magistris (1932, 1933) bestätigt zwar im allgemeinen die Angaben von Anselmino und Hoffmann, glaubt aber genügend Anhaltspunkte dafür zu haben, daß fettstoffwechselförderndes und thyreotropes Hormon identisch sind. Überhaupt negative Resultate erhielten Junkmann und Schoeller (1932), zum mindesten hinsichtlich einer acetonkörpervermehrenden Wirkung des thyreotropen Hormons. Letztere Autoren prüften diese Wirkung an der Ratte. Eine gleiche Prüfung mit gleichem Hormon an Katzen durch Silberstein, Gottdenker und Hohenberg (1934) ergab wiederum das Gegenteil, nämlich eine Steigerung des Acetonkörperspiegels im Blute nach Behandlung mit dem thyreotropem Hormon. Das bedeutet also mit anderen Worten für den von

Anselmino und Hoffmann verwandten Test der Acetonkörpervermehrung und für die Spezifität des ihn bewirkenden Hypophysenvorderlappen-Hormons folgendes: Die einen Autoren konnten ihn mit einem Hormon hervorbringen, von dem die anderen behaupten, daß es sich dabei um das thyreotrope Hormon handele. Wieder andere konnten eine spezifische Wirkung in diesem Sinne mit entsprechend dargestellten Hypophysenextrakten an der einen Tierart nicht feststellen, während mit dem jetzt genau bekannten thyreotropen Hormon bei der anderen Tierart wieder gleichzeitig eine „fettstoffwechselfördernde" Wirkung erzielt wurde. Daraus ersehen wir, daß es vorläufig noch nicht so ohne weiteres möglich ist, mit Berblinger den Schluß zu ziehen, daß „Mangel dieses Stoffes im Organismus" Fettsucht hervorrufe."

e) Kohlehydratstoffwechselsteuerndes Hormon. Auf ein besonders den Kohlehydratstoffwechsel steuerndes Hormon im Hypophysenvorderlappen glaubt Lucke (1932) schließen zu können. Dieser Autor meint[1], daß die minimale Wirkung, die das Adrenalin auf den Stoffwechsel auszuüben imstande ist, sich nicht mit seinem übrigen erwiesenen Verhalten im Sinne eines „Gegenspielers" für das Insulin decke. Dabei verweist er auf die Störungen im Kohlehydratstoffwechsel, welche bei hypophysären Erkrankungen wie Akromegalie, hypophysärer Zwergwuchs und hypophysäre Kachexie beobachtet werden. Der bei diesen Erkrankungen häufig vorkommende Diabetes bzw. die Hyperglykämie weisen wegen der Unterschiede gegenüber dem gewöhnlichen Pankreasdiabetes auf Zusammenhänge mit dem Hypophysenvorderlappen hin. Lucke hat auf der Basis solcher Annahmen an total oder partiell hypophysektomierten Hunden gearbeitet. Zunächst wurde das im Handel befindliche Vorderlappenpräparat „Präphyson" verwendet und an normalen Menschen und Tieren in dieser Richtung ausprobiert. Damit konnte er bei genügend großer Dosierung sowohl am Menschen als auch an Tieren eine Hyperglykämie erzeugen. An hypophysengeschädigten Hunden wurde erniedrigter Nüchternblutzucker, abnorm starke hyperglykämische Reaktion auf Adrenalin und Zucker, abnorm große Empfindlichkeit gegen Insulin mit Shockerscheinungen bei minimalen Dosen und ähnliches beobachtet. Durch Injektion von Hypophysenvorderlappen-Extrakt wurde die Insulinwirkung abgeschwächt und sogar aufgehoben, so daß es möglich war, bei normalen und hypophysektomierten Tieren eine bedrohliche Hypoglykämie zu verhindern. Lucke glaubt, daß damit die Annahme eines im Hypophysenvorderlappen produzierten, spezifisch auf den Kohlehydratstoffwechsel eingestellten und dem Insulin entgegengerichteten Hormons experimentell gesichert sei. Von einer Isolierung solcher Substanz kann jedoch nicht die Rede sein. Der Stoff wird als chemisch sehr labil angegeben und unterscheidet sich nach den noch sehr rohen Angaben des Autors von den anderen Hormonen des Vorderlappens hauptsächlich durch seine außerordentlich leichte Zerstörbarkeit schon bei kurzer Hitzeeinwirkung selbst unter Luftabschluß. Lucke hat diesen Stoff auch „kontrainsuläres" Hormon genannt.

f) Pankreotropes Hormon. Auch auf das Pankreas soll mit bestimmten Extrakten aus Hypophysenvorderlappen-Gewebe nach Anselmino, Herold und Hoffmann (1933) ein Effekt zu erzielen sein; und zwar besteht dieser im wesentlichen in einer Vergrößerung der vorhandenen Langerhansschen Inseln, die außerdem an Zahl zunehmen, sich also nach Auffassung der Autoren regelrecht neu bilden, und zum Teil miteinander verschmelzen. Als Testobjekt wurden Ratten verwendet, bei denen die Inseln besonders spärlich im übrigen

---

[1] Siehe auch die Arbeiten von Lucke und Mitarbeitern.

Pankreasgewebe verteilt liegen. Während sich bei normalen Tieren gewöhnlich nur eine solche im mikroskopischen Blickfeld findet, zeigten sich bei den behandelten bis zu 4 und mehr. Trotzdem die physikalisch-chemischen Eigenschaften dieser im Ultrafiltrat bei schwach saurer Reaktion angeblich abzutrennenden wirksamen Substanz weitgehend mit denjenigen des thyreotropen und gonadotropen Hormons übereinstimmen, soll sie mit diesen letzteren nicht identisch sein. Es werden Stoffwechselwirkungen bei diesen Versuchen beschrieben, die auf eine gesteigerte Insulinausschüttung zurückgeführt werden. Eine Abtrennung gegenüber der auf die Nebennieren wirkenden, obenbeschriebenen Substanz wird — als einzige Gemeinsamkeit mit den anderen für völlig isoliert angesehenen Hypophysenvorderlappen-Wirkstoffen — als bisher nicht möglich angegeben.

g) Parathyreotropes Hormon. Ebenfalls nach neueren Untersuchungen von Anselmino, Hoffmann und Herold (1933, 1934) soll der Hypophysenvorderlappen noch ein Hormon mit einer spezifischen Wirkung auf die Nebenschilddrüsen enthalten. Die Autoren schließen dies daraus, daß sie mit Extrakten aus Vorderlappengeweben nicht nur eine Vergrößerung der Epithelkörperchen auf das 2—3fache bei männlichen Ratten erzielen konnten, sondern daß auch bestimmte Zellverschiebungen an den vergrößerten Drüsen festzustellen waren. Dabei wird als typisch angesehen, daß nach der Behandlung mit Vorderlappenextrakt die dunkleren Hauptzellen gegenüber den helleren stark in den Hintergrund treten und letztere aber stark vermehrt sind. Im Verein mit dem Fehlen der sog. oxyphilen Zellen, dem Verschwinden der intracellulären Fettkörnchen und einer auftretenden starken Gefäßreaktion werden diese Veränderungen als eine Art „Verjüngung" der Epithelkörperchen angesehen, ohne daß die Autoren eine endgültige Klarlegung der Bedeutung dieser Veränderungen geben können. Auch die Spezifität und eine exakte Abtrennung dieser Wirkungskomponente von den anderen Vorderlappenhormonen scheint nach den Ausführungen der Autoren auf Schwierigkeiten zu stoßen. Ein genauer Zusammenhang mit den Veränderungen der Nebenschilddrüsen, wie sie in der Schwangerschaft im Sinne der Hypertrophie, nach Fehlen der Hypophyse als Atrophie, eintreten und wie sie an anderer Stelle dieses Handbuches beschrieben werden, ließ sich noch nicht konstruieren.

g) Lactationshormon. Eine speziell die Milchsekretion fördernde Wirkung des Hypophysenvorderlappens geht aus den Arbeiten von Corner, Frey, Stricker und Grueter, hauptsächlich aber von Riddle hervor. Wir werden darauf jedoch an anderer Stelle (Kapitel „Milchsekretion" im Abschnitt „Placenta und Schwangerschaft") eingehen.

Wie wir aus dieser Zusammenstellung ersehen, müssen dem Hypophysenvorderlappen außer seiner wichtigen gonadenstimulierenden Wirkung noch eine ganze Reihe anderer hormonaler Funktionen zugeschrieben werden. Wie wir weiterhin gesehen haben, soll für jede dieser Funktionen auch ein besonderes spezifisches Hormon verantwortlich sein. Dabei sind diese spezifischen Einzelhormone so gut wie alle in den allerletzten Jahren erst „entdeckt". Und wenn man die Literatur übersieht, könnte man leicht in die Verlegenheit kommen zu denken: Wenn es noch mehr Drüsen mit innerer Sekretion gibt, für deren Beeinflussung noch kein ursächliches Hormon im Hypophysenvorderlappen nachgewiesen ist, so wird wohl auch für diese bald ein solches nachgewiesen werden. Das soll keine Kritik des Frauenarztes an den einwandfreien Ergebnissen des Hormonchemikers sein. Es soll damit lediglich zum Schluß die Frage nach dem Verständnis und biologischen Verstehen dieser Zusammenhänge aufgeworfen werden. Der biologisch denkende Mediziner kann sich sehr wohl die Mannigfaltigkeit der Funktionen in einer Drüse mit innerer Sekretion vorstellen, wie sie hier für den Hypophysenvorderlappen vorliegt. Er kann ebenso mit dem Begriff der innersekretorischen Korrelationen in der Potenz arbeiten. Es ist ihm aber wohl kaum möglich, in einer derartigen Drüse (genau genommen in einem kleinen Anteil dieser Drüse) — sei sie auch noch so kompliziert gebaut — für jede dieser Funktionen einen besonderen, von jedem anderen völlig verschiedenen Wirkstoff zu sehen. In diesem Zusammenhang sei an das primäre Schlagwort Zondeks erinnert, wonach der Hypophysenvorderlappen als der „Motor der Sexualfunktion" die dem Ovarium übergeordnete innersekretorische Drüse darstellt; ein Wort, das sich aber hinsichtlich seiner sinngemäßen Auffassung eine beträchtliche Wandlung gefallen lassen muß, seitdem einwandfrei erwiesen ist, daß nicht nur der Hypophysenvorderlappen das Ovar, sondern auch das Ovar — und nicht in geringem Maße — den Hypophysenvorderlappen reguliert. Ich wage es deshalb hier — dem Nicht-physiologischen Chemiker und dem Mediziner sicherlich zum Trost — das auszusprechen, was ich in dieser Beziehung für die vielen nachgewiesenen, in ihrer Wirkung so bedeutungsvollen Hormone des Hypophysenvorderlappens glaube: Ich glaube an die mannigfaltige Funktion dieser Drüse mit innerer Sekretion, zum mindesten an das Eingeschaltetsein derselben in das Gesamtgetriebe des ganzen endokrinen Systems. Ich kann aber nicht glauben an die so mannigfaltige Produktion so verschiedener und besonderer einzelner Wirkstoffe an einem Ort und einer Stelle. Vielleicht bringt uns auch darin eines Tages der analysierende Chemiker die endgültige Klärung — so wie es bei den Hormonen des Ovariums bald der Fall zu sein scheint. Es ist jedenfalls wichtig für uns zu wissen, daß (außer der bisher noch geringen Anwendung des thyreotropen Hormons in der inneren Medizin) noch keines der hier genannten Hormone überhaupt allgemein eine praktische Bedeutung gewonnen hat, geschweige denn für die Frauenheilkunde im besonderen.

2. Hypophysenmittellappen.

Wir wollen an dieser Stelle auf die Streitfrage, ob es beim Menschen einen demjenigen bei Tieren gleichzusetzenden Mittellappen überhaupt gibt, ob die beim Menschen sog. Markschicht eine besondere Funktion hat oder nicht und ob überhaupt die Verhältnisse am Tier in dieser Beziehung mit denjenigen am Menschen zu vergleichen sind, nicht eingehen. Tatsache ist, daß von einem wirksamen Mittellappenprodukt bis vor einigen Jahren nichts bekannt gewesen ist. Tatsache ist aber auch, daß man entsprechend der engen Verbundenheit der genannten Hypophysenpartie hauptsächlich mit dem Hinterlappen schon oft die Frage aufgeworfen hat, ob nicht die Wirksamkeit gewisser Extrakte aus Hypophysenhinterlappen dem Umstand zuzuschreiben seien, daß meistens bei einer derartigen Extraktion die gleichzeitige Mitgewinnung einer eventuellen Wirksubstanz des Zwischenlappens gerade für die „Hinterlappenwirkung" verantwortlich sei. Jedenfalls haben B. Zondek und Krohn (1932) sich der Frage nach einer speziellen Wirksubstanz des Mittellappens besonders gewidmet und sind dabei auch zu Resultaten gelangt, die erwähnenswert sind. Wie wir im folgenden noch kurz hören werden, ist eine besonders bei der Extraktion von Hinterlappengewebe zu gewinnende melanophorenausbreitende Substanz an Fröschen nachgewiesen. Zondek und Krohn glauben auf Grund ihrer Untersuchungen den Beweis erbracht zu haben, daß ein zwar von dieser melanophorenausbreitenden Substanz des

Hinterlappens verschiedener, aber gleichzeitig in ähnlichem Sinne wirksamer Stoff sich vornehmlich im Mittellappen findet und deshalb dort auch gebildet wird. Die Autoren verwandten als Testmethode die intensive Rotfärbung an den Ansatzstellen der Brust-, Bauch- und Afterflossen von Elritzen, wobei sie auf Grund der Zusammenhänge mit dem Sexualleben dieser Fische zunächst eine Beeinflussungsmöglichkeit durch das Sexualhormon des Hypophysenvorderlappens vermuteten. Die Anwendung des aus Harn von schwangeren Frauen gewonnenen gonadotropen Hormons zeigte jedoch einen völlig negativen Effekt. Mit Extrakt aus Hypophysenvorderlappen-Gewebe ließ sich jedoch die typische Verfärbung bei der Elritze erzielen, auch wenn dieser Extrakt von seiner ovariumstimulierenden Wirkung vorher frei gemacht worden war. Es gelang dann, dieses Pigmenthormon als wirksamen Stoff zu isolieren. Sie definierten dabei die Testeinheit folgendermaßen: Als eine Einheit wird diejenige kleinste Menge Hormon bezeichnet, welche imstande ist, $^1/_2$ Stunde nach der Einspritzung auf die Dauer bis zu 4 Stunden die Rotfärbung bei 3 von 5 Elritzen hervorzurufen. Sie wird als 1 PE. = Phoxinuseinheit (Elritze = Phoxinus laevis) bezeichnet und die Reaktion ER = Erythrophorenreaktion genannt. Das Hormon wird durch Extraktion in $^1/_4$%iger Essigsäure der zerkleinerten, in Aceton getrockneten Drüsen gewonnen. Es hat keine Wirkung auf Herz, Gefäße, Blutdruck und glatte Muskulatur. Es steigert den Grundumsatz und bewirkt an der Schilddrüse Kolloidverdünnung. Durch Hitze wird die Wirksamkeit nicht zerstört. — Dieses Hormon wurde nun nicht etwa nur im Mittellappen von Tieren gefunden, sondern auch im Vorder- und Hinterlappen und auch in der menschlichen Hypophyse. Beim Menschen wurde durch quantitative Analyse von 60 Hypophysen ein Durchschnittsgehalt von 7000 PE. pro Drüse ermittelt. Bei Urämiefällen war am wenigsten zu finden (2000 PE.), bei Glykämie und hypophysärer Fettsucht am meisten (11000 PE.). Die Analyse der Hypophyse von Rindern ergab:

Vorderlappen . . . . 4000 PE.
Mittellappen . . . . 600 PE.
Hinterlappen . . . . . . 25000 PE.

Danach scheint zunächst der Mittellappen am wenigsten zu enthalten und es sich kaum um ein dort gebildetes Hormon zu handeln. Die Autoren berechneten jedoch den Gehalt an pro Gramm Gewebe; dann ergab sich:

Vorderlappen . . . . . . 2875 PE. pro g
Mittellappen . . . . 80000 PE. pro g
Hinterlappen . . . . . . 11904 PE. pro g

Da bei dieser pro Gramm-Berechnung der Mittellappen weitaus das meiste dieses spezifischen Hormons enthält, wird er als die Bildungsstätte desselben angenommen und das Hormon mit dem Namen „Intermedin" belegt. Zondek und Krohn haben dann das Intermedin rein dargestellt, wobei sich die ursprünglich beobachtete thyreotrope Wirkung als durch Beimengungen aus dem Hypophysenvorderlappen hervorgerufen erwies. Auch die spezifischen Wirkungen der sonstigen Hypophysenhormone sollen dem Intermedin abgehen. Jores hat sich mit eingehenden, vor allem quantitativen Untersuchungen über dieses Hormon befaßt[1]. Eine praktische Bedeutung hat es bisher noch nicht.

---

[1] Siehe auch die Untersuchungen von Giersberg (1932).

3. Hypophysenhinterlappen.

Die Wirkung von Extrakten aus Hypophysenhinterlappen-Gewebe ist zu allgemein bekannt, ihre Anwendung in der Geburtshilfe — seit der Einführung derselben über die Nachgeburtsperiode hinaus auch in die übrigen Geburtsphasen durch Hofbauer — zu allgemein verbreitet, als daß hier ein Eingehen auf Einzelheiten erforderlich wäre. Und doch ist gerade die neuere Hormonforschung nicht vorübergegangen an der Klärung von Einzelheiten auch dieses Wirkstoffes. Bis vor einigen Jahren verbanden wir mit dem Begriff des „Hinterlappenextraktes" fast ausschließlich die Wirkung einer Anregung und vor allem einer Verstärkung der Uteruskontraktionen. Wenn wir dabei andere Erscheinungen wie die Stimulierung der übrigen glatten Muskulatur, die Blutdrucksteigerung oder die Diuresebeeinflussung beobachteten, so wurden diese meistens als Nebenwirkungen oder auch als die Wirkung von Beimengungen der Extrakte aufgefaßt, zumal sie nicht regelmäßig in Erscheinung traten. Eine solche Auffassung mußte bestärkt werden, wenn z. B. eine Blutdrucksteigerung am Menschen lediglich nach intravenöser Applikation des Extraktes, dagegen nicht nach Zufuhr auf anderem Wege beobachtet wurde; oder wenn selbst die uteruskontrahierende Wirkung nur nach parenteraler und nicht nach peroraler Verabreichung eintrat. Die neueren Forschungen haben aber gelehrt, daß es sich dabei um die Einzelwirkungen von durchaus voneinander zu trennenden verschiedenen Stoffen handle.

Kamm und Bugbee ist diese Trennung in zunächst zwei Hormone gelungen, die sie in wässerige Lösung bringen konnten. Die Spezifität des einen dieser Hormone besteht in dessen kontraktionsanregender Wirkung auf den Uterusmuskel, wobei die übrige glatte Muskulatur des Organismus nicht stimuliert wird. Die Autoren haben diese, das α-Hypophamin darstellende Komponente, Oxytocin genannt. Unter dem allgemein bekannten Namen Orasthin befindet es sich in Deutschland im Handel. Wesentlich ist auch, daß dem Oxytocin ein Einfluß auf den Blutdruck, selbst bei intravenöser Injektion, entweder vollständig abgehen soll oder wenigstens nur äußerst gering ist. Die zweite Komponente, das β-Hypophamin, ist von den Autoren als Vasopressin bezeichnet worden und befindet sich in Deutschland als sog. Tonephin im Handel. Diesem Hormon kommt nun die allgemeine Wirkung im Sinne der Kontraktionsanregung der übrigen glatten Muskulatur des Organismus zu, während die Uterusmuskulatur von ihm kaum beeinflußt wird. Als wesentlicher Ausdruck seiner Wirksamkeit auf die glatte Muskulatur dürfte die besondere Anregung der Darmperistaltik angesehen werden. Ferner wirkt das Vasopressin — entsprechend seinem Namen und entgegen dem Orasthin — stark blutdrucksteigernd. Die von Hinterlappenextrakten bekannte Wirkung der Diuresehemmung kommt ebenfalls der vasopressorischen Komponente zu. Allerdings soll nach neueren Untersuchungen von Barnes, Regaud und Buens auch eine für die Diuresehemmung speziell verantwortliche Komponente aus Hinterlappenextrakt zu isolieren sein.

Von diesen Wirkungen des Hinterlappenextraktes völlig verschieden ist nun ein weiterer, seit längerem bekannter Effekt, der sich mit Hinterlappenhormon erzielen läßt und in dem man ursprünglich einen spezifischen Test sah; das ist die Ausbreitung der Melanophoren. Während jedoch die uteruskontrahierende Wirkung durch das Oxytocin, die Stimulierung der glatten Muskulatur (besonders des Darmes) und die Blutdrucksteigerung durch das Vasopressin und ferner die Hemmung der Diurese durch letzteres oder durch eine besondere, davon abzutrennende Komponente am Menschen einwandfrei nachzuweisen sind, ist hinsichtlich der Bedeutung der melanophoren-ausbreitenden Wirkung von Hypophysenhinterlappen-Extrakten am Menschen nichts bekannt. Dieser Effekt ist bis heute lediglich im Tierversuch beobachtet, und zwar zuerst an Kaulquappen (Allen und Swingle) und dann an Fröschen (Hogben und Winton). Die Bedeutung dieses letzteren Faktors für den Organismus der Frau oder gar für deren Genitalfunktion ist also noch keineswegs klar, obgleich sich — wie wir weiter unten sehen werden — gerade das Vorkommen dieser Hormonkomponente im Organismus der Frau bisher hat am einwandfreiesten nachweisen lassen.

Außer diesen Wirkungen ist noch eine Reihe anderer bekannt, von denen aber meistens kaum gesagt werden kann, ob sie für den Hypophysenhinterlappenextrakt im ganzen genommen spezifisch sind, geschweige denn für eine bestimmte Wirkung einer seiner hormonalen Komponenten. So beobachtete W. Raab in experimentellen Untersuchungen, daß nach Injektionen von Hinterlappenextrakt eine Herabsetzung im Fettgehalt des Blutes unter gleichzeitiger Anreicherung des Fettgehaltes der Leber eintrat. Er schreibt deshalb dem Hinterlappenextrakt eine regulierende Wirkung im Fettstoffwechsel zu. Allerdings meint dieser Autor, daß der von ihm „Lipoitrin" genannte Faktor nicht im Hinter- sondern im Vorderlappen der Hypophyse seine eigentliche Bildungsstätte habe, daß er auf dem Wege über den Hinterlappen abgegeben werde und sich deshalb dort vermehrt fände. Beide muskelwirksamen Komponenten des Hinterlappens bewirken nach Castex und Schteingart, welche die Ergebnisse von Nizescu und Gavrila bestätigten, eine Steigerung des Grundumsatzes, wenn sie in hohen Dosen (10—20 Einheiten) gegeben wurden. Diese Untersuchungen wurden am Menschen durchgeführt; die Stoffwechselsteigerung hält nur sehr kurze Zeit an. Auch eine zentralnervöse Angriffsfähigkeit des Hinterlappenextraktes ist insofern angenommen worden, als es nach Injektionen im Tierversuch zu Pulsverlangsamungen (Vagus) kommt, die beim Menschen ebenfalls — allerdings nach großen Dosen — auftritt (Leschke). Die Herztätigkeit soll eine Änderung in dem Sinne erfahren, daß es zur Dilatation des Herzens und zu einer Zunahme des Minutenschlagvolumens kommt, akute Veränderungen, die an einem Tier von einem Autor beobachtet, am anderen Tier von anderen nicht bestätigt oder sogar als gegenteilig befunden wurden. Untersuchungen mit einheitlichen Ergebnissen über eine positive Wirkung auf das menschliche Herz liegen kaum vor, obgleich das Eintreten einer Pulsverlangsamung nach intravenöser Injektion hoher Dosen des Hinterlappenextraktes auch beim Menschen eine Erfahrungstatsache darstellt. Andererseits wird ja wohl eine von manchen berichtete, der Blutdrucksteigerung vorangehende initiale Blutdrucksenkung bei der Injektion von Hinterlappenextrakt auf eine vorübergehende Herzwirkung zurückzuführen sein. Krogh hat allerdings kurze initiale Blutdrucksenkungen auch nach Injektion anderer Stoffe beobachtet und möchte diese generell als bloße Stichreaktion aufgefaßt wissen. Von Abel und Mitarbeitern ist·behauptet worden, daß eine zweite Hypophysenhinterlappen-Injektion, also eine solche, die man nach einer gewissen Zeit auf eine vorangegangene Injektion folgen läßt, eine echte Umkehrwirkung im Sinne einer regelmäßigen Blutdrucksenkung hervorrufe. In Versuchen mit gereinigten Präparaten ist das von Stehle widerlegt worden. Den Geburtshelfer dürften die Angaben von Weil, Boye und La-Barre interessieren, nach denen es unter dem Einfluß von Hypophysenhinterlappen-Extrakt zu einer Änderung der Blutgerinnungszeit infolge beschleunigter Bildung von Thrombin kommt. Allerdings sollen auch hier wieder Unterschiede in dem Sinne bestehen, daß das Vasopressin zwar blutgerinnungsbeschleunigend, das Oxytocin dagegen -verzögernd wirkt. Nach vorangegangenen Blutungen tritt nach Curtis und Pickering für das Oxycotin jedoch wieder das Gegenteil ein, so daß dieses dann ebenfalls die Blutgerinnung beschleunigen hilft. Wenn diese Untersuchungen sich bestätigen sollten, so ist das für die Verhältnisse in der Nachgeburtsperiode oder für die Zeit nach der Geburt hinsichtlich der Anwendung dieser Stoffe natürlich nicht unwichtig. Dem Hypophysenhinterlappen-Extrakt ist fernerhin von verschiedenen Seiten ein Einfluß auf die Milchsekretion zugeschrieben worden, und zwar soll diese bei lactierenden Tieren vermehrt werden. Von Blair-Bell und Schäfer wird dies jedoch nicht als eine spezifisch hormonale, auf die Drüsensekretion gerichtete Wirkung angesehen. Diese Autoren erklären den gelegentlich zu beobachtenden Effekt als Teilerscheinung der bekannten allgemeinen Stimulierung der glatten Muskulatur. Es soll dadurch eben lediglich zu einer vorübergehend stärkeren Auspressung des Milchdrüsensekrets kommen. Für letztere Annahme haben Turner und Slaughter erhärtende Anhaltspunkte durch experimentelle Untersuchungen an Milchkühen gewonnen. Sie injizierten eine bestimmte Menge Extrakt pro 100 Pfund Lebendgewicht und beobachteten danach in den ersten 30 Minuten sowohl eine Steigerung der Milchmenge als auch ihres prozentualen Fettgehaltes, wobei das Maximum der Milchabgabe in den ersten 10—20 Minuten lag und von der zugeführten Extraktmenge abhängig war. Dann aber folgte eine durchschnittlich 10 Stunden dauernde Hemmung beider Effekte. Diese Autoren meinen auf Grund ihrer Untersuchungen, daß es sich bei der Wirkung der Hypophysenhinterlappen-Extrakte auf die Milchdrüse keineswegs um eine tatsächliche Vermehrung der Sekretion handeln könne, sondern daß lediglich die in den Drüsengängen retinierte Restmilch ausgepreßt würde. Fauvet kommt jedoch auf Grund seiner Untersuchungen zu anderen Schlußfolgerungen. Er erzeugte bei infantilen Meerschweinchen durch Follikelhormon Wachstum der Milchdrüsen. Wurde dann nachfolgend Hinterlappenextrakt injiziert, so kam es zu einer starken Milchsekretion, während sich bei denjenigen Tieren, die kein Hypophysin injiziert erhielten, die Drüse rasch wieder zurückbildete. Wie wir aber schon gehört haben, wurde gleiches auch mit Vorderlappenextrakt erzielt (s. dort), so daß diese Verhältnisse durchaus noch nicht endgültig geklärt sind.

Da Hinterlappenextrakte kontrahierend auf die Uterusmuskulatur wirken, der Zustand der Uterusmuskulatur aber abhängig ist von der jeweiligen Stimulierung durch die Ovarialhormone, bestehen zwischen diesen und dem Hinterlappenhormon natürlich indirekte Beziehungen, wie wir in der Abhandlung über die Ovarialhormone schon gehört haben und weiter unten des weiteren hören werden. Direkte Beziehungen zur Genitalfunktion, also zur Zykluskausaldrüse Ovarium sind bisher jedoch kaum aufgedeckt. Siegert hat sich bereits 1929 mit dieser Frage beschäftigt und ist zu einigen interessanten Resultaten gekommen. Es wurden von Meerschweinchen, die sicher noch nicht geboren hatten, zu verschiedenen Zyklusphasen und nach der Kastration die Hypophysen gewonnen, dann Hinterlappenextrakte hergestellt und in ihrer Wirksamkeit auf Uteruskontraktionen geprüft. Dabei zeigte sich, daß die Extrakte aus Kastratenhypophysen bedeutend weniger wirksam waren als diejenigen aus normalen. Auch nach Röntgenkastration war die Aktivität des

Hinterlappenextraktes der betreffenden Tiere verändert, jedoch keineswegs so stark herabgesetzt wie nach operativer Entfernung der Ovarien. Es wechselte der Gehalt an uteruswirksamer Substanz im Hinterlappen röntgenkastrierter Tiere derart, daß sich zum Teil größere, zum Teil niedere und zum Teil gleiche Werte wie bei normalen Tieren ergaben. Diese Befunde werden mit der Eigenart des biologischen Effekts der Röntgenbestrahlung auf die Ovarialhormonproduktion in Zusammenhang gebracht. Siegert schließt aus seinen Untersuchungen, daß die Sekretion des Hinterlappens vom Ovarium aus reguliert wird, und zwar auf dem Wege über die vegetativen Zentren des Zwischenhirns. Über die Beeinflussung anderer innersekretorischer Drüsen durch den Hypophysenhinterlappen ist noch weniger bekannt. Nicht einmal über die Beziehungen zwischen Vorderlappen und Hinterlappen der Hypophyse kann etwas anderes ausgesagt werden als bloße Vermutungen. Diese aber lassen wegen der Kompliziertheit der Vorgänge in der Schwangerschaft bei unseren heute so genauen Kenntnissen über den Vorderlappen der Spekulation so lange weiten Raum, als im Gegensatz dazu unser positives Wissen über die Funktion des Hinterlappens noch so verhältnismäßig minimal ist. Interessant ist in dieser Beziehung folgendes: Während die Entfernung des Vorderlappens in der Gravidität mit der sofortigen Unterbrechung der Schwangerschaft verbunden ist, zieht die Exstirpation des Hinterlappens keine nachweislichen Folgen nach sich. Sogar die Geburt verläuft ohne Anwesenheit des Hinterlappens normal. Ph. E. Smith (1932) hat zu dieser Frage einen interessanten und wichtigen Beitrag geliefert. Es wurde bei weiblichen Ratten vom Pharynx her an den Hinterlappen herangegangen und dieser dann durch negativen Druck mittels einer dünnen Kanüle ausgesogen. Dabei ging natürlich immer auch ein Teil des Vorderlappens verloren, was aber für die Generationsvorgänge so lange ohne Bedeutung war, wie noch $^1/_3$ dieser Drüse (d. h. vom Vorderlappen) bestehen blieb[1]. Die Vollständigkeit der Hinterlappenentfernung wurde später in mikroskopischen Serienschnitten nachgewiesen. Bei 9 von 12 Tieren gelang die vollständige Entfernung. Von diesen 9 Tieren wurden 6 normal schwanger, hatten eine normale Trächtigkeitsdauer und eine durchaus normale Geburt. Ein Tier wurde sogar 2mal schwanger, bevor es getötet wurde. Ferner war normal: die Anzahl der Jungen, das Gewicht derselben, die Lactation, die Gewichtszunahme der von den hypophysenhinterlappenlosen Müttern gestillten Jungen. Der Autor schließt daraus, daß der Hinterlappen weder für das Auftreten von Uteruskontraktionen noch für die Milchsekretion erforderlich sei. Er glaubt sogar, daß die uteruswirksame Komponente nicht im Hinterlappen selbst, sondern im Hypophysenstiel oder noch wahrscheinlicher im Hypothalamus gebildet würde.

Nach dieser Abschweifung, aus der wir ersehen, daß dem Hypophysenhinterlappen manche Funktion zugeschoben wird, für die noch kein einwandfreier Beweis vorhanden ist, kehren wir zu dem Positiv-Bekannten zurück und wollen dasjenige herausheben, was an neueren Ergebnissen über die uteruskontrahierende, die blutdrucksteigernde, die diuresehemmende und die melanophorenausbreitende Wirkung für die Frauenheilkunde Bedeutung gewinnen könnte oder schon gewonnen hat.

---

[1] Ähnliche Untersuchungen siehe bei Allan und Whiles (1932), Smith und White, Selye und Collip (1933), Firor (1933) und von Pencharz und Long (1933).

a) Die uteruskontrahierende Komponente.

Kamm und Bugbee ist es in gemeinsamer Arbeit mit Aldrich, Grote und Rowe im Jahre 1928 gelungen, eine uteruswirksame Komponente aus dem Rohextrakt von Hypophysenhinterlappen-Gewebe abzutrennen. Die Durchführung dieser Untersuchungen geschah mit derartig enormen Mengen Ausgangsmaterial und unter sorgfältigsten chemisch-biologischen Prüfungen, daß an der Einheitlichkeit und Spezifität dieser Substanz nicht mehr gezweifelt werden kann. Wenn auch ein Faktor wie die Blutdrucksteigerung nach intravenöser Injektion auf den ersten Blick der uteruskontrahierenden Komponente biologisch gedacht nicht unverwandt erscheint, so gelang den Autoren die Trennung der beiden Komponenten doch fast vollständig. Zwar enthält nach ihren Angaben der übrigbleibende Extrakt mit blutdrucksteigernder Wirkung immer noch 2—4% des uteruskontrahierenden Wirkungsfaktors; jedoch ist letzterer noch vollständiger zu isolieren. Es wurden Fraktionen der uteruswirksamen Komponente dargestellt, die nur noch 1 bis höchstens 2% der sonst im Gesamtrohextrakt vorhandenen blutdrucksteigernde Komponente enthielten. Beide Endprodukte sind gut wasserlöslich und stellen farblose Trockenpulver dar. Ein weiterer Beweis für die Spezifität jedes der beiden Fraktionen wurde durch die retrograde Mischung derselben erbracht. Wurden nämlich die Endprodukte im Verhältnis ihrer Einzelwirksamkeit wieder vereinigt, so ergab sich ein Produkt, daß sich physiologisch genau wie der Ausgangsextrakt verhielt. Von den Autoren wird auf die besondere Empfindlichkeit der uteruswirksamen Komponente hingewiesen, deren Extraktion mit 0,1—1,0%iger (am besten 0,25%) Essigsäure erfolgen muß. Dementsprechend ist auch die beste Haltbarkeit bei einem bestimmten p_H-Wert gewährleistet. Das ist für den Gebrauch dieser Präparate in der Therapie nicht unwichtig, weil dadurch unter Umständen ihre Wirksamkeit zeitlich beschränkt wird.

Die Untersuchungen der obengenannten Autoren waren nur möglich unter Anwendung eines bestimmten, festliegenden Testes für die uteruswirksame Substanz. Ein solcher Test, durch welchen die Einheit für dieses Hormon garantiert werden kann, liegt seit den Untersuchungen von Vögtlin (1925) vor. Die Standardisierung nach „Vögtlin-Einheiten" wird seither an juvenilen Meerschweinchenuteri vorgenommen. Vögtlin hat damals (1925) ein Acetontrockenpulver als internationales Standardpräparat hergestellt. Aus 3,5 mg frischen Hypophysenhinterlappen-Gewebes von Rindern ergaben sich bei der Darstellung nach Vögtlin 0,5 mg Trockensubstanz. Diese 0,5 mg Pulver werden als eine internationale Einheit bezeichnet. Für die Geburtshelfer ist die Einführung einer solchen internationalen Einheit natürlich von größter Bedeutung gewesen; denn vor dieser Standardisierung wurden die im Handel befindlichen Hinterlappenpräparate lediglich nach den Mengen bezeichnet, die sie an Milligrammsubstanz enthalten sollten. Daß dabei die größten Schwankungen vorkamen, hat nicht nur die praktische Anwendung, sondern vor allem später auch die genaue systematische Austestierung gezeigt. Trendelenburg hatte, u. a. zusammen mit Borgmann, bereits 1923 nachgewiesen, wie enorm groß die Schwankungen an tatsächlichem Gehalt wirksamer Substanz im Gegensatz zu den damaligen Deklarierungen waren. Ja, selbst nach der Einführung einer internationalen Einheit wurden noch nennenswerte Abweichungen gefunden. Schüller und Trendelenburg haben noch 1928 eine ganze Reihe von Handelspräparaten, die bereits nach Vögtlin-Einheiten deklariert waren, als beträchtlich schwankend in ihrer tatsächlichen Wirksamkeit gefunden. Dabei wurde sowohl an Meerschweinchen- als auch an Schafsuteri (Uteri von $^3/_4$ Jahr alten Lämmern) testiert.

Die Standardisierungsfrage für Hypophysenhinterlappen-Hormon ruht im übrigen keineswegs. Es sind immer wieder andere Methoden als die durch Kontrolle der Uteruskontraktionen am Meerschweinchen von verschiedenen Autoren[1] empfohlen worden; so die Ausbreitung der Melanophoren in der Froschhaut, die Diuresehemmung — gemessen am Blasenfistelhund (Molitor, Pick und Kestranek) —, Capillarreaktionen (Simmonet) usw. Es unterliegt aber wohl keinem Zweifel, daß der Geburtshelfer am besten mit dem Hinterlappenhormon arbeitet, das an derjenigen Wirkung testiert ist, die er mit ihm erzielen will; nämlich der Uteruskontraktionserregung. Und dies um so mehr, als die tatsächliche Verschiedenartigkeit der Substanzen mit den genannten einzelnen Wirkungen doch mehr und mehr klargestellt wird. Jedoch auch für die Auswertung der Uteruskontraktionen sind von namhaften Autoren verschiedene Methoden proklamiert worden. Im allgemeinen dürfte das alte von Dale angegebene und von Vögtlin vereinheitlichte Verfahren am isolierten Meerschweinchenuterus auch noch heute den Vorzug haben. Wie schon erwähnt, sind in Deutschland von Trendelenburg und von Schübel mehrfach Arbeiten über dieses Thema erschienen, wobei letzterer in neuerer Zeit die Testierung am puerperalen Uterus der lebenden Katze empfiehlt.

Was nun die pharmakologische Bedeutung des uteruskontrahierenden Hypophysenhinterlappen-Hormons für die Geburtshilfe und Gynäkologie angeht, so wollen wir hier von den so bekannten Anwendungsmöglichkeiten in der Therapie am Menschen absehen. Experimentelle Arbeiten der letzten Jahre haben aber zu Ergebnissen geführt, die für das Verständnis der Zusammenhänge beim Angriff des Hypophysenhinterlappens an der glatten Muskulatur des Uterus für den Gynäkologen von Wichtigkeit sind und auf die deshalb hier eingegangen werden muß.

1. Die Kontraktionen des menschlichen Uterus auf die Zufuhr von Hypophysenhinterlappenhormon hin werden natürlich am allerbesten erfolgen, wenn intravenös injiziert wird.

2. So imponierend wie nun diese Kontraktionen am herausgeschnittenen Objekt des Tierpräparates (Magnus-Kehrer-Präparat) sind, oder auch am Bauchfensterkaninchen (v. Mikulicz-Radecki, B. Zondek)[2], so wenig läßt sich von ihnen an der nichtschwangeren Frau etwas nachweisen.

Aber auch bei intravenöser Injektion gelingt es ohne besondere Behelfsmaßnahmen nicht, den Nachweis von Uteruskontraktionen zu führen. Eine Ausnahme davon bildet der schwangere Uterus. Davon ausgehend hat Höhne eine besondere Methode ersonnen, die Differentialdiagnose zwischen schwangerem und durch andere Prozesse verändertem Uterus zu stellen. Wenn man nämlich bei einer schwangeren Frau intravenös Hypophysenhinterlappen injiziert unter gleichzeitiger gynäkologischer Untersuchung, so kann die darauf folgende Uteruskontraktion palpatorisch deutlich wahrgenommen werden. Bei z. B. durch Myom vergrößertem Uterus soll das nicht der Fall sein. Dieses sog. „Höhnesche Schwangerschaftszeichen" findet sich in der ausländischen Literatur als von Lörincz

---

[1] Hogben und Winton; Trendelenburg.
[2] Neuerdings ausführlich von Pompen (Lit. siehe im Kapitel „Ovarium").

angegeben und ist in letzter Zeit sowohl dort wie auch in Deutschland der Nachprüfung unterzogen worden. Reeb (1930) findet bei einer Nachprüfung an 8 Fällen, daß es sich bei dieser Reaktion um eine ausgezeichnete Möglichkeit handelt, den graviden Uterus von ihn umgebenden Tumoren abzugrenzen. Und zwar hält er diese Methode — vor der 17. Schwangerschaftswoche angewandt — für eine der sichersten und ungefährlichsten, eine fragliche Schwangerschaft von anderen Prozessen abzugrenzen. H. Küstner (1930) hat in Deutschland eine eingehende Nachprüfung vorgenommen. Es werden $1^1/_2$ Vögtlin-Einheiten langsam (d. h. in etwa $^1/_4$—$^1/_2$ Minute Dauer) intravenös injiziert. Nach etwa $^1/_2$—$^3/_4$ Minuten erfolgt dann eine kräftige Kontraktion, wenn es sich um einen graviden oder puerperalen Uterus handelt. Trotzdem der Uterus dabei „steinhart" wird, geben die Autoren an, daß es dadurch niemals zum Schaden für Mutter oder Fet komme. Zu denselben Resultaten kommen Pujohli, Brull und Ponjoan (1932), die angeben, daß das Hegarsche Schwangerschaftszeichen vorübergehend schwinde und daß die nach 20—40 Sekunden auftretende Uteruskontraktion von der Patientin als Schmerz empfunden werde und 5 bis 7 Minuten anhalte (verwandte Dosis „0,4 ccm Hypophysenhinterlappen-Extrakt"). Nach der Kontraktion wird der Uterus ohne jede weitere Folgen für die Gravidität wieder vollständig schlaff. Bei bestehenden Kreislaufstörungen verwendet H. Küstner eine Lösung des Hypophysenhinterlappen-Extraktes in 15 ccm einer 25%igen Kaloroselösung, nach deren Injektion vorkommende Störungen des Gefäßsystems geringer sein sollen. Wenn letzterer Autor erwähnt, daß „die Verlangsamung und das Ausbleiben der fetalen Herztöne auf der Höhe der Kontraktion sich in allen Fällen mit dem Nachlassen der Hypophysinwirkung ausgliche", so muß natürlich betont werden, daß dafür die Probe nicht gedacht ist. Denn wenn kindliche Herztöne überhaupt nachzuweisen sind, erübrigt sich die Diagnosestellung auf dem Wege der intravenösen Injektion von Hypophysenhinterlappenextrakt. Während bis vor einigen Jahren die für die Therapie am Menschen so bedeutungsvolle uteruskontrahierende Komponente des Hypophysenhinterlappens außer der eben genannten Auswertung für die Schwangerschaftsdiagnose keine weitere Ausnutzung erfahren hatte, ist dann vor allem von Knaus in Österreich und von Courrier in Frankreich auf besondere Beziehungen des Hypophysenhinterlappens zum jeweiligen Funktionszustand des Uterus hingewiesen worden. Diese Autoren fanden in experimentellen Untersuchungen am Kaninchen zunächst, daß die Reaktion des Uterus auf gleiche Mengen Hypophysenhinterlappen hin durchaus nicht immer gleichsinnig erfolgte. Die Tatsache, daß der schwangere Uterus sich ganz anders verhielt als der nichtschwangere, mußte ja derartige Beziehungen als wahrscheinlich annehmen lassen. Während sich nach Athias der Uterus kastrierter Tiere gleich dem normalen Organ verhält, fand Knaus am Kaninchen, daß der gar keine oder nur schwache Spontankontraktionen aufweisende Kastratenuterus auch kaum oder gar nicht auf Hypophysenhinterlappen reagiert. Eine energische akute Reaktion tritt jedoch während der Follikelphase ein, so daß also eine Sensibilisierung der Uterusmuskulatur durch Follikelhormon als Vorbedingung für die Angreifbarkeit des Hypophysenhinterlappens angesehen werden muß (s. ausführliches im Kapitel Follikelhormon). Das Wesentliche an den Untersuchungen von Knaus und Courrier[1] war nun, daß während der Corpus luteum-Phase eine ebenso offensichtliche Erschlaffung des Organs einsetzt und daß dann die Reaktionsfähigkeit auf Hypophysenhinterlappenhormon aufgehoben oder zum mindesten

---

[1] Literatur siehe Kapitel „Ovarium".

stark herabgesetzt ist. Knaus[1], der diese Untersuchungen in einer größeren Reihe von Veröffentlichungen brachte, hat dann folgendes festgestellt: Mit der Zunahme von neuen Reiffollikeln im Ovarium des schwangeren Kaninchens (also um den 17. Tag der Trächtigkeit bei diesem Tier) beginnt der Uterus wieder zunehmend mehr an Kontraktionsbereitschaft auf das Hypophysenhinterlappenhormon hin zu gewinnen, und zwar so, daß ein Maximum derselben zur Zeit des Eintritts der Geburt erreicht wird. Der Autor hat aus diesen Ergebnissen weitgehende Schlüsse gezogen, indem er nun die zunehmende Sensibilisierung der Uterusmuskulatur am Ende der Schwangerschaft und ihre zunehmende Bereitschaft zur Reaktion auf Hypophysenhinterlappenhormon für den Eintritt der Geburt verantwortlich machte. Die Berechtigung zu einem Vergleich mit den Verhältnissen am Menschen glaubt Knaus aus Untersuchungen während des mensuellen Zyklus der Frau herzuleiten. Er ging so vor, daß er den Uterus unter dem Röntgenschirm durch die sog. Uterosalpingographie darstellte und nun Hypophysenhinterlappen-Extrakt intravenös injizierte. Es ließ sich dann während der Follikelphase eine besondere Erregbarkeit des Uterus nachweisen, die dieser während der Corpus luteum-Phase verlor, und zwar akut, mit dem Follikelsprung beginnend. Genauer gesagt, nahm Knaus die Tatsache, daß um den 14., 15. Tag des Zyklus herum die Erschlaffung des Uterus eintrat zum Anhaltspunkt für seine Schlußfolgerungen. Kammerhuber und Siegmund[1] haben jedoch gezeigt, daß dieser Verlust der Kontraktionsbereitschaft während der Corpus luteum-Phase lediglich für das Kaninchen zutrifft, daß dagegen andere Tiere (Meerschweinchen, Ratte, Maus) anders reagieren. Von G.K.F. Schultze[1] ist dann auch gezeigt worden, daß die Reaktionsbereitschaft und -fähigkeit des menschlichen Uterus von seinem Füllungszustand abhängig ist, gleichviel ob es sich um eine Follikel- oder um eine Corpus luteum-Phase des mensuellen Zyklus handle. Die Übertragung der Ergebnisse am Kaninchen auf den Menschen (Lähmung der Uterusmuskulatur und Herabsetzung ihrer Kontraktionsfähigkeit auf Hypophysenhinterlappen hin) und die Berichte über das sog. Höhnesche Zeichen (Kontraktion gerade des frühschwangeren, also unter ausgesprochener Corpus luteum-Hormonwirkung stehenden menschlichen Uterus auf Hypophysenhinterlappen hin) stehen jedenfalls im Widerspruch zueinander. Wir wollen hier nicht auf alle einzelnen Arbeiten, die in dieser Frage zu einem „Für oder Wider" gekommen sind, eingehen, sondern erneut auf das an entsprechender Stelle über das Follikel- und Corpus luteum-Hormon Gesagte hinweisen. Eine Abhängigkeit der Kontraktionsbereitschaft des Uterus von seiner jeweiligen Stimulierung durch Follikelhormon kann jedoch kaum abgeleugnet werden. Auch die von St. v. Toth (1934)[1] neuerdings in sachlichen Versuchen angestellten Kontrollen am Kaninchen zeigen das erneut. Wir dürfen bei der Betrachtung dieser Frage eines nicht vergessen: Auch zur Aufrechterhaltung einer Corpus luteum-Phase ist immer eine gewisse Menge gleichzeitig wirkendes Follikelhormon erforderlich, und zwar beim Menschen sehr viel, beim Kaninchen (auch verhältnismäßig) außerordentlich wenig. Wahrscheinlich ist durch diese besonderen Verhältnisse am Kaninchen die so besondere Erschlaffung dessen Uterus während der Corpus luteum-Phase bedingt. Eine bestimmte Beziehung des Follikelhormons zum Geburtseintritt muß nach allem jedenfalls bestehen. Bourne (1934) hat entsprechend diesen Gedankengängen versucht, durch Sensibilisierung des menschlichen Uterus mit Follikelhormon und darauffolgende Applikation von Hypophysenhinterlappenextrakt die Geburt einzuleiten.

---

[1] Literatur siehe Kapitel „Ovarium".

Trotzdem er dabei Follikelhormondosen bis über 1 Million ME. anwandte, berichtet er über praktisch negative Ergebnisse. Es ist aus der Arbeit von Bourne nicht zu ersehen, ob internationale ME. oder die ME. im ursprünglichen Sinne gemeint sind. Im ersteren Falle wäre das durchaus verständlich; denn 1 Million internationaler ME. würden gleich 200000 ME. im gewöhnlichen Sinne bedeuten. Und mit 200000 ME. sind derartige Effekte unter den Bedingungen am Schwangerschaftsende (wo bis zu 50000 ME. Follikelhormon im Liter Urin ausgeschieden werden) kaum zu erwarten, wie mir eigene (unveröffentlichte) Versuche im gleichen Sinne gezeigt haben.

Dementsprechend kommt auch Genell (1934), der bei Wehenschwäche (und nicht zur eigentlichen Geburtseinleitung) behandelte, zu besseren Resultaten. Allerdings gab dieser Autor nur geringe Dosen (bis 10000 ME.), glaubt aber an Hand des häufig gefundenen geringen Titers an Follikelhormon bei Frauen mit Wehenschwäche eine Erklärung für die Bedeutung des Follikelhormons für den Geburtseintritt zu haben. Tschaikowski (1932) konnte jedenfalls im Tierversuch regelmäßig durch Sensibilisierung mit Follikelhormon vorzeitige Wehen erzeugen und die ruhigstellende Wirkung des Luteohormons durchbrechen.

b) Die blutdrucksteigernde Komponente.

Es wurde bereits erwähnt, daß die früher als Begleiterscheinung der uteruskontrahierenden Hinterlappenextrakte angesehene Blutdrucksteigerung nach den neueren Forschungen einem besonderen, vom uteruswirksamen Hormon abzutrennenden Wirkstoff zuzuschreiben sei. Für den Geburtshelfer hat dies insofern Bedeutung, als ihm durch Präparate, aus welchen das blutdrucksteigernde Prinzip entfernt wurde, die Möglichkeit an die Hand gegeben worden ist, Hinterlappenhormon auch in solchen Fällen zur Wehenanregung oder -förderung zu benutzen, in denen dies sich sonst wegen evtl. Gefahren durch plötzliche Blutdruckerhöhung nach der Injektion von selbst verboten hätte. Die Auswertung des blutdrucksteigernden Hormons erfolgt nach Hogben, Schlapp und Macdonald an der dekapitierten (sog. Rückenmarks-) Katze. Von Swanson ist diese Methode angeblich so vereinfacht worden, daß auch an Tieren ohne Halsmarkdurchschneidung gearbeitet werden kann. Da Hypophysenhinterlappen-Hormon auch eine gefäß- und capillarkontrahierende Wirkung hat, ist noch nicht sichergestellt, ob die blutdrucksteigernde Komponente zentral oder peripher angreift. W. Hartmann, der sich mit Versuchen über das Verschwinden der blutdrucksteigernden Wirkung der Hypophyse im Organismus beschäftigte, fand an der dekapitierten Katze eine deutliche Abnahme der Wirkung, wenn das Hormon in die Vena lienalis oder in die Arteria femoralis injiziert wurde. Leimdörfer beobachtete eine besonders starke Wirkung des Hormons nach intralumbaler Injektion desselben. Diese Verstärkung blieb im Tierversuch aus, wenn vorher das Halsmark unterbunden wurde. Der Autor schließt daraus auf einen Wirkungsweg über die Medulla oblongata und glaubt darin den Unterschied zum peripher angreifenden Adrenalin zu sehen. Trotzdem sind die meisten Autoren von einer peripheren Wirkungsweise des blutdrucksteigernden Hinterlappenhormons überzeugt. So haben Amiaux, Brouha und Simmonet mit der sog. Dreimanometermethode an den Gefäßen der hinteren Extremität des Hundes nachgewiesen, daß die gefäßkontrahierende Wirkung des Hypophysenhinterlappen-Extraktes peripher angreift und von den Nervenverbindungen unabhängig ist. Bei der intraarteriellen

Injektion beobachteten sie eine Wirkung an den Gefäßen noch mit Dosen, die auf das Herz und den allgemeinen Blutdruck unwirksam waren. Dabei ist die Wirkung vom Anfangstonus der Gefäße abhängig. Über neuere Erkenntnisse hinsichtlich der Beziehungen zwischen diesem und dem diuresehemmenden Hormon des Hypophysenhinterlappens mit dem Krankheitsbilde der Eklampsie werden wir kurz weiter unten hören.

c) Die diuresehemmende Komponente.

Die Tatsache, daß Extrakt aus Hypophysenhinterlappen auch eine Wirkung auf die Diurese ausübt, dürfte für den Gynäkologen nicht unwichtig sein. Ebenso wichtig ist aber auch, daß noch keineswegs Einigkeit darüber besteht, ob es sich dabei um die Wirkung einer besonderen Komponente handelt oder ob blutdrucksteigernde und diuresebeeinflussender Faktor aneinander gekoppelt sind. Ja, es herrscht zum Teil noch keine Einigkeit darüber, ob die die Wasser- und Salzausscheidung der Niere beeinflussende Komponente des Hypophysenhinterlappens hemmend oder sogar im Gegenteil fördernd wirkt. Auf den ersten Blick wäre verständlich, daß bei der allgemeinen gefäß- und capillarkontrahierenden Wirkung des Hypophysenhinterlappens die Beeinflussung eines in dieser Beziehung so empfindlichen Organs wie die Niere im Sinne einer dann verzögerten Wasserausscheidung an Ort und Stelle zustande käme. Aber auch hier laufen die Ansichten auf Grund von Experimenten konträr. Janssen beobachtete eine Diuresehemmung sowohl unter normalen Bedingungen als auch am dezerebrierten Tier oder nach Halsmarkdurchschneidung. Er glaubt deshalb an einen peripheren Angriff (Gefäßwirkung) des wirksamen Stoffes. Molitor und Pick glauben an einen zentralen Wirkungsweg, da sie nach Verabfolgung von die nervösen Leitungsbahnen beeinflussenden Narkotica Unterschiede in der Wirksamkeit beobachteten. Von diesen beiden Autoren stammt im übrigen die Methode zur Testierung der diuresehemmenden Wirkung, wozu sie Hunde mit künstlich angelegter Blasenfistel benutzen. Auf Grund von Ausscheidungsversuchen am Menschen kommt Poulsson zu der Annahme, daß es sich bei der Wirkung auf die Nieren um eine Beeinflussung der Rückresorption in den Nierentubuli handle, während Kucharski an eine reine kardiovasculäre Wirkung durch Vermittlung des autonom-vegetativen Nervensystems glaubt. Durch Verminderung der die Nierengefäße durchströmenden Blutmengen im Verein mit Kontraktionen der Nierencapillaren soll nach ihm die Verminderung der Harnausscheidung zustande kommen. Ähnlich berichtet McFarlane, der unter verschiedenen Bedingungen sowohl Diuresehemmung als auch -anregung beobachtete. Lebermann hat im übrigen gezeigt, daß die Kontraktion der Nierencapillaren auf Hypophysenhinterlappenhormon hin keine maximale ist, da durch Zusatz von anderen gefäßverengernden Präparaten die Wirkung verstärkt wurde.

Die Diuresehemmung hält nach Tauber beim Menschen etwa 2—3 Stunden an, worauf eine kompensatorische Harnflut sich anschließt. Die Widersprüche in den Angaben über Diuresehemmung und die diuretische Wirkung des Hypophysenhinterlappens werden von M. S. Smith und Closky eingehend erörtert. Diese Autoren haben unter anderem im Selbstversuch gezeigt, daß bei normaler Ernährung und Wasserzufuhr auf die primäre Diuresehemmung von etwa 4 Stunden Dauer immer eine sekundäre Diurese als Ausgleich folgt. Damit ist keineswegs die gute diuresehemmende Wirkung unter pathologischen Bedingungen in Abrede gestellt.

d) Die melanophorenausbreitende Komponente.

Von Swingle, Hogben und Winton (1921 und 1922) wurde eine weitere Wirkung des Hypophysenhinterlappen-Hormons beobachtet — das ist die Dunkelfärbung der Haut bei Fröschen. Diese Reaktion beruht darauf, daß sich die Melanophoren, also die Hautfarbstoffzellen dieser Tiere prompt ausbreiten, wenn ihnen Hypophysenhinterlappen-Extrakt injiziert wird (Melanophorenexpansion; Hypophysen-Melanophorenreaktion genannt). Nachdem diese relativ einfache Reaktion bekannt und von vielen Autoren bestätigt war, lag es nahe, sie als Auswertungsmethode für das Hinterlappenhormon überhaupt zu verwenden, wie es von Treuter (1925) vorgeschlagen worden ist. Die Testierung des uteruswirksamen Prinzips auf diese Weise wird jedoch von den meisten Autoren abgelehnt (Ehrhardt, Mattei), zumal es sich nach neueren Untersuchungen tatsächlich um einen von dieser Wirkung abzutrennenden besonderen Faktor handelt (Ehrhardt). Nach Rowe sollen allerdings melanophorenausbreitende und blutdrucksteigernde Substanz identisch sein. Dazu haben Hogben und Gordon (1930) exakte Wertbestimmungen der auf die Melanophorenausbreitung wirkenden Substanz des Hypophysenhinterlappens vorgenommen. Sie benutzten eine südafrikanische Krötenart (Xenopus laevis) und stellten fünf Grade der Dunkelfärbung als Norm auf, an denen die Wirkungsstärke gemessen wurde. Es wurden dann die Blutdruckwirkungen der verwendeten, selbst hergestellten Extrakte und von „Pitressin" mit der Intensität ihrer melanophorenausbreitenden Wirkung verglichen. Wenn die wirksamen Stoffe mit 1,35 molarer NaOH behandelt wurden, so wurde die blutdrucksteigernde Wirkung zerstört, während sich die melanophorenausbreitende Wirkung durch den Wegfall der Gefäßkontraktionen sogar verstärkte. Nach Injektion des Hinterlappenextraktes direkt in den Duralsack tritt eine besonders starke Reaktion an den Melanophoren auf (Spaethsche Reaktion). Trendelenburg hat jedoch bewiesen, daß es sich bei der Melanophorenreaktion um eine echte hormonale (und nicht etwa nervös regulierte) Reaktion handelt; denn auch isolierte Hautstückchen reagierten noch. Wenn also an der Spezifität dieser Melanophorenreaktion nicht zu zweifeln ist, so gehen die Meinungen hinsichtlich der Bildungsstätte dieses Hormons doch sehr auseinander. Es wurde an früherer Stelle über die Untersuchungen von Zondek und Krohn berichtet, welche einen die Farbstoffverbreitung regulierenden Faktor im Mittellappen der Hypophyse feststellten. Allerdings handelt es sich dabei um die sog. Erythrophorenreaktion an einem Fisch (der Elritze). Es liegt nun nahe, Erythrophoren- und Melanophorenreaktion in einen engeren Zusammenhang zu bringen, zum mindesten aber — da hier die Bildung des Erythrophorenhormons im Mittellappen gesichert sein dürfte — diesen letzteren auch als Bildungsstätte des melanophorenausbreitenden Hormons zu vermuten. Mit diesem Problem hat sich Jores zum Teil in Mitarbeit von Leunssen (1933) eingehend beschäftigt. Sie kochten Lösungen von Hypophysenpräparaten mit Gehalt an Pigmenthormon des Zwischenlappens mit schwacher Lauge auf. Diese Lösungen wirkten danach schwächer als vorher auf die Erythrophoren der Elritze, dagegen wiesen sie eine Zunahme der Wirkung auf die Ausbreitung der Melanophoren in der Froschhaut auf. Auch nach Bestrahlungen der Lösungen im ultravioletten Licht ergab sich ein unterschiedliches Verhalten. Außerdem ergab die Testierung von Lösungen mit unbekanntem Gehalt an Pigmenthormon völlig verschiedene Ergebnisse, je nachdem sie an der Erythrophorenreaktion der Elritze oder an der Melanophorenreaktion des Frosches vorgenommen wurden. Die Autoren schließen daraus, daß die beiden Teste verschiedenartig sein müssen. Auch konnten Jores und Leunssen mit Vorderlappensubstanzen sowie mit Prolan (gonadenstimulierendes Hormon aus Schwangerenharn) die erythrophorenstimulierende Wirkung erzielen, jedoch nicht die melanophorenausbreitende. Puccioni, Luigi und Dante Sirotich (1933) haben überhaupt mit einer Reihe von Substanzen, die sich dem Bereiche der Sexualhormone zuordnen lassen, eine melanophorenausbreitende Wirkung erzielen können, wobei allerdings diejenige nach Hinterlappenextrakt sich immer als die stärkste erwies. Schon 1927 wurde von Blacher an Amphibien und deren Larven gezeigt, daß nach operativer Entfernung der Hypophyse ein akutes Abblassen der Tiere einsetzt, welche auf Kontraktion der Melanophoren beruht. Was nun die Lokalisation — ob Hinter- oder Mittellappen — anlangt, so hat B. Allen (1929) (der im übrigen zuerst mit Swingle die melanophorenausbreitende Wirkung nach Transplantationen von Hinterlappengewebe an Kaulquappen beobachtete) dazu einen Beitrag geliefert. Nach Transplantation von Hinterlappengewebe in Kaulquappen von Rana aurora tritt neben der Dunkelfärbung innerhalb kurzer Zeit eine Schrumpfung des Tieres auf. Er verglich daraufhin Tiere nach Implantation von Vorder-, Mittel- und Hinterlappen, indem er ihre Querschnitte auf lichtempfindliches Papier projizierte. Nach Vorderlappenimplantation trat innerhalb von 2 Tagen eine Zunahme des Querschnittes um 6,3% der gemessenen Fläche, nach Mittellappen eine Abnahme um 4,7% und nach Hinterlappen eine Abnahme um sogar 14,6% auf. Umgekehrt aber war die Melanophorenwirkung bedeutend stärker nach der Transplantation von Zwischenlappen als nach derjenigen von Hinterlappen. Im übrigen gibt in dieser Beziehung auch der Bericht von Bayer (1930) zu denken. Dieser Autor beobachtete einen Frosch (Rana esculenta), der durch seine außergewöhnlich helle Färbung auffiel. Bei der Untersuchung der Hypophyse dieses Tieres wurde eine beträchtliche Atrophie der Pars intermedia des Zwischenlappens (durch einen Parasiten) festgestellt.

Für die blutdrucksteigernde Komponente des Hinterlappens wurde erwähnt, daß sie peroral nicht wirksam sei. Das gleiche gilt für das melanophorenausbreitende Hormon, von dem Ehrhardt feststellte, daß es — selbst parenteral appliziert — innerhalb 24 bis 48 Stunden im Urin ausgeschieden wird.

e) Vorkommen des Hypophysenhinterlappen-Hormons bei der Frau.

Nach allem was nunmehr über die einzelnen Wirkungsfaktoren von Extrakten des Hypophysenhinterlappens bekannt ist — hauptsächlich aber über ihre gegenseitige Abtrennung bekannt ist — müßte angenommen werden, daß diese einzelnen Faktoren auch im Organismus des Menschen nachgewiesen wären. Selbstverständlich sind sie das hinsichtlich des Hypophysenhinterlappens selbst, keineswegs aber hinsichtlich der übrigen Gewebe und Körperflüssigkeiten. So ist der für die Frauenheilkunde wichtigste Faktor, nämlich der uteruskontraktionsanregende, meines Wissens bis heute außer im Hinterlappen selbst nirgends nachgewiesen worden. Trendelenburg hat zwar zusammen mit Miura den uterusanregenden Faktor im Liquor cerebrospinalis von Warmblütern demonstriert, glaubt aber selbst, daß der durch Suboccipitalstich gewonnene Liquor durch Blutbeimengungen verunreinigt sein könne. Überhaupt ist der Liquor cerebrospinalis entsprechend der Vorstellung, daß durch ihn der primäre Abtransport des Hormons in den Organismus erfolge, von den verschiedensten Autoren daraufhin untersucht worden. Mit der Entdeckung des Melanophorentests an der Froschhaut dürfte jedoch die Frage nach dem Vorkommen eines uteruskontrahierenden Hormons in den Hintergrund getreten sein; und für die Arbeiten, welche sich mit der Frage nach dem Vorkommen des Hinterlappenhormons beschäftigen, muß betont werden, daß es sich dabei zum Tatsächlichen fast durchweg um die melanophorenausbreitende Komponente handelt, für die eben das Testobjekt verhältnismäßig einfach ist. Unter diesen bilden die Untersuchungen von Guggisberg eine Ausnahme, durch welche das Vorkommen eines uteruskontrahierenden Hormons im Schwangerenblut schon früher demonstriert wurde [1]. In diesem Sinne hat auch P. Trendelenburg bereits 1926 das Vorkommen von Hinterlappenhormon im Liquor nachgewiesen, und zwar zunächst an Tieren (Kaninchen und Hunden) und dann auch am Menschen. Durch Lumbalpunktion gewonnener menschlicher Liquor ergab zwar negative Resultate, jedoch konnte mit vier durch Suboccipitalstich gewonnenen menschlichen Proben eine positive Melanophorenreaktion erzeugt werden. Da der Autor fand, daß Alkalizusatz die melanophorenausbreitende Wirkung des Liquors ebenso herabsetzte oder sogar aufhob wie bei Hinterlappenextrakten selbst, so schließt der Autor, daß die erzielte Wirkung auf die Melanophoren auf die Anwesenheit von Hinterlappenextrakt im Liquor zurückzuführen sei. Gleichzeitig wird aber betont, daß dieser Faktor keineswegs ohne weiteres der uterusanregenden Substanz gleichgesetzt werden könne. Es haben sich weiterhin Siegert (1927), Ehrhardt (1927), Candela (1932), Kulka (1933) und andere um den Nachweis von Hinterlappenhormon im Liquor cerebrospinalis bemüht. Siegert stellte fest, daß sich während der Schwangerschaft keine wesentlichen Änderungen im Gehalt des Liquors an Hypophysenhinterlappen-Hormon gegenüber den normalen Verhältnissen finden, eher sogar eine Verminderung desselben besteht. Candela glaubt das Hormon im Liquor in seiner Einwirkung auf die Kontraktionen des isolierten Froschherzens sowie an der Melanophorenreaktion nachgewiesen zu haben, während Ehrhardt und Kulka nach Injektion von nur 1 ccm Pituitrin bei einigen schwangeren Frauen das Hormon 1 Stunde später im Lumbalpunktat auftreten sahen, ein Zeichen, daß die normalen Mengen in der Lumbalflüssigkeit — wenn sie überhaupt vorhanden sind — schon gering sein müssen.

Ebenso widersprechende Ergebnisse haben die Untersuchungen des Blutes bzw. Serums auf Hypophysenhinterlappen-Hormon ergeben. Biehle und Küstner, sowie Ehrhardt konnten das Hormon im Serum auch von Schwangeren nicht nachweisen. Erstere beiden Autoren berichten jedoch folgendes: Wenn Hypophysin zu Blut hinzugesetzt wird, so hat das betreffende Serum eine stärkere melanophorenausbreitende Wirkung, wenn es von Schwangeren stammt, als wenn es sich um Normalserum handelt. Eine noch stärkere Wirkung soll unter diesen Bedingungen das Eklampsieserum entfalten. Danach hätte Schwangeren- und erst recht Eklampsieblut eine die Hypophysenhinterlappen-Komponente verstärkende Wirkung. Das steht im völligen Gegensatz zu den Angaben von Fekete, der gerade fand, daß diesem Blut gegenüber dem Normalblut eine erhöhte Fähigkeit zukomme, Hinterlappenhormon abzubauen. Imparato (1929) hat diese Untersuchungen nachgeprüft, indem er das Serum in den Dorsallymphsack der Testfrösche (Späthsche Reaktion) injizierte. Er fand das Serum nichtschwangerer Frauen negativ (außer schwach-positiver Reaktion im Prämenstruum), dasjenige schwangerer Frauen jedoch positiv, wobei eine Zunahme während der Wehentätigkeit und ein rasches Verschwinden im Wochenbett konstatiert werden konnte. Bei fünf Eklamptischen gab das

---

[1] Neuerdings auch Foutes (s. auch im Kapitel „Placenta").

Serum die Reaktion schneller und intensiver als bei normalen Schwangeren. Auch Dietel (1931) konnte das Hormon fast regelmäßig bei Schwangeren vermehrt finden gegenüber Nichtschwangeren und Wöchnerinnen. Bei Eklampsien und Nephropathien ergab sich regelmäßig eine noch höhere Konzentration. Im übrigen wurde von Dietel das melanophorenausbreitende Hormon auch in der Placenta von Eklamptischen festgestellt, wie das von Ehrhardt bereits vorher von einem gewissen Teil solcher Plazenten berichtet war. In anderen Organgeweben konnte das Hormon auch von letzterem Autor nicht nachgewiesen werden. Beide Autoren berichten auch über Ausscheidung des Hormons im Urin (s. oben), während Konsulofft es im menschlichen Colostrum fand [1].

f) Hinterlappenhormon und Eklampsie.

Blutdruckerhöhung, Diuresehemmung, Capillartonussteigerung und Gefäßkrämpfe sind Eigenschaften, die uns von dem Krankheitsbild der Eklampsie her mehr als geläufig sind. Es sind dies aber auch Eigenschaften — wie wir gesehen haben — die an die Wirksamkeit der Extrakte aus Hypophysenhinterlappen-Gewebe gebunden sind. Es lag deshalb sehr nahe, die Eklampsie in Beziehungen zur Funktion des Hypophysenhinterlappens zu bringen. Wie wir aus den im Vorangehenden erwähnten Befunden gehört haben, ist doch auffallend oft bei ihnen von einer Vermehrung der Hinterlappenkomponenten oder einer derselben gerade bei Eklamptischen die Rede. Fauvet (1931, 1932, 1933) hat diesen Ergebnissen schöne experimentelle Untersuchungen hinzugefügt. Es wurde von ihm vermutet, daß der physiologische Saftreichtum der Gewebe in der Schwangerschaft und der pathologische Hydrops gravidarum auf einer Mehrproduktion von Hypophysenhinterlappen-Hormon beruhen könne. Fauvet untersuchte deshalb, ob sich evtl. durch eine Intoxikation mit Hypophysin anatomische Veränderungen im Sinne der in Frage kommenden Schwangerschaftstoxikosen erzeugen ließen. Durch mittlere Dosen des Hypophysenhinterlappen-Hormons, an Ratten appliziert, gelang es ihm, schwere Nierenveränderungen zu erzeugen (anatomische Veränderungen in den Harnkanälchen, Eiweiß und Zylinder im Urin). Unter Verwendung von Meerschweinchen gelang es Fauvet ferner, nach Injektion von 30—40 Einheiten Tonephin histologische Bilder in den Organen zu erzeugen, welche denjenigen bei der Eklampsie entsprechen. In der Leber konnten Fibrinthromben, Nekrosen in den peripheren Läppchenabschnitten und fettige Infiltrate gefunden werden. In den Nieren entstanden degenerative Veränderungen der Glomeruli und Hauptstücke mit hyalinen Massen in den Harnkanälchen, sowie Albumen und Zylinder im Urin, während im Gehirn Blutungen um die Gefäße herum zur Beobachtung kamen. Fauvet zog aus seinen Untersuchungsergebnissen den Schluß, daß die Eklampsie mit ihrem ödemonephrotischen und vasopressorischen Symptomenkomplex als eine Erkrankung aufzufassen sei, deren Ursache in einer pathologischen Überfunktion des Hirnanhanges zu suchen ist [2].

All diesen Ergebnissen reihen sich außerordentlich gut die ausgedehnten Untersuchungen ein, welche von Anselmino und Hoffmann (1931, 1932) über das Hinterlappenhormon bei Eklamptischen und Nephropathiekranken in einer größeren Serie von Arbeiten veröffentlicht wurden. Diese beiden Autoren sehen als wesentlichsten der hier in Betracht kommenden Faktoren für die Eklampsie die blutdrucksteigernde und die

---

[1] Weitere Untersuchungen über das melanophorenausbreitende Hormon bei schwangeren Frauen finden sich bei Dronet und Florentin (1933).   [2] Siehe auch Tschaikowsky [Arch. Gynäk. **150** (1932)].

diuresehemmende Komponente an. Sie arbeiteten eine Methode aus, mit der es ihnen gelang, im Blute Eklamptischer sowohl eine blutdrucksteigernde als auch eine diuresehemmende Komponente nachzuweisen.

100 ccm Blut aus der Armvene werden mit 5 ccm einer 5%igen Citratlösung ungerinnbar gemacht und rasch zentrifugiert. Zu je 20 ccm Blutplasma wird 1 ccm einer n/1-Essigsäure gesetzt, so daß die Reaktion des Plasmas einem p_H-Wert von 3,9—4,3 entspricht. Mittels der Wasserstrahlpumpe wird das Plasma danach durch Kollodiumfilter (aus 10%igem Eisessigkollodium, 24 Stunden unter fließendem Wasser gewässert) bis zur Einengung auf etwa $^1/_3$ seines Volumens ultrafiltriert. Das auf Eiweißfreiheit geprüfte saure Ultrafiltrat wird im Eisschrank bis zu seiner Verwendung aufbewahrt und kurz vor dem Versuch durch Zusatz von n/1-Natronlauge neutralisiert. Die antidiuretische Wirkung von 0,15 mg eines Hypophysenhinterlappen-Präparates dient als Vergleich bei der Testierung des Plasmas. Am hungernden Kaninchen wurde nach dem Vorgehen von Molitor, Pick und Kestraneck die Wasser- und Kochsalzausscheidungskurve kontrolliert und dann an deren Änderung auf Zusatz des zu testierenden Filtrats die Wertigkeit eines evtl. Gehaltes an diuresehemmendem Hormon ermittelt. Ebenfalls wurde das Verhalten der gewonnenen Filtrate gegenüber dem Blutdruck am Kaninchen ausgewertet. Die Autoren fanden nun regelmäßig sowohl das Vorhandensein einer antidiuretischen als auch einer blutdrucksteigernden Komponente im Serum, wenn das Blut von Eklamptischen oder Nephropathiekranken stammte, deren Blutdruck mehr als 180 mm Hg betrug. Bei solchen Fällen von Spätschwangerschaftstoxikosen, in denen der Blutdruck niedriger war, konnte zwar nicht die blutdrucksteigernde Komponente, immerhin aber die diuresehemmende gleichfalls nachgewiesen werden. Aus dem Verhalten der wirksamen Stoffe im Ultrafiltrat, das demjenigen von Hypophysenhinterlappen-Extrakten durchaus ähnlich war, (Empfindlichkeit gegen Alkali und Ultraviolettlicht, Adsorbierbarkeit an Kaolin für die diuresehemmende Komponente — geringere oder keine Wirkung bei subcutaner Injektion, geringe Wirkung einer zweiten Injektion für die blutdrucksteigernde Komponente) wird der Rückschluß gezogen, daß die Identität der bei diesen Fällen von Eklampsie im Serum nachgewiesenen Wirkstoffe mit den entsprechenden des Hypophysenhinterlappens wahrscheinlich gemacht sei. Jedenfalls konnte in Vergleichsuntersuchungen mit Serum normaler Schwangerer keiner der beiden Wirkstoffe nachgewiesen werden. Diese zu außerordentlich wesentlichen Schlußfolgerungen führenden Untersuchungen haben bisher kaum Nachprüfungen erfahren. Ohligmacher hat im Gegenteil gegen eine Verallgemeinerung scharf Stellung genommen. Und zwar prüfte er die Untersuchungen Fauvets an 35 Tieren nach. Er gibt an, daß es ihm auch trotz der verschiedensten Variationen in der Dosierung nie geglückt sei, experimentell die spezifischen anatomischen Veränderungen zu erzeugen. Ich verweise auch an dieser Stelle auf die im Kapitel Placenta und Schwangerschaft über dieses Problem gemachten Ausführungen.

4. Schlußbetrachtungen zur hormonalen Funktion des Hypophysenhinterlappens.

Trotzdem die Forschungen — besonders der letzten Jahre — auch über den Hinterlappen der Hypophyse viel Neues gebracht haben, muß hier zum Schluß hinzugefügt werden, daß leider in manchen Dingen die Ansichten der Forscher selbst noch recht weit auseinander gehen. Und zwar nicht nur in Fragen, über die zu streiten im Prinzip müßig wäre, sondern auch in durchaus grundwichtigen Fragestellungen. Ich meine damit beispielsweise: Wird das oder werden die Hinterlappenhormone auf dem Wege über die Ventrikel primär in die Cerebrospinalflüssigkeit abgegeben oder gelangen sie auf dem Blutwege direkt in den Organismus[1]. Das Ungeklärtsein einer derartigen Frage würde der Gesamtforschung über diese Hormone wenig Abbruch tun. — Dann aber: Ist der Hinterlappen überhaupt ein Hormonbildner oder dient er nur als Durchgangsstation, als Reservoir — oder ist er gar nur Regulator. Wir wissen ja, daß das histologische Bild dieses Hypophysenanteils im krassen Gegensatz zu demjenigen des Vorderlappens und überhaupt zu demjenigen einer Drüse mit innerer Sekretion steht. Es kommt hinzu, daß — wieder im Gegensatz zum Vorderlappen — an dem aus nervösen Anteilen zusammengesetzten Hinterlappen irgendwelche histologisch nachweisbaren Änderungen in irgendwelcher Abhängigkeit von den Generationsvorgängen bis heute nicht nachgewiesen sind. Und es gibt schon Forscher, die überhaupt die Bildung eines Hormons im Hinterlappen selbst ablehnen, die Ursprungsstätte aller dieser Hormone in den Vorderlappen verlegen und außerdem das gleiche für den Mittellappen proklamieren. In all diesen Fragen spielt für die Verhältnisse am Menschen noch ein weiterer Faktor des Unbekannten hinein, d. i. die lediglich ansichtsweise vertretene — bisher weder nach der einen noch nach der anderen Seite entschiedene — Frage nach dem Vorhandensein eines den Verhältnissen am Tier gleichzusetzenden Mittellappens und nach der etwaigen Funktion eines solchen. So fanden Jores und Glogner (1933) bei Extraktionen nach partiellen Isolierungsversuchen, daß der Vorderlappen z. B. weit mehr Melanophorenhormon pro Gewebseinheit enthält als alle anderen Partien der Hypophyse (sie lokalisieren die Bildungsstätte des Pigmenthormons sogar in die basophilen Zellen). Im Gegensatz zu ihnen fand van Dyke bereits 1926 die Pars neuralis 70—200fach stärker wirksam als den Vorderlappen, 30—50fach stärker als den Hypophysenstiel und 4—30fach stärker als die Pars intermedia. Jedenfalls ist das Vorkommen der im allgemeinen aus Tierhypophysen nach dem Verfahren von Smith und McClosky (1923) extrahierten Wirkstoffe gleichsinnig in menschlichen Hypophysen nachgewiesen (Lampe 1926, Ehrhardt 1929 u. a.).

Hinsichtlich der Bildung der Hypophysenhormone schlechthin vertrat Biedl schon 1929 einen sehr krassen Standpunkt. Danach sollen Hinterlappen und Hypophysenstiel lediglich der Passage der im Zwischenlappen gebildeten Inkrete dienen, während diejenigen des Vorderlappens ins Blut direkt abgegeben werden. Diese Frage steht und fällt natürlich mit der oben schon angedeuteten Grundfrage, ob ein rein „nervöses" Organ überhaupt inkretorisch aktiv sein kann, — eine Frage, die generell eben bis heute keineswegs geklärt ist. Auch Bestimmungen des Hormongehalts aus den verschiedenen möglichen Abflußwegen (McLean 1928, Gelli 1930) haben zur Förderung dieses Problems nichts Entscheidendes beigetragen, eher dagegen schon Versuche mit der Exstirpation des Hinterlappens oder ähnliche. So fand Snyder (1928) zwar die melanophorenausbreitende und auch die uteruskontrahierende Substanz bereits in den Hypophysen ganz junger Schweineembryonen; Trendelenburg (1928) und Sato (1928) konnten jedoch den diuresehemmenden Faktor sogar bei Hunden nachweisen, denen die ganze Hypophyse exstirpiert

---

[1] Stellungnahme dazu — außer genannten Autoren — auch bei Ch. Muto, (1928, 1929), Squier und Wertheimer (1929).

war. Die antidiuretische Substanz fand sich unter diesen Bedingungen dann im Tuber cinereum. Im Verein mit der Tatsache, daß durch Verletzungen am Boden des 4. Ventrikels eine Steigerung der Diurese auftritt, die von der Hypophyse unabhängig ist (Houssay, Jungmann und Bernhardt u. a.), ergeben sich noch größere Schwierigkeiten für die Erklärung der eigentlichen Zusammenhänge. Nicht uninteressant dürften in diesem Zusammenhang die früher schon einmal erwähnten partiellen Hypophysenexstirpationsversuche von Ph. E. Smith (1932) sein, durch die — wenigstens an der Ratte — demonstriert wird, daß der Hinterlappen weder für die Aufrechterhaltung der Schwangerschaft, noch für den Eintritt und normalen Ablauf der Geburt, noch für eine geordnete Lactation der puerperalen Tiere, ja sogar nicht einmal für das Wiedereintreten einer Schwangerschaft notwendig ist. Smith hält deshalb die Bildung von wehenerregenden Substanzen im Hypothalamus nicht für ausgeschlossen, da der Hypophysenstiel dafür wegen seiner Kleinheit nicht in Frage komme. Auch die Versuche, der Ursache des Geburtseintrittes auf dem Wege der Hinterlappenhormon-Mengenbestimmung näher zu kommen, dürften nach den oben bereits gemachten Ausführungen und nach Untersuchungen von van Dyke und Kraft (1927) zu keinem greifbaren Resultat geführt haben. Denn Liquoruntersuchungen nach Beginn der Wehen (also unter der Geburt) haben keine einheitliche oder auffallende Erhöhung des Gehalts an Hinterlappenhormonen ergeben. Zum Schluß sei noch auf eine Arbeit von H. Hoff und Werner (1928) aufmerksam gemacht, nach welcher eine psychische Beeinflussung der Tätigkeit des Hypophysenhinterlappens durchaus als möglich erscheint. Diese Autoren konnten bei Hunden, die durch Vorzeigen von Katzen in Erregung versetzt waren, einen vermehrten Gehalt von Hypophysin im Liquor nachweisen und beobachteten dabei gleichzeitig eine reaktive Hemmung der Diurese. Ebenso wie überhaupt durch Narkotica eine Herabsetzung dieser Funktionen möglich ist, konnten sie mit Luminal die Vermehrung von Hinterlappenhormon im Liquor und damit die Diuresehemmung bei den gleichen Versuchen verhindern.

Placenta und Schwangerschaft.
1. Einleitung und Allgemeines.

Über die Placenta liegen aus jüngerer Zeit in der deutschen Literatur unseres Fachgebietes drei zusammenfassende Referate vor, und zwar eines von Guggisberg aus dem Jahre 1926, eines von A. Mayer, E. Vogt und L. Seitz als Kongreßthema des Jahres 1929 und ein kurzes von E. Fels von 1932. Obgleich diese Referate sich mit den gesamten Funktionen der Placenta befassen, so ist aus ihnen mit zunehmend jüngerem Datum ein zunehmendes In-den-Vordergrund-rücken des Faktors der inneren Sekretion ersichtlich. Wenn es sich also jetzt an dieser Stelle darum handelt, eine gesonderte Hormonologie der Placenta zu bringen, so ist die Notwendigkeit dazu aus der Fülle der Forschungen herzuleiten, welche die Literatur gerade der letzten Jahre auf diesem Gebiete zu verzeichnen hat. Aber trotz dieser kurzen Zeitspanne gilt für die Literatur über die innere Sekretion in der Schwangerschaft dasselbe wie über diejenige des Hypophysenvorderlappens: Sie vollständig oder in bloßer Aneinanderreihung zu schildern, würde eher Verwirrung als Erleichterung des Verständnisses bedeuten.

Wenn 1929 A. Mayer am Schlusse seiner Einleitung für das Referat „Placenta" schrieb, daß dieses Referat nicht einen Abschluß, sondern gerade den Anfang zur Bearbeitung dieses Themas bedeuten müsse, so ist es tatsächlich ein großer Anfang geworden: ein Anfang mit sehr viel Arbeit und Arbeiten, aber mit einem Fortschritt der im umgekehrten Verhältnis zu der Zahl der Arbeiten steht. Der damals von A. Mayer für die Ausarbeitung des Referates über die gesamte Funktion der Placenta angezogene Wunsch, „daß ich nicht mehr mit saurem Schweiß zu sagen braucht', was man nicht weiß", gilt nach dieser kurzen Zeitspanne bereits für die Hormonologie von Placenta und Schwangerschaft im speziellen Maße. Ich will deshalb diese ausführlichen Referate zur Basis und zum Ausgangspunkte meiner Zusammenstellung machen, sie und ebenso die Abhandlung von Lahm über die fragliche innere Sekretion der Placenta im Handbuch der inneren Sekretion von Hirsch (1929) als bekannt voraussetzen und nur das hinzufügen, was nicht nur neu, sondern auch als wesentlich für das Problem der inneren Sekretion in der Schwangerschaft hinzugekommen ist. Damit ist gesagt, daß die Kenntnisse, welche hier vermittelt werden sollen, Forschungsergebnisse der letzten 4—5 Jahre darstellen. Daß es aber gerade diese allerneuesten Ergebnisse sind, welche uns überhaupt positiv Eindeutiges über die Placenta als innersekretorisches Organ gebracht haben, geht aus folgendem hervor: Im Jahre **1905** postulierte Halban in seiner ausgezeichneten Arbeit auf Grund klinischer Erfahrungen und Beobachtungen, daß die Placenta unbedingt als eine Drüse mit innerer Sekretion aufzufassen sei. Im Jahre **1929** noch schließt Lahm seine diesbezügliche Abhandlung im Handbuch der inneren Sekretion von Hirsch: Will man die Placenta nur ihrer Ersatzfunktion willen unter die innersekretorischen Organe einreihen, so kann man dies tun; ein selbständiges innersekretorisches Organ ist sie aber nach den heutigen Ergebnissen unserer Forschung nicht. Und doch ist heute (d. h. 1934) die alte Annahme Halbans nicht nur bewiesen, sondern es läßt sich ein Teil seiner auf Grund klinischer Beobachtungen gewonnenen Auffassungen durch die neuesten Forschungsergebnisse sogar qualitativ-quantitativ hormonal erklären und damit als zu Recht bestehend beweisen. Der Grund für das Bestehen derartiger Kontroversen und Unklarheiten hinsichtlich der inneren Sekretion in der Schwangerschaft bis in die letzten Jahre hinein, ist einfach in den Fragestellungen zu suchen, wie sie bei den experimentellen Forschungen auf diesem Gebiete jeweils zugrunde gelegt wurden. Bis zu diesem Zeitpunkt (d. h. bis vor einigen Jahren) ging man von dem aus, was von der Placenta und damit deren Extrakten, Auszügen, Lipoiden, — was es auch sei — im Tierversuch erwartet werden könne. Es wurde jeweils eine bestimmte Funktion der Placenta angenommen; so eine solche der Wehenauslösung oder auch der Wehenhemmung, — und dann im Tierversuch mit Extrakten, Aufschwemmungen usw. diese jeweils angenommene Wirkung gesucht und entweder gefunden oder nicht gefunden. Ganz anders in den letzten Jahren! Hier handelte es sich darum, daß sog. Sexualhormone isoliert und rein dargestellt wurden, daß diese Sexualhormone vor allem in ihrer Wirkung einwandfrei erkannt, gedeutet und am festliegenden, nicht mißzudeutenden Textobjekt sogar quantitativ erfaßt werden konnten und nunmehr — d. h. nach genauester Kenntnis dieser Sexualhormone — die Placenta auf deren Gehalt und Produktionsfähigkeit derselben untersucht wurde. Die innere Sekretion der Placenta darzustellen, bedeutet demnach jetzt nicht mehr, alle im Tierversuch gewonnenen experimentellen Ergebnisse aufzuzählen und in ihrer Wertigkeit gegeneinander abzuwägen, sondern eine solche Darstellung muß mit der Frage beginnen: „Welche der bekannten Hormone lassen sich einwandfrei in der Placenta nachweisen?" Und man kann wohl sagen, daß mit dieser Fragestellung die ersten tatsächlichen positiven Antworten auf die Frage nach der inneren Sekretion der Placenta überhaupt gefallen sind. Gesetzt den Fall, die Placenta enthält einen „wehenerregenden" Stoff oder es wird in ihr eine „wehenhemmende" Komponente nachgewiesen, so sagt uns das deshalb nicht das geringste über die innere Sekretion dieses Organs, weil die gefundene und zu reproduzierende Wirkung uns eben nicht die Spur über die Spezifität des betreffenden aktiven Stoffes verrät. Ähnlich verhält es sich mit der Konstruktion von inneren Zusammenhängen und hormonalen Korrelationen zwischen Ovarium, Uterus und Placenta. In dieser Beziehung sind zum Teil Hypothesen aufgestellt worden, die Vorstellungen entsprangen, für welche die Begründung nicht nur fehlte, sondern die auf der Basis von einfachen Überlegungen und Rückschlüssen aus der normalen Physiologie des Schwangerschaftsprozesses ohne weiteres abzulehnen waren. Dazu gehört z. B. die Ansicht, daß die Tätigkeit des Ovars in der Schwangerschaft durch die Placenta ersetzt würde, oder auch die Vorstellung von einer durch Follikel, Corpus luteum und Placenta gemeinsam gebildeten sog. „gestational gland", wie sie von R. T. Frank-New York postuliert wurde. Wir müssen daran festhalten, daß Corpus luteum, Decidua und Trophoblast hormonale Gegenseitigkeitsbeziehungen unterhalten, die sogar außerordentlich fein und präzise sind, solange wie das sich entwickelnde Ei ihrer zu seiner Existenz bedarf. Aber auch nur so lange; denn ist das Ei in seiner Entwicklung mächtig genug, für sein weiteres Fortkommen selbst zu sorgen, so ist ihm seine Ursprungsdrüse, das Ovarium und sein bisheriger Protektor, das Corpus luteum, völlig gleichgültig. Die Bedeutung dieser Drüsen wird damit für die weitere Entwicklung der Schwangerschaft hinfällig. Und dieser Zeitpunkt ist eben dann erreicht, wenn wir von einer eigentlichen Placenta sprechen können, wenn dieses Organ selbständig und damit überhaupt ein vollentwickeltes Organ geworden ist. In dieser Beziehung hat eben Halban für die Verhältnisse am Menschen die richtigen Schlüsse gezogen, ohne damals das zu kennen, was an hormonalen Zusammenhängen die Forschungen der letzten Jahre erst aufgedeckt haben. Er stellte fest, daß das Ovarium in der Schwangerschaft seine zentrale Stellung für das Genitale verlöre und seine Bedeutung dann gleich Null sei. Er behauptete weiterhin damals, daß zwar die placentaren Wirkstoffe ähnliche Funktionen ausübten wie die ovariellen, jedoch auf jeden Fall in viel stärkerem Maße, so daß das Ovarium dabei überhaupt nicht ins Gewicht falle. Es ist ganz ohne Zweifel, daß dieser Autor mit seiner Auffassung damals schon das Richtige getroffen hat. Wie wir sehen werden, geht das aus den neueren Ergebnissen einwandfrei hervor.

II. Welche der bekannten Sexualhormone lassen sich einwandfrei in der Placenta nachweisen?

1. Die Placenta als sicherer Produzent des Follikelhormons.

Wenngleich das spezifische Hormon des Follikels in anderen Organen als dem Ovarium eigentlich erst nachgewiesen werden konnte, nachdem sein Test in Form des Schollenstadiums in der Vagina der kleinen Nager bekannt war, so lagen doch schon vor dieser Zeit Untersuchungen vor, bei denen eine spezifisch-genitalwirksame Substanz in der Placenta gefunden wurde. Es handelt sich dabei um die schon früher erwähnten Untersuchungen von Iscovescu, Adler, Aschner, Fellner, Herrmann u. a., in denen — meistens am Kaninchen — gezeigt werden konnte, daß mit Extrakten aus menschlicher Placenta ein Wachstum des infantilen Genitales zu erzielen ist. Die letzten Untersuchungen vor der Reindarstellung des Follikelhormons bzw. vor dem Nachweis, daß die spezifische Wachstumswirkung am Genitalschlauch dem Follikelhormon zuzuschreiben sei, wurden von R. Schröder und Goerbig 1921 ausgeführt. Auf diesen Ergebnissen fußend, gelang es Zondek (1925) das Follikelhormon als solches im menschlichen (und später auch im tierischen) Placentagewebe nachzuweisen. In Gemeinschaft mit Brahn gab er damals eine Methode zur Reinextraktion an. Aber auch auf dem Wege der Gewebsimplantation wurde von diesem sowie von Allen und Doisy und später von vielen anderen Autoren die Placenta als follikelhormonhaltig erkannt. Die Mengen von Follikelhormon nun, welche sich in der menschlichen Placenta nachweisen lassen, sind bedeutend größer als sie in anderen Geweben, ja selbst im Ovarium, gefunden werden konnten. Die Angaben über den Gesamtgehalt an Follikelhormon einer einzelnen Placenta schwanken zwischen einigen 100 und mehreren 1000 ME. So fanden:

Butenandt . . . . 500—1000 ME.
Allen und Doisy . . . . . etwa 1200—3500 ME. (Originalangabe 236—702 RE., wobei 1 RE.
= 5 ME. zu werten ist.)
B. Zondek . . . . 5000 ME. durchschnittlich.
Philipp . . . . 1500—5000 ME.

Das sind in der Tat Mengen, wie sie im Vergleich zu dem im Ovarialgewebe nachzuweisenden Follikelhormon ungeheuer erscheinen. Es ist deshalb wohl angebracht, hier eine kurze Vergleichsberechnung anzustellen. Wir wissen, daß im Ovarium die größten Mengen Follikelhormon in der Follikelflüssigkeit und im blühenden Corpus luteum gefunden werden; und zwar in der Follikelflüssigkeit auch nur dann, wenn es sich um den Inhalt reifer oder — noch besser — sprungreifer Follikel handelt. Nach Zondek sind in der Gesamtflüssigkeit (2—3 cm) eines reifen Follikels 8 bis höchstens 12 ME. Follikelhormon enthalten; d. h. in 1 cm (oder 1 g) würden 2 bis höchstens 6 ME. nachzuweisen sein. Das Corpus luteum in Blüte enthält manchmal noch etwas mehr. Aus den Angaben über die Placenta folgt jedoch, daß hier pro Gewichtseinheit mindestens ebensoviel, meistens aber mehr Hormon als im reifen Follikel vorhanden sein müssen. Die reife Placenta wiegt im Durchschnitt 500 g; bei einem Befund von 5000 ME. in der Gesamtplacenta bedeutet das 10 ME. Follikelhormon in 1 g Gewebe. Und selbst bei einem Gehalt der Gesamtplacenta von nur 1000—1500 ME. würde dies immer noch bedeuten, daß 1 g mindestens 1 ME. (also nicht viel weniger als 1 g Follikelsaft) enthält. Enthält also die Placenta, als im Verhältnis zum Ovar riesengroßes Organ, auch ebenso riesengroße Mengen Follikelhormon, so enthält außerdem aber 1 g Placentagewebe immer noch mindestens ebensoviel Follikelhormon wie das in dieser Beziehung „beste" Ovarialgewebe; ja, nach der Mehrzahl der Angaben läßt sich sogar ein 5—2fach so großer Follikelhormongehalt pro Gramm Placentagewebe gegenüber dem Pro-Grammgehalt des Ovariums errechnen. Das bedeutet also, daß nicht nur der absolute Follikelhormongehalt der Placenta sehr groß ist, sondern auch ihr relativer Gehalt noch immer höher liegt als derjenige des Follikels. Es kommt hinzu, daß das Hormon im Placentagewebe in dieser Konzentration überall gleichmäßig vorhanden ist, während ja die übrigen Teile des Ovars bedeutend weniger Hormon enthalten als der Reiffollikel oder das Corpus luteum in Blüte.

Wir werden weiter unten noch im einzelnen darauf einzugehen haben, wie sehr groß die während der Schwangerschaft im Organismus kreisenden und ausgeschiedenen Hormonmengen sind. Jedenfalls haben die konstanten Befunde von so großen Mengen Follikelhormon in der Placenta schon damals vermuten lassen, daß dieses Hormon nicht in den Ovarien allein — wenn in der Schwangerschaft überhaupt in ihnen — gebildet werden könne. Es lag nach den primären Forschungen über das Follikelhormon zunächst nahe, die Placenta als bloßes Speicherungsorgan für das uteruswachstumsfördernde Hormon anzunehmen. Die oben wiedergegebenen Werte und Berechnungen ließen jedoch bald darauf schließen, daß die Placenta nicht nur passiv mit dem Hormon gesättigt sei oder sich mit ihm gewissermaßen aktiv „vollgesogen" habe, sondern daß sie auch selbst als Produzentin desselben in Frage käme. Wir wissen nun, daß beim Menschen während der Schwangerschaft unter Umständen die Ovarien exstirpiert werden können, ohne daß es zu einer Störung im Verlauf dieser Schwangerschaft kommen braucht. Und zwar schadet die Ovarienentfernung gerade dann nicht mehr, wenn die Placenta voll ausgebildet und zu einem selbständigen Organ geworden ist. Aus dieser Tatsache läßt sich schon von vornherein schließen: Entweder produziert das Ovarium in der Schwangerschaft die großen Mengen Follikelhormon, welche in der Placenta gespeichert werden — dann hat diese Produktion für die Schwangerschaft jenseits des 4. Monats keine Bedeutung mehr und die Hormonbefunde in der späteren oder gar reifen Placenta sind nicht zu erklären und müssen im Falle einer doppelseitigen Ovarienexstirpation nicht vorhanden sein. Oder aber die Hormonverhältnisse bleiben auch nach der Ovarienentfernung dieselben — dann ist die Placenta Follikelhormonproduzent. Das Verdienst, letzteres zuerst nachgewiesen zu haben, gebührt Amati (1928) und Waldstein (1929). Diese Autoren haben je einen Fall beschrieben, wobei nach doppelseitiger Ovarienexstirpation (wegen Tumoren) die zur Zeit der Operation bestehende Schwangerschaft erhalten blieb und dabei keine wesentliche Abweichung von den üblichen hormonalen Verhältnissen sich zeigte. In dem Falle von Amati wurde am Übergang vom 4. zum 5. Schwangerschaftsmonat operiert und zur Zeit der Geburt Follikelhormon in den für die normale Schwangerschaft üblichen Mengen (s. später!) festgestellt, trotzdem keine Ovarien mehr vorhanden waren. In dem Falle von Waldstein fand die Operation zu einem so frühen Zeitpunkt statt (im 2. Monat der Gravidität), daß schon das Erhaltenbleiben der Schwangerschaft an sich verwunderlich erscheint. Jedoch abgesehen davon blieben nicht nur die hormonalen Verhältnisse im Blut und Urin normal, sondern auch die zum normalen Termin geborene Placenta enthielt normale Follikelhormonmengen. Einen ähnlichen Fall beschreibt von Probstner (1931). Auch hier wurde im 2. Monat der Gravidität operiert und es wurden beide Ovarien vollständig exstirpiert. Abgesehen von den übrigen hormonalen Verhältnissen, auf die wir weiter unten zurückkommen, entsprach die errechnete Follikelhormonmenge der reifen Placenta etwa 400 ME. Das ist zwar relativ wenig gegenüber den Befunden anderer Autoren an normalen Placenten, jedoch liegt diese Menge noch nicht wesentlich außerhalb der Norm. Wenn aber in einer Frühschwangerschaft beide Ovarien exstirpiert werden und der Follikelhormongehalt der Placenta am Ende der danach normal verlaufenen Gravidität sich ebenso verhält wie sonst, so muß daraus der Schluß gezogen werden, daß die Placenta das in ihr nachzuweisende Hormon auch selbst produziert. Die Placenta bildet also nach allem nicht nur Follikelhormon, sondern sie bildet dieses Hormon auch in derartig großen Mengen, wie sie in dem

Maße zu bilden das Ovarium nicht imstande ist. Szarka (1930) untersuchte ebenfalls die hormonalen Verhältnisse im Blut und Urin bei einer Frau, die 80 Tage nach der letzten Menstruation mit Entfernung beider Adnexe operiert wurde und die 201 Tage später normal gebar. Die kurz vor der Geburt und im Wochenbett vorgenommenen Bestimmungen ergaben ähnliche Resultate wie bei den anderen Autoren: Ungefähr normale Follikelhormonmengen im Blut und verringerte Ausscheidung im Harn (angeblich nur den 5. Teil der normalen Werte). Die neuesten derartigen Untersuchungen mit quantitativen Bestimmungen des Follikelhormons stammen von Brindeau, H. Hinglais und M. Hinglais, welchen dazu eine Patientin zur Verfügung stand, bei der im 2. Monat einer Gravidität beide Ovarien exstirpiert werden mußten (1934). Die Autoren bestätigen die früheren Angaben anderer, wonach durch die Kastration keine Änderung in den hormonalen Mengenverhältnissen im schwangeren Organismus zustande kommt.

2. Die Placenta als höchstwahrscheinlicher Produzent des „Hypophysenvorderlappen"-Hormons.

Wir haben gelegentlich der Besprechung der inneren Sekretion des Hypophysenvorderlappens gehört, daß der Nachweis des Sexualhormons dieser Drüse (sog. Hypophysenvorderlappen-Hormon) im Organismus der Frau zu Zeiten normaler Ovarialfunktion außerordentlich schwierig gelingt. Das liegt lediglich daran, daß die kreisenden und ausgeschiedenen Mengen dieses Hormons normalerweise so gering sind, daß Einengungsverfahren notwendig sind, um diejenigen Dosen zu erhalten, welche am Testobjekt der Ovarien der infantilen Maus einen nachweisbaren Effekt hervorrufen. Während der Schwangerschaft liegen die Verhältnisse umgekehrt. Es läßt sich kein Hormon im Körper leichter nach-weisen als das Hypophysenvorderlappen-Hormon zu dieser Zeit. Auf dieser Tatsache beruht ja bekanntlich überhaupt die hormonale Diagnose der Gravidität, wie sie Aschheim und Zondek angegeben haben und die wir noch ausführlich besprechen werden. Nach der Entdeckung dieses Phänomens galt zunächst — besonders nach den Ausführungen und Auffassungen B. Zondeks — als selbstverständlich, daß auch dieses Hormon bei der schwangeren Frau aus dem Hypophysenvorderlappen stamme. Der Effekt der Implantation vom Vorderlappengewebe oder der Injektion von Vorderlappenextrakten war so typisch, daß auch anfangs kein Grund bestand, für Stoffe von völlig gleicher Wirksamkeit einen anderen Ursprungsort anzunehmen als eben die Hypophyse; ganz gleich, ob es sich dabei um einen schwangeren Organismus handele oder nicht. Allerdings lagen auch auf diesem Gebiet schon Untersuchungen vor, welche bei genauer Betrachtung in anderer Richtung hätten weisen können. So geht aus den Abbildungen, die Herrmann (1915) von Kaninchengenitalen nach Behandlung mit Plazentarextrakten bringt, bereits der Effekt einer gewissen Stimulierung der infantilen Ovarien hervor. Ferner war es schon 1920 Hirose gelungen, zu zeigen, daß mit Plazentarextrakten Luteinisierungen an infantilen Kaninchenovarien hervorzurufen seien; Untersuchungen, die 1927 von Murata und Adachi erweitert und ergänzt werden konnten. Aschheim und Zondek fanden bei ihren intensiven Durchuntersuchungen der verschiedensten Drüsen und Organe, im besonderen von schwangeren Frauen, das Hypophysenvorderlappen-Hormon zwar im Corpus luteum graviditatis und in der Decidua. Die Mengen jedoch, welche sich hier nachweisen ließen, waren im Verhältnis außerordentlich gering gegenüber denjenigen im Plazentargewebe. B. Zondek fand, daß die reife Placenta in 0,1 g Gewebe etwa 1 ME. Hypophysenvorderlappen-Hormon enthalte, also gleiche Mengen, wie er sie auch für das Follikelhormon festgestellt hatte. Das bedeutet wiederum einen Gehalt von 5000 ME. Hypophysenvorderlappen-Hormon in einer Placenta von 500 g Gewicht. Mengenmäßige Untersuchungen über den Gehalt des menschlichen Plazentargewebes an Hypophysenvorderlappen-Hormon hat außer Zondek noch Philipp in größerem Maße ausgeführt. Letzterer Autor stellte bei seinen Implantationsversuchen mit Plazentargewebe aus verschiedensten, besonders aber frühen Schwangerschaftsmonaten fest, daß die Wirkung gleich großer Stückchen am Testtier bei den jungen Graviditäten am stärksten war. „Je jünger die Schwangerschaft, um so ausgesprochener die Veränderungen; sie waren mit der Placenta des 2. Monats offenbar stärker als mit der des 4.". — Während bei der Implantation von Plazentargewebe aus ganz jungen Schwangerschaften die Versuche stets positiv ausfielen, wurde die Prozentzahl der positiven Versuchstiere mit zunehmendem Alter der Placenta geringer; und von 6 Plazenten des 10. Schwangerschaftsmonats zeigten schließlich nur noch 2 von 45 infantilen Mäusen einen Blutpunkt in den Ovarien. B. Zondek gibt für die verschiedenen Plazenten folgende Werte an:

1. Placenta der 7. Woche, 8 g schwer, HVR. I—III auslösbar durch Implantation von 7 mg Placenta; d. h. 0,007 g Placenta enthält 1 ME. HVH. A und B; die Gesamtplacenta (8 g) enthält demnach 1144 ME. Follikelreifungs- und Luteinisierungshormon.

2. Placenta der 11. Woche, 34 g schwer. In 30 mg = 1 ME. HVH. A und B. Die Gesamtplacenta enthält 1132 ME. A und B.

3. Reife Placenta, Gewicht 580 g. In 0,1 g = 1 ME. HVH. A und B. Die Gesamtplacenta enthält 5800 ME. A und B.

Das heißt mit anderen Worten: es waren 1 ME. enthalten bei der Placenta der 7. Woche in 7 mg Gewebe, bei der Placenta der 11. Woche in 30 mg Gewebe und bei der reifen Placenta in 100 mg Gewebe. Wenn wir nun hier dieselben Vergleichsberechnungen hinsichtlich Placenta- und Hypophysenvorderlappen-Drüsengewebe anstellen, wie wir das für das Follikelhormon getan haben, so kommen wir zu etwas anderen Resultaten. Wir sahen früher, daß der Hypophysenvorderlappen von normalen geschlechtsreifen Frauen, im Implantationsversuch ermittelt, nach Zondek 150—200 ME. Hypophysenvorderlappen-Hormon enthält. Die Extraktionsversuche von Schockaert und Siebke haben Werte bis zu 2000 ME. pro Hypophysenvorderlappen ergeben. Wir sehen also, daß hier die Verhältnisse bedeutend anders liegen als hinsichtlich des Follikelhormons in Ovar und Placenta. Der ganze Hypophysenvorderlappen wiegt nicht einmal 1 g (im Durchschnitt 0,5—0,8 g) und enthält — wenn man die von den Autoren angegebenen Mittelwerte nimmt — 300 bis 1500 ME. Hypophysenvorderlappen-Hormon. Die Placenta von 500 g mit ihrem über 500—1000mal so großen Gewicht enthält „nur" 5000 ME. (also 3—10mal so viel) Hypophysenvorderlappen-Hormon insgesamt. Wenn aber der absolute Gehalt der Placenta, dieses im Verhältnis zum Vorderlappen riesengroßen Organs, auch höher liegt als derjenige der Vorderlappendrüse selbst, so ist doch ihr relativer Gehalt pro Gramm Gewebe verschwindend viel kleiner; denn 1 g Vorderlappengewebe enthalten bis zu 2500 ME. und 1 g Placenta höchstens bis zu 150 ME. Hypophysenvorderlappen-Hormon, wenn es sich um eine ganz junge Frühgravidität, und nur 10 ME., wenn es sich um eine reife Placenta handelt. Philipp hat auf Grund ähnlicher Betrachtungen zuerst den Gedanken ausgesprochen, daß ebenso wie für das Follikelhormon die Placenta auch als Produzent für die großen Mengen

Vorderlappenhormon in der Schwangerschaft in Frage käme und daß also das „Vorderlappenhormon" der Schwangerschaft eigentlich ein „Placentahormon" sei. Dieser Ansicht Philipps haben sich bald de Snoo, Rössler, Fels, Klein und Aron und viele andere angeschlossen, und heute geht wohl die Ansicht der großen Mehrzahl der Autoren dahin, daß tatsächlich die Placenta das Hypophysenvorderlappen-Hormon der Schwangerschaft bildet. Zu dieser Auffassung gelangte Philipp aber nicht zuletzt auf Grund der einfachen Mengenvergleiche, sondern auf Grund ganz anderer viel wesentlicherer Untersuchungsergebnisse. Während nämlich die Befunde von Hypophysenvorderlappen-Hormongehalt des Vorderlappens für die nichtschwangere normale geschlechtsreife Frau zutreffen, während der Vorderlappen von senilen oder gar kastrierten Frauen noch mehr Hypophysenvorderlappen-Hormon enthält, lassen sich im Vorderlappen der schwangeren Frau höchstens minimale Mengen desselben und meistens gar kein spezifisches Sexualhormon nachweisen (s. früher, Kapitel Hypophyse). Diese von Philipp an vielen Implantationsversuchen gemachte Feststellung ist von mehreren Autoren (Rössler, Fels, Ehrhardt und Mayes, Zondek)[1] bestätigt worden. Trotzdem hat Zondek ursprünglich weiterhin an die Hypophyse als die Bildungsstätte des Hypophysenvorderlappen-Hormons auch in der Schwangerschaft geglaubt und die Placenta lediglich als Speicherungsorgan angesehen. Von ihm wurde das Beispiel der Hormonbefunde in der Schilddrüse bei der Basedowschen Krankheit angezogen, wo trotz gesteigerter Funktion weniger Hormon in der Drüse selbst nachweisbar wird. In diesem Sinne sollte die Aktivität des Vorderlappens in der Gravidität derart gesteigert sein, daß infolge raschester Hormonabgabe ans Blut in der Drüse selbst im „Augenblicksausschnitt" kein Hormon nachweisbar wäre. Dem widerspricht jedoch manches! Wie wir noch hören werden, läßt sich das Hypophysenvorderlappen-Hormon in der Schwangerschaft so gut wie überall im Organismus nachweisen — nur nicht im Hypophysenvorderlappen selbst. Es wäre merkwürdig, wenn eine Drüse, die fast als einzige frei von einem Hormon gefunden wird, ausgerechnet der Produzent der im Gesamtkörper kreisenden riesigen Mengen desselben Hormons sei. Auch die Tatsache, daß der Hypophysenvorderlappen in der Gravidität hypertrophiert, ändert daran nichts; denn wir kennen auf Grund experimenteller Forschung die Wirkung großer Mengen Follikelhormons auf den Vorderlappen. Sie drücken seinen Gehalt an Hypophysenvorderlappen-Hormon herab. Und in der Schwangerschaft kreist ja außer dem sog. Hypophysenvorderlappen-Hormon das Follikelhormon derartig vermehrt im Körper, daß auch von dieser Seite aus nur eine Verminderung der Aktivität des Hypophysenvorderlappens angenommen werden muß, zum mindestens eine Verminderung der Bildung seiner spezifischen Sexualhormone.

B. Zondek (1931) hat zur Begründung seiner Auffassung von der Bildung des in der Schwangerschaft kreisenden Hypophysenvorderlappen-Hormons im Hypophysenvorderlappen im wesentlichen die bekannten Versuche von Aschner, Cushing und Biedl angeführt, wonach im Tierversuch die Schwangerschaft immer prompt unterbrochen wird, wenn man die Hypophyse exstirpiert. Dazu läßt sich folgendes sagen: 1. Es ist zunächst noch keineswegs erwiesen, daß bei den Tieren in dieser Beziehung gleiche Verhältnisse herrschen wie beim Menschen. Alle bisherigen Ergebnisse sprechen sogar dagegen. So konnte bei Tieren bisher lediglich in der Placenta vom Affen (besonders amerikanische Forscher) und beim Pferd (B. Zondek) das Hypophysenvorderlappen-Hormon in der

---

[1] Literatur siehe im Kapitel „Hypophyse".

Placenta nachgewiesen werden. Aus den Arbeiten von Margaret Hill und L. Mirskaia scheint hervorzugehen, daß sich dieses Hormon auch in Kaninchen- und Mäuseplazenten findet. Aber selbst Zondek spricht hinsichtlich der Pferdeplacenta auch lediglich von sog. Hypophysenvorderlappen-Hormon A. Und außerdem ist in dem tierischen Hypophysenvorderlappen — im Gegensatz zum Menschen — auch während der Schwangerschaft gerade ein Gehalt an Hypophysenvorderlappen-Hormon nachgewiesen (Zondek, Thales Martins, Ehrhardt und Mayes u. a.). 2. An der Korrelation Hypophysenvorderlappen-Corpus luteum-Ei (d. h. Placenta) ist nicht zu zweifeln, nur ist diese Korrelation zeitlich unterschiedlich, insofern das Gebundensein der Placenta an diese hormonale Korrelation bei den einzelnen Tierarten durchaus verschieden ist (s. früher!). 3. Die Auswirkung der Hypophysenexstirpation oder sagen wir des plötzlichen Ausfalls des Hypophysenvorderlappens während der Gravidität einer Frau ist meines Wissens noch durchaus unbekannt; jedenfalls liegen über einen derartigen, dem Exstirpationsexperiment am Tier gleichkommenden Fall keine Angaben vor (hypophysäre Kachexie und gleichzeitige Gravidität gibt es im Gegenteil sehr wohl! — ich habe einen solchen vor Jahresfrist selbst beobachten können).

Zondek hat in diesem Zusammenhang folgende Thesen postuliert:

Ohne Hypophysenvorderlappen, ohne Vorderlappenhormon keine Sexualtätigkeit, keine Eireifung, kein Sexualrhythmus!

Ohne Vorderlappen Atrophie der Sexualorgane!

Ohne Vorderlappen keine Konzeption.

Bei Zerstörung des Vorderlappens Tod des befruchteten Eies!

Das ist alles sehr richtig. Jedoch es kommt etwas hinzu, was wir nicht vergessen dürfen: Abgesehen von dem enormen Eingriff für den Gesamtorganismus, welche eine solche Hypophysenexstirpation bedeutet (wenigstens zu der Zeit, aus der die Angaben stammen, bedeutete), werden nach unserer heutigen Kenntnis damit ja nicht nur die ovarregulierenden Hormone, sondern auch manche anderen, auf verschiedenste andere Drüsen mit innerer Sekretion wirkende Komponenten entfernt (thyreotropes Hormon, Stoffwechselhormon, Hypophysenhinterlappen usw.). Der Fortfall dieser, das plötzliche Herausgerissenwerden derselben aus dem hormonalen Gesamtgetriebe des Körpers, die dadurch bedingte akute Störung des hormonalen Gleichklangs in einem Organismus, der als schwangerer in dieser Beziehung doch wohl mit einer ganz besonderen Labilität reagiert, dürften nicht gleichgültig für die Ursache der dann erfolgenden Schwangerschaftsunterbrechung sein. Wahrscheinlich ist es die Summe dieser Faktoren viel eher, welche den Fortbestand der Gravidität gefährdet oder eben unmöglich macht, als die sexualhormonale „gonadotrope" Komponente des Hypophysenvorderlappens. Denn was wird in dieser speziellen Beziehung nach der Hypophysenexstirpation vor sich gehen? Es wird keine Beeinflussung des Ovariums vom Hypophysenvorderlappen aus mehr stattfinden. Diese kommt jedoch in der Schwangerschaft sowieso in Wegfall. Wenn man davon auch nicht überzeugt sein will, so denke man nur an das einfache Experiment der Kastration! Nach der doppelseitigen Ovarienentfernung jenseits der Zeit der Notwendigkeit des Corpus luteum bleibt auch die menschliche Schwangerschaft weiter bestehen. Der Fortfall einer ovarienstimulierenden Wirkung des Hypophysenvorderlappens kann also schon nicht der abortauslösende Faktor sein, wenn sogar Entfernung der Ovarien selbst nicht mit demselben Resultat endet. Und ein anderer genitalstimulierender oder -erhaltender Faktor des Hypophysenvorderlappens als derjenige über das Ovar ist uns bisher nicht bekannt.

Es kommen noch weitere Faktoren hinzu, welche die Bildung des in der Schwangerschaft so reichlich gefundenen Hypophysenvorderlappen-Hormons in der Placenta wahrscheinlich machen. Bei dem Vorhandensein von Choriongewebe mit größerer Aktivität als das der normalen Placenta finden sich auch entsprechend noch größere Mengen von Hypophysenvorderlappen-Hormon im Organismus. Es handelt sich dabei um die Fälle von Blasenmole und Chorionepitheliom. Die enorme Vermehrung des Hypophysenvorderlappen-Hormons bei diesen Krankheitsbildern lehrt uns zweierlei: 1. Wenn wir die Bildung des Hypophysenvorderlappen-Hormons von der Frucht aus annehmen, so ist es sicherlich nicht der Fet, der für diese Produktion verantwortlich ist, sondern die Placenta, das Choriongewebe; denn ein Fet ist bei den eben genannten Erkrankungen ja nicht vorhanden. 2. Die bei Vorhandensein von Plazentargewebe im Organismus gebildeten Quantitäten des Hypophysenvorderlappen-Hormons stehen in Korrelation zu der Vitalität des Choriongewebes (höchste Hormonbefunde beim malignen Chorionepitheliom). In diesem Zusammenhang ist nicht unwichtig, daß — ebenfalls wie in der normalen Schwangerschaftshypophyse kein Hypophysenvorderlappen-Hormon gefunden wird — der Hypophysenvorderlappen von Chorionepitheliomfällen nur wenig oder gar nichts an Hypophysenvorderlappen-Sexualhormon enthält (Heidrich, Fels, Mathias). Aber auch ein von Aschheim unternommener Gegenversuch fiel negativ aus. Er ging von der Überlegung aus, daß — wenn die Placenta der Hormonbildner sei — im Blut der zuführenden Gefäße weniger Hormon enthalten sein müsse als in dem frisch gesättigten der abführenden. Es zeigte sich jedoch, daß im Hormongehalt des Blutes der uterinen Venen kein wesentlicher Unterschied bestand gegenüber demjenigen der Arteria uterina.

Im übrigen ist zu dieser ganzen Frage von Maroudis (1933) ein nicht unwesentlicher Beitrag geliefert worden. Dieser Autor fand das Hypophysenvorderlappen-Hormon bereits in ganz jungen Eiern der frühesten Zeit. Es wurde von der Anlage eines frisch eingebetteten Eies Material in infantile weibliche Mäuse verpflanzt und darin bereits Hypophysenvorderlappen-Hormon im typischen Testversuch nachgewiesen. Das ist zwar sehr überzeugend, aber auch immer noch nicht beweisend. Endgültig wird der Beweis, daß die Placenta und damit das junge Ei die Hypophysenvorderlappen-Hormone der Schwangerschaft selbst produziert nur auf folgende Weise zu führen sein: Es muß ein befruchtetes menschliches Ei, das sich noch nicht in Kontakt mit dem mütterlichen Nährboden befindet, auf seinen Hormongehalt im Testversuch geprüft werden. Dazu muß aber ein menschliches Ei verwendet werden, denn wir wissen nicht ob beim Tier dieselben Verhältnisse herrschen. Und sollten die Verhältnisse beim Tier die gleichen sein, wie z. B. beim Affen, so fragt es sich, ob hier die Quantitäten nicht derart sind, daß ein solches Ei zur Auslösung der Reaktion genügt. Ich denke mir diesen Versuch, den auszuführen ich leider bis heute nicht die Gelegenheit gehabt habe, folgendermaßen: Die „Hypophysenvorderlappen"-Hormone der Gravidität werden natürlich im gleichen Testversuch nachgewiesen wie die Hypophysenvorderlappen-Hormone des Hypophysenvorderlappens. Wir werden aber noch später hören, daß nach den Untersuchungen von Friedmann der feinste Test darin besteht, daß man das zu untersuchende Material direkt in einen großen Follikel im Ovar eines Kaninchens, also sozusagen „an Ort und Stelle" bringt und dann die Luteinisation nur dieses einen Follikels im einseitigen Ovar erzeugen kann. Das ist sicherlich die feinste Reaktion auf Hypophysenvorderlappen-Hormon. Es wäre also ein befruchtetes menschliches Ei aus einer excidierten Tube durch Durchspülung mit physiologischer Kochsalzlösung zu gewinnen (in dem Sinne wie E. Allen 1931 vorging und so die ersten menschlichen Eier aus der Tube erhielt). Das befruchtete Ei müßte durch Zentrifugieren gewonnen und mit kleinster Flüssigkeitsmenge in eine Spritze aspiriert werden. Die Injektion dieses Eies in einen isolierten Follikel im Ovar eines Kaninchens würde in ihrem Effekt die Entscheidung bringen.

In diesem Zusammenhang möchte ich hier noch einmal die Frage aufwerfen, ob nicht überhaupt nur ein Hypophysenvorderlappen-Sexualhormon besteht, nämlich das sog. HVH. A, während das HVH. B gar kein Produkt des Hypophysenvorderlappens ist, sondern das eigentliche Eihormon darstellt. Es ist doch allgemein auffällig, daß bei der Implantation von Vorderlappengewebe die A-Reaktion, der Effekt der Follikelreife, so vorherrscht, während mit Schwangerschaftsprodukten die B-Reaktion, also die luteinisierende Wirkung, so stark in den Vordergrund tritt. Philipp (1931) hat bereits derartiges angedeutet und auch den Versuch gemacht, einen ganzen, annähernd reifen menschlichen Follikel mit dem Ei darin an einer Testmaus zu implantieren; allerdings mit negativem Erfolg. Dieses negative Resultat besagt allerdings meiner Meinung nach auch nicht viel. Denn wenn die Verhältnisse so liegen, daß das Ei das Hormon B wirklich produziert, so ist es sicherlich nur das vollkommen reife Ei, welches soviel Hormon produziert, daß es den Luteinisierungseffekt hervorrufen kann. Dann würde doch der hormonale Mechanismus so aufzufassen sein: Das HVH. A wirkt von der Hypophyse aus auf das Ovar im reinen Sinne der Follikel- und gleichzeitigen Eireife. Ist das Ei unter dieser stimulierenden Wirkung innerhalb des Follikels wirklich reif genug geworden, so bildet es nunmehr genügende Mengen seines ihm eigenen Hormons („HVH. B"), um den Follikelaufbruch und die darauf stets erfolgende (d. h. auf den Aufbruch des Follikels durch ein Ei stets erfolgende) Luteinisation zu bewirken. Wird dann das Ei befruchtet, so produziert es ein Plus an HVH. B, welch letzteres dann im Moment des neuen Kontaktes mit der Mutter (Eieinbettung in die Schleimhaut) den Stimulus für die Überführung des Zyklus-Corpus luteum in ein Corpus luteum graviditatis abgeben und bei weiterer Entwicklung die großen Mengen „Schwangerschaftshormon" liefern würde.

Ich bin auf Grund solcher von Schoeller angeregten Überlegungen zu einer Versuchsanordnung gekommen, von der ich mir Entscheidendes erhoffte, die mich jedoch bis jetzt — jedenfalls in dem erwarteten Sinne — im Stich gelassen hat. Die direkten Gedankengänge zu der Versuchsanordnung selbst waren folgende: Gelingt es, in einem Ovarium das gesamte sich bildende Eigewebe zu zerstören, ohne die Follikelepithelien sehr wesentlich zu schädigen, so muß in einem solchen Ovar (wenn sein Träger als Testtier verwendet wird) mit Vorderlappenhormon wohl eine Follikelreife zu erzielen sein, jedoch keine Eireife mehr. Es müßte also eine Implantation von Vorderlappengewebe an einem Tier mit solchem graduell geschädigtem Ovarium folgende Wirkung haben: Die Follikel reifen, in ihnen reift kein Ei. Da kein Ei reif wird, wird es auch bei noch so hoher Zufuhr von Vorderlappenhormon nicht zur Produktion des spezifischen Eihormons (HVH. B) kommen. Der Sprung der Follikel und ihre Luteinisation wird ausbleiben, weil ihnen der spezifisch hormonale Impuls vom Reifei aus fehlt. Solche Ovarien müßten dann logischerweise mit einem Zustandsbilde resultieren, das demjenigen einer sog. „cystischen Degeneration" äußerlich ähnelt; d. h. es müßten Ovarien auf das Vorderlappenhormon entstehen, wie sie allgemein als für die Wirkung des „reinen" HVH. A typisch angegeben werden. Ich habe versucht, hier auf dem Wege der Röntgenbestrahlungen zu einem Ziel zu gelangen. Ich stellte mir vor, daß Röntgendosen für das Ovar, z. B. der Maus in ihrer Abstufung so ausfindig gemacht werden könnten, daß die gerade oder bald reif werdenden Eigruppen zerstört würden, ihr umgebendes Follikelepithel dagegen nicht, da ja bekanntlich das Eigewebe und von diesem wieder die gerade in Reifung befindlichen Eier am empfindlichsten auf Röntgenstrahlen reagieren. Wie ich aber oben schon erwähnte, haben mich diese Versuche bisher zu keinem eindeutigen Resultate kommen lassen.

Nachtrag bei der Korrektur. Inzwischen hat Westman-Sund Versuche in dem Sinne angestellt, daß er bei Kaninchen das Ei aus dem reifen Follikel durch Aspiration mit feinster Spritze entfernte, das umgebende Ovarialgewebe solcher Follikel durch feinste Thermokauterisation zerstörte und ähnliches. Aber auch solche des Eies beraubte und möglichst isolierte Follikel reagierten auf nachfolgende HVH.-Behandlung mit der Luteinisation.

Es besteht jedenfalls kein Zweifel daran, daß die hier angedeuteten Probleme aktuell und auch von ihrer endgültigen Lösung nicht weit entfernt sind. Wir ersehen aus allem, daß die primäre Auffassung von der alleinigen Bildung des sog. Hypophysenvorderlappen-Hormons im Hypophysenvorderlappen durch die mannigfachen Ergebnisse, Erfahrungen und Überlegungen, welche die hormonalen Prozesse während der menschlichen Schwangerschaft in dieser Beziehung mit sich gebracht haben, stark ins Wanken geraten ist. Wenn auch der endgültige Beweis „Placenta als Produzent des Hypophysenvorderlappen-Hormons in der Schwangerschaft" noch aussteht, so deutet doch alles darauf hin, daß die Hypophyse zum mindestens nicht allein die Bildungsstätte dieser Hormone sein kann. Wir können somit diese Frage und damit dieses Kapitel vorläufig nur in dem einem Sinne schließen: Die Placenta produziert höchstwahrscheinlich ein eigenes Schwangerschafts-, das „Eihormon"; d. h. die von uns bis heute als Hypophysenvorderlappenhormon angesprochenen großen Mengen Hormon in der Gravidität sind mit aller Wahrscheinlichkeit plazentaren Ursprungs.

3. Andere Hormone in der Placenta.

Seit dem einwandfreien Nachweis eines zweiten Ovarialhormons, dem spezifischen Hormon des Corpus luteum, tauchte naturgemäß von vornherein die Frage auf, ob auch dieses Hormon in der Placenta enthalten sei und von ihr gebildet würde. Rein theoretisch erscheint es zunächst verständlich, wenn man es dort nicht findet; denn die Funktion dieses Hormons ist nach allen bisherigen Erfahrungen von dem Moment an überflüssig, wo das Ei selbständig wird, wo das Corpus luteum zugrunde geht und eben gerade die Ausbildung der Placenta den protektiven Einfluß eines besonderen Hormons auf die Entwicklung der Decidua hinfällig macht. Die ersten Angaben über die Testierung von Extrakten aus Plazentargewebe auf Luteohormon (Allen und Corner, Clauberg, Fels) lauteten auch durchaus negativ. Philipp berichtet zwar, daß er in einem Falle nach Transplantation von Plazentargewebe einen angedeuteten Effekt im Sinne der Luteohormonwirkung an der Uterusschleimhaut des Kaninchens beobachtet habe; ich habe das jedoch trotz vieler Versuche nicht bestätigen können. Und selbst wenn das Luteohormon dort vorhanden sei, so kann das auch nach den späteren Untersuchungen anderer Autoren nicht in den

Mengen der Fall sein, wie sie im Höchstfall zum Transplantationsversuch verwendet werden können. Mazer und Goldstein, die sich mit solchen Extraktionen befaßten, wollen dann ein einziges Mal in dem Gesamtextrakt einer ganzen Placenta des 5. Schwangerschaftsmonats von einer tuberkulösen Frau ein wenig Luteohormon gefunden haben. Dieser eine Ausnahmefall würde nicht viel besagen, wenn nicht neuerdings Adler, de Fremery und Tausk im Laboratorium der „Organon" in Oss (Holland) Angaben über den Befund von Luteohormon in der Placenta, im typischen Testversuch am infantilen Kaninchen testiert, berichteten. Die Mengen waren allerdings gering; jedoch demonstrieren die von den Autoren gebrachten Abbildungen einwandfrei den Effekt des Luteohormons. Diese Angaben über den einigermaßen regelmäßigen Befund von Luteohormon in der Placenta bedürfen der Bestätigung[1]. Sie würden uns allerdings eine weitere Schwierigkeit aufgeben, indem die Deutung solcher Befunde in funktioneller Beziehung zunächst noch nicht ganz klar sein kann.

Des weiteren haben Collip und seine Mitarbeiter schon 1931 angegeben, in der Placenta ein Hormon gefunden zu haben, das von den bekannten Sexualhormonen verschieden sei und das sie „Emmenin" nannten. Daß dieses Hormon jedoch auch in die Gruppe des Follikel- und Hypophysenvorderlappen-Hormons einzureihen ist, erscheint zum mindesten sehr wahrscheinlich. Collip wandte besondere Extraktionsmethoden an und kam hinsichtlich der biologischen Wirkung dieses „Emmenin" zu folgendem Resultat: Das Hormon ist bei infantilen Ratten wirksam, wenn es per os gegeben wird und ruft dort innerhalb 3—5 Tagen das Schollenstadium in der Vagina hervor. Bei geschlechtsreifen Tieren angewandt, habe das Hormon keinen Einfluß auf den Rhythmus der Zyklen, auf Schwangerschaft und Entwicklung der Feten. Da das Hypophysenvorderlappen-Hormon allgemein als unwirksam bei peroraler Verabreichung angegeben wird und andererseits das „Emmenin" vom Follikelhormon abzugrenzen sei, wird es von Collip als ein besonderes drittes genitalwirksames Hormon der Placenta angegeben. Der Autor ist mit dieser Meinung bisher allein geblieben; und Fluhmann sowie andere Autoren weisen wohl mit Recht darauf hin, daß es sich hier um eine leichte, auch per os wirksame Stimulierung der infantilen Ovarien im Sinne geringer Follikelreife handle und daß von den leicht stimulierten Follikeln aus körpereigenes Follikelhormon der Testtiere in geringen Quantitäten wirksam wurde. Wenn wir daran denken, wie gering die Mengen Follikelhormon eigentlich sind, welche ein Schollenstadium in der Vagina der kleinen Nager hervorrufen können, scheint diese Erklärung am meisten plausibel. Ein geringer Anreiz zur Follikelstimulierung in den infantilen Ovarien genügt eben, um die erforderliche geringe Menge Follikelhormon produzieren zu lassen.

In diesem Zusammenhang sei außerdem darauf hingewiesen, daß nach Ehrhardt gelegentlich auch melanophorenausbreitendes Hormon, das bekanntlich dem Hypophysenhinterlappen zugeschrieben wird, in der Placenta nachzuweisen sei. Ferner soll nach Wehefritz und Gierhake — im Gegensatz zu Evans und Mitarbeitern, die es in nur geringen Mengen in der Placenta fanden — auch körperwachstumsförderndes Hypophysenhormon (Evans-Hormon) im Schwangerenurin enthalten sein. Engelhart-Graz berichtet neuerdings über das Vorkommen einer wehenerregenden Substanz im Harn

---

[1] Nachtrag bei der Korrektur: Bald nach der holländischen Autorengruppe hat auch Ehrhardt über den Befund von Luteohormon in der Placenta berichtet (s. im Kapitel „Ovarialhormone").

Schwangerer und Gebärender, die mit den bisher bekannten Hormonen nicht identisch sei; Fontes teilt das gleiche von der Placenta mit [1]. Die Natur solcher Stoffe ist bisher jedoch noch keineswegs geklärt. Goecke, Wirz und Dauers (1933) berichten im übrigen auch über das Vorkommen von männlichen Sexualhormon in der Placenta.

Ebenso wollen wir in dieser Abhandlung nicht näher darauf eingehen, welche Anteile der Placenta evtl. für eine innersekretorische Funktion in Frage kämen. Es ist erst wenige Jahre her, daß man sich auf der Basis der histologischen und morphologischen Kenntnisse über die Placenta in Uneinigkeit darüber war, ob sie überhaupt eine Drüse mit innerer Sekretion sei oder nicht. Ob nun der Gehalt an Vakuolen und Granula in den Epithelien, das Fehlen von Ausführungsgängen und der innige Kontakt mit der Blutbahn (Guggisberg), ob die von Hofbauer im Zottenstroma beschriebenen großen runden Zellen mit besonderer Vakuolenbildung im Plasma für eine innersekretorische Tätigkeit sprechen oder nicht — wir wissen heute positiv, daß dieses Organ Hormone bildet und wissen das Wesentliche über diese Hormone. Hinsichtlich der Lokalisation der Bildungsstätte kann vorläufig auch die auffallendste Erscheinung an der menschlichen Placenta, die Rückbildung der Langhansschen Zellschicht in den späteren Monaten der Gravidität, keineswegs endgültige Auskunft geben. Wenn Fränkel noch vor einigen Jahren meinte, daß nach deren Rückbildung sich in den späteren Schwangerschaftsmonaten histologisch keinerlei Anhaltspunkte mehr finden, die für eine innersekretorische Aktivität sprechen, so ließe sich heute eher noch vermutungsweise annehmen, daß gerade diese Zellschicht für die Bildung des gonadotropen Hormons in der Schwangerschaft in Frage kommt. Denn hier besteht, wenn überhaupt die Histologie sich mit der Hormonproduktion in eine erkennbare Beziehung setzen läßt, die einzige Parallele, nämlich: Große Hypophysenvorderlappen-Hormonmengen in der ersten Zeit der Schwangerschaft bei wohlausgebildeter Langhans-Zellschicht und Abnahme der Hypophysenvorderlappen-Hormonmengen in der späteren Zeit der Gravidität mit Rückbildung der genannten Zellen. Dabei bleibt aber auch wieder zu bedenken, daß die zellige Rückbildung bereits ab 4. Monat erfolgt, daß dagegen der hormonale Rückgang später liegt.

III. Follikelhormon und „Hypophysenvorderlappen"-Hormon im Blut während der Schwangerschaft und die Ausscheidung dieser beiden Hormone im Urin.

Hinsichtlich des Sexualhormons des Hypophysenvorderlappens gilt es für die weitere Forschung nach allem Gesagten noch einige sehr wesentliche Fragen zu klären. Es sind das in erster Linie die beiden folgenden Fragen:

1. Gibt es wirklich zwei Hypophysenvorderlappen-Hormone oder nur eines?

2. Werden die in der Schwangerschaft gefundenen großen Mengen Hypophysenvorderlappen-Hormon in der Placenta oder vielmehr ausschließlich in der Placenta gebildet?

Beide Fragen greifen ineinander und die Lösung der einen wird diejenige der anderen nach sich ziehen, sowie gleichzeitig die Frage eines spezifischen Eihormons klären. Solange

---

[1] Fontes, der dasselbe von Blut der Kreißenden feststellen konnte, hatte jedenfalls seine Placentarextrakte sowohl vom Follikelhormon als auch vom „Vorderlappenhormon" befreit. Trotzdem waren energische Kontraktionen am Tieruterus zu erzielen.

das aber noch nicht der Fall ist, müssen wir uns hier mit dem Begriff des Hypophysenvorderlappen-Hormons, auch wenn es sich um die „Hypophysenvorderlappen-Hormone" im Sinne der spezifischen Schwangerschaftshormone handelt, abfinden. Wir werden also in unserer Abhandlung weiterhin mit dieser Bezeichnung begrifflich arbeiten und uns mit ihr begnügen müssen, wenn wir nicht von den „gonadotropen" Hormonen schlechthin und allgemein sprechen wollen.

Es wurde bereits im Vorangehenden kurz erwähnt, daß sich sowohl das Follikelhormon als auch Hypophysenvorderlappen-Hormon während der Schwangerschaft nicht nur in der Placenta, sondern auch im Blute und Urin finden, somit also dauernd im Körper kreisen und ausgeschieden werden. Diese ganz wesentlichen Entdeckungen stammen von Aschheim (1926) und wurden von ihm gemacht, als er in Zusammenarbeit mit Zondek menschliche Organe, Gewebe und Körperflüssigkeiten auf ihren Gehalt an Follikelhormon und Hypophysenvorderlappen-Hormon systematisch untersuchte. Aschheim fand das Hypophysenvorderlappen-Hormon bei der schwangeren Frau ursprünglich zunächst im Blute. Das Vorkommen von Follikelhormon im Blut der Schwangeren war bereits von R. T. Frank, Aschheim und dann von Fels (1926) nachgewiesen worden. Aber auch hier war es zum Tatsächlichen genau so wie mit den vor der Kenntnis des Schollentestes und der Hypophysenvorderlappenreaktion bereits in der Placenta nachgewiesenen „genitalwirksamen", uteruswachstumsfördernden Substanzen — d. h. es waren bereits vorher derartige Stoffe im Schwangerenblute von anderer Seite gefunden worden, ohne daß ihre Differenzierung hätte gelingen können. Binz hatte bereits 1924 von einer genitalstimulierenden Substanz im Schwangerenblut berichtet, welche er im Tierversuch durch Injektionen von Schwangerenserum nachweisen konnte. Ferner berichtete ebenfalls T. F. Garcia 1925, daß sich im Serum der schwangeren Frau ein genitalwachstumbewirkender Stoff fände und demonstrierte dies in Bildern an Mäusen. Injektionen an weiblichen infantilen 6 Wochen alten Mäusen mit 0,25—0,5 ccm Serum Gravider riefen nach 8 Tagen ein deutliches Wachstum des gesamten Genitalschlauches und damit des Uterus hervor. Die Uteri der Testtiere wurden als groß, blutreich und aufgelockert beschrieben. Von diesen Veränderungen am infantilen Genitalschlauch wird damals vom Autor gesagt, daß sie sich bis zum 12. Tage wieder zurückbilden. Von 64 Fällen, in denen mit Schwangerenserum injiziert wurde, waren nur 3 negativ oder schwach positiv. Die Reaktion war nicht mit normalem Serum oder solchem aus der Zeit der Menstruation hervorzurufen, während sie bei den Kontrollen in einem Falle von Carcinom positiv ausfiel. Es unterliegt gar keinem Zweifel, daß es sich bei diesen von Binz und Garcia nachgewiesenen Wirkstoffen um die im Blute kreisenden Sexualhormone der Schwangeren gehandelt hat, die damals mangels der geeigneten Teste einfach noch nicht differenziert oder spezifiziert werden konnten. Das geht auch aus der Auffassung des letzteren Verfassers hervor, der diese Wirkung einem spezifischen Schwangerschaftsprodukt zuschreibt, „wie es das Corpus luteum produziert". Einen Uteruswachstum hervorrufenden Wirkstoff konnte auch Trivino (1926) im Serum Gravider nachweisen.

Nachdem nun ein solcher Wirkstoff als das Follikelhormon im Schwangerenserum bekannt war (Frank, Aschheim, Fels) und nachdem dann auch das Hypophysenvorderlappen-Hormon als gleichzeitig dort vorhanden festgestellt wurde (Aschheim), stellte Aschheim (1927) an der Frau im Wochenbett fest, daß nach der Geburt die Hormone im Blut wieder abnahmen und schließlich verschwanden. Im Verfolg der Frage nach dem Verbleib dieser Hormone nach Ausstoßung von Kind und Placenta fand Aschheim dann sowohl das Follikelhormon als auch das Hypophysenvorderlappen-Hormon im Harne der Wöchnerin. Darauf erst ging er zur Untersuchung des Harns von Schwangeren über und fand nunmehr: Auch während der Schwangerschaft kreist nicht nur Follikelhormon und Hypophysenvorderlappen-Hormon im Blute der Frau, sondern es werden auch dann schon sowohl das eine wie das andere dieser beiden Hormone in großen Mengen permanent ausgeschieden. In großen Mengen deshalb, weil im allgemeinen bei der normalen zyklierenden Frau Hypophysenvorderlappen-Hormon gar nicht und selbst Follikelhormon nur in verhältnismäßig geringen, durch Einengung und Extraktion des Urins erst nachzuweisenden Mengen sich findet, während hier — in der Schwangerschaft — bereits mit der bloßen Injektion des unveränderten Urins sowohl die Wirkung des Follikelhormons als auch die des Hypophysenvorderlappen-Hormons am Testtier in Erscheinung tritt. Wir müssen daran festhalten und wollen es noch einmal kurz wiederholen: Follikelhormon wirkt als Hormon des Ovars auf den Genitalschlauch und wird also am kastrierten Tier testiert! Hypophysenvorderlappen-Hormon wirkt als gonadotropes Hormon auf das Ovarium und wird also an den Ovarienveränderungen des normalen infantilen Tieres erkannt! Und mit der strengen Auseinanderhaltung und sinngemäßen Anwendung dieser beiden Teste fand Aschheim damals, daß der Urin der Graviden nicht nur Follikelhormon, sondern auch gonadotropes Hormon enthält, und entdeckte damit die Möglichkeit der biologischen hormonalen Diagnose der Schwangerschaft aus dem Harn. — Seit diesen Untersuchungen wissen wir also, daß wir hinsichtlich der hormonalen Verhältnisse in der Schwangerschaft mit folgendem zu rechnen haben:

1. Das Gravidenblut enthält a) Follikelhormon und b) gonadotropes Hormon.

2. Im Gravidenharn wird ausgeschieden a) Follikelhormon und b) gonadotropes Hormon.

Über die Bedeutung dieser Hormone in der Schwangerschaft ist man sich trotz vieler Untersuchungen nicht endgültig klar. Mit Sicherheit ist ja wohl anzunehmen, daß das Follikelhormon für das Wachsen des Uterus verantwortlich ist. Siegmund hat in diesem Zusammenhange auf die interessanten Beobachtungen hingewiesen, welche man an einhörnig-sterilen Kaninchen machen kann. Wird die eine Tube operativ unterbunden oder durchschnitten, so daß Schwangerschaft nur im anderen unberührten Uterushorn eintreten kann, so wächst der nichtgravide Uterus zwar eine Zeitlang mit, ist aber im übrigen in seiner Größen- und Dickenzunahme nicht zu vergleichen mit dem frucht- und placentahaltenden der anderen Seite. Daran ändert auf die Dauer auch ein indifferenter Fremdkörperreiz mit der Entwicklung von sog. Placentomen oder Deciduomen nichts. Er schließt daraus mit Recht, daß außer den allgemeinen hormonalen Bedingungen und dem Fremdkörperreiz der Placenta noch speziell deren Hormonwirkung an Ort und Stelle dazu kommen müsse, daß also der direkte Kontakt der Uteruswand mit der hormonproduzierenden Drüse (Placenta) von ausschlaggebender Bedeutung sei. Im übrigen kennen wir ja derartige Verhältnisse auch am Menschen von denjenigen Fällen her, wo in einem als Mißbildung paarig angelegten Uterus nur das eine Horn schwanger ist, und können hier dieselben Rückschlüsse ziehen. Im gleichen Sinne sprechen auch meine eigenen neueren, zusammen mit Breipohl (1934) ausgeführten Untersuchungen, bei denen Follikelhormon in außerordentlich hohen Dosen an kastrierten Kaninchen angewandt wurde. Dabei entstanden „Riesenvaginen" entsprechend dem Zustand in der Schwangerschaft, während der Uterus selbst kaum nennenswert über das mit normalen Dosen zu erzielende Wachstum hinausging. Ganz unklar dürfte noch die Bedeutung des Hypophysenvorderlappen-Hormons in der Schwangerschaft sein. Darüber lassen sich vorläufig nur noch Vermutungen anstellen, worauf wir weiter unten kurz zurückkommen wollen. Denn nicht nur die Tatsache dieser Hormonbefunde an sich ist interessant, sondern vor allen Dingen läßt das Verhalten der verschiedenen Hormonmengen während des Verlaufs einer Schwangerschaft schon eher Rückschlüsse zu. Aber selbst die Mengen würden uns nicht viel besagen, wenn wir lediglich die absoluten Zahlen berücksichtigen würden, die sich bei den verschiedenen Autoren in der Literatur finden. Denn man kann von ihnen ruhig sagen, daß sie nur eines gemeinsam haben — nämlich, daß es sich dabei durchweg um h o h e Werte handelt. Im übrigen aber gibt es keine zwei Autoren, welche dieselben absoluten Zahlen fanden. Wertvoller dürften hingegen die relativen Mengenwerte insofern sein, als übereinstimmend ein bestimmter Kurvenverlauf sowohl hinsichtlich der Hormone im Blut als auch der Ausscheidung derselben im Urin festgestellt wurde. Daraus aber folgt wiederum, daß Einzelmengenbestimmungen oder auch zu einzelnen Schwangerschaftszeiten „herausgegriffene" Ermittlungen des mengenmäßigen Hormonumlaufs von geringem Wert für Rückschlüsse sein dürften. An sich würden demnach nur solche Ergebnisse Bedeutung gewinnen, bei denen von ein und demselben Untersucher möglichst fortlaufend bei ein und derselben schwangeren Frau reihenmäßige Mengenbestimmungen des Hormongehaltes sowohl des Blutes als auch des Harnes vorgenommen wurden. Solche mühevollen Ergebnisse gibt es bisher jedoch nur wenige.

1. Blutuntersuchungen.
a) Follikelhormon im Schwangerenblut.

Die ersten Feststellungen über das Vorkommen von Follikelhormon im Blute der Schwangeren haben hinsichtlich der dabei gefundenen Mengen wohl lediglich nur noch literarischen Wert. 1926 noch geht aus den systematischen Blut- und Harnuntersuchungen von Loewe sowie Loewe und Voss noch keineswegs hervor, daß es sich in der Schwangerschaft etwa um eine allgemeine Überschwemmung des Organismus mit dem Hormone handeln könne, da der Hormongehalt niemals als wesentlich erhöht gefunden wurde. Und auch die Mengen, welche von Frank (1926) und von Fels (1926) ursprünglich entdeckt wurden, geben noch keineswegs ein Bild von den tatsächlichen Verhältnissen. So fand Fels das Hormon nur in der Spätschwangerschaft, im 7.—9. Monat konstant und im 3.—6. Monat wechselnd, während in den ersten 3 Monaten stets negative Befunde erhoben werden konnten. Fels injizierte damals den kastrierten Testmäusen an zwei aufeinanderfolgenden Tagen je 1 ccm Serum (also im ganzen 2 ccm) und setzte die positiven Befunde im Serum während der Spätschwangerschaft in Beziehung zu seinen Befunden in der Placenta selbst. Auch die Placenta enthielt nach seinen Untersuchungen nur in der Spätschwangerschaft das Hormon, während sie sich in der Frühschwangerschaft im gleichen Implantationsverfahren als negativ erwies. Auch Frank, der bekanntlich ausgedehnte Mengenbestimmungen des Follikelhormons während des normalen Zyklus, bei Ovarialstörungen und während der Gravidität ausführte, berichtet damals, daß der Nachweis regelmäßig in den späteren, seltener in den ersten Monaten der Schwangerschaft gelingt. Wenn auch die nach unseren heutigen Kenntnissen verhältnismäßig geringen Mengen gefundenen Hormons wahrscheinlich der damaligen Unvollkommenheit der noch in den Anfängen befindlichen Nachweismethode zur Last zu legen ist, so geht doch schon eines übereinstimmend aus diesen ersten Untersuchungen hervor: Geringe Follikelhormonmengen im Beginn der Gravidität — Ansteigen des Follikelhormonspiegels im Blute mit zunehmender Schwangerschaft. Frank und Goldberger konnten dann auch bei fortlaufenden Mengenbestimmungen und Berechnungen die Feststellung machen, daß sich von der 10. Schwangerschaftswoche an ein gegenüber der normalen Frau erhöhter Follikelhormonspiegel im Blute fände, der sich auf etwa 50—100 ME. pro Liter stellte, also auf das Doppelte der von ihnen zur Zeit der Menstruation erhobenen Höchstbefunde. Aschheim und Zondek konnten vom Ende des 4. Schwangerschaftsmonats ab mit 3 ccm Serum stets eine positive Reaktion im Sinne des Schollentestes an der kastrierten Maus erzielen, so daß sie auf das Gesamtblut umgerechnet einen Wert von 200—300 ME. pro Liter in den ersten Schwangerschaftsmonaten annehmen. Diese Autoren untersuchten außerdem Citratblut, da sie fanden, daß nicht alles Hormon ins Serum überzugehen braucht, sondern zum Teil im Blutkuchen zurückbleiben kann. Dabei stellten sie für den letzten Schwangerschaftsmonat einen Gehalt von 800—1000 ME. pro Liter Gesamtblut fest, so daß Zondek einen Durchschnittswert von 600 ME. Follikelhormon pro Liter Blut in den verschiedenen Schwangerschaftsmonaten annimmt.

Über den Follikelhormongehalt des Blutes bei Schwangeren machen Mazer und Goldstein in ihrer zusammenfassenden Darstellung über die „Clinical Endocrinology of the Female" noch 1932 folgende Angaben: „Eine starke positive Reaktion wird prompt erzielt mit einem Extrakt aus 40 ccm Blut nach der 8. Schwangerschaftswoche (das ist der sog. „Frank-Test", wie er für Nichtschwangere angewandt wird. — D. Verf.) Während der ersten beiden Monate kann das Blut oder kann auch nicht — meistens aber nicht — eine positive Follikelhormonreaktion geben."

Es ist sehr wohl verständlich, wenn ausgedehnte, am einzelnen Falle fortgesetzte Hormonbestimmungen kaum vorliegen; denn solche Untersuchungen würden eben sehr viele, dauernd wiederholte Blutentnahmen erforderlich machen, wie sie bei ein und derselben Patientin einfach nicht vorgenommen werden können und wie sie bei Verwendung mehrerer Fälle zur Zusammenstellung einer zusammenhängenden Kurve die langwierige Sammlung der Einzelresultate mit vielleicht auch manchen Fehlerquellen voraussetzen würde. Im übrigen scheint die Bluthormonkurve mit der Urinkurve ziemlich parallel zu gehen, zwar nicht hinsichtlich der absoluten, sondern hinsichtlich der relativen Mengen. Wie aus den neuesten Untersuchungen von G. Smith und O. Watkins Smith (1934) hervorgeht, fällt ein Anstieg oder ein Abfall der Hormonausscheidung in der Schwangerschaft mit einem Anstieg oder Abfall der Bluthormonmengen zusammen. Aus diesem Grunde können wir hinsichtlich des Blutgehaltes wahrscheinlich aus den weiter unten anzuführenden Untersuchungen von H. Runge, H. Hartmann und K. Sievers (1932)[1], die fortlaufende Urinhormonmengenbestimmungen ausführten, Rückschlüsse ziehen. G. Smith und O. Watkins Smith studierten nämlich Follikelhormon- und Hypophysenvorderlappen-

---

[1] Sowie Runge und Diethelm und Runge und Claußnitzer.

Hormonmengen sowohl im Urin als auch im Blut von Präeklamptischen und Eklampsiefällen; und um eine Vergleichsmöglichkeit in die Hand zu bekommen, wurden 15 normale Fälle mit durchuntersucht. Wie sich aus dieser Arbeit ergibt, war in den letzten 3 Monaten der normalen Schwangerschaft niemals mehr als 3 ccm Serum erforderlich, um bei kastrierten Ratten ein Schollenstadium hervorzurufen. Es ist also mit anderen Worten in der Spätschwangerschaft immer soviel Follikelhormon im Blut enthalten, daß in 3 ccm Serum mindestens 1 RE. sich finden. Nehmen wir die Ratteneinheit als 5mal so groß wie die Mäuseeinheit an (s. früher!), so enthalten 3 ccm Serum oder 6 ccm Blut also mindestens 5 ME., d. h. 100 ccm Blut mindestens 90—100 ME. Follikelhormon. Danach beträgt also in der normalen Spätschwangerschaft der Follikelhormongehalt des Blutes mindestens 900 oder rund 1000 ME. pro Liter. Wie wir oben sahen, stimmt dies mit den Mengen überein, wie sie von Zondek für den letzten Schwangerschaftsmonat angegeben werden.

b) Hypophysenvorderlappen-Hormon im Schwangerenblut.

Den ersten Nachweis über das Vorkommen ovariumstimulierender Stoffe von der Wirkung des Hypophysenvorderlappen-Hormons im Blut erbrachte Aschheim, der darüber auf dem ersten internationalen Kongreß für Sexualforschung 1926 in Berlin berichtete. Aschheim und Zondek (1928) haben dann gemeinsam das Schwangerenblut auf seinen Gehalt an Hypophysenvorderlappen-Hormonmengen untersucht. Von besonderer Bedeutung war dabei, daß dieses Hormon sich im Gegensatz zum Follikelhormon auch schon in der Frühschwangerschaft leicht nachweisen ließ; und zwar fanden die beiden genannten Autoren es bereits in den ersten Schwangerschaftswochen in der Menge von 0,1 ccm Serum enthalten, so daß also mit dieser kleinen Dosis im Testobjekt an der infantilen Maus der typische Effekt der Follikelreife, Blutpunktbildung und Corpus luteum-Entwicklung zu erzielen war. Fortlaufende Mengenuntersuchungen etwa in dem Sinne, daß für den ganzen Schwangerschaftsverlauf eine exakte zusammenhängende Kurve über den Bluthormonspiegel aufgestellt werden könnte, bestehen auch hier nicht. Zondek fand im 3. Schwangerschaftsmonat bei der Untersuchung von Citratblut, das mit Äther ausgeschüttelt wurde, 18300 RE. HVH. A und 11000 RE. HVH. B pro Liter. Im letzten Schwangerschaftsmonats stellte er einen Gehalt von 14000 RE. HVH. A und 8000 ME. HVH. B pro Liter fest. Er meint, daß das Schwangerenblut durchschnittlich 15000 RE. HVH. A und 10000 ME. HVH. B pro Liter enthalte, also rund die 10fache Menge des Follikelhormons. Wie ersichtlich, testierte er — entsprechend der von ihm angegebenen größeren Empfindlichkeit der Rattenovarien hinsichtlich der Follikelreife — das HVH. A an Ratten, jedoch das HVH. B an Mäusen. Das ist natürlich nicht ganz einheitlich, läßt sich aber wohl solange nicht anders durchführen, wie die Frage nach der Einheit oder Zweiheit des Hypophysenvorderlappen-Hormons nicht entschieden ist. Wenn auch der tatsächliche Befund von derartigen oder ähnlichen reichlichen Mengen Hypophysenvorderlappen-Hormon im Schwangerenblut zu allen Zeiten der Gravidität mannigfaltig von anderen Seiten nachgeprüft und bestätigt ist [1], so liegen, wie schon gesagt, fortlaufende Mengenbestimmungen, die im Sinne einer einheitlichen Kurve zu verwerten wären, nicht vor. G. Smith und

---

[1] Siehe auch die Untersuchungen von Brindeau, H. Hinglais und M. Hinglais. Sie bestätigen den Kurvenverlauf nach Aschheim-Zondek und geben an, daß die Konzentration in der Frühschwangerschaft um $^{1}/_{3}$ höher liegt gegenüber dem Ende der Gravidität.

O. Watkins Smith haben sich zwar erst kürzlich um derartige fortlaufende Untersuchungen bemüht, beschäftigten sich jedoch auch wieder vornehmlich mit den Verhältnissen in der Spätschwangerschaft, in erster Linie sogar mit den Mengen der letzten 6 Wochen vor der Geburt. Das Wesentliche ihrer Resultate an normalen Fällen von Schwangerschaft ist, daß in den letzten $1^1/_2$ Monaten mindestens 1,5 ccm Serum nötig sind, um damit einen positiven Effekt an der infantilen Ratte zu erzielen. Das heißt, es sind also um diese Zeit der Schwangerschaft mindestens 66,6 RE. Hypophysenvorderlappen-Hormon in 100 ccm Serum oder also rund 30 RE. in 100 ccm Blut enthalten. Das bedeutet einen Gehalt von mindestens 300 RE. Hypophysenvorderlappen-Hormon in 1 Liter Blut zur Zeit des Schwangerschaftsendes. Wenn wir vergleichen, so fällt auf, daß Aschheim und Zondek in der frühen und sogar ganz frühen Schwangerschaft in 0,1 ccm Serum 1 Einheit Hypophysenvorderlappen-Hormon fanden, während hier in der Spätschwangerschaft 1,5 ccm Serum zur Erzielung des gleichen Effektes an der Ratte erforderlich sind. Das bedeutet für die hormonalen Verhältnisse in der Schwangerschaft: Sehr hoher Hypophysenvorderlappen-Hormongehalt bereits im ersten Beginn der Gravidität — zunehmend starker Abfall desselben gegen Ende der Schwangerschaft. Während also das Follikelhormon in den frühen Schwangerschaftsmonaten kaum nachzuweisen ist und mit fortschreitender Schwangerschaft ansteigt, um am Ende derselben die höchste Konzentration zu erreichen, verhält es sich mit dem Vorderlappenhormon umgekehrt: d. h. die höchsten Werte in den ersten Schwangerschaftsmonaten — gegen den Geburtstermin hin allmähliche, wenn auch verhältnismäßig geringe Abnahme des Hormons im Blute.

Kennedy (1933) untersuchte 75 Schwangere und kommt zu dem Resultat, daß der Gehalt an HVH. B im Schwangerenorganismus bis zur 30. Woche stark und regelmäßig ansteigt, daß jedoch die späteren Befunde unregelmäßig seien. Von diesen bis vor kurzem gekannten Verhältnissen weichen allerdings die neueren Ergebnisse des russischen Autors Egoroff (1934) beträchtlich ab. Er fand bei seinen Untersuchungen einen Gehalt von 40000 bis 80000 ME. „Vorderlappenhormon" pro Liter Blut, und zwar sowohl zu Beginn als auch am Ende der Schwangerschaft. Dabei konnte er eine gleichmäßige Verteilung des Hormons auf die einzelnen Anteile des Blutes (Serum und Blutplättchen) feststellen. Egoroff zieht daraus den Schluß, daß bei Schwangerenbluttransfusionen, wie sie von Clauberg zwecks Hormonüberleitung angegeben sind (s. Kapitel „Therapie"!) keineswegs das Frühschwangerenblut vorgezogen werden braucht, weil genau so viel Hormon im Spätschwangerenblut enthalten ist.

2. Urinuntersuchungen.
a) Follikelhormon im Gravidenharn.

Den Nachweis von Follikelhormon im Urin der schwangeren Frau und kurz nach der Entbindung führte fast zu gleicher Zeit mit Aschheim auch Margaret Smith (1927). Wie wir sahen, ist das Follikelhormon im Blute der Schwangeren erst nach den ersten und vor allem in den späten Schwangerschaftsmonaten in solcher Konzentration vorhanden, daß es ohne vorhergehende Einengungs- und Extraktionsmethoden durch direkte Injektion des Serums an der kastrierten Maus nachgewiesen werden kann. Das gleiche gilt für das im Harn ausgeschiedene Hormon. Während in der Spätschwangerschaft immer durch die

4—6malige Injektion der üblichen von den Tieren vertragenen Menge von 1 ccm Urin pro injektionem Follikelhormon direkt nachzuweisen ist, gelingt das nach Aschheim vorher konstant erst vom 4. Monat der Gravidität ab. Mazer und Hoffmann haben zwar vorübergehend andere Angaben gemacht, diese aber dann auf Grund größerer Untersuchungsreihen korrigiert. Aschheim prüfte 75 Harne aus den ersten Wochen der Schwangerschaft, wobei den Testtieren insgesamt jedesmal 4 ccm Urin injiziert wurden. Dabei zeigte sich außerdem, daß die Ausscheidung wechselte. Nur in 17 Fällen war innerhalb der ersten 8 Wochen der Hormongehalt so hoch, daß auf diese Weise gerade 1 ME. nachgewiesen werden konnte. 25 Harne ergaben ein zweifelhaftes und 33 ein negatives Resultat. Nach Zondek steigt der Follikelhormongehalt im Urin nach der 8. Schwangerschaftswoche ziemlich steil an und erreicht seine höchsten Werte in den letzten beiden Schwangerschaftsmonaten. Von diesem Autor wurden ursprünglich (1928) folgende Durchschnittswerte angegeben.

Schwangerschaft	Follikelhormon pro Liter Harn
1.—8. Woche	300— 600 ME.
3.—7. Monat	5000— 7000 „
7.—10. Monat	6000—10000 „

Diese Werte wurden dann (1931) von ihm dahin korrigiert, daß in den letzten 3 Monaten nicht nur 6000—10000, sondern sogar bis zu 20000 ME. pro Liter Harn gefunden werden können.

Runge, Hartmann und Sievers (1932)[1] haben dann ganz ausgedehnte Mengenbestimmungen aus dem Urin vorgenommen, wobei sie ihr Augenmerk auf die letzten Schwangerschaftsmonate, auf die Zeit kurz vor der Geburt und auf die Verhältnisse bei der Geburt selbst richteten. Meines Wissens dürften diese Untersuchungen die einzigen zusammenhängenden Bestimmungen aus dem gesamten fortlaufend gesammelten Urin an ein und derselben Patientin darstellen. Es wurde nämlich der gesamte ausgeschiedene Urin der einzelnen Patientin aufgehoben und alle 48 Stunden gemessen. Als Grundlage der Eichung diente immer der gesamte in dieser Zeit ausgeschiedene Urin, auf dessen Menge die Berechnung der Gesamthormonmengen nach der Testierung kleiner Portionen erfolgte. Solche Untersuchungen sind natürlich außerordentlich mühsam; sie erstreckten sich über 1 Jahr, und es wurden von den Autoren insgesamt über 2000 Mäuse dazu verwendet, wobei zu bedenken ist, daß die Mäuse nach einer der Testierung folgenden Latenzzeit wieder gebraucht werden und damit diese Zahl bei weitem nicht die Zahl der angestellten Mäuseversuche wiedergibt. Von 6 Fällen wurde 1 Fall nur unter der Geburt untersucht, die anderen alle ein oder mehrere Wochen vorher begonnen. In einem Falle erstreckten sich die Untersuchungen sogar fortlaufend vom 117. Tage vor der Geburt ab. Dabei wurde auf dauernde Gewichts-, Nahrungs-, Nierenfunktionskontrolle usw. geachtet, die Lebensbedingungen wurden einheitlich gehalten und etwa störende äußere Einflüsse vermieden. Es zeigte sich nun, daß die Follikelhormonausscheidung in der Mitte der Schwangerschaft noch verhältnismäßig niedrig lag und etwa den Zahlen von Zondek entsprach (um 10000 ME. pro Liter). Gegen den 80. Tag vor der Geburt vermehrte sich die Ausscheidung, um den stärksten Anstieg in den letzten 3 Wochen vor der Geburt zu erlangen (30000—45000 ME. pro Liter Urin). Auch in den anderen Fällen wurde dieses Ansteigen

---

[1] Wenn im folgenden von diesen Untersuchungen mehrfach die Rede ist, so sei dabei gleichzeitig auf die anderen Arbeiten von Runge in Zusammenarbeit mit Claußnitzer und Diethelm, sowie auf die Arbeit von Dorothy Edwards (1932 in der amerikanischen Literatur) verwiesen.

der Follikelhormonmengen im Harn in der Zeit vor der Geburt beobachtet. Zwar waren die absoluten Werte dabei nicht ganz so hoch wie in dem vollständig und lange durchuntersuchten Falle, stiegen aber immerhin auf Zahlen wie 20000—35000 ME. pro Liter.

Wie schon erwähnt, prüften G. van Smith und O. Watkins Smith (1934) bei ihren quantitativen Untersuchungen der hormonalen Verhältnisse bei Schwangerschaftstoxikosen auch 15 normale Fälle in den letzten $1^1/_2$ Monaten der Schwangerschaft auf die Ausscheidung des Follikelhormons. Sie stellten dabei fest, daß in dieser Zeit der Gravidität

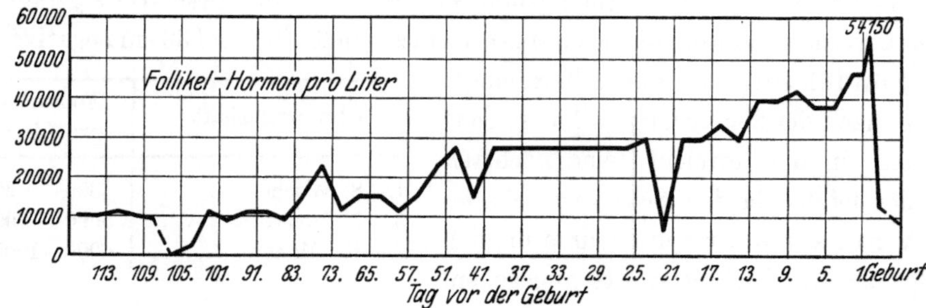

Abb. 172. Follikelhormon im Urin in den letzten Monaten der Schwangerschaft. (Nach Runge, Hartmann und Sievers.)

eine gewisse Norm für die Follikelhormonmengen im Harn bei den normalen Schwangerschaftsfällen innegehalten wird; denn es fanden sich in der 24-Stunden-Urinmenge niemals weniger als 4000 RE. Follikelhormon. Da die Autoren an Ratten testierten, müssen wir hier wieder mit 5 multiplizieren, so daß sich auf Grund der Ergebnisse dieser 15 Fälle sagen läßt: Die Mindestausscheidung an Follikelhormon in den letzten Schwangerschaftswochen beträgt 20000 ME. während eines Tages. Auch Chr. Hamburger (1933), der ausgedehnte Forschungen über die Hypophysenvorderlappen-Hormonverhältnisse in der Gravidität anstellte, führte in einigen Fällen gleichlaufend Follikelhormonbestimmungen aus. Dabei ist ein Fall von Interesse, bei dem während der ganzen Dauer der Schwangerschaft von Zeit zu Zeit die Follikelhormonmengen mitbestimmt wurden. Es ergab sich: Während der ersten 3 Schwangerschaftsmonate ließ sich selbst in 6 ccm Urin keine Spur von Follikelhormon nachweisen. Daraus schließt der Autor, daß um diese Zeit der Follikelhormonspiegel sich in derselben Höhe bewegt wie außerhalb der Schwangerschaft, nämlich weniger als 165 ME. pro Liter. Im 4. Monat fand er ungefähr 200 ME. pro Liter; im 5. Monat bis zu 1000 ME.; im 8. Monat 2000 ME. und bei der letzten Bestimmung kurz vor dem Eintritt der Geburt etwa 5000 ME. pro Liter Urin.

b) Hypophysenvorderlappen-Hormon im Gravidenharn.

Die Entdeckung des Hypophysenvorderlappen-Hormons im Urin der Schwangeren durch Aschheim hat in ihrer Auswertung als hormonale Schwangerschaftsdiagnose naturgemäß die größte Beachtung in der Literatur gefunden. Es ist deshalb auch nicht verwunderlich, wenn quantitative Untersuchungen über die Ausscheidung dieses Hormons am meisten vorliegen. Genau wie im Blut, so findet sich das Hypophysenvorderlappen-Hormon zu allen Zeiten der Schwangerschaft im Urin, d. h. also vor allem — auch schon in den frühen Anfängen des Eieinbettungsprozesses. Es kommt hinzu, daß auch dann schon die Konzentration im Harn derartig hoch ist, daß 1—2 ccm genügen, um damit eine stark positive

Reaktion an den Ovarien der infantilen Maus zu erzielen. Aschheim schreibt in seiner Monographie: „Die Mengen waren so groß (in Mäuseeinheiten ausgedrückt 1000 Einheiten und das Vielfache davon), daß ich schon nach den ersten Untersuchungen von jeder Extraktion der Hormone aus dem Harn Abstand nehmen konnte und sie durch direkte Injektion von 1—2 ccm Harn und auch weniger nachzuweisen vermochte". Und weiterhin: „... da stellte sich die überraschende Tatsache heraus, daß der „gonadotrope Wirkstoff" schon wenige Tage nach dem Ausbleiben der Regel so reichlich im Harn ausgeschieden wurde (am 3.—5. Tage bereits kann er sich finden), daß die subcutane Injektion von 1—2 ccm Harn die charakteristischen Wirkungen an den Ovarien der infantilen Tiere herbeiführte". Zondek spricht in seinem Buch von einer „explosivartigen Überschüttung des gesamten Organismus mit dem Vorderlappenhormon, die schon in den ersten Schwangerschaftstagen gleich nach der Eieinnistung stattfindet". Wir werden noch bei der Besprechung der hormonalen Schwangerschaftsdiagnose hören, daß bereits Fälle beschrieben

sind, in denen das Hypophysenvorderlappen-Hormon sogar vor dem Ausbleiben der Regel im Urin nachgewiesen werden konnte. Was nun die im Urin ausgeschiedenen Quantitäten Hypophysenvorderlappen-Hormon anlangt, so haben Aschheim und Zondek ursprünglich (1928) folgende Durchschnittswerte angegeben.

Schwangerschaft	Hypophysenvorderlappenhormon pro Liter Harn
1.— 8. Woche	3000—5000 ME.
3.— 7. Monat	3000—6000 „
7.—10. Monat	2000—3000 „

Diese Werte haben durch Nachprüfung von Zondek (1931) selbst eine Korrektur erfahren und sind dann angegeben worden mit:

Runge, Hartmann und Sievers gelangten hinsichtlich der Zeit der Spätschwangerschaft bei ihren Untersuchungen zu anderen Ergebnissen. Schon bei ihrem 117 Tage lang vor dem Eintritt der Geburt genauestens untersuchtem Falle war eine außerordentlich geringe Hormonausscheidung zwischen dem 113. und

Schwangerschaft	Hypophysenvorderlappenhormon pro Liter Harn
1.— 8. Woche	5000—30 000 ME.
3.— 7. Monat	5000—16 000 „
7.—10. Monat	4000—20 000 „

51. Tage ante partum aufgefallen. Es war dabei in einer ganzen Anzahl von Tagen die Konzentration des Hormons so gering, daß 6mal 0,3 = 1,8 ccm Urin ein negatives

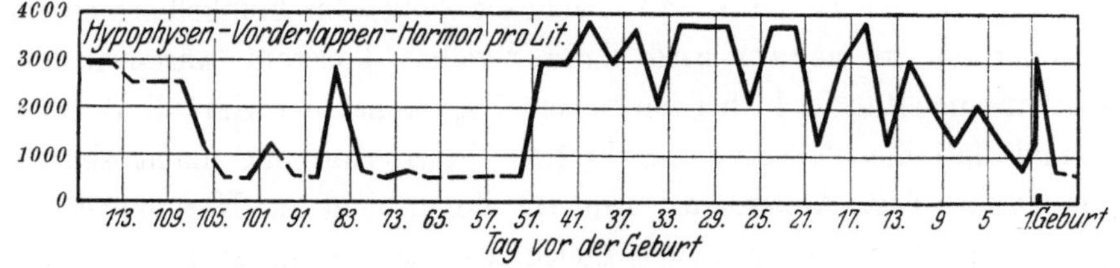

Abb. 173. „Hypophysenvorderlappen"hormon im Urin in den letzten Monaten der Schwangerschaft (Nach Runge, Hartmann und Sievers.)

Resultat an den Testmäusen ergab, daß also weniger als 555 ME. Hypophysenvorderlappen-Hormon pro Liter Urin ausgeschieden wurde. Zu späterer Zeit wurden dann wieder Mengen bis zu 11 000 ME. beobachtet, worauf es dann bald erneut zu einem Abfall der Hormonmengen kam. Auch in den anderen, kürzere Zeit vor der Geburt untersuchten Fällen fielen die verhältnismäßig geringen Hypophysenvorderlappen-Hormonmengen im

Urin auf. Die Autoren sagen dazu: „Das Vorderlappenhormon verhält sich uneinheitlich. Periodenweise wird es in so geringen Mengen ausgeschieden, daß die Aschheim-
Zondeksche Reaktion negativ wird. Zwischen diesen Perioden liegen einzelne etwas
erhöhte Ausschüttungen, meist erfolgt eine vorübergehende Konzentrationssteigerung noch
entweder kurz vor oder unmittelbar in der Geburt."

Zu zwar nicht gleichen, aber doch ähnlichen Resultaten kamen Weymeersch,
Bourg und Rocmans (1933). Diese Autoren benutzten den später noch zu erwähnenden
Test am Kaninchen und fanden:

In der 6. Woche . . . . 4000 KE. pro Liter Urin
Im 3. Monat . . . . 2500 KE. „ „ „
Im 5. Monat . . . . 500 KE. „ „ „
Im 7. Monat . . . . 100 KE. „ „ „
Am Schwangerschaftsende . . 2000—4000 KE. „ „ „
Während der Geburt . . . . 2000 KE. „ „ „

Ebenfalls wurde das Kaninchen als Testtier bei den Untersuchungen von Saiki und
Hayashi (1933) benutzt. Die errechneten mittleren Zahlenwerte für den Gehalt an
Hormon in 1 Liter Urin ergaben:

1333 KE. in 1 Liter am 6. Tag nach Ausbleiben der Regel . . . . 1 Fall
2222 KE. „ 1 Liter in der 6.— 9. Woche nach der letzten Menstruation . . . . . . 5 Fälle
6250 KE. „ 1 Liter „ „ 10.—16. „ „ „ „ „ . . . . . . 6 „
1333 KE. „ 1 Liter „ „ 17.—20. „ „ „ „ „ . . . . . . 3 „
1111 KE. „ 1 Liter „ „ 21.—25. „ „ „ „ „ . . . . . . 5 „
1333 KE. „ 1 Liter „ „ 26.—33. „ „ „ „ „ . . . . . . 4 „
5000 KE. „ 1 Liter „ „ 34.—36. „ „ „ „ „ . . . . . . 3 „
1333 KE. „ 1 Liter „ „ 37.—40. „ „ „ „ „ . . . . . . 2 „
2000 KE. „ 1 Liter nach der 40. „ „ „ „ „ . . . . . . 3 „

Ein Nachteil der von diesen Autoren ausgeführten Mengenbestimmungen dürfte
darin zu sehen sein, daß die Ergebnisse nicht fortlaufend an ein und demselben Falle
gewonnen wurden, sondern daß es sich fast bei jeder Bestimmung um den Urin verschiedener
Patienten aus den jeweilig passenden Schwangerschaftsmonaten handelt. Es wird von
den Autoren im übrigen hervorgehoben, daß die Urine der frühen Schwangerschaftsmonate (6.—16. Woche) hormonal aktiver waren als diejenigen von späteren Monaten.
Die verhältnismäßig geringen Mengen in der Spätschwangerschaft werden auch durch
die Untersuchungen von G. Smith und O. Watkins Smith bestätigt. Diese Autoren
kamen überhaupt zu dem Resultat, daß sowohl die Zahlen für Follikelhormon als auch für
Vorderlappenhormon in Serum und Urin ziemlich konstant waren in den letzten
Schwangerschaftsmonaten (d. h. bei ihnen vom $7^{1}/_{2}$. Monat der Gravidität bis zum Ende
derselben) und daß die 24-Stunden-Exkretion dieser Hormone nicht sehr wesentlich
variiert von Tag zu Tag. Außerdem wurde von ihnen nicht auf Hormongehalt pro Liter
Urin umgerechnet, wie sonst allgemein üblich, sondern die in 24 Stunden jeweils ausgeschiedene Gesamthormonmenge ermittelt. So enthielt z. B. der Urin einer Patientin,
die an einem Tage 780 ccm und am nächsten 4050 ccm Flüssigkeit ausschied, die gleichen
Mengen an Hypophysenvorderlappen-Hormon und Follikelhormon; auf pro Liter umgerechnet würden sich Unterschiede um das 5fache ergeben haben. Die wesentliche Feststellung dieser Autoren ist, daß die normalen Fälle in der Zeit von $1^{1}/_{2}$ Monaten vor dem
Geburtstermin niemals mehr als 1000 RE. Hypophysenvorderlappen-Hormon in
24 Stunden ausschieden.

Chr. Hamburger (1933) ist wohl der einzige Autor, welcher einen Fall von normaler Schwangerschaft auf seine Hypophysenvorderlappen-Hormonausscheidung während aller Graviditätsphasen untersucht hat; und zwar so, daß vom ersten Beginn der Gravidität bis zum Ende derselben und noch darüber hinaus ins Wochenbett immer wieder in gewissen Abständen Mengenbestimmungen vorgenommen wurden. Dabei wurden die ersten Untersuchungen bereits am 10. Tage nach der letzten Menstruation, also in dem zur Befruchtung führenden Zyklus, begonnen. Die ersten Bestimmungen 10 Tage nach Beginn der letzten Regel oder 18 Tage vor dem erwarteten nächsten Regeltermin wurden also zu einem Zeitpunkt vorgenommen, wo das später befruchtete und dann zum Schwangerschaftsobjekt gewordene Ei nach allen bisherigen Kenntnissen überhaupt noch nicht aus seinem Follikel ausgestoßen sein konnte. Denn der Follikelsprung mit Freiwerden des Eies und Befruchtungsmöglichkeit erfolgt ja bekanntlich nach den Forschungen von R. Meyer und

Datum	Schwangerschaftsdaten	Follikelstimulierendes Hormon in ME. pro Liter Urin	Luteinisierendes Hormon in ME. pro Liter Urin	Datum	Schwangerschaftsdaten	Follikelstimulierendes Hormon in ME. pro Liter Urin	Luteinisierendes Hormon in ME. pro Liter Urin
19. Mai				20. Juni	Erstes Ausbleiben der Menses	300	50
20. „							
21. „				21. „			
22. „	Letzte Menstruation			22. „		1000	500
23. „				23. „			
24. „				24. „			
25. „				25. „			
26. „				26. „		3000	2000
27. „				27. „			
28. „				28. „			
29. „				29. „			
30. „				30. „		5000	2500
31. „		0	0	Juli		10 000—15 000	5000—10 000
1. Juni				Aug.			
2. „	Konzeptionszeit			Sept.			
				Okt.			
3. „				Nov.		10 000	5000
4. „				Dez.			
5. „				Jan.			
6. „				Febr.			
7. „				26. „			
8. „		0	0	27. „	Partus		
9. „				28. „		10 000—20 000	5000
10. „				1. März		1000	200
11. „				2. „			
12. „				3. „			
13. „				4. „		300	100
14. „				5. „			
15. „		200	50	6. „		300	100
16. „				7. „			
17. „				8. „			
18. „		250	50	9. „		100	0
19. „				10. „			
				11. „		0	0

R. Schröder erst um den 15. Tag des neuen Zyklus. Die Mengenbestimmungen wurden dann über die Zeit der ausgebliebenen Menstruation monatelang fortgesetzt bis die Schwangerschaft beendet war oder vielmehr noch 11 Tage über die erfolgte Geburt hinaus. Die Testierungen wurden an Mäusen vorgenommen und sowohl für den follikelstimulierenden Faktor („HVH. A") als auch den luteinisierenden („HVH. B") gesondert vorgenommen. Da es sich um den einzigen derartig durchuntersuchten Fall handelt, wollen wir die vom Autor publizierte Tabelle wiedergeben.

Die Zusammenfassung des Autors zu diesen ermittelten Ausscheidungen während der Schwangerschaft lautet: „Hormonanalysen des Urins während einer ganzen Schwangerschaftsperiode bestätigen, daß der Aschheim-Zondek-Test für Schwangerschaft eine positive Reaktion geben kann schon vor dem ersten Ausbleiben der Regel und daß es, zur Zeit wo die Menstruation anderenfalls gekommen wäre, zu einer plötzlichen und starken Vermehrung in der Produktion der gonadotropen Hormone kommt, ein Anstieg der anhält, bis das Maximum im 3. Monat erreicht ist. Dann gibt es einen kleinen Abfall in der Hormonexkretion während der folgenden Monate."

3. Zusammenfassung.

In der vorangehenden Zusammenstellung über die hormonalen Mengenverhältnisse während der Schwangerschaft wurden lediglich diejenigen Arbeiten berücksichtigt, welche sich in irgendeiner kontinuierlichen Form mit den Problemen befaßt haben. Wie aus den Ergebnissen ersichtlich, gilt hier dasselbe wie für die Verhältnisse außerhalb der Schwangerschaft: irgendwelche gelegentlich vorgenommenen Einzelbestimmungen können keineswegs ein Bild von den wahren hormonalen Bedingungen abgeben. Wie man weiterhin sieht, liegen vollständige, d. h. zusammenhängende Ergebnisse mit gleichzeitigen Blut- und Urinwerten nicht einmal vor. Eine vollständige Blut- und Urinkurve für die gesamte Schwangerschaft, wie wir sie weiter unten kurz skizziert wiedergeben wollen, wird sich also nur aus den vielen Einzelergebnissen in ihrem ungefähren Verlauf aufstellen lassen. Auffallend ist, daß auch die absoluten Mengen von den einzelnen Autoren als beträchtlich verschieden gefunden wurden, wobei hinzukommt, daß die Testobjekte, Maus, Ratte, Kaninchen, zum Teil verschieden gewählt wurden. Jedoch sind die Unterschiede in den absoluten Mengen für die Betrachtung des Gesamtbildes weniger wichtig. Sie sagen uns nur, daß es bisher keinen sicheren Maßstab gibt, an Hand dessen der „Außenstehende" ohne weiteres ersehen könnte, ob im einzelnen, unter besonderen Fragestellungen untersuchten Falle eine Hormonausscheidung oder -bildung normal ist oder nicht. Dazu ist nach den bisher vorliegenden Untersuchungen nur derjenige berechtigt, der mit einer völlig gleichbleibenden Methode bereits normale Fälle zur Genüge untersucht hat und nun mit absolut gleicher Methode an die neue Fragestellung herangeht. In dieser Beziehung scheinen mir die Untersuchungen von Runge und Mitarbeitern und diejenigen von G. Smith und O. Watkins Smith am einwandfreiesten. Erstere, weil sie zu bestimmten regelmäßigen Resultaten hinsichtlich der Follikelhormonausscheidung kurz vor und unter der Geburt gelangten, auf die wir noch zurückzukommen haben; letztere weil sie bei ihren 15 systematisch untersuchten normalen Fällen das Ergebnis für ihre Methode der Testierung an Ratten in eine ganz bestimmte, feste Form kleiden können — wenigstens für die letzten 6 Wochen der Schwangerschaft. Diese Form lautet:

1. Es besteht ein ziemlich konstantes Verhältnis zwischen den Hormonmengen im Urin und denjenigen im Serum.

2. Eine normale schwangere Frau scheidet in der Zeit von $1^1/_2$ Monaten vor dem Geburtstermin nicht mehr als 1000 RE. Hypophysenvorderlappen-Hormon in 24 Stunden aus.

3. Eine normale schwangere Frau scheidet in der gleichen Zeit nicht weniger als 4000 RE. Follikelhormon in 24 Stunden aus.

Trotz der Verschiedenheit in den festgestellten absoluten Hormonmengen (hauptsächlich des Vorderlappenhormons) bei den einzelnen Autoren ist doch einwandfrei eine

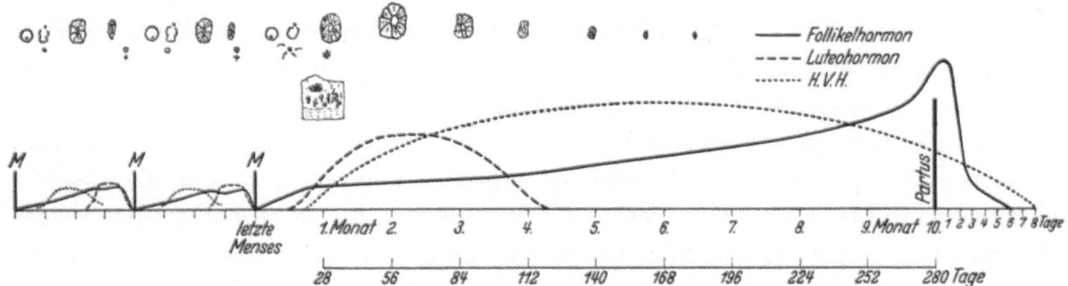

Abb. 174. „Vereinheitlichte" und schematisierte Kurve über die höchstwahrscheinlichen hormonalen Mengenverhältnisse während der Gravidität.

relative Ähnlichkeit hinsichtlich des Kurvenverlaufs der Hormonquantitäten festzustellen. Die Verschiedenheit der absoluten Werte können wir getrost den Methoden zur Last legen. Die relative Gleichheit jedoch, die ihren Ausdruck hauptsächlich in der Ähnlichkeit des Verlaufs der Ausscheidungskurven findet, beweist, daß innerhalb der unterschiedlichen Feinheiten der angewandten Methoden die Einheit bei den einzelnen Untersuchern gewahrt blieb. Das erhöht ihren Wert, der sich für die normale Schwangerschaft in folgendem zusammenfassen läßt:

1. Das Follikelhormon wird im Beginn der Schwangerschaft und in deren ersten Monaten bis zur Ausbildung der Placenta sowohl im Blut als auch im Urin nur spärlich gefunden. Dieses Hormon nimmt hinsichtlich Bildung und Ausscheidung zu mit fortschreitender Schwangerschaft, besonders in der zweiten Hälfte, und erreicht seine höchsten Werte gegen Ende derselben.

2. Das gonadotrope Hormon wird im Beginn der Schwangerschaft sowohl im Blut als auch im Urin in höchster Konzentration gefunden. Dieses Hormon nimmt hinsichtlich Bildung und Ausscheidung in der zweiten Hälfte, der Schwangerschaft ab und fällt auf seine niedrigsten Werte gegen Ende derselben.

Wir werden weiter unten sehen, welche praktischen Folgerungen sich aus der Gesamtheit dieser Feststellungen ziehen lassen.

IV. „Hormonale Durchdringung" des Organismus während der Gravidität.

1. Die Schwangerschaftshormone bei der Frau.

Von einer „hormonalen Durchdringung" des Körpers in der Schwangerschaft hat K. Heim (1931) gesprochen, als er zeigen konnte, daß bei graviden Frauen auch der Gewebssaft die gonadotropen Wirkstoffe enthält. Es wurden mit Emplastrum Cantharidum ordinarium am Oberschenkel von Schwangeren Hautblasen erzeugt, deren Inhalt an infantilen weiblichen Mäusen injiziert und damit die typischen Reaktionen der Follikelreife, Blutpunkt- und Corpus luteum-Bildung an den Ovarien ausgelöst. Über den Nachweis von Follikelhormon in dem so gewonnenen Gewebssaft wird nichts erwähnt. Aber auch in anderen Sekreten und Organen von Schwangeren wurde Vorderlappenhormon nachgewiesen. So untersuchte bereits 1927 E. Fels die Cerebrospinalflüssigkeit. Er hatte damals zwar durchweg negative Resultate. Wenn sich auch in einem einzigen Falle bei einer Hochgraviden im Liquor ein wenig Vorderlappenhormon nachweisen ließ, so fand sich auch bei dieser Frau kein Follikelhormon bei der üblichen direkten Injektion. Ehrhardt (1929) untersuchte systematisch in 50 Fällen den Liquor und fand ihn bei Nichtschwangeren, selbst in Fällen mit Hypophysenstörungen im Sinne der Akromegalie, Dystrophia adiposo-genitalis usw. negativ; ganz gleich, ob Lumbalpunktat, Suboccipital- oder Ventrikelflüssigkeit verwandt wurde. Selbst bei Schwangeren war die Mehrzahl der untersuchten Rückenmarksflüssigkeiten negativ. Dagegen fand sich die Reaktion im Sinne des HVH. A im Liquor von drei Eklamptischen, bei denen hochgradige Ödeme, Blutdrucksteigerungen und Anfälle bestanden. Ferner bei einer Gravida im 8. Monat mit präeklamptischen Symptomen, bei einer solchen im 3. Monat mit gleichzeitigem Portiocarcinom und schließlich bei einer im 10. Monat mit Schwangerschaftsdermatose. Niemals aber wurde an den Testtieren eine Reaktion im Sinne des HVH. B erzielt. Dazu sei aber bemerkt, daß es sich nur in 2 Fällen um Lumbalpunktat von Lebenden handelte; in den anderen Fällen wurde die Flüssigkeit von Leichen gewonnen. Die zur Injektion verwandten Mengen betrugen 6mal 0,2 bis 6mal 0,4 ccm. Etwas anders lauten die Ergebnisse von Aranowitsch (1930), der Lumbalpunktat von 60 lebenden Frauen, darunter 28 Schwangeren, untersuchte. Er hatte ebenfalls zunächst negative Resultate wegen zu geringer Dosen. Mit 6mal 0,5 ccm Flüssigkeit jedoch konnte er bei 15 der schwangeren Frauen die Reaktion I und bei weiteren 3 die Reaktion III erzielen. Follikelhormon konnte auch Aranowitsch im Liquor der Schwangeren nicht nachweisen. Soule und T. K. Brown (1932) hatten mit 3,5 ccm Cerebrospinalflüssigkeit wieder ähnliche Ergebnisse wie Ehrhardt. Ebenfalls negative Ergebnisse erzielte Candela (1932) bei 5 Fällen, während Kulka (1932) wechselnde Resultate mit 26 Liquorpunktaten sah. Dabei ist interessant, daß letzterer Autor in 5 Fällen von Schwangerschaftserbrechen im 2. und 3. Monat vollständige positive Reaktion (I—III) in 3 Fällen beobachtete, während 7 Fälle von Eklampsismus negativ, dagegen unter 5 Eklampsien 2 positiv waren. Entscheidend scheint für diese Frage doch die Konzentration des Hormons in der Lumbalflüssigkeit zu sein. Das geht besonders aus den Angaben von Hashimoto (1932) hervor, der bei seinen Injektionen insgesamt jedesmal 18—26 ccm (!) Lumbalflüssigkeit verwandte. Damit konnte er eine vollkommen positive Reaktion immer erzielen. Es unterliegt danach zum mindesten keinem Zweifel, daß die Konzentration des Hypophysenvorderlappen-Hormons im Liquor stets viel geringer ist als im Blut oder gar Urin der Schwangeren[1]. Diese Tatsache berechtigt wohl auch zu einer Schlußfolgerung in der von den Autoren immer wieder aufgeworfenen Frage nach dem Mechanismus der Absonderung dieses Hormons im schwangeren Organismus.

---

[1] Das stimmt überein mit den Ergebnissen von Rosselli (1934), der Schwangerschaften des 5. bis 8. Monats untersuchte und regelmäßig nach 3 Injektionen von insgesamt bis zu 20 ccm Liquor am Testtier eine positive HVR. I auslösen, jedoch kein Luteinisierungshormon im Liquor nachweisen konnte.

Zwar läßt sich auch aus diesen Untersuchungen nichts über den Ursprungsort des Hormons — ob Placenta oder Hypophyse selbst — sagen, wohl aber feststellen, daß das Hormon an seiner Produktionsstätte direkt an das Blut abgegeben werden muß und erst sekundär auch in den Duralsack gelangt. Wenn also selbst das Hormon ausschließlich in der Hypophyse gebildet würde, wie das ja außerhalb der Schwangerschaft fraglos der Fall ist, so könnte danach das Sekret nicht direkt über den 3. Ventrikel in die Cerebrospinalflüssigkeit gelangen, sondern auf dem Wege primär über die Blutbahn.

In diesem Sinne sprechen auch durchaus die Untersuchungen von Martha Trancu-Rainer (1931), welche das Hypophysenvorderlappen-Hormon im Speichel Gravider, hier ebenfalls in geringerer Konzentration als im Urin der gleichen Frauen, nachwies. Die Autorin fand dabei das Hormon in jedem Alter der Schwangerschaft. Das Follikelreifungshormon sei in großen Mengen vorhanden (es wurden 1—8 ccm Speichel an den Testmäusen injiziert), während das Luteinisierungshormon sich in den ersten Schwangerschaftsmonaten reichlicher fände als später. Es wird festgestellt, daß dieses Hormon sich in mindestens 10mal so geringer (Engle in „Sex and Internal Secretion" schreibt irrtümlich „größerer" — Verf.) Menge im Speichel findet als gleichzeitig im Harne der betreffenden Frau [1]. Im übrigen geben Fränkel und Fels (1928) an, daß auch das Follikelhormon sich im Speichel fände.

Von K. Heim (1931) wurde das gonadotrope Hormon auch im Colostrum und in der Milch von Frauen nachgewiesen, nachdem Fels (1927) nur negative Ergebnisse sowohl für das Follikelhormon als auch für das Hypophysenvorderlappen-Hormon erzielte. Heim injizierte das „Serum" der Milch, das durch zentrifugieren gewonnen wurde (= Flüssigkeit zwischen Sediment und Rahmschicht) in einer Menge von 6mal 0,2 bis 6mal 0,4 ccm und hebt als besonders hervor, daß es zwar zur Reaktion I und III an den Testtieren kam, jedoch Reaktion II (Blutpunktbildung) nicht beobachtet wurde. Ob auch Follikelhormon in der Milch ausgeschieden würde, hat er nicht geprüft. Im übrigen handelte es sich um Frauen des 5.—7. Wochenbettages. Brühl (1929) gibt an, daß Follikelhormon in der Milch manchmal nachzuweisen wäre. E. W. Winter konnte es im Colostrum von Frauen, die sich zwischen dem 7. Schwangerschaftsmonat und dem 6. Wochenbettstage befanden, feststellen.

Schließlich hat Löser noch gonadotropes Hormon in der Haut von Schwangeren dadurch nachweisen können, daß er kleine Stückchen in infantile Mäuse implantierte. Bekannt sind die ersten Untersuchungen von Aschheim und Zondek, wonach es sich ebenfalls in der Decidua, im Schwangerschaftsovarium — besonders dem Corpus luteum graviditatis — und in während der Gravidität operierten Cysten fand. Und wie neuerdings Fukushima (1934) berichtet, wurde das gonadotrope Hormon von ihm auch im Scheidensekret der Schwangeren nachgewiesen. Alles in allem handelt es sich dabei um Befunde, die allgemein auf dasselbe wieder hindeuten, nämlich auf die kollosale Durchtränkung des gesamten Organismus mit den Hormonen während der Schwangerschaft, besonders aber mit dem gonadotropen Hormon, daß sich infolge der starken Sättigung der gesamten Gewebe mit ihm leicht nachweisen läßt. Man kann davon überzeugt sein, daß es sich bei genügender Extraktmenge letzten Endes wohl überall im Schwangerenorganismus finden lassen würde. Was hierbei jedoch beachtenswert ist und ganz besonderes Interesse erfordert,

---

[1] Weder Bajaktarević und Bravarski noch Edwards (1932) konnten diese Befunde bestätigen.

das sind die Befunde, welche sich für den Feten und außer der Placenta für die übrige Fruchtanlage ergeben haben.

2. Die Schwangerschaftshormone beim Feten und Neugeborenen.

Es mußte naturgemäß die Frage auftauchen, ob bei der wahrscheinlichen Bildung des gonadotropen Hormons in der Placenta (und der sicheren Bildung des Follikelhormons dort) nicht an Ort und Stelle unmittelbar Hormon auch an den Feten abgegeben würde oder zum mindesten bei und nach seinem Umlauf im Blute der Mutter durch die Placenta hindurch an die Frucht gelange. In dieser Beziehung hat wohl zuerst Loewe[1] Follikelhormon beim Feten gefunden, und zwar konnte er es im Nabelschnurblut in einer Menge nachweisen, die 30 ME. pro Liter entsprach. Diese Angabe hat Zondek dahin ergänzt, daß er Befunde bis zu 400 ME. pro Liter Nabelschnurblut beim Neugeborenen feststellte. Ebenso wurde von Loewe, dann auch von Aschheim und Zondek Follikelhormon im Fruchtwasser gefunden, und zwar von letzteren in einer Menge von 150—200 ME. pro Liter. Aber auch das Hypophysenvorderlappen-Hormon wurde von diesen Autoren sowohl im Nabelschnurblut als auch im Fruchtwasser nachgewiesen. Die Hypophysenvorderlappen-Hormonmengen wechselten, während sie sich im Nabelschnurblut um 150 ME. pro Liter hielten. Daß diese Hormone im Organismus des Feten von der Mutter herstammen, zeigt die Tatsache, daß sie innerhalb der ersten Lebenstage im Urin ausgeschieden werden. Untersuchungen des Neugeborenenurins sind von Aschheim und Zondek, von Joseph (1929), Brühl (1929) und Neumann (1930) ausgeführt worden. Von den Autoren wurden beide Hormone auch im Urin gefunden, jedoch einheitlich nicht über den 4. Lebenstag hinaus beobachtet. Aschheim und Zondek konnten die Befunde nicht regelmäßig erheben. Brühl fand das Follikelhormon, ebenso wie im Fruchtwasser und Nabelschnurblut, regelmäßig auch bis zum 4. Tage im Urin des Neugeborenen, während er Vorderlappenhormon im Urin nur bis zum 2. Lebenstage und nur in der Hälfte der Fälle feststellen konnte. Dabei wurde immer nur die Reaktion I an den Testmäusen beobachtet. Bei Frühgeburten waren die Befunde weniger regelmäßig zu erheben und auch die Mengen geringer. Auch Joseph stellte fest, daß vom 5. Tage an der Urin immer frei von Hormonen sei. Philipp[2] fand Follikelhormon regelmäßig bis zum 3. Tage, gelegentlich in abnehmender Menge bis zum 6. Tage; auch Vorderlappenhormon konnte zum Teil nachgewiesen werden, wobei angeblich auch die Reaktion III zur Beobachtung gelangte. Ausgedehnte Untersuchungen in dieser Richtung führte H. O. Neumann (1930) an einer größeren Reihe von Neugeborenen durch. Zunächst wurde von 20 Kindern Nabelschnurblut untersucht und in allen Fällen Follikelhormon gefunden. Auch Vorderlappenhormon wurde gefunden; jedoch nur regelmäßig, wenn den Testtieren 0,35 ccm und mehr Serum pro injectionem verabfolgt waren. Dann allerdings ließ sich stets die Reaktion III auslösen, während auch dabei Blutpunkte (Hypophysenvorderlappenreaktion II) nicht zur Beobachtung kamen. Bei 153 Kindern wurde dann der Urin untersucht, und zwar bei 30 Neugeborenen beiderlei Geschlechts, bei 12 Kindern vom 2. Lebenstage, 18 vom 3., 9 vom 4., 13 vom 5., 15 vom 6., 9 vom 7., 10 vom 8., 18 vom 9., 8 vom 10. und 11 Kinder vom 11. Tage post

---

[1] Literatur siehe im Kapitel „Follikelhormon"!
[2] Ebenso E. W. Winter (1932).

partum. Das Resultat war folgendes: 1. Höchstens bis zum 4. Tage post partum wurde Follikelhormon — auch bei Höchstdosierung bei den Testmäusen — nachgewiesen. Vom 4.—7. Lebenstage gab es stets negative Reaktionen. 2. Die Hypophysenvorderlappenreaktion III konnte mit dem Urin bis zum 4. Tage post partum fast stets gefunden werden. Danach ließ der positive Ausfall der Reaktion allmählich nach, so daß vom 8. Tage post partum an nur noch ein Fünftel positive Ergebnisse erzielt wurden. Bei 18 verschiedenen Urinen vom 9. Tage post partum fand Neumann nur einmal die Hypophysenvorderlappen-Hormonreaktion III.

Siegert und Schmidt-Neumann (1930) stellten Vergleichsuntersuchungen hinsichtlich des Hormongehaltes von mütterlichem und kindlichem Blut zur Zeit der Geburt an. Sie untersuchten Armvenen-, Retroplazentar- und Nabelschnurblut, wobei sie letzteres sowohl aus den Nabelarterien als auch der -vene prüften. Sie stellten dabei fest: 1. Das Follikelhormon ist im kindlichen Blut in größeren Mengen als im mütterlichen vorhanden, erfährt jedoch im ganzen am Ende der Schwangerschaft eine Verminderung (um 25% beim Kind, um 50% bei der Mutter). 2. Das Vorderlappenhormon findet sich im mütterlichen und im kindlichen Blut in gleichen Mengen.

Diese gesamten Ergebnisse über das Vorkommen der „Schwangerschaftshormone" beim Neugeborenen haben damals das Interesse an bestimmten Veränderungen, welche am Neugeborenenorganismus gelegentlich zur Beobachtung gelangen, neu geweckt. Es handelt sich dabei um Beobachtungen hinsichtlich der Milchsekretion, der Blutung aus dem Uterus bei neugeborenen Mädchen, Veränderungen der Hoden oder Ovarien usw. Halban hatte bereits anfangs des Jahrhunderts wahrscheinlich gemacht, daß es sich hier um Wirkungen von seiten der hormonbildenden Placenta handelt. Da nunmehr die Hormone der Placenta und Schwangerschaft im einzelnen in ihrer Wirkung bekannt waren, reihten sich die Befunde an Neugeborenen besser denn je dem Verständnis ein. H. O. Neumann hat 1930 eine ausgezeichnete Zusammenstellung über alle diese Veränderungen und die hormonalen Zusammenhänge gebracht, auf die ich hinsichtlich Literatur hier verweise. Am bekanntesten ist ja die bei einem Teil der Neugeborenen, ob männlich oder weiblich, gelegentlich auftretende vorübergehende Milchsekretion („Hexenmilch"), die mit einer Schwellung der Brüste einhergehen kann. Dazu ist zu bemerken, daß beim intrauterinen Feten sich die Brustdrüse bis zum 8. Monat nur verhältnismäßig langsam entwickelt, während in den letzten beiden Monaten eine außerordentlich rasche Ausdifferenzierung erfolgt, so daß nach Halban und H. O. Neumann alle Zeichen einer gewissen Funktionsbereitschaft angetroffen werden können. Das steht im Einklang mit der Tatsache, daß sich außerordentlich häufig am 3.—4. Lebenstage etwas milchige Flüssigkeit aus der Brustdrüse der Neugeborenen ausdrücken läßt (= das verwerfliche Abdrücken der Hexenmilch früher durch alte Hebammen). Bekannt sind auch die gelegentlich auftretenden Blutungen aus dem Genitale bei neugeborenen Mädchen, die H. O. Neumann sogar in 2,3% der Fälle beobachtete. Diese Blutung steht in Zusammenhang mit einer Hyperämie des Uterus, der kurz nach der Geburt größer gefunden wird als später im ersten Lebensjahr, der also mit anderen Worten danach „abschwillt". Aber auch an Vagina und Vulva kommen Hyperämie und Schwellung in den ersten Lebenstagen zur Beobachtung, die ebenfalls bald nach der Geburt abklingen. Außerdem sind Follikelreifungen im Ovarium von Neugeborenen beschrieben, die über das Maß des Physiologischen hinausgehen. Schließlich aber gibt es auffallende Veränderungen an Prostata und Hoden von neugeborenen Knaben, um deren Feststellungen sich besonders Reiprich verdient gemacht hat. Es sind das hypertrophische Zustände mit Ansätzen zu einer gewissen Funktion, die bald nach der Geburt zurückgehen. Erst nach diesem Rückgang scheint die Weiterentwicklung von Ovarien und Testes wieder in normale Bahnen gelenkt.

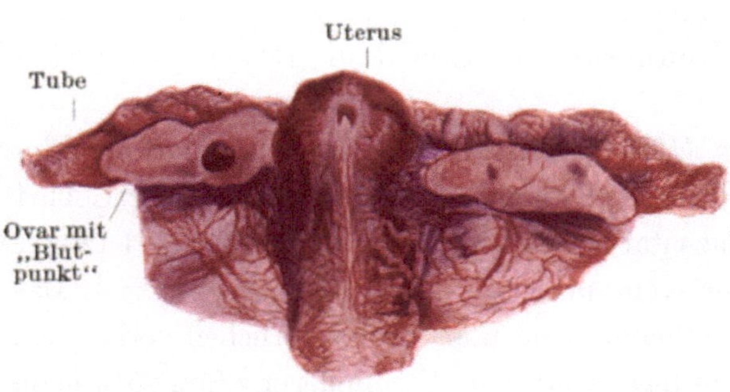

Abb. 175. Blutfollikel im Ovarium eines neugeborenen Mädchens. (Nach H. Hartmann, Arch. Gynäk. 1932.)

Wir haben in dem Kapitel über die Hypophyse davon gesprochen, daß auch bei Kindern in jungen Jahren, zunehmend mit dem Alter zur Pubertät hin, sich gonadotropes Hormon nachweisen läßt (Hypophysenvorderlappentransplantationen, Urinuntersuchungen)[1]. Es wäre nun nicht richtig, die eben angedeuteten Veränderungen am Neugeborenenorganismus damit in Zusammenhang zu bringen und etwa einer inneren Eigensekretion der kindlichen Drüsen zuzuschreiben. Denn diese entwickelt sich, wie festgestellt, erst im Laufe der Präpubertätsjahre allmählich, und dies findet seinen Ausdruck in

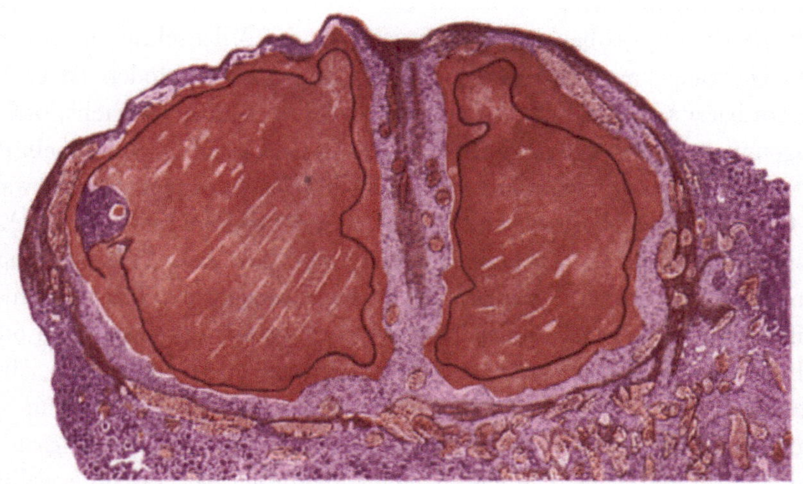

Abb. 176. Blutfollikel im Neugeborenenovarium (mikroskopisch). (Nach H. Hartmann, Arch. Gynäk. 1932.)

der synchronen Steigerung der Funktion ihrer Abhängigkeitsorgane. Hier am Neugeborenenorganismus handelt es sich jedoch um akut gesteigerte Überfunktionen, die ebenso akut wieder abklingen, sobald das Kind einige Tage alt ist, und dann erst dem Gang des Normalen Platz machen. Diese Veränderungen und Sensationen lassen sich mit nichts anderem in ursächlichen Zusammenhang bringen als mit den oben besprochenen, ebenso akut abklingenden Hormonbefunden des Neugeborenen. Es bleibt uns nach allem nichts anderes übrig, als von diesen Hormonen anzunehmen, daß sie — als mütterliche Hormone bei den Feten kreisend — zunächst noch im Neugeborenenorganismus vorhanden sind, dort noch

---

[1] Goecke, Wirz und Daners (1933) konnten — wie in der Placenta — auch das männliche Sexualhormon im Urin von Neugeborenen feststellen.

in ihrer Wirkung vorübergehend anhalten und dann eben allmählich mit dem Urin eliminiert werden. Unter dieser Betrachtung ist die Brüsteschwellung und Milchsekretion dann sehr einfach zu verstehen. Wie wir bei der Besprechung der Ovarialhormone sahen, regt das Follikelhormon die Milchdrüsen zum Wachsen und zur Proliferation an. Ein Abfall oder plötzlicher Ausfall des Follikelhormons bewirkt den Beginn der Milchsekretion, die dann bekanntlich normalerweise durch den Saugakt mechanisch (wahrscheinlich auch gleichzeitig noch von anderen endokrinen Faktoren abhängig) in Gang gehalten wird. Es ist also anzunehmen, daß es mit der gesteigerten Follikelhormonproduktion der Placenta am Ende der Gravidität auch zu einem leicht gesteigerten Milchdrüsenwachstum beim Feten kommt

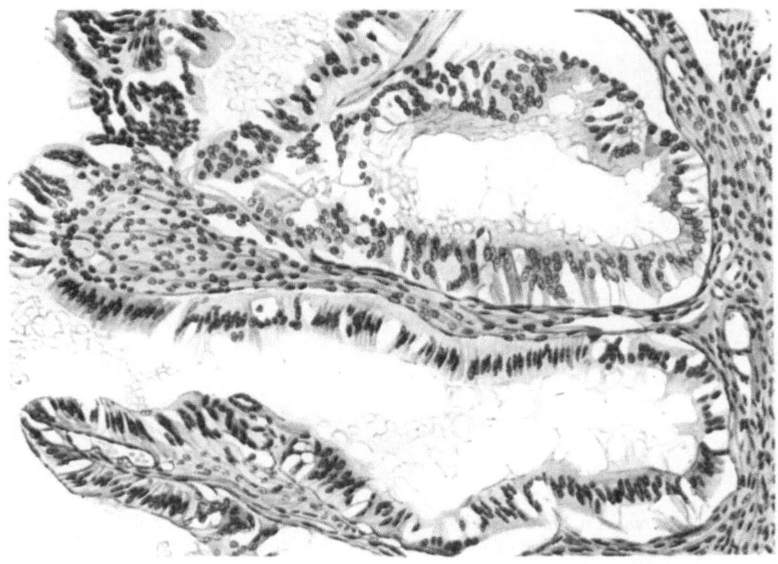

Abb. 177. Sekretionsdrüsen aus dem Uterus eines 53 cm langen Neugeborenen.
(Nach H. Hartmann, Arch. Gynäk. 148.)

und daß mit Ausfall dieser Hormonwirkung gleich in den ersten Tagen nach der Geburt vorübergehend etwas Sekret in der Neugeborenenbrust abgegeben wird und aus demselben Grunde eine vorübergehende Schwellung zustande kommen kann. Ebenso verhält es sich mit der Uterusblutung; d. h. ein Plus an Follikelhormon stimuliert akut Muskulatur und Schleimhaut, und mit dem plötzlichen Ausfall des Hormons klingt die Hyperämie ab und schrumpft der Uterus. Dabei zerfällt evtl. eine für den Funktionszustand dieses Lebensalters vorübergehend zu hoch proliferierte Schleimhaut im Uterus unter Blutungserscheinungen. Es ist dann gleichgültig, ob man für diesen Effekt das Follikelhormon der Mutter annimmt oder ob man es in den überfunktionierenden eigenen Ovarien des Neugeborenen entstehen glaubt. Im übrigen sind die Veränderungen des Ovars und des Hodens im gleichen Sinne zu erklären, wobei diese Wirkung natürlich durch das keimdrüsenstimulierende Vorderlappenhormon der Mutter zustande kommen muß. Für diese Annahme sprechen durchaus die Untersuchungen von H. Hartmann (1932), der im Neugeborenenovar regelrechte „Blutpunkte" nachweisen konnte (also Bilder im Sinne der HVR. II an den Ovarien infantiler Mäuse, die mit Vorderlappenhormon behandelt wurden). Zudem wiesen die gereiften Follikel, in die hinein es geblutet hatte, starke Thecazellwucherungen

30*

auf. Hinsichtlich des Hodens wissen wir aus Tierversuchen, daß er ebenso wie die infantile weibliche Geschlechtsdrüse mit gonadotropem Hormon anzuregen ist. Die Erscheinungen an Prostata und Hoden der Neugeborenen wären damit im gleichen Sinne erklärt.

Im übrigen erscheint es durchaus möglich, im Tierversuch derartige intrauterine Veränderungen experimentell zu erzeugen. Dazu müßten die Hormone den schwangeren Tieren im Übermaß zugeführt werden und sofort nach der Geburt die Ovarien und Hoden der Jungen untersucht werden. G. Litzka (1933) hat vor kurzem solche Untersuchungen durchgeführt. Es wurde trächtigen Meerschweinchen Vorderlappenhormon aus Schwangerenurin und Follikelhormon über längere Zeit injiziert, und zwar Follikelhormon bis zu

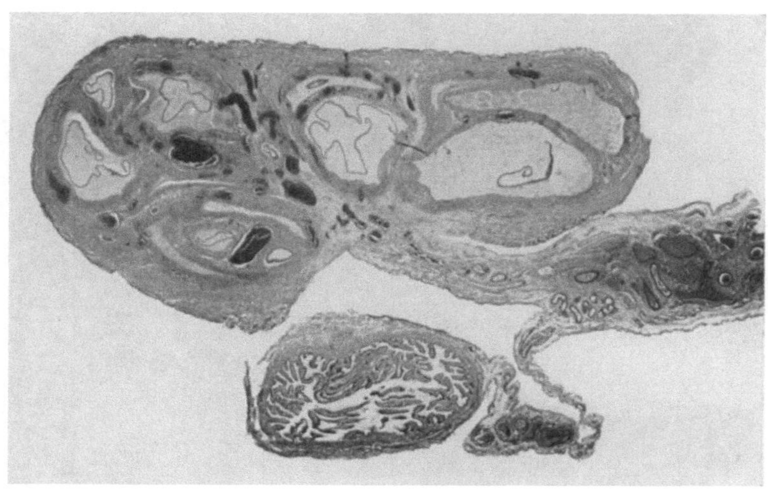

Abb. 178. Ovarium eines reifen, ausgetragenen Mädchens. — Follikelcysten.
[Nach H. O. Neumann u. F. Péter, Z. Kinderheilk. 52 (1932).]

4000 ME. und Vorderlappenhormon bis zu 250 RE. An den neugeborenen Jungen derjenigen Tiere, die darauf nicht abortierten, wurden die Uteri und Ovarien kontrolliert und mit den Organen einer größeren Reihe unbehandelter neugeborener Meerschweinchen verglichen. Die Uteri der Tiere, welche intrauterin unter dem Einfluß von zugeführtem Follikelhormon gestanden hatten, zeigten eine beträchtliche Vergrößerung, die auch in einer Gewichtszunahme von durchschnittlich 86% zum Ausdruck kam. Was die Schleimhaut anlangt, so waren histologische Veränderungen besonders im Cervixanteil nachweisbar (die Cervixschleimhaut proliferiert beim Meerschweinchen besonders leicht; der Verfasser) Während die Jungen der mit Vorderlappenhormon behandelten Muttertiere keine wesentlichen Veränderungen an den Uteri aufwiesen, waren bei ihnen Follikelreifungsvorgänge in den Ovarien zu finden, wie sie bei den normalen Neugeborenen nicht zur Beobachtung gelangten. Diese Untersuchungen setzen voraus, daß das „Vorderlappenhormon" überhaupt die Placenta passiert. Während Showron und Skarzynski für das Follikelhormon in experimentellen Untersuchungen an Kaninchen diese Passage nachweisen konnten, kamen sowohl Goodman, Le Roy und Wislocki (1933), sowie Wislocki und Snyder (1932) für den aus Hypophysenvorderlappen gewonnenen Extrakt als auch Soule (1934) für das Prolan B (also Schwangerenurin-Extrakt) zu negativen Resultaten.

3. Wesentliches zur Kenntnis der Verhältnisse bei schwangeren Tieren.

Anhangsweise sei hier kurz ein wenig über die Verhältnisse am schwangeren Tier überhaupt gesagt. Es interessiert das den Gynäkologen im einzelnen weniger; jedoch gibt es immer wieder Fragen, besonders in der Anwendung der Hormone beim Menschen, welche durch die Kenntnis der tierischen Verhältnisse dem Verständnis nur näher gebracht werden können. Wenn wir gleich vorwegschicken, daß die Untersuchungen bei trächtigen Tieren bisher meistens gezeigt haben, daß dort andere hormonale Verhältnisse herrschen, so müssen diese Befunde immer unter dem einen Gesichtswinkel betrachtet werden, daß ja die biologischen Vorgänge, auf die es hier ankommt, auch bei den meisten Tieren andere sind. Grosser hat in seiner ausgezeichneten Arbeit die Plazentation bei den verschiedenen Arten beschrieben, und gerade die großen prinzipiellen Unterschiede bei der Placentabildung machen wohl von vornherein auch das Bestehen unterschiedlicher hormonaler Korrelationen in der Schwangerschaft bei den einzelnen Tierarten wahrscheinlich. Man denke nur an die Korrelation Corpus luteum-Eieinbettung bzw. Entwicklung und Verformung des mütterlichen Nährbodens für das Ei. Weil z. B. beim Kaninchen das Corpus luteum bis mindestens zur Hälfte der Schwangerschaftszeit, bei der Maus bis einige Tage vor dem Ende derselben erforderlich ist, dürfen wir gerade aus den Verhältnissen der zweiten Schwangerschaftshälfte bei diesen Tieren keine Rückschlüsse auf diejenigen beim Menschen zu dieser Schwangerschaftszeit ziehen. Ferner müssen wir, weil beim Menschen bereits im 3. Monat, spätestens im 4. Monat die Eianlage selbständig wird, von vornherein annehmen, daß hier andere hormonale Wechselbeziehungen und vor allem auch andere Mengenverhältnisse der einzelnen Hormone untereinander herrschen, als das z. B. bei den eben genannten Tieren der Fall ist. In diesem Sinne müssen wir es zu verstehen suchen, daß der Nachweis von Vorderlappenhormon in der Form der typischen Reaktion I bis III ursprünglich nur am Affen gelang. Aschheim und Zondek (1927) konnten das Hormon beim schwangeren Orang-Utan im Urin finden[1]. Von amerikanischen Autoren[2] sind wechselnde Befunde bei niederen Affen berichtet worden, und zwar in dem Sinne, daß es zum Teil nur gelang, die Reaktion I zu erzeugen. Diese Tatsache ist meines Erachtens allein schon mit den verschiedenen Gewichts- und Mengenverhältnissen zu erklären; denn die Plazentation und Entwicklungsvorgänge sind bei diesen Tieren bekanntlich am menschenähnlichsten. Anders bei den pflanzenfressenden großen Haustieren, bei denen die Plazentation nicht hämochorial ist. Beim Rind wurde zwar das Follikelhormon nachgewiesen, jedoch auch nur in verhältnismäßig geringer Menge, und das Vorderlappenhormon überhaupt nicht. Auffallend waren die Befunde bei der trächtigen Stute, von der zuerst Cole, Goss und Hart berichteten, daß sie im Serum das Vorderlappenhormon enthalte. Zondek fand es dann auch im Urin dieser Tiere[3]. Während sich jedoch mit dem Serum auch die HVR. III erzielen ließ, wurde mit Urin immer nur die HVR. I beobachtet. Bei anderen Tieren konnte das Hypophysenvorderlappen-Hormon, auch nach Konzentration, bisher nicht nachgewiesen

---

[1] Desgleichen Ehrhardt und Mayes.

[2] Hauptsächlich E. Allen, Maddux und Kennedy (1931).

[3] Siehe auch Gutmann (1930), sowie Hamburger (1934) und Magnusson (1934). — Lipschütz und Mitarbeiter, Hisaw und R. K. Meyer u. a. fanden das Follikelhormon auch im Urin der trächtigen Kuh.

werden. Ich habe vor einigen Jahren (nicht veröffentlicht) zusammen mit McKelvey-Baltimore bei trächtigen Kaninchen die Urethra unterbunden, das prävesicale Gewebe an die vordere Bauchwand genäht und nun den gesamten Urin durch mehrmalige tägliche Punktion fortlaufend vollständig gewonnen. Aber selbst nach Einengung von mehreren hundert Kubikzentimetern gesammelten Urins und Injektion des gesamten Extraktes an einer Testmaus konnten wir bei mehreren Versuchen kein Hypophysenvorderlappen-Hormon nachweisen. Bekannt sind die Befunde Zondeks, nach denen die trächtige Stute reichlich Follikelhormon im Blut (800 ME. pro Liter) und noch viel reichlicher im Urin (100000 ME. und mehr pro Liter) enthält. Diese Feststellung hat zu einer ausgiebigen Gewinnungsquelle des Follikelhormons geführt (neuerdings hat Zondek auch über das Vorkommen reichlicher Follikelhormonmengen bei Hengsten (!) berichtet). Die Befunde an der trächtigen Stute sind in ihrer Anwendung für die hormonale Schwangerschafts-diagnose an diesem Tier von anderer Seite bestätigt (Schaeper, Crew und Anderson, Hamburger u. a.). Wenn sich also hinsichtlich der hormonalen Verhältnisse in der Schwangerschaft keineswegs treffende Parallelen zwischen den einzelnen Tierarten ziehen lassen, so sei in diesem Zusammenhang andererseits daran erinnert, daß eine solche Parallele auch noch in einer anderen vielleicht wichtigeren Beziehung nicht besteht — das ist die hor-monale Funktion des Hypophysenvorderlappens während der Schwangerschaft. Es wurde in dem betreffenden Abschnitt über die Hypophyse bereits darauf hingewiesen, daß die wichtige Entdeckung von Philipp, nach der sich im Hypophysenvorderlappen der schwangeren Frau gar kein gonadotropes Hormon findet, für die Tiere keineswegs zutrifft. Wenngleich daraus im Augenblick keine Schlüsse zu ziehen sind, so ist diese Tatsache doch bemerkenswert; denn daß eine Beziehung zwischen den Hormonen der Placenta und der gonadotropen Wirksamkeit des Hypophysenvorderlappens selbst besteht, dürfte wohl außer Zweifel sein. Diese kurzen Angaben über einzelne Hormonbefunde in der Schwangerschaft bei Tieren machen keineswegs den Anspruch darauf, daß sie alles darüber bisher Bekannte wiedergeben. Sie sollen dem Gynäkologen lediglich einen kurzen Einblick in das in dieser Beziehung Wissenswerte liefern.

4. Versuche zur Geschlechtsvorausbestimmung auf Grund der Kenntnisse über die Hormonausscheidung in der Schwangerschaft.

Wir wollen nicht versäumen, darauf hinzuweisen, daß auch das männliche Sexual-hormon bei der schwangeren Frau gefunden worden ist, obgleich die Bedeutung dieser Befunde alles andere als klar ist. Erwähnt sei nur, daß dieses Hormon nachgewiesen werden kann: 1. Am Wachstum des Kammes kastrierter Hähne (sog. „Kapaunen- oder Hahnen-kammtest" nach Pézard), 2. an der Regeneration der Samenblasenzellen bei kastrierten männlichen Mäusen oder Ratten („cytologischer Regenerationstest") oder 3. an der Mito-genese letztgenannter Zellen („Mitogenesetest"). Aus der Tatsache, daß es noch mehrere, allerdings weniger gebräuchliche, ähnliche Testmöglichkeiten für dieses Hormon gibt (s. Loewe und Voss [1]), möge geschlossen werden, wie groß die Unsicherheit auf diesem Gebiet gegenüber dem Follikelhormon z. B. ist. Jedenfalls wurde dieses Hormon außer

---

[1] Loewe u. Voss: Stand der Erfassung des männlichen Sexualhormons. Klin. Wschr. 1930, Nr. 11.

im Männerharn (Loewe und Voss; Harrow; Funk; Freud, de Jongh, Laqueur und Münch), im Hoden (Loewe und Voss; Gallagher, Koch, McGee und Moore, Laqueur und Mitarbeiter), im Nebenhoden (Gallagher), in Harn und männlichen Bluten (Loewe). auch im Frauenharn von einem Teil der genannten Autoren gefunden. Siebke (1931), der auf Grund dieser Befunde an die Ausführung systematischer Mengenbestimmungen aus dem Frauenurin zur Zeit des Zyklus und der Schwangerschaft ging, stellte zunächst fest, daß um die Zeit der Menses bei zwei Frauen männliches Sexualhormon („Androkinin" nach Loewe) nachweisbar war. In der Schwangerschaft wurden nun Mengen dieses Hormons im Harn ausgeschieden, wie sie sich nicht einmal beim normalen Manne finden. Von den obengenannten Autoren wurde z. B. berichtet, daß 250—1000 g Stierhoden erforderlich seien oder auch 3—10 Liter Männerharn, um daraus eine einzige Einheit (1 Hahnenkammeinheit) zu gewinnen. Aus normalem Schwangerenurin wurde jedoch zum Teil schon der Effekt von 1 Einheit mit dem Extrakt aus 1 Liter Urin erzielt. Im übrigen aber waren die Befunde sehr wechselnd; einmal fand sich weniger, das andere Mal gar kein männliches Hormon. Ebenso verhielt es sich mit Extrakten aus Feten und Placenta von 2 Fällen — in einem Fetenextrakt wurde das Hormon nachgewiesen, in anderen und in der Placenta nicht. Wesentlich ist an den Ergebnissen folgendes: Sie wurden mit dem Gedankengange ausgeführt, daß es evtl. möglich sei, auf diese Weise Resultate zu bekommen, welche Unterschiede in der Ausscheidung des männlichen Hormons bei Frauen mit männlichen und solchen mit weiblichen Feten zeigten. Solche Unterschiede haben sich nicht ergeben. Damit entfällt die Möglichkeit, auf diese Weise etwa das Geschlecht der zu erwartenden Kinder schon im voraus zu bestimmen.

In der Erwägung der Möglichkeit einer Geschlechtsbestimmung auf hormonalem Wege haben Dorn und Sugarman (1932) andersgerichtete Untersuchungen angestellt. Sie vermuteten, daß die im Urin der Frau ausgeschiedenen Hormone an den Testtieren einen verschiedenen oder verschiedengradigen Ausfall haben könnten, je nachdem, ob es sich um den Urin einer Frau, die mit einem Knaben, oder solcher, die mit einem Mädchen schwanger geht, handelt. Sie injizierten an infantilen Kaninchenböcken intravenös Schwangerenurin (10 ccm) und studierten die Veränderungen, welche das gonadotrope Hormon an den Hoden und dadurch sekundär an den Samenblasen der Tiere in 48 Stunden auslöste. Die Tiere sollten ungefähr 3 Monate alt sein und nur zu der Zeit benutzt werden, während der Descensus der Testikel erfolgt. Um diese Zeit soll die Spermatogenese bei normalen Tieren noch nicht begonnen haben. Wenn das Kind im Uterus der Frau ein Mädchen war, so geben die Autoren an, mit dem Urin der betreffenden Patientin Spermatogonien und Spermatocyten an den Testtieren erzeugt zu haben; im anderen Falle nicht. Von 85 Fällen haben sie 80 richtige Resultate gesehen.

Diese Untersuchungen von Dorn und Sugarman sind bisher noch von keiner Seite bestätigt worden. Sollten sie sich — unwahrscheinlich ist es — bestätigen, so wären sie natürlich von großem Werte. Neuerdings hat E. F. Daily (1934) an Ratten einige ähnliche Untersuchungen gemacht mit völlig negativem Erfolg[1].

----

[1] Anmerkung bei der Korrektur. Die Untersuchungsergebnisse sind inzwischen von verschiedenen Seiten nachgeprüft und ausnahmslos abgelehnt worden (Cordaro 1934 u. a.).

V. Die Ausscheidung von Follikelhormon und gonadotropem Hormon im Wochenbett und nach Abort.

Mit erledigter Geburt, d. h. also nach Ausstoßung der Placenta, werden keine Schwangerschaftshormone im Organismus der Frau mehr gebildet; denn von nun ab sinkt der Hormonspiegel im Blut und die Ausscheidung im Urin wird täglich geringer. Es wurde schon erwähnt, daß Aschheim, bevor er das Hypophysenvorderlappen-Hormon im Schwangerenurin entdeckte, es zunächst im Harn der Wöchnerin fand, und zwar auf der Suche nach dem Verbleib der von ihm zuerst im Blute der Schwangeren festgestellten großen Mengen. Was das Follikelhormon anlangt, so war es schon kurz vorher von Margaret Smith, die sich speziell mit Urinuntersuchungen gegen Ende und kurz nach der Gravidität beschäftigte, im Wöchnerinnenharn gefunden worden. Die einfachste Methode, den Hormonabfall zu beobachten, stellt die direkte Injektion des Urins am Testtier dar. Aschheim stellte fest, daß bei Verwendung von 2—3 ccm Urin als Gesamtdosis nach einer Woche nach der Geburt keine positive Reaktion mehr zu erzielen sei. Es sind vorübergehend einzelne andere Berichte darüber aufgetaucht, die jedoch einer genaueren Prüfung nicht standgehalten haben. Als überzeugendste Untersuchungen sind wohl auch hier diejenigen anzusehen, bei denen schon vorher fortlaufende Hormonbestimmungen während der Schwangerschaft gemacht und dann weiterhin die Mengenausscheidungen über die Geburt hinaus verfolgt wurden. Bei den obenerwähnten 6 Fällen von Runge, Hartmann und Sievers ist das der Fall. Schon bei derjenigen Patientin, die 121 Tage lang kontrolliert wurde (117 Tage vor und 4 Tage nach der Geburt), zeigte sich ein rapider Absturz sowohl der Follikel- als auch der Hypophysenvorderlappen-Hormonmengen im Harn innerhalb der ersten Wochenbetttage. Von 54000 ME. pro Liter unter der Geburt fielen die Werte für das Follikelhormon bereits auf 12000 ME. am 2., und auf weniger als 2500 ME. pro Liter am 4. Tage nach der Geburt. Für das Hypophysenvorderlappen-Hormon ergab sich bei 2900 ME. pro Liter unter der Geburt ein entsprechender Abfall auf 690 ME. und weniger als 555 ME. in dieser kurzen Zeit von 4 Tagen. Wenn auch die Ausscheidung bei einigen der anderen Fälle ein wenig höhere Werte zeigte, so ergab sich doch im Prinzip dasselbe, nämlich die außerordentlich rasche Eliminierung des gesamten Hormons. Diese Eliminierung geht so rasch vor sich, daß man aus ihr nur den einen Schluß ziehen kann: Es handelt sich bei den in den ersten Wochenbettstagen ausgeschiedenen Hormonmengen eben um eine Reinigung der gesamten hormonal stark gesättigt gewesenen Gewebe und Flüssigkeiten des Organismus von den Hormonen.

Von den Autoren, welche in oben besprochenem Sinn genaue fortlaufende Untersuchungen über die Hormonausscheidung in der Schwangerschaft ausführten, sind es noch Weymeersch, Bourg und Rocmans (1933), die an den gleichen Fällen über den Abfall des Vorderlappenhormons im Wochenbett berichten. Während sie am Schwangerschaftsende 2000—4000 KE. und während der Geburt durchschnittlich 2000 KE. pro Liter Urin ermittelten, kam es zu einem Abfall auf 1000 KE. pro Liter bereits am 1. Tage und auf 500—1000 KE. pro Liter am 3. Tage post partum. Vom 8. Tage post partum wird die Angabe gemacht, daß die Reaktion an den Ovarien der Testtiere negativ war bei Injektion von 5 ccm Urin (intravenös). Da nach Saiki und Hayashi (1933) die minimalen Schwangerschaftsurinmengen, welche bei dieser Methode ausreichend waren zur Erzeugung eines positiven Effektes, gewöhnlich zwischen 0,25 und 0,75 ccm lagen und die in der Schwangerschaft höchst notwendige Dosis 1,25 ccm, die niedrigste nur 0,05 ccm betrug, ist der enorme Abfall ersichtlich, der durch den völlig negativen Effekt mit 5 ccm Urin am 8. Tage post partum ausgedrückt wird.

Runge, Hartmann und Sievers haben im übrigen die Ausscheidung an einigen Fällen auch jenseits des 8. Tages post partum, nämlich bis zum 17. und 21. Wochenbettstage, kontrolliert. Während sie die Follikelhormonmengen dabei durch direkte Injektion untersuchten, wurde das Vorderlappenhormon mittels der Alkoholfällungsmethode nach Zondek sogar eingeeingt. Es ergaben sich dabei keine Besonderheiten. Sie stellten als wesentlich fest, daß bereits mit dem 6. Wochenbetttage der Termin erreicht wird, an dem der Urin im direkten Nachweis hormonfrei ist, und daß mit dem gleichen Tage auch die Grenze der Nachweisbarkeit von Vorderlappenhormon mittels der Fällungsmethode erreicht wird[1].

Chr. Hamburger, der am 1. Wochenbettstage eine Ausscheidung von 10000 bis 20000 ME. HVH. A und 5000 ME. HVH. B pro Liter findet, stellt bereits am 3. Wochenbettstage einen Abfall dieser Hormone auf 1000 ME. und 200 ME. bzw. fest. Am 4. Wochenbetttage finden sich nur noch 300 ME. HVH. A und 100 ME. HVH. B pro Liter Urin, am 6. Wochenbetttage 300 ME. HVH. A und weniger als 100 ME. HVH. B und am 9. Wochenbetttage weniger als 100 ME. HVH. A und gar kein HVH. B mehr. Am 11. Wochenbettstage ließ sich an den Ovarien der Testmäuse keinerlei Wirkung mehr nachweisen. Hamburger schließt daraus: „Sofort nach der Geburt gibt es einen sehr großen und plötzlichen Abfall in der Hormonkonzentration (und zwar innerhalb 24 Stunden bis herunter zu etwa $^{1}/_{20}$); und dann, innerhalb der nächsten Dutzend Tage, fällt der Hormongehalt ab unterhalb jede nachweisbare Menge". Dieser rasche Abfall der Hormonausscheidung, die sofortige „Reinigung" des Organismus von den Hormonen nach Ausstoßung der Placenta ist nicht nur von den genannten Autoren, sondern von verschiedenster Seite aus mit Recht als ein Beweis für den placentaren Ursprung derselben angeführt worden. Von den großen Follikelhormonmengen in der Schwangerschaft wissen wir, daß sie in der Placenta gebildet werden. Sie verschwinden sofort mit Ausstoßung der Placenta. Das gleiche gilt aber auch für das Hypophysenvorderlappen-Hormon. Es ist nun kaum auszudenken, daß sich in einer innersekretorischen Drüse wie dem Hypophysenvorderlappen eine derartig rasche Umstellung vollzieht, daß eine so enorm verstärkte Hormonproduktion sofort und abrupt aufhört mit erledigter Schwangerschaft. Viel größer ist hier die Wahrscheinlichkeit, daß auf Grund der gleichen Ausscheidungsverhältnisse für das Hypophysenvorderlappen-Hormon der Gravidität hinsichtlich seiner Bildungs-stätte dasselbe gilt wie für das Follikelhormon; daß es nämlich nicht in der Drüse, nach der es auf Grund seiner Wirkungen benannt wird, entsteht, sondern tatsächlich in der Placenta. In durchaus gleichem Sinne sprechen auch die Ausscheidungsverhältnisse nach Abort. Asch-heim hat zwar von Einzelfällen berichtet, in denen die Hormonausscheidung etwas länger anhielt. So fand er bei einigen Frühaborten noch einen positiven Befund bis zum 9. Tage, nach supravaginaler Amputation eines schwangeren Uterus, und nach künstlicher Unterbrechung einer jungen Gravidität sogar noch bis zum 12 bzw. 14. Tage danach Hypophysenvorderlappen-Hormon im Urin. Wie wir aus den obigen Angaben über Mengen-

---

[1] Brindeau H. und M. Hinglais (1934) kommen zum gleichen Ergebnis in neueren Untersuchungen.

untersuchungen erfahren, sind aber um diese frühe Zeit der Schwangerschaft die Hypophysenvorderlappen-Hormone auch in ihrer größten Konzentration vorhanden. Im allgemeinen haben die Erfahrungen folgendes gelehrt: Die Hormonproduktion hält so lange an, wie sich noch lebendes Chorionmaterial in direkter Verbindung mit dem mütterlichen Blutkreislauf im Organismus befindet. Mit der endgültigen Loslösung der letzten Zotten aber fällt die Hormonausscheidung im Urin auch endgültig ab. Das ist außerordentlich wichtig für die Beurteilung der biologischen hormonalen Schwangerschaftsdiagnose aus dem Harn und die eventuelle Bewertung der Befunde in Fällen von abgestorbener Frucht oder von Extrauteringravidität.

Im übrigen haben Runge und Mitarbeiter, Brindeau und Mitarbeiter, A. Westmann, Chosson und Donnet (1934), Spitzer (1934) u. a. den allmählichen Abfall der Hormonmengenausscheidung in solchen Fällen von sicher abgestorbener Frucht verfolgt und sind dabei zu ähnlichen Resultaten wie beim protrahierten Abort gekommen. Dabei ist sowohl auf die Untersuchungen von Westman (1933) an einem Falle „mit intrauterinem Fruchttod und überlebender Placenta" als auch auf die Beobachtung von Ware, Hudvall und Main (1934) an einem Falle von fast ausgetragener Abdominalgravidität hinzuweisen. Danach hört die Produktion des Follikelhormons scheinbar früher auf, während diejenigen des gonadotropen Hormons noch beträchtlich lange anhalten kann. In dem Falle der zuletzt genannten Autoren wurde 1 Monat vor dem normalen Endtermin der Schwangerschaft ein lebendes Kind durch Schnittentbindung zur Welt gebracht. Da die Placenta breit auf Darm, Uterus, Tuben und parietaler Peritonealwand abhärent war, wurde sie vollkommen belassen. Es erfolgte glatte Heilung, wobei die Ausscheidung des Hypophysenvorderlappenhormons kontrolliert werden konnte. Noch nach 2 Monaten war die Placenta als Tumor von außen fühlbar. 46 Tage lang wurde von der Patientin noch Hypophysenvorderlappenhormon im Urin ausgeschieden; dann war die Reaktion im Tierversuch negativ.

VI. Die Bedeutung von Follikelhormon und gonadotropem Hormon in der Schwangerschaft.

1. Allgemeines.

Aus dem Vorangehenden haben wir gesehen, daß in der Schwangerschaft zwei Hormone in enormen Mengen gebildet werden, im Organismus kreisen und auch im Urin ausgeschieden werden, welche unter normalen Bedingungen spezifisch sind für zwei Drüsen mit innerer Sekretion. Das Follikelhormon, normalerweise im Ovarium gebildet, und das gonadotrope Hormon, spezifisch für den Hypophysenvorderlappen, entstehen in der Schwangerschaft unter dem Einfluß eines ganz anders gearteten temporären, außer seinen übrigen wichtigen Funktionen auch innersekretorischen Organs, der Placenta. Dabei handelt es sich keineswegs um die einfache Übernahme der Funktionen der genannten beiden innersekretorischen Drüsen durch eine Dritte; denn die Mengen beider Hormone in der Schwangerschaft sind derartig groß, daß sie nicht annähernd in ein Verhältnis oder in Einklang zu bringen sind mit den unter normalen oder auch unter sonst irgendwie gearteten Bedingungen beobachteten Quantitäten. Nichts liegt da näher als die Frage nach der Bedeutung dieser auffallenden außergewöhnlichen hormonalen Umstellung. — Wir sind daran gewöhnt, in solchen

Fragen nach Analogen in der Natur zu suchen und dann Vergleiche anzustellen. Wir können jedoch suchen soviel wir wollen — ein Beispiel, daß mit den in den letzten Jahren aufgedeckten hormonalen Verhältnissen der menschlichen Schwangerschaft zu vergleichen wäre, finden wir nicht. Und selbst wenn sich uns bei grober Betrachtung der Dinge ohne weiteres ein Zusammenhang zwischen hoher Qualität der Entwicklungsprozesse und der unverhältnismäßig großen Quantität der Wachstumsvorgänge der Eianlage und des Fetus mit den hormonalen Verhältnissen bei der Mutter aufdrängt, so bleibt noch immer die große Frage offen, warum ebensolche große Mengen dieser Hormone durch den Urin ausgeschieden und damit für den Organismus als überflüssig abgegeben werden.

Bisher galt es allgemein als ein typisches Merkmal für den Charakter eines Hormons, daß man es — überall aufs feinste verteilt im ganzen Organismus — chemisch-biologisch dort kaum, unter Schwierigkeiten und überhaupt nur in Spuren, geschweige denn in den Ausscheidungsprodukten, nachweisen konnte. In diesem Falle handelt es sich aber um das absolute Gegenteil: Leichteste Nachweisbarkeit wegen mehr als reichlicher Verteilung im ganzen Organismus und außerdem noch massenhafte Ausscheidung in den Exkreten. Diese Überlegung hat wohl dazu geführt, daß man zum Teil überhaupt an der hormonalen Natur der hier kreisenden wirksamen Stoffe gezweifelt und sie für Stoffwechselprodukte oder ähnliches gehalten hat (Aschner, Aron u. a.). Wenn das der Fall wäre, so müßten sich diese Stoffe zunächst einmal mit großer Wahrscheinlichkeit in reichlicherer Konzentration beim Feten und überhaupt in der Eianlage finden; denn deren Stoffwechsel ist es doch schließlich, der so enorm hoch zu bemessen ist. Die verhältnismäßig geringen Mengen, welche sich dort nachweisen lassen und alles bisher darüber bekannte (s. oben) sprechen jedoch dafür, daß es sich bei den im Feten gefundenen Mengen lediglich um auf ihn übergegangenes Hormon aus dem Organismus der Mutter handelt, und daß die an ihm als dessen Wirkung festgestellten Erscheinungen lediglich als Begleitsymptome aufzufassen sind. Daß den im schwangeren Organismus kreisenden Hormonen eine besondere Bedeutung zukommen muß, folgt auch aus einer einfachen Berechnung: Wir wissen heute, wie groß die Follikelhormonmengen sind, welche zur Erzielung eines positiven Effektes an einem nichtfunktionierenden Uterus einer sonst normalen Frau notwendig sind. Es handelt sich dabei um Mengen von insgesamt 200000—300000 ME. oder einer täglichen Durchschnittsdosis von 10000 ME. Vergleichen wir damit die positiven, durch quantitative Messungen an normal-zyklierenden Frauen ermittelten Follikelhormonwerte, so ist erstaunlich, wie klein diese dagegen sind. Wir wissen, daß das normal funktionierende Ovarium täglich einige 1000, bis zu 10000 ME., Follikelhormon produzieren muß. Im Urin finden wir dagegen nur höchstens einige hundert ME. und im Blute noch weniger. Wir wissen also damit, daß bei der ovariell-normal-funktionierenden Frau in Wirklichkeit viel höhere Mengen Follikelhormon wirksam permanent sind als wir aus Urin- und Blutbefunden überhaupt rückschließend ermitteln können. Noch anders steht es hinsichtlich der Verhältnisse des Vorderlappenhormons. Hier hat sich überhaupt nur zu gewissen Zeiten des Zyklus das Hormon im Organismus nachweisen lassen, während es ganz sicher ist, daß dieses innere Sekret permanent wirken muß, sonst würden die Ovarien nach allen bisherigen Erfahrungen einfach nicht funktionieren. Wenn sich nun also in der Schwangerschaft von beiden Hormonen so enorme Mengen mit Leichtigkeit nachweisen lassen, — große Mengen von Hormonen, deren Wirksamkeit auf den Geschlechtsschlauch wir genau kennen, so kann ihnen schwerlich einfach eine Bedeutungslosigkeit nachgesagt werden, wenigstens nicht im Sinne der Wirkung auf den Genitalapparat.

2. Follikelhormon als Wachstumskomponente für den Genitalschlauch.

Die spezifische Wirkung des Follikelhormons auf den Genitalschlauch besteht aber in einer Wachstumsanregung. Wir kennen das jetzt aus tausenden von Tierversuchen

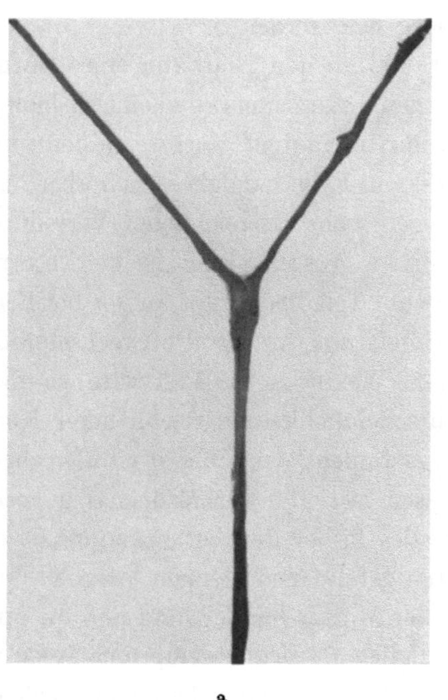

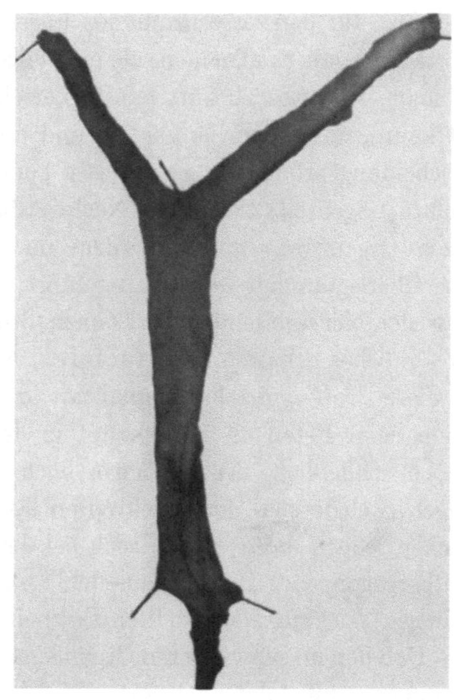

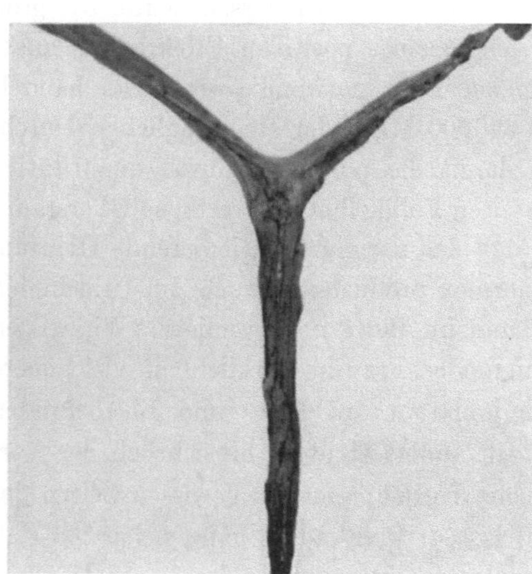

Abb. 179 a—c. Uterus und Scheide von kastrierten reifen Kaninchen. a Ohne Behandlung, b nach Behandlung mit 200 ME. Progynon in 6 Tagen, Resultat am 8. Tage, c nach Behandlung mit 2 × 25 000 ME. Progynon B (am 1. und 11. Tage). Resultat am 18. Tage.

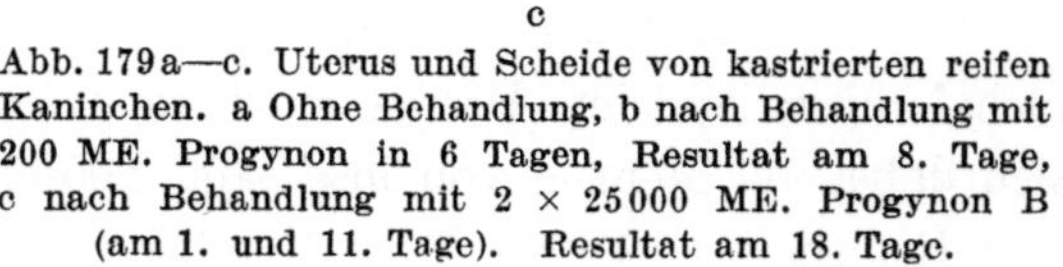

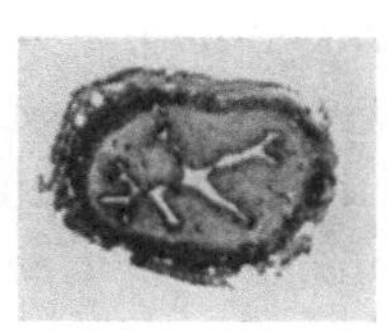

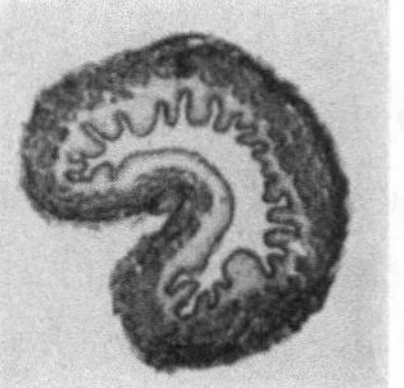

Abb. 180 a und b. a Uterus und b Vagina eines kastrierten reifen Kaninchens (Kontrolle).

und neuerdings auch positiv vom menschlichen Uterus. Bei dem enormen Wachstum, das der Uterus im Laufe der Schwangerschaft durchmacht und wie wir es sonst wohl von keinem ausgereiften Organ kennen, liegt wohl der Annahme nichts im Wege, daß sich zum mindesten dieses Wachstum des Fruchthalters unter dem Einfluß der in der Placenta gebildeten großen Mengen Follikelhormons vollzieht. Und es ist mit Sicherheit anzunehmen, daß genau so der übrige Genitalschlauch seine Größenzunahme erfährt; daß also vor allem die Vagina dadurch diejenige Größe und Weite erlangt, die sie für den Durchtritt des Fruchtobjektes geeignet macht. Ich glaube aus bestimmten tierexperimentellen Untersuchungen diesen Schluß endgültig ziehen und noch in bestimmter Form erweitern zu können. Loewe und Voss haben schon 1926 die Frage aufgeworfen, ob die Placenta auch örtlichhormonal wirksam sei und haben dementsprechende Tierversuche angestellt. Siegmund hat bereits vor einigen Jahren darauf aufmerksam gemacht, daß zum Auswachsen des Uterus in der für die Schwangerschaft typischen Form nicht nur eine bestimmte Hormonwirkung gehört, sondern auch der lokale Reiz der Placenta, also die Hormonwirkung an Ort und Stelle der Bildung. Er hat dabei auf die Verhältnisse bei einhörnig schwangeren Kaninchen hingewiesen, bei denen bekanntlich das nichtschwangere, „sterile" Horn zwar die Veränderungen der sog. Scheinschwangerschaft unter dem Einfluß der Ovarialhormone mitmacht, im übrigen aber doch über einen gewissen

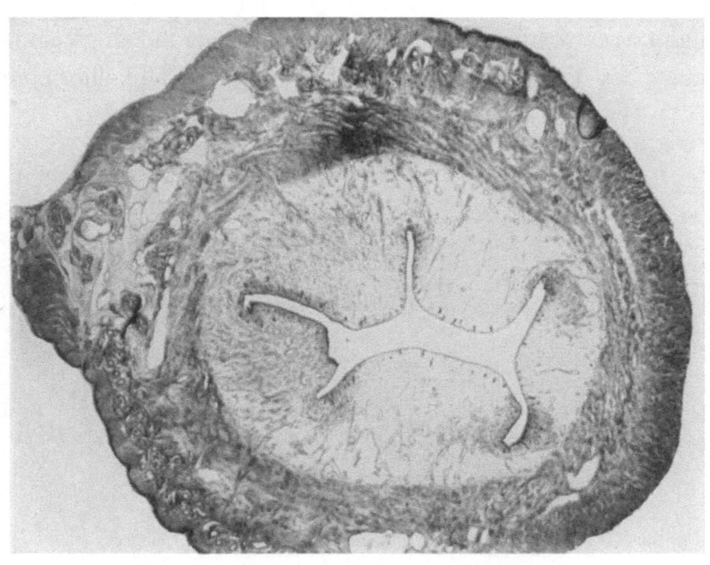

Abb. 181.

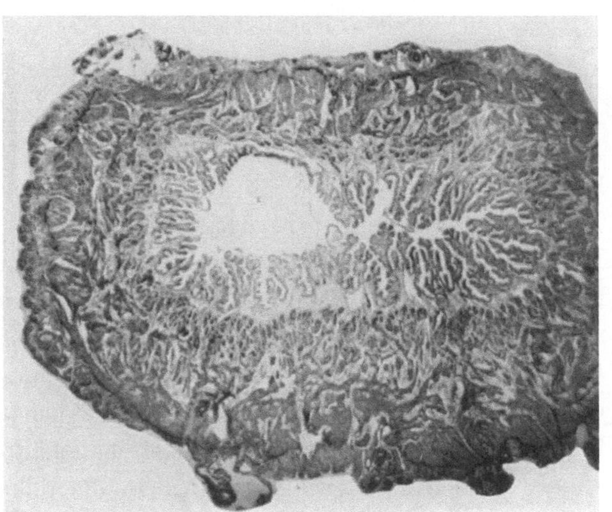

Abb. 182.

Abb. 181 und 182. Uterus (Abb. 181) und Vagina (Abb. 182) eines kastrierten reifen Kaninchens nach Behandlnng mit 200 ME. Follikelhormon (wässeriges Progynon) in 7 Tagen. — Resultat 2 Tage nach der letzten Injektion.

Wachstumszustand nicht hinauskommt. Die gleichen Verhältnisse sind uns am Menschen von Fällen mit doppeltem Uterus oder Uterus bicornis her bekannt. Auch dort wächst das nichtschwangere Horn nicht über ein bestimmtes Maß hinaus. Wir können diese Verhältnisse im Tierversuch ohne weiteres nachahmen. Ich habe kastrierte Kaninchen mit riesigen (d. h. für das Kaninchen riesigen) Mengen Follikelhormon behandelt.

Normalerweise lassen sich aus dem Kastratengenitale des Kaninchens mit 100—200 ME. Follikelhormon Organe schaffen, welche in ihrer Größe den Organen geschlechtsreifer normaler Tiere gleichkommen. Führt man aber das Follikelhormon im Übermaß zu, so kommt es zu einem entsprechend enormen Wachstum. Dieses Wachstum erstreckt sich dann aber weniger auf die Uterushörner als auf die Vagina und die Cervix. Wohl wächst auch der Uterus gesteigert auf die hohen Follikelhormonmengen; jedoch keineswegs in einem Maße, wie es den Mengenverhältnissen rechnerisch entsprechen würde. Vagina und Cervix dagegen werden gegenüber dem Uterus unverhältnismäßig groß und weit, und werden zu Organen, wie sie denjenigen der Schwangerschaft völlig gleichen. Ich zeige dazu im Bilde folgende Versuchsreihe: Abb. 179a zeigt die Genitalorgane eines kastrierten reifen Kaninchens. Abb. 179b zeigt die Genitalorgane eines kastrierten reifen Kaninchens, das innerhalb 6 Tagen mit insgesamt 200 ME. Follikel-

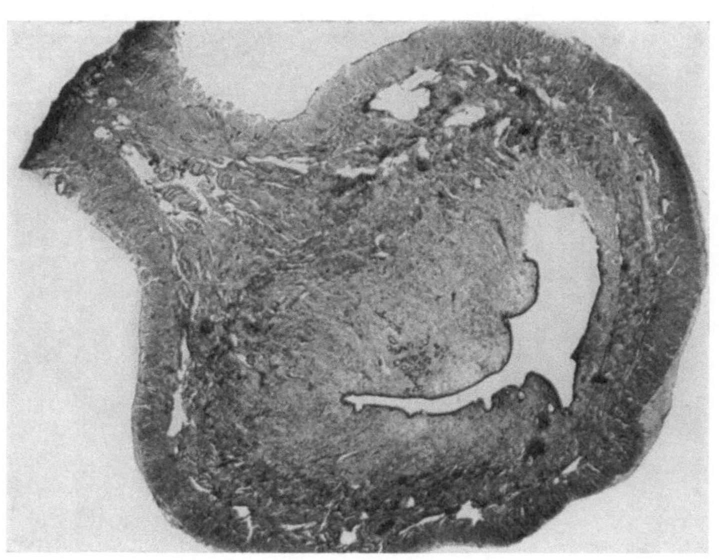

Abb. 183. Uterus eines kastrierten reifen Kaninchens nach Behandlung des Tieres mit 50000 ME. Progynon B in 3 Injektionen (am 1., 3. und 10. Tage). Resultat am 23. Tage nach der 1. Injektion.

hormon behandelt wurde. In Abb. 179c sind die Genitalorgane eines reifen kastrierten Kaninchens wiedergegeben, das insgesamt 50000 ME. Follikelhormon erhielt. Die Bilder demonstrieren das oben Gesagte. Ein sehr wesentlicher Unterschied der Uterushörner besteht bei dem mit so hohen Dosen behandelten Tier gegenüber dem mit kleinen, normalen Dosen behandelten nicht. Dagegen besteht ein starker Unterschied in der Größe der Vagina, der im übrigen bei der Gewinnung der Organe in situ noch viel enormer und frappierender in die Augen fiel. Die Vagina war derartig groß und geräumig, daß sie bequem Feten der zweiten Schwangerschaftshälfte hätte passieren lassen. Diese Unterschiede werden noch größer, wenn man die mikroskopischen, alle in völlig gleicher Vergrößerung gehaltenen Abbildungen betrachtet (Abb. 180—184).

Das auffallende an diesen Organen ist: Auf die gleiche enorme Dosis Follikelhormon wuchsen Vagina und Cervix stärker als es dem Uteruscorpus möglich war. Der daraus zu ziehende Schluß lautet: Das Uteruscorpus als Fruchthalter braucht zu seinem weiteren „schwangerschaftsmäßigen" Wachstum zum mindesten den „Fremdkörperreiz" der Frucht, wahrscheinlich aber auch den lokalen direkten Hormonreiz von der in ihm sitzenden Placenta aus. Vagina und Cervix dagegen wachsen allein auf Grund der hormonalen Fernwirkung zu vollkommenen Schwangerschaftsorganen aus. Mit anderen Worten: Das Wachsen des Genitalschlauches in der Schwangerschaft erfolgt durch die Wirkung des in der Placenta gebildeten Follikelhormons. Dabei ist der untere, nichtfruchttragende Teil, Vagina und

Cervix, auf reine Fernwirkung des Hormons „eingestellt"; der fruchttragende Uterus dagegen bedarf außer der gleichen Hormonwirkung noch des örtlichen Reizes, d. h. der Kontaktwirkung des hormonproduzierenden Organs, der Placenta. Im übrigen erstreckte sich der Effekt der großen Hormonmengen auch auf die Vulva; denn diese war durchaus schwangerschaftsgleich. Nicht etwa, daß sie nur sehr blutreich und der Brunst entsprechend weit wurde, sondern sie klaffte, war hochlivide und übermäßig geräumig, wie das in der zweiten Schwangerschaftshälfte der Fall ist. Dieser Einfluß des Follikelhormons geht aber noch weiter; er macht sich auch am gesamten Becken bemerkbar. Das ist vom Meerschweinchen mit seinen in dieser Beziehung besonders gearteten Beckenbändern und seiner Symphyse nicht verwunderlich (s. Kapitel Ovarium!). Dieser Effekt läßt sich aber auch an Mäusen künstlich erzeugen, wenn man sie mit den für diese Tiere außerordentlich hohen Dosen von z. B. 1000 bis 5000 ME. Follikelhormon behandelt. Dann kommt es auch dort zu einer Weiterstellung und Auflockerung, die sogar röntgenologisch zu erfassen ist, zum Tatsächlichen in dem Maße bei diesen

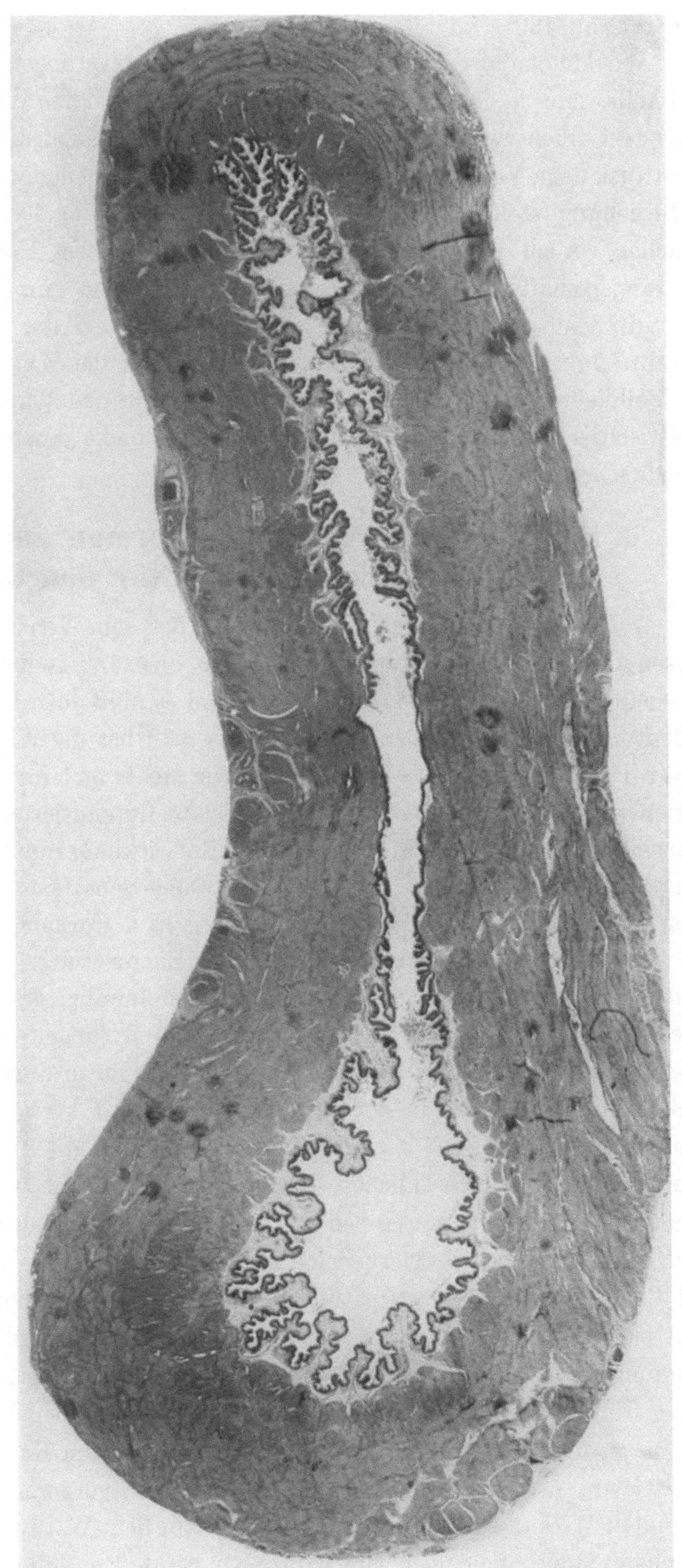

Abb. 184. Vagina des Tieres der Abb. 183. (50 000 ME. Follikelhormon — 23. Tag.) (Abb. 180—184 in völlig gleicher Vergrößerung wiedergegeben!)

Tieren normalerweise aber gar nicht einmal in der Schwangerschaft „üblich" ist (s. frühere Abb. 130).

Wir können also auf Grund dieser ganzen Erfahrungen sagen, daß die großen Mengen Follikelhormon in der Schwangerschaft hauptsächlich das Wachstum und die damit einhergehende Lumenerweiterung des ganzen Genitalschlauches, und darüber hinaus gewebskonstitutionelle Veränderungen am Becken und an den mit Schwangerschaft und Geburt in Beziehung stehenden umgebenden Geweben (Bauchdecken, Darm- und Ureter) verursachen. Auch die ganzen Mengenverhältnisse dieses Hormons während der einzelnen Schwangerschaftszeiten passen sich hier vollkommen ein. Das stärkste Wachstum und die auffallendste Erweiterung beginnt mit der Zeit der vollständigen Ausbildung der Placenta im 4. Schwangerschaftsmonat, also mit der Zeit der offensichtlichen Zunahme des Follikelhormons. Ob das Follikelhormon für das Wachstum der Feten oder dessen Stoffwechsel irgendeine Bedeutung hat, kann nicht gesagt werden, erscheint aber sehr unwahrscheinlich.

3. Hypophysenvorderlappen-Hormon als wahrscheinliche Auflockerungskomponente für den Genitalschlauch.

Auf große Schwierigkeiten stößt man bei dem Versuch, der Bedeutung der Hypophysenvorderlappen-Hormonmengen in der Schwangerschaft nahezukommen. Eine beweisende Klärung fehlt hier vollkommen und es muß eben bei der Betrachtung über deren Bedeutung bei einem bloßen Versuch bleiben. Über die Wirkung des Hypophysenvorderlappen-Hormons auf das Genitale wissen wir nichts anderes, als daß es die Keimdrüsen zur Aktion stimuliert. Nun paßt ja die verstärkte Luteinisierung im Ovarium, das Bestehenbleiben des Corpus luteum überhaupt, seine Entwicklung zum Corpus luteum graviditatis und sein allmähliches Zugrundegehen ab 3. Schwangerschaftsmonat durchaus zu den quantitativen Verhältnissen des Hypophysenvorderlappen-Hormons. Im Beginn der Gravidität, und zwar sofort mit oder bald nach Beginn der Eieinnistung werden die größten Hypophysenvorderlappen-Hormonmengen gefunden. Unverständlich erscheint nur zunächst, daß diese scheinbar riesigen Mengen nicht stärkere Veränderungen am Ovarium setzen, wo doch mit kleinsten Dosen an den Ovarien der kleinen Nager so starke Reaktionen zu erzielen sind. Und doch scheinen die in der Frühschwangerschaft kreisenden Mengen eben diejenigen Mengen darzustellen, mit denen der Fortbestand und die physiologische Hochentwicklung gerade des einen menschlichen Corpus luteum erreicht wird. Denn daß ein größeres Plus an Hypophysenvorderlappen-Hormon dieselben Veränderungen am menschlichen Ovar bewirkt, wie wir es vom Tierversuch her kennen, zeigen die Erfahrungen mit Blasenmolen und Chorionepitheliom, wo pathologisch-große Hypophysenvorderlappen-Hormonmengen auch pathologische Luteinisation im Ovar schaffen können (Luteincysten bei diesen Erkrankungen!). Fraglich, aber doch sehr wahrscheinlich ist, daß das Hypophysenvorderlappen-Hormon in diesen schwangerschaftsphysiologischen Dosen auch noch andere Wirkungen am Genitale ausübt. Es wurde schon einmal im Kapitel über das Ovarium darauf hingewiesen, daß möglicherweise das Hypophysenvorderlappen-Hormon — außer seiner indirekten Wirkung auf den Genitalschlauch auf dem Wege über das Ovar — in pharmakologischem Sinne auch noch einen direkten Einfluß auf die Genitalschlauchwand, im besonderen die Uterusmuskulatur ausüben könne. Die beiden Charakteristika für die

Veränderungen am Genitalschlauch während der Schwangerschaft sind ja Wachstum und Auflockerung. Wenn das Hypophysenvorderlappen-Hormon also einen direkten Einfluß, auf die Uterusmuskulatur z. B., auszuüben imstande ist, so muß es wohl mit großer Wahrscheinlichkeit aber dieser zweite Faktor, die Auflockerung und wässerige Durchtränkung der Gewebe sein, die hier in Frage kommt. Es ist dafür bis heute noch keineswegs der experimentelle Beweis erbracht. Ich glaube aber fest, daß er eines Tages gelingen wird und damit dem Hypophysenvorderlappen-Hormon — im Gegensatz zum wachstumsverantwortlichen Follikelhormon — die Komponente der allgemeinen „Weiterstellung" der Gewebe in der Schwangerschaft zugeschrieben werden muß. Auch hierzu würde der Kurvenverlauf der Hormonmengen mit seiner allmählichen Abnahme gegen Ende der Gravidität nicht schlecht passen.

4. Die Bedeutung der Hormonmengenverhältnisse für den Geburtseintritt.

Nehmen wir die Wirkung des Follikelhormons als Wachstumskomponente für den graviden Genitalschlauch als fest hin und nehmen wir die Schwangerschaftsauflockerung als durch das Hypophysenvorderlappen-Hormon zum mindesten mitbedingt an, so ergibt sich auf Grund des Kurvenverlaufes der Mengen dieser beiden Hormone in der Schwangerschaft die Möglichkeit, den Eintritt der Geburt — wenigstens zum Teil — zu erklären. Die Wirkung des Follikelhormons ist bekanntlich nicht nur eine rein biologische, sondern es schafft dieses Hormon innerhalb der Uterusmuskulatur außerdem eine pharmakologische Zustandsänderung. Im Tierversuch läßt sich demonstrieren, wie ein unter dem Einfluß des Follikelhormons stehender Uterus in seiner Ansprechbarkeit für das Hypophysenhinterlappen-Hormon gewinnt. Abgesehen von der künstlichen Reproduktion dieser Verhältnisse hat Robson (1933) neuerdings an Stücken aus menschlichen schwangeren Uteri diese Tatsache demonstriert. Es wurden regelmäßig bei Fällen von Kaiserschnittentbindung kleine Uterusstückchen excidiert und dann im Magnus-Kehrer-Präparat auf ihren Tonus, ihre Kontraktionsfähigkeit und -bereitschaft bei Zusatz von Hinterlappenhormon geprüft. Je näher sich die Frau, von der das Uterusstück stammte, dem Geburtstermin befand, d. h. mit anderen Worten auch je stärker und länger dieser Uterus unter dem Einfluß des Follikelhormons stimuliert war, desto stärker war er tonisiert, desto leichter und intensiver reagierte er auf die gleichen Dosen Hinterlappenhormon. Wenn wir das auf die Mengenverhältnisse der beiden Hormone am Ende der Schwangerschaft in dem oben ausgeführten Sinne übertragen, so bedeutet das: Mit fortschreitender Gravidität steigt auch der Einfluß des Follikelhormons im Sinne der Schaffung einer zunehmend erhöhten Kontraktionsbereitschaft und Ansprechbarkeit auf Hypophysenhinterlappen-Hormon. Während das aber der Fall ist, weicht gleichzeitig mehr und mehr der Einfluß der Auflockerung und Weiterstellung durch das Vorderlappenhormon; denn dieses nimmt ja mit fortschreitender Gravidität, besonders gegen deren Ende, ganz offensichtlich ab. Einen wertvollen Beitrag zu dieser Frage haben Runge, Hartmann und Sievers (1932) geliefert. Sie fanden bei ihren gründlichen fortlaufenden Mengenbestimmungen, abgesehen von der allmählichen Zunahme der Follikelhormonausscheidung zum Schwangerschaftsende hin, mit Regelmäßigkeit einen besonders akuten Anstieg auf die Höchstwerte zur Zeit des Wehenbeginns und der Geburt selbst. Zwar ist dabei die Tatsache, daß unter der

Geburt die Urinmengen geringer sind und der Hormonmengenanstieg zum Teil ein relativer ist, zu berücksichtigen; jedoch bleibt dieser Anstieg immerhin auffällig. Eine willkommene Ergänzung dieser Untersuchungen würden gleichsinnige Bestimmungen des Blutes bedeuten. Solche sind jedoch meines Wissens unter spezieller Berücksichtigung des Weheneintritts und der Geburt noch nicht vorgenommen.

An dieser Stelle sei noch der experimentellen Versuche gedacht, die Schwangerschaftsdauer bei Tieren zu verlängern, trotzdem sie eigentlich nicht hierher gehören. Miklos berichtet, daß er durch Injektionen von Corpus luteum-Hormon am Ende der Schwangerschaft bei Ratten den Geburtseintritt hinausschieben konnte. Franklin F. Snyder (1934) injizierte an trächtigen Kaninchen im letzten Drittel der Gravidität intravenös Schwangerenurin (Hypophysenvorderlappen-Hormon) und rief dadurch in den Ovarien die Bildung neuer Corpora lutea hervor. Danach kam es fast regelmäßig zu einer Verlängerung der Schwangerschaftsdauer, die zum Teil sogar beträchtlich war. Die übertragenen Feten waren unverhältnismäßig groß, sie starben ab und die Ausstoßung derselben blieb größtenteils überhaupt aus. Bei diesen Versuchen handelt es sich aber prinzipiell um etwas anderes als das Wechselspiel zwischen Follikel- und Vorderlappenhormon. Wie schon mehrfach betont, kommt es hier vor allem auf die Dauer der Notwendigkeit des Corpus luteum an, die bei diesen Tieren unvergleichlich viel länger ist als beim Menschen. Schon nach den Untersuchungen von Knaus muß hier die Wehenbereitschaft und Reaktionsfähigkeit auf Hypophysenhinterlappen-Hormon hin in strikter Abhängigkeit von der Verhältniswirkung zwischen Follikel- und Corpus luteum-Hormon stehen[1]. Deswegen ist eine Verlängerung der Schwangerschaftsdauer durch Zufuhr von Corpus luteum-Hormon oder durch künstliche Erzeugung von neuen funktionierenden Eigen-Corpora lutea durchaus verständlich. Denn bei diesen Tieren besorgt das spezifische Hormon des Corpus luteum die Lähmung, Ruhig- und Weiterstellung der Uterusmuskulatur nicht nur in der ersten Schwangerschaftszeit. Viel eher lassen diese Versuche einen indirekten Schluß auf die Verhältnisse am Menschen in folgendem Sinne zu: Ein „uteruslähmender" Faktor spielt sicherlich generell eine Rolle und muß durch zunehmende Follikelhormonwirkung „überwunden" werden, bis dann bei hochgradigem Überhandnehmen der Follikelhormonstimulierung die Wehen einsetzten. Wenn bei den genannten Tieren diese Rolle vom Hormon des Corpus luteum gespielt wird, beim Menschen Corpus luteum-Hormon um diese Zeit der Schwangerschaft längst nicht mehr vorhanden ist, so ist die Folgerung um so berechtigter, daß bei der Frau dieser Faktor im sog. Vorderlappenhormon zu suchen ist. Es wurde bereits an anderer Stelle auf Untersuchungen hingewiesen, welche sich auf Grund dieser Vorstellungen mit dem Problem der Einleitung der Geburt beschäftigten, d. h. durch vorbereitende Stimulierung des Uterus durch hohe Dosen Follikelhormon (Bourne, Genell und unveröffentlichte des Verfassers). Ich verweise hier auf diese (s. Kapitel „Hypophysenhinterlappenhormon — uteruskontrahierende Komponente!).

5. Milchdrüsenwachstum und Milchsekretion; Korrelationen der Schwangerschaftshormone zu ihnen und zur Hypophyse.

Das Problem der Lactation hat schon lange und oft als Fragestellung auf dem Gebiete der experimentellen Hormonforschung gedient. Wir wollen hier nicht auf die vielen Arbeiten,

---

[1] Siehe auch die ursprünglichen Untersuchungen von Burn und Dale.

welche sich mit dem Begriff der Förderung der Milchsekretion oder der Frage nach dem Bestehen eines „Hemmungsfaktors" für diese Sekretion während der Schwangerschaft befaßt haben, eingehen. Man kann wohl sagen, daß die Entwicklung der Milchdrüse zu ihrer Funktionsbereitschaft und die erst nach der Geburt in Gang kommende Sekretion derselben auch von einem ganz anderen Gesichtswinkel aus betrachtet worden sind, seitdem der Begriff der Schwangerschaftshormone auf ein begrenzteres Feld hat eingeengt werden können. Seitdem erübrigt es sich, darüber zu diskutieren, ob das Ovarium, im speziellen das Corpus luteum, die Placenta, der Fet usw. für die Funktion der Milchdrüse im allgemeinen verantwortlich sind. Ich glaube, daß wir dem Verständnis dieser komplizierten Dinge am ehesten nahe kommen, wenn wir an dem festhalten, was wir in dieser Beziehung über die Wirkung der nunmehr genauestens bekannten Sexualhormone wissen; vor allen Dingen aber auch, wenn wir diese Kenntnisse in einem ganz bestimmten Sinne den anatomischen Entwicklungsprozessen der Milchdrüse zu ihrer Vollfunktion zugrunde legen. Wir müssen dabei ganz allgemein auseinanderhalten, daß Milchdrüsenwachstum und Milchdrüsensekretion zwar aneinander gekoppelt, aber doch zwei verschiedene Vorgänge sind. Halban (1905) hat bereits mit Nachdruck darauf hingewiesen, daß die Sekretion beginnt, wenn das Wachstum aufhört, daß also die Sekretion eine Anschlußfolge an die Proliferation darstellt. Schon bei den mehrfach erwähnten Untersuchungen von Fellner (1913) und Herrmann (1915) über das mit Placenta-, Ovar- und Corpus luteum-Auszügen erzeugte Genitalwachstum wurde eine gleichzeitige Beeinflussung der Milchdrüsen festgestellt, die sich dann mit der Herausarbeitung des Follikelhormons mehr und mehr auf dieses als eigentliche Ursache konzentrierte [Wintemberger (1925); Hartmann (1926); E. Allen (1926, 1927); Laqueur, Borchardt, Dingemanse und de Jongh (1928); Butenandt u. a.][1]. Die wesentliche Feststellung, welche aus diesen Arbeiten entsprang, war: Mit Follikelhormon sind — ohne Rücksicht auf die eigenen Ovarien und die Placenta der Tiere, und somit auch beim männlichen Tiere — die Milchdrüsen zum Wachsen zu bringen und auch eine Sekretion zu erzeugen. Die Grundlage dazu war ja bereits in den Experimenten Steinachs gegeben, der bei seinen Ovarialtransplantationen auch bei männlichen Tieren Milchsekretion beobachtet hatte. Wichtig ist dabei nun aber, daß das Wachsen der Milchdrüsen erfolgt, solange das Follikelhormon zugeführt wird, und daß die Sekretion einsetzte, wenn entweder mit der Hormonzufuhr plötzlich ausgesetzt oder allmählich abfallend heruntergegangen wurde, wie das auch Hohlweg und Dohrn berichten. Damit ist in dem Ergebnis dieser Versuchsanordnungen zum ersten Male ein greifbarer Vergleich mit den hormonalen Verhältnissen gegeben, wie sie re vera vorliegen. Während der Schwangerschaft, also solange wie die Placenta mit ihrer zunehmenden Follikelhormonproduktion im Organismus vorhanden ist, erfolgt das Wachstum und die Entwicklung der Milchdrüsen und damit ihre Bereitstellung zur Vollfunktion. Mit Ausfall der Placenta sistiert dieser hormonale Reiz, d. h. die Proliferation hört auf und der Weg zur Sekretion ist freigegeben. Fraglich bleibt dabei nur eines, nämlich: Ist bei der Ankurbelung der Sekretion und vor allem auch bei ihrer weiteren Unterhaltung durch den mechanischen Saugreiz etwa noch ein zweites Hormon am Werk. Wie eine Schwellung der Brüste, eine Andeutung zur Sekretion und sonstige Sensationen in diesem Sinne außerhalb der Schwangerschaft mit Leichtigkeit zu erklären sind, darauf wurde früher (Kapitel Follikelhormon)

---

[1] Siehe Kapitel „Ovarium"!

schon hingewiesen. Mit dieser Erklärung sind auch alle Versuche, das Corpus luteum mit einem besonderen Hormon in diesen Zusammenhang zu bringen, hinfällig. Offen bleibt, wie gesagt, jetzt lediglich noch die Frage nach einem evtl. spezifischen Lactationshormon. Diese Frage wäre nicht so wichtig, wenn nicht trotz und nach diesen Kenntnissen über die Follikelhormonwirkung einige bedeutungsvolle Arbeiten erschienen wären, welche doch zu denken gaben. Evans und Simpson (1929) berichteten, daß es bei ihren grundlegenden Versuchen mit Hypophysenvorderlappen - Gewebs-transplantationen und -Extraktinjektionen an den Versuchstieren (Ratten) zu einer Hyperplasie der Milchdrüsen gekommen sei. Dasselbe, sowie Milch-produktion beobachteten Putnam, Benedict und Teel (1929) bei gleichen Versuchen an Hunden. Das würde an sich nichts besonderes bedeuten; denn bei diesen Experimenten wurden ja die Ovarien durch das Vorderlappensexualhormon stark aktiviert und damit körpereigenes Follikel-hormon bei den Tieren zur Genüge mobilisiert. Anders lauteten schon die Ergebnisse von Stricker und Grüter (1929), die sich speziell mit der Frage nach einer Wirkung von Hypophysenvorder-lappen-Extrakten auf die Milchsekretion bei Ziegen, Kühen und Kaninchen beschäftigten. Sie sahen eine derartige Wirkung, glaubten sie aber auf Grund ihrer Ergebnisse in irgendeine Abhängigkeit bringen zu müssen mit der vorhergegangenen Anwesenheit von Corpora lutea. Dabei wurde betont, daß es auf Behandlung mit Vorderlappenextrakten dann zu einer Milchsekretion käme, wenn Corpora lutea innerhalb der letzten 6 Monate in den Ovarien der Tiere vorhanden gewesen wären und damit also innerhalb dieser Zeit ihren hormonalen Ein-

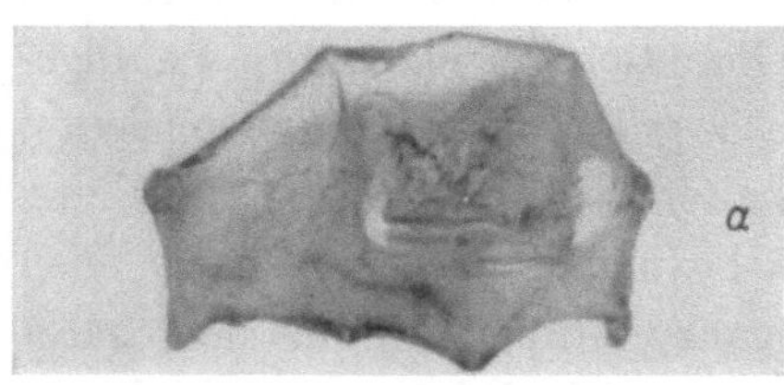
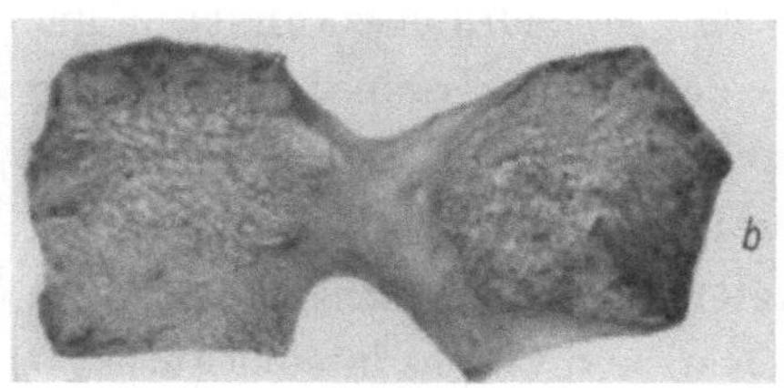
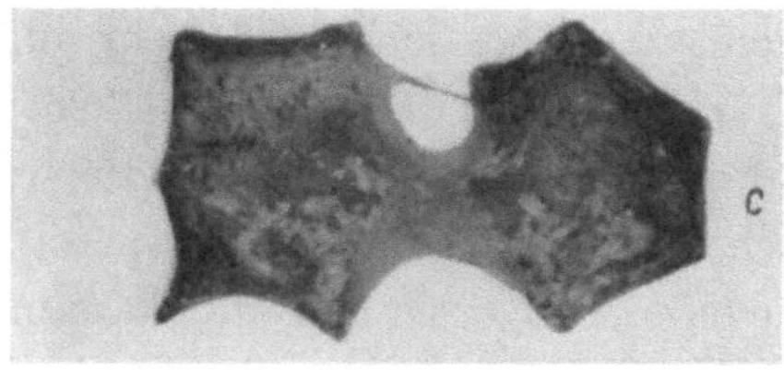

Abb. 185a—c. Kropfdrüsen von Tauben. a Un-behandelt, b nach Behandlung mit 250 mg HVL. (Lactationshormon des Hypophysenvorderlap-pens) in 7 Tagen, c nach Behandlung mit 500 mg HVL. in 7 Tagen. (Nach Anselmino u. Hoffmann, Zbl. Gynäk. 1934, Nr 47.)

fluß geltend gemacht hätten. G. W. Corner (1930) griff diese Frage zur selben Zeit von der richtigen Seite aus an und fand, daß Injektion von Extrakten aus Gesamthypophyse von Schafen auch dann bei Kaninchen zu einer Milchsekretion führte, wenn es sich um völlig virginelle, isoliert gewesene Tiere handelte, die vorher keine Corpora lutea gehabt hatten und die — das ist das Wesentliche — vorher kastriert wurden. Corner stellte auch die Gegen-proben an und applizierte in Parallelversuchen gleichzeitig Follikel- und Luteohormon, ohne dabei einen Einfluß eines dieser beiden Hormone zu beobachten. Der Autor hat seine damalige Mitteilung betitelt: „Hormonale Regulierung der Lactation. — I. Non = Effekt des Corpus luteum. — II. Positive Wirkung von Extrakten aus der Hypophyse." — Die Angaben Corners fanden unabhängig davon Bestätigung. Erinnert sei aber daran, daß es sich nicht um Vorderlappenextrakte, sondern um Auszüge aus der Gesamthypophyse gehandelt hat. Nach allen diesen Beobachtungen muß angenommen werden: Das Follikelhormon der Placenta bewirkt die Vorbereitung der Milchdrüse in der Schwangerschaft, also ihre

Drüsenproliferation. Mit Ausfall der Follikelhormonwirkung nach der Geburt kommt es zum Proliferationsstillstand und zur beginnenden Sekretion. Die weitere Sekretion wird unterhalten (außer dem mechanischen Saugreiz) durch die Wirkung eines besonderen Hormons der Hypophyse. Die Beobachtungen einer längeren Milchsekretion im Anschluß an die Behandlung von Tieren mit Follikelhormon dürfte diesen Beobachtungen durchaus nicht widersprechen. Sie werfen damit nur die Frage auf, ob der bloße Ausfall vorangegangener starker Follikelhormonstimulierung auf die Milchsekretion direkt wirkt oder ob er auf dem Umwege über die Hypophyse wirkt. Wir wissen ja, daß das Follikelhormon in den Mengen, wie es für die Milchdrüsenaktivierung in Frage kommt, gleichzeitig einen enormen Einfluß auf den Hypophysenvorderlappen ausübt (s. früher!). Es wäre demnach denkbar, daß die akute „Befreiung" der Hypophyse von der Wirkung des Follikelhormons Veränderungen in ihr nach sich zieht, die — im Verein mit dem Saugreiz — dort ein Hormon mit dem Einfluß auf die Lactation der darauf vorbereiteten Milchdrüse entstehen lassen.

Es sprachen die schon erwähnten Untersuchungen von Grueter und Stricker (1929) stark in dem Sinne, daß es ein gesondertes Hormon für die Milchsekretion im Hypophysenvorderlappen geben müsse; und von diesen Untersuchungen der schweizer Autoren gehen dann auch im folgenden diejenigen nordamerikanischer Forscher aus (Riddle, Bates und Dykshorn 1933; Selye, Collip und Thomsen 1933; Asdell 1933; Nelson und Pfiffner 1931; Nelson 1933; Lyons und Catchpole 1933). Dabei wurde an den verschiedensten Tieren gearbeitet (Nager, Hund usw.). Ein eigentliches gutes Testobjekt fehlte. Riddle und Mitarbeiter haben dann ein solches

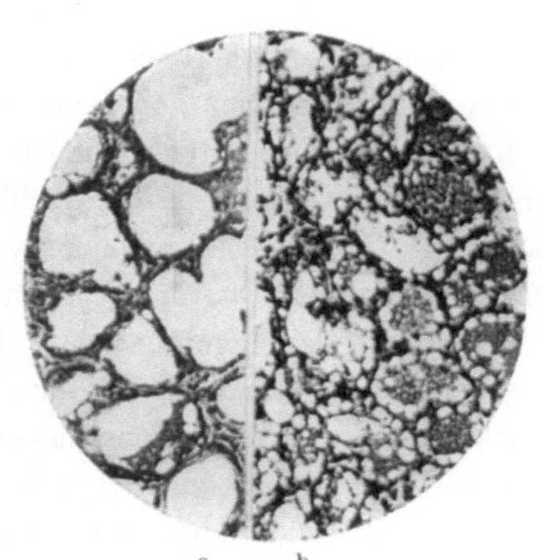

Abb. 186a und b. Mikroskopische Bilder (starke Vergrößerung) aus der Milchdrüse von männlichen Kaninchen. a Nach kombinierter Follikel- und Corpus luteum-Hormonbehandlung (deutliche Alveolarentwicklung), b wie a mit dann anschließender 5tägiger Behandlung mit Lactationshormon des Hypophysenvorderlappens (volle Milch-sekretion). (Nach Anselmino u. Hoffmann: Zbl. Gynäk. 1935.)

in Form der Milchbildung in der Kropfdrüse von Tauben angegeben. Während Menge, Qualität und individuelle Unterschiede in der Milchproduktion bei Tieren im allgemeinen schwierig zu beurteilen sind, wies Riddle darauf hin, daß das bloße Auftreten der sog. Milch in der Kropfdrüse von sowohl weiblichen als auch männlichen Tauben eine Beobachtung und Beurteilung relativ leicht zulasse und den sehr guten Ausdruck eines lactogenen Effektes repräsentiere. Seither hat man sich dieses Testes meistens bedient, ist damit zu eindeutigeren Resultaten gekommen und schließlich — auf Grund der quantitativen Beurteilungsmöglichkeit — in die Lage versetzt, an einer Reindarstellung dieses Hormons zu arbeiten. Riddle und Mitarbeiter selbst, sowie Lyons und Catchpole haben ein solches Verfahren angegeben. Anselmino und Hoffmann (1934) haben dieses Verfahren einschließlich Beschreibungen des Taubenkropftestes neuerdings der deutschen Literatur überliefert und die Angaben der amerikanischen Autoren bestätigen können (s. darüber auch die Arbeiten von Ferriguo 1932—33 in Italien, von Fellenberg und Grueter 1932, die zusammenfassende Abhandlung von Offergeld 1932, von Dietel 1933, von Smelser 1933, von Dahl und Iwersen 1934 in Dänemark, sowie die entsprechenden

Ausführungen im Kapitel „Ovarium" meines Textes). Eine praktische Bedeutung für die Anwendung am Menschen hat dieses Hormon bis heute noch nicht.

Die Kenntnisse, welche wir über die Wirkung des Follikelhormons auf den Hypophysenvorderlappen in den letzten Jahren gewonnen haben, erfordern eine kurze Betrachtung zu den sich daraus für die Schwangerschaft ergebenden Verhältnissen. Während man kurz nach der Entdeckung des Hypophysenvorderlappens-Hormons geneigt war, in den Schwangerschaftsveränderungen der Zellen des Hypophysenvorderlappens die Ursache für die großen Hypophysenvorderlappen-Hormonmengen in der Gravidität zu suchen, liegen die Dinge heute eher umgekehrt. Wie wir bei der Besprechung der Hypophyse ausführten, wirken große Mengen Follikelhormon auf den Hypophysenvorderlappen in dem Sinne, daß seine gonadotrophormonale Aktivität herabgedrückt wird. Obgleich nun der Hypophysenvorderlappen in der Schwangerschaft an Größe zunimmt, nimmt gleichzeitig auch hier seine hormonale Wirksamkeit ab, wie wir aus den Untersuchungen von Philipp und Nachuntersuchungen wissen. Es liegt also nichts näher, als anzunehmen, daß in der Gravidität die großen Follikelhormonmengen dafür verantwortlich sind, daß mit anderen Worten der Hypophysenvorderlappen während dieser Zeit in seiner Wirkungsfähigkeit auf das Ovarium vollständig ausgeschaltet wird. Alle Veränderungen, die wir am Ovarium der Schwangerschaft kennen, dürften demnach einzig und allein auf das gonadotrope Hormon der Placenta zurückzuführen sein. Wir verstehen auf diese Weise auch die uns als Lactationsamenorrhöe bekannte Latenzzeit des Ovars vom erfolgten Partus bis zum Einsetzen des ersten Zyklus danach. An dem postpartalen Ovar kann der Hypophysenvorderlappen erst wieder angreifen, wenn er sich von der Lahmlegung durch das Schwangerschaftsfollikelhormon erholt hat und damit von neuem in gonadotrophormonale Funktion treten kann.

VII. Sind gonadotropes Hormon („HVH") der Placenta und Sexualhormon des Hypophysenvorderlappens (HVH) identisch?[1]

Die Frage nach einer eventuellen Verschiedenheit des gonadotropen Hormons des Hypophysenvorderlappens von demjenigen der Placenta und Schwangerschaft hat in der deutschen Literatur kaum Widerhall gefunden[2]. Dagegen sind besonders von amerikanischen Forschern in den letzten Jahren immer mehr Arbeiten erschienen, die tatsächlichen Unterschieden zwischen den beiden Wirkstoffen positiven Nachdruck verleihen. Die Tatsache, daß Serum, Placentaextrakte und sogar Urin in der Schwangerschaft am infantilen Testtier dieselben biologischen Wirkungen ausüben wie Extrakt oder Implantate von Hypophysenvorderlappen-Gewebe, mußte selbstverständlich die Frage auftauchen lassen, ob die Wirkung der in der Schwangerschaft kreisenden Stoffe auf die Gonaden tatsächlich

---

[1] Ein Teil der Literatur dieses Kapitels findet sich im Abschnitt „Hypophyse".

[2] Das ist durchaus verständlich, wenn man die frappante Ähnlichkeit der Veränderungen miteinander vergleicht. In den Abb. 157—161 habe ich im Kapitel „Hypophyse" bereits Veränderungen gezeigt, die durch das „Hypophysenvorderlappenhormon" der Schwangerschaft erzeugt waren. Aber auch an erwachsenen geschlechtsreifen Tieren lassen sich diese im gleichen Sinne erzeugen. Ich demonstriere diese Veränderungen, um dem Leser die Schwierigkeiten vor Augen zu führen, die der Erkennung eines Unterschiedes zwischen wirklicher Hypophysenvorderlappenhormon-Wirkung und solchen durch Schwangerenhormon entgegenstehen.

auf direktem Wege geschähe. Es hätte ja auch die Reaktion in dem Sinne ablaufen können, daß die Schwangerschaftsstoffe auf die Hypophyse der Testtiere wirkten und nun hier erst körpereigenes Vorderlappenhormon mobilisiert würde, und daß dann zum Tatsächlichen

dessen eigentlicher Effekt an den Ovarien zur Beobachtung gelangte. In diese Richtung wiesen sogar die ersten von Hill und Parkes und von Fee und Parkes angestellten Versuche. Diese Frage mußte ja zu klären sein am Tier ohne Hypophyse. Die genannten Autoren fanden tatsächlich anfangs, daß am hypophysektomierten Kaninchen Schwangerenharninjektionen ohne Effekt auf die Ovarien blieben. Diese Ergebnisse wurden jedoch bald (1931) von den Autoren selbst dahin korrigiert, daß Schwangerenharn auch am hypophysenlosen Tiere wirksam sei, wenn der Urin unvorbehandelt und frisch injiziert würde. Es wurde sogar festgestellt, daß die

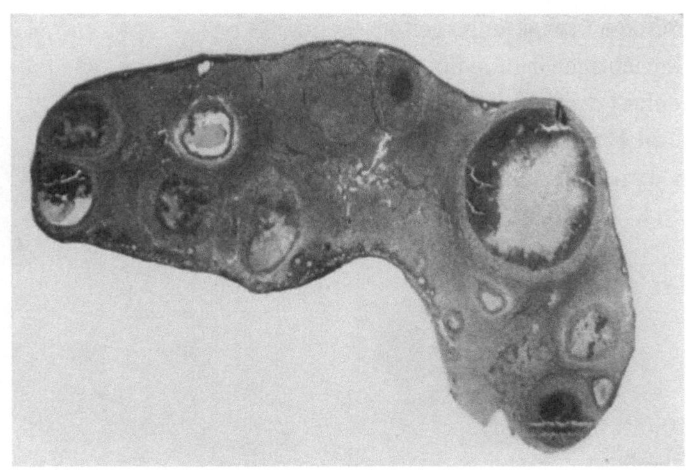

Abb. 187. Ovarium eines geschlechtsreifen virginellen Kaninchens von 2000 g Gewicht nach Behandlung des Tieres mit einem Extrakt aus Schwangeren-Urin (Gesamtmenge entsprechend 150 ccm Urin in 4. Tagen. Präparat vom 6. Tage.)

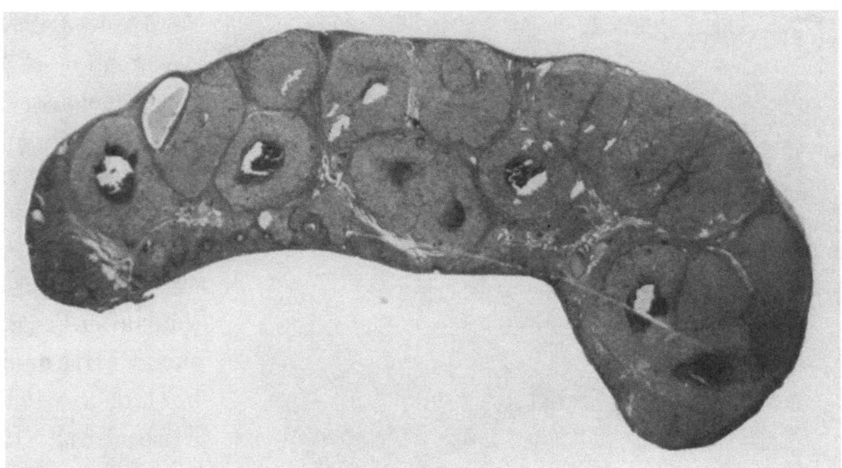

Abb. 188. Ovarium eines geschlechtsreifen virginellen Kaninchens nach Behandlung des Tieres mit Schwangeren Urin-Konzentrat (Gesamtmenge etwa 100 ccm Urin) während 3 Tagen; danach 7 Tage unbehandelt. — Präparat vom 10. Tage. (Ovarium mit Corpora lutea durchsetzt.)

ursprünglichen negativen Erfolge auf toxische Substanzen zurückzuführen seien, die bei der Konzentration des Urins in die Extrakte gelangt waren. Engle hatte bereits 1929 auf von ihm beobachtete Unterschiede in der Wirksamkeit von Vorderlappenimplantaten und Schwangerenurininjektionen aufmerksam gemacht. Er glaubte diesen Unterschied darin zu sehen, daß Implantate bei Mäusen ausgesprochenes Follikelwachstum, Follikelsprung und nachfolgende Luteinisation hervorriefen, Schwangerenurin dagegen hauptsächlich atretische Follikel und keine Ovulation, aber besonders starke Luteinisation. Ähnliche Ergebnisse beschreibt Engle neuerdings (1933/34) bei Affen (37 Tiere!) und sagt sogar, daß Schwangerenurin bei diesen Tieren eher als ein Depressor als ein Stimulans für die Follikelentwicklung gelten könne.

Gewichtige Gründe für die Verschiedenheit der beiden Hormone glauben dann Evans und Simpson (1929) in dem unterschiedlichen Verhalten

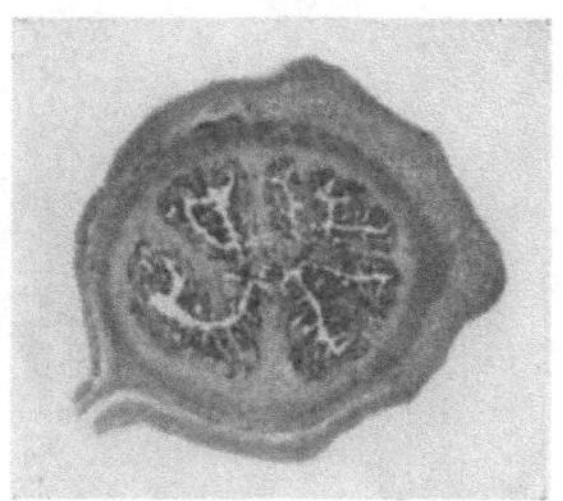

Abb. 189. Querschnitt durch den Uterus des Tieres der Abb. 188.

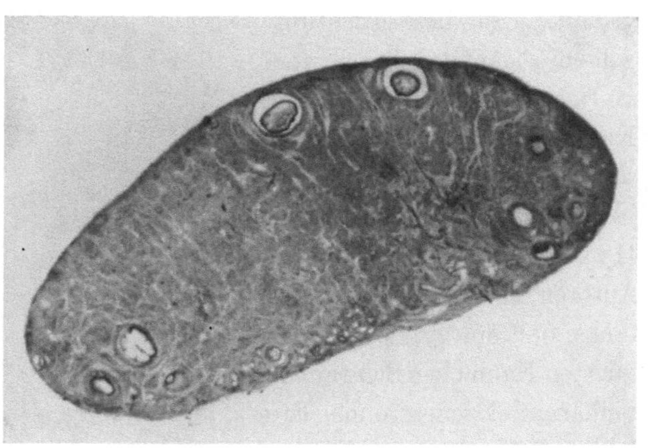

Abb. 190. Ovarium eines geschlechtsreifen Kaninchens, das sich während der Wintermonate in „Sexualruhe" befand.

des Ovarialgewichtes der Testtiere zu sehen. Jedoch wollen wir diese Untersuchungen an den Schluß unserer Betrachtungen stellen, da die beiden Autoren zusammen mit R. K. Meyer (1932) sich wohl am intensivsten mit der Frage beschäftigt und ihre Ergebnisse zum Anlaß für die Aufstellung einer besonderen Theorie genommen haben. Auf vergleichende Gewichtsuntersuchungen der Testtierovarien konzentrierten auch Collip und Campbell u. a. (1931) sowie Fluhmann (1932) ihr Augenmerk. Erstere fanden, daß sowohl mit Schwangerenurin als auch mit Placentaextrakten, selbst in noch so großen

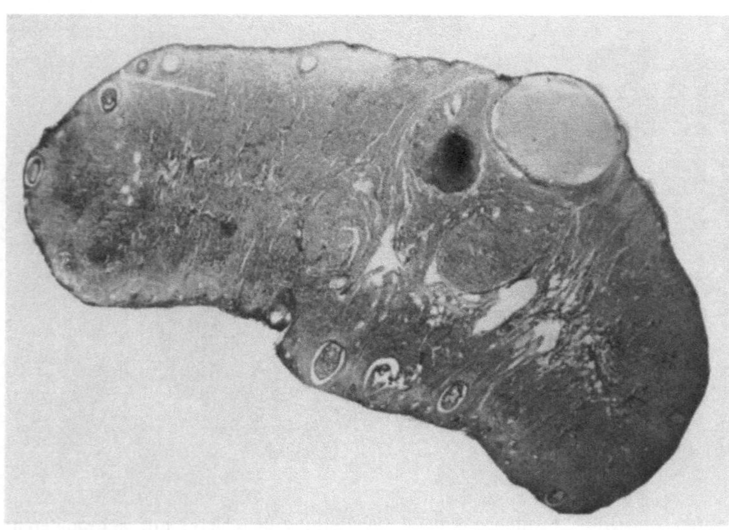

Abb. 191. Ovarium eines Kaninchens wie in der Abb. 190 nach Behandlung des Tieres mit 10 ccm Schwangeren-Urin intravenös. — Präparat nach 48 Stunden.

Dosen appliziert, die Gewichte der Ovarien von infantilen Ratten niemals über das Gewicht von geschlechtsreifen Ovarien hinaus zunahmen. Mit Extrakten aus Hypophysenvorderlappengewebe war das doch der Fall. Ähnliche Ergebnisse erzielte Fluhmann beim Vergleich der Wirkung von Extrakten aus Schwangerenserum und Implantationseffekten mit

Kaninchenhypophysen an Ratten. Selbst wenn die 50fache Dosis derjenigen Urinmenge verabfolgt wurde, welche als Testeinheit gerade Corpora lutea hervorrief, kam es zu keiner größeren Gewichtszunahme der Ovarien. Umgekehrt zeigten die Ovarien der Tiere, welche Kaninchenhypophysen implantiert bekommen hatten, beträchtliche Zunahme ihres Gewichtes. Fluhmann beobachtete außerdem noch folgendes: Die Uteri der mit Schwangerenblut behandelten Tiere (ohne Gewichtszunahme der Ovarien) nahmen ihrerseits an Gewicht zu, proportional der zugeführten Dosis. Durch Kontrolle wurde an kastrierten Tieren nachgewiesen, daß es sich dabei nicht um die Wirkung etwa gleichzeitig vorhandenen Follikelhormons handeln konnte. Die Uteri der mit Drüsenimplantation behandelten Tiere (mit Gewichtszunahme der Ovarien) zeigten dagegen eine verhältnismäßig nur geringe Zunahme des Gewichtes. Interessant sind ferner die Ergebnisse, welche Schockaert (1931) mit der Anwendung von Hypophysenvorderlappen-Hormon bei männlichem Geflügel erzielte. Mit Vorderlappenextrakt ließ sich bei Nagern nur schwer die Spermatogenese hervorrufen, bei männlichem Geflügel (am Erpel) jedoch überraschend leicht. Im Gegensatz dazu war mit Schwangerenurin bei der Ratte die Spermatogenese leicht, beim männlichen Geflügel überhaupt nicht zu erzielen. Wieder anders, aber in derselben Richtung lauten die Ergebnisse von Wallen-Lawrence und van Dyke (1931). Sie verglichen die Wirkungen der Hypophysenextrakte von Schweinen und Schafen mit derjenigen des menschlichen Schwangerenurins und des Urins von Patienten mit Chorionepitheliom und fanden sie verschiedengradig, je nachdem, ob es sich um männliche oder weibliche Testtiere (Ratten) handelte. Die männliche Ratte erforderte die 10fache Dosis von Drüsenextrakt gegenüber der weiblichen, während bei der Verwendung von Schwangerenurin die Minimaldosis bei Männchen und Weibchen gleich war. Der aus diesen Ergebnissen von den Autoren gezogene Schluß lautet: Entweder handelt es sich hier um eine Geschlechtsspezifität der gonadotropen Hormone des Hypophysenvorderlappens oder aber um eine Verschiedenheit zwischen dem wirksamen gonadotropen Prinzip des Hypophysenvorderlappens und demjenigen im Schwangerenurin.

Leonard (1932) demonstrierte ein unterschiedliches Verhalten zwischen menschlichem Hypophysenextrakt und Schwangerenurin bei der Ermittlung der minimalen Dosen, welche von den beiden Stoffen notwendig waren, um am Kaninchen mit intravenöser Injektion die Ovulation hervorzurufen. Bei Verwendung von Hypophysenextrakt waren dazu nur $^1/_4$ RE., bei Verwendung von Schwangerenurin dagegen 2 RE. erforderlich. Ferner zeigte er (1933) auch ein unterschiedliches Verhalten der Ovariengewichtszunahme bei infantilen Ratten, indem diese auf Injektion von 1—10 mg getrockneten menschlichen Hypophysenvorderlappens in 5 Tagen bis zu 187 mg wogen, dagegen auf 100—400 RE. Schwangerenhormon nur bis zu 45 mg. Evans hatte bereits vorher festgestellt, daß auf Schwangerenurininjektionen diese Gewichtszunahme niemals über 60 mg hinausging. Ebenfalls bestätigte Leonard die Angaben Schockaerts an männlichem Geflügel, wobei Injektionen von 20, 30 und 50 mg alkalischen Vorderlappenextraktes in 10 Tagen starke zellproliferative Veränderungen am Hoden, aber kaum Gewichtszunahme, geringe Dosen überhaupt keine Veränderungen machten. Der Autor sagt, daß auf diese Weise durch drei verschiedene Testmethoden die menschliche Hypophyse in ihrem physiologischen Verhalten als unterschiedlich befunden wurde gegenüber dem Prolan (= Schwangerenurinhormon). Fluhmann (1933) zeigte zwar eine Abhängigkeit der ovariellen

Gewichtszunahme von der Art und Höhe der Dosierung, sagt aber, daß bezeichnende Unterschiede in den histologischen Bildern der Rattenovarien festzustellen waren, je nachdem ob die Tiere mit Schwangerenblut oder Vorderlappenpräparaten von Schafen behandelt wurden. Reiss, Pick und Winter (1933) fanden beträchtliche Unterschiede in der Wirksamkeit der beiden Hormone auf die Hoden von jungen Hähnen. Sie wandten beträchtliche Dosen von Extrakt aus Rinderhypophysen an (bis zu 350 ME.) und konnten mit diesem Extrakt aus der Drüse selbst sehr starke Wirkung sowohl auf die Spermatogenese als auch auf das Hodengewicht erzielen. Die Gewichtszunahme betrug bis zum 10fachen der normalen Kontrolltiere und die dadurch hervorgerufene Bildung von männlichem Sexualhormon in den Hoden äußerte sich auch in starkem Kammwachstum der Tiere. Schwangerenurin hatte im Gegensatz dazu bei ihren Versuchen überhaupt keine Wirkung, weder auf Hoden noch auf Kämme, obgleich sie dieselben testierten Dosen wie beim Drüsenextrakt anwendeten. Die Autoren glauben deshalb auch, daß man es entweder mit zwei verschiedenen Hormonen zu tun habe oder daß das Urinhormon bei der Ausscheidung durch Oxydation verändert sei. An eine chemische Veränderung des Hormons im Organismus vor der Ausscheidung glaubt auch Mahnert (1933), der wie Leonard (1932) im Kaninchentest auf Verschiedenheit der Wirkungen untersuchte. Er fand Drüsen- und Schwangerenserumextrakt gleich, während Urin als bedeutend weniger wirksam angegeben wird.

Wesentlich sind noch die Untersuchungen von Evans, Meyer und Simpson an infantilen Ratten. Sie benutzten frische Rattenhypophysen zur Implantation und Schwangerenurinextrakte, die durch Alkoholfällung und Ätherbehandlung gewonnen waren, zur Injektion. Sie stellten nun fest, daß das Gewicht der Ovarien bei den Transplantationsversuchen mit Drüsengewebe ungefähr proportional den verabfolgten Mengen wuchs, während es mit Schwangerenurinextrakt selbst bei der 160fachen Dosis höchstens bis zur 2- oder 3-fachen Gewichtszunahme kam. Um den Faktor der langsamen Resorption des Hormons bei Implantaten gegenüber der mehr akuten Wirkung bei Injektionen auszuschließen, wurden in anderen Versuchsreihen auch fortlaufende, sehr häufige Injektionen des Harnextraktes vorgenommen und außerdem der Flüssigkeit getrocknetes Organgewebe zugesetzt. Diese ergaben keine wesentlichen Unterschiede. Sie führten nun dieselben vergleichenden Untersuchungen mit Extrakt aus Rinderhypophysen und Schwangerenurinextrakt durch, wobei sie zu demselben Resultat gelangten. Darauf wurden gewisse Mengen der beiden Extrakte vor der Injektion gemischt, um die kombinierte Wirkung zu prüfen. Hierbei zeigte sich nun, daß dann eine enorme Wirkung im Sinne der Funktionsanregung und der Gewichtszunahme an den Ovarien stattfand, die viel stärker war, als sie sich bei der getrennten Injektion der beiden Extrakte hätte ergeben müssen. Mit anderen Worten: Es trat keine einfache Addition der Wirkung ein, sondern es kam zu einer starken Kumulierung und Potenzierung derselben. Auf Grund dieser Feststellungen und auf Grund der Tatsache, daß Schwangerenurin nach früheren Angaben an hypophysenlosen Tieren nur schwache oder gar keine, bei Zusatz von Hypophysenextrakt aber wieder starke Wirkung zeigte, kamen sie zu folgender Annahme: Der Schwangerenurin enthält nicht das gonadotrope Hormon selbst, sondern wirkt als Aktivator auf den Hypophysenvorderlappen. Dieser enthält das gonadotrope Hormon in irgendeiner Form von „Prohormon", das durch den im Schwangerenurin enthaltenen Stoff erst zum eigentlichen Hormon mobilisiert wird. Die Autoren gingen in ihren Schlußfolgerungen noch weiter. Die Untersuchungen wurden ja an infantilen Tieren gemacht. Da nun die „Minderwertigkeit" des Aktivators im Schwangerenurin bei diesen infantilen Tieren mit also infantilen Hypophysen beobachtet wurde und hypophysenlose geschlechtsreife Tiere gar keinen Effekt zeigten, da andererseits aber im Implantationsversuch die infantile Hypophyse eine positive Wirkung hat, glaubten sie das Prohormon im Hypophysenvorderlappen ursprünglich im Zusammenhang mit dem Wachstumshormon bringen zu müssen. Diese Auffassungen sowie auch die Theorie an sich, sind in der folgenden Zeit von vielen Seiten aus der Kritik unterzogen und meistens abgelehnt worden. Es ist hier nicht der Ort, auf Einzelheiten einzugehen. Wir wollen nur eine von Fevold, Hisaw, Hellbaum und Hertz 1933 erschienene Arbeit erwähnen, die sich mit diesem von Evans, Meyer und Simpson aufgeworfenen Problem befaßt. Wie ich in der Abhandlung über die Hypophyse in diesem Buch ausführlich berichtet habe, haben Hisaw und seine Mitarbeiter ausgedehnte Fortschritte in der Isolierung eines fast nur follikelstimulierenden und einer nur luteinisierenden Komponente des gondatropen Hormons aus Vorderlappensubstanz gemacht. Sie berichten nun folgendes: Die luteinisierende Fraktion bewirkt keine Vermehrung des Ovarialgewichtes, wenn sie allein gegeben wird. Wenn sie gleichzeitig mit der follikelstimulierenden Fraktion verabfolgt wird, so resultiert starke Gewichtszunahme der Ovarien, die auch nicht allein einer „additiven" Wirkung zugeschrieben werden kann. Wenn nun die luteinisierende Fraktion zu Schwangerenurin- oder Placentaextrakt zugesetzt wurde, so gab es wiederum keine Ovariengewichtszunahme. Wenn jedoch die follikelstimulierende Fraktion zu Schwangerenurin- oder Plazentarextakt zugesetzt wurde, so kam es zu einer ganz ausgesprochenen Gewichtszunahme der Ovarien. Wichtig ist dabei, daß die Autoren angeben, sowohl aus Schwangerenurin als auch aus Placenta keine zwei Komponenten, sondern nur das luteinisierende Prinzip erhalten zu haben, trotzdem dabei dieselbe Extraktionsmethode wie für das Hypophysenvorderlappen-Gewebe angewendet wurde. Sie meinen, daß bei diesen ganzen Versuchen Gewichtszunahme der Ovarien an die Luteinisierungsprozesse in ihnen gebunden sei und dementsprechend auf die kombinierte Wirkung zweier Hormone zurückgeführt werden müsse. Denn Schwangerenurin- und Placentahormon, beides starke „Luteinisierer", wirken wie die luteinisierende Fraktion des Hypophysenvorderlappens, wenn sie zusammen mit der follikelstimulierenden Fraktion gegeben werden. Die Autoren schließen: „Diese Resultate verleihen der Prohormontheorie keine Unterstützung, da die Präparate, welche benutzt wurden, kein Wachstumshormon enthielten. Weiterhin ist die Gewichtszunahme nicht unbedingt abhängig von der Anwendung von Prolan (Schwangerschaftshormon — d. Verf.), wie mit dem fraktionierten Sexualhormon der Hypophyse gezeigt wurde."

In ganz ausgedehnten Untersuchungen hat sich neuerdings Hamburger (1933) mit der Frage der Unterschiede zwischen „HVH" der Schwangerschaft und Sexualhormon des Hypophysenvorderlappens (HVH) befaßt und seine Ergebnisse in einer Monographie zusammengestellt, die ich dem Spezialinteressenten zum Studium empfehle. Und zwar wurde von Hamburger ausschließlich menschliches Material untersucht; es wurden ausschließlich weibliche Testtiere und nur Ratten und Mäuse verwendet. Ohne auf die vielen interessanten Einzelheiten einzugehen, soll hier doch zusammenfassend das Wesentliche seiner Ergebnisse mitgeteilt werden.

Hinsichtlich des follikelstimulierenden Hormons von schwangeren Frauen und des gleichen Hormons von Kastratinnen (welch letzteres ja hypophysären Ursprungs sein muß) wird festgestellt, daß sie in drei verschiedenen Punkten voneinander verschieden sind:

1. Reifung der Follikel: Follikelstimulierendes Hormon von Kastraten hat eine Tendenz, zur gleichen Zeit eine große Anzahl von Follikeln in dem infantilen Mäuse- und Rattenovarium zu stimulieren, während dasjenige aus Urin von schwangeren Frauen die Neigung hat, einige wenige Follikel „herauszulesen" im Ovarium und sie zu vollreifen Graafschen Follikeln zu entwickeln, während das Ovar sonst unbeeinflußt erscheint.

2. Uterine Veränderungen: Auch die sekundären uterinen Veränderungen (die durch des Testtieres eigenes, im stimulierten Ovar entstehendes Follikelhormon hervorgerufen werden) können in zwei Typen getrennt werden, wenn die Tiere 100 Stunden nach der ersten Injektion untersucht werden. Den Ovarien mit zahlreichen Follikeln entspricht eine mäßige Hypertrophie des nicht dilatierten Uterus, während die Ovarien mit großen Einzelfollikeln vergesellschaftet sind mit einem dünnwandigen, stark dilatierten Uterus.

3. Relative Empfindlichkeit bei Maus und Ratte: In Testen mit follikelstimulierendem Hormon von schwangeren Frauen ist die infantile Ratte ungefähr 5 mal so empfindlich wie die infantile Maus, während die Hervorbringung des Schollenstadiums mit follikelstimulierendem Hormon von Kastratinnen 2—3 mal mehr Hormon für die Ratte erfordert als für die Maus.

Hinsichtlich der vergleichenden Experimente mit Plazentarextrakten und Hypophysenvorderlappenauszügen wird festgestellt, daß sie Übereinstimmung zeigten zwischen den Wirkungen von Schwangerenurin und Plazentarextrakten auf der einen Seite und zwischen Kastratenurin und Hypophysenextrakten auf der anderen.

Ferner wird auf Grund der Vergleichsuntersuchungen von follikelstimulierendem und luteinisierendem Faktor festgestellt: Während geschlossen werden muß, daß follikelstimulierendes Hormon aus der Hypophyse und aus chorialem Gewebe verschiedene Hormone sind, können sehr wohl luteinisierendes Hormon aus der Hypophyse und dasjenige aus chorialem Gewebe identisch sein.

Schließlich wurden von Hamburger die „Aktivierungsversuche" von Evans, Meyer und Simpson nachgeprüft und in ihrem Ausfall bestätigt. An Stelle der Evansschen Theorie glaubt Hamburger aber auf Grund aller seiner Untersuchungen eine andere Erklärung dafür geben zu müssen; nämlich: Gonadotropes Hormon aus chorialem Gewebe unterscheidet sich vom hypophysären gonadotropen Hormon dadurch, daß es imstande ist, nur solche Follikel zu stimulieren, die bereits einer gewissen (minimalen) Wirkung des hypophysären Vorderlappenhormons unterworfen sind. Das würde nach des Autors Meinung auch — zufriedenstellender als die Evanssche Theorie — den Effekt von Schwangerenurin an hypophysektomierten Tieren erklären. Im übrigen stellte Hamburger hinsichtlich der Haltbarkeit der Hormone fest, daß es besser ist, sie unvorbehandelt aufzubewahren. Unvorbehandelte Urine und solche, die nur mit Alkohol gefällt waren, hielten sich über sehr lange Zeit. Proteinhaltige Gewebsextrakte waren weit weniger stabil, auch wenn sie im Eisschrank aufbewahrt wurden. Auf jeden Fall durften auch die hormonhaltigen unvorbehandelten Urine den Eisschrank immer nur kurze Zeit verlassen, wenn sie nicht Schaden leiden sollten. Dasselbe berichten übrigens G. Smith und Watkins

Smith von ihren Mengenuntersuchungen in der Schwangerschaft, wobei sie oft den Urin längere Zeit aufbewahren mußten. Dabei fand sich das Hormon viel eher in Extrakten zerstört als in unvorbehandelt aufbewahrten Urinen. Wie wir aus dieser ganzen Zusammenstellung sehen, sind auch hier die prinzipiellen Fragen durchaus noch nicht geklärt. Die Theorie von Evans, Simpson und Meyer vom Schwangerschaftshormon als bloßem Aktivator des Hypophysenvorderlappens, von einem Prohormon in dieser Drüse, das erst durch Aktivierung als eigentliches gonadotrop-wirksames Vorderlappenhormon mobilisiert werden muß, und die Schlußfolgerung, daß demnach die Reaktion an den Ovarien der infantilen Testtiere der Ausdruck der Wirkung der eigenen Hypophyse sei, „schwebt", wenn man so sagen darf. Bewiesen ist sie noch keinesfalls[1].

Evans hat neuerdings mit seinen Mitarbeitern Simpson und Austin (1933) selbst schon dargetan, daß es sich in dem angenommenen Prohormon nicht um das von ihm ja bekanntlich vor langem entdeckte Wachstumshormon handeln kann; denn dieselben „Aktivierungsversuche", wie er sie früher angestellt hatte, verliefen mit dem isolierten Wachstumshormon als Zusatz zum Schwangerenurin negativ. Nichtsdestoweniger glaubt er bei diesen letzten Untersuchungen dem neuen Prinzip näher gekommen zu sein und es bedeutend gereinigter in der Hand zu haben.

Trotzdem diese ungeklärten und nur experimentell zu klärenden Fragen den Gynäkologen weniger interessieren, habe ich hier die Gegenüberstellung der wichtigsten Befunde und Ansichten auf diesem Gebiet gebracht, da diese Fragen augenblicklich tatsächlich aktuell sind. Die Versuche am hypophysenlosen Tier spielen bei der weiteren Erforschung sicherlich eine große Rolle, zumal die Methoden zur Hypophysektomie gerade in den letzten Jahren eine außerordentliche Vervollkommnung erfahren haben. Es seien deshalb hier zum Schluß noch die neuesten Arbeiten von Ph. E. Smith, S. L. Leonard (1933 und 1934) sowie von E. T. Engle, Smith und Tyndale (1934) und von White und Leonard (1933) erwähnt. Die Angaben über die Wirkung und Wirkungsart der gonadotropen Hormone an hypophysenlosen Tieren sind bisher auch durchaus verschieden, weshalb die jetzt vorliegenden aus einem einheitlichen Forscherkreis an einem größeren Tiermaterial an Bedeutung gewinnen. Es wurde hauptsächlich an Ratten gearbeitet. An hypophysektomierten Ratten hatten Reichert, Pencharz, Simpson, Meyer und Evans von negativen Effekten mit Vorderlappenhormoninjektionen berichtet. Andere fanden Thecazellproliferation und Oestrus trotz Zerstörung der Follikel (Noguchi)[2]. Freud (1932) hatte keinen Unterschied in der Wirkung des Schwangerenurins an hypophysektomierten gegenüber derjenigen an normalen Ratten festgestellt. Die Untersuchungen der obengenannten Autoren umfassen nun ein großes Tiermaterial (es wurden allein über 60 weibliche hypophysektomierte Ratten verwendet) und außerdem wurde sowohl an weiblichen und männlichen als auch an infantilen und geschlechtsreifen gearbeitet. Die Schwangerenurinextraktinjektionen wurden täglich vorgenommen, und zwar in einer Dosis von mindestens je 25 RE. bei den Weibchen und von 10—25 RE. bei den Männchen, während einer Zeit-

---

[1] Anmerkung bei der Korrektur. Anselmino und Hoffmann, für welche Autoren die Bildung einer ganzen Reihe spezifischer Hormone im Hypophysenvorderlappen keine Frage ist, bestätigen neuerdings auch das Vorhandensein eines sog. „synergistischen Faktors" im Hypophysenvorderlappen nach Evans und Mitarbeitern und wollen diesen Faktor außer im Harn von Ochsen und Wallachen auch im Harn kastrierter Frauen gefunden haben.

[2] Zit. nach anderen.

dauer von 10—60 Tagen. Alle Versuche wurden mit gleichlaufenden Kontrollen an normalen Tieren aus gleichen Würfen durchgeführt. Die Behandlung mit den Hormonextrakten wurde entweder sofort im Anschluß an die Hypophysenexstirpation begonnen oder postponierend, d. h. nachdem eine Zeit von 16—135 Tagen nach der Operation verstrichen war.

Die Ergebnisse an weiblichen Tieren waren folgende: Bei Behandlungen, die zur Zeit der Operation begannen, nahm das Gewicht der Ovarien entweder eine gewisse Zeitlang zu oder blieb erhalten. Ebenso vermehrte sich das Gewicht nach postponierenden Injektionen. Wachstum der Follikel wurde überhaupt nicht beobachtet. Es hypertrophierten die interstitiellen Zellen im Ovar und die Thecazellen, welche dann Luteinzellen sehr ähnelten und dem Ovarium eine homogene Struktur verliehen. Weder blieb die Hypertrophie nach Aussetzen noch nach verlängerter anhaltender Behandlung bestehen. Allerdings persistierten einige neu geformte corpus luteum-ähnliche Gebilde. Bei jungen, präpuberalen Weibchen kam es gar nicht oder höchstens zu kleinen solchen Gebilden. In den so stimulierten Ovarien kam es sowohl bei den infantilen als auch bei den reifen zur Follikelhormonproduktion (Schollenstadium), bei den infantilen kontinuierlich, bei den reifen diskontinuierlich. Die Veränderungen durch Schwangerenhormoninjektionen waren weder denjenigen nach Hypophysenextraktbehandlung noch denjenigen an normalen Tieren gleich, da es nicht zu Follikelbildungen, Follikelcysten oder Blutfollikeln kam. Schwangerenblut verhielt sich ähnlich und es wird gesagt, daß die ganzen Ovarialveränderungen am hypophysektomierten Tier denjenigen nach Röntgenbestrahlungen bei reifen Mäusen stark ähnelten.

Die Ergebnisse an den männlichen Tieren lauten: Die Hodengewichte blieben unverändert oder wurden in ihrer sonst der Hypophysektomie folgenden Abnahme stark verzögert. Auffallend war die Vergrößerung der akzessorischen Geschlechtsdrüsen und Hypertrophie des interstitiellen Hodengewebes (bei hypophysektomierten und bei normalen). Manchmal gingen diese Veränderungen auch bei der normalen Kontrolle noch während der Dauer der Behandlung wieder zurück. Bei den hypophysektomierten Männchen kam es zu einer auffallenden Rückbildung am 30. Behandlungstage. Bei geschlechtsreifen hypophysenlosen Männchen, bei denen die Injektionen sofort an die Operation angeschlossen wurden, blieb die Spermatogenese, die Begattungsfähigkeit und Fertilität in den meisten Fällen während der Dauer der Behandlung erhalten. Bei den infantilen dieser Gruppe kam es nicht zur Spermabildung, obgleich sich die Tubuli entwickelten und es bis zur Spermatidenbildung ging. Wenn die Injektionen erst 20—75 Tage nach der Operation begannen, so resultierte eine starke Hodengewichtszunahme, Vergrößerung der Tubuli und eine vermehrte Aktivierung des germinativen Epithels. Es schienen die reparativen Veränderungen jedoch an Vollständigkeit hinter denen nach Hypophysengewebsimplantationen zurückzustehen. Bei normalen Männchen wurde die eigentliche Geschlechtsreife nicht vorzeitig ausgelöst, wenn es sich um infantile Tiere handelte. Die Behandlungen hatten bei ihnen keinen Einfluß auf Begattungsfähigkeit und Fertilität, wenn es sich um geschlechtsreife Tiere handelte.

In weiteren Untersuchungen mit Urin einer postklimakterischen Frau konnten Leonard und Smith (1934) dann noch die Feststellung machen, daß dieser sich wie Extrakt aus dem Hypophysenvorderlappen selbst verhielt. Dazu muß gesagt werden, daß nach allem auch kein Grund besteht, den Ursprung dieses Hormons irgendwo anders anzunehmen als eben im Hypophysenvorderlappen.

White und Leonard (1933) stellten aber andererseits am hypophysektomierten brünstigen Kaninchen fest, daß dort zur Erzeugung der Ovulation etwas mehr ($^1/_6$—$^1/_3$) Drüsenextrakt und wieder noch etwas mehr ($^1/_2$) Schwangerenurin erforderlich seien als die für das normale Tier notwendigen Mengen. Sie stellten damit aber auch fest, daß dieser Effekt am hypophysenlosen Kaninchen durch Schwangerenurin überhaupt zu erzeugen ist, was Parkes und Mitarbeiter schon vorher berichtet hatten.

Es wäre an dieser Stelle noch einiges über die Chemie der gonadotrop-wirksamen Substanzen zu sagen. Ich will darauf jedoch für den Frauenarzt deshalb verzichten, weil sie bis heute — trotz ausgezeichneter Arbeiten darüber (Reiß und Mitarbeiter, Butenandt und Mitarbeiter, Lejwa, Katzmann und Doisy, Wiesner und Marshall, Collip und Mitarbeiter u. a.) — keineswegs als endgültig geklärt bezeichnet werden kann.

VIII. Die pathologische Bildung von gonadotropem Hormon bei pathologischen Bildungen des Chorions.[1]

Es wurde bereits einige Male kurz erwähnt, daß sich gonadotropes Hormon auch im Urin von Frauen mit Blasenmole oder Chorionepitheliom findet. Diese Feststellung wurde für die Blasenmole schon bald nach der Entdeckung des Hormons im Urin normaler Frauen von Aschheim (1928) selbst gemacht, während R. Meyer (1929, 1930) zum ersten Male über einen derartigen Befund beim Chorionepitheliom berichtete. Von vornherein fiel dabei auf, daß die Hormonquantitäten in solchen Fällen höher sein mußten als in der normalen Schwangerschaft; denn die Reaktion an den Testtieren mit gleichen Mengen Urin war — besonders beim Chorionepitheliom — viel stärker. Implantations- und Injektionsversuche von Aschheim und Zondek hatten schon vorher einen positiven Hormonbefund mit den Zellen und der Zellenflüssigkeit von Blasenmolen, sowie im Serum solcher Patientinnen ergeben. Zondek berichtete dann auf Grund von genaueren Mengenbestimmungen, daß sich das Hormon im Urin bei Fällen von Blasenmole in einer 2 bis 3fach so großen Konzentration gegenüber den normalen Verhältnissen in der Schwangerschaft fände. Der Nachweis vermehrter Hormonmengen bei diesen pathologischen Bildungen des Chorions war in zweierlei Hinsicht bedeutungsvoll: 1. Ergab sich daraus die Möglichkeit einer speziellen Diagnostik und 2. war damit gezeigt, daß die in der Schwangerschaft kreisenden Hormone sicher nicht mit dem Feten in irgendeinem ursächlichen Zusammenhang stehen, sondern daß sie in Abhängigkeit vom Choriongewebe gebildet werden und wegen der pathologischen Vermehrung bei pathologischer Entartung desselben im Sinne der Wucherung auch mit noch größerer Wahrscheinlichkeit, als bis dahin anzunehmen war, in ihm direkt produziert werden.

Die Mengen gonadotropes Hormon, welche bei diesen Krankheitsbildern im Harn ausgeschieden werden, erwiesen sich bald als noch größer als zunächst angenommen. Sie gingen in die hunderttausende von Mäuseeinheiten, und es waren bereits in einem Kubikzentimeter Urin soviel enthalten, daß der Nachweis mit Verdünnungen der Injektionsmengen ohne weiteres gelang. Wir erinnern uns, daß in der normalen Schwangerschaft die größten Hypophysenvorderlappen-Hormonmengen im Beginn derselben (2.—3. Monat)

---

[1] Ein Teil der Literatur dieses Kapitels findet sich im Abschnitt „Hormonale Diagnose der Schwangerschaft usw."

ausgeschieden werden und daß die Mengen, um die es sich dabei handelt, sich um etwa 10000—20000 ME. und im Höchstfall 30000 ME. pro Liter bewegen. Das bedeutet einen Gehalt von 10—30 ME. im Kubikzentimeter Urin. Aschheim fand dagegen bei Blasenmolen Mengen wie 250 ME. im Kubikzentimeter Urin, also rund das 10 fache der normalen Schwangerschaftsmengen. Aber auch eine gewisse Vermehrung des Follikelhormons bei Blasenmole (Fels) und bei Chorionepitheliom (De Snoo) wurde bald von einzelnen Autoren angegeben. Dabei ist in der Mitteilung von Fels auffällig, daß zwar in 1,5—2 ccm Blasenmolenflüssigkeit 1 ME. Follikelhormon enthalten war, nicht aber im Urin, selbst bei Prüfung von 3 ccm.

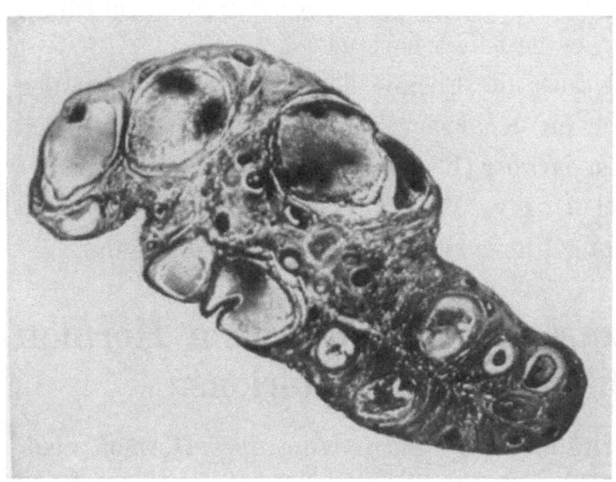

Abb. 192. Ovar eines infantilen Kaninchens nach Injektion des Tieres mit 5 × 2 = 10 ccm Urin einer Patientin mit Blasenmole. (Es ist erst ein Teil des Ovars durch Follikelreifungen und leichte Blutungen in die Follikel verändert, rechts ist noch zum Teil der infantile ursprüngliche Zustand zu erkennen.)

Die Befunde über die Ausscheidung des gonadotropen Hormons bei Fällen von Blasenmole oder Chorionepitheliom bestätigten sich bald in einer zunehmenden Zahl von Mitteilungen (Rössler, Ehrhardt, Fels, Kraul und Rippel, Schultze-Rhonhoff, Hirsch-Hoffmann, Verf. u. v. a.), zumal Aschheim in Anbetracht der Bedeutsamkeit der Hormonbefunde für die Diagnostik einerseits und das relativ seltene Vorkommen solcher Tumoren andererseits die Forderung aufstellte, jeden Fall einzeln mitzuteilen. Es kommt hier an dieser Stelle nicht darauf an, alle die vielen bisher untersuchten und beschriebenen Fälle aufzuführen, auch soll hier nicht die Methode der Diagnostik auf hormonalem Wege aus dem Harn besprochen werden (s. diese weiter unten!), sondern lediglich dasjenige, was zur Kenntnis bei evtl. differentialdiagnostischen Fragen erforderlich ist.

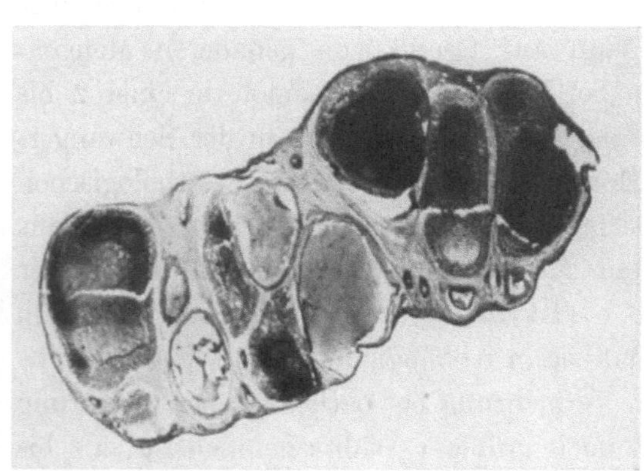

Abb. 193. Ovarium eines infantilen Kaninchens nach Injektion des Tieres mit insgesamt 5 ccm Urin einer Patientin mit Chorionepitheliom. (Massenhaft Blutfollikel, zum Teil in Luteinisation.)

In diesem Sinne sind zunächst die Hormonbefunde im Gewebe des Chorionepithelioms selbst, wie sie Otto, Ehrhardt, Fels, H. O. Neumann, Zondek u. a. durch Implantationsversuche an infantilen Mäusen ermittelten, von Interesse. Es ist eine bekannte Tatsache, daß die histologische Diagnose des Chorionepithelioms selbst dem Spezialkenner große Schwierigkeiten bereiten kann (s. R. Meyer in Bd. 6 dieses Handbuches!).

B. Zondek hat nun größere Versuchsreihen mit Implantation von Chorionepitheliomgewebe durchgeführt und schlägt die auf diese Weise möglichen quantitativen Gewebsuntersuchungen als Hilfs- oder Ergänzungsmittel dazu vor. Dabei soll die gewöhnlich beobachtete Toxizität der chorionepitheliomatösen Gewebsstückchen durch Vorbehandlung derselben mit Äther beseitigt werden (bloßes Einlegen in Äther auf die Dauer von 24 Stunden und danach Trocknen an der Luft durch Stehenlassen am offenen Fenster vor der Implantation). Die zur Auslösung der typischen Wirkungen am Ovarium der infantilen Testmäuse notwendige Implantationsmenge Chorionepitheliomgewebe beträgt danach nur 0,1 g, während bei Verwendung normalen Plazentargewebes oder auch von Blasenmolenwand größere Mengen erforderlich sind. Nach Zondek ergibt sich folgende Gegenüberstellung für den Hormongehalt der hier in Betracht kommenden Gewebe:

Normale Placenta der 7. Schwangerschaftswoche . . . . . 7 mg
     „   „   „ 16.   „   . . . . . 20—30 mg
Blasenmolenwand der 16. Woche . . . . 4—6 mg
Chorionepitheliomgewebe . . . . 0,1 mg

Es kommt hinzu, daß manchmal auch mit Carcinomgewebe eine positive Reaktion zu erzielen ist. Diese zeigt, entsprechend dem Verhalten des Serums der in diesem Sinne positiven Carcinompatienten, dann aber nur Follikelstimulierungen in den Ovarien der Testtiere (HVR. I), und die dazu notwendigen Gewebsmengen liegen außerdem wieder höher als beim Chorionepitheliom (0,5 g Gewebe als Einzeldosis und mehrmalige Implantation nach Zondek). Über die Anwendung dieser Methode zur Differentialdiagnostik in fraglichen Fällen von Chorionepitheliom liegen bisher von anderer Seite noch keine Mitteilungen vor: Aschheim hält sie im Gegenteil für „nicht sehr glücklich", zumal er auch schon bei Implantation von Gewebe einer normalen Placenta des 3. Monats mit der Menge von 0,1 g, wie sie Zondek für das Chorionepitheliom anwandte und wie sie kleiner nicht zu implantieren ist, positive Reaktion gesehen hat. Von den Gründen, die Aschheim gegen eine solche Methode anführt, ist besonders derjenige einleuchtend, daß man niemals wissen kann, ob zur Implantation auch tatsächlich lebendes Choriongewebe und nicht etwa andere Gewebsbestandteile oder zerfallene, nicht funktionsfähige Partikelchen des Tumors verwendet wurden. Auch die Herstellung von Extrakten oder Emulsionen aus dem Choriongewebe zwecks Testierung auf ihren Hormongehalt, wie sie H. O. Neumann ausführte, wird von Aschheim abgelehnt.

Eine ganz andere, längst erwiesene Bedeutung haben nun die großen Hormonmengen, die bei diesen Krankheitsbildern im Urin ausgeschieden werden und daher mit Leichtigkeit nachzuweisen sind. Es hatte zunächst den Anschein, als ob bei Blasenmolen generell bedeutend weniger Hormon vorkäme als bei Chorionepitheliomen, nachdem Zondek für Blasenmolen etwa die 5 fache Menge gegenüber der normalen Schwangerschaft, E. Meyer für das Chorionepitheliom 70 000 ME. pro Liter, andere Untersucher (z. B. Ehrhardt 80 000—100 000 ME.) noch höhere Konzentrationen gefunden haben. Es zeigte sich jedoch, daß dies nicht immer der Fall war. So teilte Ehrhardt 2 Fälle von Blasenmole mit, die 260 000 bzw. 52 000 ME. Hormon pro Liter Urin ausschieden, während andererseits Chorionepitheliome mit geringerem Gehalt pro Liter Harn befunden wurden. Überhaupt fallen beträchtlich große Unterschiede in den Angaben über die quantitativen Bestimmungen des Urinhormongehaltes auf. So fand H. O. Neumann (1931) bei 2 Fällen von Blasenmole nur 30 000 und 40 000 ME. pro Liter Harn, in einem weiteren 60 000 ME., während Siegmund (1931) wieder über 500 000 ME. Hormon pro Liter Urin auch bei einem Falle von Chorionepitheliom berichtet. Wladika (1931) untersuchte 5 Fälle und stellte Schwankungen in der Hormonausscheidung fest, die sich zwischen 20000 und 200000 ME. pro Liter bewegten. Jedoch nicht nur geringere Mengen, als ursprünglich von den ersten Autoren festgestellt, wurden in einzelnen Fällen angegeben, sondern es wurde dann sogar über Blasenmolen mit negativem Hormonbefund berichtet. Es ist jedoch wesentlich, daß diese Fälle alle irgendeine Besonderheit aufwiesen. So handelte es sich in je einem Falle von Loewenstein und Bleuler um Blasenmolen, die 13 bzw. 14 Monate lang retiniert waren. Schultze-Rhonhof konnte in einem Falle mit 13 Monate langer Retention keine Erhöhung der Hormonausscheidung nachweisen und Philipp beschrieb einen Fall mit negativer Reaktion, bei dem sich eine starke Fibrinoidisierung der Durchdringungszone fand. Philipp glaubt, daß hier die Molenzellen durch den außerordentlich starken Fibrinwall derartig vom Blutkreislauf der Trägerin isoliert waren, daß kein oder nur wenig Hormon in ihn übergehen konnte. Um ähnliche Verhältnisse scheint es sich bei den eben erwähnten übrigen Fällen auch gehandelt zu haben; denn Loewenstein berichtet ebenfalls von starken Fibrinmassen. Aber auch über Fälle von Chorionepitheliom mit negativem Hormonbefund im Urin liegen einige, allerdings spärliche Angaben vor (Ehrhardt; Goecke; Wymersch, Bourg und Rocmans). Mit Aschheim kann man wohl den Ehrhardtschen Fall als nicht beweisend ansehen, da bei der Exstirpation des Uterus (nach vorangegangener Curettage) kein Chorionepitheliomgewebe mehr einwandfrei nachgewiesen wurde; und bei dem Falle der anderen drei Autoren handelt es sich um eine „junge Blasenmole mit beginnendem Übergang zur Malignität". Im übrigen haben Vocca[1] sowie H. O. Neumann[2] eine kritische Zusammenstellung der bis dahin in der Literatur beschriebenen Fälle gebracht. Die danach erschienenen Berichte über die hormonalen Verhältnisse bei Blasenmole und Chorionepitheliom haben im wesentlichen eine Bestätigung der dabei auftretenden großen Mengen gebracht.

So fand Siegmund, der zwei Chorionepitheliome und drei Blasenmolen untersuchte, über 500000 ME. Hormon pro Liter Urin und Balkow beim Chorionepitheliom 250—500 ME. pro Kubikzentimeter Urin, was etwa den gleichen Verhältnissen entsprechen würde. Trettenero (1932) verwandte ebenso wie Saiki und Hayashi (1933) und Weymersch, Bourg und Rocmans (1933) das Kaninchen als Testobjekt. Trettenero fand, daß bei einer Menge von 1500—15000 KE. Hypophysenvorderlappen-Hormon, die als für die normale Schwangerschaft (je nach Schwangerschaftsmonat und auch individuell verschieden) normal bezeichnet wird, beim Chorionepitheliom etwa das Doppelte bis 3fache an Hormon nachzuweisen sei. Saiki und Hayashi stellten bei zwei Blasenmolen auf diese Weise einen Gehalt von 130000 KE. und bei einem Chorionepitheliom einen solchen von 100000 KE. pro Liter Urin fest. Das bedeutet: während sie bei einmaliger intravenöser Injektion am Kaninchen in Fällen von normaler Schwangerschaft bis herab zu einer Dosis von 0,05 ccm (gewöhnlich 0,25—0,75 ccm) die Reaktion auslösen konnten, wurden bei den Blasenmolen nur 0,0075 bzw. 0,003 ccm und bei dem Chorionepitheliom 0,01 ccm Urin benötigt. Weymersch, Bourg und Rocmans konnten bei Anwendung derselben Testmethode in

---

[1] Vocca: Il valore diagnostico e prognostico della reazione di Aschheim e Zondek nella mola vercicolare e nel corionepithelioma. Ann. Ostetr. 1931.

[2] H. O. Neumann: Diagnostische und prognostische Bedeutung der Aschheim-Zondek-Reaktion bei Blasenmole und Chorionepitheliom. Arch. Gynäk. 147 (1931).

2 Fällen von Blasenmole keinen erhöhten Hormongehalt feststellen. Schließlich hat noch Hashimoto (1932), wie schon einmal erwähnt, vorgeschlagen, die Diagnose der Blasenmole oder des Chorionepithelioms aus Cerebrospinalflüssigkeit zu stellen. Es wurden die Flüssigkeitsmengen in acht Injektionen bei juvenilen Kaninchen innerhalb 48 Stunden unter die Rückenhaut verabfolgt. Bei normalen Schwangerschaften bedurfte es der Mengen von 18—26 ccm Cerebrospinalflüssigkeit, um ein positives Resultat zu erzielen; bei Blasenmole oder Chorionepitheliom dagegen nur 12—15 ccm, so daß von ihnen also zur Differentialdiagnose insgesamt 15 ccm injiziert werden.

Was nun die tatsächlichen Mengenerhöhungen bei diesen Fällen von pathologischer Bildung des Chorionepithels anlangt, so hat Zondek die Norm aufgestellt, daß ein Gehalt von 50000 ME. pro Liter Urin (oder 50 ME. pro Kubikzentimeter) und darüber unbedingt den Verdacht auf Blasenmole oder Chorionepitheliom rechtfertigt. Auch Aschheim gibt an, daß sich Fälle mit Verdacht auf Blasenmole immer dann als normale Graviditäten herausstellten, wenn sich der Hormongehalt unter 50 ME. pro Kubikzentimeter Urin hielt. Dagegen hat sich neuerdings Schwalm (1934) aus der Wagnerschen Klinik an Hand eines von ihm beobachteten Falles von Chorionepitheliom gewandt und betont, daß 20000—50000 ME. Hypophysenvorderlappen-Hormon pro Liter noch im Bereich des normalen bei jungen Schwangerschaften liegen könne. Auf Grund seiner Erfahrungen braucht diese Konzentration von 1:50 nicht pathologisch zu sein, sondern liegt bei 1:100 (gemeint ist die Verdünnung des Urins auf 1:100. d. Verf.). Es muß dazu aber festgestellt werden, daß Zondek einen Gehalt von 50000 ME. Hormon pro Liter als die untere Mengengrenze für Blasenmole und Chorionepitheliom angibt, damit aber noch keineswegs die Diagnose als gesichert hinstellt. Je mehr Hormon, um so wahrscheinlicher wird die Diagnose einer pathologischen Entartung. Für einen Gehalt von 200000 ME. und mehr pro Liter Urin sieht Zondek dagegen die Diagnose Blasenmole oder Chorionepitheliom als gesichert an. Dem entspricht auch die Angabe von Marsalek, der bei 3 Fällen von Chorionepitheliom mit 0,03—0,04 ccm Urin eine positive Reaktion an Mäusen erzeugen konnte. Neuerdings hat ferner E. Winter (1934) von 3 Fällen mit Blasenmolen berichtet, daß er bei ihnen Werte von 166000 bis 200000 ME. pro Liter Urin hat nachweisen können. Dabei konnte in einem Fall die Diagnose der hydropischen Zellentartung erst mikroskopisch bestätigt werden. Diesen Fall hält der Autor für so besonders wichtig, weil er zeigt, wie oft wahrscheinlich eine beginnende Blasenmole übersehen wird. Ich kann dem auf Grund meiner, weiter unten gleich zur Diskussion zu stellenden Erfahrungen nur beipflichten.

Wie wir aus diesen Ausführungen sehen, sind also ganz unumstößliche Normen und Regeln auch für dieses Gebiet noch nicht sichergestellt. Schwalm (zur Zeit meiner Niederschrift die jüngste Mitteilung auf diesem Gebiet) schreibt folgendes: „Ungelöst ist bis jetzt noch die Frage, ob man bei entsprechender Anamnese und Befund mittels der Hormonreaktion die Differentialdiagnose zwischen Schwangerschaft, Blasenmole und Chorionepitheliom machen kann. Wie weit hier die quantitative Auswertung der Reaktion maßgebend sein kann, bedarf noch der Klärung. Solche Auswertungen liegen aber noch nicht einmal für die einzelnen Monate der normalen Schwangerschaft in genügender Anzahl vor, um Sicheres aussagen zu können. Die berichteten Befunde widersprechen sich teilweise. Man müßte auch nicht jedesmal 4—5 Tiere, sondern deren 10—12 verwenden, was noch nicht gemacht worden ist". Daran ist etwas Wahres — und doch stimmt auch das nicht ganz, wie erstens aus den in dieser Abhandlung im Abschnitt über die Mengenbestimmungen gebrachten Zusammenstellungen und zweitens aus meinen eigenen Erfahrungen hervorgeht (hinsichtlich letzterer mir jedenfalls hervorzugehen scheint). Diese meine eigenen Erfahrungen, über welche ich bereits Anfang 1932 berichtete und die in einem Referat über „Die biologische Frühdiagnose der Schwangerschaft" (1933) ergänzt wurden, will ich hier bewußt noch einmal an den Schluß setzen, da sie scheinbar (außer von französischen Autoren) nicht genügend berücksichtigt wurden. Ich habe damals (1932) auf Grund der Beobachtungen an 2 Fällen von Chorionepitheliom und an 4 Fällen von Blasenmole folgendes festgestellt bzw. später an einem weiteren Fall von stärkster hydropischer Entartung und an einem solchen mit weit fortgeschrittenem Chorionepitheliom ergänzend ausgeführt: Die Quantität der Hormonbildung und damit Ausscheidung im Urin geht bei der Blasenmole parallel der Ausbreitung des pathologischen Prozesses; d. h. je größer die Blasenmole desto größer die gefundenen Hormonmengen. Anders beim Chorionepitheliom, der malignen Entartung des Zottengewebes. Bei dieser Erkrankung kommt es bereits beim Vorhandensein kleinster Mengen des gewucherten Gewebes zur Bildung großer Hormonmengen im Organismus. Diese Auffassung finde ich nur bei Marsalek (1932) und bei Mazer und Edeiken (1933) bestätigt, die sagen, daß die Menge des im Harn anwesenden Hormons im direkten proportionalen Verhältnis zur Ausbreitung des Prozesses steht. Zu dieser Annahme haben mich folgende Befunde geführt: Bei der Testierung am infantilen Kaninchen durch subcutane Injektion, wie ich sie angegeben habe (s. weiter unten!) fand ich bei einem Chorionepitheliom von geringster Ausbreitung bereits um das 100fache und mehr gesteigerte Hormonmengen. Bei Blasenmolen mit einer Ausdehnung entsprechend einer Uterusgröße mens. 3—4 fand ich eine Hormonmengenerhöhung um lediglich das 10fache und weniger. Bei kleineren Blasenmolen war die Erhöhung noch geringer. Und ich glaube, in dieser Beziehung — wie damals schon — unter meinen Fällen die kleinste Blasenmole untersucht zu haben, von der bisher hormonale Ergebnisse berichtet wurden. Diese Blasenmole wäre makroskopisch beinahe der Beobachtung entgangen; denn sie war erst gut kirschgroß. Hier war höchstens die 10fache Hormonmengenerhöhung vorhanden. Da dies aber die Grenzkonzentration in dem Fall bedeutete, bei normaler Schwangerschaft die üblicherweise verwandten Urinmengen ja nicht die minimalen Mengen (sondern bereits mehrere ME.) darstellen, so betrug hier die Erhöhung der Hormonmengen sicherlich nicht einmal das 10fache des Normalen, sondern weniger. Auch Aschheim berichtet, daß er bei Blasenmole etwa das 10fache der normalen Hormonmengen, wie sie im 2.—3. Schwangerschaftsmonate vorkommen, feststellte. Das Parallelgehen der Hormonkonzentration mit der Ausbreitung des Prozesses bei der Blasenmole wurde mir dann prompt außerordentlich sinnfällig an folgendem Falle, den ich als solchen nicht besonders veröffentlichte, dann (1933) aber in meinem Referat erwähnt habe, demonstriert: Während meiner Hormonstudien beim Chorionepitheliom erlebte ich als Kreissaalassistent an der Kieler Klinik einen Fall von ganz enormem Hydrops des toten Kindes (am normalen Ende der Schwangerschaft) mit (manuell gelöster) riesiger Placenta, deren Ausdehnung vor allem in der Fläche sehr auffallend war. Zu der Größe des Schwangerschaftsproduktes kann ich nur sagen, daß das mißbildete Kind sich nicht hätte extrahieren lassen, wenn es infolge seines Hydrops nicht so elastisch-verformbar gewesen wäre, und daß sich einem beim Anblick der Placenta der Begriff einer „Pferde-placenta" aufdrängte. Der größere Teil dieser Placenta war stark „hydropisch" und sah aus wie eine sehr große partielle Blasenmole (ob es sich um eine solche handelte oder um eine einfache hydropische Degeneration kann nicht gesagt werden). Die Anstellung der Hormonprobe mit dem im unmittelbaren Anschluß an die Entfernung der Placenta ge-wonnenen Urin ergab zum mindesten dieselben Verhältnisse wie mit dem Urin eines damals gleichzeitig untersuchten Falles von Chorionepitheliom von der Größe entsprechend eines Uterus Mens 4; eher waren die Mengen auf Grund des Ausfalles der damals von mir für das Chorionepitheliom angegebene Testmodifikation am infantilen Kaninchen noch beträcht-lich größer. Wir wollen diese Tatsachen festhalten, um die Bewertung des Ausfalles der Reaktion, wie wir sie bei der Besprechung der Methoden für die hormonale Schwanger-schaftsdiagnose weiter unten angeben werden, richtig zu verstehen. Ich möchte hier hin-zufügen, daß keiner der bisher in der Literatur beschriebenen Fälle gegen die von mir angeführten Tatsachen spricht. Es scheinen mir im Gegenteil die beiden neuerdings von Weymersch, Bourg und Rocmans berichteten Fälle von Blasenmolen ohne wesentlich gesteigerte Hormonausscheidung durchaus im gleichen Sinne aufzufassen sein; denn es handelte sich nach den Ausführungen der Autoren um durchaus junge Molen.

Wenn ich dies zur Erklärung der unterschiedlichen Berichte über die von den einzelnen Autoren gefundenen Hormonmengen bei Blasenmole und Chorionepitheliom ausführte, so will ich hier eine weitere Beobachtung nicht unerwähnt lassen, die zeigt, daß hinsichtlich negativer Hormonbefunde leicht Irrtümer unterlaufen können:

Der Urin einer Patientin mit ausgedehntestem Chorionepitheliom ergibt im Versuch nur normale, eher schwache Reaktion an den infantilen Mäuseovarien, jedenfalls findet sich keine erhöhte Hormonausscheidung. Einige Tage später stirbt die Patientin, befand sich also zur Zeit der Untersuchung dicht ante exitum. Der Zustand der Frau, als die Urin-probe angestellt wurde, war hochfiebernd, septisch und desolat. Die bei der Sektion und auch vorher aus den Tumormassen im Uterus entfernten Gewebsbröckel waren zum weitaus größten Teil in Zerfall und Auflösung, damit also nicht mehr in Verbindung mit der Blut-bahn. War die Regulierung des Blutkreislaufes sicherlich schon keine für den hormonalen Austausch geeignete mehr, so kam ich erst nachträglich dazu, in die Erklärung des nicht-passenden Hormonergebnisses den wichtigsten Faktor einzubeziehen. Die Frau war näm-lich bei ihrem hochseptischen Zustand seit Tagen an eine Dauertropfinfusion angeschlossen und hatte literweise zugeführte Flüssigkeit auch literweise wieder ausgeschieden. Mit anderen Worten: Es handelt sich um eine künstliche Verdünnung des Urins durch Zufuhr großer Flüssigkeitsmengen in die Blutbahn, die — wie Morhardt bereits 1929 erwähnt — auch hormonkonzentrationsverdünnend wirken.

Wenn wir hier an dieser Stelle erwähnen, daß auch evtl. Chorionepithel in Teratomen des Ovariums oder an anderer Stelle des Organismus, ja sogar das Chorionepitheliom im Hoden beim Manne (Heidrich, Fels, Mathias, Hady, Zondek u. a.) und bei Kindern (Brühl, Fasold, Froboese, Zondek, Siegmund) positive Hypophysenvorderlappen-Hormonreaktion geben, so ist verständlich, daß wir gleiches bei Metastasen einer solchen Geschwulst bei geschlechtsreifen Frauen finden. Über derartige Fälle ist auch in der Literatur berichtet. So fand Miklos (1931) die Hypophysenvorderlappen-Hormonreaktion im Harn positiv in einem Falle, wo 1 Jahr nach Exstirpation der Genitalien wegen Chorion-

32*

epithelioms ein Rezidiv mit Lungenmetastasen des Tumors auftrat. Rössler hatte bereits 1929 in seinen ausführlichen Mitteilungen von einem Falle berichtet, der 2 Jahre nach Totalexstirpation des Genitales ein Rezidiv mit multiplen Metastasen bekam. Er konnte nicht nur eine positive Urinreaktion feststellen (etwa 35000 ME. pro Liter), sondern fand auch bei der Implantation von Gewebsstückchen in den Metastasen 3mal so viel Hormon wie in gleichen Mengen der normalen Placenta. Ferner beobachtete Schultze-Rhonhof (1930) 2 Fälle, bei denen nach der Totalexstirpation wegen Chorionepithelioms die Hormonreaktion — durch Metastasen bedingt — positiv blieb. v. Raicz (1930), Gerrizzen(1931), Marsalek (1932), Siegmund (1932) u. a. (auch in der englisch-amerikanischen Literatur) haben gleiches berichtet. Es erscheint deshalb nicht verwunderlich, wenn allgemein vorgeschlagen wurde, für die Früherkennung eines Rezidivs oder einer Metastase nach operativer Entfernung des ursprünglichen Herdes den Nachweis von Hypophysenvorderlappen-Hormon im Urin in erster Linie heranzuziehen. Siegmund (1932) konnte sogar bei histologisch nicht ganz sicherem teratogenem Chorionepitheliom im Ovar eines $5^1/_2$jährigen Kindes aus dem Ausfall der Hormonreaktion auf die chorionepitheliomatöse Natur des operierten Tumors schließen und fand die so gestellte Diagnose endgültig durch die histologische Untersuchung von Gewebsmaterial aus Metastasen, an denen das Kind später zugrunde ging, bestätigt. Diese Fälle zeigen ganz eindeutig, wie das Auftreten des Hormons im Urin nichts mit der Funktion oder dem Funktionszustand des Genitales zu tun hat, sondern daß das Hormon von den chorionepithelialen Bildungen ausgeht und von ihnen aus direkt ans mütterliche Blut abgegeben wird ohne Rücksicht auf deren Sitz im Organismus. Solches zeigt auch ein Fall von Blasenmole bei einer Frau, wie ihn Baumgart (1932) mit positiver Hormonreaktion an einer 51jährigen Patientin beschrieben hat. Immerhin findet sich auch hier die Angabe in der Literatur über einen negativen Ausfall der Hormonreaktion bei einem Falle mit angeblicher chorionepitheliomatöser Scheidenmetastase nach Blasenmole, über den von Goecke (1931) berichtet wird, der aber meines Wissens der einzige seiner Art geblieben ist. Aschheim bespricht diesen Fall ausführlich; und man kann seine Zweifel an der Sicherheit der Diagnose Chorionepitheliom in dem Falle unterstreichen. Eine histologische Untersuchung des auf Radiumbehandlung geheilten Scheidentumors ist nicht beschrieben worden, und Aschheim läßt deshalb die Möglichkeit offen, daß es sich bei der von Goecke beschriebenen metastatischen Bildung nach Blasenmole um einen ähnlichen Fall gehandelt hat, wie auch er außer anderen Autoren schon einmal einen beschrieb, nämlich: Verschleppte Blasenmolenzellen mit geringer Wucherung des Chorionepithels und gleichzeitiger starker Thrombenbildung in Scheidenvenen[1].

Für die exakte Beurteilung der Bedeutung von Hormonbefunden im Urin solcher Patientinnen ist aber noch ein weiteres Moment von besonderer Wichtigkeit. Das ist die Ausscheidung des nach Entfernung der Mole oder des Chorionepithelioms noch im Körper vorhandenen Hormons. Diese Ausscheidung, die „Reinigung" des Organismus von dem Hormon, scheint erstens im einzelnen Falle verschieden zu sein und zweitens länger zu dauern als nach normaler Gravidität. In einem der von Rössler beschriebenen Fälle von

---

[1] Im übrigen sei hier erwähnt, daß Brindeau, H. Hinglais und M. Hinglais (1934) über einen Fall mit Blasenmole berichten, bei welchem sie festgestellt zu haben glauben, daß im Serum dieser Patientin kein HVH. A nachweisbar gewesen sei, sich dagegen HVH. B in reichlicher Menge gefunden habe.

Chorionepitheliom wurde am 1. Tage nach der operativen Entfernung ein Abfall der Hormonmengen im Urin auf die Hälfte festgestellt (von 80000 auf 4000 ME.); weiterhin fiel der Hormonspiegel im Urin dauernd ab, bis er am 12. Tage post operationem völlig negativ war. In einem Falle von Blasenmole war hingegen am 30. Tage nach der Ausräumung mit dem Urin der Patientin eine schwache Reaktion zu erzielen. Auffallend ist der doch scheinbar besonders lang anhaltende Hormonbefund nach Blasenmolen. Maurizio beobachtete noch nach einem Monat positive Reaktion. Nach Totalexstirpation der nachweislich von Chorionepithel freien Genitalorgane wurde die Reaktion negativ. Aschheim berichtet über einen wohl in dieser Beziehung extremsten Fall. Er fand in einem seiner 7 Fälle noch 3 Monate lang den Urin positiv. Im Gegensatz zu ähnlichen Fällen wurden hier bei der darauf vorgenommenen Curettage keinerlei chorionepitheliale Zellelemente gefunden. Während er 14 Tage später immer noch eine positive Reaktion mit dem Urin der Patientin erzielte, ergab sich 2 Monate später endlich ein völlig negativer Befund. Marsalek fand in seinen Fällen als längste Ausscheidungsdauer die Zeit von 42 Tagen nach der Operation. Manche Angaben lauten aber auch hier günstiger. So fand Brühl (1929) bereits 14 Tage nach der Curettage negative Reaktion und Wladika (1931), der die Ausscheidungsverhältnisse nach Ausräumung von fünf Blasenmolen kontrollierte, beobachtete das Freiwerden des Urins in der Zeit zwischen dem 14. und 52. Tage.

Merkwürdigerweise zeigten die Angaben über die Ausscheidung des Hormons nach Chorionepitheliom, daß hier die Dauer bis zum Negativwerden der Reaktion scheinbar kürzer ist: Fahlbusch (1930) bereits 5 Tage nach der Operation; Schultze-Rhonhof (1930) nach 14 Tagen; Rössler (s. oben!) nach 12 Tagen; Dietrich nach 20 Tagen. Shirai (1931) fand die Reaktion an Kaninchen bereits 4 Tage nach der Operation eines Chorionepithelioms schwächer, am 8. Tage bereits negativ und von da ab in weiteren neun Untersuchungen bis zum 91. Tage immer negativ bleiben. Ein sogar auffallend rasches Absinken der Hormonmengen im Urin konnte auch ich nach Behandlung eines Chorionepithelioms feststellen, und zwar handelte es sich hier nicht um eine operative Entfernung der Wucherung sondern um eine Therapie mit Röntgenstrahlen. Das geringe Material aus dem Uterus war histologisch zwar äußerst verdächtig, endgültig wurde jedoch die Diagnose auf Chorionepitheliom erst durch den anormalen Reichtum an Hypophysenvorderlappen-Hormon im Urin (150fach vermehrt) gestellt. Unter der Röntgenbehandlung sank bereits in den nächsten Tagen der Hormongehalt im Urin rapide und entsprach nach einer Woche nur noch etwa demjenigen bei normaler Schwangerschaft, um dann bald vollständig zu verschwinden. Mit der Hormonkonzentration „schmolzen" ebenfalls die beiderseits neben dem Uterus gefühlten knotigen Tumoren (Luteincysten!), und nach weiteren 8 Tagen hätte man mit Recht an der endgültig eigentlich nur hormonal gestellten Diagnose Chorionepitheliom zweifeln können, wenn nicht später unter erneutem Positivwerden des Urins sich einwandfreie Lungenmetastasen entwickelten, an denen die Patientin zugrunde ging. Auf die Tatsache, daß nach Blasenmolenentfernungen die Hormonausscheidung im Urin nur langsam negativ wird, weist auch Tretenero (1932) hin. Marsalek (1932) will das entweder durch die Anwesenheit von Luteincysten oder auch von Chorionepithel erklären, das so tief in die Muskulatur der Gebärmutter eingedrungen ist, daß die histologische Untersuchung des durch erneute Curettage gewonnenen Schleimhautmaterials negativ ist. Zu dieser Frage kann ich einen kleinen, aber interessanten Beitrag in Form folgenden Falles liefern: Bei Wiederbestellung einer auswärtigen Patientin, bei der vor etwa 2 Monaten eine Blasenmole (Größe Mens. 3) ausgeräumt ist, findet sich kein Hypophysenvorderlappen-Hormon im Urin, dagegen beiderseits neben dem Uterus noch die zwar jetzt etwas geringeren, aber eben doch noch vorhandenen Luteincysten. Die wegen einer schwachen, aber länger anhaltenden Blutung vorgenommene Curettage ergibt eine hohe Schleimhaut, die außerordentlich decidual umgewandelt ist, aber kein Trophoblastmaterial enthält. Einige Monate später ist auch der Genitalbefund normal. Aus diesem Fall ergibt sich: Chorionmaterial war nicht mehr vorhanden, deshalb auch kein Hormon im Urin. Die sich ganz langsam zurückbildenden Luteinkörper in den Ovarien hatten mit ihrer Eigenhormonproduktion eine starke deciduale Schleimhaut mit· Blutungen im Uterus erzeugt. Das heißt, daß diese Luteinkörper — vorher durch ein großes Plus an Hypophysenvorderlappen-Hormon der Blasenmole entstanden — noch protrahiert Luteohormon produzierten und damit eine Deciduaschleimhaut im Uterus hervorbrachten.

Den besonderen Wert der hormonalen Diagnose des Chorionepithelioms gegenüber der rein histologischen haben vor kurzem Mazer und Edeiken (1933) an Hand von zwei von ihnen beobachteten Fällen dargetan. Sie gaben ihrer Überzeugung Ausdruck, daß der Entstehungsort des Hypophysenvorderlappen-Hormons bei Schwangerschaftsprozessen im lebenden Chorionepithel zu suchen sei; dabei bleibe der Hormonbefund nicht länger positiv als 2 Wochen, wenn es sich um die Erledigung einer normalen Schwangerschaft handle, und nicht länger positiv als 8 Wochen, wenn eine Blasenmole vollständig ausgestoßen oder operativ entfernt worden sei. Das Fortbestehen eines positiven Hormonbefundes nach operativer Entfernung des Uterus wegen Chorionepitheliom sei kennzeichnend für das Vorhandensein einer Metastase. Aus allen diesen Erfahrungen mit den hormonalen Bedingungen bei Blasenmole und Chorionepitheliom ergeben sich hieraus notwendigerweise bestimmte Regeln für die Ausführung von Urinuntersuchungen. Diese hat Aschheim zum Teil schon vor einigen Jahren aufgestellt; sie sind aber inzwischen auch erweitert worden. Wir werden nach Beschreibung der Methoden zur Anstellung der biologischen Testreaktionen auf Hypophysenvorderlappen-Hormon bei Schwangerschaftsprozessen weiter unten darauf zurückkommen. Auffallend gering sind die Angaben in der Literatur über die Mengenverhältnisse des Follikelhormons bei Blasenmole und Chorionepitheliom. Es wurde bereits erwähnt, daß de Snoo und Fels auch von einer Vermehrung dieses Hormons berichteten. Auch Aschheim fand das Follikelhormon bei Blasenmole vermehrt; in einem Fall hielt dessen Ausscheidung nach Ausstoßung der Mole sogar einige Wochen länger an als diejenige des gonadotropen Hormons. Genauere quantitative Bestimmungen sind meines Wissens nicht durchgeführt. Jedenfalls scheinen die Follikelhormonmengen bei Blasenmole und Chorionepitheliom in einem relativ sehr niedrigen Verhältnis zu den riesigen Hypophysenvorderlappen-Hormonmengen zu stehen. Sicherlich wären derartige Untersuchungen zusammen mit vergleichenden Bestimmungen des HypophysenvorderlappenHormons von Interesse, vielleicht sogar aufschlußreich hinsichtlich der Differenzierung der Bildungsstätten für die beiden Hormone in den einzelnen Anteilen der Chorionzellen.

IX. Hypophysenhormone in der Schwangerschaft und Eklampsie[1].

Von einer Theorie der Eklampsieentstehung im Rahmen dieser Abhandlung zu sprechen, würde sich an und für sich völlig erübrigen. Zu den vielen Theorien für die Ursache dieser Schwangerschaftserkrankung hat sich jedoch mit der Entwicklung der Hormonforschung in den letzten Jahren eine neue hinzugesellt, die wir — weil sie auf der Hormonforschung basiert — nicht umgehen können. Es hat nicht an Bemühungen gefehlt, die Eklampsie in einen ursächlichen Zusammenhang mit den hier besprochenen Schwangerschaftshormonen zu bringen; zunächst jedoch mit nur geringem Erfolg, da einheitliche Abweichungen im Follikel- oder Hypophysenvorderlappen-Hormonhaushalt des Organismus sich bei den Schwangerschaftstoxikosen gegenüber den normalen Verhältnissen nicht nachweisen ließen. So sehr verlockend die leichte und exakte Nachweismöglichkeit des Hypophysenvorderlappen-Hormons im Blute und Urin in der Schwangerschaft auch für derartige Untersuchungen war, so haben sie bis in die jüngste Zeit hinein (s. weiter unten!) doch zu keinem greifbaren Resultat geführt. Ganz anders wurde nun die Frage nach hormonalen Korrelationen und Störungen bei der Eklampsie von Anselmino und Hoffmann angegangen. Sie gingen von dem Gedanken an einen Zusammenhang der Blutdrucksteigerung und gestörten Wasserausscheidung bei den Toxikosen der Spätschwangerschaft mit der Tätigkeit des ·Hypophysenhinterlappens aus. Blutdrucksteigerung, Capillartonus und Wasserretention spielen bei der Eklampsie bekanntlich eine wesentliche Rolle. Blutdrucksteigerung war bis dahin als die spezifische Hinterlappenhormonwirkung bekannt. Krogh war bei seinen ausgedehnten Blutdruckstudien zu der Überzeugung gekommen, daß der Capillartonus vom Hormon des Hypophysenhinterlappens kontrolliert würde, und hinsichtlich der Wasserretention kamen jetzt die Untersuchungen von Kamm und Bugbee zu Hilfe. Diese beiden Autoren hatten den Nachweis erbracht, daß es sich bei den übrigen Hinterlappenauszügen nicht nur um ein Hormon mit der bekannten Wirkung im Sinne der Erregung von Uteruskontraktionen handle, sondern daß sie sich in zwei Komponenten zerlegen lassen. Die eine, von ihnen als Oxytocin bezeichnet und als „Orasthin" in den Handel gebracht, wirkt lediglich uteruskontrahierend. Die andere, das Vasopressin genannte und als „Tonephin" im Handel, wirkt auf die glatte Muskulatur hauptsächlich des Darmes und ruft Blutdrucksteigerung hervor. Die letztere Komponente erwies sich gleichzeitig als diuresehemmend. Später wurde von Draper und dann von Heller postuliert, daß sogar das Vasopressin wieder noch aus zwei zu trennenden Komponenten bestände, aus der blutdrucksteigernden und der diuresehemmenden (s. Kapitel „Hypophyse"!). Die von Hinterlappenextrakten bekannten Wirkungen hatten schon Hofbauer veranlaßt, die Tätigkeit dieser Drüse und diejenige der Nebenniere theoretisch in eine Beziehung zur Eklampsie zu setzen. Der Gedanke an Zusammenhänge mit dem Hypophysenhinterlappen fand später von Rossenbeck (1927), Küstner (1928), Seitz (1930), Fauvet, Fekete u. a. neue Belebung, ohne daß greifbare Beweise hätten dafür gebracht werden können. Küstner hatte zwar Beziehungen zum melanophorenausbreitenden Hormon des Hypophysenhinterlappens aufzudecken geglaubt. Aber auch die melano-

---

[1] Literatur siehe zum Teil im Abschnitt „Hypophyse"!

phorenausbreitende Wirkung wurde von den übrigen Wirkungen des Hinterlappenextraktes als durch ein gesondertes Hormon bedingt abgegrenzt. Anselmino und Hoffmann, in Blutdrucksteigerung und Diuresehemmung sich das Wesentliche der Ursachen für das Krankheitsbild der Eklampsie vor Augen haltend, unternahmen nun durchgreifende Untersuchungen, diese Stoffe im Organismus der Schwangeren nachzuweisen. Sie sahen das Wesentliche für die evtl. Möglichkeit eines solchen Nachweises darin, die gesuchten Stoffe vom Eiweiß zu trennen, zumal Trendelenburg auf die Notwendigkeit solcher Trennung bereits aufmerksam gemacht hatte. Zu ihren Versuchen benutzten die Autoren Venenblut, das zu diesem Zwecke (Serum-Eiweißabtrennung) ultrafiltriert wurde. Der Einfluß des Ultrafiltrates auf den Blutdruck wurde an der freigelegten Carotis vom Kaninchen geprüft. Die Injektionen wurden subcutan verabfolgt, um jegliche etwaige unspezifische Wirkung des Blutdruckes nach intravenöser Applikation auszuschalten. Kontrollen wurden immer wieder vorgenommen. Das Ergebnis dieser Untersuchungen war: Im Blute von Kranken mit Nephropathie oder Eklampsie war regelmäßig eine blutdrucksteigernde Substanz nachweisbar, wenn es sich um Serum von Frauen handelte, bei denen der eigene Blutdruck 180 mm Hg und darüber betrug. Im Blute von normalen Schwangeren oder Nichtgraviden war diese Substanz nicht nachweisbar.

Der Einfluß des Ultrafiltrats auf die Wasserausscheidung wurde ebenfalls am Kaninchen geprüft, nachdem bei den einzelnen Tieren vorher mindestens 3 mal die Normalausscheidung unter gleichbleibenden Lebensbedingungen kontrolliert war. Das Ergebnis dieser Untersuchungen war: Es gelang regelmäßig im Blute von Nephropathie- und Eklampsiekranken eine antidiuretisch wirkende Substanz nachzuweisen. Diese antidiuretisch wirkende Substanz konnte im Blute gesunder Schwangerer nicht mit Sicherheit nachgewiesen werden. Die Prüfung der pharmakologischen, chemischen und physikalischen Eigenschaften dieser Substanzen ergab ein übereinstimmendes Verhalten mit der antidiuretischen Komponente des Hypophysenhinterlappens. Auch das chemische und physikalische Verhalten der vasopressorischen Komponente des Hypophysenhinterlappens stimmte mit demjenigen der Substanz aus Serum von Eklamptischen und Nephropathiekranken überein. Jedoch ergab sich für letztere ein Unterschied im pharmakologischen Verhalten, insofern die Substanz im Testversuch subcutan injiziert auch wirksam war, während der aus Hinterlappen gewonnene Extrakt zwar bei intravenöser Applikation jedoch nicht subcutan injiziert blutdrucksteigernd wirkt. Die Autoren schließen deshalb aus ihren Untersuchungsergebnissen, daß die Identität der von ihnen nachgewiesenen Substanz im Serum mit dem spezifischen Hormon des Hinterlappens der Hypophyse zwar wahrscheinlich, jedoch nicht sicher erwiesen ist.

In weiteren Untersuchungen haben Anselmino und Hoffmann dann die Feststellung machen können, daß antidiuretische und blutdrucksteigernde Substanzen im Serum der genannten Kranken auch unabhängig voneinander vorkommen können. Hinsichtlich der Mengen wird angegeben, daß der Gehalt des Blutes an antidiuretischer Substanz des Hyophysenhinterlappen-Hormons in leichteren Fällen 2—3 Vögtlin-Einheiten, in schweren Fällen 6—8 Vögtlin-Einheiten pro Liter Serum betrage, und daß sie sich 20—30 Stunden post partum bereits im Blute nicht mehr nachweisen lasse.

Dieselben Autoren befaßten sich außerdem mit der Auswertung des Schilddrüsenhormons im Blute von Nephropathie- und Eklampsiekranken und fanden, daß der Gehalt dieses Hormons dabei im Vergleich zu den Normalwerten gesunder Schwangerer etwas herabgesetzt sei, wenn es sich um Nephratopathiekranke handelt, und daß er etwas erhöht sei bei Eklamptischen. Aus der Gesamtheit dieser Untersuchungsergebnisse haben Anselmino und Hoffmann eine Hypothese über die Entstehung der Nephropathie und der Eklampsie geformt, die in der Literatur unter anderem von Hofbauer, Fauvet und neuerdings von Ohligmacher eingehende Erörterung und Würdigung gefunden hat, auf deren Einzelheiten wir hier — eben weil es sich um eine Theorie handelt — nicht eingehen wollen. Diese Schwangerschaftserkrankungen werden danach als eine Vergiftung mit Hypophysenhinterlappen-Hormon aufgefaßt. „Sie verdanken ihre Entstehung innersekretorischen Störungen. Bei diesen Störungen steht im Vordergrund und beherrscht das klinische Bild eine unkompensierte Überproduktion der antidiuretischen Komponente des Hypophysenhinterlappen-Hormons, und in den Fällen mit Blutdrucksteigerung die vermehrte Produktion einer blutdrucksteigernden Substanz, die wahrscheinlich mit der vasopressorischen Komponente des Hypophysenhinterlappen-Hormons identisch ist." In Analogie zu dem Begriff der Thyreotoxikosen wird von den Autoren vorgeschlagen, innersekretorische Störungen, welchen eine Überfunktion des Hypophysenhinterlappens zugrunde liegt, den allgemeinen Namen Pituitoxikosen zu geben und in diesem Sinne Nephropathie und Eklampsie als Schwangerschafts-Pituitoxikosen aufzufassen[1].

Die Besprechung dieser Ergebnisse dürfen wir nicht abschließen, ohne noch einmal auf die schon mehrfach erwähnten neuesten Untersuchungen von G. van Smith und O. Watkins Smith (1934) zurückzukommen. Es wurde an anderer Stelle gesagt, daß diese Autoren systematische fortlaufende Mengenbestimmungen von Follikel- und Vorderlappenhormon im Urin und Serum von Frauen aus den letzter Schwangerschaftsmonaten vornahmen. Diese Untersuchungen geschahen mit dem besonderen Blickpunkt auf die Verhältnisse bei Präeklamptischen und Eklampsiefällen. Zu diesem Zwecke wurden im ganzen 42 Frauen, zunächst aber 15 Normalfälle untersucht, von denen oben genaues berichtet wurde. Dann wurden dieselben Untersuchungen an 22 Frauen mit den Symptomen der Präeklampsie und an 5 Frauen mit Eklampsie ausgeführt. Was die normalen Kontrollen anlangt, so schwankten zwar auch bei ihnen die festgestellten Hormonmengen; jedoch nicht derart, daß die Unterschiede, welche sich für die toxischen Fälle ergaben, nicht hätten ohne weiteres von diesen Schwankungen abgegrenzt werden können. So wurde z. B. für die Zeit innerhalb $1^1/_2$ Monaten vor dem Geburtstermin für die normalen Fälle festgestellt, daß sie niemals mehr als 1000 RE. Hypophysenvorderlappen-Hormon in 24 Stunden und nie weniger als 4000 RE. Follikelhormon ausschieden. Dabei bestand ein ziemlich konstantes Verhältnis zwischen ausgeschiedenen Hormonmengen und im Serum gefundenen. Es wurde nun folgendes festgestellt: Nur in einem Falle fanden sich unter den Patientinnen mit toxischen Symptomen normale Hypophysenvorderlappen-Hormon- und Follikelhormonmengen; und dieser Fall war keine echte Schwangerschaftstoxikose, sondern eine Nephritis. In keinem der Fälle mit Präeklampsie oder Eklampsie

---

[1] In diesem Zusammenhange sei erwähnt, daß Bickenbach und Rupp (1934) im Schwangerenserum — zwar nicht mit Regelmäßigkeit, aber doch in der Mehrzahl der Fälle — eine die blutdrucksteigernde Wirkung von Hinterlappenextrakten herabsetzende Komponente feststellen konnten und daß diese Autoren damit zu ähnlichen Resultaten wie schon Fekete früher (s. Kapitel „Hypophyse") gelangten.

fanden sich sowohl Follikelhormon- als auch Hypophysenvorderlappen-Hormonmengen innerhalb der normalen, für die Gestationsperiode typischen Werte der Kontrollfälle. Alle bis auf eine von 26 toxischen und eklamptischen Patientinnen wiesen gesteigerte Mengen Hypophysenvorderlappen-Hormon im Urin und Blut auf; und 18 von ihnen hatten unternormale Follikelhormonspiegel. In einem ursprünglich zu den Normalen gehörigem Falle konnten von einer später dann eklamptisch gewordenen Patientin monatliche Mengenbestimmungen vom 2. Schwangerschaftsmonat bis zum Ende der Gravidität vorgenommen werden. Während des 6. Monats begann ein abnormer Anstieg der Hypophysenvorderlappen-Hormonmengen und Abnahme der Follikelhormonmenge. Die Patientin bekam im 8. Monat toxische Symptome. Während die Ergebnisse mit der herabgesetzten Follikelhormonproduktion und -ausscheidung nicht so sehr typisch waren (69%), werden die Erhöhungen der Hypophysenvorderlappen-Hormonproduktion und -ausscheidung (96% der Fälle) bei der Ermittlung der Durchschnittswerte augenscheinlich. Es fand sich nämlich hinsichtlich der letzteren durchschnittlich: bei Normalen im Blut pro 100 ccm Serum 50 RE., bei Präeklamptischen 250 RE., bei Eklampsie 480 RE. In der 24stündigen Urinmenge fanden sich: bei Normalen 560 RE. Hypophysenvorderlappen-Hormon und bei Präeklamptischen 3600 RE. Hypophysenvorderlappen-Hormon. Aus diesen Resultaten wird geschlossen, daß „eine quantitative Gleichgewichtsstörung dieser beiden Hormone im Sinne gesteigerter Hypophysenvorderlappen-Hormonmengen und — weniger regelmäßig — subnormaler Follikelhormonmengen für die Toxikosen der Spätschwangerschaft typisch ist."

Die Autoren nehmen auf Grund anderer von ihnen ausgeführter Tierexperimente Veranlassung darauf hinzuweisen, daß die von Anselmino und Hoffmann angegebene blutdrucksteigernde und antidiuretische Komponente im Blute Eklamptischer ihren (Smith und Smith) Ergebnissen nach nicht ein Hinterlappenhormon darstellt. Denn sie konnten einerseits einen antidiuretischen Effekt mit Vorderlappenextrakt erzielen und andererseits war es ihnen nicht möglich, mit Vorderlappenextrakt oder Eklampsieserum einen Anstieg des Blutdrucks hervorzurufen.

Zu diesen Untersuchungen gesellen sich diejenigen von Weymersch (1933), der 4 Fälle von Hyperemesis gravidarum im gleichen Sinne auf Hypophysenvorderlappen-Hormonmengen im Urin untersuchte. Wie ebenfalls oben angeführt, arbeitete W. an Kaninchen und stellte für die normale Gravidität einen Höchstgehalt von 4000 KE. Hypophysenvorderlappen-Hormon pro Liter Urin in der 6. Schwangerschaftswoche fest. Bei seinen 4 Fällen mit Hyperemesis fand er jedoch 12000, 8000, 25000 und wieder 8000 KE. Hypophysenvorderlappen-Hormon pro Liter Urin, also eine beträchtliche Vermehrung. Er zieht daraus noch keine Schlüsse, sondern verspricht weitere Untersuchungen an gleichen Fällen. Zu ähnlichen Ergebnissen kamen Anker und Laland (1934) bei 3 von 5 daraufhin untersuchten Fällen von Hyperemesis. In 2 Fällen jedoch fanden sie sogar subnormale Hypophysenvorderlappenh.-Werte im Urin. Allen 5 Fällen war aber andererseits eine Steigerung des Hypophysenvorderlappenh.-Gehaltes im Blut gemeinsam; und 2 Fälle zeigten ein Sinken des Hypophysenvorderlappenh.-Spiegels im Serum in der Zeit, wo das Erbrechen aufhörte. Die Autoren haben zwar Mengenbestimmungen bei normalen Schwangerschaften zum Vergleich herangezogen; jedoch verweise ich auf die beträchtlichen Unterschiede, zu denen hier die verschiedenen Untersucher gekommen sind. Die Angaben über Fälle mit Abweichungen der Hormonbildung und -ausscheidung bei Schwangerschaftstoxikosen mehren sich im übrigen in letzter Zeit. So hat auch Genell (1934) solche untersucht und sie mit normalen verglichen. Er drückt das Verhältnis von Follikelhormongehalt (nicht Hypophysenvorderlappenh.-Gehalt!) im Blut zu demjenigen im Urin in Form eines Titers aus und findet einen solchen von 1 : 15 bei normalen schwangeren Frauen. Bei Schwangerschaftstoxikosen fand er ein fast regelmäßiges beträchtliches Herabgehen dieses Titers, und zwar bis auf 1 : 4. Es wird also damit von diesem Autor zum mindesten eine relative Verminderung des Follikelhormongehaltes und eine absolute der Ausscheidung dieses Hormons bei Schwangerschaftstoxikosen festgestellt.

Neuerdings hat Heim (1934) in einer vorläufigen Mitteilung darüber berichtet, daß auch bei anderen Störungen der Schwangerschaft vermehrte Hypophysenvorderlappenbildung vorkäme. Er untersuchte systematisch einige Fälle, von Hydrops gravidarum und fand bei ihnen Hypophysenvorderlappenhormon-Mengen im Urin wie sie denjenigen bei Blasenmole und Chorionepitheliom gleichkommen. Auch bei Zwillingsschwangerschaft wurde von Heim eine erhöhte Hypophysenvorderlappenhormon-Ausscheidung gefunden, was auf eine weitere Analogie dieser zum Hydramnion hinweist. Ausführliche Ergebnisse und weitere Untersuchungen darüber werden vom Autor in Aussicht gestellt.

Wir ersehen hieraus also, daß scheinbar doch — entgegen den bisherigen Befunden — auch Beziehungen des Vorderlappenhormons zu den Schwangerschaftstoxikosen bestehen. Weitere Untersuchungen hierzu sind notwendig, bevor Endgültiges gesagt werden kann. Jedenfalls ist durch die Gesamtheit der hier genannten Untersuchungsergebnisse nunmehr die Eklampsiefrage auch auf das Gebiet der Hormone gerückt.

X. Die hormonale Diagnose der Schwangerschaft, der Blasenmole und des Chorionepithelioms.

Seit der Entdeckung gonadotropen Hormons im Organismus der schwangeren Frau durch Aschheim ist uns die Möglichkeit gegeben, die Diagnose der Schwangerschaft auch im biologischen Testobjekt zu stellen. Durch diese Entdeckung fand ein Jahrhunderte altes Problem seine Erfüllung — das Problem der Diagnose der Schwangerschaft aus den „Körpersäften" der Frau. Nachdem gefunden war, daß das Hypophysenvorderlappen-Hormon auch in großen Mengen im Urin ausgeschieden wird, wird die von Aschheim und Zondek angegebene Methode des Nachweises aus dem Harn als die typische biologische Schwangerschaftsreaktion angesehen. Die Zeit von nunmehr 7 Jahren hat genügt, um darzutun, daß damit jede andere bisher bekannte Methode der „extragenitalen" Diagnose, des Laboratoriumsnachweises der Schwangerschaft hinfällig geworden ist. Die Reaktion an der infantilen weiblichen Maus dürfte in ihrer Einfachheit jeglichen bisher gemachten Versuch des Nachweises der Schwangerschaft auf chemischem Wege übertrumpfen. Die Methode, wie sie von Aschheim und Zondek ursprünglich angegeben wurde, sei hier zunächst im Original wiedergegeben.

1. Die typische Aschheim-Zondek-Reaktion an der infantilen weiblichen Maus.

Wie wir im Abschnitt über Hypophyse und in dem über Plazenta und Schwangerschaft gesehen haben, läßt sich das gonadotrope Hormon auch bei einigen anderen teils physiologischen, teils pathologischen Zuständen des Organismus im Urin oder im Blut nachweisen. Nichtsdestotrotz sind Unterschiede vorhanden: In einem Falle, wie z. B. bei kastrierten oder alten Frauen, erhält man meistens nur die Reaktion I, d. h. bloße Follikelreife an den Ovarien der Testtiere. Im anderen Falle, wie z. B. bei der Blasenmole, ist das Hormon in enormen unphysiologischen Mengen vorhanden. Die Methode, wie sie Aschheim und Zondek als Schwangerschaftsreaktion, d. h. für die normale Schwangerschaft angegeben haben, basiert auf den für die normale Schwangerschaft physiologischen Quantitäten des Hormons im Urin. D. h. mit anderen Worten: es gibt eine gewisse Hormonkonzentration des Urins, die für die normale Schwangerschaft typisch ist. Wie wir gesehen haben, schwankt diese Konzentration innerhalb mehrerer 1000 ME. pro Liter Urin. Jedenfalls liegt diese Hormonkonzentration derart, daß mit den üblichen, an infantilen Testtieren zu injizierenden Flüssigkeitsmengen immer alle drei für die Wirkung des Vorderlappenhormons typische Reaktionsarten der Follikelreife, der Blutung in die Follikel und der Corpus luteum-Bildung ablaufen, und daß andererseits diese Reaktion auf solche Mengen hin nicht derartig enorm ist, daß sie mit starken Verdünnungen des Urins noch ausgeführt werden könnte (Abgrenzung gegen pathologische Chorionepithelbildungen). Die Flüssigkeitsmenge nun, welche eine 6—8 g schwere infantile Maus auf einmal verträgt, beträgt höchstens 0,5 ccm. Diese Dosis kann andererseits in kurzen Zeitabständen mehrfach zugeführt werden. Wir müssen daran denken, daß 0,5 ccm Flüssigkeit (= 0,5 g) immerhin den 12. Teil des Gesamtkörpergewichts einer 6 g schweren Maus ausmacht. Von den kleineren Flüssigkeitsmengen dürfte 0,1 ccm diejenige Menge darstellen, welche ohne Präzisionsmethode als untere Grenze noch nichts an Genauigkeit einbüßt. Tatsache ist nun, daß gerade zwischen diesen Mengen 0,1—0,5 ccm Urin pro injectionem, wenn man sie mehrfach verabfolgt, so viel Hormon in der normalen Schwangerschaft immer enthalten ist, daß die Reaktion an der infantilen weiblichen Maus gut positiv wird. Deshalb sollten auch keine Einengungs- oder Konzentrierungsverfahren vor der Injektion des Urins zur Schwangerschaftsdiagnose angestellt werden. Diese von Aschheim und Zondek erprobten Mengenverhältnisse entsprechen auch ihrer Originalmethode zur Ausführung der Reaktion. Es werden fünf weibliche infantile Mäuse im Gewicht von 6—8 g verwendet. Es erhalten:

1 Tier	6 × 0,2 ccm Urin	2 Tiere	6 × 0,3 ccm Urin
1 „	6 × 0,25 ccm „	1 Tier	6 × 0,4 ccm „

Es muß Frühurin verwendet werden, da dieser am hormonhaltigsten ist.

Der Urin wird subcutan injiziert und die Injektionen auf 2—3 Tage mit einigermaßen gleichmäßigen Zeitabständen zwischen den einzelnen Injektionen verteilt. Die Tötung der Tiere erfolgt 100 Stunden nach der ersten Injektion. Die Tiere werden am besten durch Schlag auf den Kopf oder durch Leuchtgas getötet, wobei mir die erstere Methode die humanste zu sein scheint. Die getöteten Tiere werden am besten mit Stecknadeln an den ausgestreckten Beinen auf dem Rücken liegend auf einer Korkplatte fixiert. Es wird die vordere Bauchwand mit kleiner Schere und Pinzette durchtrennt, seitlich eingeschnitten und ebenfalls mit Stecknadeln festgehalten. Danach werden mit der Pinzette die ganzen Eingeweide nach oben geschlagen und evtl. auch mit der Nadel fixiert. Nunmehr liegt die ganze hintere Bauchwand frei und es werden die Ovarien an ihrer Hinterwand dicht unterhalb des unteren Nierenpols, im Nierenfett eingebettet, sichtbar. Bei positiver Schwangerschaftsreaktion ist innerhalb der 100 Stunden ein großer Teil der Primordialfollikel in den infantilen Ovarien stark gewachsen. Ein Teil der gewachsenen Follikel ist gesprungen oder auch sind Blutungen in sie hinein erfolgt, ein anderer Teil ist luteinisiert bzw. zum

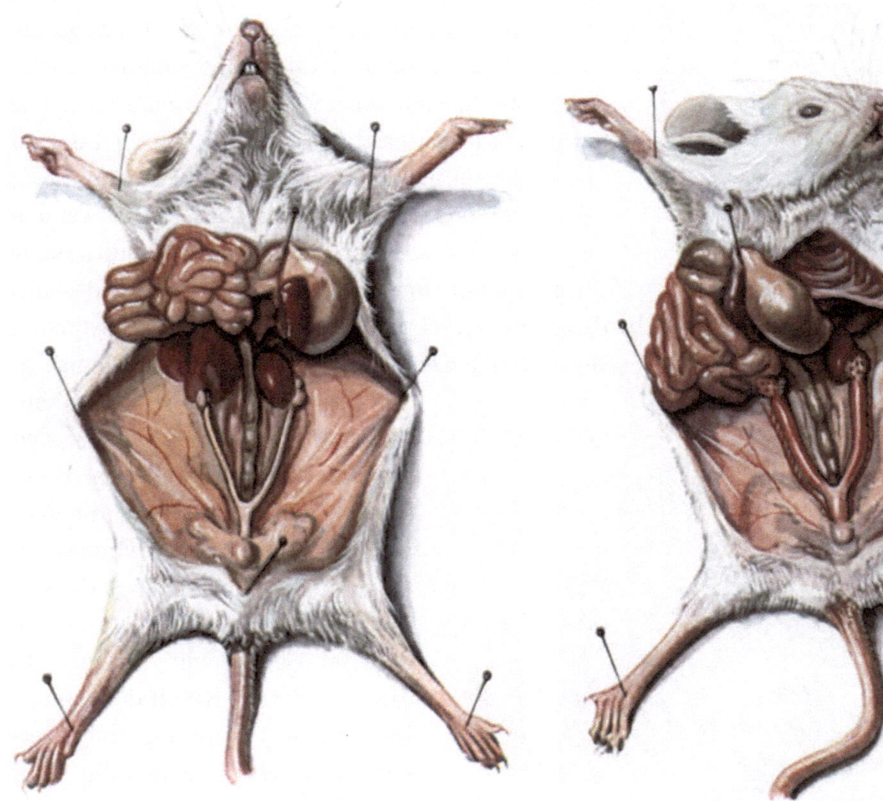

Abb. 194. Infantile Maus (Bauchhöhle eröffnet, Eingeweide zurückgeschlagen, Genitalien freigelegt). Negative Schwangerschaftsreaktion.

Abb. 195. Infantile Maus (wie Abb. 194). Positive Schwangerschaftsreaktion.

Corpus luteum umgewandelt. Dabei kann auch ein großer Follikel, in den hinein es geblutet hat, vom Rande her luteinisiert werden, ohne daß er gesprungen war, und somit außerdem das gleichzeitig reif gewordene Ei enthalten. Alles dies sind Erscheinungen einer Überstürzung im biologischen Geschehen am Ovar, worauf wir an früherer Stelle schon mehrfach hinwiesen. Wichtig ist jedenfalls zu wissen: Für die Schwangerschaft typisch ist das Auftreten von Blutungen in die Follikel (Blutfollikel, sog. „Blutpunkte") und die Bildung von Luteinkörpern. Dabei brauchen nicht alle Tiere positiv zu sein, sondern nach Aschheim und Zondek genügt das Vorhandensein eines Blutfollikels oder eines Corpus luteum für die Diagnose Gravidität. Die Ovarien werden herauspräpariert und mikroskopisch in Serienschnitten untersucht. Man kann in einem großen Teil der Fälle die Diagnose bereits makroskopisch stellen, und zwar an den Blutfollikeln, welche deutlich als die eben sog. „Blutpunkte" auf der Oberfläche des vergrößerten Ovars makroskopisch erscheinen. Jedenfalls reagieren die Tiere nicht immer gleich stark und deutlich. Das ist im wesentlichen auch der Grund, weshalb von den Autoren fünf Tiere zur Anstellung der Reaktion gefordert werden.

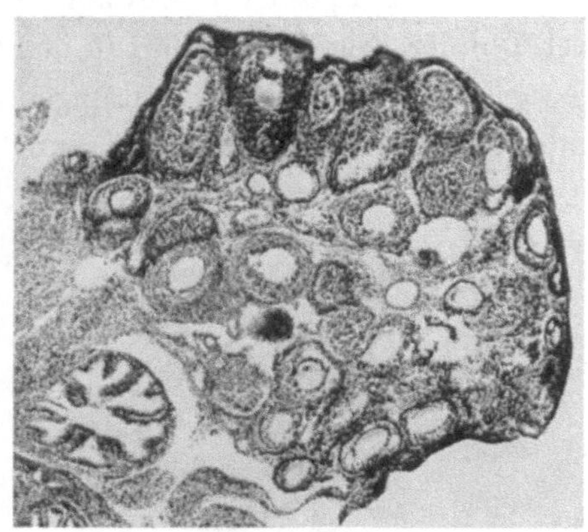

Abb. 196. Ovar einer infantilen Maus von 6 g Gewicht.

Es ist natürlich nicht ausgeblieben, daß die typische Aschheim-Zondek-Schwangerschaftsreaktion Modifikationen von anderer Seite aus unterzogen worden ist. Gerade die Verwendung von fünf Tieren hat Untersucher immer wieder veranlaßt darauf hinzuweisen, daß man auch mit weniger Tiermaterial auskäme. Wir wollen darauf im einzelnen nicht eingehen, warnen nur an dieser Stelle davor, weniger Tiermaterial zu verwenden als vier Tiere, denn die daraus resultierende Unsicherheit und Fehlermöglichkeit ist deshalb so groß, weil es sich eben um eine biologische Reaktion handelt. Die Tiere reagieren nicht alle gleich und der Hormongehalt schwankt in den einzelnen Schwangerschaftsmonaten, wie wir gesehen haben. Der einzige nützliche Vorschlag, den man dabei gelten lassen muß, ist der von Ehrhardt, die einzelnen Mäuse nacheinander zu töten und — im Falle sich eine Maus als positiv erweist — die anderen leben zu lassen, da ein positives Resultat genügt. Zwei Mängel sind es, die wirklich zu beachten notwendig sind, aber in der Literatur am wenigsten betont werden. Das ist die Sterblichkeit der injizierten Tiere

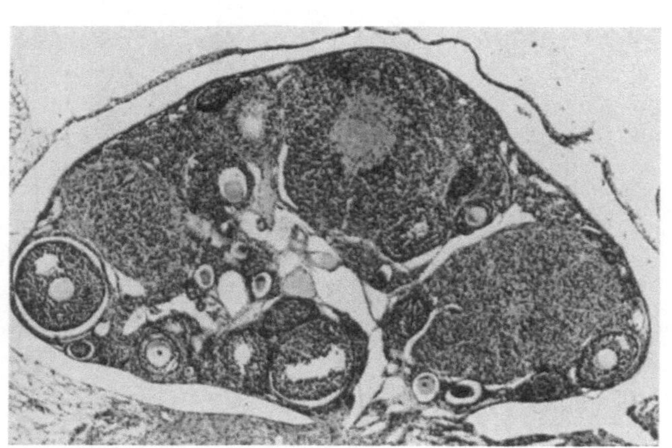

Abb. 197. Schwangerschaftsreaktion nach Aschheim-Zondek am Ovar der infantilen Maus (nach 100 Stunden).

und die Tatsache, daß überhaupt so viele Tiere getötet werden müssen, nachdem sie kaum das Licht der Welt erblickt haben. Die Sterblichkeit der Tiere wird verschieden angegeben. Die Mehrzahl der Autoren spricht von 15%. Das ist immerhin beträchtlich. Zondek selbst hat sich schon sehr bald bemüht, diesen Faktor zu verbessern. Er hat dazu seine Äther-Zuckermethode angegeben.

a) Äther-Zuckermethode nach Zondek.

Nach Zondek gehen beim Schütteln des Urins mit Äther giftig wirkende Substanzen, aber nicht die Hypophysenvorderlappen-Hormone, völlig in den Äther über. Es werden deshalb 30—40 ccm Urin zunächst mit 10%iger Essigsäure schwach angesäuert, dann im Scheidetrichter mit 90 bzw. 120 ccm Narkoseäther 5 Minuten tüchtig geschüttelt. Der im Scheidetrichter unten stehende Harn wird abgelassen und 1 Stunde am offenen Fenster stehen gelassen, damit der restliche Äther völlig verdampft. Auf keinen Fall darf der Harn irgendwie über 45° erwärmt werden, da sonst das Hormon zerstört würde. Zondek hat angegeben, daß ein gewisser Zusatz von Traubenzucker die Reaktion fördere und daß durch die Entgiftung mit Äther eine Sterblichkeit der Tiere vollkommen wegfällt. Aus der Literatur geht jedoch hervor, daß dieser Versuch mit der Äther-Zuckermethode leider ohne vollen Erfolg geblieben ist. Es wird zwar Gutes berichtet, aber auch ebensoviel oder noch mehr Negatives. So schreibt Lassen, daß die Sterblichkeit der Tiere nicht nur dieselbe sei, sondern sich sogar erhöhe. Welcher Art die Gifte oder die „Hemmungsstoffe" sind, die nach Zondek durch die Ätherbehandlung des Urins entfernt werden sollen, kann nicht gesagt werden. Ich kann aus eigener Erfahrung nur Lassen beipflichten. Jedenfalls habe ich durchweg bessere und schönere Resultate (d. h. deutlichere Reaktion) bei direkter Injektion des Urins ohne Vorbehandlung gesehen. Die Erfahrungen, die Lassen mitteilt, dürften deshalb nicht unmaßgeblich sein, weil dieser Autor bis heute über ein eigenes Gesamtmaterial von über 1000 Schwangerschaftsreaktionen berichtet hat. Aschheim berichtet ähnliches. Man tut also gut, diese Methode nur für Einzelfälle, in denen es sich um viele Bakterien im Urin (Pyelitis usw.) handelt, zu reservieren. Auch eine vorangehende Filterung im Berkefeld-Filter ist von Zondek zur Entgiftung vorgeschlagen worden. Dabei muß aber nach jeder Filtration das Tonfilter mit Wasser gut durchspült werden.

b) Modifikation der Dosen.

Die einzige Änderung, welche man an dem Originaltest nach Aschheim und Zondek gelten lassen muß, ist eine solche der injizierten Einzeldosen. Wenn 0,4 ccm pro Dosis diejenige Menge Urin darstellt, die ohne Schaden an kleinen Mäusen injiziert werden kann, so ist nicht einzusehen, warum nicht alle die gleiche Dosis von jedesmal 0,4 ccm erhalten sollen. Angaben über eine derartige gleichmäßige Verteilung der Höchstdosen finden sich in der Literatur kaum. Louria und Rosenzweig geben gleichmäßige Dosen von je 0,3 ccm, 3 Tage lang, 3 mal täglich. Ich bin seit langem auf ähnliche Weise vorgegangen und habe die Beobachtung gemacht, daß, wenn die Tiere den Urin nicht vertragen, das Sterben nicht proportional dieser Dosen erfolgt, sondern eben an dem betreffenden toxischen Urin, unabhängig davon, wieviel Urin pro Dosis (zwischen 0,2 und 0,4 ccm) das gestorbene Testtier erhielt. Jedenfalls wird die Einheitlichkeit der Versuchsanordnung durch Anwendung gleicher Höchstmengen (0,4 ccm) dadurch eher mehr gewahrt als gestört. Aschheim gibt neuerdings an („Die Schwangerschaftsdiagnose aus dem Harn" 1933), daß er gleichbleibende Dosen, und zwar 6 mal 0,5 ccm gibt. 0,5 ccm scheinen nach meinen Erfahrungen in der Quantität für die kleinen Tiere manchmal ein wenig zu viel zu sein. Ich gebe deshalb 6 mal 0,4 ccm. Jedoch darin muß der einzelne Untersucher seine Erfahrungen sammeln. Wichtig ist, daß manche Autoren neuerdings bestätigen, daß durch höhere Dosierung keine deutlicheren und auch keine beschleunigteren Resultate zu erzielen sind. Vor allen Dingen aber tut man gut, Katheterurin zu verwenden, da ja für die Injektionen über 2—3 Tage der Urin im Eisschrank stehen muß und Bakterien die Gelegenheit haben, sich zu vermehren. Deshalb gilt auch die Regel, bei Einsendungen von Urin zur Schwangerschaftsdiagnose an ein Laboratorium je einen Tropfen Trikresol auf 25 ccm Urin zur Konservierung zuzusetzen. Ferner ist noch wesentlich, daß Frühurin am hormonhaltigsten ist und deshalb immer nur verwendet werden sollte.

c) Ergebnisse mit der Aschheim-Zondek-Reaktion an normalen Schwangeren.

Die Angaben über nachkontrollierte Resultate bei der Anwendung der originalen Methode nach Aschheim-Zondek sind ausgezeichnet. Die Methode gehört heute zum diagnostischen Rüstzeug wohl aller größeren gynäkologisch-geburtshilflichen Kliniken. Anfangs wechselten zwar die Berichte über den Prozentsatz von richtigen Diagnosen mit der biologischen Methode zur Feststellung der Schwangerschaft. Fehlresultate haben aber meistens ihre Aufklärung in fehlerhafter Untersuchungsmethodik gefunden. Erst kürzlich ist von mir eine Zusammenstellung derjenigen Ergebnisse in der Literatur vorgenommen worden, welche über eine größere Anzahl von genau nachkontrollierten Reaktionen berichten. Ich will diese Zahlen hier wiedergeben: Die Gesamtzahl der mir aus der Literatur zugängig gewesenen Fälle beträgt 13 345 Reaktionen mit einer Fehlerzahl von 233, d. h. = 1,75% Fehler oder 98,25% Richtigkeit. Davon sind 10 086 Reaktionen mit 182 Fehlern von Aschheim (Autor und Nachuntersucher) angegeben. Die übrigen 3259 Reaktionen mit 51 Fehlern setzen sich folgendermaßen zusammen.

	Anzahl	Fehler		Anzahl	Fehler
Otto	56	—	Zaharescu und Rosenthal	25	—
Westermann	29	—	Kuga	166	—
Voban und Watrin	60	—	Shoh	100	1
Stone	200	8	Jones und Mugrage	255	6
Kiselev	147	7	Frank, Goldberger und Fels-		
Saidel	59	1	him	350	11
Guldberg	80	—	Schnitzler	80	2
Mack	259	3	Ryll-Nardzewska	190	1
Grover und Auer	89	2	Nielsen	621	1
Szilli	50		Becker	413	8
Hopmann	30	—			

Das bedeutet für diese biologische Reaktion eine derartig geringe Fehlergrenze, wie sie günstiger nicht erwartet werden kann und soll. Einige Einzelangaben über den Prozentsatz richtiger Diagnosen seien ihrer Interessantheit wegen hier wiedergegeben:

1. Hauptstein (bei 50 Versuchen) . . 94%
2. Filler 95%
3. Stone 96%
4. Lassen 97%
5. Davis und Feerill 98%
6. Parvey 98,65%
7. Ehrhardt . . . . 98—99%
8. Mack 98,8%
9. Shoh 99%
10. Ryll-Nardzewska . . . 99,5%
11. Nielsen (621 Proben — nur ein zweifelhaftes Resultat) . Fast 100%
12. Probstner 100%

Daß trotz vereinzelter, nicht gerade günstiger Resultate, wie sie in einigen Fällen sich finden, sich in der Gesamtheit eine Fehlerzahl von nur 1,86% ergibt, spricht nur um so mehr für die Sicherheit der AZR.

Es wurde schon mehrfach darauf hingewiesen, daß der Ausfall der AZR. abhängig ist von dem Vorhandensein von Choriongewebe im Organismus, und zwar von lebendem Chorion, das mit der mütterlichen Blutbahn in Verbindung steht. Dementsprechend wird auch die AZR. im Urin schon sehr früh mit der Eieinbettung positiv. Aschheim sagt ursprünglich, daß das Hormon schon einige Tage nach dem Ausbleiben der erwarteten Regel im Urin auftaucht. Es liegen jedoch bereits viele Angaben vor, nach denen auch schon früher, zum Teil sogar vor Ausbleiben der Regel das Hormon nachgewiesen ist. Eine positive Schwangerschaftsreaktion vor Ausbleiben der Menstruation fanden z. B. Eberson, Stewart, P. F. Schneider (3 Fälle), Zondek, Hamburger, Snoeck (1934) u. a. Zahlreich sind die Angaben über positive Reaktionen kurz nach dem ersten Ausbleiben der Regel: Reinhardt und Scott 21 Tage post coitum; Jones und Mugrage 10 Tage nach der Befruchtung. Dorn, Mordse und Sugarmann 3 Tage, Aschheim 5 Tage, Marsalék 5 Tage, Brouha und Hinglais 5 und 8 Tage, Gildberg 6 Tage, Kaplan, Szilli je 7 Tage, Parvey 4, 7 und 10 Tage, Stone 3 und 10 Tage nach Ausbleiben der Regel. Siddal berichtet über eine positive Reaktion am 34. Tage nach der letzten Regel, Evans und Simpson über solche einige Tage nach Ausbleiben der Regel, Louria und Rosenzweig über eine am 7. Tage und mehrere in der 3. Woche. Devais und Furril gaben an, daß die Reaktionen in den ersten 2 Wochen nach Ausbleiben der Regel positiv werden. Kraus fand bei 30 untersuchten Frühgeschwängerten immer positive Reaktion, während Vozza über 49 positive Reaktionen im 2. Monat berichtet und Boschetti „bei früher, klinisch noch zweifelhafter Gravidität" keinen Versager aufzuweisen hatte. Diese Angaben beweisen, daß die hormonale Umstimmung im Körper einsetzen muß in dem Moment, wo eben ein befruchtetes Ei mit der Mutter (wenn man so sagen darf), also mit der Uterusschleimhaut in Kontakt kommt. Ob generell von diesem Moment ab die Hormonausscheidung im Harn eine derartige ist, daß sie sich im direkten Injektionsversuch ohne weiteres nachweisen läßt, ist natürlich noch nicht endgültig geklärt. Dazu wären größere Reihen von Angaben über systematische Untersuchungen notwendig, zum mindesten mehr Angaben als die bisher vorliegenden. Hier liegt also eine noch nicht endgültig beantwortete Frage vor, die zu lösen schwierig, aber von außerordentlicher Wichtigkeit wäre. Hauptsächlich wäre dieser Frage aber wahrscheinlich auch auf dem Wege der Serumuntersuchungen näher zu kommen. Sicher ist, daß — wie wir auch schon gehört haben — gerade in der Frühschwangerschaftszeit am meisten Hormon gebildet und ausgeschieden wird. Das ist in differentialdiagnostischer Beziehung außerordentlich wichtig.

d) Modifikationen der Originalmethoden.

Die Modifikationen, welche von vielen Seiten herauszuarbeiten versucht worden sind, wurden meistens mit der Begründung unternommen, die Originalmethode zeitlich abzukürzen. Die meisten dieser Modifikationen haben sich nicht behauptet. Nur eine von ihnen hat einen besonderen Wert erlangt, das ist diejenige am Kaninchen, auf die wir weiter unten besonders eingehen müssen. Es hat keinen Zweck, auf diejenigen Modifikationen einzugehen, welche sich damit beschäftigen, die Reaktion an Stelle von 96—100 Stunden auf die Zeit von etwa 72 Stunden abzukürzen. Denn positive Reaktionen nach 72 Stunden lassen sich auch im ursprünglichen Versuch „ohne Modifikation" unter Umständen nachweisen.

α) **An weiblichen infantilen Mäusen.** Aschheim sowie Büttner haben einmal Versuche unternommen, infantile weibliche Mäuse soweit mit HVH. A vorzubehandeln, daß sie bereits reife Follikel in ihren Ovarien aufwiesen, die dann auf Verabfolgung von Schwangerenurin rascher zur Ruptur kommen, weil die Zeit für die Follikelreife wegfällt. Aber diese Methode läßt sich nicht durchführen, da man dann den Zustand der infantilen Mäuseovarien niemals vorher kennt. Runge hat versucht, eine Beschleunigung durch intravenöse Injektion in die Schwanzvene zu erzielen. Es läßt sich auf diese Weise die Reaktionsdauer abkürzen, wenn man Tiere nimmt, die schon beträchtliche Follikel in den Ovarien haben, ohne Corpora lutea aufzuweisen. Man müßte dazu Tiere verwenden im Gewicht von etwa 12—14 g, ist aber niemals sicher, ob Tiere an der oberen Gewichtsgrenze nicht schon Corpora lutea aufweisen. Außerdem vertragen die kleinen Mäuse Urin auf intravenösem Wege schlecht. Ich habe an solchen Tieren mehrmals Paralleluntersuchungen durch intravenöse Injektion von Serum mit gutem Erfolg vorgenommen, indem nach 48 Stunden das Resultat einwandfrei war. Die Injektion in die Schwanzvene ist an der Maus jedoch ein etwas prekäres Unternehmen, auch wenn man, wie Runge vorgeschlagen hat, den Schwanz der Tiere vorher eine Zeitlang in warmes Wasser hält. Außerdem vertragen die Tiere höchstens 0,4 ccm Serum bei langsamer Injektion, sonst sterben sie.

β) **An weiblichen erwachsenen Mäusen.** Unter Verwendung von erwachsenen geschlechtsreifen weiblichen Mäusen glaubt Hirsch-Hoffmann die AZR. auf eine Zeitdauer von 36 Stunden abkürzen zu können. Dabei handelt es sich nicht etwa um eine besondere Methodik, sondern es werden lediglich die ganz frühen Erscheinungen an den positivwerdenden Ovarien bereits nach so kurzer Zeit bewertet. Ursprünglich wurden vom Verf. 3 × 0,8 ccm Urin im Verlauf von 24 Stunden an infantilen Mäusen injiziert, wobei Urinen von hohem spezifischem Gewicht etwas Ephetonin (0,05 : 10,0) zugesetzt wurde. Es wurde dann nach 36 Stunden an der sog. beginnenden Umwandlung testiert. Dann wurde zur Verwendung von geschlechtsreifen erwachsenen Tieren übergegangen und diesen 3 × 1,2 ccm Urin in 24 Stunden injiziert. An diesen Tieren stellte der Autor nun fest, daß bereits nach 36 Stunden außer den üblichen normalen Prozessen in den Ovarien sich beginnende Frisch-Luteinisierungsprozesse im Falle der Verwendung von Schwangerenurin finden. Wohl wird der eingearbeitete Spezialkenner auf diese Weise schon früher als üblich die Diagnose der positiven Schwangerschaftsreaktion stellen können. Für den allgemeinen Gebrauch dürfte eine solche Methode jedoch vorläufig als zu gewagt bezeichnet werden können.

γ) **An der männlichen Maus.** Wohl die erste Modifikation, zum mindesten schon bald nach Aschheim und Zondeks Veröffentlichungen zu finden, ist diejenige an der männlichen Maus. Brouha in Frankreich und Kraus in Prag waren wohl die ersten, die sie ausarbeiteten und anwandten. Sie beruht auf dem Nachweis des raschen Wachstums der akzessorischen Geschlechtsdrüsen an den betreffenden Tieren, also besonders der Samenblasen. Nachdem ursprünglich infantile 7—10 g schwere Mäuseböcke benutzt wurden, gab Brouha dann auch die Verwendung reiferer und reifer Tiere mit einem Gewicht bis zu 20 g an. Die Zeit für die histologische Untersuchung fällt hierbei weg, da die Reaktion makroskopisch beurteilt wird; dafür dauert aber die Reaktion andererseits wesentlich länger, bis die Resultate makroskopisch einwandfrei genug sind. Brouha hat die vergrößerten Samenblasen gewogen und dann mit normalen Kontrollen verglichen. Während das Gewicht derselben normalerweise 160 mg im Durchschnitt beträgt, wiegen diejenigen der behandelten positiven Tiere 260 mg durchschnittlich. Dieser Autor beharrt heute noch auf dem Standpunkt, daß seine Methode die bessere sei, während Kraus schon auf dem Internationalen Kongreß für Sexualforschung in London 1930, wunderschöne Bilder von dieser Reaktion zeigend, betonte, daß die Anwendung durchaus möglich sei, daß sie aber keine besonderen Vorteile vor der originalen Methode biete. Die Methode ist später von mehreren Autoren nachgeprüft worden, so von Borst, Döderlein und Gostimirovicz, Garcia, Bourg, Dharmendra, Sigler, Czyzak u. a.; man kann sagen: Mit keinem besseren, d. h. für die Diagnosestellung der Frühschwangerschaft vorteilhafteren Ergebnis als die Originalmethode an der weiblichen infantilen Maus. Es wurde dann in Einzelfällen von Fehlergebnissen an der infantilen weiblichen Maus ein richtiges Ergebnis bei gleichzeitiger Verwendung von Männchen an diesen festgestellt. In gleichen Paralleluntersuchungen berichten wieder andere genau das Umgekehrte. Es läßt sich dazu wohl mit einiger Berechtigung sagen: Die Diskussionen über das Für und Wider, das Hin und Her, welche über diesen Test an der männlichen Maus zustande gekommen sind, erübrigen eigentlich eine weitere Diskussion über ihre Vorteile. Denn die originale Methode an der infantilen weiblichen Maus hat ihrerseits solche Diskussionen nicht aufzuweisen. Sicherlich zu weit geht es, wenn von einzelnen Seiten verlangt wird, nunmehr bei Anstellung der biologischen Schwangerschaftsprobe gleichzeitig weibliche und männliche Mäuse im Parallelversuch zu verwenden, trotzdem das ja bei den vielen „überflüssigen" kleinen Mäuseböcken, die dem häufigen Anwender der AZR. mit unterlaufen, unschwer möglich wäre. Daß die Reaktion an der männlichen Maus bis zu dem Zeitpunkt, wo genügend starke, deutliche und einwandfreie Veränderungen an den Samenblasen die makroskopische Beurteilung zulassen, fast doppelt so lange dauert als an der weiblichen Maus, wird von manchen Autoren lediglich als Nebensache auch erwähnt.

d) **An Ratten und anderen Tieren.** Andere Vorschläge, den hohen Sterblichkeitsprozentsatz der so kleinen Mäuse zu umgehen, laufen darauf hinaus, andere Tiere zu verwenden, z. B. Ratten oder Meerschweinchen. Nach den Angaben der Autoren sind Ratten bedeutend widerstandsfähiger und haben kaum eine Mortalität aufzuweisen. Ob sie jedoch leichter und einfacher zu beschaffen sind, wird sich nach der jeweiligen „Konstitution" des Landes oder Landesstriches richten. So gibt Dharmendra an, in den Tropen nur mit Ratten arbeiten zu können. Probstner verwendet auf Grund seiner Erfahrungen deshalb nur noch Ratten, da er überhaupt keine Mortalität dieser Tiere aufzuweisen hatte und immer zwei Tiere zur Anstellung der Reaktion genügten. Meerschweinchen sind kostspieliger und sicherlich schwieriger zu beschaffen (1—3 Junge). Außerdem braucht das Meerschweinchen (Aron, De Fremery und Dorffmüller, Papanicoulaou, Watrin) viel größere Mengen Urin und die Verhältnisse scheinen an diesem Tiere ungeklärter. Das liegt sicherlich daran, daß das Meerschweinchen kein „vielfollikeliges" Tier ist wie Maus und Ratte. Im einzelnen finden sich überhaupt Kuriositäten in dieser Beziehung in der Literatur. So wurde unter anderem von Molinengo und von Candela die Reaktion an Maulwürfen angestellt!

Neuerdings hat Reiprich angegeben, daß man bei Verwendung von weiblichen Ratten mit einem Gewicht von 40—50 g eine Schnellreaktion bereits nach 30 Stunden erzielen könne. Die Injektionen des Urins erfolgen subcutan unter die Rückenhaut, entweder 2mal je 5—7 ccm im Abstand von 6—9 Stunden oder in drei Portionen mit 2mal 5 ccm und einmal 2—4 ccm in Abständen von etwa 6 Stunden. Das normale Ovarium solcher Ratten ist klein, unscheinbar und blaß. Unter der Wirkung von Schwangerenurin findet sich nach etwa 30 Stunden eine starke Vergrößerung der Ovarien auf das Dreibis Vierfache gegenüber den Kontrolltieren, begleitet von einer starken Hyperämie. Dazu muß folgendes gesagt werden: wie bereits früher an anderer Stelle ausgeführt, besteht das erste Zeichen der Wirksamkeit von Vorderlappenhormon auf die Ovarien in einer starken, wie ödematösen Auflockerung und dadurch resultierenden Größenzunahme mit Hyperämie. Erst dann oder auch häufig gleichzeitig erfolgt die Follikelreife und schließlich kommt es zu den bekannten spezifischen Veränderungen der Blutpunktbildung und Luteinisation. Auf Grund meiner Erfahrungen würde es gewagt erscheinen, die bloße Größenzunahme, Auflockerung und Hyperämie der Ovarien bei Mäusen zur endgültigen Diagnosestellung zu benützen. Die Ratte, welche größere Urinmengen verträgt, und — wie schon Zondek immer betonte — leichter auf das Hypophysenvorderlappen-Hormon reagiert als die Maus, ist möglicherweise für eine derartige Methode geeigneter. Dafür sprechen auch die Ergebnisse von Brühl, der die von Reiprich angegebene 30-Stunden-Methode an der Ratte nachprüfte und empfiehlt.

Anhang.

Wir dürfen nicht unerwähnt lassen, daß von Mazer und Hoffmann bald nach der Entdeckung der typischen Schwangerschaftsreaktion durch Aschheim und Zondek vorgeschlagen wurde, die hormonale Diagnose der Gravidität auf die Basis des Nachweises von Follikelhormon im Urin zu bringen. Wir haben des öfteren gehört, daß in der Schwangerschaft sowohl Follikelhormon als auch Hypophysenvorderlappen-Hormon vermehrt im Harn auftreten. Der Unterschied der von Mazer und Hoffmann so sehr proklamierten Schwangerschaftsreaktion gegenüber der typischen AZR. beruht also darauf, an der kastrierten, ovarienlosen geschlechtsreifen Maus den Urin zu injizieren und nun am Auftreten des Schollenstadiums die Vermehrung des Follikelhormons und damit die Gravidität nachzuweisen. Wir haben aber auch gesehen, daß hinsichtlich dieser beiden Hormone in der Schwangerschaft die starke Vermehrung des Hypophysenvorderlappen-Hormons gerade im Beginn der Gravidität typisch ist, während Follikelhormon in den ersten Monaten sich kaum vermehrt findet, sondern erst mit dem 4. Monat im Urin ansteigt und vor allen Dingen in größeren Mengen in der Spätschwangerschaft typisch ist. Diese Reaktion dürfte schon deshalb keinen Anklang gefunden haben, weil es in den meisten Fällen nicht auf die Diagnose einer späten Gravidität ankommt, und weil eben der Nachweis des ovariumstimulierenden Hypophysenvorderlappen-Hormons die einwandfreie und bedeutend sichere Methode darstellt.

2. Die beschleunigte Schwangerschaftsreaktion am Kaninchen.

Eine ganz besondere Bedeutung hat der Vorschlag von Friedmann und dann von Friedmann und Lapham bekommen, das Kaninchen als Testtier für die Reaktion auf Hypophysenvorderlappen-Hormon der Schwangerschaft zu verwenden. Von vornherein sei betont: eine Verwendung des Kaninchens im Sinne des typischen AZ.-Testes für den

Nachweis normaler Schwangerschaftsprozesse mit subcutaner Injektion des Urins an entsprechend infantilen Tieren und Kontrolle nach 100 Stunden (wie an der infantilen Maus) kommt auf keinen Fall in Frage. Ich selbst habe mich mit diesen Dingen beschäftigt zur damaligen Zeit als Friedmann die intravenöse Methode angab, und konnte feststellen: der 6—8 g schweren weiblichen Maus entspricht in seinen geschlechtsphysiologischen Verhältnissen, also damit in seiner Ovarialreaktionsfähigkeit auf Hypophysenvorderlappen-Hormone hin, das 600—800 g schwere Kaninchen. Wenn man solchen, also gegenüber der Maus 100mal so schweren Tieren den Urin subcutan zuführt, so benötigt man auch die hundertfache Menge des Hormons und damit des Urins, um auf gleiche Weise wie bei der Maus eine gleichgeartete oder qualitativ gleiche Reaktion zu erzielen. Mit anderen Worten: bei Verwendung von geschlechtsphysiologisch mit der infantilen Maus auf gleicher Entwicklungsstufe stehender infantiler Kaninchen bedarf es bei diesen letzteren, 100mal so schweren Tieren auch 100mal so viel Hormon; d. h. 1 KE. Hypophysenvorderlappen-Hormon = 100 ME. Hypophysenvorderlappen-Hormon. Bei einer derartigen Methode sterben, wie ich sah, noch viel mehr Kaninchen als es Mäuse tun würden, ganz abgesehen davon, daß das Kaninchen das bei weitem kostspieligere Tier ist. Friedmann jedoch ging von dem Gedanken einer Beschleunigung der Reaktion aus und injizierte intravenös; dabei sollte das mit dem Urin intravenös zugeführte Hormon auf bereits vorhandene Follikel im Sinne des Effektes der Follikelruptur wirken. Dazu wurden reife, ausgewachsene Tiere verwandt. Von solchen geschlechtsreifen Kaninchen wissen wir, daß der reife Follikel rund 12 Stunden zu seinem Sprung benötigt; und es war die Frage, ob dieser Effekt sich auch mit dem im Schwangerenurin enthaltenen Hypophysenvorderlappen-Hormon künstlich hervorrufen ließe. Das war wahrscheinlich, nachdem bereits Bellerbay und auch japanische Autoren diese Möglichkeit mit Extrakt aus Hypophysenvorderlappen-Gewebe und aus Placenta nachgewiesen hatten. Der Sinn dieser Reaktion ist nun folgender: Das Hypophysenvorderlappen-Hormon bewirkt am Ovar Follikelreife, Follikelsprung oder -Blutungen und Corpus luteum-Bildung. Für Gravidität typisch und spezifisch sind Follikelblutung und Luteinisation. Diese letzteren beiden Wirkungen sind nicht möglich ohne eine vorhergegangene gewisse, wenn auch unvollkommene Follikelreife. Es bedarf also zu dem Ablauf der Reaktion am infantilen Ovar einer gewissen Zeit. Der Follikel muß erst aus dem Primordialfollikel entstehen, bevor weitere sekundäre Erscheinungen an ihm ablaufen können. Die Zeit, die zur Reifung der Follikel notwendig ist, fällt fort, wenn der Reiffollikel vorhanden ist. An diesem bereits vorhandenen Follikel wird die für die Schwangerschaft spezifische Reaktion der Follikelblutung oder des Follikelsprungs mit nachfolgender Luteinisation schneller ablaufen, als wenn eine mit dem Urin zugeführte Hormonmenge vorerst die dazu notwendigen Follikel selbst präformieren muß. Eine Verwendung des reifen Tieres mit solchen präformierten Follikeln im Ovar wird also die Reaktionszeit bedeutend abkürzen. Ein Tier, das solche Follikel fast immer in seinen Ovarien aufweist, ist das reife Kaninchen. Eine weitere Abkürzung wird möglich sein, durch die Art der Applikation des Hormons. Durch die intravenöse Injektion wird der wirksame Stoff schneller und akuter an das reaktionsbereite Ovar herangebracht als bei subcutaner Anwendung. Ein Tier, das sich dazu (zur intravenösen Injektion) besonders eignet, ist wiederum das Kaninchen. Auf diese Weise läßt sich also auf Grund der genannten beiden günstigen Faktoren eine beträchtliche Verkürzung der Ablaufszeit für die biologische

Schwangerschaftsreaktion erzielen. Die Autoren haben ursprünglich eine einmalige intravenöse Injektion von 5 ccm angegeben und nach 24—48 Stunden kontrolliert. Später wurde die Injektion von 3 × 4 ccm Urin an zwei aufeinanderfolgenden Tagen empfohlen. Es unterliegt gar keinem Zweifel, daß hier eine Modifikation der hormonalen Diagnose der Schwangerschaft ausgearbeitet wurde, die ganz enorme Vorteile aufweist. Es kommt hinzu, daß die Tiere nicht getötet werden brauchen, daß keine mikroskopischen Schnitte benötigt werden, sondern daß die Reaktion — sogar vorteilhafter als im histologischen Schnitt — mit bloßem Auge durch die Inspektion makroskopisch „abzulesen" ist. Als nächster verwendete Schneider diese Art des Testes. Er nahm jedoch Tiere mit einem Alter von 12—14 Wochen, wobei er über gute Erfolge berichtete. Es wurde dann die intravenöse Injektion am Kaninchen von verschiedenen Seiten nachgeprüft und als vorteilhafte Methode proklamiert (Wilson und Corner, Ehrhardt, Büttner, Brouha, Verf. u. a.). Dabei wurden teils geschlechtsreife ausgewachsene, teils jüngere Tiere verwendet. Man findet Angaben über Verwendung von Kaninchen von 800 g (Brouha) bis 3500 g Gewicht. Dazu ist folgendes zu sagen: Am günstigsten für den beschleunigten Ablauf der Reaktion ist zweifellos das ausgewachsene reife Tier mit reifen Follikeln im Ovar. Es läuft hier die Reaktion am schnellsten, unter Umständen schon in 12 Stunden (Friedmann, eigene Erfahrungen) im Sinne des akut auftretenden Follikelsprungs ab. Es muß jedoch darauf hingewiesen werden, daß die Möglichkeit spontanen oder durch sonstige Reize ausgelösten Follikelsprungs

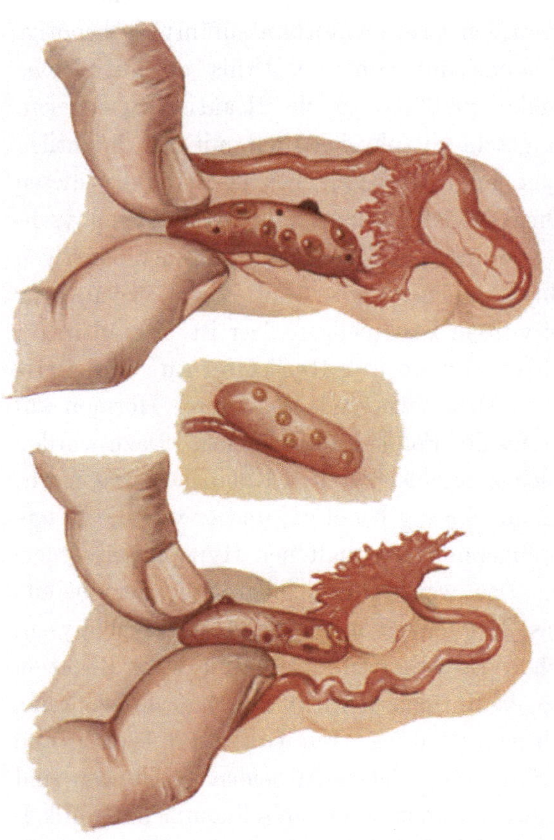

Abb. 198. Schwangerschaftsreaktion durch intravenöse Injektion des Urins am geschlechtsreifen Kaninchen. Oben: Normales Kaninchenovar mit Veränderungen wie sie spontan vorkommen (reife Follikel, alle Blutpunkte). Mitte: Normales Kaninchenovar, wie es sich meistens darstellt. Unten: Positive Schwangerschaftsreaktion, frisch gesprungene Follikel. [Originalwiedergabe aus der Arbeit Wilson u. Corner, Amer. J. Obstetr. 22, Nr 4 (1931).]

beim reifen Tier dabei ausgeschlossen werden muß. Nachdem ursprünglich dieser Faktor durchaus vernachlässigt wurde (worauf Verf. mehrfach hingewiesen hat), sind sich heute fast alle Autoren (auch Friedmann) darüber einig, daß reife Tiere isoliert gehalten werden müssen und daß sie 4 Wochen isoliert gewesen sein müssen, bevor sie in den Versuch genommen werden können. Ich möchte an dieser Stelle noch einmal wieder betonen, worauf ich so oft hingewiesen habe, nämlich, daß der spontane Follikelsprung beim Kaninchen zwar nicht die Regel, daß er aber durchaus möglich ist, daß er vorkommt, und daß ich ihn mehrfach beobachtet habe. Es bedarf also zur Verwendung des reifen Kaninchens der genauesten Kenntnisse der Funktionsverhältnisse dessen Ovarien. Das

wird auch von den meisten Autoren in neuester Zeit betont. Und trotzdem halte ich Irrtümer für möglich, wenn nicht die geschlechtsreifen Tiere kurz vor der Injektion des Urins
durch Inspektion der Ovarien mittels einer Probelaparotomie kontrolliert werden. In
dem oben skizzierten Sinne kommt es für diese Methode der Beschleunigung der AZR.
eben darauf an, ein Tier zur Verfügung zu haben, das immer Follikel in einem möglichst
schon der Reife nahen Zustande im Ovarium hat, ohne aber spontan Blutpunkte oder Cor-

pora lutea aufzuweisen; das aber andererseits nicht zu jung ist, weil sonst diese
Follikel zu klein sind, und wieder zu lange
Zeit benötigen, bis in ihnen die typische
Reaktion erfolgt. Tiere von 1000 g, wie
sie Brouha ursprünglich zur Anwendung
empfohlen hat, sind dazu nicht zu gebrau-

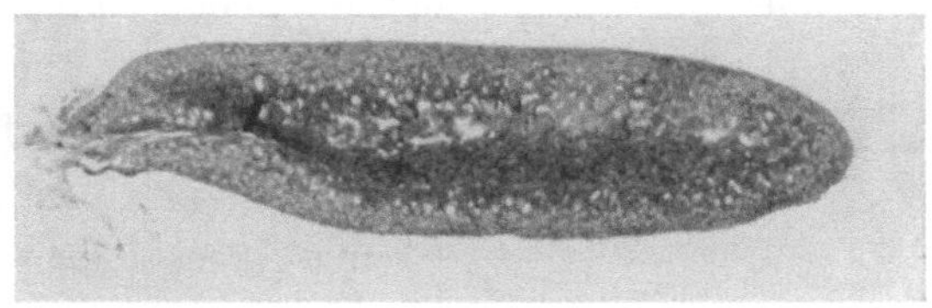

Abb. 199. Infantiles Kaninchenovar.

chen. Ich habe deshalb eine Klassifizierung der Kaninchen nach ihrem ovariellen Funktionszustand vorgeschlagen und sie in infantile, juvenile und reife eingeteilt. Dabei

sind nun die juvenilen Tiere deshalb
die geeignetsten, weil sie niemals Blutpunkte oder gar Corpora lutea spontan
aufweisen können, andererseits jedoch
immer nicht mehr infantil sind, d. h.
also bereits genügende Follikelreife im
Ovar aufweisen, um die Reaktion
schnell ablaufen zu lassen. Kaninchen, die diesen Anforderungen ent-

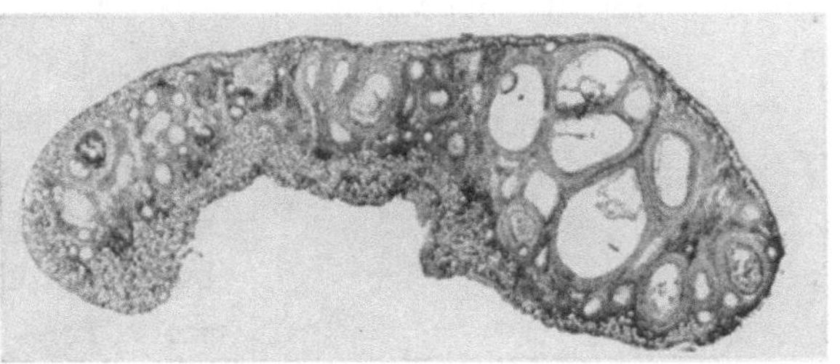

Abb. 200. Juveniles Kaninchenovar.

sprechen, sind solche von 1200—1800 g Gewicht. Dabei muß betont werden, daß die
Reaktion nach dem Gesagten um so schneller abläuft, je mehr sich das jeweilige Versuchstier in seinem Gewicht der eben angegebenen oberen Grenze nähert. Hat man es also
sehr eilig mit der Reaktion, so wird man dementsprechend vorgehen. Es ist erfreulich
zu sehen, wie gerade in jüngster Zeit auch fast allgemein in diesem Sinne die beschleunigte
Reaktion am Kaninchen angestellt wird. Besonders französische Autoren (Bourg, Weymeersch und Rocmans) gingen bei der quantitativen Ermittlung der Hormonmengen
im Urin zu den verschiedenen Schwangerschaftszeiten derart vor, daß sie lediglich Tiere
mit einem Gewicht von 1500 g verwendeten. Dodds stellte beweisende Vergleiche an:
in 23 Fällen mit Kaninchen von 1000 g Gewicht gab es 30% Versager. In 33 Fällen mit
juvenilen Kaninchen im Alter von 12—20 Wochen erhielt er immer richtige Resultate.
Ehrhardt möchte dabei zwei Tiere gleichzeitig verwendet wissen, da er 2mal Mißbildungen an den Ovarien derartiger Kaninchen gesehen hat, die eine Deutung der Reaktionen nicht zuließen. Derartige Mißbildungen sind bisher sonst von keiner anderen Seite
beobachtet, wenigstens nicht beschrieben worden. Ich habe an einer Reihe von nunmehr
über 1000 weiblichen Kaninchen, mit denen ich im Laufe der Jahre experimentell-hormonal
arbeitete und von denen ich die Ovarien gesehen habe, derartiges zu beobachten auch nicht
die Gelegenheit gehabt. Die Ergebnisse, welche die Schnellreaktion am Kaninchen gezeigt
hat, sind durchaus gut. Sie stehen in keiner Weise denjenigen der typischen ursprünglichen
Methode an der infantilen weiblichen Maus nach. Da jedoch das Vorgehen bei dieser Schnell-

reaktion sehr große Unterschiede zeigt bei den einzelnen Autoren, ist ein Gesamtvergleich der Resultate kaum möglich. Die Auswahl der Tiere, die Mengen Urin, welche injiziert werden — einmalig oder auf mehrere Portionen verteilt —, die Zeit, welche abzuwarten notwendig ist, bis die Kontrolle erfolgt und das Resultat einwandfrei ist, werden durchaus verschieden gehandhabt. Im allgemeinen läßt sich sagen, daß nach 48 Stunden das Resultat einwandfrei entschieden ist, daß jedoch bei Übung und vor allem gleichbleibender einheitlicher Methode schon früher als nach 48 Stunden das Ergebnis abgelesen werden kann, vor allem im positiven Falle. Entsprechend den Vorstellungen, auf denen diese Art der Reaktion aufgebaut ist, und entsprechend dem obengeschilderten Mechanismus, wie wir uns ihren biologischen Ablauf denken müssen, ist es sicherlich das vorteilhafteste, eine große Menge Urin auf einmal intravenös zu injizieren. Bourg benutzt dazu 20 ccm Urin, die entsprechend mit Äther (Zondek) vorbehandelt oder auch eingeengt werden. Es wird von dem Autor betont, daß dabei häufig Tiere sterben, wenn nicht sehr langsam und vorsichtig — oder unter Umständen sogar absatzweise — injiziert wird. Nach den Erfahrungen der meisten Autoren — dazu gehören auch diejenigen des Verf. — sind 10 ccm Urin durchaus genügend, wenn man Frühurin unvorbehandelt injiziert. Frühurin sollte überhaupt ausschließlich bei der Ausführung der biologischen Schwangerschaftsreaktion verwendet werden. Einen nicht unberechtigten Hinweis für die Anwendung der Kaninchenmethode gibt R. Bourg, der verlangt, im negativen Fall immer nicht nur eine Seite, sondern beide Ovarien zu kontrollieren. Einseitige Reaktion könne vorkommen. Das bezieht sich aber wohl auf die sehr frühe Kontrolle innerhalb 24 Stunden. Deshalb tut man gut, auf folgende Weise zu verfahren, wenn es auf Dringlichkeit ankommt:

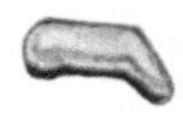 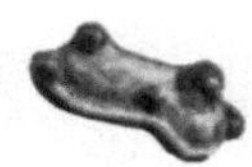

Abb. 201. Links: Juveniles Kaninchenovar negativ. Rechts: Juveniles Kaninchenovar positiv. (Natürliche Größe.)

Möglichst „submature" Kaninchen (also von 1600—1700 g Gewicht); unvorbehandelter Frühurin; Injektion von 10 ccm intravenös (Ohrrandvene); langsame Injektion (dann sterben niemals die Tiere). Niemals Tötung des Tieres, sondern Operation von einer Rückenseite in Äthernarkose nach 24 Stunden (oder früher); makroskopische Kontrolle des Ovars auf Blutpunkte. Bei negativem Befund erneute Kontrolle durch Operation der anderen Seite nach weiteren 24 Stunden. Die Tiere können nach 4 Wochen wieder gebraucht werden (genaue Buchführung! — Jedes Tier hat sein Journalblatt!). Bei den Injektionen muß das Tier sehr gut festgehalten werden, da nach 5—7 ccm manchmal etwas Unruhe auftritt. Paravenöse Injektion wird sofort bemerkt an der entstehenden Quaddel und an der Abwehr des Schmerzen habenden Tieres. Das normale Ovarium derartiger Tiere ist glatt, weißlich-gelblich, lang gestreckt, spindelförmig; kleine Follikel (Oberflächenerhebungen) sind nur deutlich bei genauerem Hinsehen oder unter Lupenbetrachtung. Positive Ovarien haben große Follikelerhebungen, die infolge der Blutung in sie hinein hochrot bis dunkelrot aussehen. Gesprungene Follikel sind erkenntlich an einer kleinen knopfförmigen frisch-blutigen Erhebung — alles Erscheinungen, die an den Ovarien der Tiere mit dem angegebenen Gewicht spontan nicht vorkommen (s. Abb. 201 u. 202).

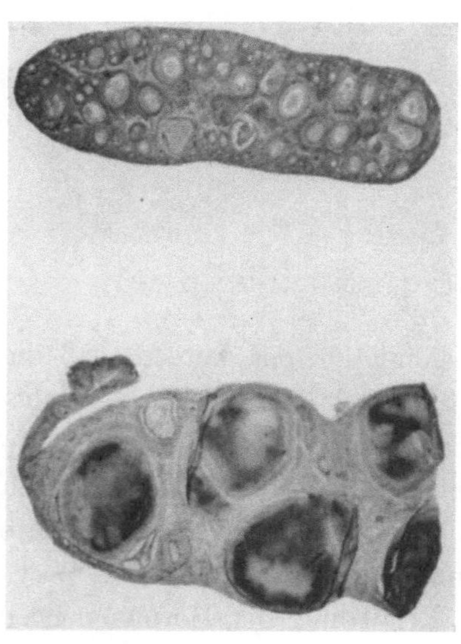

Abb. 202. Schwangerschaftsreaktion durch intravenöse Injektion am juvenilen Kaninchen, histologisch (Lupenbetrachtung). Oben: negativ. Unten: positiv (nur $^1/_2$ Ovarium ist wiedergegeben).

Ergebnisse mit der beschleunigten Schwangerschaftsreaktion am Kaninchen.

Es seien an dieser Stelle die Ergebnisse mit der Kaninchenreaktion, die ich in der Literatur finden konnte, wiedergegeben. Es ist natürlich ganz selbstverständlich, daß diese Reaktion weit mehr angewandt wird (wie auch die Originalmethode an der Maus), als das aus der Literatur rein zahlenmäßig hervorgeht.

Reaktion am Kaninchen: 2281 Fälle mit 25 Fehlergebnissen; das sind 1,1% Fehler oder 98,9% richtige Diagnosen bei 2281 Urinuntersuchungen. Im einzelnen setzen sich diese Untersuchungen folgendermaßen zusammen:

	Fälle	Fehl-ergebnisse	Bemerkungen
Friedmann Lapham . . .	92	—	—
Reinhardt Scott	150	2	—
Dorn, Mordse u. Sugarman	150	6	—
Stricker	75	—	—
Parvey	40	2	—
Wilson und Corner	196	4	(Eigentlich nur 1)
Brown	250	—	—
Ehrhardt	100	2	—
Brindeau	140	3	—
Parache.	180	—	—
Schneider.	500	2	—
Ad. Brouha	190	1	(1 krankes Tier = eigentlich 0)
Magath Rondall	85	1	—
Dodds.	33	—	—
Büttner.	100	2	—
	2281	25	

Die bisher mitgeteilten Ergebnisse sind also durchaus der originalen Methode ebenbürtig und reihen sich würdig an sie an. Neuerdings erschien eine Arbeit von F. E. Sondern und I. J. Silverman, die sich die Mühe gemacht haben, in 487 Fällen von Urinuntersuchungen die Reaktion an der infantilen weiblichen Maus und am juvenilen Kaninchen in Parallelversuchen gleichzeitig anzustellen. An den Ergebnissen ist folgendes interessant: Die Kontrollen von 81 Urinen von Nichtschwangeren ergaben in allen Fällen ein negatives Resultat sowohl an der Maus als auch am Kaninchen. Beide Methoden hatten eine ungefähre Sicherheit von 98%. Die Fehlergebnisse an der Maus waren nicht die gleichen wie die Fehlergebnisse am Kaninchen und umgekehrt, so daß also bei Anwendung beider Methoden gleichzeitig im Parallelversuch sich eine noch geringere Fehlerzahl für die biologische Diagnose der Frühschwangerschaft ergeben würde. Wenn man hört, daß die vereinzelten Versager an der Maus und diejenigen am Kaninchen in diesen Parallelversuchen durchaus nicht die gleichen waren, so spricht das zunächst einmal wieder dafür, bei Fehlern dieser Methoden überhaupt in allererster Linie an solche durch normale Fehlerbreiten biologischer Methoden im allgemeinen zu denken. Andererseits macht diese Feststellung die AZR. zu einer noch sicheren Methode (nämlich 99%), wenn beide Arten gleichzeitig angewandt werden, was von den betreffenden Autoren auch vorgeschlagen wird. Ich glaube aber, man kann sagen: Diese 1% größere Sicherheit rechtfertigt die Umständlichkeit, welche die grundsätzliche Anstellung beider Methoden in jedem einzelnen Falle mit sich bringen würde, nicht und sollte deshalb für ganz dringende, besonders wichtige oder fragliche Fälle reserviert bleiben.

Anhang.

Von Hofmann, Prag, ist in letzter Zeit die Anwendung von Serum an Stelle Urins bei der Schnellreaktion am Kaninchen empfohlen worden. Diese Methode erschien 1932/33 unter der Devise „eine neue hormonale Schwangerschaftsreaktion am Kaninchen" und wird als Kaninchen-Serumversuch bezeichnet. Eine neue Methode ist das nicht; denn es hat vorher Untersucher gegeben, die an Stelle von Urin auch ab und zu Serum für die intravenöse Injektion am Kaninchen verwendet haben. Abgesehen davon, hat T. K. Brown bereits einige Zeit vorher über eine Reihe von Fällen berichtet, in denen Serum zur Anstellung der Schnellreaktion bei Kaninchen angewandt wurde. Nach Hofmann werden aus der Armvene 25 ccm Blut entnommen und die daraus erhaltenen 12 ccm Serum zur intravenösen Injektion bei etwa $2^1/_2$ kg, aber nicht unter 2300 g schweren weiblichen, etwa 2—3 Tage isoliert gehaltenen Kaninchen injiziert. Weil mehrfach Tiere starben, wird die „Entgiftungsmethode" durch Ausschütteln mit Äther und Stehenlassen des Serums für 2 Stunden nach Zondek angewandt. Die Injektion erfolgt in zwei Portionen mit 1 Stunde Zwischenraum. Die Tiere werden vor der Injektion laparotomiert, um die Ovarien zu kontrollieren; 24 Stunden nach der Injektion erneute Ovarienkontrolle. Vom Autor wird dies als die schnellste Methode (innerhalb 24—26 Stunden) einer Schwangerschaftsreaktion angegeben. Daß andere Autoren mit Urin das gleiche, in manchen Fällen Resultate in noch kürzerer Zeit angegeben haben, scheint dem Autor entgangen zu sein. Die Vorteile, welche ein solches Verfahren mit Serum haben sollte, sind nicht einzusehen, es sei denn, daß einmal absolut kein Urin zu erlangen ist und die Reaktion außerordentlich eilt.

3. Die hormonale Diagnose auf Blasenmole und Chorionepitheliom.

Über die Mengenverhältnisse, die Diagnosestellung und Abgrenzung der hormonalen Konzentration bei Fällen von Blasenmole und Chorionepitheliom wurde in einem besonderen Abschnitt im einzelnen eingehend gesprochen. Es bleibt also hier lediglich die Methodik des Mengennachweises anzuführen. B. Zondek gibt dazu ein besonderes Schema an, nach welchem er Serientestierungen an einer größeren Reihe von infantilen weiblichen Mäusen vornimmt, um den genauen Mengengehalt des Urins zu bestimmen. Ich gebe seine Methode hier wieder:

Methode nach B. Zondek. Der Frühurin wird, falls er nicht sauer reagiert, mit 10%iger Essigsäure bis zur schwach lackmussauren Reaktion angesäuert und durch ein grobes Filter filtriert. 1 ccm Harn wird gemischt mit 99 ccm Aqua dest. (Lösung A) und 1 ccm verdünnt mit 49 ccm Aqua dest. (Lösung B). Diese Lösungen werden in steigenden Dosen 10 infantilen Mäusen injiziert. Bei der individuellen Reaktionsfähigkeit der infantilen Mäuse darf man sich auf eine Harntitration nicht verlassen, sondern muß die Untersuchung nach einigen Tagen wiederholen.

Ist die Schwangerschaftsreaktion (HVR. II oder III) bei Tier 9 und 10 negativ, so kann man mit ziemlicher Sicherheit eine Blasenmole oder Chorionepitheliom ausschließen (s. Schema!).

Lösung A	Lösung B
Tier 1 = 4 × 0,05 ccm = 250 000 ME.	Tier 4 = 4 × 0,05 ccm = 125 000 ME.
2 × 0,1 „	2 × 0,1 „
„ 2 = 4 × 0,1 „ = 200 000 „	„ 5 = 4 × 0,1 „ = 100 000 „
2 × 0,05 „	2 × 0,05 „
„ 3 = 6 × 0,1 „ = 166 666 „	„ 6 = 6 × 0,1 „ = 83 300 „
	„ 7 = 3 × 0,15 „ = 66 666 „
	3 × 0,1 „
	„ 8 = 6 × 0,15 „ = 55 550 „
	„ 9 = 6 × 0,2 „ = 41 660 „
	„ 10 = 6 × 0,3 „ = 27 770 „

Wird die Reaktion von Tier 8 an positiv, so wird die Diagnose „Mole oder Chorionepitheliom" um so wahrscheinlicher, je höher der Hormongehalt des Harns ist. Derartige Frauen müssen klinisch besonders gut beobachtet werden! Ist die Schwangerschaftsreaktion von Tier 2 an positiv, so ist damit die Diagnose einer pathologischen Plazentarveränderung (Mole, Chorionepitheliom) gesichert.

Methode nach Clauberg. Untersuchungen über die Gewichtsverhältnisse von geschlechtsphysiologisch und geschlechtsfunktionell auf gleicher Stufe stehenden Mäusen und Kaninchen und über die zur Erzeugung gleichen Effektes an den Ovarien dieser Tiere notwendigen Dosen Hormon haben mich zu folgendem, oben bereits erwähnten Ergebnis geführt: Der 6 g schweren infantilen Maus entspricht hinsichtlich der genitalphysiologischen Bedingungen das etwa 600 g schwere Kaninchen. Das also 100mal so schwere infantile Kaninchen bedarf zur Erzielung des gleichen hormonalen Effektes bei gleicher subcutaner Applikation des Urins unter gleichen zeitlichen Bedingungen in der Verteilung der Dosen (wie an der infantilen Maus im typischen Aschheim-Zondek-Test) etwa der 100fachen Menge Urin gegenüber der Maus. Man muß also, um mit normalem Schwangerenurin an einem solchen infantilen Kaninchen eine der Maus entsprechende einwandfreie Reaktion bei subcutaner Injektion zu erzielen, mindestens 75 ccm, besser 100 ccm Urin injizieren. Das Chorionepitheliom mit seiner enormen Hormonausscheidung wird an infantilen Mäusen durch Ansetzen von Serienversuchen mit steigenden Verdünnungen des Urins nachgewiesen (s. oben!). Das ist sicherlich etwas umständlich, und besondere Berechnungen müssen dabei angestellt werden. Auch die Blasenmole produziert unter Umständen riesige Mengen Vorderlappenhormon. Ich konnte jedoch an ganz jungen Blasenmolen, sowie im Vergleich mit den Ergebnissen aus der Literatur und an eigenen Fällen von großen Blasenmolen feststellen, daß die Menge der Hormonproduktion und -ausscheidung bei dieser Erkrankung proportional der Größe, Quantität und Ausbreitung der entarteten Zotten geht. Beim Chorionepitheliom, der malignen Entartung der Chorionzotten jedoch ist das anders. Das Chorionepitheliom, wenn es im Uterus sitzt, macht schon bei geringster Ausbreitung oder bei Vorhandensein nur einiger maligner Zotten eine enorme Überproduktion von „Vorderlappenhormon". Wird von dem Urin einer solchen Patientin nur je einmal an zwei aufeinanderfolgenden Tagen je 1 ccm Urin subcutan am infantilen Kaninchen injiziert, so kommt es innerhalb 48 Stunden, also bis zum 2. Tag nach der ersten Injektion zu einer derartigen enormen Wirkung am Ovar, daß diese Reaktion zur Differentialdiagnose unbedingt verwendet werden kann, und zwar bei folgender Fragestellung: Ist der Uterus nur wenig oder noch nicht sehr vergrößert, ergibt das abradierte geringe Material Verdacht auf maligne Entartung im Sinne des Chorionepithelioms, ist jedoch die histologische Entscheidung wegen des geringen Materials nicht zu stellen oder zweifelhaft, so gibt die hier beschriebene Reaktion im positiven Falle den Ausschlag. Es wird Frühurin am infantilen

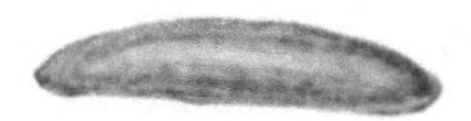

Abb. 203.
Infantiles Kaninchenovar. (5fache Vergrößerung.)

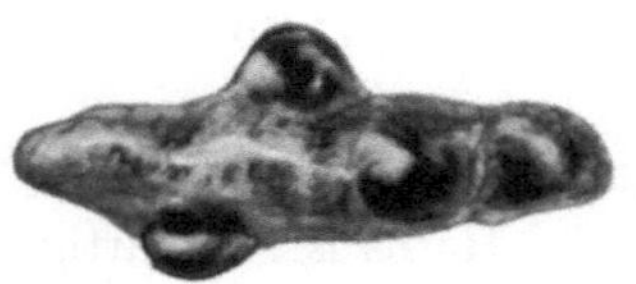

Abb. 204. Infantiles Kaninchenovar nach subcutaner Injektion von 2 × 1 ccm Urin eines Chorionepithelioms. Reaktion nach 45 Stunden. (5fache Lupenvergrößerung.)

600—800 g schweren Kaninchen in einer Menge von 1 ccm subcutan heute und morgen injiziert. Handelt es sich um Chorionepitheliom, so finden wir übermorgen (also nach 48 Stunden) eine derart enorme Reaktion an den Ovarien, wie sie überhaupt nicht zu verkennen ist. Eine Täuschung im positiven Falle ist vollkommen unmöglich, denn mit 2 × 1 ccm Urin subcutan reagiert sonst niemals ein infantiles Kaninchen, außer bei einem Falle von sehr großer riesiger Blasenmole. Und eine solche ist ja von vornherein ausgeschlossen worden. Die höchstens zur Differentialdiagnose stehende beginnende oder kleine Blasenmole macht diese Reaktion auf keinen Fall. — Ich gebe die Abbildung der Reaktion hier wieder. Auch diese kleinen Tiere kann man getrost operieren, wobei selbstverständlich im Falle eines negativen Ergebnisses nach weiteren 24 Stunden zur Sicherung erneut kontrolliert wird.

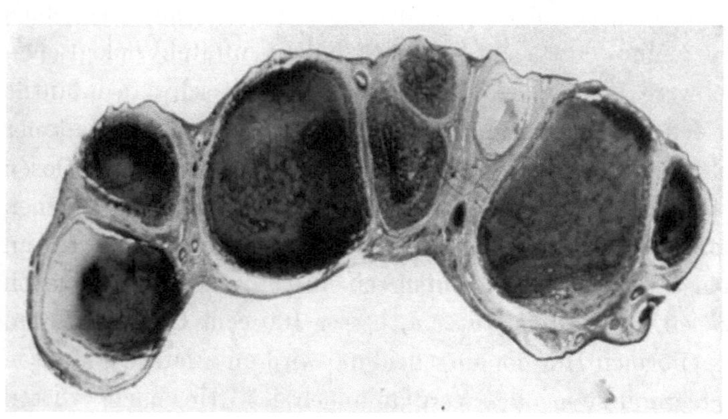

Abb. 205. Schnitt durch das Ovarium einer positiven Chorionepitheliomreaktion am infantilen Kaninchen. (Nach 48 Stunden.)

Der Vollständigkeit halber sei hier ebenfalls das Bild eines mikroskopischen Schnittes von einem positiven Ovar wiedergegeben.

Anmerkung bei der Korrektur. Spitzer-Prag wendet sich vor kurzem gegen diese Reaktion, wobei er sich auf einen dabei mitgeteilten Fall von Chorionepitheliom mit negativer Reaktion beruft. Wenn es Fälle mit negativer Reaktion oder solche ohne Erhöhung der Hormonproduktion gibt, so ändert das nichts an dem Sinn der von mir angegebenen Reaktion, nämlich: Ist sie positiv, so ist es ein Chorionepitheliom!

Anhang.

Bei der Besprechung der hormonalen Verhältnisse des Chorionepithelioms (s. besonderen Abschnitt oben) wurde bereits erwähnt, daß Hashimoto in diesen Fällen die hormonale Diagnose aus dem Lumbalpunktat stellt. Nach seinen Untersuchungen sind 18 ccm Lumbalflüssigkeit notwendig, um damit (in 8 Portionen injiziert) eine positive Schwangerschaftsreaktion an der Maus zu erzielen, wenn es sich um eine normale Schwangerschaft handelt. Bei Blasenmole und Chorionepitheliom sollen 12—16 ccm genügen, so daß der Autor 15 ccm in solchen Fällen, auf 8 Portionen verteilt, injiziert. Wenn also bei Anwendung von 15 ccm Lumbalflüssigkeit eine positive Reaktion zu erzielen ist, so soll es sich um Blasenmole oder Chorionepitheliom handeln. Bei den einfacheren Möglichkeiten.

die Diagnose einer pathologischen Chorionepithelwucherung hormonal zu stellen, wie sie oben beschrieben wurden, erübrigt es sich wohl über eine evtl. generelle Anwendung einer solchen Diagnose aus der Cerebrospinalflüssigkeit zu diskutieren.

4. Zusammenfassung.

Die uns zu Gebote stehenden einfachen Möglichkeiten der hormonalen Diagnose von Schwangerschaftsprozessen und deren maligner Entartung lassen sich demnach folgendermaßen zusammenfassen:

1. Die typische Schwangerschaftsreaktion nach Aschheim-Zondek in den gewöhnlichen Fällen an der infantilen Maus von 6—8 g Gewicht (bekannt und häufig beschrieben). Damit lassen sich ebenfalls lebende Chorionreste nachweisen. Es müssen mehrere Tiere verwendet, 6mal subcutan injiziert und 100 Stunden abgewartet werden (makroskopische und mikroskopische Untersuchungen!).

2. Die Schnellreaktion auf normale Schwangerschaftsprozesse an juvenilen Kaninchen von 1200—1800 g Gewicht durch einmalige intravenöse Injektion von 10 ccm unvorbehandeltem Urin und makroskopische Ovarienkontrolle nach 24—48 Stunden. Im negativen Falle — endgültige Kontrolle nach 72 Stunden.

3. Die Reaktion auf Chorionepitheliom — bei histologisch zweifelhaftem Material oder durch Ausfall der Reaktion an der infantilen Maus oder an juvenilen Kaninchen begründetem Verdacht — am infantilen Kaninchen von 600—800 g Gewicht durch zweimalige subcutane Injektion von je 1 ccm unvorbehandeltem Urin und makroskopische Ovarienkontrolle nach 48 Stunden.

5. Ablauf und direkte Beobachtung der Schwangerschaftsreaktion unter Sicht.

Vor einigen Jahren habe ich in dem Bestreben zur Vereinfachung des „Ablesens" der Veränderungen am Ovar bei der Schwangerschaftsreaktion am Kaninchen folgende Operation vorgenommen: Vom Rücken-Seitenschnitt wird das Peritoneum über dem Ovar eröffnet und dieses mit der Tube vorgezogen. Es wird dann das Ovar von der Tube vorsichtig abgelöst und die letztere abgeschoben. Die Tube wird in die Bauchhöhle zurückversenkt und nunmehr das außenbleibende Ovarium in die Muskulatur eingenäht. Die Nähte fassen Muskulatur und Peritoneum der einen Seite, dann das Mesovarium, und schließlich Peritoneum und Muskulatur der anderen Seite, und werden neben dem Ovar geknüpft. Auf diese Weise gelangt das Ovar extraperitoneal in eine Muskelfassung zu liegen. Nunmehr wird ein kreisrunder Haut-Subcutislappen herausgeschnitten und an Stelle des Defektes ein ringsherum mit feinen Löchern durchbohrtes Uhrschälchen mit flachem Rand, aber starker Konkavität in die Haut eingenäht. Danach läßt sich das in der Muskelfassung liegende Ovarium durch das Hautfenster beobachten. Die primäre Einheilung ist ausgezeichnet, zumal nach der in starker Streckung des Tieres vorgenommenen Operation das Uhrschälchen sich sofort verschiebt bei Einnahme der normalen Haltung des Tieres und somit gar nicht auf dem vorgelagerten Ovarium sitzt oder mechanisch reibt. Soll das Ovar beobachtet werden, so wird das Tier wieder in Operationsstrecklage gebracht und die „Sicht" auf das Ovar ist wieder vorhanden. Meistens aber wachsen von der Subcutis aus fibrinöse Beläge von innen her über das Glas, so daß die Sicht allmählich getrübt wird. Immerhin habe ich mehrere Schwangerschaftsreaktionen auf diese Weise buchstäblich während ihres Ablaufs „unter Sicht" gehabt; abgesehen davon, daß man auf diese Weise schon die ersten beginnenden Veränderungen beobachten und damit früher die Diagnose stellen kann. Sollte es gelingen, in solchen Fällen das Operationsgebiet auf längere Zeit reizlos zu erhalten, so würde das eine gute Aussicht zu mancherlei Studien am Ovar bedeuten. Das Wesentliche scheint mir zu sein, daß es sich dabei nicht um ein Bauchfenster im Sinne des Ersatzes eines Stückes Bauchwand, sondern um ein Haut-fenster handelt. Selbstverständlich eignet sich zu einer solchen Methode nur ein größeres Tier wie das ausgewachsene Kaninchen.

Unter ähnlichen Gedankengängen sind Autoren wie Neumann sowie Dworzak und Podleschka, Prag, vorgegangen, die sich mit der Transplantation von Gewebe des Genitaltractus in die vordere Augenkammer beschäftigten. Auch diese Autoren arbeiteten am Kaninchen. Neumann hat vor allen Dingen Transplantationen von Uterusschleimhaut-stückchen in die vordere Augenkammer vorgenommen. Diese Stücke heilten meistens ein, so daß Studien an ihnen sowohl hinsichtlich des normalen Geschehens als auch nach Hormon-zufuhr zu machen waren. Für eine evtl. Schwangerschaftsreaktion kämen natürlich lediglich transplantierte Ovarienstückchen in Frage, die jedoch viel weniger häufig einheilen. Solche Untersuchungen hat vor allen Dingen Dworzak ausgeführt und berichtet in letzter Zeit über mehrere erfolgreiche Versuche in dem Sinne, daß auch die Ovarienstückchen tatsächlich einheilten. Zur Ablesung der Schwangerschaftsreaktion nach Zufuhr von Gravidenurin an den betreffenden Tieren eignet sich eine solche Methode aber bis heute deshalb nicht, weil — wie aus den Ergebnissen des Autors hervorgeht — die Reaktions-fähigkeit der Ovarienstückchen durchaus nicht immer gleich und damit nicht vollwertig bleibt. Im übrigen halte ich solche Methoden, in denen ein Organ wie das Auge des betreffen-den Tieres verstümmelt wird, nicht nur für empfindenswiderstrebend, sondern auch für überflüssig, und sie entfallen im übrigen nach den neuesten Gesetzen für deutsche Forscher von selbst.

XI. Wesentliches zur Beurteilung und Bedeutung der hormonalen Schwangerschaftsreaktion.

Nach den neuesten gesetzlichen Bestimmungen darf die hormonale Schwangerschafts-reaktion, da es sich hierbei ja um Tierversuche handelt, nur in den dazu ermächtigten Laboratorien ausgeführt werden. Wenn deshalb die Beurteilung im einzelnen Fall auch meistens den eingearbeiteten Spezialisten überlassen ist, so benötigt der Arzt, der schließ-lich aus dem Ausfall der Ergebnisse seine diagnostischen Rückschlüsse ziehen soll, doch gewisse Grundkenntnisse über einige Besonderheiten der Reaktion. Ich erinnere daran, daß, wie es ja aus allem vorhergehend Gesagten hervorgeht, der Nachweis des gonado-tropen Hormons in den für die Schwangerschaft typischen Mengen nicht abhängig ist von dem Bestehen einer Schwangerschaft überhaupt, sondern von dem Vorhandensein von lebendem Chorionepithel im Organismus. Dieses lebende Chorionepithel muß außerdem in Verbindung mit der mütterlichen Blutbahn stehen. Das ist das Ergebnis und Urteil vieler Untersucher, die sich mit dem Ausscheidungsverhältnis nach Geburt, Abort, Tubargravidität, Blasenmolen, Chorionepithelresten usw. beschäftigt haben (Aschheim und Zondek, Runge und Hartmann, Evans und Simpson, Voban, Watrin, Kuga, Becker, Steward, Portmann u. a.). Das ist deshalb wichtig, weil wir dadurch mit der biologischen Schwangerschaftsreaktion nicht die Frucht nachweisen, sondern das Chorionepithel. Der positive Ausfall der AZR. sagt uns also nichts über das Leben oder Vorhandensein einer Frucht, sondern er besagt das Vorhandensein von lebendem, mütterlich-blutverbundenem Chorionepithel. Dementsprechend haben auch Untersuchungen wie die von Runge und Hartmann und von Westmann ergeben, daß selbst nach Absterben des Feten aus dem noch langen Positivbleiben der Reaktion auf weitere Lebensfähigkeit der Placenta zu schließen ist. Aus diesem Grunde hat die AZR. auch keineswegs für die Diagnose der Extrauteringravidität diejenige Bedeutung gewonnen, wie es auf den ersten Blick hätte scheinen mögen. Dafür zwei Beispiele: ein lebender intrauteriner Zottenrest mit langsam sich entwickelndem einseitigem Adnextumor ergibt natürlich eine positive Reaktion. Eine entstehende retrouterine Hämatocele mit vollständig aus der Tube abortiertem extrauterinem Ei kann jedoch ohne weiteres eine negative Reaktion geben, wenn der Lösungsprozeß des Eies in der Tube schon einige Zeit im Gange war. Wir dürfen uns also keineswegs verleiten lassen, in einem Falle, wo der Verdacht auf extrauterine Gravidität besteht, die endgültige Diagnose lediglich von dem Ausfall der AZR. abhängig zu machen. Das Krankheitsbild, um das es hier häufig geht, wollen wir in seiner Beziehung zur biologischen Schwangerschaftsreaktion etwa folgendermaßen skizzieren: Mehr oder weniger kurze Amenorrhöe — keine oder leichte Blutung. — Schmerzen in einer Seite. — Keine Temperaturerhöhungen oder sonstige Allgemeinerscheinungen (oder höchstens Gefühl einer eingetretenen Schwangerschaft, wie das bei einigen Frauen der Fall ist). Palpation: etwas großer oder auch nicht nachweisbar vergrößerter Uterus, geringe druckempfindliche Resistenz, Schwellung oder gar kleiner Tumor der Adnexe auf der Seite der Schmerzen. Dann kann es sich handeln um:

1. Eine normale Gravidität mit Schwangerschafts-Corpus luteum oder Corpus luteum-Cyste.

2. Drohenden intrauterinen Frühabort nach Abtreibungsversuch mit dem Erfolg leichter entzündlicher Adnexreizung (solche Fälle, unter Umständen mit ganz leichter palpatorisch kaum nachweisbarer pelveoperitonitischer Reizung, sind nicht selten).

3. Junge intakte oder ,,stehende" extrauterine Gravidität.

4. Glandulär-cystische Hyperplasie der Uterusschleimhaut mit manchmal als Ovarvergrößerung palpatorisch sich darstellender Follikelpersistenz.

In diesen Fällen nun läßt sich mit der biologischen oder hormonalen ,,Chorionepitheldiagnose" eine extrauterine Gravidität nur unter folgenden Bedingungen feststellen: Ist der Uterus sicher leer und frei von Choriongewebe, was einwandfrei nur durch histologische Durchuntersuchung des bei einer indizierten Curettage gewonnenen Materials festgestellt werden kann, und bleibt bei leerem Uterus die AZR. über längere Zeit als 8 Tage positiv, so muß es sich um eine extrauterine Gravidität handeln. Wir ersehen daraus, daß mit der Kenntnis der AZR. die Diagnose der extrauterinen Gravidität keineswegs zu einer reinen Laboratoriumsdiagnose geworden ist, wie das der Uneingeweihte annehmen könnte[1]. Die eigentliche Domäne der biologischen Schwangerschaftsreaktion bleiben aber vor allem die Fälle von Frühschwangerschaft. Nicht, daß nun in jedem Falle einer Amenorrhöe unbedingt die hormonale Reaktion zur sicheren Entscheidung gestellt werden müßte. Es muß im Gegenteil auch für die Anstellung der AZR. eine strikte Indikation vorliegen. Das ist dann der Fall, wenn bei anderen Erkrankungen als gynäkologischen die Entscheidung zum therapeutischen Handeln mit dem Vorhandensein eines Schwangerschaftsprozesses steht und fällt. Das ist in ganz besonderem Maße der Fall bei Leiden, die eine Unterbrechung der Schwangerschaft dringend indizieren. Wir wissen, daß der Eingriff der Interruptio kein einfaches belangloses Unternehmen darstellt, daß dieser Eingriff an Harmlosigkeit einbüßt proportional dem Alter der Gravidität. Je früher hier die Diagnose gestellt wird, desto einfacher und weniger gefahrvoll die Unterbrechung. Hier hilft die biologische Reaktion deshalb ganz besonders weiter, weil die sie bedingenden Hormonmengen ja gerade in der Frühschwangerschaft in stärkster Konzentration vorhanden sind. Im wesentlichen ist es aber auch die Abgrenzung von Tumoren gegen eine normale Gravidität bzw. die Frage „Tumor und gleichzeitige Schwangerschaft" oder ähnliches, welche nur durch die AZR. ihre endgültige Entscheidung finden kann. Dabei können die Tücken, die sich der palpatorischen Untersuchung in Form erweichter Myome bei Verdacht auf Gravidität oder als partielle wie totale Kontraktionen des frühschwangeren Uterus bei Verdacht auf Myom entgegenstellen, zweifellos als manchmal zu hinterlistig bezeichnet werden, als daß sie nicht unsererseits mit der List der Laboratoriumsuntersuchung angegangen werden sollten. Geradezu unentbehrlich wird die biologische Reaktion nun, wenn es sich gar darum handelt zu entscheiden, ob eine Blasenmole oder ein Chorionepitheliom vorliegt. Dabei sind wir durch den Hormonnachweis jedoch nicht nur imstande, diese gegen andere Neubildungen, sondern auch gegen die normale Schwangerschaft abzugrenzen, noch bevor die Möglichkeit zu einer histologischen Diagnose besteht.

Für die Frage Chorionepitheliom und Blasenmole in ihren Beziehungen zur AZR. haben bereits Rössler (1929) und später Aschheim die Forderung aufgestellt, grundsätzlich alle Fälle der biologischen Nachkontrolle zuzuführen. W. Rosenstein (1933) hat dafür bestimmte klare Richtlinien aufgestellt, die wir hier wiedergeben wollen: Bei jedem Fall von Blasenmole ist die Aschheim-Zondeksche Reaktion anzustellen, wenn möglich mit quantitativer Bestimmung des Hormonspiegels.

Diese Untersuchung ist in möglichst dichten Abständen, mindestens alle 14 Tage zu wiederholen, bis negative AZR. auftritt.

Ist die negative AZR. aufgetreten, so ist die Untersuchung in Abständen von 4 Wochen zu wiederholen, bis 3 Monate nach der Blasenmole verstrichen sind; dann kann, wenn keine klinischen Symptome vorliegen, Patient als geheilt angesehen werden.

Bei jedem diagnostizierten Chorionepitheliom oder bei dem Verdacht eines solchen muß die AZR. angestellt werden; ist sie negativ, kann ein Chorionepitheliom mit größter

---

[1] Neuerdings ist auch zu der Frage Stellung genommen worden, ob gleichzeitige Anstellung von Mäuse- und Kaninchenreaktion hier zu endgültigeren Resultaten kommen lasse; und Spitzer-Prag schreibt auf Grund von in diesem Sinne vorgenommenen Untersuchungen dem Ausfall der HVR. I — also bloßer Follikelreife — eine Bedeutung zu. Der Autor sagt selbst, daß dazu noch weitere Erfahrungen und Untersuchungen erforderlich wären. Wie dem auch sei, so bleibt immer die Tatsache bestehen: ob auch HVR. III, II oder nur I im Tierversuch mit dem Urin erzielt werden — die Ursache sind die noch lebenden oder absterbenden Chorionzellen; der Ort ihres Sitzes ist damit nicht entschieden.

Wahrscheinlichkeit angeschlossen werden. Bei positivem Reaktionsausfall muß ein Chorionepitheliom als bestehend angenommen werden, falls keine erneute Gravidität vorgelegen hat.

Nach jeder Operation eines Chorionepithelioms ist anfänglich alle 14 Tage, später in monatlichen Abständen die AZR. anzustellen. Bleibt die AZR. länger als 4 Wochen positiv, so ist mit großer Wahrscheinlichkeit ein Rezidiv zu erwarten.

Hinsichtlich der Beurteilung der originalen Schwangerschaftsreaktion nach Aschheim-Zondek an der infantilen Maus sei noch kurz folgendes hinzugefügt: wie wir früher gehört haben, findet sich in der Schwangerschaft auch das Follikelhormon vermehrt. Daraus ergibt sich ein Hinweis für die Möglichkeit der Vermeidung von Fehlern in der Beurteilung, worauf besonders Aschheim in seiner Monographie „Die Schwangerschaftsdiagnose aus dem Harn" hinweist. Wenn nämlich die mikroskopische Beurteilung der Mäusegenitalien ein zunächst negatives Resultat ergibt, so muß das Vorhandensein von vermehrten Mengen Follikelhormon uns aufmerken lassen. Das Vorhandensein von Follikelhormon ist naturgemäß kenntlich an dem Wachsen des Genitalschlauches der Testtiere, also des Uterus und der Vagina und damit an dem Auftreten des Schollenstadiums in der Vaginalschleimhaut. In solchen Fällen kann entweder das Follikelhormon aus dem Urin der Patientin stammen und damit direkt am Genitalschlauch der infantilen Maus gewirkt haben, oder aber es haben sich in den Mäuseovarien auf Grund des Vorhandenseins von lediglich follikelstimulierendem Hormon große funktionierende Follikel gebildet, die mit ihrer Follikelhormonproduktion das Schollenstadium hervorrufen. Wir wissen nun, daß Blutpunkt- und Corpus luteum-Bildung für die Diagnose Schwangerschaft typisch sind. Da wir nichts Genaues über die Art des Hypophysenvorderlappen-Hormonanstieges im Harn bei Eintreten der Schwangerschaft wissen, darf in denjenigen Fällen, wo Follikelhormon (entweder primär oder vom Ovar der Testtiere aus) wirksam war, nicht ohne weiteres das Urteil „negativ" gefällt werden, sondern es muß der Verdacht offen gelassen werden, daß in dem betreffenden untersuchten Urin die Hypophysenvorderlappen-Hormonkonzentration noch nicht oder zufällig nicht derart beschaffen war, daß es zur Blutpunkt- oder Corpus luteum-Bildung kommen konnte. Wir müssen also in solchen Fällen eine zweite Reaktion anstellen und erst nach deren Ausfall das endgültige Urteil fällen. Auf jeden Fall sind dann auch die Ovarien der Tiere in Serien zu schneiden und mikroskopisch vollständig durchzuuntersuchen. Es ist also mit anderen Worten das Vorhandensein erhöhter Follikelhormonmengen oder das Auftreten der HVH. A-Komponente auf Schwangerschaft verdächtig. Dabei wird letzteres (bloße HVH. A-Wirkung) eher an der ganz jungen Frühschwangerschaft vorkommen, dagegen direkt follikelhormonhaltiger Urin eher von späteren Frühschwangerschaftsfällen stammen; denn der Follikelhormongehalt beginnt erst stärker anzusteigen mit der endgültigen Ausbildung der Placenta, d. h. also vom 4. Schwangerschaftsmonat ab.

Ganz zum Schluß seien nun noch einige Hinweise rechtlicher Art gebracht, die sich aus der Möglichkeit, einen Schwangerschaftsprozeß überhaupt aus dem Harn zu diagnostizieren, ergeben: Stern hat in durchaus berechtigter Weise zuerst auf derartige Zusammenhänge hingewiesen und zu denken gegeben. Also: 1. Es geht nicht an, daß nun ohne weiteres Urin untersucht und Auskunft erteilt wird an Privatpersonen, die solchen Urin bringen. Daraus sind die größten Konflikte konstruierbar! In solchen Fällen muß der Urin vom Arzt selbst durch Katheterisieren entnommen werden, so daß er selbst dafür bürgt, daß der

Urin tatsächlich von der fraglichen Patientin stammt. 2. Auskunft darf nur an den Arzt oder an die betreffende Person selbst, von der der Urin katheterisiert entnommen ist, erteilt werden, da im anderen Falle Verletzung ärztlichen Berufsgeheimnisses und Vertrauensbruch vorliegen kann. 3. Über die einzelne Reaktion ist genau Buch zu führen, damit schriftliche Aufzeichnungen und also Akten darüber jederzeit vorliegen. 4. Die histologischen Präparate (beim Mäuseversuch) sind aufzubewahren, um damit als Belegstück immer zur Hand zu sein. 5. Die Reaktion erfordert biologische und technische Kenntnisse und sollte deshalb den damit eingearbeiteten medizinisch-biologischen Laboratorien reserviert bleiben. Es geht nicht an, daß Chemiker, Apotheker oder Nichtärzte diese rein ärztliche, eher spezialärztliche Angelegenheit als Gelegenheitsarbeit ausführen (neuerdings durch gesetzliche Regelung erledigt!).

Unter Berücksichtigung aller genannter Eigenheiten der Reaktion und unter Beachtung der oben skizzierten Vorschriften für die Anstellung derselben läßt sich sagen, daß die hormonale Diagnose der Schwangerschaft sich als eine ausgezeichnete Bereicherung unserer diagnostischen Mittel erwiesen hat und daß sie gerade besonders wertvoll für die Diagnosestellung der Frühgravidität geworden ist. Damit hat sie also gerade dasjenige gehalten, was von einer „Schwangerschaftsreaktion" erwartet wurde und was ihren eigentlichen Sinn und Wert bestätigt.

Literaturverzeichnis.

I. Zusammenfassende Werke und allgemeine Arbeiten über die Sexualhormone und ihre Beziehungen zum Genitalzyklus.

Allen, Edgar, The oestrus cycle in the mouse. Amer. J. Anat. **30** (1922). — The menstrual cycle in the monkey; effect of double ovariectomy and injury to large follicles. Proc. Soc. exper. Biol. a. Med. **23**, Nr 6 (1926). — Endocrine activity of the ovary. J. amer. med. Assoc. **97** (1930). — *Allen, E.* and collaborators, Sex and internal secretion. London: Baillière 1932.

Brouha, Lucien, Le système hypophyso-génital. Rev. belge Sci. méd. **6**, 410—414 (1934).

Clauberg, C., Genitalzyklus und Schwangerschaft bei der weißen Maus. Arch. Gynäk. **147** (1931). — Der unvollständige und der vollständige Genitalzyklus der weißen Maus. Klin. Wschr. **1932** I. — Die weiblichen Sexualhormone in ihren Beziehungen zum Genitalzyklus und zum Hypophysenvorderlappen. Berlin: Julius Springer 1933. — Las hormonas sexuales femininas. (Erweiterte Ausgabe von „Die weiblichen Sexualhormone.") Editorial Labor, S.-A. Madrid 1935. — *Corner, G. W.*, The relation between menstruation and ovulation in the monkey. J. amer. med. Assoc. **89** (1927). — The nature of the menstrual cycle. Medicine **12**, Nr 1 (1933, Febr.). — *Courrier, R.*, Les hormones sexuelles femelles. Soc. de biologie Réunion Plénière tenne, 22. u. 23. Mai 1931. — *Courier, R.* et *R. Kehl*, Le déciduome exper. chez la lapine gestante. C. r. Soc. Biol. Paris **104** (1930).

Dierks, H., Experimentelle Untersuchungen an menschlicher Vaginalschleimhaut. Arch. Gynäk. **137** (1929). — *Dietel, F. G.*, Das gonadotrope Hormon des Hypophysenvorderlappens. Ber. Gynäk. **27**, 369—394.

Eymer, Der gegenwärtige Stand der Lehre von den Sexualhormonen. Dtsch. med. Wschr. **1934** I, 27—29.

Fluhmann, C. F., A modern theory of menstruation. Northwest Med., Seattle **33**, Nr 1 (1934). — *Frank, R. T.*, The female sex hormone. Springfield III, Charles C. Thomas 1929. — Die Rolle des weiblichen Sexualhormons. J. amer. med. Assoc. **97** (1931).

Grosser, O., Frühentwicklung, Eihautbildung und Plazentat des Menschen und der Säugetiere. München: J. F. Bergmann.

Hammond and *Marshall*, Reproduction in the rabbit. London 1925. — *Hartmann, C.*, Menstruation without ovulation in makakus rhesus. Anat. Rec. **35** (1927). — Reproductive Phenomena in the monkey.

Amer. J. Obstetr. **1930**, 19. — *Hartmann, H.* u. *H. Olbers*, Die cyclischen Veränderungen des Cervix-epithels beim Meerschweinchen. Zbl. Gynäk. **1931**, 15. — *Haurowitz, Felix*, Sexualhormone. Med. Welt **1934**, 73—77.

Ioachimowits, R., Studien zur Menstruation, Ovulation, Aufbau und Pathologie des weiblichen Genitales bei Mensch und Affe. Biol. generalis (Wien) **4** (1928).

Jongh, S. E. de, Über mehrfaches Vorkommen mehreiiger Follikel im Ovarium der Maus. Acta brevia neerl. Physiol. **1** (1931).

Laquer, F., Hormone und innere Sekretion, 2. Aufl. Dresden u. Leipzig: Theodor Steinkopff 1934.— *Lipschütz, Alex., Hellm. Kallas* u. *Ramon Paez*, Hypophyse und Gesetz der Pubertät. Pflügers Arch. **221**, 695—712 (1929). — *Loeb, L.*, J. Morph. a. Physiol. **22** (1911). — *Long* and *Evans*, The oestrus cycle in the rat 1922.

Mazer u. *Goldstein*, Clinical Endocrinology of the Female, 1932. — *Meyer, Robert*, Handbuch der speziellen pathologischen Anatomie und Histologie von Henke-Lubarsch, Bd. 7, Teil 1. 1930. — *Mikulicz-Radecki, F. v.*, Zur Physiologie der Tube. Experimentelle Studien über Spontanbewegungen der Kaninchentube in situ. 1. Mitt. Zbl. Gynäk. **1925**, Nr 30. 2. Mitt. Zbl. Gynäk. **1925**, Nr 42. — Experimentelle Untersuchungen über Tubenbewegungen. Arch. Gynäk. **128** (1926). — *Moricard, René*, Proliférine sexuelle Femelle. Contribution à l'étude de la fonction de la Folliculine, 1934.

Neumann, H. O., Der mensuelle Genitalzyklus des Weibes. Sitzgsber. Ges. Naturwiss. Marburg **70**, H. 1 (1935). — *Novak, Emil*, Recent advances in the physiology of menstruation. 1. Can menstruation occur without ovulation? 2. Underlying cause of menstruation; 3. duality of the ovarian secretions; 4. rôle of the anterior pituitary in the sex cycle. J. amer. med. Assoc. **94**, 833—839 (1930).

Preißecker, E., Weibliche Genitalorgane. Anatomie und Pathologie der Spontanerkrankungen der kleinen Laboratoriumstiere, herausgeg. von Rudolf Jaffé. Berlin: Julius Springer 1931.

Reiss, Max, Die Hormonforschung und ihre Methoden. Berlin u. Wien: Urban & Schwarzenberg 1934. — *Runge, H.*, Blutungen und Fluor, 1931.

Schoeller, W., Die hormonale Steuerung des weiblichen Zyklus. Dtsch. med. Wschr. **1934** I, 21—24; Klin. Wschr. **1934** I, 92. — *Schröder, R.*, Der mensuelle Genitalzyklus des Weibes und seine Störungen. Veit-Stoeckels Handbuch der Gynäkologie, Bd. 1, 2. Hälfte. 1928. — Weibliche Genitalorgane in v. Möllendorffs Handbuch der mikroskopischen Anatomie des Menschen, Bd. 7, Teil 1. Berlin 1930. — *Simonnet, H.*, L'hypophyse, sa physiologie normale et pathologique. Rec. Méd. vét. **106**, 5—26 (1930). — *Stieve, H.*, Über angebliche cyclische Veränderungen des Scheidenepithels. Zbl. Gynäk. **1931**, 4.

Tietze, K., Zur Frage der cyclischen Veränderungen des menschlichen Tubenepithels. Zbl. Gynäk. **1929**, 1.

Wagenen, G. van and *S. B. D. Aberle*, Menstruation in Pithecus (Macacus) rhesus following bilaterial and unilateral ovariectomy performed early in the cycle. Amer. J. Physiol. **99** (1931). — *Wagner, G. A.*, Hypophyse und weibliches Genitale. Hypophyse und Schwangerschaft. Mschr. Geburtsh. **82**, 1—18 (1929). — *Wiesner, B. P.* u. *C. Mirskaia*, Die endokrine Grundlage der Begattung bei der Maus. Quart. J. exper. Physiol. **20** (1930).

Zondek, Bernhard, Die Hormone des Ovariums und des Hypophysenvorderlappens. Untersuchungen zur Biologie und Klinik der weiblichen Genitalfunktion. Mit einem Anhang: Die hormonale Schwangerschaftsreaktion aus dem Harn bei Mensch und Tier. Berlin: Julius Springer 1931. — Die Hormone des Ovariums und Hypophysenvorderlappens, 2. Aufl. Wien: Julius Springer 1935.

II. Follikelhormon.

Aichel, Oswald, Thelykinin und Androkinin, weibliches und männliches Sexualhormon, im Frauenharn bei Carcinoma colli uteri. Diss. Kiel 1932. — *Allan, H., F. Dickens* and *E. C. Dodds*, Observations on the standardization of the water-soluble, oestrus-producing hormone. J. of Physiol. **68**, 348—362 (1930). — *Allen, Edgar*, Further experiments with an ovarian hormone in the ovariectomized adult monkey, macacus rhesus, especially the degenerative phase of the experimental menstrual cycle. Amer. J. Anat. **42**, 467—487 (1928). — Reactions of immature monkeys (Macacus rhesus) to injections of ovarian hormone. J. Morph. a. Physiol. **46**, 479—519 (1928). — Effects of ovariectomy upon menstruation in monkeys. Amer. J. Physiol. **85**, 471—485 (1928). — Endocrine activity of the ovary. J. amer. med. Assoc. **97**, 1189—1192 (1931). — *Allen, Edgar* and *Dan D. Baker*, Menstrual periods induced in ovariectomized monkeys by estrus-producing ovarian hormone. Amer. J. Obstetr. **20**, 85—87 (1930). — *Allen, E.* and *E. Doisy*, On ovarian hormone. Preliminary repont on its localisation extraction and partial purification and action on test animals. J. amer. med. Assoc. **81**, 819 (1923). — *Allen, E., J. F. Pratt, Q. U. Newell* and *L. J. Bland*, Hormone content of human ovarian tissues. Amer. J. Physiol. **92**, 127—143 (1930). — *d'Amour, F. E.* and *R. G. Gustavson*, The preparation and assay of crystalline female sex hormone. J. of Pharmacol **40**, 485—488 (1930). — *Aschheim, S.*, Über die Funktion des Ovariums. Z. Geburtsh. **90** (1926). — Das Vorkommen östrogener Wirkstoffe in Mineralöl, Kohle, Asphalt, Moor. Arch. Gynäk. Kongreßber. **144** (1931). — Über die neuere Hormonforschung in der Gynäkologie. Fortschr. Med. **1931**, 21. Neue Untersuchungen über Vorkommen und Wirkungsweise weiblicher Sexualhormone. Forschgn u. Fortschritt **1932**, Nr 10. — Über das Vorkommen östrogener Wirkstoffe in Bitumen. Z. Geburtsh. **104**, 527, 528 (1933). — Dtsch. med. Wschr. **1933** I, 12. — *Asdell* u. *Marshall*, Proc. roy. Soc. Vol. **101** (1927).

Bauer, Erich Eugen, Über weibliche Sexualhormone bei einzelligen Tieren. Naunyn-Schmiedebergs Arch. **163**, 602—610 (1931). — *Bompiani, R.* e *M. David*, Ricerche sul contenuto ormonico della urina di donna a ciclo sessuale normale ed in pazienti affette da amenorrea, con speciale riguardo ai metodi di extrazione dell'ormone. Rass. Clin. **32**, 319—348 (1933). — *Borchardt, H., E. Dingemanse* u. *E. Laqueur*, Über den Gehalt von Follikelhormon (Menformon) im Harn von Menschen. Naturwiss. **1934**, 190. — *Brouha, L.*, Existe-t-il un antagonisme entre l'extrait hydrosoluble du lobe antérieur de l'hypophyse et la folliculine? C. r. Soc. Biol. Paris **99**, Nr 19, 43—44 (1928). — *Browne, J. S. L.*, The chemical and physiological properties of crystalline oestrogenic hormones. Canad. J. Res. **8**, 180—197 (1933). — *Burch, John C., Doris Phelps* and *J. M. Wolfe*, Endometrial Hyperplasia. Arch. of Phat. **17**, 799 bis 826 (1934, Juni). — *Burch, J. C., W. L. Williams, J. M. Wolfe* and *R. S. Cumingham*, The hypophyseal-ovarian relationship. Quantitative studies with especial reference to hyperplasia of the endometrium. J. amer. med. Assoc. **97**, 1859—1861, 1865—1867 (1931). — *Busse, O.*, Inaug.-Diss. Kiel 1931. — *Butenandt, A.*, Untersuchungen über das weibliche Sexualhormon. Darstellung und Eigenschaften des krystallisierten „Progynons". Dtsch. med. Wschr. **1929** II, 2171—2173. — Über die Reindarstellung des Follikelhormons aus Schwangerenharn. (Untersuchungen über das weibliche Sexualhormon, 4. Mitt.) Hoppe-Seylers Z. **191**, 127—139 (1930). — Über physikalische und chemische Eigenschaften des krystallisierten Follikelhormons. Untersuchungen über das weibliche Sexualhormon. 5. Mitt. Hoppe-Seylers Z. **191**, 140—156 (1930). — Über das Pregnandiol, einen neuen Sterinabkömmling aus Schwangerenharn. Ber. dtsch. chem. Ges. **1930**. — Untersuchungen über das weibliche Sexualhormon (Follikel- oder Brunsthormon). Abh. Ges. Wiss. Göttingen, Math.-physik. Kl. III **1931**, H. 2. — Über die Chemie der Sexualhormone. Verh. Tagg dtsch. Naturforsch. u. Ärzte zus. mit. Dtsch. chem. Ges. Mainz, Sept. **1932**. — *Butenandt, A.* u. *J. S. L. Browne*, Vergleichende Untersuchung von Theelol, Emmenin und Follikelhormonhydrat. Untersuchungen über das weibliche Sexualhormon. 9. Mitt. Hoppe-Seylers Z. **216**, 49—56 (1933). — *Butenandt, A.* u. *F. Hildebrandt*, Über ein zweites Hormonkrystallisat aus Schwangerenharn und seine physiologischen und chemischen Beziehungen zum krystallisierten Follikelhormon. (Untersuchungen über das weibliche Sexualhormon. 6. Mitt.) Hoppe-Seylers Z. **199**, 243—265 (1931). — *Butenandt, A.* u. *H. Jacobi*, Über die Darstellung eines krystallisierten pflanzlichen Tokokinins (Thelykinins) und seine Identifizierung mit dem a-Follikelhormon. Hoppe-Seylers Z. **218**, H. 1/2 (1933). — *Butenandt, A.* u. *G. F. Marrian*, Zur Kenntnis des krystallisierten Follikelhormons (Ovarial- oder Brunsthormons). Hoppe-Seylers Z. **200**, 277—278 (1931). — *Butenandt, Adolf* u. *Inge Störmer*, Über isomere Follikelhormone. Untersuchungen über das weibliche Sexualhormon. 7. Mitt. Hoppe-Seylers Z. **208**, 129—148 (1932). — *Butenandt, A., Inge Störmer* u. *Ulrich Westphal*, Beiträge zur Konstitutionsermittlung des Follikelhormons. I. Untersuchungen über das weibliche Sexualhormon. 8. Mitt. Hoppe-Seylers Z. **208**, 149—172 (1932). — *Butenandt, A.* u. *Erika von Ziegner*, Über die physiologische Wirksamkeit des krystallisierten weiblichen Sexualhormons im Allen-Doisy-Test. Untersuchungen über das weibliche Sexualhormon. 3. Mitt. Hoppe-Seylers Z. **188**, 1—10 (1930)[1].

Catchpole, H. R. and *H. H. Cole*, The distribution and source of oestrin in the pregnant mare. Anat. Rec. **59**, 335—347 (1934). — *Clauberg, C.*, Genitalzyklus und Schwangerschaft bei der weißen Maus (anatomisch-histologische Untersuchungen usw.). Arch. Gynäk. **147** (1931). — Die Wirksamkeit des Luteohormons am menschlichen Uterus (kurze, vorläufige hinweisende Mitteilung). Zbl. Gynäk. **1932**, Nr 41. — Nachweis der Wirkung künstlich zugeführten Luteohormons am menschlichen Uterus. Zbl. Gynäk. **1933**, Nr 25. — Artefizielles Wachstum des menschlichen Uterus. Sein Beweis im Röntgenbild. Zbl. Gynäk. **1933**, Nr 34. — Studien an infantilen und insuffizienten menschlichen Uteri. (Zum Problem der Ovarialinsuffizienz.) Z. Geburtsh. **107** (1934). — Hormonale Störungen bei der Frau. Med. Welt

---

[1] Nachtrag bei der Korrektur. *Butenandt*, Vortrag gehalten auf der Tagung der dtsch. Ges. inn. Med. Wiesbaden 1934. — Über die stoffliche Charakterisierung der Keimdrüsenhormone usw. Berl. med. Wschr. **1935** I. — Neuere Erkenntnisse in der Untersuchung der Sexualhormone. Forschgn u. Fortschr. **1934**, Nr 20, 21, 22.

1934, Nr 9/10. — Sichtbare Hormonwirkungen am menschlichen Uterus. Med. Welt **1934**, 477—480. — *Cook, J. W.*, *E. C. Dodds* u. *C. L. Hewett*, Synthetische brunsterregende Verbindungen. Naturwiss. **1933**, 222. — *Corner*, Oestrus, ovulation and menstruation. Physiol. Rev. **3**, 437 (1923). — *Corner, G. W.*, Ovulation and menstruation in Macacus rhesus. Carnegie Inst. Washington, Publ. Nr 332, 75—101. Contrib. to Embryol. **1923**, No 75. — The nature of the menstrual cycle. Medicine **12**, Nr 1 (1933, Febr.). — *Courrier, R.* et *R. Kehl*, Etude de la réaction utérine an cours d'une phase lutéinique arteficiellement prolongée. Algerie méd., Jan. **1930**. — *Curtis, J. M.* u. *E. A. Doisy*, Physiologische Prüfung des Theelols. J. of biol. Chem. **91** (1931).

Daniel, C., *Al. Crainiceanu* et *L. Mavromati*, Recherches sur l'élimination de l'hormone ovarienne par l'urine chez la femme en dehors de la gestation. C. r. Soc. Biol. Paris **106**, 997 (1931). — *David, K.*, Reduziertes Follikelhormon (Menformon). Acta brevia neerl. **3**, Nr 10/11, 160 (1933). — *Dierks, K.*, Zur Frage des mensuellen Zyklus der menschlichen Vagina. Zbl. Gynäk. **1930**, 1882. — *Dingemanse, E.*, On crystalline menformon, the method of its production, its biological properties and its isolation from the male hormone. Verh. 2. internat. Kongr. Sex.forsch. **1931**, 374—377. — Über die Zunahme des Gehalts an Follikelhormon (Menformon) im Urin beim Stehen. Acta neerl. Physiol. **2**, 12 (1932). — *Dingemanse, E.*, *J. Freud*, *S. E. de Jongh* u. *E. Laqueur*, Über das Vorkommen von hohen Mengen weiblichen (Sexual-) Hormons Menformon im Blut von Krebskranken (Männern). Arch. Gynäk. **141**, 225—227 (1930). — *Dingemanse, E.*, *J. Freud*, *S. Kober*, *E. Laqueur*, *A. Luchs* u. *A. W. P. Münch*, Zur Trennung des männlichen (Sexual-)Hormons vom weiblichen (Menformon). Biochem. Z. **231**, 1—5 (1931). — *Dingemanse, E.*, *S. E. de Jongh*, *S. Kober* u. *E. Laqueur*, Über krystallinisches Menformon. Dtsch. med. Wschr. **1930** I, 301—304. — *Dingemanse, E.*, *S. Kober*, *E. H. Reerink* u. *A. van Wijk*, Absorptionsspektrum von Menformon krystallisierter verschiedener Herkunft. Biochem. Z. **240**, 265—267 (1931). — *Dodds, E. C.*, The hormones and their chemical relations. I. Lancet **1934** I, 931 bis 935. — The hormones and their chemical relations. II. Lancet **1934** I, 987—992. — *Dodds, E. C.* and *F. Dickens*, The hormones of the female reproductive cycle. J. Obstetr. **36**, 92—125 (1929). — *Dodds, E. C.*, *A. W. Greenwood* and *E. J. Gallimore*, Note on a water-soluble active principle isolated from the mammalian testis and urine, and its relation to oestrin. Lancet **1930** I, 683—685. — *Dohrn, Max*, Zur Biologie des weiblichen Keimdrüsenhormons. Wien. klin. Wschr. **1928** II, 1311—1315. — *Dohrn* u. *W. Faure*, Über die Ausscheidung des weiblichen Sexualhormons. Klin. Wschr. **7**, Nr 20 (1928). *Dohrn, M.*, *W. Hohlweg* u. *W. Schoeller*, Die Erzeugung von weiblichen Sexualödemen beim Pavianmännchen durch Follikelhormon. Naunyn-Schmiedebergs Arch. **172**, 261—266 (1933). — *Doisy, E. A.*, *J. M. Curtis*, *L. Levin*, *P. A. Katzman* and *S. A. Thayer*, Some physiological properties of a new tri-atomic alcohol from the urine of pregnant women. Proc. Soc. exper. Biol. a. Med. **28**, 216 (1930). — *Doisy, E. A.* u. *S. A. Thayer*, Darstellung von Theelol. J. of biol. Chem. **91** (1931). — *Doisy, E. A.*, *Sidney A. Thayer*, *L. Levin* and *J. M. Curtis*, A new tri-atomic alcohol from the urine of pregnant women. Proc. Soc. exper. Biol. a. Med. **28**, 88—89 (1930). — *Doisy, Edw. A.*, *Sidney Thayer* and *Clement D. Veler*, The crystals of the follicular ovarian hormone. Proc. Soc. exper. Biol. a. Med. **27**, 417—419 (1930). — *Dorfmüller, Ph.* u. *F. de Fremery*, Die Reaktion ganz junger Ratten auf gonadotrope Hormone aus Schwangerenharn. Untersuchungslabor. der Organon A. G. Oss., 1932. — *Dworzak, Hans* u. *Kurt Podleschka*, Zur hormonalen Funktion des Granulosazelltumors. Arch. Gynäk. **154**, 441—448 (1933).

Ehrhardt, Karl u. *Konrad Kühn*, Eine bisher unbekannte biologische Wirkung des weiblichen Sexualhormons (künstliches Wachstum der Legeröhre bei Bitterlingen). Mschr. Geburtsh. **94**, 1—4 (1933). — Über eine bisher unbekannte biologische Wirkung des weiblichen Sexualhormons. Endokrinol. **14**, 245 bis 256 (1934). — *Eng, Hans*, Resorption und Ausscheidung des Follikulins im menschlichen Organismus. 1. Mitt. Follikulingehalt der Nahrung. Biochem. Z. **271**, 370—377 (1934). — *Engel, Paul*, Über das Auftreten von Menformon im Blute männlicher Hunde nach Radium-Bestrahlung. Wien. klin. Wschr. **1931** I, 671—672. — Über den Menformongehalt des Blutes männlicher Tumormäuse. Z. Krebsforsch. **34**, 658—660 (1931). — *Engle, Earl Theron*, Prepubertal growth of the ovarian follicle in the albino mouse. Anat. Rec. **48**, Nr 2, 25. Febr. 1931. — Method for obtaining curettings from uterine mucose of macacus monkeys. Proc. Soc. for exper. Biol. a. Med. **29**, 447, 449 (1932).

Fee, A. P. u. *A. S. Parkes*, Der Einfluß der Anästhesierung der Scheide auf die Ovulation des Kaninchens. J. of Physiol. **70** (1931). — *Fee, A. R.*, *G. F. Marrian* and *A. S. Parkes*, The significance of the occurence of oestrin in male urine. J. of Physiol. **67**, 377—382 (1929). — *Fellner, O.*, Experimentelle Untersuchungen über die Wirkung von Gewebsextrakten aus der Placenta und den weiblichen Sexualorganen auf das Genitale. Arch. Gynäk. **100** (1913). — Die hormonale Beeinflussung des Uterustonus. Med. Klin. **1931** I, 36. — Zur Theorie der Milchsekretion. Klin. Wschr. **1931** I, 1164. — Über die Beeinflussung der sekundären Geschlechtsmerkmale. Klin. Wschr. 12. März **1932** II, 447—449. — Schollenbildung, Brunst und Menstruation. Arch. Gynäk. **148**, H. 1 (1932). — *Fels*, Die Sexualhormone im Blute. Arch. Gynäk. **130** (1927). — *Fleischmann*, *W.* u. *Sus. Kann*, Über eine Funktion des weiblichen Sexualhormons bei Fischen (Wachstum der Legeröhre des Bitterlings). Pflügers Arch. **230**, 662—667 (1932). — *Fluhmann, C. F.*, A test for the demonstration of estrin in the blood of women. Proc. Soc. exper. Biol. a. Med. **31**, 54—55 (1933). — *Ford, Francis A.* and *Selma C. Mueller*, A study of the estrus-producing hormone in the circulating blood of normal women. Amer. J. Obstetr. **24**, 329—333 (1932). — *Frank, Robert T.*, The rôle of the female sex hormone. J. amer. med. Assoc. **97**, 1852—1857, 1865—1867 (1931). — *Frank, Robert T.* and *Morris A. Goldberger*, The female sex hormone. XI. Utilization of the hormone in the normal woman: Effect of abnormal kidney permeability in the production of amenorrhea and sterility. J. amer. med. Assoc. **94**, 1197—1199 (1930). — Channels of excretion of the female sex hormone. Verh. 2. internat. Kongr. Sex.forsch. **1931**, 378—383. — *Frank, Robert, T., Morris A. Goldberger* and *Frank Spielman*, Utilization and excretion of the female sex hormone. Proc. Soc. exper. Biol. a. Med. **29**, 1229—1231 (1932). — *Frattini, Bianca* e *Maria M. Maino*, L'ormone follicolare. Preparazione in forma cristallizzata idrosolubile e titolazione. Arch. Ist. biochem. ital. **2**, 3—30 (1930). — *Freud, John*, Conditions of hypertrophy of the seminal vesicles in rats. Biochemic. J. **27**, Nr 5, 1438—1450 (1933). — *Freud, J., S. E. de Jongh* u. *E. Laqueur*, Über den Einfluß des weiblichen (Sexual-) Hormons Menformon auf das Federkleid der Vögel. Pflügers Arch. **225**, 742—768 (1930). — *Freud, J.* u. *A. P. W. Münch*, Menformon als Ko-Substanz des männlichen Hormons. Acta neerl. Physiol. **2**, 7—8 (1932). — *Gad-Andresen, K.* u. *E. Jarlov*, Über die Herstellung geeichter Sexualhormone. Ugeskr. Laeg. (dän.) **1930** II, 957—960. — Beitrag zur Biologie und Technik der Allen-Doisyschen Probe. Ugeskr. Laeg. (dän.) **1933**, 39—43. — *Garcia Triviño, D. Francisco*, Menge und biologische Wirkung der weiblichen Sexualhormone im Blut (Aussprache Torre Blanco, Maortus, Ruiz-Zorvilla). An. Acad. méd.-quir. españ. **15**, 473—481 (1928). — *Girard, André*, Adoption d'un système international d'unités pour la standardisation des préparations de folliculine. J. Pharmacie VIII. s. **17**, 61—76 (1933). — La chimie des hormones sexuelles. Bull. Soc. Chim. biol. Paris **15**, 562—606 (1933). — *Girard, A., G. Sandulesco* et *A. Fridenson*, Sur l'absorption par la voie buccale de la folliculine et de son dérivé dihydrogéné. C. r. Soc. Biol. Paris **112**, 964—967 (1933). — *Girard, A., G. Sandulesco, A. Friedenson* et *M. Jr. J. J. Rutgers*, Sur une nouvelle hormone sexuelle cristallisée retirde de l'urine des juments gravides. C. r. Soc. Biol. Paris **194** (1932). — *Glimm, E.* u. *F. Wadehn*, Beitrag zur Kenntnis eines Sexualhormones der menschlichen Placenta Feminin. Biochem. Z. **179**, 3 (1926). — Weibliches Hormon in Hefe. Biochem. Z. **197**, 442—444 (1928). — Über lipoidlösliche und lipoidunlösliche Formen des Ovarialhormons (Feminin). Biochem. Z. **207**, 361—367 (1929). — Über Sexualhormone, insbesondere das Feminin. Biochem. Z. **219**, 155—160 (1930). — Über das Vorkommen von weiblichem Sexualhormon im Harn. Biochem. Z. **243**, 97—99 (1931). — *Golding, George T.* and *F. T. Ramirez*, Ovarien and placental hormone effects in normal, immature albino rats. Endocrinology **12**, 804—812 (1928). — *Gompertz, C. A.* u. *A. W. M. Pompen*, Die synergistische Wirkung von Menformon und Hypophysenhinterlappenextrakt auf die Gebärmutter. 1. Mitt. Nederl. Tijdschr. Geneesk. **1932**, 2918—2926 und deutsche Zusammenfassung S. 2926—2929. — *Gostimirović, Demetrius*, Weitere Mitteilungen über das Ergebnis der experimentellen Hyperfeminierung, (2. vorl. Mitt.) Biol. Zbl. **50**, 599—608 (1930). — *Gsell-Busse, M. A.*, Oestrushormon in der Galle. Naunyn-Schmiedebergs Arch. **139**, 328—340 (1929).

Hart, G. H. and *H. H. Cole*, The source of oestrin in the pregnant mare. Amer. J. Physiol. **109**, 320—323 (1934). — *Hartmann, C.*, Menstruation in macacus rhesus with interval endometrium. Anat. Rcc. **38**, 47 (1928). — Science (N. Y.) **1931**. — *Hartman, Carl G.*, Some attempts to influence the menstrual cycle in the monkey. Amer. J. Obstetr. **27**, 564—570 (1934). — *Hauptstein, Peter*, Zum Wirkungsmechanismus des Sexual- (Follikel-) Hormons. 1. Mitt. Endokrinol. **8**, 169—180 (1931). — *Heckmann, Maria* u. *Erwin Neter*, Untersuchungen über den Hormongehalt von Ovarien nichtgeschlechtsreifer Individuen. Z. Geburtsh. **106**, 245—263 (1933). — *Herrmann, E.*, Über eine wirksame Substanz im Eierstock und in der Placenta. Mschr. Geburtsh. **41** (1915). — *Heyn, A.*, Der Einfluß der Ovarialfunktion auf den Grundumsatz des Weibes unter normalen und pathologischen Verhältnissen. Arch. Gynäk. **129**. — *Hirsch-Hoffmann*, Über die hormonale Therapie der Amenorrhöe. Zbl. Gynäk. **1931**, Nr 21. — *Hirsch-Hoffmann* u. *Wulk*, Weiterer Beitrag zur klinischen Verwendbarkeit des Hypophysenvorderlappen-Hormons („Hom-Hormon"). Zbl. Gynäk. **1930**, 457. — *Hisaw, F. L.* and *R. K. Meyer*, The oesterus hormone in the urine of pregnant cows. Proc. Soc. exper. Biol. a. Med. **26**, 586—588 (1929). — *Hohlweg, W.* u. *M. Dohrn*, Kolpkeratose, ein Test für Vitamin A. Z. exper. Med. **71** (1930).

Iscovesco, Le lipoide utérustimulant de l'ovaire. Propiétés phys. C. r. Soc. Biol. Paris **83**, 104 (1912). *Ito, Masao* u. *Seizi Hayazu*, Über die Darstellung von der Krystallform des Brunsthormons. Mitt.

jap. Ges. Gynäk. **28**, H. 9 (1933) und deutsche Zusammenfassung S. 80—81. — Neue vereinfachte Darstellungsmethode des Brunsthormons und ein neues Phänomen desselben. Münch. med. Wschr. **1933 II**, 1969.

Janney, James C., The blood test for ovarian hormone. II. report. Amer. J. Obstetr. **18**, 807 bis 815 (1929). — *Joachimovits, Robert*, Studien zur Menstruation, Ovulation, Aufbau und Pathologie des weiblichen Genitales bei Mensch und Affe (Pithecus fascicularis mordex). Biol. generalis (Wien) **4**, 447—540 (1928). — *Jongh, S. E. de*, Paradoxe Menformonwirkungen und Vitamin A. Acta brevia neerl. Physiol. **4**, 70—72 (1934). — *Jongh, S. E. de* u. *S. Kober*, Die Aktivierung der Menformonwirkung bei weiblichen Tieren durch Hypophysenextrakte. Acta brevia neerl. Physiol. **3**, Nr 8/9, 128—129 (1933). — *Jongh, S. E. de, S. Kober* u. *E. Laqueur*, Über Identität des Brunsthormons (Menformon) aus Harn schwangerer Frauen und aus Harn trächtiger Pferde. Biochem. Z. **240**, 247—262 (1931). — *Jongh, S. E. de* u. *E. Laqueur*, Über hormonale Fixierung von Geschlechtsmerkmalen. Acta brevia neerl. Physiol. **1** (1931).

Kahnt, Lydia C. and *Edw. A. Doisy*, The vaginal smear method of assay of the ovarian hormone. Endokrinol. **12**, 760—768 (1928). — *Kallas, Helmuth*, Zur Frage nach der innersekretorischen Tätigkeit des infantilen Eierstockes. Klin. Wschr. **1930 II**, 1345—1346. — *Katzman, Philip A.* and *Edward A. Doisy*, Preparation of prolan, theelin and theelol from the same urine. Proc. Soc. exper. Biol. a. Med. **30**, 1196—1197 (1933). — *Klein, M.*, Sur les relations entre l'utérus gravide et le corps jaune au cours de la deuxième partie de la grosses chez la lapine. C. r. Soc. Biol. Strasbourg **112**, 819, 10. Febr. 1933. — Sur l'ablation des embryons chez la lapine gravide et sur les facteurs qui déterminent le maintien du corps jaune pendant la deuxième partie de la grossesse. C. r. Soc. Biol. Strasbourg **113**, 441, 13. Mai 1933. — *Kober, S.*, Eine colorimetrische Bestimmung des Brunsthormons (Menformon). Biochem. Z. **239**, 209 bis 212 (1931). — Die Ausscheidung von Follikelhormon (Oestron) im Harn der trächtigen Stute. Acta brevia neerl. Physiol. **5**, Nr 1/2, 34 (1935). — *Kochmann, M.*, Zur Methodik der Auswertung des weiblichen Sexualhormons. 1. Mitt. Allgemeine Methodik und Berechnung der Ergebnisse. Naunyn-Schmiedebergs Arch. **152**, 47—51 (1930). — Zur Methodik der Auswertung des weiblichen Sexualhormons. 2. Mitt. Unterschied der Ratten- und Mäuseeinheit bei wasser- und ölgelöstem Hormon und über seine Wirkungsweise. Naunyn-Schmiedebergs Arch. **152**, 52—56 (1930). — *Kosakaé, Jiro, Tadasu Ohga* u. *Sakaki Okamoto*, Untersuchungen über die Ausscheidung des Ovarialfollikelhormons im Harn beim Menschen. 1. Mitt. Hormonbestimmung im Harne bei normalen geschlechtsreifen weiblichen Personen und bei Patientinnen mit Hypoplasia uteri. Jap. J. Obstetr. **16**, 282—298 (1933). — Untersuchungen über die Ausscheidung des Ovarialfollikelhormons im Harn beim Menschen. 2. Mitt. Hormonbestimmung im Harn von Gebärmutterkrebskranken. Jap. J. Obstetr. **16**, 299—310 (1933). — *Kunde, D'Amour, Carlson* u. *Gustavson*, Studies on metabolism. VIII. The effect of estrin injections on the basal metabolism, uterine endometrium, lactation, mating and maternal instincts in the adult dog. Amer. J. Physiol. **95** (1930).

Laqueur, Hart u. *de Jongh*, Über weibliches Sexualhormon. Das Hormon des oestrischen Zyklus. Dtsch. med. Wschr. **1926 II**. — *Laqueur* u. *de Jongh*, Zur Wirkung des weiblichen Sexualhormons Menformon, im besonderen auf die Mamma; zugleich ein Beitrag zur Bedeutung der Dosierung von biologischwirksamen Präparaten. Mschr. Geburtsh. **80** (1928). — *Laqueur, E., Eva Borchardt* u. *S. E. de Jongh*, Über weibliches (Sexual-) Hormon, im besonderen das Menformon. 8. Mitt. Menformon als formativer Reiz. Roux' Arch. **112**; Festschr. Driesch, **2**, 350—386 (1927). — *Laqueur, E., E. Dingemanse* and *S. Kober*, Crystalline „Menformon". Nature (Lond.) **1930 I**, 90. — *Laqueur, E., J. Freud* u. *S. E. de Jongh*, Paradoxe Wirkung von Menformon. Acta brevia neerl. Physiol. **2**, 9 (1932). — *Laqueur, E.* u. *S. E. de Jongh*, Über weibliches (Sexual-) Hormon, Menformon. 10. Mitt. Weitere Erfahrungen über Wirkung oraler Gaben. Klin. Wschr. **1928 II**, 1851—1853. — *Laqueur, Fritz*, Über weibliche Sexualhormone. Verh. Ges. Naturforsch. **1929**, 952—957. — *Lewis, Dean* and *Charles F. Geschickter*, Estrin in high concentration yielded by a fibro-adenoma of the breast. J. amer. med. Assoc. **103**, 1212—1213 (1934). — Ovarian hormones in relation to chronic cystic mastitis. Amer. J. Surg., N. s. **24**, 280—304, 326—330 (1934). — *Lipschütz, A.*, A propos du titrage biologique de la folliculine. C. r. Soc. Biol. Paris **102**, 623—625 (1929). — Über einige Fundamentalgesetze der sexuellen Dynamik. Arch. Frauenkde u. Konstit.forsch. **16**, 199—211 (1930). — Unité-rat et unité-souris de folliculine. C. r. Soc. Biol. Paris **108** (1931). — Phase folliculaire ovarienne et phase vaginale oestrale. C. r. Soc. Biol. Paris **109**, 92—93 (1932). — *Lipschütz, A.* u. *S. Veshnjakov*, Über das Vorkommen von Oestrin im Harn der schwangeren Kuh. Biochem. Z. **220**, 456—460 (1930). — *Lipschütz, A., S. Veshnjakov* et *E. A. Wilckens*, La folliculine dans l'urine de la vache gravide. C. r. Soc. Biol. Paris **102**, 625—626 (1929). — *Loeb* and *Kountz*, Amer. J. Physiol. **84** (1928). — *Loewe, S.* and *F. Lange*, Der Gehalt des Frauenharns an brunsterzeugenden Stoffen in Abhängigkeit vom ovariellen Zyklus. Klin. Wschr. **1926 II**, 1038. — Über weibliche Sexualhormone. 10. Mitt. Ergänzendes über das „Zählverfahren" zur quantitativen Verfolgung des Brunstablaufs beim Nager. Z. exper. Med. **54**, 1, 2 (1927). — *Loewe, S., F. Lange* u. *E. Käer*, Zur Frage nach der Stellung des Eies im endokrinen Fortpflanzungsapparat. 18. Mitt. Über weibliche Sexualhormone. Endokrinol. **5**, 177—184 (1929). — *Loewe, S.* u. Mitarbeiter, Follikelhormon in Schmetterlingen. Biochem. Z. **244** (1932). — *Loewe, S., W. Raudenbusch* u. *H. E. Voss*, Sexualhormongehalt von Krebsgewebe. Biochem. Z. **249**, 443—445 (1932). — *Loewe, S., W. Raudenbusch, H. E. Voss* u. *F. Lange*, Sexualhormon-Vorkommen bei Totalkastraten. Biochem. Z. **250**, 50—52 (1932). — *Loewe, S.* u. *E. H. V. Voss*, Eine plazentäre Inkretdrüse Spenderin örtlich wirksamen Hormons? Klin. Wschr. **24**, 1083 (1926). — *Loewe, S., H. E. Voss* u. *Eva Rothschild*, Über das Nebeneinander männlichen und weiblichen Sexualhormons. Biochem. Z. **237**, 214—225 (1931). — *Long (J.-A.)* et *(H.-M.) Evans*, The oestrus cycle in the rat and its associated phenomena. Memoirs Univ. Calif. **1922**, No 6. — *Lorca, Carlos*, Über die Austitrierung des Follikulins. Rev. españ. Obstetr. **17**, 465—478 (1932). — Acerca de la titulación de la foliculina. Los Tratamientos Actuales **2**, Nr 41 (1932). — *Luchsinger, J.* u. *H. E. Voss*, Hormonbildung nach peroralen Ovarialhormongaben. Klin. Wschr. **1929** II, 1577—1578. — *Ludwig, F.* u. *J. v. Ries*, Aphrodisiaca und Brunsthormon. Arch. Gynäk. **144**, Kongreßber. 2. Teil, 280—282, 292—297 (1931); Schweiz. med. Wschr. **1932**. — Hormone, Vitamine, Zellwachstum und Carcinome. Arch. Gynäk. **156**, 331—332, 343—344 (1933).

Maddux, William Paul, Experimentally induced intermenstrual bleeding in ovariectomized monkeys. Proc. Soc. exper. Biol. a. Med. **27**, 873—874 (1930). — *Mahnert, A.*, Studien über die Wirkung des weiblichen Keimdrüsenhormons im Parabioseversuch. Krkh.forschg **1929**, 7, 79—82. — *Marrian, Guy Frederic*, The chemistry of oestrin. I. Preparation from urine and separation from an unidentified solid alcohol. Biochemic. J. **23**, 1090—1098 (1929). — The chemistry of oestrin. II. Methods of purification. Biochemic. J. **23**, 1233—1241 (1929). — The chemistry of oestrin. III. An improved method of preparation and the isolation of active crystalline material. Biochemic. J. **24**, 435—445 (1930). — The chemistry of oestrin. IV. The chemical nature of crystalline preparations. Biochemic. J. **24**, 1021—1030 (1930). — *Marrian, Guy Frederick* and *Geoffrey Arthur Dering Haslewood*, The chemistry of oestrin. V. The mechanism of the conversion of trihydroxyoestrin into ketohydroxyoestrin. Biochemic. J. **26**, 25—31 (1932). — *Marrian, G. F.* and *G. A. D. Haslewood*, Observations on the constitution of the oestrus-producing hormone. Lancet **1932** II, 282—284. — *Marrian, G. F.* and *A. S. Parkes*, The assay of oestrin. J. of Physiol. **67**, 389—401 (1929). — The relative amounts of oestrin required to produce the various phenomena of oestrus. J. of Physiol. **69**, 372—376 (1930). — *Martins, Thales*, Echanges hormonaux chez les animaux en parabiose. Passage de l'hormone ovarienne des sujets normaux aux sujets châtrés. C. r. Soc. Biol. Paris **102**, 605—607 (1929). — *Maurizio, Eugenio*, Ricerche sperimentali sul liquido follicolare. Monit. ostetr. **1**, 540—577 (1929). — *Meyer, Robert*, Beitrag zur Frage der Funktion von Tumoren der Ovarien, insbesondere solcher, die zur Entweiblichung und zur Vermännlichung führen. Arrhenoblastome. Zbl. Gynäk. **1930**, 2374—2389. — *Meyer, Robert* u. *Herrmann Wulk*, Betrachtungen über den Mäusetest bei Auswertung von Ovarialhormonlösungen und „Hogival". Arch. Gynäk. **143**, 201—219 (1930). — *Meyer, Roland K.* and *Saiki Seichi*, Homology of Prooestrus Bleeding in the dog. Proc. Soc. exper. Biol. a. Med. **29**, 301—303 (1931). — *Möhle*, Hormonale Auflockerung und Verbreiterung der Symphyse beim nichtgraviden Meerschweinchen. Zbl. Gynäk. **1933**, 391. — *Morrell, J. A., E. W. McHenry* and *H. H. Powers*, Distribution and preparation of the ovarian follicular hormone. Endocrinology **14**, 25—27 (1930). — *Morrell, J. A., H. H. Powers* and *J. R. Varley*, Preliminary quantitative studies on action of follicular hormone in spayed monkeys. Proc. Soc. exper. Biol. a. Med. **26**, 685 bis 686 (1929). — A new source of the ovarian follicular hormone. Endocrinology **14**, 28—31 (1930). — *Morrell, J. A., H. H. Powers, J. R. Varley* u. *J. de Frates*, Ergebnisse von Amniotinfütterung an Affen. N. Y. Endocrinology **14** (1930).

Neumann, H. O., Granulosazelltumoren als Hormonspender? Endokrinol. **12**, 166—183 (1933). — Morphologische Untersuchungsmethoden der Eierstöcke. Handbuch von **Abderhalden**, Abt. VIII, Teil 1/3. Berlin: Urban & Schwarzenberg 1933. — *Neumann, H. O.* u. *F. Péter*, Zur Methodik der Hormonspiegelbestimmung im Blut. Klin. Wschr. **1931**. — Die Hormonausscheidungen im Kindesalter. Z. Kinderheilk. **52**, 24—30 (1931). — Zur klinischen Bewertung der Hormonmengenbestimmung aus dem Blut. Zbl. Gynäk. **1932**, 391—394. — *Nieuwenkamp, W.* u. *S. Kober*, Über Krystallformen des Brunsthormons (Menformon). Bei Beitrag zur Identitätsfrage des Brunsthormons aus Pferde- und Frauenharn. Biochem. Z. **240**, 263—264 (1931). — *Nikolaeff, M. P.*, Zur Frage des Vorhandenseins des weiblichen Geschlechtshormons in der sog. Ovarialflüssigkeit. Z. exper. Med. **57**, 214—220 (1927). Ref. Endokrin. **1**, Nr 3, 211 (1928).

Pallot, G., A propos de la régénération ovarienne et des modifications périodiques de l'épithélium vaginal chez le rat blanc. C. r. Soc. Biol. Paris **99**, 1333—1334 (1928). — *Papanicolaou, G. N.*, Über die Spezifität von Reaktionen, welche durch die Injektion von Harn trächtiger Kühe in unreife Meerschweinchen hervorgerufen werden. Proc. Soc. exper. Biol. a. Med. 28 (1931). — *Parkes, A. S.*, The length of the oestrus cycle in the unmated normal mouse: Records of one thousand cycles. Brit. J. exper. Biol. **5**, 371—377 (1928). — The physiology of ovarian activity. Biol. Rev. **3**, 208—260 (1928). — On the synergism between oestrin and oxytoxin. J. of Physiol. **69**, 463—472 (1930). — Die Funktionen des Corpus luteum. Die Beziehungen von Oestrin zur lutealen Phase des Brunstzyklus. Proc. roy. Soc. Lond. **107** (1930). — Die Fortpflanzungsvorgänge bei gewissen Säugern. Proc. roy. Soc. Lond. **109** (1931). — *Parkes, A. S.* and *S. Zuckerman*, The menstrual cycle of the primates. Pt. II. Some effects of oestrin on baboons and macaques. J. of Anat. **65**, 272—276 (1931). — *Payne, W. B., H. van Peeman* and *G. F. Cartland*, The distribution of the estrusproducing and estrus-inhibiting hormones in the ovary of the cow. Amer. J. Physiol. **86**, 243—247 (1928). — *Pazourek, Jos.*, Die Bestimmung von Ovarialhormon im Harn und im Blut. Rozhl. Chir. a Gynaek. (tschech.) **12**, 109—112 (1933). — Die Bestimmung des Ovarialhormons im Harn. Zbl. Gynäk. **1933**, 1582—1583. — *Philipp, E.*, Der Hormongehalt von Cysten und Neubildungen der Eierstöcke. Zbl. Gynäk. **1934**, 555—561. — *Pincus, Gregory* and *N. Werthessen*, The continued injection of oestrin into young rats. Amer. J. Physiol. **103**, 631—636 (1933). — *Pompen, A. W. M.*, Demonstration einer kastrierten Katze, die infolge von Menformon-Einspritzung brünstig geworden ist. Acta brevia neerl. Physiol. **2**, 153—154 (1933). — Proefondervindelik Onderzoek betreffende de infloed van Menformon op de Baarmoeder. Assen: Van Gorzum u. Comp. 1933. — *Pompen, A. W. M.* u. *C. A. Gomperts*, Synergismus von Hypophysenhinterlappen-Extrakt (Pituitrin) und Menformon auf den Uterus. Versuch quantitativer Bestimmungen am Bauchfenster von Kaninchen. Acta brevia neerl. Physiol. **2**, 13 (1932). — *Pratt, J. P.*, Corpus luteum in its relation to menstruation and pregnancy. Endocrinology **11**, Nr 1927.

Ralls, J. O., C. N. Jordan and *Edward A. Doisy*, An improved procedure for the extraction of the Ovarian hormone and some chemical properties of the product. J. of biol. Chem. **69**, 357—380 (1926). — *Reynolds*, Humoral factors affecting uterine motility. Endocrinol. **16**, 193 (1932). — *Reynolds, Samuel R. M.*, Action of theelol (tri-hydroxy-oestrin) on uterine fistulae in the unanesthetized rabbit. Proc. Soc. exper. Biol. a. Med. **30**, 1165—1166 (1933). — *Ribière, M.* u. *L. Chiaponni*, Über eine einfache Extraktionsmethode für Follikulin. C. r. Soc. Biol. Paris **15** (1931). — *Riddle, Oscar*, Some interrelations of sexuality, reproduction and internal secretion. J. amer. med. Assoc. **92**, 943—950 (1929). — *Riddle, O. Masaharu Tange*, Some limitations of the action of the so-called follicular hormone in birds. Proc. Soc. exper. Biol. a. Med. **23**, Nr 8 (1926). — *Robertson, D. C., W. P. Maddux* and *E. Allen*, Ovarian hormone effects in ovariectomized monkeys. Endocrinology **14**, 77—88 (1930). — *Robson, J. M.*, The effect of oestrin on the reactivity and spontaneous activity of the rabbit's uterus. J. of Physiol. **79**, 139 bis 151 (1933). — *Robson, J. M., T. N. MacGregor, R. E. Illingworth* and *N. Steere*, Urinary excretion of oestrin administered under experimental conditions and after the menopause. Brit. med. J. **1934**, Nr 3828, 888—891. — *Rosenfeld, Sam*, and *E. P. Dürrant*, Effect of ovarian substances on excised rat uterus. Amer. J. Physiol. **99**, 552—554 (1932). — *Rosenthal, W.*, Wirkung von Menformon auf explantiertes Vaginalepithel. Acta brevia neerl. Physiol. **4**, 13—15 (1934).

Scaglione, S., Ricerche sul ritmo estruo della mammella. Riv. ital. Ginec. **8**, 200—216 (1928). — *Scarborough, Eleonor M.*, Note on the action of oestrin on the isolated uterus; sensitised with pituitary extract. Lancet **1928 II**, 1236—1237. — *Schoeller, W., M. Dohrn* u. *W. Hohlweg*, Die künstliche Auslösung des Sexualzyklus an Pavianweibchen. I. Über die Brunstschwellungen beim kastrierten Pavianweibchen nach subcutaner und peroraler Progynondarreichung. Arch. Gynäk. **150**, 126—134 (1932). — Swelling of the external genitalia in castrated female baboons after oral and hypodermic treatment with female follicular sex hormone. J. Labor. a. clin. Med. **18**, 926—932 (1933). — *Schoeller, W.* u. *M. Gehrke*, Der Einfluß der Keimdrüsenhormone auf die Legetätigkeit von Hennen. Arch. Gynäk. **155**, 234—240 (1933). — *Schoeller, Walter* u. *Hans Goebel*, Die Wirkung des Follikelhormons auf Pflanzen. Biochem. Z. **240**, 1—11 (1931). — Die Wirkung des Follikelhormons auf Pflanzen. 2. Mitt. Über den Einfluß des krystallinischen β-Follikelhormons. Biochem. Z. **251**, 223—228 (1932). — Die Wirkung des Follikelhormons auf Pflanzen. III. Biochem. Z. **272**, 215—221 (1934). — *Schröder, R.*, Die Menstruation und ihre Störungen. Neue deutsche Klinik, Bd. 7. 1931. — Die normale und krankhafte Ovarialfunktion. Verh. 46. Kongr. inn. Med. **1934**. — *Schröder, R.* u. *Goerbig*, Z. Geburtsh. **83**, 764 (1921). — *Schultze, K. F.*, Die Bewegungen der nichtschwangeren menschlichen Gebärmutter. Arch. Gynäk. **137** (1929). — *Schuschania, Platon*, Ergebnisse der Mengenbestimmungen des Sexualhormons. 5. Mitt. Sexualhormon im Harn und Kot bei Metropathia haemorrhagica juvenilis (gland. cyst. Hyperplasie). Granulosazelltumor des Ovars mit glandulär-cystischer Hyperplasie des Endometriums. Zbl. Gynäk. **1930**, 1924—1936. — *Schwenk, Erw.* u. *F. Hildebrandt*, Farbreaktionen der Follikelhormone. Biochem. Z. **259**, 240—242 (1933). — Reduktion des Follikelhormons. Naturwiss. **1933**, 177. — *Sellheim, H.*, Wechseljahre der Frau, ihre Bedeutung für das Leben. Stuttgart: Ferdiand Enke 1932. — *Selye, H.* and *J. B. Collip*, Production of exclusively thecal luteinization and continuous oestrus with anterior-pituitary-like hormone. (Erzeugung von ausschließlicher Theca-Luteinisation und Daueroestrus durch hypophysenvorderlappenähnliches Hormon. Dep. of Biochem., Mc Gill Univ., Montreal.) Proc. Soc. exper. Biol. a. Med. **30**, 647—649 (1933). — *Shiraki, Keizo* and *Hiroshi Yaida*, On the determination of a unit of the ovarial hormone. Trans. jap. path. Soc. **19**, 79 (1929). — *Siebke, Harald*, Ergebnisse von Mengenbestimmungen des Sexualhormons. 1. Mitt. Sexualhormon im Blut. Zbl. Gynäk. **1929**, 2450—2462. — Ergebnisse von Mengenbestimmungen des Sexualhormons. 2. Mitt. Sexualhormon im Harn bei regelmäßigen mensuellen Zyklus. 3. Mitt. Sexualhormon im Harn bei seltenen Regelblutungen und bei Amenorrhöe. Zbl. Gynäk. **1930**, 1601—1618, 1618—1630. — Thelykinin und Androkinin, das weibliche und männliche Sexualhormon, im Körper der Frau. Arch. Gynäk. **146**, 417—462 (1931). — Die Hormone bei Störungen der Follikelreife. Verh. 2. internat. Kongr. Sex.forsch. **1931**, 513—522. — Welche Mengen von Follikelhormon und Androkinin finden sich in den Exkreten während des normalen mensuellen Zyklus und nach Follikulinzufuhr per os? Arch. Gynäk. **156**, 317—321, 329—330 (1933). — *Siebke, Harald* u. *Platon Schuschania*, Ergebnisse von Mengenbestimmungen des Sexualhormons. 4. Mitt. Sexualhormon im Harn und Kot bei regelmäßigem mensuellen Zyklus, Zyklusstörungen und bei Hormontherapie. Zbl. Gynäk. **1930**, 1734 bis 1747. — *Siegert, F.*, Das Hormon der weiblichen Keimdrüse. Med. Klin. **1928 II**, 1537—1538. — Brunsthormon und Ovulation. Fortschr. Med. **1928 II**, 1211—1213. — Der Einfluß des Ovarialhormons auf das motorische Verhalten des Uterus. Arch. Gynäk. **144**, Kongr. Ber. 2. Teil, 282—284, 292—297 (1931). — Der Einfluß des Ovarialhormons (Follikelhormon) auf die Empfindlichkeit des Uterus gegenüber Hypophysenhinterlappenhormon. Klin. Wschr. **1931 I**, 734—737. — *Silberstein, Fritz Otfried, O. Fellner* u. *Paul Engel*, Über das Auftreten eines Brunststoffes im Blut und Geweben unter pathologischen Verhältnissen. 3. Mitt. Z. Krebsforsch. **35**, 420—427 (1932). — *Silberstein, F., K. Molnar* u. *P. Engel*, Über das Auftreten eines Brunststoffes im Blut und Geweben unter pathologischen Verhältnissen. (7. Mitt.) Über Zerstörung von Menformon im Blut und in Organen. Klin. Wschr. **1933 II**, 1694—1695. — *Slonaker*, Amer. J. Physiol. **81**, 305, 620 (1927). — *Smith, George van S.* and *O. Watkins Smith*, The excretion of oestrin by women. Amer. J. Physiol. **100**, 553—558 (1932). — *Sobotta, J.*, Die Befruchtung und Furchung des Eies der Maus. Arch. mikrosk. Anat. **45** (1895). — Über die Bildung des Corpus luteum bei der Maus. Arch. mikrosk. Anat. **47** (1896). — *Stammler, S.* u. *E. Djatlowa*, Überführung des Harnfollikulins von trächtigen Stuten in eine mit Äther extrahierbare Form. Klin. Wschr. **1932 I**, 422—423. — *Steidle, H.*, Über die Verbreitung des weiblichen Sexualhormons. Naunyn-Schmiedebergs Arch. **157**, 89 (1930). — *Steinach, E.* u. *H. Heinlein*, u. *B. P. Wiesner*, Auslösung des Sexualzyklus, Entwicklung der Geschlechtsmerkmale, reaktivierende Wirkung auf den senilen weiblichen Organismus durch Ovar- und Placentaextrakt. Versuche an Ratten und Meerschweinchen. Pflügers Arch. **210**, H. 4/4 (1925). — *Steinach, Kun* u. *Hohlweg*, Reaktivierung des senilen Ovars und des weiblichen Gesamtorganismus auf hormonalem Wege. Pflügers Arch. **219**, H. 2 (1928). — *Stockard, C.* and *G. N. Papaniclaou*, The existence of typical oestrus cycle in the guinea pig with study of its histological and physiological changes. Amer. J. Anat. **22**, 225 (1917). — *Szarka*, Experimentelle Untersuchungen über die Wirkung sehr großer Follikulindosen auf die menschliche Gebärmutterschleimhaut. Arch. Gynäk. **156**, 325—327 (1933). — *Szarka, Sándor*, Die Rolle des Follikelhormons bei der drüsig-cystischen Hypertrophie der Gebärmutterschleimhaut. Orv. Hetil. (ung.) **1933**, 899—902. — Arch. Gynäk. **1933** (Kongreßbericht).

Testa, M., Su una delle prohabili fungioni biologiche del liquor folliculi e della secrezione luteinica. Arch. Ostetr. **36**, 671—682 (1929). — *Thayer, Sidney* and *Edward A. Doisy*, The distribution of the ovarian hormone between liquor folliculi and the residual tissue. Endocrinology **12**, 769—772 (1928). — *Thayer, Sidney, C. N. Jordan* and *Edward A. Doisy*, Improved procedure for the extraction of the ovarian hormone. II. Some corrections and additions. J. of biol. Chem. **79**, 53—64 (1928). — *Tietze, Konrad*, Zur Frage nach den cyclischen Veränderungen des menschlichen Tubenepithels. Zbl. Gynäk. **1929**, Nr 1. — Die Follikelpersistenz usw. Arch. Gynäk. **155** (1934). — Die Follikelpersistenz mit glandulärer Hyperplasie des Endometriums in vergleichend pathologischer, experimenteller und genetischer Beziehung. Z. Geburtsh. **108**, 79 (1934). — *Truffi, G.*, Liquido follicolare e ormone ovarico. Arch. di Sci. biol. **10**, No 1/2 (1927).

Veler, C. D. and *Edward A. Doisy*, Extraction of ovarian hormone from urine. Proc. Soc. exper. Biol. a. Med. **25**, 806—807 (1928). — *Veler, Clement D., Sidney Thayer* and *Edward A. Doisy*,

The preparation of the crystalline follicular ovarian hormone: Theelin. J. of biol. Chem. **87**, 357—371 (1930). — *Veshnjakov, S.* u. *A. Lipschütz*, Über Versuche zur Gewinnung des weiblichen Sexualhormons aus dem Harn der Schwangeren. Biochem. Z. **210**, 348—352 (1929).

Wadehn, Fritz, Eine neue Methode zur Trennung des männlichen Sexualhormons vom weiblichen Sexualhormon (Follikelhormon). Endokrinol. **12**, 241—243 (1933). — *Walton* et *Hammond*, Observations on ovulation in the rabbit. Brit. J. exper. Biol. **6**, Nr 2 (1928, Dez.). — *Wehefritz, E.* u. *E. Gierhake*, Über die Spezifität des weiblichen Sexualhormons. Zbl. Gynäk. **1931**, 16—21. — *Werner, August A.* and *W. D. Collier*, The effect of theelin injections on the castrated woman. With histologic report. J. amer. med. Assoc. **100**, 633—640 (1933). — Production of endometrial growth in castrated women. The minimum dosage of theelin that is required. J. amer. med. Assoc. **101**, 1466—1472 (1933). *Westman, Axel*, Neuere Untersuchungen über die Biologie des Ovars. Hygica (Stockh.) **90**, 769—779 (1928). — Experimentelle Studien über die funktionelle Bedeutung der Theca interna-Zellen. Acta obstetr. scand. (Stockh.) **8**, 290—306 (1929). — Das weibliche Sexualhormon. Hygica (Stockh.) **93**, 55—66 (1931). — Studien über den mensuellen Zyklus bei Macacus rhesus-Affen nebst einigen Bemerkungen über den menstruellen Blutungsmechanismus. Acta obstetr. scand. **12**, 282 (1932). — *Wieland, H.*, *W. Straub* u. *Th. Dorfmüller*, Untersuchungen über das weibliche Sexualhormon. Vorl. Mitt. Hoppe-Seylers Z. **186**, 97—103 (1929). — *Wiles, H. O.*, Adsorption of the ovarion hormone from urine. Proc. Soc. exper. Biol. a. Med. **27**, 125—126 (1929).

Zondek, Bernhard, Follikulin. Klin. Wschr. **1929 II**, 2229—2232. — Zur Biologie und Chemie der Sexualhormone. Naturwiss. **1933**, 33—39. — Mass excretion of oestrogenic hormone in the urine of the stallion. Nature (Lond.) **1934 I**, 209—210. — Oestrogenic hormone in the urine of the stallion. Nature (Lond.) **1934 I**, 494. — The fate of follicular hormone in the living body. Lancet **1934 II**, 356. — Über das Schicksal des Follikelhormons im Organismus. Skand. Arch. Physiol. (Berl. u. Lpz.) **70**, 133—167 (1934). — *Zondek, B.* u. *Hans v. Euler*, Follikulinausscheidung im Harn des Kindes, der Frau und des Mannes. Gonadales, extragonadales und placentares Follikulin. Nahrungsaufnahme und Follikulin. Skand. Arch. Physiol. (Berlin u. Leipzig) **67**, 259—264 (1934). — *Zondek, B.* u. *C. van Eweyk*, Zur Darstellung des weiblichen Sexualhormons. Klin. Wschr. **1930 II**, 1436, 1437.

III. Luteohormon.

Adler, A. A., *P. de Fremery* and *M. Tausk*, Progestin in Placental extract. Nature (Lond.) **133**, 293, 24. Febr. 1934. — *Allen, Willard M.*, Physiology of the corpus luteum. V. The preparation and some chemical properties of progestin, a hormone of the corpus luteum which produces progestational proliferation. Amer. J. Physiol. **92**, 174—188 (1930). — Physiology of the corpus luteum. VI. The production of progestational proliferation of the endometrium of the immature rabbit by progestin (an extract of the corpus luteum) after preliminary treatment with oestrin. Amer. J. Physiol. **92**, 612—618 (1930). — Cyclical alteration of the endometrium of the rat during the normal cycle, pseudopregnancy and pregnancy. Anat. Rec. **1931**, 48; Amer. J. Physiol. **10** (1932). — The preparation of purified progestin. J. of biol. Chem. **98**, 591—605 (1932). — Physiology of the corpus luteum. VIII. Interrelationship of oestrin and the corpus luteum as determined by their effects in the adult rabbit. Amer. J. Physiol. **100**, 650—663 (1932). — *Allen, Willard M.* and *George W. Corner*, Physiology of the corpus luteum. III. Normal growths and implantation of embryos after very early ablation of the ovaries, under the influence of extracts of the corpus luteum. Amer. J. Physiol. **88**, 340—346 (1929). — Physiology of corpus luteum. VII. Maintenance of pregnancy in rabbit after very early castration, by corpus luteum extracts. Proc. Soc. exper. Biol. a. Med. **27**, 403—405 (1930). — *Allen, Willard M.* and *Roland K. Meyer*, The quantitative separation of progestin from oestrin in extracts of the corpus luteum. Amer. J. Physiol. **106**, 55—63 (1933)[1].

Beard, J., The span of gestation and the cause of birth. Jena 1897. — *Bergamini, Aldo*, Ricerche sull'azione dell'ormone follicolare e dell'ormone luteinico sull'utero e sulle ovaie di giovani coniglie. Riv. ital. Ginec. **14**, 255—266 (1932). — *Biedl, A.*, Über die Sexualhormone der Keimdrüsen und des Hypophysenvorderlappens. Med. Klin. **1931 II**, 1373. — *Brouha, L.* et *L. Desclin*, Contribution à l'étude des extraits de corps jaune. Arch. internat. Pharmacodynamie **48**, 147—173 (1934). — *Brouha, L.* et *H. Simonnet*, Contribution à l'étude des propriétés physiologiques des extraits de corps jaune. C. r. Soc. Biol. Paris **101**, 366—368 (1929). — *Butenandt, A.*, Zur Biologie und Chemie der Sexualhormone. Naturwiss. **1933**, 49—54. — Neuere Ergebnisse auf dem Gebiet der Sexualhormone. Wien. klin. Wschr.

---

[1] Nachtrag bei der Korrektur. *Allen, W. M.*, *A. Butenandt*, *G. W. Corner* u. *K. H. Slotta*, Zur Nomenklatur des Corpus luteum-Hormons. Hoppe-Seylers Z. **235**, H. 3/4 (1935).

1934 II, 897—901, 934—936. — *Butenandt, A.* u. *Luigi Mamoli*, Über allo-Pregnanol-(3)-on-(20), einen Begleitstoff des Corpus luteum-Hormons. Ber. dtsch. chem. Ges. **1934**, H. 11, 1897. — *Butenandt, A.* u. *Joseph Schmidt*, Überführung des Pregnandiols in Corpus luteum-Hormon. Ber. dtsch. chem. Ges. **1934**, H. 11, 1901. — Über die polymorphen Modifikationen des Corpus luteum-Hormons. Ber. dtsch. chem. Ges. **1934**, H. 12, 2088. — *Butenandt, A.* u. *Ulrich Westphal*, Zur Isolierung und Charakterisierung des Corpus luteum-Hormons. Ber. dtsch. chem. Ges. **1934**, H. 8, 1440. — Über die Darstellung des Corpus luteum-Hormons aus Stigmasterin; die Konstitution des Corpus luteum-Hormons. Ber. dtsch. chem. Ges. **1934**, H. 12, 2085. — *Butenandt, A., Ulrich Westphal* u. *H. Cobler*, Über einen Abbau des Stigmasterins zu Corpus luteum-wirksamen Stoffen; ein Beitrag zur Konstitution des Corpus luteum-Hormons. Ber. dtsch. chem. Ges. **1934**, H. 9, 1611. — *Butenandt, A., Ulrich Westphal* u. *W. Hohlweg*, Über das Hormon des Corpus luteum. Hoppe-Seylers Z. **227**, H. 1/4 (1934).

Champy, Ch. et *Th. Keller*, Contribution à l'étude des hormones sexuelles femelles. Arch. de Morph. **1928**, H. 27, 1—74. — *Clauberg, Carl*, Das Hormon des Corpus luteum. Hamburg. Tagg nordwestdtsch. Ges. Gynäk. Okt. **1929**; Zbl. Gynäk. **1930**, 7—19. — Experimentelle Untersuchungen zur Frage eines Mäusetestes für das Hormon des Corpus luteum. Zbl. Gynäk. **1930**, 1154—1164. — Zur Physiologie und Pathologie der Sexualhormone, im besonderen des Hormons des Corpus luteum. 1. Mitt. Der biologische Test für das Luteohormon (das spezifische Hormon des Corpus luteum) am infantilen Kaninchen. Zbl. Gynäk. **1930**, 2757—2770. — Der biologische Test für das Corpus luteum-Hormon. Klin. Wschr. **1930** II, 2004—2005. — Zur Physiologie und Pathologie der Sexualhormone, im besonderen des Hormons des Corpus luteum. 2. Mitt. Der artefizielle Sexualzyklus am Uterus des kastrierten reifen Kaninchens. Zbl. Gynäk. **1931**, 459—470. — Über das Hormon des Corpus luteum. Verh. 2. internat. Kongr. London, Sitzg 3.—9. Aug. 1930. Sex.forsch. **1931**, 345—351. — Zur exakten Testierung des spezifischen Hormons des Corpus luteum. (Ergänzende Bemerkungen zum Luteohormontest am infantilen Kaninchen.) Klin. Wschr. **1931** II, 1949—1952. — Die Wirksamkeit des Luteohormons, des spezifischen Hormons des Corpus luteum am menschlichen Uterus. (Kurze vorläufige, hinweisende Mitteilung.) Zbl. Gynäk. **1932**, 2460 bis 2463. — Nachweis der Wirkung künstlich zugeführten Luteohormons am menschlichen Uterus. Zbl. Gynäk. **1933**, 1461—1468. — Die weiblichen Sexualhormone. Berlin: Julius Springer 1933. — Sichtbare Hormonwirkungen am menschlichen Uterus. Med. Welt **1934**, Nr 14. — Hormonale Störungen bei der Frau. Med. Welt **1934**, Nr 9/10. — Grundlagen für die moderne Therapie mit weiblichen Sexualhormonen. Med. Welt **1935**, Nr 11/13. — *Clauberg, C., H. W. Thiel* u. *R. Ziecker*, Untersuchungen zum Nachweis des Luteohormons (des spezifischen Hormons des Corpus luteum) in menschlichen Geweben und Körperflüssigkeiten. Arch. Gynäk. **152**, 61—81 (1932). — *Corner, G. W.*, Physiology of the corpus luteum. Amer. J. Physiol. **86** (1928). — *Corner, George W.* and *Willard M. Allen*, Physiology of the corpus luteum. II. Production of a special uterine reaction (progestational proliferation) by extracts of the corpus luteum. Amer. J. Physiol. **88**, 326—339 (1929). — *Cotte, G.* et *G. Pallot*, A propos des hormones ovariennes: Influence du corps jaune sur le cycle oestral. C. r. Soc. Biol. Paris **99**, No 19, 69—72 (1928). — *Courrier, R.*, Nouvelles recherches sur les hormones ovariennes. Unicisme ou dualisme? Bull. Histol. appl. **5**, 393—404 (1928). — Recherches sur l'antagonisme des hormones folliculaire et lutéinique. C. r. Soc. Biol. Paris **104**, 280—282 (1930). — L'antagonisme entre les hormones ovariennes. Congr. d'Alger, April **1930**. — Notes d'endocrinologie ovarienne. Presse méd. **1931** II, 1688—1690. — *Courrier, R.*, Dualisme humoral ovarien et antagonisme des hormones ovariennes. Liége méd. **1932**, No 27. — *Courrier, R.* et *R. Kehl*, Sur la durée de l'activité lutéinique pendant la gestation. C. r. Soc. Biol. Paris **101**, 345 (1929). — Le déciduome expér. chez la lapine gestante. C. r. Soc. Biol. Paris **104**, 1180 (1930). — Action de la folliculine sur les modifications de la phase lutéinique. Verh. 2. internat. Kongr. (Sitzg London 3.—8. Sept. 1931) **1931**, 357—360. — Nouvelles recherches sur l'action de la folliculine ches la lapine en phase lutéen. C. r. Soc. Biol. Alger. **107**, 1547 (1931). — Sur la suspension expér. de la phase lutéinique. C. r. Soc. Biol. Alger. **109**, 877 (1932). — Sur l'existence de senils différent. endocrinicus dans les réactions utérines de la phase lutéinique. C. r. Soc. Biol. Alger **112**, 607 (1933). — Nouvelles recherches sur la gestation chez la lapine. C. r. Soc. Biol. Alger **112**, 940 (1933). — Contribution à l'endocrinologie de la gestation chez la lapine. C. r. Soc. Biol. Alger **114**, 1317 (1933). — *Courrier, R.* et *M. Masse*, La folliculine ne peut suppléer l'hormone lutéinique. C. r. Soc. Biol. Paris **99**, No 22, 265—266 (1928). — *Courier, R.* et *R. Raynaud*, Expériemes d'antagonisme humoral ovarien réal. avec l'étalon internat. de foll. christallisée. C. r. Soc. Biol. Alger. **115**, 299 (1933).

Damm, P. N., Menstruation bei einer kastrierten Frau nach Behandlung mit Eierstockshormonen. Hosp.tid. (dän.) **1934**, 845—850; Zbl. Gynäk. **1934**, 1682—1686. — *Deanesly, Ruth*, Die Entwicklung und Vascularisation des gelben Körpers bei der Maus und dem Kaninchen. Proc. roy. Soc. Lond. **107** (1930). — *Dohrn, M.* u. *W. Hohlweg*, Über die Sexualhormone der Keimdrüsen und des Hypophysenvorderlappens. Bemerkungen zu der Arbeit von Prof. Dr. A. Biedl. Med. Klin. **1931** II, 1680.

Ehrhardt, Karl, Beitrag zum Vorkommen des Corpus luteum-Hormons. Münch. med. Wschr. **1934 I**, 869—870. — Bemerkungen über die Keimdrüsenhormone, insbesondere über das Corpus luteum-Hormon. Münch. med. Wschr. **1934 I**, 869; **1934 II**, 1838—1840. — *Ehrhardt, Karl* and *Bruce T. Mayes*, The corpus luteum: A further investigation. Austral. N. Zeald. J. Surg. **1**, 277—290 (1931). — *Ehrhardt, K.* u. *W. Weigel*, Untersuchungen über das Corpus luteum-Hormon. Endokrinol. **13**, 225—233 (1933). — *Engelhardt, E.*, Zur Kenntnis des wirksamen Stoffes des Corpus luteum. Arch. Gynäk. **145**, H. 1; **148**, 76—80 (1932).

Fellner, O., Die Feminintherapie auf Grund einer 16jährigen Erfahrung. Münch. med. Wschr. **1931 I**, 4. — *Fels, Erich*, Über die Reindarstellung des Corpus luteum-Hormons und seine biologische Wirkung. Arch. Gynäk. **144**, Kongreßber. 2. Teil, 280, 292—297 (1931). — Kongr. dtsch. Ges. Gynäk. Frankfurt 1931. Arch. Gynäk. Kongr.-Bd. — Zur Frage des Corpus luteum-Hormons und seines spezifischen Testes. Zbl. Gynäk. **1931**, 514—520. — Das Corpus luteum-Hormon und seine Reindarstellung. Arch. Gynäk. **158**, 364—392 (1934). — *Fels, Erich* u. *K. H. Slotta*, Über das Hormon des Corpus luteum. Verh. 2. internat. Kongr. Sex.forsch. **1931**, 361—366. — *Fels, E.*, *K. H. Slotta* u. *H. Ruschig*, Die Reindarstellung der Hormone aus dem Corpus luteum. Klin. Wschr. **1934 II**, 1207—1208. — *Fevold, H. L.* and *F. L. Hisaw*, Purification of Corporin. Proc. Soc. exper. Biol. a. Med. **29**, 620, 621 (1932). — *Fevold, H. L.*, *F. L. Hisaw* and *S. L. Leonard*, Hormones of the Corpus luteum. The separation and purification of 3 active subst. J. amer. chem. Soc. **54**, 254 (1932). — *Fevold, H. L.*, *L. Hisaw* and *R. K. Meyer*, The relaxative hormone of the corpus luteum. Its purification and concentration. J. amer. chem. Soc. **52**, 3340 (1930). — Isolierung des Auflockerungshormons aus dem Corpus luteum. Proc. Soc. exper. Biol. a. Med. **27**, 28 (1930). — Purification of hormon of Corpus luteum responsible for progestational development and other reaktion. Proc. Soc. exper. Biol. a. Med. **27** (1930). — *Fraenkel, L.*, Die Funktion des Corpus luteums. Arch. Gynäk. **68** (1903). — Neue Experimente zur Funktion des Corpus luteums. Arch. Gynäk. **91** (1910). — *Fraenkel, L.* u. *E. Fels*, Corpus luteum und Sexualhormon. Z. exper. Med. **68**, 172—184 (1929). — *Frank, Robert P.*, Die Rolle des weiblichen Sexualhormons. J. amer. med. Assoc. **97** (1931). — *Frank, R. P.*, *R. G. Gustavson*, *Helen McQueen* and *Morris A. Goldberger*, The simultaneous production of two hormones by the corpus luteum. Amer. J. Physiol. **90**, 727—729 (1929). — *Fremery, P. de*, *S. Kober* and *M. Tausk*, Inhibition of oestrogenic effect of the follicular hormone by progestin. Acta brevia neerl. Physiol. **4**, Nr 7, 119 (1934). — *Fremery, P. de*, *A. Luchs* u. *M. Tausk*, Untersuchungen über die innere Sekretion des Corpus luteum. Pflügers Arch. **231**, 341—359 (1932).

Gley, Pierre, L'hormone du corps jaune, son action sur l'ovulation. J. Physiol. et Path. gén. **26**, 398—414 (1928). — *Goldstein, L. A.* and *A. J. Tatelbaum*, Physiology of the corpus luteum. IV. Production of artificial deciduomata with extracts of the corpus luteum. Amer. J. Physiol. **91**, 14—18 (1929).

Haberlandt, L., Die hormonale Sterilisierung des weiblichen Organismus. Mschr. Geburtsh. **87**, 320—332 (1931). — *Hartmann, H.* u. *F. Störring*, Follikelhormon, Corpus luteum-Hormon und Uterusfunktion. (Experimentelle Untersuchungen.) Arch. Gynäk. **145**, 757—761 (1931). — *Herrick, Carl H.*, The duration of pregnancy in guinea-pigs after removal and also after transplantation of the ovaries. Anat. Rec. **39**, 193—200 (1928). — *Hisaw, Frederick L.*, The Corpus luteum hormone. I. Experimental relaxation of the pelvic ligaments of the guinea pig. Physiologic. Zool. **2**, 59—79 (1929); **3** (1931). — *Hisaw, F. L.*, *H. L. Fevold* and *R. K. Meyer*, The corpus luteum hormone. II. Methods of extraction. Physiologic. Zool. **3**, Nr 1 (1931). — *Hisaw, F. L.* and *Samuel L. Leonard*, Relation of the follicular and corpus luteum hormones in the production of progestational proliferation of the rabbit's uterus. Amer. J. Physiol. **92**, 574—582 (1930). — *Hisaw, F. L.*, *R. K. Meyer* and *H. L. Fevold*, Production of a premenstrual endometrium in castrated monkeys by ovarian hormones. Proc. Soc. exper. Biol. a. Med. **27**, 400—403 (1930). — *Hisaw, F. L.*, *R. K. Meyer*, *Samuel L. Leonard* and *H. L. Fevold*, Influence of follicular and corp. luteum horm. on the uterine endometrium of rabbits and monkeys. Amer. J. Physiol. **93**, Nr 2 (1930).

Illingworth, R. E. and *J. M. Robson*, Factors influencing the actions of corpus luteum extracts on the rabbit's uterus. J. of Physiol. **76**, 137—147 (1932).

Johnson, George E. and *Joanna Seiler Challans*, Ovariectomy and corpus luteum extract studies on rats and ground squirrels. Endocrinology **16**, 278—284 (1932).

Kaufmann, C., Umwandlung der Uterusschleimhaut einer kastrierten Frau aus dem atrophischen Stadium in das der sekretorischen Funktion durch Ovarialhormon. Zbl. Gynäk. **1932**, 34. — Echte Menstruation bei einer kastrierten Frau durch Zufuhr von Ovarialhormon. Zbl. Gynäk. **1933**, 42—46. — Echte menstruelle Blutung bei kastrierten Frauen nach Zufuhr von Follikel- und Corpus luteum-Hormon.

Klin. Wschr. **1933** I, 217—218. — *Klein, M.*, La muqueuse utérine de la lapine contribution à l'histophysiologie des muqueuses. Bull. Histol. Appl. Dez. **1933**, No 10, 327—354. — Le corps jaune de grossesse. Recherches histologiques et physiologiques. Archives d'Anat. 18, 1—143 (1934). — *Knaus, Hermann,* Zur Physiologie des Corpus luteum. 1. Mitt. Arch. Gynäk. **138**, 201—216 (1929). — Zur Physiologie des Corpus luteum. 2. Mitt. Arch. Gynäk. **140**, 181—190 (1930). — Zur Physiologie des Corpus luteum. 3. Mitt. Arch. Gynäk. **141**, 374—394 (1930). — Zur Physiologie des Corpus luteum. 4. Mitt. Arch. Gynäk. **141**, 395—403 (1930). — Zur Frage der Standardisation des Corpus luteum-Extraktes. Klin. Wschr. **1930** I, 838—839; Naunyn-Schmiedebergs Arch. **151**, 371—380 (1930). — Über die Funktion des Corpus luteum. Klin. Wschr. **1930** I, 961—964. — Der biologische Test für das Corpus luteum-Hormon. Bemerkungen zu der Arbeit von Clauberg in Klin. Wschr. 1930, 2004. Klin. Wschr. **1931** I, 742—743.

Leonard, S. L., F. L. Hisaw and *H. L. Fevold,* Further studies of the follicular and corpus luteumhormone relationship in the rabbit. Amer. J. Physiol. **100** (1932). — *Leopoldo, F.*, Lipoide und hormonale Sterilisation des weiblichen Organismus. Monit. ostetr. **2** (1930). — *Lipschütz, Alex.* et *Leida Adamberg,* Rut et corps jaune. C. r. Soc. Biol. Paris **102**, 282—284 (1929). — *Loeb, Leo,* Weitere Untersuchungen über die künstliche Erzeugung der mütterlichen Placenta und über die Mechanik des sexuellen Zyklus des weiblichen Säugetierorganismus. Zbl. Physiol. **24**, Nr 6 (1910). — *Loeser,* Künstliche Menstruation durch Zuführung von Ovarialhormonen bei einem Fall von hypoplastischem Genitale mit primärer Amenorrhöe. Zbl. Geburtsh. **104**, 516—524 (1933). — Zur künstlichen Menstruationserzeugung durch Zuführung von Ovarialhormonen. Z. Geburtsh. **105**, 501—505 (1933). — *Loewe, S.* u. *F. Lange,* Prüfung des Hormongehaltes von Corpus luteum-Präparaten. 9. Mitteilung über weibliche Sexualhormone. Naunyn-Schmiedebergs Arch. **120** (1927). — *Loewe, A.* u. *H. E. Voss,* Nachweis des Vorkommens von Gelbkörperhormon im Frauenharn. Schweiz. med. Wschr. **1934** II, 1049—1050. — *Lörincz, Béla,* Die Anwendung des Elektroaspirators in der Frauenheilkunde. Münch. med. Wschr. **1934** I, 215.

Macht, D. L., Ein neues Anzeichen der physiologischen Tätigkeit des Corpus luteum. Amer. J. Physiol. **93** (1930). — *Macht, D. L.* u. *A. E. Stickel,* Die Wirkung der Luteinfütterung auf den Oestrus des Meerschweinchens. Proc. Soc. exper. Biol. a. Med. **27** (1930). — *Macht, David J., A. E. Stickels* and *D. L. Seckinger,* Effect of corpus luteum and ovarian extracts on the oestrus of the guinea pig. Amer. J. Physiol. **88**, 65—76 (1929). — *McPhail, M. K.*, Capacity of the uterus of the rabbit to respond to prolonged luteal activity. J. of Physiol. **79**, 118—120 (1933). — The assay of progestin. J. of Physiol. **83**, Nr 2 (1934). — *Mahnert, A.,* Weitere Untersuchungen über die Beziehungen zwischen Hypophysenvorderlappen und Ovarium. Zugleich ein Beitrag zur Frage der hormonalen Sterilisierung. Zbl. Gynäk. **1930**, 2883—2887. — *Maino, M.,* Sul contenuto ormonico del corpo luteo e sulla azione degli estratti luteinici. Arch. Ist. biochim. ital. **5**, 211—224 (1933). — *Mandelstamm, A.* u. *W. Tschaikowsky,* Experimentelle Untersuchungen über den Einfluß des Corpus luteum-Hormons auf die Schwangerschaftsdauer; zugleich Beitrag zur Frage der Entstehung der Geburt. Zbl. Gynäk. **1932**, 2346—2349. — *Manzi, Luigi,* La motilità tubarica e l'azione diretta che su di essa esercitano il liquido follicolare e l'estratto di corpo luteo. Arch. Ostetr. **18**, 591—622 (1931). — Azione diretta del liquido follicolare e dell'estratto di corpo luteo sulla motilità tubarica. Atti Soc. ital. Ostetr. **29**, 706—708 (1932). — Azione inibente degli estratti di corpo luteo sul travaglio provocato dogli estratti di lobo posteriore dell'ipofisi, nelle varie epoche della gravidanza. Ricerche sperim. Arch. Ostetr. **39**, 220—233 (1932). — *Meyer, Roland K.* and *Willard M. Allen,* The production of mucified cells in the vaginal epithelium of certain rodents by oestrin and by corpus luteum extracts. Anat. Rec. **56**, 321—343 (1933). — *Miklós, Ladislaus,* Über die Ursachen des Geburtseintrittes. Bemerkung zu A. Mandelstamms und W. Tschaikowskys Arbeit: Experimentelle Untersuchung über den Einfluß des Corpus luteum-Hormons auf die Schwangerschaftsdauer; zugleich Beitrag zur Frage der Entstehung der Geburt. Zbl. Gynäk. **1933**, 183—184. — *Miklós, László,* Beiträge zur Hormonproduktion des Corpus luteums. Orv. Hetil. (ung.) **1931** II, 901—903.

Papanicolaou, George N., A specific inhibitory hormone of the corpus luteum. Its contrast with the female sex (follicular-)hormone. J. amer. med. Assoc. **86**, Nr 19 (1926). — *Parkes, A. S.,* The functions of the corpus luteum. I. The mechanism of oestrus inhibition. II. The erxperimental production of placentomata in the mouse. III. The factors concerned in the development of the mammary gland. Proc. roy. Soc. Lond. B **104**, 171—182, 183—188, 189—197 (1929). — The functions of the corpus luteum. IV. The relation of oestrin to the luteal phase of the oestrus cycle. Proc. roy. Soc. Lond. B **107**, 188—196 (1930). — *Parkes* u. *Bellerby,* Studies on the internal secretions of the ovary. V. The oestrus inhibiting function of the corpus luteum. J. of Physiol. **1927**, 62, 64. — *Patel, J. S.,* The inhibition of oestrus by corpus luteum extracts. Quart. J. exper. Physiol. **20**, 245—262 (1930). — Die Hemmung des Oestrus durch Corpus luteum-Extrakt. Verh. 2. internat. Kongr. Sex.forsch. London **1931**. — *Philipp,* Diskussionsbemerkung. Tagung der deutschen Gesellschaft für Gynäkologie. Arch. Gynäk. **144**, 293 (1931). — *Prenant,* De la valeur morphologique du corps jaune, son action physiologique et thérapeutique possible. Revue Gén. Sci. **9**, 646 (1898).

Reynolds, S. R. M., Untersuchungen am Uterus. III. Die Aktivität der Uterusfistel am nichtanästhesierten Kaninchen nach dem Coitus und während der Scheinschwangerschaft. Amer. J. Physiol. **94** (1930). — Humoral factors affecting uterine motility. Endocrinology **16**, 193—198 (1932). — *Reynolds, Samuel R. M.* and *Willard M. Allen*, The effect of progestin-containing extracts of corpora lutea on uterine motility in the unanesthetized rabbit with observations on pseudopregnancy. Amer. J. Physiol. **102**, 39—55 (1932). — *Reynolds, S. R. M.* u. *M. H. Friedmann*, Die Reaktion der Uterusfistel am nichtanästhesierten Kaninchen auf die Injektion von Schwangerenharn. Amer. J. Physiol. **94** (1930). — *Robson, J.* u. *M.*, Die Muzifizierung bei der reifen Maus durch Oestrin. J. of Physiol. **71** (1931). — Die Kontrolle der Schwangerschaftsveränderungen im Kaninchenuterus. J. of Physiol. **72** (1931). — Pregnancy changes in the rabbit's uterus and their relation to endocrine activity. II. The action of gonadotropic preparations of the pituitary and of pregnancy urine. Quart. J. exper. Physiol. **22**, Nr 3 (1932, Dez.). — The reactivity and activity of the rabbits uterus during pregnancy, parturition and the puerperium. J. of Physiol. **78**, Nr 3, 309, 12. Juni 1933. — The reactivity and activity of the human uterus at various stages of pregnancy and parturition. J. of Physiol. **79**, Nr 1, 28. Juli 1933. — The effect of oestrin on the reactivity and spontaneous activity of the rabbits uterus. J. of Physiol. **79**, Nr 2, 4. Sept. 1933. — *Robson, J. M.* and *R. E. Illingworth*, Pregnancy changes in the rabbits uterus and their relation to endocrine activity. Quart. J. exper. Physiol. **21** (1931). — *Runge, H.* u. *O. Busse*, Persönliche Mitteilungen. — *Runge, H.* u. *H. Hartmann*, Reaktionen der schwangeren Gebärmutter auf thermische Reize. Klin. Wschr. **1930** I, 47.

Schultze, G. K. F., Muskulärer Zyklus der menschlichen Gebärmutter. Klin. Wschr. **1932** I, 47. — *Shelesnyak, M. L.*, The production of deciduomata in spayed immature rats after oestrin and progestin treatment. Anat. Rec. **56**, 211—217 (1933). — *Siegmund, H.*, Über die Abhängigkeit des Uterus von den Funktionsphasen des Ovariums. Arch. Gynäk. **142**, H. 3. — Ein Vergleich morphologischer und biologischer Funktionsforschung auf dem Gebiete des Corpus luteum. Arch. Gynäk. **145** (1931). — *Siegmund* u. *Kammerhuber*, Über Unterschiede in der Reaktionslage des Uterus von Kaninchen, Ratte, Maus und Meerschweinchen. Zbl. Gynäk. **1931**, Nr 9. — *Smith, P. E.* and *E. T. Engle*, Prevention of experimental uterine bleeding in macacus monkey by corpus luteum extract (progestin). Proc. Soc. exper. Biol. a. Med. **29**, 1225—1227 (1932). — *Smith, George van S.* and *O. Watkins Smith*, The rôle of progestin in the female reproductive cycle. J. amer. med. Assoc. **97**, 1857—1859, 1865—1867 (1931). — Studies on the urinary excretion of oestrin, with especial reference to the effect of the luteinizing hormone and progestin. Amer. J. Physiol. **98**, 578—584 (1931). — *Steinach, E.* u. *H. Kun*, Luteingewebe und männliche Geschlechtscharaktere. Pflügers Arch. **227** (1931).

Tóth, Eugen, Über die Rolle des Corpus luteum in der Gebärmuttertätigkeit des Kaninchens. Arch. Gynäk. **158**, H. 1 (1934).

Westman, A., Studies of the function of the mucous membrane of the uterine tube. Acta obstetr. (Stockh.) **10**, H. 3 (1930). — Über die Zirkulationsverhältnisse in der Uterusschleimhaut nach Corpus luteum-Exstirpation. Zbl. Gynäk. **1931**, 1890—1896. — Untersuchungen über die Abhängigkeit der Funktion des Corpus luteum von den Ovarialfollikeln und über die Bildungsstätte der Hormone im Ovarium. Arch. Gynäk. **158**, H. 3 (1934)[1]. — *Winter, Egon Werner*, Beitrag zur inneren Sekretion des Corpus luteum. Arch. Gynäk. **141**, 548—556 (1930).

IV. Andere Hormone des Ovars;
Wechselbeziehungen und Verhältniswirkung der Ovarialhormone untereinander.

Allen, W. M. and *R. K. Meyer*, The production of mucification of the vaginal epithelium of rodents by the oestrus hormon. Science (N. Y.), Jan. **1932**. — *Anselmino*, Über den Nachweis einer stoffwechselwirksamen Substanz aus dem Ovar. Arch. Gynäk. **156**, 311—313 (1933). — *Arvay, A. v.*, Über den Mechanismus der stoffwechselfördernden Wirkung des Ovarialhormons. Endokrinol. **13**, 9—16 (1933). — *Ascheim, S.* u. *H. Gesenius*, Über Stoffwechselwirkungen von Sexualhormonen auf ihr Erfolgsorgan. Arch. Gynäk. **153**, 434—446 (1933).

Bacq, J. M., *L. Brouha* et *Hinglais*, Sur la sensibilité du tractus génital femelle aux hormones sexuelles après énervation sympathique. Gynéc. et Obstétr. **26**, 97—101 (1932). — *Bankow, Georg,*

---

[1] Nachtrag bei der Korrektur. *Westphal, U.,* Über das Hormon des Corpus luteum. Erg. Physiol. u. exper. Pharmak. **37**, 273 (1935).

Sexuelle Hormone in ihrem Einfluß auf die numerischen Veränderungen der Blutplättchen. Beitr. path. Anat. 88, 113—126 (1931). — *Benazzi, Mario*, L'azione dell'ormone follicolare sulla tiroide di femmina castrata. Boll. Soc. Biol. sper. 7, 472—476 (1932). — La funzione tiroidea è inibita dalla folliculina. Monit. Endocrinol. 1, 145—147 (1933). — *Bialet, Laprida, Zulema*, Wirkung des Follikulins auf die Entwicklung des Eierstockes. Rev. Soc. argent. Biol. 9, 123—130 (1933). — Wirkung des Follikulins auf den Eierstock des Erwachsenen. Rev. Soc. argent. Biol. 9, 131—135 (1933). — Wirkung des Follikulins auf die kompensatorische Hypertrophie des Eierstockes. Rev. Soc. argent. Biol. 9, 136—142 (1933). — Wirkung des Follikulins auf die Schilddrüse. Rev. Soc. argent. Biol. 9, 245—252 (1933). — *Bloch, Br.* u. *A. Schrafl*, Experimentelle Untersuchungen über den Einfluß des Ovarialhormons auf die Pigmentbildung. Arch. f. Dermat. 165, 268—293 (1932). — *Bloch, Br.* u. *G. Guldberg*, Die Ursache der Schwangerschaftshyperpigmentierung. Klin. Wschr. 1933 I, 734—735. — *Bokelmann, O.*, Kohlehydrat-Fettstoffwechsel und Ovariumfunktion. Z. Geburtsh. 97, 529—537 (1930). — Zur Frage der Beziehungen zwischen Ovariumfunktion und Kalkstoffwechsel. (Untersuchungen über den Einfluß des Brunsthormons.) Arch. Gynäk. 152, 492—500 (1933). — *Borchardt, E., E. Dingemanse, S. E. de Jongh* u. *E. Laqueur*, Über das weibliche Geschlechtshormon, Menformon, besonders über Menformon als das Hormon des Mammawachstums. Nederl. Tijdschr. Geneesk. 72, 2443—2457 (1928). — Über das weibliche (Geschlechts-) Hormon, Menformon, besonders über die anti-maskuline Wirkung. Nederl. Tijdschr. Geneesk. 72 I, 2866—2882 (1928); Z. exper. Med. 68, 86—105 (1929). — *Bühler, Fritz*, Über den Einfluß der Sexualhormone auf den Kreatinstoffwechsel. Z. exper. Med. 86, 638—649 (1933).

Capecchi, A., Influenza dell'ormone follicolare sulla funzionalità tiroidea. Rass. Ostetr. 41, 359 bis 371 (1932). — *Cikowski, St., St. Skowron* u. *E. Turyna*, Histopathologische Veränderungen in der Placenta des Kaninchens unter dem Einfluß von Follikulininjektionen. Ginek. polska 12, 1—9 u. engl. Zusf. 9—10 (1933). — *Corey, E. L.* and *S. W. Britton*, The oestrous cycle and the adrenal glands. Proc. Soc. exper. Biol. a. Med. 30, 592—593 (1933). — *Courrier, R.*, La folliculine, injectée à fortes doses, a-t-elle une action sur l'ovisac en maturation? C. r. Soc. Biol. Paris 104, 282—284 (1930). — Folliculine et phénomènes utérins préparatoires à la nidation de l'oeuf. C. r. Soc. Biol. Paris 104, 1178—1179 (1930). — *Courrier, R.* et *R. Kehl*, Etude de la réaction utérine au cours d'une phase lutéinique arteficiellementprolongée. Algérie méd., Jan. 1930. — Neue Untersuchungen über die Wirkungen des Follikulins beim Kaninchenweibchen während der Luteinphase. C. r. Soc. Biol. Paris 107 (1931). — Sur l'avortement folliculinique chez la lapine. C. r. Soc. Biol. Paris 112, 675—677 (1933). — *Courrier, R.* et *R. Masse*, Les rapports qui existent entre les hormones folliculaire et lutéinique. C. r. Soc. Biol. Paris 99, No 22, 263—264 (1928). — *Crainicianu, Al.*, Les effets vasculaires de la folliculine. (Recherches cliniques et expérimentales.) J. Physiol. et Path. gén. 30, 305—319 (1932).

Dahlberg, Gunnar, Eine Theorie über den Uniovulationsmechanismus mit spezieller Berücksichtigung der hormonalen Wirkung des Follikulins. Klin. Wschr. 1930 II, 1298—1301. — *Dahlberg, Gunnar* and *Sven Akesson*, A theory of the uniovulation mechanism and an experimental investigation on the follicular fluid. Acta obstetr. scand. (Stockh.) 10, 63—102 (1930). — *Dahl-Iversen, E.*, Experimentelle Untersuchungen über den Einfluß des Lutins auf die Brüste infantiler weiblicher Meerschweinchen. Hosp.tid. (dän.) 1934, 821—832. — *David, J. Christodoss*, The action of oestrin on the oxygen consumption of the uteri of mice. J. of Pharmacol. 43, 1—11 (1931). — *Deanesly, Ruth*, The effects of oestrin on the pseudo-pregnant mouse. J. of Physiol. 72, 62—73 (1931). — *Dingemanse, E.* u. *S. E. de Jongh*, Enthält Follikelsaft außer Menformon eine Substanz, die den Stoffwechsel beeinflußt? Acta brevia neerl. Physiol. 3, 79—81 (1933). — *Druckrey, Hermann*, Der Einfluß von Veränderungen im Gleichgewicht der Sexualhormone auf Blutgerinnung und Blutungsverhältnisse. Endokrinol. 12, 1—17 (1933).

Ebhardt, Klaus, Untersuchungen über den Einfluß des Ovarialhormons auf den Genitalapparat und die Mamma. Mschr. Geburtsh. 79, 223—236 (1928). — Zur Wirkung des weiblichen Sexualhormons Menformon, insbesondere auf die Mamma. Bemerkungen zu der gleichnamigen Arbeit von Laqueur und de Jongh in Bd. 80, H. 6 dieser Monatsschr. Mschr. Geburtsh. 81, 423—424 (1929). — *Engelhart, E.* u. *O. Riml*, Einfluß des Corpus luteum auf den Glykogengehalt der Leber. Klin. Wschr. 1934 I, 101.

Fellner, O., Zur Theorie der Milchsekretion. Klin. Wschr. 1931 I, 1164—1167. — Über die Beeinflussung der sekundären Geschlechtsmerkmale. Klin. Wschr. 1932 I, 447/449. — *Fluhmann, C. F.*, The induction of the pseudo-pregnancy vaginal reaction in spayed mice by the injection of human blood. Amer. J. Physiol. 95 (1929). — Female sex hormones and menstruation. California Med. 35, 279—283 (1931). — *Fortunato, Angelo*, Azione del liquor follicoli sulla tiroide. Arch. Ostetr. 40, 636—648 (1933). — *Fremery, J. de, S. Kober* u. *M. Tausk*, Erweiterung der Symphysis pubis des weiblichen Meerschweinchens durch Menformon. Acta brevia neerl. Physiol. 1 (1931). — *Fremery, P. de*, Experimentelle Frühreife und deren Einfluß auf die Nebennierengröße der männlichen Ratte. Acta brevia neerl. Physiol. **4**, Nr 1, 7 (finit 1. März 1934). — *Freud, J., S. E. de Jongh* u. *E. Laqueur*, Weibliches Hormon (Menformon) und sekundäre männliche Geschlechtsorgane. Nederl. Tijdschr. Geneesk. **1933**, 1109—1117 und deutsche Zusammenfassung S. 1117.

Gilardino, E., Follicolina e tiroide. Riv. ital. Ginec. **11**, 304—318 (1930). — *Goormghtigh, N.* et *A. Amerlinck*, Quelques considérations sur l'antagonisme entre le follicule et le corps janne. C. r. Soc. Biol. **100**, 439—442 (1929). — *Gostimirovicz, D.*, Weitere Mitteilung über das Ergebnis der experimentelle Hyperfeminierung. Biol. Zbl. **1930**, 10. — *Grüter, F.*, Aktivierung von somatisch-psychisch unterentwickelten Zuchttieren durch Anreicherung des Keimdrüsenhormons. Arch. Frauenkde u. Konstit.forsch. **16**, 279—287 (1931).

Haberlandt, L., Die hormonale Sterilisierung des weiblichen Organismus. Jena: Gustav Fischer 1931. — *Hauptstein, Peter*, Zur Frage der hormonalen Sterilisierung. Arch. Gynäk. **144**, Kongreßber., 2. Teil, 307—309, 320, 361—383 (1931). — Zur Frage der hormonalen Sterilisierung. Zum Wirkungsmechanismus des Sexual-(Follikel-)Hormons. 2. Mitt. Endokrinol. **10**, 321—328 (1932). — *Heyl, J. G., S. E. de Jongh* u. *R. Kooy*, Über die Hemmung der Schilddrüsentätigkeit durch Follikelhormon (Menformon). Acta brevia neerl. Physiol. **4**, 126—127 (1934). — *Hinglais, H.*, Physiologie de l'ovaire et état actuel de la question des hormones ovariennes. Leç. Clin. Tarnier **6**, 58—79 (1930). — Considérations sur la biol. de l'oeuf. Leç. Clin. Tarnier **9**, 25—47 (1933). — *Hoffmann*, Über den Nachweis und die Darstellung einer stoffwechselwirksamen Substanz aus dem Corpus luteum. Arch. Gynäk. **156**, 313 bis 316 (1933). — *Horneffer, L.* u. *N. Meyerhoff*, Zur Frage der hormonalen Sterilisierung. Zbl. Gynäk. **1931**, 473—476.

Jongh, S. E. de, Weitere Untersuchungen über Lactationshemmung. Acta brevia neerl. Physiol. **3**, Nr 6/7, 88 (1933). — Fortsetzung von Untersuchungen über den Angriffspunkt der Menformonwirkung auf die Mamma. Acta brevia neerl. Physiol. **3**, Nr 6/7, 99 (1933). — Menformon und Schwangerschaft. Acta brevia neerl. Physiol. **3**, Nr 10/11, 163 (1933). — Über die Milchproduktion der Ratte nach Menformonbehandlung. Acta brevia neerl. Physiol. **4**, Nr 2/3, 57 (1934). — *Jongh, S. E. de* u. *E. Dingemanse*, Menformon und Lactation. Arch. néerl. Physiol. **16** (1931). — *Jongh, S. E. de* u. *E. Laqueur*, Lactation und Menformon. Arch. néerl. Physiol. **15** (1930). — Über die Ursache der menstruellen Blutung. Acta brevia neerl. Physiol. **1** (1931).

Karp, Leopold u. *Bronislaw Kostkiewicz*, Experimenteller kolloidaler Kropf nach Follikulininjektion. Klin. Wschr. **1934** I, 489—490. — *Kaufmann, Carl*, Beziehungen zwischen weiblichem Sexualhormon und Blutcholesterin. Beitr. path. Anat. **84**, 453—459 (1930). — *Kaufmann, Carl, C. Müller* u. *O. Mühlbock*, Untersuchungen über einen stoffwechselwirksamen Extrakt des Ovariums. Klin. Wschr. **1932** I, 14—18. — *Kaufmann, C., C. Müller* u. *M. Steuber*, Untersuchungen über den Einfluß von Ovarialextrakten auf den Grundumsatz. Arch. Gynäk. **150**, 430—445 (1932). — *Kehl, Raymond*, Contribution à l'endocrinologie ovarienne de la grossesse. Thèse pour le doctorat en Médicine présentée et contenue publiquement le 21. März 1934; Alger. Imprimerie Minerva 5, rue Clanzel 5, 1934. — *Kelly, G. Lombard*, The effect of injections of female sex hormone (oestrin) on conception and pregnancy in the guinea pig. Surg. etc. **52**, 713—722 (1931). — *Knell, Marlise*, Beeinflußt das spezifische Hormon des Corpus luteum den Blutcholeteringehalt? (Gleichzeitig ein Beitrag zur Physiologie des Blutcholesteringehaltes beim Kaninchen.) Arch. Gynäk. **150**, 176—185 (1932). — *Koehler, Gertrud*, Ovarialhormon und Grundumsatz. Klin. Wschr. **1929** I, 502, 503. — *Kunde, M. M., F. E. D'Amour, A. J. Carlson* and *R. G. Gustavson*, Studies on metabolism. VIII. The effect of estrin injections on the basal metabolism, uterine endometrium, lactation, mating and maternal instincts in the adult dog. Amer. J. Physiol. **95**, 630—640 (1930).

Laqueur, E., Eva Borchardt, Elisabeth Dingemanse u. *S. E. de Jongh*, Über weibliches (Sexual-) Hormon, Menformon. 9. Mitt. Weitere Erfahrungen über die Wirkung auf die Brustdrüse, Menformon als Hormon ihrer normalen Ausbildung. Dtsch. med. Wschr. **1928** I, 465—467. — *Laqueur, E.* u. *S. E. de Jongh*, Zur Wirkung des weiblichen Sexualhormons Menformon, im besonderen auf die Mamma, zugleich ein Beitrag zur Bedeutung der Dosierung von biologisch wirksamen Präparaten. Mschr. Geburtsh. **80**, 425—441 (1928). — *Leonard, S. L., Frederik L. Hisaw* and *H. L. Fevold*, Further studies of the follicular-corpus luteum hormone relationship in the rabbit. Amer. J. Physiol. **100**, 111—121 (1932). — *Leonard, S. L., R. K. Meyer* and *F. L. Hisaw*, The effect of oestrin on development of the ovary in immature female rats. Endocrinology **15**, 17—24 (1931). — *Liebhart, Stanislaw*, Über den Einfluß des Ovarialhormons auf den Blutdruck. Zbl. Gynäk. **1934**, 1896—1904. — *Lipschütz, Alexandre*, La folliculine agit-elle sur l'ovaire? (Expériences sur des chattes.) Arch. internat. Pharmacodynamic **38**, 57—66 (1930). — *Loeper, M., A. Lemaire* et *J. Tauzin*, Action

548   C. Clauberg: Ovarium, Hypophyse und Schwangerschaft in ihrer Beziehung zur Frauenheilkunde.

expérimentale des hormones femelles sur la bile et sur l'intestin. C. r. Soc. Biol. Paris **116**, 482—484 (1934).— *Loeser, Arnold*, Der Einfluß des Ovariums auf die Sekretion des thyreotropen Hormons der Hypophyse. Klin. Wschr. **1934** I, 766/767. — *Lundberg, Erik*, Der Einfluß des Ovarialhormons auf die Gerinnungszeit des Blutes. Sv. Läkartidn. **1933**, 113—123.

Magath, M. A., u. *R. M. Rosenfeld*, Beeinflussung der Prolanwirkung auf das infantile Ovarium durch gleichzeitige Follikulinzufuhr. Klin. Wschr. **1933** II, 1288. — *Mahnert, A.* u. *H. Siegmund*, Störungen des Zyklus durch Hyperhormonisierung. Mschr. Geburtsh. **84**, 91—94 (1930). — *Maino, M.*, Azione dell'ormone follicolare sulla gravidanza. Arch. Ist. biochim. ital. **4**, 347—360 (1932). — *Manzi, Luigi*, L'ovaia e la diversa influenza che su di essa esercita il liquido folliculare, l'estratto di corpoluteo e della glandola stessa, in toto, a dosi varie. Arch. Ostetr. **37**, 253—272 (1930). — *Moench, Gerhard L.*, Mammaformation als Zeichen der Ovarialfunktion. Zbl. Gynäk. **1929**, 1228—1230. — *Moore, Carl R.*, A critique of sex hormone antagonism. Verh. 2. intern. Kongr. Sex.forsch. **1931**, 293—303. — *Moore, Carl R.* and *Dorothy Price*, The question of sex hormone antagonism. Proc. Soc. exper. Biol. a. Med. **28**, 38—40 (1930). — *Mühlbock, O.* u. *C. Kaufmann*, Die Wirkungen des brunstauslösenden Hormones auf die Lipasen. Arch. Gynäk. **149**, 623—629 (1932). — *Mutô, Chúji*, Follicular hormone and thyreoidea. Trans. jap. path. Soc. **22**, 223—226 (1932).

Nelson, W. O., J. J. Pfiffner, u. *H. O. Haterius*, Die Verlängerung der Schwangerschaft durch Corpus luteum-Extrakt. Amer. J. Physiol. **91** (1930). — *Neumann, H. O.*, Ein Beitrag zur Frage der hormonalen Sterilisierung. Antihormonale Sterilisierung weiblicher und männlicher Tiere. Klin. Wschr. **1931** II, 2252—2257. — Ovarialhormon (Unden und Follikulin) und die männliche Gonade. Zbl. Gynäk. **1931**, 1639—1646. — *Nigst, P. F.*, Experimentelle Untersuchungen über die Beeinflussung der Blutregeneration durch das weibliche Sexualhormon. Schweiz. med. Wschr. **1932** II, 1156—1159.

Paolucci, Francesco, Effetti della somministrazione di ormone follicolare sulla tiroide e surrenale. Riforma med. **1931** II, 1071—1074. — *Pensa, P.* e *G. Adorjan*, Sopra alcuni effetti della somministrazione prolungata di ormone folliculare nella cavia con particulare riguardo al contegno della toroide. Monit. ostetr. **1**, 778—829 (1929). — *Poll, Heinrich*, Sexualhormon und Nebenniere. Dtsch. med. Wschr. **1933** I, 567—570. — *Poll, Heinrich* u. *Wilh. Blotevogel*, Über Wirkungsflächen, insbesondere die Wirkungsfläche des Sexualhormons. Med. Klin. **1928** II, 1973—1976.

Raab, E., Der Einfluß der Ovarialhormone auf den Kohlehydratstoffwechsel. Arch. Gynäk. **144**, Kongreßber., 2. Teil, 284—285, 292—297 (1931).—*Reiprich, Woldemar*, Experimenteller Hyperfeminismus. Seine Bedeutung für weibliche Generationsorgane und Gestation. Arch. Gynäk. **141**, 27—46 (1930). — Die antimaskuline Wirkung des weiblichen Sexualhormons und hormonale Sterilisierung beim männlichen Tier. Verh. 2. internat. Kongr. Sex.forsch. (Sitzg London 3.—9. Aug. 1930) **1931**, 367—373. — *Richter, Curt P.* and *Carl G. Hartman*, The effect of injection of amniotin on the spontaneous activity of gonadectomized rats. Amer. J. Physiol. **108**, 136—143 (1934). — *Riddle*, Diskussionsbemerkung. Internat. Kongr. Sex.forsch. London 1930.

Scaglione, S., Influenza dell'ormone follicolare sulla glandola mammaria. (Ricerche sperimentali e considerazioni.) Riv. ital. Ginec. **9**, 463—483 (1929). — *Scheringer, W.*, Experimentelle Untersuchungen über hormonale Einflüsse auf den Jodstoffwechsel des Weibes. Arch. Gynäk. **144**, Kongreßber. 2. Teil, 270—271, 276—278 (1931). — Experimentelle Beeinflussung des Jodstoffwechsels durch Corpus luteum-Hormon. Arch. Gynäk. **146**, 248—260 (1931). — *Schoeller, W.*, Neuere Arbeiten auf dem Hormongebiet. Dtsch. med. Wschr. **1932**. — *Sherwood, T. C., M. Savage* and *J. F. Hall*, The effect of amniotin on the basal metabolism of rats and rabbits. Amer. J. Physiol. **105**, 241—245 (1933). — *Smelser, Georg K.*, The response of guinea pig mammary glands to injected sex hormones and ovarian grafts and its bearing on the problem of sex hormone antagonism. Physiologic. Zool. **6**, 396—449 (1933). — *Smith, George van S.*, and *O. Watkins Smith*, A biochemical investigation into the function of corpus luteum. A study of blood sugar and non-protein nitrogen changes in rabbits after the administration of corpus luteum. Amer. J. Physiol. **94**, 586—596 (1930) — The role of progestin in the female reproductive cycle. J. amer. med. Assoc. **97** (1931). — Studies on the urinary excretion of oestrin, with expecial reference to the effect of the luteinizing hormone and progestin. Amer. J. Physiol. **98** (1931). — The excretion of oestrin by women. Amer. J. Physiol. **100** (1932). — *Steinach, E.*, Neue Versuche zur Ovarfunktion. Klin. Wschr. **1931** I, 26.

Tagliaferro, Pino, Estrina e tiroide. (Ricerche sperimentali.) Fol. gynaec. (Genova) **30**, 597. bis 621 (1933). — *Takahashi, G.*, Über die Entgiftungsfähigkeit des Corpus luteum. 2. Mitt. J. of orient. Med. **13** (1930), deutsche Zusammenfassung S. 55—56. — Über die Entgiftungsfähigkeit des Corpus luteum. 3. Mitt. Begründende Ansicht über die entgiftende Wirkung des Corpus luteum. J. of orient.

Med. **17**, Nr 6 (1932), deutsche Zusammenfassung, S. 70—71. — *Tschaikovsky, W. K.*, Beitrag zur physiologischen Wirkung des Follikulins auf den schwangeren Uterus. Zbl. Gynäk. **1932**, 7.

Verzár, F. u. *A. v. Arvay*, Die Stoffwechselsteigerung durch Ovarialhormon. Biochem. Z. **240**, 28—36 (1931).

Watrin, J. et *P. Florentin*, Influence du liquide folliculaire sur le tractus génital et sur les glandes endocrines. Bull. Assoc. Anat. **3**, 475—477 (1928).

V. Sexualhormone des Hypophysenvorderlappens.

Allen, Edgar, Precocious sexual development from anterior hypophysis implants in a monkey. Anat. Rec. **39**, 315—323 (1928). — *D'Amour, F. E.*, Effekt von Oestrininjektionen auf den Hypophysenvorderlappen. J. of physiol. Chem. **92** (1931). — *Aron, Max*, Action de la préhypophyse sur l'ovair du cobaye. C. r. Soc. Biol. Paris **108** (1931). — *Aschheim, S.*, Die Hypophysenvorderlappenhormone. Z. Geburtsh. **95** (1929). — Beziehungen zwischen Hypophysenvorderlappenhormonen und weiblichem Genitale. Med. Welt **1930**, Nr 14. — Hypophysenvorderlappen in der Geburtshilfe und Gynäkologie. Arch. Gynäk. **144**, H. 1. Kongreßber. (1930). — Über die neuere Hormonforschung in der Gynäkologie. Fortschr. Med. **1931**, Nr 21. — Einleitung zum Kongreßreferat. Arch. Gynäk. **144** (1931). — Über die Wirkungsart gonadotroper Stoffe auf den Eierstock. Arch. Gynäk. **155**, H. 1 (1933). — *Aschheim, S.* cit. b. *Zondek*, Die Hormone des Ovariums und des Hypophysenvorderlappens. Berlin: Julius Springer 1931 und 1935. — *Aschner, B.*, Beziehungen der Drüsen mit innerer Sekretion zum weiblichen Genitale. Halban-Seitz' Biologie und Pathologie des Weibes, Bd. 1. 1924. — Hypophysis und Genitale. Wien. klin. Wschr. **1932 II**, 882—884.

Bachner, Fritz, Über typische Veränderungen der weiblichen Rattenhypophyse durch Ovarialhormon. Z. Geburtsh. **106**, 87—92 (1933). — *Bailey* and *Davidoff*, Concerning the microscopic structure of the hypophysis cerebri in acromegaly. Amer. J. Path. **1**, Nr 2 (1925). — *Baniecki, Hellmuth*, Schwangerschaftshypophyse und Ovarialhormon. Arch. Gynäk. **134**, 693—702 (1928). — Hypophysenvorderlappenhormon und Hypophyse. (Experimentelle Untersuchungen an der weißen Ratte.) Arch. Gynäk. **149**, 478—487 (1932). — Über die Wirksamkeit des Ovarialhormons sowie des Hypophysenvorderlappenhormons auf das Zellbild der Kastrationshypophyse. Zbl. Gynäk. **1934**, 1034—1041. — *Bauer, Julius*, Hypophyse und Wachstum. Klin. Wschr. **1930 I**, 625—628. — *Bellerby, C. W.*, The relation of the anterior lobe of the pituitary to the reproductive organs. Lancet **1928 I**, 1168, 1169. — *Benda, C.*, Hypophysis cerebri. Anatomie und Pathologie der Spontanerkrankungen der kleinen Laboratoriumstiere. Handbuch v. R. Jaffée. Berlin: Julius Springer 1931. — *Berblinger, W.*, Über experimentell hervorgerufene Hypophysisveränderungen. Verh. dtsch. path. Ges. München **1914**. — Die korrelativen Veränderungen an der Hypophyse des Menschen. Klin. Wschr. **1928 I**, 9—12. — Hypophysenbefund nach Bestrahlung der Ovarien. Klin. Wschr. **1931 II**, 1445—1446. — Die Korrelationen zwischen Hypophyse und Keimdrüsen. Klin. Wschr. **1932 II**, 1329—1333. — Pathologie und pathologische Morphologie der Hypophyse des Menschen. Handbuch der inneren Sekretion, herausgeg. von M. Hirsch, Bd. 1. Leipzig: Curt Kabitzsch 1932. — *Berblinger, W.* u. *Muth*, Das histologische Bild der Adenohypophyse bei Krebs und Sarkomleidenden im Vergleich zur Schwangerschaftshypophyse. Zbl. Gynäk. **1923**, Nr 45. — *Bergstrand, Hilding*, Luteinisierung der Ovarien bei einem Fall von basophilem Hypophysenadenom mit Cushings Symptomenkomplex. Virchows Arch. **293**, 413—428 (1934). — *Biedl, A.*, Über das Hormon des Hypophysenvorderlappens. Endokrinol. **2**, 241—248 (1928). — Die funktionelle Bedeutung der einzelnen Hypophysenanteile. Endokrinol. **3**, 241—255 (1929). — Die Hypophyse (Hirnanhang). Handbuch der normalen und pathologischen Physiologie, herausgeg. von A. Bethe, G. v. Bergmann, G. Embden und A. Ellinger, Bd. 16, 1. Hälfte, S. 401—492. Berlin: Julius Springer 1930. — Über die Sexualhormone der Keimdrüsen und des Hypophysenvorderlappens. Med. Klin. **1931 II**, 1373—1378. — *Boeters, Heinz*, Hypophysenvorderlappenhormone und männliche Sexualorgane. Arch. Gynäk. **144**, Kongreßber., 2. Teil, 444—448, 463—465, 475—496 (1931). — *Borst, M.* u. *D. Gostimirović*, Über die Wirkung des Prolan A auf das Genitale jugendlicher weißer Mäuse. Bemerkungen zur Arbeit von Czyżak, Eine neue Schwangerschaftsprobe an männlichen Mäusen mittels Hormonkonzentration. (Zbl. Gynäk. **1932**, 533.) Zbl. Gynäk. **1932**, 1618—1620. — *Brambell, F. W. R.* and *H. S. Parkes*, Changes in the ovary of the mouse following exposure to X-rays. Proc. roy. Soc. B **101**, 316 (1927). — *Brandstrup, E.* u. *H. P. A. Lassen*, Die AZ.-Reaktion nach Röntgenkastration und nach operativer Kastration. Arch. Gynäk. **156**, 336—338, 343—344 (1933). — *Brouha, Lucien*, La fonction sexuelle de l'hypophyse. Contribution à l'étude du déterminisme hormonal des phénomènes sexuels. Arch. internat. Physiol. **33**, 1—59 (1930). — *Brouha, L.* et *H. Simonnet*, Considérations générales sur le rôle éndocrinien de l'hypophyse antérieure. Paris méd. **1930 II**, 417 bis 422. — *Brüda, B. E.*, Die Keimdrüsenhormone und das Blastomwachstum. Klin. Wschr. **1931 II**, 1543.

Brühl, R., Weitere Untersuchungen über die Ausscheidung von Hypophysenvorderlappenhormon im Urin. Z. Geburtsh. **101**, 403 (1932). — *Büngeler, Walter* u. *Karl Ehrhardt*, Die Wirkung des Hypophysenvorderlappenhormons auf Wachstum und Stoffwechsel des Uterus. Klin. Wschr. **1931 I**, 593—595. — *Bugbee, E. P., A. E. Simond* and *H. M. Grimes*, Anterior pituitary hormones. Endocrinology **15**, 41 bis 45 (1931). — *Burch, J. C., Doris Phelps* and *J. M. Wolfe*, Endometrial hyperplasia. Arch. of Path. **17**, 799—826 (1934). — *Burch, J., Williams, J. M. Wolfe* u. *R. S. Cunningham*, Die gegenseitigen Beziehungen zwischen Hypophyse und Ovarium. J. amer. med. Assoc. **97** (1931). — *Busse* u. *Klehmet*, Hypophysenvorderlappenhormonausscheidung beim Genitalcarcinom der Frau. Zbl. Gynäk. **1935**, Nr 1. — *Busse, O.* u. *Hoevener*, Ein Beitrag zur Frage des Zusammenhanges zwischen Hypophyse und Genitalcarcinom. Zbl. Gynäk. **1934**, 1218—1221.

Clauberg, C., Sichtbare Hormonwirkungen am menschlichen Uterus. Med. Welt **1934**, Nr 14. — *Clauberg, C.* u. *W. Breipohl*, Zur Regulierung der Hypophyse durch das Ovarium. Arch. Gynäk. **158** H. 4 (1934). — Follikel- und Luteohormon in ihrer Rückwirkung auf den Hypophysenvorderlappen. Klin. Wschr. **1935 I**. — *Contreras, Ortiz, N.* u. *E. B. del Castillo*, Die Sexualhormone des Hypophysenvorderlappens bei gewissen Amenorrhöen und bei der Schwangerschaft. Bol. Soc. Obstetr. Buenos Aires **10**, 439—445 (1931). — *Courrier, R.* et *R. Kehl*, Sur le mode d'action des extraits hypophysaires antérieurs. C. r. Soc. Biol. Paris **100**, 711—712 (1929). — *Cushing, H.*, The fonction of the pituitary body. Amer. J. med. Sci., April **1910**.

Dahlberg, G. u. *S. Akesson*, Eine Theorie über den Uniovulationsmechanismus mit spezieller Berücksichtigung der hormonalen Wirkung des Follikulins. Klin. Wschr. **1930 II**, 1298—1301. — *Damm, Peter*, Quantitative Hormonuntersuchungen im Harn von kastrierten Frauen. Arch. Gynäk. **156**, 338 bis 343 (1933). — Quantitative Hormonuntersuchungen im Harn von kastrierten Frauen. Vorl. Mitt. Acta obstetr. scand. (Stockh.) **14**, 115—128 (1934). — *Deanesly, Ruth*, Studien über die Ovulation. Die Wirkung der Hypophysenentfernung auf die Bildung des Corpus luteum. J. of Physiol. **70** (1930). — *Deanesly, Ruth* and *A. S. Parkes*, The effect of hysterectomy on the oestrus cycle of the ferret. J. of Physiol. **78**, Nr 1, 80 (1933). — *Desclin, L.* et *L. Brouha*, Etude expérimentale des modifications gravidiques de l'hypophyse chez le cobaye. Archives de Biol. **42**, 167 (1931). — Die histologischen Veränderungen der Hypophyse während der Scheinträchtigkeit beim Meerschweinchen. C. r. Soc. Biol. Paris **107** (1931). — *Dingemanse, E.* u. *S. E. de Jongh*, Die Mehrheit der Sexualhormone der Hypophyse; Wirkung auf weibliche Tiere. Pflügers Arch. **226**, 543—546 (1931). — *Dodds, E. E.*, The clinical importance of the sex hormones. Amer. J. obstetr. **22**, 570 (1931). — *Dohrn, M.* u. *W. Hohlweg*, Hormonale Beziehungen zwischen Hypophysenvorderlappen und Keimdrüsen. Verh. 2. internat. Kongr. Sex.forsch. **1931**, 436—442. *Dyke, H. B. van* and *Zonja Wallen-Lawrence*, On the growth-promoting hormone of the pituitary body. J. of Pharmacol. **40**, 413—422 (1930).

Ehrhardt, K., Neuere Forschungen über die Beziehungen zwischen Hypophyse und dem weiblichen Genitale. Halban-Seitz' Biologie und Pathologie des Weibes. Bd. 8, 3. Teil. 1929. — Genitalatrophie und Vorderlappen. (Zugleich ein Beitrag zur klinischen Bedeutung der Hypophysenvorderlappenreaktion.) Münch. med. Wschr. **1929 II**, 1246. — Klinische und tierexperimentelle Untersuchungen über Hormone des Hypophysenvorderlappens. Arch. Gynäk. **148**, 235—264 (1932). — *Ehrhardt, Karl* u. *Bruce T. Mayes*, Beitrag zum Hormongehalt des menschlichen und tierischen Hypophysenvorderlappens. Zbl. Gynäk. **1930**, 2949—2952. — *Ehrhardt, K.* u. *H. Wiesbader*, Hypophysenvorderlappen und Genitale. (Klinisch-therapeutische Untersuchungen.) Münch. med. Wschr. **1928 I**. — *Ehrhardt, K., H. Wiesbader* u. *L. Focsaneanu*, Hypophysenvorderlappenimplantation bei Rhesusaffen. Endokrinol. **3**, 401—405 (1929). — *Emery, Frederick E.*, The anterior pituitary sex hormone in the blood and urine of rats. Amer. J. Physiol. **101**, 246—250 (1932). — *Emery, F. E., P. W. Bash* and *W. R. Lewis*, The anterior pituitary sex hormone of normal and semicastrated rats. Proc. Soc. exper. Biol. a. Med. **29**, 42—44 (1931). — *Engle, Earl, T.* Pituitary-gonadal mechanism and hetero-sexual ovarian grafts. Amer. J. Anat. **44**, 121—139 (1929). — The pituitary-gonadal relationship and the problem of precocious sexual maturity. Endocrinology **15**, 405—420 (1931). — The action of extracts of anterior pituitary and of pregnancy urine on the testes of immature rats and monkeys. Endocrinology **16**, 506 bis 512 (1932). — Experimentelly induced descent of the testis in the macacus monkey by hormones from the anterior pituitary and pregnancy urine. The rôle of the gonaokinetic hormones in pregnancy blood in the normal descent of the testes in man. Endocrinology **16**, 513—520 (1932). — Uterine bleading of the interval type in macacus monkey during injections of extracts of pregnancy urine. Proc. Soc. exper. Biol. a. Med. **29** (1932). — Biological differences in response of the female macacus monkey to extracts of the anterior pituitary and of human pregnancy urine. Amer. J. Physiol. **106** (1933). — *Engle, Earl T.* and

Camille Mermod, The effect of daily transplantation of the anterior lobe on the course of pregnancy in the rat and mouse. Amer. J. Physiol. **85**, 518—526 (1928). — *Engle, Earl T.* and *Philip E. Smith*, The origin of the corpus luteum in the rat as indicated by studies upon the luteinization of the cystic follicle. Anat. Rec. **43**, 239—249 (1929). — *Evans, H. M.*, *Robert E. Cornish* and *Miriam E. Simpson*, Potent, sterile and low-protein extracts of the growth hormone from the anterior hypophysis. Proc. Soc. exper. Biol. a. Med. **27**, 101—102 (1929). — *Evans, Herbert M.* and *Mirian E. Simpson*, Antagonism of growth and sex hormones of the anterior hypophysis. J. amer. med. Assoc. **91**, 1337—1338 (1928). — A comparison of anterior hypohyseal implants from normal and gonadectomized animals with reference to their capacity to stimulate the immature ovary. Amer. J. Physiol. **89**, 371—374 (1929). — A sex difference in the hormone content of the anterior hypophysis of the rat. Amer. J. Physiol. **89**, 375—378 (1929). — The effect of pregnancy on the anterior hypophysis of the rat and cow as judged by the capacity of implants to produce precocious maturity. Amer. J. Physiol. **89**, 379—380 (1929). — Impairment of the birth mechanism due to hormones from the anterior hypophysis. Proc. Soc. exper. Biol. a. Med. **26**, 595—597 (1929). Stimulation of placentoma reaction in virginal endometrium by treatment with anterior hypophyseal hormone. Proc. Soc. exper. Biol. a. Med. **26**, 597 (1929). — Hormones of the anterior hypophysis. Amer. J. Physiol. **98**, 511—546 (1931).

Fasold, H., Ein Teratom des Ovars mit chorionepitheliomähnlichen Metastasen als Ursache einer Pubertas praecox mit positiver Schwangerschaftsreaktion. Z. Kinderheilk. **51**, 519 (1931). — *Fee, A. R.* and *A. S. Parkes*, Studies on ovulation. I. The relation of the anterior pituitary body to ovulation in the rabbit. J. of Physiol. **67**, 383—388 (1929). — *Felding, Svend.*, Experimenteller Beitrag zur Frage über die Lebenswichtigkeit der Hypophyse (42. Kongr. Wiesbaden). Verh. dtsch. Ges. inn. Med. **1930**, 59—60. — *Fellner, O.*, Die Keimdrüsen und das Blastomwachstum. Bemerkungen zu usw. Klin. Wschr. **1931 II**, 1956. — *Fels, Erich*, Experimentelle Studien an Parabiose-Tieren über Physiologie und Biologie der Sexualhormone. Arch. Gynäk. **138**, 16—76 (1929). — Weitere Untersuchungen über den Austausch der Sexualhormone in der Parabiose. Arch. Gynäk. **141**, 12—21 (1930). — Hypophysentumor und Hormonausscheidung. Ein Beitrag zur Frage nach der Produktionsstätte der gonadotropen Hormone in der Hypophyse. Klin. Wschr. **1933 I**, 504—506. — *Ferguson, Russell S.*, Clinical evaluation of the quantitative excretion of prolan A in teratoma testis. J. of Urol. **31**, 397—408 (1934). — *Fermo, Cesare de*, Ipofisi e tumori maligni. Il comportamento della reazione di Aschheim e Zondek nei blastomi. Arch. ital. Chir. **33**, 801—824 (1933). — *Fevold, H. L.*, The chemical nature of the ovarian and the gonadotropic hormons. J. of chem. Education **10**, Nr 3 (1933, März). — *Fevold, H. L.* and *F. L. Hisaw*, Interactions of gonad stimulating hormones in ovarian development. Amer. J. Physiol. **109**, 655—665 (1934). — *Fevold, H. L.*, *F. L. Hisaw*, *A. Hellbaum* and *R. Hertz*, Anterior lobe or anterior lobe-like sex hormone combinations on growth of ovaries of immature rats. Proc. Soc. exper. Biol. a. Med. **30**, 914—916 (1933). — *Fevold, H. L.*, *F. L. Hisaw*, *A. Hellbaum* and *R. Hertz*, Sex hormones of the anterior lobe of the hypophysis. Further purification of a follicular stimulating factor and the physiological effects on immature rats and rabbits. Amer. J. Physiol. **104**, 710—723 (1933). — *Fevold, H. C.*, *F. L. Hisaw* and *S. L. Leonard*, The gonad stimulating and the luteinizing hormones of the anterior lobe of the hypophysis. Amer. J. Physiol. **97**, Nr 2 (1931). — *Fichera*, Arch. ital. de Biol. (Pisa) **43** (1904). — *Fiessinger, N.* et *R. Moricard*, De la signification et des conditions d'apparition d'effets de lutéinisation d'ovaire de souris impubère après injection d'extrait d'urine de femme ménopausique. C. r. Soc. Biol. Paris **115**, 1602—1603 (1934). — Effet pur et massif de maturation folliculaire chez la souris impubère après injection d'extrait d'urine de femmes atteintes du cancer de l'utérus. C. r. Soc. Biol. Paris **115**, 1604—1606 (1934). — *Fluhmann, C. F.*, Anterior pituitary hormone in the blood of women with ovarian deficiency. J. amer. med. Assoc. **93**, 672—674 (1929). — The significance of anterior pituitary hormone in the blood of gynecologic patients. Amer. J. Obstetr. **20**, 1—15 (1930). — Hyperplasia of the endometrium and the hormones of the anterior hypophysis and the ovaries. Surg. etc. **52**, 1051—1068 (1931). — Anterior pituitary hormone in the blood of women. IV. A preliminary clinical classification of results in non-pregnant individuals. Endocrinology **15**, 177—183 (1931). — The interrelationship of the anterior hypophysis and the ovaries. Amer. J. Obstetr. **22**, Nr 5 (1931); **26**, Nr 5, 764 (1933, Nov.). — Effect on ovarian weight of prolonged administration of anterior lobe extracts. Proc. Soc. exper. Biol. a. Med. **30**, 881, 882 (1933). — A modern theory of menstruation. Northwest Med. Seance **33**, Nr 1, 10 (1934, Jan.). — *Fluhmann, C. F.* and *P. E. Hoffmann*, Gonad-stimulating hormone in urine of a patient with a teratoma testis. Proc. Soc. exper. Biol. a. Med. **31**, 1013—1014 (1934). — *Fluhmann, C. F.* and *G. v. Kulchar*, „Castrations cells" in anterior hypoph. of spayed rat following prolonged administration of estrin. Proc. Soc. exper. Biol. a. Med. **28**, 417—418 (1931). — *Frank, Robert T.*, *M. A. Goldberger* and *Frank Spielman*, A method for demonstrating prepituitary naturity hormone in the blood of non-pregnant women. Proc. Soc. exper. Biol. a. Med. **28**, 999—1001 (1931). — *Fremery, P. de, R. W. Spanhoff* and *M. Tausk*, On the hormone of the anterior-pituitary wich induces secretion of milk. Acta brevia neerl. Physiol. **3**, Nr 10/11, 160 (1933). — *Freud, J.*, Wirken Sexualhormone direkt auf die sekundären Geschlechtsorgane oder nur durch die Vermittlung der Hypophyse? Klin. Wschr. **1932** I, 776. — *Friedl, Fritz*, Über die durch Hormonzufuhr erzielte Verhinderung von Kastrationsveränderungen der Hypophyse und Nebenniere bei der weißen Ratte und beim Kaninchen. Z. Geburtsh. **105**, 227—235 (1933). — *Friedman, M. H.*, On the mechanism of ovulation in the rabbit. V. The effect of direct intrafollicular injections of extracts of urine of pregnancy. Amer. J. Physiol. **99**, 332 (1932). — The production of functional corpora lutea by the direct intrafollicular injection of extracts of pregnancy urine. Amer. J. Physiol. **101**, 482 (1932). — *Froboese, C.*, Teratoma polycysticum triphyllicum adultum retroperitoneale congenitum mit Ausscheidung von Hypophysenvorderlappen-Hormonen durch den Harn des Trägers. Frankf. Z. Path. **43**, 222—230 (1932). — *Funk, Casimir* and *Benjamin Harrow*, The male hormone. V. The effect of the male hormone and the anterior pituitary. Amer. J. Physiol. **101**, 218 bis 222 (1932).

Geist, Samuel H., Reaction of the mature human ovary to antuitrin-S. Amer. J. Obstetr. **26**, 588—592 (1933). — *Geller*, Der Brunstzyklus der weißen Maus nach Sterilisationsbestrahlung. Arch. Gynäk. **139** (1930). — *Gerber, Helga*, La réaction d'Aschheim-Zondek; son importance pour l'endocrinologie et le diagnostic des tumeurs. Rev. Path. comp. et Hyg. gén. **33**, 273—304, 423—454, 567—568 (1933). — *Gostimirovicz, D.*, Hypophyse und maligne Tumoren. Das Verhalten und die klinische Bedeutung der Prolanausscheidung bei genitalcarcinomkranken Frauen nach Strahlenbehandlung. Münch. med. Wschr. **1931**. — 4. Mitt. Ovulation ausgelöst durch das Luteinisierungshormon Prolan B. Münch. med. Wschr. **1931** II, 1350—1353. — 9. Mitt. Das Verhalten und die klinische Bedeutung der Prolanausscheidung nach temporärer Strahlenanovulie. Münch. med. Wschr. **1932** II, 1103—1106. — 10. Mitt. Über die Konservierung des Prolan im Harn. Münch. med. Wschr. **1932** II, 1392—1393. — Zur Durchführung der hormonalen Harnanalyse. Zbl. Gynäk. **1933**, 2476—2479. — *Gross, Ludwik*, Über den Einfluß der Hormone des Hypophysenvorderlappens des Schwangerenharns und der Placenta auf transplantable Sarkome bei Mäusen. Bull. internat. Acad. pol. Sci., Cl. Méd. **1931**, No 7/9, 257—275. — Z. Krebsforsch. **36**, 606—616 (1932). — *Grüter, F.*, Hypophysenvorderlappen-Extraktwirkungen auf kleine Laboratoriumstiere und auf Haustiere. Arch. Frauenkde u. Konst.forsch. **16**, 287—295 (1931). — *Grüter, F.*, Experimentell-hormonale Beeinflussung der Milchsekretion unter besonderer Berücksichtigung von Kühen und Ziegen. Proc. 2. internat. Congr. Sex.-Res. **1930**.

Hamburger, Christian, Hypophysenvorderlappen-Hormon im Urin männlicher Kastraten. Ugeskr. Laeg. (dän.) **1931** I, 27—30. — Über die Ausscheidung von Prolan im Harn alter Frauen. Klin. Wschr. **1933** I, 934—935. — Studies on gonadotropic hormones from the hypophysis and chorionic tissue with special reference to their differences. Acta path. scand. (Københ.) **17** Suppl. (1933). — *Hartmann, C.*, Anterior lobe of the pig and the monkey ovary. Proc. Soc. exper. Biol. a. Med. **27** (1930). — *Hartman, C. G.*, Some attempts to influence the menstrual cycle in the monkey. Amer. J. obstetr. **27**, 564 (1934). — *Hartman, Carl G.* and *R. R. Squier*, The follide-stimulating effect of pig anterior lobe on the monkey ovary. Anat. Rec. **50**, 267—273 (1931). — *Hartman, Carl G., Warfield M. Firor* and *E. M. K. Geiling*, The anterior lobe and menstruation. Amer. J. Physiol. **95**, 662—669 (1930). — *Hauptstein, Peter*, Zur Biologie des Hypophysenvorderlappens, besonders des nichtgeschlechtsreifen Organismus in seinen Beziehungen zum Oestrus der weißen Maus. Endokrinol. **4**, 248—260 (1929). — Über das ovulationsfördernde Hormon des Hypophysenvorderlappens und die Funktion des Corpus luteum. Endokrinol. **7** (1930). — *Hellbaum, Arthur A.*, Gonadotropic activity of the pituitaries of horses. Proc. Soc. exper. Biol. a. Med. **30**, 641—642 (1933). — *Henderson, William R.*, Sexual dysfunction in adenomas of the pituitary body. Endocrinology **15**, 111—127 (1931). — *Hertz, R., A. Hellbaum* and *F. L. Hisaw*, Gonadotropic action of phyone on juvenile female rabbit. Proc. Soc. exper. Biol. a. Med. **30**, 41—42 (1932). — *Hertz, Roy* and *Frederick L. Hisaw*, Effects of follicle-stimulating and luteinizing pituitary extracts on the ovaries of the infantile and juvenile rabbit. Amer. J. Physiol. **108**, 1—13 (1934). — *Higuchi, Kazushige*, Über Brunsterscheinung an infantilen Ratten bei Hypophysenimplantation von kastrierten und normalen Spendern und in Verbindung mit Injektion von Follikelhormon oder Luteolipex. Zbl. Gynäk. **1931**, 2341—2343. — *Hill, M.* u. *A. S. Parkes*, Ovulation beim hypophysektomierten Kaninchen durch Hypophysenvorderlappenextrakte. J. of Physiol. **69** (1930). — The relation between the anterior pituitary body and the gonads. Pt. I. The factors concerned in the formation of the corpus luteum. Proc. roy. Soc. Lond. B **107**, 30—38 (1930). — On the relation between the anterior pituitary body and the gonads. Pt. II. The induction of ovulation in the anoestrus ferret. Proc. roy. Soc. Lond. B **107**, 39—49 (1930). — The relation between the anterior pituitary body and the gonads. Pt. III. Fractionation and dilution of ovary-stimulating extracts. Proc. roy. Soc. Lond. B 107, 455—463 (1931). — Studies on ovulation. IV. Induction of ovulation in the hypophysectomized rabbit by administration of anterior lobe extracts. V. The action of the ovulationproducing substance of urine of pregnancy on the hypophysectomized rabbit. J. of Physiol. 71, 36—39 u. 40—46 (1931). — The relation between the anterior pituitary body and the gonads. Pt. IV. Induction of ovulation during pregnancy and its effect on the foetuses. Proc. roy. Soc. Lond. B 110, 180—185 (1932). — Studies on the hypophysectomised ferret. III. Effect of post-coitus hypophysectomy on ovulation and the development of the corpus luteum. Proc. roy. Soc. Lond. B 112, 153—158 (1932). — Studies on the hypophysectomized ferret. VI. Comparison of the response to oestrin of anoestrus, ovariectomized and hypophysectomized ferrets. Proc. roy. Soc. Lond. B 113, 541—544 (1933). — *Hirsch, Oskar*, Genitalstörungen bei Hypophysentumoren. Wien. klin. Wschr. 1931 II, 932—936. — *Hirsch-Hoffmann, H. U.*, Über die Ausscheidung der Hormone des Hypophysenvorderlappens im Harn bei endokrinen Erkrankungen. Klin. Wschr. 1932 I, 94—97. — *Hisaw, Frederick L., H. C. Fevold* and *S. L. Leonard*, Effects of hypophyseal extracts on sexually immature monkeys. Proc. Soc. exper. Biol. a. Med. 29, 204—206 (1931). — *Hisaw, F. L., R. Hertz, A. Hellbaum* and *H. L. Fevold*, Luteinization of ovary of sexually immature monkey. Proc. Soc. exper. Biol. a. Med. 30, 39—41 (1932). — *Hofbauer, J.*, Hyperplasia endometrii pituitaria. Zbl. Gynäk. 1930, 2569. — Über Beziehungen des Hypophysenvorderlappens zum Uteruscarcinom (vorl. Mitt.). Zugleich Bemerkungen zum Artikel von B. Zondek, „Follikelreifungshormon und Tumoren". Klin. Wschr. 1930 II, 679, 2108—2110. — Über Beziehungen des Hypophysenvorderlappens zum Uteruscarcinom. 2. Mitt. Klin. Wschr. 1930 II, 2153—2154. — Concerning the Etiology of hyperplasie of the endometrium. Surg. etc. 52 (1931). — Uterine Epithelwucherungen hypophysären Ursprungs, in klinischer Beleuchtung. Zbl. Gynäk. 1932, 1026—1031. — Vorsicht im therapeutischem Gebrauch von Hypophysenvorderlappenpräparaten. Zbl. Gynäk. 1932, 1032. — Das Eklampsieproblem. Wien. klin. Wschr. 1932 II. — Über Beziehungen des Hypophysenvorderlappens zum Uteruscarcinom. Klin. Wschr. 1932 II, 1298—1299. — *Hoffman, Jacob*, The effect of anterior hypophyseal implants upon senile ovaries of mice. Amer. J. Obstetr. 22, 231—238, 320—321 (1931). — *Hohlweg, Walter*, Veränderungen des Hypophysenvorderlappens und des Ovariums nach Behandlung mit großen Dosen von Follikelhormon. Klin. Wschr. 1934 I, 92—95. — *Hohlweg, W.* u. *M. Dohrn*, Beziehungen zwischen Hypophysenvorderlappen und Keimdrüsen. Wien. Arch. inn. Med. 21, 337—350 (1931). — Über die Beziehungen zwischen Hypophysenvorderlappen und Keimdrüsen. Klin. Wschr. 1932 I, 233—235. *Hohlweg, W.* u. *Karl Junkmann*, Die hormonal-nervöse Regulierung der Funktion des Hypophysenvorderlappens. Klin. Wschr. 1932 I, 321—323. — Über die Beziehungen zwischen Hypophysenvorderlappen und Schilddrüse. Pflügers Arch. 232, 148—158 (1933).

Jares, John J., Studies on induction of ovulation and the inhibitory influence of corpora lutea on ovulation in the rabbit. Amer. J. Physiol. 101, 545—558 (1932). — *Jeffcoate, T. N. A.*, The occurrence of pituitry hormones in the urine in conditions unassociated with pregnancy. Lancet 1932 I, 662—665. — *Jongh, S. E. de*, Hypophysenvorderlappen-Hormon und männliche Geschlechtsorgane. Nederl. Tijdschr. Geneesk. 1930 I, 2186—2187. — Die Wirkung der Sexualhormone der Hypophyse auf männliche Tiere. Pflügers Arch. 226, 547—558 (1931). — *Jongh, S. E. de* u. *Ernst Laqueur*, Wirkung des Hypophysenvorderlappen-Hormons auf die Genitalia bei senilen männlichen Tieren. Arch. néerl. Physiol. 16, 84—90 (1931). — Antagonismus von Menformon und Hormonen des Hypophysenvorderlappens. Pflügers Arch. 227, 57—70 (1931).

Kallas, Helmuth, Parabiose und Hypophysenvorderlappen. Pflügers Arch. 223, 232—250 (1929). — Hyperféminisation, lobe antérieur d'hypophyse et parabiose. C. r. Soc. Biol. Paris 102, 621—623 (1929). — Parabiose, Geschlechtsdrüsen und geschlechtsspezifischer Antagonismus. Endokrinol. 6, 188—198 (1930). — *Kaufmann, C.* u. *O. Mühlbock*, Über Ausscheidungen des gonadotropen Hormons des Hypophysenvorderlappens bei Funktionsstörungen der weiblichen Keimdrüse. Klin. Wschr. 1933 II, 1480. — *Kelly, Lombard G.*, Amer. J. Anat. 43, 247 (1929). — *Kittner, Hans*, Hypophysenvorderlappen-Hormon im Inhalt einer Parovarialcyste. Zbl. Gynäk. 1933, 1272—1273. — *Kolde, W.*, Untersuchungen von Hypophysen bei Schwangerschaft und Kastration. Arch. Gynäk. 98 (1912). — *Koyama, Ryoshu*, Experimentelle Untersuchungen über die Hypophysenexstirpation an Ratten und die Wirkung des Vorderlappenextraktes. Jap. J. med. Sci., Trans. Pharmacol. 15 (1931). — *Kraul, L.*, Die Rückwirkung des Eierstockes auf den Hypophysenvorderlappen. Arch. Gynäk. 144, Kongreßber., 2. Teil, 444—448, 452—455, 475—496 (1931). — Zur Funktion des Hypophysenvorderlappens. Wien. klin. Wschr. 1931 I, 472—476. — Certain new observations on the action of the anterior pituitary. Amer. J. Obstetr. 21, 301—319 (1931). — Die Beeinflussung der Hypophysenvorderlappen-Funktion durch hormonale Substanzen und deren praktische Bedeutung. Arch. Gynäk. 148, 65—75 (1932). — *Kraus, E. J.*, Die Hypophyse. Handbuch der speziellen pathologischen Anatomie und Histologie, Bd. 8; Drüsen mit innerer Sekretion. Berlin 1928. — Hirndruck,

Hypophyse und Ovarien. Zbl. Path. **52**, Erg.-H., 308—315 (1931). — Hypophyse und Ovarien bei chronischem Hirndruck. Med. Klin. **1931** I, 547—549. — Über die Ausscheidung der Hormone des Hypophysenvorderlappens im Harn bei endokrinen Erkrankungen. Bemerkung zu der Arbeit von Hirsch-Hoffmann. Klin. Wschr. **1932** I, 687—688. — Welche Zellen der menschlichen Hypophyse bilden außerhalb der Schwangerschaft das Vorderlappengeschlechtshormon. Klin. Wschr. **1932** I, 1020—1021. — Die Prolanausscheidung bei chronischem Hirndruck. Zugleich ein Beitrag zur Genese der kleincystischen Degeneration der Ovarien. Klin. Wschr. **1932** II, 1577—1580. — Zur Genese der kleincystischen Degeneration der Ovarien. Arch. Gynäk. **152**, 383—414 (1933). — Nochmals zur Frage nach der Bildungsstätte des übergeordneten Geschlechtshormons auf Grund von Implantationsversuchen mit Vorderlappenadenomen. Klin. Wschr. **1933** I, 471. — Zur Frage der Bildungsstätte des übergeordneten Geschlechtshormons im Hypophysenvorderlappen. (Zugleich ein Beitrag zur Morphologie der Hypophyse bei pathologischen Prolanausscheidern.) Beitr. path. Anat. **91**, 245—275 (1933). — *Kunischige, Takaichi*, Studien über das sog. Hypophysenvorderlappen-Hormon. 2. Mitt. Über den Einfluß des sog. Hypophysenvorderlappen-Hormons auf die weiblichen Geschlechtsorgane. Okayama-Igakkai-Zasshi (jap.) (1931). **43**, 2217—2258 und deutsche Zusammenfassung S. 2259—2261. — *Kurzrok, Raphael, Irene J. Kirkman* and *Margaret Creelman*, Studies relating to the time of human ovulation. Amer. J. Obstetr. **28**, 319—333 (1934). — *Kuschinsky, G.*, Über die Bedingungen der Hypophysenvorderlappensekretion und ihre Folgen für den Ablauf des Zyklus. Naunyn-Schmiedebergs Arch. **162**, 183 (1931).

Lassen, H. C. A. and *E. Brandstrup*, Seria studies on occurence of prolan A and B in urine of women castrated by X-ray treatment or by operation. Acta obstetr. scand. (Stockh.) **14**, 89—114 (1934). — *Lehmann, J.*, Über das Strukturbild der Hypophyse kastrierter und nichtkastrierter Ratten unter dem Einfluß parenteral und enteral zugeführter Plazentarsubstanzen. Virchows Arch. **1928**, 268. — Z. exper. Med. **65**, 129 (1929). — *Leonard, S. L.*, The nature of the substance causing ovulation in the rabbit. Amer. J. Physiol. **98** (1931). — Effect of urine of castrate women on the female guinea pig. Proc. Soc. exper. Biol. a. Med. **31**, 1156—1157 (1934). — Studies on ovarian inhibiting action of certain pituitary extracts. Proc. Soc. exper. Biol. a. Med. **31**, 1157—1158 (1934). — *Leonard, Samuel Leeson* and *Philip Edward Smith*, Reponses of the reproductive system of hypophysectomized rats to injections of pregnancy-urine extracts. II. The female. Anat. Rec. **58**, Nr 2. — *Lipschütz, Alexander*, Activation de la préhypophyse par intervention ovarienne. C. r. Soc. Biol. Paris **111**, 352—355 (1932). — Über das mikroskopische Verhalten des Eierstocks der Ratte nach Zufuhr von Hypophysenhormon vom Meerschweinchen. Pflügers Arch. **231**, 336—340 (1932). — *Lipschütz, A.* et *B. Osnovikoff*, Troubles du cycle sexuel consécutifs à l'intervention ovarienne. C. r. Soc. Biol. Paris **111**, 350—351 (1932). — *Lipschütz, A.* et *G. Reyes*, Sur la capacité lutéinisante de l'hypophyse de la rate infantile et adulte. C. r. Soc. Biol. Paris **111**, 608—610 (1932). — *Lipschütz, A., Guillermo Reyes* et *Eduardo Vinals*, Nouveaux faits relatifs à l'action lutéinisante de la préhypophyse du cobaye. C. r. Soc. Biol. Paris **111**, 852—854 (1932). — *Loeb, Leo*, The specificity in the action of the anterior pituitary of different mammals as well as of urine of pregnant women on the sex organs and thyroid glands of immature female guinea pigs. Endocrinology **16**, 129—145 (1932). — *Loeb, Leo* and *Hilda Friedman*, Long continued injections of acid extract of anterior pituitary on thyroid gland and sex organs. Proc. Soc. exper. Biol. a. Med. **29**, 172—174 (1931). — *Loeser, A.*, Künstliche Ovulation während der Schwangerschaft mit Hypophysenvorderlappen. Klin. Wschr. **1930**.

Magath, M. A. u. *R. M. Rosenfeld*, Zur Frage der Wirkung des Follikelhormons auf das Ovarium und der Wechselbeziehungen zwischen den Sexualhormonen des Ovariums und des Hypophysenvorderlappens. Pflügers Arch. **233**, 311—328 (1933). — *Magistris, Hugo*, Quantitative Untersuchungen über den Gehalt des Hypophysenvorderlappens an Follikelreifungs- und Luteinisierungshormon bei verschiedenen Tieren. Pflügers Arch. **230**, 835—841 (1932). — *Mandelstamm, A.* u. *V. Caikovskij*, Zur Frage über die hormonale Sterilisation des Tierorganismus. Ž. Akuš. (russ.) **44**, 216—220 (1933). — Ref. Ber. Gynäk. **26**, 76. — *Mandelstamm, A.* u. *W. K. Tschaikowsky*, Hormonale Sterilisierung des weiblichen Säugetieres. 1. Mitt. Zbl. Gynäk. **1931**. — *Margitay-Becht, E.* u. *L. Binder*, Über die Wirkungsweise des Wachstumhormons der Hypophyse. Naunyn-Schmiedebergs Arch. **175**, 353—358 (1934). — *Marrian, G. F.* and *A. S. Parkes*, The effect of anterior pituitary preparations administered during dietary anoestrus. Proc. roy. Soc. Lond. B **105**, 248—258 (1929). — *Martins, Thales*, Researches on the physiology of the anterior hypophysis and sexual glands. Mem. Inst. Cruz (port.) **1929**, Suppl. Nr 10, 242—250. — O cyclo estral dos ratos em parabiose, e es hormonicos do lobo anterior da hypophyse. Mem. Inst. Cruz. (port.) **1929**, Suppl. Nr 11. — Über das Vorkommen einer in den kyptorchiden Männchen zirkulierende Substanz mit Wirkung auf den Oestrus. Mem. Inst. Cruz. (port.) **1929**, Suppl. Nr 12. — Über die Fortpflanzungstätigkeit von Mäusen nach Implantation von Hypophysenvorderlappen. Mem. Inst. Cruz (port.) **1929** Suppl. Nr 12. — Parabiose und Ovartransplantation. C. r. Soc. Biol. Paris **1930**, 14. —

Funktionelle Unterschiede der Hypophyse in Abhängigkeit vom Geschlecht. C. r. Soc. Biol. Paris **1930**, 55. — Vorzeitige Pubertät durch Parabiose und Ovulation. C. r. Soc. Biol. Paris **1931**, 56. — *Martins, Th.* u. *A. Rocha*, Einfluß von Kastration, Transplantation und Implantation der Keimdrüsen auf den Hypophysenvorderlappen. C. r. Soc. Biol. Paris **105** (1930). — *Maurizio, E.* ed *E. Debiasi*, Influenza degli ormoni ovarici e preipofisari sul cancro sperimentale da catrame. Monit. ostetr. **5**, 321—362 (1933). — *McPhail, M. K.*, Induction of ovulation in the unmated oestrous ferret. J. of Physiol. **80**, 78—81 (1933). — The effect on the reproductive organs of the rat of prolonged treatment with ovary-stimulating substances. J. of Physiol. **80**, 105—112 (1933). — *Meyer, R. K., S. L. Leonard, Frederick L. Hisaw* and *S. J. Martin*, Effect of oestrin on gonad stimulating power of the hypophysis. Proc. Soc. exper. Biol. a. Med. **27**, 702—704 (1930). — *Meyer, Roland K., S. L. Leonard, Fr. L. Hisaw* and *S. J. Martin*, The influence of oestrin on the gonad-stimulating complex of the anterior pituitary of castrated male and female rats. Endocrinology **16**, 655—665 (1932). — *Moller-Christensen, E.*, Übersicht über die Parabioseforschung bei Säugern, mit besonderem Hinblick auf das Verhalten der Geschlechtsdrüsen und der Hypophyse während der Parabiose. Acta path. scand. (Københ.) **9**, 55—105 (1932). — *Moore, Carl R.* and *Dorothy Price*, Some effects of fresh pituitary homo-implants and of the gonad-stimulating substance from human pregnancy urine on the reproductive tract of the male rat. Amer. J. Physiol. **99**, 197—208 (1931). — *Morhardt, P. E.*, Les hormones préhypophysaires et la physiologie génitale. Gynéc. et Obstétr. **22**, 235—247 (1930). — La préhypophyse, la gestation et le cancer. Progrès méd. **1931** I, 709—717.

Nelson, Warren O., Studies on the anterior hypophysis. I. The development of the hypophysis in the pig (sus scrofa). II. The cytological differentiation in the anterior hypophysis of the foetal pig. Amer. J. Anat. **52**, 307—332 (1933). — *Neumann, Hans Otto*, Hypophysenvorderlappen und männliche Keimdrüse. Med. Klin. **1934** I, 702—704. — Virilismus, ovarielle Funktionsstörung und Hypophysenvorderlappenhormonausscheidungen. Klin. Wschr. **1934** II, 1278—1282. — *Noether, Paul*, Über die Wirkung der Extrakte des Hypophysenvorderlappens und aus Schwangerenharn auf die Ovulation des Huhns. Naunyn-Schmiedebergs Arch. **150**, 326—331 (1930). — Wirkung von Hypophysenvorderlappen auf die Ovulation des Huhns. Naunyn-Schmiedebergs Arch. **160**, 369—374 (1931). — *Novak, Emil*, The bearing of recent work on the anterior pituitary hormones upon gynecological problems, with especial reference to disorders of menstruation. Endocrinology **15**, 273—280 (1931). — *Novak, J.* u. *H. Kun*, Über tierexperimentelle Untersuchungen mit „Hypophysenvorderlappen-Hormon" aus Schwangerenharn und mit Hypophysenvorderlappen-Substanz. Wien. Arch. inn. Med. **21**, 359 (1931).

Österreicher, Walther, Vermehrte Ausscheidung von Hypophysenvorderlappen-Hormon (Prolan) im Harne in der Involutionsperiode bzw. im Senium. Klin. Wschr. **1932** I, 813—814. — Quantitative Bestimmungen von Sexualhormonen (Hypophysenvorderlappen- und Follikelhormone) bei Gesunden, Geistes- und Nervenkranken. 1. Mitt. Fragestellung und Methodik des Nachweises der vermehrten Prolanausscheidung im Harne. Klin. Wschr. **1933** I, 538—540. — Die Hypophysenvorderlappen-Hormone bei ausgefallener Keimdrüsenfunktion. 2. Mitt. Quantitative Bestimmungen von Sexualhormonen (Hypophysenvorderlappen- und Follikelhormone) bei Gesunden, Geistes- und Nervenkranken. Klin. Wschr. **1933** I, 896—899.

Pearl, C. E., Eine krystallinische Substanz der Hypophyse, die das Follikelwachstum fördert. Proc. Soc. exper. Biol. a. Med. **27** (1929). — Trennung der Vorderlappensubstanz und Studium über ihre Einzelwirkungen. Physiologic. Zool. **4** (1931). — *Philipp, E.*, Hypophysenvorderlappen und Placenta. Zbl. Gynäk. **1930**, 450. — Über den Zusammenhang von Histologie und innersekretorischer Wirkung des Hypophysenvorderlappens. Zbl. Gynäk. **1930**, 3076—3096. — Die Bildungsstätte des „Hypophysenvorderlappen-Hormons" in der Gravidität. Zbl. Gynäk. **1930**, 1858—1866. — Die biologische Differenzierung der Hypophysenvorderlappen-Hormone. Zbl. Gynäk. **55** (1931). — Die hormonale Wirkung der Placenta. Dtsch. med. Wschr. **1932** I, 217. — *Putnam, Benedict* and *Teel*, Early changes produced in dogs by the injections of a steril active extract from the anterior lobe of the hypophysis. Amer. J. med. Sci. **179**, 489 (1930).

Reichert, Frederick Leet, Effects of anterior pituitary extract upon an hypophysectomized puppy. Proc. Soc. exper. Biol. a. Med. **27**, 204—205 (1929). — *Reichert, F. L., R. L. Pencharz, M. E. Simpson, K. Meyer* u. *H. M. Evans*, Die Unwirksamkeit von Prolan bei hypophysektomierten Tieren. Proc. Soc. exper. Biol. a. Med. **28** (1931). — *Reiss, M.*, Über den luteinisierenden Wirkstoff des Hypophysenvorderlappens. Endokrinol. **8** (1931). — Prolan und Tumorwachstum. Bemerkungen zur gleichnamigen Arbeit in Jg. 1932, S. 1785 dieser Wochenschrift. Klin. Wschr. **1933** I, 190. — *Reiss, M., H. Druckrey* u. *A. Hochwald*, Beiträge zur hormonalen Steuerung des Tumorwachstums und seines Stoffwechsels. Z. exper. Med. **90**, 408—420 (1933). — *Reiss, M., H. Selye* u. *J. Bálint*, Über die Wirkung alkalischer

Hypophysenvorderlappenextrakte auf das Genitale der weiblichen Ratte. Endokrinol. 8, 15—22 (1931). — Über die Beeinflussung des männlichen Genitales durch den luteinisierenden Wirkstoff des Hypophysenvorderlappens. Endokrinol. 9, 81—84 (1931). — *Riddle, Oscar*, Studies on pituitary functions. Endocrinology 15, 307—314 (1931). — *Riddle, Oscar* and *Florence Flemion*, Studies on the physiology of reproduction in birds. XXVI. The rôle of the anterior pituitary in hastening sexual maturity in ringdoves. Amer. J. Physiol. 87, 110—123 (1928).

Saethre, Haakon, Über die Ausscheidung von Prolan im Harn in der Involutionsperiode bzw. im Senium. Untersuchungen an normalem und psychiatrischem Material. Klin. Wschr. **1933 II**, 1727 bis 1729. — *Saiki, Seiichi*, Relation of the hypophysis and ovaries to experimentally-induced uterine bleeding in monkeys. Amer. J. Physiol. 100, 8—20 (1932). — Hypophysis, ovaries and prooestrous bleeding in the dog. (Differences between prooestrous bleeding and menstruation). Mitt. jap. Ges. Gynäk. 28, H. 11 (1933) und englische Zusammenfassung S. 105—106. — *Sakamoto, A.* u. *G. Saito*, Experimentelle Untersuchungen der Hypophysenfunktion beim Kaninchen mittels einer neuen Hypophysenexstirpation. Z. exper. Med. 80 (1932). — *Schenk, F.*, Experimentelle Beeinflussung der Nebennierenrinde des Meerschweinchens durch Hypophysenvorderlappen-Hormone. Arch. Gynäk. 155, 36—43 (1933). — *Schockaert, Joseph A.*, Enlargement and hyperplasia of the thyroids in the young duck from the injection of anterior pituitary. Amer. J. Anat. 49, 379—408 (1932). — Differences between anterior pituitary sex-stimulating hormones and pregnancy-urine substances as tested in the male mammal and bird. Amer. J. Physiol. **1933**. — *Schockaert, J. A.* u. *H. Siebke*, Gehalt des menschlichen Hypophysenvorderlappens an gonadotropen Hormonen. Zbl. Gynäk. **1933**, 2774—2782. — *Schoeller, W.*, Neuere Arbeiten auf dem Hormongebiet. Dtsch. med. Wschr. **1932 II**, 1531—1534. — *Schörcher, Fritz*, Zur Physiologie und Pathologie der Prolan-Ausscheidung im Harn bei Kindern und Jugendlichen. Klin. Wschr. **1931 II**, 2221—2222. — *Schugt, P.*, Experimentelle Untersuchungen über Schädigung der Nachkommen durch Röntgenstrahlen. Strahlenther. 28, H. 3 (1928). — *Schulcz, Agost v.*, Die Rückwirkung des Ovariums auf die Hypophyse. Orv. Hetil. (ung.) **1932**, 994—996. — Wechselwirkung zwischen Ovarien und Hypophysenvorderlappen. Arch. Gynäk. 152, 529—536 (1933). — *Schultze-Rhonhof, F.*, Untersuchungen über den gonadotropen Wirkstoff des Hypophysenvorderlappens. Zbl. Gynäk. **1933**, 2954 bis 2961. — *Schultze-Rhonhof, F.* u. *R. Niedenthal*, Experimentelle Untersuchungen über die Beziehungen zwischen dem Hypophysenvorderlappen und dem Genitale. Zbl. Gynäk. 52, Nr 30 (1928). — Untersuchungen über die hormonale Wirksamkeit des Hypophysenvorderlappens des Fetus im Tierversuch. Zbl. Gynäk. **1929**, 902—907. — Über Beziehungen zwischen Hypophysenvorderlappen und Thymus. Arch. Gynäk. 144, Kongreßber., 2. Teil, 444—448, 469—471, 475—496 (1931). — *Sciesinski, Kazimierz*, Über den Einfluß von Hypophysenvorderlappen- und Schilddrüsenextrakten auf die Entstehung und den Verlauf von Teergeschwülsten. (Untersuchungen über Teergeschwülste. VI.) Bull. internat. Acad. pol. Sci., Cl. Méd. **1931**, Nr 7/9, 225—249. — *Selye, H.*, *J. B. Collip* and *D. L. Thomson*, Further studies on production of thecal luteinization by means of APL. Proc. Soc. exper. Biol. a. Med. 30, 780—783 (1933). — *Severinghaus, Aura Edward*, A cytological technique for the study of the anterior lobe of the hypophysis. Anat. Rec. 53, Nr 1 (1925, Juni). — The effect of castration in the guinea pig upon the sex-maturing potency of the anterior pituitary. Amer. J. Physiol. 101, Nr 2 (1932, Juli). — *Siedentopf, Heinz*, Wirkt das Hypophysenvorderlappeninkret nur auf dem Wege über das Ovar auf den Uterus? Arch. Gynäk. 144, Kongreßber., 2. Teil, 444—448, 455—457, 475—496 (1931). — *Siegert, F.*, Der Implantationseffekt der Hypophyse auf den Genitalapparat des infantilen Tieres unter dem Einfluß der Ovarialfunktion und der Gravidität sowie nach Kastration. Arch. Gynäk. 152, 25—33 (1932). — Klin. Wschr. **1931 I**. — *Siegmund, Hermann*, Über den Einfluß des Hypophysenvorderlappens auf den Ablauf der Sexualfunktion. Zbl. Gynäk. **1928**, 1189—1196. — Weitere Untersuchungen über die Beziehungen zwischen der Hypophyse und dem Ei mit seinen Hilfsdrüsen. Münch. med. Wschr. **1929 I**, 776. — Ein Vergleich morphologischer und biologischer Funktionsforschung auf dem Gebiet des Corpus luteum. Arch. Gynäk. 145, 512—523 (1931). — Untersuchungen über das Bestehen wechselseitiger Beziehungen zwischen Ovarium und Hypophysenvorderlappen. Zbl. Gynäk. **1932**, 953—958. — *Siegmund, H.* u. *A. Mahnert*, Tierexperimentelle Untersuchungen über die Wirkung infantilen und fetalen Hypophysenvorderlappenhormons auf infantile Keimdrüsen. Münch. med. Wschr. **1928 II**, 1835—1838. — *Smith, Philip E.*, Hypophysectomy and a replacement therapy in the rat. Amer. J. Anat. 45, 205—273 (1930). — The non essentiality of the posterior hypophysis in parturition. Amer. J. Physiol. 99, 345 (1932). — The comparative sensitivity of the reproductive tracts of hypophysectomized and ovariectomized rats to follicular hormone. Amer. J. Physiol. 99, 349—356 (1932). — The secretory capacity of the anterior hypophysis as evidenced by the effect of partial hypophysectomies in rats. Anat. Rec. 52, 191—207 (1932). — *Smith, Philip E.* and *Carl Dortzbach*, The first appearance in the anterior pituitary of the developing pig foetus of detectable amounts of the hormones stimulating ovarian maturity and general body growth. Anat. Rec. **43**, 277—297 (1929). — *Smith, P. E.* and *Engle*, Induction of precocious sexual maturity in the mouse by daily pituitary homeo and heterotransplants. Proc. Soc. exper. Biol. a. Med. **24**, 561 (1927). — Experimental evidence regarding the rôle of the anterior pituitary in the development and regulation of the genital system. Amer. J. Anat. **40**, 159—217 (1927). — *Smith, P. E., E. T. Engle* and *H. H. Tyndale*, Gametokinetic action of extracts of follicle-stimulating urine. Proc. Soc. exper. Biol. a. Med. **31**, 745—746 (1934). — *Smith, P. E., A. E. Severinghaus* and *S. L. Leonard*, The effect of castration upon the sex stimulating potency and the structure of the anterior pituitary in rabbits. Anat. Rec. **57**, 177—195 (1933). — *Smith, Philip E.* and *W. E. White*, The effect of hypophysectomy on ovulation and corpus luteum formation in the rabbit. J. amer. med. Assoc. **97**, 1861—1863, 1865—1867 (1931). — *Snyder, F.* and *Wislocki*, The effect of the injection of urine from pregnant mammals on ovulation in the rabbit. Bull. Hopkins Hosp. **1931**, 48. — Further observations upon the experimental production of ovulation in the rabbit. Bull. Hopkins Hosp. **1931**, 49. — *Spencer, J., Fred E. D'Amour* and *R. G. Gustavson*, Further studies on estrin hypophyseal antagonism in the white rat. Endocrinology **16**, 647—654 (1932). — *Steinach, Dohrn, Schoeller, Hohlweg* u. *Faure*, Über die biologischen Wirkungen des weiblichen Sexualhormons. Pflügers Arch. **219**, H. 2 (1928). — *Steinach, E.* u. *H. Kun*, Antagonistische Wirkungen der Keimdrüsenhormone. Biol. generalis (Wien) **2**, 815 (1926). — Die entwicklungsmechanische Bedeutung der Hypophysis als Aktivator der Keimdrüseninkretion. Versuche an infantilen, eunuchoiden und senilen Männchen. Med. Klin. **1928** I. — *Stöckl, E.*, Nachweis von Vorderlappenhormon A im Harn nach Hypophysenbestrahlung. Zbl. Gynäk. **1932**, Nr 46. — Über ein mikroskopisches Hypophysenbild bei Chorionepithelioma malignum. Zbl. Gynäk. **1933**, 2614. — Über histologische Veränderungen im Vorderlappen einer menschlichen Hypophyse nach Röntgenbestrahlung. Zbl. Gynäk. **1934**, 1160—1165. — *Stricker, P.* u. *Grueter*, Hypophysenvorderlappen und Follikelsprung beim Kaninchen. C. r. Soc. Biol. Paris **104** (1930).

Teel, Amer. J. Physiol. **79** (1926). — *Teel, Harold M.* u. *Harvey Cushing*, The separate growth-promoting and gonad-stimulating hormones of the anterior hypophysis. An historical review. Endocrinology **6**, 401—420 (1930). — Studies in the physiological properties of the growth-promoting extracts of the anterior hypophysis. Endocrinology **14**, 157—163 (1930). — *Trautmann*, Lehrbuch der speziellen pathologischen Anatomie der Haustiere, Bd. 23. Berlin 1924. — Anatomie und Histologie der Hypophysis einiger Säugetiere. Arch. mikrosk. Anat. **74** (1904).

Urosow, J., Die feinere Struktur der Zellen im Vorderlappen der Hypophysis der weißen Maus im Zusammenhang mit der Sekretion in der Schwangerschaft. Arch. russ. Anat., Hist. et Embryol. **6**, Nr 1.

Wagner, G. A., Zbl. Gynäk. **1927**, 1304. — Dtsch. med. Wschr. **1932** I, 966. — *Wallen-Lawrence, Zonja*, Proof of the existence of a follicle-stimulating and a luteinizing hormone in the anterior lobe of the pituitary body. J. of Pharmacol. **51**, 263—286 (1934). — *Watrin, J.*, L'hémocrinie hypophysaire. Rev. franç. Endocrinol. **8**, 193—203 (1930). — *Wehefritz*, Über eine neue Methode der Hypophysektomie bei der Ratte. Zbl. Gynäk. **1932**, Nr 48, 2911. — *Westman, Axel*, Die Stellung des Hypophysenvorderlappens in der weiblichen Sexualbiologie. Nord. med. Tidskr. **1931** I, 387—392. — Untersuchungen über den Einfluß der Hormone des vorderen Hypophysenlappens auf die Funktion des Corpus luteum. Zbl. Gynäk. **1932**, 450—456. — *White, William E.* and *Samuel L. Leonard*, Ovarian responses to prolan and anterior pituitary extract in hypophysectomized rabbits with particular reference to ovulation. Amer. J. Physiol. **104**, 44—50 (1933). — *Wilson* and *Corner*, The results of the rabbit ovulation test. Amer. J. Obstetr. **1931**, 22. — *Wirz, Paul*, Hypophysenvorderlappen-Hormone und Amenorrhöe. Z. Geburtsh. **104**, 293—322 (1933). — *Wirz, P.* u. *H. Goecke*, Die Wirkungsweise der Hypophysenvorderlappenhormone auf das Ovarium. Arch. Gynäk. **147**, 751—758 (1931). — *Wolfe, J. M.*, A quantitative study of ovulation in the rabbit. Proc. Soc. exper. Biol. a. Med. **28**, 318—319 (1930). — Ovulation in the pregnant rabbit. Anat. Rec. **49**, 191—197 (1931). — Observations on a cyclic variation in the capacity of the anterior hypophysis to induce ovulation in the rabbit. Amer. J. Anat. **48**, 391—419 (1931). — *Wolfe, J. M.* and *Rucker Cleveland*, Comparison of the capacity of anterior-hypophyseal tissue of mature and immature female rabbits to induce ovulation. Anat. Rec. **51**, 213—218 (1931). — Cyclic histological variations in the anterior hypophysis of the albino rat. Anat. Rec. **55**, 233—249 (1933). — *Wolfe, J. M., Rucker Cleveland* and *Mary Campbell*, Cyclic histological variations in the anterior hypophysis of the dog. Z. Zellforsch. **17**, 420—452 (1933). — *Wolfe, J. M., Doris Phelps* and *Rucker Cleveland*, Reaction of anterior hypophysis of immature rat to placental hormones. Proc. Soc. exper. Biol. a. Med. **30**, 1092—1094 (1933).

Zondek, B., Untersuchungen zur Funktion des Hypophysenvorderlappens. Dtsch. med. Wschr. **1930** I, 300—301. — Über die Hormone des Hypophysenvorderlappens. I. Wachstums-Hormon, Follikelreifungshormon (Prolan A), Luteinisierungshormon (Prolan B), Stoffwechselhormon. Klin. Wschr. **1930** I,

245—248. — Über die Hormone des Hypophysenvorderlappens. II. Follikelreifungshormon (Prolan A), Klimakterium-Kastration. Klin. Wschr. **1930** I, 393—396. — Über die Hormone des Hypophysenvorder- lappens. III. Follikelreifungshormon (Prolan A) und Tumoren. Klin. Wschr. **1930** I, 679—682. — Über die Hormone des Hypophysenvorderlappens. V. Die Ausscheidung des Follikelreifungshormons (Hypo- physenvorderlappen-Hormon A) im mensuellen Zyklus. VI. Der Einfluß der Ovarialtransplantation und der Sexualhormone auf die Ausscheidung des Follikelreifungshormons (Hypophysenvorderlappen-Hor- mon A) nach Kastration. Klin. Wschr. **1931** II, 2121—2123. — Retroperitoneales Teratom beim Säug- ling mit Ausscheidung von Hypophysenvorderlappen-Hormonen. Z. Geburtsh. **101**, 235—238 (1931). — Maligne Hodentumoren und Hypophysenvorderlappen-Hormone. Hormonale Diagnostik aus Harn, Hydrocelenflüssigkeit und Tumorgewebe. Klin. Wschr. **1932** I, 274—279. — Über die Ausscheidung von Prolan im Harn alter Frauen. Klin. Wschr. **1932** II, 1839. — Prolan in der Hypophyse. I. Prolan in den Hypophysenlappen und im Stiel bei Mensch und Rind. II. Produktion des Prolans in den baso- philen Zellen. Klin. Wschr. **1933** I, 22—25. — The formation of the corpus luteum is dependant on the anterior pituitary lobe, and not on the maturing ovum. The fertilized ovum and hormones. J. of Physiol. **81**, 472—479 (1934). — *Zondek, B.* u. *W. Berblinger*, Der Einfluß des weiblichen Sexualhormons und der Hypophysenvorderlappen-Hormone auf die Struktur der Ratten- und Mäuse- hypophyse. Klin. Wschr. **1931** I, 1061—1064. — *Zondek, H.* u. *Gertrud Koehler*, Korrelationen der Hormonorgane untereinander. Handbuch der normalen und pathologischen Physiologie von Bethe usw., Bd. 16, 1. Hälfte, S. 656—694. Berlin: Julius Springer 1930. — *Zondek, Hermann, B. Zondek* u. *W. Hartoch*, Erwiderung. Klin. Wschr. **1933** I, 190—191.

VI. Andere Hormone der Hypophyse (des Vorderlappens, des Mittellappens, des Hinterlappens).

Abel, John J., On the unitary versus the multiple hormone theory of posterior pituitary principles. J. of Pharmacol. **40**, 139—169 (1930). — *Abel* u. Mitarbeiter, Zit. nach Guggisberg: Der Hinterlappen der Hypophyse. Arch. Gynäk. **144** (1930). — *Allan, H.* and *P. Wiles*, The rôle of the pituitary gland in pregnancy and parturition. I. Hypophysectomy. J. of Physiol. **75**, 23—28 (1932). — *Allen, Bennet M.*, The functional difference between the pars intermedia and pars nervosa of hypophysis of frog. Proc. Soc. exper. Biol. a. Med. **27** (1929). — *Amiaux, L. Brouha* et *H. Simonnet*, Action vaso-motrice péri- phérique des extraits de lobe postérieur d'hypophyse. C. r. Soc. Biol. Paris **97**, No 21 (1927). — *Anderson, E. M.* and *J. B. Collip*, Thyreotropic hormone of anterior pituitary. Proc. Soc. exper. Biol. a. Med. **30**, 680—683 (1933). — *Anselmino, K. J., L. Herold* u. *Fr. Hoffmann*, Über die pankreatrope Wirkung von Hypophysenvorderlappen-Extrakten. Klin. Wschr. **1933** II, 1245—1247. — Über die adrenalotrope Wirkung von Hypophysenvorderlappenextrakten. Klin. Wschr. **1933** II, 1944. — Über die parathyreotrope Wirkung von Hypophysenvorderlappen-Extrakten. Klin. Wschr. **1933** II, 1944. — Über das corticotrope Hormon des Hypophysenvorderlappens. Klin. Wschr. **1934** I, 209—211. — Das corticotrope Hormon des Hypophysenvorderlappens. Arch. Gynäk. **157**, 86—102 (1934). — *Anselmino, Karl J.* u. *Friedr. Hoffmann*, Das Fettstoffwechselhormon des Hypophysenvorderlappens. I. Nachweis, Darstellung und Eigenschaften des Hormons. Klin. Wschr. **1931** II, 2380—2383. — Die pankreatrope Substanz aus dem Hypophysenvorderlappen. I. Über die Darstellung und die Eigenschaften der pankreatropen Substanz. Klin. Wschr. **1933** II, 1435—1436. — Abgrenzung des Fettstoffwechselhormons des Hypophysenvorder- lappens vom thyreotropen Hormon. Naunyn-Schmiedebergs Arch. **175**, 335—338 (1934). — Über die Ausscheidung des sog. synergistischen, gonadotropen Faktors des Hypophysenvorderlappens im Kastraten- harn. Klin. Wschr. **1934** II, 1471—1472. — *Aron, Max*, L'hormone préhypophysaire excito-sécrétoire de la thyroïde. Contribution à l'étude du fonctionnement thyroïdien. Rev. franç. Endocrin. **8**, 472—520 (1930). — Parallélisme des taux respectifs d'excrétion de la thyréo-stimuline et de la gonado-stimuline préhypophysaires dans le milieu intérieur chez l'homme en des conditions normales ou pathologiques. C. r. Soc. Biol. Paris **113**, 443—445 (1933). — *Athîas*, J. Physiol. et Path. gén. [**2**, 241]; **18**, 731 (1920). — Arch. internat. Pharmacodynamie **8**, 457; **25**, 423 (1921).

Barnes, B. O., J. F. Regau and *J. G. Bueno*, Is there a spezific diuretic hormone in the anterior pituitary? Amer. J. Physiol. **105**, 559—561 (1933). — *Bayer, Gustav*, Hypophyse und Chromatophoren- reaktion. Endokrinol. **6** (1930). — *Bell, W. Blair*, An adress on infundibulum. The indications for its use in surgical and obstetrical practice. Brit. med. J. **1925**, Nr 3362, 1027—1031. — Zit. nach Guggisberg Der Hinterlappen der Hypophyse. Arch. Gynäk. **144** (1930). — *Berblinger*, Die Korrelationen zwischen Hypophyse und Keimdrüsen. Klin. Wschr. **1932** II, 1329. — *Bernhardt, Hermann*, Zur Frage der Bedeutung der Hypophyse für den Stoffwechsel. Klin. Wschr. **1930** I, 399—401. — *Biedl, A.*, Die funk- tionelle Bedeutung der einzelnen Hypophysenanteile. Endokrinol. **3** (1929). — *Biehle, Hildegard*, Beeinflussung der Hypophysinwirkung durch Serum verschiedener Gestationsperioden. 20. Verhdlg dtsch.

Ges. Gynäk. Bonn, Sitzg 8.—11. Juni 1927. Arch. Gynäk. **132** (1927). — *Blacher, L.*, Die Rolle der Hypophysis und der Schilddrüse bei der Hautpigmentierung der Amphibien und Fische. Trudy Labor. eksper. Biol. moskov. Zooparka **3** (1927). — *Bourne, A.*, The failure of oestrin as a means of inducing labour. Proc. roy. Soc. Med. **27**, 864 (1934). — *Bourne, Aleck* and *J. H. Burn*, The dosage and action of pituitary extract and of the ergot alkaloids on the uterus in labour, with a note on the action of adrenalin. J. Obstetr. **34**, Nr 2 (1927). — Lancet **1928**, 1020.

Candela, Nicolo, Sul contenuto di sostanze post-ipofisarie nel liquido cefalo-rachidiano della gravida. Riv. ital. Ginec. **13**, 125—153 (1932). — *Castex* u. *Schteingart*, C. r. Soc. Biol. Paris **95**, 1512 (1926); **105**, 116 (1930). — *Collip, J. B.*, *H. Selye* and *D. L. Thomson*, Preparation of a purified and highly potent extract of growth hormone of anterior pituitary lobe. Proc. Soc. exper. Biol. a. Med. **30**, 544—546 (1933). — *Collip, J. B.*, *H. Selye*, *D. L. Thomson* and *J. E. Williamson*, Effect of prolonged administration of the anterior pituitary-like hormone on pituitary and thyroid. Proc. Soc. exper. Biol. a. Med. **30**, 590—591 (1933). — Replacement of gonadotropic action of pituitary in the hypophysectomized rat. Proc. Soc. exper. Biol. a. Med. **30**, 665—667 (1933). — *Crew, F. A. E.* and *B. P. Wiesner*, The existence of a fourth hormone, thyreotropic in nature, of the anterior pituitary. Brit. med. J. **1930**, Nr 3616, 777—778. — *Curtis, F. R.* and *J. W. Pickering*, The action of the post-pituitary principles, on the blood. Lancet **1928 II**. — *Cushing, Harvey*, Posterior pituitary activity from an anatomical standpoint. Amer. J. Path. **9**, 539—548 (1933).

Dale, J. of Physiol. **34**, 163 (1906). — J. of Pharmacol. **4**, 75 (1912). — Biochemic. J. **4**, 427 (1919). — *Dietel*, Über Vorkommen, Wirkungsweise und Schicksal des Melanophorenhormons im Warmblüterorganismus. Arch. Gynäk. **144**, Kongreßber., 2. Teil, 496—499, 509—517 (1931). — *Dietel, F. G.*, Hypophysenhinterlappensekretbindende Stoffe im Schwangerenserum. Klin. Wschr. **1933 II**, 1683—1686. — Untersuchungen über das Melanophorenhormon. IV. Isolierung von Melanophorenhormon. Klin. Wschr. **1934 I**, 796—797. — *Döderlein, G.*, Schilddrüse und Hypophysenvorderlappen. Arch. Gynäk. **144**, Kongreßber. 2. Teil, 444—448, 465—469, 475—496 (1931). — Weitere experimentelle Untersuchungen über die Wirkung des thyreotropen Hormons des Hypophysenvorderlappens. Arch. Gynäk. **155**, 22—35 (1933). — *Drouet, P. L.* et *P. Florentin*, La réaction des mélanophores au cours de la gestation. (Die Melanophorenreaktionen während der Schwangerschaft.) C. r. Soc. Biol. Paris **113**, 1218—1219 (1933). — *Dyke, H. B. van*, Die Verteilung der wirksamen Stoffe der Hypophyse auf die verschiedenen Teile derselben. Naunyn-Schmiedebergs Arch. **114** (1926). — *Dyke, H. B. van* and *Adolph Kraft*, The role of the hypophysis in the initiation of labor. Amer. J. Physiol. **82**, Nr 1 (1927).

Egoroff, A., Über den Gehalt von Sexualhormon im Blut der Schwangeren. Ž. Akuš. (russ.) **45**, 364—369 (1934). — *Ehrhardt, Karl*, Die Hypophysenmelanophorenreaktion und ihre klinische Auswertung. Münch. med. Wschr. **1927 II**. — Der Gehalt der menschlichen Hypophyse an Melanophorenhormon. Münch. med. Wschr. **1929 I**. — Klinische und tierexperimentelle Untersuchungen über das Melanophorenagens des Hypophysenhinterlappens. Arch. Gynäk. **148**, 265—270 (1932). — *Eitel, Hermann*, *H. Adolf Krebs* u. *A. Loeser*, Hypophysenvorderlappen und Schilddrüse. Die Wirkung der thyreotropen Substanz des Hypophysenvorderlappens auf die Schilddrüse in vitro. Klin. Wschr. **1933 I**, 615—617. — *Eitel, H.*, *G. Löhr* u. *A. Loeser*, Untersuchungen über die Stoffwechselwirkungen der thyreotropen Substanz des Hypophysenvorderlappens. Klin. Wschr. **1933 II**, 1776—1777. — *Eitel, Hermann* u. *Arnold Loeser*, Beziehungen zwischen Hypophysenvorderlappen, Schilddrüse und Kohlehydratstoffwechsel der Leber. Klin. Wschr. **1932 II**, 1669—1671. — Schilddrüsentätigkeit und Hypophysenvorderlappen. Klin. Wschr. **1932 II**, 1748—1751. — *Evans, E. J.*, Amer. J. Physiol. **105**, 32 (1933). — *Evans, H. M.*, Harvey Lect. **19**, 212; **35**, 305 (1924). — *Evans, H. M.* u. Mitarbeiter, Anat. Rec. **21**, 62 (1920).

Fauvet, Histologische Veränderungen an Leber und Nieren nach Intoxikationen mit Hypophysenhinterlappenextrakten. Arch. Gynäk. **144**, Kongreßber., 2. Teil, 502—503, 509—517 (1931). — *Fauvet, E.*, Hypophysenhinterlappenhormone und Schwangerschaftstoxikosen. Klin. Wschr. **1931 II**, 2125—2129. — Die Bedeutung des Hypophysenhinterlappens für die Lactation. Klin. Wschr. **1932 I**, 377. — Die Eklampsie, eine hypophysäre Erkrankung. Arch. Gynäk. **155**, 100—156 (1933). — *Fekete, Carl*, Gibt es während der Schwangerschaft ein aktives Hypophysenhinterlappen-Hormon im Blute? Endokrinol. **10**, 16—23 (1932). — *Firor, Warfield M.*, Hypophysectomy in pregnant rabbits. Amer. J. Physiol. **104**, 204—215 (1933). — *Frei*, Münch. tierärztl. Wschr. **1929 I**, 713. — *Freud, J.*, *R. Kooy* u. *L. v. d. Woerd*, Thyreotrope Wirkung Hypophysenvorderlappen-Extrakte bei Ratten. Acta brevia neerl. Physiol. **3**, Nr 8/9 (1933).

Gelli, Giuseppe, Über den mutmaßlichen Abfluß des Hypophysenhinterlappen-Hormons in den Liquor cerebrospinalis. Giorn. Clin. med. **11**, 465—485 (1930). — *Geyer, Mario*, Ricerche sull'ormone

560 C. Clauberg: Ovarium, Hypophyse und Schwangerschaft in ihrer Beziehung zur Frauenheilkunde.

tireotropo del lobo ipofisario anteriore, con particolare riguardo alla funzione dell'epitelio coriale. Ann. Ostetr. **55**, 2048—2080 (1933). — Ricerche sull'azione corticosurrenotropa del lobo ipofisario anteriore e della placenta. Boll. Soc. Biol. sper. **9**, 268—271 (1934). — *Giersberg, H.*, Der Einfluß der Hypophyse auf die farbigen Chromatophoren der Elritze. Z. vergl. Physiol. **18**, 369—377 (1932). — *Glaubach, Susi,* Über die Beeinflussung der Schwangerschaft durch das thyreotrope Hypophysenvorderlappen-Hormon. Wien. klin. Wschr. **1934 I**, 132—134. — *Grab, Werner,* Über die Wirkung des Hypophysenvorderlappens auf die Tätigkeit der Schilddrüse. Klin. Wschr. **1932 II**, 1215—1218. — Hypophysenvorderlappen und Schilddrüse. Die Wirkung des Hypophysenvorderlappens auf die Tätigkeit der Schilddrüse. Naunyn-Schmiedebergs Arch. **167**, 313—333 (1932). — Der Jodgehalt des Blutes und der Schilddrüse nach Zufuhr von Hypophysenvorderlappenstoffen. Naunyn-Schmiedebergs Arch. **167**, 413—441 (1932). — Auftreten von Schilddrüsenstoffen im Blut nach Wirkung von Hypophysenvorderlappen. (Prüfung der Wirksamkeit im Kaulquappenversuch.) Naunyn-Schmiedebergs Arch. **168**, 715—721 (1932). — *Grueter, F.*, Contribution à l'étude du fonctionnement du lobe antérieur de l'hypophyse. (Beitrag zum Studium der Funktion des Hypophysenvorderlappens.) C. r. Soc. Biol. Paris **98**, 1215—1217 (1928). — *Guggisberg, Hans,* Der Hinterlappen der Hypophyse. Arch. Gynäk. **144**, 41 (1930).

Handelsman, M. B. and *E. F. Gordon,* Growth and bone changes in rats injected with alkaline anterior pituitary extracts. Proc. Soc. exper. Biol. a. Med. **27**, 412—413 (1930). — Growth and bone changes in rats injected with anterior pituitary extract. J. of Pharmacol. **38**, 349—362 (1930). — *Hartmann, Werner,* Über das Verschwinden der blutdrucksteigernden Wirkung der Hypophyse im Körper. Naunyn-Schmiedebergs Arch. **154**, 254—262 (1930). — *Heller, Hans,* Über die Beziehungen zwischen der Hypophyse und dem weiblichen Genitaltrakt. Wien. klin. Wschr. **1932 I**, 385—387. — *Hofbauer, J.*, The effect of bile salts upon the automatic contractions of the uterus and upon the action of pituitary extract during pregnancy: A possible explanation for the cause of labor. Amer. J. Obstetr. **16** (1928). — *Hoff, H.* u. *P. Wermer,* Über psychische Beeinflussung der Tätigkeit des Hypophysenhinterlappens. Naunyn-Schmiedebergs Arch. **133**, 97—102 (1928). — *Hoffmann, Friedr.* u. *Karl J. Anselmino,* Das Fettstoffwechselhormon des Hypophysenvorderlappens. II. Stoffwechselwirkungen und -regulationen des Hormons. Klin. Wschr. **1931 II**, 2383—2386. — *Hogben, Lancelot, Enid Charles* and *David Slome,* Studies on the pituitary. VIII. The relation of the pituitary gland to calcium metabolism and ovarian function in xenopus. J. of exper. Biol. **8**, 345—354 (1931). — *Hogben, Lancelot* and *Cecil Gordon,* Studies on the pituitary. VII. The separate identity of the pressor and melanophore principles. (Untersuchungen über die Hypophyse. VII. Die getrennte Identität des auf den Blutdruck und des auf die Melanophoren wirksamen Prinzips.) J. of exper. Biol. **7** (1930). — *Hogben* u. *Winton,* Biochemic. J. **16**, 619 (1922). — *Houssay,* Klin. Wschr. **1932**, 1529; **1933**, 773. — *Houssay, B. A.*, Diabeteserregende Wirkung des Hypophysenvorderlappen-Extraktes. Klin. Wschr. **1933 I**, 773.

Imparato, E., Ipofisi ed eclampsia. (Hypophyse und Eklampsie.) Arch. Ostetr. **36** (1929).

Janssen, S., Über zentrale Wasserregulation und Hypophysenantidiurese. Naunyn-Schmiedebergs Arch. **135** (1928). — *Janssen, S.* u. *A. Loeser,* Die Wirkung des Hypophysenvorderlappens auf die Schilddrüse. Naunyn-Schmiedebergs Arch. **163**, 517—529 (1931). — Hypophysenvorderlappen und Schilddrüse. Klin. Wschr. **1931 II**, 2046—2047. — *Jores, A.*, Über das Vorkommen des Melanophorenhormons in menschlichen Körperflüssigkeiten. Naunyn-Schmiedebergs Arch. **173**, 31—35 (1933). — *Jores, A.* u. *O. Glogner,* Gibt es einen funktionstüchtigen Zwischenlappen der menschlichen Hypophyse? Untersuchungen über Gehalt und Bildungsstätte des Melanophorenhormons der menschlichen Hypophyse. Z. exper. Med. **91**, 91—99 (1933). — *Jores, A.* u. *E. Leunssen,* Sind die Erythrophorenreaktion der Ellritze und die Melanophorenreaktion des Frosches identisch? Endokrinol. **12**, 90—101 (1933). — *Jores, A.* u. *W. Velde,* Über das Vorkommen des Melanophorenhormons in menschlichen Organen. Naunyn-Schmiedebergs Arch. **173**, 26—30 (1933). — *Jores, A.* u. *Veronika v. Wittern,* Findet sich in der Gravidität eine Vermehrung des uteruserregenden Hormons? Naunyn-Schmiedebergs Arch. **174**, 723—726 (1934). — *Jores, A.* u. *Erika Zschimmer,* Über den Gehalt menschlicher Hypophysen an uteruswirksamem Hormon. Naunyn-Schmiedebergs Arch. **174**, 715—722 (1934). — *Jungmann* u. *Bernhardt,* Z. klin. Med. **99**, 84 (1924). — *Junkmann, Karl* u. *Walter Schoeller,* Über das thyreotrope Hormon des Hypophysenvorderlappens. Klin. Wschr. **1932 II**, 1176—1177. — Über das thyreotrope Hormon des Hypophysenvorderlappens. Pflügers Arch. **232**, 148 (1933).

Kamm and *Aldrich,* J. amer. chem. Soc. [**45**, 387]; **50**, 573 (1928). — J. amer. med. Assoc. **90**, 618 (1928). — Science (N. Y.) **1928**, 199. — *Kamm, Oliver, T. B. Aldrich, I. W. Grote, L. W. Rowe* and *E. P. Bugbee,* Die wirksamen Substanzen des Hypophysenhinterlappens. I. Der Nachweis des Vorhandenseins zweier wirksamer Substanzen. II. Die Trennung der zwei Substanzen und ihre Anreicherung in der Form stark wirksamer Trockenpräparate. J. amer. chem. Soc. **50**, Nr 2, 573—601 (1928). — *Kestner*, Spezifisch-dynamische Wirkung, Hypophysenvorderlappen und Fettsucht. Klin. Wschr. **1926 II**, 1646. — *Kestranek, W., H. Molitor* u. *E. P. Pick*, Über die Wirkungsstärke von Hypophysenextrakten, gemessen an ihren antidiuretischen Eigenschaften. Biochem. Z. **164** (1925). — *Kleine, H. O.*, Histologische Untersuchungen über die Wirkung von Prolan, Prähormon und Hypophysenvorderlappen-Extrakten auf die Schilddrüse. Arch. Gynäk. **152**, 34—41 (1932). — *Kleine, H. O.* u. *H. Paal*, Die Wirkung des thyreotropen Hypophysenvorderlappen-Hormons auf die Milz. Endokrinol. **14**, 138—144 (1934). — *Konsulofft, S.*, Das Melanophorenhormon im Colostrum. Endokrinol. **13**, 323—324 (1934). — *Korenchevsky, Vladimir*, The influence of the hypophysis on metabolism, growth and sexual organs of male rats and rabbits. II. Influence of extracts of hypophysis on the body weight, weight of fat, of sexual organs and of endocrine organs of rats. Biochemic. J. **24**, 383—393 (1930). — *Korenchevsky, Vladimir* and *Marjorie Helen Dennison*, The influence of the hypophysis on metabolism, grwoth and sexual organs of male rats and rabbits. I. Influence of extracts of hypophysis on nitrogen metabolism. Biochemic. J. **23**, 868—875 (1929). — *Krogh, Marie* u. *Harald Okkels*, Der biologische Zusammenhang zwischen dem Hypophysenvorderlappen und der Schilddrüse. Hosp.tid. (dän.) **1933**, 85—96. — *Kuchaarski, Teofil*, Zum Wirkungsmechanismus des Extraktes aus dem hinteren Teil der Hypophyse auf die Harnabsonderung beim Menschen. Polskie Arch. Med. wewn. **9**, 127—132 (1931) und französische Zusammenfassung, S. 201—202. — *Küstner, Heinz*, Eigenartige Wirkung des Schwangerenserums besonders bei Eklampsie. 20. Verslg dtsch. Ges. Gynäk. Bonn, Sitzg 8.—11. Juni 1927. Arch. Gynäk. **132** (1927). — Hypophyse und Eklampsie. Arch. Gynäk. **133**, H. 2, 331—344 (1928). — Die intravenöse Injektion von Hypophysenhinterlappenhormon zur Diagnose der Frühgravidität. Dtsch. med. Wschr. **1930 I**, 384—385. — *Küstner, Heinz* u. *Hildegard Biehle*, Die Bedeutung des Hypophysenhinterlappens für Schwangerschaft, Geburt und Wochenbett. Arch. Gynäk. **131**, H. 2 (1926). — *Kulka, Eugen*, Über Hypophysenhinterlappenhormon im Liquor cerebrospinalis und in der Milch. Mschr. Geburtsh. **93**, 348—353 (1933).

Lampe, Walter, Über die Wirksamkeit der Hinterlappensubstanz der menschlichen Hypophyse. Wien. klin. Wschr. **1926 I**. — *Lebermann, Ferdinand*, Über die Hypophysen-Antidiurese. 42. Kongr. Wiesbaden, Sitzg 7.—10. April 1930. Verh. dtsch. Ges. inn. Med. **1930**, 75—77. — *Leimdörfer, Alfred*, Über Beziehungen des Hypophysenhinterlappens zur Blutdrucksteigerung (Wirkung von Hypophysenextrakten nach intralumbaler Verabreichung). Wien. klin. Wschr. **1926 I**. — *Leschke*, Zur klinischen Pathologie des Zwischenhirnes. Dtsch. med. Wschr. **1920 I**, 959, 996. — Zit. nach *Guggisberg*: Der Hinterlappen der Hypophyse. Arch. Gynäk. **144** (1930). — *Liebesny*, Wien. klin. Wschr. **1925 I**, 780. — *Loeb, Leo*, Schilddrüse, Jod und Hypophysenvorderlappen. Klin. Wschr. **1932 II**, 2121—2125, 2156 bis 2160. — *Loeser, Arnold*, Hypophysenvorderlappen und Jodgehalt der Schilddrüse. Naunyn-Schmiedebergs Arch. **163**, 530—533 (1931). — Der Einfluß des Hypophysenvorderlappens auf den Jodgehalt der Schilddrüse. Klin. Wschr. **1931 II**, 2047. — Die Bedeutung der Schilddrüse für die Wirkung des Hypophysenvorderlappens auf das Ovarium. Naunyn-Schmiedebergs Arch. **164**, 579—581 (1932). — Beziehungen zwischen der thyreotropen Substanz des Hypophysenvorderlappens und den Nebennieren. Klin. Wschr. **1933 II**, 1614. — Die schilddrüsenwirksame Substanz des Hypophysenvorderlappens. 1. Mitt. Naunyn-Schmiedebergs Arch. **176**, 697—728 (1934). — *Long* u. *Evans*, Mem. Univ. California **6**, 98 (1922). — *Lucke, Hans*, Der Kohlehydratsoffwechsel bei Erkrankungen des Hypophysenvorderlappens. Z. klin. Med. **122**, 23—32 (1932). — Über ein spezifisch auf den Kohlehydratstoffwechsel eingestelltes, dem Insulin entgegengerichtetes Hormon des Hypophysenvorderlappens. Klin. Wschr. **1932 II**, 1678—1679. — Das kontrainsuläre Hormon des Hypophysenvorderlappens, sein Wirkungsmechanismus und seine Beziehung zu anderen Hormonwirkungen des Vorderlappens. Verh. dtsch. Ges. inn. Med. **1933**, 164—166. — Das kontrainsuläre Hormon des Hypophysenvorderlappens und seine Stellung zu anderen Hormonwirkungen dieses Organs. Naunyn-Schmiedebergs Arch. **170**, 166—175 (1933). — *Lucke, H., E. R. Heydemann* u. *F. Duensing*, Untersuchungen über den Wirkungsmechanismus des kontrainsulären Hormons des Hypophysenvorderlappens. 1. Mitt. AVL., Schilddrüse und Kohlehydratstoffwechsel. Z. exper. Med. **91**, 106—113 (1933). — *Lucke, Hans, E. R. Heydemann* u. *Ruth Hechler*, Experimentelle Untersuchungen über ein spezifisch auf den Kohlehydratstoffwechsel eingestelltes, dem Insulin entgegengerichtetes Hormon des Hypophysenvorderlappens. Z. exper. Med. **88**, 65—77 (1933). — *Lucke, H.* u. *K. F. Kindler*, Die Wirkung von Hypophysenvorderlappen-Präparaten auf das Wachstum. Z. exper. Med. **86**, 130—137 (1933).

Madruzza, Giuseppe, Su eventuali rapporti tra tiroide e lobo anteriore dell'ipofisi. (Nota prev.) Atti Soc. Ostetr. **29**, 701—703 (1932). — *Magistris, Hugo*, Das Fettstoffwechselhormon des Hypophysenvorderlappens. Endokrinol. **11**, 176—191 (1932). — Das Stoffwechselhormon des Hypophysenvorderlappen. Wien. klin. Wschr. **1933 II**, 908—911. — *Mathei*, Arch. internat. Pharmacol.

34, 309 [**47**, 667] (1928). — Endokrinol. **9**, 961 (1931). — *Mautner, H.* u. *E. P. Pick*, Über die Herzwirkung der Hypophysenhinterlappen-Extrakte und ihre Beeinflussung durch Morphium. Z. exper. Med. **68** (1929). — *McFarlane*, The anti-diuretic action of pituitary. J. of Pharmacol. **28** (1926). — *McLean, A. J.*, Der Weg der Resorption der wirksamen Substanzen des Hypophysenhinterlappens. Endocrinology **12**, 467—490 (1928). — *v. Mikulicz-Radecki* u. *W. Nahmmacher*, Beobachtung und Registrierung von Tubenbewegungen beim Kaninchen durch ein neues Bauchfenster. Zbl. Gynäk. **1926**, Nr 20. — *Molitor, Hans*, Zur Methodik der Standardisierung von Hypophysenextrakten am Blasenfistelhund und Bewertung der damit erhaltenen Ergebnisse. Biochem. Z. **172**, H. 4/6, 379—391 (1926). — *Molitor, Hans*, Hormone und Wasserhaushalt. Wien. med. Wschr. **1930** I, 430—434, 466—467. — *Molitor* u. *Pick*, Arch. f. experimentelle Pathologie **101**, 198 (1924); **107**, 108, 185 (1925); **112**, 113 (1926); **145**, 331 (1929). — Arch. internat. Pharmacodynamic **38**, 279 [**58**, 618] (1930). — *Müller, Hans-Peter*, Erfahrungen mit dem thyreotropen Hormon des Hypophysenvorderlappens in der Schwangerschaft, insbesondere bei Schwangerschaftsnierenschädigung. Klin. Wschr. **1933** II (1899—1901). — *Muto, Chuji*, On the path of the secretion of hormones. The secretion of the hormones of pancreas (testicle and hypophysis cerebri). Acta medicin. Keijo **11**, 125—157 (1928). — On the path of the secretion of hormones. II. The secretion of the hormones of testicle and hypophysis cerebri. Trans. jap. path. Soc. **18**, 264—273 (1929).

Nizescu et *Gavrilla*, C. r. Soc. Biol. **102**, 184 (1929).

Oehme, Kurt, Hermann Paal u. *Hugo Otto Kleine*, Reid Hunt-Reaktion, Schilddrüse und Hypophysenvorderlappen. Klin. Wschr. **1932** II, 1449—1451. — *Ohligmacher, H.*, Die Bedeutung des Hypophysenhinterlappens für die Entstehung der Eklampsie. Klin. Wschr. **1933** II, 1404—1405.

Pencharz, R. I. and *J. A. Long*, Hypophysectomie in the pregnant rat. Amer. J. Anat. **53**, 117 bis 139 (1933). — *Plaut*, Dtsch. med. Wschr. **1922**, 1413. — *Pompen, A. W. M.*, De invloed van menformon op de baarmoeder. Assen: van Corcum & Comp. 1933. — *Poulsson, Leif T.*, Über Hypophysenhinterlappen und Wasserausscheidung. Klin. Wschr. **1930** II, 1245—1247. — *Puccioni, Luigi*, e *Dante Sirotich*, Sulla specificita della reazione melanoforo-ipofisaria nelle rana. Riv. ital. Ginec. **14**, 578—600 (1933). — *Pujohli Brull, A.* u. *Albert Ponjoan*, Der Hypophysenhinterlappen in der Gynäkologie. An. Hosp. Cruz y Pablo Barcelona **6**, 5—6 (1932).

Raab, W., Die Beeinflussung des Fettstoffwechsels durch Hypophysenstoffe. Klin. Wschr. **1934** I, 281—285. — *Reeb*, Diagnostic et diagnostic différentiel de la grossesse par injection intraveineusse d'extrait hypsire postérieur. Gynéc. et Obstétr. **21** (1930). — *Reeb, M.*, Intravenös dosiertes Hypophysenextrakt im Dienste der Differentialdiagnose der Gravidität. Gyógyászat (ung.) **1930** II. — *Rowe*, Endocrinology **12**, 663 (1928); **13**, 205 (1929).

Schittenhelm, A. u. *B. Eisler*, Therapeutische Versuche mit thyreotropem Hormon. Klin. Wschr. **1932** I/II, 1092, 1783. — Dtsch. med. Wschr. **1932** I, 803. — *Schlapp, Walter*, The active principles of the posterior lobe of the pituitary body. Quart. J. exper. Physiol. **15** (1925). — *Schübel, Konrad* u. *Walter Gehlen*, Zur Auswertung von Hypophysenhinterlappen-Präparaten am Katzenuterus in situ. Naunyn-Schmiedebergs Arch. **132**, H. 3/4, 145—171 (1928). — Quantitative Untersuchungen verschiedener Hypophysenhinterlappen-Präparate des Handels auf ihren Gehalt an wehenerregender Komponente. Naunyn-Schmiedebergs Arch. **173**, 642—651 (1933). — *Schüller* u. *Trendelenburg*, Der Gehalt der Hinterlappenauszüge des Handels an uteruserregender Substanz. Dtsch. med. Wschr. **1928** II, 1913. — *Selye, H., J. B. Collip* and *D. L. Thomson*, Effect of hypophysectomie upon pregnancy and lactation. Proc. Soc. exper. Biol. a. Med. **30**, 589—590 (1933). — *Siegert, F.*, Der Gehalt des Liquor lumbalis an hypophysenwirksamer Substanz bei schwangeren und nichtschwangeren Frauen. Klin. Wschr. **1927** II. — 20. Verslg dtsch. Gynäk. Bonn, Sitzg 8.—11. Juni 1927. Arch. Gynäk. **132**, Kongreßber., 218—220, 221—237 (1927). — Das sekretorische Verhalten des Hypophysenhinterlappens unter dem Einfluß der Keimdrüsentätigkeit im weiblichen Organismus. Arch. Gynäk. **136**, 444 (1929). — Der Einfluß des Ovarialhormons (Follikelhormon) auf die Empfindlichkeit des Uterus gegenüber Hypophysenhinterlappenhormon. Klin. Wschr. **1931** I, 734—737. — *Silberstein* u. Mitarbeiter, Thyreotropes Hormon und Fettstoffwechsel. Klin. Wschr. **1933** II, 1225. — *Simonnet, H.*, Titrage biologique des extraits de lobe posterieur d'hypophyse. (Biologische Wertigkeitsbestimmung von Hinterlappenextrakten.) Rec. Méd. vét. **103**, No 17, 605—622 (1927). — *Smith, Maurice I.* and *Wm. T. McClosky*, Studies on the bio-assay of pituitary extract. Concerning the use of a sediccated infundibular powder as a standard in the physiological evalution of pituitary extracts. Publ. Health Rep. **38**, Nr 11 (1923). — Further studies on the bioassay of pituitary extracts. The action of the standard infundibular powder on the secretion of urine. J. of Pharmacol. **24** (1924). — *Smith, Philip E.*, The disabilities caused by hypophysectomy and their repair. The tuberal (hypothalamic) syndrome in the rat. J. amer. med. Assoc. **88**, Nr 3 (1927). —

The non-essentiality of the posterior hypophysis in parturition. Amer. J. Physiol. **99**, 345—348 (1932). — *Snyder, Franklin F.*, Die Gegenwart einer melanophoren-erweiternden und uterusreizenden Substanz in der Hypophyse früher Schweineembryonen. Amer. J. Anat. **41**, Nr 2, 399—409 (1928). — *Squier, Th. L.* u. *Robert Wertheimer*, Sezerniert der Hypophysenvorderlappen in den Liquor cerebrospinalis. Z. exper. Med. **64**, 804—806 (1929). — *Stehle, R. L.*, Concerning the so-called inversion effect on blood pressure of preparations from the posterior lobe of the pituitary gland. Amer. J. Physiol. **88** (1929). — *Stricker*, C. r. Soc. Biol. Paris **162**, 1076 (1929). — *Swanson, Edward E.*, A study of the pressor method for the standardization of pituitary extract. (Eine Untersuchung über die Blutdruckmethode der Wertbestimmung der Hypophysenextrakte.) J. Labor. a. clin. Med. **14** (1929). — *Swingle*, J. of exper. Zool. **34**, 119 (1921).

Tauber, Kurt, Über die klinische Auswertung von Hypophysenhinterlappenpräparaten. Wien. klin. Wschr. **1925 II**. — *Trendelenburg*, Über den Gehalt der Hypophysenhinterlappen-Extrakte von uteruserregenden Substanzen. Münch. med. Wschr. **1922 I**, 106. — *Trendelenburg* u. *Borgmann*, Zit. nach Trendelenburg. — *Trendelenburg, Paul*, Weitere Versuche über den Gehalt des Liquor cerebrospinalis an wirksamen Substanzen des Hypophysenhinterlappens. Naunyn-Schmiedebergs Arch. **114** (1926). — Auswertung von Hypophysenhinterlappen-Präparaten am Uterus des Schafes. Naunyn-Schmiedebergs Arch. **138** (1928). — Die Hormone, ihre Physiologie und Pharmakologie, Bd. 1. Berlin: Julius Springer 1929. — Die innersekretorischen Leistungen der Hypophyse (mit besonderer Berücksichtigung des Wasserhaushaltes). 42. Kongr. Wiesbaden. Verh. dtsch. Ges. inn. Med. **1930**. — *Treuter*, Eine bequeme Methode zur Prüfung von Hypophysenpräparaten. Zbl. Gynäk. **1925**, 831. — *Tschaikowsky, W. K.*, Experimentelle Studien über den Einfluß von lipoidem Follikulin und Pituitrin auf den tierischen Organismus. (Zugleich Beitrag zur Frage der Entstehung der Eklampsie.) Arch. Gynäk. **150**, 583 bis 601 (1932). — *Turner, C. W.* u. *S. S. Slaughter*, The physiological effect of pituitary extract (posterior lobe) on the lactating mammary gland. J. Dairy Sci. **13**, 8 (1930).

Voegtlin, J. amer. med. Assoc. **85**, 437 (1925).

Wehefritz, E. u. *E. Gierhake*, Über das Vorkommen von Wachstumsstoffen im Schwangerenurin. Klin. Wschr. **1932 I**, 1106—1108. — *Weil, Boye* u. *La Barre*, Zit. nach Guggisberg: Der Hinterlappen der Hypophyse. Arch. Gynäk. **144** (1930). — *Winter, E. W.*, Über den Wert der Hypophysinprobe zur Diagnose der ausgetragenen bzw. übertragenen Schwangerschaft. Z. Geburtsh. **1932**. — Über den Wert der Hypophysinprobe zur Diagnose der ausgetragenen bzw. übertragenen Schwangerschaft. Erwiderung auf die vorstehenden Bemerkungen von Dr. J. Rosenblatt. Mschr. Geburtsh. **94**, 43—45 (1933). — *Winton* and *Hogben*, Quart. J. exper. Physiol. **13**, 24 (1923, 1934).

Zondek, H. u. *H. Bernhardt*, Über die Beeinflußbarkeit der Hypophysenhinterlappen-Extrakte. Z. klin. Med. **101**, H. 3/4 (1925). — *Zondek* u. *Krohn*, Hormon des Zwischenlappens der Hypophyse (Intermedin). Die Rotfärbung der Ellritze als Testobjekt. Zur Chemie, Darstellung und Biologie des Intermedins. Klin. Wschr. **1932 I/II**, 405, 809, 1293.

VII. Placenta und Schwangerschaft.

Adler, A. A., *P. de Fremery* and *M. Tausk*, Progestin in Placental extract. Nature (Lond.) **133**, 293 (1934). — *Adler, L.*, Zur Physiologie und Pathologie der Ovarialfunktion. Arch. Gynäk. **95**, 349 (1912). — *Allen, E.* u. Mitarbeiter, Sex and internal secretion, 1932. — *Allen, E.*, *W. P. Maddux* u. *J. W. Kennedy*, Ovarial- und Hypophysenvorderlappen-Hormone beim schwangeren Affen. Arch. Soc. exper. Biol. a. Med. **28** (1931). — *Amati, Guido*, Sull'azione ormonica del siero di gravida nei rapporti dell'apparato genitale femminile e della mammella. Endocrinologia **3**, 317—359 (1928). — Placenta und Ovarialhormon. Zbl. Gynäk. **1928**, 2639—2645. — *Anker, Herman* u. *Per Laland*, Prolanuntersuchungen bei Emesis und Hyperemesis gravidarum. Eine vorläufige Mitteilung. Acta obstetr. scand. (Stockh.) **14**, 310—313 (1934). — *Anselmino, Karl Julius* u. *Friedrich Hoffmann*, Vermehrung des Hypophysenhinterlappenhormons im Blute und Art und Schwere der klinischen Erscheinungen bei der Nephropathie und Eklampsie der Schwangeren. Arch. Gynäk. **147**, 621—644 (1931). — Nachweis der antidiuretischen Komponente des Hypophysenhinterlappen-Hormons und einer blutdrucksteigernden Substanz im Blute bei Nephropathie und Eklampsie der Schwangeren. Klin. Wschr. **1931 II**, 1438—1441. — Studien zur Physiologie der Milchbildung. 1. Mitt. Das Lactationshormon des Hypophysenvorderlappens. Zybl. Gynäk. **1934**, 2770—2775[1]. — *Aranowitsch, G. D.*, Über Hormone des Hypophysenvorderlappens im Liquor

---

[1] Nachtrag bei der Korrektur. Studien zur Physiologie der Milchbildung. 2. Mitteilung. Zbl. Gynäk. **1935**.

cerebrospinalis. Endokrinol. **7**, 113—127 (1930). — *Aschheim, S.*, Über die Funktion des Ovariums. Z. Geburtsh. **90** (1926). — Hormon und Schwangerschaft. Internat. Kongr. Sex.forsch. Berlin 1926. — Med. Klin. **1926**, Nr 53. — Vorkommen von Hormonen im Harn von Schwangeren. Arch. Gynäk. **132** (1927). — Hormonale Erklärung der Entstehung der Luteincysten. Zbl. Gynäk. **1928**, Nr 10. — Schwangerschaftsdiagnose aus dem Harn. Z. Geburtsh. **94** (1928). — Berlin: S. Karger 1930. — 2. Aufl. Berlin 1933. — Meine Schwangerschaftsdiagnose durch Hormonnachweis im Harn. Z. ärztl. Fortbildg **1929**, Nr 1. — Die Beziehungen zwischen Hypophysenvorderlappenhormonen und weiblichen Genitalien. Med. Welt **1930**, Nr 14. — Schwangerschaftsdiagnose aus dem Harn. Praktische und wissenschaftliche Ergebnisse. Internat. Kongr. Sex.forsch. Lond. **1930**. — Über die Wirkungsart gonadotroper Stoffe auf den Eierstock. Arch. Gynäk. **155**, 44—66 (1933). — *Aschheim, S.* u. *B. Zondek*, Hypophysenvorderlappenhormon und Ovarialhormon im Harn von Schwangeren. Klin. Wschr. **1927** I, 28. — *Aschner, B.*, Über Folgeerscheinungen nach Exstirpation der Hypophyse. 39. Verslg dtsch. Ges. Chir. Berlin 1910. — Über brunstartige Erscheinungen (Hyperämie und Hämorrhagie am weiblichen Genitale) nach subcutaner Injektion von Ovarial- oder Placentarextrakt. Arch. Gynäk. **44**, (1913). — *Asdell, S. A.*, The effect of the injection of hypophyseal extract in advanced lactation. Amer. J. Physiol. **100**, 137—140 (1932).

Barjaktarević, S. u. *E. Bravarski*, Die Ausscheidung der Hormone des Hypophysenvorderlappens durch die Speicheldrüsen während der Gravidität. Med. Pregl. (serb.-kroat.) **7**, 80—81 (1932). — *Baumgart, Hans*, Blasenmole bei 51jähriger Frau. Ein Beitrag zur Fehldiagnose in der Gynäkologie. Mschr. Geburtsh. **92**, 34—38 (1932). — *Bickenbach, W.* u. *H. Rupp*, Die Beeinflussung der antidiuretischen und chlorausschüttenden Wirkung des Hypophysenhinterlappen-Hormons durch das Blutserum gravider und nichtgravider Frauen. (Ein Beitrag zur Frage der Hypophysenhinterlappen-Theorie der Schwangerschaftstoxikosen.) Arch. Gynäk. **155**, 572—584 (1934). — *Biedl, A.*, Über Hypophysenexstirpation. Wien. klin. Wschr. **1897** I, 195. — *Binz*, Münch. med. Wschr. **1924** II. — *Bourne, Aleck*, The failure of oestrin as a means of inducing labour. Proc. roy. Soc. Med. **27**, 864 (1934). — *Brindeau, A., H. Hinglais* et *M. Hinglais*, Contribution à l'étude quantitative de l'action des hormones pré-hypophysaires chez la lapine adulte. Application au titrage biologique de l'hormone gonadotrope. C. r. Soc. Biol. Paris **111**, 582—583 (1932). — Sur l'existence certaine de plusieurs principes distincts dans le prolan; présence de Prolan B en l'absence de prolan A dans le sérum d'une femme atteinte d'une môle hydatiforme. Bull. Soc. Obstétr. Paris **23**, 389—391 (1934). — Dosage de la folliculine dans les humeurs d'une femme castrée au deuxième mois de sa grossesse. C. r. Soc. Biol. Paris **115**, 1509—1510 (1934). — Dosages de la folliculine dans les urines de la femme enceinte, après la délivrance. C. r. Soc. Biol. Paris **115**, 1510—1511 (1934). — *Brühl, R.*, Das Vorkommen von weiblichem Sexualhormon und Hypophysenvorderlappen-Hormon im Blute und Urin von Neugeborenen. Der Zusammenhang zwischen den hormonalen Vorgängen und der Brustdrüsenschwellung. Klin. Wschr. **1929** II, 1766—1767. — *Bunnag, T.* u. *C. Bachman*, Chorionepithelioma of the follopian tube. Amer. J. Obstetr. **27**, 276 (1934). — *Burn* u. *Dale*, Med. Res. Connc. Spec. Rep. **1922**, 69.

Caffier, P., Hormonale Schwangerschaftserzeugung bei der winterschlafenden Fledermaus. Zbl. Gynäk. **1934**, 2354—2363. — *Caffier, P.* u. *H. Kolbow*, Anatomisch-physiologische Genitalstudien an Fledermäusen usw. Z. Geburtsh. **108** (1934). *Campbell, A. D.* and *J. B. Collip*, On the clinical use of the ovary-stimulating hormone of the placenta. Prelim. report. Canad. med. Assoc. J. **22**, 219—220 (1930). — Further clinical studies on the anterior pituitarylike hormone of the human placenta. Canad. med. Assoc. J. **25**, 9—19 (1931). — *Candela, N.*, Rev. ital. Ginec. **1931**, 13 — Arch. Ostetr. **1931**, 18. — Endocrinologia **1931**, 6. — *Catchpole, H. R., W. R. Lyons* and *W. M. Regau*, Induction of lactation in heifers with the hypophyseal lactogenic hormone. Proc. Soc. exper. Biol. a. Med. **31**, 301—303 (1933). — *Chosson, J.* et *V. Donnet*, Dosage de l'hormone gravidique en vue du diagnostic des arrêts de grossesse. Presse méd. **1934** I, 892. — *Clauberg, C.*, Schwangerschaftsreaktion am Ovar des infantilen Kaninchens usw. Zbl. Gynäk. **1932**, Nr 16. — Die weiblichen Sexualhormone. Berlin: Julius Springer 1933. — Akute „Vorderlappen"hormonwirkungen am Ovar und deren diagnostische und therapeutische Ausnutzung. Dtsch. med. Wschr. **1933** I. — *Cole, H. H.* and *G. H. Hart*, Sex hormones in the blood serum of mares. II. The sera of mares from the 222nd day of pregnancy to the first heat period post partum. Amer. J. Physiol. **94**, 597—603 (1930). — *Collip, J. B.*, Further observations on an ovary-stimulating hormone of the placenta. Canad. med. Assoc. **22**, 761—774 (1930). — The ovary-stimulating hormone of the placenta. Prelim-paper. Canad. med. Assoc. **22**, 215—219 (1930). — Placental hormones. Canad. med. Assoc. J. **23**, 631—633 (1930). — Brit. med. J. **1930**, Nr 3651, 1080—1081. — Internat. Clin. XLII. s. 4, 51—70 (1932). — *Collip, J. B., J. J. L. Browne* and *D. L. Thomson*, The chemical nature of emmenin. Endocrinology **18**, 71—74 (1934). — *Collip, J. B., H. Selye, Evelyn M. Anderson* and *D. L. Thomson*, Production of oestrus. Relationship between active principles of the placenta and pregnancy blood and urine and those of the anterior pituitary. J. amer. med. Assoc. **101**, 1553 bis 1556 (1933). — *Collip, J. B., H. Selye* and *D. L. Thomson*, Further observations on the effect of hypophysectomie on lactation. Proc. Soc. exper. Biol. a. Med. **30**, 913 (1933). — *Collip, J. B., D. L. Thomson, J. S. L. Browne, M. K. McPhail* and *J. G. Williamson*, Placental hormones. Endocrinology **15**, 315—323 (1931). — *Collip, J. B., D. L. Thomson, M. K. McPhail* and *J. E. Williamson*, The anterior pituitary-like hormon of the human placenta. Canad. med. Assoc. J. **24**, 201 bis 210 (1931). — *Cordaro, G.*, Azione dell'urina di donna gravida sui genitali dei conigli impuberi con particolare riguardo alla diagnosi biologica di gravidanza ed alla diagnosi precoce di sesso. Riv. ital. Ginec. **1934**, 363—376. — *Corner, George W.*, The hormonal control of lactation. I. Non-effect of the corpus luteum. II. Positive action of extracts of the hypophysis. Amer. J. Physiol. **95**, 43—55 (1930). — *Cushing*, Is the pit. gland essential to the maintenance of life. Hopkins hosp. Bull. **1909**, 105.

Dahl-Iversen, E., Experimentelle Untersuchungen über den Einfluß des Lutins und Prolans auf die Brüste bei follikulinbehandelten infantilen weiblichen Meerschweinchen. III. Hosp.tid. (dän.) **1934**, 988—998. — *Daily, E. F.*, Predicting the sex of the unborn child. Amer. J. Obstetr. **27**, 721—722 (1934). — *Dietel, F. G.*, Einfluß von Hypophysenhinterlappen-Extrakt und Thyroxin auf die Lactation. Zbl. Gynäk. **1933**, 1202—1205. — *Dorn, J. H.* and *E. J. Sugarman*, A method for the prediction of sex in the unborn. A preliminary report. J. amer. med. Assoc. **99**, 1659 (1932). — *Draper, W. B.*, The unity or multiplicity of the antacoids of the posterior lobe of the pituitary gland. Amer. J. Physiol. **80**, Nr 1 (1927). — *Dyke, H. B. v.* and *Z. Wallen-Lawrence*, Further observations on gonad-stimulating principle of anterior lobe of pituitary body. J. of Pharmacol. **47**, 163 (1933).

Edwards, Dorothy, The excretion of estrin during pregnancy. Amer. J. Obstetr. **23**, 694—697 (1932). — *Egoroff, A.*, Über den Gehalt von Sexualhormon im Blut der Schwangeren. Ž. Akuš. (russ.) **45**, 364—369 (1934). — *Ehrhardt, Karl*, Beitrag zur Hyopphysenvorderlappen-Reaktion unter besonderer Berücksichtigung der Aschheim-Zondekschen Schwangerschaftsreaktion. Klin. Wschr. **1929 II**, 2044 bis 2047. — Liquor und Hypophysenvorderlappen-Reaktion. Klin. Wschr. **1929 II**, 2330—2332. — Eine artefizielle Schwangerschaftsreaktion bei der nichtschwangeren Frau. Zbl. Gynäk. **1930**, 47. — Chorionepitheliom und Schwangerschaftsreaktion (AZR.). Zbl. Gynäk. **1930**, 1538. — Blasenmole und Schwangerschaftsreaktion. Dtsch. med. Wschr. **1930 I**, 917. — Über das sog. Hypophysenvorderlappenhormon in der Cerebrospinalflüssigkeit. Bemerkung zu der gleichnamigen Arbeit von Dr. Hiroshi Hashimoto im Zbl. Gynäk. 1932, Nr. 37. Zbl. Gynäk. **1932**, 2618—2619. — *Engelhart, E.*, Über einen auf die Muskeltätigkeit des Uterus stark wirksamen Stoff des menschlichen Harns. Klin. Wschr. **1933 I**, 1027. — *Engle, E. T.*, The response of the malegenital system to treatment with urine from pregnant women and from men. Anat. Rec. **43**, 187—195 (1929). — Ovarian responses. Differences elicited by treatment with urine from pregnant women and by freshly implanted anterior lobe. J. amer. med. Assoc. **93**, 276—277 (1929). — Uterine bleeding of the interval type in macacus monkey during injections of extracts of pregnancy urine. Proc. Soc. exper. Biol. a. Med. **29**, 1224—1225 (1932). — Biological differences in response of the female macacus monkey to extracts of the anterior pituitary and of human pregnancy urine. Amer. J. Physiol. **106**, 145—155 (1933). — Proc. Soc. exper. Biol. a. Med. **30** (1933). — The effect of intravenous administration of the pregnancy urine factor on the ovaries of rhesus monkeys. Amer. J. Physiol. **108**, 528—534 (1934). — *Evans, H. M., Edw. L. Gustus* and *Miriam E. Simpson*, Concentration of the gonadotropic hormone in pregnant mare's serum. J. of exper. Med. **58**, 569—574 (1933). — *Evans, H. M., K. Meyer* and *M. E. Simpson*, Relation of prolan to the anterior hypophyseal hormones. Proc. Soc. exper. Biol. a. Med. **28**, 845—847 (1931). — Amer. J. Physiol. **100**, 141—156 (1932). — *Evans, H. M.* and *M. E. Simpson*, Hyperplasia of mammary apparatus in precocious maturity induced by anterior hypophyseal hormone. Proc. Soc. exper. Biol. a. Med. **26**, 597—598 (1929). — Hyperplasia of mammary apparatus of adult virginal females induced by anterior hypophyseal hormones. Proc. Soc. exper. Biol. a. Med. **26**, 598 (1929). — A comparison of the ovarian changes produced in immature animals by implants of hypophyseal tissue and hormone from the urine of pregnant women. Amer. J. Physiol. **89**, 381—387 (1929). — *Evans, H. M., M. E. Simpson* and *Paul R. Austin*, The hypophyseal substance-giving increased gonadotropic effects when combined with prolan. J. of exper. Med. **57**, 897—906 (1933). — Further studies on the hypophyseal substance giving increased gonadotropic effects when combined with prolan. J. of exper. Med. **58**, 545 bis 559 (1933). — The recognition and comparison of prolan and prolan-like substances. J. of exper. Med. **58**, 561—568 (1933). — *Evans, H. M., M. E. Simpson, P. R. Austin* and *R. S. Ferguson*, Peculiarities of the prolan-like substance in urine in a case of embryonal carcinoma of the testis. Proc. Soc. exper. Biol. a. Med. **31**, 21—23 (1933).

Fahlbusch, O., Aschheim-Zondeksche Reaktion und Indikation zur Operation des Chorionepithelioms. Zbl. Gynäk. **1930**, 1542—1544. — *Fellenberg, Th. von* u. *F. Grüter*, Beitrag zur Kenntnis

566   C. Clauberg: Ovarium, Hypophyse und Schwangerschaft in ihrer Beziehung zur Frauenheilkunde.

des Einflusses der Schilddrüsenexstirpation für sich allein, bei Nachbehandlung mit Hypophysenvorder-
lappen-Gesamtextrakt und bei Vorbehandlung mit Placentaextrakt und Corpus luteum-Brei auf die Milchsekretion von Ziegen. Biochem. Z. **253**, 42—63 (1932). — *Fellner*, Zbl. allg. Path. **1912**. — Arch. Gynäk.
100 (1913). — *Fels, E.*, Untersuchungen über das Ovarialhormon im Blute Gravider und Nichtgravider.
Klin. Wschr. **1926**, 2349; **1927**, 714. — Zbl. Gynäk. **1929**, Nr 8. — Über den Wirkungsmechanismus des
Hypophysenvorderlappen-Hormons. Arch. Gynäk. **141**, 3—11 (1930). — Über die Bildungsstätte des
weiblichen Sexualhormons und des sog. Hypophysenvorderlappen-Hormons. Zbl. Gynäk. **1930**, 2191
bis 2197. — Die menschliche Placenta als innersekretorisches Organ. Ref. Ber. Gynäk. **22**, 465—474 (1932).
Ferriguo, Pasquale, Modificazioni della mammella in ratte ovariectomizzate sottoposte ad iniezioni
ripetute di urina di donna gravida. Ricerche sperim. Riv. ital. Girec. **13**, 424—438 (1932). — Azione di
estratti glicerici di preipofisi sulla ghiandola mammaria di ratte istero-ovariectomizzate. Arch. Ist. biochim.
ital. **5**, 31—56 (1933). — *Fevold, H. L., F. L. Hisaw, A. Hellbaum* and *R. Hertz*, Anterior lobe or
anterior lobe-like sex hormone combinations on growth of ovaries of immature rats. Proc. Soc. exper.
Biol. a. Med. **30**, 914—916 (1933). — *Fevold, H. L., F. L. Hisaw* and *S. L. Leonard*, The gonad stimulating and the luteinizing hormones of the anterior lobe of the hypophysis. Amer. J. Physiol. **97**, 291—301
(1931). — *Fluhmann, C. F.*, Anterior pituitary hormone in the blood during pregnancy. Prelim. report.
J. amer. med. Assoc. **92**, 1744—1748 (1929). — Effect on ovarian weight of prolonged administration of
anterior lobe extract. Proc. Soc. exper. Biol. a. Med. **30**, 881—882 (1933). — Comparative studies of gonad-
stimulating hormones. Endocrinology **17**, 550—562 (1933). — Comparative studies of gonad-stimulating
hormones. II. Influence of length of period of administration of certain extracts. Proc. Soc. exper. Biol.
a. Med. **30**, 1014—1016 (1933). — Comparative studies of gonad-stimulating hormones. III. Effects of
prolonged injections in immature rats. Amer. J. Physiol. **106**, 238—246 (1933). — *Fontes, Joaquim*,
Die Wirkung von Placentaauszügen auf gravide Meerschweinchen. Beitrag zum Problem der Auslösung
des Geburtsaktes. Arch. Gynäk. **1934**, 565—571. — *Fraenkel, L. u. E. Fels*, Neue Beobachtungen über
Wirkung und Wert der Sexualhormonpräparate. Dtsch. med. Wschr. **1927 II**, 2156. — *Frank, R. T.*,
The female sex hormone. New York 1930. — *Frank, R. T. u.* Mitarbeiter, J. of amer. med. Assoc. **84**,
1715; **85**, 399, 510, 1558 (1925); **86**, **87** (1926). — *Fremery, P. de u. Ph. Dorfmüller*, Die Wirkung
gonadotroper Hormone aus Schwangerenharn auf weibliche infantile Meerschweinchen. Labor d. Organon
A. G. Oss 1931. — *Freud u.* Mitarbeiter, Proc. roy. Soc. Amsterd. **32** (1929). — *Freud, de Jongh, Laqueur*
u. *Münch*, Über männliches Sexualhormon. Klin. Wschr. **1930 I**, 772. — *Freud, J.*, Sind die als „Hypophysenvorderlappenhormone“ bezeichneten Stoffe im Harn identisch mit den ähnlich wirkenden Stoffen
aus der Hypophyse? Dtsch. med. Wschr. **1932 I**, 974—975. — Wirkung des Hypophysenextraktes bei
Kastraten. (Unterschied gegenüber gonadotropen Harnextrakten.) Acta brevia neerl. Physiol. **3**, 84—86
(1933). — Unterschiede zwischen der Wirkung gonadotroper (Frühschwangeren) Harn- und Hypophysenvorderlappen-Extrakte. Acta brevia neerl. Physiol. **3**, Nr 6/7 (1933). — *Friedmann, M. H.*, The mechanism of ovulation in the rabbit. I. The demonstration of a humoral mechanism. Amer. J. Physiol. **89**,
438 (1929). — Der die Ovulation beim Kaninchen bestimmende humorale Mechanismus. Endokrinol. **14**
(1930). — On the mechanisme of ovulation in the rabbit. Amer. J. Physiol. **99** (1932). — The production
of functional corpora lutea by the direct intrafollicular injection of extracts of pregnancy urine. Amer.
J. Physiol. **101**, 482—493 (1932). — *Fukushima, Kahoru*, Hypophysenvorderlappen-Hormon im Scheidensekret. Zbl. Gynäk. **1934**, 490—491. — *Funk* u. Mitarbeiter, Amer. J. of Physiol. **90** (1929). — J. of
biol. Chem. **92** (1931).

Gallagher, T. F., Amer. J. Physiol. **87**, 447 (1928). — *Gallagher, T. F. u. F. C. Koch*, The testi-
cular hormone. J. of biol. Chem. **84**, 495 (1929). — *Garcia, Triviño*, Weibliche Genitalhormone. Arch.
Endocrinol. **6**, 506—537 (1928). — *Genell, Sune*, Versuche mit Follikulinbehandlung von Wehenschwäche.
Nord. med. Tidskr. **1934**, 236—243. — *Goecke*, Über den Nachweis des Hypophysenvorderlappen-Hormons
im Urin nach Aschheim-Zondek. Mschr. Geburtsh. **81** (1929). — *Goecke, H., P. Wirz u. H. Dauers*,
Über das Vorkommen des männlichen Sexualhormons im Urin von Neugeborenen und in der Placenta.
Zugleich ein Beitrag zur antagostischen Wirkung der Sexualhormone. Arch. Gynäk. **153**, 233—243 (1933). —
Goodman, Le Roy and *George B. Wislocki*, Note on the failure of anterior lobe extract to pass from
mother to fetus in rabbits and cats. Amer. J. Physiol. **106**, 323—328 (1933). — *Goss, Harold* and *H. H.
Cole*, Sex hormones in the blood serum of mares. III. Some chemical properties of the ovary-stimulating
principle. Endocrinology **15**, 214—224 (1931). — *Grosser, O.*, Frühentwicklung, Eihautbildung und Plazentation des Menschen und der Säugetiere. München: J. F. Bergmann. — *Grüter, F.*, Experimental-hormo-
nale Beeinflussung der Milchsekretion unter besonderer Berücksichtigung von Kühen und Ziegen. Internat.
Congr. Sex. Res. **1930**. — *Grüter, F. u. P. Stricker*, Über die Wirkung eines Hypophysenvorderlappen-
Hormones auf die Auslösung der Milchsekretion. Klin. Wschr. **1929 II**, 2322—2323. — *Guggisberg*,

Hans, Normale und pathologische Physiologie der Placenta. Ber. Gynäk. **9**, H. 12/13. — *Gutman, Martin*, Untersuchungen über das Hypophysenvorderlappen-Hormon bei trächtigen Säugetieren. Arch. Gynäk. **141**, 22—26 (1930).

Hady, Chorionepitheliom beim Manne mit stark positiver Aschheim-Zondekscher Schwangerschaftsreaktion. Zbl. Gynäk. **1931**, Nr 11. — *Halban*, Schwangerschaftsreaktionen der fetalen Organe und ihre puerperale Involution. Z. Geburtsh. **53** (1904). — *Hamburger, Chr.*, Studies on gonadotropic hormones from the hypophysis and chorionic tissue. Copenhagen: Levin & Munksgaard 1933. — Studies on gonadotropic hormones from the hypophysis and chorionic tissue. With special reference to their differences. Acta path. scand. (Københ.) Suppl.-Bd. 17. Copenhagen: Levin & Munksgaard 1933. — Über Unterschiede des Prolan A bei Schwangeren und Kastraten. Ugeskr. Laeg. (dän.) **1933**, 287—289. — Untersuchungen über die gonadotropen Hormone bei der graviden Stute. (Hypophysärer oder placentärer Ursprung.) Endokrinol. **13**, 305—311 (1934). — *Hamburger, Christian* u. *Kaj Pedersen-Bjergaard*, Herstellung des Hypophysenvorderlappen-Hormons aus dem Urin gravider Frauen. Ugeskr. Laeg. (dän.) **1930 II**, 647—649. — *Hartmann, H.*, Über Bildung und Reifung von Follikeln bei Neugeborenen und Kindern. Arch. Gynäk. **128** (1926). — Zur Anatomie der Geschlechtsorgane Neugeborener. Arch. Gynäk. **148** (1932). — *Hashimoto, Hiroshi*, Über das sog. Hypophysenvorderlappen-Hormon in der Cerebrospinalflüssigkeit. Mit einem Anhang: Eine biologische Diagnose der Blasenmole und des bösartigen Chorionepithelioms. Zbl. Gynäk. **1932**, 2247. — *Hauptstein, Peter*, Über das ovulationsfördernde Hormon des Hypophysenvorderlappens und die Funktion des Corpus luteum. Endokrinol. **7**, 104—113 (1930). — *Haurowitz, F.*, *M. Reiss* u. *Josef Balint*, Über das Hypophysenvorderlappen-Sexualhormon aus Schwangerenharn. Hoppe-Seylers Z. **222**, 44—49 (1933); **225**, 196 (1934). — *Heidrich, L.*, *E. Fels*, *E. Mathias*, Testikuläres Chorionepitheliom mit Gynäkomastie und mit einigen Schwangerschaftserscheinungen. Gleichzeitig ein Beitrag zur Pathologie der hormonalaktiven Gewächse. Bruns' Beitr. **150**, 344 bis 384 (1930). — *Heim, Konrad*, Hormonale Durchdringung des Körpers in der Schwangerschaft. Klin. Wschr. **1931 I**, 1031. — Brustdrüse und Hypophysenvorderlappen. Arch. Gynäk. **144**, Kongreßber., 2. Teil, 444—448, 471—472, 475—496 (1931). — Zur Biologie der Brustdrüse. Gleichzeitig ein Beitrag zur Frage der Hypophysenvorderlappen-Hormone. Mschr. Geburtsh. **90**, 172—197 (1932). — Experimentelle und klinische Betrachtungen zur Frage der Hypophysenvorderlappenwirkung. Med. Klin. **1932 I**, 680—682. — Ergebnisse quantitativer Hormonanalysen bei Schwangerschaftstoxikosen. Klin. Wschr. **1934 II**, 1614. — *Heller*, Arch. f. exper. Path. **157**, 323 (1930). — *Herrmann, E.*, Über eine wirksame Substanz im Eierstock und in der Placenta. Mschr. Geburtsh. **41**. — *Hisaw, F.* and *R. K. Meyer*, The oestrus hormon in the urine of pregnant cows. Proc. Soc. exper. Biol. a. Med. **26** (1930). — *Hofbauer, J.*, The function of the Hofbauer cells of the chorionic villers particularly in relation to acute infection and syphilis. Amer. J. Obstetr. **10** (1925). — Das Eklampsieproblem. Wien. klin. Wschr. **1932 II**. — *Hoffmann, Friedrich* u. *Karl Julius Anselmino*, Über die Entstehung der Nephropathie und Eklampsie der Schwangeren durch Überfunktion des Hypophysenhinterlappens. Klin. Wschr. **1931 II**, 1442—1445. — Über den Nachweis der antidiuretischen Komponente des Hypophysenvorderlappen-Hormons und einer blutdrucksteigernden Substanz im Blute von Nephropathien und Eklampsien. Arch. Gynäk. **144**, Kongreßber., 2. Teil, 503—506, 509—517 (1931). — Über die Beziehung des gesteigerten Gehaltes des Blutes an Hypophysenhinterlappen-Hormon zur Entstehung der Nephropathie und Eklampsie der Schwangeren. Arch. Gynäk. **144**, Kongreßber. 2. Teil, 506—517 (1931).

Iscovesco, C. r. Soc. Biol. Paris **73**, 16 (1912).

Jares, John J., Mißerfolg des Versuches, die Ovulation beim Meerschweinchen durch intravenöse Injektion von Schwangerenharn auszulösen. Anat. Rec. **49** (1931). — *Joseph, S.*, Zur Biologie der Brustdrüse beim Neugeborenen. Mschr. Geburtsh. **83**, 219 (1929). — *Jürgens, O.*, Chorionepitheliom und AZ.-Reaktion Bol. Soc. Obstetr. Buenos Aires **10** (1931).

Katzman, Philip A. and *Edward A. Doisy*, Preparation of extracts of the anterior pituitary-like substance of urine of pregnancy. J. of biol. Chem. **98**, 739—754 (1932). — *Kennedy, Walter P.*, Quantitative variation of the anterior pituitary hormone, „APH.-B", in the blood during pregnancy. Quart. J. exper. Physiol. **23**, 367—372 (1933). — *Klein, Marc*, La substance du placenta qui est active sur l'ovaire est-elle une hormone pré-hypophysaire? C. r. Soc. Biol. Paris **102**, 1070—1071 (1929). — *Klein, M.* et *M. Aron*, Les hormones pré-hypophysaires de l'urine chez la femme enceinte. Bull. Soc. Obstétr. Paris **20** (1931). — *Krogh*, J. of Pharmacol. **29**, 177 (1926). — *Kulka, Eugen*, Untersuchungen über den Gehalt des Liquor cerebrospinalis an Hypophysenvorderlappen-Hormon. Zbl. Gynäk. **1932**, 2774—2776.

Lahm, Wilhelm, Physiologie der Placenta als innersekretorisches Organ. Max Hirsch, Handbuch der inneren Sekretion, Bd. 2, S. 407. — *Lejwa, Artur*, Über die Darstellung von Keimdrüsen-

Reifungshormon aus Schwangerenharn in krystallisierter Form. I. Biochem. Z. **256**, 236—238 (1932). — *Leonard, Samuel L.*, The nature of the substance causing ovulation in the rabbit. Amer. J. Physiol. **98**, 406—416 (1931). — Quantitative difference in a rabbit-ovulating dose of prolan and anterior pituitary extract. Proc. Soc. exper. Biol. a. Med. **29**, 812—813 (1932). — Increased stimulation of immature rat ovaries by combined injections of prolan and hypophyseal sex hormone. Proc. Soc. exper. Biol. a. Med. **30**, 403—404 (1932). — Difference between human anterior pituitary extract and prolan. Proc. Soc. exper. Biol. a. Med. **30**, 1251—1252 (1933). — Differential effect of prolan in decreasing the potency of the hypophysis in normal and castrate rats. Anat. Rec. **57**, 45—51 (1933). — A study of the pituitary factor increasing the ovarian weights of immature. rats injected in combination with pregnancy urine. Amer. J. Physiol. **108**, Nr 2 (1934, Mai). — *Leonard, Samuel L.* and *Philip E. Smith*, Effects of injecting pregnancy-urine extracts in hypophysectomized rats. II. The female. Proc. Soc. exper. Biol. a. Med. **30**, 1248—1249 (1933). — The hypophyseal-like qualities of the gonadotropic principle found in the urine of certain individuals. Amer. J. Physiol. **108**, 22—32 (1934). — *Litzka, Georg*, Experimentelle Untersuchungen über den Einfluß der Schwangerschaftshormone auf den Organismus des Fetus und Neugeborenen. Z. Kinderheilk. **54**, 742—757 (1933). — *Loeser, Alfred*, Die Haut als Hormonträger in der Schwangerschaft. Zbl. Gynäk. **1932**, 1155—1158. — *Loewe*, Endokrinologie 1, 39 (1928). — Klin. Wschr. **1927**, 59; **1928**, 1376. — *Loewe, S.* u. *H. E. Voss*, Endokrinol. 1, 39 (1928). — Der Stand der Erfassung des männlichen Sexualhormons (Androkinins). Klin. Wschr. **1930**, 481. — *Löwenstein*, Partielle Blasenmole. Gynäk. Ges. Dresden. Zbl. Gynäk. **1929**, Nr 31. — *Lyons, W. R.* and *H. R. Catchpole*, Assay with the guinea pig of the lactogenic hypophyseal hormone. Proc. Soc. exper. Biol. a. Med. **31**, 299—301 (1933). — Availability of the rabbit for assay of the hypophyseal lactogenic hormone. Proc. Soc. exper. Biol. a. Med. **31**, 305—309 (1933). — *Lyons, W. R., J. L. Chaikoff* and *F. L. Reichert*, Experiments with hypophyseal lactogenic hormone on normal ovariectomized and hypophysectomized dogs. Proc. Soc. exper. Biol. a. Med. **31**, 303—305 (1933).

Magnusson, H., Om Graviditetsdiagnos hos sto Genom Blodserum. Skandinavisk Veterinärtidskrift. Upsala 1934. — *Mahnert, A.*, Über die Wirkung des Vorderlappenhormons „Prolan" auf die Ovarien infantiler Nager. Zbl. Gynäk. **1930**, 1730—1733. — Untersuchungen über die Gleichwertigkeit der als Hypophysenvorderlappen-Hormon bezeichneten Stoffe im Harn mit den ähnlich wirkenden Stoffen aus der Hypophyse. Zbl. Gynäk. **1933**, 1572 —1575. — *Maroudis, Georg*, Produzieren die chorialen Zellen in den ersten Schwangerschaftswochen das Hypophysenvorderlappenhormon? Zbl. Gynäk. **1933**, 1580—1581. — *Martins, Th.* u. *M. Fabiao*, Ovulation beim trächtigen Kaninchen auf Injektion von Schwangerenharn. C. r. Soc. Biol. Paris **105** (1930). — *Marsalek, Jan.*, Die Reaktion nach Aschheim-Zondek und ihre Bedeutung bei Blasenmole und Chorionepitheliom. Spiry lék. Fak. Masaryk Univ. Brno **12**, 11—40. — *Mayer, A.*, Biologie der Placenta. I. Physiologischer Teil. Arch. Gynäk. **1929**, 137, Kongreßber. 1. Teil, 1—306. — *Mazer* and *Goldstein*, Clinical Endocrinology of the Female, 1932. — *Mazer, Charles* and *Louis Edeiken*, The value of the AZ.-Reaction in the diagnosis and prognosis of chorionepithelioma. Amer. J. Obstetr. **26** (1933). — *Mazer, Charles* and *Jacob Hoffmann*, On the occurence of ovarian and anterior pituitary hormones in the urine of pregnant women. Amer. J. Obstetr. **18**, 48—53 (1929). — *McGee* u. Mitarbeiter, Amer. J. Physiol. **87**, 406 (1928). — *Meyer, R., Rößler, Philipp*, Diskussionsbemerkung in der Gesellschaft für Geburtshilfe und Gynäkologie Berlin. Zbl. f. Gynäk. **1930**, 430. — *Mirskaia, Ljuba*, On the presence of a kyogenic substance in the mouse placenta. Proc. roy. Soc. Edinburgh **50**, 104—112 (1930). — *Moore, C. R.* and *Gallagher*, On the prevention of castration effects in mammals by testis extract injection. Amer. J. Physiol. **89**, 388 (1929). — *Murata, M.* u. *K. Adachi*, Über die künstliche Erzeugung des Corpus luteum durch Injektion der Plazentarsubstanz aus frühen Schwangerschaftsmonaten. Z. Geburtsh. **92**, H. 1 (1927). — Über die künstliche Corpus luteum-Bildung. Trans. jap. path. Soc. **16**, 33—34 (1928).

Nelson, Warren O., Reciprocal relationship between ovaries and anterior hypophysis as factor in control of lactation. Proc. Soc. exper. Biol. a. Med. **30**, 953—954 (1933). — *Nelson, W. O.* u. *J. J. Pfiffner*, Eine experimentelle Untersuchung über die beim Wachstum der Milchdrüsen und bei der Milchsekretion wirksamen Faktoren. Proc. Soc. exper. Biol. a. Med. **28** (1930). — Studies on the physiology of lactation. I. The relation of lactation to the ovarian and hypophyseal hormones. Anat. Rec. **51**, 51—83 (1931). — *Neumann, H. O.*, Schwangerschaftsreaktionen im Neugeborenen-Organismus. Sitzgsber. Ges. Naturwiss. **65**, H. 4. — Diagnostische und prognostische Bedeutung der AZ.-Reaktion bei Blasenmole und Chorionepitheliom. Arch. f. Gynäk. **47** (1931). — Hypophysenvorderlappen-Hormon (Prolan) und die männliche Gonade. Zbl. Gynäk. **1931**, 407—415. — Das Hypophysenvorderlappen-Hormon „Prolan" und seine Beziehungen zur männlichen Keimdrüse. Zbl. Gynäk. **1931**, 1954—1965. — *Neumann, Hans Otto* u. *Franz Péter*, Die Beeinflussung der Geschlechtsfunktion junger männlicher

Tiere durch Prolan. Zbl. Gynäk. **1932**, 34—40. — Das Hypophysenvorderlappen-Hormon A als Wirkstoff auf die Keimdrüsen der Neugeborenen und Kinder. Z. Kinderheilk. **52**, 363—371 (1932).

Offergeld, Heinrich, Brustdrüse und innersekretorisches Drüsensystem. Arch. klin. Chir. **170**, 722—737 (1932). — Die Wirkung des Follikelhormons auf unzeitige Milchabsonderung. Ther. Gegenw. **73**, 113—116 (1932). — *Ofstad, Birger*, Untersuchungen über das Hypophysenvorderlappen-Hormon im Speichel. Klin. Wschr. **1932** II, 1761. — *Otto*, Über die Zondek-Aschheimsche Schwangerschaftsreaktion bei Chorionepitheliom. Zbl. Gynäk. **1929**, Nr 47.

Philipp, Ernst, Sexualhormone, Placenta und Neugeborenes. Experimentelle Studie. Zbl. Gynäk. **1929**, 2386—2394. — Hypophysenvorderlappen und Placenta. Zbl. Gynäk. **1930**, 450—453. — Die innere Sekretion der Placenta. I. Ihre Beziehungen zum Ovar. Zbl. Gynäk. **1930**, 2754—2757. — Die biologische Differenzierung der Hypophysenvorderlappen-Hormone. Zbl. Gynäk. **1931**, 12—16. — Die Wirkung von Hypophysenvorderlappen und von Placenta auf die Uterusschleimhaut beim Kaninchen. Zbl. Gynäk. **1931**, Festschrift Stoeckel, 929—941. — Die hormonale Wirkung der Placenta. Dtsch. med. Wschr. **1932** I, 217—219. — Hypophysenvorderlappen oder Placenta? Zbl. Gynäk. **1933**, 2237—2240. — *Probstner, Arthur*, Die innersekretorische Funktion der Placenta. Orv. Hetil. (ung.) **1930** II, 1316—1318. — Zur Frage der innersekretorischen Tätigkeit der Placenta. Endokrinol. **8**, 161—169 (1931).

Raisc, Descö v., Ein mit seltenen klinischen Symptomen einhergehendes Chorionepitheliom. Zbl. Gynäk. **1930**. — *Reichert, F., R. Pencharz, M. E. Simpson, K. Meyer* and *H. M. Evans*, Ineffectiveness of prolan in hypophysectomized animals. Proc. Soc. exper. Biol. a. Med. **28**, 843—844 (1931). — Relative ineffectiveness of prolan in hypophysectomized animals. Amer. J. Physiol. **100**, 157—161 (1932). — *Reiprich, W.*, Schwangerschaftsreaktion fetaler Testikel. Z. Frauenkde u. Konstit.forsch. **11**, 349 (1924). — *Reiß, Max* u. *Felix Haurowitz*, Zur Chemie des Hypophysenvorderlappen-Sexualhormons. Z. exper. Med. **68**, 371—378 (1929). — *Reiß, Max* u. *Käte Langendorf*, Beiträge zur Wirkung des Hypophysenvorderlappen-Hormons. Endokrinol. **3**, 161—174 (1929). — *Reiß, M. Pick R.* u. *K. A. Winter*, Unterschiede in der Wirkung des Hypophysenvorderlappen-Sexualhormons aus Drüse und Harn. Endokrinol. **12**, 18 (1933). — *Reiß, M. A. Schäffner* u. *F. Haurowitz*, Über die Inaktivierung des aus Schwangerenharn gewonnenen Vorderlappenhormons durch proteolytische Enzyme. Endokrinol. **8** (1931). — *Reiß, M., H. Selye* u. *J. Balint*, Über den luteinisierenden Wirkstoff des Hypophysenvorderlappens. Endokrinol. **8**, 259—262 (1931). — *Riddle, Oscar, Robert W. Bates* and *Simon W. Dykshorn*, A new hormone of the anterior pituitary. Proc. Soc. exper. Biol. a. Med. **29**, 1211—1212 (1932). — Thyroid hypertrophy as a response to the gonadstimulating hormone of the pituitary. Proc. Soc. exper. Biol. a. Med. **30**, 794—797 (1933). — The preparation, identification and assay of prolactin — a hormone of the anterior pituitary. Amer. J. Physiol. **105**, 191—216 (1933). — *Riddle, Oscar* and *Masaharu Tange*, Studies on the physiology of reproduction in birds. XXV. The action of the ovarian and placental hormone in the pigeon. Amer. J. Physiol. **87**, 97—109 (1928). — *Robson, J. M.*, Hormonic factors controlling the functional activity of uterus. J. Obstetr. **40**, 498—505 (1933). — *Rößler, H.*, Über die diagnostische Bedeutung des Hypophysenvorderlappen-Hormons im Urin in Fällen von Blasenmole und Chorionepitheliom. Z. Geburtsh. **96** (1929). — *Rosselli, Gaetano*, La reazione di Aschheim-Zondek con il liquido cefalorachidiano delle gravide. Riv. ital. Ginec. **16**, 776—789 (1934). — *Rossenbeck, H.*, Zur Kenntnis der Eklampsie. Schweiz. med. Wschr. **1927** II, 1067. — *Runge, H.* u. *C. Clausnitzer*, Quantitative Untersuchungen über die Ausscheidung von Follikel- und Hypophysenvorderlappen-Hormon bei Schwangeren mit abgestorbener Frucht sowie im normalen Wochenbett. Zbl. Gynäk. **1932**, 2450—2459. — *Runge, H.* u. *K. Diethelm*, Vergleichende Untersuchungen des Hormonspiegels im Blut und Harn schwangerer Frauen. Zbl. Gynäk. **1933**, 2472—2475. — *Runge, H., H. Hartmann* u. *K. Sievers*, Quantitative Untersuchungen über die Ausscheidung von Follikel- und Hypophysenvorderlappen-Hormon am Ende der Schwangerschaft. Arch. Gynäk. **149**, 608—622 (1932).

Saiki u. *Ch. Hayashi*, The ovulationtest in the diagnosis of pregnancy. Mitt. jap. Ges. Gynäk. **28**, H. 2 (1933). — *Schäper, W.*, Untersuchungen über die B. Zondeksche Trächtigkeitsreaktion aus dem Harn bei Stuten. Klin. Wschr. **1931**, 1905. — *Schockaert, J. A.*, Acta brevia neerl. Physiol. **1**, 133 (1931). — Anat. Rec. **50**, 381 (1931). — Differences between prolan and the gonadotropic hormone of the anterior pituitary as tested in the young bird. Acta brevia neerl. Physiol. **2**, Nr 10 (1932). — Sur la non-identité du prolan et de l'hormone gonadotrope préhypophysaire. C. r. Soc. Biol. Paris **112**, 733 (1933). — Differences between anterior pituitary sex-stimulating hormones and pregnancy-urine substances as tested in the male mammal and bird. Amer. J. Physiol. **105**, 497—507 (1933). — *Schockaert* u. *Siebke*, Gehalt des menschlichen Hypophysenvorderlappen an gonadotropen Hormonen. Zbl. Gynäk. **1933**, Nr 47. — *Schröder, R.*, Die Ovarialveränderungen bei Blasenmole. Arch. Gynäk. **124** (1925). — Der mensuelle

Genitalzyklus des Weibes und seine Störungen. Handbuch von Veit-Stoeckel, 3. Aufl., Bd. 1, 2. Hälfte. München: J. F. Bergmann 1928. — La indicationes de la castration röntgenologica en la menopausia. Rev. españ. Méd. **1930**, 1. — Über die Ziele und Erfolge der Sexualhormontherapie. The proceedings of the second intern. Congr. Sex. Res. **1930**. — Menstruation und ihre Störungen. Neue deutsche Klinik, Bd. 7. 1931. — *Schröder* u. *Görbig*, Über Substanzen, die das Genitale wirksam zum Wachstum anregen. Z. Geburtsh. **85** (1921). — *Schultze-Rhonhof, F.*, Erfahrungen mit der AZ.-Reaktion, besonders bei Blasenmole und Chorionepitheliom. Zbl. Gynäk. **1930**, 578. — *Schwalm, H.*, Chorionepitheliom und AZ.-Reaktion. Zbl. Gynäk. **1934**, 1212—1218. — *Seitz, A.*, Biologie der Placenta. 21. Verslg dtsch. Ges. Gynäk. Leipzig. Arch. Gynäk. **137**, Kongreßber. (1929). — Wie sollen wir Eklampsiebeobachtung und Eklampsiestatistik treiben? Zbl. Gynäk. **1930**, 2562. — Die Placenta als innersekretorisches Organ und ihre biologischen und pathologischen Auswirkungen auf den weiblichen Körper. Münch. med. Wschr. **1931** I, 861—865. — *Selye, H.* and *J. B. Collip*, Production of exclusively thecal luteinization and continuous oestrus with anterior-pituitary-like hormone. Proc. Soc. exper. Biol. a. Med. **30**, 647—649 (1933). — *Selye, H., J. B. Collip* and *D. L. Thomson*, On the effect of the anterior pituitary like hormone on the ovary of the hypophysectomized rat. Endocrinology **17**, 494—500 (1933). — Anterior pituitary and lactation. Proc. Soc. exper. Biol. a. Med. **30**, 588—589 (1933). Effect of anterior pituitary-like hormone on the ovary of the hypophysectomized mouse. Proc. Soc. exper. Biol. a. Med. **31**, 264—265 (1933). — *Shelesnyak, M. C.*, The production of deciduomata in immature rats by pregnancy urine treatment. A demonstration of the functional capacity of induced corpora lutea in the infantile rat. Amer. J. Physiol. **104**, 693—699 (1933). — *Siebke, H.*, Thelykinin und Androkinin, das weibliche und männliche Sexualhormon im Körper der Frau. Arch. Gynäk. **146**, H. 3 (1931). — *Siegert, F.*, Welchen Einfluß haben die Schwangerschaftshormone auf das Wachstum des Feten und die Schwangerschaftsveränderungen der Mutter? Arch. Gynäk. **143**, 72—79 (1930). — *Siegert, F.* u. *Schmidt-Neumann*, Der Hormonspiegel im mütterlichen und kindlichen Blut am Ende der Schwangerschaft. Zbl. Gynäk. **1930**, 1630—1637. — *Siegmund, Hermann*, Über die Abhängigkeit des Uterus von den Funktionsphasen des Ovariums. (Tierexperimentelle Untersuchungen.) III. Teil. Der Einfluß von Prolan auf die Ovarien und deren Erfolgsorgane. Arch. Gynäk. **142**, 702—729 (1930). — Zum biologischen Nachweis retinierten Chorionepithels, der Mole und des Chorionepithelioms aus dem Harn. Wien. klin. Wschr. **1931** II, 1045—1048. — Resistenz des Ovariums gegen gonadotrope Hormone. Zbl. Gynäk. **1934**, 2413—2420. — *Skowron, S.* et *B. Skarzynski*, Le passage de l'hormone folliculaire à travers le placenta du lapin. C. r. Soc. Biol. Paris **112**, 1604—1606 (1933). — *Smelser, G. K.*, The response of guinea pig mammary glands to injected sex hormones and ovarian grafts and its bearing on the problem of sex hormone antagonism. Physiologic. Zool. **6**, Nr 3 (1933). — *Smith, George von S.* and *O. Watkins Smith*, Excessive anterior-pituitary-like hormone and variations in oestrin in the toxemias of late pregnancy. Proc. Soc. exper. Biol. a. Med. **30**, 918—919 (1933). — *Smith, Philip E.* and *Earl T. Engle*, Gonad-stimulating hormones from the pituitary and from human urine. J. of Pediatr. **5**, 163—176 (1934). — *Smith, P. E., E. T. Engle* and *H. H. Tyndale*, Differential ovarian responses after injections of follicle-stimulating and pregnancy urine in very young female rats. Proc. Soc. exper. Biol. a. Med. **31**, 744 (1934). — *Smith, Philip E.* and *Samuel L. Leonard*, Effect of injecting pregnancy-urine extracts in hypophysectomized rats. I. The male. Proc. Soc. exper. Biol. a. Med. **30**, 1246—1247 (1933). — Mating reaction of hypophysectomized male rats treated with pregnancy urine extracts. Proc. Soc. exper. Biol. a. Med. **30**, 1250 (1933). — Responses of the reproductive system of hypophysectomized and normal rats to injections of pregnancy-urine extracts. Anat. Rec. **58**, Nr 2 (1934). — *Smith, George van S.* and *O. Watkins Smith*, Excessive gonad-stimulating hormone and subnormal amounts of oestrin in the toxaemias of late pregnancy. Amer. J. Physiol. **107**, 128—145 (1934). — *Snoo, de*, Chorionepitheliom der Tube. Hormonbildung vom isolierten Trophoblasten (Menformon). Zbl. Gynäk. **1928**, 2703—2709. — *Snyder, F. F.*, The prolongation of pregnancy and complications of parturition in the rabbit following induction of ovulation near term. Bull. Hopkins Hosp. **54**, 1—23 (1934). — *Soule, S. D.*, A further study of the anterior pituitary sex hormones. Amer. J. Obstetr. **23**, 708—711 (1932). — The impermeability of the placenta to prolan B. Amer. J. Obstetr. **27**, 723—725 (1934). — *Soule, J. D.* and *T. K. Brown*, Anterior pituitary hormone in the cerebrospinal fluid during pregnancy. Amer. J. Obstetr. **23**, 44—47 (1932). — *Spitzer, W.*, Hypophysenvorderlappen-Reaktion I und ihre differential-diagnostische Bedeutung bei verschleppter Extrauteringravidität. Zbl. Gynäk. **1934**, Nr 31. — *Szarka, Sándor*, Hormonale Verhältnisse während der Schwangerschaft bei Fehlen der Eierstöcke. Zbl. Gynäk. **1930**, 2211—2213.

Teel, H. M. and *H. Cushing*, Studies in the physiological properties of the growth-promoting extracts of the anterior hypophysis. Endocrinology **14** (1930). — *Trancu-Rainer, M.*, Élimination des hormones sexuelles par les glandes salivaires. C. r. Soc. Biol. Paris **106**, 1001—1002 (1931). — Über den

Gehalt des Speichels an Hypophysenvorderlappenhormonen. Zbl. Gynäk. **1931**, 1971—1977. — *Trancu-Rainer, Marthe* et *Octave Vladutiu*, Sur la présence des hormones sexuelles et de l'hormone gonadotrope indifférente préhypophysaires dans l'urine et la salive d'un géant. C. r. Soc. Biol. Paris **114**, 300—302 (1933). — *Tschaikowsky, W. K.*, Beitrag zur physiologischen Wirkung des Follikulins auf den schwangeren Uterus. Zbl. Gynäk. **1932**, 395—397.

Vogt, E., Über Vitamine in der Placenta und über die Beziehungen zwischen den Vitaminen und dem Placentahormon. Arch. Gynäk. **137**, Kongreßber., 207—321 (1929).

Waldstein, E., Frühkastration in der Schwangerschaft. Zur Genese des Ovarialhormones. Zbl. Gynäk. **53**, 1305 (1929). — *Wallen-Lawrence, Z.* and *H. B. v. Dyke*, Difference between gonad-stimulation by extracts of pregnancy-urine and of pituitary body. Proc. Soc. exper. Biol. a. Med. **28**, 956 (1931). — The gonad-stimulating substances of the anterior lobe of the pituitary body and of pregnancy-urine. J. of Pharmacol. **43**, 93—124 (1931). — *Ware*, jr. *H. Hudnall* u. *R. J. Main*, An abdominal pregnancy near term, with successful termination, retained placenta, and observations on the postpartum excretion of prolan. Amer. J. Obstetr. **27**, 756 (1934). — *Wehefritz, E.* u. *E. Gierhake*, Über die Ausscheidung und Isolierung endokriner Wuchsstoffe im Schwangerenharn. Arch. Gynäk. **149**, 377—390 (1932). — Über das Vorkommen von Wachstumsstoffen im Schwangerenurin. Klin. Wschr. **1932 I**, 1106—1108. — *Westman, Axel*, Studien über den Zusammenhang zwischen Corpus luteum und Placenta als innersekretorische Organe. Acta obstetr. scand. (Stockh.) **10**, 420—436 (1930). — Beobachtungen über das Vorkommen von Vorderlappenhormon in einem Falle mit intrauterinem Fetustod und überlebender Placenta. Zbl. Gynäk. **1933**, 1089. — *Weymeersch, A., R. Bourg* et *M. Rocmans*, Essais de dosage de la gravidine à divers stades de grossesses normales et pathologiques. (Test lapine impubère.) Bull. Soc. belge Gynéc. **9**, 5—18 (1933). — Rev. franç. Gynéc. **27**, 121—137 (1933). — *White, W. E.* and *S. L. Leonard*, Ovarian responses to prolan and anterior pituitary extract in hypophysectomized rabbits with particular reference to ovulation. Amer. J. Physiol. **104**, Nr 1 (1933). — *Wiesner, B. P.* and *P. G. Marshall*, The gonadotropic hormones (p-factors). I. The preparation and properties of extracts of anterior lobe, placenta and pregnancy urine. Quart. J. exper. Physiol. **21**, 147—179 (1931). — *Wilson, K. M.* and *G. Corner*, The results of the rabbit ovulation test in the diagnosis of pregnancy. Amer. J. Obstetr. **22** (1931). — *Winter, E. W.*, Hypophysentumor und Schwangerschaft. Arch. Gynäk. **147**, 95 (1931). — Hypophysentumor in graviditate. Arch. Gynäk. **144**, Kongreßber., 2. Teil (1931). — Hormonanalysen im Urin und im Brustdrüsensekret. Beitrag zur Biologie und Pathologie der Brustdrüse in und außerhalb der Schwangerschaft. Arch. Gynäk. **151**, 201—219 (1932). — Zur Klinik der Blasenmole und des Chorionepithelioms. Z. Geburtsh. **107**, 243 (1934). *Wislocki, G. B.* and *F. F. Snyder*, Note on the failure of anterior lobe extract to pass from fetus to mother. Proc. Soc. exper. Biol. a. Med. **30**, 196—198 (1932).

Zondek, B., Weitere Untersuchungen zur Darstellung, Biologie und Klinik des Hypophysenvorderlappen-Hormons (Prolan). Z. Geburtsh. **95**, 361—378 (1929). — Z. Gynäk. **1929**, 834—847. — Klin. Wschr. **1929 I**, 157—159. — Hypophysenvorderlappen und Schwangerschaft. Endokrinol. **5**, 425—434 (1929). — Über die Hormone des Hypophysenvorderlappens. IV. Darstellung des Follikelreifungshormons (Prolan A). Methode der klinischen Harnanalyse zum Nachweis des Prolans. Klin. Wschr. **1930 I**, 1207 bis 1209. — Hypophysenvorderlappen, Hypophysenvorderlappen-Hormon und Placenta. Vergleichende quantitative Untersuchungen bei Mensch und Tier. Zbl. Gynäk. **1931**, 1—12. — Die Hormone des Ovariums und des Hypophysenvorderlappens, 1. Aufl. Berlin: Julius Springer 1931. — Über die Rückbildung der durch Prolan erzeugten Ovarialveränderungen. Klin. Wschr. **1933 I**, 855—856. — Action of folliculin and prolan on the reproductive organs of the bat during hibernation. Lancet **1933 II**, 1256—1257. — Fortgesetzte Untersuchungen über das Follikelhormon (Follikulin) und das gonadotrope Hormon (Prolan). Nord. med. Tidskr. **1934**, 1323—1329. — *Zondek, B.* u. *B. Brahn*, Über Darstellung des Ovarialhormons in wäßriger Lösung. Klin. Wschr. **1925 II**, 2445. — *Zondek, Bernhard, H. Scheibler* u. *W. Krabbe*, Zur Reindarstellung des gonadotropen Hormons (Prolan). Biochem. Z. **258**, 102—105 (1933).

VIII. Die hormonale Diagnose der Schwangerschaft.
a) Literatur bis Herbst 1933.

Adessi, Giuseppe, Sulla diagnosi biologica di gravidanza col neetodo di AZ. Clin. ostetr. **32** (1930). — *Albertz, A.*, Zur AZ.-Reaktion. Bol. a. Clin. obstetr. Univ. Chile **16**, 113—131 (1929) und deutsche Zusammenfassung S. 131—132. — *Ammon, Ernst v.*, Indikation, Technik und Ergebnisse der AZ.-Reaktion. Zbl. Gynäk. **1931**. — *Aschheim, S.*, Die Schwangerschaftsdiagnose aus dem Harn. Praktische und wissenschaftliche Ergebnisse aus Harnuntersuchungen auf Hypophysenvorderlappen-Hormone. AZ.-Reaktion. Berlin: S. Karger 1933. — *Aschheim, S.* u. *B. Zondek*, Hypophysenvorderlappen-Hormon und Ovarialhormon im Harn der Schwangeren. Klin. Wschr. **1927 II**. — I. Die Schwangerschaftsdiagnose aus dem Harn durch Nachweis des Hypophysenvorderlappen-Hormons. II. Praktische und theoretische Ergebnisse aus den Harnuntersuchungen. Klin. Wschr. **1928 II**.

Balkow, Zbl. Gynäk. **1933**, Nr 3. — *Barjaktarovic, S.*, Unsere Erfahrungen über eine neue Methode der Frühdiagnose der Schwangerschaft. Med. Pregl. (serb.-kroat.) **6**, 75—77. — *Becker, M. R.*, Unsere bisherigen Erfahrungen mit der AZ.-Reaktion. Ther. Gegenw. **71**, 353—357 (1930). — *Binz*, Münch. med. Wschr. **1924 II**. — *Bland, P. Brooke, A. First* and *P. Roeder*, A comperative study of the AZ. and Mazer-Hoffman tests for early pregnancy. Amer. J. Obstetr. **23**, 83, 89 (1932). — *Bleuler, M.*, Übertragene Blasenmole mit negativer AZ.-Reaktion. Zbl. Gynäk. **1931**, 3370—3374. — *Boeters, Heinz*, Prolanversuche an jungen männlichen Ratten. Dtsch. med. Wschr. **1930 II**, 1382—1385. — *Bonne, C., H. A. Letze-Schenkhuizen* u. *M. A. Pet*, Die Schwangerschaftsreaktion von AZ. und das Kaninchen als Versuchstier. Geneesk. Tijdschr. Nederl.-Indië **72** (1932). — *Borras, Pablo E.*, Die Friedmannsche Reaktion zur Frühdiagnose der Schwangerschaft. Rev. Soc. argent. Biol. **8**, 195—200 (1932). — *Borst, M., A. Döderlein* u. *D. Gostimirovic*, Geschlechtsphysiologische Studien. 4. Mitt. Gostimirovic, D., Schwangerschaftsreaktion bei der juvenilen männlichen Maus durch Nachweis des Hypophysenvorderlappen-Geschlechtshormons im Harn (vorl. Mitt.). Münch. med. Wschr. **1931 I**, 431. — *Borst, M.* u. *D. Gostimirović*, 1. Mitt. Über die Einwirkung des Hypophysenvorderlappen-Hormons (Prolan) auf juvenile männliche Mäuse. Münch. med. Wschr. **1930 I**, 473—475. — 2. Mitt. Weitere Ergebnisse über die Beziehungen zwischen dem Geschlechtshormon des Hypophysenvorderlappens und der männlichen Keimdrüse. Das Männchen als das Testobjekt für das Geschlechtshormon des Hypophysenvorderlappens. Münch. med. Wschr. **1930 II**, 1536—1539. — 3. Mitt. Die Wirkung des Prolans A auf die männliche und jugendliche weibliche Keimdrüse. Münch. med. Wschr. **1931 I**, 19—24. — *Boschetti, Mario*, La nostra esperienza sulla diagnosi biologica di gravidanza. Atti Soc. ital. Ostetr. **28**, 471 (1930). — *Bourg, R.*, Nouveau procédé d'application de la reaction de Zondek et Aschheim pour le diagnostic biol. de la grossesse. Arch. internat. Méd. expér. **1930**, 6. — A propos de 50 cas de réaction d'AZ. appliquée au rat male et femelle. Le Scalpel **1931 II**, 1421—1424. — Un procédé nouveau d'application de la réaction d'AZ. Rev. franç. Gynéc. **26**, 65—122 (1931). — Le diagnostic biologique de la grossesse par les tests-animaux. Rev. franç. Gynéc. **26**, 505—514 (1931). — *Brindeau, A.* et *L. Brouha*, Un nouveau procédé diagnostic hormonal précoce de la grossesse. Ann. Méd. lég. etc. **10** (1930). — *Brindeau, A., H. Hinglais* et *M. Hinglais*, Contribution à l'étude de l'emploi de la lapine dans le diagnostic biologique de la grossesse. Comparaison, dans 140 cas clinique controlés, avec les réactions de AZ. et de Brouha-Simonnet. Gynéc. et Obstétr. **25**, 177—190 (1932). — *Brouha, Adele*, A propos du test hormonal de la grossesse. C. r. Soc. Biol. Paris **106**, 6—7 (1931). — *Brouha, L.* et *H. Hinglais*, Le diagnostic de la grossesse par la reaction de Brouha-Hinglais-Simonet. Nouvelles expérience ayant porté sur un nombre total de 1223 souriceaux males. Gynéc. et Obstétr. **24**, 42—56 (1931). — *Brouha, L., H. Hinglais* et *H. Simonnet*, A propos d'un nouveau test hormonal de la gestation. C. r. Soc. Biol. Paris **99** (1928). — A propos du diagnostic biologique précoce de la grossesse. Gynéc. et Obstétr. **20** (1929). — Diagnostic biologique de la grossesse. Paris. méd. **1930 I**, 221. — *Brouha, L.* et *H. Simonnet*, Action de l'urine de femme gravide sur le tractus génital male. C. r. Soc. Biol. Paris **101**, 368—370 (1929). — *Brown, T. K.*, A proposed modification of the AZ. „pregnancy test". Amer. J. Obstetr. **23**, 379—385 (1932). — *Browne, F. J.*, The value of the pregnancy reaction of ZA. in diagnosis of chorionepithelioma. Proc. roy. Soc. Med. **24**, 1628—1632 (1931). — *Brühl, R.*, Die ZA.-Schwangerschaftsreaktion. Dtsch. med. Wschr. **1929 I**, 696. — *Büttner, Wilhelm*, Über einen Versuch der Beschleunigung der AZ.-Reaktion. Klin. Wschr. **1931 II**, 2220—2221.

Candela, Nicolo, Studio comperativo tra la prova biologica di Brouha e Simmonet et la reazione di AZ. Riv. ital. Ginec. **13**, 1—49 (1931). — Sulla importanza degli elementi sinciziali nel determinismo dello reazione di AZ. Arch. Ostetr. **18**, 417—451 (1931). — La reazione di AZ. condotta con le urine di soggetti acromegalici. Endocrinologia **6**, 608—619 (1931). — *Carreras, F.*, Schwangerschaftsdiagnostik durch Aufsuchen des Vorderlappenhormons. Rev. méd. Barcelona **17**, 314—316 (1932). — *Centanni, Gaulo*, Riv. ital. Ginec. **1930**. — *Clauberg, Carl*, Schwangerschaftsreaktion am Ovar des infantilen Kaninchens, eine Erleichterung der hormonalen Diagnose des Chorionepithelioms. Zbl. Gynäk. **1932**, 16. — Die biologische Frühdiagnose der Schwangerschaft (AZ.-Reaktion). Ref. Ber. Gynäk. **25**, H. 4/5 (1933). — Akute „Vorderlappen"hormonwirkungen am Ovar und deren diagnostische und therapeutische Ausnützung. Dtsch. med. Wschr. **1933 I**. — *Cogill, Lida Stewart*, A case of hydatidiform mole with a subsequent negative AZ.-reaction. Amer. J. Obstetr. **23**, 295—296 (1932). — *Czyzak, Jozef*, Die Diagnose früher Schwangerschaft mittels Nachweisen der Hypophysenhormone. Ginek. polska **10**, 98, 103 (1931). — Eine neue Schwangerschaftsprobe an männlichen Mäusen mittels Hormonkonzentration. Zbl. Gynäk. **1932**, 533—539.

Daje, Miroslav, Biologische Reaktion nach AZ. für die Diagnose der früheren Schwangerschaft. Liječn. Vijesn. (serb.-kroat.) 54, 137—141 (1932). — *Davis, M. E.* and *H. Ward Ferrill*, Some observations on the AZ. test in the diagnosis of pregnancy. Amer. J. Obstetr. 23, 567—574 (1932). — *Dharmendra*, A modification of the AZ. Test for pregnancy with reference to the hormone's effects on immatur male rats. Indian J. med. Res. 19 (1931). — *Dodds, G. H.*, Value of the bromine test for diagnosis of pregnancy. Brit. med. J. 1930, Nr 3620. — Rapid laboratory test for pregnancy. Brit. med. Journal 1931, Nr 3693. — *Dorn, John H., Jean R. Mordse* and *Edward L. Surgarman*, California Med. 35, 266—269 (1931).

Eberson, Frederik, A rapid method for the diagnosis of early pregnancy from urine. Proc. Soc. exper. Biol. a. Med. 28, 407—409 (1931). — *Eberson, Frederik* and *M. H. Silverberg*, Anterior pituitary hormone in urine. A rapid method for the diagnosis of early pregnancy. J. amer. med. Assoc. 96, 2176 bis 2182 (1931). — *Echeverria*, Über biologische Schwangerschaftsdiagnostik. Bol. a. Clin. obstetr. Univ. Chile 16, 91—111 und deutsche Zusammenfassung S. 112. 1929. — *Ehrhardt, Karl*, Beitrag zur Hypophysenvorderlappen-Hormonreaktion unter besonderer Berücksichtigung der AZ.-Reaktion. Klin. Wschr. 1929, Nr 2, 2044. — Schwangerschaftsdiagnose aus dem Harn. Mschr. Geburtsh. 82, 252 (1929). — Blasenmole und Schwangerschaftsreaktion. Dtsch. med. Wschr. 1930 I, 917. — Eine artefizielle Schwangerschaftsreaktion bei der nichtschwangeren Frau. Beitrag zum Verhalten des Vorderlappenhormons im Organismus der nichtgraviden Frau. Zbl. Gynäk. 1930, 2947—2949. — Chorionepitheliom und Schwangerschaftsreaktion. AZ.-Reaktion. Zbl. Gynäk. 1930. — Hormonale Urinanalysen nach Transfusion von Schwangerenblut. Dtsch. med. Wschr. 1930 I. — Blasenmole und Schwangerschaftsreaktion. AZ.-Reaktion. Med. Klin. 1931 I, 426—427. — The AZ. pregnancy reaction. Report based on two thousand controlled. AZ. pregnancy tests. Surg. etc. 53, 486—488 (1931). — Schwangerschaftsreaktion nach AZ. in 3000 Fällen. Arch. Gynäk. 149, 188, 189 (1932). — Schnelldiagnose der Schwangerschaft aus dem Harn. Mschr. Geburtsh. 90, 360—380 (1932). — *Emanuel, Svend.*, C. r. Soc. Biol. Paris 104 (1930). — *Ettinger, G. H., L. M. Smith* and *E. W. McHenry*, The diagnosis of pregnancy with the AZ. test. Canad. med. Assoc. J. 24, 491—495 (1931). — *Evans, H. M.* and *M. J. Simpson*, AZ.-reaction for pregnancy, its present status. California Med. 32 (1930).

Fahlbusch, O., AZ.-Reaktion und Indikation zur Operation des Chorionepithelioms. Zbl. Gynäk. 1930. — *Fanz, John I.* and *Edwin S. Gault*, Hydatidiform mole as a cause of positive reaction in the AZ. pregnancy test. J. Labor. a. clin. Med. 16, 27—36 (1930). — The AZ. test, modified, for diagnosis of early pregnancy. Clinical application in 100 cases. J. Labor. a. clin. Med. 17, 354—362 (1932). — *Ferro, M.*, Sulla reazione AZ. proposta da Engel per la diagnosi biologica dei tumori. Tumori 2, 314—327 (1932). — *Filler, William*, The value of the AZ. test to the general practitioner. N. Y. State J. Med. 31, 891—895 (1931). — *Finkel, Henry S.*, The diagnosis of pregnancy by the AZ. test. New England J. Med. 204 (1931). — *Frank, Robert T., M. A. Goldberger* and *Gertrude Felshin*, The value and limitations of the AZ. pregnancy test. J. Labor. a. clin. Med. 17, 61—64 (1931). — *Friedmann, Maurice H.* and *Maxwell E. Lapham*, A simple, rapid procedure for the laboratory diagnosis of early pregnancies. Amer. J. Obstetr. 21, 405—410 (1931).

Garcia, Orcoyen, Jesús, Hormonale Methoden der Schwangerschaftsdiagnostik. Med. ibera 1931 I, 37—40. — *Garcia, Trivino, Francisco*, Eine neue biologische Methode für die Schwangerschaftsdiagnose. Vox med. (Berl.) 5, Nr 11, 583—588; Nr 12, 640—649 (1925). — *Gerritzen, F.*, Der Wert der AZ.-Reaktion für die Diagnose eines Falles von Chorionepitheliom. Nederl. Tijdschr. Geneesk. 1930 II. Ein Fall von metastatischem Chorionepitheliom durch die AZ.-Reaktion diagnostiziert. Zbl. Gynäk. 1931, 545—547. — *Goroncy*, Untersuchungen von Blutflecken mit der AZ.-Reaktion. Dtsch. med. Wschr. 1932 I, 662—663. — *Grisi, A.*, La prova di AZ. per la diagnosi biologica della gravidanza. Riv. Ostetr. 11 (1929). — *Grover, Liese* u. *E. Auer*, The biol. diagnosis of early pregnancy by the AZ. test. Amer. J. Obstetr. 1930. — *Guldberg, Erich*, Erfahrungen mit der AZ.-Schwangerschaftsreaktion. Hosp.tid. (dän.) 1930 I.

Hauptstein, Peter, Kritische Betrachtungen zur Schwangerschaftsreaktion nach Zondek-Aschheim und ihre Bedeutung in diagnostisch schwierigen Fällen. Zbl. Gynäk. 1931, 1570—1573. — *Hellendall, Hugo*, Erfahrungen mit der AZ.-Reaktion unter besonderer Berücksichtigung ihrer forensischen Bedeutung. Zbl. Gynäk. 1932, 804—812. — *Hirsch-Hoffmann, H. U.*, Über den Wirkungsmechanismus der Hormone des Hypophysenvorderlappens und die Beschleunigung der biologischen Schwangerschaftsreaktion. Zbl. Gynäk. 1932, 655—661. — Die Bedeutung der AZ.-Reaktion für die Klinik der Extrauteringravidität. Klin. Wschr. 1932 II, 1791—1793. — *Hoffmann, O.*, Über Modifikation der AZ.-Reaktion Bol. a. Clin. obstétr. Univ. Chile 17 (1931). — *Hofmann, Herbert*, Über eine neue hormonale Schwangerschaftsreaktion am Kaninchen. Zbl. Gynäk. 1932, 2534—2537. — *Hopman, B. C.*, Über die Reaktion von AZ. Nederl. Tijdschr. Geneesk. 1931 I.

Jones, Rodney H. and *E. R. Mugrage*, The AZ. pregnancy test. Its clinical application in a series of cases. Amer. J. clin. Path. 1, 379—384 (1931). — *Jürgens, O.*, Bol. Soc. Obstetr. Buenos Aires 10 (1931).

Kaiser, K., Zbl. Gynäk. 1933, Nr 5. — *Kaplan, Harry E.*, The AZ. hormone test for pregnancy. California Med. 31 (1929). — *Kostic, A.* u. *N. Mirjanic*, Unsere Erfahrungen mit der AZ.-Reaktion. Srpski Arch. Lekarst. 33, 857—871 (1931). — *Kovats, K.*, Zbl. Gynäk. 1933, Nr 13. — *Kraul, L.* u. *J. Rippel*, Erfahrungen mit der ZA.-Schwangerschaftsprobe. Zbl. Gynäk. 1929, 22. — *Kraus, E. J.*, Zur Technik der AZ.-Reaktion. Klin. Wschr. 1929 I, 731. — Über die Verwendungsmöglichkeit infantiler männlicher Mäuse für die Schwangerschaftsdiagnose aus dem Harn. Med. Klin. 1930 II, 1484—1486. — Weitere Erfahrungen mit der Samenblasenreaktion zur Erkennung der Schwangerschaft aus dem Harn. Münch. med. Wschr. 1932 I, 214—216. — *Küstner, Heinz*, Die AZ.-Reaktion bei farbigem Licht. Arch. Gynäk. 144, Kongreßber. (1931). — *Kuga, S.*, Studies on ZA. pregnancy reaction. II. The distributions of the so-called hormone of the frontal lobe of the hypophysis cerebri. J. of orient. Med. 14 (1931) und englische Zusammenfassung.

Laffont, A. et *S. Chiaponny*, Rev. franç. Gynéc. 25 (1930). — *Laffont, Houel* et *Chiapponi*, Sur le diagnostic précoce de la grossesse. Bull. Soc. Obstétr. Paris 18 (1929). — *Lassen, H. C. A.*, Beitrag zur Beleuchtung der Zuverlässigkeit der AZ.-Reaktion. Ugeskr. Laeg. (dän.) 1930 II. — 1198 AZ.-Reaktionen. Ugeskr. Laeg. (dän.) 1932, 198—202. — Bedeutet die Zondeksche Äthermethode eine Verbesserung der hormonalen Schwangerschaftsreaktion? Hosp.tid. (dän.) 1932, 543—550. — *Laszo, Andreas E.*, The modification of the AZ. test by the use of blood serum. Prelim report. Amer. J. Obstetr. 23, 889—892 (1932). — *Leeuwenburgh H.*, Das Versuchstier bei der AZ.-Reaktion. Geneesk. Tijdschr. Nederl. Indië 72 (1932). — *Lifvendahl, Richard A.*, Modifications of the hormone tests for the diagnosis of pregnancy. Amer. J. Obstetr. 23, 721—723 (1932). — *Louria, H. W.* and *M. Rosenzweig*, The AZ. hormone test for pregnancy. Prelim report. J. amer. med. Assoc. 91 (1928). — *Luziani, Pio*, La diagnosi biologica di gravidanza col metodo AZ. Policlinico, sez. prat. 1931 I, 767—772.

Mack, H. C., The AZ.-reaction for pregnancy. Results in 100 cases. Surg. etc. 51 (1930). — *Mack, H. C.* and *A. E. Catherwood*, The AZ.-reaction in hydatidiform mole and malignant chorionepithelioma. Amer. J. Obstetr. 20, 670—678 (1930). — *Magath, Thomas B.* and *L. M. Randall*, Friedmans hormone test for pregnancy. J. amer. med. Assoc. 96, 1933—1935 (1931). — *Marsàlek, Jan.*, Reaktion von Aschheim und Zondek. Rozhl. Chir. a. Gynaek. (tschech.) 9 (1930). — Bratislav. lék. Listy 1930. — Die Reaktion nach ZA. und ihre Bedeutung bei Blasenmole und Chorionepitheliom. Spisy lék. Fak. masaryk 12, 11—40 (1932) und deutsche Zusammenfassung S. 41—43. — *Massazza, Mario*, Reazioni umorali nel corionepithelioma. Enzimoreazione di Sivori-Rebaudi. Reazione di ZA. Fol. gynaec. (Genova) 28, 441—453 (1931). — *Maurizio, Eugenio*, Sul valore della diagnosi biologica della gravidanza con spaziale rignardo al metodo ormonale. Giorn. med. alto adige 1930 II. — *Mazer, Charles* and *J. Hoffmann*, The diagnosis of early pregnancy through the detection of female sex hormone in the urine. A prelim. report. Amer. J. Obstetr. 17 (1929). — The three hormone tests for early pregnancy. Their clinical evaluation: A comparative study. J. amer. med. Assoc. 96, 19—23 (1931). — *Mettenleiter, M. W.*, Technische Vereinfachung der AZ.-Reaktion. Zbl. Gynäk. 1931, 3123—3124. — *Miklos, Laszlo*, AZ.-Reaktion bei metastatischem Chorionepitheliom. Orv. Hetil. (ung.) 1931 I, 651—652. — *Molinengo, L.*, Contributio allo studio. Clin. ostetr. 32 (1930). — Ricerche sulla reaczione ormonale proposta da Brouha e Simonnet per la diagnose precoce di gravidanza. Riv. ital. Gynec. 11 (1930). — *Morhardt, P. E.*, Le diagnostic de la grossesse et l'hormone du lobe antérieur. Presse méd. 1929, 1.

Neumann, Hans Otto, Diagnostische und prognostische Bedeutung der AZ.-Reaktion bei Blasenmole und Chorionepitheliom. Arch. Gynäk. 147, 426—443 (1931). — Chorionepitheliom und AZ.-Reaktion. Arch. Gynäk. 144, Kongreßber. (1931). — *Nielsen, Hermann*, Die Friedmann-Schneidersche Schwangerschaftsreaktion. Ugeskr. Laeg. (dän.) 1932, 641—642.

Orban, F. et *M. Watrin*, Contribution à l'étude des propriétés de l'urine de femme gravide. C. r. Soc. Biol. Paris 1929, 435. — *Otto, Carl*, Über die ZA.-Schwangerschaftsreaktion bei Chorionepitheliom. Zbl. Gynäk. 1929, 3037.

Parache, Enrique, Die Vereinfachung der AZ.-Reaktion durch den Kaninchentest von Friedman. Zbl. Gynäk. 1932, 1353—1357. — *Parvey, Benjamin*, Early diagnosis of pregnandy. Experience with the ZA. test. New England J. Med. 203 (1930). — Recent advances in the physiology of reproduction in relation to the ZA. test for the early detection of pregnancy. Endocrinology 16, 225—241 (1932). — *Pena Chavarria, Antonio* u. *Cl. A. Vargas*, Wirkung der Hypophysenhormone auf die Geschlechtsentwicklung. AZ.-Reaktion. Rév. méd. lat.-amer. 17, 816—835 (1932). — *Peralta, R. A.* et *A. Roth*, Rev.

sudamér. Méd. Paris 1 (1930). — *Pistuddi, Alberto*, Ormone preipofisario e reazione biologice della gravidanza. Riv. ital. Ginec. **1929**. — *Plank, G. M. van der* u. *J. J. Vleeschhouwer*, Frühzeitige Schwangerschaftsdiagnose. Nederl. Tijdschr. Geneesk. **1929 I**, 525. — *Portman, Kai*, Untersuchungen und Überlegungen über die AZ.-Reaktion. Hosp.tid. (dän.) **1931 I**, 462—468. — *Probstner, A.*, Zur Schwangerschaftsreaktion nach ZA. Endokrinol. **7**, 161—167 (1930). — Über die Graviditätsreaktion nach ZA. Gyógyáscat (ung.) **1930 I**, 82.

Reinhart, H. L. and *E. Scott*, The hormone test for pregnancy. Amer. J. clin. Path. **1**, 113—126 (1931). — A modification of the AZ. test for pregnancy. J. amer. med. Assoc. **96** (1931). — *Rössler, Helmut*, Über die diagnostische Bedeutung des Hypophysenvorderlappen-Hormons im Urin in Fällen von Blasenmole und Chorionepitheliom. Z. Geburtsh. **96**, 516 (1929). — *Ryll-Nardzewska, J.*, Ginek. polska **11**, 519—523 (1932).

Saidel, Joseph, Schwangerschaftsdiagnose im Harn durch Hypophysenvorderlappen-Hormon. Čas. lék. česk. **1930 I**. — *Saiki, S.* and *Ch. Hayashi*, Mitt. jap. Ges. Gynäk. **28**, H. 2. — *Schlirf, K.*, Über Sexualhormone und die AZ.-Reaktion bei Frühdiagnose der Schwangerschaft. Münch. med. Wschr. **1932 I**, 211—213. — *Schneider, P. F.*, Die Ovulation beim Kaninchen als diagnostisches Mittel zur Erkennung der frühen Schwangerschaft. Proc. Soc. exper. Biol. a. Med. **28** (1930). — A hormone test for the diagnosis of early pregnancy. Clinical application in 100 cases. Prelimin. report. Surg. etc. **52**, 56—60 (1931). — The modified AZ. test. Amer. J. Obstetr. **24**, 174—178 (1932). — *Schnitzler, Gertrud*, Untersuchung über die AZ.-Reaktion. Diss. München 1931. — *Schoenek, F. J.*, The AZ.-reaction in rabbits. Amer. J. Obstetr. **23**, 712—720 (1932). — *Schultze-Rhonhoff, F.*, Zbl. Gynäk. **1930**. — *Shirai, T.*, An interesting instance of chorionepithelioma malignum diagnozed by trophoblast reaction. (ZA.-reaction of the anterior pituitary lobe.) Jap. J. Obstetr. **14**, 196—206 (1931). — *Shoh, Hioshi*, Forschungen über die AZ.-Diagnose. Mitt. path. Inst. Niigata (jap.) **1931**, H. 19, 1—78. — *Shoh, Kwan*, Hypophysenvorderlappen-Hormon und ZA.-Reaktion. Trans. jap. path. Soc. **20** (1930). — *Sidall, A. C.*, The hormone test for pregnancy. 2. report. J. amer. med. Assoc. **91** (1928). — *Siegmund, H.*, Zum biologischen Nachweis retinierten Chorionepithels, der Mole und des Chorionepithelioms aus dem Harn. Wien. klin. Wschr. **1931 II**. *Sigler, J. J. G.*, Das Hormon des Hypophysenvorderlappens und die Frühdiagnose der Schwangerschaft. Rev. españ. Obstetr. **16** (1931). — *Snoo, de*, Demonstration des Zondekschen Schwangerschaftsdiagnosticums in Verbindung mit einem Fall von Extrauteringravidität. Nederl. Tijdschr. Verloskde **33** (1929). — *Sondern, Frederic, E.* and *J. Jerome Silverman*, Experience with the hormone test for pregnancy. Amer. J. clin. Path. **3**, 1—7 (1933). — *Stepowski, Br. J.*, Neue biologische Verfahren zur Erkennung der Schwangerschaft und ihre Bedeutung in der Praxis. Ginek. polska **11**, 425—428 (1932) und französische Zusammenfassung S. 428. — Les nouveaux tests biologiques de la grossesse dans la pratique. Gynéc. et Sem. gynéc. **31**, 137—143 (1932). — *Stern, Alfred*, Schutz vor Mißbrauch der AZ.-Reaktion. Zbl. Gynäk. **1930**. — *Stewart, William*, The ZA.-reaction. Lancet **1931 I**, 1347—1349. — *Stone, Bella*, Clinical value of the AZ.-test for pregnancy. South. med. J. **23** (1930). — *Strauß, Hyman*, The Porges-Pollatschek skin test for pregnancy. Amer. J. Surg. **1930**, Nr 8, 1271—1272. — *Stricker, Karl*, Über die Schnelldiagnose der Schwangerschaft aus dem Harn. Münch. med. Wschr. **1932 I**, 213—214. — Frühdiagnose der Schwangerschaft mit Röntgenphotographie oder mit AZ.-Reaktion. Radiol. Rdsch. **1**, 98, 99 (1932). — *Szili, Jenö*, Über die Frühdiagnose der Schwangerschaft. Therapia (Budapest) **8** (1931).

Trettenero, Mario, Reazione di Friedmann e corionepitheliom. Modificatione quantitativa della reazione. Riv. ital. Ginek. **14**, 335—346 (1932). — *Trettenero, M.* e *L. Gipperich*, Ricerche sulla reazione di AZ. fatte sul coniglio. Clin. ostetr. **34**, 206—209 (1932).

Vallette, Pierre, Diagnostic biologique de la grossesse. Bull. Soc. Obstétr. Paris **21** (1932). — *Voban, F.* et *M. Watrin*, Le diagnostic biologique de la grossesse. Contribution à l'étude de l'urine de femme gravide sur l'ovaire de souries impubères. Archives de Biol. **39**, 271 (1929). — *Vogt, E.*, Über die Schwangerschaftsdiagnose aus dem Harn durch den Nachweis des Hypophysenvorderlappen-Hormons. Med. Klin. **1929 II**, 1725. — *Vozza, Francesco*, La diagnosi biologica ormonale della gravidanca. Ann. Ostetr. **51** (1929). — Il valore diagnostico e prognostico della reacione di AZ. nella mola vescicolare e nel corionepithelioma. Ann. Ostetr. **53**, 267—322 (1931).

Wagner, G. A., Umfrage. Erfahrungen. Dtsch. med. Wschr. **1929 II**, 2125. — *Wahl, F. A.*, Erfahrungen in der Schwangerschaftsprobe nach AZ. Zbl. Gynäk. **1930**, 1288. — *Wermbter, F.* u. *E. Schulze*, Untersuchungen über die Schwangerschaftsdiagnose aus dem Harn nach AZ. Klin. Wschr. **1929 I**, 970. — *Westerman, M. C.*, Die Schwangerschaftsreaktion von Zondek und Aschheim. Nederl. Tijdschr. Geneesk. **1929 II**, 5686. — *Weymeersch, A., B. Bourget* et *M. Rocmans*, Essais de dosage de la gravidine à divers stades de grossesses normales et pathologiques. (Teste lapine impubère.) Bull. Soc. belge Gynéc. **9**,

576   C. Clauberg: Ovarium, Hypophyse und Schwangerschaft in ihrer Beziehung zur Frauenheilkunde.

5—18 (1933). — *White, Milo R.* and *Alvin O. Severance*, Comparison of pregnancy test. J. amer. med. Assoc. **97**, 1275—1279 (1931). — *Wilson, Karl M.* and *G. W. Corner*, The results of the rabbit ovulation test in the diagnosis of pregnancy. Amer. J. Obstetr. **22**, 513—519 (1931). — *Wladika, Walter*, Die AZ.-Reaktion bei pathologischer Schwangerschaft. Zbl. Gynäk. **1931**, 143—153.

Zaharescu, K., N. u. *Z. V. Rosenthal*, Die biologische Diagnose der Schwangerschaft nach der Methode von AZ. Rev. Stiint. med. (rum.) **20**, 283—294 (1931). — *Zondek, B.*, Methodik. I. Fällungsreaktion. II. Entgiftung der Harne (Verbesserung). Klin. Wschr. **1930 I**, 963. — Beschleunigte hormonale Schwangerschaftsreaktion. Äther-Zuckermethode. A. Harnentgiftung und Beseitigung von Hemmungsstoffen durch Äther. B. Harnentgiftung und Beschleunigung der Hormonwirkung durch Traubenzucker. Klin. Wschr. **1931 II**, 1484—1488. — The relation of the anterior lobe of the hypophysis to genital function. Amer. J. Obstetr. **24**, (1932). — Zur Biologie und Chemie der Sexualhormone. Naturwiss. **1933**, 33—39. *Zondek, B.* u. *S. Aschheim*, Das Hormon des Hypophysenvorderlappens. 1. Testobjekt zum Nachweis des Hormons. Klin. Wschr. **6**, Nr 6 (1927). — Hypophysenvorderlappen und Ovarium. Beziehungen der endokrinen Drüsen zur Ovarialfunktion. Arch. Gynäk. **130**, H. 1 (1927). — Ovulation in der Gravidität, ausgelöst durch Hypophysenvorderlappen-Hormon. Endokrinol. **1**, H. 1 (1928).

(Die hormonale Diagnose der Schwangerschaft.)

b) Literatur ab Herbst 1933 (diese Literatur ist im Text lediglich so weit verwandt, als sie wesentlich Neues ergeben hat).

Agaronow, A. M., Über die Vereinfachung der Reaktion ZA. und ihren praktischen Wert. Mschr. Geburtsh. **95**, 20—25 (1933). — *Alward, H. Cedric*, The hormonal urine test for pregnancy in private practice. West. J. Surg. etc. **41**, 339—346 (1933).

Barjaktarović, Svet. S., Diagnose der Extrauteringravidität mittels der AZ.-Schwangerschaftsreaktion. Zbl. Gynäk. **1934**, 742—743. — *Becker, M. R.*, Erfahrungen mit der Schwangerschaftsschnellreaktion am Kaninchen unter Kontrolle durch die originale AZ.-Reaktion. Zbl. Gynäk. **1933**, 3073—3078. — *Bentivoglio, F.*, Comportamento della reazione di AZ. nelle auto-intossicazioni gravidiche. Clin. ostetr. **35**, 257—268 (1933). — *Bishop, P. M. F.*, The Friedman test for pregnancy. An analysis of the results of a year's experience, and a suggested modification. Guy's Hosp. Reep. **83**, 308—335 (1933). — *Borrás, Pablo E.*, Die biologischen Reaktionen bei der Früh- und Differentialdiagnose der Schwangerschaft. Semana méd. **1933 II**, 1874—1911. — *Brindeau, A., H. Hinglais* et *M. Hinglais*, Action de doses connues d'hormone préhypophysaire chez la lapine jeune. C. r. Soc. Biol. Paris **111**, 604—605 (1932). — Contribution à l'étude quantitative des hormones pré-hypophysaires à action génitale dans les humeurs de la femme enceinte. Applications pratiques. Diagnostic de la grossesse normale, de la mole hydatiforme, de la rétcution d'oeuf mort, etc. Presse méd. **1933 I**, 705—708. — *Brouha, L., H. Hinglais* et *H. Simonnet*, A propos d'un nouveau test hormonal de la gestation. C. r. Soc. Biol. **99**, 1384—1386 (1928). *Brühl, Robert*, Die Bedeutung der Ausscheidung von Hypophysenvorderlappen-Hormonen für die Diagnostik der Hodentumoren. Z. Geburtsh. **108**, 235—246 (1934).

Castallo, Mario A., Early detection of chorionepithelioma by means of the anterior pituitary hormone tests, with report of a case. Amer. J. Obstetr. **26**, 893—895 (1933). — *Chevrel-Bodin* et *P. Brault*, Réaction d'AZ. et rétention d'oeuf molaire. Bull. Soc. Obstétr. Paris **22**, 812—814 (1933). — *Chosson, Jean* et *V. Donnet*, Utilisation de la réaction d'A. Brouha dans le diagnostic gynécologique. Procèsverb. etc. 42. Congr. franç. Chir. **1933**, 1107—1113. — *Chosson, Jean* et *V. Donnet*, Dosage de l'hormone gravidique en vue du diagnostic des arrêts de grossesse. Presse méd. **1934 I**, 892—895. — *Clauberg, C.*, Die biologische Frühdiagnose der Schwangerschaft (AZ.-Reaktion). Ber. Gynäk. **25**, 177—201. — *Consoli, V.*, Sulla reazione di AZ. positiva in gravidanza con feto morto. Boll. Soc. med.-chir. Catania **2**, 437—441 (1934).

Dabney, M. Y. and *Eugenia B. Dabney*, Friedman test in hydatid mole. Surg. etc. **59**, 185 bis 188 (1934). — *Davis, M., W. Konikov* and *Elisab. M. Walker*, A new method of reading the Friedman modification of the AZ. test. Amer. J. Obstetr. **27**, 274—275 (1934). — *Delgado, Gonzala, G. a.*, Neue Untersuchungen über die AZ.-Reaktion. An. Med. int. **2**, 885—910, 1007—1027 (1933). — *Dworzak, H.* u. *K. Podleschka*, Ist eine Schwangerschaftsreaktion an autoplastisch in die vorderen Augenkammern verpflanzten Kanincheneierstöcken praktisch brauchbar? Zbl. Gynäk. **1934**, Nr 23.

Eberson, Frederick, Improved single injection method for rapid diagnosis of early pregnancy from urine. Proc. Soc. exper. Biol. a. Med. **30**, 970—972 (1933). — *Ehrhardt, Karl*, Über die Zuverlässigkeit der Friedmannschen Schnellreaktion für die Diagnose der Schwangerschaft. (Bemerkung zu der gleichnamigen Arbeit von **Franzkarl Hein** in Nr. 43 dieser Wochenschrift.) Münch. med. Wschr. **1933 II**, 1985—1986.

Felding, Svend u. *J. C. Neergaard*, Klinische Erfahrungen mit der **Friedmann-Schneider**schen Schwangerschaftsreaktion. Hosp.tid. (dän.) **1933**, 729—733. — Die spontane Follikelblutung beim Kaninchen und die **Friedmann-Schneider-Reaktion.** Hosp.tid. (dän.) **1934**, 461. — *Filippi, José de*, Die biologische Schwangerschaftsdiagnose. Semana méd. **1933 II**, 535—541. — Die biologische Schwangerschaftsreaktion. (Veränderung der Technik von **Friedmann** und **Lapham.**) Semana méd. **1934 I**, 823—824. — *Forto, E.*, Contributo alla diagnosi biologica della gravidanza ectopica con il metodo di AZ. Riv. ital. Ginec. **15**, 264—276 (1933). —*Friedman, Maurice H.*, Effect of injections of urine from pregnant women on ovary of the rabbit. Proc. Soc. exper. Biol. a. Med. **26**, 720—721 (1929). — Mechanism of ovulation in the rabbit. II. Ovulation produced by the injection of urine from pregnant women. Amer. J. Physiol. **90**, 617—622 (1929).

Gaeta, A. di, La reazione di AZ. nella pratica clinica. (Contributo clinico sperimentale.) Rass. Ter. e Pat. clin. **5**, 439—453 (1933). — *Garrasi, G.*, L'influenza di alcune radiazioni dello spettro solare sulla reazione di AZ. Clin. ostetr. **36**, 341—347 (1934). — *Gernez, Louis*, Valeur de la réaction de **Friedmann-Adèle Brouha**; à propos de 112 cas cliniquement contrôlés. Bull. Soc. Obstétr. Paris **22**, 678—680 (1933). — Intérêt médico-légal du diagnostic de la grossesse par les méthodes hormonales. (Résultats de 215 réactions biologiques.) Ann. Méd. lég. etc. **14**, 648—656 (1934). — *Gianella, C.*, Die diagnostische Bewertung der Hypophysenvorderlappen-Reaktion I bei abgestorbener Extrauteringravidität. Schweiz. med. Wschr. **1933 II**, 644—645. — *Glud, P., K. Pedersen-Bjergaard* u. *K. Portman*, Über Graviditätsreaktion bei der Stute. Endokrinol. **13**, 21—27 (1933). — *Goldberger, Morris A., Udall J. Salmon* and *Robert T. Frank*, Value of **Friedman** test in diagnosis of intra-uterine and extra-uterine pregnancy. J. amer. med. Assoc. **103**, 1210—1212 (1934). — *Granzow, Joachim*, Zur Kasuistik der Diagnose des Chorionepithelioma malignum aus dem Harn durch die Reaktion nach AZ. Zbl. Gynäk. **1933**, 2962—2965.

Hamburger, Christian, Über Nachweis von Hypophysenvorderlappen-Hormon in den Frühstadien einer Schwangerschaft. Ugeskr. Laeg. (dän.) **1933**, 284—287. — *Hein, K.*, Zur Hormonanalyse bei der Blasenmole und beim Chorionepitheliom. Med. Klin. **1934 I**, 700—702. — *Hein, Franz Karl*, Über die Zuverlässigkeit der **Friedmann**schen Schnellreaktion für die Diagnose der Schwangerschaft. Münch. med. Wschr. **1933 II**, 1687—1688. — *Hirsch-Hoffmann, Hans-Ulrich*, Über die Einwirkung der im Schwangerenharn vorhandenen Hypophysenvorderlappen-Hormone auf die Ovarien erwachsener Mäuse. Zbl. Gynäk. **1932**, 2538—2542. — Weitere Untersuchungen zur Schwangerschafts-Schnellreaktion an der geschlechtsreifen und an der trächtigen Maus. Zum Wesen der beginnenden Umwandlung. Arch. Gynäk. **153**, 394—407 (1933). — *Hørbøll, Kajo* u. *Paul Kühnel*, Über die Zuverlässigkeit der AZ.-Probe. Hosp.tid. (dän.) **1933**, 756—763. — *Hoffmann, Walther*, Versuche zur Schwangerschaftsdiagnose aus dem Harn. Dtsch. med. Wschr. **1934 I**, 822—824. — *Hulpieu, H. R., J. H. Weatherby* and *C. G. Culbertson*, A comparative study of the Kelly test and the **Friedman** modification of the ZA. test for pregnancy. J. Labor. a. clin. Med. **20**, 63—66 (1934). — *Huwer, G.*, Die Diagnose der Frühschwangerschaft. Med. Welt **1933**, 1197—1201.

Kaplun, E. M., Aktivität des Trophoblasten und AZ.-Reaktion bei Extrauteringravidität. Zbl. Gynäk. **1934**, 1826—1833. — *Kawanobe, S.*, Eine negative AZ.-Reaktion ergebendes Chorioepithelioma malignum. Jber. Kurashiki-Z. hosp. (jap.) **9**, 133—139 (1934). — *Kling, Arthur G.*, The **Friedman** rabbit ovulation test in differential obstetric diagnosis. J. Labor. a. clin. Med. **19**, 1033—1040 (1934). — *Konsuloff, St.*, Schnelldiagnose der Schwangerschaft durch die Melanophorenreaktion. Klin. Wschr. **1934 I**, 776—777. — *Kraul, Ludwig*, Über die Frühdiagnose der Schwangerschaft. Wien. klin. Wschr. **1933 I**, 558—562. — *Kraul, L.* u. *J. Rippel*, Erfahrungen mit der ZA.-Schwangerschaftsprobe. Zbl. Gynäk. **1929**, 22—26. — *Kunischige, Takaichi*, Studien über das sog. Hypophysenvorderlappen-Hormon. 1. Mitt. Über den Einfluß des sog. Hypophysenvorderlappen-Hormons auf die männlichen Geschlechtsorgane. Okayama-Igakkai-Zasshi (jap.) **43**, 1150—1168 (1931) und deutsche Zusammenfassung S. 1169, 1170.

Latzka, Alexander von, Über die Beschleunigung der ZA.-Schwangerschaftsreaktion. Klin. Wschr. **1933 II**, 1806—1807. — *Leegaard, Truls* u. *Rolf Ringdal*, Untersuchungen über die **Friedmann**sche Schwangerschaftsreaktion. Norsk. Mag. Laegevidensk. **94**, 1125—1129 (1933). — *Lejwa, Artur* u. *Adam Fryszberg*, Über den Wert der AZ. biologischen Reaktion. Med. doświadcz. i społ. (poln.) **18**, 362—373 und französische Zusammenfassung S. 372—373. — *Leventhal, Michael L.* and *William, Saphir*, Chorionepithelioma. Early diagnosis by the quantitative determination of anterior pituitary-like principle from the urine of pregnancy. J. amer. med. Assoc. **103**, 668—671 (1934). — *Louria, Henry W.*

and *Maxwell Rosenzweig*, The AZ. hormone test for pregnancy. Prelim. report. J. amer. med. Assoc. **91**, 1988 (1928).

Machteld, Pet, Risultati ottenuti nei paesi tropicali dalla reazione di Aschheim e Zondek nella modificazione proposta dal Friedmann. Arch. di Antrop. crimin. **54**, 430—437 (1934). — *Mack, Harold, C.* and *George H. Agnew*, A comparison of the AZ. and the Friedman tests in normal and abnormal pregnancy. An analysis of the literature and a report of the results obtained in 1112 cases. Amer. J. Obstetr. **27**, 232—239 (1934). — *Mandelstamm, A.* u. *E. Kaplun*, Die klinische Bewertung der Reaktion von AZ. und die Friedmansche Modifikation. Vrač. Delo (russ.) **16**, 389—398 (1933). — Beschleunigte hormonale Diagnostik der Schwangerschaft an geschlechtsreifen Mäusen. Ginek. (russ.) **1933**, Nr 4, 1—4. — Hormonale Schwangerschaftsschnelldiagnostik an geschlechtsreifen Mäusen. Wien. klin. Wschr. **1934 I** 813—814. — *Mann, Bernard, David Meranze* and *Leib Golub*, AZ. pregnancy test, Friedman modification. With report of 174 cases. Amer. J. Obstetr. **25**, 723—729 (1933). — *Mazer, Charles* and *Louis Edeiken*, The value of the AZ. reaction in the diagnosis and prognosis of chorion epithelioma. Amer. J. Obstetr. **26**, 195—204 (1933). — *Menzani, Cesare*, ed *Aldo Gentile*, Sul valore della reazione di AZ. per la diagnosi di gravidanza nelle bovine. Nuova Vet. **12**, 243—246 (1934). — *Morgan, Harold S.*, A consideration of the Schneider modification of the AZ. test as related to private practice. Amer. J. Obstetr. **25**, 816—819 (1933). — *Morhardt, P. E.*, Le diagnostic de la grossesse et l'hormone du lobe antérieur. Presse méd. **1929 I**, 108—111. — *Morillo, Luis*, Der diagnostische und prognostische Wert der AZ.-Reaktion bei Extrauterinschwangerschaft. Z. Geburtsh. **110**, 18—37 (1934). — *Montpellier, J.* e *Max Herlan*, Reazione di AZ. in un caso di corionepithelioma del testicolo. Monit. endocrinol. **2**, 230 bis 231 (1934).

Netto, Arthur Wolff, Biologische Diagnose des Chorionepithelioms. Rev. Gynec. (port.) **28**, 81—93 (1934). — *Neumann, Rob.*, Uterus-Kammertransplantationen. Arch. Gynäk. **150**, H. 2 (1932). — *Nielsen, Herman*, Wie früh läßt sich eine Schwangerschaft aus dem Urin diagnostizieren? Ugeskr. Laeg. (dän.) **1933**, 864—866. — *Nojima, K.* and *T. Katahira*, Improvement on the hormone diagnosis of pregnancy of ZA. and Shirai. Jap. J. Obstetr. **16**, 252—253 (1933).

Ornstein, J., Sur le diagnostic biologique de la grossesse. Bull. Soc. roum. Neur. etc. **15**, 50—54 (1934).

Peisachović, J., Die vereinfachte hormonelle Diagnostik der Schwangerschaft nach Friedmann. Ž. Akuš. **44**, 364—369 (1933). — *Porges, Hans* und *Karl F. Pollaczek*, Cutanreaktion mit Prolan. Zbl. Gynäk. **1930**, 454—456.

Reeb, Nerson et *Klein*, Un taux élevé de gonado-stimuline dans les urines d'une gestante permet-il toujours de conclure à la présence d'une môle hydatiforme? Gynéc. et Obstétr. **30**, 305—315 (1934). — *Reiprich, Woldemar*, Eine neue Schwangerschafts-Schnellreaktion aus dem Harn („30-Stunden-Reaktion"). Klin. Wschr. **1933 II**, 1441—1444. — *Robson, J. M.*, Pregnancy diagnosis in theory and practice. Brit. med. J. **1934**, Nr 3832, 1063—1065. — *Rochet, Ph.* et *Barral*, A propos de la réaction d'AZ. Bull. Soc. Obstétr. **22**, 431—432 (1933). — *Rößler, Helmut*, Über die diagnostische Bedeutung des Hypophysenvorderlappen - Hormons im Urin in Fällen von Blasenmole und Chorionepitheliom. Z. Geburtsh. **96**, 516—539 (1929). — *Rosenblum, E. E.*, Die biologische Reaktion von AZ. und ihre gerichtlich-medizinische Bedeutung. Sudebn. Med. (russ.) **1**, 150—159 (1934). — *Rosselli, G.*, Sull'origine del cosidetto ormone preipofisario. La reazione di AZ. in puerperio. Riv. ital. Ginec. **16**, 523—547 (1934). — *Ruge, C.*, Gibt es eine Schwangerschaftsreaktion, die ebenso zuverlässig ist, aber schnellere Resultate gibt als die AZ.-Reaktion? Z. ärztl. Fortbildg **31**, 287—288 (1934).

Sá, Pedro, Chorionepitheliom mit positivem AZ. Rev. Gynec. (port.) **27**, 306—309 (1933). — *Schwalm, H.*, Chorionepitheliom und AZ.-Reaktion. Zbl. Gynäk. **1934**, 1212—1218. — *Schwarcz, Ricardo*, Über eine neue hormonale Schwangerschaftsreaktion. Semana méd. **1933 II**, 1761—1765. — *Señorans Calvar, Enrique*, Zur Technik der biologischen Schwangerschaftsdiagnose. Modifikation des Friedmannschen Kaninchentestes. Rev. españ. Obstetr. **19**, 372—375 (1934). — *Settergren, Folke*, Klinische Erfahrungen mit der AZ.-Graviditätsreaktion. Hygiea (Stockh.) **95**, 45—59 (1933). — *Siddall, A. C.*, The hormone test for pregnancy. 2. report. J. amer. med. Assoc. **91**, 779—782 (1928). — *Siegmund, Hermann*, Über biologische Auswirkungen von Hormonen in Luteincysten bei Blasenmole und Chorionepitheliom. Zbl. Gynäk. **1934**, 1097—1103. — *Snoeck, Jean*, A partir de quelle époque de la grossesse la réaction d'AZ. devient-elle positive? Bull. Soc. belge Gynéc. **9**, 88—96 (1933). — *Spielman, Frank*, The Friedmann pregnancy test. Amer. J. Obstetr. **27**, 448—450 (1934). — *Spielman, Frank, Morris A. Goldberger* and *Robert T. Frank*, Hormone diagnosis of viability of pregnancy. J. amer. med. Assoc. **101**, 266—268 (1933). — *Spitzer, Walter*, Hypophysenvorderlappen-Reaktion I und ihre differential-diagnostische Bedeutung bei verschleppter Extrauteringravidität. Zbl. Gynäk. **1934**, 1815—1819. — *Stern, D. M.*, The ZA. test after partial hypophysectomy. Proc. roy. Soc. Med. **27**, 1501—1503 (1934).

Tierny, A., Réaction de Brouha positive dans un cas de kyste dermoïde de l'ovaire. Bull. Soc. Obstétr. Paris **22**, 669—672 (1933). — *Trettenero, Mario*, Sul valore della diagnosi biologica per la gravidanza extrauterina. Clin. obstetr. **35**, 513—522 (1933). — L'unità coniglio nella prova di Friedmann (risposta al dott. Zocchi). Riv. ital. Ginec. **16**, 687—688 (1934).

Vesell, Morton, A modification of the Friedman pregnancy test. Amer. J. Obstetr. **25**, 909—911 (1933). — *Voogdt, Helmuth*, Beobachtungen über die Symptomatologie bei 120 Fällen von Tubargravidität unter besonderer Berücksichtigung der AZ. Schwangerschaftsreaktion. Köln. Diss. 1933. — *Vozza, Francesco*, Sulla provenienza in gravidanze degli ormoni detti preipofisari. Ann. Ostetr. **53**, 781—798 (1931).

Weber, Bruno, Nachuntersuchungen über die Brauchbarkeit der AZ.-Reaktion zur Schwangerschaftsdiagnostik an der Univ.-Frauenklinik Gießen. Diss. Gießen 1933. — *Wittig, M.*, Klinische Wertung der Schwangerschaftsreaktionen. Med. Welt **1933**, 274—275. — *Wodon, Jean-Louis*, La ménopause et le diagnostic biologique de la grossesse. Rev. franç. Gynéc. **29**, 927—930 (1934).

Zelikson, J., Das Verfahren von AZ.-Friedman und seine Abänderungen. Ginek polska **13**, 603—625 (1934) und franzözische Zusammenfassung S. 626—628. —*Ziserman, A. J.*, The incidence and significance of false positive pregnancy reactions. Amer. J. Obstetr. **26**, 204—212 (1933). — *Zocchi, Sergio*, L'unit à coniglio nella prova di Friedman. Boll. Soc. piemont. Ostetr. **1**, 61—69 (1933). — L'unità coniglio nella prova di Friedman (in risposta al prof. Trettenero). Riv. ital. Ginec. **16**, 685 bis 686 (1934).

Nebennieren, Schilddrüse, Epithelkörperchen, Thymus, Zirbeldrüse und Inselapparat in ihren Beziehungen zur Frauenheilkunde.

Von

E. J. Kraus, Prag.

Mit 69 Abbildungen im Text.

Die Nebennieren.

I. Entwicklungsgeschichte, Anatomie und Histologie.

Bei höheren Wirbeltieren und beim Menschen stellen die Nebennieren einheitliche Organe dar, die dem oberen Pol der Nieren aufliegen und mit der Nierenkapsel durch lockeres Bindegewebe verbunden sind. Sie bestehen aus zwei entwicklungsgeschichtlich und funktionell verschiedenen Anteilen, dem Interrenalorgan und dem Suprarenalorgan, die bei niederen Tieren wie Cyclostomen und Fischen örtlich voneinander getrennt sind, hingegen bei Amphibien, Reptilien und Vögeln eine gegenseitige Durchwachsung zeigen. Nur bei Säugetieren und beim Menschen umschließt das Interrenalorgan das Suprarenalorgan derart, daß ein einheitlicher Körper entsteht, der aus einem äußeren Anteil, der Nebennierenrinde, und einem inneren Anteil, dem Nebennierenmark, zusammengesetzt ist.

Die Nebennierenrinde tritt nach A. Fischel in Form von Epithelwucherungen der dorsalen Wand der Leibeshöhle zu beiden Seiten der Radix mesenterii auf. Auf diese Weise entstehen die „Zwischennierenknospen", die sich vom Cölomepithel loslösen und sich zur Nebennierenrindenanlage, die zwischen dem cranialen Ende der Urniere und der Aorta zu liegen kommt, vereinigen. — Die Anlage der Nebennierenrinde besteht ursprünglich aus gleichartigen, dichtgefügten, rundlichen Zellen mit großen Kernen, die sich erst bei Embryonen von 14 mm Länge in Stränge anzuordnen beginnen und damit die Bildung der Zona fasciculata einleiten. Dadurch, daß sich diese Zellstränge in der Mitte der Nebennierenanlage um größere Venennetze anordnen, entsteht die Zona reticularis. Die Zona glomerulosa bildet sich erst am Ende des Fetallebens. — Aus dem in der Nähe der Rindenanlage gelegenen Stamme des Sympathicus treten frühzeitig Zellen aus, welche sich bei Embryonen von 10 mm Länge dorsomedial von der Rindenanlage sammeln und sich in Zellballen gruppieren, um während der ganzen Fetalzeit und auch noch im Anfang des postnatalen Lebens gegen das Zentrum der Rindenanlage vorzuwandern und mit den daselbst befindlichen Gefäßen das Mark der Nebenniere zu bilden. Nach A. Fischel differenzieren sich im 3. Fetalmonat die eingewanderten Zellen in sympathische Nervenzellen und in Chromaffinzellen. Ein Teil der in die Nebennierenanlage einwandernden Zellen bleibt in der Nähe der Aorta als Paraganglien liegen (Abb. 1).

Bemerkenswert ist das anfängliche rasche Wachstum der fetalen Nebenniere, die bereits im 2. Schwangerschaftsmonat bedeutend größer ist als die Niere (Abb. 2), während sie vom Ende des 3. Monats dauernd gegen die Niere im Wachstum zurückbleibt, so daß

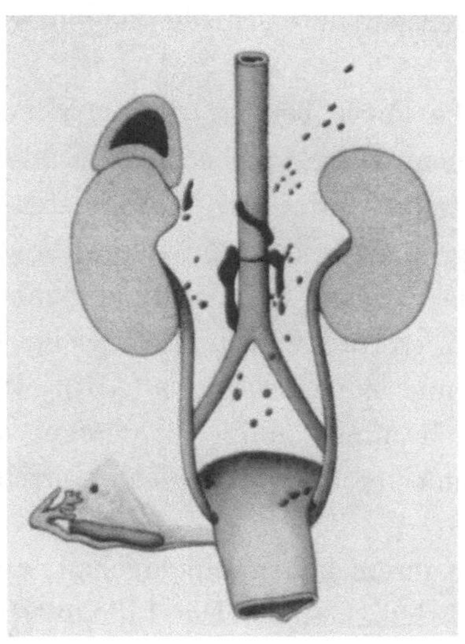

Abb. 1. Paraganglien eines 45 Tage alten Mädchens. Die linke Nebenniere ist entfernt, um die verdeckten Paraganglien sichtbar zu machen. (Nach A. Kohn.)

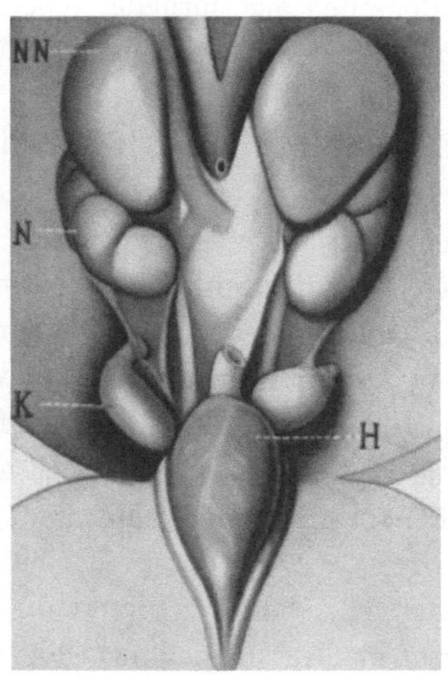

Abb. 2. Retroperitoneale Organe eines 6,8 cm langen menschlichen Fetus. 6fache Vergr. (Nach A. Fischel.)

das Gewichtsverhältnis zwischen Nebenniere und Niere zur Zeit der Geburt 1 : 3 beträgt (A. Fischel).

Einzelne „Zwischennierenknospen" vereinigen sich nicht mit der Hauptmasse des Interrenalorgans und können dann im Laufe der Entwicklung in verschiedene Organe hineingeraten. — Derartige akzessorische Rindenknoten sind beschrieben worden in und an der Niere, an Gefäßwänden (Nebennierenvene, Nierenvene, Hohlvene), im Plexus solaris, im rechten Leberlappen, in der Bauchspeicheldrüse, im retroperitonealen Zellgewebe, und zwar unterhalb des unteren Nierenpoles, an der Articulatio sacroiliaca, längs der Vena spermatica und am Ileopsoas. Im Bereich des inneren Genitales sind solche Knoten mehrfach gefunden worden, und zwar beim männlichen Geschlecht im ganzen Verlauf des Samenstranges, zwischen Hoden und Nebenhoden, im Rete testis und in der Paradidymis, beim weiblichen Geschlecht im breiten Mutterband, im Ligamentum suspensorium ovarii und auch im Eierstock selbst[1].

Die Nebennieren des erwachsenen Menschen sind platte Organe; die rechte von dreieckigem Umriß liegt zwischen Leber, Zwerchfell, Vena cava inferior und Niere, der sie nach Art eines Dreispitzes aufsitzt, die linke hat einen halbmondförmigen Umriß, ihre

---

[1] Vgl. u. a. Neumann, Nebennierenknötchen und Paraganglienzellen im Ligamentum latum bzw. Hilus ovarii. Zbl. Gynäk. **49**, 465 (1925).

Nachbarorgane sind abgesehen von der Niere das Zwerchfell, das Pankreas mit den Vasa lienalia und der Magen, von dem sie durch die Bursa omentalis getrennt ist.

Das Gewicht der Nebennieren wird von den Autoren sehr verschieden angegeben, was teils mit den großen physiologischen Schwankungen zusammenhängt, teils aber darauf zurückgeht, daß vielfach Nebennieren kranker Menschen, wie es das pathologisch-anatomische Material eben mit sich bringt, für die Gewichtsbestimmung verwertet worden sind. Auf Grund der Sektion von 25 vollkommen Gesunden fand Materna, daß beim erwachsenen Menschen das normale Nebennierengewicht für beide Organe zwischen 5 und 13 g schwankt, ohne daß eine Ursache für diese großen Gewichtsunterschiede zu finden wäre.

Die Nebennierenrinde, die eine buttergelbe Farbe besitzt, zeigt mikroskopisch den Charakter eines Epithelkörpers mit einem ausgesprochenen Schichtenbau. In der schmalen äußeren Schicht, die sich unmittelbar unter der Nebennierenkapsel befindet, sind die Epithelzellen zu kugeligen Ballen gruppiert, in der mittleren, breitesten Schicht bilden sie schmale, solide, radiär verlaufende Stränge, die sich in der innersten Schicht zu einem kurzbalkigen Netzwerk anordnen. Diese drei Schichten bezeichnet man als Zona glomerulosa (ZG.), Zona fasciculata (ZF.) und Zona reticularis (ZR.). Überall zwischen den Zellballen und Zellsträngen finden sich dünnwandige Capillaren, die in der ZR. am dichtesten sind und von einem Reticuloendothel ausgekleidet erscheinen (A. Kohn).

Die gelbe Farbe verdankt die Nebennierenrinde ihrem hohen Lipoidgehalt, an dem zum großen Teil doppelbrechende Cholesterinester beteiligt sind. Die Lipoidverteilung in der Nebennierenrinde beim Erwachsenen ist normalerweise so, daß den größten Fettgehalt die ZF. aufweist, während die zwei schmäleren Schichten, die ZG. und die ZR., viel ärmer an Lipoidsubstanzen sind. Ein mit den Jahren an Menge allmählich zunehmendes, hellbraunes, feinkörniges Pigment kennzeichnet besonders die Zellen der ZR.

Während die ZG. als die „Keimschicht", in der sich alle Wachstumsvorgänge der Nebennierenrinde abspielen, angesehen wird, stellt die ZR. — wenn man so sagen darf — die „Verbrauchsschicht" dar, in der nach Schaffer Zellen regelmäßig zugrunde gehen.

Die Zellen der grauweißen Marksubstanz zeigen eine polyedrische Gestalt und sind in ein sehr feines, engmaschiges Nervenfasernetz eingelagert; sie färben sich mit Eisenchlorid grün und mit Chromsäure und ihren Salzen gelb bis braun und werden wegen der letztgenannten Eigenschaft auch chromaffine Zellen genannt. Die chromaffinen Zellen kommen nach A. Kohn im ganzen Verbreitungsgebiet des Sympathicus vor, so im Hals- und Brustabschnitt vereinzelt oder in Knötchen, im Bauchsympathicus auch in größeren Anhäufungen, die längs der großen Blutgefäße liegen und nach A. Kohn Paraganglien genannt werden. Chromaffine Zellen finden sich ferner im Ganglion cervicale uteri (Frankenhäuser), wo sie namentlich von Hett und Blotevogel bei einer großen Zahl von Tieren nachgewiesen worden sind.

Die Blutversorgung der Nebennieren erfolgt durch Blutgefäße, die teils von der Aorta, teils von den Nieren- und Zwerchfellarterien abstammen. Sie dringen durch die Kapsel als Arteriae perforantes in das Innere der Rinde und versorgen die Epithelstränge derselben mit einem reichlichen Harngefäßnetz, das in der ZR. besonders dicht ist. Die venösen Gefäße verlassen das Organ zum geringeren Teil durch die Kapsel, zum weit größeren Teil vereinigen sie sich zu der Vena centralis, die rechts in die Vena cava, links in die Vena renalis mündet. Die größeren Venen der Nebennieren enthalten starke Längsmuskeln in der Adventitia, die einen Sperrmechanismus für den Abfluß des Blutes in die Zentralvene bilden sollen (Maresch). Neben zahlreichen Lymphgefäßen enthalten die Nebennieren ungemein viele sympathische Nerven.

Die Hauptmasse der Nebennierennerven stammt aus dem Plexus coeliacus, an dessen Bildung die Nervi splanchnici und der Nervus vagus Anteil haben; beide Nerven sind aber auch direkt im Plexus suprarenalis vertreten. Die Nebennierennerven haben eine gemischte Zusammensetzung, indem neben Elementen ohne Markscheide eine große Anzahl von markhaltigen Fasern vorkommt. Kapsel, Rinde und Mark haben ein eigenes Nervennetz; in der Rinde sind die Zellgruppen von dichten Nervengeflechten umsponnen, wobei die ZR. den nervenreichsten Teil der Rinde darstellt. Am auffallendsten ist der Reichtum an nervösen Gebilden in der Marksubstanz, wo die einzelnen Zellgruppen des Markes gleichfalls in Nervengeflechten eingebettet sind. Von diesen gehen feinste Nervenfasern zwischen die einzelnen chromaffinen Zellen und legen sich an diese mit spindelförmigen Anschwellungen oder ovalen Endkölbchen an. Endlich finden sich in der Marksubstanz reichliche Ganglienzellen, die in Form und Struktur dem multipolaren Typus entsprechen (Müller).

Die menschliche Nebenniere erfährt im Verlauf ihrer Entwicklung zwei bedeutende Umgestaltungen. Die eine erfolgt in der Fetalzeit und besteht in einer tiefen Einstülpung der Rinde, die dazu führt, daß „ein schmaler, umgekrempelter Belag von Rindensubstanz die Hauptvene eine Strecke weit nach innen begleitet" (A. Kohn), wobei die Schichtung dieser „zentralen Rinde", wie sie Landau genannt hat, selbstredend verkehrt erscheint, da die ZG. der Zentralvene zugekehrt ist. Ein anderer Umwandlungsprozeß führt zu der bleibenden Formgestaltung der Nebenniere und besteht in einer physiologischen Involution (Thomas) der inneren Rindenschichten, die sehr bald nach der Geburt einsetzt und gegen das Ende des ersten Lebensjahres den Höhepunkt erreicht. Der Vorgang besteht nach Kawamura, Thomas, Landau, Elliot und Kern in einer vollständigen Durchblutung und Einschmelzung der genannten Schichten, auf deren Boden sich nunmehr das chromaffine Gewebe ausbreitet, während durch das Eindringen erhaltener Rindenteile die Differenzierung der innersten Fasciculatabezirke zur Reticularis beginnt (Landau). Durch die Rückbildung der inneren Rindenschichten und das dadurch bedingte Zusammensinken des Organs, sowie durch die Einstülpung peripherer Rindenteile erfährt die Nebenniere des Säuglings eine auffallende Verkleinerung bei größtmöglicher Oberflächenentfaltung, die in erster Linie wohl dazu dient, eine besonders große Berührungsfläche zwischen Rinde und Mark zu schaffen. Dieser innige Zusammenschluß der beiden Gewebsarten dürfte nach A. Kohn der Ausdruck einer Art Arbeitsgemeinschaft sein, ähnlich wie sie zwischen dem Vorderlappen der Hypophyse und dem Infundibularorgan besteht.

Die mächtige Entwicklung der Nebennierenrinde beim Fetus stellt nach A. Kohn den Ausdruck einer Synkainogenese dar, indem die im Blut der schwangeren Mutter kreisenden Hormone ein übermäßiges Wachstum der fetalen Nebennierenrinde verursachen, deren Größe erst nach der Loslösung des Fetus von der Mutter auf das der eigenen Entwicklungsstufe entsprechende Maß zurückgeht.

II. Physiologische Beziehungen zwischen Nebenniere und weiblicher Geschlechtssphäre.

Diese betreffen in erster Linie die Rinde, deren Abstammung vom Cölomepithel eine gewisse entwicklungsgeschichtliche Verwandtschaft mit den Keimdrüsen bedingt. Sie werden ersichtlich durch gewisse Geschlechtsunterschiede der männlichen und weiblichen Nebennierenrinde und durch die Veränderungen, die infolge Brunst, Schwangerschaft und Lactation hervorgerufen werden.

1. Geschlechtsunterschiede der Nebennieren.

Beim Menschen sind morphologische Unterschiede in den Nebennieren der beiden Geschlechter, wenn man von den mit Vergrößerung des Organs und stärkerer Verfettung der Rinde einhergehenden Veränderungen in der Schwangerschaft absieht, nur sehr gering. Nach Landau sind Nebennieren mit breiter, ja hypertrophischer Glomerulosa verhältnismäßig zahlreicher bei weiblichen Individuen als bei männlichen. Im vorgerückten Alter scheint die Atrophie der ZG. beim Manne früher einzusetzen und häufiger vorzukommen als beim Weibe, wobei sich dieser Unterschied erst im Greisenalter ausgleicht. Auch im Lipoidgehalt der Nebennierenrinde sind nach Landau gewisse Unterschiede festzustellen, indem beim weiblichen Geschlechte die im jugendlichen Alter vorkommende Zunahme und die in den höheren Jahren auftretende Abnahme des Fettgehaltes der ZG. sich später und langsamer geltend macht als beim Manne.

Über die Beziehungen des Nebennierengewichtes zum Geschlecht hat beim Menschen Schilf ausführliche Untersuchungen angestellt. Nach diesen zeigt die Gewichtskurve in den Jahren der Entwicklung zunächst ein Parallellaufen der Linien mit dem Unterschiede, daß das Gewicht der weiblichen Nebennieren stets ein wenig hinter dem der männlichen Nebennieren zurückbleibt. Zwischen dem 10. und 15. Lebensjahr tritt eine Änderung ein, indem das männliche Gewicht unter den bereits erreichten Wert sinkt, das weibliche dagegen auffallend hoch ist. Vom 16.—20. Jahr an liegt das Nebennierengewicht beim Weibe höher als beim Manne, wobei dieses Verhältnis bis zum 30. Jahr so bleibt. Jetzt erst treffen sich die beiden Gewichtskurven, worin zum Ausdruck zu kommen scheint, daß die Nebennieren beim weiblichen Geschlecht früher ihre Entwicklung beendet haben als beim Manne. Ungefähr vom 30. Lebensjahr angefangen schlägt das Verhältnis des Nebennierengewichtes bei den beiden Geschlechtern wiederum zugunsten des männlichen um, bei dem es immer um einige halbe Gramm höher ist. Auch im Alter bleibt es so, nur wird scheinbar der Unterschied noch größer dadurch, daß beim Manne ein Anstieg, bei der Frau ein Sinken des Gewichtes eintritt (Schilf).

Der Geschlechtsunterschied in bezug auf den Adrenalingehalt der Nebennieren ist bloß gering, indem der Durchschnittswert nach Schmorl und Ingier für das männliche Geschlecht 4,4 mg und für das weibliche 4,71 mg beträgt.

Deutlicher als beim Menschen sind im Tierreich die an das Geschlecht gebundenen morphologischen Merkmale der Nebennieren, deren Kenntnis — wenigstens soweit es sich um unsere kleinen Laboratoriumstiere handelt — für den Experimentator von Bedeutung ist.

Nach Untersuchungen von Kisch ist beim erwachsenen Kaninchen das Gewicht der Nebennieren des Weibchens im Durchschnitt höher als das des Männchens, eine Tatsache, deren Kenntnis für gewisse experimentelle Untersuchungen ebenso wichtig ist wie die, daß beim Kaninchen in $^2/_3$ aller Fälle die linke Nebenniere wesentlich schwerer ist als die rechte (nach Kisch 286 mg gegen 247 mg).

Beim Meerschweinchen sind die Nebennieren bei beiden Geschlechtern gleich angelegt. Wächst das Tier heran, so geht der zweischichtige Bau der Nebennierenrinde in einen dreischichtigen über, indem eine innerste Rindenschicht, die ZR. auftritt, die beim Männchen gegenüber dem anderen Geschlecht auffallend stark entwickelt ist (Kolmer).

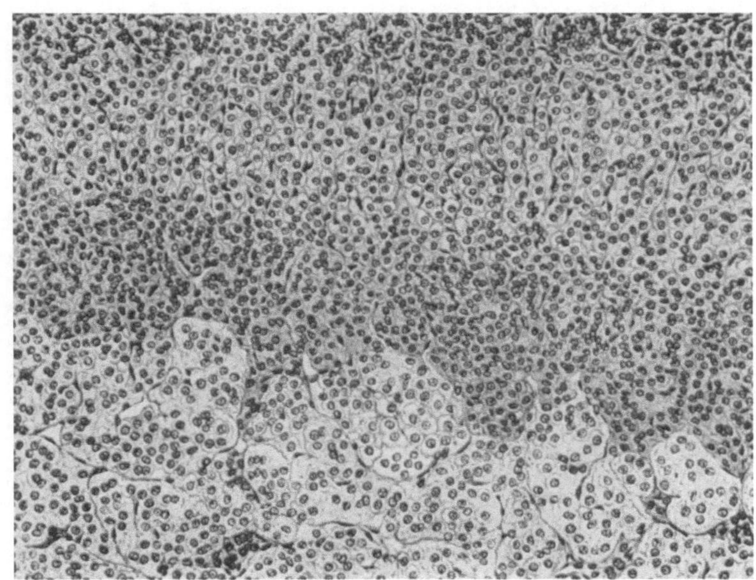

Abb. 3. Durchschnitt durch die Nebenniere eines 12 g schweren Mäuseweibchens. (Nach Hett.)

Die Zellschicht, die die sog. „Corps siderophils“, feine, konzentrisch um eine Achse angeordnete Fädchen mit einem acidophilen, rundlichen oder stäbchenförmigen Körper in der Mitte, enthält, ist beim Männchen viel mächtiger, während beim Weibchen der Lipoidgehalt der Rinde, besonders der ZF. und die Pigmentierung der innersten Rindenschicht stärker ausgeprägt ist. Nach Takechi sind die Nebennierenbefunde beim virginellen Tier dieselben wie beim 300 g schweren Männchen und sind unabhängig von Alter und Schwere. Bei einem trächtig gewesenen Weibchen finden sich viel Pigmentkörper und Zellen, die mit dem Funktionszyklus des Eierstockes ab- und zuzunehmen scheinen. Mangel an siderophilen Körperchen, reichliches Auftreten großer Lipoidtropfen und die Pigmentbildung ist auch nach Takechi für das ausgewachsene weibliche Meerschweinchen charakteristisch.

Bei der Ratte sollen nach Hatai und Jackson die weiblichen Nebennieren größer sein als die männlichen.

Recht eingehend sind die geschlechtsspezifischen Bilder in der Nebenniere der Maus studiert. Nach Hett sowie Masui ist das Gewicht der Nebennieren beim Weibchen größer als beim Männchen, nach erstgenanntem Autor wenigstens soweit es sich um Tiere von 6 g Körpergewicht handelt. Das höhere Gewicht der weiblichen Nebennieren beruht hauptsächlich auf einer stärkeren Entwicklung der Rindensubstanz, die beim Männchen 75—85%, beim Weibchen dagegen 78—92% des ganzen Organs ausmacht. Histologisch gelingt es nach Hett sowie Masui und Tamura die Nebennieren beider Geschlechter voneinander gut zu unterscheiden, da sich die Marksubstanz beim Weibchen durch zahlreiche in das Mark eindringende Zellsprossen niemals scharf gegen die Rinde absetzt, während beim Männchen die Mark-Rindengrenze eine scharfe, der Kapsel parallele Linie bildet (Abb. 3 und 4). Dabei erscheint nach Masui die ZR. bei der weiblichen Maus besonders stark ausgebildet. Dieser Geschlechtsunterschied erscheint bei älteren Tieren deutlicher als bei jüngeren, doch ist er nach Hett schon bei sehr jungen Tieren noch lange vor Beginn

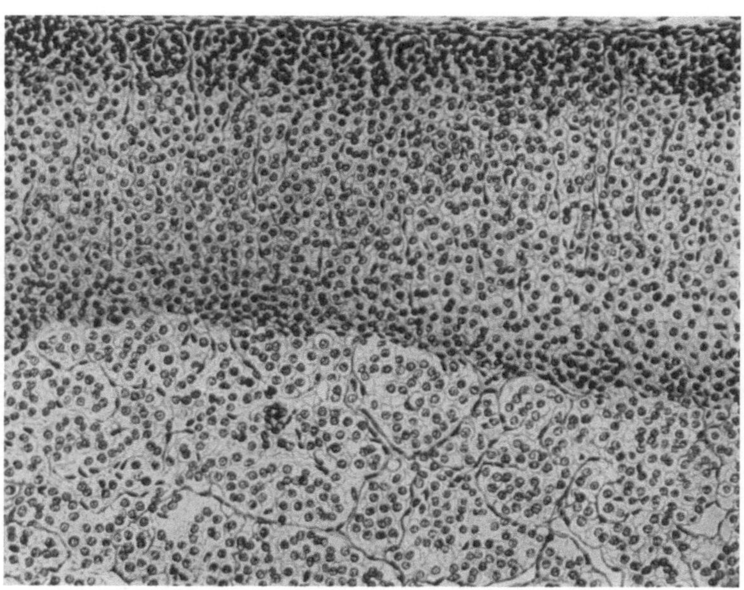

Abb. 4. Durchschnitt durch die Nebenniere eines 12,7 g schweren Mäusemännchens mit scharfer Rindenmarkgrenze. (Nach Hett.)

der Geschlechtsreife (5—6 g Körpergewicht) nachweisbar. Diese Angabe Hetts wird von Poll bestritten, nach dessen Ansicht junge Mäuse beiderlei Geschlechtes schon vor der Reifezeit eine breite ZR. besitzen, so daß in diesem Stadium ein Unterschied zwischen der männlichen und weiblichen Nebenniere nicht besteht. Hingegen hat nach Poll das erwachsene, geschlechtsreife Männchen niemals eine ZR., da diese zu einer Zeit verloren geht, wo die ersten Spermien im Hoden auftreten.

Howard-Miller bezeichnet die in das Mark einspringende Rindenschicht als Zone X. Sie ist nur beim jungen Männchen deutlich nachweisbar, beim wachsenden Männchen ist sie nur angedeutet und bildet sich bald in die spätere ZR. um, so daß beim Männchen die Grenze zwischen Rinde und Mark scharf hervortritt. Beim Weibchen erweitert sich nach Howard-Miller die Zone X während des Wachstums, um sich in der Zeit der Geschlechtsreife langsam wieder zurückzubilden. Nach Preston besitzt die Nebennierenrinde der Maus 4 Zonen, die ZG., die ZF., eine Zone aus platten Zellen (flattened cells) und die ZR., welch letztere beim Männchen vollständig verschwindet.

Ein Unterschied zwischen der männlichen und weiblichen Nebenniere besteht auch darin, daß diese eine größere Menge von Adrenalin pro Kilogramm Körpergewicht führt als die des Männchens (Poll). Während man nach Poll durch Kastration den Adrenalingehalt der männlichen Nebenniere auf den Stand einer weiblichen bringen kann, gelingt es nicht, umgekehrt durch Exstirpation der Eierstöcke die Leistung des adrenalinbereitenden Gewebes beim Weibchen auf den Stand der männlichen Nebenniere herunter zu bringen.

Bei einer Reihe von Laboratoriumstieren fehlen systematische Untersuchungen über geschlechtsspezifische Merkmale in den Nebennieren.

Beim Eber fand Hübner eine stärkere Verfettung der ZF. und ZR. als bei der Sau.

2. Brunstveränderungen der Nebennieren.

Schon im Jahre 1806 hat Meckel im Hinblick auf das Zusammentreffen von starker Genitalentwicklung mit bedeutender Größe der Nebennieren Beziehungen zwischen den genannten Teilen angenommen. Die Beobachtung, daß Tiere mit starkem Fortpflanzungsvermögen und großen Sexualorganen große Nebennieren besitzen, wurde von Nagel und später von Aichel bestätigt und von diesen Autoren auf das Anschwellen der Nebennieren bei Vögeln und Amphibien zur Zeit der Brunst hingewiesen.

Stilling fand bei Kaninchenböcken in der Brunst eine Vergrößerung der Nebennieren und bei Fröschen ganz charakteristische Veränderungen in der Nebennierenrinde, die durch das Auftreten der sog. Sommerzellen, eigenartigen mit Eosin gefärbten Zellen von besonderer Form und Anordnung, bedingt sind.

Nach Riddle vergrößern sich die Nebennieren der Taube im Zusammenhang mit jeder Ovulationsperiode, und zwar ist an dieser Vergrößerung sowohl die Rinde als auch das Mark beteiligt. Mit der Vergrößerung der Nebennieren, die durchschnittlich 40% ausmacht, geht eine vermehrte Sekretion der Marksubstanz einher. Bei Tauben, die in geheizten Räumen gehalten und zur Fortpflanzung gebracht worden waren, scheint die Jahreszeit keinen Einfluß auf die Nebennierengröße zu besitzen.

Watson untersuchte die Nebennieren des Maulwurfes und fand, daß zwar die Gesamtgröße der Nebennieren nicht wesentlich in den verschiedenen Monaten des Jahres schwankt, wohl dagegen die Breite der Rinde, und zwar mit einem Höhepunkt in den Monaten März und April. Der Lipoidgehalt der Rinde, der im März stark abfällt, erreicht im April sein Maximum, wobei der jähe Abfall des Lipoidgehaltes im März mit der plötzlich einsetzenden Tätigkeit der Hoden zusammenfällt, so daß die Abnahme der Lipoide in den Nebennieren wahrscheinlich durch einen erhöhten Bedarf der Hoden bedingt ist.

Anderson und Kennedy untersuchten bei der virginellen Ratte an einem großen Tiermateral den Zustand der Nebennieren in allen Phasen des oestrischen Zyklus, nachdem sie aus dem Scheidenausstrich und den Veränderungen des Uterus bei jedem Tier genau das Stadium desselben bestimmt hatten. Sie finden eine Zunahme des Nebennierengewichtes während des Oestrus, bedingt durch eine Größenzunahme der Rinde, an der nur die ZF. beteiligt ist, während die ZG. verschmälert und gegen die ZF. weniger deutlich abgegrenzt erscheint. Die Zellen der ZF. sind vergrößert und enthalten mehr Lipoid als im Dioestrus. Die Marksubstanz zeigt hingegen weder makroskopische noch histologische Veränderungen in Zusammenhang mit den einzelnen Phasen des oestrischen Zyklus. Ob die Veränderungen der Rinde der Ausdruck einer gesteigerten oder verminderten Organtätigkeit sind und überhaupt mit den cyclischen Vorgängen ursächlich zusammenhängen, wagen die Autoren nicht zu entscheiden. Wegen der Gewichtsschwankungen, die bei jungen Tieren größer sind als bei Tieren, die bereits mehrere Brunstzyklen durchgemacht haben, empfehlen die Autoren mit Recht, bei Versuchen, bei denen es auf das Gewicht der Nebennieren ankommt, nur männliche Ratten zu verwenden.

Nach Wiesel hypertrophieren die akzessorischen Nebennieren bei der Ratte in der Brunst rascher als außerhalb der Brunst.

Watrin, der die Nebennieren bei Ratten und Meerschweinchen während der Ovulation untersuchte, konnte mit Ausnahme einer ganz geringen Vergrößerung keine besondere Veränderung feststellen.

Über Veränderungen der Marksubstanz im Zusammenhange mit dem oestrischen Zyklus berichtet Vincent, der bei weißen Ratten am Ende der Brunst und im Metoestrus eine sehr auffallende Rückbildung der Chromaffinität selbst bis zum völligen Verschwinden feststellen konnte, und zwar ganz in Übereinstimmung mit der Angabe Siegerts, daß in der Brunst und Nachbrunst (beim Meerschweinchen) der Adrenalingehalt der Nebennieren am geringsten ist.

Nach den Beobachtungen von Long und Evans soll die Brunst auf die Nebennieren keinen oder nur einen geringen Einfluß ausüben.

3. Veränderungen der Nebennieren durch Schwangerschaft und Lactation.

Mensch. Während das Verhalten der Nebennieren in der Schwangerschaft beim Tier besonders bei unseren gebräuchlichen Laboratoriumstieren weitgehend, wenngleich nicht ohne widersprechende Angaben, erforscht ist, fehlt es beim Menschen fast vollständig an systematischen, an einem großen Material ausgeführten Untersuchungen über die Veränderungen der Nebennieren in der Schwangerschaft. Dies liegt vor allem an der Seltenheit geeigneter Fälle, da wegen der großen Neigung zu sekundären, durch die verschiedensten pathologischen Einflüsse bedingten Veränderungen lediglich Nebennieren gesunder Schwangerer für den Nachweis physiologischer Schwangerschaftsveränderungen in Betracht kommen. Daher erscheinen für diesen Zweck Untersuchungen, wie die von Sambalino, der die Nebennieren von 26 Leichen von Schwangeren und Wöchnerinnen mit Eklampsie, septischer Allgemeininfektion, chronischer Nephritis, perniziöser Anämie, Tuberkulose usw. untersucht hat, nur sehr wenig geeignet. Gerade bei der Puerperalsepsis zeigen die Nebennieren oft starke Abweichungen von der Norm, die sich vor allem in einer Zunahme des Lipoids in der ZG. und einem mehr oder weniger starken Lipoidschwund in den übrigen Zonen äußern (Landau).

Nach Anderson und Kennedy wird beim Menschen das Bild einer etwa vorhandenen Schwangerschaftsnebenniere durch pathologische Körperveränderungen zu sehr verwischt, um überhaupt bindende Schlüsse ziehen zu können.

Trotz der genannten Schwierigkeiten besitzen wir dennoch gewisse Kenntnisse über das Verhalten der Nebennieren bei der normalen schwangeren Frau.

Nach Kolde ist bei der geschlechtsreifen Virgo die ZG. und ZF. nur wenig verschieden und die ZR. zum Teil gar nicht ausgebildet bzw. nur wenig hervortretend. Sie gleicht im Bau fast vollkommen der ZF., nur daß das Protoplasma der Zellen etwas dunkler erscheint und vereinzelte Pigmentkörnchen enthält. — In der Gravidität nimmt nur die ZF. nach Kolde an Breite zu, die ZR. tritt deutlich hervor, die ZG. wird schmäler und in der ZR. kommt es zu einer starken Ablagerung eines gelbbraunen Pigmentes. — Bei klimakterischen Frauen bildet sich die ZF. wiederum zurück, die ZR. bleibt weiter deutlich, ihre Pigmentierung wird jedoch geringer.

Von den meisten Autoren wird die Vergrößerung der Nebennieren und der erhöhte Lipoidgehalt der Nebennierenrinde während der Schwangerschaft besonders betont. Delamare konnte als Durchschnittsgewicht der Nebennieren bei Frauen, die einige Tage nach der Geburt gestorben waren, den Wert von 16 g gegen 10,6 g (nach Scheel) und 9,8 g (nach Materna) bei nichtgraviden Frauen ermitteln. — Nach Berblinger beträgt das Durchschnittsgewicht der Nebennieren in der Schwangerschaft 18,6 g gegen 11,5 g bei Nichtgraviden und nach Wehefritz, nach dessen Angaben die Rinde stärker hypertrophiert als die Marksubstanz, 13,57 g gegen 11,57 g. — Angaben über die Schwangerschaftsnebennieren finden sich außerdem bei Neusser und Wiesel, A. Kohn, Albrecht und Weltmann, Seitz, Aschoff, Landau, Biedl, Aschner, Falta, Araujo Maia, Keymer u. a. [1].

Die Schwangerschaftsveränderungen der Marksubstanz sind bloß gering und wenig auffallend und bestehen in einer Zunahme der chromaffinen Zellen (Stoerk und Haberer, Neusser und Wiesel, Seitz, Neu, Aschner usw.). Die von Neu im Schwangerenserum nachgewiesene Vermehrung des Adrenalins wird von ihm mit den genannten Veränderungen des Nebennierenmarkes in ursächlichen Zusammenhang gebracht. — Ob die von Gabastou bei 20 schwangeren Frauen nachgewiesene vasokonstriktorische Wirkung des Blutserums etwas mit den von diesem Autor in der Schwangerschaft gefundenen Markveränderungen, die in einem konstanten Auftreten von Fettvakuolen bestehen sollen, zu tun hat, erscheint mehr als fraglich.

Genaue Kenntnisse über das Verhalten der Nebennieren besitzen wir beim trächtigen Tier. Da ein genauer Einblick in die Morphologie der Schwangerschaftsnebennieren unserer gebräuchlichsten Laboratoriumstiere für den Experimentator unerläßlich ist, mögen die Verhältnisse bei einigen dieser Tierarten etwas ausführlicher geschildert werden.

Meerschweinchen. Der erste Autor, der sich mit der Schwangerschaftsnebenniere des Meerschweinchens befaßt hat, war Gottschau im Jahre 1882; seinen Mitteilungen folgten die von Guiyesse, Kolmer, Kolde, H. Sternberg, Kojima, Castaldi, Verdozzi, Fieschi, Wartin u. a. Nach Kolmer ist beim neugeborenen Meerschweinchen die Nebenniere bei beiden Geschlechtern gleich angelegt. Wächst das Tier heran, so geht der zweischichtige Bau der Nebennierenrinde in einen dreischichtigen über, indem eine innerste Rindenschicht, die Zona reticularis auftritt, die beim Männchen im Vergleich zum anderen Geschlecht auffallend stark entwickelt ist. Die Zellschicht, die die sog. „Corps siderophils", feine konzentrisch um eine Achse angeordnete Fädchen mit einem acidophilen, rundlichen oder stäbchenförmigen Körper, enthält, erscheint beim Männchen viel mächtiger, während beim Weibchen der Lipoidgehalt der Rinde besonders der ZF. und die Pigmentbildung der innersten Rindenschichten stärker ausgeprägt ist. Kolmer vergleicht die Nebennierenrinde mit der Mamma, da hier wie dort mit erlangter Geschlechtsreife — offenbar

---

[1] Ob es, wie Schröder im Handbuch der Gynäkologie von Veit-Stoeckel ausführt, besonders mit dem mensuellen Zyklus zusammenhängende Veränderungen der Nebennieren gibt, bedarf noch einer Bestätigung.

unter dem Einfluß der Keimdrüsen — charakteristische, und zwar geschlechtsspezifische Unterschiede im Bau auftreten, so daß nach Kolmer die Nebenniere des Meerschweinchens als ein sekundäres Geschlechtsmerkmal anzusprechen ist.

In der Schwangerschaft fallen in der Nebenniere des Meerschweinchens besonders zwei Veränderungen auf. Während in der Nebenniere eines jeden erwachsenen Meerschweinchens in den dem Mark zunächst gelegenen Teilen Zerfallsprozesse sichtbar werden, die zur Pigmentbildung und nach Zerfall der Zellen zum Auftreten kleiner Hohlräume führen, sehen wir diesen Vorgang in der Schwangerschaft in starkem Maße gesteigert. Die 2. Schwangerschaftsveränderung der Nebennierenrinde ist das massenhafte Auftreten von Kernteilungen wenige Tage vor oder nach dem Schwangerschaftsende, von dem Kolmer annimmt, daß es wahrscheinlich nur auf eine kurze Zeit um das Ende der Gravidität beschränkt sein dürfte, so daß dieses Stadium leicht dem Untersucher entgehen kann, wie dies offenbar bei Moulon der Fall war, der bei hochgraviden Meerschweinchen niemals Karyokinesen beobachten konnte. — Nach Kolde kommt es beim trächtigen Meerschweinchen zu einer stärkeren Vakuolisierung der Rindenzellen in der ZF. und einem stärkeren Pigmentgehalt der inzwischen deutlicher gewordenen ZR.

Genaue Angaben über den Lipoidgehalt der Nebennieren beim trächtigen Meerschweinchen verdanken wir H. Sternberg. Nach diesem Autor ist der Fettgehalt der Nebennierenrinde während der Schwangerschaft im allgemeinen erhöht, wenngleich der Gehalt an doppelbrechendem Lipoid gegenüber nichtschwangeren Tieren vermindert ist. Während die Vermehrung der Lipoide in der ZG., die auch beim nichtschwangeren Tier nur Spuren von Fett enthält, bloß gering ist, kann man in der ZF. von der 3. Woche an eine starke Lipoidanhäufung bemerken. Unmittelbar nach der Geburt ist der Fettgehalt dieser Rindenzone wieder bis zur Norm gesunken, um in der folgenden Zeit neuerlich anzusteigen, wobei sich nach den Untersuchungen Sternbergs zwei Höhepunkte finden, und zwar ungefähr nach 14 und nach 28 Tagen.

Ein Unterschied im Verhalten der Nebennieren bei laktierenden und nichtlaktierenden Meerschweinchen ist nach Sternberg entgegen der Feststellung Verduzzis, der von einer zunehmenden Vergrößerung der Nebennieren während der Lactation spricht, nicht festzustellen. In der ZR., die außerhalb der Schwangerschaft fast stets fettfrei ist, beginnt beim trächtigen Meerschweinchen zwischen der 3. und 4. Woche eine größere Lipoidanhäufung, die ihren Höhepunkt genau so wie in der ZF. knapp vor dem Ende der Schwangerschaft erreicht. Dann fällt der Fettgehalt wieder ab, um im Puerperium wieder anzusteigen. Viele Endothelien in den Gefäßen der Rinde weniger des Markes enthalten beim trächtigen Tier reichlich Fetttröpfchen. Als eine besonders auffällige Schwangerschaftsveränderung der Nebennierenrinde beim Meerschweinchen beschreibt Sternberg die durch Zellvermehrung bedingte Verbreiterung der ZG., die bis zur 5. Woche zunimmt, um dann wiederum geringer zu werden, sowie die starke, durch Vergrößerung der einzelnen Zellen bedingte Verbreiterung der ZR. — Nach Merland finden sich in den Rindenzellen trächtiger Meerschweinchen rundliche Vakuolen, die mit dem Golginetz in Verbindung stehen.

Eine der jüngsten Arbeiten über die Schwangerschaftsnebenniere des Meerschweinchens stammt von Kojima, dem wir genaue Angaben über die Gewichtsverhältnisse und die Breite der einzelnen Zonen der Nebennierenrinde in und außerhalb der Gravidität verdanken. Während das durchschnittliche Gewicht der linken Nebenniere beim nichtgraviden Meerschweinchen 0,107 g und das der rechten Nebenniere 0,089 g beträgt, schwankt das Gewicht der Nebenniere während der Trächtigkeit in den von Kojima untersuchten Fällen ungefähr zwischen 0,25 und 0,27 g für die linke und zwischen 0,18 und 0,19 g für die rechte Nebenniere. — Beim Vergleich der Zonenbreite zeigt es sich, daß die ZG. des schwangeren Meerschweinchens mit 87 bis 90 μ links und 81—113 μ rechts den Wert von 50 bzw. 49 μ beim nichtschwangeren Tier weit übertrifft, während bei den übrigen Zonen ein nennenswerter Breitenunterschied nicht festzustellen ist. Histologisch fand Kojima eine größere Anzahl der im inneren Abschnitt der ZR. vorkommenden eigenartigen, an Karyolyse erinnernden Zellkerne und eine Vermehrung der bekannten kugeligen oder scholligen Zelleinschlüsse im Protoplasma mancher Rindenzellen, Bildungen, die wohl mit den Körnchen der siderophilen Zellen von Guiyesse identisch sind. Das Pigment der ZR. erscheint in der Gravidität vermehrt, ebenso die Zahl der pigmentführenden Zellen, zu den sowohl Parenchymzellen als auch Gefäßendothelien zählen. Eisenkörnchen, die in allen Rindenzonen, besonders in der ZR. in schwankender Menge vorkommen, treten in der Schwangerschaft in größerer Zahl auf, hingegen fand Kojima im Gegensatz zu Sternberg und anderen Autoren den Lipoidgehalt der Nebennierenrindenzellen nicht vermehrt, ebensowenig treten während der Schwangerschaft besondere Veränderungen in der Marksubstanz der Nebennniere auf. Nach Fieschi ist bei Meerschweinchen gegen das Ende der Schwangerschaft das Fett der Nebennierenrinde, besonders das doppelbrechende, vermehrt und das meiste Fett in der äußeren Schicht der ZF. enthalten.

Im Gegensatz zu den obigen Angaben von Sternberg und Fieschi stehen die Ausführungen von Materna und Januschke, die eine „Ödemisierung" der Nebennierenrinde und eine mit dieser parallel gehende Lipoidverminderung in den Nebennieren des trächtigen Meerschweinchens feststellen konnten. Sie fanden als normales Durchschnittsgewicht der Meerschweinchennebennieren 0,345 g, einen Wassergehalt von 66,78%, einen Lipoidgehalt von 14,98% und eine Quellung von 2,018 (worunter das Verhältnis des absoluten Gewichtes des Wassers zu dem Trockengewicht zu verstehen ist), hingegen in der Gravidität bei einem Durchschnittsgewicht der Nebennieren von 0,416 g 70% Wasser, 11,57% Lipoid und eine Quellung von 1,965. Nach den genannten Forschern ist die Behauptung von einer Vermehrung der Lipoide in der Schwangerschaft lediglich aufgebaut auf dem histologischen Bilde, das möglicherweise infolge einer Umlagerung der Lipoidspeicherung die absolute Verminderung verschleiert.

Kaninchen. Untersuchungen der Nebennieren beim trächtigen Kaninchen liegen vor bei Gottschau, Sambalino, Sselinow, Sternberg, Watrin, Azuma u. a. Nach Sternberg sind die Verhältnisse beim Kaninchen etwas anders als beim Meerschweinchen, indem in der ZG. während der Schwangerschaft der Lipoidgehalt abnimmt, während es in der ZF. und in der ZR. zu einer Vermehrung der Lipoide kommt, wobei zuerst die von Fett freien Teile, das ist die innere Schicht der ZF. und die äußere Schicht der ZR., Fett aufnehmen. Die Endothelverfettung findet sich bei trächtigen Kaninchen ebenso wie bei trächtigen Meerschweinchen. Was die Genese der Fettanreicherung in der Schwangerschaftsnebenniere anbelangt, so spricht nach Sternberg der Umstand, daß die ersten Fetttröpfchen in den den Capillaren anliegenden Teilen der Zellen auftreten, dafür, daß die Nebnnierenrinde das Lipoid aus dem Blute aufnimmt und nicht selbst erzeugt. Der vermehrte Lipoidgehalt der Nebennierenrinde in der Schwangerschaft sei der Ausdruck des erhöhten Lipoidstoffwechsels, der auch die ZG. zur Hypertrophie veranlaßt. Diese erscheint in der Tat auffallend verbreitert, jedoch zum Unterschied von den gleichfalls verbreiterten übrigen Zonen nicht durch Zellvergrößerung infolge der vermehrten Lipoidspeicherung, sondern durch Zellvermehrung.

Watrin fand bei 32 von 35 Kaninchen Hypertrophie der Nebennierenrinde mit Zeichen von Hypersekretion, und zwar schon vom 5. Tage nach der Befruchtung. Nach 30tägiger Schwangerschaft waren die Nebennieren vor allem durch Zunahme der ZF. infolge Vergrößerung der Zellen mehr als auf das Doppelte vergrößert.

Widersprechend ist die Angabe von Kolde, der wie Schenk in der Nebenniere trächtiger Kaninchen keine besonderen Veränderungen feststellen konnte. Nach Kolde ist beim trächtigen Kaninchen die ZG. breit, die ZF. reicht meist bis zum Mark, die ZR. ist häufig gar nicht ausgebildet oder nur sehr schmal.

Zu überraschenden Befunden gelangt Azuma bei Kaninchen und Meerschweinchen, bei denen die in der Schwangerschaft auftretende Vergrößerung der Nebennieren, die einen verminderten Adrenalingehalt aufweisen, durch Zunahme des Zwischengewebes, sowie durch Stauung, Blutung und Ödem der Rinde bedingt sein soll.

Graviditätsveränderungen in der Marksubstanz finden sich bei den genannten zwei Tierarten, Meerschweinchen und Kaninchen, nicht (Kolde, Sternberg, Borberg u. a.).

Ratte. Nach den Untersuchungen von Donaldson fehlt bei der weißen Ratte eine Vergrößerung wie überhaupt eine Veränderung der Nebennieren in der Schwangerschaft und während der Lactation. Nach Anderson und Kennedy soll das Nebennierengewicht bei trächtigen Tieren sogar geringer sein als bei nichtträchtigen. Ein ausführlicher Literaturvergleich spricht nach den genannten Autoren überhaupt gegen eine Schwangerschaftsvergrößerung der Nebennierenrinde nicht nur bei der Ratte, sondern auch bei der Maus, beim Maulwurf, Kaninchen, Meerschweinchen und bei der Katze. Das Nebennierengewicht ist bei der trächtigen Ratte erheblich geringer als im Oestrus und entspricht ungefähr dem im Dioestrus, wobei auch das histologische Bild dem im Dioestrus gleicht; hingegen ist während der Lactation eine deutliche Gewichtszunahme feststellbar. Nach Herring sind die Nebennieren bei trächtigen Ratten schwerer als bei nichtträchtigen, indem das Durchschnittsgewicht sonst 0,033 g, während der Trächtigkeit jedoch 0,037 g beträgt. Sonstige Veränderungen finden sich nach Herring nicht.

Maus. Im Gegensatz zu weißen Ratten zeigen die Nebennieren der Maus charakteristische Schwangerschaftsveränderungen. Untersuchungen liegen vor von Howard-Miller, Tamura, Preston, Deanesly, Jaffé, Guthmann und Voelcker u. a. Nach Tamura bildet sich in der Schwangerschaft zwischen der ZF. und der ZR. eine besondere Zone, die „Zona gestationis" aus, abgesehen von einer Hypertrophie der ZG., ZF. und des Markes. Die ZF. vergrößert sich entweder durch Vergrößerung oder durch Vermehrung der Zellen; die ZR. degeneriert bereits in einem frühen Stadium der Schwangerschaft und erscheint in der Mitte derselben von Vakuolen dicht durchsetzt. — Nach Howard-Miller dagegen tritt in der Schwangerschaft keine Veränderung der Mausnebennieren ein; die Schwangerschaft beschleunige bloß die spontane Degeneration der inneren Zone der Nebennierenrinde, so daß diese in einem früheren Alter auftritt als bei einem jungfräu·lichen Tier. Die Mehrzahl der Autoren steht dagegen auf dem Standpunkt, daß es eine

Schwangerschaftsveränderung bei der Maus zumindest in Form einer Hypertrophie des Organs gibt.

Maulwurf. Beim Maulwurf nimmt nach Kolmer während der Schwangerschaft die Nebenniere bedeutend an Volumen zu und die Volumzunahme besteht auch noch während der Lactation fort. Insbesondere die ZG. erscheint beträchtlich vergrößert und zeigt geradezu adenomatöse Wucherungen unter der Kapsel. Am Ende der Gravidität, im Puerperium und während der Lactation treten in der innersten Rindenschicht Verfettungserscheinungen und in der Marksubstanz Verfettung der Zellen sowie Kerndegeneration auf, welche Rückbildungsprozesse von einer Leukocyteninfiltration begleitet sind.

Schwein. Beim Schwein ist, wie der Arbeit von Hübner zu entnehmen ist, das makroskopische Bild der Nebennieren (Größe, Form, Oberfläche und Aussehen der Schnittfläche) bei trächtigen Tieren gleich dem nichtträchtiger; histologisch sieht man dagegen bei trächtigen Schweinen eine deutliche Zunahme der Fettkörnchen in den drei Zonen, wenngleich nicht konstant, so doch in der Mehrzahl der Fälle. Je höher das Stadium der Gravidität, desto ausgeprägter erscheint die Verfettung. Die bei anderen Tieren beschriebene Schwangerschaftshypertrophie einer einzelnen Zone ist beim Schwein nicht feststellbar.

Nach einer jüngst erschienenen Arbeit von Kulka zeitigt die Schwangerschaft bei den einzelnen Tierarten nur quantitativ verschiedene Veränderungen, von denen die Hypertrophie der ZF. und ZR. die wesentlichsten

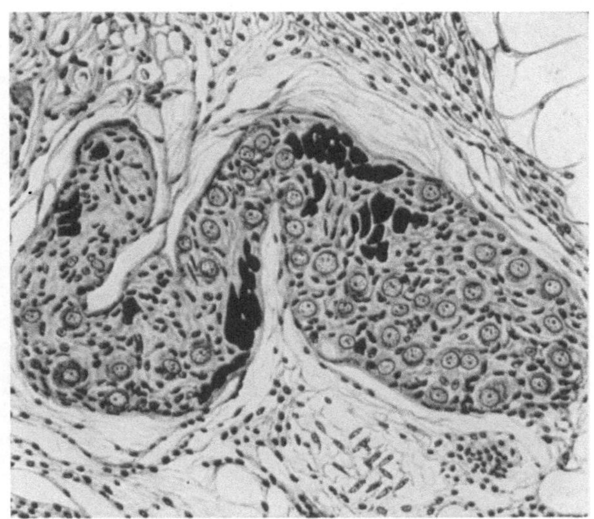

Abb. 5. Ganglion cervicale uteri einer Maus, die kurz nach dem Wurf getötet worden ist. Man sieht sehr viele chrombraune Zellen. (Nach Blotevogel.)

sind; dabei ist, worauf schon Granzow hingewiesen hat, der Grad der Veränderungen von der Tragzeit des Tieres abhängig. So sind die Veränderungen in der Nebenniere am stärksten beim Meerschweinchen, das eine Tragzeit von 72 Tagen aufweist, und ganz gering beim Kaninchen, das trotz seiner Körpergröße bloß 30 Tage trägt.

Für die Entstehung der Schwangerschaftshypertrophie der Nebennierenrinde kommen verschiedene Momente in Betracht, so vor allem die stärkere Inanspruchnahme des Organes, ferner hormonale Einflüsse insbesondere seitens der Hypophyse, die Wirkung placentarer bzw. fetaler Stoffe, wie Okintschitz, Watrin und Dal Collo annehmen, und endlich nach H. Sternberg die Hypercholesterinämie. Die Ansicht Matsuyamas, daß die Veränderungen der Nebennieren in der Schwangerschaft durch das vom Corpus luteum erzeugte Hormon bedingt seien, bedarf zur Erhärtung noch weiterer Untersuchung.

Während Veränderungen des Nebennierenmarkes in der Gravidität entweder fehlen (Kolde, Sambalino, Guiyesse, Marrassini, Costa u. a.) oder nur wenig in die Augen fallen, finden sich solche, wie aus den Untersuchungen von Hett, Blotevogel, Mabuchi u. a. an zahlreichen Laboratoriums- und anderen Tieren hervorgeht, um so deutlicher an den chromaffinen Zellen des Ganglion cervicali uteri, indem dieselben in der Gravidität und unmittelbar post partum eine auffallend starke Vermehrung erfahren. Bilden die chromaffinen Zellen bei der neugeborenen Maus 1,4% und bei der 6—8 Wochen alten Maus 1,7% der gesamten Ganglienzellzahl, so steigt der Prozentsatz während und nach der Gravidität auf mehr als 15% (Hett). Parallel damit geht nach Kolmer die Vermehrung der Zellen in der Nebennierenrinde. Blotevogel konnte den Nachweis erbringen, daß das Verhältnis der chrombraunen Zellen zu der Gesamtzellzahl im Ganglion cervicale uteri in der Gravidität ganz bestimmte Gesetzmäßigkeiten zeigt, indem z. B. bei der Maus die Zahl der chrombraunen Zellen am 7. Tage auf das Doppelte, am 14. auf das dreifache, am 19. auf das fünffache und zur Zeit des Partus auf das neunfache steigt, um nach der Geburt wieder abzufallen (Abb. 5 und 6). Bezüglich der Herkunft der vielen chrom-

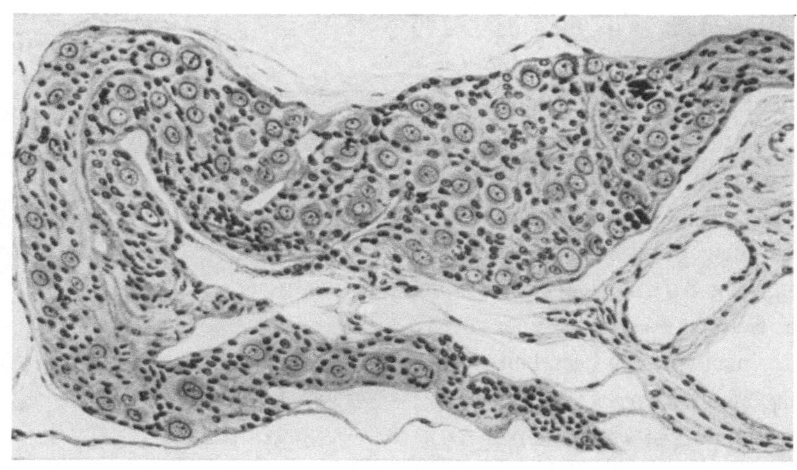

Abb. 6. Ganglion cervicale uteri einer Maus, 21 Tage nach dem Wurf. Es finden sich bloß wenig chrombraune Zellen. (Nach Blotevogel.)

affinen Zellen im Ganglion cervicale uteri vermutet Hett und Blotevogel, daß sie von den Sympathogonien und Sympathoblasten bzw. Phäochromoblasten abstammen.

Die auf eine erhöhte Tätigkeit hinweisenden morphologischen Veränderungen des chromaffinen Gewebes in der Schwangerschaft stehen nicht im Einklang mit den Untersuchungsergebnissen Decios, der keine Erhöhung des Adrenalingehaltes der Nebennieren bei trächtigen Tieren nachweisen konnte.

4. Beziehungen im Gewicht und Lipoidgehalt zwischen Nebennieren und Ovarien.

Einige Autoren haben den Versuch unternommen, durch genaue Wägungen Beziehungen zwischen den Nebennieren und den Keimdrüsen aufzudecken. Leupold hat das Gewicht der Nebennieren und der Hoden einander gegenübergestellt und ein konstantes Gewichtsverhältnis zwischen den genannten Organen gefunden. Gegen diese Behauptung stellen sich Lotz und Jaffé mit dem Hinweis, daß dieses konstante Gewichtsverhältnis nur in etwa der Hälfte der Fälle vorliegt, während die andere Hälfte der Fälle von Ausnahmen gebildet wird, für die Leupold allerdings durchwegs eine Erklärung zu finden glaubt, so vor allem in der Persistenz des Thymus bzw. dem Status thymicus und thymicolymphaticus. Da jedoch die von Leupold angegebenen Thymusgewichte für die meist jugendlichen Individuen gar nicht zu hoch sind, so ist nach den Ausführungen von Lotz und Jaffé die Folgerung, daß die Vergrößerung des Thymus Ursache der Nebennierenveränderung und somit einer Verschiebung der Gewichtsverhältnisse zwischen Nebennieren und Hoden sei, abzulehnen, da die Voraussetzung falsch ist. Einen weiteren Grund für die zahlreichen Ausnahmen erblickt Leupold in der durch chronische Krankheiten bedingten Atrophie der Hoden, die gleichfalls zu einer Verschiebung des Gewichtsverhältnisses zwischen Nebennieren und Keimdrüsen führt, eine Behauptung, die von Lotz und Jaffé abgelehnt wird, da der histologische Nachweis intakter Nebennieren einerseits und atrophischer Veränderungen der Hoden andererseits nicht erbracht ist. Demgegenüber konnte Schilf in Übereinstimmung mit Leupold wenigstens für die Mehrzahl der Fälle konstante Gewichtsbeziehungen zwischen Nebennieren und Hoden beim Menschen feststellen.

Ein solches Abhängigkeitsverhältnis zwischen Nebennieren und Keimdrüsen beim Weibe versuchte Walter, ein Schüler Leupolds, zu beweisen, doch wurden die Ergebnisse seiner Untersuchungen von Berberich und Jaffé aus den gleichen Gründen, wie sie eben für das männliche Geschlecht angeführt wurden, sehr in Zweifel gestellt. Nach Walter sind die Nebennieren von Geburt an bedeutend schwerer als die Ovarien und erreichen ihre endgültige Größe zu Beginn der Pubertät. Trotz physiologischer Schwankungen übertreffen die Keimdrüsen die Nebennieren nur wenig oder gar nicht an Gewicht. Bei gleicher Körpergröße entsprechen Gewichtsschwankungen der Ovarien gleichsinnige der Nebennieren, woraus geschlossen wird, daß beide Organe in einer inneren Abhängigkeit zueinander stehen. Im Einklang damit stehen die Angaben Wehefritzs, daß abnorm hohen Ovarialgewichten auffallend schwere Nebennieren entsprechen, wenngleich es nicht an Fällen mangelt, bei denen die Gewichtskorrelation zwischen Ovarien und Nebennieren nicht in diesem Maße in Erscheinung tritt. Immerhin dürften nach Wehefritz die weiblichen Keimdrüsen und die Nebennieren, so wie es Leupold für die Hoden behauptet, in einem engen Abhängigkeitsverhältnis in bezug auf Größe und Gewicht stehen.

Sserdjukoff versuchte die Frage der funktionellen Beziehungen zwischen Nebennierenrinde und Eierstock bzw. Corpus luteum und interstitieller Eierstocksdrüse durch vitale Färbung mittels Trypanblau, Trypanrot, Pyrrolblau, Carmin usw. anzugehen. Bei seinen Untersuchungen zeigte es sich, daß abgesehen vom retikuloendothelialen Apparat auch die Parenchymzellen der Nebennierenrinde, des Corpus luteum und die den Corpus luteum-Zellen ähnlichen, interstitiellen Zellen des Eierstockes den Vitalfarben gegenüber eine verschieden starke Resorptionsfähigkeit besitzen. Aus diesen Versuchsergebnissen und noch anderen Momenten, so dem Lipoidcharakter, dem vikariierenden Eintreten eines Organs für das andere usw., glaubt Sserdjukoff den Schluß ziehen zu dürfen, daß eine funktionelle Abhängigkeit zwischen dem Drüsenanteil des Ovariums und der Nebennierenrinde besteht.

Für eine gewisse Verwandtschaft zwischen Nebennierenrinde und Corpus luteum spricht bis zu einem gewissen Grade auch die Feststellung Reiss, daß mit dem gleichen Extraktionsverfahren aus beiden Organen eine Substanz gewonnen werden kann, die die gleiche cholesterinsenkende Wirkung besitzt. Gegen die Annahme einer funktionellen Gleichwertigkeit der Nebennierenrinde und des Corpus luteum wendet sich Watrin sowie Ferreira de Mira.

38*

Berberich und Jaffé gingen die Frage auf die Weise an, daß sie die Lipoidarten beider Organe prüften und außerdem festzustellen versuchten, ob während des Menstruationszyklus irgendwelche regelmäßige Schwankungen im Lipoidgehalt der Nebennieren auftreten; doch gelangt es ihnen nicht, ein Abhängigkeitsverhältnis der Ovarien von den Nebennieren auf diese Weise zu finden. Beide Organsysteme speichern Lipoide unabhängig voneinander und ihr Lipoidgehalt hängt wahrscheinlich von dem Lipoidgehalt des Blutes ab. Als ein Beweis für diese Annahme kann ein Versuch von Bär und Jaffé angesehen werden, demzufolge in den Nebennieren mit Cholesterin gefütterter Kaninchen eine große Menge von Cholesterinestern, aber keine Phosphatide und Cerebroside gefunden werden. Auf Grund ihrer Untersuchungen gelangen die genannten Autoren zu der Feststellung, daß die Lipoidbefunde beim Kaninchen mit dem beim Rinde übereinstimmen, von denen des Menschen hingegen abweichen, woraus geschlossen werden könne, daß für den Lipoidstoffwechsel und die Lipoidablagerung in der Nebennierenrinde und in den Keimdrüsen die Lebensweise maßgebend sei.

Auch die durch den starken Lipoidgehalt bedingte äußerliche Ähnlichkeit der Nebennierenrinde mit dem Corpus luteum und die mit der Schwangerschaftshypertrophie der Nebennierenrinde gleichzeitige Entwicklung des Corpus luteum graviditatis wurden als Beweis naher funktioneller Beziehungen zwischen den zwei genannten Inkretorganen angesehen (Moulon, Debeyre und Riche, Elliot, Podwyssotzky, Fedosieff, Sserdjukoff, Guiyesse, Athias, Da Costa u. a.).

III. Exstirpationsversuche als Beweismittel funktioneller Beziehungen zwischen Nebennieren und Keimdrüsen.

A. Die Veränderungen der Nebennieren nach Kastration.

Mensch. Über Veränderungen der Nebennieren nach Kastration ist beim Menschen nur wenig bekannt. Kolde erwähnt die starke Ausbildung der an Kernteilungen reichen ZF. bei einer kastrierten Frau und die ziemlich breite, deutlich erkennbare ZR. Er findet das Protoplasma der Reticulariszellen dunkler gefärbt und nur wenige von ihnen pigmentiert. Da derartige Bilder in den Nebennieren auch bei nichtkastrierten Frauen zu sehen sind, kann auf Grund eines einzelnen solchen Befundes von einer Kastrationsnebenniere beim Menschen nicht ohne weiteres gesprochen werden.

Kaninchen. Beim Kaninchen liegen Untersuchungen über Nebennierenveränderungen durch Kastration von F. Schenk, Fedosieff, Kolde, Rénon und Delille, Okintschitz, Livingston, Scala, Tsubura, Bär und Jaffé, Brauer, Pianese, Leinati u. a. vor. — 3 Wochen bis $1\frac{1}{2}$ Jahre nach der Kastration kommt es, wie aus den Untersuchungen von F. Schenk hervorgeht, zu einer Vergrößerung der Nebennieren mit bedeutender Verbreiterung der Rinde, während die Marksubstanz eher gegen die Norm verschmälert erscheint (Abb. 7). Die Verbreiterung der Rinde ist vor allem bedingt durch Vergrößerung der zelligen Elemente in der mittleren Rindenzone, die beim normalen Kaninchen eine äußere dunkle und innere lichte (lipoidreiche) Schicht aufweist (Abb. 8 u. 9). Beim kastrierten Tier reicht die lichtere Schicht viel weiter nach außen, so daß die dunklere Schicht nur auf einen schmalen Bezirk, und zwar auf $\frac{1}{5}$—$\frac{1}{6}$ der

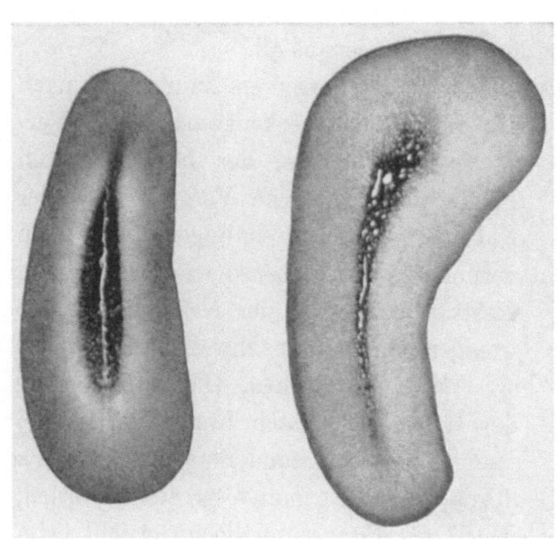

Abb. 7. Mikroskopischer Schnitt einer Nebenniere eines
normalen 8 Monate alten Kaninchens (links) und eines
vor 2 Monaten kastrierten Kaninchens (rechts).
(Nach F. Schenk.)

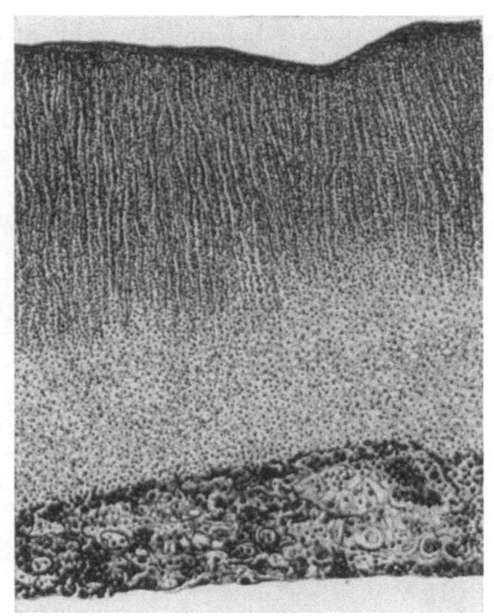

Abb. 8. Durchschnitt durch die [Nebenniere
eines normalen 8 Monate alten Kaninchens.
63 fache Vergr. (Nach F. Schenk.)

gesamten Rindenhöhe beschränkt bleibt. Die ZR.,
die beim normalen Kaninchen oft überhaupt nicht
recht ausgebildet ist, erscheint bei kastrierten
Tieren auffallend deutlich (Abb. 10). Diese Veränderung, die Schenk als den Ausdruck einer
stärkeren Inanspruchnahme der Nebenniere durch
die Kastration ansieht, ist bei Männchen und Weibchen gleichsinnig. Die Befunde Schenks wurden
von den meisten Autoren, darunter Kolde bestätigt,
wenngleich es nicht an Autoren fehlt, die wie
Nagel Kastrationsveränderungen in den Nebennieren überhaupt in Abrede stellen oder sie wie
Okintschitz nur für sehr gering halten. — Tsubura hat genaue Wägungen vorgenommen und
findet ein Durchschnittsgewicht der Nebennieren
bei männlichen 2000—2500 g schweren Kaninchen
von ungefähr 0,42 g gegen 0,54 g nach Kastration.

Art und Menge der Lipoide fanden Bär und
Jaffé in der Nebenniere des kastrierten Kaninchens
nicht weiter verändert, bloß fiel der häufige Befund
von Fettsäuren und Seifen auf, worin die Autoren
den Ausdruck einer degenerativen Veränderung
der Rindenzellen infolge der Kastration erblicken.

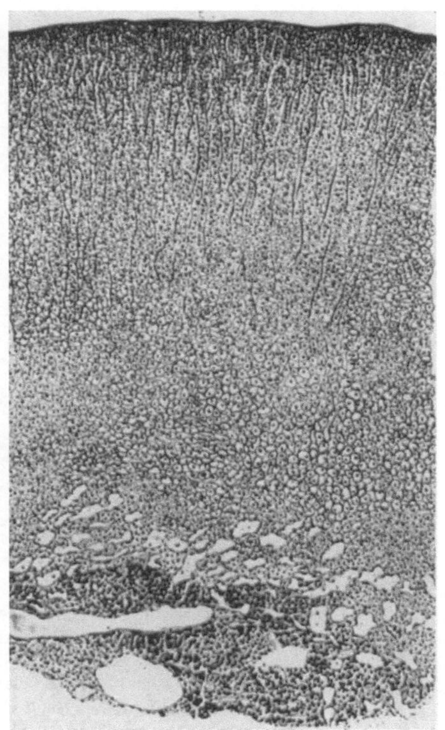

Abb. 9. Durchschnitt durch die [Nebenniere
eines kastrierten Kaninchens. 63 fache Vergr.
(Nach F. Schenk.)

Jüngere Versuche von Friedl, denen zufolge die Kastrationsveränderungen der Nebennieren beim Kaninchen durch Verabreichung von Progynon wie auch Unden hintangehalten

werden können, beleuchten sehr anschaulich den ursächlichen Zusammenhang zwischen der genannten Nebennierenveränderung und dem Keimdrüsenausfall.

Kastrationsveränderungen in der Marksubstanz der Nebennieren finden sich nach Decio nicht. Bemerkenswert sind die Versuche F. Schenks, der bei kastrierten Kaninchen trotz der Vergrößerung der Nebennieren den Adrenalingehalt derselben vermindert fand, ebenso wie Decio nach Kastration auch in der Nebennierenrinde weniger Adrenalin nachweisen konnte.

Meerschweinchen. Die Vergrößerung der Nebennieren nach Kastration ist bei dieser Tierart besonders von Tsubura durch Wägung genau festgestellt worden, wobei das durchschnittliche Gewicht beim normalen Tier ungefähr 0,17 und beim kastrierten ungefähr 0,25 g beträgt, während Moore bei männlichen Meerschweinchen nach Kastration eine Verminderung des Nebennierengewichtes sah.

Nach Takechi verhindert die Kastration halbwüchsiger männlicher Meerschweinchen die vollständige Differenzierung der Rinde sowie der siderophilen Körperchen und führt bei ausgewachsenen Tieren schon nach 3 Wochen zu deren Verschwinden, hingegen zu einer Neubildung von Pigmentkörnchen. Dabei erfährt die Rinde eine Verschmälerung gegenüber dem Mark und eine Verkleinerung der ZR. gegenüber der ganzen Rinde. Durch den Schwund der siderophilen Körperchen und die starke Pigmentbildung nähert sich das Bild der männlichen Kastratennebenniere der Nebenniere des weiblichen Meerschweinchens.

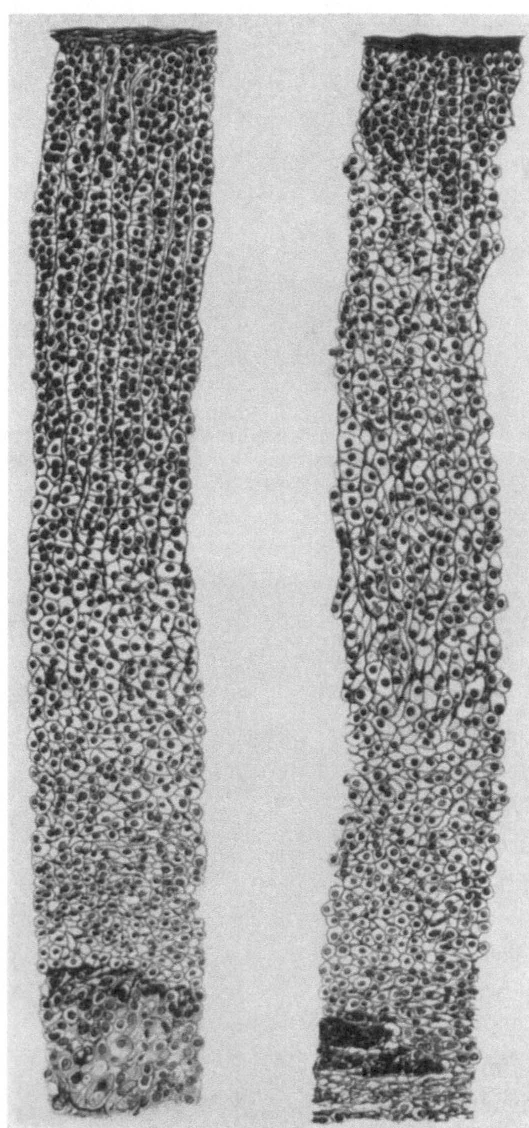

Abb. 10. Durchschnitt durch die normale Nebennierenrinde des Kaninchens (links) und durch die Rinde eines kastrierten Kaninchens (rechts). Die hellen Zellen, die für die innere Rindenschicht typisch sind, erstrecken sich hier fast bis an die Peripherie des Organs. (Nach F. Schenk.)

Untersuchungen über den Adrenalingehalt der Meerschweinchennebenniere nach Kastration stammen von Siegert, der auch den Einfluß der Röntgenbestrahlung der Ovarien auf den Adrenalingehalt der Nebennieren bei der gleichen Tierart geprüft hat. Während nach Kastration der Adrenalingehalt in der Nebenniere sinkt, zeigt er nach Röntgenbestrahlung der Ovarien schwankende Werte je nach der Höhe der Dosis bzw. nach dem Grade der Follikelschädigung.

Maus und Ratte. Altenburger hat 3 Wochen alte Mäuse kastriert und eine Verbreiterung der Nebennierenrinde und eine Verschmälerung des Markes beobachten können, wobei die Rinde mit unregelmäßigen, pseudopodienartigen Zellsträngen in die Marksubstanz hineinragt und die sonst scharfe Grenze zwischen Rinde und Mark verwischt. Poll erblickt in diesen Zellsträngen beim kastrierten Mausbock den Ausdruck einer Hemmung des physiologischen Reticularisschwundes, im Gegensatz zur weiblichen Nebennierenrinde, die durch die Kastration nur wenig beeinflußt wird. In Übereinstimmung mit Poll berichtet Masui, daß beim kastrierten Männchen die ursprünglich schmale ZR. zu einer breiteren Zone wird, während sie beim kastrierten Weibchen unverändert bleibt. Über Hypertrophie der Nebenniere nach Kastration bei der weißen Ratte berichtet Kiyonari. (Vgl. auch Anderson und Kennedy.)

Matsuyama untersuchte die Nebennieren kastrierter Ratten, die in Parabiose mit einem unkastrierten Partner lebten und fand die gleiche Veränderung wie in der Schwangerschaft bzw. wie nach Kastration, gleichviel, ob im Ovarium des unkastrierten Partners Corpora lutea anwesend waren oder nicht. In der Parabiose eines Männchens mit einem Weibchen erfährt die Rinde beider Partner eine ähnliche Veränderung wie nach Kastration, sobald die Hoden bzw. Ovarien degenerieren.

Andere Tiere. Vergrößerung der Nebennieren durch Hypertrophie der ZG. und auch ZF. fand Fedossieff bei Hündinnen 3 Wochen bis 10 Monate nach der Kastration, während Pianese bei kastrierten Hündinnen keine Veränderung, Parhon und Goldstein eine nicht immer ganz sichere Vermehrung des Lipoides in der Rinde bei unveränderter Marksubstanz nachweisen konnten. Sserdjukoff beobachtete bei Katzen 18—24 Tage nach der Entfernung der Eierstöcke eine starke Vergrößerung der Zellen der ZG. mit verschwommenen Zellgrenzen und großen Vakuolen im Zelleib. Beim Schwein sah Hübner makroskopisch keinen Unterschied zwischen nichtträchtigen, trächtigen sowie kastrierten Säuen und Ebern; fand jedoch histologisch eine beträchtliche Zunahme des Lipoidgehaltes in der ZF. und besonders in der ZR. bei den kastrierten Tieren [1].

Im Ganglion cervicale uteri, das auf Grund seines Gehaltes an chromaffinen Zellen der Marksubstanz der Nebennieren nahesteht, sah Hett sowie Blotevogel bei kastrierten Mäusen gesetzmäßige Umwandlungen nicht nur an den multipolaren Ganglienzellen, sondern auch am chromaffinen Anteil, wobei besonders das Absinken der absoluten Zahl der chrombraunen Zellen hervorgehoben sei.

Diese Veränderungen lassen sich, wie aus den Untersuchungen von Blotevogel, Dohrn und Poll hervorgeht, durch Placentahormon soweit zurückbilden, daß es nicht möglich ist, in Präparaten, die von einer normalen und von einer kastrierten, mit Placentahormon behandelten Maus stammen, einen Unterschied wahrzunehmen. Behandelt man die kastrierten Tiere mit weiblichem Sexualhormon (Menformon), so kommt es nicht nur zu einer Restitutio ad integrum, sondern es wird hinsichtlich der Relation der chrombraunen Zellen sogar noch mehr erreicht, indem das Ganglion des so behandelten Kastraten sowie beim trächtigen Tier eine absolute Vermehrung der genannten Zellart erkennen läßt.

Nach Röntgenbestrahlung der Ovarien kommt es nach Blotevogel im Ganglion cervicale uteri zu den gleichen Veränderungen, wie sie nach Kastration auftreten, vor allem

---

[1] Nach Raineri soll auch die Entfernung des Uterus allein hyperplastische Veränderungen in den Nebennieren hervorrufen.

zur Abnahme der relativen Menge der chrombraunen Zellen, der sog. Chromrate, die nach Blotevogel einen überaus feinen Maßstab für die Schädigung des inkretorischen Verhaltens der Ovarien darstellt. Die Untersuchung der Chromrate nach partieller und totaler Entfernung des Uterus, nach partieller Entfernung des Uterus und totaler Entfernung der Ovarien und nach Entfernung des gesamten Geschlechtsapparates macht es nach Blotevogel wahrscheinlich, daß die im Anschluß an die Uterusexstirpation auftretenden „Ausfallserscheinungen" eine Folge der Änderung der Chromrate im Ganglion cervicale uteri sind.

B. Die Wirkung der Nebennierenexstirpation auf die weibliche Geschlechtssphäre.

1. Die Veränderungen am Genitalapparat nach Nebennierenexstirpation.

Die Veränderungen, die nach der Exstirpation der Nebennieren am Genitalapparat namentlich an den Keimdrüsen auftreten, werden von den meisten Autoren mit als Beweis für die nahen funktionellen Beziehungen zwischen Nebennieren und Geschlechtssphäre aufgefaßt, wobei allerdings übersehen wird, daß die Entfernung eines so lebenswichtigen Organes, wie es die Nebennieren sind, eine derartige Schädigung des Gesamtorganismus hervorruft, daß die Mitbeteiligung des bekanntermaßen sehr empfindlichen Keimgewebes nicht unbedingt mit dem Nebennierenausfall als solchem bzw. mit ihm allein zusammenhängen muß. Befunde über Veränderungen der Keimdrüsen nach Entfernung der Nebennieren liegen bei einer Reihe von Laborationstieren vor, namentlich bei Kaninchen und Ratten, aber auch bei Meerschweinchen, Mäusen, Katzen und Hunden.

Jaffé und Marine untersuchten die Ovarien von Kaninchen, die teils doppelseitig, teils einseitig epinephrektomiert worden waren, und fanden, daß einseitige Entfernung der Nebennieren keine oder eine bloß geringe Wirkung auf die Ovarien ausübt, während die Entfernung beider Nebennieren in 76% der Kaninchen, welche den Eingriff länger als 30 Tage überleben, zu einer Vergrößerung der Ovarien führt, die durch eine Hypertrophie der interstitiellen Zellen bedingt ist. Guccione, der die epinephrektomierten Kaninchen mit Cholesterin und Adrenalin nachbehandelt hat, fand in den Ovarien die gleichen Veränderungen.

Über Degeneration der Follikel nach Nebennierenexstirpation berichtet Yasuda bei Kaninchen, die den Eingriff 9—26 Tage überlebt hatten. Wurde längere Zeit nach Kauterisation der Marksubstanz der einen Nebenniere die andere entfernt, so überlebten alle Tiere den Eingriff und die Keimdrüsen zeigten keine Veränderungen; hingegen war ein Stillstand der Ovulation und Entartung der Eier feststellbar, wenn die Rinde der einen Nebenniere kauterisiert worden war und einige Zeit nachher die andere Nebenniere exstirpiert wurde. Endlich berichtet noch Ogawa über regressive Veränderungen im Kaninchenovar nach künstlich erzeugter Hypofunktion der Nebennieren. Nach Leupold, der Kaninchen und Katzen epinephrektomierte, bestehen die Veränderungen der Eizellen in Karyorrhexis, Chromatolyse, Vakuolenbildung und hyaliner Verklumpung und treten auch dann auf, wenn man die operierten Tiere mit Cholesterin füttert. Nach Sserdjukoff bedingt Nebennierenzerstörung bei der Katze Hyperämie der Eierstöcke und Vergrößerung der interstitiellen Zellen durch Lipoidvermehrung.

Eine Angabe über Atrophie der Uterusmuskulatur beim Kaninchen nach einseitiger Nebennierenentfernung stammt von Blair-Bell.

Bei Meerschweinchen, die die Epinephrektomie 2—4 Tage überlebten, fand Cesa-Bianchi den Follikelapparat unverändert, hingegen die Zwischenzellen mit Lipoidsubstanzen angefüllt.

Bei Ratten ruft die Entfernung der Nebennieren, wie aus den gründlichen Untersuchungen von Novak hervorgeht, eine Hypoplasie bzw. Atrophie des Genitales hervor, die um so stärker erscheint, je jünger das Tier zur Zeit des Eingriffes ist. Besonders ausgesprochen ist die Genitalatrophie bei Ratten, in deren Nebennieren künstlich ein Rattensarkom erzeugt worden war. Die regressiven Veränderungen am Genitale nach Nebennierenexstirpation sind nach Novak nicht die Folge der herabgesetzten Nahrungsaufnahme, sondern des Ausfalles der spezifischen, endokrinen Funktion der Nebennieren.

Zur Atrophie und Degeneration der Eierstöcke kommt es auch, wenn Ratten eine Nebenniere ganz und von der anderen zwei Drittel entfernt werden (Igura). Einer jüngeren Arbeit von Martin ist zu entnehmen, daß beiderseitige Entfernung der Nebennieren bei Ratten eine deutliche Atrophie der Ovarien mit Aufhören des Follikelwachstums und Persistenz der Corpora lutea hervorruft.

Bei Mäusen kommt es nach Masui zu schwerer Degeneration der Eizellen, Ausbleiben neuer Corpora lutea und einer Vermehrung des Zwischengewebes, Veränderungen, die 10—14 Tage nach dem Eingriff ihren Höhepunkt erreichen, um sich nach dieser Zeit wiederum zurückzubilden. Die Mucosa uteri wird durch den Eingriff dünn und drüsenarm, und auch das Myometrium atrophiert, offenbar infolge der Atrophie der Ovarien.

Angaben über das Verhalten der Keimdrüsen nach Epinephrektomie bei Katzen finden sich bei Leupold, Pende und Elliot, von denen Leupold eine schwere Degeneration der Eizellen und Pende eine Vergrößerung der interstitiellen Zellen angibt, während Elliot keine besondere Veränderung in den Ovarien fand.

2. Der Einfluß der Nebennierenexstirpation auf Brunst und Schwangerschaft sowie Lebensdauer schwangerer Tiere.

Bei Kaninchen, denen im nichtgraviden Zustand die Nebennieren entfernt worden waren, sah Christofoletti trotzdem Eintreten der Konzeption, im Gegensatz zu Ogawa, der bei Kaninchen nach experimentell erzeugter Hypofunktion der Nebennieren über Aufhören der Kopulation und über Sterilität berichtet, welch letztere er auf die verminderte Brunst zurückführt. Während Silvestri und Tossati bei Kaninchen (und Meerschweinchen) nach Entfernung der Nebennieren Unterbrechung der Schwangerschaft sahen, berichtet Christofoletti über 5 von 12 Kaninchen (und 1 Ratte), denen im trächtigen Zustand die Nebennieren entfernt wurden, und die trotzdem die Schwangerschaft austrugen und lebende Junge zur Welt brachten. Nach Sirtori wird die Gravidität in einem fortgeschrittenen Stadium durch einseitige Nebennierenentfernung nicht unterbrochen. Über normalen Verlauf der Schwangerschaft und Geburt bei epinephrektomierten Tieren, unter anderem Kaninchen, berichten auch Marenghi, Landau und Vassale.

Die meisten Untersuchungen über die Wirkung der Nebennierenexstirpation auf die Generationsvorgänge wurden an Ratten ausgeführt. Die Konzeptionsfähigkeit nebennierenloser Ratten ist wesentlich herabgesetzt; doch können solche Tiere immerhin normale Junge zur Welt bringen und großziehen (Britton und Kline); auch eine bereits vorhandene Schwangerschaft braucht, wie aus den Untersuchungen von Novak hervorgeht, selbst durch beiderseitige Entfernung der Nebennieren nicht unterbrochen zu werden. Auch Levis sowie Deanesly sahen in den meisten Fällen normale Schwangerschaft, während nach den Angaben Kitagawas der Zyklus durch die Nebennierenexstirpation vollständig verhindert oder zumindest verlängert bzw. unregelmäßig wird, Konzeption nur selten eintritt und keine normalen Jungen geboren werden.

Ausgedehnte Untersuchungen über den Brunstzyklus, die Konzeptions- und Tragfähigkeit bei der weißen Ratte nach Nebennierenexstirpation stammen von Wyman. Akute oder subakute Insuffizienz der Nebennieren infolge Exstirpation haben ein völliges Aufhören des Brunstzyklus zur Folge, chronische Insuffizienz bloß eine Verlängerung des Dioestrus. Fehlen Störungen des Zyklus, dann waren meist akzessorische Nebennierenrindenkeime vorhanden. Von 14 beiderseits epinephrektomierten Ratten wurden 7 trächtig und trugen normal aus, doch fand sich bei den allermeisten akzessorisches Rindengewebe. Die übrigen Ratten, die teils an Nebennierenmangel starben, teils getötet wurden, blieben unbefruchtet, trotzdem sie mit männlichen Tieren in Berührung waren. Der Brunstzyklus wurde an 17 Ratten studiert, von denen 14 innerhalb von 4 Wochen an Nebennierenmangel zugrunde gingen. Von diesen zeigten 13 innerhalb der angegebenen Zeit keine Veränderung im Zyklus, 3 wiesen unregelmäßige Zyklen auf, eine befand sich in der letzten Zeit in Dauerbrunst. Von den 3 Ratten mit unregelmäßigem Zyklus wurden 2 trächtig und starben an Nebenniereninsuffizienz, während eine, die akzessorisches Rindengewebe hatte, ihre Jungen austrug. Nach Wymans Ansicht lassen diese Versuche nicht ohne weiteres den Schluß zu, daß die Keimdrüsen unmittelbar von den Nebennieren beeinflußt werden, da die Schädigung des Organismus durch die Nebennierenexstirpation als solche Genitalstörungen hervorrufen kann.

Nach DelCastillo, sowie Schiffer und Nice übt die beiderseitige Nebennierenexstirpation keinen Einfluß auf den Ablauf des oestrischen Zyklus bzw. auf die Öffnung der Scheide aus, während Deanesly über Verlängerung der im übrigen normalen Zyklen bei der Ratte (und Maus) berichtet.

Im Widerspruch mit diesen Angaben stehen die Versuchsergebnisse Martins, der bei Ratten nach vollständiger Nebennierenexstirpation in 87% eine Unterdrückung des Brunstzyklus nachweisen konnte. Wird solchen Ratten Follikelreifungshormon aus dem Hypophysenvorderlappen injiziert, so kann der Brunstzyklus wieder in Gang gebracht werden, ohne daß damit der Tod der Tiere aufgehalten würde. Aus dieser Beobachtung sowie auf Grund der histologischen Veränderung in der Hypophyse und der starken Abnahme des Follikelreifungshormons daselbst schließt Martin, daß der Nebennierenmangel auf dem Umwege über die Hypophyse auf die Ovarien wirkt und die Störung im Ablauf des Brunstzyklus verursacht.

Zondek und Aschheim entfernten die Nebennieren bei geschlechtsreifen weiblichen Mäusen und sahen bei den Tieren, die den Eingriff Wochen ja Monate lang überlebten, keine Veränderung des ovariellen Zyklus.

Bei Hunden sah Viale Ausfall des Geschlechtstriebes nach einseitiger Nebennierenexstirpation sowohl beim Rüden als auch bei der Hündin.

Die vielen einander widersprechenden Angaben über die Folgen der Epinephrektomie für die Generationsvorgänge selbst bei Tieren einer und derselben Art dürften abgesehen von der Versuchstechnik, dem Alter und vielleicht auch der Rasse der Tiere in erster Linie von dem Vorhandensein akzessorischen Rindengewebes abhängen, dessen vikariierende Hypertrophie die schweren Folgen der beiderseitigen Nebennierenexstirpation wenigstens teilweise hintanzuhalten imstande ist. Daß bei diesen Versuchen keine sicheren Schlüsse aus den Veränderungen der Geschlechtsorgane und der Störung ihrer Funktion zu ziehen sind, wurde erst jüngst von Severinghaus, Engle und Smith besonders hervorgehoben.

Eine Reihe von Versuchen wurde der Frage gewidmet, inwieweit die Nebennieren des Fetus für die der Mutter vikariierend einzuspringen imstande sind, zu welchem Zweck trächtige Kaninchen, Meerschweinchen, Ratten, Katzen und Hunde teils einseitig, teils doppelseitig epinephrektomiert wurden.

Granzow, der Kaninchen und Meerschweinchen verwendet hat, sah bei beiderseitig epinephrektomierten Tieren fast nie eine Unterbrechung der Schwangerschaft, da die Tiere, deren Ausfallserscheinungen schwerer waren als bei nichtgraviden Tieren, offenbar noch vor Eintritt des Abortus starben. Die Anwesenheit verschieden weit entwickelter Feten änderte nichts an dem letalen Ausgang der Nebennierenexstirpation bei den Muttertieren, da im Gegensatz zur Schilddrüse und zum Pankreas die fetalen Nebennieren nicht in der Lage sind, kompensatorisch für die ausgefallenen mütterlichen Organe einzutreten. Die morphologische Untersuchung der fetalen Nebennieren ergab keine abnormen Veränderungen. Auch aus den Versuchen von Nishizaki geht hervor, daß die Nebennieren zur Erhaltung des Lebens während der Schwangerschaft notwendiger sind als außerhalb derselben und daß sie besonders wichtig zur Zeit der Geburt und im Wochenbett zu sein scheinen. Da die meisten Tiere (Meerschweinchen und Ratten) trotz der Nebennierenexstirpation lebende Junge gebären, schätzt der Autor die Bedeutung der mütterlichen Nebennieren für die Entwicklung der Feten nicht allzu hoch ein.

Corey verwendete trächtige bzw. laktierende Katzen und fand nach zweizeitiger, doppelseitiger Nebennierenexstirpation in der Lebensdauer keinen Unterschied zwischen tragenden und nichttragenden bzw. männlichen Tieren. Auch Cattaneo gelangte zu dem gleichen Ergebnis, während Rogoff und Stewart doppelseitig epinephrektomierte trächtige Hündinnen wesentlich länger leben sah als nichtträchtige und Rüden, wobei auch die Ausfallserscheinungen, die kurz vor dem Tode in Form von Appetitlosigkeit, gelegentlichen Krämpfen und Asthenie auftraten, bei den trächtigen Tieren vielleicht weniger ausgeprägt waren als bei den anderen. Die Ursache für die längere Lebensdauer epinephrektomierter trächtiger Tiere gegenüber nichtträchtigen glauben die Autoren in einer Substitution der Nebennierenrindenfunktion durch das Corpus luteum erblicken zu dürfen, während nach Bayer die Schwangerschaftshypercholesterinämie bei den nebennierenlosen Tieren lebensverlängernd wirkt, zumal auch in anderer Weise herbeigeführte Vermehrung des Blutcholesterins den Ablauf der Exstirpationsfolgen verzögert.

Ähnlich wie Rogoff und Stewart sahen auch Herrmann, Joelson und Shorr sowie Ehrmann ein auffallend langes Überleben bei epinephrektomierten trächtigen bzw. säugenden Tieren [1].

Die gleichen Umstände, die schon vorhin als Ursache für die große Verschiedenheit der Versuchsergebnisse erörtert worden sind, dürften auch hier ihre Geltung besitzen.

---

[1] Dieselbe Beobachtung machten Hultgreen und Anderson bei epinephrektomierten, zuvor kastrierten Tieren.

IV. Die Wirkung der Eierstockshormone auf Struktur und Funktion der Nebennieren.

Die morphologischen Veränderungen der Nebennieren nach Zufuhr von Ovarialbrunsthormon in der verschiedensten Form wurden in den letzten Jahren von Dal Collo, Watrin, Montpellier und Chiapponi, Bisceglie, Paolucci, Kunde, Poll, Schenk, Shuzo Inohara, Takechi u. a. untersucht.

Dal Collo behandelte Meerschweinchen, die zum Teil kastriert waren, mit Extrakten aus Ovarium, Placenta, Feten und Uterus und fand beim Vergleich der histologischen Befunde in den Nebennieren mit den in der Gravidität, daß sämtliche Extrakte mit Ausnahme der aus Ovarium hergestellten, namentlich aber die aus Placenta, in den Nebennieren der Versuchstiere Veränderungen hervorrufen, die denen in der Schwangerschaft sehr nahekommen, woraus der Autor den Schluß zieht, daß die Schwangerschaftsnebenniere das Produkt der Summation dieser Einzelwirkungen sei.

In den Versuchen von Watrin, der junge und reife Meerschweinchen mit dem Saft der Graafschen Follikel injizierte, war außer einer leichten Hyperämie der Rindensubstanz keine Veränderung der Nebennieren nachweisbar, ebensowenig wie das Bild der Nebennieren durch die einzelnen Phasen des oestrischen Zyklus beeinflußt wird. — Bei Kaninchen glaubt Watrin dieselben Verhältnisse wie bei Meerschweinchen annehmen zu dürfen, da er während der Reifung der Graafschen Follikel nie eine Reaktion an den Nebennieren wahrnehmen konnte. Nach Bisceglie erzeugt zwar kurze Behandlung mit Follikelsaft keine abnorme Veränderung in der Nebennierenrinde, hingegen findet sich nach längerer Behandlung außer Hyperämie eine beträchtliche Lipoidvermehrung in der Zona fasciculata und Zona reticularis, während das Mark keine Besonderheiten aufweist.

Paolucci behandelte Ratten mit Follikelsaft von Kühen und Säuen und aus Follikelsaft hergestellten Extrakten. Die Veränderungen waren nach 80—90 Tagen am stärksten ausgeprägt und bestanden in einer Vergrößerung der Zellen der ZF., Vakuolisierung des Zellleibes hier und in der ZR., Vermehrung der eisenhaltigen Zellen und starker Lipoidinfiltration, während die Marksubstanz nichts besonderes zeigte. Im Gegensatz zu Paolucci fanden Montpellier und Chiapponi bei Ratten, denen sie täglich je 5 Einheiten Follikulin injizierten, keine Veränderungen in den Nebennieren.

Poll experimentierte mit Mäusen, einer Tierart, bei der das geschlechtsreife Männchen niemals eine ZR., das Weibchen eine solche nur in der ersten Hälfte des geschlechtsreifen Alters besitzt. Injizierte nun Poll Progynon älteren weiblichen Mäusen, so konnte er die Nebenniere „refeminieren", indem wiederum (allerdings rasch der Degeneration verfallende) Reticulariszellen auftraten. Behandelte Poll in der 8.—9. Woche kastrierte Weibchen mit Proviron, so gelang es ihm bei den Tieren auch noch im Alter von 9 Monaten eine Reticularis hervorzurufen. Bei Mausböcken konnte er durch Progynon ebenso durch frühzeitige Kastration eine deutliche, völlig der weiblichen Reticularis entsprechende Rindenzone erzeugen und so die männliche Nebenniere „verweiblichen".

Ein Vergleich dieser Versuchsergebnisse mit denen von Kunde, d'Amour, Gustavson und Carlson, die mit jungen Hunden experimentierten, zeigt, wie verschieden die Nebennieren der einzelnen Tierarten auf die Zufuhr von Ovarialbrunsthormon reagieren, denn die genannten Autoren konnten trotz täglicher Verabreichung von 800 RE. Oestrin weder makroskopisch, noch histologisch irgendwelche Veränderungen an den Nebennieren der Hündinnen nachweisen, während die Ovarien verkleinert, die Follikelbildung zum Stillstand gebracht, das Stroma vermehrt und die Drüsen der Uterusmucosa gewuchert waren.

Takechi prüfte den Einfluß der Ovarialhormone auf die Nebennieren, indem er Meerschweinchen in die Hoden Ovarium einpflanzte. Heilte dieses ein, so blieben in den Nebennieren nur kleine siderophile Körperchen übrig, während das Pigment stark vermehrt war, eine Reaktion, die auch dann zustande kam, wenn Ovarium an anderen Stellen des Körpers implantiert wurde. Die normale Entwicklung der siderophilen Körperchen ist nach Takechi gebunden an die Funktionstüchtigkeit der Hoden, da nach Kastration die genannten Körperchen sich in Pigment umwandeln. Während der Hoden mit normaler Spermiogenese die Bildung der siderophilen Körperchen fördert, beschleunigt das Ovarium, wie aus den Implantationsversuchen hervorgeht, die Bildung des Pigmentes.

Schenk injizierte einem Meerschweinchen Schwangerenserum, das allerdings neben dem Ovarialbrunsthormon auch noch sehr reichlich Prolan enthält, und fand keine sicheren Veränderungen in den Nebennieren, während Shuzo Inohara durch Injektion von Schwangerenharn schon bei jungen männlichen Mäusen die sog. X-Zone, die normalerweise erst bei reifen Männchen verloren geht, in 100% der Versuche verschwinden sah.

Versuche über den Einfluß des Corpus luteum auf die Nebennieren stammen von Kennedy sowie von Ikegami. Nach Kennedy erzeugen Extrakte aus frischem und getrocknetem Corpus luteum von Kühen degenerative Veränderungen in den Nebennieren des Kaninchens, und Ikegami sah in der Rindensubstanz der Froschnebenniere die Zahl der Stillingschen „Sommerzellen" erheblich vermehrt und die Entwicklung der Geschlechtsdrüsen bedeutend weiter fortgeschritten, wenn er die Froschlarven mit Corpus luteum und mit Placenta fütterte.

Durch eine Reihe von Arbeiten scheint der Beweis erbracht zu sein, daß die Hormone des Ovariums die Adrenalinproduktion in der Nebenniere fördern, ohne daß sich stets ein morphologisches Substrat für eine solche Mehrleistung des chromaffinen Gewebes nach Zufuhr von Ovarialhormon nachweisen ließe. So sahen Ott und Scott eine Erhöhung der Adrenalinkonzentration im Cavablut nach Einführung enteiweißten Eierstockextraktes und Blotevogel nach Injektion von Ovarialbrunsthormon Zunahme der chrombraunen Zellen im Frankenhäuserschen Ganglion der Maus.

Nach Poll und seinen Mitarbeitern nimmt in der Schwangerschaft sowie nach Einspritzung von Follikelhormon der Adrenalingehalt im Plexus cervicalis uteri der Maus zu. Nach diesem Autor ist die Adrenalinmenge der Nebenniere pro Körpergewicht bei der männlichen Maus geringer als bei der weiblichen, doch gelingt es leicht, beim Männchen durch Kastration den Adrenalingehalt auf den Stand einer weiblichen Nebenniere zu bringen; dagegen läßt sich durch Eierstocksextrakte die Leistung des Adrenalin-bereitenden Gewebes beim Weibchen nicht auf den Stand der männlichen Nebenniere herunterdrücken.

Nach den Untersuchungen von Nikolaeff vergrößert sich die Absonderung der Adrenalin-ähnlichen Substanz aus der isolierten Rindernebenniere, wenn Ovarialflüssigkeit durch die betreffende Nebenniere hindurchgeleitet wird, was daraus zu ersehen ist, daß sämtliche Portionen der Nebennierenflüssigkeit nach der Durchleitung der Ovarialflüssigkeit[1]

---

[1] Die Flüssigkeit, die beim Durchschneiden der Ovarien abfließt.

eine deutlichere Gefäßverengung am Kaninchenohr ergeben als vor der Durchleitung derselben.

Nach Tokumitsu soll auch das Corpus luteum die Sekretion des Adrenalins erhöhen.

Die Wirkstoffe der Ovarien üben nach den Untersuchungen von Christofoletti, Stolper, Adler, Guggisberg, Baillot, Contardo, Ogushi und Tomita u. a. auch einen wesentlichen Einfluß auf die Adrenalinempfindlichkeit des Kohlehydratstoffwechsels aus, was daraus hervorzugehen scheint, daß in der Schwangerschaft, nach Kastration und bei Atrophie der Ovarien in der Menopause sowie nach Röntgenbestrahlung die Assimilationsgrenze für Kohlehydrate herabgesetzt ist, eine Erscheinung, die Stolper durch Einwirkung auf das Pankreas und auf das Adrenalsystem zurückführt. Christofoletti, der bei Frauen am Ende der Schwangerschaft, die vor der Adrenalininjektion keinen Zucker im Harn ausschieden, nach derselben eine deutliche Glykosurie beobachtete, nimmt eine hemmende Wirkung des Ovars auf das chromaffine Gewebe an, die es verständlich macht, daß nach Wegfall der Keimdrüsen das chromaffine Gewebe mit einer erhöhten Tätigkeit antwortet.

Nach Guggisberg reagieren Schwangere ungefähr in 85%, nichtschwangere gesunde Frauen hingegen nur in 12% auf Verabreichung von Adrenalin und Zucker mit einer Glykosurie, während sich die Hyperglykämie, sowohl was die Höhe, als auch die Dauer anbelangt, bei beiden Gruppen innerhalb der gleichen Grenzen hält, woraus sich ergibt, daß einzig und allein der Blutzucker einen Einblick in das feine Getriebe des Zuckerstoffwechsels gestattet. Daß bei Schwangeren die Adrenalinzufuhr siebenmal häufiger Glykosurie hervorruft als bei Nichtschwangeren, läßt sich nach Guggisberg nicht anders erklären, als durch eine in der Schwangerschaft besonders erhöhte Durchlässigkeit der Nieren für Traubenzucker.

Nach Oda verstärken Extrakte des Ovarialzwischengewebes die Adrenalinhyperglykämie, während Corpus luteum-Extrakte die Wirkung des Adrenalins auf den Zuckerstoffwechsel hemmen. Die erstgenannten Extrakte können gelegentlich Hyperglykämie hervorrufen, die Extrakte aus Corpus luteum haben hingegen keinen Einfluß auf den Blutzuckergehalt.

Die Versuche von Dresel, Mochizuki und Taya, die eine Aufhebung oder Abschwächung der glykosurischen Wirkung des Adrenalins durch Präparate aus Geschlechtsdrüsen beobachten konnten, besitzen nach den Ausführungen Bayers keine Bedeutung für die Frage nach dem Einfluß der Keimdrüsen auf die Adrenalinproduktion, da die von den Autoren verwendeten Präparate (wie z. B. das Ovoglandol) das Geschlechtshormon nicht zu enthalten scheinen.

V. Die Wirkung von Brustdrüsenextrakten auf die Nebennieren.

Dieser Frage sind nur spärliche Arbeiten gewidmet. Adler sah bei männlichen, virginellen und trächtigen Meerschweinchen durch Brustdrüsenextrakte eine bedeutende Vergrößerung der Nebennieren mit Hyperämie, Blutungen, Mitosen in der Rinde und Wucherung der Marksubstanz. Nach Manzi steigt bei Hündinnen nach subcutaner Injektion von Brustdrüsenextrakt der Adrenalingehalt der Nebenniere etwa bis auf das dreifache, welchem Befunde histologisch eine Hypertrophie und Hyperplasie der Marksubstanz

mit besonders starker Vermehrung der Sekretkörnchen entspricht. Der Adrenalingehalt
des Blutes ist bei diesen Tieren erhöht, was daraus hervorgeht, daß Adrenalinlösungen von
0,1—0,2% schon mydriatisch wirken, während bei normalen Tieren erst solche von 0,5
bis 0,6% eine Wirkung zeigen.

VI. Störungen in den Beziehungen zwischen Nebenniere und weiblicher Geschlechtssphäre.

A. Krankhaft gesteigerte Funktion der Nebennierenrinde.

1. Der Interrenalismus.

Eindrucksvoller als die an das Geschlecht gebundene Verschiedenheit der Nebennieren im Tierreich und die durch Brunst und Schwangerschaft hervorgerufenen Veränderungen weisen bestimmte Krankheitsbilder auf die sehr nahen Beziehungen zwischen Nebennierenrinde und Sexualsphäre hin. Es sind dies die Pubertas oder Makrogenitosomia
praecox, der Virilismus und der Pseudohermaphroditismus femininus externus, dieser soweit er, wie die zwei erstgenannten Prozesse, mit blastomatösen bzw. hyperplastischen Veränderungen der Nebennierenrinde oder akzessorischer Nebennierenrindenkeime einhergeht. Besonders auffallend äußert sich der innige Zusammenhang zwischen
der Nebennierenrinde und der Sexualsphäre in denjenigen Fällen, in denen bei einem
bis dahin normalen weiblichen Individuum die Entwicklung des Nebennierentumors mit
der Umgestaltung der Sexualcharaktere zeitlich zusammenfällt und in denen nach operativer Entfernung des Nebennierentumors sämtliche Krankheitserscheinungen verschwinden
und das Individuum wiederum normal wird. Weniger klar erscheint der innere Zusammenhang zwischen der Nebennierenveränderung und der Störung der Geschlechtscharaktere
beim Pseudohermaphroditismus, da hier einem kleinen Teil der Fälle mit positivem Nebennierenbefund (meist einer Hyperplasie der Nebennierenrinde) eine große Zahl mit normalen
Nebennieren gegenübersteht, was ja auch viele Autoren veranlaßt hat, die Genitalstörung
und die Hyperplasie der Nebennierenrinde als eine gleichgeordnete Mißbildung anzusehen.
Im Verlaufe dieser Ausführungen soll indessen gezeigt werden, daß auch bei diesem Krankheitsbild kausalgenetisch ein Zusammenhang zwischen beiden Veränderungen angenommen
werden muß.

Tritt die Veränderung der Nebennierenrinde, meist ein Blastom, im Kindesalter auf,
so kommt es bei den meist weiblichen Wesen zur geschlechtlichen Frühreife, zur Pubertas praecox, wobei die vorzeitig auftretenden Sexualcharaktere entweder dem Geschlecht
des Individuums entsprechen oder aber dem anderen Geschlecht angehören. Neben diesen
Fällen von — wie Halban sie nennt — isosexueller bzw. heterosexueller Frühreife
gibt es aber auch Fälle, in denen Sexualmerkmale beider Geschlechter gleichzeitig oder
hintereinander auftreten, so daß z. B. kleine Mädchen neben stark entwickelten Brüsten
und Menstruatio praecox einen Bart und männliche Körperbehaarung aufweisen. Setzt
die Veränderung der Nebennieren im geschlechtsreifen Alter ein, dann tritt eine Geschlechtsumstimmung des Individuums auf, wobei hier noch häufiger als bei der Pubertas praecox
das weibliche Geschlecht betroffen erscheint. —

Bei der Pubertas praecox verändert sich entweder bald nach der Geburt oder
in den ersten Lebensjahren das Aussehen des Kindes in einer ganz charakteristischen Weise.

Die Kinder wachsen auffallend rasch, die Muskulatur wird ungewöhnlich kräftig, in sehr vielen Fällen tritt Fettsucht und eine abnorm starke Entwicklung der Brüste auf. Das Genitale gleicht dem eines erwachsenen Weibes, besonders die Klitoris ist manchmal sehr stark ausgebildet und ragt penisartig aus der Schamspalte hervor. Die Behaarung nimmt in auffälliger Weise zu. Es kommt zu starker Schambehaarung, oft vom männlichen Typus, der Stamm und die Gliedmaßen bedecken sich mit mehr oder weniger langen Haaren, so daß das Bild eines stark behaarten männlichen Körpers entsteht (Abb. 11). An Wangen, Kinn und Oberlippe sprießt ein Bart wie beim Mann, die Haut zeigt bräunliche Pigmentierung, nicht selten Acne und Hyperkeratose. Die Stimme wird tief und männlich.

Neben diesen Fällen von heterosexueller Frühreife gibt es, wie eingangs erwähnt, Fälle, in denen die vorzeitige Entwicklung die Grenzen des eigenen Geschlechtstypus nicht überschreitet und die Veränderungen ausschließlich in einer Hypertrophie und starken Behaarung des äußeren Genitales, Auftreten von Menses, kräftiger Entwicklung der Brüste und vorzeitiger geistiger Entwicklung besteht (isexuelle Frühreife).

Nicht in allen Fällen findet sich das vollständige hier geschilderte Bild der Pubertas praecox, denn eine Reihe von Symptomen kann auch fehlen, so die Fettsucht, die abnorme Muskelkraft, das rasche Wachstum, die vorzeitige Entwicklung der Mammae, die Menstruation, die sogar meistens vermißt wird, und die Veränderungen der

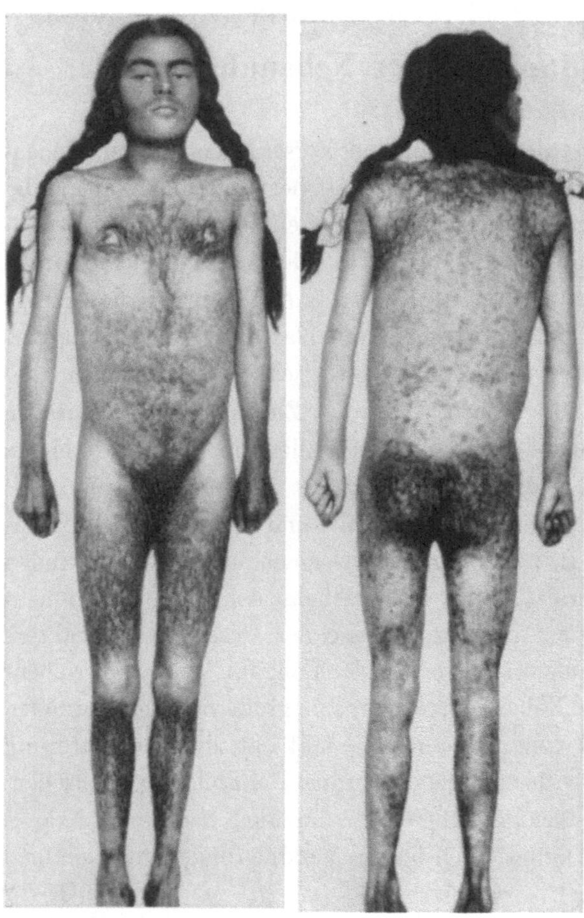

Abb. 11. Interrenaler Virilismus. 15 Jahre altes Mädchen (Fall von Scabell).

Haut. Fälle von Pubertas praecox bei Knaben sind viel seltener und dadurch bemerkenswert, daß die sexuelle Umstimmung nicht in der Richtung des anderen Geschlechtes erfolgt.

Einige typische Fälle von Pubertas praecox beim weiblichen Geschlecht seien hier ausführlich wiedergegeben.

Ein Fall von isosexueller Frühreife von v. d. Bergh.

Ein 3jähriges Mädchen macht einen über das Alter gereiften Eindruck, gibt kurze, gut überlegte Antworten, hat eine tiefe Altstimme. Die Geschlechtsteile sind auffallend stark entwickelt. Schamhaare 4 cm lang, Schamlippen groß, der Eingang zur Vagina geräumig, die Klitoris größer als bei einer geschlechtsreifen Frau. Der Körper ist proportioniert, doch entspricht Größe und Gewicht einem weit älteren Kinde (1,06 cm Körperlänge gegen 88 cm und 19,2 kg Körpergewicht gegen 14 kg normal). Ein großer, nicht-fluktuierender Tumor der linken Oberbauchhälfte erweist sich bei der Operation als ein 2 kg schweres,

22 : 16 : 12 cm messendes Hypernephrom der linken Nebenniere von fester Konsistenz und orange-gelber Farbe auf dem Durchschnitt.

Histologisch zeigt der Tumor Zellen in Reihen und Strängen mit weiten Capillaren und größere Venen führenden Bindegewebszügen und einer nicht zu verkennenden Ähnlichkeit mit der Zona fasciculata. Die Zellen erscheinen rund oder mehr eckig, besitzen ein körniges Protoplasma und runde Kerne, die zum Teil so dicht liegen, daß die Unterscheidung der Zellgrenzen kaum möglich ist. Einzelne Kerne zeichnen sich durch besondere Größe und dunkle Färbung aus und es kommen Zellgruppen vor, wo fast ausschließlich diese Zellen enthalten sind. Stellenweise vorhandene Nekrosen vervollständigen das histologische Bild. Besonders die größeren Tumorzellen zeigen einen außergewöhnlichen Lipoidreichtum, wobei aber auch zwischen den Zellen und im Interstitium kleine und große Lipoidtropfen nachweisbar sind. Den Tumor spricht v. d. Bergh als ein carcinomatöses, metastasierendes Hypernephrom an. Die rechte Nebenniere ist schmal und dunkelgelb. Bei der Sektion findet sich unter anderem ein sehr kleiner Thymus (4 g), eine stark vergrößerte Milz (120 g) und starke Anschwellung der mesenterialen Lymphknoten. Auch die Tonsillen sind vergrößert, die Schilddrüse wiegt 10 g.

Einen Fall von isosexueller Frühreife mit später auftretender heterosexueller Um-stimmung beschrieben unter anderem Kayne, Babcock, Beats und Jump. Es handelt sich um ein 7jähriges Mädchen, bei dem die vorzeitige körperliche und geistige Entwicklung nach dem 1. Lebens-jahr eingesetzt hat. Bis zum 7. Jahr bestand regelmäßige Menstruation, mit deren Aufhören gleichzeitig die heterosexuelle Umformung des Kindes begann. Die Klitoris wandelte sich in ein penisartiges Gebilde um, an der Scham und in den Achselhöhlen sproß reichliches Haar, die Stimme wurde männlich. Zugleich konnte im rechten Hypochondrium eine rasch wachsende Geschwulst festgestellt werden. Bei der Operation, die tödlich endete, fand sich ein mit der Leber verwachsenes Hypernephrom der rechten Nebenniere, die linke Nebenniere war normal.

Ähnlich ist der Fall von Bulloch und Sequeira bei einem 11jährigen, sehr fettleibigen Kinde, das bei 174 cm Körperlänge und kräftig entwickelten Brüsten ganz den Eindruck einer erwachsenen Frau machte. Neben reichlicher Behaarung der Scham und der Achselhöhlen findet sich als einziges hetero-sexuelles Merkmal ein Bart an Kinn und Oberlippe. Der Tumor war ein malignes Hypernephrom der linken Nebenniere mit Metastasen; die rechte Nebenniere war leicht vergrößert, die Ovarien hyper-trophisch.

In morphologischer Hinsicht recht genau untersucht ist der Fall Schneider, der ein $3^{1}/_{4}$jähriges Mädchen betrifft, bei dem die heterosexuellen Merkmale stärker hervortraten als die iso-sexuellen. Nach den Angaben der Eltern war schon zur Zeit der Geburt das Genitale des Kindes über-mäßig entwickelt. Mit 3 Monaten traten die ersten Schamhaare auf, die immer dichter wurden. Keine Menstruation. Die sonstige körperliche und vor allem die geistige Entwicklung verlief normal. Der Körper zeigt kindliche Proportionen. Besonders der Rücken ist stark behaart, die Achselbehaarung ist deutlich, die Oberlippe mit einem zarten Flaum bedeckt. Brüste sind nicht vergrößert, Brustwarzen auf-fallend groß, pigmentiert und von einem Kranz feiner Haare umsäumt. Dicht behaart sind Schamberg und große Labien. Das Fettpolster ist mäßig entwickelt. Bei der Operation findet sich eine 25 : 20 : 15 cm messende, grobknotige, bindegewebig abgekapselte Geschwulst, an deren unteren und hinteren Pol die erhaltene, aber plattgedrückte linke Niere liegt. Am Durchschnitt erscheint die Geschwulst teils markig, graurot, fast gallertig, mit gelben opaken Partien, teils ist sie bröcklig und hämorrhagisch zerfallen.

Histologisch handelt es sich um ein sehr zellreiches Gewächs von ungeordnetem, sarkomartigen Bau mit spärlichem Stroma. Es ist reich an zarten, zum Teil erweiterten Capillaren. Die Geschwulst-zellen haben stellenweise eine balkige bzw. netzförmige Anordnung, die sehr an den Bau der Neben-nierenrinde erinnert. Das Protoplasma der Zellen ist schlecht begrenzt, gleichmäßig beschaffen, die Kerne sind groß und sehr vielgestaltig und stellen zum Teil lappig begrenzte Riesenkerne dar. Mitosen sind außerordentlich zahlreich. Vielfach findet sich hämorrhagische Nekrose, wobei stellenweise nur schmale Geschwulstzellmäntel um die Gefäße herum erhalten sind. Fett ist nur in nekrotischen Tumor-teilen vorhanden, die erhaltenen Partien sind fettfrei; ob auch glykogenfrei, erscheint fraglich.

Die Sektion des bald nach der Operation verstorbenen Kindes gibt nachstehenden Befund. Genitale: Labien und Mons veneris sind mit dichten, bis 2 cm langen, dunkelbraunen Haaren bedeckt. Die großen Labien sind groß und fettreich, etwa 5—6 cm lang, die Klitoris ist $2^{1}/_{2}$ cm lang und springt aus der Schamspalte penisartig hervor. Die kurze hervorragende Glans wird von einer fast ringförmigen Präputialfalte eingefaßt, die sich nach abwärts in die kleinen Labien fortsetzt. Diese sind $2^{1}/_{2}$ cm lang und $^{3}/_{4}$ cm hoch und laufen allmählich in die großen Labien nahe deren Commisur aus. Der Introitus vaginae ist über $1^{1}/_{2}$ cm lang und liegt tief zwischen den kleinen Labien. Hymen halbmondförmig. Urethra mit mächtiger Muskulatur ohne Prostatagewebe. Vagina 4 cm lang, Rugae deutlicher ausgebildet als normal. Der Uterus 4 : $2^1/_2$: $^1/_2$ cm, also etwas vergrößert, platt, von infantiler Form. Die Portio springt stark in die Scheide, besonders die hintere Muttermundlippe. Tuben stricknadeldünn, 5 cm lang. Ovarien etwas länger als normal (2,8 : 0,8 : 0,5 cm), zeigen eine mäßig breite Rinde, die eine Anzahl von Primärfollikeln enthält. Die Eizellen, die oft zu mehreren in einem Follikel liegen, sind relativ groß. Ganz vereinzelt finden sich reifende Follikel mit gewucherter Granulosazellschicht, nirgends sprungreife Follikel. Nach der Markschicht zu liegen mehrere große atretische Follikel mit einem wellig hyalinen Saum, ferner Follikelcysten, beide umgeben von einem Saum verfetteter Thecazellen. Der Uterus zeigt eine dünne, kernreiche Schleimhaut mit spärlichen, weit auseinanderstehenden, kurzen Drüsen.

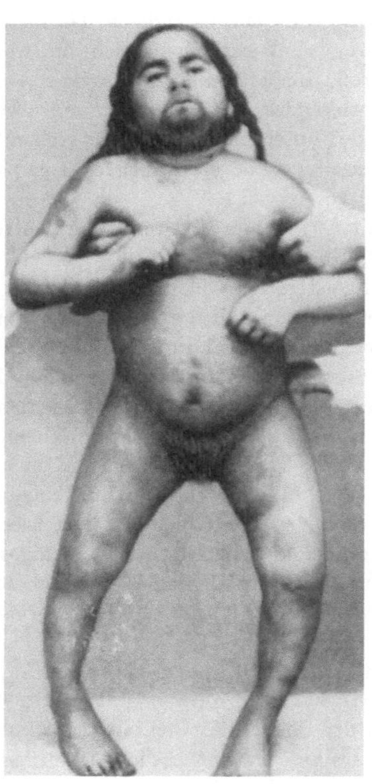

Abb. 12. Interrenale Form der Pubertas praecox. 9 Jahre altes Mädchen (Fall von H. Schmidt).

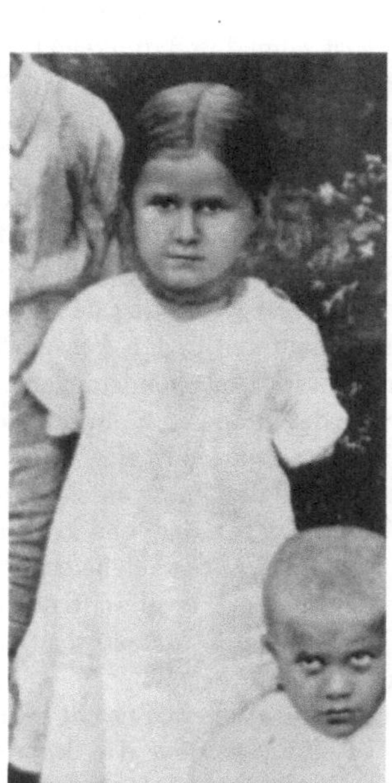

Abb. 13. Dasselbe Kind wie auf Abb. 12 vor der Erkrankung. (Nach H. Schmidt.)

Hypophyse makroskopisch o. B., Zirbeldrüse histologisch dem Alter des Kindes entsprechend, Thymus 9 g, Milz vergrößert (155 g), weich, mit vielen größeren Follikeln. In der oberen Tibiaepiphyse ein 4 : 1 cm messender Knochenkern.

In dem genauer untersuchten Fall von H. Schmid wird das Bild fast vollständig von den Zeichen der heterosexuellen Umstimmung beherrscht. Es handelte sich um das 9jährige Kind eines gewohnheitsmäßigen Sexualverbrechers, das sich zunächst körperlich und geistig gut und rasch entwickelte. Es war dick und zeigte eine zarte Flaumbehaarung an den Armen und am Nacken. Vorerst fiel bloß die geistige Überlegenheit über andere Kinder und eine besondere Muskelkraft auf, die bei Raufereien dem noch nicht 8jährigen Mädchen über viel ältere Jungen oft zum Siege verhalf. Mit 9 Jahren trat eine Genitalblutung auf, die sich nicht wiederholt haben soll; zu gleicher Zeit wurde das Kind stiller und sonderte sich von den Knaben ab. Bald fiel der Mutter ein zarter Bartwuchs auf, der sich immer mehr und mehr verstärkte, so daß das Mädchen zweimal wöchentlich rasiert werden mußte. Gleichzeitig trat Behaarung der Scham und der Achselhöhlen auf, die Stimme wurde tief, die Haut dunkler, rauh und voll kleiner Comedonen, Eiterpusteln und Furunkel. Der Körper wurde unproportioniert, auffallend fett, das Gewicht erreichte 41 kg bei 120 cm Körperlänge. Das Auffallendste ist die ungewöhnliche Behaarung des ganzen Körpers mit kurzen oder längeren, dunkelbraunen kräftigen Haaren. Die Schambehaarung zeigt männlichen Typus, um Mund und Kinn findet sich ein tiefschwarzer Stoppelbart, der sich nach den Backen zu allmählich verliert; die Augenbrauen sind auffallend buschig (Abb. 12 u. 13).

Die Sektion des an Pyämie verstorbenen Kindes ergibt als wichtigsten Befund einen grobhöckerigen, von einer derben Kapsel umgebenen, ausgesprochen knolligen Tumor, der im Durchschnitt teils braunrot mit gelben Einsprengungen, teils rein schwefelgelb erscheint, teils ein fischfleischähnliches Aussehen besitzt. Einzelne der großen Tumorknollen sind ungemein reich an venösen Gefäßen und besitzen eine schwammige Beschaffenheit. Der Tumor, der in die untere Hohlvene eingebrochen ist und Metastasen in den Lungen und in der Leber gesetzt hat, wird von Zellen gebildet, die einen bald größeren, bald kleineren pyknotischen Kern und einen vielfach mit strahligen Ausläufern versehenen Leib besitzen. In den Lebermetastasen finden sich unter anderem riesenzellenähnliche Gebilde mit zwei Riesenkernen, in den Lungenmetastasen reihenförmige Anordnung der Zellen, die an den Bau der Nebennierenrinde erinnert. In der linken Nebenniere ein walnußgroßes, gelbes Rindenadenom. Hypophyse 0,5 g, histologisch normal. Schilddrüse o. B. Die Brustdrüsen durch fettreiches Gewebe substituiert. Uterus entsprechend groß, ebenso die Ovarien, die nur in der Rinde ganz vereinzelte kleine Follikel und nur an einer Stelle einen Follikel mit Ei erkennen lassen.

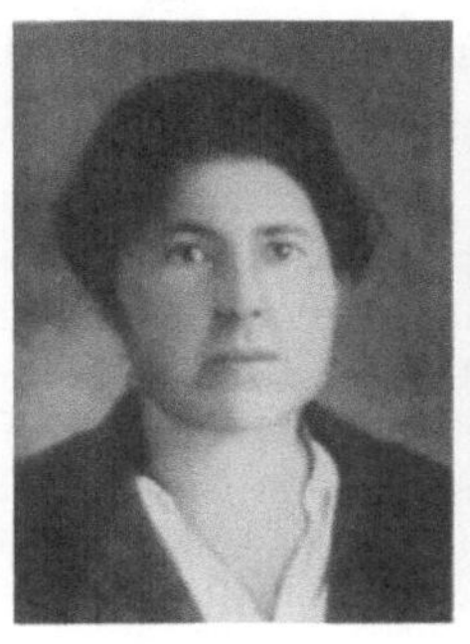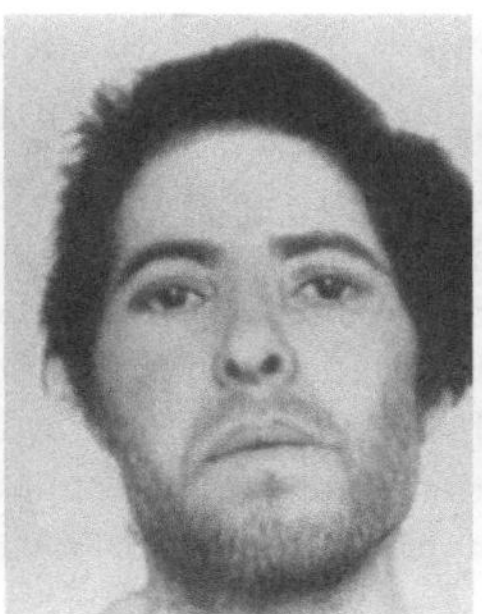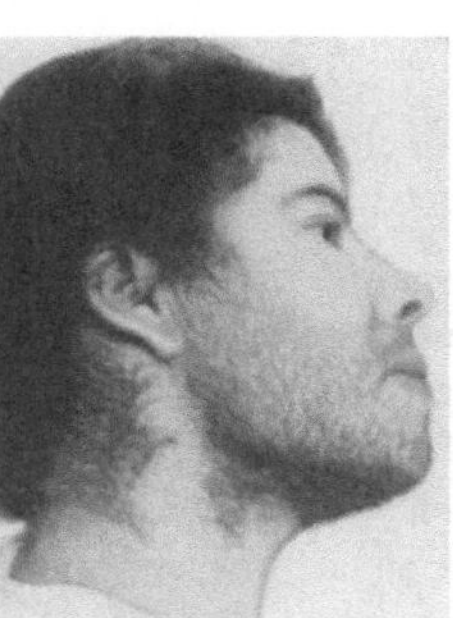

Abb. 14. 38jährige Frau mit interrenalem Virilismus mit starker Hypertrichose des Gesichtes (Fall von Lisser).

Beim Weibe jenseits der Pubertät entfallen selbstredend die Zeichen der Frühreife, dagegen steht im Vordergrund, die heterosexuelle Umstimmung, der **Virilismus**. Meist ist das erste Symptom der Erkrankung die Cessatio mensum, die oft schon mehrere Jahre den eigentlichen Erscheinungen vorangeht. Vermehrte Körperbehaarung mit männlichem Behaarungstypus der Schamgegend, verschieden starker Bartwuchs, Abflachung der Brüste, Umwandlung der Klitoris in ein penisartiges Organ und Tieferwerden der Stimme bilden die markantesten Veränderungen des Virilismus (Abb. 14 u. 15). Oft kommt es zu Fettsucht und durch Zunahme der Muskelmassen zu einer auffallenden Vermehrung der Muskelkraft. Psychisch finden sich Abweichungen vom weiblichen Typus, so vor allem Abneigung gegen Männer, auf das eigene Geschlecht gerichtete Libido usw. In einigen Fällen wurde Polycythämie (Zucker, Winkel, Bauer-Medwei, Beder usw.), Hochdruck (Strauß, Winkel, Beder) und Glykosurie (Strauß, Winkel, Langeron, Decherf und Danes, Ruituiga, Ingebrigtsen) und Cholesterinämie (Strauß) beobachtet.

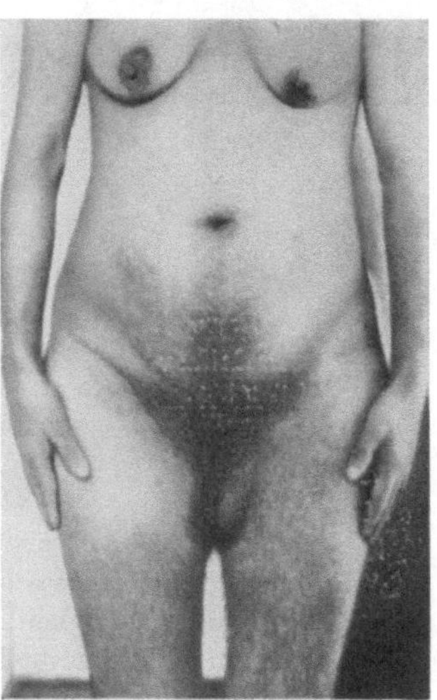

Abb. 15. Dieselbe Frau wie auf Abb. 14 mit starker Behaarung der Scham nach männlichem Typus (Fall von Lisser).

Wie bei der Pubertas praecox gibt es auch beim Virilismus unvollständige Formen, bei denen eine oder mehrere typische Veränderungen fehlen. So bestand im Falle von Groß und Hühne das durch ein malignes Hypernephrom der rechten Nebenniere hervorgerufene Krankheitsbild bloß im Sistieren der Ovarialfunktion und einer allgemeinen Hypertrichose. Besonders die Fettsucht, die durchaus nicht dem Kastratentypus oder dem bei Hypophysenerkrankungen entspricht und häufig mit seborrhoischen Veränderungen der Haut (Hypertrophie der Talgdrüsen, Comedonen, Acnepusteln) vergesellschaftet ist, fehlt in einem nicht geringen Teil der Fälle. Dassselbe gilt von der bei der Pubertas praecox so häufig beobachteten Überentwicklung der Muskulatur und der Umformung des äußeren Genitales nach der männlichen Seite durch Ausbildung einer penisartigen Klitoris. Sogar die übermäßige Behaarung kann fehlen, so daß in solchen Fällen die von Apert für das Krankheitsbild gewählte Bezeichnung „Hirsutismus" gar nicht am Platze ist.

Von den zahlreichen, in der Literatur niedergelegten Fällen von typischem Virilismus durch Rindentumoren seien nur wenige näher angeführt.

Der Fall Bortz-Thumin betrifft ein 17jähriges Mädchen, das mit 15 Jahren zu menstruieren begann. Bald wurden die Menses unregelmäßig, um bald vollkommen zu verschwinden. Gleichzeitig entwickelte sich ein üppiger Vollbart, ein spärlicher Schnurrbart, eine auffallende Behaarung der Brüste und der Linea alba. Das Mädchen wurde fettleibig, die Stimme bekam Ähnlichkeit mit der eines Mannes. Bei der klinischen Untersuchung wurde festgestellt, daß die Körperformen ausgesprochen weiblich waren; besonders die Mammae hatten ausgesprochenen weiblichen Charakter, doch zeigten sie einen schwarzen Haarkranz um die Brustwarzen. Das äußere Genitale wohl ausgebildet, Scheide 8 cm lang, Uterus o. B. (Abb. 16).

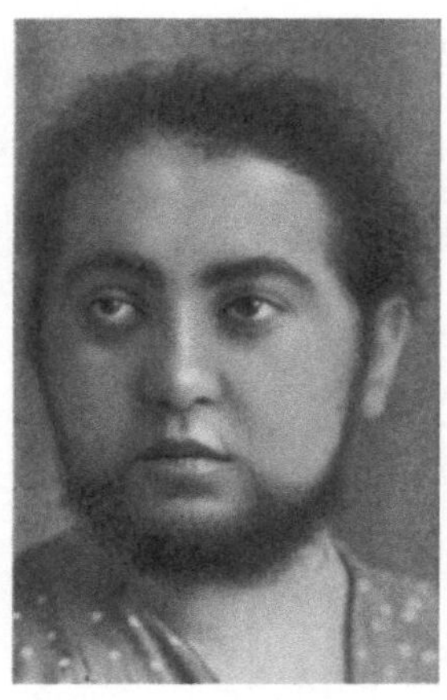

Abb. 16.
17 Jahre altes Mädchen mit interrenalem Virilismus
(Fall von Bortz-Thumin).

Die Sektion des an einer Phlegmone verstorbenen Mädchens ergab einen 12 : 7 : 5 cm messenden, an die Niere fixierten Tumor der linken Nebenniere von ziemlich derber Konsistenz und grobknolliger Oberfläche. Am Durchschnitt war der Tumor aus zahlreichen hanfkorn- bis walnußgroßen, auffallend buttergelben, nur stellenweise hämorrhagischen Einzelknollen zusammengesetzt. Zwischen den Tumorknollen ein grauweißes, bis graurotes Stroma. Weder Einwuchern in die Niere, noch in die Nierengefäße nachweisbar. Die regionären Lymphknoten frei von Tumor. Zwei kirschgroße, graugelbliche Adenome in der rechten Nebenniere. Das rechte Ovarium mißt 30 : 15 : 8 mm, ist glatt und derb, das linke erscheint etwas kleiner. Uterus 8 cm lang, wovon $4^{1}/_{2}$ cm auf die Cervix entfallen; Portio klein, Mucosa uteri unverändert, Tuben $9^{1}/_{2}$ cm. Becken weiblich. Hypophyse o. B. Schilddrüse groß und derb, Epithelkörper unverändert, Drüsengewebe der Mammae gut entwickelt.

Histologisch erweisen sich alle drei Nebennierentumoren als typische Adenome der Nebennierenrinde (suprarenale Struma). Die Ovarien sind atrophisch, die Albuginea ist derb und dick, die Primärfollikel spärlich, reifende Follikel fehlen. Follikelcysten und Bilder von Follikelatresie weisen auf Follikeluntergang hin. Nirgends Corpora lutea, geringe Überbleibsel von Corpora candicantia.

In einem Fall von Strauß handelte es sich um eine 37jährige, bis dahin gesunde Frau, die mit 15 Jahren die ersten Menses bekam. $1^{1}/_{2}$ Jahre vor dem Tode trat Dysmenorrhöe bzw. Amenorrhöe, sexuelle Frigidität, Müdigkeit, Zunahme des Körperfettes, im weiteren Verlauf männliche Behaarung im Gesicht, in der Schamgegend und an den Oberschenkeln auf. Hierzu gesellte sich braune Pigmentierung der Haut im Gesicht und an den Händen. Ödeme an den unteren Extremitäten, eine Blutdrucksteigerung bis 180 mm Hg, sowie eine beträchtliche Hypercholestämie von 220 mg-% im Serum ergänzten das klinische Bild. Bei der Operation fand sich ein über faustgroßes Hypernephrom der linken Seite mit Thrombose der Vena cava im Bereich der Einmündung der beiden Nierenvenen, wodurch das Ödem der Beine erklärt war. Eingebettet in ein zartes Stroma zeigten die Zellen des Tumors eine Anordnung, die an die normale Zona fasciculata der Nebennierenrinde erinnerte. Die Ähnlichkeit mit Rindenparenchym wurde noch erhöht durch den Befund mehr oder weniger reichlicher Fetttropfen im Protoplasma der Tumorzellen, obzwar sich der größere Teil des Tumorparenchyms als fettfrei erwies. Die rechte Nebenniere war ohne pathologischen Befund.

Der Fall von Zucker ist ausgezeichnet durch das Fehlen der Adipositas und durch eine ausgesprochene Hyperglobulie. Bei der jetzt 35jährigen Frau war die Menarche mit 15 Jahren; Menses stets sehr stark. 5 Jahre ante exitum zeigte sich dichter Haarwuchs auf der Bauchhaut und an den Oberschenkeln, spärlicher auf der Brust und Oberlippe. Achsel- und Haupthaare o. B. Gleichzeitiges Auftreten von Kopfschmerzen und Tieferwerden der Stimme. Körperliche und geistige Leistungsfähigkeit unverändert, keine Veränderungen im sexuellen Empfinden. $1^{1}/_{2}$ Jahre vor dem Tode Amenorrhöe. Sehr geringer Paniculus adiposus, kleine derbe fettarme Brüste; in der linken Bauchseite ein derber, glatter Tumor. Erythrocytenzahl 5 040 000, Blutdruck 145/45 mm Hg. Tod nach der Operation.

Der 27 : 17 : 8 cm messende Tumor wiegt 2200 g. Seine Hauptmasse besteht aus zähem, gallertigen, transparenten Gewebe mit opaken lehmgelben Einsprengungen. In den Randpartien ist der Tumor mehr graurötlich. Das alveolär angeordnete Tumorparenchym erinnert an lipoidfreies Nebennierenrindengewebe. Metastasen fanden sich in den Lungen. Die Rinde der rechten Nebenniere ist hochgradig atrophisch, das Mark annähernd normal. Die Ovarien atrophisch und gyriert, die übrigen endokrinen Drüsen o. B. Die Klitoris auffallend hypertrophisch.

In auffallendem Gegensatz zu der großen Zahl weiblicher Fälle von Nebennierenrindentumoren mit morphogenetischer Wirkung steht die geringe Zahl beim männlichen Geschlecht. Auch hier finden sich sowohl Fälle von Pubertas praecox als auch Fälle von geschlechtlicher Umstimmung im reifen Alter. Bemerkenswerterweise handelt es sich in den Fällen von Pubertas praecox bei Knaben fast immer um eine isosexuelle Geschlechtsreife, die durch übermäßige Entwicklung des Penis, Auftreten von Schamhaaren, Vergrößerung der Hoden und der Prostata, Hypertrichose und vorzeitigen Stimmbruch gekennzeichnet ist (Linser-Dietrich, Adams, Guthrie-Emery d'Este, Baldwin, Tschernoborow, Holl, Gordon-Bowder, Macera, Kiazim [1]). In manchen Fällen ist Fettsucht oder abnorme Entwicklung der Muskulatur beschrieben. Anscheinend nur in einem Fall von Holl, der einen 15jährigen Knaben betraf, handelte es sich um eine heterosexuelle Umstimmung, bei der es zur Ausbildung weiblicher Mammae mit dunkel pigmentierten Warzenhöfen, einer dunkel pigmentierten Linie zwischen Nabel und Symphyse wie bei Schwangeren und weiblicher Schambehaarung gekommen war.

Fälle von Geschlechtsumstimmung beim Manne im erwachsenen Alter sind beschrieben von Bittorf-Mathias, Hermanns, Gundaker-Holl und Zum Busch-Weber. Beim geschlechtsreifen Mann entwickeln sich weibliche Mammae, unter Umständen mit gut ausgebildeten Brustwarzen und Absonderung von Milch, Verkleinerung der Hoden, Abnahme der Libido sexualis und Potentia coeundi sowie Änderung des Haarkleides nach weiblichem Typus. Der pathologisch-anatomische Befund an den Nebennieren entspricht in diesen Fällen durchaus dem beim weiblichen Geschlecht.

Wie einer Arbeit von Berner zu entnehmen ist, kommen auch im Tierreich Fälle von heterosexueller Umstimmung, bedingt durch Hyperplasie bzw. Blastome der Nebennieren vor. Dieser Autor beschreibt eine $1^1/_2$jährige Henne, die vom 6. Monat an insofern ein verändertes Wesen zur Schau trug, als sie keine Eier legte und mit der Zeit einen Hahnenkamm bekam. Die Sektion ergab eine Hyperplasie der linken Nebenniere und einen großen, fettreichen Tumor der rechten Nebenniere. Bei einer alten Ente, die das Aussehen eines Enterichs hatte, beschreibt Blair Bell gleichfalls einen Tumor der Nebennieren.

Den hier geschilderten Krankheitsbildern, der Pubertas praecox und der heterosexuellen Umstimmung bei Erwachsenen. ist gemeinsam, abgesehen von den so markanten Veränderungen der Sexualcharaktere, der Wucherungsprozeß der Nebennierenrinde, der sich in den meisten Fällen als ein Blastom, viel seltener als eine bloße Hyperplasie erweist. Bei den Blastomen handelt es sich entweder um Adenome oder um Carcinome, wobei nicht selten beide Nebennieren befallen sind, wie in den Fällen von Cooke, Baldwin, Bortz-Thumin, Kiazim u. a. Auch Fälle mit Tumor der einen und Hyper-

---

[1] Ein Fall von Krabbe ohne Sektionsbefund bei einem 1jährigen Knaben dürfte ebenfalls hierher gehören.

plasie der anderen Nebenniere sind bekannt, so der·Fall von Auvray-Pfeffel und von
E. Fränkel. Wo es sich um hyperplastische Veränderungen handelt, dürften wohl stets
beide Nebennieren gleichzeitig betroffen sein. Nicht in allen Fällen sind die Nebennieren
der Sitz der Gewächsbildung, da es Fälle gibt, wo der Tumor im Ligamentum latum
(Baldwin, Delfour-Lucien) oder im Ovarium seinen Sitz hat (Debeyre-Riche,

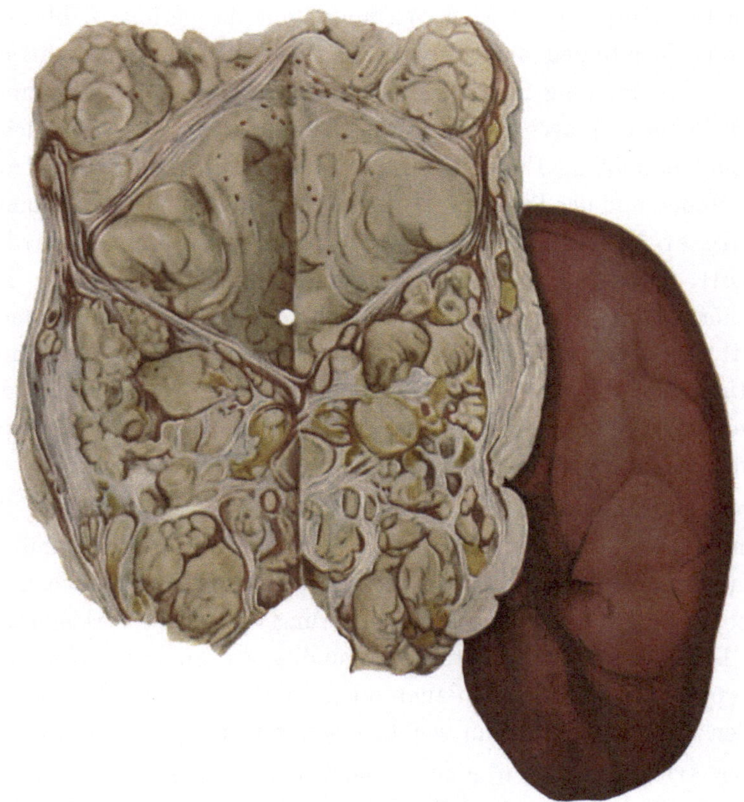

Abb. 17. Makroskopisches Bild eines Hypernephroms, das zum Interrenalismus geführt hat (Fall von Bortz-Thumin).

Gaudier, Sellheim, Downes-Knox). Allerdings erscheint die Nebennierennatur sowohl der im Ligamentum latum als auch im Ovarium gefundenen Tumoren nicht in allen
Fällen ganz sicher, zumal eine Verwechslung mit den ähnlich aussehenden Luteinzell-
tumoren des Ovariums leicht möglich ist [1].

Die malignen Formen zeigen oft ein äußerst schnelles Wachstum; die Metastasierung
erfolgt meist auf dem Blutwege, und zwar in die Lungen und in die Leber, selten in das
Gehirn und Knochensystem. Häufig wird der Einbruch des Tumors in die großen benachbarten Venen beobachtet, während der Lymphweg für die weitere Ausbreitung des Blastoms
keine besondere Rolle spielt.

Durch die buttergelbe Farbe, die große Neigung zum Einbruch in die Blutbahn und
das Fehlen einer lymphogenen Ausbreitung gewinnen die Carcinome der Nebennierenrinde

---

[1] Nach Claude soll es Fälle von Forme fruste des Virilismus geben, die durch eine luteinzellige
Hyperplasie in den Ovarien mit sekundärer Wirkung auf die Nebennieren bedingt sind (sog. Wolffscher
Virilismus).

eine gewisse Ähnlichkeit mit den Grawitz-Tumoren der Niere, die namentlich in früherer Zeit gleichfalls als Blastome der Nebennierenrinde, und zwar in die Niere versprengter Keime derselben, aufgefaßt worden sind (Abb. 17). Trotz einer gewissen Ähnlichkeit zwischen den Grawitz-Tumoren und den Tumoren der Nebennierenrinde handelt es sich um zwei verschiedene Blastome, was schon daraus hervorgeht, daß bisher kein Fall von echtem Grawitz-Tumor in Verbindung mit den hier beschriebenen Krankheitsbildern beobachtet worden ist. Wegen der Verschiedenheit der zwei Blastome sollte es wohl vermieden werden, den Ausdruck Hypernephrom bald für den Grawitz-Tumor, bald für die Gewächse der Nebennierenrinde zu verwenden, vielmehr sollte zum Unterschied vom Hypernephrom als spezifischem Blastom der Nebennierenrinde für die morphologisch zum Teil recht ähnlichen Tumoren der Niere die Bezeichnung Grawitz-Tumor oder nach dem Vorschlag von Lubarsch hypernephroider Tumor gebraucht werden.

In letzter Zeit erfuhr diese Frage eine ausführliche Behandlung durch Paul, der mit Recht betont, daß weder morphologische, noch chemische, noch biologische Gleichheiten zwischenden hypernephroiden Tumoren der Niere und den Tumoren der Nebennierenrinde bestehen. Dagegen wäre dem Vorschlag Pauls nicht unbedingt zuzustimmen, die Bezeichnung „Hypernephrom" endgültig auszumerzen, weil der Name „Hypernephrom" über die interrenale Abstammung dieser Gewächse nichts aussagt.

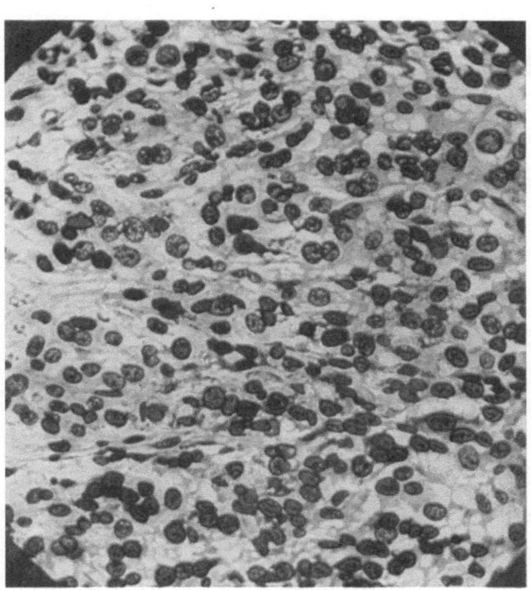

Abb. 18. Histologisches Bild eines malignen Hypernephroms, das zum Interrenalismus geführt hat (Fall von Lisser).

Histologisch wechseln die Bilder der Nebennierenrindentumoren je nach ihrer Gewebsreife. In malignen, rasch wachsenden Gewächsen findet sich häufig eine diffuse Wucherung aus atypischen Zellen, zum Teil mit Riesenformen, so daß nicht selten das Bild eines unreifen Sarkoms entsteht (Abb. 18). In Rindentumoren von höherer Gewebsreife finden sich hingegen Bilder, die, was Aussehen und Anordnung der Tumorzellen anbelangt, mehr oder weniger an Nebennierenrindenparenchym erinnern; ja in gutartigen Rindengewächsen kommt es sogar zu sehr getreuer Nachahmung des Muttergewebes und dadurch bedingter Ähnlichkeit mit der normalen Nebennierenrinde. Der Lipoidgehalt dieser Gewächse hängt gleichfalls von der Reife, vom Differenzierungsgrad des Tumors ab, indem die Fähigkeit, Lipoide zu speichern, mit zunehmender Anaplasie des Tumors mehr und mehr verloren geht, während die reifen Rindentumoren, die Adenome (für die früher auch der Ausdruck Struma suprarenalis gebraucht wurde) in der Regel mit der Nebennierenrinde den Lipoidgehalt und die dadurch bedingte gelbe Farbe gemeinsam haben. — Von sekundären Veränderungen innerhalb dieser Gewächse finden sich am häufigsten Nekrosen und Blutungen. — Der Reichtum an sehr zartwandigen Gefäßen und die offenbar dadurch verursachte Neigung zu starken Blutungen, die bei Operationen eine schwere Komplikation darstellen, zählt mit zu den Eigentümlichkeiten dieser Blastome. — Die vom Tumor verschonte Nebenniere wird in vielen Fällen als atrophisch oder auffallend klein, in anderen Fällen wieder als normal, gelegentlich auch als vergrößert angegeben.

Bemerkenswert erscheint die Verteilung der Nebennierenblastome auf die verschiedenen Altersklassen. So sehen wir bei der Pubertas praecox die häufigsten Fälle im Alter von 3—4 Jahren, beim Virilismus geschlechtsreifer Frauen zwischen 30—40 Jahren; und zwar erhellt aus den 35 in nachstehender Tabelle zusammengefaßten Fällen von Virilismus bei Frauen im Alter von 16—63 Jahren, daß allein 17 auf das 4. Lebensjahrzehnt entfallen, was einem Prozentsatz von 48,5 entspricht, während 37,5 % auf Mädchen und Frauen von 16—30, der Rest von 14 % auf Frauen über 40 Jahre entfällt.

Abgesehen von der Pubertas praecox und der heterosexuellen Umstimmung Erwachsener finden wir Wucherungsvorgänge der Nebennierenrinde auch in einem Teil der Fälle von **Pseudohermaphroditismus,** wozu jedoch erwähnt sei, daß nach Goldschmidt und anderen Forschern diese Fälle mit echter Intersexualität nichts zu tun haben, vielmehr die angeborene Form des Virilismus darstellen.

Trotzdem erscheint eine gesonderte Behandlung dieser Fälle, die unter den autoptisch verifizierten Fällen von Scheinzwittertum bloß einen relativ geringen Teil ausmachen, insofern gerechtfertigt, als die kausalen Beziehungen zwischen dem Prozeß in der Nebenniere und der Veränderung innerhalb der Sexualsphäre nicht so klar erscheinen oder zumindest nicht so allgemein anerkannt sind, wie bei den zwei oben genannten Krankheitsbildern. Gibt es doch immerhin zu denken, daß nach Neugebauer von 74 sezierten Fällen von weiblichem Scheinzwittertum bloß 20 hyperplastische Veränderungen der Nebennieren aufwiesen[1], so daß eine Reihe von Autoren (Marchand, Brutschy, Falta, Raubitschek, H. Schmidt, Jaffé und Tannenberg u. a.) eher der Ansicht zuneigt, daß die geschlechtliche Abnormität und die übermäßige Gewebsbildung der Nebennieren beim Pseudohermaphroditismus koordinierte Erscheinungen darstellen. Besonders die zwei zuletzt genannten Autoren stellen in Abrede, daß eine Abhängigkeit der Entwicklung des Pseudohermaphroditismus von irgendwelchen Nebennierenveränderungen erwiesen wäre, vielmehr handle es sich bei beiden um ein nicht seltenes Zusammentreffen, das auf die Nachbarschaft, in der sich Nebennieren und Geschlechtsdrüsen in der Embryonalzeit befinden, zurückzuführen ist, wobei beide Organsysteme offenbar gleichzeitig von einer Entwicklungsstörung betroffen worden sind. Bemerkenswert erscheint, daß von 17 sezierten, von Sauerbeck zusammengestellten Fällen von Pseudohermaphroditismus femininus externus nur 3 Fälle männlichen Habitus und Bart zeigten, und daß nur in diesen 3 Fällen ein Tumor der Nebennieren vorhanden war. Es sind dies die Fälle von Crecchio, Gunkel und Hoffmann. Dieser Umstand scheint darauf hinzuweisen, daß nicht die Mißbildung des Genitales eine Folge der Einwirkung des Nebennierenblastoms sei, sondern lediglich die Hypertrichose und die Vermännlichung des Habitus, während Genitalmißbildung und Nebennierengewächse eher der Ausdruck einer koordinierten Entwicklungsstörung sind.

(Fortsetzung des Textes S. 627.)

---

[1] Fraenkel hält 9 Fälle für unsicher, so daß von den Fällen Neugebauers nur 11 Fälle (= 15 %) mit hyperplastischen Veränderungen der Nebennierenrinde vergesellschaftet wären.

Tabelle 1. Erworbene Hyperplasien und Tumoren der Nebennierenrinde mit morphogenetischen Wirkungen [1].

Autor	Fall	Veränderungen der Sexualcharaktere	Körperlänge, Muskulatur, Fettpolster	Pigmentierung	Nebennieren	Bemerkungen
Dobbertin 1900	14 Monat ♀	Starke genitale und allgemeine Behaarung.	—	—	Tumor der linken Nebenniere mit Metastasen, rechteNebenniere normal.	—
Collet 1924	18 Monate, ♀	Bis 9 Monate normal, dann heterosexuelle Frühreife mit Hypertrophie der Klitoris (mit Präputium) und Hypertrichose der Schultern, des Rückens, der Schenkel und des Genitales. Tiefe Stimme.	Fettsucht, Kopf verhältnismäßig groß.	—	—	Geistige Frühreife. 2 Jahre post operationem geheilt.
Levi	18 Monate, als Mädchen angesprochen	Verkümmerter Penis mit Hypospadie. Deutliche Schambehaarung.	—	—	Nebennierentumor, palpabel.	—
Rössle 1923	1³/₄jährig ♀	Sexuelle Frühreife. Große Klitoris, große Schamlippen.	77 cm lang, 9 kg schwer, überentwickelt.	—	Carcinom der linken Nebennierenrinde. Rechte Nebenniere 11,6 g.	—
Calcott-Fox 1885	2jährig ♀	Äußeres Genitale weiblich, hypertrophisch. Allgemeine Behaarung des Körpers, starke Genitalbehaarung.	Mit 10 Monaten enormer Fettpolster.	—	Cocosnußgroßer Tumor der linken Nebenniere. Rechte Nebenniere fehlt?	Tod durch Ileus.
Schiff 1918	2¹/₄jährig ♀	Seit ¹/₂ Jahr starke allgemeine Behaarung. Stimme tief. Genitale o. B. Erwachsenes Benehmen.	Starke Fettsucht.	—	Atypisches Hypernephrom der rechten Nebeniere. Linke Nebenniere normal.	—
Ogle-Pitman 1865	3jährig ♀	Mit 2¹/₂ Jahren hypertrophische Vulva und allgemeine sehr starke männliche Behaarung.	Außerordentlich muskulös, stark entwickelt.	Seit Geburt braun pigmentiert.	Tumor der linken Nebennierenrinde, die rechte normal.	—
Miller 1905	3jährig ♀	Schamhaare, Hypertrophie des äusseren weiblichen Genitales, Klitoris hypertrophisch.	—	—	Hypernephrom der rechten Nebenniere.	—

[1] Ausgeführt unter teilweiser Benützung der Tabelle von Scabell.

Tabelle 1. (Fortsetzung.)

Autor	Fall	Veränderungen der Sexualcharaktere	Körperlänge, Muskulatur, Fettpolster	Pigmentierung	Nebennieren	Bemerkungen
v. d. Bergh 1915	3jährig ♀	Hypertrophisches weibliches Genitale. Schamhaare bis 4 cm lang. Tiefe Stimme.	1,01 m lang, 19,2 kg schwer.	Normal.	Atypisches Hypernephrom der linken Nebenniere mit Metastasen. Rechte Nebenniere sehr klein.	—
Herzog 1915	3jährig ♀	Seit $1^1/_2$ Jahren männlich behaart, Klitoris penisartig.	Athletische Muskulatur.	Dunkel pigmentiert.	—	—
Ambrosic-Baar 1921	3jährig ♀	Aussehen einer 6jährigen. Schambehaarung. Tiefe Stimme.	105 cm lang (normal 92 cm) Körperbau vierschrötig. Knochenkerne wie mit 12 Jahren.	—	LinksseitigerNebennierentumor mit Lungen- und Hirnmetastasen.	—
Harris-Plaves 1930	3jährig ♀	Virilismus.	—	—	Hypernephrom.	—
Bewern-Römhild 1802	$3^1/_2$jährig ♀	Ausgiebigste männliche Behaarung.	Aussehen einer 20jährigen. Fettpolster enorm.		Nebennierentumor.	—
Schneider-Sachs 1924	$3^3/_4$jährig ♀	Übermäßige Entwicklung des Genitales bei der Geburt. Mit $^1/_4$ Jahr Schamhaare. Hypertrichose des Körpers. Brüste o. B. Klitoris $2^1/_2$ cm lang, fingerdick. Keine Menses.	Muskulatur schlaff. Fettpolster entsprechend.	—	Kindskopfgroßer Rindentumor der linken Nebenniere mit Lungenmetastasen.	—
Tilesius 1803	4jährig ♀	Starke Genitalbehaarung, Mammae entwickelt.	89 cm lang, enormes Fettpolster.	—	Tumor der linken Nebenniere.	—
Debeyre-Riche 1807	4jährig ♀	Hypertrophie der Mammae und der Vulva. Starke Genitalbehaarung.	—	—	Atypisches Hypernephrom am Ovar.	—
Vetzberger 1932	4jährig ♀	Vorzeitige Entwicklung des äußeren Genitales. Beginnende Schambehaarung. Hypertrophie der Klitoris.	—	—	Deutliche Hypertrophie beider Nebennieren.	—
Ritschie	4jährig ♀	Frühreife äußerer Geschlechtsorgane, starke Schambehaarung.	—	—	Hypernephrom.	—
Orth 1893	$4^1/_2$jährig ♀	Bart, frühzeitige Entwicklung der Vulva.	—	—	Hypernephrom der rechten Nebenniere.	—

Dun-Glynn 1912	5jährig ♀	Mächtig hypertrophische Vulva, Hypertrichose im Gesicht u. am Rücken.	Scheint 14jährig.	—	Malignes Hypernephrom der rechten Nebenniere.	—
Moltschanoff und Dawydowsky	5jährig ♀	Hirsutismus. Hypertrophie der Klitoris, Hypoplasie des Uterus, kleincystische Degeneration der Ovarien.	Fettsucht.	—	Adenom der linken Nebennierenrinde, Hypoplasie oder Atrophie der anderen Nebenniere.	Hyperadrenalinämie, Hypertonie, Herzhypertrophie, Glykosurie, Erythrämie (Kolloidcyste in der Hypophyse mit Atrophie beider Lappen).
Cooke 1756	7jährig ♀	Männliche Behaarung.	Enorme Fettsucht.	—	Zusammenhängender Tumor beider Nebennieren mit Metastasen.	—
French 1912	7jährig ♀	Hypertrophie der Vulva.	—	—	Hypernephrom der linken Nebenniere.	—
Jump, Beates, Babcock 1914	7jährig ♀	Vulva hypertrophisch, Bart, starke männliche Körperbehaarung, tiefe Stimme, Mammae männlich, Klitoris penisartig.	Große Muskelkräfte.	Nicht pigmentiert.	Hypernephrom der rechten Nebenniere, linke Nebenniere normal.	Rauhe Haut und Acne.
Schweizer und Lhambias	7jährig ♀	Hypertrichose der Schamgegend, Klitoris 2 cm, penisartig. Eierstöcke wie bei einer Erwachsenen.	114 cm lang, 28,6 kg schwer. Fettsucht, stark gerötetes Gesicht.	—	Apfelsinengroßer Tumor der rechten Nebenniere mit Metastasen in den Lungen.	Hypophyse klein, Schilddrüse atrophisch.
Richards-Walker	8½jährig ♀	Bart und Schamhaare.	—	—	—	—
Fränkel, E. 1922	9jährig ♀	Starker Bartwuchs und allgemeine Behaarung. Hypertrophie der Vulva und der Klitoris. Männliche Stimme.	—	—	Malignes Hypernephrom der rechten Nebenniere. Knotige Hyperplasie der linken Nebenniere.	Ovar fast ohne Follikel.

Tabelle 1. (Fortsetzung.)

Autor	Fall	Veränderungen der Sexualcharaktere	Körperlänge, Muskulatur, Fettpolster	Pigmentierung	Nebennieren	Bemerkungen
Baumecker 1927	9jährig ♀	Mit 3 Jahren Menses, mit 4—5 Jahren Stimmwechsel. Vom 6. Jahr starker Haarwuchs am ganzen Körper. Starker Backen- und Schnurrbart. Brüste entwickelt, stark entwickelte Labien und Klitoris. Inneres Genitale o. B.	Muskulatur sehr kräftig.	—	Wahrscheinlich Hyperplasie der Nebennierenrinde.	Kein Ovarialtumor, kein Zirbeldrüsentumor.
Bauer-Medvei 1932	9jährig ♀	Pubertas praecox mit heterosexuellen Merkmalen und hochgradiger Hypertrichosis term. Tiefe Stimme. 5 cm lange daumendicke Klitoris.	Gewicht einer 16jährigen. Körpergröße entspricht einer 13jährigen. Verhältnismäßig kurze Beine, langer Rumpf. Muskulatur kräftig, Fettpolster normal. Knochenwachstum nahezu abgeschlossen.	—	—	—
Schmidt	9jährig ♀	Hypertrophie der Klitoris. Ausgesprochene männliche Behaarung. Tiefe Stimme. Atrophie der Ovarien.	120 cm lang, 41 kg schwer. Sehr muskulös und fett.	—	Metastatisches Hypernephrom der rechten Nebenniere. Hyperplasie der linken Nebenniere.	Dauer der Krankheit 1 Jahr. Menses?
Beder	10jährig ♀	Hypertrichose mit Bartbildung (Keine Veränderung der Psyche. Keine Menses).	Fettsucht.	—	Malignes Hypernephrom mit Metastasen in Lungen und Gehirn.	Hyperglobulie. Hypertonie (Vermehrung der eosinophilen Zellen in der Hypophyse. Papilläre Kystadenome der Ovarien.)
Gallais II	14jährig ♀	Menses mit 9½ Jahren. Schnurrbart und allgemeine Hypertrichose. Stimme und Statur männlich.	Rapide Fettzunahme.	„Pantherartig", graubräunlich.	—	Krankheitsdauer 18 bis 20 Monate.

Guinon-Bijon 1906	15jährig ♀	Beginn mit 9 Jahren. Starker männlicher Bart- und Haarwuchs. Hyperkeratose der Haut. Hypertrophie der Vulva. Klitoris penisartig. Vagina 8 cm lang.	Starke Zunahme des weiblich verteilten Fettpolsters.	Pigmentiert.	Tumor.	—
Scabell 1925	15jährig ♀	Hypertrophische Klitoris von 3,5 cm. Stimme und Statur männlich.	Nach Kräftezunahme Abnahme derselben.	Keine Pigmentierung.	Atypisches Hypernephrom der linken Nebenniere. Rechts Hypoplasie.	—
Winkler 1909	16jährig ♀	Reichlicher männlicher, schwarzer Haarwuchs. Mammae sehr klein.	—	—	Hypernephrom der rechten Nebenniere mit Metastasen. Linke Nebenniere sehr klein.	Ovar fibrös. Herz klein. Aorta zart.
Bortz-Thumim 1909	16³/₄jährig ♀	Menses mit 15 Jahren, sistieren bald darauf. Gleichzeitig dichter, schwarzer Haarwuchs. Stimme männlich. Ovarien derb, glatt, atrophisch.	Statur weiblich. Zunehmende Fettleibigkeit.	—	Beiderseitige suprarenale Struma.	—
Gallais I 1912	18jährig ♀	Beginn mit 10 Jahren. Hypertrophie der Vulva und der Klitoris (= Penis eines 12jährigen Knaben). Aussehen und Stimme männlich, Haarwuchs fellartig.	Kolossale Fettsucht, starke Muskelzunahme, mit 12 Jahren erwachsen aussehend.	Schmutziggraue Pigmentierung. der Achselhöhlen.	Rindentumor? der rechten Nebenniere.	—
Mathias 1922	18jährig ♀	Seit 3. Jahr verändert, starke allgemeine Behaarung, Vollbart, Statur und Stimme männlich. Klitoris penisartig.	Sehr kräftige Muskulatur.	—	Hypernephrom der rechten Nebenniere. Linke Nebenniere auffallend klein mit sehr schmaler Rinde.	Frühreife. Progenie der Ovarien.
Launois, Pinard, Gallais 1911	19jährig ♀	Menses mit 13 Jahren. Mit 19 Jahren amenorrhoisch. Bart und allgemeine männliche Behaarung. Uterus und Ovarien klein. Hang zum weiblichen Geschlecht	151 cm lang. Hochgradige Fettsucht, große Muskelkraft, später asthenisch.	Schmutziggrau pigmentiert.	Hypernephrom der linken Nebenniere mit Metastasen. Rechte Nebenniere scheint normal.	—
Rowntree und Ball (Fall von Dr. Berglund)	19jährig ♀	Hypertrichose mit Bart, kleine Brüste, rauhe Stimme.	Fettsucht.	Braune Pigmentierung der Brustwarzen u. Achselhöhlen.	Hypernephrom mit Metastasen in Lungen, Schädel und Wirbelsäule.	—

Tabelle 1. (Fortsetzung.)

Autor	Fall	Veränderungen der Sexualcharaktere	Körperlänge, Muskulatur, Fettpolster	Pigmentierung	Nebennieren	Bemerkungen
Bulloch-Sequeira 1905	20jährig ♀	Menses mit 11 Jahren. Starke männliche Behaarung, Bart. Uterus größer als normal.	Gewichtszunahme. Statur einer 40jährigen. 174 cm lang.	Brünett pigmentiert.	Typisches Hypernephrom der linken Nebenniere mit Metastasen. Rechte Nebenniere leicht vergrössert.	Ovarien leicht hypertrophisch.
Langeron-Decherf-Danes	20jährig ♀	Virilismus, Hirsutismus, Amenorrhöe.	—	—	Tumor der linken Nebenniere.	Hypertonie, Hyperglykämie.
Koster, Goldzieher, Collens und Victor 1931	23jährig ♀	Mit 13 Jahren Menarche, Menses unregelmäßig. Hypertrichose mit Bart und männlichem Typus der Schambehaarung. Tiefe Stimme.	335 Pfund schwer.	—	Eine operativ entfernte Nebenniere 16 g.	Nach Exstirpation einer Nebenniere 145 Pfund Gewichtsabnahme.
Gordon-Holmes 1925	24jährig ♀	Virilismus mit typischen Veränderungen an den Geschlechtsorganen und sekundären Geschlechtsmerkmalen. Störungen der Geschlechtsfunktion.	—	—	Hypernephrom.	Bis 20 Jahre normal. Nach der Operation Heilung.
Bovin 1910	28jährig ♀	Beginn der Erkrankung nach zwei normalen Graviditäten. Mit 21 Jahren Amenorrhöe. Gleichzeitig männlicher Haarwuchs.	—	—	Hypernephroider Tumor der Ovarialgegend (Ligamentum latum).	Nach operativer Entfernung des Tumors Wiederkehr der Menstruation.
Halban-Kaltenbach	30jährig ♀	Bart, männliche Behaarung, Acne, tiefe Stimme. Männliche Statur.	Mächtiges Fettpolster.	—	—	—
Israel	30jährig ♀	Männliche Behaarung des Körpers und starker Bartwuchs. Klitoris normal. Ovar und Uterus atrophisch. Amenorrhöe. Abneigung gegen Männer.	—	—	Tumor (Rinde oder Mark?)	—

Davis 1896	32jährig ♀	Bart, starke männliche Behaarung. Amenorrhöe.			Hypernephrom der rechten Nebenniere. Linke Nebenniere normal.	Exophthalmus, Schweiße, Manie.
Linser 1903	32jährig ♀	Starke männliche Behaarung.	—	—	Tumor der rechten Nebenniere.	—
Maicher 1923	32jährig ♀	Gesicht männlich, Kopfhaar schwach, Augenbrauen stark, Brust und Hüften männlich. Hypertrichose des Stammes und der Extremitäten. Klitoris penisartig mit Glans und Präputium, erigierbar. Vagina fingergroß, Uterus myomatosus. Tuben, Ovarien o. B.	Muskulös, von kräftigem Körperbau und mäßigem Fettpolster.	—	?	Beginn der Erkrankung mit 19 Jahren. Patientin ist die Schwester des von P. Fränkel untersuchten weiblichen Scheinzwitters.
Mathias-Petzal 1926	32jährig ♀	In letzter Zeit Amenorrhöe, Schnurrbart und Backenbart, Atrophie der Brüste mit breitem Haarkranz um den Warzenhof. Männlicher Behaarungstypus der Scham. Oberschenkel dicht behaart. Uterus atrophisch, Ovarien anscheinend cystisch degeneriert.	—	—	Malignes Hypernephrom mit Metastasen.	Menses mit 18 Jahren, unregelmäßig, mit starken Beschwerden.
Codman 1924	34jährig ♀	Kinderlose Frau mit Haarwuchs am Stamm und Kinn. Atrophie der Brüste. Hypertrophie der Klitoris. Amenorrhöe.	—	—	Große Nebennierengeschwulst mit Metastasen.	Nach der Operation starker Rückgang der Veränderungen. Menses.
Ricci 1928	34jährig ♀	Seit $^1/_2$ Jahr Amenorrhöe, beginnender Bart, Hypertrichose der unteren Extremitäten, verminderte Libido, tiefe Stimme.	—	—	Maligner Tumor der rechten Nebenniere.	Acne im Gesicht und am Stamm.
Lisser 1929	35jährig ♀	Rasch einsetzende exzessive Behaarung im Gesicht und an den Schenkeln. Männliche Behaarung der Scham. Große Klitoris. Cessatio mensium.	—	—	Inoperables Hypernephrom der rechten Nebenniere mit Einbruch in die Vena cava.	—

Tabelle 1. (Fortsetzung.)

Autor	Fall	Veränderungen der Sexualcharaktere	Körperlänge, Muskulatur, Fettpolster	Pigmentierung	Nebennieren	Bemerkungen
Teufl-Zucker 1929	35jährig ♀	Tieferwerden der Stimme. Schwarze Behaarung der Oberlippe und des Kinnes, dichte Behaarung der Bauchdecke sowie beider Schenkel. Kleine fettarme Brüste. Beträchtliche Vergrößerung der Klitoris. Atrophische gyrierte Ovarien ohne Primärfollikel.	Sehr spärlicher Paniculus adiposus.	—	2200 g schwerer Tumor der linken Nebenniere (Ca) mit Lungenmetastasen. Hochgradige Atrophie der rechten Nebenniere.	Erythrocyten 5 040 000. Hypertrophie des linken Ventrikels.
Winkel 1928	36jährig ♀	Innerhalb von 11 Jahren vermännlicht. Klitoris haselnußgroß. Starker Bart, mächtige Körperbehaarung. Männlicher Behaarungstypus der Scham. Ovarien, Uterus, Vagina atrophisch. Mammae klein, schlaff.	Kräftig gebaut, leidlich gut genährt.	—	Kastaniengroßer 17 g schwerer Tumor der linken Nebennierenrinde. Nebennieren sonst atrophisch.	Hypertonie (200 mg Hg) Hyperglobulie (5 600 000) Glykosurie.
Jedlička-Bastecký 1932	36jährig ♀	Virilismus mit Amenorrhöe. Kinnbart. Männliche Schambehaarung. Schwinden der Brüste. Vergrößerung der Klitoris. Frigidität. Tiefe, rauhe Stimme. Atrophie der Ovarien.	Adipositas.	—	Malignes Hypernephrom der linken Nebenniere.	Acne. Tachykardie. Erhöhung des Grundumsatzes, Atrophie der Hypophyse.
Thornton	36jährig ♀	Ausgiebige schwarze Behaarung. (Mit 30 Jahren kastriert.)	—	—	Maligner Tumor der rechten Nebenniere mit Metastasen.	Nach Exstirpation des Tumors Verschwinden der Haare.
Strauss 1926	37jährig ♀	Menses mit 15 Jahren. Seit 1½ Jahren Amenorrhöe, sexuelle Frigidität. Bart und abnorme Körperbehaarung. Klitoris nicht vergrößert.	Gewichtszunahme. Fett gleichmäßig über den Körper verteilt.	Pigmentierung der Haut.	Über faustgroßer Tumor der linken Nebennierenrinde.	Blutdrucksteigerung. Ödeme. Hypercholesterinämie (220 mg-%).
Mauclaire 1920	38jährig ♀	Im Verlauf von 6 Jahren allgemeiner Haarwuchs, Stimme männlich, Cessatio mensium, Klitoris hypertrophisch.	Männlicher Habitus.		Faustgroßes Hypernephrom der rechten Nebenniere.	Nach Operation Wiederkehr der Menses.

Weil-Emile-Pichet 1921	38jährig ♀	Starker Kinn- und Schnurrbart, Fibrose der Ovarien.	Zunehmende Fettsucht nach normaler Schwangerschaft.	—	Überreicher Pigmentgehalt der Nebennieren.	Diabetes mellitus. Lungenphthise.
Crosbie und Smith 1928	38jährig ♀	Mit 13 Jahren Menarche, mit 20 Jahren starker Haarwuchs im Gesicht, auf der Brust und am Bauch. Männlicher Behaarungstypus der Scham. Schamlippen groß, Klitoris erigierbar, 4 cm lang. Männliche Stimme. Vagina und Uterus normal. Sexuelles Empfinden normal.	Körperbau männlich.	Haut trocken und gerötet.	$17 \times 12 \times 10$ cm messender Nebennierenrindentumor.	Blutdruck 130/90 mmHg.
Goldschwend 1910	39jährig ♀	Mit 36 Jahren amenorrhoisch, seither Bart und allgemeine Hypertrichose.	—	—	Carcinom der linken Nebenniere.	Mutter von 5 Kindern.
Groß-Hühne 1929	39jährig ♀	Allgemeine Hypertrichose. 6 Jahre Amenorrhöe, Brüste und Körperbau weiblich, keine Veränderung des äußeren Genitales. Psyche und Sexualempfinden weiblich. Atrophie der Ovarien.	Fettpolster o. B. Später Kachexie.	—	$3^1/_2$ kg schweres Carcinom der rechten Nebennierenrinde mit Einbruch in die großen Venen. Atrophie der linken Nebennieren.	—
Strauß 1928	41jährig ♀	Menses mit 16 Jahren. Erst unregelmäßig, dann Amenorrhöe. Abnorme Behaarung des Kinnes und der Beine.	Bauchdecke fett.	—	$3 \times 2,5 \times 2$ cm messendes typisches Rindenadenom der linken Nebenniere.	Hypertonie, Glykosurie.
Rowntree und Ball (Fall von Dr. Bell)	42jährig ♀	2 Geburten. Amenorrhöe. Hypertrichose mit Bart. Atrophie der Brüste.	—	—	Malignes Hypernephrom der linken Nebenniere mit Metastasen in der Leber, Lunge, rechten Nebenniere und regionären Lymphknoten.	—
Glynn-Hewetson 1913	44jährig ♀	Beginn der Erkrankung mit 28 Jahren. Amenorrhöe. Haarwuchs männlich. Acne. Stimme männlich.	Zunahme der Muskelkraft.	—	Atypisches Hypernephrom der linken Nebenniere.	—

Tabelle 1. (Fortsetzung.)

Autor	Fall	Veränderungen der Sexualcharaktere	Körperlänge, Muskulatur, Fettpolster	Pigmentierung	Nebennieren	Bemerkungen
Sellheim 1925	49jährig ♀	Menopause mit 43 Jahren. Von da an auffallende Vermännlichung, Bartwuchs, starke Körperbehaarung, Baßstimme. 4 cm lange, penisartige Klitoris.	Vierschrötige Gestalt.	—	Kirschgroße Geschwulst im linken Ovarium (Hypernephrom oder Corpus luteum-Tumor	Geheilt durch Operation.
Tuffier 1914	63jährig ♀	Starke männliche Behaarung. Stimme männlich. Klitoris 4 cm. Uterus hypertrophisch.	Sehr muskelstark, von männlicher Statur.	Pigmentiert.	Beiderseits fibromatöse Massen.	Seit Menopause, Diabetes mellitus.
Otto 1816	—	Hypertrophie der Geschlechtsorgane.	—	—	Allgemeine Hypertrophie.	—
Guemes 1917	♀	Dichter Bart und Schnurrbart.	Gewichtszunahme von 12 kg in 12 Monaten.	Pigmentiert.	Hypernephrom d. rechten Nebenniere m.Metastasen.	—
Krecke 1922	♀ (erwachsen)	Ausgesprochener männlicher Habitus mit Bart. Genitale weiblich, Menses bloß einmal.	—	Leicht braune Pigmentierung der Haut.	Mannskopfgroßer Nebennierentumor.	—
Ingebrigtsen 1932	♀ (erwachsen)	Amenorrhöe, Hirsutismus, männlicher Körper, Gesichtszüge grob, Bart, sehr wenig entwickelte Brüste, Klitoris 2 cm, tiefe Stimme.	—	—	Cocosnußgroßer Nebennierentumor.	Durch Operation gebessert. Menses 38 Tage nach der Operation.(Es bestand Glykosurie).
Bertalotti	♀ (jung)	Hypertrichose von männlichem Typus.	—	—	Rechtsseitiges Hypernephrom.	Nach Röntgen verschwindet die Hypertrichose, es bleibt die normale Kopf-, Achsel- und Schambehaarung.
Alezais-Peyron	♀ (jung)	Hypertrichose, Hypertrophie der Geschlechtsteile.	Fettsucht.	—	Großer Nebennierentumor.	Genaue Angaben fehlen.
Alezais-Peyron	♀ (Kind)	Hypertrichose, Hypertrophie der Genitalien.	Fettsucht.	—	Nebennierentumor.	Genaue Angaben fehlen.

Weitere, nicht durchwegs autoptisch verifizierte Fälle von Interrenalismus finden sich bei Bewern-Römhild, Draper, Ruituiga, Beekmann, Herzog, Reuben-Manning, Siegel, Rolleston, Delfourd-Lucien, Feinblatt, Firket, L. Brown, Lawrence-Rowe, Orzú, Schereschewsky, Bauer-Medvei, Estin-Laborde, Birell, Bogert, Cardoso, Cecil, Chavin; Urechia, Popovici und Retezeanu; Valléry-Radot, Delafontaine und Jouveau-Dubreuil usw.

　　Ähnlich wie bei der Pubertas praecox und dem Virilismus Erwachsener ist auch unter den Fällen von Pseudohermaphroditismus mit Nebennierenveränderungen in erster Linie das weibliche Geschlecht und nur selten das männliche vertreten. Ein gewisser Unterschied zwischen dem Pseudohermaphroditismus und den zwei anderen Krankheitsbildern ist darin gelegen, daß beim Pseudohermaphroditismus in der weitaus größten Zahl der Fälle eine Hyperplasie der Nebennierenrinde und nur in 3% Rindentumoren gefunden werden (Falta), während wir bei der Pubertas praecox und beim Virilismus geschlechtsreifer Frauen in der Mehrzahl der Fälle blastomatöse Prozesse finden.

　　Die Hyperplasie der Nebennieren erreicht beim Pseudohermaphroditismus oft ganz exzessive Grade. So betrug das Gewicht der Nebennieren in dem einen Fall von Fibiger rund 60 g; in den 2 Fällen von Ogaton,

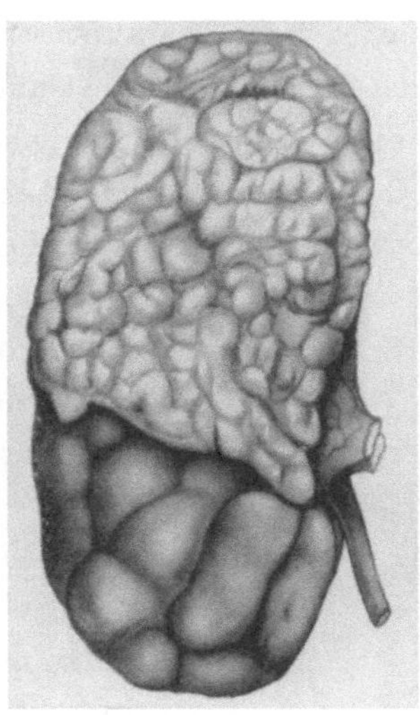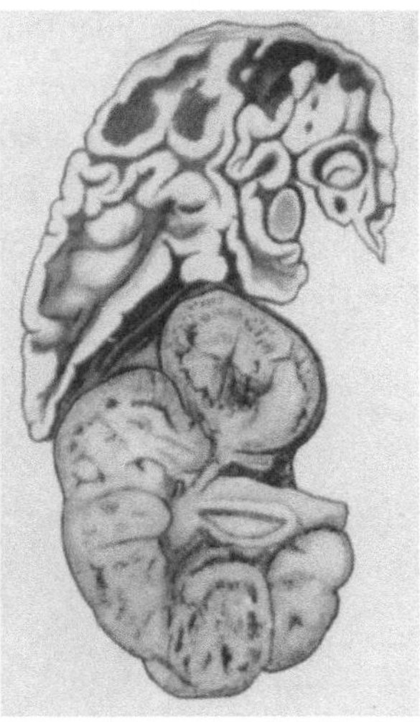

Abb. 19. Rechte Niere und Nebenniere mit Vorderfläche (links) und im Längsschnitt (rechts) eines 6,5 Wochen alten weiblichen Scheinzwitters. Natürliche Größe (Fall von Fibiger).

die 2 Schwestern betrafen, wog eine Nebenniere allein 85 bzw. 70,9 g (Abb. 19). Marchand fand in seinem Fall Nebennieren von $7^1/_2 : 6 : 2$ und $8^1/_2 : 6 : 3$ cm. Im Falle von Fränkel wog eine Nebenniere 44 g. Histologisch zeigen diese Riesennebennieren oft eine Verwischung der typischen Rindenstruktur und ein auffälliges Zurücktreten oder gar Fehlen der Marksubstanz. Der Lipoidgehalt ist oft nur gering, das Pigment gegen die Norm vermehrt, die gewucherten Zellen nicht selten mehrkernig (Marchand, Fibiger, Fraenckel).

　　Überblickt man die bisher bekannt gewordenen Fälle von Pseudohermaphroditismus mit Nebennierenveränderungen, so ergibt sich, daß es sich meist um Fälle von Pseudohermaphroditismus femininus externus von Klebs handelt, also Fälle von Verbildungen des äußeren Genitales mit Scheinmännlichkeit, jedoch mit weiblichen Keimdrüsen, für welchen Typus Benda die Bezeichnung Pseudarrhenie vorgeschlagen hat

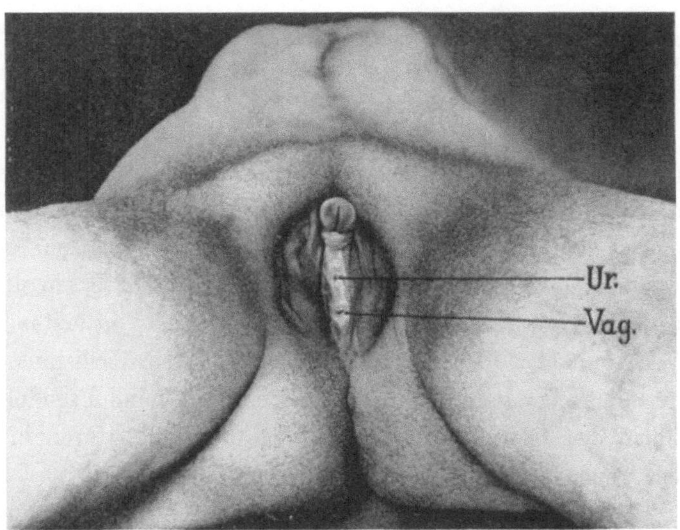

Abb. 20. Äußeres Genitale einer 41jährigen Frau mit Pseudohermaphroditismus femininus externus (Fall von P. Fraenkel).

40*

(Abb. 20 u. 21). Nur sehr wenige Fälle gehören dem Pseudohermaphroditismus masculinus an.

Wohl der älteste genau untersuchte Fall von Pseudohermaphroditismus femininus externus ist der von de Crecchio, der ein 62jähriges Individuum betraf, das sein ganzes Leben als Mann gegolten hatte. Sein Charakter war männlich, was sich nicht nur in der Libido sexualis, sondern auch in seiner Rauflust und seinem Interesse für Politik äußerte. Der Vollbart und die starke Körperbehaarung verliehen seinem ganzen Habitus ein durchaus männliches Gepräge. Das Genitale war verbildet, indem der Penis eine Hypospadie aufwies und vor allem das Scrotum fehlte. — Bei der Sektion fand sich ein Uterus, atrophische Ovarien und eine Vagina, die in die Blase mündete, sowie eine Prostata am Blasenausgang. —

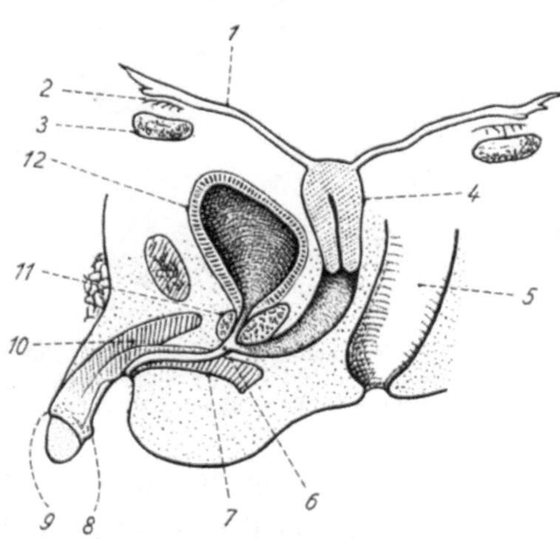

Abb. 21. Sagittalschnitt der Genitalregion eines Falles von Virilismus.
1 Tube; 2 Parovarium; 3 Ovar; 4 Uterus; 5 Rectum; 6 Öffnung der Vagina in die Urethra; 7 Corpus cavernosum urethrae; 8 und 9 Präputium; 10 Corpus cavernosum penis; 11 Prostata; 12 Harnblase.
(Nach Fibiger.)

Die Nebennieren zeigten eine diffuse Hyperplasie der Rinde und waren fast so groß wie die Nieren.

Seit der Veröffentlichung von Crechio sind etliche Fälle beschrieben worden, die in nachstehender Tabelle, die mit teilweiser Benützung der Tabelle von Scabell angefertigt ist, aufgenommen sind.

Die Tatsache, daß Nebennierengewächse mit geschlechtlicher Frühreife bzw. andersgeschlechtlicher Umstimmung einhergehen können, ist schon seit langem bekannt. Anscheinend die erste wissenschaftliche Mitteilung stammt von Cooke aus dem Jahre 1756; die Mitteilung von Tilesius stammt aus dem Jahre 1803 und die von Ogle-Pitman aus dem Jahre 1865. Der kausale Zusammenhang zwischen der Veränderung der Nebennieren und der Umformung der Sexualcharaktere wurde jedoch erst viel später erkannt. — Nachdem zahlreiche einschlägige Fälle in der Literatur bekannt geworden waren, machte sich das Bedürfnis geltend, die Fälle nach dem Geschlecht und dem Alter der Individuen, in welchem die Erkrankung zur Entwicklung gelangte, einzuteilen, zumal von diesen zwei Faktoren die Verschiedenheit der Krankheitsbilder in erster Linie abhängt. Wegen der nahen Verwandtschaft der Pubertas praecox und dem Virilismus der erwachsenen Frau wurde auch der mit Nebennierenveränderungen einhergehende Pseudohermaphroditismus als angeborene Form des Interrenalismus von den meisten Autoren in das Einteilungsschema mit einbezogen.

Allzu vielfältig erscheint die von Apert vorgenommene Klassifizierung, die einen Typus der Periode der sexuellen Aktivität (Amenorrhöe, Adipositas und Hypertrichose), der Präpubertätsperiode (Pubertas praecox, Adipositas, Hypertrichose und Hypertrophie der Klitoris), der sexuellen Involutionsperiode (Adipositas), der embryonalen Periode (Pseudohermaphroditismus femininus externus) und der fetalen Periode (Hypertrophie der Klitoris, Atrophie des Uterus und der Ovarien und Hypertrichose) unterscheidet. Nach Apert bedingt ein Nebennierenblastom in der Fetalzeit den Pseudohermaphroditismus

Tabelle 2. Angeborene Genitalveränderungen mit Hyperplasien und Tumoren der Nebennierenrinde.

Autor	Fall	Keimdrüse und subsidiäre Sexualmerkmale	Extragenitale Sexualmerkmale	Veränderungen an den Nebennieren	Bemerkungen
Martius	7 Monate alter Fetus ♀	Pseudohermaphrodit. fem. ext. Uterus, Tuben.	—	Auffallend groß.	—
Meixner 1905	Neugeborenes	Membr. virile bipart. Ductus def., Samenblasen, Prostata, Uterus.	—	Normal groß, beiderseits acc. Nebennieren in Lig. latum fast von Hodengröße.	—
Koch 1906	Neugeborenes ♀	Pseudohermaphrodit. fem. ext. Ovarien.	—	Auffallend groß.	—
Neugebauer 1908	Totgeburt ♀	Hypospadia peniscrotalis, inneres Genitale normal, weiblich. Ovarien.	—	Beiderseits enorme Hyperplasie.	—
Krokiewicz 1896	5 Tage altes ♀	Normales männliches äußeres Genitale. Prostata, Vagina, Uterus, Tuben, Ovarien.	Habitus männlich.	Rechte Nebenniere 30 g, linke Nebenniere 23 g.	—
Fibiger III 1905	$6^1/_2$ Wochen altes ♀	Membrum $1^1/_2$ cm, leichte Hypospadie, Scrotum leer, ohne Raphe. Prostata, Vagina, Uterus, Tuben Normale Ovarien.	—	Stark hypertrophisch. Access. Nebenniere 2×3 mm.	—
Heppner-Meixner 1870	2 Monate altes ♀	Penis mit Hypospadie. Scrotum leer. Prostata, Vagina, Uterus. Ovarien.	—	Access. Nebennieren in beiden Lig. lata (Meixner 1905).	
Benda 1914	2 Monate altes ♀	Pseudohermaphrodit. fem. ext. Normaler Penis, Scrotum leer. Ovarien.	—	Beiderseits geschwulstartig $3,5 \times 3,2 \times 2$ cm.	—
Scabell 1924	3 Monate altes ♀	Membrum mit Hypospadia glandis. Prostata, Vagina, Uterus, Tuben. Ovarien.	—	Beide hypertrophisch 5,2 und 7 g.	—
Ogston I 1872	5jährig ♀	Vulva mit männlichem Membrum. Ovarien.	—	Beiderseits je 70,9 g.	—
Ogston II 1872	12jährig ♀	Vulva mit hypertrophischer Klitoris. Uterus klein. Ovarien.	Behaarung männlich.	Beide von normaler Gestalt, jedoch je 85 g schwer.	—
Rössle 1923	17jährig ♀	Weiblicher Scheinzwitter. Bart und männliche Körperbehaarung.	—	Bösartiges Hypernephrom.	—
Löser und Israël	19jährig ♀ (Sophie W.)	Statur männlich. Brust männlich. Oberlippen und Kinn behaart. Männliche Behaarung des Bauches und der Beine. Tiefe Stimme. Penisartige Klitoris. Enorm enge Scheide, kleiner Uterus, Ovarien mit Corpora candicantia. Amenorrhöe.	146 cm lang.	Beträchtliche Vergrößerung der linken Nebenniere, (die rechte Nebenniere wurde nicht untersucht.)	—
Löser und Israel	21jährig ♀ (Berta W.)	(Dergleiche Befund wie bei der Schwester Sophie.)	Mit 12—13 Jahren Aufhören des Wachstums.	Beträchtliche Vergrößerung der Nebennieren.	—

Tabelle 2. (Fortsetzung.)

Autor	Fall	Keimdrüse und subsidiäre Sexualmerkmale	Extragenitale Sexualmerkmale	Veränderungen an den Nebennieren	Bemerkungen
Wereschinski 1924	29jährig ♀	Pseudohermaphrodit. fem. ext. Patientin hält sich für eine Frau, hat normales Geschlechtsempfinden. Kopfhaar schwach, Hypertrichose des Körpers, männlicher Behaarungstypus der Scham. Keine Busen. Becken eher männlich. 7—8 cm langer Penis, unten gespalten. Vulva und kleine Schamlippen fehlen. Uterus walnußgroß. Ovarien mandelgroß mit wenig Primärfollikel u. wenig Corpora lutea.	Muskulatur sehr gut entwickelt. Körperbau männlich.	Malignes Hypernephrom der linken Nebenniere.	Rückbildung des Haarwuchses im Gesicht nach Einpflanzung eines menschlichen Ovars.
Fränkel, P. 1914	41jährig ♀	Membrum 4 cm, Vestib. vaginae, keine Prostata. Männliche Mammae. Vagina, Uterus, rudimentäre Tuben. Fibröse Ovarien.	Kinnbart. Larynx groß. Habitus männlich.	Beiderseitige enorme Rindenwucherung. (Rechte Nebenniere 44 g.)	—
Fibiger II 1905	47jährig ♀	Membrum klein mit Hypospadie. Scrotum leer, Prostata. Vagina, Uterus, Tuben. Fibröse Ovarien.	—	Stark hypertrophisch. Access. Nebenniere 2×3 mm.	—
Marchand 1891	50jährig ♀	Membrum 5 cm, Prostata, Vagina, Uterus. Atrophische Ovarien.	Starker Bart, Behaarung männlich, Habitus männlich.	Beiderseitige Hyperplasie. Rechts access. Nebenniere.	—
Béclère-Siredey 1921	54jährig ♀	Pseudohermaphrodit. fem. ext.	—	Großer Tumor der Milzgegend, verschwindet durch Röntgen.	—
Fibiger I 1905	58jährig ♀	Membrum 5 cm mit Hypospadie, Scrotum leer, Prostata, Vagina, Uterus, Tuben. Fibröse Ovarien.	Weiblicher Habitus, schwacher Bart, Larynx männlich.	Beide sehr groß.	—
Engelhardt 1900	59jährig ☿	Membrum 4 cm mit Hypospadie. Scrotum leer mit Raphe. Prostata, Uterus, Vagina, Mammae. Infantile Ovarien.	Starker Bart und Schnurrbart. Stimme männlich. Statur zierlich. Fettpolster reichlich.	Struma aberrans suprarenalis am unteren Pol der rechten Niere.	—
de Crecchio 1865	64jährig ♀	Membrum virile. Hypospadia glandis. Scrotum leer ohne Raphe. Prostata, Samenblasen, Vagina, Uterus, Tuben. Atrophische Ovarien.	Männlicher Habitus. Starke männliche Behaarung.	Beiderseits fast Nierengröße.	—
Auvray-Pfeffel 1911	72jährig ♀	Uterus, Vagina und Urethra münden durch ein Septum getrennt gemeinsam perineal. Membrum 6 cm mit Hypospadie. Ovarien.	Starke männliche Behaarung, Habitus, Becken, Stimme männlich.	Tumor von Kindskopfgröße der linken Nebenniere. Hyperplasie der rechten Nebenniere.	—

externus, in früher Kindheit die Pubertas praecox und bei der geschlechtsreifen Frau den virilen Hirsutismus, Fettsucht und sexual-psychische Veränderungen.

Im Jahre 1912 nahm Gallais eine systematische Einteilung vor, wobei er neben einer Gruppe mit Menstruationsanomalien und einer Gruppe, bei der Schwangerschaftsstörungen mit Nebennierenveränderungen kombiniert vorkommen, den suprarenalen Pseudohermaphroditismus und den suprarenalen Virilismus unterscheidet, eine Einteilung, zu der sich auch Wereschinski bekennt. Die Menstrualform ist bei Frauen von 20 bis 55 Jahren zu finden und geht einher mit Amenorrhöe oder Menorrhagien, manchmal mit Fettsucht, in einigen Fällen mit Pigmentierung der Haut, selten mit geringer Hypertrichose. Psychische Störungen maniakalischen Charakters sind nicht selten, auffallend ist die große Neigung zum Schwitzen und der Exopthalmus, der gelegentlich vermerkt ist. Dabei finden sich gar keine Veränderungen an den Geschlechtsorganen, und nur unbestimmte Klagen über Lendenschmerzen lassen an eine Erkrankung der Nebennieren denken. Bei der Obduktion zeigt sich gewöhnlich ein Tumor, der von der Nebennierenrinde oder versprengten Rindenkeimen im Ligamentum latum oder Ovarium ausgeht. In diese Gruppe zählt Wereschinski die Fälle von Marchand, Davis, Goldschwend, Santi und Dumon, doch hält er die Zahl solcher Fälle für bedeutend größer. Die seltenste Gruppe ist die sog. „Geburtsform", welche durch Erkrankung der Nebennieren und gleichzeitige Tubargravidität charakterisiert ist. Die Veränderung der Nebennieren besteht in adenomatösen Wucherungen oder Hyperplasie der Rinde; nicht selten findet sich eine Atresie einer der Tuben und Störungen in der Entwicklung des Uterus.

Mathias stellt drei Typen auf, nämlich die Vermännlichung weiblicher Wesen, die Verweiblichung männlicher Wesen und die gleichgeschlechtliche Frühreife und bezeichnet die ganze Gruppe dieser Erkrankungen als „Interrenalismus", ein Ausdruck, der häufiger angewendet zu werden verdient, als es bis jetzt geschieht.

Nach Halban sind Fälle von geschlechtlicher Frühreife beim Kinde, hervorgerufen durch Nebennierentumoren, zu trennen von dem aus gleicher Ursache entstandenen Krankheitsbild des Erwachsenen. Innerhalb der ersten Gruppe unterscheidet er neben Fällen von isosexueller und von heterosexueller Frühreife Fälle, wo beiderlei Veränderungen vorkommen. In die zweite Gruppe gehören Fälle von geschlechtlicher Umstimmung Erwachsener beiderlei Geschlechtes. Nach dem Alter des Individuums, in dem die Nebennierenveränderung einsetzt bzw. zur Auswirkung gelangt, trifft auch H. Schmidt eine Einteilung der zahlreichen Fälle.

Von Schneider stammt nachstehendes Schema: 1. Isosexuelle Frühreife, entweder rein oder mit heterosexuellen Zügen (meist bedingt durch maligne Hypernephrome, vorwiegend bei Mädchen im ersten Lebensjahrzehnt), 2. heterosexuelle Erscheinungen und zwar entweder heterosexuelle Bildung bei Feten, Kindern und Erwachsenen, meist durch Hyperplasie oder gutartige Nebennierentumoren, oder heterosexuelle Reifung mit sekundärer Vermännlichung äußerer Sexuszeichen, und 3. vorzeitiges Klimakterium mit Heterosexualismus.

Ferner sei die Einteilung von Schwarz erwähnt, die nur eine Modifikation der von H. Schmidt darstellt. Schwarz schlägt die Bezeichnung interrenal-genitales an Stelle suprarenal-genitales Syndrom vor, da letztgenannte Bezeichnung die Beziehung zur Nebennierenrinde nicht nur nicht zum Ausdruck bringt, sondern geradezu an eine Veränderung der Marksubstanz denken läßt.

In der jüngsten Zeit hat Cecil zwei Typen des Interrenalismus aufgestellt, einen fetten Typus bei weiblichen Kindern und Erwachsenen und einen herkulischen Typus bei männlichen Kindern und Adoleszenten.

Antognetti unterscheidet zwischen einem Syndrom der vorzeitigen Geschlechtsentwicklung, von dem er 5 Fälle mitteilt, und einem Matronismus praecox, unter welchem Namen Pende eine Wachstumsanomalie beschrieben hat, die vorwiegend beim weiblichen Geschlecht meist zwischen dem 5. und 10. Lebensjahr auftritt und durch vorzeitige Schambehaarung, Menstruation, geringe Körperlänge mit Erweiterung der Körperhöhlen, starker Fettleibigkeit vom Matronentypus (mit Lokalisation der Fettmassen besonders an den Oberschenkeln, Oberarmen, Brüsten und am Bauch) gekennzeichnet ist. Hierzu kommt ein erwachsener Gesichtsausdruck und meist vorzeitige geistige Entwicklung. Von diesem Syndrom, das durch eine Überfunktion der Nebennierenrinde und eine Unterfunktion der Schilddrüse bedingt sein soll, teilt Antognetti 3 Fälle mit.

Die verschiedenen Theorien des Interrenalismus.

Während bei der Pubertas praecox und bei der geschlechtlichen Umstimmung Erwachsener die ursächliche Bedeutung der Nebennierenveränderung schon auf Grund der Tatsache, daß die Erkrankung mit dem Auftreten des Nebennierengewächses entsteht und mit der operativen Entfernung wiederum verschwindet, außer Zweifel steht, gehen die Ansichten über die kausalen Beziehungen zwischen den Wucherungsprozessen der Nebennierenrinde und dem Pseudohermaphroditismus externus ziemlich weit auseinander. Doch auch bei den im postnatalen Leben entstandenen Krankheitsbildern stößt die Lehre von der interrenalen Genese auf eine Reihe schwer zu erklärender Tatsachen.

Eine viel beachtete Theorie über die Genese der drei genannten Krankheitsbilder, der Pubertas praecox, der heterosexuellen Umstimmung bei Erwachsenen und des Pseudohermaphroditismus mit Nebennierenhyperplasie, stammt von Halban. Zum besseren Verständnis dieser Theorie sei vorerst die Auffassung Halbans über die Entstehung der Geschlechtscharaktere mitgeteilt. Nach Halban ist beim Embryo im Momente der Befruchtung nicht nur die Keimdrüse bereits in männlichem oder weiblichem Sinne festgelegt, sondern auch alle primären und sekundären Sexualcharaktere eines Individuums und jedes seiner Organe, da jede Zelle männlich oder weiblich angelegt ist. Normalerweise entwickelt sich bei jedem Individuum das, was in der Anlage vorhanden ist, und dementsprechend ist das normale Individuum unisexuell, entweder männlich oder weiblich.

Hier wendet sich Halban gegen die Ansicht von Herbst, der von einer bisexuellen Anlage des Geschlechtsapparates und der sekundären Geschlechtscharaktere ausgeht und den Keimdrüsen einen formativen Reiz zuspricht, der aus der bisexuellen Anlage die homologen Geschlechtscharaktere zur Entwicklung bringt und gleichzeitig die heterogenen Geschlechtscharaktere hemmt. Daß den Keimdrüsen diese Wirkung nicht zukommt, gehe erstens daraus hervor, daß auch bei angeborenem Mangel derselben die betreffenden Individuen doch primäre, unter Umständen — wenn auch nur angedeutet — sekundäre Geschlechtsmerkmale aufweisen. Zweitens spreche in diesem Sinne die Erscheinung, daß beim Pseudohermaphroditismus Individuen mit Hoden weibliche und Individuen mit Eierstöcken männliche Geschlechtscharaktere besitzen. Und endlich wären die Halbseitenzwitter der beste Beweis für die Richtigkeit der Halbanschen Lehre.

Bei hermaphroditischen Individuen besteht nach Halban eine fehlerhafte Anlage ab ovo, wobei gerade jene Geschlechtsmerkmale zur Entwicklung gelangen, welche in der Anlage vorhanden sind. Es müsse demnach neben männlichen und weiblichen Eiern auch hermaphroditische Eier geben[1]. Damit soll nicht behauptet werden, daß den Keimdrüsen überhaupt kein Einfluß auf die vorhandenen Anlagen der Geschlechtscharaktere zukommt, denn sie besitzen zwar keine formative, wohl hingegen eine protektive Wirkung auf die genannten Anlagen. Unter dem „protektiven" Einfluß der Keimdrüsen entwickelt sich bei hermaphroditisch angelegten Menschen das „bunte Mosaik der homologen und heterologen Anlagen", so daß gleichzeitig männliche und weibliche Geschlechtsorgane und männliche und weibliche sekundäre Geschlechtsmerkmale auftreten können.

Die Entwicklungsanomalien bei Nebennierentumoren lassen sich nach Halban in ähnlicher Weise erklären, vorausgesetzt, daß ihnen — und das gleiche gilt auch von gewissen Tumoren des Ovariums — eine entsprechende inkretorische Funktion innewohnt. Diese Tumoren wirken direkt oder indirekt über andere Blutdrüsen auf die Sexualcharaktere, sie entfalten eine protektive Wirkung auf diese, und zwar in viel höherem Maße als die Keimdrüsen, wobei die Folgen vom Alter und der Anlage des Individuums abhängen. „Tritt ein derartiger Tumor bei einem Kinde auf, welches unisexuell angelegt ist, so kommt es durch die hyperprotektive Wirkung zur Ausbildung der isosexuellen Frühreife. Tritt er bei einem Kinde auf, welches hermaphroditisch angelegt ist, so entwickeln sich unter dem Einfluß des Tumors alle jene Sexualcharaktere, welche in der Anlage vorhanden sind. Entsteht der Tumor bei einem Erwachsenen mit hermaphroditischer Anlage, so können heterosexuelle Sexuszeichen, welche infolge ihrer geringen primären Wachstumstendenz bis dahin latent waren, weil die Keimdrüsenhormone für ihre Entwicklung nicht ausgereicht haben, unter dem hyperprotektiven Einfluß des Tumors manifest werden."

Ganz ähnliche Erwägungen gelten nach Halban für die Beziehungen der Nebenniere zum Hermaphroditismus. Die Hypothese von Apert, Biedl u. a. Autoren, der zufolge ein Nebennierenblastom im Embryonalleben zum Pseudohermaphroditismus, im postnatalen Leben zur Pubertas praecox führt, lehnt Halban ab, da nur in 3% der Fälle Wucherungsprozesse der Nebennierenrinde bei Pseudohermaphroditen vorkommen. Einen kausalen Zusammenhang zwischen Hyperfunktion der Nebenniere und Pseudohermaphroditismus verneint Halban überhaupt und erklärt das Vorkommen von Hyperplasien bzw. Blastomen der Nebennierenrinde durch eine besondere Disposition dieser Menschen zu der genannten Veränderung.

Die Ansicht, daß die Verbildung der Genitalien beim Pseudohermaphroditismus und die Veränderung der Nebennieren kausal miteinander in keinem Zusammenhang stehen bzw. koordinierte Erscheinungen sind, wird auch von anderen Autoren vertreten, so von Marchand, Brutschy, Raubitschek, H. Schmidt, Falta, Jaffé und Tannenberg u. a.

Der erste, der die Veränderung der Nebennieren und die Mißbildung der Geschlechtsorgane beim Pseudohermaphroditismus miteinander in Beziehung brachte, war Marchand, der auf Grund eines selbst untersuchten Falles die Alternative aufgestellt hat, daß es sich hier entweder um eine ungleiche Verteilung gemeinsamen Bildungsmateriales für die Keim-

---

[1] Gegen den Begriff des hermaphroditischen Eies wendet sich Berner, da die atypische Chromosomenzusammensetzung eines solchen Eies durchaus nicht erwiesen ist.

drüsen und Nebennieren zugunsten der letztgenannten handle, oder daß die Hyperplasie der Nebennieren infolge einer kompensatorischen Mehrleistung für die mangelhaft entwickelten Keimdrüsen zustande käme.

Für einen ursächlichen Zusammenhang zwischen der Veränderung der Nebennierenrinde und der bekannten Umgestaltung des Körperbaues und der Geschlechtsmerkmale tritt besonders Mathias ein, der für alle Fälle, einschließlich des Pseudohermaphroditismus, soweit sie mit hyperplastischen oder blastomatösen Prozessen der Nebennierenrinde vergesellschaftet sind, den zusammenfassenden Namen „Interrenalismus" geprägt hat. Gegen die Anschauung Mathias, daß beim Pseudohermaphroditismus die Mißbildung sich lediglich auf die Anlage der Nebenniere bezieht, während die Veränderungen des Genitales und übrigen Körpers als rein konsekutiv anzusehen sind, wurden allerdings etliche Einwände erhoben, so z. B. daß der Hermaphroditismus überhaupt eine Mißbildung sei, die überdies in der Mehrzahl der Fälle ohne Veränderung der Nebenniere einhergehe, daß derselbe oft familiär auftrete, was eher auf eine angeborene Konstitutionsanomalie hinweist, u. a. m. Auch der Umstand, daß völlig gleichartige Gewächse der Nebennierenrinde gleich- und andersgeschlechtliche Merkmale zutage fördern, wurde gegen die Ansicht von Mathias geltend gemacht (H. Schmidt), ebenso wie die Tatsache, daß beim Pseudohermaphroditismus ebenso häufig wie Nebennierentumoren Gewächse der Keimdrüsen beobachtet werden (nach Zacharias in $3—3^1/_2\%$ der Fälle).

Entgegen der Ansicht, daß all diese Veränderungen koordinierte, auf Basis einer Entwicklungsstörung entstandene Erscheinungen darstellen, betont Benda, daß die Zahl der Fälle von Pseudohermaphroditismus mit Nebennierenveränderungen doch zu groß ist, um an einen bloßen Zufall denken zu lassen, und daß alle Hypothesen, die die Veränderungen der Nebennieren der geschlechtlichen Mißbildung unterzuordnen versuchen, unhaltbar seien.

Wenig Anerkennung vermochte sich die Theorie von Askanazy zu erringen, die zur Erklärung der vorzeitigen Geschlechtsentwicklung sowohl bei Zirbeltumoren als auch bei Tumoren der Keimdrüsen und der Nebennierenrinde eine besondere Funktion des Geschwulstgewebes annimmt, wobei der unreife embryonale Charakter der Geschwulst eine morphogenetische Wirkung auf den Organismus ausüben soll.

Schwarz wirft in seiner Kritik der Halbanschen Lehre die Frage auf, ob die Nebennierenrinde nur auf die äußeren akzidentellen Geschlechtsmerkmale oder auch auf die Ausgestaltung des konjugalen und tubulären Apparates wirke, und wo die Grenze zu ziehen sei zwischen der Förderung latenter Anlagen im Sinne der protektiven Wirkung nach Halban und zwischen der Neugestaltung. Eine protektive Wirkung der Nebennieren könne nur für jene Fälle zugebilligt werden, in welchem akzessorische Geschlechtsmerkmale gegengeschlechtlich umgebildet werden; ausgeschaltet bleiben hingegen alle jene Eigentümlichkeiten, welche sich auf Organbildung beziehen, so daß damit alle intersexuellen Zeichen am Geschlechtsapparat selbst ganz außerhalb der Wirkung der Nebennieren fallen. Ferner erscheint es nach der Halbanschen Theorie durchaus nicht erklärt, daß eine Steigerung der protektiven Wirkung auf die sekundären Geschlechtsmerkmale mit einer Hemmung der Menstruation und Ovulation einhergehe, zumal die Zeichen des Virilismus nicht als einfache Folge der Unterdrückung der Ovarialfunktion angesehen werden können. Eher wäre daran zu denken, daß eine gewisse Schwäche der weiblichen Geschlechtsanlage im allgemeinen eine leichtere Modifizierbarkeit derselben durch die Hormone der

Geschwulst bewirke, denn nur so sei es verständlich, daß sekundäre Geschlechtsmerkmale ihre Weiblichkeit verlieren und die hormonale Wirkung des Keimepithels verloren geht. Schwarz glaubt, daß eine hormonale Umgestaltung der Geschlechtsmerkmale nur dadurch vor sich gehe, daß die geschlechtsbestimmenden Faktoren im Chromosomenbestand — und damit greift Schwarz auf die zygotische Konstitution des Individuums zurück — in ihrem gegenseitigen Kräfteverhältnis geändert werden.

Gerade für die Geschlechtsmerkmale hat die moderne Forschung eine weitgehende Abhängigkeit von hormonalen Einflüssen sowohl bezüglich des Grades als auch der Entwicklungsrichtung ergeben, so daß nach Schwarz eine hormonale Intersexualität für die Wirbeltiere als die einzige Erklärungsmöglichkeit angesehen werden darf. Die gelungene künstliche Maskulierung und Feminierung, sowie der interessante Fall der „Zwicke" gelten als Beweis für diese Annahme[1]. „Die zygotische Determination erweist sich bei den Wirbeltieren zwar noch immer als zu Recht bestehend, aber sie hat die endgültige Fixierung verloren, ist hormonalen Kräften gegenüber bis zu einem gewissen Grade wandelbar, und damit sind die prinzipiellen Bedenken gegen eine interrenale Intersexualität beseitigt."

Sämtliche Erscheinungen des „Interrenalismus" können nach Schwarz mit der Annahme erklärt werden, „daß übermäßige Rindentätigkeit auf die geschlechtsbestimmenden Gen-Komplexe des Chromosomenbestandes derart einwirke, daß der an das X-Chromosom gebundene Faktor in seiner Wirkungsfähigkeit beeinträchtigt werde, sei es durch Abschwächung seiner selbst oder durch Steigerung des ihm entgegenstehenden Widerstandes."

Mit dieser Hypothese stellt sich Schwarz, wenngleich mit einer wesentlichen Einschränkung, denjenigen Autoren an die Seite, die wie Apert, Gallais, Bulloch und Sequeira, Benda, Mathias, Biedl, Berner, Günther u. a. der Veränderung der Nebennieren eine kausale Bedeutung für den „Interrenalismus" zuschreiben.

Auch Bauer, der die Ansicht vertritt, daß das Hormon der Nebennierenrinde ähnlich dem Keimdrüsenhormon „fördernd, provozierend und intensivierend" auf die Ausbildung der Geschlechtsmerkmale wirkt, spricht ähnlich wie Schwarz von hormonaler und von zygotischer Intersexualität, welch letztere sich durch das Fehlen der vorzeitigen Entwicklung

---

[1] Bekanntlich verhalten sich Zwillinge beim Rinde verschieden, je nachdem sie gleichen oder ungleichen Geschlechtes sind. Während gleichgeschlechtliche Zwillinge stets normal sind, ist von den ungleichgeschlechtlichen der weibliche Partner meist intersexuell, d. h. eine Zwicke, vorausgesetzt, daß zwischen den beiden Plazentarkreisläufen eine arterielle Verbindung besteht. Da sich die Hoden stets schneller entwickeln als die Eierstöcke, kommen die männlichen Hormone früher und zugleich stärker in dem weiblichen Partner zur Auswirkung als die Hormone der eigenen Keimdrüse, wodurch es zu einer zwitterhaften Ausbildung der Geschlechtsorgane kommt, bei der der Eierstock durch Wucherung der Markstränge zu einem hodenartigen Organ umgewandelt wird. Die Zwicken sind nicht völlig einheitlich, vielmehr gibt es alle Übergänge der intersexuellen Umwandlung von solchen, die fast weiblich sind, bis zu solchen von fast männlicher Beschaffenheit. Bei der niedrigsten Gruppe sind die Keimdrüsen noch eierstockähnlich, der Uterus ist rudimentär, das äußere Genitale ist rein weiblich; bei der höchsten Gruppe finden sich Hoden, die mit dem Descensus begonnen haben, die Leitungswege sind männlich, doch ist das äußere Genitale noch weiblich, wenngleich es seltene Fälle gibt, wo sich statt der Klitoris ein von der Harnröhre durchbohrter Phallus findet (Goldschmidt).

Gegen die oben erwähnte Auffassung, die auf Keller und Tandler sowie Lillie zurückgeht, wendet sich Halban, der keinen Anhaltspunkt dafür findet, „daß der Hoden imstande sein sollte, aus einem weiblichen Ovarium Hoden und Nebenhoden zu bilden"; vielmehr besitze die Ansicht mancher Autoren, daß es sich bei der Zwicke gar nicht um zweieiige, getrennt geschlechtliche Zwillinge, sondern um einen männlichen und einen hermaphroditisch angelegten Zwilling handelt, weit mehr Wahrscheinlichkeit.

und das Fehlen der starken Körperbehaarung von der ersten Form unterscheidet. Die in vielen Fällen von Pseudohermaphroditismus beobachtete Nebennierenhyperplasie weist auf eine fetale Wirksamkeit des betreffenden Hormons hin. Das Fehlen von Nebennierenveränderung in einem großen Teil der Fälle erscheint verständlich bei Annahme einer zygotischen Genese der Intersexualität neben einer hormonal-interrenalen. Bei der letztgenannten aktiviert das Nebennierenrindenhormon zum Teil die de norma überdeckte Geschlechtsanlage und verhilft ihr zu einer abnormen Prävalenz, wirkt somit dem Keimdrüsenhormon entgegen. Zur Stütze seiner Auffassung zieht Bauer die Versuchsergebnisse von Asher und Kichikawa heran, denen zufolge bei nebennierenlosen Ratten die Rückbildung der Geschlechtsmerkmale nach Kastration langsamer und ihre Geschlechtsumwandlung nach Einpflanzung heterosexueller Keimdrüsen weniger deutlich erfolgt als bei Tieren mit Nebennieren.

Besteht die Hyperfunktion der Nebennierenrinde schon im Embryonalzustand, so kann nach Bauer das sonst normale Prävalenzverhältnis von F und M zugunsten des überdeckten anderen Geschlechts derart verschoben werden, daß sich trotz der ursprünglich normal angelegten Keimdrüse die später erfolgende Differenzierung der genitalen Hilfsapparate in größerem oder geringerem Ausmaße im Sinne des anderen Geschlechtes vollzieht: es resultiert ein Pseudohermaphroditismus. Kommt es hingegen zur Hyperfunktion der Nebennierenrinde im voll entwickelten, ausgewachsenen Individuum, dann entsteht eine reversible (durch Entfernung des Tumors heilbare) Geschlechtsumstimmung.

Warum bei einer Rindenhyperfunktion im präpuberalen Alter die weiblichen Individuen nicht konstant, die wenigen bisher beobachteten männlichen Individuen überhaupt nicht heterosexuelle Merkmale bekommen, versucht Bauer damit zu erklären, daß im präpuberalen Alter das konstitutionell gegebene Prävalenzverhältnis der Geschlechtsfaktoren F und M besonders stabil ist, so daß es dem umkehrenden Einfluß des Rindenhormons widersteht, und daher ein Prävalenzwechsel in diesem Alter nicht oder nur sehr schwer zustande kommt. Nichtsdestoweniger wirkt sich aber das Rindenhormon an den gleichen Erfolgsorganen aus, bloß daß diese nicht im heterosexuellen, sondern im isosexuellen Sinne reagieren, so daß das Bild der isosexuellen Frühreife und nicht oder nur andeutungsweise das Bild der Geschlechtsumstimmung zustande kommt. Soweit ist Bauer mit Halban einig; der Gegensatz zwischen den zwei Forschern besteht jedoch darin, daß nach Bauer die protektive Wirkung des Rindenhormons auf die Geschlechtscharaktere an die Tendenz geknüpft erscheint, das bestehende konstitutionelle Prävalenzverhältnis der Geschlechtsfaktoren zum Teil zugunsten des überdeckten latenten Faktors im Sinne eines Dominanzwechsels zu verschieben. Widersteht die sexuelle Konstitution der Erfolgsorgane der invertierenden Tendenz des Nebennierenhormons, dann tritt nur Frühreife und keine Geschlechtsumstimmung ein (Bauer).

Sehr bedeutsam ist die Auffassung von Goldschmidt, der dagegen Stellung nimmt, daß der angeborene Interrenalismus (das weibliche Scheinzwittertum mit Nebennierenhyperplasie) „in den großen Topf des Pseudohermaphroditismus geworfen werde", da die durch einen Tumor der Nebenniere hervorgerufene Umwandlung der weiblichen sekundären Geschlechtsmerkmale in männliche genetisch mit der zygotischen Intersexualität nichts zu tun habe, zumal die für eine solche Intersexualität charakteristische Umwandlung des Ovars in einen Hoden fehle. Goldschmidt, der für die Gruppe von Zwischenbildungen mit Nebennierenhyperplasie oder Tumor die Bezeichnung Virilismus anstatt weiblicher Pseudohermaphroditismus verwendet wissen will, hält für die Ursache der Veränderung die Nebennierenwucherung, die eine erbliche Abnormität ist, und lehnt als Ursache eine falsche Kombination der F- und M-Gene ab. Angesichts der Verwirrung in der Nomenklatur hält es Goldschmidt für besser, nur von suprarenalem oder tumoralem Virilismus zu sprechen und keinen besonderen Namen für die vorgeburtlichen Fälle zu benutzen. Eine Bestätigung seiner Ansicht erblickt er u. a. in einem geglückten Versuch seiner Schülerin Marx, der es gelang, durch Implantation von Nebennierenrinde bei einem jungen Weibchen eine Prostata zur Entwicklung zu bringen.

Berner faßt den weiblichen Pseudohermaphroditismus als eine fetale Virilisierung auf. Über die Beziehungen zwischen der Nebennierenrinde und den Ovarien sei nichts sicheres bekannt. Wenn die Ovarien bei alten Pseudohermaphroditen meist atrophisch gefunden werden, so kann dies die Folge einer langdauerndern Funktionslosigkeit sein, zumal in Fällen, die ganz junge Kinder betreffen, die Ovarien normal oder fast normal erscheinen.

Es wäre hier der Ort, darauf hinzuweisen, daß namentlich von Biedl und Lipschütz der beim Virilismus so häufig beobachteten Atrophie der Ovarien eine ursächliche Bedeutung für das Auftreten der heterosexuellen Geschlechtsmerkmale zugeschrieben wird. Nach diesen Autoren sei das Primäre die Ovarialatrophie bzw. Hypoplasie, wodurch die hemmende Wirkung der weiblichen Keimdrüse auf die männlichen Geschlechtsmerkmale verloren gehe und diese in Erscheinung träten. Biedl glaubt das Auftreten heterosexueller Merkmale dem Verständnis dadurch näher zu rücken, daß er in den Keimdrüsen undifferenzierte oder heterosexuell differenzierte innersekretorische Gewebsanteile, also gewissermaßen ein die innersekretorischen Teile betreffendes Zwittertum annimmt, wobei sich der Geschlechtscharakter des Soma nach dem Geschlecht des besser entwickelten und besser funktionierenden inkretorischen Keimdrüsengewebes richtet. Es bedarf keiner besonderen Betonung, daß eine solche Annahme ebensowenig begründet erscheint, wie z. B. die Vorstellung L. Fraenkels, daß es männliche und weibliche Hypernephrome gibt, und die Art der Umprägung der Sexualcharaktere nur davon abhängt, ob die Wirkung der betreffenden Geschwulst mit der Keimdrüse des Trägers übereinstimmt oder dieser entgegengesetzt wirkt. Gleichfalls abzulehnen ist die Ansicht Elliots, daß die Luteinzellen des Eierstockes und die Zwischenzellen des Hodens in die Keimdrüsen eingebettetes interrenales Gewebe sind, und daß bei der Geschwulstbildung der Nebennierenrinde diese Verwandtschaft zum Ausdrucke komme.

Das immer wiederkehrende Zusammentreffen von Nebennierenrindentumor mit hypoplastischen bzw. atrophischen Ovarien und männlichen Geschlechtsmerkmalen, besonders männlicher Behaarung, veranlaßt Termeer zu der Annahme, daß die Nebennierenrinde sowie der Hoden die Entwicklung männlicher Sexualcharaktere fördern, während die Ovarien sie hemmen. Zur äußeren Geschlechtsumstimmung kommt es, wenn sich das Funktionsverhältnis zwischen Ovarien und Nebennieren zugunsten der Nebennieren verschiebt, wobei es vom Geschlecht der Keimdrüsen und dem Kräfteverhältnis zwischen diesen und den Nebennieren abhänge, welcher Grad der Vermischung iso- und heterosexueller Merkmale zustande kommt.

In Verkennung des grundlegenden Unterschiedes zwischen formaler und funktioneller Bisexualität beruft sich Krabbe bei seinem Versuche, eine neue Theorie des Interrenalismus aufzustellen, auf die bekannte Arbeit von A. Kohn über den Bauplan der Keimdrüsen. Das Auftreten der reinen Pubertas praecox bei Knaben und der mit männlichen Reifezeichen einhergehenden Frühreife bei Mädchen hänge mit der Verschiedenheit der Keimdrüsenentwicklung beim männlichen und beim weiblichen Geschlecht zusammen und insbesondere mit den Beziehungen zwischen dem hodenähnlichen Teil der Keimdrüsenlage und der Nebennierenrinde. Nach der Vorstellung von Krabbe entwickeln sich die Nebennieren-rindengeschwülste mit morphogenetischer Wirkung aus einem abnorm gelegenen Nebennierenrindenkeim, wobei die Abnormität darin besteht, daß der männliche Teil des Ovariums sich nicht zurückbildet, sondern in die Nebenniere aufgenommen wird und sich zu einem Teil derselben entwickelt. Ein solcher Tumor stammt daher eigentlich von den Zellen ab, die ursprünglich den männlichen Teil der Keimdrüsenanlage gebildet haben, was funktionell darin zum Ausdruck kommt, daß das von ihnen produzierte Hormon dem männlichen Geschlechtshormon entspricht und daher auch männliche Merkmale erzeugt.

Diese von den meisten Autoren abgelehnte Hypothese findet einen Anhänger in Spehlmann, der auf Grund der von Krabbe dargestellten Entwicklungsgemeinschaft von Nebennierenrinde und Keimdrüse es für wahrscheinlich hält, daß von dem geschlechts-bestimmenden Gewebe des Körpers, welches normalerweise nur in den Keimdrüsen enthalten ist, in manchen Fällen auch ein Anteil während der Entwicklung in die Nebennierenrinde gelangt und von dort aus in verschiedenem Grade zur Wirksamkeit kommt.

Gegen die Annahme, daß Markstränge des Ovars in die Nebennierenrinde verlagert werden können und dort Hodenhormon erzeugen, wendet sich Kemp mit dem Hinweis, daß männliche Sexualzellen in den Marksträngen noch nie nachgewiesen worden sind, auch nicht bei Frauen mit Virilismus in den von der Nebennierenrinde ausgehenden Tumoren.

Die Tatsache, daß sowohl bei der kongenitalen als auch erworbenen Form des Inter-renalismus in einer Reihe von Fällen eine Hypoplasie der Marksubstanz festgestellt worden ist (Bortz, Fränkel, Mathias, Winkler, Scabell), veranlaßt letztgenannten Autor zu der Annahme, daß einerseits die exzessiv wirksame Rinde, andererseits das zu Hypo-funktion disponierte Mark eine Dissoziation der normalen Rindentätigkeit und dadurch das Krankheitsbild des Interrenalismus verursachen.

So wenig im Hinblick auf den therapeutischen Effekt der Exstirpation[1] an der ursächlichen Bedeutung der Nebennierenrindentumoren für das Krankenbild des Inter-renalismus zu zweifeln ist, und so sicher es ist, daß die Neubildung der Nebennierenrinde auf hormonalem Weg ihre Wirkung entfaltet, so schwierig erscheint es, eine Reihe von Fragen in der Pathogenese des Interrenalismus dezidiert zu beantworten.

So ist eine viel diskutierte Frage die, warum die heterosexuelle Umstimmung in der weitaus größeren Zahl das weibliche Geschlecht und nur in ganz seltenen Fällen Männer betrifft. Die Hypothese von Fränkel von männlichen und weiblichen Nebennierentumoren ist ein Beweis, wie ohnmächtig man besonders in früheren Zeiten gewissen Fragen auf dem Gebiet des Interrenalismus gegenüberstand. Einen Fortschritt bedeutet die Ansicht von

---

[1] Durch Operation geheilte bzw. günstig beeinflußte Fälle (mit Wiederkehr der Menstruation, Schwinden der abnormen Behaarung usw.) sind mitgeteilt von Holmes, Thronton, Codman, Bovin, Bingel, Wereschinski, Rolleston, Downes-Knox, Collet, Muray-Simpson u. a. — Koster, Goldzieher, Collens und Victor gelang es jüngst bei einer 23jährigen Frau von 335 Pfund Körper-gewicht, viriler Hypertrichose und unregelmäßigen Menses durch Entfernung einer 16 g schweren Nebenniere das Gewicht um 145 Pfund herabzudrücken und die Menstruationsstörung zu beseitigen.

Schwarz, der die Ursache für die erwähnte Erscheinung darin erblickt, daß bei den Wirbeltieren das männliche Geschlecht heterozygot, das weibliche jedoch homozygot ist, daß also der Erbfaktor M dominant ist, wodurch es verständlich wird, daß bei Modifikationen in der Balance der Erbfaktoren das dominierende Gen eher die Oberhand gewinnt als das rezessive. Übrigens erkennt Schwarz die Fälle von heterosexueller Umstimmung beim Manne, bei denen sich die „Verweiblichung" bloß auf eine Vermehrung des Drüsengewebes der Mammae beschränkt, nicht als echte, interrenal bedingte Feminierung an, in welcher Ansicht er durch einen Fall von Moskowicz bestärkt wird, bei dem nach einseitiger Hodenatrophie eine ausgesprochene Gynäkomastie entstanden war[1]. Auch Goldschmidt vertritt ähnlich wie Schwarz die Anschauung, daß Gynäkomastie mit Intersexualität nichts zu tun hat, sondern eine endokrine Störung sei. Immerhin bleiben nach Abzug der evtl. bloß als Gynäkomastie anzusehenden Fälle einige übrig, die, wie der Fall von Brutschy, kaum anders denn als Beispiel von echter interrenaler Feminierung angesehen werden können.

Auf die Frage, warum das Nebennierenblastom nur bei manchen Individuen und durchaus nicht immer eine Geschlechtsumstimmung bedingt, warum es bei dem einen Kinde bloß Frühreife, bei dem anderen gleichzeitig auch heterosexuelle Merkmale hervorruft, und andere Fragen mehr, vermag am ehesten die Sexualitätslehre von Goldschmidt eine befriedigende Erklärung zu geben.

Bekanntlich beruht das Wesen der neuen Sexualitätslehre darin, daß alle Lebewesen als bisexuell anzusehen sind, wobei jede einzelne Zelle männliche und weibliche Potenzen enthalte. Je nachdem, ob in dem Kampf zwischen männlichen und weiblichen Erbfaktoren die einen oder die anderen über ihre Partner die Oberhand gewinnen, entsteht ein männliches oder weibliches Individuum. Nicht die Keimdrüsen machen das Individuum zum Manne bzw. zum Weibe, sondern umgekehrt, die Keimdrüsen sind abhängig vom Somageschlecht. Goldschmidt hat nun bewiesen, daß bei abnormer Konstitution das vorher dominante Geschlecht im Laufe des Lebens unterliegen kann, was zu einem Umbau der Keimdrüse führt, so daß sich der Hoden in einen Eierstock und der Eierstock in einen Hoden umzuwandeln imstande ist. Die Folgen dieses Geschlechtsumschwunges hängen ab von dem sog. Drehpunkt, das ist der Zeitpunkt, in dem sich dieser Vorgang ereignet. Als Ursache des Geschlechtsumschlages beschuldigt Goldschmidt eine zu geringe Epistase, d. h. ein zu geringes Überwiegen der einen Zellgeschlechtlichkeit über die andere. Der Grad der geschlechtlichen Epistase wird von Goldschmidt in willkürlich angenommenen Zahlen ausgedrückt, die keine absoluten Werte, sondern Relationen ausdrücken sollen. Sind 40—50 Einheiten das Maß für die geschlechtliche Epistase bei normalen Menschen, so sind alle Menschen, deren Epistase den unteren Wert (also 40 Einheiten) nicht erreicht, Intersexe. Ist die Epistase (oder auch MF-Differenz) gering, so erfolgt die Geschlechtsumwandlung sehr früh und es resultiert ein Individuum, den man den Geschlechtsumschlag oft kaum ansieht (sog. Umwandlungsmenschen); bei noch geringerer Epistase erfolgt der Geschlechtsumschwung später und es entsteht ein Zwitter, indem sich zu den in der ersten Phase der Entwicklung bereits endgültig festgelegten Sexualcharakteren in der späteren Phase

---

[1] Ebenso dürfte es sich in dem von Hermanns beschriebenen Falle, der einen 38jährigen Mann mit Induration und Atrophie beider Hoden und ausgesprochen weiblichen, drüsenreichen Brüsten betraf, um keine echte heterosexuelle Umstimmung, sondern um Gynäkomastie gehandelt haben.

einzelne Sexualcharaktere des neuen Geschlechtes hinzugesellen. Ist die Epistase minimal (nur 1 Einheit), so genügt dies, um dem Individuum einen männlichen oder weiblichen Habitus zu verleihen, sie genügt aber nicht, um eine geschlechtliche Differenzierung der Keimdrüse zu bewirken, so daß gonadenlose Wesen entstehen. Umgekehrt hat eine überaus große Epistase eine verfrühte Geschlechtsreife zur Folge (Pubertas praecox). Sind die Zahlenwerte, die die Geschlechtlichkeit angeben, abnorm groß, ist also sowohl M zu groß als auch F zu groß, die Differenz beider aber unter der normalen Epistase, dann ist die geschlechtliche Entwicklung des Individuums überstürzt und zeigt außerdem einen Geschlechtsumschlag (Pubertas praecox mit heterosexuellen Merkmalen). Diese Gesetze sind aus den Beobachtungen an niederen Tieren abgeleitet. Bei den Wirbeltieren und beim Menschen tritt der endokrine Apparat als gestaltender Faktor hinzu. Während in einem Teil der Fälle die zu geringe oder zu große Epistase allein genügt, um Zwittertum bzw. Frühreife hervorzurufen, ist in anderen Fällen die genotypische Anomalie allein zu schwach, und es muß die Hormonwirkung eines Blastoms hinzutreten, um die pathologischen Erscheinungen zur Entwicklung zu bringen[1].

Obzwar sich mit der genialen Theorie Goldschmidts eine Reihe von Erscheinungen im Krankheitsbild des Interrenalismus zwanglos erklären läßt, so bleiben doch noch einige Fragen ungelöst; so z. B. die Frage, warum bei der interrenalen Frühreife meist nur die sekundären Geschlechtsmerkmale vorzeitig und im Übermaß zur Entwicklung gelangen, während Ovulation und Menstruation als der eigentliche Ausdruck der Geschlechtsreife bei diesen Kindern relativ nur selten beobachtet wird. Es ist Krabbe beizupflichten, wenn er darauf hinweist, daß gerade in diesem wesentlichen Punkt, nämlich der Ovulation und Menstruation, die mit Nebennierenveränderungen einhergehenden Fälle von Pubertas praecox zum größten Teil von der nicht interrenal bedingten, primär konstitutionellen Geschlechtsfrühreife abweichen.

Wiederholt wurde die Frage aufgeworfen, ob in solchen Fällen von Interrenalismus im Kindesalter, die ohne Ovulation und Menstruation verlaufen, überhaupt von einer geschlechtlichen Frühreife gesprochen werden könne[2], eine Frage, die mit einer zweiten verknüpft ist, ob nämlich die Ausbildung der sekundären Geschlechtsmerkmale allein einen Beweis wirklicher Geschlechtsreife bildet. Etliche Fälle der Literatur lehren, daß diese an die Ausbildung der sekundären Geschlechtscharaktere durchaus nicht gebunden ist, da ohne die geringsten äußeren Zeichen eingetretener Pubertät Knaben den Beischlaf auszuüben imstande sind und Mädchen schwanger werden können (Neurath). Auf der anderen Seite kennt man genügend Fälle, in denen weibliche Individuen bei völlig normal entwickelten sekundären Sexualcharakteren die Menses abnorm spät bekommen oder gar amenorrhoisch bleiben, ebenso wie es Frauen genug gibt, die bei normalen sekundären

---

[1] Der Verfasser hat sich hier vornehmlich an die sehr klaren Ausführungen von Moszkowicz gehalten. Die Auffassung Moszkowicz, der wegen des sehr häufigen Zusammentreffens von Intersexualität und Blastombildung und auf Grund der Möglichkeit, durch Kreuzung von Rassen Blastome zu erzeugen, die geschlechtsändernde Wirkung gewisser Blastome darauf zurückführen möchte, daß sie selbst das Ergebnis eines Geschlechtsumschwunges sind, bedarf wohl noch einer genauen Überprüfung.

[2] Einen Fall von echter Pubertas praecox bei einem Mädchen, das im Alter von $6^1/_2$ Jahren von einem 50 cm langen Kinde entbunden wurde, haben in jüngster Zeit Chaschinsky und Jerschow veröffentlicht. Hier handelte es sich allerdings um eine konstitutionelle geschlechtliche Frühreife, die mit dem Interrenalismus nichts zu tun hat.

Sexualcharakteren auf Grund hormonaler und anderer Störungen die Menstruation verlieren. Aus diesen Beispielen geht hervor, daß sekundäre Geschlechtscharaktere einerseits und Mensturation und Ovulation andererseits voneinander weitgehend unabhängig sind, so daß es immerhin verständlich wäre, daß der Nebennierentumor mit seinen Inkreten auf die sekundären Geschlechtsmerkmale zwar fördernd, auf die Keimdrüsen jedoch hemmend wirkt. In der Tat finden wir in den meisten Fällen von erworbenem Interrenalismus die Ovarien atrophisch bzw. hypoplastisch, was kaum auf eine andere Ursache als auf die schädigende Wirkung der Nebennierengeschwulst zurückgeführt werden kann.

Den sichersten Beweis für die keimdrüsenschädigende Wirkung der Nebennierenrindenblastome liefert die Tatsache, daß nach Entfernung bzw. Röntgenbestrahlung der Geschwulst die Wiederkehr der Menses meist das erste Zeichen der Besserung bzw. Heilung darstellt. Man übersieht nur allzu leicht, daß es sich bei der Pubertas praecox durch Nebennierenblastome eben um keine normale Geschlechtsreife, die lediglich verfrüht auftritt, sondern um ein durchaus krankhaftes Geschehen handelt, was schon aus der meist vorhandenen Neigung zur gleichzeitigen Vermännlichung des Individuums, der begleitenden Fettsucht, den krankhaften Veränderungen der Haut u. v. a. hervorgeht. Bei dieser Auffassung erübrigt sich, die Diskrepanz zwischen der mächtigen Ausbildung der sekundären Sexualmerkmale und den oft vollständig fehlenden Zeichen einer in Gang befindlichen Ovarialfunktion nach Schwarz damit zu erklären, daß die Menstruation nur der Ausdruck der erreichten Geschlechtsreife, aber kein Merkmal der Reifung sei. Bezeichnenderweise bildet in den Fällen von primär-konstitutioneller Pubertas praecox, bei der die Nebennieren morphologisch unverändert sind, die vorzeitige Menstruation einen regelmäßigen Befund, während andererseits beim Interrenalismus auftretende Störungen bei dieser Form von sexueller Frühreife vermißt werden[1].

Den zahlreichen Fällen von Virilismus mit positivem Nebennierenbefund stehen anscheinend vereinzelte Fälle gegenüber, in denen trotz genauer Untersuchung weder an den Nebennieren noch an den Eierstöcken blastomatöse Veränderungen nachgewiesen werden konnten. Über einen solchen berichtet Kovács bei einer 48jährigen Frau, die wegen einer Eierstocksentzündung kastriert worden war. Einige Wochen später kam es zu einer enormen Verstärkung eines bereits vorhandenen spärlichen Bartes; gleichzeitig traten Ausfallserscheinungen auf in Form von Schwitzen, Wallungen, Kopfschmerzen usw. Die Gesichtszüge erfuhren eine Vergröberung, die Figur wurde männlich, das Fettgewebe nahm an Hüften und Oberschenkeln ab. 6—7 Jahre nach der Operation erkrankte die Frau an Diabetes. Fälle dieser Art lassen sich wohl zwanglos mit der Annahme eines durch den Keimdrüsenausfall bedingten Überwiegen der Nebennierenrindenfunktion bei entsprechender Anlage des Individuums in dem früher erwähnten Sinne erklären.

Virilismus im Klimakterium, in der Gravidität und bei Akromegalie.

Bereits im vorangehenden wurde darauf hingewiesen, daß es Fälle von Virilismus gibt, in denen nur ein oder das andere Symptom der Erkrankung ausgeprägt erscheint, Fälle, die sozusagen eine „forme fruste" des beschriebenen Krankheitsbildes darstellen. Zeichen von Virilismus, wenn auch oft nur angedeutet, findet man ferner bei manchen

---

[1] Literaturangaben bei Prochownik, Lenz, Neurath, Hörmann u. a.

Frauen im hohen Alter (Frauen mit sog. Altweiberbart), in der Gravidität und bei Frauen mit Akromegalie.

Vor allem war es Mathias, der darauf hinwies, daß zwischen dem Altweiberbart und dem Übergewicht des Nebennierenrindengewebes ein Zusammenhang zu bestehen scheint, ein Gedankengang, dem sich Berblinger nach eingehenden morphologischen Untersuchungen über das Verhalten der Nebenniere bei stark behaarten Männern und bei Frauen mit Altersbart angeschlossen hat. An einem Material von 47 Fällen, das in der folgenden Zeit noch vermehrt wurde, konnte Berblinger bis zu einem gewissen Grade gesetzmäßige Beziehungen zwischen der Stärke der männlichen Behaarung und dem Gewicht der Nebennieren feststellen, indem einer besonders starken Behaarung ein auffallend hohes Nebennierengewicht entsprach. Die Bartbildung bei älteren Frauen glaubt Berblinger damit erklären zu können, daß im Alter infolge der Atrophie der Ovarien bei absolut oder auch nur relativ (im Vergleich zu den atrophischen Ovarien) vergrößerten Nebennieren diese das funktionelle Übergewicht über die Ovarien erhalten, und daß in dieser „Verschiebung der Relation zwischen den genannten inkretorischen Drüsen das wesentliche Moment" bei der Bartbildung klimakterischer Frauen liege.

Dieser Ansicht ist Halban entgegengetreten mit dem Hinweis, daß der Altweiberbart in seinen ausgesprochenen Typen zu den Seltenheiten zählt, und daß, wenn die Auffassung Berblingers zu Recht bestünde, in jugendlichem Alter kastrierte Frauen die gleichen Veränderungen der Behaarung zeigen müßten, was durchaus nicht der Fall ist. Die starke Gesichtsbehaarung bei älteren Frauen führt Halban vielmehr auf das Hervorkommen eines latent gebliebenen, heterosexuellen Merkmales zurück (latenter sekundärer Pseudohermaphroditismus) in Konsequenz seiner Lehre von der fixen Vorausbestimmung aller Geschlechtsmerkmale.

Im Einklang mit dieser Auffassung Halbans steht vielleicht eine Beobachtung von Engelmann bei einem 36jährigen Zwitter, bei dem durch Behandlung mit Adrenalin und Cortisupren ein stärkerer Bartwuchs, eine tiefere Stimme und Beseitigung perverser Neigungen erzielt werden konnte.

Eine Andeutung von Virilismus beobachtet man ferner bei Frauen in der Gravidität, worauf namentlich von Halban, Falta und Mathias hingewiesen worden ist. Besonders auffallend ist oft die Hypertrichose mit Bartbildung und Behaarung der Linea alba und der Oberschenkel, wozu das Auftreten viriler Gesichtszüge und Pigmentveränderungen der Haut hinzukommen. Eine gewisse Analogie dieses Zustandes mit dem durch Wucherungsprozesse der Nebennierenrinde bedingten Virilismus rechtfertigt es, den „Schwangerschaftsvirilismus" mit der in der Gravidität vorhandenen Vergrößerung und Hyperfunktion der Nebennierenrinde in Zusammenhang zu bringen.

Endlich sei erwähnt, daß von manchen Autoren die in vielen Fällen von Akromegalie auftretende Hypertrichose, das Tieferwerden der Stimme, der Hypergenitalismus, die Comedonen, die Acne, sowie bei Frauen der Umschlag ins Heterosexuelle auf die bei dieser Erkrankung fast regelmäßig vorhandene Hyperplasie der Nebennierenrinde zurückgeführt wird (Falta).

Verfasser hat in keinem der von ihm sezierten weiblichen Fälle von Akromegalie einen gewissen Grad von Vermännlichung der Gesichtszüge, einen geringen Bartwuchs und männlichen Behaarungstypus der Scham vermißt, und Mathias spricht in 3 Fällen, in denen die knotig-hyperplastischen Nebennieren auf das Doppelte vergrößert waren, geradezu von einer Akromegalie mit Interrenalismus. Über Akromegalie und Nebennierentumor berichten auch Long und Gary.

J. Bauer betont, daß in manchen Fällen von Akromegalie die Hyperplasie der Nebennieren einen wesentlichen Einfluß auf das klinische Zustandsbild nimmt, und daß nicht nur die Hypertrichose, sondern auch die Glykosurie, der Hochdruck und die Fettsucht (namentlich in solchen Fällen, wo Anhaltspunkte für eine Schädigung der basalen Hirnzentren im III. Ventrikel durch den Hypophysentumor nicht gegeben sind) durch die Überfunktion des Nebennierensystems bedingt seien.

Berblinger erklärt nicht nur den Altweiberbart, sondern auch die männliche Behaarung bei akromegalen Frauen mit einer Verschiebung der Relation zwischen Keimdrüsen und Nebennieren, die bei der Akromegalie dadurch gegeben ist, daß die Überproduktion der Hypophyse zu Atrophie der Keimdrüsen bei gleichzeitiger Hyperplasie der Nebennierenrinde führt, so daß die Funktion dieser die der Ovarien überwiegt.

Allerdings darf nicht vergessen werden, daß die Hypertrichose beim Akromegalen ebensogut eine Teilerscheinung der durch den Hypophysentumor allgemein gesteigerten Wachstumsvorgänge sein kann, bei der es nicht nur zu einer Verdickung der Haut und zur Bildung von Warzen und Hautfibromen, sondern auch zu einem vermehrten Wachstum der Haare kommt[1]. Die Tatsache, daß bei der Akromegalie eine Verstärkung des Haarkleides und bei der hypophysären Kachexie ein Schwund desselben beobachtet wird, weist in der Tat auf den Einfluß der Hypophyse hin, ohne erkennen zu lassen, ob dieser direkt oder auf dem Wege über die Nebennierenrinde erfolgt. Der Umstand, daß der Verlust der Nebennieren, wie der Morbus Addisoni zeigt, keinen Schwund der Behaarung mit sich bringt, würde dafür sprechen, daß die Hypophyse auch unmittelbare Beziehungen zum Haarkleid zu besitzen scheint. In ähnlichem Sinne äußert sich auch Marañon, nach dessen Ansicht sowohl die Nebennierenrinde, als auch die Hypophyse die männlichen Geschlechtscharaktere, somit auch die Behaarung fördert, was einerseits aus den Überfunktionszuständen der Nebennierenrinde und der Hypophyse, andererseits aus der Unterfunktion derselben zu ersehen ist.

Die Macrosomia adiposa congenita familiaris.

Als besonderes Krankheitsbild beschreibt Christiansen bei Kindern eine familiär auftretende Veränderung, die durch enormen Fettansatz und eine gesteigerte, gelegentlich auch röntgenologisch nachweisbare Knochenentwicklung, Hypertrichose und Abnormitäten von seiten der Genitalien ausgezeichnet ist. Auffallend ist auch bei dieser Erkrankung die vorwiegende Beteiligung des weiblichen Geschlechtes, dem 6 von 7 erkrankten Kindern angehören, sowie die geringe Lebensfähigkeit der Kranken, von denen 5 ganz jung gestorben waren. Eines der erkrankten Kinder wog im Alter von 3 Monaten 18 kg und hatte eine Körperlänge von 71 cm. Bei der Sektion eines Kindes fanden sich multiple Adenome der Nebennierenrinde. Das Krankheitsbild, das gewisse Beziehungen zur Pubertas praecox zeigt, hat Christiansen „Macrosomia adiposa congenita familiaris" benannt.

---

[1] Olivet nimmt an, daß in der Hypophyse gebildete Stoffe die Entwicklung der Scham- und Achselbehaarung des Weibes bedingen, worin somit ein Hypophysenmerkmal vorläge, eine Ansicht, der von Berblinger und anderen Autoren lebhaft widersprochen wurde.

2. Das Syndrom von Cushing.

(Pituitary basophilism, Morbus Cushing.)

Bei Durchsicht der zahlreichen Fälle von Virilismus, die heute bereits veröffentlicht sind, fällt es auf, daß in einem Teil, abgesehen von den zur „Vermännlichung" führenden Veränderungen, Fettsucht, Hyperglobulie, arterieller Hochdruck, Hyperglykämie, Glykosurie und gelegentlich Striae am Abdomen beschrieben sind, Symptome, durch welche diese Fälle in unverkennbare Beziehung zu einem Krankheitsbild treten, das in jüngster Zeit von dem amerikanischen Chirurgen und Hypophysenforscher Harvey Cushing beschrieben und „pituitary basophilism" bezeichnet worden ist[1]. Das Syndrom, das Cushing an der Hand von 12 einschlägigen, in der Literatur gefundenen Fällen aufgestellt

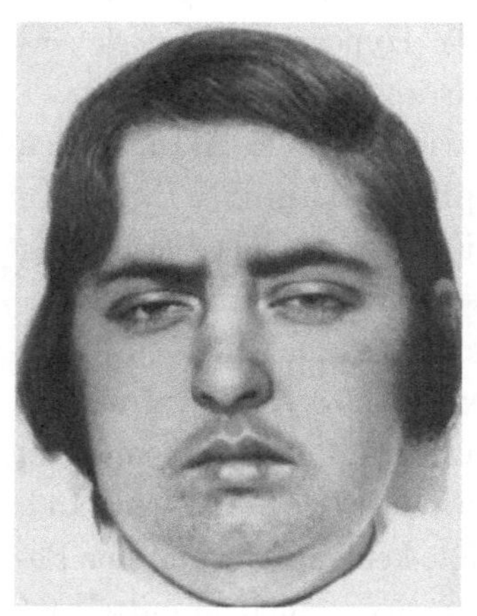

Abb. 22. 15 Jahre altes Mädchen mit „Pituitary basophilism" (Fall von Cushing).

hat, findet sich vorwiegend bei Frauen und äußert sich in der Regel in einer rasch zunehmenden, meist schmerzhaften Fettsucht, in Osteoporose mit Neigung zu Kyphose der Brustwirbelsäule und Spontanfrakturen, sexueller Dystrophie, Hypertrichose und bläulichroten Striae in der Bauchhaut. Die sexuelle Dystrophie führt beim Manne zu Impotenz, bei der Frau zu Amenorrhöe. Arterieller Hochdruck, Glykosurie, Erythrämie, Leukocytose, extreme Trockenheit der Haut, Pigmentierung der Haut, Acrocyanose und purpuraähnliche Hautblutungen gehören mit zu der Krankheit. Von subjektiven Beschwerden werden erwähnt Rücken- und Bauchschmerzen, Müdigkeit und Schwäche. In einzelnen Fällen wird Polyphagie, Polydipsie, Polyurie und Ödem der unteren Extremitäten beobachtet.

Nicht immer zeigt das Krankheitsbild sämtliche der aufgezählten Erscheinungen. Bloß die Fettsucht, die in ganz typischer Weise Gesicht[2], Nacken und Rumpf befällt und die Extremitäten frei läßt, die im Gesicht und am Stamm lokalisierte Hypertrichose, die zur Abnahme der Körperlänge führende Kyphose der Brustwirbelsäule und die blauroten Striae in der Haut des stark vorgewölbten Bauches kehren mit großer Regelmäßigkeit bei den einzelnen Fällen immer wieder und verleihen den Kranken ein ganz charakteristisches Aussehen (Abb. 22 u. 23).

Pathologisch-anatomisch finden sich beim Morbus Cushing in erster Linie Veränderungen am endokrinen System, und zwar in mehr als der Hälfte der Fälle ein basophiles Adenom der Hypophyse, selten eine Hyperplasie der Basophilen, fast durchwegs eine Hyperplasie der Nebennierenrinde mit einem Gewichtsanstieg der Nebennieren bis auf 26 g und fast regelmäßig eine Atrophie der Keimdrüsen. Der Befund an der Schilddrüse wechselt, doch findet sich in der Mehrzahl eine Verkleinerung, seltener eine geringe diffuse oder knotige Struma. Sehr oft wird eine mehr oder weniger starke Lipomatose der Epithelkörperchen, auf die zuerst von E. J. Kraus hingewiesen worden ist, beobachtet. Von den übrigen Veränderungen sei abgesehen von der zu Kyphose und Frakturen führenden

---

[1] Verfasser hält die Bezeichnung „basophilzelliger Hyperpituitarismus" sprachlich für richtiger.

[2] Der Ausdruck „Mondgesicht" charakterisiert recht treffend die Verteilung des vermehrten Fettgewebes im Gesichtsbereich.

Osteoporose auf das häufige Vorkommen von Atherosklerose der Aorta und der großen Arterien bei den vorwiegend jugendlichen Individuen hingewiesen.

Einen sehr gründlich untersuchten und typischen Fall von basophilzelligem Hyperpituitarismus teilt Cushing in einer seiner letzten Arbeiten mit.

Es handelt sich um ein 33jähriges Fräulein, gesunder Eltern Kind, das nach normaler Pubertätszeit zu einem intelligenten und strebsamen jungen Weibe heranwuchs. Im College, indem sie wegen ihres runden Gesichtes den Spottnamen „Mondgesicht" führte, fühlte sie sich unglücklich und trat am Ende des zweiten Jahres wegen Nervosität und Reizbarkeit aus. Die bald nachfolgenden Krankheitserscheinungen waren abnorme Eßlust, rapide Gewichtszunahme mit Dickerwerden des Gesichtes und Bauches, ein Aussetzen der Menstruation und bläulichrote Striae am Körper und an den Armen. Leichte Ermüdbarkeit, Polyurie, Polydipsie, Kopfschmerzen, verschwommenes Sehen und Schwindel traten noch im gleichen Jahre auf. Im Sommer desselben Jahres erfolgte die erste Knochenfraktur, und zwar des einen Fußgelenkes. Das Jahr darauf wurde Hyperglykämie und Glykosurie und ein herabgesetzter Grundumsatz, sowie mäßiger Hochdruck festgestellt. Das geschwollene Aussehen der Augen und des Gesichtes, die trockene Haut und die supraclavicularen Fettpolster erinnerten an Myxödem.

Nach mehrfacher Behandlung mit Blutdrüsenpräparaten (Lutein, Schilddrüse, Hypophyse) ging das Gewicht stark herunter, die abnorme Behaarung verschwand und normale Menses treten wieder auf. Nach 5 Jahren begann der Bart wiederum stark zu wachsen, so

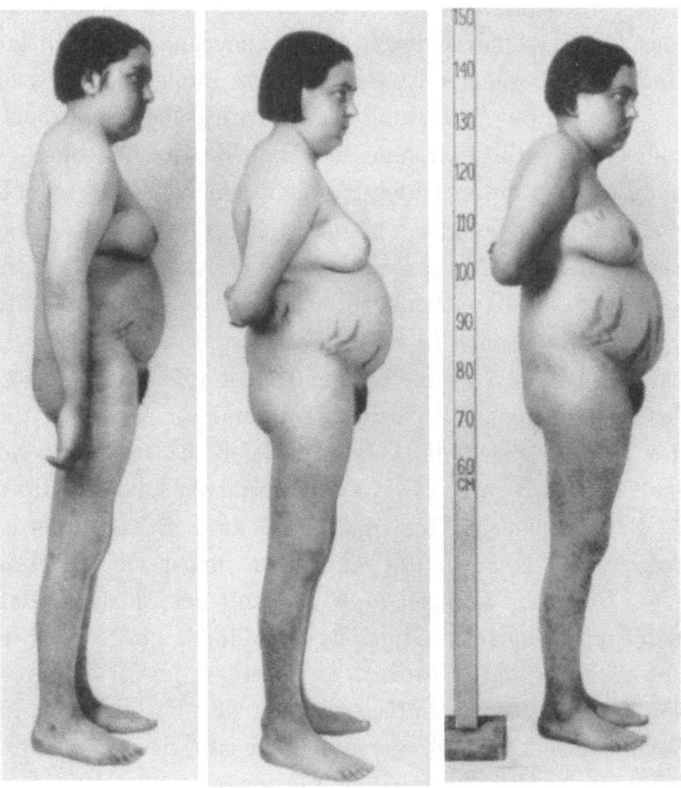

Abb. 23. Dieselbe Kranke wie auf Abb. 22 mit den typischen Veränderungen des Cushingschen Syndroms. Das Bild zeigt das Fortschreiten des Leidens innerhalb von 6 Monaten. (Nach Cushing.)

daß die Kranke täglich rasiert werden mußte. Nach weiteren 5 Jahren setzte die Menstruation wiederum aus; der Hochdruck erreicht eine Höhe von 220—250 mmHg. Ein Jahr später Oberarmfraktur. Bald darauf Polydipsie, Hinterhauptschmerzen, Herzklopfen, Kurzatmigkeit und Anschwellung der Füße und Knöchel. Trockenheit und Pigmentierung der Haut, Cyanose der Hände und Füße und Hautecchymosen. Gewicht 63,5 kg und für das Syndrom typische Verteilung des Fettpolsters. 4 720 000 Erythrocyten. Mäßige Hypercholesterinämie (192,3 mg-%).

Die Sektion der an akutem Lungenödem ziemlich rasch verstorbenen Patientin ergab unter anderem, abgesehen von der Fettsucht und einer Vergrößerung der Leber (1740 g) und des Herzens (695 g), einen fortgeschrittenen Grad von Atherosklerose besonders der Aorta und der großen Arterien und eine hochgradige Osteoporose besonders der Wirbelkörper, die mit dem Messer leicht schneidbar waren. Die Untersuchung des endokrinen Apparates zeigte eine knotige Rindenhyperplasie der zusammen 26 g schweren Nebennieren, Atrophie der Schilddrüse (15 g), Lipomatose der Epithelkörperchen und ein kleines ($2^1/_2$: 7 mm messendes) basophiles Adenom im Vorderlappen der Hypophyse. Der Inselapparat des 65 g schweren Pankreas erwies sich histologisch als normal. Die Ovarien betrugen 40 : 25 : 20 bzw. 30 : 12 : 15 mm und zeigten reichlich Primärfollikel und mehrere verschieden große Follikelcysten. Der Uterus war klein und die Schleimhaut atrophisch.

In der Pathogenese dieses interessanten Krankheitsbildes, von dem einzelne Fälle bereits vor dem Krieg publiziert worden waren, ohne daß die Autoren darin ein selbständiges, scharf umrissenes Syndrom erblickt hätten[1], glaubt Cushing dem basophilen Adenom der Hypophyse eine primäre Rolle zuschreiben zu dürfen, zumal ein solches in den genau untersuchten Fällen fast stets nachgewiesen werden konnte. Das basophile Adenom ist nach Cushing das primäre im pathologischen Geschehen des von ihm beschriebenen Syndroms, die Veränderung der Nebennieren und der Keimdrüsen seien sekundärer Natur. Die Fettleibigkeit versucht Cushing durch eine Störung im tubero-hypophysären Mechanismus, die Osteoporose durch die Veränderung der Epithelkörperchen, den Hochdruck durch eine Aktivierung der Neurohypophyse infolge der Invasion basophiler Zellen zu erklären.

Gegen die Auffassung des Cushingschen Syndroms als Folgezustand eines basophilzelligen Hyperpituitarismus hat E. J. Kraus Bedenken erhoben, vor allem unter Hinweis auf die genau untersuchten Fälle mit fehlendem oder nicht basophilem Hypophysenadenom[2], und auf die im Vergleich zu der großen Chronizität des Leidens oft nur winzigen Ausmaße der gefundenen Adenome, die mit der Annahme eines bis in die ersten Anfänge der Erkrankung zurückreichenden Bestandes dieser Geschwülstchen nicht recht vereinbar sind.

So findet sich in einem Fall von Cushing (Fall 7) bei einem 20jährigen Mädchen, bei dem bereits 5 Jahre vor dem Tode die Fettsucht eingesetzt hat, ein basophiles Adenom, das nicht mehr als $2^1/_2$ mm im Durchmesser hatte. In Cushings Fall 3 betrug die Dauer des Leidens gleichfalls 5 Jahre; das nicht basophile Adenom besaß nichtsdestoweniger bloß Hirsekorngröße (!). In einem anderen Fall von Cushing maß das basophile Adenom $3 : 4^1/_2$ mm; die größten Maße, und zwar Erbsengröße zeigte das Adenom in einem vor Jahren von E. J. Kraus und einem jüngst von Rutishauser beschriebenen Falle.

Diese Erwägungen im Verein mit der Tatsache, daß es auch verläßlich untersuchte Fälle mit negativem Hypophysenbefund gibt, so z. B. Fall 4 von Zondek (Hypophyse untersucht von C. Benda), rechtfertigen in der Tat gewisse Zweifel an der Richtigkeit der Cushingschen Auffassung von der Pathogenese seines Syndroms, ganz abgesehen davon, daß es nur schwer vorstellbar ist, wieso Fettsucht einmal wie bei der Dystrophia adiposogenitalis durch Hypofunktion oder Ausfall der Hypophyse, das andere Mal wie beim Morbus Cushing durch Hyperfunktion der Hypophyse zustande kommen soll.

Der Tatsache, daß größere und morphologisch ebenso reife basophile Adenome, wie die in den Fällen von Morbus Cushing gefundenen, ohne jegliche Symptome dieser Erkrankung verlaufen, spricht auch nicht gerade für die primäre und ausschließliche Rolle der Basophilie der Hypophyse in der Pathogenese der genannten Erkrankung.

Nach E. J. Kraus ist es durchaus möglich, daß das basophile Adenom beim Morbus Cushing ebenso wie die von ihm in 80% nachgewiesene Basophilenvermehrung bei der konstitutionellen Fettsucht eine sekundäre Veränderung der Hypophyse vielleicht als Ausdruck eines kompensatorischen Vorganges darstellt, ähnlich wie das Epithelkörperchenadenom bei der Osteomalacie.

---

[1] Offenbar einen Fall von Cushingschen Syndrom hatte Askanazy bereits am Ende des letzten Jahrhunderts zu untersuchen Gelegenheit, wobei ihm besonders die starke Osteoporose und die Fettsucht auffiel. Für diesen und einen später von Rutishauser mitgeteilten Fall prägte er den Ausdruck „Adipositas osteoporotica (endocrinica)“, während sein Schüler Rutishauser die Bezeichnung „Osteoporotische Fettsucht (Askanazy)“ gebraucht.

[2] Vgl. auch Konschegg.

E. Zeynek, ein Schüler E. J. Kraus', der gleichfalls diese Möglichkeit in Erwägung zieht, denkt vor allem an das Zusammentreffen mehrerer Veränderungen innerhalb des endokrinen Systems, zu denen auch das basophile Adenom der Hypophyse gehört, so daß das Cushingsche Syndrom zu den pluriglandulären Erkrankungen zu zählen wäre, eine Frage, die auch von Cushing erörtert wird. Zeynek, der in Nachprüfung der Befunde von E. J. Kraus an einem größeren Materiale als dieser die Hypophysen bei konstitutioneller Fettsucht auf ihren Basophilengehalt untersucht hat, konnte einerseits die Angaben von Kraus über eine auffallende Vermehrung der Basophilen in der Hypophyse bei dieser Form der Fettsucht bestätigen, andererseits an Hand einzelner Fälle sehr nahe Beziehungen zwischen den zwei Formen der Fettsucht, der sog. konstitutionellen Form und der Fettsucht vom Typus Cushing aufzeigen, so daß man fast von fließenden Übergängen sprechen könnte. So befinden sich unter den Fällen von Zeynek zwei jüngere Frauen mit sehr starker Fettsucht, einer gewaltigen Basophilenvermehrung in der Hypophyse, einer geringeren Struma, sehr großen lipoidreichen Nebennieren und einer vollständigen Atrophie des Follikelapparates in den Ovarien. Es finden sich somit in den 2 Fällen am endokrinen Apparat die gleichen Veränderungen wie beim Morbus Cushing, zumal bei diesem die Basophilie der Hypophyse auch nicht immer durch ein Adenom, sondern in seltenen Fällen nur durch eine Hyperplasie wie bei der konstitutionellen Fettsucht bedingt sein kann.

Namentlich bei älteren Frauen ist die Unterscheidung von konstitutioneller Fettsucht und Fettsucht vom Typus Cushing unter Umständen sehr schwer, zumal bei älteren Individuen mit konstitutioneller Fettsucht osteoporotische Veränderungen durchaus nicht selten sind, so daß damit ein wichtiges Unterscheidungsmerkmal entfällt. Außerdem kann die Ähnlichkeit beider Leiden durch das bei der konstitutionellen Fettsucht namentlich bei älteren Frauen nicht seltene Vorkommen von Hypercholesterinämie, Hochdruck, Glykosurie und dem sog. Altweiberbart noch erhöht werden.

Einen solchen Grenzfall zwischen konstitutioneller Fettsucht und Morbus Cushing stellt vielleicht der jüngst von Rutishauser beschriebene Fall dar, der eine Frau von 65 Jahren (ein für das Cushingsche Syndrom auffallend hohes Alter) mit hochgradiger Fettsucht, starker Osteoporose mit zahlreichen Rippenfrakturen und einer auffallenden Vermehrung der basophilen Zellen in der Hypophyse betrifft.

Daß die Form der Basophilenwucherung kein sicheres Unterscheidungsmerkmal zwischen den zwei erörterten Fettsuchtstypen bildet, beweisen Fälle von konstitutioneller Fettsucht mit adenomatöser Neubildung basophiler Zellen und Fälle von typischem Morbus Cushing mit bloßer Hyperplasie. So beschreibt Zeynek bei einer 61jährigen Frau mit konstitutioneller Fettsucht und einer alten Lues der Aorta und der Leber in der deutlich vergrößerten Hypophyse eine 4:2 mm messende adenomatöse Wucherung der basophilen Zellen im Hinterlappen der Hypophyse, während Rutishauser bei einem 23jährigen Mädchen mit typischem Morbus Cushing multiple „basophile Hypertrophien" im Vorderlappen der Hypophyse fand, ähnlich wie sie von Zeynek in einem Fall von gewöhnlicher konstitutioneller Fettsucht in seiner Arbeit beschrieben und abgebildet sind.

Es besteht somit einerseits kein grundsätzlicher Unterschied in der Form der Basophilenwucherung bei den zwei Fettsuchttypen, andererseits stellt die „Basophilie" der Hypophyse keine für die Fettsucht spezifische Veränderung dar, da, wie aus den Untersuchungen von Berblinger, E. J. Kraus, E. J. Kraus und O. Traube hervorgeht, auch bei einer Reihe von anderen Erkrankungen ohne Fettsucht, vor allem bei der sekundären und genuinen Schrumpfniere und dem essentiellen Hochdruck in der Hypophyse sehr oft eine exzessive Vermehrung der basophilen Zellen zu finden ist.

All dies scheint besonders im Verein mit den obigen Erwägungen darauf hinzuweisen, daß die Basophilie der Hypophyse beim Morbus Cushing nicht die Ursache der Erkrankung, sondern eher eine im Verlauf derselben auftretende sekundäre Veränderung der Hypophyse sein dürfte.

Will man die Pathogenese des Morbus Cushing einer Klärung näher bringen, so darf man die besonders bei Frauen vorhandene Ähnlichkeit dieser Erkrankung mit dem im vorigen Kapitel behandelten Virilismus nicht übersehen. Ist doch die Wucherung der Nebennierenrinde, die sexuelle Dystrophie, der männliche Behaarungstypus, die Trockenheit der Haut, die Neigung zu Acne, die in vielen Fällen von Virilismus beobachtete Fettsucht, die Erythrämie, die Hypertonie, die Glykosurie[1] beiden Erkrankungen gemeinsam, wenngleich die Art der Nebennierenwucherung beim Virilismus und beim Morbus Cushing insofern verschieden ist, als bei dem einen Krankheitsbild in der Regel ein Tumor, bei dem anderen eine Hyperplasie der Nebennierenrinde vorhanden ist. Auf diese Tatsache weist auch Bauer in einer jüngst erschienenen Arbeit hin, ohne die Frage zu beantworten, ob die eigenartige Osteoporose mit der konsekutiven Kyphose und den mitunter beträchtlichen Knochenschmerzen etwa für die hypophysär bedingten Fälle des Syndroms charakteristisch ist, oder ob sie nicht auch den primären Nebennierenrindentumoren zukommt.

Das Vorkommen einer großen Reihe ganz analoger Veränderungen beim Morbus Cushing und beim Virilismus, bei dem ein „Basophilismus“ der Hypophyse bisher nicht bekannt ist, spricht doch zumindest dafür, daß für ihre Entstehung eine Veränderung der Hypophyse nicht erforderlich ist, und daß nur ein Teil der Erscheinungen des Morbus Cushing hypophysär bedingt sein dürfte.

Trotz der unverkennbaren Ähnlichkeit beider Erkrankungen kann der Behauptung Bauers nicht zugestimmt werden, daß das klinische Syndrom in den Cushingschen Fällen durchaus demjenigen des Interrenalismus entspricht. Schon der äußere Anblick der Kranken mit ihrer eigenartigen Verteilung des Fettpolsters (Mondgesicht, fetter Rumpf und schlanke Extremitäten), die purpurroten Striae auf dem von der Fettsucht besonders stark betroffenen Bauche, die durch die Osteoporose bedingte Kyphose, die im Vergleich zu den meisten Fällen von Virilismus bloß geringe Hypertrichose beweisen allein, daß es sich beim Cushingschen Syndrom um ein besonderes Krankheitsbild handelt. Zum Unterschied vom Virilismus fehlt hier die Fettsucht so gut wie nie, während sie bei diesem nur in einem Teil der Fälle beschrieben ist, ebenso wie auch eine Reihe anderer Symptome der Cushingschen Erkrankung, vor allem die Osteoporose, beim Virilismus vermißt wird.

Während es beim Virilismus außer Zweifel steht, daß die Nebennierenrindenwucherung die Ursache der Erkrankung ist, sind wir beim Morbus Cushing auf Grund unserer heutigen Kenntnisse nicht in der Lage, die Ursache des Leidens in ein bestimmtes Organ zu verlegen. Daß das basophile Adenom zumindest als einzige Ursache nicht in Frage kommt, geht aus den vorangehenden Erörterungen mit großer Wahrscheinlichkeit hervor. Entgegen

---

[1] Siehe das vorige Kapitel über „Interrenalismus“.

der Auffassung von Bauer kann aber auch der Nebennierenveränderung allein eine ursächliche Bedeutung im Sinne eines Interrenalismus nicht beigemessen werden, da einerseits Nebennierenrindenhyperplasie, wie sie in etlichen Fällen von Morbus Cushing gefunden worden ist, auch ohne die Erscheinungen eines Morbus Cushing nicht gar so selten vorkommt, andererseits Fälle dieser Erkrankung ohne Hyperplasie der Nebennierenrinde bekannt sind (Bauer). Es kann somit weder die Veränderung der Hypophyse, noch die der Nebennierenrinde die alleinige Ursache dieser eigenartigen Erkrankung sein.

Im Gegensatz zum Interenalismus und anderen endokrinen Leiden kann das Cushingsche Syndrom mit der Erkrankung einer einzigen Blutdrüse überhaupt nicht erklärt werden, zumal die Fülle von Erscheinungen auf die Mitbeteiligung mehrerer Glieder des endokrinen Systems hinweist. Dabei scheint es sich jedoch nicht um eine primäre Veränderung bestimmter Blutdrüsen, vor allem der Hypophyse, Nebenniere und Keimdrüsen zu handeln, sondern eher um eine in ihrer Genese unklare Fettstoffwechselstörung, bei der erst sekundär ähnlich wie bei der konstitutionellen Fettsucht in Hypophyse und Nebenniere Wucherungsvorgänge des Parenchyms vielleicht im Sinne einer ausgleichenden Reaktion einsetzen, die beim Morbus Cushing möglicherweise auch deshalb einen höheren Grad erreichen, weil es sich hier vorwiegend um jüngere Menschen handelt, deren endokriner Apparat noch reaktionsfähiger ist, abgesehen davon, daß eine besondere konstitutionelle Beschaffenheit des endokrinen Systems die Ursache hierfür sein könnte. Erst, wenn die Wucherung der basophilen Zellen der Hypophyse und der Nebennierenrinde das Ziel einer kompensatorischen Neubildung überschreitet, und die Funktion dieser Gewebe ein gewisses Übermaß erreicht, dürfte es zu den zahlreichen teils hypophysären, teils interrenalen Symptomen kommen, durch die das voll ausgeprägte Krankheitsbild des Morbus Cushing ausgezeichnet ist (sekundärer „Basophilismus" und Interrenalismus). Nach dieser Vorstellung wäre demnach die Fettstoffwechselstörung sozusagen der Boden, auf dem sich das übrige Krankheitsbild erst aufbaut.

Für eine solche Auffassung scheinen Fälle zu sprechen wie der von Rutishauser, bei dem die Fettsucht bereits im Alter von 2 Jahren begonnen hatte und bei dem 21 Jahre später in der recht kleinen Hypophyse von 0,55 g Gewicht nicht mehr als eine herdförmige Vermehrung der basophilen Zellen gefunden worden war, ein Befund, der zu der Annahme eines Hyperpituitarismus durchaus nicht paßt, dagegen mit der eben geäußerten Vorstellung von der Bedeutung des „Basophilismus" der Hypophyse beim Cushingschen Syndrom eher in Einklang zu bringen ist.

Einen ähnlichen Gedanken wie oben entwickelt Bauer bezüglich der Genese der konstitutionellen Fettsucht, die er auf Grund einer abnormen Fettwuchsanlage entstanden glaubt und bei der die Hormonorgane als teilweise „Exekutoren" der Krankheitsanlage fungieren. Dieser Auffassung gemäß wären die von E. J. Kraus und von Zeynek bei der konstitutionellen Fettsucht (die Bauer als einen pathologischen Fettwuchs I. Ordnung bezeichnet) gefundenen Veränderungen, die Vermehrung der Basophilen in der Hypophyse und die großen lipoidreichen Nebennieren, wie es auch Kraus annimmt, sekundärer Natur und nicht die Ursache des Leidens. Dasselbe würde auch von der Adipositas dolorosa von Dercum gelten, bei der abgesehen von der Hypophyse, Schilddrüse und den Keimdrüsen auch in den Nebennieren Veränderungen (und zwar adenomatöse Wucherungsprozesse der Rinde) beobachtet werden.

Tabelle 3. Die bis zum 31. März 1933 bekannt gewordenen,

Autor	Alter und Geschlecht	Fettsucht	Osteoporose Kyphose	Hypertrichose	Striae	Genitalstörung	Polyglobulie
Teel 1931	20 jährig ♀	+	—	+	—	Menses unregelmäßig	—
Bishop-Close 1932	22 jährig ♀	+	+	+	—	Amenorrhöe	—
Rutishauser 1933	23 jährig ♀	+	+	∅	∅	?	∅
Zondek 1923	24 jährig ♀	+	+	+	+	Amenorrhöe	—
Anderson 1915	26 jährig ♀	+	+ mit Frakturen	+	+	Amenorrhöe	—
Turney 1913	27 jährig ♀	+	+	+	+	Amenorrhöe	+
Parkes-Weber 1926	28 jährig ♀	+	—	+	+	Amenorrhöe	—
Cushing 1932	33 jährig ♀	Hauptsächlich im Gesicht	+	+	+	Amenorrhöe	—
Rutishauser	42 jährig ♀	+	+	∅	∅	Amenorrhöe	—
Moehlig 1932	43 jährig ♀	+	—	+	+	Amenorrhöe	+
Cushing 1932	45 jährig ♀	+	—	+	+	Amenorrhöe	—
Brown 1928	45 jährig ♀	+	—	+	+	+	+
Rutishauser	65 jährig ♀	+	+	—	Offenbar nach Schwangerschaft	Klimakterisch	—
Berblinger 1932	♀	∅	+	+	+	Kastriert	—
Kepler 1933	♀	+	Leichte Osteoporose	+	—	Amenorrhöe	—
Wieth Pedersen 1931	24 jährig ♂	+	—	∅	+	Impotenz	—
Mooser 1921	27 jährig ♂	+	+	+	+	—	—
E. J. Kraus-Raab 1924	31 jährig ♂	+	+	+	+	Impotenz	—
Marburg 1933	26 jährig ♂	+	Osteoporose?	∅	+	Potenzschwäche	—

[1] In letzter Zeit ist die Zahl der mitgeteilten Fälle von Morbus Cushing beträchtlich gestiegen (s·

durch Sektion erhärteten Fälle von Morbus Cushing[1].

Hochdruck	Glyko-surie	Hypophyse	Nebennieren	Keimdrüsen
—	—	Basophiles Adenom (2,5 mm)	20 g schwer	Vergrößerung durch Binde-gewebsvermehrung, 1 großes Corpus luteum
250 mm Hg	+	Basophiles Adenom	—	Follikelatresie, keine Corpora lutea
Ø	—	Zahlreiche knötchen-förmige Hypertrophien der BZ.[2]	20, 15 g, lipoidreich	Kindlich
—	+	Zellnester von adenom-ähnlicher Struktur	—	Follikelatresie
+	—	Hirsekorngroßes Adenom, BZ. vermehrt	Adenom der Neben-nierenrinde	Fibrös
+	—	o. B.	Linke Nebenniere vergrößert	Klein
230 mm Hg	—	Basophiles Adenom (3×4,5 mm)	—	o. B.
240 mm Hg	+	0,71 g schwer, basophiles Adenom (2,5 : 7 mm)	26 g schwer, Rinde hypertrophisch	o. B.
+	—	0,5 g, basophiles Adenom (5,8×4,2×3,2 mm)	20 g, sehr lipoidreich	Fehlen der Follikel
+	—	Basophiles Adenom	?	?
170 mm Hg	+	Adenom (? basophil)	Hypertrophie der Nebennierenrinde	—
+	+	—	Besonders groß	Groß und fibrös entartet
+	—	1,4 g, starke Vermehrung der BZ.	Groß und lipoidreich	Atrophisch
—	—	Basophiles Adenom	Hypertrophie der Nebennierenrinde	Follikelatresie, keine Corpora lutea
+	Diabetes mellitus	o. B.	Ausgesprochene Hyperplasie	—
+	+	—	—	—
+	Ø	14×8×7 mm, o. B.	Mittelgroß	Atrophie
—	—	0,93 g schwer, mit erbsengroßem basophilen Adenom	Nebennieren vergrößert	Atrophie
?	+	3×3 mm messendes basophiles Adenom	Nebennieren groß, mit starker Verfettung der Rinde	Atrophie

Literaturnachtrag bei der Korrektur. — [2] BZ. = Basophile Zellen.

Mit der Vorstellung einer sekundären Genese der Veränderung in Hypophyse und Nebennieren läßt sich vielleicht auch die Tatsache eher in Einklang bringen, daß in vereinzelten Fällen von Morbus Cushing die genannten Veränderungen, wie dies ein Fall von Bauer beweist, vermißt werden[1]. Dieser betrifft eine 36jährige Frau mit Amenorrhöe, Hypertrichose, Bartwuchs, Ausfall des Kopfhaares, Fettsucht, plethorischer Gesichtsröte, brünetter Haut, Acnepusteln, Polyglobulie, Hochdruck und alimentärer Glykosurie. Die anatomisch-histologische, von C. Sternberg ausgeführte Untersuchung ergab keinen pathologischen Befund an Hypophyse und Nebennieren und mit Ausnahme eines kleinen Knötchens, das möglicherweise Nebennierenrindengewebe entsprach, keine Veränderungen der Ovarien. — Es liegt hier somit ein bis auf die fehlende Osteoporose typischer Fall von Morbus Cushing vor, ohne die sonst vorhandenen Veränderungen in Hypophyse, Nebennieren und Ovarien, ein Analogon zu denjenigen Fällen von konstitutioneller Fettsucht, in denen gleichfalls keine Veränderungen an den basophilen Zellen und in der Nebennierenrinde gefunden werden (E. J. Kraus, Zeynek [2]).

Was die Entstehung der zu der Osteoporose führenden Kalkstoffwechselstörung beim Morbus Cushing anbelangt, so scheinen gewisse Beobachtungen dafür zu sprechen, daß diese mit der basophilzelligen Wucherung in der Hypophyse in Zusammenhang steht. Erwähnt sei die Vermehrung der basophilen Zellen im hohen Alter, das auch zu osteoporotischen Veränderungen neigt, ferner die Beobachtung von E. J. Kraus, der bei einer Frau mit tödlicher Osteomalacie und einem aus unbekannter Ursache kachektischen, früher sehr kräftigen Mann mit schwerer Osteoporose eine hochgradige Basophilie der Hypophyse fand, sowie ein Fall von Benda mit Osteoarthropathie hypertrophiante pneumique und einer gleichfalls sehr starken Basophilenvermehrung. Allerdings scheint, wie namentlich aus den Untersuchungen von E. J. Kraus über Basophilenvermehrung in der Hypophyse bei einer Reihe von Erkrankungen hervorgeht, die Basophilie allein nicht zu genügen, um Knochenveränderungen hervorzurufen, vielmehr bedarf es offenbar noch anderer, bisher unbekannter Bedingungen für deren Zustandekommen.

Die Hypertrichose bzw. der männliche Behaarungstypus beim Morbus Cushing darf wohl mit Bestimmtheit auf die Nebennierenveränderung bezogen werden, ebenso vielleicht die Neigung zu arterieller Hypertension und Glykosurie. Tatsache ist, daß man bei Nebennierenrindentumoren entweder bleibend oder anfallsweise arteriellen Hochdruck, sowie Hyperglykämie und Glykosurie beobachten kann[3], und daß von der Nebennierenrinde ausgehende Tumoren einen hohen Adrenalingehalt aufweisen (Langeron, Paget und Lohéac).

Die beim Morbus Cushing fast regelmäßig nachweisbare Keimdrüsenatrophie kann sowohl durch die für die Dauer schädigende Wirkung des von den wuchernden basophilen Zellen im Übermaß erzeugten Vorderlappengeschlechtshormons, als auch durch die Hyperfunktion der Nebennierenrinde, deren keimdrüsenschädigende Wirkung uns vom Krankenbild des Interrenalismus her bekannt ist, oder durch beide Umstände bedingt sein.

---

[1] Siehe auch Konschegg.

[2] Nach E. J. Kraus und Zeynek findet sich eine besondere Basophilie der Hypophyse nur in 80% der Fälle von konstitutioneller Fettsucht.

[3] Siehe voriges Kapitel über „Interrenalismus".

Bei einer Reihe von Erscheinungen, die zum Bilde des Morbus Cushing gehören, erscheint es allerdings nicht möglich, die Ursache auch nur annähernd in ein bestimmtes Organ zu verlegen.

Im vorangehenden Teil konnte gezeigt werden, daß trotz der nosologischen Selbständigkeit des Cushingschen Syndroms gewisse Beziehungen zu zwei anderen Erkrankungen zu bestehen scheinen, und zwar einerseits zum Interrenalismus, andererseits zur konstitutionellen Fettsucht. In der Tat gibt es Fälle, in denen es schwer ist, zu entscheiden, ob es sich um einen Interrenalismus mit stark entwickeltem Fettpolster oder um einen Morbus Cushing handelt, ebenso wie gelegentlich einmal ein Fall von konstitutioneller Fettsucht mit Basophilenvermehrung, Nebennierenrindenhyperplasie und Keimdrüsenatrophie, wie sie Zeynek beschrieben hat, von einem Cushing-Fall nicht ganz leicht zu unterscheiden sein wird, zumal bei diesem Krankheitsbild selbst charakteristische Veränderungen wie die Osteoporose oder die Striae auch fehlen können, so daß die Ähnlichkeit mit der konstitutionellen Fettsucht noch größer wird.

In einer Reihe von Fällen aus dem Schrifttum ist die Zuordnung zu einem der bekannten Fettsuchtstypen besonders schwierig, so in den Fällen von Th. Bauer und Wasing, Winkelmann und Eckel, Ellis u. a.

Der Fall von Th. Bauer und Wasing betrifft einen 16jährigen Knaben mit Fettsucht vom Typus Fröhlich trockener Haut, Polydipsie, Polyurie und Glykosurie, normalem Skelet und Geschlechtsapparat. Die Sektion ergab in der über 1 g schweren Hypophyse ein 10 mm im Durchmesser haltendes basophiles Adenom, eine Kolloidstruma, Lipomatose der Epithelkörperchen und Ödem der Nebennierenrinde. Der morphologische Befund der endokrinen Organe entspricht teilweise dem beim Morbus Cushing, das klinische Bild weicht hingegen von diesem wesentlich ab, indem vor allem die Osteoporose und die Striae fehlen, und die Fettsucht dem Typus Fröhlich entspricht.

Unsicher in seiner Zugehörigkeit ist ferner ein als Adipositas dolorosa publizierter Fall von Winkelmann und Eckel, der eine 50jährige Negerin mit enormer Fettsucht, 208 kg Körpergewicht, einem Adenom im Vorderlappen der Hypophyse und einer adenomatösen Hyperplasie der linken Nebennierenrinde betrifft, sowie ein Fall von Ellis bei einem 12jährigen Mädchen mit exzessiver Fettsucht, Hypertrichose, männlichem Typus der Schambehaarung bei operativ erhobenem negativem Nebennierenbefund.

Ein Fall, der sich gleichfalls keinem der hier erörterten Krankheitsbilder zwanglos zuordnen läßt, ist der von Schlüter beschriebene, der eine 29jährige Frau mit Amenorrhöe, Schwund der Libido, starker Zunahme des Fettpolsters über 100 kg, spärlicher Schambehaarung und starker Blutdruckerhöhung (210 mm Hg) betraf. Bei der Sektion fand sich ein hypernephroider Tumor von 11:8:5 cm in der linken Nebenniere mit Metastasen in der Leber; die Hypophyse wog 0,55 g und zeigte eine Vermehrung der eosinophilen Zellen, der Follikelapparat in den Ovarien war vollkommen geschwunden.

Über einen eigenartigen Fall berichtet Reichmann bei einer 36jährigen Kranken, bei der sich zum Teil ähnliche Veränderungen fanden wie beim Morbus Cushing, so vor allem Amenorrhöe, Osteoporose mit Verkrümmung der Wirbelsäule und dadurch bedingter Abnahme der Körperlänge, breites dickbackiges Gesicht mit deutlicher Bartentwicklung, trockene Haut, Hochdruck und Glykosurie. Gegen die Diagnose Morbus Cushing sprach aber die starke Abmagerung der Kranken, die im Zusammenhang mit einem vorhandenen Exophthalmus und positivem Symptom von Gräfe und von Stellwag eher auf einen Morbus Basedow hinwies; doch widersprach das Verhalten des kardiovasculären Apparates, die Beschaffenheit der Haut und das morphologische Bild der Schilddrüse dem genannten Krankheitsbild. Ein kleines Adenom in der Hypophyse bestand aus Hauptzellen und Eosinophilen, die Nebennieren zeigten eine Hyperplasie der Rinde und wogen zusammen 23,5 g, die Follikel in den Ovarien waren auffallend vermindert.

Als „hypothyreotisch-suprarenale Konstitutionsanomalie" beschreibt Galant einen Fall bei einer 27jährigen Frau, die 7 Schwangerschaften mitgemacht und längere Zeit an schmerzhaften, bis 7 Tage dauernden Menses gelitten hatte. Allmählich entwickelte sich ein Krankheitsbild, das durch Verdickung und starke Hypertrichose der Haut an den unteren Teilen des Bauches, in der Geschlechts- und Aftergegend und an den Beinen mit Auftreten dunkler dicker Haare bei weichem blonden Kopfhaar, ferner durch Fettsucht, rundes fettreiches Gesicht mit einem Ausdruck wie bei hypothyreotischem Infantilismus, Blutdruckerhöhung und verlangsamte psychische Reaktionen gekennzeichnet war [1].

Und nun noch einige Worte zu dem von Achard und Thièrs im Jahre 1921 aufgestellten Syndrom **„Diabète des femmes à barbe"** (Diabetes bärtiger Frauen). Berücksichtigt man die wichtigsten Erscheinungen dieses Krankenbildes, die männliche Behaarung des Gesichtes, die Störung der Genitalfunktion, die Fettsucht des Rumpfes bei dünnen Gliedmassen, die Striae, den Hochdruck und die Glykosurie, dann kann kein Zweifel bestehen, daß dieses von französischer Seite beschriebene Krankheitsbild nichts anderes ist als ein mit Glykosurie einhergehender Morbus Cushing. In einem Fall von Brown, der wegen seiner Zugehörigkeit zum Cushingschen Krankheitsbild in der obigen Tabelle Aufnahme gefunden hat, bestand außerdem noch ein mäßiger Exophthalmus, ein erhöhter Grundumsatz und Polyglobulie. Bei der Sektion fanden sich große Nebennieren, eine Kolloidstruma und große fibrös entartete Ovarien. Dieser Autor führt noch zwei weitere Fälle an, einen von Parkes Weber und einen von Langdon Brown. Erwähnt sei noch die Mitteilung von Weil und Plichet, sowie ein Fall von B. Aschner bei einer 53jährigen Frau mit hyperthyreoiden und hyperpituitären Zügen, bei der ein mit Fettsucht, Hypertrichose und Osteoporose einhergehender Diabetes die Zugehörigkeit des Krankheitsbildes zum „Diabète des femmes à barbe" bzw. zum Morbus Cushing bekundete.

3. Die Adipositas dolorosa.

Die auffallende Bevorzugung des weiblichen Geschlechtes, der wir bei der Fettsucht vom Typus Cushing begegnet sind, findet sich auch bei der in ihrer Genese noch wenig geklärten Adipositas dolorosa oder Dercumschen Krankheit. Diese Form der Fettsucht ist teils durch mehr umschriebene, teils mehr diffuse, sich höckerig anfühlende Fettmassen, die eine auffallende Schmerzhaftigkeit besitzen, gekennzeichnet. Die nahen Beziehungen der Erkrankung zu der Geschlechtssphäre des Weibes gehen daraus hervor, daß sie sehr oft, namentlich bei nervösen oder an endokrinen Störungen leidenden Frauen im Anschluß an Störungen der Menstruation und Lactation auftritt (Aschner). Das Leiden tritt nicht nur bei älteren Frauen, wie Strümpell angibt, sondern nach Aschner auch bei Mädchen und Frauen im jugendlichen und mittleren Alter auf. Pathologisch-anatomisch finden sich Veränderungen in den verschiedensten endokrinen Drüsen. So wurden chronisch-entzündliche Prozesse in der Schilddrüse, entzündliche Infiltrate, Sklerose und Tumoren in der Hypophyse, fibrös-atrophische Veränderungen in den Keimdrüsen und ähnlich wie beim Virilismus und beim Morbus Cushing adenomatöse Wucherungsprozesse der Nebennierenrinde beobachtet. In einem Fall von Winkelmann und Eckel, der eine 50jährige Negerin betraf, fand sich eine adenomatöse Hyperplasie der Nebennierenrinde neben einem Adenom in der Hypophyse, und Foot, Good und Mènard beschrieben einen Fall von Dercumscher Krankheit bei einer 60jährigen Negerin mit Adenomen in beiden hyperplastischen Nebennieren neben Tumor, Hyperplasie und Sklerose der Hypophyse, Sklerose der Schilddrüse, sowie Atrophie und Lipomatose des Pankreas.

---

[1] Dieser Fall und der vorhin erwähnte Fall von Reichmann beleuchten ebenso wie das thyreo-suprarenale Syndrom von M. B. Schmidt in interessanter Weise die Beziehungen, die zwischen Schilddrüse und Nebennieren bestehen.

Die Veränderungen an den endokrinen Organen sind bei der Adipositas dolorosa nach J. Bauer nicht das Primäre, „sondern sind eingeschaltet in den Wirkungskreis der primären, abnormen Anlage zu dieser besonderen Form von pathologischem Fettansatz". Die Schmerzhaftigkeit der Fettmassen ist nach Bauer sowie nach Falta teils durch Veränderungen der peripheren Nerven, teils durch entzündliche Veränderungen des Fettgewebes bedingt.

B. Krankhaft gesteigerte Funktion des chromaffinen Systems.
Der Suprarenalismus.
(Hyperadrenalinämie bei chromaffinem Tumor.)

Während die im vorigen besprochenen Krankheitsbilder, vor allem der Interrenalismus durch eine Hyper- bzw. Dysfunktion der pathologisch gewucherten Nebennierenrinde ausgezeichnet sind, liegt der hier kurz zu erörternden Erkrankung, für die dem Verfasser der Name „Suprarenalismus" am zweckmäßigsten erscheint, eine krankhaft gesteigerte Funktion des chromaffinen Gewebes, bedingt durch einen Tumor, zugrunde.

Da diese Tumoren auch von den außerhalb der Nebenniere gelegenen Teilen des chromaffinen Gewebes, den Paraganglien, ihren Ausgang nehmen können, prägten Alezais und Peyron für diese Gewächse den Namen Paragangliom, während der vor allem in der pathologischen Anatomie vielfach gebrauchte Ausdruck Phäochromocytom von L. Pick vorgeschlagen worden ist.

Bei diesen Tumoren handelt es sich in der Regel um wenig scharf begrenzte, weiche, grauweiße bis graurötliche, gelegentlich bräunliche Gewächse, die oft stark durchblutet sind und nicht selten von verschieden großen cystischen Hohlräumen durchsetzt erscheinen (Struma medullaris cystica suprarenalis). Das Geschwulstgewebe besteht aus verschieden großen epithelähnlichen Zellen, die oft eine alveoläre Anordnung besitzen und mit den chromaffinen Zellen der Marksubstanz bzw. der Paraganglien die Eigenschaft gemeinsam haben, sich mit Chromsalzen braun zu färben. Die Zellen sind bald rundlich, bald vielgestaltig und besitzen einen bläschenförmigen, runden oder ovalen, ziemlich großen Kern. Nicht selten begegnet man Zellen, die infolge ihrer Größe und Mehrkernigkeit geradezu als Riesenzellen anzusprechen sind. Der Zelleib enthält, wie man in ungefärbten Schnitten sehen kann, sehr feine, lichtbrechende Granula, doch sind nicht diese die Träger der Chromaffinität, sondern das Protoplasma zwischen den Körnchen. Das Stroma der Phäochromocytome ist im allgemeinen zart und spärlich ausgebildet und enthält zahlreiche dünnwandige Gefäße. Die chromaffinen Tumoren stellen in der Mehrzahl der Fälle eine rein lokale Veränderung dar und sind nur manchmal mit einer Neurofibromatose im Sinne von Recklinghausen vergesellschaftet.

Während ein großer Teil dieser relativ seltenen Geschwülste einen zufälligen Befund bei der Sektion darstellt, gibt es Fälle, in denen die durch den Tumor bedingte Massenzunahme chromaffinen Gewebes zu einer Hyperadrenalinämie und damit zur Ausbildung eines typischen Krankheitsbildes führt. Fälle von Suprarenalismus durch chromaffine Tumoren innerhalb der Nebennieren sind die von Labbé, Tinel und Doumer, Biebl und Wichels, Oberling und Jung, Bergstrand, Jaffé und Tannenberg, Goldzieher, Vaquez, Donzelot und Géraudel, Eisenberg und Wallerstein,

Rabin, Labbé, Violle und Azerad und Paul beschrieben; Fälle von Suprarenalismus durch chromaffine Tumoren außerhalb der Nebennieren von Rolleston, Hausmann und Getzowa, Nordmann und Lebküchner usw.

Nach Shapiro, der das Krankheitsbild in nicht nachzuahmender Weise „Hyperepinephrinismus" nennt, ist das Leiden durch arteriellen Hochdruck, Tachykardie, erhöhten Grundumsatz, Abnahme des Körpergewichtes, Nervosität und Pigmentierung der Haut ausgezeichnet. Nach Labbé, Tinel und Doumer gehören Übelkeit und Erbrechen sowie Schweißausbrüche mit zum klinischen Bild. Gelegentlich wird Glykosurie beobachtet. Über einen Fall von doppelseitigem Nebennierenmarktumor mit Diabetes mellitus bei einer 42jährigen Frau berichtet Wüllenweber.

Auf die Ähnlichkeit mancher Fälle von Hyperadrenalinämie bei chromaffinem Nebennierentumor mit der Urämie durch entzündliche Nierenschrumpfung macht Paul aufmerksam, und zwar auf Grund eines Falles, bei dem abgesehen von der Blutdrucksteigerung und der Herzhypertrophie Albuminurie, Vermehrung der Harnmenge mit Erniedrigung des spezifischen Gewichtes, Retinitis albuminurica, Anfälle von Bewußtlosigkeit, Erbrechen, Nasenbluten und Verschlechterung des Sehvermögens bestanden hatten. Auch konvulsivische Jaktationen und epileptische Krämpfe wie bei der Krampfurämie werden bei der Hyperadrenalinämie gelegentlich beobachtet (Paul).

Der Tod kann beim Suprarenalismus ganz plötzlich erfolgen, entweder durch akute Adrenalinausschüttung, wie in den Fällen von Jaffé und Tannenberg, sowie Oberling und Jung, die beide so wie im Falle Silva frisch entbundene Frauen von 25 bzw. 22 Jahren betrafen, oder durch Gehirnblutung, wie im Falle von Biebl und Wichels.

Pathologisch-anatomisch findet sich beim Suprarenalismus abgesehen von dem chromaffinen Tumor eine Hypertrophie des linken Ventrikels und eine im Verhältnis zu dem jugendlichen Alter der Kranken manchmal ganz auffallende Arteriosklerose, ein Analogon zu den Gefäßveränderungen, die man beim Kaninchen durch Adrenalininjektionen zu erzeugen imstande ist, bei denen nicht nur eine Sklerose der großen, sondern auch der kleinen Arteriern mit Herzhypertrophie beobachtet werden kann.

Besondere Beziehungen zu der Geschlechtssphäre des Weibes besitzt das Krankheitsbild anscheinend nicht, immerhin muß es auffallen, daß sich unter 8 Fällen von Shapiro im Alter von 33—56 Jahren 6 Frauen befinden. Eine von diesen, eine 36jährige Kranke, hatte gelegentlich dysmenorrhoische Beschwerden. (Vergl. auch die Fälle von Jaffé und Tannenberg sowie von Oberling und Jung.)

C. Verminderte bzw. fehlende Nebennierenfunktion.

1. Der Morbus Addisoni
(einschließlich des thyreosuprarenalen Syndroms).

Das im Jahre 1855 von Th. Addison beschriebene Krankheitsbild ist durch braune Pigmentierung der Haut und der Schleimhäute, durch arterielle Drucksenkung, Hypoglykämie, hochgradige Schwäche und Ermüdbarkeit, Abmagerung und gastrointestinale Erscheinungen, bei denen Obstipation mit Durchfällen wechselt, im wesentlichen gekennzeichnet. In späteren Stadien der Erkrankung treten Störungen der Geschlechtsfunktion auf, und zwar Verlust der Libido, Sinken bzw. Verlöschen der Potenz sowie

Schwäche bzw. Ausbleiben der Menstruation. Die Krankheit tritt meist im 3. und 4. Lebensjahrzehnt auf, etwas häufiger bei Männern als bei Frauen.

Die Ursache des Leidens ist in einer Insuffizienz bzw. Ausfall der Nebennieren zu suchen, wobei unter den Veränderungen, die zu dem Versagen der Nebennierenfunktion führen, die chronische käsig-schwielige Tuberkulose an erster Stelle, und zwar in ungefähr 70—80% der Fälle zu nennen ist.

Erst an zweiter Stelle stehen cirrhotische Veränderungen auf entzündlicher Grundlage mit schwieliger Atrophie der Nebennieren, möglicherweise infolge von Lues und anderen Infektionskrankheiten, sowie rein atrophische Prozesse, unter denen die Form, die E. J. Kraus genuine Nebennierenrindenatrophie genannt

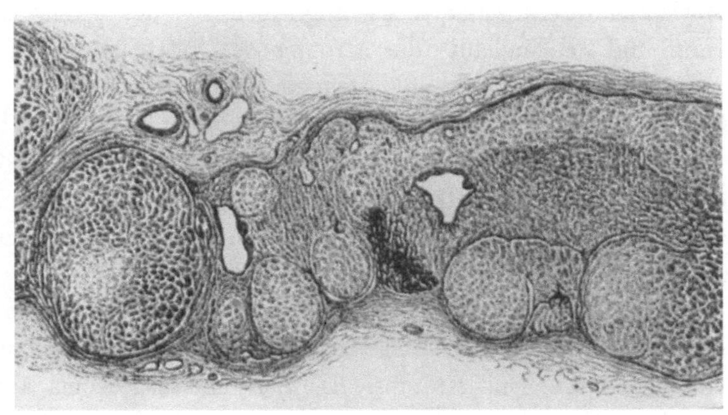

Abb. 24. Histologisches Bild einer atrophischen Nebennierencirrhose bei einem 34jährigen Manne mit Morbus Addisoni. (Nach F. Lucksch.)

hat, die häufigste ist. Bei dieser Erkrankung erscheinen die Nebennieren ganz auffallend verdünnt, dadurch, daß fast ausschließlich die Rinde zugrunde gegangen ist, während das Mark meist nur sekundär, aber nicht hochgradig in Mitleidenschaft gezogen erscheint. Für diese Form der Schrumpfnebenniere hat Kovács, ausgehend von der Vorstellung, daß ein auf dem Blutwege zugeführtes Gift die Rindenzellen in elektiver Weise schädigt, den Ausdruck cytotoxische Schrumpfnebenniere geprägt.

Kommt es beim Nebennierenschwund zu regenerativem Wachstum des übrig gebliebenen Rindenparenchyms,

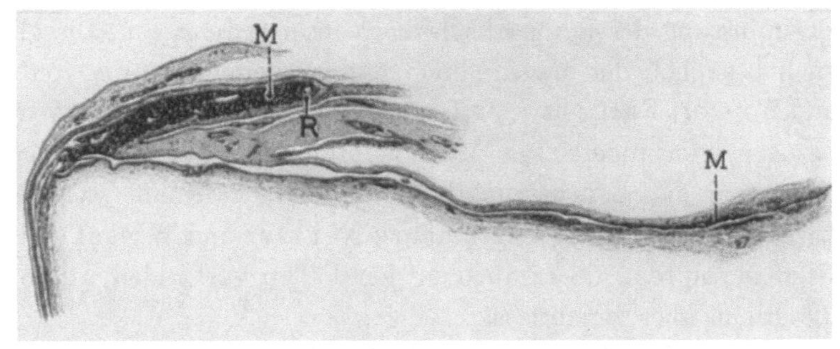

Abb. 25. Histologisches Bild einer genuinen Nebennierenrindenatrophie bei einer 36jährigen Frau. Lupenvergrößerung. (Nach E. J. Kraus.)

dann entsteht ein Bild, das vielfach mit dem einer atrophischen Lebercirrhose verglichen und von F. Lucksch Nebennierencirrhose benannt wurde (Abb. 24). Nach E. J. Kraus entsteht diese Form der Schrumpfnebenniere vor allem in denjenigen Fällen, in denen der Untergang des Rindengewebes allmählich erfolgt, während bei stürmischer und womöglichst das ganze Organ gleichzeitig befallender Destruktion der Nebennierenrinde das Bild entsteht, das der Autor genuine Nebennierenrindenatrophie und Kovács cytotoxische Schrumpfnebenniere genannt hat (Abb. 25).

An letzter Stelle in der Ätiologie des Morbus Addisoni stehen die malignen Gewächse, wenn man von den seltenen Fällen absieht, in denen die Erkrankung durch Lues, cystische

Degeneration, Amyloidose, vasculäre Schrumpfung und andere Veränderungen der Nebennieren hervorgerufen ist. Einen vereinzelt dastehenden Befund beim Morbus Addisoni bildet eine eigenartige von Steinbiß beschriebene Schrumpfnebenniere, die durch das Auftreten großer Zellen in kugelig-hyaliner Umwandlung ausgezeichnet ist.

Von den übrigen pathologisch-anatomischen Veränderungen, die zum Bilde des Morbus Addisoni gehören, sei, abgesehen von der bereits erwähnten Pigmentierung der Haut und Schleimhäute die Atrophie des Fettpolsters und der Muskulatur, die braune Atrophie des Myokards, die Atrophie der Keimdrüsen und der in manchen Fällen vorhandene Status lymphaticus bzw. thymico-lymphaticus und hypoplasticus hervorgehoben.

Eine beim Morbus Addisoni viel diskutierte Frage ist die, welche Erscheinungen des Krankheitsbildes auf die Zerstörung bzw. Schädigung der Nebennierenrinde und welche auf die der Marksubstanz zu beziehen sind bzw. welcher Teil der Nebenniere bei seinem Ausfall das genannte Krankheitsbild zur Folge hat.

Sowohl Falta, als auch J. Bauer, Paul u. a. sehen in der Hypotonie und dem abnormen Verhalten des Blutzuckers die Folgen des Markausfalles, während sie die psychischen Störungen, Krämpfe, Delirien und das Koma auf den Untergang der Rinde beziehen. Nach Bauer ist auch die Atrophie der Keimdrüsen und die Kachexie eine Folge des Rindenausfalles. Während Falta, ähnlich wie Neusser und Wiesel, die Adynamie als eine Ausfallserscheinung des Markes ansehen, ist nach Bauer für dieses Symptom das Fehlen der Rindenfunktion verantwortlich zu machen. Was die Pigmentierung anbelangt, so kommt als Ursache hierfür nach Falta und nach Pende der Markausfall, nach Fahr und Reiche der Rindenausfall in Betracht, während es Bauer für unsicher hält, durch welche Störung dieses Symptom hervorgerufen wird, und am ehesten der Annahme von Neusser und Wiesel hinneigt, daß die Pigmentierung durch eine „inhibitorische" Beeinflussung der Sympathicusinnervation bedingt sei. Die gleiche Unsicherheit herrscht auch bezüglich der Magen- und Darmerscheinungen, die von einigen Autoren (Neusser und Wiesel, Falta usw.) auf den Wegfall der entgiftenden Wirkung der Nebennierenrinde bezogen, von anderen als Marksymptom und Ausdruck einer Hypotonie (Pende) bzw. Alteration des Bauchsympathicus (Bauer) aufgefaßt werden. Die Adynamie ist nach Bauer, Paul u. a. im Gegensatz zu Neusser und Wiesel und Falta ein ausgesprochenes Rindensymptom, da es auch in den Fällen vorhanden ist, in denen das Mark erhalten, die Rinde aber zerstört ist.

Nach Karakascheff, Löffler, Hübschmann, Jaffé und Tannenberg, Wells, Rogoff und Stewart u. a. stellt für die Entstehung des Morbus Addisoni die Erkrankung der Rinde das wesentliche Moment dar, wie dies aus denjenigen Fällen hervorgeht, in denen bei erhaltener Marksubstanz die Rinde allein mehr oder weniger stark verödet ist.

Für die überragende Rolle des Rindenausfalles bei der Entstehung des Morbus Addisoni spricht sowohl die Tatsache, daß, wie Hueck zeigen konnte, epinephrektomierte Tiere den Eingriff überstehen, wenn sie über akzessorische Rindenknoten verfügen, als auch die Angabe von Bornstein und Gremels, daß Hunde trotz Auslöffeln des Markes am Leben bleiben und die bekannten Erscheinungen der Überventilation[1] und andere typische

---

[1] Die Überventilation und ihre Folgen sind der Anstieg des respiratorischen Quotienten, der Glykogenschwund in der Leber, der Temperatursturz, die Bluteindickung, die Blutdrucksenkung und die Muskelübererregbarkeit.

Ausfallserscheinungen vermissen lassen, sofern mehr als die Hälfte der Nebennierenrinde erhalten bleibt.

Ein Kompromiß zwischen der Rinden- und Marktheorie des Morbus Addisoni schließen diejenigen Autoren, die wie Biedl in der Erkrankung der Nebenniere als ganzes Organ die Ursache des Leidens erblicken, wobei es nicht von ausschlaggebender Bedeutung sei, ob das Mark oder die Rinde primär erkrankt, da die Funktionsstörung des einen Teiles eine solche des anderen Teiles nach sich zieht. Diese Ansicht findet sich auch bei anderen Autoren, so bei Rössle, der in der Trennung der zwei Systeme, Rinde und Mark, die Ursache der Erkrankung erblickt, und bei Paul, der Rinde und Mark als ein untrennbares Ganzes bezeichnet und die Störung der Korrelation zwischen den beiden Organteilen für das Zustandekommen der Erkrankung verantwortlich macht. Auch bei Neusser und Wiesel, Bittorf, H. Zondek, Bayer, Sachs und Stritzko u. a. finden wir den Standpunkt vertreten, daß beim Morbus Addisoni eine Störung der Funktion beider Nebennierenanteile bzw. eine Störung ihres Synergismus (Kiefer) vorliegt. Nach dieser Vorstellung erscheint es, wie Bayer ausführt, auch verständlich, daß Adrenalin allein und Rindenextrakt allein beim Morbus Addisoni nichts oder nur sehr wenig therapeutisch leisten, während gleichzeitige Behandlung mit Rinde und Adrenalin sehr gute Resultate gibt (Rowntree, Greene, Swingle und Pfiffner u. a.).

Was die **Verteilung der Krankheitsfälle auf die beiden Geschlechter** anbelangt, so sind nach Bittorf sowie Novak bei dem durch einfache oder entzündliche Atrophie bedingten, sog. primären Morbus Addisoni beide Geschlechter annähernd gleich betroffen, wogegen es beim sekundären, das ist durch Tuberkulose, Lues, Tumoren usw. hervorgerufenen Addison viel mehr männliche als weibliche Kranke gibt. So fand Bittorf unter neun Fällen dieser Art nur eine Frau, und Averbeck eine Frau unter vier Männern. Nach Guttmann, der eine statistische Analyse von 566 Fällen vornahm, entfallen $^2/_3$ auf das männliche Geschlecht, während bei der primären Nebennierenschrumpfung die Frauen mehr bevorzugt werden. Nach einer jüngst erschienenen Arbeit von R. Schmidt erkranken an Morbus Addisoni doppelt soviel Männer als Frauen (17 : 8). Während der Morbus Addison bei der weißen Rasse häufiger die Männer befällt, und zwar im Verhältnis 2 : 1, fanden Sala und Jacobi bei Negern das umgekehrte Verhältnis, indem auf drei weibliche zwei männliche Kranke kommen.

Die **Folgen des chronischen Nebennierenausfalles für die Genitalsphäre des Weibes** äußern sich bei länger bestehender Erkrankung in einem großen Teil der Fälle in Störungen verschiedener Art. Sehr häufig findet man die Angabe über Schwachwerden oder Sistieren der Menstruation, Schwächerwerden oder Fehlen des Orgasmus, während dysmenorrhoische Beschwerden und Menorrhagien selten vorkommen [1]. In einem Fall von Voigt, der eine 43jährige Frau mit angeblicher Agenesie der Nebennieren betraf, waren die Menses vom 13. bis zum 30. Lebensjahr sehr unregelmäßig und sistierten von da

---

[1] Bei einem 17jährigen, nichtgraviden, nicht Addison-kranken Mädchen, das sich aus dem Uterus verblutet hatte, fand Witt neben einer Hyperplasie der Mucosa uteri, Cysten in den Ovarien und einer Cyste in der Epiphyse Nebennieren mit auffallend schmaler Rinde und plasmacellulärer Infiltration der Marksubstanz. Ob dieser Nebennierenveränderung eine pathogenetische Bedeutung für die tödliche Metrorrhagie zukommt, erscheint durchaus fraglich. Witt selbst erblickt die Ursache der Blutung mehr in einer multiplen, innersekretorischen Störung.

ab bis zum Tode vollständig. Bei jugendlichen Fällen kommt es gelegentlich überhaupt nicht zur Menarche, hingegen fehlen in einer Reihe von Fällen funktionelle Störungen des Geschlechtsapparates überhaupt, wie dies aus den Beobachtungen von Medlar, R. Schmidt und Usadel, der bei 2jähriger Dauer des Addison die Menses stets regelmäßig fand, hervorgeht.

In seltenen Fällen kommt es bei Frauen mit Morbus Addisoni zur Schwangerschaft (Vogt, Barlow, French, Jaquet, Bachner), während beim sog. primären Addison im Sinne von Bittorff nach Vogt eine Schwangerschaft überhaupt nicht vorkommen soll; häufiger geschieht es, daß in der Schwangerschaft der Morbus Addisoni erst ausbricht (Pollak, R. Schmidt). Die Schwangerschaft kann beim Morbus Addisoni ungestört verlaufen oder mit einer Frühgeburt bzw. einem Abortus enden. In einem Fall von Vogt bestand bei einer 21jährigen Primipara ein typischer Addison. Die Geburt dauerte 21 Stunden, das Kind hatte eine Länge von 47 cm und wog 2250 g. Die Mutter starb am 11. Wochenbettage plötzlich an einem Kollaps, während das Kind am Leben blieb und noch nach 14 Jahren vollkommen gesund war. Ebenso berichtet Puig und Roig, Morris, Davey u. a. über plötzlichen Tod Addison-kranker Frauen während oder nach der Entbindung[1].

Eine Besserung des Leidens nach der Geburt eines ausgetragenen Kindes sah Jaquet, eine Besserung während der Gravidität Garcia, und zwar bei einer 33jährigen Frau, bei der sowohl die in 8 Stunden erfolgte Entbindung als auch die Lactation normal verlief, wobei der Autor die günstige Beeinflussung durch die Gravidität mit einer Substituierung durch die fetalen Organe zu erklären geneigt ist.

Häufiger wird allerdings durch die Schwangerschaft eine Verschlimmerung des Leidens besonders in den Fällen mit tuberkulöser Grundlage beobachtet, wobei die Mortalität für Mutter und Kind 50—60% beträgt (Garcia, Bachner). Fälle, in denen die Erkrankung bald nach der Entbindung oder erst im Anschluß an das Wochenbett aufgetreten ist, sind von Wilkin und Abrahamson mitgeteilt.

Über Folgen der Addisonschen Krankheit für die Lactation finden sich im Schrifttum nur spärliche Angaben. Erwähnt sei hier bloß eine Mitteilung Ehrmanns, der bei einer Addison-kranken Frau noch $2^1/_2$ Jahre nach der Entbindung lactierende Mammae beobachten konnte. Nach Tamburini führt Unterfunktion der Nebennieren zu Atrophie der Brustdrüse.

Die auffallende Pigmentierung, die namentlich bei brünetten Schwangeren besonders an den Brustwarzen, in der Linea alba und im Gesicht als Chloasma uterinum auftritt, hat einige Autoren veranlaßt, Vergleiche mit dem temporären Addisonismus zu ziehen (Ehrmann und Dinkin), eine Auffassung, der namentlich von Mathias entgegengetreten wurde, der darauf hinwies, daß Hautpigmentierungen auch bei hyperplastischen Veränderungen der Nebennierenrinde, offenbar als der Ausdruck einer gesteigerten Funktion dieses Gewebes vorkommen. Dieser Einwand Mathias ist um so berechtigter,

---

[1] An dieser Stelle sei ein Fall von angeborenem Mangel beider Nebennieren erwähnt, über den Beöthy und Szalay bei einem neugeborenen Kinde berichten, das von der Geburt an epileptiforme Krampfanfälle und Atemnot hatte und nach 3 Tagen gestorben war. Bei der Sektion fand sich bloß ein akzessorischer Nebennierenrindenkeim ohne Marksubstanz. Die 3tägige Lebensdauer erklären die Autoren damit, daß das Kind nach der Geburt noch eine Zeit unter dem Einfluß der mütterlichen Hormone stand. Da bereits 4 Neugeborene dieser Eltern unter ähnlichen Erscheinungen gestorben sind, wäre an eine Störung auf erbbiologischer Grundlage zu denken, zumal bei den Eltern eine Blutsverwandtschaft 1. Grades bestand.

als in der Schwangerschaft so gut wie regelmäßig eine Hypertrophie der Nebennieren feststellbar ist, jedoch keine Veränderungen, die auf eine Insuffizienz derselben hinweisen.

Wegen der großen Schwierigkeit, Adrenalin im Blute nachzuweisen, versuchten Grossmann und Schöneberg die Frage, ob die Schwangerschaftspigmentierung auf einer Insuffizienz der Nebennieren beruht, dadurch zu lösen, daß sie eine größere Zahl von stark pigmentierten und nicht pigmentierten Schwangeren auf Adynamie, Hypotonie, Veränderungen des Blutzuckerspiegels und Hautpigmentierung hin untersuchten. Die Gegenüberstellung der Befunde der beiden Gruppen bot jedoch keinen Anhaltspunkt für irgendeine Störung des Adrenalinstoffwechsels, so daß eine Nebenniereninsuffizienz als Ursache der Schwangerschaftspigmentierung ausgeschlossen werden konnte. Im Hinblick auf die Verhältnisse beim Interrenalismus halten beide Autoren mit Mathias wie auch Hutton die Pigmentierung der Schwangeren für die Folge einer gesteigerten Tätigkeit der Nebenniere bzw. Nebennierenrinde als Ausdruck einer stärkeren hormonalen Anspannung der Körpersäfte in der Schwangerschaft.

Fischl glaubt auf Grund von Versuchen, bei denen er das Abbauvermögen des Serums Schwangerer mit Chloasma uterinum gegenüber Nebennieren geprüft hat, daß die Schwangerschaftspigmentierung mit irgendwelchen innersekretorischen Einflüssen seitens des genannten Organs zusammenhängt.

Auf Grund von Versuchen, bei denen es gelang, sowohl bei einer Frau als auch beim Tier (Meerschweinchen) durch Östroglandol bzw. Follikulin Pigmentierungen an den dafür prädestinierten Körperstellen, namentlich an den Brustwarzen, zu erzeugen, führen Bloch und Guldberg die Schwangerschaftspigmentierung auf eine Überschwemmung des Organismus mit Ovarialbrunsthormon zurück, durch welches das pigmentbildende Ferment aktiviert wird, und zwar entweder direkt oder über den Sympathicus oder über ein Hormon, bei dem nach Bloch und Guldberg in erster Linie an das Intermedin von Zondek zu denken wäre.

Nach Moehlig ist sowohl die Hypophyse, als auch die Nebenniere für die Hautpigmentierung der Schwangeren verantwortlich.

Was die Ursache der beim Morbus Addisoni durchaus nicht seltenen Störung der weiblichen Geschlechtsfunktion anlangt, so ist diese vielleicht in einem Teil der Fälle in rein funktionellen Veränderungen der Ovarien zu suchen, in der Mehrzahl jedoch finden wir atrophische Vorgänge, denen der Follikelapparat des Ovariums in mehr oder weniger großer Ausdehnung zum Opfer fällt (Hebb, Karakascheff, Lauthlin, Foster, E. J. Kraus, Dietrich-Siegmund, Paul usw.). Nach dem, was in den früheren Kapiteln über die Beziehungen der Nebennierenrinde zu der Geschlechtssphäre gesagt wurde, ist wohl mit Sicherheit anzunehmen, daß es in erster Linie der Ausfall der Rindenfunktion ist, der durch Schädigung der Keimdrüsen zur sexuellen Insuffizienz führt [1].

E. Schwarz weist darauf hin, daß ein Teil der Veränderung des Geschlechtsapparates bei Kranken mit Morbus Addisoni nicht Folge der Nebennierenerkrankung ist, sondern Teilerscheinung einer allgemeinen Konstitutionsanomalie, auf Grund welcher der Geschlechtsapparat in vielen Fällen schon von Haus aus hypoplastisch ist. Von vielen Autoren wird der Status hypoplasticus geradezu als prädisponierendes Moment bei der Entstehung der Addisonschen Krankheit angesehen, wofür die häufige Kombination beider Zustände der sichtbare Ausdruck sein soll. Ohne den Einfluß der Konstitution auf die Geschlechtssphäre in Abrede zu stellen, wird man doch wohl die wesentlichste Ursache der Genitalstörungen bei den Addisonkranken in der Schädigung bzw. dem Ausfall der Nebennieren zu erblicken haben, wofür die Beobachtung, daß Addison-kranke Frauen mit Amenorrhöe

---

[1] Ebenso wie beim Weib mit Morbus Addisoni finden sich auch beim Mann in einem Teil der Fälle regressive Veränderungen in den Keimdrüsen, und zwar auch wieder in erster Linie in den Fällen mit Atrophie bzw. Cirrhose der Nebenniere (also bei primärem Addison), während Hodenveränderungen in den durch Nebennierentuberkulose bedingten Fällen sehr oft fehlen (Kyrle, Lucksch, Brack, Pana, R. Schmidt usw.). Von E. J. Kraus ist auf den Schwund der Zwischenzellen in Fällen von genuiner Nebennierenrindenatrophie hingewiesen worden.

nach Implantation von Nebennieren wiederum die Periode bekommen, den besten Beweis liefert (Reinhart, Leschke).

Wie weit die oft sehr spärliche Scham- und Achselbehaarung bei Frauen mit Morbus Addisoni Ausdruck hypoplastischer Konstitution und wie weit Folge endokriner Störung ist, wird sich nicht in jedem Fall streng abgrenzen lassen. Auf Grund unserer Erfahrung über das Verhalten des Haarkleides beim Interrenalismus werden wir nicht fehl gehen, den Schwund der Scham- und Achselbehaarung bei Addison-kranken Frauen in erster Linie auf den Rindenausfall zu beziehen, wenngleich auch an den Einfluß anderer endokriner Organe, die auf das Haarkleid wirken und beim Morbus Addison sekundär in Mitleidenschaft gezogen sind, wie Keimdrüsen und Hypophyse [1] gedacht werden muß.

Unter den Fällen von Morbus Addisoni hat vor mehreren Jahren M. B. Schmidt als **thyreosuprarenalis Syndrom** einen besonderen Typus herausgeschält, bei dem gleichartige und — wie er glaubt — gleichzeitige Veränderungen sowohl in den Nebennieren als auch in der Schilddrüse auftreten. Die Veränderung der Nebennieren ist dieselbe, wie sie beim Addison sehr oft gefunden und bald als chronisch-entzündliche, bald als primäre, idiopathische Atrophie der Nebennierenrinde bezeichnet wird. M. B. Schmidt hält die Veränderung in Nebennieren und Schilddrüse nicht für entzündlich, sondern für eine einfache Atrophie (stärker in der Rinde als im Mark) mit sekundärer Entwicklung einer lymphatischen Infiltration als Reaktion auf die bei der Rückbildung der Zellen entstehenden Stoffwechselprodukte. In der Schilddrüse fällt die lymphatische Neubildung gegenüber dem Parenchymschwund vielmehr ins Auge als in der Nebenniere.

Das klinische Bild entspricht in den Fällen von M. B. Schmidt, die zwei Frauen betreffen, durchaus dem des Morbus Addisoni ohne Erscheinungen, die auf eine Funktionsstörung der miterkrankten Schilddrüse hinweisen. Ganz ähnliche Fälle sind von E. J. Kraus, Kreibig, Köhler, Klingner usw. beschrieben worden. Während Schmidt die Veränderung in der Nebenniere und in der Schilddrüse für koordiniert hält und Fälle dieser Art zur Gruppe der multiplen Blutdrüsensklerose zählt, neigt Kreibig mehr der Ansicht zu, daß der Prozeß in der Schilddrüse ähnlich wie bei der Simmondschen Krankheit sekundär und zwar durch die schwere Erkrankung der Nebennieren bedingt ist. Nach Köhler entsteht die Veränderung in der Schilddrüse unabhängig von der Nebennierenerkrankung und der Grund dafür, daß die Schilddrüse das eine Mal miterkrankt, das andere Mal unverändert bleibt, liege in konstitutionellen Einflüssen.

Wie weit es berechtigt ist, bei den mit Schilddrüsenveränderung einhergehenden Fällen von Morbus Addison überhaupt von einem besonderen Syndrom zu sprechen, erscheint besonders im Hinblick auf das Fehlen klinischer Zeichen einer gestörten Schilddrüsenfunktion sehr fraglich, zumal in sämtlichen Fällen von sog. thyreosuprarenalen Syndrom die Veränderungen in der Schilddrüse ganz unerwartet bei der Sektion gefunden wurden.

Sie sind vor Schmidt von Sternberg, Oberndorfer, Lucksch, Dubois, nach ihm von E. J. Kraus, Kiefer, Voigt u. a. gesehen und beschrieben worden. Teils handelt es sich um eine Atrophie des Schilddrüsenparenchyms mit reichlicher lymphatischer

---

[1] Die Hypophyse zeigt in der Mehrzahl der Fälle von Morbus Addisoni schwere regressive Veränderungen, namentlich der basophilen Zellen mit weitgehendem Schwund dieser Zellart (E. J. Kraus).

Infiltration im Zwischengewebe, teils um ausgedehnte lymphadenoide Wucherungen mit typischen Keimzentren, wie sie auch beim Morbus Basedowi in der Schilddrüse gefunden werden. Besonders die Fälle von Dubois mit Zerstörung der Nebennieren durch chronische Tuberkulose sprechen dafür, daß diese Veränderungen, wie auch Dubois annimmt, eine Folge der Nebennierenerkrankung sind, vielleicht hervorgerufen durch eine durch sie bedingte abnorme Beanspruchung oder Schädigung der Schilddrüse, sofern es sich nicht um lymphadenoide Einlagerungen mit Keimzentren als Teilerscheinung des beim Morbus Addisoni nicht seltenen Status lymphaticus handelt.

Eine besondere Bevorzugung des weiblichen Geschlechtes ist bei den mit Schilddrüsenveränderungen einhergehenden Fällen von genuiner Nebennierenatrophie nicht feststellbar, wenngleich es nach den Angaben von Klingner den Anschein hat, daß der thyreosuprarenale Typus der Addisonschen Krankheit besonders bei Frauen im klimakterischen Alter vorkommt.

Genitalstörungen mit Veränderungen in den Ovarien beschreibt in einem solchen Falle E. J. Kraus bei einer 36jährigen Frau. Hier handelte es sich klinisch um einen typischen Morbus Addisoni mit einem Blutdruck von 50—70 mm Hg. Die Frau war ein Jahr lang krank, im Vergleich zu früheren Zeiten etwas abgemagert, hatte siebenmal geboren und in der letzten Zeit ihres Lebens an auffallend starken Menorrhagien gelitten. Die Nebennieren wogen zusammen $3^1/_2$ g, waren ganz auffallend dünn und boten histologisch das Bild der idiopathischen Nebennierenrindenatrophie. Die Schilddrüse war deutlich verkleinert und zeigte histologisch atrophische, meist kolloidfreie Bläschen und ein ziemlich stark verdicktes Zwischengewebe, das zahlreiche Rundzelleninfiltrate und Lymphfollikel mit Keimzentren enthielt. Die Ovarien wogen 59 g und wiesen eine starke Verminderung der Primordialfollikel, wenig reifende Follikel, einzelne kleine Follikelcysten, einige kleine Corpora candicantia und Verdickung sowie Sklerose der Gefäße auf.

Fälle von Morbus Addisoni mit Basedow-ähnlichen Bildern in der Schilddrüse, wie sie Bloch, Voigt u. a. erwähnen, führen hinüber zu denjenigen Fällen, in denen der Morbus Addisoni mit einem typischen Morbus Basedowi vergesellschaftet ist, und über die besonders Sourdel, Rössle und Herman berichten. Die häufige Miterkrankung der Schilddrüse beim Morbus Addisoni weist trotz der Verschiedenheit der Veränderungen und ihrer sicher nicht einheitlichen Ursache auf die nahen Beziehungen hin, die zwischen den Nebennieren und der Schilddrüse bestehen. Noch größer erscheint die Abhängigkeit der Nebennieren von der Hypophyse, wie aus den regelmäßig vorhandenen Veränderungen der Nebennieren bei der Simmondschen Krankheit, der hypophysären Kachexie, hervorgeht, bei der die Nebennieren sekundär einer Atrophie anheimfallen, die sich morphologisch von der idiopathischen Nebennierenrindenatrophie oft gar nicht unterscheidet.

Während bei der hypophysären Kachexie trotz den schweren Veränderungen in den Nebennieren, besonders der Rinde, typische Addison-Symptome vermißt werden, finden sich in der Mehrzahl der Fälle von multipler Blutdrüsensklerose, bei der die Nebennieren in gleicher Weise wie die Hypophyse, Schilddrüse und Keimdrüsen durch eine gleichzeitig entstandene sklerotische Atrophie schwer verändert sind, in der Regel ausgesprochene Addison-Symptome, wie Pigmentierung der Haut und Schleimhaut, Hypotonie, Hypoglykämie usw. Die Mitbeteiligung der Keimdrüsen mit schwerer funktioneller Störung fehlt bei der hypophysären Kachexie und der multiplen Blutdrüsensklerose so gut wie nie zum Unterschied vom Morbus Addisoni, bei dem selbst Schwangerschaften mit normalem Ende beobachtet werden können. Eine auffallende Bevorzugung des weiblichen Geschlechtes findet sich lediglich bei der hypophysären Kachexie, die — wie bekannt — in erster Linie nach Schwangerschaften und Kindbettfieber aufzutreten pflegt.

Wie bei vielen endokrinen Erkrankungen gibt es auch beim Addison Fälle, die auf Grund des klinischen und pathologisch-anatomischen Befundes als **„formes frustes"** bezeichnet werden können. Wegen der unverkennbaren Beziehungen zur Geschlechtssphäre des Weibes seien einige dieser Fälle kurz angeführt. Hornowski beschreibt einen Fall bei einer 38jährigen Frau, die während der Geburt gestorben war und bei der Sektion auffallend dünne Nebennieren (bis 2 mm dick) mit vielfach fehlender, im übrigen spärlicher und von frischen Blutungen durchsetzter Marksubstanz gezeigt hat. Die Ursache des plötzlichen Todes sucht der Autor in einer „Hypochromaffinosis", vergesellschaftet mit der akuten Blutung ins Mark. Diesem ähnlich ist nach Hornowski ein Fall von Mansfeld, in welchem die Patientin anscheinend ohne erkennbare Ursache nach der Geburt gestorben war. Über 2 Todesfälle im Anschluß an Kaiserschnitt bei einer Dritt- bzw. Sechstgebärenden mit Hypoplasie der Marksubstanz der Nebennieren (im 2. Fall mit hypoplastischer Konstitution vergesellschaftet) berichtet Zimmermann, der in den genannten Veränderungen die Ursache des Todes der beiden Frauen erblickt [1].

Von Puga stammt ein Fall von Nebennereninsuffizienz nach der Geburt bei einer 20jährigen Frau, die während der Schwangerschaft den auffallend niedrigen Blutdruck von 100/70 mm Hg gezeigt hatte und 12 Stunden nach der Entbindung einen schweren Kollaps bekam. Die epinephrogene Natur desselben nimmt der Autor nicht nur auf Grund des sehr niedrigen Blutdruckes, sondern auch auf Grund der erfolgreichen Behandlung mit Nebennierenextrakten an.

Boenheim berichtet über 5 Fälle von chronischer benigner Hypofunktion der Nebennieren, unter denen sich 3 Mädchen zwischen 18 und 23 Jahren befanden. Das Leiden, das in allen Fällen in der Pubertät auftrat, äußerte sich abgesehen von Hautpigmentierung, geringer Kopf- und Körperbehaarung, Kopfschmerz, Müdigkeit und Schlafbedürfnis in Störungen der Genitalfunktion, und zwar in Abschwächung oder Fehlen des Orgasmus und allmählichem Schwächerwerden der Menstruation.

Die besondere Disposition des jugendlichen Alters für ein Versagen der Nebennierenfunktion erklärt Marañon durch die größere Inanspruchnahme der Nebenniere im Zusammenhange mit der Sexualfunktion, wobei die besondere Beteiligung des weiblichen Geschlechtes in der Häufigkeit der lymphatisch-hypoplastischen Konstitution beim weiblichen Geschlecht zu suchen sei.

Zum Schluß sei auf eine Arbeit von Mills hingewiesen, der im Orient bzw. in den Tropen in 40 Fällen, namentlich bei den Fremden, weniger bei den Eingeborenen, ein Syndrom zu beobachten Gelegenheit hatte, das durch Hypermotilität des Magendarmtraktes mit Spasmen, Nausea, Erbrechen, Durchfällen, Verstopfung, Hypo- bzw. Achlor-

---

[1] Es sei an dieser Stelle erwähnt, daß es ganz seltene Fälle gibt, in denen im Anschluß an eine Geburt der Tod durch plötzliche Zerstörung der Nebennieren erfolgt, wie in einem Fall von Tietze und Matzdorff, der eine 27jährige Frau betraf, bei der am 2. Tage nach einer spontanen Geburt Kreuzschmerzen und einen Tag darauf Zeichen eines Ileus auftraten, und bei der sich als Ursache des tödlichen Zustandes eine Nebennierenvenenthrombose mit Nekrose beider Nebennieren fand.

hydrie, Hypotonie, mäßige Anämie, Hypoglykämie, Gewichtsverlust, Hautpigmentierung und Menorrhagie gekennzeichnet ist. Daß auch hier vor allem ein Versagen der Nebennierenfunktion — allerdings aus unbekannter Ursache — eine wesentliche Rolle spielt, kann wohl mit einiger Sicherheit angenommen werden. Ein Fall, der zur Sektion kam, bestätigte diese Annahme, da die Nebennieren in der Tat verändert waren, und zwar so wie bei Tieren, die großer Hitze ausgesetzt worden waren. Nach der Ansicht des Autors dürften viele Fälle von Sprue hierher gehören.

2. Die Dystrophia pigmentosa.

Ein besonderes Syndrom, das durch abnorme Pigmentierung der Haut ausgezeichnet ist und in der Mehrzahl beim weiblichen Geschlecht vorkommt, haben vor mehreren Jahren Leschke und Ullmann unter dem Namen Dystrophia pigmentosa beschrieben. Das Krankheitsbild ist gekennzeichnet vor allem durch Zurückbleiben im Wachstum mit körperlichem und psychischem Infantilismus, zunehmende Pigmentierung der Haut in Form von Epheliden, milchkaffeebraunen Flecken und Naevi, Genitaldystrophie, Fettsucht, Dysfunktion der Nebennieren, erhöhter Erregbarkeit des sympathischen und parasympathischen Anteils und Störungen im Kohlehydrat-, Wasser- und Salzstoffwechsel. Die Dysfunktion der Nebennieren äußert sich in Adynamie, Hypotonie, Hypo- aber auch Hyperglykämie. Eine nahe Verwandtschaft besteht zwischen der Dystrophia pigmentosa und der Krankheit von Recklinghausen, wobei die Berührungspunkte insofern doppelter Art sind, als sich bei der Neurofibromatose sowohl Pigmentstörungen als auch endokrine Veränderungen finden.

Unter 9 Fällen von Dystrophia pigmentosa, die Leschke und Ullmann zusammenstellen konnten, befanden sich 5 weibliche Kranke, die durchwegs Geschlechtsstörungen zeigten, und zwar verspätete Menarche, unregelmäßige oder sehr schmerzhafte Menses, verlängerte Blutungsdauer, späte Entwicklung der sekundären Geschlechtsmerkmale und (in einem Fall) sexuelle Frühreife. Autoptische Befunde fehlen, doch weist die Mannigfaltigkeit der Krankheitserscheinungen auf eine pluriglanduläre Störung hin, bei der besonders die Nebennieren und Keimdrüsen in Mitleidenschaft gezogen sind.

VII. Erkrankungen in der Schwangerschaft und im Wochenbett mit fraglicher Beteiligung der Nebennieren.

1. Die Osteomalacie.

Es gibt wohl kaum ein endokrines Organ, das nicht in irgendeine Beziehung zur Entstehung der Osteomalacie gebracht worden wäre. Das fast ausschließliche Auftreten der Osteomalacie bei Frauen, und zwar hauptsächlich in der Gravidität, die Erfahrung, daß die Beschwerden osteomalaciekranker Frauen zur Zeit der Periode, in der Schwangerschaft und im Wochenbett eine Steigerung erfahren, vor allem aber die auffallende Wirkung der Kastration, die entweder zur Heilung oder zumindest zu einer wesentlichen Besserung des Leidens führt, haben dazu geführt, in einer Störung der Ovarialtätigkeit, und zwar im Sinne einer Hyper- oder Dysfunktion die Ursache des Leidens zu suchen.

Das zweite Organ, das vielfach mit der Osteomalacie ätiologisch in Verbindung gebracht worden ist, sind die Nebennieren, deren Insuffizienz bei der Osteomalacie nach Stöltzner vor allem in dem verminderten Gewicht und Adrenalingehalt zum Ausdruck kommen soll. Zum Versagen der adrenalinbildenden Funktion der Nebennieren können nach Stöltzner offenbar sehr verschiedene Ursachen führen, so daß die Frage nach einer einheitlichen Ätiologie der Osteomalacie verfehlt wäre; die Frage müsse vielmehr heißen: Unter welchen Bedingungen kommt es zu längerdauernder Insuffizienz des chromaffinen Systems, die die Möglichkeit der Entwicklung des osteomalacischen Knochenprozesses schafft? Nach Stöltzner liegt die Wirkung des Adrenalins nicht in einer Beeinflussung des Kalkstoffwechsels, sondern in der Förderung der Aufnahmsfähigkeit des osteoiden Gewebes für Calcium.

Die eigentliche Grundlage der Nebennierentheorie bildet die von Bossi gemachte Entdeckung, daß das Adrenalin einen ungemein günstigen Einfluß auf die Beschwerden Osteomalaciekranker hat. Dies, sowie der Umstand, daß es Bossi gelungen ist, bei einem trächtigen Schaf 8 Tage nach der Entfernung einer Nebenniere osteomalacieähnliche Veränderungen im Knochensystem zu erzeugen, veranlaßte ihn, die Ursache der Erkrankung in einem Versagen der Nebennierenfunktion zu erblicken. Die günstigen Folgen der Adrenalinbehandlung erklärt Bossi so, daß diese Nebennierensubstanz, die ja bekanntlich eine stark zusammenziehende Wirkung auf die Gefäße besitzt, die auf das Knochenmark gerichtete vasodilatatorische Funktion des Ovars bekämpft.

Die Angaben von Bossi über die günstige Wirkung des Adrenalins bei der Osteomalacie wurde in der nachfolgenden Zeit von einer großen Zahl von Autoren bestätigt (Tanturri, Reinhardt, Mangiagalli, Merletti und Angeli, Baum, Kownatzki, Varaldo, Bernard, Marek, Novak, Neu, Bauer, R. Schmidt, Cavarzani, Wagner, Lehnerdt und Weinberg u. a.), wenngleich es nicht an Autoren fehlt, die keine Heilung, ja nicht einmal eine Besserung des Leidens durch Adrenalin feststellen konnten. In der Tat ist, wie aus einer Berechnung von Aschner hervorgeht, der Heilwert der Adrenalinbehandlung von 24% gegenüber dem Heilwert der Kastration von 90% unvergleichlich geringer. Unbestritten ist jedoch die stark schmerzlindernde Wirkung des Adrenalins, auf die besonders von R. Schmidt nicht nur bei der Osteomalacie, sondern auch bei anderen schmerzhaften Affektionen hingewiesen wurde. Gerade den Umstand, daß das Adrenalin bei den verschiedensten Erkrankungen (Ischias, Trigeminusneuralgie, Arthropathien usw.) günstig wirkt, hält R. Schmidt für ein Argument gegen die Auffassung Bossis, daß die Adrenalinbehandlung bei der Osteomalacie eine Substitionstherapie bei Insuffizienz des chromaffinen Systems sei, und erblickt die Ursache der günstigen Wirkung in einer Besserung der gestörten Kreislaufverhältnisse im Knochensystem.

Stöltzner zieht eine Parallele zwischen Osteomalacie und Morbus Addisoni, indem er auf die Adynamie und die Hypotonie bei beiden Erkrankungen hinweist; ein Unterschied bestehe allerdings darin, daß beim Morbus Addisoni eine Zerstörung der Nebennieren, bei der Osteomalacie jedoch nur eine Adrenalininsuffizienz vorliege.

Nach Neu führt bei der Bedeutung des Adrenalins für die Tätigkeit der glatten Muskelfasern die Zunahme der Uterusmuskel in der Schwangerschaft zu einem Anwachsen des Adrenalinbedürfnisses, wodurch es zu einer Ablenkung der Nebennierenstoffe vom osteoiden Gewebe und dadurch zur Verminderung seiner Kalkavidität kommt. Allerdings bleibt es bei dieser Auffassung unverständlich, wieso bei Schwangeren mit Osteomalacie trotz fortschreitender Gravidität und weiterwachsendem Uterus durch Kastration Heilung möglich ist.

Nach Aschner spricht die starke Pigmentierung der Haut bei vielen Fällen von Osteomalacie, die große Toleranz der Kranken gegenüber Adrenalin und die guten therapeutischen Erfolge entschieden für eine Beteiligung der Nebennieren, eine Auffassung, der auch Tixier und Roederer auf Grund der Beobachtung von starker Hautpigmentierung und Hypotonie bei einem Osteomalaciekranken beipflichten.

Nach Christofoletti, dem sich Marinucci anschließt, stellt die Osteomalacie eine mit Hypofunktion des chromaffinen Systems einhergehende Gleichgewichtsstörung im Bereich der endokrinen Drüsen dar. Das auslösende Moment für die in der Schwangerschaft auftretende Osteomalacie ist in einem Fortbestehen der Eierstockstätigkeit während der Schwangerschaft zu erblicken, wodurch es zu einer Hemmung des chromaffinen Systems und dadurch zu einer Dysfunktion der mit dem Kalkstoffwechsel und dem Knochenwachstum in Beziehung stehenden Blutdrüsen kommt. Das Adrenalin hat nach Christofoletti auf den Kalkstoffwechsel keinen Einfluß im Sinne der Kalkretention und ist daher allein angewendet kein Heilmittel der Osteomalacie; nichtsdestoweniger vermag es in einem Teil der Fälle auf einzelne Symptome günstig zu wirken. Dagegen ist durch die Entfernung der Eierstöcke eine Heilung möglich. Durch den Wegfall der sympathicushemmenden Wirkung der Ovarialfunktion wird eine Erregung des chromaffinen Systems verursacht, dadurch ein stärkerer Reiz auf den Sympathicus und so ein Einfluß auf die übrigen endokrinen Drüsen ausgeübt. Daß das Ovarium in der Tat hemmend auf das chromaffine System wirkt, geht nach Christofoletti daraus hervor, daß bei Frauen nach Heilung der Osteomalacie durch Kastration die normale Adrenalinempfindlichkeit wiederkehrt, die sich bekanntlich in vasomotorischen Erscheinungen und Glykosurie äußert und bei der Osteomalacie infolge des herabgesetzten Sympathicustonus ähnlich wie beim Morbus Addisoni verloren geht.

Die stärkere Reaktion auf Adrenalin und die Herabsetzung der Kohlehydrattoleranz bei Frauen in der Menopause[1], bei kastrierten Frauen und Frauen mit ungenügender Ovarialfunktion, sowie die Beobachtung, daß Verabreichung von Ovarialextrakt der Adrenalinempfindlichkeit entgegenwirkt, weist auf einen hemmenden Einfluß der Ovarien auf das chromaffine System hin. In demselben Sinne spricht die von Christofoletti bei Hunden nachgewiesene Verstärkung der glykosurischen Wirkung des Adrenalins durch Kastration. So erscheint es auch eher verständlich, daß bei der Osteomalacie sowohl durch Entfernung der Ovarien, als auch durch Zufuhr von Adrenalin günstige Resultate erzielt werden können.

Trotz der großen Rolle, die sowohl die Ovarien als auch das chromaffine System in der Pathogenese der Osteomalacie zu spielen scheinen, kann ihnen eine ausschlaggebende ätiologische Bedeutung für die Erkrankung nicht zugesprochen werden, nicht zuletzt im Hinblick auf den Umstand, daß die morphologische Untersuchung bis jetzt weder in den Ovarien, noch in den Nebennieren mit Sicherheit abnorme Veränderungen nachzuweisen, imstande war. Es wird zwar von einer Reihe von Autoren (Wallart, Stern, Seitz,

---

[1] Nach Adler.

Wagner u. a.) eine besonders starke Entwicklung der interstitiellen Drüse bei Frauen mit puerperaler Osteomalacie erwähnt, doch verlieren diese Angaben für die Pathogenese der Osteomalacie insoferne an Bedeutung, als das Auftreten reichlicher, lipoidhaltiger Thecazellen in der Schwangerschaft durchaus normal ist, und die Entscheidung sehr schwer wird, welche Menge noch als physiologisch und welche bereits als krankhaft angesehen werden darf. Hierzu kommt noch der schwerwiegende Einwand, daß eine Veränderung der interstitiellen Drüse noch lange nicht die Annahme einer Hyperfunktion des Ovariums rechtfertigt, da Zeichen einer solchen in erster Linie am Follikelapparat und nicht am Zwischengewebe nachgewiesen werden müßten. Am Follikelapparat beschrieb zwar Ogata Veränderungen infolge einer Vermehrung der Follikelzahl, doch ist dieser Befund bisher von keiner Seite bestätigt. Fraser, der gleichfalls in einer Hyperfunktion der Ovarien die Ursache der Osteomalacie erblickt, beschreibt in seinem Fall reichlich Follikel in allen Entwicklungsstadien, sehr viel reife Follikel und cystisch-atretische Follikel, zugleich aber Entartungserscheinungen an allen Follikeln, selbst den jüngsten, mit Hyperplasie der Thecazellen, sodaß es nicht klar wird, worauf der Autor die Annahme einer Hyperfunktion der Ovarien gründet.

Endlich darf bei der Bedeutung der Ovarien für die Pathogenese der Osteomalacie nicht vergessen werden, daß die Krankheit auch bei Männern und bei Frauen im Klimakterium vorkommt, abgesehen davon, daß nach M. B. Schmidt bei den nahen Beziehungen zwischen Rachitis und Osteomalacie für diese kaum eine Entstehungsweise angenommen werden kann, deren Anwendung auf die Rachitis von vornherein ausgeschlossen ist.

Würden die Nebennieren bei der Entstehung der Osteomalacie diejenige Rolle spielen, die ihnen von manchen Autoren auf Grund der günstigen therapeutischen Erfolge mit Adrenalin zugeschrieben werden, dann wäre es — wie auch Aschner hervorhebt — schwer verständlich, daß osteomalacische Knochenveränderungen bei Addison-Kranken nicht öfter beobachtet werden, als es in der Tat der Fall ist, ein Einwand, den der Befund von reichlichem Osteoid an den Rippen eines Addison-Kranken, den Stöltzner zu erheben Gelegenheit hatte, nicht abzuschwächen vermag. Vor allem fehlen bei der Osteomalacie an den Nebennieren pathologische Veränderungen, und die wenigen diesbezüglichen Angaben, wie die von Wallart über zentrale Erweichung, die offenbar nichts anderes darstellt als die bekannte agonal-postmortale Spaltbildung, halten einer strengeren Kritik nicht stand.

Wie in anderen Kapiteln gezeigt wird, lassen auch Schilddrüse, Epithelkörperchen und Thymus keine Veränderungen erkennen, die ätiologisch mit der Osteomalacie in Zusammenhang gebracht werden könnten.

Nicht die Erkrankung eines bestimmten endokrinen Organs scheint die Ursache der Osteomalacie zu sein, sondern möglicherweise — wie Silberberg in seinem Referat betont — eine Störung im Synergismus des gesamten inkretorischen Apparates, wofern überhaupt die Osteomalacie im wahren Sinne eine endokrine Erkrankung darstellt.

2. Die Hyperemesis gravidarum.

Die Neigung vieler Autoren, die Hyperemesis gravidarum als endokrin bedingtes Leiden aufzufassen, geht vor allem auf die günstigen Erfolge zurück, die in vielen Fällen mit der Verabreichung von Corpus luteum- und Nebennierenextrakten bzw. Adrenalin erzielt werden. Bereits vor dem Krieg hat Pinard der Anschauung Ausdruck verliehen, daß in der Pathogenese der Hyperemesis gravidarum das Corpus luteum eine wichtige Rolle spiele, eine Vorstellung, der die von anderen Autoren, so von Pottet und Chirié erhobenen pathologisch-anatomischen Befunde Recht zu geben schienen. So fand Pottet Schädigung des Corpus luteum durch Kompression infolge Cystenbildung, durch Ovarialinfarkt sowie durch Sklerose, Chirié ein cystisch erweitertes Corpus luteum mit regressiven Veränderungen des Parenchyms.

Miller spricht sich trotz der günstigen Ergebnisse mit Drüsenextrakten gegen die endokrine Ätiologie des Schwangerschaftserbrechens aus, während Seitz es für durchaus möglich hält, daß es zu einer Störung in der Funktion des vegetativen Nervensystems und verschiedener Organe kommt, wenn z. B. aus konstitutionellen Gründen das Hormon des Corpus luteum mit den Hormonen der anderen Blutdrüsen nicht gut übereinstimmt.

In jüngster Zeit berichtet Frankl über einen Fall von Hyperemesis gravidarum bei einer 27jährigen Frau, bei der sich, abgesehen von einer auf das Corpus luteum beschränkten Entzündung eine schwere Veränderung der Nebennieren nachweisen ließ. Beide Nebennieren waren größer als normal, die Rinde erschien in allen drei Schichten auf weite Strecken hämorrhagisch verändert, wobei nur kleinere Rindenbezirke von der Durchblutung verschont waren. Die Blutungen erschienen teils frischen, teils älteren Datums. Die Marksubstanz war überall hyperämisch, zeigte jedoch nur an wenigen Stellen Blutaustritte. Thromben waren nicht nachweisbar.

In einem anderen Fall, der eine 24jährige Drittgeschwängerte betraf, war allerdings das Corpus luteum normal und die Nebennieren bloß durch eine, wenngleich hochgradige Hyperämie verändert. Ohne gerade diese Veränderungen für das Zustandekommen der Hyperemesis gravidarum verantwortlich zu machen, glaubt Frankl annehmen zu können, daß Störungen im endokrinen System das in der Schwangerschaft ohnedies sehr labile Stoffwechselgleichgewicht zu erschüttern imstande sind, und daß durch genaue Untersuchung des Blutdrüsensystems in Fällen von Schwangerschaftserbrechen der Erkenntnis der kausalen Genese näher zu kommen wäre.

Obgleich in einer Reihe von Fällen mit Hyperemesis gravidarum keine Veränderungen an den endokrinen Organen, vor allem keine Schädigung der Nebennieren gefunden wurde, und die von Frankl in seinem Falle beschriebene Durchblutung der Nebennierenrinde wohl als sekundäre Veränderung auf toxischer Grundlage anzusehen ist, so erscheint es doch auffallend, daß gerade Nebennierenextrakte und besonders das Adrenalin, wie von vielen Autoren berichtet wird, bei der Hyperemesis gravidarum eine so günstige Wirkung besitzen (Navarro, Rathery, McGrath, Favreau, Guillement, Kemp u. v. a.).

Die Vorstellung von einer Insuffizienz des chromaffinen Systems als Ursache der Hyperemesis gravidarum geht auf Silvestri und Tossati zurück, auf deren Untersuchungen gestützt Zuloaga bei Schwangeren ein Krankheitsbild, bestehend aus Schwäche, Erbrechen, Durchfällen und Hypotonie beschrieben und „ipoépinephrie gravidique" bezeichnet hat. Ebenso führen Léopold-Lévi, Midland, Derville u. a. das Erbrechen der Schwangeren auf Adrenalinmangel bzw. auf Nebenniereninsuffizienz zurück. Nach Navarro erscheint der Erfolg der Behandlung die Annahme von der epinephrogenen Natur der Hyperemesis gravidarum zu bestätigen. Rathery gelang es, mit Adrenalin das Erbrechen in 24 Stunden zu beseitigen und die Azidose in 3 oder 4 Tagen zum Verschwinden zu bringen, während Kemp in einigen Fällen von Hyperemesis gravidarum mit Zufuhr von getrockneter Nebennierenrindensubstanz Besserungen gesehen hat. Einen Fall von Hyperemesis gravidarum vergesellschaftet mit Ptyalismus gelang es Favreau mit Adrenin zur Heilung zu bringen.

Trotz der vielfach sehr günstigen Erfolge mit Nebennierenpräparaten, denen allerdings auch Versager gegenüberstehen (Cathala und Biancani), wäre es verfehlt, die Ursache der Hyperemesis gravidarum in einer Insuffizienz der Nebennieren zu suchen, ebenso wie es unrichtig wäre, aus der günstigen Wirkung des Adrenalins bei der Osteomalacie auf eine suprarenale Genese derselben zu schließen. Auch E. Schwarz hält die gute Wirkung des Adrenalins bei Frauen mit Hyperemesis gravidarum für keinen Beweis einer ursächlichen Bedeutung der Marksubstanz für das Krankheitsbild, da Toxikosen verschiedener Art durch organotherapeutische Mittel oft günstig beeinflußt werden können.

Die von Frankl in einem Fall gefundene hämorrhagische Veränderung der Nebennieren dürfte wohl ebenso eine Folge der durch die Azidose bedingten Vergiftung sein, wie die gelegentlich beobachteten Blutungen in den Nieren und in der Leber und die in diesen Organen fast regelmäßig nachweisbare fettige Degeneration des Parenchyms, die in der Leber sogar zum Zellzerfall nach Art der genuinen Leberatrophie führen kann.

Welche Rolle die mehrfach beschriebenen, pathologisch-anatomisch durchaus nicht einheitlichen Veränderungen des Corpus luteum in der Pathogenese des Schwangerschaftserbrechens spielen, ist fraglich und die Annahme, daß das Leiden durch eine infolge dieser Veränderungen bedingte Störung in der entgiftenden Funktion des Corpus luteum hervorgerufen wird, nicht entsprechend begründet. Was die eigentliche Ursache der Hyperemesis gravidarum anbelangt, so weisen die Untersuchungen von Anselmino und Hoffmann vielleicht eher auf eine Störung in der Hypophyse als Ursache des Leidens hin, bei der eine übermäßige Erzeugung des von den zwei Autoren im Vorderlappen der Hypophyse entdeckten Fettspaltungshormons zur Acetonämie und damit zum Schwangerschaftserbrechen führen soll.

3. Die Eklampsie.

Angaben über Veränderungen der Nebennieren bei Eklampsie sind spärlich. So berichtet Chirié bei 11 Fällen von Eklampsie ebenso wie bei Frauen mit Schwangerschaftsnephritis über Hypertrophie der Nebennierenrinde und des Markes, während Aschner angibt, bei der Sektion an Eklampsie gestorbener Frauen in einem Teil der Fälle einen auffallenden Lipoidschwund in der Nebennierenrinde und Atrophie der Marksubstanz gesehen zu haben. Es braucht nicht betont zu werden, daß die genannten Veränderungen, von denen die Hypertrophie der Rinde z. T. auf Rechnung der Schwangerschaft zu setzen ist, ursächlich mit der Eklampsie nichts zu tun haben, sondern eine sekundäre Veränderung dieses empfindlichen Organes darstellen.

VIII. Die Hormone der Nebennieren.

A. Das Adrenalin.

1. Allgemeines.

Nachdem Oliver und Schäfer im Jahre 1894 die hohe pharmakologische Wirkung von Auszügen des Nebennierenmarkes entdeckt hatten, vermochten 7 Jahre später Aldrich und Takamine unabhängig voneinander die wirksame Substanz, das Adrenalin, in krystallinischer Form zu isolieren. Wenige Jahre später gelang die Synthese des Adrenalins und die Feststellung seiner Konstitution als ein Methylamino-Äthanol-Brenzkatechin (Stolz, Dakin, Friedmann) [1].

Das Adrenalin, das als der Träger aller wichtigen Wirkungen der Marksubstanz angesehen wird, kann auf sehr einfache Weise gewonnen werden, indem man das zerkleinerte Gewebe mit verdünnter Essigsäure in der Siedehitze extrahiert, das eingeengte Filtrat mit Alkohol versetzt, das Filtrat wiederum einengt und dann unter Sauerstoffabschluß Ammoniak zusetzt, worauf die Base des Adrenalins auskrystallisiert.

Das Adrenalin gibt eine Reihe von Reaktionen, die zu seinem Nachweis verwendet werden, ohne durchwegs für das Molekül spezifisch zu sein. Von den vielen Reaktionen sei nur die Sublimatreaktion von Comessati hier angeführt, bei der zu 1 cm der zu prüfenden Lösung 1 cm 1% Natriumacetatlösung und 5 Tropfen einer gesättigten Sublimatlösung zugesetzt wird. Durch die namentlich in der Wärme rasch eintretende Oxydation wird das Adrenalin rot gefärbt und so die Anwesenheit von Adrenalin noch in einer Verdünnung von 1:1 Million nachgewiesen. Kombiniert man diese Reaktion mit der Sulfanilsäure-Jodsäureprobe wird die Empfindlichkeitsgrenze auf 1:50 Millionen gebracht (Russmann, Stuber).

Von pharmakologischen Auswertungsmethoden seien genannt der Nachweis am Blutdruck, am ausgeschnittenen Gefäßstreifen, an der Iris des Auges und am ausgeschnittenen Dünndarm oder Uterus des Kaninchens. Die besten Resultate gibt der überlebend gehaltene Kaninchendarm, dessen sehr regelmäßige Pendelbewegungen durch Adrenalin gehemmt werden, wobei die Konzentration, die noch Hemmung hervorzurufen imstande ist, bei 1:20 bis 1:100 Millionen gelegen ist (Magnus, Trendelenburg).

Die Frage der Adrenalinsekretion wurde von zahlreichen Autoren teils mittels histologischer, teils tierexperimenteller Methoden geprüft. Die diesbezüglichen histologischen Arbeiten, die auf Gottschau, Stilling, Pfaundler u. a. zurückgehen, berichten von Sekretkörnchen, Sekrettropfen, homogenen Schollen, homogenen chromaffinen Massen usw., die teils im Blut der Nebennierenvenen, teils in den Gewebsspalten, teils in den Markzellen, aber auch in Arterien und Nervenscheiden beobachtet worden sind, ohne daß aus diesem Befund, wie Bayer mit Recht betont, sichere Schlüsse auf den eigentlichen Sekretionsvorgang des Adrenalins zu ziehen wären (Carlier, Manasse, Hultgreen und Anderson, Ciaccio, Bogdanow, Scheel, Biedl, Dewitzky, Pfeiffer, Haberer und Stoerck, Tamann, Felicine, Bonnamour, Cramer usw.). Die jüngste Arbeit

---

[1] Nach neuen Untersuchungen von Szent-Gyoergy soll das Adrenalin nur ein Zerfallsprodukt eines 10—20mal wirksameren Stoffes sein, den der Autor Novadrenin nennt.

dieser Art stammt von Stämmler, der die Funktion der Marksubstanz nicht nach der Menge chromaffinen Gewebes, sondern nach dem Gehalt an Vakuolen beurteilt wissen will, wobei erhöhter Vakuolengehalt eine gesteigerte Zellentätigkeit bedeuten soll.

Bezüglich der tierexperimentellen Methoden zum Nachweis der Adrenalinsekretion sei auf die ausführliche Arbeit von Bayer im Handbuch der inneren Sekretion hingewiesen, der auch die Namen der genannten Autoren entnommen sind (Tournade und Chabrol, Popielski, Hoskin und McPeek, Stewart, Rogoff und Gibson, Canon und de la Paz, Dale und Laidlaw, Gley und Quinquaud, Schkawera und Kusnetzow, Masuda).

Da sich das Adrenalin nicht nur in der Marksubstanz, sondern in allen Teilen der Nebenniere nachweisen läßt, und da mit Rindenextrakten vielfach die gleiche Wirkung wie mit Adrenalin hervorgerufen werden kann, wurde auch angenommen, daß die Nebennierenrinde an der Erzeugung des Adrenalins mitbeteiligt sei. Experimentelle Untersuchungen ergaben jedoch, daß das Adrenalin sehr leicht nach dem Tode aus der Marksubstanz in die Nebennierenrinde, ja sogar ins benachbarte Fettgewebe diffundiert, abgesehen davon, daß Adrenalin auch durch Drosselung des venösen Blutabflusses durch Kontraktion der Muskulatur der Zentralvene in die Rinde gelangen kann (Banting und Gairns, Ingier und Schmorl, Maresch, Kutschera-Aichbergen usw.).

Die pharmakologischen und physiologischen Wirkungen des Adrenalins, das wie aus den Untersuchungen von Stewart und Rogoff hervorgeht, kein unbedingt lebenswichtiges Produkt darstellt, können hier begreiflicherweise nur insoferne berücksichtigt werden, als sie sich auf die weibliche Geschlechtssphäre beziehen.

2. Wirkung des Adrenalins auf Uterus, Tuben und Scheide.

Über die Wirkung des Adrenalins auf den **Uterus** liegt eine große Zahl von Arbeiten vor. Gegenstand der Untersuchung ist vor allem der Tonus und die rhythmischen Zusammenziehungen der glatten Muskulatur bei Zufuhr von Adrenalin, weniger das Verhalten der Uterusgefäße. Je nach der Tierart, dem Funktionszustand des Uterus und der Konzentration des Adrenalins ist die Reaktion des Uterus verschieden. Verschieden ist auch die Intensität der Reaktion der einzelnen Uterusabschnitte, indem sie von der Cervix in der Richtung gegen den Fundus uteri zunimmt.

Bei der Maus und bei der Ratte wird sowohl der schwangere als auch nichtschwangere Uterus durch Adrenalin gehemmt (Adler, Gunn und Gunn, Knaus, Clark, Backman und Lundberg, Okamoto). Nach Ogata reagiert die longitudinale Muskulatur des Rattenuterus auf Adrenalin mit einer Steigerung des Tonus, die zirkuläre mit vermehrten Kontraktionen.

Beim Meerschweinchen reagiert der Uterus unabhängig von seinem Funktionszustand auf Adrenalin mit Erschlaffung, wenngleich er nach Trendelenburg gelegentlich auch Kontraktionen zeigt (Niculescu, Cow, Adler, Gunn und Gunn, Hilt, Backman und Lundberg, Okamoto, Sugimoto, Kehrer, Turolt, Shimoi u. a.). Erhöhung des Uterustonus bei Meerschweinchen fanden Kehrer und Schultheiß sowie Backman und Lundberg. Am Uterus in situ fand Shugimoto nach intravenöser Injektion Kontraktionen, die er auf die Blutleere des Organs zurückführt.

Nach Kochmann und Siel zeigt der Meerschweinchenuterus eine verschiedene Reaktion auf Adrenalin je nach dem hormonalen Zustande, in dem sich das Tier befindet. Während nämlich Adrenalin den isolierten Uterus eines Tieres, das sich im Oestrus befindet, zur Kontraktion bringt, erfolgt im Metoestrus eine Hemmung der normalen Bewegung. Beim kastrierten Meerschweinchen verhält sich der Uterus wie beim nichtkastrierten zur Zeit des Metoestrus; wird jedoch das kastrierte Tier durch Brunsthormon in das Schollenstadium versetzt, dann reagiert sein Uterus auf Adrenalin wie der eines normalen Meerschweinchens im Oestrus.

Beim Kaninchen wirkt Adrenalin auf den Uterus in der Regel erregend sowohl im schwangeren als auch nichtschwangeren Zustand, jedoch kann bei Verwendung zu starker Konzentration auf die Erregung eine Hemmung erfolgen (Langley, Kehrer, Fränkel, Cushny, Hilz, Okamoto, Ogata, Kataishni, Gaddum, Knaus, Ehrismann, Nikolaeff). Nach Kurdinowski reagiert der mit Lockescher Lösung durchspülte Kaninchenuterus bei einer Verdünnung des Adrenalins von 1 : 20 Millionen mit einem kräftigen Tetanus und mit einer starken mechanischen Erregbarkeit, die dazu führt, daß selbst bei leisester Berührung des Uterus heftige Kontraktionen auftreten; höhere Konzentrationen wirken hingegen eher lähmend. Gleichzeitige Applikation von Adrenalin und Calcium schwächt die Wirkung des Adrenalins ab, während Herabsetzung des Calciumgehaltes der Nährlösung eine Aktivierung der Adrenalinwirkung bedingt (Takahashi).

Zwischen trächtigen und nichtträchtigen Kaninchenuterus besteht nach Broom und Clark insofern ein Unterschied, als der trächtige Uterus auf die geringste wirksame Konzentration mit Hemmung, der nichtträchtige mit Zusammenziehungen antwortet.

Die Einwirkung des Adrenalins zu verschiedenen Zeiten der Schwangerschaft wurde an Kaninchen von Knaus sehr eingehend studiert mit dem Ergebnis, daß der Uterusmuskel auf Adrenalin in allen Zeitpunkten der Gravidität prompt mit einer maximalen Tonussteigerung antwortet. Die Kurven zeigen jedoch keinen vollkommen übereinstimmenden Charakter, indem der größte Anstieg des Tonus in der ersten Schwangerschaftswoche nachweisbar ist, während in der darauffolgenden Zeit mit der Verstärkung der Spontankontraktionen des Uterus die Wirkung des Adrenalins auf den Muskeltonus zurückgeht, so daß der Uterus in den letzten Tagen der Gravidität trotz Adrenalin die Höhe seiner spontanen Kontraktionen überhaupt nicht mehr überschreitet. Diese Verschiedenheit der Adrenalinreaktionen am Uterus in den einzelnen Stadien der Schwangerschaft führt Knaus auf die Tonusschwankungen der Uterusmuskulatur zurück, die sich darin äußern, daß das Adrenalin zu Beginn der Schwangerschaft, wo eine ausgesprochene Erschlaffung des Organs vorliegt, zu einer starken Tonussteigerung führt, während am Ende der Gravidität, zu welcher Zeit die Uterusmuskulatur einen sehr hohen Grad von Tonus besitzt, keine über die Spontankontraktionen hinausgehende Verkürzung des Organs durch Adrenalin zu erzwingen ist.

Knaus hat seine Untersuchungen am Uterus des Kaninchens auch auf die Zeit nach der Geburt ausgedehnt und gefunden, daß die Adrenalinreaktion des Uterus, der post partum rasch seinen hohen Tonus verliert, schon nach 90 Minuten das Niveau der spontanen Kontraktionen wesentlich übersteigt. Besonders deutlich erscheint die Adrenalinreaktion am 5. Tage nach der Geburt, um mit zunehmender Degeneration der Uterusmuskulatur allmählich abzuklingen, so daß das Adrenalin am 20. Tage des Puerperiums gerade noch imstande ist, den Uterus aus seinen kaum wahrnehmbaren Kontraktionen herauszuheben. Zu den gleichen Ergebnissen wie Knaus gelangt Kataishi.

Die Wirkung des Adrenalins auf den überlebenden Kaninchenuterus von Tieren, die Placenta gefressen hatten, studierten Hazama und Tani und fanden, daß das Adrenalin unter dieser Bedingung nicht fördernd, sondern hemmend auf denselben wirkt. Die verkehrte Adrenalinwirkung wird verhütet, wenn sowohl die Placenta als auch der Kaninchenuterus aus dem Ende der Schwangerschaft stammt, während Kaninchenplacenta aus dem Anfang der Schwangerschaft diese Wirkung auf den puerperalen Kaninchenuterus nicht hat.

Über das Verhalten des isolierten Uterus nach vorangehender Kastration Nebennierenextrakten gegenüber berichtet Athias. Ist durch die Kastration beim Kaninchen der Uterus einmal atrophisch geworden, dann wirkt Adrenalin auf denselben, wie aus den Untersuchungen von Hara hervorgeht, kaum oder nur in sehr großen Gaben.

Grundsätzlich anders als beim Meerschweinchen und Kaninchen verhält sich der Uterus der Katze gegenüber dem Adrenalin, da bei dieser Art der nichtträchtige Uterus gehemmt wird, während in der Gravidität und nach dieser eine Erregung des Uterus bewirkt wird (Kehrer, Cushny, Dale, Barger und Dale, Backman und Lundberg, Kuroda, Okamoto). Nach Kehrer reagiert die schwangere Gebärmutter der Katze selbst noch auf Lösungen von 1 : 350 Millionen mit einem sehr starken Tetanus, während die nichtschwangere Gebärmutter der Katze durch Adrenalininjektion zu sofortiger Erschlaffung gebracht wird.

Beim Hunde besteht in der Reaktion des schwangeren und nichtschwangeren Uterus darin ein Unterschied, daß der schwangere Uterus durch Adrenalin stets stark erregt, während der nichtschwangere teils erregt, teils gehemmt wird (Neu, Kehrer, Okamoto, Kuroda, Hilz). Diese Verschiedenheit in der Reaktion versucht Cushny mit der stärkeren Dehnung der Muskelfasern in der Gravidität und der dadurch bedingten großen Empfindlichkeit Giften gegenüber zu erklären.

Der **Uterus des Menschen** wird nach den Angaben von Kurdinowski, Kehrer, Neu, Turolt, Rübsamen und Kligermann, Lieb, Gruber, Guggisberg u. a. sowohl im schwangeren als auch nichtschwangeren Zustande durch Adrenalin erregt. Flury berichtet beim überlebenden Streifen aus dem menschlichen Uterus über ein Schnellerwerden der Kontraktionen neben einer Steigerung des Tonus. Gruber sah unter dem Einfluß von Adrenalin ein Anwachsen des Muskeltonus an isolierten Uterusstreifen, die von drei Frauen anläßlich eines Kaiserschnittes gewonnen worden waren.

Trotz der wehenerregenden Wirkung des Adrenalins (Neu [1]), führt die Verwendung von Adrenalin beim Menschen wohl kaum zur Unterbrechung der Schwangerschaft; bei Tieren hingegen soll es gelingen, durch Adrenalin einen Abortus herbeizuführen (Hedinger, Külbs, Emmert, Schirokogoroff, Lieb und Githens u. a.). Nach Bourne, Aleck und Burn wird die Wehentätigkeit durch intravenöse Injektion von Adrenalin unterdrückt. Damit in Übereinstimmung steht die Angabe von Rucker, daß durch Injektion von Adrenalin die Wehen in der Eröffnungsperiode für die Zeit von 9—30 Minuten aufgehoben werden, so daß es dem Autor gelang, durch wiederholte Gaben von Adrenalin

---

[1] Neu hat das Adrenalin als Uterustonicum direkt in den erschlafften Uterus eingespritzt, um die etwaigen Nachteile der intravenösen Anwendungsweise zu vermeiden.

eine Frühgeburt um 14 Tage aufzuhalten, bis ein lebensfähiges Kind zur Welt kam. Außerdem erscheint nach Rucker das Adrenalin geeignet, den geburtsstörenden straffen Kontraktionsring des Uterus zu beseitigen.

Am menschlichen Uterus bewirkt nach den Untersuchungen von Turolt Zusatz von Calcium zur Ringer-Lösung Stillstand der Automatie, Zusatz von Kalium hingegen kräftige Erregung. Beim Meerschweinchen, dessen Uterus sowohl im trächtigen als auch nichtträchtigem Zustande durch Adrenalin zum Stillstand gebracht wird, bedingt ein Überschuß von Kalksalzen zur Ringer-Lösung zugesetzt, die umgekehrte Wirkung, während Kalisalze auf den Adrenalineffekt keinen Einfluß üben. Kalk- und Kalisalze haben somit auf den überlebenden Menschen- und Meerschweinchenuterus eine entgegengesetzte Wirkung, wie auch Adrenalin die beiden in entgegengesetzter Richtung beeinflußt. Die verschiedene Reaktion der Uteri bei verschiedenen Tierarten glaubt Turolt auf den schwankenden Gehalt physiologisch wirksamer Kationen zurückführen zu können.

Der überlebende Uterus des Kaninchens ist — wenngleich weniger als der Dünndarm — für die Auswertung des Adrenalins recht geeignet, da er auf äußerst geringe Konzentrationen wie 1 : 30 Millionen reagiert.

Ebenso wie auf den Uterus wirkt Adrenalin auch auf den Uterus masculinus, der beim Kaninchen nach Waddel auf Adrenalin eine Steigerung des Tonus und eine Verminderung des Ausschlages seiner Kontraktionen erkennen läßt.

Endlich sei noch darauf hingewiesen, daß Zondek bei seinen Versuchen, das Uteruswachstum durch verschiedene Stoffe, darunter Hormone, zu beeinflussen, auch Adrenalin verwendete und damit eine positive Wirkung, die wahrscheinlich auf dem Weg über den Sympathicus erfolgt, erzielte.

Die **Tube** verhält sich Adrenalin gegenüber beim Menschen und beim Kaninchen analog dem Uterus (Kehrer, Rübsamen und Kligermann, Gunn, Gohara). Kok hat an der isolierten Tube des Schweines untersucht, ob die morphologisch verschiedenen Teile derselben, vor allem die Ampulle und der Isthmus auf Adrenalin (und auf Pilocarpin) verschieden reagieren, und zu diesem Zwecke Ampulle und Isthmus zu verschiedenen Zeiten des Brunstzyklus der Einwirkung der genannten Mittel unterworfen. Dabei zeigte es sich, daß Adrenalin am Isthmus kurz nach dem Follikelsprung nur eine Kontraktion auslöst, während es an der Ampulle erst eine Erschlaffung hervorruft, der sekundär eine Steigerung des Tonus folgt. Im Interoestrus erzeugt Adrenalin am Isthmus zunächst eine Erschlaffung und dann eine Steigerung des Tonus, an der Ampulle dagegen zur gleichen Zeit nur eine Erschlaffung. Entgegengesetzt ist die Wirkung des Adrenalins am Isthmus während des Oestrus (lediglich Kontraktion) und an der Ampulle im Interoestrus (lediglich Erschlaffung). Aus den Versuchen Koks geht also hervor, daß die Muskulatur des Eileiters in den verschiedenen Phasen des Oestralzyklus verschieden auf Adrenalin reagiert, und daß sich vor allem der Isthmus mit dem Austritt des Eies aus dem Eierstock im Stadium erhöhter Kontraktionsbereitschaft befindet, was nach Kok möglicherweise mit dem Transportmechanismus des Eies in Zusammenhang steht.

Die **Scheidenmuskulatur** wird bei einigen Tierarten durch Adrenalin erregt, bei anderen gehemmt. Das Alter der Tiere spielt bei der Reaktion insofern eine Rolle, als die Scheidenmuskulatur bei jungen Tieren (z. B. Kaninchen) durch Adrenalin gehemmt, bei erwachsenen hingegen erregt wird (Kehrer, Langley, Waddel, Osashi, Gunn und Davies).

Untersuchungen über das Verhalten der Ligamenta rotunda nach Adrenalindarreichung liegen vor bei Suzuki sowie Junkmann und Stross.

Eine besonders starke Wirkung übt das Adrenalin auf die **Uterusgefäße** aus, besonders im nichtgraviden und puerperalen Uterus, der beim Kaninchen nach intravenöser Injektion für mehrere Minuten anämisch wird, später jedoch eine vermehrte Durchblutung erkennen läßt (Ludwig und Lenz).

Das äußere Genitale reagiert auf intravenöse Injektion von Nebennierenextrakten mit Anämie und Kontraktion wie bei Reizung des lumbalen Sympathicus (Langley, Anderson).

Auf die Nabelschnur und Plazentargefäße hat Adrenalin keinen Einfluß (Schmidt, Franklin).

Mit der Frage der Durchlässigkeit der Placenta für Adrenalin beschäftigt sich eine Reihe von Arbeiten, wobei das Adrenalin entweder in den mütterlichen oder fetalen Organismus eingeführt und danach die Blutdrucksteigerung oder die Blutzuckererhöhung bei der Mutter bzw. den Jungen bestimmt wurde (Shimidzu, Macchiarulo, Rupp, Wichels, Cattaneo, Schlossmann). Sehr deutliche Befunde, die die Durchlässigkeit der Placenta für Adrenalin beweisen, lieferten die Versuche der letztgenannten zwei Autoren. Cattaneo injizierte Kaninchenfeten intrakardial Adrenalin und sah den Blutdruck der Mutter um so schneller und höher ansteigen, je mehr Adrenalin er in das fetale Herz einführte, und Schlossmann, der hochträchtige Ziegen verwendete, injizierte Adrenalin in die Nabelarterie und konnte danach bei der Mutter eine mehr oder weniger lang andauernde Blutdrucksteigerung feststellen.

3. Wirkung des Adrenalins auf die Ovarien und die Menstruation.

Die Zahl der diesbezüglichen Untersuchungen erscheint auffallend gering. In der zusammenfassenden Arbeit von Bayer im Handbuch der inneren Sekretion findet sich nur die eine Angabe, daß nach den Versuchen Varaldos wiederholte Adrenalininjektion zu Verkleinerung und degenerativen Veränderungen der Ovarien führen. Auch Kosdobi berichtet über Kleinerwerden der Ovarien bei künstlich erzeugter Hyperadrenalinämie.

Zondek und Aschheim haben den Einfluß des Adrenalins auf den Ovarialzyklus der infantilen weiblichen Maus geprüft und gelangen ebenso wie Siegert, der bei Meerschweinchen den Scheidenzyklus nach Adrenalinbehandlung untersucht hat, zu einem negativen Ergebnis.

Die günstige Wirkung des Adrenalins bei verstärkten Menstruationsblutungen, auf die schon mehrfach, so von Bauer, Klein, Littauer, Schröder u. a. hingewiesen wurde, ist Offergeld geneigt, auf einen schädigenden Einfluß des Adrenalins auf die Ovarien zu beziehen, wodurch die überstürzte Follikelreifung und die dadurch bedingte Wucherung und Cystenbildung der Uterusmucosa verhindert wird, so daß die häufigen und zu lange dauernden Menstruationsblutungen oft mit einem Schlage aufhören[1].

4. Wirkung des Adrenalins auf die Brustdrüse.

Diese reagiert nach den übereinstimmenden Angaben von Mackenzie, Rothlin, Plimmer und Husband, Trendelenburg u. a. auf Adrenalin weder morphologisch noch funktionell, nach Rothlin, Plimmer und Husband möglicherweise mangels be-

---

[1] Über die Wirkung des Adrenalins auf den oestralen Zyklus der Ratte siehe bei Mavromati.

stimmter sympathischer oder parasympathischer, dem Sekretionsvorgang dienender Nervenfasern.

5. Adrenalinsekretion in der Schwangerschaft.

Eine Hyperadrenalinämie in der Schwangerschaft glaubt Hofbauer sowie Neu und sein Schüler Schneider nachgewiesen zu haben, doch konnten ihre Befunde von Bröking und Trendelenburg, Reichenstein, van der Velden, Lindemann, Neubaler und Novak, Benthin und Seitz und seinen Mitarbeitern sowie durch die neueren Untersuchungen von Tremiterra, Trettenero u. a. nicht bestätigt werden.

Die gleiche Verschiedenheit findet sich bezüglich der Angaben über vermehrte Adrenalinausscheidung im Harn bei Schwangeren. Besonders eingehende Untersuchungen stammen von Marta, der bei 100 Frauen im 7.—10. Schwangerschaftsmonat 445 Harnproben auf Adrenalin untersucht hat. 23mal fand Marta kein Adrenalin, 43mal sehr wenig, 112mal wenig, 190mal reichlich und 79mal sehr viel. Wenig oder gar kein Adrenalin im Harn sah der Autor bei Schwangeren mit toxischen Erscheinungen und hält die Adrenalinurie diesen für umgekehrt proportional. Auch Sestim und Pancrazio gelangten zu positiven Ergebnissen, während Tremiterra, Volpe, DaCollo, Bonaretti, Labat und Favreau keine Adrenalinvermehrung im Schwangernharn fanden[1].

Mydriatische Substanzen im Harne schwangerer Frauen fanden Pal und Diehm.

Daß, wie Siegert annimmt, in der Schwangerschaft tatsächlich eine vermehrte Adrenalinsekretion besteht, erscheint im Hinblick auf die in der Schwangerschaft allgemein erhöhte Inanspruchnahme der mütterlichen Organe insbesondere der mit innerer Sekretion durchaus wahrscheinlich, zumal auch die morphologischen Befunde in der Marksubstanz und im Ganglion cervicale uteri für eine Mehrleistung des chromaffinen Apparates zu sprechen scheinen. So sahen Störk und Haberer, Neusser und Wiesel, Tamura u. a. Vermehrung der Markzellen während der Schwangerschaft, während Poll, Blotevogel, Mabuchi u. a. Vermehrung der chrombraunen Zellen im Ganglion cervicale uteri einwandfrei feststellen konnten. Seitz weist auf die Vermehrung der chrombraunen Zellen während der Schwangerschaft nicht nur in der Marksubstanz der Nebenniere und im Ganglion cervicale uteri, sondern auch in den versprengten Ganglieninseln des Mesovarium und Ligamentum latum hin.

Nach Blotevogel handelt es sich während der Schwangerschaft um eine Bereitstellung großer lokaler Adrenalinmengen im Ganglion cervicale uteri, die vielleicht mit der Notwendigkeit einer präzisen Kontraktion der Gefäße und der glatten Muskulatur zusammenhängt. Die Erhöhung des Blutdruckes, die unter der Geburt immer beobachtet wird und nach der Geburt noch andauert, während zur Zeit der Schwangerschaft der Blutdruck herabgesetzt ist, dürfte nach Blotevogel mit der Adrenalinausschüttung in dem genannten Ganglion während und nach der Geburt zusammenhängen. Neu glaubt sogar den Geburtseintritt mit der Adrenalinämie in ursächliche Beziehung bringen zu dürfen. Auch Penitschka nimmt Beziehungen des genannten Ganglion zum Fortpflanzungssystem an.

Für die Annahme einer vermehrten Adrenalinsekretion in der Schwangerschaft spricht endlich die Angabe von Herring, daß in den Nebennieren trächtiger Ratten mehr

---

[1] Siehe auch die Arbeiten von Dogliotti und Crocetta, Gaspari sowie Montille.

Adrenalin nachweisbar ist. Von Honneywell und Riddle wird das jedesmalige Ansteigen des Blutzuckers bei Tauben in der Ovulation im Hinblick auf die bekannten Gewichtsschwankungen der Nebennieren in der Ovulationsperiode als Zeichen einer vermehrten Adrenalinproduktion aufgefaßt.

Das Verhältnis des am isolierten Darm und des an der entnervten Netzhaut bestimmbaren Adrenalins im Nebennierenvenenblut erfährt nach den Untersuchungen von Aomura bei trächtigen Kaninchen eine Verschiebung insofern, als das im isolierten Darm bestimmbare zunimmt, während das andere abnimmt, so daß in der letzten Schwangerschaftswoche die mittels der Pupillen- und Darmmethode gewonnenen Werte sich wie 1 : 1,4 bis 1 : 2,2 verhalten, um nach der Geburt wieder zu dem für Kaninchen normalen Verhältnis von 2,2 : 1 zurückzukehren.

6. Wirkung des Adrenalins auf den schwangeren Organismus.

Die Empfindlichkeit gegen Adrenalin, dessen gefäßsklerosierende Wirkung allgemein bekannt ist, soll in der Schwangerschaft nach Löb und Githens sowie Nishizaki vermindert, nach Higashihara erhöht sein[1]. Lactierende Kaninchen neigen nach Charrin und Vitry mehr zu Adrenalinnekrose der Gefäße als Tiere außerhalb der Lactation.

Intravenöse Injektion von Adrenalin verursacht nach Mahnert bei Frauen ohne Albuminurie und Ödem im 7.—10. Schwangerschaftsmonat eine rasch einsetzende und rasch wieder abklingende Steigerung des Blutdruckes, während die Reaktion bei subcutaner Verabreichung des Adrenalins verzögert und nur gering ist und die Blutdruckkurve zwei abnorme Gipfel erkennen läßt. Diesen Unterschied, der sich erst am 8. Tage nach der Geburt wieder ausgleicht, erklärt der Autor mit einer herabgesetzten Resorptionsfähigkeit des Unterhautzellgewebes in der Schwangerschaft.

Eine verminderte Resorptionsfähigkeit im Unterhautzellgewebe scheint nach Franke auch während der Menstruation zu bestehen, da in dieser Zeit bei den meisten Frauen die Allgemeinreaktion nach subcutaner Adrenalininjektion deutlich schwächer ist als im Intermenstrum.

Neu erscheint die Beobachtung von Carr, daß schwangere Frauen im präeklamptischen Stadium auf Adrenalin paradox, nämlich mit Blutdrucksenkung und Erleichterung der Beschwerden, reagieren.

Rossi vergleicht die Blutzuckerkurven innerhalb und außerhalb der Schwangerschaft nach subcutaner Adrenalininjektion und gelangt zu dem Ergebnis, daß es eine für die Schwangerschaft charakteristische Blutzuckerkurve nach Adrenalin nicht gibt.

Nach Robinson soll das Adrenalin einen geschlechtsbestimmenden Einfluß besitzen, indem bei seinen Versuchen mit Adrenalin behandelte Meerschweinchen 84% männliche Nachkommen hatten, während bei unbehandelten Tieren die Nachkommenschaft nur zu 40% männlichen Geschlechtes war. Beim Menschen soll die Anwesenheit von Adrenalin im Harn der Mutter die Geburt eines Knaben, das Fehlen von Adrenalin die Geburt eines Mädchens anzeigen.

Parhon und Marza, die Tieren vor und während der Gravidität Lipoide aus der Nebennierenrinde injizierten, konnten einen Einfluß auf das Geschlecht der Nachkommenschaft nicht feststellen.

---

[1] An dieser Stelle sei erwähnt, daß nach den Untersuchungen von Wastl bei weiblichen Tieren (Katzen) auf Adrenalininjektion eine stärkere Blutdrucksteigerung mit späterer Erreichung des Maximums zustande kommt als bei männlichen Tieren.

7. Adrenalinsekretion in der Menopause.

Die im Klimakterium vorkommenden Wallungen und Blutdrucksteigerungen wurden von einigen Autoren mit Veränderungen im Adrenalinhaushalt in ursächlichen Zusammenhang gebracht, so von Marañon, der die „Hypertension climacterique" auf eine Hyperadrenalinämie zurückführt, und von Hannan, der bei systematischen, sich auf 5 Jahre erstreckenden Untersuchungen bei Frauen in der Menopause während der Krisen Blutdruck- und Pulskurven beobachtet hat, die den durch intravenöse Adrenalininjektion hervorgerufenen entsprechen, ebenso wie er das subjektive Bild der Krisen durch Einspritzung von Adrenalin zu provozieren vermochte. Die Empfindlichkeit gegen Adrenalin ist bei klimakterischen Frauen, die an aufsteigender Hitze leiden, besonders groß, so daß die intravenöse Injektion von 10 Tropfen einer 1%igen Adrenalinlösung das Symptom sofort auszulösen vermag, während bei Frauen, die nicht an aufsteigender Hitze leiden, oder bei Frauen mit normalem Zyklus die Blutdruckerhöhung und Pulssteigerung nach Adrenalin viel geringer ist. Auf Grund dieser Beobachtungen schließt Hannan auf einen erhöhten Tonus des sympathischen Nervensystems in der Menopause als Folge einer Enthemmung der Nebennieren durch den Ausfall der Ovarien.

Beim Tier scheint hingegen die Empfindlichkeit gegen Adrenalin nach Ausfall der Ovarien herabgesetzt zu sein, da die sehr starke Grundumsatzerhöhung, die durch die Injektion von 0,1 mg Adrenalin beim normalen Weibchen hervorgerufen wird, beim kastrierten Weibchen ausbleibt.

B. Das Nebennierenrindenhormon.
1. Der Swingle-Pfiffnersche und andere Rindenextrakte.

Die vor wenigen Jahren gelungene Darstellung des seit langer Zeit vermuteten Nebennierenrindenhormons durch die amerikanischen Forscher Swingle und Pfiffner hat abgesehen von dem großen theoretischen Interesse eine unschätzbare Bedeutung für die Klinik, da nunmehr dem Arzte ein Mittel an die Hand gegeben ist, die Addisonsche Krankheit, die bis heute als unheilbar gegolten hat, erfolgreich zu behandeln. Was das Insulin für den Diabetes mellitus, das bedeutet der Swingle-Pfiffnersche Stoff für den Morbus Addisoni.

Das Hormon von Swingle-Pfiffner ist ein wässeriger Extrakt aus der Nebennierenrinde, der in folgender Weise gewonnen wird: Die Rinde wird entweder mit Äthyl- oder Methylalkohol extrahiert, der Alkohol aus dem Filtrat unter vermindertem Druck abgedampft und der wässerige Rückstand mit Benzin ausgezogen. Nach Abdampfung des Benzins unter vermindertem Druck wird der Rückstand mit Aceton extrahiert und aus dem Acetonextrakt wiederum das Aceton auf dieselbe Weise wie oben entfernt. Der Rückstand wird mit 70%igem Alkohol und Petroläther geschüttelt, die Petrolätherfraktion verworfen, die alkohollösliche Fraktion in 95%igen Alkohol übertragen und durch Permutit filtriert. Das Filtrat wird in Wasser übertragen, geklärt und durch Seitz-Filtration sterilisiert. Der so gewonnene Extrakt enthält das Rindenhormon und vermag bei täglicher Injektion beiderseits epinephrektomierte Katzen und Hunde bei normalem Befinden am Leben zu erhalten und die Krisen beim Morbus Addisoni zu beseitigen. Als Hundeeinheit bezeichnen die Autoren diejenige Menge Extrakt, die täglich gegeben die Nebenniereninsuffizienz bei epinephrektomierten Hunden noch verhindert.

Die hohe Wirksamkeit des Präparates geht am besten daraus hervor, daß Nebennieren-beraubte Katzen im Endstadium suprarenaler Insuffizienz sich innerhalb von 72 Stunden erholen und ein Verhalten wie normale Tiere zeigen. Ebenso verblüffend sind zum Teil die klinischen Erfolge, die Rowntree, Greene, Harrip, Weinstein, Marlow, Swingle und Pfiffner u. v. a. mit dem genannten Stoffe erzielten.

Wenige Jahre vor Swingle und Pfiffner gelang es Hartman und seinen Mitarbeitern, aus der Nebennierenrinde eine Substanz zu gewinnen, mittels der es gleichfalls möglich war, die Folgen des Nebennierenausfalles zu beseitigen. Bei der Darstellung des von Hartmann Cortin genannten Rindenstoffes wird die Nebennierenrinde mit Äther extrahiert, der Äther im Vakuum verdampft, der Rückstand in 80% Alkohol übertragen, der Alkohol im Vakuum entfernt und der Rückstand in Wasser aufgenommen. Katzen konnten nach beiderseitiger Nebennierenexstirpation, mit Cortin behandelt, unbegrenzt lang am Leben erhalten werden. Diese Ergebnisse wurden von Stewart und Rogoff, die mit dem Hartmanschen Cortin arbeiteten, nicht bestätigt; hingegen konnten sich die genannten Autoren von der Wirksamkeit eines selbst hergestellten, „Interrenalin" genannten Extraktes sowohl bei nebennierenlosen Tieren als auch bei Addison-Kranken überzeugen.

Goldzieher hat versucht, das Hormon der Nebennierenrinde mittels eines Verfahrens zu gewinnen, das für die Darstellung des Insulins verwendet wird, und hat den so gewonnenen Stoff „Interrenin" benannt. Dieser Stoff, der das Leben epinephrektomierter Ratten offensichtlich zu verlängern imstande ist, hat vielfach eine dem Adrenalin entgegengesetzte Wirkung, indem es den Blutdruck herabsetzt, sich im Zuckerstoffwechsel als Antagonist des Adrenalins erweist und das weiße Blutbild dem Adrenalin entgegengesetzt beeinflußt. Mit diesem Stoff gelang es Goldzieher, einen Fall von akuter Nebenniereninsuffizienz bei einem Neugeborenen mit Atemstörungen und Krämpfen, bedingt durch ein Hämatom der rechten Nebenniere, zur Ausheilung zu bringen.

Eine Substanz in wässeriger Lösung, die neben der „virilisierenden" Wirkung der Nebennierenrinde zugleich Substitutionswirkung beim Ausfall der Rindenfunktion beim Addison-Kranken besitzt, haben Loewe, Marx, Rotschild, Voss und Buresch neben öligen, gleichfalls recht wirksamen Lösungen hergestellt.

Endlich sei noch ein wässeriger Auszug aus der Gesamtsubstanz der Nebennierenrinde erwähnt, der von Peritz gewonnen und Cortisupren genannt wurde, und aus dem von Kaplan lipoidfreie und lipoidhaltige Fraktionen hergestellt worden sind; ferner der Lipoidextrakt von Engelhardt, die wässerigen Extrakte von Müller und Klein, Connor und Magistris[1], sowie die alkoholischen Extrakte von Schmitz und Kühnau (Supracortin), ohne daß damit die Zahl der mit verschiedenen Methoden aus der Nebennierenrinde gewonnenen Präparate erschöpft wäre. Ergänzend sei noch erwähnt, daß es Grollman und Firor gelungen ist, aus frischem Harn durch Benzinextraktion eine Substanz zu gewinnen, mit der das Leben epinephrektomierter Ratten verlängert werden kann, und welche in einer Menge im Harne vorkommt, die einem $1/2$ g frischer Nebennierenrinde pro Liter entspricht.

---

[1] Als Einheit bezeichnet Magistris diejenige Menge Rindenextrakt, die notwendig ist, um epinephrektomierte Kaninchen bei täglicher subcutaner Verabreichung 1 Woche lang am Leben zu erhalten, wobei mit der Behandlung 2 Tage vor der Operation begonnen wird.

Gemäß den verschiedenen Darstellungsmethoden, bei denen teils lipoidfreie, teils lipoidhaltige Stoffe gewonnen werden, ist auch die Wirkung der einzelnen Produkte verschieden und die Angaben über die physiologischen Eigenschaften des Rindenhormons daher sehr widersprechend.

Während das Adrenalin wohl mit Recht als das besterforschte Hormon bezeichnet werden kann, befinden wir uns bezüglich des Nebennierenrindenhormons erst in den Anfängen unserer Erkenntnis, indem weder die Konstitution bekannt, noch seine Reindarstellung bis jetzt sichergestellt ist.

Von den mannigfaltigen physiologischen Wirkungen, die die Extrakte der Nebennierenrinde besitzen, mögen hier nur diejenigen erörtert werden, die sich auf Wachstum und Entwicklung, vor allem aber auf die weibliche Geschlechtssphäre beziehen.

2. Die Wirkung der Swingle-Pfiffnerschen und anderer Rindenextrakte auf das weibliche Genitale und seine Funktionen.

Zahlreiche Versuche mit Swingle-Pfiffnerschem Nebennierenrindenextrakt[1] haben zu dem Ergebnis geführt, daß derselbe bei weißen Ratten eine ausgesprochen fördernde Wirkung auf die Geschlechtssphäre der Versuchstiere besitzt. So sah Corey und Britton bei 28tägigen Ratten eine frühzeitige Reife der Geschlechtsdrüsen eintreten, die bei männlichen Tieren allerdings nicht so auffallend war und sich auch später einstellte. Diese Veränderung war mit einer beträchtlichen Gewichtszunahme der Tiere gegenüber den Kontrollen vergesellschaftet. Die Ovarien der behandelten infantilen Ratten waren vergrößert und zeigten reifende Follikel und Corpora lutea, der Uterus war auf das 3—4fache verdickt. Weibliche Ratten von weniger als 20 Tagen blieben unbeeinflußt. In der deutlich hypertrophischen Hypophyse fand sich eine Vermehrung der eosinophilen Zellen, während die Nebennieren ebensowenig wie die Schilddrüse verändert waren, so daß Corey und Britton eine primäre Wirkung des Rindenhormons auf die Hypophyse annehmen und die Veränderung in den Keimdrüsen auf dem Umwege über die Hypophyse für entstanden ansehen.

Bei erwachsenen Ratten erzeugt die Injektion von Swingle-Pfiffnerschem Extrakt zuerst Veränderungen des Oestrus im Sinne einer Steigerung, die später allerdings in einem Stillstand umschlägt. Durch den genannten Extrakt kann ferner der nach Epinephrektomie aufgehobene Brunstzyklus wieder in Gang gebracht werden, um sofort wieder auszusetzen, sobald mit den Injektionen aufgehört wird. Nach Britton und Kline vermag der Extrakt von Swingle und Pfiffner bei trächtigen Ratten Wehen einzuleiten und so die Geburt zu beendigen.

Connor, der junge weibliche Ratten mit subcutaner Injektion des gleichen Extraktes (in Dosen von 20 g Rinde pro 200 g Körpergewicht) behandelte, konnte indessen ähnlich wie Grollmann und Howard und entgegen den Beobachtungen von Corey und Britton keinen Einfluß auf die Geschlechtsreifung der Tiere feststellen; ja der Extrakt vermochte sogar bei geschlechtsreifen Ratten, in großen Dosen verwendet, den normalen Brunstzyklus ganz aufzuheben[2].

---

[1] Von der Firma Allen und Hanbury in London wird der Extrakt unter dem Namen „Eucortone" genau nach der Vorschrift von Swingle und Pfiffner hergestellt.

[2] Über die Wirkung von Rindenextrakt auf den oestralen Zyklus nebennierenloser Ratten s. bei Martin und Kroc.

Ebensowenig fand Cleghorn, der mit weißen Mäusen arbeitete, eine Wirkung des genannten Extraktes auf Wachstum, Entwicklung der Keimdrüsen und Geschlechtszyklus, die nicht auch durch unspezifische Injektionen zu erzielen wäre und die als elektiv angesprochen werden könnte; hingegen sah Migliavacca bei infantilen Mäusen bei Verwendung kleiner Dosen von Swingle-Pfiffnerschem Extrakt eine überaus starke Luteinisierung des Ovariums. Bei infantilen Meerschweinchen, deren Hypophyse durch Röntgenstrahlen ausgeschaltet war, traten nach den Injektionen in der Peripherie atretischer Follikel typische Corpus luteum-Zellen auf und auch bei erwachsenen Meerschweinchen fand sich eine weitgehende Luteinisierung der Theca interna atretischer Follikel.

Die Wirkung des Swingle-Pfiffnerschen Extraktes bei Hühnern prüfte Connor, fand jedoch keinen Einfluß auf die Legetätigkeit, hingegen trat nach Verwendung eines wässerigen Rindenextraktes eine Degeneration der Ovarien mit sofortiger Einstellung der Ovulation ein.

Die Wirkung eines selbst hergestellten Lipoidextraktes aus Nebennierenrinde[1] prüfte Engelhardt an Kaninchen und weißen Ratten. Bei jungen Kaninchen war nach 7tägiger Behandlung mit Injektionen ein stärkeres Wachstum der Muskulatur und der Schleimhaut des auf das 3—4fache vergrößerten Uterus festzustellen, und bei Ratten vermochte derselbe Stoff Oestrus hervorzurufen.

Eine ähnliche Wirkung beobachtete Migliavacca beim Cortigen, einem von der Firma Richter in Budapest hergestellten Rindenpräparat, das gleichfalls, und zwar bei infantilen Mäusen, ein vermehrtes Uteruswachstum mit gleichmäßiger Beteiligung der Ring- und Längsmuskulatur bei Vergrößerung der Ovarien mit Luteinisierung unreifer Follikel bewirkte. Nach Frankl und Klaften übt Cortigen bei Kaninchen auch auf das Körperwachstum eine stark fördernde Wirkung aus.

Das Cortin von Hartmann, das beim nebennierenlosen Tier Stoffwechsel und Wachstum beschleunigt, hemmt nach den Untersuchungen von Hartman, Brownell und Lockwood den Oestrus der normalen weiblichen Ratte. Bei hypophysektomierten Ratten vermag es nach Atwell die Atrophie der Keimdrüsen ebensowenig wie die Wachstumsstörung zu beseitigen; hingegen sah Atwell bei hypophysenlosen Kaulquappen bei länger dauernder Zufuhr von Cortin eine im 5. Monat beginnende Vergrößerung der Ovarien ungefähr auf das Doppelte.

Müller verwendete zur „Hyperinterrenalisierung" von Ratten einen selbst hergestellten eiweiß- und adrenalinfreien, wässerigen Rindenextrakt und sah bei jungen Tieren, von denen ein Teil zwecks Ausschaltung der normalen Thymuswirkung thymektomiert worden war, ein Stehenbleiben der Entwicklung der äußeren und inneren Geschlechtsorgane mit Hypoplasie des Uterus, mangelhafter Ausbildung der Eier sowie Fehlen normaler Corpora lutea, verspäteter Öffnung der Scheide und Fehlen der Warzenbildung an den Milchdrüsen. Außerdem war bei gleichem Körpergewicht das Fettgewebe der behandelten Tiere schlechter entwickelt als bei den Kontrolltieren. Die Entwicklungshemmung im Bereich der Geschlechtssphäre war bei den thymektomierten Tieren noch stärker als bei denen mit Thymus (vgl. Hiroyuki).

---

[1] Derselbe wurde nach einem Verfahren gewonnen, das Corner für die Zubereitung von Extrakten aus dem gelben Körper angegeben hat.

Zu interessanten Ergebnissen gelangte Klein, der mit dem Müllerschen Rindenextrakt Ratten beiderlei Geschlechtes behandelte und dabei die Beobachtung machte, daß ein und derselbe Extrakt die weiblichen Geschlechtsorgane hemmt, die männlichen hingegen in ihrer Ausbildung fördert, wobei besonders die Nebenhoden und Samenblasen aber auch der Penis eine abnorm starke Entwicklung erfahren, eine Erscheinung, die geeignet sein soll, ein Licht auf die Beziehungen der Nebennierenrinde zum interrenalen Virilismus und zu der Ausbildung der Geschlechtscharaktere der mit starker Männlichkeit begabten Rassen zu werfen (Müller, Klein, Asher und Klein).

Auf der Suche nach dem unbekannten „Virilisierungshormon" der Nebennierenrinde gelangten Loewe, Marx, Rothschild, Voss und Buresch zu verschiedenen Extrakten, auf deren virilisierende Wirkung die Autoren deshalb schließen zu können glauben, weil sie damit das Prostatarudiment des Rattenweibchens zu einer Neuentwicklung zu bringen imstande waren. Allerdings gelang es nicht, mit den betreffenden Extrakten andere Vermännlichungserscheinungen, wie sie aus der Klinik des interrenalen Virilismus bekannt sind, hervorzurufen.

Eine völlige Hemmung des Oestrus bei reifen weiblichen Ratten sah Peritz nach Injektion des von ihm hergestellten Cortisupren, hingegen vermißt er eine hemmende Wirkung auf die männlichen Keimdrüsen, die erst dann eintritt, wenn z. B. bei männlichen Meerschweinchen vorerst durch Follikelhormon eine Hemmung der Hodenentwicklung herbeigeführt worden war.

Die Versuche von Kaplan, der mit dem ursprünglichen Cortisupren, das die Gesamtsubstanz der Nebennierenrinde enthält, und mit verschiedenen lipoidhaltigen und lipoidfreien Fraktionen arbeitete, zeigen, daß die männlichen Geschlechtsorgane mit geringen Ausnahmen keine wesentlichen Unterschiede beim Versuchstier (Ratte) und beim Kontrolltier erkennen lassen. Bei den weiblichen Tieren finden sich hingegen in allen Versuchsreihen sowohl hypertrophische als auch atrophische, als auch normal entwickelte Sexualorgane, wobei sich jedoch kein Zusammenhang zwischen dem verwendeten Extrakt und dem Entwicklungsgrad des Genitales feststellen läßt, zumal auch die Kontrollen die gleichen Schwankungen in der Genitalentwicklung zeigen. Der Genitalapparat der Versuchstiere braucht dabei nicht gleichmäßig entwickelt zu sein, denn es finden sich oft bei einem unterentwickelten Uterus gut entwickelte Ovarien und umgekehrt. Die histologische Untersuchung zeigt bei Verwendung von Cortisupren, das die Gesamtsubstanz der Nebennierenrinde enthält, ein gewisses Zurückbleiben in der Entwicklung der Geschlechtsorgane sowohl bei den männlichen, als auch weiblichen Tieren. Aus den sehr mühevollen, wenngleich nur wenig befriedigenden Versuchen Kaplans geht hervor, daß die Gesamtsubstanz der Nebennierenrinde die Geschlechtsorgane beider Geschlechter in ihrer Entwicklung hemmt, während die lipoidhaltige Komponente in geringem Grad auf die männlichen Geschlechtsorgane entwicklungsfördernd wirkt.

Während Nishimura mit verschiedenen adrenalinfreien Extrakten der Nebennierenrinde bei jungen Ratten weder eine Wirkung auf das Wachstum noch auf die Geschlechtsorgane beobachten konnte (bei erwachsenen Ratten war eine Zunahme des Körpergewichtes feststellbar), berichtet Siegert über Hemmung der Follikelbildung und der Brunst bei Meerschweinchen.

Dall Collo injizierte Extrakte aus der ganzen Nebenniere Hündinnen intraperitoneal und konnte in den Ovarien auffallend wenig reife Follikel zum Teil mit degenerativen Erscheinungen wahrnehmen.

Die Wirkung des Nebennierenrindenextraktes auf die Kontraktionen des isolierten Uterus hat Kubosono bei Kaninchen geprüft und die Feststellung gemacht, daß die Nebennierenrinde abgesehen von Cholin noch andere spezifisch auf die glatte Muskulatur des Uterus erregend wirkende Stoffe enthält.

3. Die Wirkung der Implantation und Verfütterung von Nebennierenrinde auf die weibliche Geschlechtssphäre.

Einige Autoren machten Versuche, die funktionellen Beziehungen zwischen Nebennierenrinde und Geschlechtssphäre durch **Implantation** von Rindengewebe zu studieren. So implantierte Martin beiderseits epinephrektomierten weiblichen Ratten intraovariell Nebennierenrindengewebe und konnte auf diese Weise den zum Teil völlig unterdrückten Brunstzyklus wiederum herbeiführen.

Ausgedehnte Versuche mit Rindenimplantation bei weißen Ratten unternahmen in jüngster Zeit Loos und Rittmann. Sie stellten sich die Frage, ob die Rückbildung männlicher Geschlechtsmerkmale nach Kastration durch Behandlung mit Nebennierenrinde beeinflußt werden könne, in der Erwartung, daß die Folgen der Kastration durch die Implantation von Rinde aufgehalten werden müßten. Das Einpflanzungsverfahren, bei dem 30—50 g schwere Ratten alle 2—10 Tage lebenswarme Nebennierenrinde von Ratten in eine tiefe Hauttasche eingebracht wurde, wählten die Autoren, um sich von der zweifelhaften Beschaffenheit der Extrakte frei zu machen, doch waren die Versuchsergebnisse nicht eindeutig und vor allem bei den männlichen und weiblichen Tieren nicht ganz gleich. Während von den weiblichen Ratten sechs gleich weit entwickelte Geschlechtsorgane zeigten wie die Kontrolltiere, bei fünf die Geschlechtsentwicklung besser und nur bei zwei Tieren schlechter war, erschien die Entwicklung der Geschlechtsorgane bei den männlichen Tieren 11mal schlechter als bei den Kontrollen und nur 4mal gleich bzw. besser. Dieses einigermaßen entgegengesetzte Verhalten der männlichen und weiblichen Tiere gegenüber dem eingepflanzten Rindengewebe, könne vielleicht als ein Beweis für eine die Männlichkeit hemmende, die Weiblichkeit hingegen fördernde Wirkung der Nebennierenrinde angesehen werden, doch wollen die Autoren diesen Schluß aus ihren Versuchen nicht ziehen, unter Hinweis darauf, daß bei derartigen Versuchen der störende Einfluß resorbierter Abbauprodukte aus dem implantierten Gewebe („Nekrohormone" von E. Pribram, die auf das Ovarium sowohl hemmend, als auch fördernd wirken können) nicht ausgeschlossen werden kann.

Auch Gesamtnebenniere, d. h. Rinde und Mark, wurde Tieren eingepflanzt und der Einfluß auf die Geschlechtssphäre studiert. Bei Meerschweinchen hemmt nach Siegert die Implantation von Nebenniere die Reifung der Follikel und den Brunstzyklus; dagegen beobachteten Nice und Shiffer 6—11 Tage nach der Einpflanzung bei 6 von 10 weißen Ratten verfrühten Oestrus. Zondek und Aschheim sahen bei infantilen Mäusen keinen Einfluß auf die Brunst, und Riddle, Honneywell und Minoura bei männlichen Tauben verfrühte Geschlechtsreife mit Vergrößerung der Keimdrüsen, bei weiblichen Tauben dagegen eine Verkleinerung derselben.

Groß ist die Zahl der **Fütterungsversuche** mit Nebennierenrinde bei den verschiedenen Tierarten. Nach Fieschi erzeugt die Verfütterung von Nebennierenrinde bei Kaninchen eine kräftigere Entwicklung der Muskeln und Knochen, wobei der Rumpf relativ stärker wächst als die Glieder.

Castaldi fütterte junge Meerschweinchen mit trockenem Rindenextrakt und sah einen stärkeren Anstieg der Körperentwicklung, indem die Tiere fetter und schwerer wurden, ein kräftigeres Skelet und eine ungewöhnlich lange Behaarung bekamen. Wurden trächtige Tiere gefüttert, so waren die Jungen größer als die der Kontrolltiere.

Hewer, McKinley und Fischer, Nishimura, Chidester, Eaton und Thompson fütterten junge Ratten mit Nebennierenrinde, ohne jedoch zu den gleichen Ergebnissen zu kommen. Während Hewer mit getrockneter Nebennierenrinde, besonders wenn die Fütterung der Tiere mit 3 Wochen oder nur wenig später begann, eine Zunahme des Wachstums feststellen konnte, fand Nishimura bei Verfütterung von Rindenpräparaten keinen Einfluß auf das Wachstum, wohl dagegen bei erwachsenen Ratten eine Zunahme des Körpergewichtes. An den Geschlechtsdrüsen war bei den Versuchstieren Nishimuras keine Veränderung zu sehen, hingegen erzielten McKinley und Fischer durch Rindenfütterung schwerere Hoden, und Chidester und seine zwei Mitarbeiter eine beschleunigte Reife bei jungen Ratten, im Gegensatz zu der Wirkung bei Fütterung mit Nebennierenmark, die ein späteres Einsetzen der Reife zur Folge hatte.

Mit getrockneter Rinde gefütterte Hühnchen wachsen nach den Untersuchungen von Eaton, Insko, Thompson und Chidester zu Beginn viel langsamer als die Kontrolltiere, fangen jedoch nach 8 Wochen an sehr rasch zu wachsen und erreichen am Ende des Versuches beinahe das Gewicht der Kontrollen. Die Geschlechtsreife ist beschleunigt, wenn man Nebennierenrinde verfüttert, während mit Mark gefütterte Hühnchen hinter normal gefütterten in der Geschlechtsentwicklung zurückbleiben.

Bei Kaulquappen sah Adler nach Fütterung mit einem getrockneten Präparat, das aus einem Nebennierenrindenadenom gewonnen war, allerdings nur bei Männchen Exemplare von enormen Dimensionen und auffallend frühzeitiger Entwicklung der Keimdrüsen; und ebenso berichtet van Herwerden über die wachstumfördernde und reifebeschleunigende Wirkung der Rindenfütterung bei Kaulquappen, Daphnien und Limnaea ovata, besonders wenn Nebennieren trächtiger Tiere verwendet werden.

Auch die Fütterungsversuche wurden zum Teil mit der Gesamtnebenniere (Rinde und Mark) vorgenommen, so von Hoskins und Hoskins, McKinley und Fischer, Castaldi u. a., die bei Ratten eine Vergrößerung der Hoden sahen, während die Vergrößerung der Eierstöcke nach den Angaben der zwei erstgenannten Autoren weniger ausgesprochen sein soll. Auch Ferreira de Mira fand abgesehen von der besonders starken Entwicklung der Körpergröße und des Körpergewichtes eine Hypertrophie der Hoden, jedoch keine Vergrößerung der Ovarien.

4. Die Wirkung der Nebennierenrinde auf die Lactation.

In letzter Zeit berichten die amerikanischen Forscher Brownell, Lockwood und Hartman über die Darstellung eines Stoffes aus der Nebennierenrinde, der Lactation hervorruft, und für den sie den Namen „Cortilactin" verwenden. Mit dem Stoff von Swingle-Pfiffner hat dieser auf die Milchsekretion wirkende Extrakt nichts zu tun, zumal — wie aus den Versuchen von Carr hervorgeht — ein für die Lactation notwendiges Agens in jenem nicht enthalten ist, was daraus hervorgeht, daß bei epinephrektomierten Ratten trotz Verabreichung von Swingle-Pfiffnerschem Extrakt die Milchsekretion in kürzester Zeit versiegt, so daß die Jungen zugrunde gehen.

5. Die Frage des gonadotropen Hormons der Nebennierenrinde.

Während aus der lebensverlängernden bzw. lebenserhaltenden Wirkung zahlreicher Nebennierenrindenextrakte mit Sicherheit geschlossen werden kann, daß sie das lebenswichtige Hormon der Nebennierenrinde enthalten, ist die Frage nach der Existenz eines besonderen gonadotropen Rindenhormons ein derzeit ungelöstes Problem. Da viele Rindenpräparate neben der lebenserhaltenden Wirkung bei nebennierenlosen Tieren auch eine allerdings sehr verschiedene Wirkung auf den Genitalapparat besitzen, wäre anzunehmen, daß in den Extrakten neben dem lebenswichtigen Hormon auch noch ein auf die Geschlechtssphäre gerichteter Stoff enthalten ist (Britton, Bauer, Marañon u. a.).

Leider gestatten die ungemein widersprechenden Versuchsergebnisse kein sicheres Urteil darüber, welcher Extrakt das in der Nebennierenrinde angenommene „Geschlechtshormon" enthält, ebenso wie aus den zahlreichen Versuchen nicht klar hervorgeht, wie dieser Stoff im Organismus wirken soll, abgesehen davon, daß seine Existenz überhaupt noch nicht sicher feststeht.

Da bei Verwendung von Lipoidextrakten von der Mehrzahl der Autoren eine fördernde Wirkung auf das Genitale und seine Funktionen beobachtet wurde, mit wässerigen Extrakten hingegen meist eine gerade entgegengesetzte, so gewinnt es den Anschein, daß das geschlechtsgerichtete Hormon der Nebennierenrinde in den Lipoidextrakten enthalten sein dürfte. Für diese Annahme sprechen bis zu einem gewissen Grad auch die Implantationsversuche, bei denen die Lipoide der Nebennierenrinde in ausreichendem Maße zur Wirkung gelangen dürften, und mit denen in der Mehrzahl ebenso wie mit Verfütterung von Nebennierenrinde eine fördernde Wirkung auf die Geschlechtssphäre erzielt wird.

Obzwar die Feststellung, daß das „gonadotrope" Hormon der Nebennierenrinde nur in den Lipoidextrakten enthalten ist, die entgegengesetzte Wirkung der wässerigen Extrakte einigermaßen zu erklären vermag, bleibt doch noch eine Reihe von widersprechenden Versuchsergebnissen übrig, von denen nur ein Teil auf die verschiedene Zubereitung der Extrakte und die Verwendung ungleicher Tierarten zurückgeführt werden kann. So erscheint es vorläufig noch ganz unklar, wieso mit einem und demselben Auszug bei derselben Tierart grundverschiedene Wirkungen erzielt werden, und wieso selbst bei derselben Art sowohl nach Injektion gewisser Rindenextrakte, als auch nach Implantation oder Verfütterung von Nebennierenrinde ein verschiedenes Verhalten bei Tieren männlichen und weiblichen Geschlechtes beobachtet wird, und zwar meist eine fördernde Wirkung bei den Männchen und eine hemmende bei den Weibchen, aber auch umgekehrt.

Die Annahme eines besonderen, lediglich auf die männliche Geschlechtssphäre wirksamen Stoffes in der Nebennierenrinde, eines sog. „Virilisierungshormons" ist zwar sowohl auf Grund der Versuchsergebnisse von Loewe und seinen Mitarbeitern, sowie Ascher, Müller und Klein, als auch im Hinblick auf das Krankheitsbild des interrenalen Virilismus sehr verlockend, doch nicht genügend begründet. Vor allem erscheint der Hinweis auf eine gewisse Übereinstimmung zwischen dem Effekt der Virilisierungsversuche beim Tier und dem interrenalen Virilismus der Frau dadurch bedeutungslos, daß — wie die neue Sexualitätslehre gezeigt hat — die Vermännlichung der Frau durch Nebennierenblastome auf eine ganz andere Art zustande kommt, als durch die bloße Wirkung eines besonderen geschlechtsumstimmenden Hormons, abgesehen davon, daß die Existenz eines solchen Stoffes in der Nebennierenrinde schon auf Grund einfacher biologischer Erwägung als recht unwahrscheinlich bezeichnet werden muß.

Mehr Berechtigung hat die Annahme eines „gonadotropen" Hormons im Sinne eines die Funktion der Keimdrüsen fördernden Stoffes, und zwar auf Grund von Versuchen, bei denen es gelang, durch Rindenextrakte den Eintritt der Geschlechtsreife zu beschleunigen, und im Hinblick auf die Pubertas praecox des Menschen bei Überfunktionszuständen der Nebennierenrinde.

Doch auch hier sollte, bevor man sich entschließt, der Existenz eines eigenen Geschlechtshormons in der Nebennierenrinde nach Art des gonadotropen Hormons im Hypophysenvorderlappen das Wort zu reden, genauer geprüft werden, ob das, was wir bei der interrenalen Form der Pubertas praecox und im Tierversuch nach Verabfolgung gewisser Rindenextrakte sehen, tatsächlich dem Begriff einer echten geschlechtlichen Frühreife entspricht. Was die Pubertas praecox durch Nebennierenblastome anbelangt, so wurde bereits im Kapitel „Interrenalismus" darauf hingewiesen, daß dies im Gegensatz zu der sog. primären, konstitutionellen Frühreife nicht der Fall ist, daß vielmehr nur die sekundären Geschlechtscharaktere zu vorzeitiger Entwicklung gelangen und an den Keimdrüsen nicht nur keine „fördernde" Wirkung seitens des Nebennierenblastoms zu erkennen ist, sondern im Gegenteil regressive, zur Atrophie führende Veränderungen, die noch auffallender beim Interrenalismus der geschlechtsreifen Frau zutage treten.

Was nun die Wirkung gewisser Rindenextrakte betrifft, von denen ein Teil auf den ganzen Geschlechtsapparat, der andere Teil lediglich auf die Erfolgsorgane einen „fördernden" Einfluß auszuüben scheint (oft handelt es sich bloß um eine Vergrößerung einzelner Teile), so wäre noch zu prüfen, wieweit nicht auch ganz unspezifische Wirkungen dabei eine Rolle spielen, eine Möglichkeit, an die schon mit Rücksicht auf die Versuchsergebnisse von Schröder und Goerbig, sowie Jaffé und Ranssweiler zu denken wäre. So wie die vermehrte Prolanausscheidung bei krebskranken Frauen durch eine unspezifische Reizung des Hypophysenvorderlappens durch Stoffe aus dem Krebsgewebe bedingt zu sein scheint, ebenso wäre es denkbar, daß beim Versuchstier die Hypophyse durch gewisse Rindenextrakte zu einer Steigerung ihrer gonadotropen Tätigkeit angeregt würde, ohne daß ein besonderes Geschlechtshormon der Nebennierenrinde vorhanden sein müßte.

Damit erscheint die zweite Frage angeschnitten, wie nämlich der in der Nebennierenrinde angenommene Stoff[1] überhaupt auf die Geschlechtssphäre wirkt, ob direkt oder auf dem Umweg über andere endokrine Organe. Wenngleich darüber nichts Sicheres ausgesagt werden kann, so weisen doch die Versuche von Corey und Britton auf die Hypophyse als dasjenige Organ hin, das durch den Stoff aus der Nebennierenrinde

---

[1] Der Ausdruck „gonadotropes Hormon der Nebennierenrinde" sollte vermieden werden, solange die Existenz eines solchen nicht tatsächlich bewiesen ist.

angeregt, die Keimdrüsen zur vorzeitigen Tätigkeit veranlaßt, so daß die Veränderung im Bereich der Geschlechtssphäre bei den mit Rindenauszügen behandelten Versuchstieren letzten Endes ein Effekt des Geschlechtshormons der Hypophyse wäre.

So unklar heute noch unsere Kenntnisse über den Einfluß der Nebennierenrinde auf die Genitalsphäre sind, und so wenig wahrscheinlich die Annahme eines besonders gonadotropen, die Funktion der Keimdrüsen steigernden Rindenhormons nach Art des Geschlechtshormons der Hypophyse (oder gar eines eigenen „Virilisierungshormons") auch ist, so spricht andererseits sowohl die Pathologie des Menschen als auch der Tierversuch mit ziemlicher Wahrscheinlichkeit für die große Bedeutung der Nebennierenrinde für die Ausbildung der sekundären Geschlechtscharaktere. In anschaulicher Weise beleuchten dies unter anderen die Untersuchungen von Asher und Kichikawa, durch die gezeigt wird, daß die Rückbildung der sekundären Geschlechtsmerkmale nach Kastration rascher erfolgt, wenn die Nebennieren vorhanden sind, als bei Tieren ohne Nebennieren, und daß die Vermännlichung bzw. Verweiblichung von Tieren durch Einpflanzung andersgeschlechtlicher Keimdrüsen deutlicher ausgeprägt ist, wenn die Tiere unter dem Einfluß ihrer eigenen Nebennieren stehen, als wenn diese fehlen.

Trotz der noch unsicheren Wirkung der Rindenextrakte auf die weibliche Geschlechtssphäre wurden doch schon mehrfach Rindenpräparate in der Gynäkologie zur Behebung verschiedener Beschwerden und zwar mit Erfolg verwendet. So empfiehlt Candia die Behandlung mit Nebennierenrindenextrakt bei genitaler Hypoplasie und Hyposexualität, und Frankl und Klaften sahen rasche Gewichtszunahme bei Frauen, die durch Hyperemesis gravidarum und postoperative Anämie stark heruntergekommen waren. Hartman, Thorn und Potter gelang es, ein im Verlauf einer Schwangerschaft entstandenes, Addison-ähnliches Krankheitsbild durch Cortin zu beseitigen, so daß die Frau ein reifes, gesundes Kind zur Welt bringen konnte. Auf die große Bedeutung der Rindenextrakte für die erfolgreiche Behandlung des Morbus Addisoni wurde bereits eingangs hingewiesen.

Im Gegensatz zu der noch recht unklaren Wirkung auf die Geschlechtssphäre ist die Wirkung der Rindenextrakte auf Wachstum und Körperentwicklung eindeutig und findet eine Parallele in analogen Veränderungen bei der durch Nebennierenblastome bedingten Pubertas praecox des Menschen.

Die Schilddrüse.
I. Entwicklungsgeschichte, Anatomie und Histologie.

Die erste Anlage der Schilddrüse erscheint beim menschlichen Embryo in der 3. Woche als eine dem späteren Foramen coecum entsprechende Einsenkung des vorher einwenig höher gewordenen Epithels einer bestimmten Stelle des Mundhöhlenbodens. Diese Stelle ist hinter der Rachenhaut gelegen, so daß die Schilddrüse aus dem Entoderm entsteht. Durch Wucherung des Epithels entsteht ein Epithelhöcker mit Andeutung zweier Lappen, der sich als solider oder eine kleine Höhlung besitzender Körper von seinem Mutterboden loslöst und sich in das darunterliegende Mesoderm einsenkt. Die Anlage der Schilddrüse bleibt mit dem Mutterboden durch einen epithelialen Strang, den Ductus thyreoglossus, in Verbindung; die Stelle, von welcher dieser Strang in der Mundhöhle abgeht, ist das vorhin erwähnte Foramen coecum. Die Schilddrüsenanlage verschiebt sich caudalwärts, bis sie vor die obere Luftröhre gelangt, von wo sie nach beiden Seiten Zellsprossen auszusenden beginnt, aus denen die beiden seitlichen Lappen der Drüse entstehen, während das Mittelstück im Wachstum zurückbleibt und später den Isthmus bildet.

Ursprünglich besteht die Schilddrüse aus dichtgedrängten Epithelsträngen, die später in einzelne Zellgruppen, die Anlagen der Follikel, zerlegt werden. Der Ductus thyreoglossus bildet sich in den meisten Fällen zurück, doch können Teile des Ganges erhalten bleiben. Von solchen erhaltenen Teilen stammt der Lobus pyramidalis, während sich von anderen Teilen des Ductus die oberen Nebenschilddrüsen entwickeln. Relativ oft finden sich in der Gegend der Zungenwurzel Reste des Ductus thyreoglossus, von denen die besonders bei der Thyreoaplasie vorkommende Struma baseos linguae ihren Ausgang nimmt. Durch Wanderung der Schilddrüsenanlage weiter caudalwärts entstehen die unteren Nebenschilddrüsen.

Von vielen Autoren wird noch eine zweite, bilaterale Schilddrüsenanlage angenommen, die von einer Ausbuchtung der Pharynxwand hinter der letzten Kiementasche abstammt (post- oder ultimobranchialer Körper). Dieselbe entwickelt sich jedoch nicht zu typischem Schilddrüsengewebe, sondern geht entweder zugrunde oder persistiert in Form kleiner cystischer, mit Flimmerepithel ausgekleideter Hohlräume (sog. „Zentralkanal der Schilddrüse") [1].

Die Schilddrüse stellt ein ungefähr hufeisenförmiges Organ von grauroter Farbe und fester Konsistenz dar, dessen seitliche Lappen durch ein Mittelstück, den Isthmus, miteinander verbunden sind. Der bei vielen Menschen vom mittleren Anteil der Schilddrüse ausgehende, schmale, kranialwärts gerichtete Fortsatz wird Lobus pyramidalis genannt. Die beiden Seitenlappen der Schilddrüse liegen dem Larynx und den anschließenden Teilen der Trachea bis zum 5. oder 6. Knorpelring seitlich an und bedecken mit ihrer Hinterfläche die Arteria carotis communis, die Vena jugularis interna und den Nervus vagus; der Isthmus der Schilddrüse liegt an der Vorderfläche der Trachea meist ungefähr im Bereich des 2.—4. Knorpelringes.

Vier starke Arterien versorgen in der Regel das Organ. Die Arterien des oberen Drüsenpoles, die Arteriae thyreoideae superiores, stammen jederseits aus der Arteria carotis externa, die der Hinterfläche und des unteren Poles, die Arteriae thyreoideae inferiores, in der Regel aus dem Truncus thyreocervicalis bzw. der Arteria subclavia. Die in 10% der Fälle vorhandene unpaarige Arteria thyreoidea ima, die in der Medianlinie vor der Trachea verläuft, stammt aus einer der großen benachbarten Arterien (Anonyma, Carotis communis, Subclavia).

Von den abführenden Blutgefäßen der Schilddrüse, die plexusartig verzweigt sind, münden die Venae thyreoideae superiores und inferiores sowie die media in die Vena jugularis interna, die Vena thyreoidea ima, die im Bereich des Isthmus den Plexus thyreoideus impar bildet, in die Vena anonyma. Die Lymphgefäße der Schilddrüse bilden namentlich an der Oberfläche des Organs ein ausgedehntes Netz.

Mit Nerven wird die Schilddrüse sowohl vom Sympathicus als auch vom Vagus versorgt, und zwar treten die Nerven durch die Nervi laryngei mit den Gefäßen verlaufend in die Drüse ein; außerdem sind Fasern, die sich an der Bildung des Plexus thyreoideus

---

[1] Verfasser hat sich hier weitgehend an die Darstellung von A. Fischel und von Schaffer gehalten.

beteiligen, auch vom Nervus recurrens und den Nervi pharyngei des Vagosympathicus beschrieben worden. Die Nerven teilen sich in kleine Äste, um teils an den Gefäßwänden, teils an den Drüsenepithelien, hier mit einfachen terminalen Endfädchen, zu endigen (Müller).

Für die richtige Beurteilung der Ergebnisse bei der experimentellen Schilddrüsenausschaltung ist die Kenntnis der (auch als Nebenschilddrüsen bezeichneten) Glandulae thyreoideae accessoriae von Bedeutung. Es handelt sich dabei um Gebilde aus typischem Schilddrüsengewebe, die man in der ganzen Hals- und oberen Brustregion antreffen kann. Beim Menschen unterscheidet man der Lage nach Glandulae accessoriae superiores, inferiores, laterales, anteriores und posteriores, sowie intralaryngeales und intratracheales. Ihre Entstehung nach lassen sie sich einteilen in solche, die in den Verlauf des Ductus thyreoglossus eingeschaltet sind, und in solche, die durch Abschnürung aus dem eigentlichen Drüsenkörper ihre Selbständigkeit gewonnen haben (Wegelin).

Größe und Gewicht der Schilddrüse sind bedeutenden Schwankungen unterworfen, teils infolge individueller Verschiedenheit, teils infolge der durch die geographische Lage bedingten Verhältnisse der Umwelt.

In kropffreien Gegenden wie Kiel, Rostock, Florenz usw. beträgt das Durchschnittsgewicht der normalen Schilddrüse des Erwachsenen 20—25 g (Hueck, Castaldi). Bei jungen, gesunden, im Krieg gefallenen Männern fanden Dustin und Zunz ein Schilddrüsengewicht von 18—30 g. Bei Frauen beträgt nach Wehefritz das Durchschnittsgewicht der Schilddrüsen zwischen dem 19. und 46. Lebensjahr 25,68 g, wobei ein Anstieg des Schilddrüsengewichtes von etwa 9 g zwischen dem 20. und 30. Lebensjahr offenbar im Zusammenhang mit Schwangerschaften nachweisbar sein soll.

Nachstehende Gewichtszahlen konnte Wegelin für die Schilddrüse in den verschiedenen Altersklassen am Kieler Sektionsmaterial ermitteln:

1—10 Tage . . . 1,9 g	3 Jahre . . . . 6,1 g	11.—15. Jahr . . 11,2 g	41.—50. Jahr . . 25,3 g
$^1/_2$ Jahr . . . . 1,55 g	4 Jahre . . . . 6,12 g	16.—20. Jahr . . 22,0 g	51.—60. Jahr . . 19,0 g
1 Jahr . . . . . 2,4 g	5 Jahre . . . . 8,6 g	21.—30. Jahr . . 23,5 g	61.—70. Jahr . . 20,0 g
2 Jahre . . . . 3,73 g	6.—10. Jahr . . 7,4 g	31.—40. Jahr . . 24,0 g	71.—80. Jahr . . 21,2 g

In kropfreichen Gegenden ist das Durchschnittsgewicht der Schilddrüse um 30—40% und darüber vermehrt, wie Bestimmungen in verschiedenen Städten der Schweiz, in München, in Freiburg und in kropfreichen Gegenden Italiens ergeben haben. Am auffallendsten ist der Unterschied bei den Schilddrüsen Neugeborener, indem z. B. das Durchschnittsgewicht der Neugeborenenschilddrüse in Kiel 1,9 g, in Bern hingegen 8,2 g beträgt (Wegelin), während bei Kindern bis zu 15 Jahren die Schilddrüse in kropfreichen Gegenden nur doppelt so groß ist, wie bei Kindern in Kiel (Isenschmid).

Recht niedrig, noch niedriger als in der norddeutschen Ebene, erscheint das Durchschnittsgewicht der Schilddrüse bei der Bevölkerung von Paris (Garnier). Auffallend ist ferner die Kleinheit der Schilddrüse bei den Japanern und Chinesen im Vergleich zu den Dimensionen bei Europäern [1].

---

[1] Für geographisch-pathologische Untersuchungen erscheint der von Castaldi gefundene Schilddrüsenindex, bei dem das Gewicht der Schilddrüse zur Länge des Körpers in Beziehung gebracht wird,

$$\text{sehr geeignet: } J = 100 \times \frac{\sqrt[3]{\text{Schilddrüsengewicht}}}{\text{Körperlänge}}.$$

Die Schilddrüse zeigt beim Menschen einen deutlichen Läppchenbau. Das Parenchym besteht zum allergrößten Teil aus kugeligen oder kurzen schlauchförmigen Bläschen und nur zum geringsten Teil, namentlich bei Kindern, aus soliden, zwischen den Bläschen gelegenen Gruppen von Epithelzellen. Das Epithel, das die Bläschen auskleidet, ist teils kubisch, teils platt, selten zylindrisch, der Zellkern ist kugelig und besitzt ein deutliches Kernkörperchen. Nach der Oberfläche zeigen die Drüsenepithelien stark lichtbrechende Lipoidkörnchen, die in spärlicher Zahl schon beim Neugeborenen vorhanden sind, um mit dem Alter an Zahl und Größe bedeutend zuzunehmen. Der Inhalt der Bläschen, das Kolloid, das schon gegen Ende der Embryonalzeit (nach manchen Autoren erst mit der Geburt) aufzutreten beginnt, stellt eine eiweißhaltige, homogene, ziemlich stark lichtbrechende Masse dar, die sich ausgesprochen oxyphil verhält und sich daher mit Eosin rot färbt, während basophiles, mit Hämatoxylin bläulich gefärbtes Kolloid normalerweise relativ selten zu sehen ist.

Nach Ansicht der meisten Autoren wird das Kolloid diffus in den Drüsenzellen gebildet und von da in den Follikelraum ausgeschieden, wenngleich es auch durch kolloide Einschmelzung von Drüsenzellen entstehen kann. Frisch sezerniertes Kolloid ist in Formolfixiertem Material schwach färbbar und neigt zu Schrumpfung und Vakuolenbildung, älteres eingedicktes Kolloid färbt sich intensiver und liegt zum Unterschied von dünnem Kolloid, das häufig arkadenförmige Retraktionsfiguren bildet, dem Epithel dicht an. Bezüglich der verschiedenen Methoden, daß Kolloid in histologischen Schnitten färberisch darzustellen, sei auf die Arbeiten von E. J. Kraus, Troell, Jones u. a. hingewiesen (siehe Wegelin im Handbuch der biologischen Arbeitsmethoden, Abt. 8, S. 1289).

Die Oberfläche der Schilddrüsenbläschen ist von einem dichten Netz von Gitterfasern und Capillaren umsponnen. Das ganze Organ umschließt eine fibröse, elastische Fasern führende Bindegewebskapsel, von welcher dickere und zartere Septen in das Innere der Drüse einstrahlen und den charakteristischen Läppchenbau bedingen.

Im Kindesalter zeigt die Schilddrüse gewisse Abweichungen von der erwachsener Menschen. Je jugendlicher das Organ, desto kleiner sind die Bläschen und desto höher erscheint das Epithel. Das Kolloid ist dünnflüssiger und schwächer färbbar. Der starken Gewichtszunahme, die vom 1.—14. Lebensjahr erfolgt, entspricht histologisch eine lebhafte Neubildung von Bläschen, die nach Isenschmid, Wegelin u. a. teils durch Sprossung, teils durch Teilung von älteren Bläschen erfolgt, obzwar schon die 2. Hälfte des intrauterinen Lebens durch reichliche Neubildung von Bläschen, die aus den soliden Epithelhaufen und Strängen entstehen, gekennzeichnet ist.

II. Geschlechtsunterschiede der Schilddrüse
bei Mensch und Tier.

Die Angaben über Geschlechtsunterschiede in der Größe und im Gewicht der **menschlichen Schilddrüse** lauten sehr verschieden und entbehren zum Teil der nötigen Verläßlichkeit, da die meisten diesbezüglichen Untersuchungen an keinem großen einheitlichen Material vollkommen gesunder Menschen ausgeführt sind. So verwendete Castaldi für seine Wägungen vorwiegend Schilddrüsen kranker Menschen, die teils aus Gebirgsgegenden, teils aus der Ebene stammten. Bei 159 Männern fand er ein Durchschnittsgewicht von 16,21 g, bei 132 Frauen ein Durchschnittsgewicht von 15,09 g; allerdings soll nach Castaldi nur das absolute Gewicht der Thyreoidea bei Frauen geringer sein als bei Männern, während das relative Gewicht, d. h. das Gewicht der Schilddrüse im Verhältnis zu dem Körpergewicht bei Frauen größer ist.

Systematische Schilddrüsenwägungen bei Feten bzw. Neugeborenen beiderlei Geschlechtes stammen von Perraud, Tenchini und Cavatorti, Simonini u. a. Während der erstgenannte Autor bei weiblichen Feten eine größere Schilddrüse fand als bei männlichen, konnten Tenchini und Cavatorti sowohl in der Gegend von Parma als auch von Mailand bei Knaben ein etwas größeres Durchschnittsgewicht feststellen (1,83 g gegen 1,81 g bzw. 1,77 g bzw. 1,75 g). Wegelin, der 166 Kieler Schilddrüsen untersucht hat, fand abgesehen vom 2. Lebensjahrzehnt nur ganz geringe Gewichtsunterschiede zwischen der männlichen und weiblichen Schilddrüse, wobei aber stets die Gewichte beim weiblichen Geschlecht etwas höher waren als beim männlichen. Größer erscheint der Unterschied nur zur Zeit der Pubertät, wenngleich Wegelin aus dieser Altersklasse nur 13 Drüsen zu wägen Gelegenheit hatte. Immerhin sprechen seine Zahlen dafür, daß die Schilddrüse beim Weibe eine stärkere Entwicklung zeigt als beim Manne. Diese Ansicht findet sich namentlich bei älteren Autoren vertreten, so bei Quain-Hofman und bei Henle, während Weibgen an einem Materiale von 149 Schilddrüsen beim Manne ein höheres Durchschnittsgewicht, und zwar von 34,2 g gegen 29,3 g bei der Frau ermitteln konnte. Ebenso fand Hueck das Durchschnittsgewicht der Schilddrüse beim Manne mit 25,1 g größer als bei der Frau, bei der dies bloß 21,3 g betrug.

Bei den Japanern und Chinesen ist, wie aus den Untersuchungen von Oseki und von Fukushima hervorgeht, die männliche Schilddrüse größer als die weibliche, was auch für europäische Verhältnisse nicht nur von den bereits genannten Autoren, sondern auch von Testut und Poirier angenommen wird.

Während für den normalen Menschen der exakte Beweis eines im Verhältnis zur Körpergröße höheren Gewichtes der weiblichen Schilddrüse nicht erbracht zu sein scheint, kann die Beobachtung, daß die weibliche Schilddrüse viel häufiger an Kropf erkrankt als die männliche, als gesichert angesehen werden.

Die größere Neigung der weiblichen Schilddrüse zu strumöser Veränderung dürfte nach Riddle auch der Grund für die Behauptung sein, daß die weibliche Schilddrüse größer ist als die männliche, welcher Eindruck besonders leicht erweckt wird, wenn das untersuchte Material aus einer kropfreichen Gegend stammt.

Nach Naegeli ist das Überwiegen des weiblichen Geschlechtes bei der strumösen Erkrankung der Schilddrüse ganz auffallend stark, was daraus hervorgeht, daß an der Bonner chirurgischen Klinik bei einem Material von 1000 Kropfkranken 81,5% auf das weibliche Geschlecht und nur 18,5% auf das männliche entfallen. Die Zahlen Naegelis sind allerdings insoferne nicht sicher beweisend, als sie sich zum Teil auf 4 Kriegsjahre beziehen, in denen die männliche Bevölkerung zum größten Teil im Felde war. Das tatsächliche Verhältnis der weiblichen zu den männlichen Kropfkranken dürfte ungefähr 3 : 2, nach Buccura 3 : 1 betragen.

Eine Zusammenstellung von Guilder beleuchtet die große Neigung des weiblichen Geschlechtes in Amerika zu strumöser Erkrankung der Schilddrüse, indem z. B. an der

Universität Illinois von 609 Studentinnen nicht weniger als 276 eine deutliche Vergrößerung der Schilddrüse aufwiesen. Ältere Angaben über die Verteilung der Struma auf die beiden Geschlechter siehe bei Eiselsberg[1].

Über Geschlechtsunterschiede der Schilddrüsengröße bei **Tieren** war noch vor wenigen Jahren wenig bekannt. Die ersten großzügigen und mit entsprechender Exaktheit ausgeführten Untersuchungen stammen von Riddle und beziehen sich auf Ringeltauben und Haustauben. Um die Einflüsse, durch welche die Größe der Schilddrüse verändert werden könnte, weitgehendst auszuschalten, wurden sämtliche Vögel an demselben Orte gezüchtet und während der 7jährigen Periode, auf welche sich Riddles Untersuchungen erstrecken, mit derselben Körnermischung gefüttert, und außerdem nur vollkommen gesunde Tiere zum Studium verwendet. Dadurch, daß die Tiere aus allen Jahreszeiten stammten und Männchen und Weibchen gleichmäßig vertreten waren, glaubt Riddle die Wirkungen jahreszeitlicher Veränderungen, welche sonst die Variabilität der Schilddrüsengröße bedingen, soweit ausgeschaltet zu haben, daß sie die durchschnittlichen Werte nur wenig beeinflussen.

Aus den sehr mühevollen Untersuchungen Riddles, die nicht frei von statistischen Fehlern sind, da weder die mit dem Fortpflanzungszyklus zusammenhängende Vergrößerung der Schilddrüse bei den Weibchen, noch das bei weiblichen Tauben häufigere Vorkommen strumöser Veränderungen genügend berücksichtigt erscheint, geht hervor, daß eine beständige geschlechtliche Differenz in der Schilddrüsengröße, welche sich auf alle untersuchten Rassen und Linien bezieht, nicht existiert, ebenso wie es auch innerhalb einzelner Rassen und Linien keine solche Differenz gibt. Die meisten untersuchten Rassen besitzen eine charakteristische und erbliche Schilddrüsengröße, welche sich im allgemeinen auch in den Gewichten dieser Drüse bei Männchen und Weibchen äußert. Die kleinsten prozentuellen Geschlechtsunterschiede zeigen diejenigen Rassen, welche die kleinsten Schilddrüsen besitzen, dagegen lassen Rassen mit größeren Schilddrüsen ein deutliches Übergewicht der weiblichen Schilddrüse über die männliche erkennen, offenbar deshalb, weil ähnlich wie beim Menschen auch bei der Taube das Weibchen von endemischem Kropf häufiger befallen wird als das Männchen. Wenn bei Riddle das Durchschnittsgewicht der weiblichen Schilddrüsen etwas größer ist als es der Wirklichkeit entsprechen dürfte, so hat dies seinen Grund offenbar darin, daß die Tiere in verschiedenen Stadien des Fortpflanzungszyklus getötet wurden, und einige von diesen Stadien mit einer zeitweisen Vergrößerung der Schilddrüse ähnlich der Schwangerschaftsvergrößerung beim Menschen einhergehen dürften.

Lowe untersuchte die Schilddrüse bei Katern und Katzen in den verschiedenen Jahreszeiten und fand einen Unterschied lediglich in den Monaten Oktober bis Dezember, zu welcher Zeit die Schilddrüse der Katze eine geringere Aktivität erkennen läßt als die des Katers.

Bei Schafen fand Spoettel die Schilddrüse der Böcke schwerer als die der weiblichen Tiere, während bei Ziegen Nelle das umgekehrte Verhalten feststellen konnte, doch führt dieser Autor die Geschlechtsdifferenz auf den Lactationszustand zurück, in dem sich die weiblichen Ziegen befanden.

---

[1] Eiselsberg: Die Krankheiten der Schilddrüse. Dtsch. Z. Chir. **38** (1901).

Untersuchungen über das Gewicht der männlichen und weiblichen Schilddrüse bei der weißen Ratte stammen von Jackson und Hatar, die die normale Wachstumskurve der Schilddrüse bei beiden Geschlechtern von der Geburt bis zum Alter von 5 Monaten ermittelten. Für diese Periode der ersten 5 Monate konnten die genannten Autoren einen Geschlechtsunterschied im Gewicht der Schilddrüse nicht feststellen, was um so bemerkenswerter erscheint, als es sich um eine Tierart handelt, welche sonst in sehr frühem Alter eine Geschlechtsdifferenz in der Größe der Nebenniere und der Hypophyse aufweist (Riddle).

Nach Aeschbacher soll ein Unterschied zwischen der männlichen und weiblichen Schilddrüse auch darin bestehen, daß in der weiblichen Schilddrüse im Gegensatz zu der männlichen mehr Jod hingegen weniger Phosphor enthalten ist. Endlich sei auf einen Geschlechtsunterschied hingewiesen, der nach Vogeler darin besteht, daß die Verfütterung von männlicher und von weiblicher Schilddrüse an Kaulquappen eine verschiedene metamorphosebeschleunigende Wirkung besitzt, wobei nach Vogeler, der zur Darstellung der genannten Wirkungsgröße der einzelnen Schilddrüsen ein Koordinatensystem bzw. auf dieser Grundlage gewonnene „Lebenskurven" benützte, die weibliche Kurve unruhig unter starken Schwankungen nach oben und unten verläuft, während sich die männliche Kurve annähernd gleich verhält.

Im Gegensatz zu Vogeler fand Larionov, der Taubenschilddrüsen Kaulquappen von Rana temporaria in die Bauchhöhle einpflanzte, keinen Unterschied in der metamorphosebeschleunigenden Wirkung bei den männlichen und weiblichen Tieren.

III. Die Veränderungen der Schilddrüse in der Brunst.

Die verhältnismäßig spärlichen Angaben über das morphologische Verhalten der Schilddrüse während der Brunst lauten nicht durchwegs gleich. Während Engelhorn bei Tieren während der Brunst Vergrößerung der Follikel und Hypertrophie des ganzen Organes beobachten konnte, hält Stender es für zweifelhaft, ob es überhaupt Brunstveränderungen in der Schilddrüse gibt.

Gentilucci, der Meerschweinchenschilddrüsen in den verschiedenen Stadien des oestrischen Zyklus untersucht hat, wobei als Testobjekt für den jeweiligen Funktionszustand das Bild der Uterusschleimhaut diente, sah im Dioestrus enge Capillaren, eine erhebliche Erweiterung der Follikel, niedriges Epithel, wenig fuchsinophile Granula und viel Kolloid, im Prooestrus und Oestrus hingegen Erweiterung der Capillaren, kleine Follikel mit hochzylindrischem Epithel und zahlreiche fuchsinophile Granula und Neubildung von Follikeln. Im Metoestrus fanden sich sowohl kleine wie mittelgroße Follikel, teils mit hohem, teils mit niedrigem Epithel. Die morphologischen Bilder im Prooestrus und Oestrus weisen nach Gentilucci darauf hin, daß sich die Schilddrüse zu dieser Zeit im Zustand der höchsten Leistung befindet.

Untersuchungen über das Gewicht der Schilddrüse in den verschiedenen Stadien des Brunstzyklus führte Anderson bei der weißen Ratte aus, ohne zum Unterschied von der Hypophyse, die während des Oestrus an Gewicht zunimmt und während des Dioestrus gradweise abnimmt, deutliche Veränderungen desselben feststellen zu können. Nakamura, der die Schilddrüse der weißen Ratte in den verschiedenen Phasen des Zyklus histologisch untersucht hat, fand im Prooestrus die größten Mengen Kolloid. Den höchsten Jodgehalt, und zwar beim Meerschweinchen, stellte er im Intervall, den geringsten im Oestrus fest.

Nach Matsuyama ist die Schilddrüse der brünstigen Ratte durch Desquamation des Follikelepithels ausgezeichnet, und diese Veränderung angeblich als Ausdruck vermehrter Leistung zu werten.

Nelle verneint das Vorhandensein von Brunstveränderungen der Thyreoidea, da das histologische Bild der Schilddrüse von Hasen, die im November geschossen waren, morphologisch mit dem der Schilddrüse während der Brunstzeit, also Anfang Januar, in jeder Hinsicht übereinstimmt.

Von älteren Angaben sei die von Bardeleben erwähnt, der zufolge die Schilddrüse beim Hirsch in der Brunstzeit eine Anschwellung erfährt.

Eine bestimmte Gesetzmäßigkeit im Verhältnis des Schilddrüsengewichtes zu dem der Keimdrüsen in den verschiedenen Jahreszeiten fand Riddle bei seinen umfangreichen Untersuchungen bei Tauben. Während das Höchstgewicht der Keimdrüsen und vieler anderer Organe während der Fortpflanzung am größten ist, erscheint zu dieser Zeit das Gewicht der Schilddrüse am geringsten, und umgekehrt, im Winter, wenn die Fortpflanzungstätigkeit ruht und die Keimdrüsen das kleinste Gewicht aufweisen, erreicht die Schilddrüse ihr höchstes Gewicht. Aus diesem Verhalten kann geschlossen werden, daß die Thyreoidea in naher Beziehung zu den Fortpflanzungsvorgängen steht, eine Annahme, die dadurch noch gestützt wird, daß nach den im Laboratorium Riddles ausgeführten Untersuchungen von Kříženecký das histologische Bild der Taubenschilddrüse bei jedem Ovulationszyklus eine Veränderung erfährt, und zwar kommt es in der Schilddrüse zum Schwund des Kolloids bei Vergrößerung des Epithels und zu einer dadurch bedingten Verkleinerung der Lichtung der Follikel, Veränderungen, die auf eine erhöhte Tätigkeit der Schilddrüse zur Zeit der Fortpflanzung hinweisen.

IV. Die physiologischen Veränderungen der Schilddrüse in der Pubertät und die Pubertätsstruma.

Das Anschwellen der Schilddrüse in den verschiedenen Phasen des weiblichen Geschlechtslebens ist eine seit alters her sowohl dem Arzte als auch dem Laien wohlbekannte Tatsache. So erfährt die Schilddrüse zur Zeit der Geschlechtsreifung eine auffallende Vergrößerung, mit der eine sehr starke Zunahme des Jodgehaltes (Nosaka) Hand in Hand geht.

Ältere Angaben über Vergrößerung der Schilddrüse in der Pubertät stammen von H. W. Freund, Schönlein, Friedreich, v. Winckel, neuere von Seitz, Aschner, Schröder, Asher, Weidenmann, Wegelin, Oerum u. v. a. Histologisch findet man in diesem Stadium eine lebhafte Neubildung von Bläschen durch Sprossung und Faltung des Follikelepithels (Wegelin) und vermehrte Kolloidsekretion (Berberich und Fischer-Wasels).

Als Ursache der Pubertätsschwellung der Schilddrüse wird von Seitz und von Engelhorn eine Überschwemmung des Körpers mit Ovarialhormon angenommen, für welche Annahme die mit Vermehrung des Kolloids einhergehende Vergrößerung der Schilddrüse nach Injektion von Ovarialextrakt zu sprechen scheint (Aschner). Den

Gedanken, daß die Pubertätsanschwellung der Thyreoidea mit der einsetzenden Eierstockstätigkeit in ursächlichen Zusammenhang stehen dürfte, hat bereits vor mehr als 50 Jahren Freund entwickelt, der in der genannten Veränderung der Schilddrüse keine wahre Struma erblickte, sondern lediglich den Ausdruck einer Blutüberfüllung und stärkeren Durchtränkung des Organs mit Parenchymflüssigkeit.

Nicht selten kommt es bei jungen Mädchen vor der Menarche zu einer besonders starken Vergrößerung der Schilddrüse, was Heidenreich veranlaßt hat, von einer Struma antemenstrualis und Stern von einer prämenstruellen Schwellung der Schilddrüse zu sprechen, eine Veränderung, die wohl nichts anderes darstellt als die diffuse parenchymatöse Struma des Wachstumsalters, für die der Ausdruck Pubertätsstruma oder Adoleszentenstruma geläufig ist.

Daß namentlich in Kropfgegenden der Beginn einer Struma relativ häufig in das Alter der Geschlechtsreifung fällt, ist seit langem bekannt und findet eine Bestätigung durch die Untersuchungen von B. Müller, der unter 144 kropfkranken Frauen nicht weniger als 9 Patientinnen fand, bei denen die Vergrößerung der Schilddrüse zeitlich mit dem Beginn der Menstruation zusammengefallen war [1].

Die Neigung zum Auftreten des Kropfes in der Pubertät geht besonders deutlich aus nebenstehender Tabelle Birchers hervor, die aus den Krankengeschichten der Jahrgänge 1925—1927 zusammengestellt ist.

Das Auftreten des Kropfes.

im Alter von	Männer	Frauen
1—10 Jahren	11,6%	19%
10—20 „	58,6%	52%
20—30 „	28 %	25%
30—40 „	1,4%	1,6%
40—50 „	1,4%	0,8%

Die viel größere Anfälligkeit des weiblichen Pubertätsalters erhellt aus der Tatsache, daß in der Zeit vom 10.—20. Lebensjahr nach Bircher mehr als einmal so viel weibliche Individuen an Kropf erkranken als männliche, ja im Lauterbrunnertal im Berner Oberland fand P. Müller in 66,6% der Fälle Strumen bei Mädchen gegen 26,2% bei Knaben.

Die besondere Kropfneigung junger Mädchen im Pubertätsalter gab in manchen Staaten von Nordamerika die Veranlassung zu einer systematischen Verabreichung von Jod von der Pubertät angefangen bis zum 20. Lebensjahre (Malmstone).

Die Schilddrüsenveränderung in der Pubertät verdient unter anderem auch noch deshalb Beachtung, weil sie gelegentlich zu einem Syndrom hinüberleitet, das Pototzky als Hyperthyreoidismus pseudochloroticus bezeichnet, ein Krankheitsbegriff, der sich mit dem Symptomenbild deckt, das v. Müller unter dem Namen Pseudochlorose zusammengefaßt hat. Charakteristisch ist die weiche Schwellung der Thyreoidea, das blasse Aussehen, die leicht erregbare Herztätigkeit und Neigung zu rascher Ermüdung ohne Veränderungen des Blutbildes (s. auch Handmann und Chvostek [2]). Neben dem Hyperthyreoidismus pseudochloroticus und dem Morbus Basedowi ist Pototzky geneigt, noch ein weiteres Krankheitsbild aufzustellen, und zwar das des Pubertätsbasedowoids, das er als eine basedowoide Pubertätsneurose auffaßt. (Näheres siehe im Kapitel „Morbus Basedowi usw." auf S. 739.)

---

[1] Vgl. auch Breitner.

[2] Nach Demange soll es bei den durch Hyperfunktion der Eierstöcke bedingten Fällen von Chlorose besonders leicht zur Kropfbildung kommen.

Der Vollständigkeit halber sei erwähnt, daß von Vogeler bei der Prüfung der metamorphosebeschleunigenden Wirkung menschlichen strumösen und normalen Schilddrüsengewebes bei Kaulquappen die Pubertätsstruma als unterwertig befunden wurde, indem bei dieser die sog. Lebenskurve" (vgl. S. 694) nicht die für das entsprechende Alter typische Höhe erreicht[1].

V. Die Veränderungen der Schilddrüse in der Menstruation.

Während an der Pubertätsvergrößerung der Schilddrüse wohl niemand Zweifel hegt wird die Anschwellung der Schilddrüse zur Zeit der Menstruation nicht von allen Autoren als sicher angenommen. Nach Novak stimmen alle Autoren, die sich mit dem Einfluß der Geschlechtsfunktionen auf die Schilddrüse befaßt haben, darin überein, daß diese zur Zeit der Periode anschwillt, wobei das rasche Auftreten und Verschwinden auf eine vermehrte Durchblutung des Organs hinweist, wie man sie zur Zeit der Menstruation auch bei anderen Organen wie Milz und Leber kennt (Aschner).

Entgegen dieser Angabe, die sich auch bei Biedl, Falta, B. Müller, Aschner, R. Schmidt u. v. a. findet, bezeichnet Wegelin, einer der besten Kenner der Schilddrüse, die Beteiligung dieses Organs am Zyklus der Menstruation als durchaus fraglich.

Von Einzelbeobachtungen, die allerdings für die Entscheidung der Frage wenig geeignet sind, wären die Fälle von Liegeois, Freund, Fischer, Klokow, Steinberger, R. Schmidt usw. zu nennen. So berichtet der erstgenannte Autor über einen Fall, bei dem regelmäßig 2 Tage vor der Menstruation die Schilddrüse, wie durch genaue Messung festgestellt wurde, beträchtlich anschwoll, ebenso wie Freund in 2 Fällen von Dysmenorrhöe bei zwei kropfbehafteten Frauen während der Menses jedesmal eine Vergrößerung der Schilddrüse sah. Von Klokow und von Weidenmann sind Fälle beschrieben, bei denen das Ausbleiben der Periode regelmäßig von einer Anschwellung der Schilddrüse gefolgt war, die im Falle Klokow wiederum schwand, sobald die Blutung auftrat. Engelhorn fand bei einer Reihe von Frauen die Schilddrüse während der Menstruation vergrößert und von auffallend praller Konsistenz; ja nach B. Müller geben 10% aller Frauen eine Anschwellung der Schilddrüse zur Zeit der Menses an.

Die Entwicklung eines Kropfes im Anschluß an eine durch Erkältung entstandene Amenorrhöe sah Steinberger und ebenso berichtet Schönlein über Kropfbildung nach Ausbleiben der Menstruation[2].

---

[1] Den fermentativen Abbau der Schilddrüse in der Pubertät untersuchte mittels des Dialysierverfahrens von Abderhalden Melamed.

[2] Nach Breitner bedingt die genital-endokrine Hyperfunktion zur Zeit der Menses eine erhöhte Funktion der Schilddrüse in Form vermehrter Sekretproduktion, da „das Steigen des Fibrinogenspiegels, wie ihn der menstruelle Vorgang regelmäßig hervorruft, ein vermehrtes Abbaubedürfnis von seiten der Schilddrüse, also auch eine gesteigerte Tätigkeit" nach sich zieht, wobei die erhöhte Mutterbereitschaft einen Mehrbedarf von Schilddrüsensekret durch Kolloidanschoppung und Parenchymzunahme sichert. Bleibt die Konzeption aus, dann entfällt der Impuls zur Mehrproduktion, und die Schilddrüse verkleinert sich. Die folgenden Menstruationen bedingen dieselben Schwankungen. Die Entstehung des Kropfes in Abhängigkeit von den weiblichen Geschlechtsfunktionen stellt sich nun Breitner so vor, daß bei ungünstigen Abfuhrbedingungen in irgendeinem Bezirk der Schilddrüse leicht eine lokale Kolloidstauung entsteht, die imstande ist, die Trachea zu komprimieren. Die dadurch bedingte Kolloidanschoppung in der Schilddrüse soll das auslösende Moment für das stete Wachstum des Kropfes bilden, eine Auffassung, der der Verfasser keinesfalls beipflichten kann.

Systematische Untersuchungen über die Veränderungen der Schilddrüse während der Menstruation stammen von Martina Weidenmann, die wahllos 118 regelmäßig menstruierende Patientinnen der Baseler Klinik heranzog und zur Kontrolle 32 Schwestern und Wärterinnen verwendete. Die Untersuchungen wurden derart durchgeführt, daß die betreffenden Frauen 2 Tage vor, während und 2 Tage nach der Menstruation täglich gemessen wurden, abgesehen von Messungen, die in der Zeit zwischen zwei Perioden alle 3 Tage einmal vorgenommen wurden. Von den 150 Frauen zeigten 58 (= 38,6%) eine Vergrößerung der Thyreoidea von über 1 cm vor und während der Menses, 64 Frauen (= 42,6%) zeigten gar keine Schwankungen in der Größe der Schilddrüse und bei 28 Untersuchten (= 18,8%) lagen die gemessenen Unterschiede innerhalb gewisser Fehlergrenzen. Was die Verteilung der positiven Fälle auf kranke und gesunde Frauen anbelangt, so zeigten 32,2% der erstgenannten und 62,5% der Kontrollpersonen eine deutliche Vergrößerung der Thyreoidea während der Menses. 20 Frauen klagten spontan über ein Dickerwerden des Halses zu dieser Zeit. Nach Weidenmann beginnt die Schilddrüse im Prämenstruum anzuschwellen, und zwar 1—2 Tage vor dem Einsetzen der Blutung, erreicht ihr Maximum am ersten Tage, um nach Ablauf der Blutung auf ihr ursprüngliches Volumen zurückzugehen. Die meßbare Volumzunahme kann bis 2 cm und auch mehr betragen und ist besonders deutlich bei Trägerinnen einer Struma.

Der Umstand, daß Eierstockserkrankungen mit dysmenorrhoischen Störungen besonders oft mit Schilddrüsenschwellung einhergehen, scheint nach Weidenmann darauf hinzuweisen, daß die Vergrößerung der Schilddrüse während der Menses durch eine Veränderung der Ovarien möglicherweise im Sinne einer Hypofunktion bedingt sei.

In ähnlicher Weise wie Martina Weidenmann ging bei seinen Untersuchungen Woronytsch vor, der bei 53 Frauen Schilddrüsenmessungen vornahm. Trotz der fast gleichen Technik fand Woronytsch keine zahlenmäßige Bestätigung der weit verbreiteten Ansicht, daß zur Zeit der Menses — sei es prämenstruell oder menstruell — ein Anschwellen der Schilddrüse vorkommt, daß vielmehr eine derartig nachweisbare Anschwellung geradezu eine Seltenheit darstellt und durchaus keine Verallgemeinerung rechtfertigt. Schwankungen der Schilddrüsengröße fänden sich nach Woronytsch schon normalerweise infolge verschiedener Umstände, besonders häufig aber bei Personen mit krankhaften Veränderungen der Schilddrüse. Zahlenmäßig nachweisbare größere Schwankungen der Schilddrüse kämen nur in einem geringen Hundertsatz vor, und auch hier sei es nicht mit Sicherheit zu entscheiden, ob menstruelle Einflüsse die alleinige Ursache der Volumsveränderung sind. Auch für die wenigen positiven Fälle könne der Einfluß der Menstruation nur als wahrscheinlich angenommen werden.

Da die Vergrößerung der Schilddrüse während der Menstruation vor allem bei Frauen vorkommt, die mit einer Struma behaftet sind, dürfte die weit größere Zahl positiver Fälle bei Weidenmann gegenüber den Zahlen von Woronytsch zum Teil auf die starke Verbreitung des Kropfes in Basel zurückzuführen sein.

Von amerikanischen Autoren weist Herrick auf die Vergrößerung der Schilddrüse bei der ersten Menstruation sowie auf das regelmäßige Auftreten einer Anschwellung bei manchen Frauen teils während der Periode, teils bei Ausbleiben derselben hin.

Ein auffallender Parallelismus, auf den besonders von Weidenmann hingewiesen wird, findet sich zwischen der Schilddrüse und der Entwicklung der Mammae, die gleichfalls eine deutliche Vergrößerung in der Pubertät, weniger sinnfällig zur Zeit der Menses erkennen lassen. Im Schrifttum der letzten Jahre finden sich so gut wie keine Arbeiten mehr über die morphologische Veränderung der Schilddrüse zur Zeit der Menstruation.

Die Lösung der Frage, ob zur Zeit der Menses eine erhöhte Aktivität der Schilddrüse besteht, wurde auf verschiedene Weise versucht, ohne daß die diesbezüglichen Untersuchungen ein eindeutiges Ergebnis gezeigt hätten.

Bergmann und Goldner sowie Dallero bedienten sich der Reid Huntschen Reaktion, um den Gehalt an Schilddrüsenstoffen im Serum Menstruierender zu prüfen, und fanden eine deutliche Resistenzsteigerung bei den verwendeten weißen Mäusen gegen die Vergiftung mit Acetonitril, was auf eine Vermehrung von Schilddrüsenstoffen im Blut hinweisen würde. Da jedoch die Acetonitrilreaktion von Reid Hunt für Schilddrüsenstoffe durchaus nicht spezifisch ist (da die Widerstandsfähigkeit der Tiere gegenüber Acetonitril auch durch verschiedene Nahrungsmittel, durch die Jahreszeit, durch Stoffe, die bei Nephritis im Blute auftreten, und andere Faktoren beeinflußt wird), kommt den Versuchen von Dallero keine Beweiskraft zu, zumal nach C. Müller nicht einmal mit dem sehr empfindlichen Kaulquappentest von Gudernatsch der Nachweis von Schilddrüsenstoffen im Blute gelingt. Die Versuchsergebnisse von Eufinger, Wiesbader und Focsaneanu, denen es angeblich gelang, mit dem Blute menstruierender Frauen (die Autoren verwendeten auch Blut von Schwangeren und eklamptischen Frauen) die Morphogenese im Sinne der Schilddrüsenwirkung zu beschleunigen, konnten von C. Müller ebensowenig bestätigt werden, wie ihre Angabe, daß bei Menstruierenden eine Verminderung der Schutzkraft des Blutes gegen Thyroxin bestehe. Denn weder konnte Müller einen Unterschied in der Entwicklung und im Wachstum der mit Menstrualblut gefütterten Kaulquappen gegenüber den mit normalem Blut gefütterten beobachten, noch irgendeinen Unterschied bei den Kaulquappen, die mit Normalblut und Thyroxin gegenüber denen, die mit Menstrualblut und Thyroxin gefüttert worden waren, feststellen.

Vielleicht gestatten die Blutjodwerte einen vorsichtigen Schluß auf eine in der Menstruation erhöhte Tätigkeit der Schilddrüse, da sie in dieser Zeit, eine wenn auch nur geringe Erhöhung zeigen (Maurer). Immerhin ist Müller darin beizupflichten, daß zum sicheren Nachweis von Schilddrüsenstoffen alle bisherigen Teste zu wenig spezifisch und zu wenig empfindlich sind, um weittragende Schlüsse aus den Versuchen, wie sie oben erwähnt worden sind, zu ziehen.

Beobachtungen über die Einwirkung der Menstruation auf den Grundumsatz sind nicht allzu reichlich. Neuere Untersuchungen sprechen dafür, daß in der Zeit der Menstruation der Grundumsatz erhöht ist, und zwar nach Kraul und Halter um 10% gegenüber dem Postmenstruum. Auch Wakeham fand einen Anstieg des Sauerstoffverbrauches prämenstruell, ebenso wie Hafkesbring und Collet, während Wiltshire wie auch Heyn keine Veränderung des Grundumsatzes feststellen konnte. Wenn die Angaben über die Erhöhung des Stoffwechsels vor und während der Periode weiterhin eine Bestätigung erfahren, dann kann daraus mit einiger Vorsicht der Schluß gezogen werden, daß die Schilddrüse sich zu dieser Zeit in einem Zustande erhöhter Aktivität befindet (Schröder). Im Gegensatz zu dieser Annahme steht allerdings die starke Herabsetzung des Wasser- und Kochsalzhaushaltes, die Heilig während der Menstruation nachweisen konnte; doch glaubt Schröder, daß bei geeigneten Versuchen vielleicht doch eine Förderung des genannten Haushaltes erkennbar wäre.

VI. Die Rolle der Schilddrüse in der Pathogenese der Menstruationsstörungen.

Während man in früheren Zeiten die Ursache der Menstruationsanomalien vorwiegend im Uterus gesucht hat, wissen wir heute, daß in den meisten Fällen endokrine Störungen hierfür verantwortlich sind. Abgesehen von den Ovarien, deren intakte Funktion eine Grundbedingung für die normale menstruelle Blutung darstellt, spielen bei deren Zustandekommen noch andere endokrine Organe eine überaus wichtige Rolle, so vor allem die Hypophyse, die Schilddrüse und die Nebennieren, die ihrerseits wiederum die Ovarien in weitgehendem Maße beeinflussen.

Nicht in allen Fällen ist es möglich, aus dem klinischen Bilde allein mit Sicherheit einen Rückschluß auf dasjenige endokrine Organ zu ziehen, das für die Menstruationsstörung verantwortlich ist. Relativ leicht ist es bei der Schilddrüse, deren Einfluß auf die Menstruation nicht nur aus der Symptomatologie des Morbus Basedowi und des Myxödems erhellt[1], sondern auch aus der Wirkung von Schilddrüsenpräparaten, von Schilddrüsenoperationen und Röntgenbestrahlungen der Schilddrüse sowie aus den bei Menstruationsstörungen vorkommenden Veränderungen des respiratorischen Stoffwechsels hervorgeht.

Wie bedeutend der Einfluß der Schilddrüse auf die menstruelle Blutung ist, zeigen vor allem die Erfolge, die die Behandlung mit Schilddrüsenpräparaten bei Menstruationsstörungen auf Grund herabgesetzter Schilddrüsenfunktion aufzuweisen hat. Schon vor vielen Jahren haben Autoren wie Hertoghe, de Smitt, Newmann-Dorland, Perlsee u. a. bei Störungen dieser Art Schilddrüsenpräparate wegen ihrer günstigen therapeutischen Wirkung empfohlen, die nach Newmann-Dorland dadurch bedingt sein soll, daß die Schilddrüse auf die inneren Geschlechtsorgane, insbesondere auf den Uterus einen hemmenden, dem Ovarium entgegengesetzten Einfluß ausübt, was zu einer Verminderung der Blutung aus der Gebärmutterschleimhaut führt.

Angeregt durch die Kocherschen Beobachtungen über die mit Anämie einhergehende Forme fruste des Myxödems stellte Sehrt Untersuchungen darüber an, wie weit bei den Menorrhagien der blutarmen Frauen Störungen der Schilddrüsenfunktion eine Rolle spielen. Bemerkenswerterweise fanden sich unter 30 unkomplizierten Fällen von Metropathia haemorrhagica nicht weniger als 13 mit ausgesprochenen Zeichen einer Hypofunktion der Thyreoidea, die Sehrt vor allem auf Grund der von Kocher angegebenen Veränderungen des Blutes, nämlich der relativen neutrophilen Leukopenie, der relativen und absoluten Lymphocytose und der beschleunigten Blutgerinnbarkeit, feststellen konnte. Sehrt schließt aus seinen Untersuchungen, daß es sich bei manchen Fällen von Metropathia haemorrhagica um abortive Formen eines Myxödems handelt, zumal herab-

---

[1] Über die menstruellen Störungen bei den zwei genannten Erkrankungen siehe die einschlägigen Kapitel auf S. 746 und 760.

gesetzte oder fehlende Schilddrüsenfunktion im Gegensatz zum Basedow, bei dem nach Kocher in 82% der Fälle die Menses fehlen, auffallend häufig mit Menorrhagien einhergeht.

Ähnlich wie Sehrt konnte sich auch Kräuter unter Zuhilfenahme der Kocherschen Untersuchungsmethode und auf Grund der günstigen Wirkung von Schilddrüsenpräparaten davon überzeugen, daß in manchen Fällen von essentieller Uterusblutung die Ursache in einer Störung der Schilddrüsenfunktion gelegen sei. Die Untersuchungen Kräuters beweisen die Abhängigkeit normaler Menstruationsverhältnisse von einer intakten Schilddrüse um so mehr, als dieser Autor für seine Untersuchungen in erster Linie solche Fälle heranzog, die Hertoghe seinerzeit als „Hypothyroidie benigne chronique" bezeichnet hat, und die abgesehen von den Menorrhagien durch eigentümliche Verdickung der meist kühlen, blassen und trockenen Haut, durch große Ermüdbarkeit, geringe Leistungsfähigkeit, Arbeitsunlust, Apathie, Kopfschmerz, Ohrensausen, Schlaflosigkeit, Obstipation und Kreuzschmerzen ausgezeichnet sind. Von 68 Kranken, von denen 16 eine mehr oder weniger deutliche Struma besaßen, zeigten 30 eine Besserung nach Jodothyrin, indem die Blutungsdauer kürzer und die Stärke der Blutung geringer wurde, während bei 10 Kranken kein Erfolg erzielt werden konnte. Allerdings hielten von sämtlichen Frauen nur 47 die Kur bis zur ersten Kontrolle und nur 40 auch noch weiter hin.

Über Menorrhagien auf hypothyreotischer Grundlage berichtet ferner Salzmann, Waters und William, Reichelt, Warfield sowie Breckinsidge, der unter 25 Fällen 24 mit ausgesprochener Hypothyreose fand, bei 80% durch Schilddrüsenbehandlung völliges Schwinden der Symptome und bei 20% eine Besserung beobachten konnte, nachdem schon früher G. A. Wagner bei hypothyreotischen Blutungen blasser, fettleibiger und träger junger Mädchen die Darreichung von Thyreoidea empfohlen hatte[1]. Günstige Resultate erzielte mit Thyreoidin Pohl in Fällen Dysmenorrhoea membranacea bei Hypofunktion der Schilddrüse.

Nach Godbey menstruieren hypothyreotische Mädchen sehr frühzeitig und die Blutungen sind vermehrt, die Mammae zeigen eine Überentwicklung und die üppige Körperbehaarung tritt schon in frühem Alter auf, während beim Hyperthyreoidismus junger Mädchen ein eunuchoider Typus mit Dysmennorrhöe beobachtet wird.

Die Hypofunktion der Schilddrüse führt durchaus nicht immer, wie vielfach behauptet wird, zu verstärkten Genitalblutungen, ist vielmehr in einem nicht geringen Teil der Fälle mit Hypo- und Amenorrhöe bzw. Opsomenorrhöe vergesellschaftet (Léopold-Lévi, Olitsky, Kraul und Halter, Curschmann, Vilaplana, Toronczyk, Pratt, Warfield und Smeltzer u. a.). Daß in den Fällen der genannten Autoren die Ursache der Menstruationsstörungen tatsächlich in einer verminderten Funktion der Thyreoidea gelegen war, geht teils aus dem herabgesetzten Grundumsatz, teils aus der günstigen Wirkung der Behandlung mit Schilddrüsenpräparaten hervor, so daß Toronczyk, dem es in 12 derartigen Fällen gelang, mit Thyroidin die Menses innerhalb 2—3 Wochen herbeizuführen, geradezu von einer besonderen Form von Amenorrhöe auf Grundlage einer Insuffizienz der Schilddrüse spricht, von der nach Toronczyk normalerweise der Reiz zur

---

[1] Hierher gehören offenbar auch die seinerzeit von Léopold-Lévi und de Rotschild beschriebenen Fälle, die durch das Auftreten trophischer Hautveränderungen, Störungen seitens des Nervensystems und insbesondere Störungen der Geschlechtssphäre gekennzeichnet sind, und für die die Autoren die Bezeichnung „petite insuffisance thyroidienne" gewählt haben.

Menstruationsblutung ausgehen soll. — Auch die günstigen Resultate, die Block und Llewellyn sowie Schittenhelm und Eisler bei der Fettsucht frühzeitig amenorrhoischer Frauen mit Schilddrüsenextrakt bzw. Thyroxin (kombiniert mit Prolan) erzielen konnten, sprechen für eine hypothyreotische Genese mancher Formen der Amenorrhöe [1].

Wie aus den zahlreichen Beobachtungen erhellt, können hypothyreotische Zustände sowohl mit verstärkten Periodenblutungen als auch mit einer Cessatio mensium einhergehen, ebenso wie bei gesteigerter Schilddrüsenfunktion Menstruationsstörungen beider Art beobachtet werden, so daß die erst jüngst wieder von Gardener-Hill und Smith geäußerte Behauptung, daß Hyperthyreose zu verminderter und Hypothyreose zu verstärkter Menstruation führt, keine allgemeine Gültigkeit hat. Dies geht auch aus den Untersuchungen von Kern hervor, der beim Hyperthyreoidismus sowohl bei jungen als auch erwachsenen Kranken bald verzögerte, schwache und unregelmäßige Blutungen, bald Menorrhagien beobachten konnte (vgl. auch Wright).

Nach Seitz finden sich bei Verstärkung der monatlichen Blutung mit gleichzeitiger Verkürzung der blutungsfreien Intervalle (Polyhypermenorrhöe) verschiedenartige Störungen der Schilddrüse, wobei es sich bald um eine einfache Vergrößerung ohne auffällige toxische Fernwirkung, bald um ausgesprochene Thyreotoxikosen, gelegentlich auch um ausgebildete Basedowfälle oder ein Basedowoid handelt [2].

Auch in den Fällen von Struma, in denen klinisch keine Zeichen einer gestörten Schilddrüsenfunktion bestehen, sehen wir häufig Störungen der Menstruation, wobei allerdings nicht übersehen werden darf, daß feine Störungen der Schilddrüsenfunktion ohne genaue Untersuchung des respiratorischen Stoffwechsels kaum feststellbar sind.

Über die Art der Menstruationsstörungen bei Struma lauten die Angaben der Autoren oft recht verschieden. Während Lawson-Tait bei allen mit Kropf behafteten Frauen eine Neigung zu Genitalblutungen beobachtet hat, berichtet Simonton bei den an Kropf leidenden Frauen von Cumberland Valley über spärliche unregelmäßige Menses. Offenbar ist es weniger der Kropf als solcher, der die Menstruationsstörung bedingt, als der Funktionszustand, in dem sich die strumös veränderte Schilddrüse befindet.

Menstruationsstörungen bei Struma können schon in der Pubertät auftreten und sind älteren Arbeiten zufolge nicht selten mit Chlorose vergesellschaftet. So berichtete Handmann im Jahre 1911 über 44 Fälle mit den typischen Zeichen der Chlorose (Herzgeräusche, Nonnensausen, Verminderung des Hämoglobingehaltes), Fälle, die fast alle an Menstruationsstörung, und zwar vorwiegend Amenorrhöe, litten und von denen 25 eine meist diffuse, weiche Struma aufwiesen. Bis zu einem gewissen Grade gehören auch die Fälle von Liebhardt hierher, die durchwegs Mädchen von 17—20 Jahren betrafen,

---

[1] In jüngster Zeit machte Blum den Versuch, die Magersucht ohne Schilddrüsenerkrankung mit Dijodtyrosin zu behandeln, und konnte in 17 Fällen einen Gewichtszuwachs von 1—6 kg erzielen, während in 4 Fällen das Mittel versagt hat. In 2 Fällen kam es zu einer erheblichen Vermehrung des Mammagewebes und in 4 Fällen zu einer bedeutenden Verstärkung der Menstruation.

[2] Wohin der Fall von Emile-Weil, der bei einer 30jährigen Frau menstruelle Blutungen von 20—25tägiger Dauer durch eine „antithyreoide Medikation" mit Hemato-éthyroidine zur Norm zurückgebracht hat, und die Fälle von Hertzler einzureihen sind, ist nicht ganz klar. Hertzler spricht von einem „interstitiellen Kropf", bei dem die Schilddrüse zwar eine Zunahme der Konsistenz, aber nicht immer eine Vergrößerung erfährt, und bei dem neurotische Erscheinungen, Gewichtsverlust, leichte Ermüdbarkeit, Unfähigkeit zur Konzentration und in rund 25% der Fälle Dysmenorrhöe besteht.

bei denen Vergrößerung der Thyreoidea, Anämie und Hypermenorrhöe bestanden hat, die der Autor auf eine Dysharmonie der Inkrete zurückführt.

Angesichts dieses unverkennbaren Einflusses der Schilddrüse auf die menstruellen Vorgänge gerade bei jungen Mädchen erscheint die Angabe Rowes überraschend, daß Störungen der Schilddrüsenfunktion für die Menarche ohne Bedeutung sein sollen, während der Autor sonst bei Mädchen und Frauen der „Schilddrüsengruppe" Störungen im Rhythmus der Periode und in der Dauer sowie Menge der Blutung in reichlichem Maße findet.

Die nahen Beziehungen zwischen Thyreoidea und Menstruation gehen des weiteren aus der bereits von Kocher gemachten Beobachtung hervor, daß nach ausgedehnten Kropfoperationen regelmäßig profuse Genitalblutungen auftreten; ja Knaus, nach dessen Beobachtungen fast bei allen Frauen mit partieller Schilddrüsenentfernung abnorme Blutungen aus dem Uterus auftreten, sah sogar bei einer bereits 9 Monate in der Menopause befindlichen Frau 5 Tage post operationem eine Genitalblutung von 4tägiger Dauer nach Strumektomie auftreten. Er führt die Uterusblutung nach Strumektomie auf einen zeitlichen Hypothyreoidismus zurück, der eine aktivierende Wirkung auf den Menstruationszyklus ausübt, wobei der Angriffspunkt der Hypofunktion der Schilddrüse offenbar im Ovarium zu suchen ist. Die Beobachtung von Knaus, der bei 19 von 21 strumektomierten Frauen über teils verstärkte, teils verfrühte, meist aber vorzeitige und zugleich starke Blutungen berichtet, konnte Curschmann an seinem Material nicht bestätigen und führt im Gegenteil eine Reihe von Fällen an, in denen mit dem Einsatz der Hypothyreose eine Verminderung bzw. ein Erlöschen der Periodenblutung auftrat.

Über einen eigenartigen Fall von vikarierender Menstruation aus dem Operationsgebiet nach einer Strumaoperation bei einer 28jährigen, bis dahin trotz der Struma normal menstruierenden Frau berichtet Jalcowitz. Daß es sich tatsächlich in seinem Fall um eine vikarierende Menstruation gehandelt hat, schließt der Autor aus dem periodischen Auftreten der Blutung aus der Operationswunde, dem Ausbleiben der Blutung aus dem Uterus und einer starken Epistaxis einen Monat nach der letzten Blutung.

Der große Einfluß der Schilddrüse auf den menstruellen Zyklus geht auch aus der Wirkung der Röntgenbestrahlung der Schilddrüse hervor. Als erster sah M. Fraenkel in 28 Fällen, die wegen verschiedener Leiden bestrahlt worden waren, eine Beeinflussung der Periode zum Teil als Nebenbefund und ganz ungewollt. Besonders Fälle, bei denen die Schilddrüse wegen einer Struma bestrahlt wurde, bekamen wieder regelmäßige Menses, nachdem Schmerzen und Blutung an Stärke nachgelassen hatten. Abschwächung der Periode, ja selbst völlige Unterdrückung durch Röntgenbestrahlung der Thyreoidea fand Mackenrodt, und Hernamann-Johnson empfiehlt die Röntgenbestrahlung in jedem Falle von Dysmenorrhöe, der der gewöhnlichen Behandlung trotzt und in welchem kein chirurgisch zu behandelndes Leiden vorliegt [1].

In den oben erwähnten Fällen von Liebhardt waren die Erfolge der Röntgenbestrahlung der Schilddrüse ganz ausgezeichnet, indem die profusen Blutungen aufhörten und Hämoglobingehalt und Erythrocytenzahl in einigen Wochen fast normale Werte erreichten. Nur bei 4 von 9 Mädchen war eine zweite Bestrahlung notwendig.

---

[1] Bei 18 Kranken mit Menorrhagie und einem um 11,2—46% vermehrten Grundumsatz gingen 11 durch Bestrahlung der Schilddrüse in Heilung über, eine Kranke war gebessert, 4 reagierten überhaupt nicht. Mit der Besserung der Menstruationsverhältnisse trat auch eine Besserung des Allgemeinzustandes auf und das Gewicht stieg an.

Gál, Rusznyak und Dach empfehlen bei unregelmäßiger und spärlicher Menstruation jüngeren Mädchen und Frauen Röntgenbestrahlung der Schilddrüse, jedoch nach vorangegangener genauer Bestimmung des respiratorischen Stoffwechsels zwecks Prüfung der Schilddrüsenfunktion. Mittels dieser Untersuchungsmethode gelang es den Autoren unter 14 Fällen mit Metropathia haemorrhagica in 9 Fällen eine Verminderung des respiratorischen Stoffwechsels festzustellen. Nach Bestrahlung der Schilddrüse stellte sich bei 9 Frauen eine Besserung ein, und bei der Kontrolluntersuchung, der sich alle Kranken unterzogen, waren 4 davon geheilt.

Außer den eben genannten Autoren hat Kraul und Halter, Schmitt, Abruzzese u. a. die Funktion der Schilddrüse bei Frauen und Mädchen mit verschiedenen Störungen der Menstruation durch Bestimmung des Grundumsatzes geprüft und in einem Teil der Fälle verändert gefunden; doch zeigen nach Kraul und Halter die Fälle mit Menstruationsanomalien im allgemeinen kein konstantes Verhalten des Grundumsatzes, indem z. B. bei Amenorrhöe sowohl eine Verminderung als auch eine Steigerung vorkommen kann. Bei Metrorrhagien in der Pubertät fand Abruzzese in allen Fällen eine Insuffizienz der Schilddrüse mit einer Senkung des Grundumsatzes bis zu 15% und ist geneigt, die Ursache der Menstruationsstörung in einer Hypothyreose vergesellschaftet mit einer Hyperfunktion der Eierstöcke zu erblicken.

Nach den Untersuchungen von Litzenberg und Carey leidet ein Drittel aller Frauen mit niedrigem Grundumsatz und fast zwei Drittel aller sterilen Frauen mit herabgesetztem Grundumsatz an abnormen Menses. Wird der Grundumsatz durch Behandlung mit Thyreoidea und hygienische Maßnahmen erhöht, so bessert sich in vielen Fällen die Menstruation, und es tritt bei bis dahin sterilen Frauen Konzeption ein. Aus diesem Grunde empfehlen die Autoren in allen Fällen, in denen keine Ursache für die Menstruationsstörung zu ermitteln ist, vorerst den Grundumsatz zu bestimmen, um die entsprechenden Maßnahmen ergreifen zu können.

Schmitt, der bei einer großen Zahl von Kranken mit Dysmenorrhöe mit Hilfe des Kroghschen Respirationsapparates Veränderungen der Schilddrüsenfunktion zum Teil bei Vergrößerung der Schilddrüse feststellen konnte, weist darauf hin, daß es sich hierbei keineswegs immer um eine schwere Erkrankung der Thyreoidea handelt, daß vielmehr auch geringe Abweichungen in der Schilddrüsenleistung, die klinisch als solche nicht erkannt werden, die Geschlechtsfunktionen wesentlich beeinflussen können. Zur Entscheidung der Frage, ob eine vermehrte oder verminderte Schilddrüsenfunktion vorliegt, diente Schmitt die Bestimmung des Grundumsatzes, die unter 40 Fällen Schmitts 22mal eine Hyperfunktion und 7mal eine Hypofunktion erkennen ließen. Daß nicht alle Fälle von Dysmenorrhöe thyreogener Natur sind, zeigten die restlichen Fälle, in denen die Schilddrüsenfunktion normal war.

Der große Wert der Untersuchung des respiratorischen Stoffwechsels bei Menstruationsstörungen liegt darin, daß in der Frage der Therapie ein planloses Umhertappen vermieden werden kann und diejenigen Fälle ausgesucht werden können, die sich für eine Schilddrüsenbehandlung eignen. Allerdings darf nicht übersehen werden, daß nicht jede Störung des respiratorischen Stoffwechsels bedenkenlos der Schilddrüse zur Last zu legen ist, da die verschiedensten Faktoren, nicht zuletzt auch Störungen der Eierstocksfunktion, Änderungen des Grundumsatzes herbeiführen können.

VII. Die Veränderungen der tierischen Schilddrüse durch Coitus, Schwangerschaft und Lactation.

Über Coitusveränderungen der Schilddrüse war bisher wenig bekannt. Erst in letzter Zeit berichten Krylow und Sternberg über besondere, durch den Geschlechtsakt hervorgerufene Zustandsbilder in der Schilddrüse weiblicher Kaninchen, die in verschiedenen Zeiträumen nach erfolgter Deckung durch Luftembolie getötet worden waren [1]. Während nach den Untersuchungen der genannten Autoren bei den Kontrolltieren der Kolloidgehalt der Schilddrüse zwischen 16 und 26% schwankt, sinkt er nach der Kopulation in manchen Fällen bis auf 0,5%. Parallel dem Kolloidschwund geht eine starke Hyperämie einher, wobei nach der Ansicht der beiden Autoren das Kolloid aus den Follikeln in das Lymph- und Blutgefäßsystem übertreten soll. Abgesehen von der Hyperämie und dem Kolloidschwund verändert sich auch das Epithel der Schilddrüsenbläschen, in dem es eine kubische Gestalt annimmt und in das deutlich verengte Lumen der Bläschen hineinragt. Die ursprüngliche Kolloidmenge stellt sich erst gegen die Mitte der Schwangerschaft wieder ein, woraus geschlossen werden kann, daß die Kolloidveränderung nicht mit der Schwangerschaft, sondern hauptsächlich mit dem Geschlechtsakt in Zusammenhang steht.

Die Veränderungen, welche die Schwangerschaft in der tierischen Schilddrüse hervorruft, wurden hauptsächlich bei unseren gebräuchlichsten Laboratoriumstierarten, ferner bei verschiedenen Haustieren und bei einigen freilebenden Tierarten untersucht.

Bei Kaninchen betont Blair-Bell die außerordentliche Basophilie des Kolloids, die in der Mitte der Schwangerschaft ihren Höhepunkt erreicht, und Englhorn erwähnt, abgesehen von der Vergrößerung des Organs die starke Vermehrung des Kolloids in den erweiterten, mit kubischem Epithel ausgekleideten Bläschen.

Die gleichen Veränderungen fand Engelhorn beim trächtigen Meerschweinchen (Abb. 26 und 27). Nach Florentin finden sich beim Meerschweinchen neben den mit Kolloid gefüllten Bläschen zahlreiche Epithelhaufen, die als morphologischer Ausdruck einer Regeneration aufzufassen sind und in der Gravidität besonders vermehrt erscheinen. Die Neubildung der Bläschen erfolge hierbei nach Florentin aus den bestehenden Follikeln, aus den residualen Epithelhaufen und endlich aus der Parathyreoidea, deren Gewebe bei Meerschweinchen eng mit dem der Schilddrüse verflochten ist.

In der ersten Hälfte der Schwangerschaft beschreibt Verdozzi in den teils leeren, teils von Kolloid erfüllten Schilddrüsenbläschen plattes Epithel, in den Epithelien chromatinreiche Kerne und Kolloid in den Gefäßen in der interfollikulären Zone [2]. In der zweiten Hälfte der Schwangerschaft findet sich im Zentrum der Schilddrüse kubisches Epithel mit gekörntem Protoplasma, rosarot gefärbtem Kolloid und eine Vermehrung der interfollikulären Zellhaufen, wogegen die kolloidgefüllten Gefäße vermißt werden. Am Ende der Schwangerschaft ist das Bild verschieden, die Follikel sind zum Teil leer, die kolloidgefüllten Gefäße nehmen zu, die Hyperämie wird geringer. Nach dem Wurf wird das Schilddrüsenepithel platt, die Inseln zwischen den Follikeln spärlich und das histologische Bild,

---

[1] Die kürzeste zwischen dem Deckakt und dem Todes des Tieres verflossene Zeit betrug 2,5 Minuten.

[2] Ob es sich hier tatsächlich um Kolloid und nicht etwa bloß um Plasma handelt, erscheint nach Ansicht des Verfassers sehr fraglich.

das Gilardino mit dem nach Follikulinbehandlung vergleicht, nähert sich dem der Schilddrüse des nichtgraviden Tieres [1].

Bei Ratten fand Matsuyama während der Schwangerschaft einer Hypertrophie der Schilddrüse mit reichlicher Kolloidsekretion sowie Vergrößerung der Epithelien einschließlich der chromatinarmen Zellkerne sowie Hyperämie der Capillaren, Veränderungen, die ihren Höhepunkt in der Mitte der Schwangerschaft erreichen. In Parabioseversuchen konnte sich Matsuyama überzeugen, daß bei Trächtigkeit des einen Partners in der Schilddrüse des anderen, nichtträchtigen Partners zuweilen dieselben Veränderungen auftreten, wie sie für die Schwangerschaft charakteristisch sind.

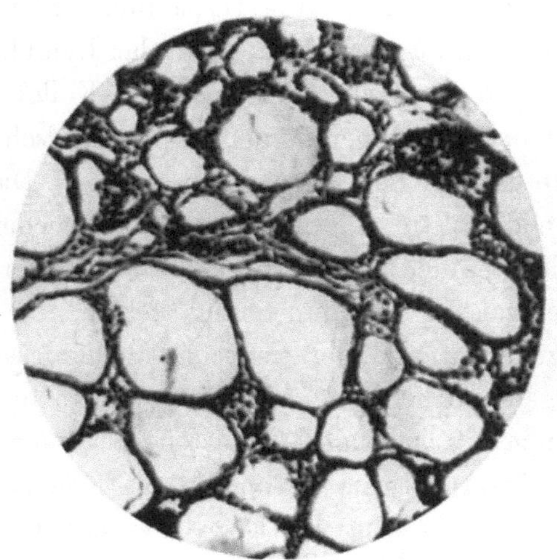

Abb. 26. Schnitt aus der Schilddrüse eines trächtigen Meerschweinchens. (Nach Herold.)

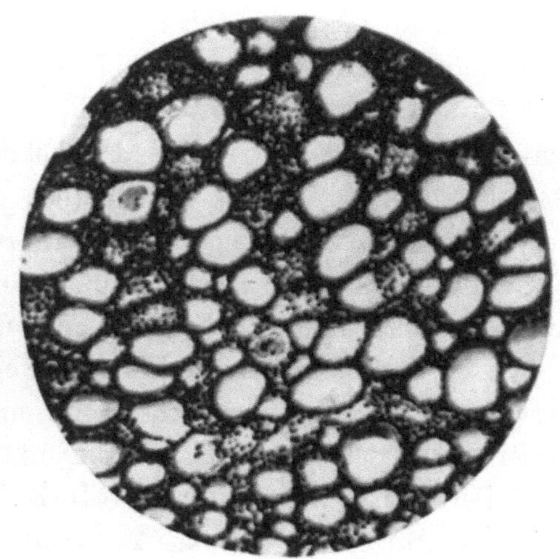

Abb. 27. Schnitt aus der Schilddrüse eines nichtträchtigen Meerschweinchens. (Nach Herold.)

Über Vergrößerung der Schilddrüse bei einer trächtigen Hündin berichtete schon vor rund 100 Jahren Schweger-Bardeleben. Neuere Untersuchungen beim Hunde stammen von Bernard, nach dessen Angabe schon 3 Tage nach erfolgter Befruchtung die Schilddrüse der Hündin Zeichen erhöhter Tätigkeit erkennen läßt. Ungefähr vom 19. bis zum 30. Tage der Schwangerschaft wird die Tätigkeit der Schilddrüse geringer, steigt jedoch vom 42. bis zum 62. Tage wiederum beträchtlich an, wobei geradezu das Bild des Hyperthyreoidismus zustande kommt. Erst 1—2 Tage nach dem Wurf nehmen die Zeichen gesteigerter Aktivität wieder ab, um während des Säugens neuerlich zuzunehmen. Der morphologische Ausdruck der maximal erhöhten Tätigkeit besteht in dem hohen Bläschenepithel, der Verkleinerung der Follikel, dem chromophoben Kolloid, der Exkretion nichtfärbbarer Tropfen in die Gefäße, der Erweiterung der interfollikulären Capillaren und der fast vollständigen Umwandlung der soliden interstitiellen Epithelhaufen in Schilddrüsenfollikel.

Die Morphologie der Katzenschilddrüse während der Schwangerschaft wurde zuerst von Borzystowski studiert, der die Schilddrüse beim lebenden Tier bloßlegte und in der ersten Zeit der Schwangerschaft eine auffallende Hyperämie und einen besonderen Turgor des Organs feststellen konnte. Histologisch zeigte das vergrößerte Organ eine prallere Füllung der Bläschen mit stark färbbarem Kolloid, niedriges dunkles Epithel und reichlich kolloid-

---

[1] Vgl. Kapitel XXVII „Schilddrüse und Lactation" auf S. 792.

ähnliche Massen in den Lymphgefäßen, so daß der Autor auf eine vermehrte Ausfuhr von Kolloid während der Schwangerschaft schloß.

Die Schilddrüse des trächtigen Schweines wurde von Stender untersucht, doch erscheint es dem genannten Autor noch recht zweifelhaft, ob dieses Organ während der Trächtigkeit überhaupt irgendwelchen Veränderungen unterworfen ist, wogegen Ahlbeck bei trächtigen Säuen eine deutliche Hyperplasie der Schilddrüse beschreibt.

Winiwarter untersuchte den Einfluß der Schwangerschaft auf die sog. Thymusinseln (Ilots thymiques) der Schilddrüse und fand, daß zu dieser Zeit die „Thymusinseln" verschwinden, indem sie sich in Schilddrüsengewebe umwandeln, woraus der Schluß zu ziehen sei, daß das Thymusgewebe das Reservematerial ist, aus dem sich in der Schwangerschaft bei gesteigertem Bedarf Schilddrüsengewebe bildet[1].

In den letzten Jahren haben einige Autoren den Jodgehalt der Schilddrüse trächtiger Tiere untersucht, ohne zu einem einheitlichen Ergebnis zu gelangen. Nach Decio, der 11 trächtige und zur Kontrolle 19 nichtträchtige Kühe untersucht hat, beträgt der Jodgehalt der Schilddrüse während der Trächtigkeit 0,088 % gegen 0,073 % außerhalb dieser. Auch nach Spirito ist der Jodgehalt der tierischen Schilddrüse, die in der Gravidität offenbar infolge der Änderung der Ovarialtätigkeit eine Funktionssteigerung erfährt, ein wenig erhöht. Im Gegensatz zu den Befunden der genannten zwei Autoren steht die Mitteilung Nakamuras, der die Schilddrüse trächtiger Kaninchen nach der Methode Baumann-Anten auf ihren Jodgehalt geprüft und gefunden hat, daß mit fortschreitender Schwangerschaft und dadurch bedingter Vergrößerung der Schilddrüse der Jodgehalt abnimmt, während in der Zeit nach dem Wurf das Umgekehrte, nämlich eine Zunahme des Jodgehaltes bei Kleinerwerden des Organes stattfindet, so daß der Autor zu dem Schlusse gelangt, daß die Schilddrüse in der Schwangerschaft reichliche Mengen von Hormon erzeugen müsse.

Romaniello hat den Jodgehalt der Schilddrüse bei Meerschweinchen histologisch mittels des Verfahrens von Fabozzi untersucht und mit fortschreitender Schwangerschaft eine Zunahme desselben und nach dem Wurf eine rasche Rückkehr zur Norm festgestellt. Allerdings steht der endgültige Beweis noch aus, daß die in der Schilddrüse mit diesem Verfahren darstellbaren schwarzen Körnchen, die in der Schwangerschaft an Größe und Menge zunehmen, tatsächlich Jodpalladium sind.

VIII. Die Veränderungen der menschlichen Schilddrüse durch Coitus, Schwangerschaft und Lactation.

Im Hinblick auf die sehr nahen Beziehungen zwischen der weiblichen Geschlechtssphäre und der Thyreoidea klingen die namentlich in älteren Arbeiten gemachten Angaben über das Anschwellen der Schilddrüse bei sexueller Erregung, vor allem beim Coitus recht wahrscheinlich, wenngleich exakte Untersuchungen darüber fehlen. Auf der Annahme einer Anschwellung der Thyreoidea bei der Defloration beruht die Sitte mancher Völker vor der Brautnacht den Halsumfang der jungen Frau mittels eines Fadens zu messen, um aus der nach dem Geschlechtsverkehr nachweisbaren Verdickung des Halses auf die

---

[1] Daß es sich bei diesen Gebilden, die Winiwarter bei Katze, Hund und Igel untersucht hat, um die interfollikulären Epithelhaufen und nicht um Thymusgewebe handeln dürfte, erscheint naheliegend.

vollzogene Defloration zu schließen. Die Behauptung, daß sich die Schilddrüse auch im Augenblick der Konzeption vergrößert, ist für den Menschen wohl kaum zu beweisen; hingegen kann an der Schwangerschaftsvergrößerung der Schilddrüse, die, wie aus einem Epigramm Goethes hervorgeht, schon zu dessen Zeiten bekannt gewesen sein mußte, kein Zweifel bestehen.

Während in früheren Zeiten vielfach angenommen wurde, daß die Volumzunahme der Schilddrüse bei schwangeren Frauen durch einen vermehrten Blutandrang oder vermehrten Gefäßturgor (Ewald) bedingt sei, hat heute die Ansicht allgemein Verbreitung gefunden, daß die Ursache der Schilddrüsenvergrößerung in einer Hyperplasie des Schilddrüsenparenchyms zu suchen ist, während nur ein kleiner Teil der Autoren vornehmlich in einer Kolloidstauung das Wesen der Schwangerschaftsveränderung der Thyreoidea erblickt. Systematische Untersuchungen über die Schwangerschaftsschilddrüse [1] wurden zuerst von Freund in Straßburg an einem Material von 50 Schwangeren vorgenommen und eine Vergrößerung der Schilddrüse in 90% der Fälle gefunden, nachdem schon im Jahre 1875 von Tait auf die Vergrößerung dieses Organs in der Schwangerschaft hingewiesen worden war. Nachuntersuchungen von Lange, Engelhorn, Rübsamen, v. Graff u. a. haben die Befunde Freunds bestätigt, wenngleich die Angaben über die Häufigkeit der Schilddrüsenvergrößerung in der Schwangerschaft — offenbar in Abhängigkeit von geographischen Verhältnissen — verschieden lauten. So hat Lange eine Vergrößerung der Thyreoidea während der Schwangerschaft in 54%, Engelhorn (Erlangen) in 65%, Rübsamen (Bern) in rund 90% und v. Graff (bei Wienerinnen) in 44% der Fälle beobachtet, während nach Hinton die Vergrößerung der Schilddrüse je nach der Gegend in 25—80% anzutreffen ist.

Der von Wehefritz besonders zwischen dem 20. und 30. Lebensjahr festgestellte Gewichtsanstieg der weiblichen Schilddrüse von ungefähr 9 g wird von dem genannten Autor wohl mit Recht auf die gerade in dieses Lebensalter gehäuften Schwangerschaften zurückgeführt.

Der Umstand, daß die wenigsten Frauen anzugeben imstande sind, ob ihre Schilddrüse schon vor der Schwangerschaft vergrößert war, hat v. Graff bewogen, die Frage in der Weise zu lösen, daß er vor allem feststellte, wie oft bei einer entsprechend großen Zahl von Frauen, die nie geboren hatten, die Schilddrüse überhaupt eine Vergrößerung zeigt. Dabei stellte es sich heraus, daß von 278 nulliparen Wienerinnen 29 eine vergrößerte Schilddrüse besaßen, während von 526 schwangeren Wiener Frauen 44 eine Vergrößerung der Schilddrüse zeigten, so daß die Zunahme der positiven Fälle in der Schwangerschaft 15% betrug.

Was den Grad der Volums- bzw. Gewichtszunahme der Schilddrüse während der Schwangerschaft anbelangt, so geben darüber die Untersuchungen von Wehefritz Aufschluß, der bei nichtschwangeren Frauen und Mädchen von 19—46 Jahren ein durchschnittliches Gewicht der Schilddrüse von 25,68, bei Schwangeren hingegen von 40,69 g feststellen konnte (vgl. auch Markoe und Wing sowie Cranjo Maia).

---

[1] Der Ausdruck „Schwangerschaftskropf" für die physiologische Anschwellung der Thyreoidea während der Gravidität sollte, wie Wegelin mit Recht fordert, grundsätzlich vermieden werden, da er eine Scheidung zwischen dieser und der pathologischen Vergrößerung besonders beim endemischen Kropf erschwert.

Makroskopisch ist die Schwangerschaftsschilddrüse nur wenig verändert; immerhin soll nach Wegelin — allerdings bei einem Material, das wegen des endemischen Kropfes in Bern und Umgebung für normal-anatomische Untersuchungen wenig geeignet ist — die starke Transparenz der nicht vergrößerten Drüsenläppchen auffallen.

Die ersten histologischen Untersuchungen über die Schwangerschaftsschilddrüse beim Menschen stammen von Engelhorn, der den Nachweis erbrachte, daß es sich hierbei um eine echte Hypertrophie und Hyperplasie handelt. In der Tat fand er eine Vergrößerung der Schilddrüsenbläschen, ein lebhaft sezernierendes Parenchym, frisches

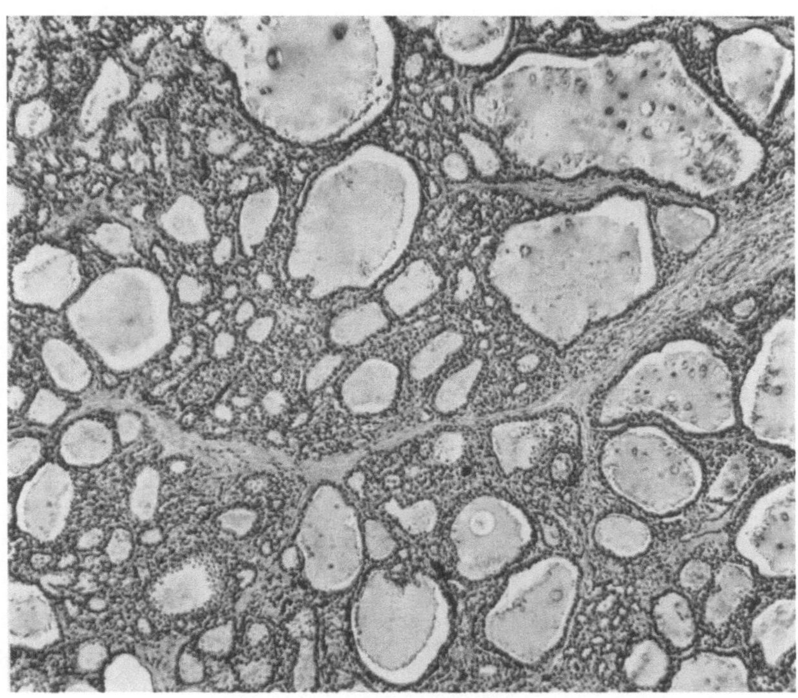

Abb. 28. Schnitt aus der Schilddrüse einer 20jährigen, vollkommen gesunden Frau, die unmittelbar nach der Geburt durch Verblutung gestorben ist. Man sieht neben zahlreichen großen viele kleine, neugebildete Schilddrüsenbläschen. (Übersichtsfeld.)

Sekret in den Bläschen und eine Wucherung des Epithels, Veränderungen, die sowohl er als auch sein Lehrer Seitz wohl mit Recht als den Ausdruck einer erhöhten sekretorischen Tätigkeit der Thyreoidea ansehen (Abb. 28 und 29).

Nach Wegelin, wohl dem besten Kenner der Schilddrüse, ist die Schwangerschaftsschilddrüse durch reichlichen Kolloidgehalt der Follikel und durch Wucherung ihres Epithels ausgezeichnet. Die Epithelproliferation äußert sich nach Wegelin darin, daß das Epithel trotz der prallen Füllung der Bläschen mit meist dünnflüssigem Kolloid nicht platt sondern kubisch, ja selbst zylindrisch erscheint und nicht selten in der Wand größerer Follikel die sog. Sandersonschen Polster bildet. Hierzu kommt noch als weitere Veränderung der Befund homogener, kolloidähnlicher Massen im Lumen der Lymphgefäße. Die histologischen Bilder in der Schwangerschaftsschilddrüse sprechen nach Wegelin mit großer Wahrscheinlichkeit für eine Neubildung der Bläschen und eine lebhaftere Sekretion von Kolloid. Der reichliche Kolloidgehalt könne nicht auf einer Kolloidstauung beruhen, da das Epithel fast nirgends eine Abplattung zeigt; vielmehr spreche alles für eine Mehrleistung der Schilddrüse während der Gravidität.

Nach Cerniglia finden sich in der Schwangerschaftsschilddrüse kolloidartige Tröpfchen und Vakuolen häufiger als sonst im Schilddrüsenepithel, und nach Amato ist in der Schwangerschaft die Menge der fuchsinophilen Granula in den Drüsenzellen vermehrt. Nach Spirito, der an einem Material von 181 schwangeren Frauen die Schilddrüse fast ausnahmslos vergrößert fand, besteht das Substrat der Schwangerschaftsveränderung in einer wahren Hypertrophie und Hyperämie neben Kolloidretention, in welcher die Ursache für die Schwankungen im Volumen der Schilddrüse zu suchen sei. Im Gegensatz dazu fand

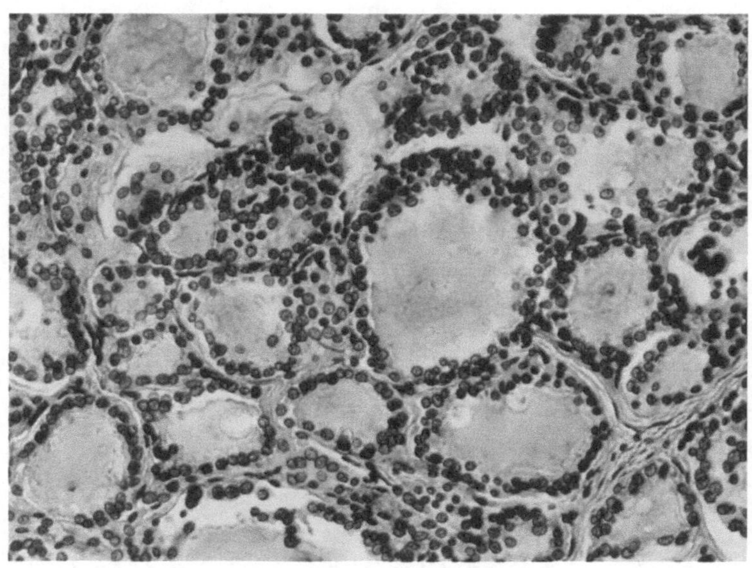

Abb. 29. Schnitt aus derselben Schilddrüse wie auf Abb. 28 bei starker Vergrößerung. — Man sieht in den vorwiegend neugebildeten Bläschen lichte, protoplasmareiche, meist kubische Drüsenzellen und fast ausschließlich dünnes, schwächer als sonst gefärbtes Kolloid.

Knaus in der Schilddrüse von vier intra partum verstorbenen Frauen keine hyperplastischen Veränderungen des Schilddrüsenparenchyms, hingegen ein auffallend scholliges, dunkelgefärbtes Kolloid. Nach Carloni bildet sich in der Schwangerschaft, und zwar hauptsächlich in der letzten Zeit der Gravidität in großer Menge hyperchromophiles Kolloid, das auf intrafollikuläre, infolge der Kongestion entstandene Blutaustritte zurückzuführen sein soll. Entgegen der Beschreibung, die Wegelin vom Bläschenepithel gibt, findet Carloni das Epithel niedrig und abgeplattet, was mit der Auffassung des Autors von der erhöhten Aktivität der Schwangerschaftsschilddrüse nicht recht in Einklang zu bringen ist; hingegen dürfte die von ihm betonte Hypertrophie und Hyperplasie des interfollikulären Epithels seiner Auffassung Recht geben. Wie Amato, so erwähnt auch Carloni die vermehrte Produktion fuchsinophiler, aber auch lipoider Körnchen im Epithel der Schwangerschaftsschilddrüse (siehe auch Dotti).

Während die Vergrößerung der Schilddrüse in der Schwangerschaft, wie erwähnt, von den meisten Autoren als ein progressiver Prozeß im Sinne einer Hypertrophie und Hyperplasie des Organs aufgefaßt wird, ist die Vergrößerung, die die Schilddrüse intra partum erfährt, auf venöse Hyperämie zurückzuführen (Freund, Engelhorn, v. Graff

usw.), wobei die Volumszunahme in einem gewissen Verhältnis zu der geleisteten Geburtsarbeit steht und bis 3 cm und darüber — gemessen am Halsumfang — betragen kann, um sich
innerhalb der nächsten Stunden nach der Ausstoßung der Frucht wieder beträchtlich zurückzubilden. Die Vergrößerung der Schilddrüse während der Geburt ist nicht in allen Fällen
nachweisbar, so daß v. Graff unter 95 Frauen nur 59mal, das ist in 62,1%, eine Zunahme
des Halsumfanges beobachten konnte, während in den übrigen 37,9% der Halsumfang
während des Geburtsaktes unverändert blieb.

In den ersten Tagen des Wochenbettes bildet sich das Volumen der Schilddrüse
wieder zurück, um nach Ansicht einiger Autoren (Freund, Spirito, Carloni u. a.) im
Zusammenhang mit der Lactation am Ende der ersten Woche einen neuerlichen Anstieg
zu zeigen, der allerdings von anderen Autoren wie v. Graff, Seitz, Guggisberg usw.
nicht festgestellt werden konnte. Histologisch sollen sich nach den Untersuchungen Ciullas
Zeichen einer gesteigerten Drüsentätigkeit nachweisen lassen.

Im endemischen Kropfgebiet (Kanton Bern) fand B. Müller ein Zurückgehen der
Schilddrüsenanschwellung bloß in 57% der Fälle, während in 7% die Vergrößerung
der Schilddrüse bestehen blieb.

Angaben über den Jodgehalt der Schilddrüse während der Schwangerschaft sind
verhältnismäßig spärlich. Kocher untersuchte strumöse Schilddrüsen schwangerer Frauen
und fand ähnlich wie beim Basedow eine Abnahme des Jodgehaltes bis auf $^1/_{30}$ des Normalen
und einen Anstieg des Phosphors bis auf das dreifache. Auch nach Daly und Strouse
vermindert sich in der Schwangerschaft der Jodgehalt, so daß bei ungenügender Zufuhr
von Jod ein Zustand einer funktionellen Überanstrengung der Schilddrüse Platz greift,
wodurch das klinische Bild eines Hyperthyreoidismus entstehen kann. Die Nervenlabilität
schwangerer Frauen, ja selbst gewisse toxämische Zustände können die Folge dieser funktionellen Schilddrüsenstörung sein. Im Gegensatz zu den obigen Angaben fanden Nagel
und Roos den Jodgehalt der Schilddrüse in der Schwangerschaft vermehrt, während dieser
nach Fenger unverändert sein soll.

IX. Struma und Schwangerschaft.

Die nahen Beziehungen der Schilddrüse zur Sexualsphäre finden beim weiblichen
Gechlecht unter anderem auch durch das häufige Auftreten von Kropf im Zusammenhang
mit Schwangerschaften ihren beredten Ausdruck; ja von manchen Autoren wird das Überwiegen von Strumen beim weiblichen Geschlecht geradezu auf die Schwangerschafts- und
Geburtsvorgänge bezogen, wobei die Neigung zur Kropfbildung um so größer erscheint,
je mehr Schwangerschaften die Frau durchgemacht hat (B. Müller) (Abb. 30).

Nicht immer ist es ganz leicht, zwischen der physiologischen Schwangerschaftsvergrößerung der Schilddrüse und einer geringgradigen diffusen Struma zu unterscheiden,
namentlich dann, wenn funktionelle Störungen seitens der vergrößerten Schilddrüse fehlen.
Leicht wird die Unterscheidung, wenn im Gegensatz zu der gleichmäßigen Vergrößerung
der Schilddrüse bei der physiologischen Schwangerschaftshypertrophie nur einzelne Lappen
bezw. die ganze Schilddrüse, aber nicht gleichmäßig, von der strumösen Veränderung
ergriffen ist. Besonders in Kropfgegenden wird diese Unterscheidung dadurch erschwert,
daß hier einfache Schwangerschaftshypertrophien verhältnismäßig oft (nach B. Müller

in 7%) zu einem bleibenden Kropf werden. So erscheint auch die Angabe B. Müllers verständlich, daß in Kropfgebieten (wie es der Kanton Bern ist) eine normale Schilddrüse zur Zeit der Schwangerschaft geradezu eine Ausnahme bildet.

So wie die normale, so kann auch die bereits strumöse Schilddrüse in der Schwangerschaft größer werden (v. Graff, Rübsamen, B. Müller, Seitz u. a.), wenngleich dies nach v. Graff und nach Guggisberg nur ungefähr in einem Drittel der Fälle stattfinden soll. Daß es besonders während des Geburtsaktes leicht zu einer stärkeren Anschwellung

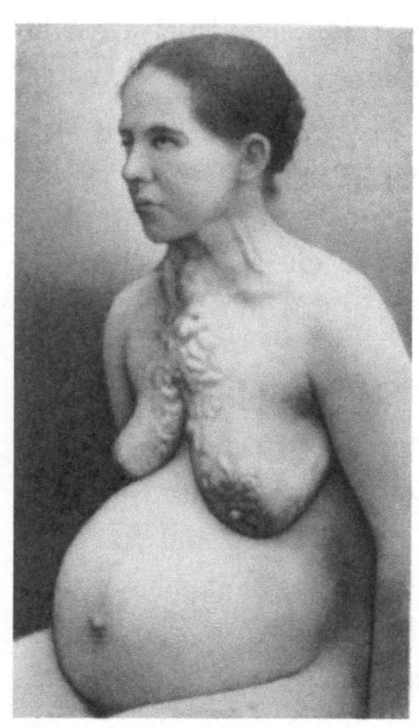

Abb. 30.
Frau im 7. Schwangerschaftsmonat mit stenosierender Struma substernalis und einer „Caput medusae"-artigen Anschwellung auf der Brust und starker Ausdehnung des Leibes durch Zwillinge.
(Nach Rübsamen.)

einer strumösen Schilddrüse kommen kann, erscheint selbstverständlich (v. Graff, Crotti usw.). So zeigten von den kropfbehafteten Frauen, die v. Graff daraufhin untersucht hat, 35% unter der Geburt eine weitere Volumszunahme der Schilddrüse, während diese in 53% unverändert blieb, eine Erscheinung, die v. Graff damit zu erklären sucht, daß bei vorhandener Struma schon in den letzten Wochen vor der Geburt eine relativ stärkere venöse Stauung vorhanden ist, so daß die ja lediglich auf einer venösen Hyperämie beruhenden Vergrößerung des Halsumfanges während des Geburtsaktes keiner so beträchtlichen Steigerung durch Mehrfüllung der Venen fähig ist, wie in den Fällen, wo die Gefäße sich vorher in einem mittleren Füllungszustand befanden.

Im Wochenbett gehen die akuten Erscheinungen meist rasch zurück, wenngleich die weitere Rückbildung der Schwangerschaftsvergrößerung bei einer strumösen Thyreoidea nicht so regelmäßig erfolgt, und die Struma nicht selten sogar an Umfang zunimmt (Seitz); ja das Weiterwachsen der Struma über das Wochenbett hinaus stellt durchaus kein seltenes Vorkommnis dar, wie dies besonders aus den Untersuchungen von v. Beck hervorgeht, der bei einem Material von 670 Frauen ein Weiterwachsen des Kropfes im Wochenbett mit Steigerung der Beschwerden in 10% der Fälle beobachten konnte [1].

Die nicht seltene Angabe über fehlende Rückbildung einer Schwangerschaftsschilddrüse nach vollendeter Schwangerschaft geht teils darauf zurück, daß die Frauen, wie dies namentlich in Kropfgegenden sehr häufig ist, bereits vor der Gravidität eine geringe Struma hatten, teils darauf, daß wie erwähnt, nicht selten in der Schwangerschaft der erste Anstoß zu einer bleibenden Struma gegeben wird.

Wie sehr die Kropfbildung bei der Frau mit überstandenen Schwangerschaften bzw. Geburten zusammenhängt, geht aus der interessanten Zusammenstellung von

---

[1] In einem Fall von Lawson-Tait trat während der ersten zwei Schwangerschaften jedesmal eine Struma der Schilddrüse auf, welche nach der Geburt wiederum verschwand; nach der dritten Schwangerschaft blieb sie jedoch bestehen, um nach der vierten Entbindung weiterzuwachsen, ohne daß es zu einer neuerlichen Schwangerschaft gekommen wäre. Über einen ähnlichen Fall wie diesen berichtet auch Novak.

Schleussing hervor, der auf Grund eines Materials von 276 einschlägigen Fällen auf
die Beziehungen zwischen der Zahl der Schwangerschaften und der Häufigkeit von
Adenomknoten in der Schilddrüse hinweist. Während er bei Frauen, die nie geboren
hatten, bloß in 25,5% knotige Strumen fand, stieg die Zahl bei Frauen mit 1 Geburt
auf 40,4%, mit 2 Geburten auf 60%, mit 3—5 Geburten auf 82,8%, mit 6—10 Geburten
auf 95,2% und noch mehr Geburten auf 100%. Ähnliche Beziehungen fand Schleussing zwischen der Zahl der Geburten und der Zahl der in der Thyreoidea nachweisbaren Adenomknoten, während eine Gesetzmäßigkeit zwischen der Art und Größe
dieser und der Zahl der Geburten nicht festzustellen war. Nach Schleussing stellt
die Schwangerschaft (ebenso wie die Gebirgslandschaft) einen günstigen Boden für die
Entwicklung von Adenomen in der Schilddrüse dar, die sich aus den in jeder menschlichen Schilddrüse angelegten Geschwulstkeimen entwickeln. Die erhöhte Disposition
der Schilddrüse zur Knotenbildung sei durch die erhöhte Tätigkeit, in der sich die
Schilddrüse sowohl im Gebirge, als auch in der Schwangerschaft befindet, bedingt.

Die Bedeutung überstandener Schwangerschaften für die Entwicklung des Kropfes
geht auch aus der Angabe Rübsamens hervor, daß die großen stenosierenden bzw.
substernalen Strumen nur bei den mehrgebärenden Frauen vorkommen, wobei von den
strumabehafteten, mehrgebärenden Frauen immer wieder die Angabe gemacht wird,
daß ihr Kropf von Schwangerschaft zu Schwangerschaft gewachsen sei. Nach Hinton
ist die häufigste Form der Struma bei Frauen die Kolloidstruma; die knotige Struma
findet sich gewöhnlich bei Mehrgebärenden mit besonders rasch aufeinanderfolgenden
Geburten.

So erscheint es auch verständlich, daß die Prognose bezüglich des Rezidivierens der
Struma in der Schwangerschaft nach der Strumektomie bei nulliparen Frauen günstiger
zu stellen ist als bei Multiparen (Rübsamen).

Während in einem großen Teil der Fälle weder die Schwangerschaft, noch die Geburt durch eine vorhandene Struma schwerer beeinträchtigt wird, gibt es genügend
Fälle, in denen die Struma zu ernsten Komplikationen namentlich während des
Geburtsaktes führt[1]. Besonders die doppelseitige Struma kann, namentlich wenn schon
vor der Schwangerschaft Stenoseerscheinungen seitens der Trachea bestanden hatten,
zu einer wesentlichen Steigerung der Beschwerden, der Atemnot oder der nicht selten vorkommenden Bronchitis, führen. Während eine langsam einsetzende Verengung der Luft-
wege seitens der Struma verhältnismäßig gut vertragen wird, führt eine plötzliche Zunahme
der Kompression durch Blutung oder akute Entzündung innerhalb des Kropfes oft
zu einem lebensbedrohenden Erstickungszustand, ebenso wie auch maligne Strumen in
der Schwangerschaft rasch auf die Luftröhre übergreifen und zu einer lebensgefährlichen
Einengung derselben führen können (Lawson-Tait, Albers-Schönberg, Bignami,
Bonnaire, Gazeaux, Novak, v. Graff, v. Beck, B. Müller, Rübsamen, Seitz,
Watson). Zum Glück sind solche Vorkommnisse, die selbstredend auch zu tödlichem
Ausgang während oder auch erst nach der Geburt Anlaß geben können (Guillot, Horwitz,

---

[1] Gelegentlich bei kropfkranken Schwangeren auftretende Dermatosen sind nach Gutzeit auf
eine Insuffizienz der strumösen Schilddrüse zurückzuführen, zumal die jeder anderen Therapie trotzenden
Hautveränderungen durch Schilddrüsendarreichung zum Schwinden gebracht werden können.

Gazaeux, Morgan [1], P. Müller [2] usw.) relativ selten, wie dies auch aus den Zahlen von v. Beck, Rübsamen und v. Graff hervorgeht, von denen der erstgenannte unter 149 Fällen von beiderseitiger Struma in 144 und Rübsamen unter 237 Fällen in 230 Schwangerschaft und Geburt ungestört bzw. ohne die Notwendigkeit einer Therapie verlaufen sah. Besonders der einfach persistierende Pubertätskropf kompliziert nach Gardiner-Hill im allgemeinen weder die Schwangerschaft noch die Geburt. Auch nach Frazier und Ulrich beeinträchtigt das Auftreten einer einfachen Struma weder den Verlauf der Schwangerschaft noch die Entwicklung des Kindes, namentlich wenn gegen das Weiterwachsen der Struma prophylaktisch Jod gegeben wird. Hingegen beobachteten die genannten Autoren bei früher strumektomierten Frauen in 3,2% der Fälle während der Schwangerschaft Zeichen einer Thyreotoxikose.

Besonders im neueren Schrifttum finden sich viele Fälle, in denen bei kropfkranken Frauen zum Teil mit toxischer Struma die Schwangerschaft nach erfolgter Strumektomie zu einem glücklichen Ende geführt werden konnte (v. Beck, Fonyo, Frazier und Ulrich, Williamson usw.). Eine Unterbrechung der Schwangerschaft durch die Operation erfolgt nach Seitz nur in 6% der Fälle.

Der Seltenheit halber verdient hier ein Fall von Busch Erwähnung, bei dem eine Frau, die in ihrer 15. Schwangerschaft wegen einer retrosternalen Struma cystica operiert worden war, glücklich niederkam, um nicht viel später das 16. Mal gravid zu werden.

Nach den Erfahrungen mancher Chirurgen soll die Strumektomie während der Schwangerschaft im allgemeinen blutreicher verlaufen als sonst bei Kropfkranken. Die Mortalität beträgt, wie eine Umfrage Seitzs bei verschiedenen Operateuren ergeben hat, ungefähr 2%.

Über das morphologische Verhalten einer Reihe von Strumen, die während der Schwangerschaft reseziert worden waren, gibt eine Arbeit von v. Beck Aufschluß. Über einen genauen histologischen Befund einer in der Schwangerschaft wegen Hyperthyreoidismus entfernten Struma berichtet de Bella. In diesem Falle waren die Follikel nur wenig mit Kolloid gefüllt, das Epithel der großen Follikel war platt, das der kleineren zylindrisch; im Stroma fand sich eine Anschwellung der Bindegewebsfasern mit Einlagerung einer mucoiden Substanz und in den Arteriolen und Capillaren eine Proliferation des Endothels.

Von v. Beck, Göczy, Pototschnig u. a. wird über kropfkranke Schwangere berichtet, bei denen wegen einer Struma carcinomatosa oder wegen einer rapid wachsenden bzw. sehr mächtigen retrosternalen Struma zur Sectio caesarea geschritten werden mußte.

In seltenen Fällen kommt es entweder in der Schwangerschaft oder im Wochenbett zu einer eitrigen entweder phlegmonösen oder abszedierenden Strumitis. Zwei Fälle dieser Art finden sich bei v. Beck, von denen der eine während der Schwangerschaft im Anschluß an eine Angina, der andere nach einer akuten Enteritis entstanden war. Über einen metastatischen Fall von Strumitis durch Staphylokokken und Fraenkel-Welch-Bacillen bei septischem Abort berichtet Kalbfleisch, über Fälle von Strumitis mit Gas

---

[1] Der Fall von Morgan, der eine 4. Gebärende mit einer Struma betrifft, die in den letzten 5 Monaten allmählich an Umfang zugenommen und zu steigender Dyspnoe und Herzpalpitationen geführt hatte, zeigt, daß der Tod strumabehafteter Frauen unter der Geburt nicht immer infolge der Einengung der Trachea erfolgt, daß es vielmehr Fälle gibt, in denen der tödliche Ausgang durch Degeneration des Herzmuskels bedingt ist.

[2] Im Falle von P. Müller handelte es sich um eine strumabehaftete Frau, die eine ganz normale Geburt durchgemacht und die ersten Tage des Wochenbettes gut verbracht hatte, am 6. Tage post partum jedoch Erstickungsanfälle bekam und trotz sofortiger Tracheotomie verschied.

im Eiter bei puerperaler Endometritis Boegehold und Kocher. Ferrari sah eine Frau
von 34 Jahren, die 4 Tage nach der Geburt unter Schüttelfrost, hohem Fieber, druck-
empfindlicher Anschwellung der rechten vorderen Halspartie und leichtem Exophthalmus
erkrankt war, später tonisch-klonische Krämpfe, Schluckbeschwerden und leichten Trismus
und zum Schluß Fluktuation der erkrankten Halsseite. Bei der Sektion fand sich
eine große und mehrere mit dieser zusammenhängende, kleinere Absceßhöhlen mit
nekrotischer Wand und Streptokokken im Eiter. Eine Peristrumitis, die auch auf die
Epithelkörperchen übergegriffen hatte, führte zu deren teilweiser Zerstörung und bildete
die Ursache der Krämpfe.

Daß Fälle von akuter Strumitis im Wochenbett ohne Vereiterung ausheilen
können, beweist ein Fall von Vallois und Roume bei einer 26jährigen Primipara, die
15 Tage nach der Geburt mit lokalen und allgemeinen Erscheinungen erkrankt war,
und bei der nach erfolgter Genesung bloß eine geringe Vergrößerung der Schilddrüse
zurückblieb.

Während nach Kocher die akute Strumitis zahlenmäßig keines der beiden Geschlechter irgendwie bevorzugen soll, fand Hagenbuch, daß unter den Fällen von akuter
Strumitis die Frauen bei weitem über die Männer, und zwar im Verhältnis 3 : 1 überwiegen.
Die offenbar infolge der viel stärkeren funktionellen Inanspruchnahme gesteigerte Disposition
der weiblichen Schilddrüse zu Erkrankungen verschiedener Art macht es durchaus verständlich, daß auch die akute Strumitis häufiger bei Frauen als bei Männern vorkommt.

In bestimmten Gegenden Amerikas, in denen das Wasser sehr kalkarm ist, stellen
bei kropfbehafteten Frauen schwere Blutungen post partum, die eine Folge der verkürzten Blutgerinnungszeit sein sollen, eine nicht seltene Komplikation dar (Peru).

Auf das ungemein häufige Vorkommen von allgemein verengtem Becken in
endemischen Kropfgebieten (Kanton Bern) wurde von P. Müller hingewiesen, der diese
Tatsache mit der beim endemischen Kropf bzw. Kretinismus vorkommenden Wachstumsstörung, die zu einer Hypoplasie des Beckens führt, erklärt hat.

Für die Nachkommenschaft besitzt der einfache, nicht komplizierte Kropf, sofern
er nicht durch Stenoseerscheinungen das Leben der Mutter bedroht, keine schädliche
Wirkung, so daß es durchaus fraglich erscheint, ob das von Debiasi in 2 Fällen beobachtete Zusammentreffen von Struma der Mutter und Anencephalie des Neugeborenen mehr
als ein rein zufälliges ist.

Dagegen besitzt nach den Untersuchungen von K. H. Bauer an zahlreichen Stamm-
bäumen der Kropf (bei beiden Geschlechtern) einen Einfluß auf die Sexualproportion
der Nachkommenschaft, indem der sonst regelmäßige Knabenüberschuß in einen
Mädchenüberschuß verwandelt wird, eine Feststellung, zu der auch Pfister auf Grund
seiner statistischen Studien bei den Bataks, einem Volksstamm auf Sumatra, gelangt.

Den Grundumsatz bei schwangeren Frauen und Wöchnerinnen mit Struma der
Schilddrüse untersuchen Plass und Wayne und fanden bei kolloiden und adenomatösen
Formen Steigerung desselben bis + 35% und bei großen Kolloidkröpfen selbst bis + 50%,
während die Untersuchungen von gesunden Schwangeren keine Steigerung des Grundumsatzes über + 20% ergab. Nach Niederwieser hat hingegen weder die Größe des
Kropfes, noch seine Konsistenz einen besonderen Einfluß auf den Grundumsatz, noch
wird er durch Alter und Anzahl der Geburten beeinflußt.

X. Ursache und Deutung der Schilddrüsenveränderungen in der Schwangerschaft.

Über die Ursachen der Schwangerschaftsveränderung der Schilddrüse sind wir auf bloße Vermutungen angewiesen. Obzwar es das Naheliegendste wäre, die Vergrößerung der Schilddrüse sowie die vieler anderer Organe in der Schwangerschaft ganz allgemein auf die in dieser Zeit erhöhte Inanspruchnahme zu beziehen, so erscheint es doch berechtigt, angesichts der nahen Beziehungen zwischen Schilddrüse und Geschlechtssphäre die Ursache der Schwangerschaftsveränderung der Schilddrüse in der Einwirkung bestimmter Stoffe aus der Placenta oder der Frucht oder dem Corpus luteum zu suchen. In der Tat gelang es Engelhorn, durch Einspritzung von Placentaextrakten im Tierexperiment eine Vergrößerung der Schilddrüse hervorzurufen, so daß er geneigt ist, die Schwangerschaftsvergrößerung des genannten Organs in Übereinstimmung mit Seitz durch Übertritt von Stoffen aus der Placenta in den mütterlichen Organismus zu erklären. Andererseits müsse nach Engelhorn auch an das Corpus luteum gedacht werden, das eine Verminderung der Eierstocksfunktion bedingen und auf diesem Wege auf die Schilddrüse einwirken soll, eine Ansicht, für die der Autor durch die Beobachtung, daß von 23 schwangeren Frauen nach Verabreichung von Ovarialsubstanz bei 21 eine Verkleinerung der Schilddrüse auftrat, eine Stütze beigebracht zu haben glaubt. Auch Knaus erblickt die Ursache der Schilddrüsenveränderung in der Schwangerschaft, die er durch eine Kolloidstauung bedingt ansieht, in der Wirkung des Corpus luteum.

Nach Lange stammen die Stoffe, die die Thyreoidea reizen und zu reaktiver Vergrößerung veranlassen, von dort, wo in kurzer Zeit große Gewebsmassen gebildet werden, das ist also am und im Uterus. Nach Massini sind es Placentartoxine, die für die Schwangerschaftsvergrößerung der Schilddrüse verantwortlich zu machen sind.

Deutet man die Funktion der Schilddrüse im Sinne der Entgiftungstheorie von Blum, so sei es nach Mosbacher berechtigt anzunehmen, daß infolge der gesteigerten Stoffwechselvorgänge während der Schwangerschaft toxische Stoffwechselprodukte in größerer Menge gebildet werden und das entgiftende Organ, die Schilddrüse, dermaßen in Anspruch nehmen, daß es zur Hypertrophie derselben kommt.

Frühinsholz und Parisot erblicken in spezifischen Substanzen, die vom Ei oder von der Placenta sezerniert werden, die Ursache der Schwangerschaftsveränderung der Thyreoidea. Auch Nakamura denkt an Stoffe aus der Placenta, ohne entscheiden zu können, ob die Wirkung auf die Schilddrüse dem in der Placenta enthaltenen Ovarialhormon oder Prolan oder irgendwelchen toxischen Substanzen zukommt. Nach van der Hoeven ist die Ursache der Hyperthyreoidie in den ersten Wochen der Schwangerschaft in der Wirkung des Corpus luteum, in den späteren Monaten in der Wirkung der Placenta zu suchen.

Da der Beginn des physiologischen „Hyperthyreoidismus" nach den an Hunden durchgeführten Untersuchungen von Bernard mit dem Zeitpunkt zusammenfällt, da das Corpus luteum seine Fettmassen völlig in Tropfen umgewandelt hat und einen sehr verlangsamten Stoffwechsel zeigt, nimmt der Autor an, daß die Funktion der Schilddrüse in der Schwangerschaft in einem umgekehrten Verhältnis zur Funktion des gelben Körpers steht. In der Tat kommt es, wenn am 12. Tage nach dem befruchtenden Geschlechtsakt die Ovarien exstirpiert werden, in der Schilddrüse zu einer intensiven Kolloidresorption, in der Bernard den Ausdruck einer gesteigerten Schilddrüsentätigkeit erblickt.

Nach Daly und Strouse führt die Schwangerschaft zu einer Verminderung des aufgestapelten Jodes und vermutlich auf diese Weise zur Hypertrophie und gleichzeitig damit zu erhöhter Tätigkeit, die sich bei vielen Frauen in gesteigertem Blutdruck, Schlaflosigkeit, Reizbarkeit und Schwäche äußert.

Eigenartig ist die Auffassung Waynes, der eine physiologische Vergrößerung der Thyreoidea in der Schwangerschaft überhaupt nicht anerkennt, vielmehr in der Vergrößerung des Organs eine pathologische Hyperplasie, die durch Jodgaben während der Schwangerschaft verhindert werden kann, erblickt. Da die Anforderungen an die Schilddrüse während der Schwangerschaft sehr groß sind, muß es zu krankhafter Hyperplasie des Organs kommen, wenn das nötige Jod in der Nahrung fehlt, so daß es in Kropfgegenden durchaus geboten erscheint, alle schwangeren Frauen prophylaktisch mit Jod zu behandeln.

Die in der letzten Zeit gemachte Entdeckung eines besonderen, auf die Schilddrüse gerichteten, funktionssteigernden Wirkstoffes der Hypophyse, des thyreotropen Hormons, lenkt die Aufmerksamkeit auf die Tätigkeit dieses Organs als Ursache der Schwangerschaftsveränderung der Thyreoidea, und dies mit um so größerer Berechtigung, als die Hypophyse in dieser Zeit in der Tat Zeichen besonderer Aktivität erkennen läßt. Wie aus den Untersuchungen von Herold hervorgeht, gelingt es tatsächlich, mit unterschwelligen Dosen von thyreotropem Hypophysenhormon die gleichen Veränderungen im Tierversuch hervorzurufen, wie sie für die Schilddrüse der schwangeren Frau und für die der trächtigen Tiere charakteristisch sind. Da der Ausfall der Hypophyse, wie aus der Pathologie des Menschen und aus dem Tierversuch bekannt ist, zur Atrophie der Schilddrüse führt, erscheint es durchaus verständlich, daß eine gesteigerte Funktion der Hypophyse, wie sie in der Gravidität besteht, namentlich im Hinblick auf die Existenz eines besonderen, auf die Schilddrüse gerichteten, stimulierend wirkenden Hypophysenhormons, eine Hypertrophie der Schilddrüse zu erzeugen imstande ist.

Die Deutung der Schwangerschaftsveränderung der Schilddrüse hat namentlich in der letzten Zeit zu sehr mannigfaltigen, zum Teil recht schwierigen Untersuchungen Anlaß gegeben und ein sehr umfangreiches Schrifttum gezeitigt, ohne daß eine Einigung in der Frage erzielt worden wäre, ob die Schilddrüsenveränderung in der Schwangerschaft den Ausdruck einer gesteigerten oder einer herabgesetzten Funktion darstellt.

Aus der in den meisten Fällen nachweisbaren Vergrößerung des Organs schlossen schon ältere Autoren auf eine Mehrleistung der Schilddrüse in der Schwangerschaft (Schmauch, Léopold-Lévi und v. Rotschild, die von einer „Phase hyperthyreoïdienne" sprechen, Seitz u. a.).

Besonders auf Grund des **histologischen Bildes** neigen sehr viele Autoren der Ansicht zu, daß sich die Schilddrüse in der Schwangerschaft in einem Zustand vermehrter Tätigkeit befindet, da das frisch sezernierte Kolloid, das kubische Epithel, die vermehrten Mitosen und die bei manchen Tierarten nachgewiesene Umwandlung der interfollikulären Epithelhaufen in Schilddrüsenfollikel — soweit aus histologischen Bildern überhaupt auf den Funktionsgrad geschlossen werden kann — auf eine erhöhte Aktivität des Organs hinweist (Engelhorn, Seitz, Wegelin, Spirito, Herold usw.).

Wenn die Veränderung der Schilddrüse in der Schwangerschaft tatsächlich einer Mehrleistung des Organs entspricht, dann müßte es gelingen, durch Zufuhr von thyreotropem Hypophysenhormon, mit dem es ohne weiteres gelingt, die Schilddrüse zu stark vermehrter Tätigkeit mit Basedow-ähnlichen Bildern anzuregen, eine ähnliche Schilddrüsenveränderung hervorzurufen, wie sie in der Schwangerschaft vorkommt. Wie bereits vorhin erwähnt, ist es in der Tat Herold gelungen, die Annahme einer vermehrten Aktivität der Schilddrüse in der Schwangerschaft durch seine Versuche mit thyreotropem Hormon zumindest sehr wahrscheinlich zu machen. Schon bei der makroskopischen Betrachtung der Schilddrüsen von männlichen Meerschweinchen, die insgesamt $^3/_4$ Meerschweincheneinheiten des genannten Hormons erhalten hatten, fällt die mäßige Vergrößerung und dunkelrote Farbe des Organs auf. Histologisch tritt besonders das kubische bis zylindrische Epithel und der ausgesprochene Kolloidreichtum hervor; das Kolloid ist zum größten Teil dünnflüssig, zeigt mitunter Randvakuolen und verhält sich nach der Kolloidfärbung von E. J. Kraus fuchsinophil, Veränderungen, die mit Sicherheit auf frisch sezerniertes Kolloid hinweisen (Wegelin, E. J. Kraus u. a.). Der Vergleich dieser Schilddrüsen mit Schilddrüsen trächtiger Meerschweinchen aus der zweiten Hälfte der Schwangerschaft ergibt eine derartige Übereinstimmung, daß Herold darin den Beweis für eine vermehrte Funktion der Schilddrüse in der Schwangerschaft erblickt.

Abgesehen von dem morphologischen Bild der Schilddrüse wurde zur Entscheidung der viel umstrittenen Frage, ob in der Schwangerschaft eine gesteigerte oder verminderte Funktion der Thyreoidea vorliegt, das **Verhalten des Grundumsatzes** herangezogen, der während der Schwangerschaft von den meisten Autoren als erhöht angegeben wird. Allerdings lauten die diesbezüglichen Angaben nicht gleich, da die gefundenen Werte ungefähr zwischen $+ 10\%$ und $+ 40\%$ schwanken (Wesener $+ 10\%$, Magnus-Levy, Plass und Wayne, Niederwieser $+ 15\%$, Klaften $+ 16\%$, Sandiford und Wheeler $+ 20\%$, Radice $+ 22{,}4\%$, Root und Root $+ 23\%$, Ramos und Schteingart $+ 20$ bis $+ 30\%$, Stander und Peckham $+ 25$ bis $+ 30\%$, Davis $+ 30\%$, Baer $+ 30$ bis $+ 35\%$, Hasselbalch sowie Alcott und Mortimer $+ 40\%$).

Während ein kleiner Teil der Autoren (Zuntz, Lorenzen, Mahnert) bloß eine geringe Steigerung des Grundumsatzes während der Schwangerschaft fanden, wird dieser von Murlin und Carpenter sowie Knipping und Theodor als normal angegeben.

Trotz der vereinzelten negativen Angaben, stellt die Grundumsatzsteigerung in der Schwangerschaft, die namentlich in den letzten Monaten besonders ausgeprägt ist und erst nach der Geburt rasch wieder abklingt, eine gesicherte und allgemein anerkannte Tatsache dar. Da nun die Schilddrüse im Grundumsatz eine dominierende, vielleicht sogar die wichtigste Rolle spielt, wird von zahlreichen Autoren die Steigerung desselben in der Schwangerschaft als ein Beweis für eine erhöhte Tätigkeit der Schilddrüse in dieser Zeit angesehen (Seitz, Boume und Wilson, Marine, Cipra und Hunt, Plass und Wayne, Anselmino und Hoffmann usw. [1]).

Marine und seine Mitarbeiter, die bei Kaninchen während der Schwangerschaft, Lactation und Ruhezeit den respiratorischen Gaswechsel bestimmten, beobachteten einen

---

[1] In diesem Sinne kann auch die von Klaften gemachte Beobachtung, daß in der Schwangerschaft durch Schilddrüsenextrakt eine viel stärkere Steigerung des Grundumsatzes hervorgerufen wird als bei der nichtschwangeren Frau, gedeutet werden.

Anstieg desselben von der Mitte der Schwangerschaft bis zu Ende um ungefähr 30% und auch noch in der Lactation eine Erhöhung um 17%; hingegen war die Steigerung bei thyreoidektomierten Tieren nur gering, woraus die Autoren auf den Einfluß der Schilddrüse auf die Stoffwechselzunahme in der Schwangerschaft und deren vermehrte Funktion während dieser schließen.

Nach Plass und Wayne spricht der stärkere Anstieg des Grundumsatzes mit langsamerem Sinken für eine erhöhte Tätigkeit der Schilddrüse in der Schwangerschaft. Die Steigerung des Grundumsatzes bei schwangeren Frauen mit Struma gegenüber schwangerer Frauen ohne Struma bedeute, daß die pathologisch vergrößerte Schilddrüse weniger geeignet sei, den Anforderungen der Schwangerschaft zu entsprechen, vielmehr zu abnormer Funktion neige.

Von einigen Autoren wurde der Versuch unternommen, die Frage des Funktionszustandes der Thyreoidea in der Schwangerschaft und im Wochenbett mittels der **Jodbestimmung des Blutes** zu lösen, ausgehend von der Vorstellung, daß der Jodspiegel des Blutes ein richtiges Bild von der Aktivität dieses Organs zu geben vermag. In der Tat fand Maurer den Jodgehalt des Blutes in den letzten Monaten der Schwangerschaft und unter der Geburt vermehrt, im Wochenbett hingegen unter die Norm gesenkt, woraus er schließt, daß die Vermehrung des Jodes im Blute mit der Schwangerschaftshypertrophie der Schilddrüse und der Erhöhung ihres Jodgehaltes bzw. mit der Ausschwemmung ihres im Vorrat angelegten Jodes ursächlich zusammenhängt (siehe auch Fenger).

Nach Bokelmann und Scheringer spricht der erhöhte Blutjodspiegel, der schon im 2. und 3. Schwangerschaftsmonat relativ hoch ist und bis zum 7. Monat noch weiter ansteigt, um erst nach der Geburt wiederum abzufallen, für eine erhöhte Tätigkeit der Schilddrüse, deren Vergrößerung den Ausdruck der vermehrten Jodspeicherung darstellt.

Dabei muß nach Scheringer Schwangerschaft und Basedow funktionell streng auseinandergehalten werden, da in der Schwangerschaft eine geregelte Mehrfunktion des kolloidreichen Organs mit harmonischer Anpassung an die erhöhten Anforderungen vorliegt, wobei Bildung jodhaltiger Hormone, Abgabe und Verbrauch physiologisch abgestimmt sind, während bei der Hyperthyreose Jodverarmung der Schilddrüse mit ungeregelter Jodausschüttung in das Blut besteht.

Da nach den ausgedehnten Untersuchungen von Blum und Grützner eine Vermehrung des Jodgehaltes im Blut nicht ohne weiteres auf die Schilddrüse bezogen werden darf, besonders solange organisches (Schilddrüsenjod) vom anorganischen (alimentären und Gewebsjod) nicht richtig geschieden ist, dürfte die Erhöhung des Blutjodspiegels für die Annahme einer gesteigerten Schilddrüsentätigkeit in der Schwangerschaft nicht beweisend sein, zumal bei jodfrei ernährten Tieren nach Blum trotz des Jodgehaltes der Schilddrüse nie Jod im Blute gefunden wird.

Nakamura prüfte den Jodstoffwechsel schwangerer und puerperaler Kaninchen, indem er die Tiere durch intravenöse Injektion von 0,5 cm 1% wäßriger Jodkalilösung pro Kilogramm Körpergewicht belastete. Während die Ausscheidung des Jodes im Harn bei normalen Kaninchen bei ein und demselben Tier stets die gleiche Kurve ergab, sank diese, wenn auch nur vorübergehend nach Entfernung der Thyreoidea, zeigte hingegen nach Verfütterung von Schilddrüse ebenso wie beim trächtigen Tier eine Erhöhung ihres Gipfels bei Verkürzung der Ausscheidungszeit, was der Autor als einen Beweis für die in der

Schwangerschaft gesteigerte Funktion der Thyreoidea ansieht. Umgekehrt weist die Verminderung und Verschleppung der Jodausscheidung im Harne in den ersten 3 Tagen post partum auf eine Hypofunktion der Schilddrüse im Frühwochenbett hin, die aber rasch verschwindet, da am 9. Tage wiederum normale Ausscheidungsverhältnisse für das Jod nachweisbar sind. Eine Bestätigung seiner Auffassung erblickt Nakamura in der Tatsache, daß durch Injektion von Plazentarextrakt die Jodausscheidung bei normalen Kaninchen gesteigert wird, während diese bei schilddrüsenlosen Kaninchen vermißt wird. Da Extrakte aus Fetus und Decidua keinen Einfluß auf den Jodstoffwechsel ausüben, dürfte die Ursache der Hyperfunktion der Schilddrüse in der Schwangerschaft durch Stoffe aus der Placenta hervorgerufen sein, wobei es unentschieden ist, ob es sich hierbei um Ovarialhormon oder Prolan oder Plazentartoxine handelt.

Stewart und Menne haben eine gesteigerte Tätigkeit der Schilddrüse während der Schwangerschaft dadurch wahrscheinlich zu machen versucht, daß sie durch Verabreichung von Joddosen, die das 1—4fache des physiologischen Bedarfes darstellten, die physiologische Steigerung des Grundumsatzes bei trächtigen und säugenden Kaninchen unter die Norm herabdrückten, wobei auch das histologische Bild der Thyreoidea besonders bei den Tieren mit höheren Joddosen geringere Zeichen von Aktivität erkennen ließen als bei den Kontrolltieren. Die Vermehrung der Jodzufuhr bewahre die Schilddrüse vor der normalerweise in der Schwangerschaft vorhandenen Funktionssteigerung, indem sie die erhöhten Stoffwechselforderungen kompensiere.

Eine Reihe von Arbeiten befaßt sich mit Versuchen, eine Steigerung der Schilddrüsentätigkeit in der Schwangerschaft durch den direkten Nachweis vermehrter Mengen **Schilddrüsenhormon im Blute der Schwangeren** zu erbringen.

Brühl, Eufinger, Wiesbader und Focsaneanu, Dallera, Neuweiler, Sommer u. a. bedienten sich zu diesem Zwecke der Reid-Huntschen Reaktion, die auf der Beobachtung basiert, daß mit Thyroxin behandelte weiße Mäuse gegen Dosen von Acetonitril resistent gemacht werden können, die für unbehandelte Tiere absolut tödlich sind. Da diese Methode wiederholt mit Erfolg bei hyperthyreotischen Zuständen, vor allem beim Basedow zum Nachweis vermehrten Schilddrüsenhormons verwendet worden ist, wobei das Serum dieser Kranken ähnlich wie Thyroxin die Tiere vor der Vergiftung zu schützen vermochte, war es naheliegend, auch die Frage des „physiologischen Hyperthyreoidismus" in der Schwangerschaft mittels dieses Verfahrens anzugehen.

Während nun Brühl durch subcutane Injektion von Serum, das von 29 Schwangeren und Wöchnerinnen stammte, bei 20 g schweren männlichen Mäusen keine Resistenzsteigerung gegen Acetonitril erzielen konnte, fanden Eufinger, Wiesbader und Focsaneanu, daß die Behandlung der Mäuse mit Schwangerenserum die Tiere vor der Vergiftung mit Acetonitril zu schützen vermag. Sie behandelten die ungefähr 20 g schweren männlichen Mäuse mit täglichen Seruminjektionen vor und vergifteten sie 24 Stunden nach der letzten Injektion mit steigenden Dosen von Acetonitril, wobei es sich zeigte, daß die Stärke der Reaktion mit fortschreitender Schwangerschaft wuchs und ihre höchsten Werte während der Geburt erreichte, um nachher rasch wieder normalen Verhältnissen Platz zu machen.

Vorher hatten bereits Bergmann und Goldner eine positive Reaktion bei einer gesunden Schwangeren im 5. Monat gefunden; später konnte Dallera die Befunde Eufingers und seiner zwei Mitarbeiter bestätigen, während er bei Tieren, die mit dem

Serum von 20 nichtschwangeren Frauen vorbehandelt worden waren, die RHR.[1] stets negativ fand.

Neuweiler, der unter ganz gleichen Bedingungen arbeitete, konnte die Angaben der genannten Autoren über Vermehrung der Resistenz weißer, mit Schwangerenserum vorbehandelter Mäuse gegen die Vergiftung mit Acetonitril nicht bestätigen, und weist mit Recht auf die mangelnde Spezifität der RHR. hin, deren positiver Ausfall den Schluß auf Vermehrung des Schilddrüsenhormons im Blute der Schwangeren schon aus dem Grunde nicht zuläßt, weil auch durch andere endokrine Organe als die Schilddrüse, so vor allem durch Ovarien, Hoden, Hypophyse, dann durch Jod und etliche andere Stoffe eine Resistenzsteigerung gegen Acetonitril bei den Versuchstieren hervorgerufen werden kann, abgesehen davon, daß die Resistenzsteigerung mindestens 50% betragen muß, da Schwankungen von 10—15% auch normalerweise vorkommen[2].

Auch Sommer fand in einer jüngst erschienenen Arbeit die Sera von gesunden Schwangeren in allen Fällen schutzwirksam; da er jedoch mit den verschiedensten Hypophysenvorderlappenpräparaten (Prolan, Prähormon, Präpitan usw.) bei genügender Wiederholung der Versuche eine positive RHR. zu erzielen imstande war, gelangt er zu dem Schlusse, daß es im Schwangerenserum neben dem Schilddrüsenhormon vor allem das thyreotrope Hormon der Hypophyse ist, welches für das Zustandekommen der positiven RHR. verantwortlich zu machen sei.

Eufinger, Wiesbader und Smilovits versuchten ferner mittels des Froschlarventestes von Gudernatsch, der mit großer Sicherheit die Anwesenheit von Schilddrüsenhormon anzeigt, die Anwesenheit von vermehrtem Thyroxin in Schwangerenserum nachzuweisen, und glaubten mit einer gewissen Regelmäßigkeit eine die Metamorphose beschleunigende Wirkung des Schwangerenserums beobachtet zu haben, im Gegensatz zu C. Müller, der bei Verfütterung von Schwangerenblut weder einen Einfluß auf Entwicklung und Wachstum von Froschlarven nachweisen konnte, noch die Schutzkraft des Schwangerenblutes gegenüber Thyroxin im Vergleich zu der Schutzkraft, die normales Blut besitzt, herabgesetzt fand.

Anselmino und Hoffmann haben den Nachweis einer gesteigerten Tätigkeit der Schilddrüse in der Schwangerschaft mit Vermehrung des Schilddrüsenhormons im Blute erst jüngst durch drei neue Teste sicherzustellen versucht. Der erste Test besteht darin, daß Mäuse, die durch einige Tage hindurch mit Schwangerenserum gespritzt werden, eine außerordentliche Verminderung ihres Leberglykogens aufweisen, die bei Behandlung mit Nichtschwangerenserum entfällt. Da kleine Mengen von Thyroxin (aber auch Basedow-Serum) die gleiche Wirkung besitzen, führen Anselmino und Hoffmann den Glykogenschwund in der Leber der Versuchstiere auf das im Schwangerenblut vermehrte Schilddrüsenhormon zurück. Soule, der gleichfalls Mäusen Schwangerenserum injizierte und Glykogenbestimmungen in der Leber durchgeführt hat, konnte die Befunde von Anselmino und Hoffmann vollauf bestätigen.

---

[1] Reid-Huntsche Reaktion.

[2] Die Beobachtung, daß Ovarial- und Hypophysenvorderlappenhormon eine positive RHR. gibt, geht auf Eufinger und Wiesbader zurück, die die positive RHR. mit Schwangerenserum auf die zwei darin enthaltenen Hormone zurückführen, eine Annahme, die Anselmino und Hoffmann mit dem Hinweis entkräften, daß fetales Blut keine oder keine nennenswerte RHR. ergibt, obwohl es annähernd den gleichen Gehalt an Vorderlappen- und Ovarialhormon besitzt.

Der zweite Test beruht auf der Beobachtung, daß künstlich hyperthyreotisch gemachte Tiere erhöhte Acetonwerte im Blute und Vermehrung der Acetonkörperausscheidung im Harn zeigen, ebenso wie Basedowkranke zu Ketonurie neigen. Durch Injektion von Schwangerenserum konnten Anselmino und Hoffmann gleichfalls eine Erhöhung der Acetonkörperwerte im Blute der Versuchstiere hervorrufen und beziehen dies auf die vermehrte Anwesenheit von Thyroxin im Schwangerenserum, zumal sich Serum nichtschwangerer Frauen als unwirksam erwies.

Der dritte Test von Anselmino und Hoffmann besteht darin, daß Injektion von Schwangerenserum eine beträchtliche Zunahme der Verbrennungsprozesse bei Ratten und Mäusen bewirkt, so wie es vom Schilddrüsenhormon bekannt ist, während Serum nichtschwangerer Frauen auf Sauerstoffverbrauch und Kohlensäureproduktion der Versuchstiere keinen Einfluß hat. Mittels dieses Testes glauben Anselmino und Hoffmann im Schwangerenblut eine Substanz gefunden zu haben, die wenigstens bei Ratten grundumsatzsteigernd wirkt und mit dem Schilddrüsenhormon identisch ist. Die Substanz wird im 3.—4. Monat erstmalig nachweisbar; ihre Konzentration steigt im Verlauf der Schwangerschaft langsam an und fällt im Wochenbett schnell wieder ab, so daß am 6. Tage post partum nur noch eine geringe Wirkung vorhanden ist. 1 cm Serum von Schwangeren des 10. Monats entspricht nach Anselmino und Hoffmann in seiner Wirkung auf den Grundumsatz bei Ratten einer Menge von 8—12 γ Thyroxin. Im fetalen Blut ist diese Substanz nicht vorhanden.

Die glykogenvermindernde Substanz des Schwangerenserums ist nach Ansicht der genannten zwei Autoren ebenfalls mit dem Schilddrüsenhormon identisch. Sie ist vom 2. Schwangerschaftsmonat an im Schwangerenserum nachweisbar und nimmt im Verlauf der Schwangerschaft an Menge zu, vom 2. Wochenbetttage ab und ist am 8. Tage post partum fast verschwunden. 2,5 ccm Schwangerenserum von Frauen am Ende der Schwangerschaft bewirken einen Glykogenschwund von ungefähr 75%; sie entsprechen in ihrer glykogenvermindernden Wirkung auf die Mäuseleber etwa 40—50 γ Thyroxin. Im Blute des Fetus ist ihre Konzentration viel geringer als in dem der Mutter.

Auch die acetonkörpervermehrende Substanz, die Anselmino und Hoffmann im Schwangerenserum nachgewiesen haben, wird von ihnen mit dem Schilddrüsenhormon identifiziert. Ihr zeitliches Auftreten und ihre Konzentration in der Schwangerschaft und ihr rasches Verschwinden nach der Geburt zeigt eine weitgehende Übereinstimmung mit der grundumsatzsteigernden und glykogenvermindernden Substanz. 1 ccm Schwangerenserum vom Ende der Gravidität entspricht in seiner Wirkung auf die Acetonkörperbildung bei Ratten einer Menge von ungefähr 10 γ Thyroxin.

Auch die gesteigerte Milchsäurebildung bei Schwangeren ist nach der Auffassung von Anselmino und Hoffmann als eine Schilddrüsenwirkung anzusehen, zumal sich bei Basedowkranken gleichfalls eine Erhöhung der Milchsäurewerte findet. Da die Milchsäure aus Glykogen gebildet wird, sei die Beziehung dieser gesteigerten Milchsäurebildung zu der Glykogenverarmung und zum Kohlehydratstoffwechsel gegeben. Gegen diese Auffassung wendet sich Seitz mit dem Hinweis, daß aus dem gleichsinnigen Verhalten des Milchsäurestoffwechsels bei Hyperthyreosen und in der Schwangerschaft nicht ohne weiteres auf die gleiche Entstehungsursache geschlossen werden darf, da es auch nicht thyreogen bedingte Veränderungen des Milchsäurestoffwechsels gibt.

Aus einem gewissen Parallelismus zwischen Schwangerschaft und Morbus Basedowi hinsichtlich der alimentären Glykosurie schließen Anselmino und Hoffmann auf eine gesteigerte Schilddrüsentätigkeit als Ursache der Glykosurie in der Schwangerschaft, ebenso wie sie die Verkürzung der Hämoglobinreduktionszeit sowohl bei Schwangeren als auch bei Basedowkranken auf die Vermehrung der Schilddrüsenfunktion zurückführen [1].

Ein weiteres Zeichen für eine in der Schwangerschaft erhöhte Funktion der Schilddrüse erblicken Anselmino und Hoffmann in der Steigerung des Minutenvolumens des Herzens, der Verminderung der Sauerstoffausnützung, der Capillarenerweiterung, der Vergrößerung der Pulsamplitude, der Zunahme der kreisenden Blutmenge und der gesteigerten Nerv-Muskelerregbarkeit, Vorgänge, die sowohl bei hyperthyreotischen bzw. Basedowkranken, als auch bei schwangeren Frauen ein gleichsinniges Verhalten aufweisen. Auch die Übereinstimmung zwischen Basedow- und Schwangerenblut hinsichtlich ihrer vermehrten antithyreoiden Schutzkraft soll nach Anselmino und Hoffmann ein Beweis für die erhöhte Tätigkeit der Schilddrüse während der Schwangerschaft sein [2].

Bock nahm zur Feststellung des Funktionszustandes der Schilddrüse in der Schwangerschaft die Prüfung der Polarisationskapazität der Haut vor, gestützt auf die Tatsache, daß die elektrische Eigenschaft der Haut unter der Kontrolle dieses Organs steht. Die Untersuchungen wurden an 58 schilddrüsengesunden Schwangeren mittels des Hautkondensators vorgenommen und hierbei festgestellt, daß in der Schwangerschaft schon in den allerersten Wochen die Polarisationskapazität, die bei gesunden Normalpersonen zirka 0,56 Mikrofarad beträgt, manchmal bis fast um 100 % steigt, mit fortschreitender Schwangerschaft zunimmt, um im Wochenbett wiederum abzusinken. Aus dieser beträchtlichen Steigerung schließt Bock, daß die Schilddrüse in der Schwangerschaft eine erhöhte Funktion aufweist.

Madruzza gelangt zu dem gleichen Schluß auf Grund der Reduktionsfähigkeit des Schilddrüsenbreies gegenüber dem m-Nitrobenzol, einer Reaktion, deren stärkerer Ausfall bei Verwendung von Schwangerenschilddrüsen durch eine erhöhte Sekretion des Organs bedingt sein soll.

Zuletzt sei noch erwähnt, daß aus der Verschlimmerung von Hyperthyreosen bei Schwangeren, die nach Seitz in mehr als der Hälfte der Fälle eintritt, sowie aus der Besserung von Hypothyreosen von vielen Autoren auf eine gesteigerte Schilddrüsentätigkeit während der Schwangerschaft geschlossen worden ist. Bazán spricht bei hypothyreotischen Zuständen geradezu von einer Autotherapie seitens der Schilddrüse, da jene in der Schwangerschaft durch Aktivitätssteigerung ausgeglichen werden können, während Hyperthyreosen ungünstig beeinflußt werden, so daß es zum Morbus Basedowi kommen kann.

---

[1] Unterbricht man den Blutkreislauf in einer bestimmten Hautpartie, so gehen bei der spektroskopischen Untersuchung die zwei Oxyhämoglobinstreifen allmählich in den Streifen des reduzierten Hämoglobins über, wobei die Zeit von der Kreislaufunterbrechung bis zum Verschwinden der Oxyhämoglobinstreifen ein Maß für die Größe der Sauerstoffzehrung des Gewebes ist.

[2] Zum Nachweis der antithyreoiden Schutzsubstanz dient als Test die Wirkung auf den Grundumsatz bei jungen männlichen Ratten; hingegen wird von Herold der Gehalt an antithyreoiden Schutzstoffen mittels eines Testes bestimmt, der in der Aufhebung der Wirkung des thyreotropen Hormons auf das histologische Bild der Schilddrüse besteht.

Während der größte Teil der Autoren aus diesen oder jenen Gründen eine gesteigerte Schilddrüsenfunktion zur Zeit der Schwangerschaft annimmt, stehen vereinzelte Autoren auf dem ganz entgegengesetzten Standpunkt. Der erste, der den Beweis erbracht zu haben glaubt, daß die Schilddrüse in der Schwangerschaft keine erhöhte Tätigkeit entfaltet, war Caro, der trächtigen Hündinnen $^7/_8$ der gesamten Schilddrüse resezierte, eine Menge, die beim Hunde entfernt werden kann, ohne daß es zu erheblichen Folgen kommt. Da sämtliche Hündinnen normal austrugen und auch nach der Entbindung am Leben blieben, schließt Caro eine Hyperfunktion der Schilddrüse in der Schwangerschaft aus, da sonst der geringe Rest Schilddrüsengewebe nicht genügen würde, das trächtige Tier vor Ausfallserscheinungen zu bewahren. Da nach den Versuchen von Friedmann bei Hund und Katze Konzeption, Gravidität und Stilltätigkeit auch ohne Schilddrüse durchaus möglich ist, kommt den Versuchen Caros keine genügende Beweiskraft zu.

Von neueren Autoren ist es in erster Linie Knaus, der die Annahme einer erhöhten Aktivität der Schilddrüse in der Schwangerschaft bekämpft und in der Schwangerschaftsveränderung derselben nichts anderes als die Folge einer durch Funktionseinschränkung bedingten Kolloidstauung erblickt, die in der Schwangerschaft nie fehlt, während Basedowähnliche Bilder, wie sie bei einer Funktionssteigerung zu erwarten wären, vermißt werden. Knaus verweist ferner darauf, daß, wie aus den Untersuchungen von Kocher hervorgeht, der Jodgehalt der Schwangerschaftsschilddrüse bis auf $^1/_{30}$ des normalen zurückgeht, was namentlich im Verein mit dem histologischen Verhalten absolut für eine verminderte Funktion des Organs spricht. Mit dieser Annahme stünden die Untersuchungsergebnisse über den Stoffwechsel in der Schwangerschaft in bester Übereinstimmung, aus denen hervorgehe, daß der Gesamtumsatz zu dieser Zeit eine deutliche Herabsetzung erfahre, während sich bei Hyperthyreosen infolge der fortschreitenden Einbuße an Körpereiweiß das entgegengesetzte Verhalten finde.

Als weitere Argumente zur Stütze seiner Auffassung führt Knaus die vermehrte Viscosität des Blutserums und die Beschleunigung der Blutgerinnung an, die sowohl für die Hypo- bzw. Athyreose, als für die Schwangerschaft charakteristisch sind. Da in der Gravidität schon normalerweise eine Hypofunktion der Schilddrüse bestehe, erscheine es verständlich, daß Hypothyreosen (Myxödem, Cachexia strumipriva usw.) durch das Hinzutreten einer Schwangerschaft eine Verschlimmerung erfahren, während sich Frauen mit einem Basedow nach den Angaben Kochers während der Schwangerschaft erheblich wohler fühlen.

Auf der Suche nach dem auslösenden Moment, das die Schwangerschaftsveränderung der Schilddrüse hervorruft, lenkte Knaus, offenbar angeregt durch ähnliche Gedanken Engelhorns [1], seine Aufmerksamkeit auf das Corpus luteum, dessen Extrakt er $2^1/_2$ Monate alten virginellen weiblichen Ratten im Gewicht von 135—150 g täglich subcutan injizierte. Die Sektion der Versuchstiere nach 14tägiger Behandlung ergab eine beträchtliche Größenzunahme und Succulenz der inneren Genitalien und eine wesentliche Vergrößerung der Schilddrüse gegenüber den Kontrolltieren. Die Gewichtszunahme betrug bei diesen Tieren ebenso wie bei Tieren, die 14 Tage länger mit Corpus luteum-Extrakt behandelt wurden,

---

[1] Engelhorn nimmt an, daß das Corpus luteum die Funktion des Ovars herabsetzt und es dadurch bei dem bestehenden Antagonismus zwischen Ovarium und Thyreoidea zu einer Hyperfunktion der Schilddrüse mit Zunahme des Volumens kommt.

ungefähr 50%, wobei die histologisch nachgewiesene Kolloidanreicherung in den Schilddrüsen der Ratten, die bloß 14 Tage unter der Wirkung des Corpus luteum-Extraktes gestanden waren, ausgeprägter und deutlicher war als bei den länger behandelten Tieren, eine Erscheinung, die sich mit der Beobachtung von Engelhorn deckt, daß bei trächtigen Meerschweinchen und Kaninchen in der ersten Hälfte der Schwangerschaft eine intensivere Kolloidvermehrung nachweisbar ist als in der späteren Zeit.

Aus diesen Versuchen schließt Knaus, daß es in der Gravidität unter dem Einfluß des Corpus luteum zu einer Funktionseinschränkung und Kolloidstauung in der Schilddrüse kommt, und glaubt die Bedeutung des Corpus luteum für die Sekretionstätigkeit der Schilddrüse auch darin erblicken zu dürfen, daß Frauen um soviel öfter an Strumen erkranken als Männer.

Eine weitere Stütze seiner Auffassung glaubt Knaus in Versuchen gefunden zu haben, bei denen er die Resorptionsfähigkeit des Unterhautzellgewebes schwangerer Frauen für Adrenalin nach vorangehender Bestimmung der wahren Adrenalinempfindlichkeit durch Messung des Blutdruckes prüfte, wobei unter wahrer Adrenalinempfindlichkeit jene Blutdrucksteigerung zu verstehen ist, die nach intravenöser Injektion von 0,01—0,02 mg Adrenalin meßbar in Erscheinung tritt, um nach 2—3 Minuten wiederum abzuklingen. Bei seinen Versuchen schloß nun Knaus unmittelbar nach dieser Reaktion die subcutane Injektion von 0,8—1 mg Adrenalin an und fand, daß alle Frauen bei der intravenösen Adrenalininjektion eine normale Adrenalinempfindlichkeit zeigten, daß jedoch nach subcutaner Einverleibung nur bei 7 von 35 Frauen ein normaler Verlauf der Blutdruckänderung bestand, während bei 19 Frauen eine deutlich verzögerte und verminderte Allgemeinreaktion und bei 9 Frauen sogar eine Blutdrucksenkung nachweisbar war[1]. In allen Fällen, in denen es an der Einstichstelle zur Entwicklung eines wachsfarbenen anämischen Hofes kam, fehlte die Wirkung auf den Blutdruck oder es entstand gar eine Hypotonie. Bei 20 von diesen Frauen wurde der Versuch längere Zeit nach der Geburt wiederholt, mit dem Ergebnis, daß 5 Frauen, die früher abnorm reagiert hatten, jetzt eine normale Blutdruckkurve zeigten, während die restlichen 15 um so deutlicher eine Rückkehr zur Norm erkennen ließen, ein je längerer Zeitraum seit der Geburt verstrichen war. Im gleichen Sinne verlief die Hautreaktion nach subcutaner Einverleibung des Adrenalins gegenüber jener in der Schwangerschaft, indem sie entweder kaum erkennbar war oder auch fehlte, welcher Erscheinung Knaus eine beschleunigte Resorption des Adrenalins aus der Haut zugrunde legt. In allen Fällen, in denen diese Umkehr des Reaktionsverlaufes wahrgenommen werden konnte, war es zum Schwinden der Schwangerschaftsödeme gekommen, ebenso wie sich auch die Vergrößerung der Schilddrüse offenbar durch den post partum einsetzenden Abtransport des während der Schwangerschaft aufgestapelten jodarmen Kolloids mehr oder weniger zurückgebildet hat.

In 4 Fällen hatte Knaus Gelegenheit, die Schilddrüse intra partum verstorbener Frauen histologisch zu untersuchen, wobei er — wie schon früher erwähnt — ein scholliges dunkelgefärbtes Kolloid ohne hyperplastische Veränderungen des Epithels fand, als Aus-

---

[1] Bei den meisten Frauen bestanden mehr oder weniger ausgesprochene Schilddrüsenveränderungen und Ödeme an den Unterschenkeln.

druck einer Hypofunktion der Schilddrüse, die auch bei den Adrenalinversuchen Knaus in der verminderten Resorptionsfähigkeit des Unterhautzellgewebes ihren Ausdruck findet.

Einen ähnlichen Standpunkt wie Knaus nimmt in der Frage der Schilddrüsenfunktion während der Schwangerschaft Decio ein, der die Schwangerschaftsveränderung der Schilddrüse als die Folge eines verminderten Abtransportes des Kolloids und keineswegs als den Ausdruck einer gesteigerten Funktion ansieht, zumal seine Untersuchungen über den Jodgehalt der Schilddrüse bei trächtigen Kühen höhere Werte ergaben als bei nichtträchtigen.

Während die allermeisten Autoren die Grundumsatzsteigerung bei schwangeren Frauen mit der Vergrößerung der Schilddrüse bzw. der gesteigerten Tätigkeit derselben in ursächliche Beziehung bringen, stellen Clute und Daniel einen solchen Zusammenhang in Abrede, da die Steigerung des Grundumsatzes auch in jenen Fällen besteht, in denen keine Veränderung in der Thyreoidea nachweisbar ist.

Aus der in der Schwangerschaft fehlenden Resistenz gegen Insulin zieht Holtermann auf Grund von Versuchen an trächtigen, nichtträchtigen und thyreotoxischen Kaninchen den Schluß, daß in der Schwangerschaft keine Hyperfunktion der Schilddrüse vorliegt, da, wie König zeigen konnte, der hyperthyreotische Organismus gegen Insulin viel weniger empfindlich ist als der normale, dies in der Schwangerschaft jedoch nicht zutrifft.

Das von vielen Autoren herangezogene Argument, das für eine gesteigerte Funktion der Thyreoidea in der Schwangerschaft sprechen soll, die Erhöhung des Grundumsatzes, ist nach Trendelenburg, der gleichfalls eine vermehrte Funktion dieses Organs in der Schwangerschaft negiert, hinfällig, weil die Grundumsatzsteigerung keinen höheren Grad erreicht, als im Zusammenhang mit der Gewichtszunahme der schwangeren Frau ohnedies zu erwarten ist.

Nach Küstner spricht für eine Hypofunktion der Thyreoidea in der Schwangerschaft nicht nur die Kolloidanreicherung und Jodverarmung der Schilddrüse, sondern auch die Zunahme des Körpergewichtes, die Ödembereitschaft [1], die gute Verträglichkeit des Thyroxins und die gelegentliche Besserung bzw. das Verschwinden des Morbus Basedowi und Basedow-artiger Erscheinungen im Verlaufe der Schwangerschaft. Nichtsdestoweniger hält der Autor eine verminderte Schilddrüsentätigkeit in der Schwangerschaft nicht für erwiesen, sondern deutet die hypothyreotischen Erscheinungen gegen Ende der Schwangerschaft als Zeichen einer vermehrten Ausscheidung von Thyreoideahormon infolge des erhöhten Verbrauches seitens des schwangeren Organismus.

Nach Friedmann beweist die Vergrößerung der Thyreoidea in der Schwangerschaft durchaus keine besondere Aktivität des Organes, ebenso wie die Angaben über die Anwesenheit von Schilddrüsenstoffen im Blute Schwangerer mangels nötiger Eindeutigkeit nicht als Beweis für eine Hyperfunktion der Schilddrüse angesehen werden können.

Auch Neuweiler spricht sich in jüngster Zeit, und zwar im Gegensatz zu Anselmino und Hoffmann, besonders auf Grund der Ergebnisse der Grundumsatzbestimmung, der Wirkung des Schwangerenserums auf den Glykogengehalt der Rattenleber, der Wirkung auf den Acetonkörpergehalt der Ratte, der Veränderungen des Milchsäurespiegels im

---

[1] Die erhöhte Ödembereitschaft bei Schwangeren steht auch nach Heilig im Widerspruch mit der Annahme einer Hyperfunktion der Thyreoidea während der Gravidität.

Schwangerenblut während der Ruhe sowie auf Grund der RHR. und des Versuches von Gudernatsch gegen die Ansicht von einem physiologischen Hyperthyreoidismus in der Schwangerschaft aus, ohne jedoch in Abrede zu stellen, daß die Schilddrüse in der Schwangerschaft eine erhöhte Arbeit zu leisten hat.

Interferometrische Untersuchungen zwecks Prüfung des Funktionszustandes der Thyreoidea und anderer endokriner Drüsen in der Schwangerschaft wurden von Hellmuth vorgenommen, und zwar in der Erwartung, daß angesichts der Funktionssteigerung der genannten Organe ein gegen die Norm gesteigerter Abbau festzustellen sein wird; doch waren alle Ergebnisse negativ, indem die gefundenen Werte durchwegs innerhalb der normalen Abbauwerte für Opzine lagen.

Den Funktionszustand der Thyreoidea im Wochenbett untersuchte in letzter Zeit Nakamura, der unter anderem auf Grund von Untersuchungen über den Jodstoffwechsel post partum eine Hypofunktion annimmt, zu der die hochgradige Anstrengung der Thyreoidea in der Schwangerschaft Anlaß gibt. Untersuchungen über die Funktion der Schilddrüse in der Schwangerschaft und im Wochenbett mittels der Reaktion von Kottmann stammen von Grossi.

Wenngleich, wie aus den obigen Ausführungen erhellt, eine Einigung in der Frage der Schilddrüsenfunktion in der Schwangerschaft nicht erzielt ist, so spricht doch die Tatsache, daß in der Schwangerschaft so gut wie alle Organe offenbar im Interesse des werdenden Kindes ihre Tätigkeit vermehren, eher für die Annahme, daß auch die Thyreoidea, die in so hervorragendem Maße an Wachstum- und Stoffwechselvorgängen beteiligt ist, in der Schwangerschaft intensiver arbeitet und infolge dieser Mehrleistung hypertrophiert. Keinesfalls sollte man aber, wie Guggisberg in einer jüngst erschienenen Arbeit betont, bei gesunden Schwangeren von einem „Hyperthyreoidismus" bzw. „Hypothyreoidismus" sprechen, da ein solcher Zustand nur dann vorliegt, wenn im Blut und in den Geweben das Hormon in einer größeren bzw. geringeren Menge vorhanden ist, als es der Norm entspricht. Es ist zwar höchst wahrscheinlich, daß in der Schwangerschaft Schilddrüsenhormon in vermehrter Menge erzeugt wird, doch es dient zum großen Teile zur hormonalen Versorgung des Fetus, dessen Schilddrüse noch schwach funktioniert und gelangt sofort wieder zur Ausfuhr, so daß es zu einer Hyperthyreose normaler Weise gar nicht kommt.

Wenig Beobachtung hat bis jetzt die Rolle der Hypophyse in der Genese der Schwangerschaftsveränderungen der Thyreoidea gefunden, obzwar deren Abhängigkeit von der Hypophyse den Pathologen seit langem bekannt ist. Auf Grund unserer Kenntnisse über das jüngst entdeckte thyreotrope Hormon der Hypophyse, die sich während der Schwangerschaft erwiesenermaßen in einem Zustand gesteigerter Tätigkeit befindet, ist es mehr als wahrscheinlich, daß die Aktivierung der Schilddrüse in der Schwangerschaft unter dem Einfluß der Hypophyse zustande kommt, eine Annahme, die eine Stütze in den früher genannten Versuchen Herolds findet, denen zufolge es beim Tier gelingt, mittels des thyreotropen Hormons Veränderungen in der Schilddrüse hervorzurufen, die weitgehend mit den Bildern in der Schwangerschaft übereinstimmen.

XI. Die Bedeutung der Schilddrüse in der Pathogenese der Gestosen.

1. Schilddrüse und Eklampsie.

Bei den nahen funktionellen Beziehungen, die zwischen der Schilddrüse und der weiblichen Geschlechtssphäre bestehen, erscheint es nicht verwunderlich, daß neben anderen endokrinen Organen auch der Schilddrüse eine Rolle in der Pathogenese des Schwangerschaftsödems, der Schwangerschaftsnephrose sowie der Schwangerschaftseklampsie zugeschrieben worden ist.

Die Aufmerksamkeit auf etwaige Zusammenhänge zwischen den genannten Gestosen [1] und Störungen in der Schilddrüsenfunktion wurde zum ersten Male durch die Mitteilung Langes gelenkt, der einerseits fast in $^3/_4$ aller Fälle von Schwangerschaftsalbuminurie die physiologische Vergrößerung der Schilddrüse vermißte, andererseits die unverkennbare symptomatische Wirkung des Jodothyrins bei der Schwangerschaftsniere feststellte. Die erstgenannte Beobachtung wurde von Nicholson bestätigt, der in einem noch größeren Prozentsatz das Fehlen der Schwangerschaftshyperplasie der Schilddrüse beobachtete. v. Graff fand bei 241 Frauen mit Schilddrüsenvergrößerung Albuminurie in 16% und bei 267 Frauen ohne Schilddrüsenvergrößerung in 22,1% der Fälle.

Besonders auffallend ist die Beobachtung v. Graffs, daß unter 33 Frauen mit Schwangerschaftseklampsie nur in 3,3% eine Vergrößerung der Thyreoidea bestanden hat. Diese Beobachtung hat im Verein mit der Tatsache, daß es Fälle von Myxödem und Kropf gibt, bei denen in der Schwangerschaft bzw. während der Geburt eklamptische Krämpfe ausbrechen (Nicholson, Frühinsholz und Jeandelize, Herrgott) bei vielen Autoren zu der Ansicht geführt, daß die Eklampsie auf einer Hypofunktion der Schilddrüse beruht, die sich im Ausbleiben der physiologischen Schwangerschaftsvergrößerung äußert. Infolge der Unfähigkeit der Schilddrüse, die im schwangeren Organismus gebildeten Toxine zu entgiften, käme es zum Ausbruch der Eklampsie (Frühinsholz und Jeandelize, Nicholson, Massun, Pothel und Kervilly usw.). Als Stütze dienten den Anhängern dieser Lehre die günstigen Erfolge, die bei der Behandlung der Eklampsie bzw. der Schwangerschaftsödeme mit Schilddrüsenpräparaten erzielt worden sind (Lange, Nicholson, Sturmer, Lobenstine, v. Graff, Bárczi usw.).

v. Bárczi, nach dessen Ansicht die verminderte Anpassungsfähigkeit der Schilddrüse bei der Entstehung der Schwangerschaftstoxikosen eine bedeutsame Rolle spielt, behandelte 20 Schwangere, die an Ödemen litten, mit Schilddrüsentabletten und sah die Anschwellungen ohne jede andere Therapie vollständig zurückgehen. Das Fehlen von Eklampsie in allen behandelten Fällen trotz manchmal hochgradiger Ödeme spricht nach v. Bárczi gegen eine bloß diuretische Wirkung der Schilddrüsentherapie, vielmehr für eine allgemeine Umstimmung der innersekretorischen Vorgänge, durch die sowohl die Schwangerschaftsödeme als auch die Eklampsie bekämpft werden können (vgl. auch Dunbar).

Auch Paroli hatte bei Schwangerschaftsalbuminurie und Nephropathia gravidarum sehr gute Erfolge mit der Schilddrüsenbehandlung, indem in nicht allzu schweren Fällen

---

[1] Seitz hat für die Trias Schwangerschaftsödem, -nephrose und -eklampsie der Kürze halber die Bezeichnung „Oedneklose" gewählt.

die Nierenerscheinungen sowie die Ödeme und Allgemeinstörungen zurückgingen, was den Autor in seiner Ansicht bestärkt, daß die genannten Gestosen auf einem Hypothyreoidismus in der Schwangerschaft beruhen.

Recht eindrucksvoll sind die Zahlen von Sturmer, der in Indien, wo infolge der sehr ungünstigen Verhältnisse die Mortalität der Schwangerschaftseklampsie 44% beträgt, durch Einführung der Behandlung mit Thyreoidea die Sterblichkeit auf 12,2% herunterdrücken konnte.

Massini versuchte die neue Lehre von der Eklampsie damit zu stützen, daß er hochschwangeren Hündinnen kurz vor dem Wurf die Schilddrüse ganz oder teilweise entfernte, worauf er mit zwei Ausnahmen Eklampsie auftreten sah; eine irrtümlicherweise für trächtig gehaltene Hündin blieb hingegen trotz Totalexstirpation gesund und ohne eine Spur von Eklampsie. Pothel und Kervilly wollen bei der Eklampsie sogar eine besondere, wenngleich nur leichte Veränderung der Schilddrüse gefunden haben, doch konnte diese Behauptung von anderen Autoren nicht bestätigt werden. Lediglich Davis beschreibt in 4 selbst beobachteten Fällen von Eklampsie Veränderungen in der Schilddrüse mit fettiger und cystischer Degeneration und Anhäufung von Kolloidmassen bei ganz geringfügigen Veränderungen in Leber und Nieren. Allerdings handelt es sich in den Fällen von Davis, wie aus den Protokollen hervorgeht, um Strumen zum Teil mit toxischen Wirkungen (Exophthalmus, große Erregbarkeit, Schlaflosigkeit usw.), die mit der Eklampsie in keinem ursächlichen Zusammenhang stehen dürften [1].

Ausgehend von der Annahme, daß für das Auftreten der Schwangerschaftseklampsie eine unkompensierte Überfunktion des Hypophysenhinterlappens verantwortlich ist [2] (eine Ansicht, deren Richtigkeit von E. J. Kraus bestritten wird) empfiehlt Küstner zur Behandlung der Eklampsie Thyroxin, das in vieler Hinsicht eine dem Inkret des Hinterlappens entgegengesetzte Wirkung besitzt. In der Tat hörten bei 26 von 48 behandelten Frauen die Anfälle schon vor der Entbindung auf, oder es kam unter beträchtlicher Wasserausscheidung zu einem Schwinden der Ödeme, während bei 16 Frauen die Ergebnisse der Behandlung nicht eindeutig waren. Bei zwei Frauen blieb jedwede Wirkung aus; nur eine Frau starb an der Eklampsie. Günstiger als bei dem voll ausgeprägten Bild der Eklampsie sind nach Küstner die Erfolge bei der Präeklampsie und ihren Vorstadien, dem Hydrops und der Nephropathie. Hammerschlag erblickt allerdings in der erfolgreichen Behandlung der Eklampsie im 7. Schwangerschaftsmonate, wie sie Küstner beobachtete, keine spezifische Thyroxinwirkung, sondern hält das Absterben der Frucht für die Ursache des glücklichen Ausganges der Eklampsie, da in den Fällen, in denen es durch irgendwelche Maßnahmen gelang, die Eklampsie zu heilen, fast stets das Kind zugrunde gegangen war. Klaften wiederum schreibt die günstigen Erfolge bei der Behandlung der Eklampsie mit Schilddrüse der eiweißabbauenden Wirkung des Schilddrüsenhormons zu.

van der Hoeven empfiehlt auf Grund von Erfahrungen an einem Materiale von 1450 Schwangeren der Leydener Klinik Thyroxin dann prophylaktisch zu verwenden,

---

[1] Eine ausführliche Literaturzusammensetzung bis zum Jahre 1917 über die Behandlung der Eklampsie mit Thyreoidea findet sich bei Quant: Nederl. Haandschr. Verloskde. Leyden 1917.

[2] Fauvet, Anselmino und Hoffmann, Cushing.

wenn der Harnstoffgehalt des Blutes mehr als 150 mg pro Liter und der Blutdruck mehr als 100 mm Hg beträgt [1].

Gibt man nämlich Schwangeren Thyreoidea, so sinkt nach van der Hoeven der Blutdruck und gleichzeitig der Gehalt des Blutes an Harnstoffen, wobei die Verringerung des Blutdruckes infolge der Hemmung des Adrenalsystems durch das Schilddrüsenhormon und die Verringerung des Harnstoffgehaltes infolge der Nierenreizung und der dadurch bedingten Vermehrung der Harnstoffausscheidung hervorgerufen wird. Nach van der Hoeven besteht in der Schwangerschaft eine Hyperfunktion der Schilddrüse, die in den ersten Wochen auf das Corpus luteum, später auch auf die Placenta zurückzuführen ist. Fehlt nun der Schilddrüse die Fähigkeit zu einer gesteigerten Tätigkeit, dann kommt es zur Schwangerschaftsintoxikation, weil die gebildeten Schwangerschaftstoxine in zu geringem Maße ausgeschieden werden. Die günstige Wirkung des Thyroxins geht auf die Förderung der Ausscheidung dieser Gifte zurück. Bei der prophylaktischen Behandlung der Schwangeren mit Thyroxin konnte van der Hoeven nicht nur die Intoxikationserscheinung weitgehendst verhüten bzw. dieselbe stark verringern, sondern auch die Zahl der Totgeburten von 3,3% auf 1,08% herabdrücken. Ebenso empfiehlt auch Saler Schilddrüsentabletten, und zwar Thyreosan zur Bekämpfung des Schwangerschaftshydrops, der Albuminurie und Präeklampsie; ja Nevinny sah mit Thyreosan selbst bei ausgebrochener Eklampsie noch wesentliche Besserungen.

Im Gegensatz zu den bisher genannten Autoren steht Seitz dem Zusammenhang zwischen Hypofunktion der Thyreoidea und Schwangerschaftsalbuminurie und Eklampsie trotz der therapeutischen Erfolge bei Verabreichung von Schilddrüsensubstanz durchaus skeptisch gegenüber, wenngleich er zugibt, daß das verhältnismäßig häufige Vorkommen von Eklampsie bei Schwangeren mit Myxödem sehr auffällig ist. Da die Hypofunktion der Schilddrüse möglicherweise eine Prädisposition für das Auftreten der Eklampsie schafft, wird man nach Sehrt trotz der Ablehnung der thyreogenen Natur der Schwangerschaftseklampsie durch Seitz auf den Zustand der Schilddrüse zu achten haben.

In Übereinstimmung mit Seitz weist in einer jüngeren Arbeit Kleine darauf hin, daß der Beweis eines ursächlichen Zusammenhanges zwischen der Insuffizienz der Thyreoidea und der Eklampsie, der vor allem auf der Annahme einer entgiftenden Wirkung der Schilddrüse basiert, durchaus nicht erbracht ist. Auch der Umstand, daß Williamson unter 706 Frauen mit Schilddrüsenleiden nur dreimal Eklampsie und noch dazu von atypischem Charakter beobachten konnte, scheint nicht allzusehr für die ursächliche Bedeutung der Schilddrüse für die Eklampsie zu sprechen.

Moreira erwägt die Frage einer Dysfunktion der Schilddrüse bei Eklampsie offenbar auf Grund der Erfahrung, daß die Behandlung mit Schilddrüsenpräparaten bei der Schwangerschaftseklampsie nicht immer erfolgreich ist, und bringt 3 Fälle, bei denen durch Sektion eine Kolloidstruma nachgewiesen wurde.

---

[1] Bei der gesunden schwangeren Frau beträgt der Harnstoffgehalt des Blutes bestimmt nach der Methode von van Slyke und Cullen im 2. und 3. Monat durchschnittlich 171 mg pro Liter, im 4. bis 6. Monat 155 mg, im 7. Monat 138 mg, im 8. und Anfang des 9. Monats 130 mg, um in den letzten Wochen vor der Niederkunft wiederum stark anzusteigen, während er bei gesunden, nichtschwangeren Frauen 200 mg pro Liter beträgt.

Eine Reihe von Autoren hat Untersuchungen darüber angestellt, ob bei der Eklampsie eine vermehrte Ausschwemmung von Schilddrüsenhormon in die Blutbahn stattfindet, und ob auf diese Weise ein Fingerzeig für die Pathogenese dieser ätiologisch so rätselhaften Erkrankung zu gewinnen wäre.

Eufinger verwendete zu diesem Zwecke die Reid-Huntsche Reaktion (RHR.) und fand, daß die Resistenz der weißen Mäuse gegen die Acetonitrilvergiftung nach Injektion von Eklampsieserum größer ist als bei Verwendung von Serum normaler Schwangerer. Hingegen fand er bei der weißen Ratte keinen Unterschied in der Erhöhung des Grundumsatzes, wenn er den Tieren Serum von eklamptischen und Serum von normalen Schwangeren gab.

Dallera fand im Gegensatz zu Eufinger bei Toxikosen mittels der RHR. bedeutend niedrigere Resistenzwerte als bei normalen Schwangeren und nimmt daher eine Hypofunktion der Schilddrüse an. Nach Kleine, der in 14 Fällen die RHR. neben gleichzeitiger Bestimmung des Reststickstoffes ausgeführt hat, ist eine prinzipielle Steigerung der Acetonitrilresistenz der weißen Mäuse durch Vorbehandlung mit Eklampsieserum ebensowenig wie eine auffällige Erhöhung des Reststickstoffes im Blute der Kranken nachweisbar, so daß seiner Ansicht nach der Beweis einer regelmäßig bestehenden Funktionssteigerung der Schilddrüse bei Eklamptischen nicht erbracht ist. Sommer, der Sera Eklamptischer im 9. Schwangerschaftsmonat mittels der RHR. untersucht hat, gelangt zwar zu positiven Werten, die jedoch die Werte bei gesunden Schwangeren nicht übersteigen.

Zusammenfassend kann gesagt werden, daß trotz der günstigen Resultate der Schilddrüsenbehandlung bei der Schwangerschaftseklampsie die thyreogene Natur der Schwangerschaftseklampsie noch vollkommen unbewiesen ist, zumal die Wirkung der Schilddrüsenpräparate auf den Verlauf der Eklampsie durchaus nicht spezifischer Natur zu sein braucht.

2. Schilddrüse und Hyperemesis gravidarum.

Ebenso wie bei der Eklampsie wird auch beim Schwangerschaftserbrechen der Schilddrüse von vielen Autoren eine mehr oder weniger bedeutende ätiologische Rolle zugeschrieben. Diese Annahme gründet sich vor allem auf der in vielen Fällen erzielten günstigen Wirkung von Schilddrüsenpräparaten, die bei der Hyperemesis zuerst von Fliess und auf dessen Anregung von Siegmund sowie von Koreck gleichfalls mit Erfolg verwendet wurden[1].

Ahlbeck, dem die auffallende Kleinheit der Schilddrüse bei Frauen mit Hyperemesis auffiel, konnte mit Thyreoidin 20 sehr schwere Fälle entweder bessern oder vollkommen ausheilen. Ein rapides Aufhören der Hyperemesis sah Naamé, der die Ursache des Leidens in einer thyreoovariellen Insuffizienz erblickt, durch Behandlung der Kranken mit Thyreoidea und Ovarium und führt die spontane Besserung des Erbrechens gegen die Mitte der Schwangerschaft auf das Eintreten des Gleichgewichts im endokrinen System infolge der Schwangerschaftshypertrophie der Schilddrüse zurück.

Im Gegensatz zu dieser und anderen Angaben, so der von Simonton, welcher gleichfalls über toxisches Erbrechen in der Schwangerschaft bei Hypothyreoidismus

---

[1] Nach Siegmund empfiehlt es sich, das Thyreoidin einige Stunden vor den schlimmsten Brechzeiten zu reichen, so wie man das Chinin bei Malaria einige Stunden vor dem Fieberausbruch gibt.

berichtet, stehen die Beobachtungen und Versuche von van der Hoeven, die eher darauf hinweisen, daß bei der Hyperemesis eine abnorm gesteigerte Funktion der Thyreoidea vorliegt, da nach diesem Autor tägliche Verabreichung größerer Mengen Schilddrüsensubstanz bei Schwangeren zu den typischen Erscheinungen der Hyperemesis führt.

Der Versuch Eufingers und seiner Mitarbeiter, mittels der RHR. eine vermehrte Funktion der Schilddrüse bei der Hyperemesis aufzuzeigen, fiel negativ aus, da keine höheren Werte als bei normaler Schwangerschaft gefunden wurden. Interferometrische Untersuchungen bei der Eklampsie und bei der Hyperemesis gravidarum stammen von Hellmuth; sie ergaben durchwegs negative Resultate, indem kein gesteigerter endokriner Abbau festgestellt werden konnte.

Der ursächliche Zusammenhang zwischen der Hyperemesis gravidarum und einer Störung der Schilddrüsenfunktion ist trotz der günstigen Wirkung der Schilddrüsenpräparate nicht bewiesen, und es wäre Aschner beizupflichten, wenn er sich dagegen wendet, daß einzelne abnorme Schwangerschaftssymptome, zu denen auch das Erbrechen zählt, bedenkenlos der Schwangerschaftsveränderung der Schilddrüse zur Last gelegt werden.

XII. Schilddrüse und Osteomalacie.

Bei den bekannten Beziehungen zwischen Schilddrüse und Knochensystem, die vor allem in den schweren Wachstumsstörungen beim Schilddrüsenausfall ihren Ausdruck finden, erscheint es nicht verwunderlich, wenn frühzeitig die Aufmerksamkeit der Autoren auf die Möglichkeit einer thyreogenen Ursache der Osteomalacie gelenkt wurde. Nicht minder war es das nicht seltene Zusammentreffen von Osteomalacie mit Erkrankungen der Schilddrüse, wie Kropf, Basedow und Myxödem, das an ursächliche Zusammenhänge zwischen der genannten Knochenerkrankung und Veränderungen in der Schilddrüsenfunktion denken ließ [1].

Der erste, der diese Ansicht vertrat, war Hoennicke, der auch ein geographisches Zusammentreffen von Kropf und Osteomalacie (im Gegensatz zu anderen Autoren wie Evercke, Bossi, P. Müller, V. Herff usw. [2]) festgestellt zu haben glaubt und zu der Auffassung gelangt, daß eine primäre Erkrankung der Schilddrüse durch Störung des Phosphorstoffwechsels zur Osteomalacie führt. Wenngleich diese Ansicht durchaus nicht begründet ist, so erscheint es doch bemerkenswert, daß es Hoennicke gelungen ist, durch Schilddrüsenfütterung bei einem trächtigen Kaninchen einen der Osteomalacie ähnlichen Zustand zu erzeugen.

Auf Grund der angeblichen Beobachtung, daß trächtige Kaninchen, denen die Schilddrüse entfernt worden war, an Osteomalacie erkrankten, empfiehlt Panse, das Leiden mit Schilddrüsenpräparaten zu behandeln. Wie unspezifisch jedoch die Wirkung der Schilddrüsensubstanz bei der Osteomalacie zu sein scheint, geht am besten daraus hervor, daß sowohl mit Thyreoidin als auch mit Antithyreoidin Besserungen erzielt werden können (Noesske, Hoffmann).

---

[1] Ausführliche Literaturangabe bei Aschner: Die Blutdrüsenerkrankungen des Weibes, S. 142. Wiesbaden 1918.

[2] Zit. nach Seitz: Verh. dtsch. Ges. Gynäk. 15 (1913).

Gegen die Auffassung Hoennickes, zu der auch Parhon und Goldstein, Kröner, Weber u. a. hinneigen, nahm Seligmann Stellung, da er weder zu Lebzeiten noch am Sektionstisch pathologische Veränderungen an der Schilddrüse Osteomalaciekranker nachweisen konnte. Demgegenüber möchte Seitz einen Zusammenhang zwischen Veränderungen in der Schilddrüse, und zwar im Sinne einer Hyperfunktion, und der Osteomalacie nicht so ganz von der Hand weisen, besonders im Hinblick auf die Tatsache, daß Basedow und Osteomalacie auffallend häufig miteinander kombiniert vorkommen.

Im Schrifttum der neueren Zeit wird kaum noch von einem ursächlichen Zusammenhang zwischen der puerperalen Osteomalacie und irgendwelchen Störungen der Thyreoidea Erwähnung getan; nur bei Meisels findet sich die Bemerkung, daß zwar der Schilddrüse eine Rolle in der Pathogenese der Osteomalacie mehrfach zugeschrieben worden ist, daß aber die Beobachtungen nicht eindeutig sind, da Osteomalacie sowohl bei Basedow als auch bei Hypothyreoidismus vorkommt.

XIII. Die Bedeutung der Schilddrüse in der Pathogenese der Sterilität und des habituellen Abortus.

Der große Einfluß der Schilddrüse auf die weibliche Geschlechtssphäre äußert sich u. a. in den günstigen Resultaten, die bei der Behandlung der Sterilität mit Schilddrüsenpräparaten erzielt werden. Von deutschen Autoren war es Weil, der vielleicht als erster an der Hand von drei mit bestem Erfolg behandelten Fällen die Verwendung von Jodothyrin bei sterilen Frauen empfahl. Ungefähr gleichzeitig machte Taussig darauf aufmerksam, daß selbst bei Cachexia strumipriva die geschwundene Fortpflanzungsfähigkeit durch Schilddrüsenmedikation wiederhergestellt werden kann. Wegen der nahen Beziehungen zwischen Thyreoidea und Ovar empfahl auch v. Fellenberg, gewisse Fälle von Sterilität mit Störungen der inneren Sekretion mit Thyreoideaextrakt zu behandeln. Nach Nassauer sowie Sáenz de Santa Maria kann selbst lang bestandene Sterilität durch fortgesetzte Verabreichung von Schilddrüsensubstanz endlich doch behoben werden; aber auch andere Gynäkologen, wie Nürnberger, Winter, Mayer, Frank, v. Graff treten für die Schilddrüsenbehandlung der Sterilität ein.

Besonders bei sterilen und zugleich fettleibigen und amenorrhoischen Frauen kann nach Aschner die Behandlung mit Thyreoidea dadurch sehr gute Resultate zeitigen, daß auf dem Umwege über den Stoffwechsel die darniederliegende Tätigkeit der Ovarien angeregt wird. Die gleiche Auffassung von der Wirkungsweise des Schilddrüsenhormons bei sterilen Frauen findet sich bei Litzenberg, nach dessen Ansicht nicht nur Myxödem sondern selbst geringe Grade von Hypofunktion der Schilddrüse Ursache der Sterilität sein können.

Die Bedeutung der Schilddrüse in der Pathogenese der Sterilität wird ferner in den Arbeiten von Dickinson und Cary, Litzenberg und Carey, Hill und Smith, Rowe u. a. gewürdigt, wobei auf das häufige Zusammentreffen von herabgesetztem Grundumsatz, Fettsucht und Sterilität hingewiesen wird. In der Tat erwiesen sich nach den Untersuchungen von Kisch von 215 Frauen mit ausgesprochener Fettsucht 21% als steril bzw. waren unter 230 sterilen Frauen 27% fettleibig. Fast noch bemerkenswerter erscheint die Feststellung von Litzenberg und Carey, daß nahezu die Hälfte aller Frauen mit herabgesetztem Grundumsatz steril ist, bzw. mehr als die Hälfte der sterilen Frauen einen zu geringen Grundumsatz besitzt. Rowe spricht geradezu von einer endokrinen Gruppe steriler Frauen, bei denen der Grundumsatz um 17% vermindert war, zum Unterschied von der nichtendokrinen Gruppe, in der die Herabsetzung des Grundumsatzes bloß 5% betrug.

Durch Schilddrüsentherapie gelang es Hill und Smith in 16 unter 198 Fällen von Sterilität mit gleichzeitiger Fettsucht infolge Dysfunktion der Schilddrüse günstige Erfolge zu erzielen.

Es unterliegt daher wohl kaum einem Zweifel, daß bei einem Teil fettleibiger Frauen, unter denen sich nach Mayer auch anscheinend ganz gesunde Individuen befinden, die Fettstoffwechselstörung thyreogener Natur ist, und daß die verminderte Funktion der Schilddrüse, die unter anderem in der Herabsetzung des Grundumsatzes ihren Ausdruck findet, die Ursache der bei diesen Frauen so häufigen Sterilität ist.

Von McCann wird auf die bei Strumen häufige Sterilität der Frauen hingewiesen, wenngleich betont werden muß, daß der einfache Kropf die Fruchtbarkeit der Frau im allgemeinen nicht beeinträchtigt. Allerdings darf nicht vergessen werden, daß sich hinter einer Struma der Schilddrüse nicht selten, wie Nürnberger hervorhebt, abortive Formen einer Hypothyreose verbergen, die je nach dem Grad der gleichzeitigen Genitalstörung ebenso zu Sterilität führen können wie mitigierte Formen einer Basedowerkrankung, die sich zu einer bestehenden Struma hinzugesellen.

Bei den durch Hypothyreoidismus bedingten Formen von Sterilität empfiehlt Pribram, der unter den sterilen Frauen seines Materiales 17% mit Störungen der Schilddrüse hatte, Thyreoidin, dagegen bei den durch Hyperthyreoidismus hervorgerufenen Fällen von Sterilität das Antithyreoidin von Moebius oder Röntgenbestrahlung der Thyreoidea bzw. Strumektomie.

Da bei der endokrin bedingten Sterilität der Frauen meist nicht nur die Schilddrüse sondern oft auch das Ovarium und die Hypophyse in ihrer Funktion gestört sind, empfehlen manche Autoren die Verabreichung von Thyreoidea mit Ovarialhormon (Meaker, v. Graff) bzw. mit Ovarialhormon und Hypophysenvorderlappenhormon (Surace) oder mit Hypophysenvorderlappen allein zu kombinieren (Schittenhelm und Eisler). Namentlich bei Frauen, bei denen die Amenorrhöe mit Fettsucht vergesellschaftet ist, empfiehlt sich, wie die zwei letztgenannten Autoren gezeigt haben, die Zufuhr von Thyroxin und Prolan, die getrennt, unmittelbar hintereinander durch einige Tage hindurch gegeben werden, wobei Prolan auf die Tätigkeit der Ovarien wirkt, während Thyroxin zusammen mit Prolan die Empfindlichkeit gegen Sauerstoffmangel steigert und so dem Zwecke der Entfettung besser dient als Thyroxin allein.

Auch in der Pathogenese des habituellen Abortus, der nicht selten zur Ursache der Sterilität wird, spielen Störungen der Schilddrüsenfunktion eine nicht zu unterschätzende Rolle[1]. Nach Sehrt wäre bei Frauen mit habituellem Abortus und infantilem Uterus vor allem an eine Unterentwicklung der Schilddrüse zu denken. Wegen der Bedeutung der Schilddrüsenfunktion für die normale Konzeption und Gravidität hält es Litzenberg für wichtig, bei Frauen, die habituell abortieren, der Kontrolle des Grundumsatzes besondere

---

[1] Vgl. Lehmann.

Aufmerksamkeit zu schenken. Den gleichen Standpunkt vertritt Abbruzzese, der bei 30 Frauen mit habituellem Abortus, für den keine klinische Erklärung zu finden war, den Grundumsatz 11mal erhöht und 5mal vermindert fand und der gleichfalls Störungen der Schilddrüsenfunktion eine Rolle in der Pathogenese des Abortus beimißt. Vignes, der bei einer Frau, die 3mal abortiert hatte und danach 2 Jahre steril war, einen Monat nach der Schilddrüsenbehandlung Schwangerschaft und Geburt eines normalen Kindes zur rechten Zeit beobachtete, empfiehlt ebenso wie Fellenberg Schilddrüsenmedikation zur Bekämpfung des Leidens. Unter 5 Fällen von Hypothyreose mit habituellem Abortus sahen Mudaliar und Venkatachalam nach Schilddrüsenbehandlung in einem Falle normale Schwangerschaft und Geburt sowie spontanen Milchfluß. In allerletzter Zeit berichtet van der Hoeven über sehr gute Erfolge mit Schilddrüsentabletten in 13 Fällen von habituellem Abortus.

XIV. Schilddrüse und Myomleiden.

Verhältnismäßig häufig erscheint das Zusammentreffen von Uterusmyomen mit einer strumösen Veränderung der Schilddrüse, worauf im deutschen Schrifttum zuerst von Freund hingewiesen worden ist, der unter 56 in Betracht kommenden Fällen 44 Frauen fand, bei welchem im Verlauf einer Myomerkrankung eine Struma der Schilddrüse aufgetreten war. Nach Freund erscheint die Vergrößerung der Schilddrüse am auffälligsten und konstantesten „bei der gleichmäßigen myomatösen Volumszunahme der Gebärmutter" und beim intramuralen Myom, weniger ausgesprochen, aber recht häufig beim subserösen und nur selten beim submucösen Myom. Die Ursache der Schilddrüsenvergrößerung erblickt Freund in langdauernden, intensiven Reizen, die die Uterusmuskulatur unmittelbar treffen.

v. Graff fand unter 112 Frauen mit Myom bei 31 (= 27,7%) eine nachweisbare Struma, doch waren unter diesen nur 5 Frauen (= 16,4%), bei denen zeitlich ein Zusammenhang zwischen Myomleiden und Struma bestanden hat, während bei den übrigen 26 Frauen die Struma schon lange vorher in der Kindheit, im Pubertätsalter oder nach einer Schwangerschaft aufgetreten war. Aus diesem Grunde lehnt v. Graff einen ursächlichen Zusammenhang zwischen Struma und Uterusmyom ab[1].

In neuerer Zeit gelangen Ballin und Moehlig in Amerika ohne Rücksicht auf die Frage eines kausalen oder zeitlichen Zusammenhanges zwischen den beiden Erkrankungen zu ungefähr den gleichen Zahlen wie v. Graff, indem sie unter 100 Myomkranken 35mal Kropf und unter 100 kropfkranken Frauen bei 18 Myome des Uterus nachweisen konnten, während 26% der Frauen sowohl Tumoren in der Schilddrüse als auch im Uterus hatten. Gering war das Zusammentreffen von Struma mit Tumoren der Mamma, indem von 100 kropfkranken Frauen nur 4 und von 100 Myomkranken nur 6 Brusttumoren zeigten.

Daß es sich beim Zusammentreffen von Struma und Uterusmyom nicht um ein ganz zufälliges Geschehen handelt, dafür spricht, abgesehen von der großen Häufigkeit, die mehrfach gemachte Erfahrung, daß nach spontaner Rückbildung der Myome,

---

[1] Nach Aschner braucht es bei myomkranken Frauen gar nicht zu einer sichtbaren oder fühlbaren Struma zu kommen, und trotzdem kann eine gleichzeitige Alteration der Schilddrüse, die sich bloß funktionell äußert, vorhanden sein.

wie dies vor allem im Klimakterium erfolgt, sowie nach operativer Entfernung oder Röntgenbestrahlung der Myome die Struma der Schilddrüse oft eine ganz auffallende Verkleinerung erfährt (Freund, Mendes de Leon, Ségond, Ullmann, Fränkel, Lewin[1]).

Fränkel, der wohl als erster durch Röntgenbestrahlung von Myomen einen deutlichen Rückgang einer bestehenden Struma beobachtet hat, ist geneigt, diese Erscheinung auf die Röntgenschädigung der Ovarien zu beziehen, eine Auffassung, der die Tatsache recht zu geben scheint, daß Grödel durch eine wegen Myom vorgenommene Röntgenbestrahlung der Ovarien eine große Struma mit Kropfherz zum völligen Verschwinden brachte.

Auch die nach Myomektomie auftretende Verkleinerung der strumösen Schilddrüse dürfte weniger in dem Wegfall des myomatösen Uterus, als vielmehr in einer durch die Myomoperation bedingten Beeinflussung der Ovarien ihre Ursache haben. Für diese Vorstellung spricht nicht nur die Verkleinerung der normalen sowie strumösen Schilddrüse bei der spontanen Rückbildung der Ovarien im Klimakterium, sondern auch die Tatsache, daß nach Entfernung des Uterus in den Ovarien über kurz oder lang regressive Veränderungen auftreten, die zu einem Erlöschen der Eierstocksfunktion führen können (Aschner)[2].

Für die nahen Beziehungen zwischen Schilddrüse und Myomleiden sprechen auch die Veränderungen im Grundumsatz, die von Kraul und Halter nach Röntgenbestrahlung und nach operativer Entfernung des myomatösen Uterus nachgewiesen worden sind. Während sich die therapeutische Wirkung der Röntgenbestrahlung des Myoms stets in einer 1—2 Tage später auftretenden, längere Zeit andauernden Steigerung des Grundumsatzes äußert, bewirkt die Uterusexstirpation eine Herabsetzung des Grundumsatzes, die möglicherweise durch eine Einschränkung der Schilddrüsenfunktion verursacht wird.

Bei Frauen mit Hyperthryreose und Basedowscher Krankheit kann durch die Myomoperation bzw. Röntgenbestrahlung des Uterus eine Besserung der Erscheinungen herbeigeführt werden (Mendes de Leon, Wettergreen, Birnbaum, Flesch, Khoor). So z. B. sah der letztgenannte Autor bei einer 30jährigen Frau, der wegen Myom Uterus und Adnexe entfernt worden waren, 2 Monate nach der Operation eine deutliche Besserung des Basedow und nach $1^1/_2$ Jahren ein völliges Verschwinden sämtlicher Erscheinungen. Im Gegensatz dazu sind Fälle bekannt, in denen im Anschluß an eine Uterusexstirpation, selbst wenn die Adnexe der Frau belassen wurden, oder im Anschluß an eine Röntgenbestrahlung des myomatösen Uterus, die zu Amenorrhöe geführt hatte, ein Basedow ausgebrochen ist (v. Graff und Novak). Aus diesem Grunde warnt v. Graff davor, bei Frauen mit Myom und Struma bei Verdacht auf latenten Basedow Röntgenbestrahlungen der Myome vorzunehmen.

Zum Schluß sei daran erinnert, daß Jouin beinahe vor 4 Jahrzehnte myomkranke Frauen mit Thyreoidin behandelt und in einer Reihe von Fällen Verkleinerung der Myome sowie Verminderung der Blutungen gesehen hat.

---

[1] In dem Falle von Lewin wurde abgesehen von einem Uterusmyom auch noch ein Ovarialkrebs entfernt. Der Verkleinerung der Struma gingen thyreotoxische Erscheinungen voraus.

[2] Aschner spricht geradezu von einer Inaktivitätsatrophie der Ovarien nach Wegfall ihres „Erfolgsorgans".

XV. Schilddrüse und Klimakterium.

Nach den Angaben von Heidenreich, Schönlein, Dalché, Bauer u. a. soll die Schilddrüse in den Wechseljahren ebenso wie in der Pubertät und während der Schwangerschaft eine Vergrößerung erfahren, eine Ansicht, die von v. Eiselsberg bezweifelt, von Fischer, der bei Frauen in der Menopause sehr häufig eine Atrophie der Schilddrüse fand, bestritten wird. Keinesfalls kann von einer physiologischen Vergrößerung oder Hypertrophie der Schilddrüse im Klimakterium gesprochen werden, wenngleich zugegeben werden muß, daß die Wechseljahre der Frau durch eine besondere Neigung zu pathologischer Vergrößerung der Schilddrüse im Sinne einer Struma ausgezeichnet sind. Nach Aschner kommt es zwar häufig im Klimakterium zum Auftreten einer Struma oder zu einer Zunahme einer schon früher vorhandenen Schilddrüsenvergrößerung, jedoch nur bei Frauen mit einem nicht ausgeglichenen endokrinen Apparat [1].

Genaue Zahlen über das Auftreten strumöser Veränderungen der Schilddrüse im Klimakterium verdanken wir v. Graff, der 100 Frauen, die sich mehr oder weniger lang in der Menopause befanden, daraufhin untersucht hat. Von diesen 100 Frauen zeigten 22 eine Vergrößerung der Schilddrüse, jedoch nur in 3 Fällen war diese erst im Klimakterium aufgetreten, während bei 17 Frauen der Kropf schon in der Mädchenzeit oder nach einer Geburt entstanden war. Bei zwei Frauen erfuhr die bereits strumöse Schilddrüse in der Menopause eine deutliche Vergrößerung. Da auf der anderen Seite eine Reihe von Frauen die Angabe über ein Kleinerwerden, ja sogar über ein Verschwinden des Kropfes im Klimakterium machte, hält v. Graff die Behauptung von einem häufigen Auftreten einer Struma in den Wechseljahren für ungewiß [2].

Die Ursache der in manchen Fällen auftretenden klimakterischen Schilddrüsenvergrößerung wird von einigen Autoren auf die Atrophie der Ovarien zurückgeführt (Engelhorn, Knaus, Burr usw.). Nach Knaus versiegt gleichzeitig mit dem Erlöschen der Keimdrüsenfunktion zum Teil auch die Funktion der Schilddrüse, in der es dann häufig infolge der Kolloidstauung zu einer Vergrößerung mit nachfolgender Atrophie des Parenchyms kommt. Nach Burr ist die Vergrößerung der Schilddrüse in der Menopause damit zu erklären, daß sich infolge der Verringerung der Blutzufuhr zum Genitale die Schilddrüse im Zustande andauernder Kongestion befindet.

Die bei vielen Frauen auftretenden klimakterischen Beschwerden werden vielfach mit den Veränderungen in der Schilddrüse in ursächlichen Zusammenhang gebracht, wobei teils eine abnorm gesteigerte, teils eine verminderte Funktion der Schilddrüse hierfür verantwortlich gemacht wird. Von den älteren Autoren hat Vermorel die klimakterischen Erscheinungen auf eine Hyperaktivität der Thyreoidea bezogen. Ausgedehnte Untersuchungen stammen von Borak, der die Beschwerden der Frauen in den Wechseljahren auf eine durch den Ausfall der Eierstöcke hervorgerufene Hyperfunktion der Schild-

---

[1] Das Klimakterium soll nach Aschner bei Frauen, die mit einer Struma behaftet sind, oft besonders lange auf sich warten lassen.

[2] In einer jüngst erschienen, sehr ausführlichen Arbeit befaßt sich Rosenkranz mit den Veränderungen der Schilddrüse im Klimakterium, die meist das Bild eines leicht vergrößerten Organs mit gutem Kolloidgehalt zeigt. Mikroskopisch unterscheidet der Autor drei Gruppen, die durch Follikelgröße, Auftreten von Proliferationsknospen und Bindegewebsentwicklung voneinander abweichen.

drüse (und Hypophyse) zurückführt. In der Tat gelang es Borak durch Röntgenbestrahlung der Schilddrüse in einer großen Zahl der Fälle die klimakterischen Ausfallserscheinungen, wie Blutandrang zum Gesicht und Kopf, Schweißausbrüche, Schwindelanfälle, Erregungs- und Depressionszustände, Migräne, Blutdrucksteigerung, Herzklopfen usw. rasch zum Schwinden zu bringen. Führt die Schilddrüsenbestrahlung nicht zum Ziel, dann empfiehlt Borak noch die Bestrahlung der Hypophyse oder auch umgekehrt. Nimmt die Frau im Klimakterium an Körpergewicht ab, dann wird die Schilddrüse bestrahlt, nimmt sie zu, die Hypophyse.

Nach v. Graff können klimakterische Beschwerden durch Verabreichung von Ovarialsubstanz am besten kombiniert mit Thyreoidea und Hypophyse günstig beeinflußt werden. Erfolge mit Schilddrüsenbehandlung sahen auch Block und Llewellyn.

Nicht immer gelingt die Unterscheidung zwischen den Beschwerden, welche durch die Menopause als solche bedingt sind, und zwischen einer im Klimakterium auftretenden Thyreotoxikose, aus welchem Grunde Sevringhaus kleine Dosen von Ovarialbrunsthormon empfiehlt, um aus der therapeutischen Wirkung einen Rückschluß auf die Natur der betreffenden Störung ziehen zu können.

Auch Abruzzese nimmt — ähnlich wie Marañon — im Klimakterium einen Hyperthyreoidismus an, der im Zusammenhang mit dem Erlöschen der Eierstocksfunktion (Hypoovarismus) steht, und den er bei sämtlichen untersuchten Frauen mit klimakterischen Metrorrhagien nachweisen konnte. Die Ursache des Hyperthyreoidismus im Klimakterium erblickt Marañon teils in psychischen Alterationen, teils in verschiedenen Infekten. Jeannency, der gleichfalls den Hyperthyreoidismus der Klimakterischen auf die Insuffizienz der Ovarien zurückführt, empfiehlt als Therapie außer Jod Ovarialpräparate und in schweren Fällen Röntgenbestrahlung der Schilddrüse, Sehr dagegen Dijodtyrosin, da die Funktionsprüfung in den verschiedenen Stadien der Wallungen darauf hinweist, daß diesen in der Hauptsache eine erhöhte Ausschüttung von Schilddrüsenhormon in die Blutbahn zugrunde liegt.

Aus all diesen Arbeiten geht hervor, daß ein Teil der Störungen in den Wechseljahren der Frau mit einer abnorm gesteigerten Tätigkeit der klimakterischen Schilddrüse in Zusammenhang stehen dürfte, und daß die Ursache der geänderten Schilddrüsenfunktion wahrscheinlich in den Involutionsvorgängen des Genitales, insbesondere der Ovarien, zu suchen sei; es wäre aber verfehlt anzunehmen, daß die klimakterischen Störungen der Schilddrüsenfunktion in allen Fällen in einer Hyperfunktion des Organs beruhen, da es genügend Fälle gibt, in denen mit dem Einsetzen der Menopause ausgesprochene hypothyreotische Zustände auftreten. Schon vor vielen Jahren hat Gluzinski darauf hingewiesen, daß bei manchen Frauen in der Menopause myxödematöse Veränderungen auftreten, wie Dickerwerden der Gesichtszüge, Trockenheit und Rauhheit der Haut, Schwerfälligkeit, Nachlassen des Gedächtnisses und Neigung zu Fettleibigkeit, Störungen, für deren thyreogene Natur schon die günstige Wirkung von Schilddrüsenextrakten spricht.

Grigsby weist darauf hin, daß Amenorrhöe, Dysmenorrhöe, Blässe, vage rheumatische Schmerzen, vorzeitiges Ergrauen und Ausfall der Haare häufig als klimakterische Erscheinungen angesehen werden, während es sich in Wirklichkeit bei diesen im Alter von 40—60 Jahren befindlichen Frauen um einen Hypothyreoidismus handelt.

Wenn in jüngerer Zeit Stevens auf Grund von 28 Fällen ein Krankheitsbild beschreibt, das bei Frauen von 45—60 Jahren auftritt und durch Kopfschmerz, leichte Ermüdbarkeit, Nervosität, Trockenheit der Haut und Herabsetzung des Grundumsatzes bis 20% gekennzeichnet ist, dann handelt es sich hier wohl um nichts anderes als um die bereits vor 25 Jahren von Gluzinski beobachteten Fälle von Hypofunktion der Schilddrüse bei klimakterischen Frauen.

Die bei Frauen in den Wechseljahren vorhandenen Metrorrhagien sind nicht selten Folge eines Hypothyreoidismus (Schmauch), dessen Neigung zu Genitalblutungen eine bekannte Tatsache ist. Daß die Schilddrüse klimakterischer Frauen eher eine verminderte Funktion oder funktionelle Wertigkeit besitzt, hat Vogeler gezeigt, indem er Kaulquappen mit Schilddrüsenpulver fütterte und bei Verwendung von Schilddrüsen klimakterischer Frauen eine geringere Metamorphose-beschleunigende Wirkung erhielt[1].

Wie im Gefolge des Klimakteriums hypothyreotische Zustände auftreten können, ebenso vermag eine verminderte Schilddrüsenfunktion zu einem vorzeitigen Klimakterium führen, eine Tatsache, die besonders durch einen Fall von Veil beleuchtet wird, bei dem eine 44jährige, seit der Pubertät mit einem Kropf behaftete Virgo nach einer partiellen Strumektomie von der Stunde an klimakterisch wurde, ohne irgendwelche sonstige Störungen aufzuweisen.

XVI. Der Morbus Basedowi in seinen Beziehungen zur weiblichen Geschlechtssphäre[2].

1. Klinik und Pathologie des Morbus Basedowi.

Die Erkrankung wurde im Jahre 1802 von dem Italiener Flajani, 1835 von dem Engländer Graves und 1840 von dem Merseburger Arzt Karl v. Basedow beschrieben. Erst viel später wurde von Moebius die Ursache des Leidens in einer krankhaft gesteigerten Tätigkeit der Thyreoidea erkannt.

Das Krankheitsbild, in dessen Mittelpunkt die Schilddrüsenveränderung steht, ist durch große Mannigfaltigkeit der Symptome ausgezeichnet, wobei der Exophthalmus, die Steigerung der Stoffwechselvorgänge, die Abmagerung, die Tachykardie, die abnorme seelische Erregbarkeit und namentlich bei Frauen Störungen der Genitalfunktion zu den markantesten Veränderungen zählen (Abb. 31).

Pathologisch-anatomisch findet sich bei Morbus Basedowi eine Reihe von Veränderungen, von denen der mit Vergrößerung des Organs einhergehende Umbau der Schilddrüse zumindest in den voll ausgebildeten Fällen ein wohl nie fehlendes Symptom darstellt.

Die typische Struma basedowiana ist eine diffuse Vergrößerung der Schilddrüse bis auf das 3—4fache und erreicht nur in seltenen Fällen ein Gewicht von 200—300 g. Konsistenz und Schnittfläche der Basedowstruma hängen wesentlich vom Kolloidgehalt ihrer Bläschen ab. Ist dieser gering, dann zeigt das Organ eine erhöhte Konsistenz, die Schnittfläche eine gelbliche Farbe, die Läppchenzeichnung ist deutlich und der spärliche

---

[1] Untersuchungen über fermentativen Abbau von Schilddrüse im Klimakterium, geprüft nach dem Dialysierverfahren von Abderhalden, stammen von Melamed.

[2] In diesem Kapitel sind auch die Hyperthyreosen behandelt.

Saft, der sich abstreifen läßt, erscheint dünn. Mit zunehmendem Kolloidgehalt wird die Konsistenz weicher und die Schnittfläche mehr grau und gallertig, so daß die makroskopische Unterscheidung einer solchen Basedowstruma von einer gewöhnlichen diffusen Kolloidstruma unter Umständen nicht möglich ist.

Histologisch findet man in der klassischen Basedowstruma eine auffallende Pleomorphie der ungleich großen Bläschen und ein hohes, lichtes, einschichtiges Epithel, das in Form von Papillen und Pseudopapillen in das von spärlichem dünnen Kolloid erfüllte Lumen der Bläschen hineinragt (Abb. 32). Bei der Kolloidfärbung von E. J. Kraus verhält sich das

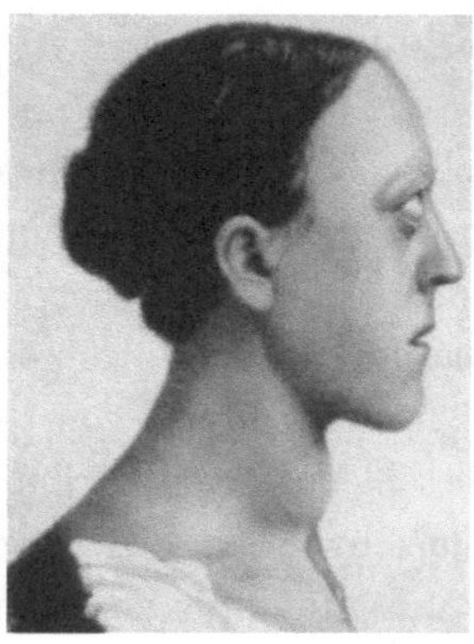

Abb. 31. Frau mit Basedowscher Krankheit. (Nach Curschmann.)

Kolloid der typischen Basedowstruma fuchsinophil [1], wodurch diese eine gewisse Ähnlichkeit mit der kindlichen Schilddrüse bekommt. Bei Basedowstrumen mit reichlichem Kolloidgehalt entfällt ein wichtiges Merkmal, doch wird nichtsdestoweniger die Höhe des Epithels und die polsterförmigen Epithelwucherungen die Diagnose auf Basedow in den meisten Fällen ermöglichen. Das Stroma der Basedowschilddrüse ist zart und enthält oft reichlich Lymphocytenhaufen wie auch regelmäßig gebaute Lymphfollikel mit Keimzentren.

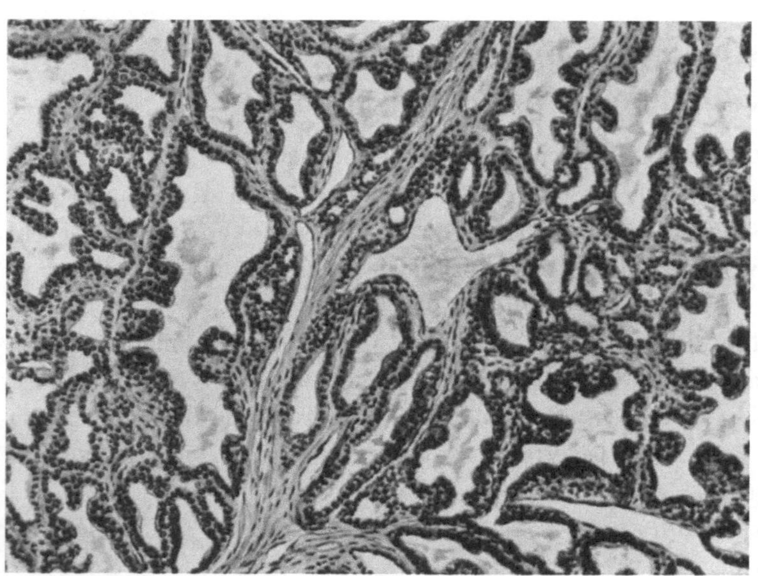

Abb. 32. Schnitt aus einer typischen Basedowstruma.
(Nach Berberich und Fischer-Wasels.)

Tritt die eben beschriebene Basedowveränderung zu einer bereits vorhandenen Struma hinzu, gleichgültig ob dies eine diffuse oder knotige Form war, so spricht man von einer Struma basedowificata. Bei knotigen Strumen, die basedowifiziert werden, können abgesehen von dem autochthonen Gewebe auch die Adenomknoten von der basedowischen Veränderung ergriffen werden und sind dann von dem toxischen Adenom der Amerikaner, das übrigens nach der Ansicht der meisten Autoren

---

[1] Zum Unterschied vom Kolloid einer gewöhnlichen Kolloidstruma, das gerbsäurefest ist und infolgedessen violett gefärbt erscheint.

zu keinem echten Basedow, sondern nur zu einer Hyperthyreose führt, nicht zu unterscheiden.

Von den Veränderungen an den übrigen endokrinen Organen ist hauptsächlich die auffallende Kleinheit der Hypophyse mit den von E. J. Kraus ausführlich beschriebenen Veränderungen der chromphilen Zellen, die Persistenz bzw. Hyperplasie des Thymus, die Atrophie des Pankreas insbesondere der Langerhansschen Inseln, der nicht selten vorhandene Lipoidschwund in der Nebennierenrinde und die Atrophie bzw. Hypoplasie der Keimdrüsen besonders der Ovarien zu nennen. Eine oft hochgradige Wucherung des lymphatischen Apparates, Hypertrophie des linken Ventrikels, regressive Veränderungen wie Degeneration, Verfettung, ja selbst Nekrose in Herzmuskel, Leber und·Nieren, Atrophie und Verfettung der Muskulatur, Atrophie bzw. Hypoplasie des Genitales sowie in manchen Fällen eine braune Pigmentierung der Haut vervollständigen das pathologisch-anatomische Bild.

2. Der Morbus Basedowi als vornehmliche Erkrankung der Frau.

Der Morbus Basedowi ist über die Erde sehr unregelmäßig verbreitet und meidet im allgemeinen diejenigen Gegenden, in denen der Kropf endemisch ist. Ganz auffallend ist die Bevorzugung des weiblichen Geschlechtes, das vorwiegend im Alter der vollen Geschlechtsreife, weit weniger in der Pubertät und in den Wechseljahren von der Erkrankung befallen wird.

Nach Hardy, Reynold, Clarke und Holmes erkranken beinahe nur Frauen, nach Murrey ungefähr 92%, nach Stern 90%, nach Thompson ungefähr 89%, nach Schultze 86% und Pic und Bonamour 85%. Stern gibt für den akuten Morbus Basedowi und das von ihm beschriebene Basedowoid das Verhältnis der weiblichen zu den männlichen Kranken mit 9,2 bzw. 5,5 : 1, Graefe-Sämisch und O. Frankl das Verhältnis 5 : 1 an. Wenn in den Statistiken von Gayne, Buschan, Sattler u. a. zum Teil viel geringere Unterschiede zwischen der Zahl der erkrankten Frauen und der Zahl der erkrankten Männer angeführt sind, so dürfte der Grund nach Chvostek vor allem darin gelegen sein, daß die sog. „formes frustes" des Morbus Basedowi miteinbezogen sind.

Als Ursache der überwiegenden Beteiligung des weiblichen Geschlechtes an der Basedowschen Krankheit wird meist die intensive Inanspruchnahme der Schilddrüse im Zusammenhang mit der Pubertät, Menstruation, Gravidität und Lactation und die infolge der physiologischen Funktionsänderungen der Ovarien erhöhte Disposition des weiblichen Geschlechtes angenommen (Falta, Aran, Trousseau, Pinard, P. Müller, v. Graff, Freund, Deusch, Pfaundler, Wettergreen, Blackwood, Gluzinsky, O. Frankl u. v. a.), während nach Chvostek die Ursache in erster Linie in konstitutionellen, im weiblichen Organismus gelegenen Momenten zu erblicken ist. Gemeint sind vor allem jene Organe und Vorgänge, die dem Weibe eigenartig sind und die seine differente Konstitution wenigstens zum Teil bestimmen, eine Annahme, die eine Stütze in der Tatsache findet, daß die meisten Frauen, und zwar 82% in der Zeit der vollen Geschlechtsreife erkranken, wobei der größte Prozentsatz in das 3., der nächsthöhere in das 4. Lebensjahrzehnt fällt. Die größere Reaktionsfähigkeit und Ansprechbarkeit des Nervensystems bei der Frau, das lebhaftere Temperament, die größere psychische Beeinflußbarkeit, die Neigung zum Erröten, die etwas größere

Schilddrüse und viele andere Momente bilden nach Chvostek jedenfalls schon einige Anklänge an die Basedowsche Krankheit, doch bedürfe es noch anderer Momente, deren Zusammentreffen erst die Bedingungen für das Auftreten der Erkrankung schaffen. Zu diesen zählt Chvostek vor allem die degenerative Anlage, zumal sich bei Kranken mit Morbus Basedowi eine Reihe von Umständen findet, die auf die Möglichkeit hinweist, daß abnormes Keimplasma zur Verwendung gelangt ist. Gicht, Diabetes, Fettleibigkeit, Asthma, Chlorose und degenerative Erkrankungen des Nervensystems kommen hier in Frage neben Degenerationserscheinungen anderer Art[1], die sich in einer so großen Zahl der Fälle nachweisen lassen, daß ein zufälliges Zusammentreffen ausgeschlossen werden kann.

Lenz und Weinberg versuchen das starke Überwiegen des weiblichen Geschlechtes bei Morbus Basedowi erbbiologisch zu erklären. Während der erstgenannte Autor einen geschlechtsbegrenzten Erbfaktor annimmt, zieht Weinberg drei Möglichkeiten in Betracht: 1. Können die Gelegenheitsursachen für die Entwicklung eines Basedow bei Frauen häufiger sein als bei Männern. 2. Wäre daran zu denken, daß sich Heterozygoten anders verhalten als Homozygoten, auch wenn sie unter Umständen dasselbe Bild aufweisen. Nun ist, wie Weinberg im weiteren ausführt, der Mann in bezug auf das Geschlecht monozygot und mit den weiblichen Homozygoten in derartigen Fällen derselben Gefährdung ausgesetzt, wenn seine Anlage minderwertig ist. Ist daher die Anlage zu Basedow minderwertig, so besteht beim Manne stets eine vermehrte Gefahr der Ausmerzung vor dem Alter, in dem sich ein Basedow entwickelt, nicht aber bei allen Frauen; denn unter diesen spielen die Homozygoten keine große Rolle. 3. Läßt sich der Frauenüberschuß beim Morbus Basedowi erklären, wenn man darauf verzichtet, die Chromosomen als letzte Ursache der Vererbung anzusehen, dieselbe vielmehr in den in ihnen enthaltenen Genen erblickt. Weinberg nimmt nun an, daß zum Basedowbild 2 oder mehr dominante Gene gehören, von denen das eine die relative Häufigkeit p_1, das zweite die Häufigkeit p_2 hat. Wenn dem so ist, dann ist die Häufigkeit des Auftretens von Basedow beim Manne $= p_1$, p_2, beim Weibe $= [1 - (1 - p_1)^2]^2 = p_1 p_2 (2 - p_1) (2 - p_2)$ und im Maximum bei Panmixie $= 4 p_1 p_2$. Somit erhält man nach Weinberg ein Verhältnis von 1 Mann zu 4 Frauen und als extremen Grenzwert 1 : 9.

3. Die Pathogenese des Morbus Basedowi.

Über die Pathogenese des Morbus Basedowi ist viel diskutiert worden, besonders über die Frage, ob der Erkrankung ein Hyper- oder Dysthyreoidismus zugrunde liegt. Für die Annahme eines reinen Hyperthyreoidismus sprechen die fließenden Übergänge, die es von den leichtesten Formen des Hyperthyreoidismus bis zum schweren Basedow gibt, die günstige Beeinflussung des Basedow durch operative Verkleinerung der strumösen Schilddrüse und die Gegensätzlichkeit im Symptomenbilde zwischen dem Morbus Basedowi und dem Myxödem (Bauer, Falta). Mit der Annahme eines Hyperthyreoidismus beim Morbus Basedowi steht ferner die Tatsache in Einklang, daß durch überreichlichen Genuß von Schilddrüsentabletten, wie ein Fall von Notthaft zeigt, künstlich das Krankheitsbild eines echten Basedow hervorgerufen werden kann. Allerdings gelingt es nicht, die ganze Gesamtheit der klinischen Erscheinungen beim Morbus Basedowi restlos mit der

---

[1] Es sei hier auf die Arbeit von Chvostek über die konstitutionellen Momente in der Pathogenese des Morbus Basedowi besonders hingewiesen, in der eine sehr große Zahl derartiger Stigmen aufgezählt ist.

ausschließlichen Annahme eines Hyperthyreoidismus zu erklären, so daß neuerdings wieder von verschiedenen Autoren, so von Oswald auf die alte Neuroselehre zurückgegriffen wurde, während von Chvostek, dem sich Bauer anschließt, eine abnorme Körperkonstitution und von Fr. Müller eine neuropathische Disposition neben der Schilddrüsenveränderung als ursächliche Faktoren bei der Entstehung des Morbus Basedowi angenommen werden.

Die namentlich von Blum vertretene Ansicht, daß eine mangelhafte Entgiftung der im Körper entstehenden Gifte durch die Schilddrüse Ursache der Basedowschen Krankheit sei, dürfte heute ebenso wie die alte Lehre von der bulbären Genese des Basedow als verlassen angesehen werden.

In der neuen Zeit haben amerikanische Autoren der Ansicht Ausdruck verliehen, daß beim toxischen Adenom eine vermehrte Abgabe von normalem Thyroxin, also ein reiner Hyperthyreoidismus, beim Morbus Basedowi hingegen eine Abgabe eines veränderten Thyroxins, somit ein Dysthyreoidismus bestehen soll, ohne daß diese Behauptung allgemeine Anerkennung gefunden hätte.

Die Beobachtung, daß einerseits durch Schilddrüsenreduktion unbeeinflußbare Fälle von Basedow durch teilweise Entfernung des Thymus geheilt werden können, andererseits durch Implantation von Thymusgewebe im Tierversuch, und zwar bei Hunden, ein dem Basedow analoges klinisches Bild erzeugt werden kann, scheint zugunsten der Ansicht jener Autoren zu sprechen, die wie Bauer neben einem thyreogenen auch einen thymogenen Basedow annehmen.

Da beim Morbus Basedowi abgesehen von der Schilddrüse, in der nach den Erfahrungen von Wegelin ausnahmslos pathologische Veränderungen gefunden werden, auch noch andere Blutdrüsen, so vor allem die Hypophyse, der Thymus und die Ovarien, oft auch die Nebennieren krankhaft verändert sind, wurde von einzelnen Autoren auch noch die Frage der pluriglandulären Genese der Basedowschen Krankheit erörtert (Chvostek, Aschner, Maurin), obzwar gegen eine solche Auffassung geltend zu machen wäre, daß es sich in den genannten Organen nach dem heutigen Stande unseres Wissens um sekundäre Veränderungen handelt, die sich erst im Verlauf der Erkrankung einstellen, somit keinen primären Anteil an ihrer Entstehung besitzen[1].

Eine Reihe von Autoren wie Tilmant, Hoppe, Pétényi nimmt besonders für diejenigen Fälle, in denen Amenorrhöe oder ovarielle Dysfunktion dem Basedow vorangeht, einen ursächlichen Zusammenhang der Schilddrüsenerkrankung mit einer Insuffizienz der Keimdrüsen an, und Chrustallew sowie Peritz empfehlen geradezu Keimdrüsenpräparate zur Behandlung des Basedow (vgl. auch Stark sowie Jedlowski). Die therapeutischen Erfolge, die besonders Seligmann und Frankl beim Morbus Basedowi mit Ovarialtabletten erzielen konnten, sprechen nach Aschner sogar für den primären Charakter der Genitalveränderung beim Basedow (primär-ovariogener Basedow nach v. Graff und Novak, „Basedow-Ovarien" nach Liebhart). Auf die Zusammen-

---

[1] Die Auffassung des Morbus Basedowi als pluriglanduläre Erkrankung hat manche Autoren veranlaßt, einer pluriglandulären Therapie das Wort zu reden. In der Tat erzielten Marie und Fourcade in 10 Fällen von leichterem Basedow (sog. „petit basedowisme") mit Ovarialextrakt, Corpus luteum und Hypophyse eine Besserung, während Müllern die Darreichung von Hypophyse, Nebenniere, Ovarium und Pankreas empfiehlt.

hänge mit der Genitalsphäre weisen auch die mehr als 20 Jahre zurückliegenden Untersuchungsergebnisse Mannabergs hin, der in einer Reihe von Basedowfällen fast ausnahmslos durch Röntgenbestrahlung der Ovarien eine wesentliche Besserung des Leidens erzielen konnte, wobei besonders auffallend die Gewichtszunahme der Kranken war, die durchschnittlich 11% betrug; in der Hälfte der Fälle verschwand der Exophthalmus, während sich der Halsumfang im allgemeinen nur wenig änderte[1].

O. Hirsch nimmt Beziehungen an zwischen der Eierstockstätigkeit und der Disposition zur Basedowschen Krankheit, in welchem Sinne auch die synchron mit dem mensuellen Zyklus verlaufende Kurve der Pulsfrequenz und des Grundumsatzes zu sprechen scheint, bei der auf eine Erniedrigung nach den Menses ein Anstieg im Prämenstruum erfolgt, Erscheinungen, die parallel den Blutjodwerten gehen.

Die Zusammenhänge zwischen Störungen der Ovarialtätigkeit und der Basedowschen Krankheit erhellen endlich aus dem nicht allzu seltenen Zusammentreffen dieser mit der Chlorose, auf das bereits von Wunderlich hingewiesen worden ist, und das besonders durch die Angaben von v. Noorden beleuchtet wird, der unter 255 Bleichsüchtigen 34 Basedowfälle fand. Unter seinen zahlreichen Fällen von Chlorose mit Menstruationsstörungen zählte Handmann 25 Fälle mit Struma, davon 3 mit den Erscheinungen des Basedow, von denen 2 schon vor der Erkrankung an Basedow an Chlorose gelitten hatten.

Im Tierreich bilden die mit Hyperthyreoidismus einhergehenden Fälle von Nymphomanie bei der Kuh einen Hinweis auf die eben erwähnten inneren Beziehungen zwischen Störung der Funktion der Eierstöcke und der der Schilddrüse (Pugh).

Zu den auslösenden Ursachen der Erkrankung zählen akute Infektionen, Tuberkulose, Lues, medikamentöser Jod- und Thyreoidingebrauch, Blastome der Thyreoidea [2] sowie Schreck, seelische Erschütterungen und Traumen (Blondel, Bauer).

Für den Gynäkologen dürfte von besonderem Interesse sein, daß nicht gar so selten der Ausbruch der Krankheit nach einer Uterusexstirpation oder einer Röntgenbestrahlung des Uterus und der Adnexe z. B. wegen Myom, nach Kastration (v. Graff und Novak, Fleischner, Haudek, Franco, Ujma, Superbi, Girard usw.), sowie im Anschluß an andere pathologische Zustände im Bereiche der Genitalsphäre erfolgt[3].

Umgekehrt sind Fälle bekannt, in denen sich die Erscheinungen eines Basedow nach Exstirpation eines myomatösen Uterus, einer vereiterten Ovarialcyste, cystisch degenerierter Ovarien usw. gebessert haben bzw. vollkommen verschwunden sind (Wettergreen, Birnbaum, Khoór, Delestre, Eastman).

Die Störungen in der weiblichen Geschlechtssphäre, die sich in allen schweren Fällen von Basedowscher Krankheit so gut wie regelmäßig einstellen, betreffen alle Funktionen

---

[1] Nach Wagner kann die Röntgenbestrahlung der Ovarien Besserung, aber auch Verschlimmerung des Basedow herbeiführen. Nach v. Graff dürften geringe Dosen überhaupt keinen Einfluß auf das Leiden besitzen, hingegen große Dosen in ungünstigem Sinne wirken.

[2] In einem Falle von Hoffmann führte ein Cystcarcinom des Ovars, das Metastasen in der Schilddrüse gesetzt hatte, zu den Erscheinungen eines ausgesprochenen Basedow.

[3] So sei der Vollständigkeit halber darauf hingewiesen, daß in sehr seltenen Fällen eine Struma des Eierstockes, wie dies ein Fall von Kovács beweist, zu den ausgesprochenen Erscheinungen eines Morbus Basedowi führen kann. — Masson und Mueller konnten bei der Analyse dreier Strumen des Ovariums Jod nachweisen und halten diese Gewächse für eine Stätte der Thyroxinbildung, die in einzelnen Fällen auch zu Hyperthyreoidismus führen kann.

des Geschlechtslebens, die Libido, die Konzeption, die Fruchtbarkeit, die Schwangerschaft und die Lactation, und gipfeln namentlich in schweren Fällen und bei längerer Dauer der Erkrankung wohl ausnahmslos in einer Atrophie des ganzen Genitalapparates mit Erlöschen sämtlicher Funktionen.

4. Die morphologischen Veränderungen des weiblichen Genitalapparates beim Morbus Basedowi.

Während Saenger und nach ihm Kocher keine besonderen Veränderungen am Geschlechtsapparat der basedowkranken Frauen nachweisen konnten, und Saenger die von anderen Autoren erhobenen Befunde als rein zufällig bezeichnet, stimmen die Angaben der meisten übrigen Autoren darin überein, daß es bei längerer Dauer des Leidens und insbesondere bei schweren Fällen fast ausnahmslos zu regressiven Veränderungen verschiedenen Grades an den Keimdrüsen sowie am übrigen Genitale mit Rückbildung der sekundären Geschlechtscharaktere kommt (Cheadle, Askanazy, Kleinwächter, Hoedemaker, Bamours, Mannheim, Maude, Theilhaber, Jonin, Falta, E. J. Kraus, Bauer, Blondel u. v. a.).

v. Graff und Novak haben bei 16 Frauen mit Basedow keine Abweichung von einem normalen Genitalbefund erheben können, hingegen fanden sie bei drei Frauen im Alter von 35—42 Jahren deutliche Rückbildungsvorgänge am Genitale, bei einer Frau die von Freund beschriebene Parametritis atrophicans [1] und in einigen Fällen Zeichen von Infantilismus am Genitale, so einen auffallend kleinen Uterus, klaffende Vulva, mangelhafte Entwicklung der Schamlippen, Muldendamm und geringe Entwicklung der Schamhaare (vgl. auch Kleinwächter, Theilhaber, A. Mayer, Pinard u. a.).

Eine genaue Beschreibung der Ovarien bei Frauen mit Morbus Basedowi im Alter von 25—42 Jahren findet sich bei E. J. Kraus. Das Gewicht der Ovarien schwankte in den Fällen von E. J. Kraus zwischen 6,2 und 11,2 g; die Primordialfollikel waren mehr oder weniger vermindert oder fehlten ganz. Reifende Follikel fehlten in den meisten Fällen, reife Graafsche Follikel wurden durchwegs vermißt. Verschieden große cystische Follikel mit einreihigem bis mehrreihigem Epithel sah E. J. Kraus fast in allen Ovarien, ebenso mehr oder weniger ausgebildete Säume verfetteter Thecazellen in der Umgebung der cystischen Follikel und der verschieden reichlichen Corpora candicantia und fibrosa (Abb. 33). In 2 Fällen beschreibt E. J. Kraus frische Blutungen im Stroma der Ovarien und in einem Fall eine starke Verfettung desselben im Bereich der noch erhaltenen Primordialfollikel. Bei einer 25jährigen Frau, bei der der Uterus und die Tuben eine ausgesprochene Hypoplasie zeigten, war eine kleincystische Degeneration, die auch von Khóor bei Morbus Basedowi beschrieben wird, nachweisbar.

Chrustalew fand entsprechend den älteren Angaben von Buschan, Farner, Pettavel u. a. Atrophie der Primordialfollikel und der reifenden Follikel, ferner Verkalkung von Follikeln mit konzentrischer Schichtung, Umwandlung reifer Follikel in Cysten, Untergang der Eier und des Follikelepithels und Obliteration der cystischen

---

[1] Unter diesen Namen beschrieb H. W. Freund bei Frauen mit Morbus Basedowi eine chronische Entzündung des Beckenbindegewebes, die allmählich zu Schrumpfung desselben und infolgedessen zu Kreislaufstörungen in allen Beckenorganen führt. Die Ursache seien katarrhalische Veränderungen der Genitalschleimhaut, die dann zu starken Uterusblutungen Anlaß geben.

Follikel neben spärlichen Corpora albicantia und Hyperplasie sowie Hyperämie des Stromas; öfter sah Chrustalew Atrophie des Uterus[1].

Abgesehen vom Genitalapparat erfährt auch die Mamma beim Morbus Basedowi eine Rückbildung, wobei die Kranken oft selbst das allmähliche Kleinerwerden der Brüste angeben (Kocher, Chrustalew). Auch in Fällen, in denen den Frauen keine Veränderung der Mammae aufgefallen war, fand Kocher dieselben eher klein, jedoch wohlgebildet, von guter Konsistenz und einer Beschaffenheit, wie es jugendliche Mammae zeigen; ja

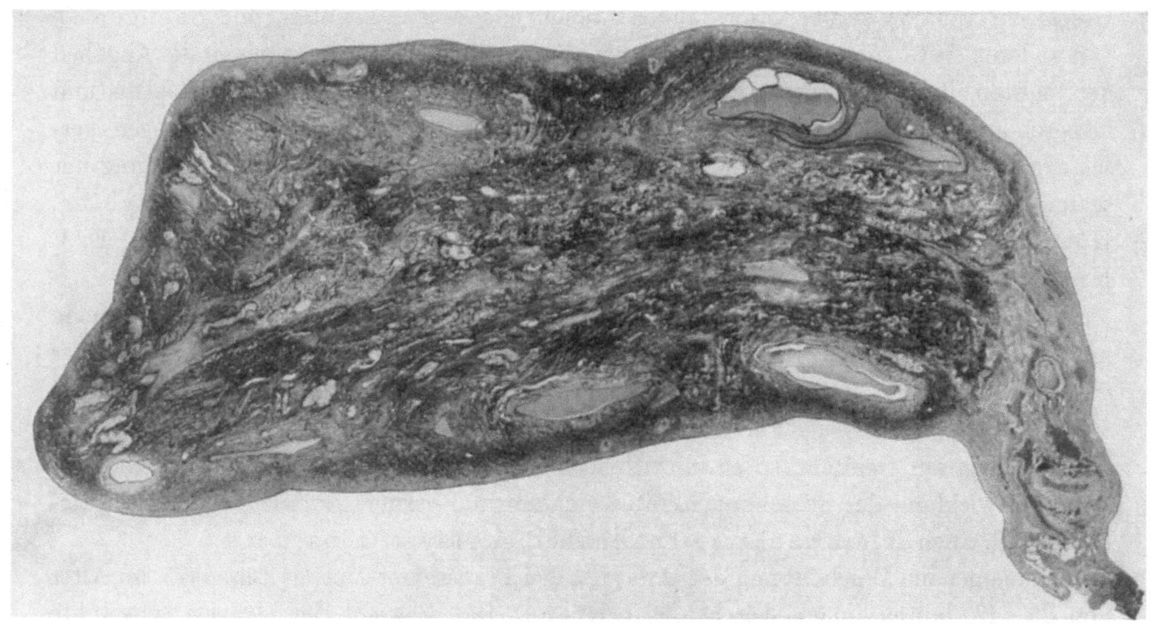

Abb. 33. Schnitt durch das Ovarium einer 29jährigen Frau mit Basedowscher Krankheit. Die Frau hatte 8 Monate vor dem Tode geboren. Menses waren schwach, aber regelmäßig bis zum Tode. Ausgesprochene Erscheinungen von Basedow sind erst 8 Tage vor dem Ende aufgetreten. Man sieht mehrere cystische Follikel in Obliteration und mehrere Corpora atretica. Primordialfollikel und reifende Graafsche Follikel fehlen so gut wie vollständig.

Kocher sah selbst bei älteren Kranken, welche schon mehrmals geboren hatten, eine Rückkehr der Brüste zur jugendlichen Form und Konsistenz und nur in einem Falle schlaffe, senile Mammae. Über Vergrößerung der Brüste bei Hyperthyreoidismus berichtet Tamburini.

In vielen Fällen kommt es zu völligem bzw. fast völligem Schwund der Behaarung in den Achselhöhlen und der Schamgegend.

5. Der Einfluß des Morbus Basedowi auf die Menstruation und Fertilität.

Angaben über das Verhalten der Menstruation bei der Basedowschen Krankheit finden sich im älteren Schrifttum bei Trousseau, Abraham, Basedow, Gillibert, d'Hercourt, Fink, Cheadle, Habry, Kelly, Tillaux, Mooren, Roth, Rehn, Kron, P. Müller, Kleinwächter, Bamours, Hoedemaker, Theilhaber, Lampé u. v. a.

[1] Lampé und Papazolu fanden mittels des Dialysierverfahrens von Abderhalden in 25 Fällen von Basedow, daß neben Basedowschilddrüse und Thymus in den meisten Fällen auch Ovarium abgebaut wurde.

Während die meisten Autoren namentlich bei schweren Fällen Störungen des mensuellen Zyklus angeben, ja vereinzelte Autoren, wie Trousseau, Petithan, Blackwood, Wettergreen den Basedow mit der oft schon im Beginn der Erkrankung vorkommenden Amenorrhöe sogar in ursächliche Beziehung bringen wollen, findet sich bei Moebius, Buschan und Reynolds, der unter 48 Frauen mit Basedow niemals ein Ausbleiben der Periode beobachten konnte, die Angabe, daß die Menstruation bei der Basedowschen Krankheit in der Regel normal verläuft. Kocher fand unter 58 Fällen 43mal (das ist in 74%) den Zyklus gestört, und zwar fast durchwegs im Sinne einer Abschwächung der monatlichen Blutung. Bei 22 Frauen waren die Blutungen abgeschwächt, dabei aber regelmäßig, bei 10 Frauen aussetzend, bei 7 seltener, bei 3 fehlten sie vollkommen, hingegen zeigten 6 Frauen profuse Blutungen.

Der Unterschied zwischen den Angaben von Kocher und den von Seitz, der unter 57 basedowkranken Frauen, die später gravid wurden, die Menses vor Eintritt der Konzeption bloß in 18% sehr gering oder für mehrere Monate ausbleibend, hingegen in 82% regelmäßig oder verstärkt fand, erklärt sich offenbar damit, daß es Seitz, wie ja auch aus der später zustande gekommenen Schwangerschaft erhellt, vorwiegend mit leichteren Fällen zu tun gehabt hat.

Die Zahlen, die von v. Graff und Novak anführen, stehen ungefähr in der Mitte zwischen denen von Kocher und Seitz, indem von 31 Frauen 19 Störungen der Menstruation zeigten; und zwar war die Blutung bei 8 Frauen abgeschwächt, bei 8 Frauen bestand Amenorrhöe bis zu einem Jahr, bei 2 Frauen war die Blutung verstärkt und bei einer Frau durch abnorm lange Intervalle gekennzeichnet. Bei 6 Frauen bestand außerdem Dysmenorrhöe. In 3 Fällen ging Oligomenorrhöe dem Ausbruch der Erkrankung voraus, 8mal traten die Störungen der Menstruation gleichzeitig mit der Erkrankung auf und 7mal entwickelten sich diese erst im Verlauf des Leidens.

Dunn untersuchte die Menstruationsverhältnisse bei 54 Frauen mit Basedow und fand unter 44 leichten Fällen 15mal keine Störung, 13mal unregelmäßige Blutungen und Dysmenorrhöe, 1mal eine vorübergehende Amenorrhöe und 4mal ein zu seltenes Auftreten der Menses. Auffallend erscheint in der Zusammenstellung von Dunn, daß auch unter den 13 schweren Fällen von Basedow mehr als die Hälfte keine Störung der monatlichen Blutung zeigte, während bei 6 Frauen eine vorübergehende oder dauernde Amenorrhöe bestand. O. Frankl gibt in 10 Fällen ein völliges Ausbleiben, in 6 Fällen ein Schwächerwerden der Menses, in 2 Fällen zu häufiges Auftreten und in 5 Fällen annähernd normales Verhalten an, ohne Beziehungen zwischen der Schwere der Erkrankung und dem Verhalten der Periode feststellen zu können. Von 42 Fällen, über die Kundmüller berichtet, hatten 14 eine normale Periode, bei 11 war sie verstärkt und bei 17 bestand Amenorrhöe.

Meyerdierks hat 98 basedowkranke Frauen der Kieler medizinischen Klinik untersucht und gelangt bei Einteilung seines Materiales in leichte, mittlere und schwere Fälle zu folgendem in nachstehender Tabelle verzeichnetem Ergebnis:

		Ohne Störung der Menstruation	Mit Hyper- oder Polymenorrhöe	Mit Oligo-, Hypo- oder Amenorrhöe	Mit unregelmäßiger Blutung
Leichte Fälle	31	27	1	3	0
Mittlere Fälle	39	18	4	12	5
Schwere Fälle	28	6	4	17	1

Es zeigten somit von 31 leichten Fällen von Basedow bloß vier Störungen des mensuellen Zyklus, hingegen von 39 mittelschweren Fällen 21 und von 28 schweren Fällen 22, was nach Meyerdierks durch die mit der Schwere der Erkrankung zunehmende toxische Schädigung des Ovariums seine Erklärung findet.

Unter 22 Frauen mit Hyperthyreosis fand Schmitt die Menses 7mal normal, 6mal zu stark und zum Teil mit verkürztem Intervall, 9mal zu schwach und 7mal selbst monatelang aussetzend. Zirkmund, der 50 Fälle von Basedow beobachtet hat, konnte in 46,5% regelmäßige Menses, in 34,8% verminderte Menses oder Amenorrhöe und in 18,7% verstärkte Menses feststellen, und Meldolesi sah bei 56 an Basedow leidenden Frauen Menstruationsstörungen in 76%, davon besonders bei den schweren Fällen in 25% Amenorrhöe.

Die Angaben amerikanischer Autoren (Barker, McCarrison, Gram, Lisser usw.) über die Menstruationsverhältnisse bei basedowkranken Frauen decken sich mit denen der europäischen Autoren [1].

Die Schwankungen des Grundumsatzes und der Adrenalinempfindlichkeit, die Meldolesi in Abhängigkeit von der Menstruationsstörung feststellen konnte, stimmen nicht mit den Schwankungen bei gesunden Frauen überein und sollen auf die Schädigung der Ovarien in Verbindung mit der gestörten Funktion der Schilddrüse und der Dystonie im vegetativen Nervensystem zurückzuführen sein.

Nach den neueren zusammenfassenden Arbeiten von Aschner, Schröder, Falta, Bauer und R. Schmidt ist die Menstruation in den schweren Fällen von Morbus Basedowi in der Regel abgeschwächt oder es besteht selbst eine jahrelange Amenorrhöe; seltener sind profuse oder langdauernde Blutungen, während bei leichten Fällen in einer überraschend großen Zahl der Fälle Störungen der Menstruation überhaupt vermißt werden. Die Cessatio mensium ist oft ein sehr frühes Symptom des Basedow. Die Menarche ist bei basedowkranken Mädchen gelegentlich verspätet; oft gehen Störungen der Menstruation wie verspätetes Einsetzen und unregelmäßiges Auftreten der Blutungen dem Ausbruch der Erkrankung voraus.

Die Ursache für die Menstruationsstörungen beim Morbus Basedowi wird von den meisten Autoren auf die Beeinträchtigung der Keimdrüsenfunktion zurückgeführt, wobei nach O. Frankl das Thyroxin schon in den ersten Stadien der Erkrankung schädigend auf die Ovarien wirken soll. Da Pubertät und Menses unter dem Einfluß der Keimdrüsen stehen, so muß nach Seitz ein ursächlicher Zusammenhang zwischen den Vorgängen im Genitale und der Veränderung der Schilddrüse angenommen werden. Dieser Zusammenhang wird besonders veranschaulicht durch 2 Fälle von Eastman, von denen der eine nach Entfernung eines Teiles der Schilddrüse sowohl die thyreogenen als auch die menstruellen Beschwerden verlor, während in dem anderen Falle, in dem abgesehen von der Vergrößerung der Schilddrüse eine fibrocystische Umwandlung der Eierstöcke bestanden hatte, die Entfernung der Ovarien eine Besserung des Hyperthyreoidismus brachte (vgl. dieses Kapitel S. 744).

---

[1] Angaben über Veränderungen des mensuellen Zyklus bei Basedowscher Krankheit und Hyperthyreosis finden sich auch noch bei O. Frankl, Godbey, Curschmann, Delestre, Harrower, Kern, Rowe u. a.

Nach v. Graff und Novak weist die Beobachtung, daß in einer Reihe von Basedow-fällen schon vor der Erkrankung Anomalien der Menstruation nachweisbar sind (Delestre), auf eine primär herabgesetzte Tätigkeit der Ovarien hin.

Während nach v. Graff und Novak in der Regel kein besonderer Einfluß der Menstruation auf die Schwere der Basedowschen Krankheit feststellbar ist, betont Seitz die Verschlimmerung des Leidens während der Menstruation; ebenso Tilmant, der bei sechs basedowkranken Frauen einer Familie die thyreogenen Erscheinungen mit Perioden von Ovarialstörungen (bzw. der Menopause) zusammenfallen sah. Auch die Untersuchungen von Meldolesi, der bei 16 basedowkranken Frauen mit beträchtlicher Erhöhung des Grundumsatzes stets einen Anstieg desselben im Prämenstruum und mit dem Einsetzen der Blutung wiederum ein allmähliches Absinken zum Ausgangswert beobachten konnte, sprechen für den nicht geringen Einfluß der menstruellen Vorgänge auf die Erkrankung.

Die engen Beziehungen zwischen der Basedowschen Krankheit und dem mensuellen Zyklus erhellen auch aus der Beobachtung, daß gelegentlich Basedow und Menses, wie es R. Schmidt bei einem 14jährigen Mädchen beschrieb, gleichzeitig einsetzen, und daß, allerdings in sehr seltenen Fällen, ein in der Pubertät bestehender Basedow mit dem Beginn der Menses zur Ausheilung gelangt (Pétenyi).

Angesichts der funktionellen Zusammenhänge zwischen Schilddrüse und Ovarien erscheint es nicht verwunderlich, wenn Aran den Vorschlag gemacht hat, dem sich Pinard anschloß, die Amenorrhöe zu bekämpfen, um den Basedow kausal zu beeinflussen. In der Tat fanden Hoppe, nach dessen Ansicht Hyperthyreoidismus und Hypoovarismus zueinander in naher Beziehung stehen, ähnlich wie Chrustalew und Peritz, daß durch eine auf die Ovarien gerichtete Organotherapie manchmal die Erscheinungen seitens der Schilddrüse beherrscht werden können[1]. Ganz auffallend sind die Erfolge, die Zirkmund nach keilförmiger Resektion der Ovarien mit dem Bilde einer „Sclerose ovarienne" erzielen konnte, da nicht nur der Allgemeinzustand eine deutliche Besserung erfuhr, sondern auch der menstruelle Zyklus wiederum in Ordnung kam, so daß der Autor in den Fällen von Basedow, die aus irgendeinem Grunde laparotomiert werden müssen, diesen Eingriff unbedingt empfehlen zu können glaubt.

Im Zusammenhang mit dem eben Gesagten sei auch ein Fall von Zweifel und Moatschinin erwähnt, bei dem durch Röntgenbestrahlung der Milzgegend, eines Oberschenkels und beider Arme nicht nur eine bestehende Tuberkulose der Lungen, sondern auch der Morbus Basedowi gebessert werden konnte, wobei auch die Menstruation, und zwar schon wenige Tage nach der Bestrahlung, wiederum einsetzte.

Die Fertilität der Frauen mit Morbus Basedowi ist nach den Angaben der Literatur meist herabgesetzt (v. Graff und Novak).

Nach den Untersuchungen von Seitz, die sich auf 91 Beobachtungen gründen, ist die Fruchtbarkeit basedowkranker Frauen nur wenig vermindert, denn sie zeigt einen mittleren Wert von 3,4, während Seitz als normalen Durchschnitt vier Geburten annimmt. Allerdings darf nicht übersehen werden, daß sich unter den Fällen von Seitz sehr viele

---

[1] Im Gegensatz dazu sah Coulaud mit Ovarialtabletten keine besonderen Erfolge beim Basedow, wenngleich in manchen Fällen Tachykardie und Abmagerung günstig beeinflußt wurden.

Leichtkranke befinden, so daß in Wirklichkeit die mittlere Fruchtbarkeitsziffer bei basedowkranken Frauen sicher weit geringer zu veranschlagen ist.

Die Ursache der verminderten Fertilität erblickt Seitz entweder in einer primären Minderwertigkeit der Ovarien oder in einer sekundären Schädigung dieser Organe durch das thyreotische Gift, doch erscheint ihm die primäre Minderwertigkeit der Ovarien wichtiger, da bei basedowkranken Frauen häufig Infantilismus der Genitalien, wie Uterushypoplasie usw. oder angeborene Retroflexio uteri gefunden werden[1].

Bezeichnend nicht nur für die herabgesetzte Fruchtbarkeit sondern auch für die verminderte Libido bei basedowkranken Frauen ist die Angabe v. Graffs und Novaks, daß von 36 untersuchten Patientinnen nicht weniger als 10 Virgines waren, wie überhaupt die Zahl virgineller Basedowkranker auffallend groß ist. Im Gegensatz zu den genannten Autoren fand Curschmann in manchen Fällen von Basedow eine gesteigerte Erotik, eine Beobachtung, die im Tierreich in den mit Hyperthyreoidismus einhergehenden Fällen von Nymphomanie der Kühe eine Parallele findet.

6. Morbus Basedowi und Schwangerschaft.

Da ein Teil der Frauen mit Basedowscher Krankheit steril ist, sind Fälle von Basedow und Schwangerschaft nicht allzu häufig. Nach Bonnaire entfällt auf 1000 normale Schwangere eine Schwangere mit Basedow, nach Halliday eine auf 1500, nach Peralta Ramos sogar nur eine auf 12000. Unter den zahlreichen Geburten der Wiener Frauenklinik fand Fellner in einem Zeitraum von 10 Jahren bloß 5 Fälle mit Basedow. Croom gibt unter 15000 Geburten 11 Fälle von Basedowscher Krankheit an, L. Meyer unter 41000 14, Pollak unter 25000 Geburten 13 und v. Herff unter 20000 Geburten bloß 2. Die höchsten Werte finden sich bei Wallace, der auf 1000 Schwangere New Yorks 8 mit Hyperthyreoidismus berechnet hat.

Nach amerikanischen Autoren verhalten sich Basedow und toxisches Adenom bezüglich der Häufigkeit ihres Auftretens während der Schwangerschaft verschieden. Da das toxische Adenom meist erst nach dem 35. Lebensjahr in Erscheinung tritt, also in einem Alter, in dem Schwangerschaften weniger häufig beobachtet werden, findet sich dieses seltener mit Schwangerschaft vergesellschaftet als der echte Morbus Basedowi, der häufiger jüngere Frauen befällt (Jackson). Auch Wallace, der in Brooklyn in den Jahren 1921—1931 unter 11571 geburtshilflichen Patientinnen nur 9 Thyreotoxikosen fand, hält die Schwangerschaft bei toxischem Adenom für weit seltener als bei Basedow, und zwar nicht nur aus dem von Jackson eben angeführten Grunde, sondern auch wegen der an und für sich größeren Seltenheit des toxischen Adenoms. So sahen auch Mussey, Plummer und Boothby, die alle Schwangeren der Mayoklinik mit Struma untersuchten, bei 32 Frauen einen echten Basedow und nur bei 10 Frauen eine adenomatöse Struma mit Hyperthyreoidismus.

Während Frauen mit einem schweren Basedow fast nie oder nur selten schwanger werden (Windscheid, v. Graff und Novak, Layland, Robinson u. a.), ist Schwangerschaft in leichteren Fällen von Basedow keine besondere Seltenheit. In der Mehrzahl

---

[1] Angaben über verminderte Fruchtbarkeit bzw. Sterilität beim Morbus Basedowi finden sich bei Aschner, Schmitt, Israel, Bram, Frühinsholz und Parisot, Blondel, Zirkmund, Bothe, Wallace u. v. a.

der Fälle kommt eine Schwangerschaft zu einem bereits bestehenden Basedowleiden hinzu, doch gibt es genügend Beispiele, in denen die Erkrankung mit dem Beginn einer Schwangerschaft zeitlich zusammenfällt bzw. erst im Verlaufe einer Schwangerschaft zur Entwicklung gelangt, so daß von älteren Autoren, wie Joffroy, P. Müller u. a. geradezu ein ursächlicher Zusammenhang zwischen Basedow und Schwangerschaft angenommen wurde[1].

Seltener sind diejenigen Fälle, die während der Schwangerschaft vollständig frei von Beschwerden sind, und bei denen erst im Wochenbett bzw. während der Lactation die Erscheinungen eines Basedow manifest werden (Basedow, Charcot, Seitz, Laffont, R. Schmidt u. a.).

Den Einfluß der Lactation auf den Funktionszustand der Thyreoidea beleuchten besonders 2 einschlägige Fälle der beiden letztgenannten Autoren. Der Fall von Laffont betrifft eine Frau, die normal entbunden und wegen zu geringer Milchsekretion mit Lactagol und Placentaextrakt behandelt worden war. Mit Besserung der Milchsekretion traten die Erscheinungen einer ausgesprochenen Hyperthyreose auf mit mäßiger Vergrößerung der Schilddrüse, mit geringem Exophthalmus, Tachykardie usw., Erscheinungen, die nach dem Aussetzen des Stillens und der genannten Behandlung rasch wieder verschwanden. Der Fall von R. Schmidt betraf eine Frau, bei der nach 13 Monate dauerndem Stillen bei gleichzeitig bestehender Tuberkulose die Erscheinungen eines Basedow auftraten.

In einem nicht geringen Teil der Fälle treten bei Frauen mit einer gewöhnlichen Struma, die bis dahin durchaus keine toxischen Erscheinungen hervorgerufen hat, mit dem Beginn einer Schwangerschaft leichte Basedowsymptome auf, wie dies besonders aus einer Arbeit von v. Beck hervorgeht, der unter 420 Frauen mit Strumabeschwerden in der Schwangerschaft bei 260 thyreotoxische Erscheinungen, die sich allerdings vom 5. Monat an wiederum zurückbildeten, feststellen konnte.

Es kann aber aus einem gewöhnlichen Kropf im Verlauf einer Schwangerschaft auch ein echter Basedow entstehen (Cañizo, Boys, De Bella), wenngleich nicht übersehen werden darf, daß sich nicht selten hinter einem anscheinend gewöhnlichen Kropf ein latenter Basedow verbirgt, der erst in der Schwangerschaft manifest wird (Fellner, Backhaus, Becht, Windscheid, Falls, Fleischer usw.), ebenso wie Fälle von leichtem Hyperthyreoidismus in der Schwangerschaft zu einem echten Basedow werden können (Bazán). Selten ist, daß eine Hypothyreose in der Schwangerschaft in absoluten Hyperthyreoidismus übergeht (Lévy-Du Pan).

Der Frage nach dem **Einfluß der Schwangerschaft auf den Verlauf des Morbus Basedowi** ist ein umfangreiches Schrifttum gewidmet, ohne daß in den Angaben der einzelnen Autoren Übereinstimmung herrscht. Von den meisten Autoren wird angegeben, daß die Erkrankung durch die Schwangerschaft ungünstig beeinflußt wird bzw. in der Schwangerschaft Rezidive eines vorher abgeheilten Basedow auftreten können (Buschan, Windscheid, Cholmogoroff, Fellner, Audebert, Kron, Seitz, Boys, Deutschman, Falls, Davanzo, Mussey und Plummer u. a.); ja es sind Fälle beschrieben, bei denen sich sofort beim Eintreten der Konzeption Atembeschwerden und Herzklopfen eingestellt haben sollen (Fellner, Häberlin), Fälle, bei denen allerdings ein latenter Basedow bestanden haben dürfte.

---

[1] Vgl. auch Seitz, Davis, Dawidowitsch, Lévy-Du Pan u. a.

Aus einer groß angelegten Sammelstatistik von Seitz, der 112 genau beobachtete, durch Schwangerschaft komplizierte Fälle von Basedow zugrunde liegen, geht hervor, daß in 60% eine Verschlimmerung des Leidens unter dem spezifisch ungünstigen Einfluß der Schwangerschaft eintritt, daß in 40% dagegen keine Veränderung des Leidens und nur hie und da eine geringe Besserung beobachtet wird. Die Verschlimmerung kann in verschiedenen Phasen des Gestationsvorganges eintreten; recht häufig bereits bald nach Eintreten der Konzeption, in anderen Fällen erst im zweiten Teil der Schwangerschaft, viel seltener erst im Wochenbett (Basedow, Charcot, Seitz, Israël, Bram, Elek).

Die Verschlimmerung des Zustandes während der Schwangerschaft hat wiederholt zur Tracheotomie, zur Strumektomie (v. Beck, Madelung, Dreyfuß, Bengolea, Davanzo, Mussey und Plummer, Falls usw.) sowie zur Unterbrechung der Schwangerschaft durch Einleitung eines Abortus oder einer Frühgeburt oder durch Sectio caesarea Anlaß gegeben (Schauta, Rübsamen, Pancot und Paquet, Larini usw.). Unter den 112 Fällen von Seitz mußte wegen starker Zunahme der Beschwerden 16mal die Unterbrechung der Schwangerschaft und 7mal die Strumektomie durchgeführt werden.

Durch die Strumektomie braucht die Schwangerschaft durchaus keine Unterbrechung zu erfahren, ja es sind Fälle bekannt, in denen nach der Strumektomie ein normales Kind ausgetragen wurde, ebenso wie nach der in der Schwangerschaft ausgeführten Strumektomie auch ein Verschwinden des Basedow beobachtet worden ist (Thaler, Mussey, und Plummer, Davanzo, Bengolea, Polowe, Bothe, Larini, Lehmann u. a.).

In dem Fall von Thaler handelte es sich um eine 27jährige Erstgeschwängerte mit einem hochgradigen Basedow, bei der im 4. Monat der Schwangerschaft die Strumektomie, und zwar mit glänzendem Erfolg vorgenommen wurde. Die völlig arbeitsfähig gewordene Frau kam zur normalen Zeit spontan nieder, wurde bald nach der Geburt wiederum schwanger und blieb auch diesmal subjektiv und objektiv bei bester Gesundheit. Trotz einer 6 Monate dauernden Amenorrhöe 2 Jahre vor dem Ausbruch der Krankheit hatte die Fertilität der Kranken keinen Schaden genommen.

Im Falle von Larini trat bei der 45jährigen drittgebärenden Kranken, die vorher an hochgradiger Dyspnoe und Cyanose gelitten hatte, 5 Tage nach der Sectio eine plötzliche Besserung auf, so daß die Frau 13 Tage später geheilt entlassen werden konnte.

Fahrin verlangt, in Fällen von Schwangerschaft bei Hyperthyreose die Thyreodektomie zu wählen, wenn die Kranke weniger als 5 Monate schwanger ist, da die Unterbrechung der Schwangerschaft im 3.—5. Monat mit größeren Gefahren verbunden ist als die Schilddrüsenoperation; bei Frauen im 6.—9. Monat dagegen ist die konservative Behandlung vorzuziehen und die Strumektomie erst nach der Geburt — allerdings nicht zu bald danach — auszuführen. Ganz ähnlich äußert sich Lehmann, der auf Grund seiner Erfahrungen an 33 operierten Fällen die verläßlich ausgeführte Thyreoidektomie bei basedowkranken Frauen für erfolgreicher hält als die Einleitung einer Fehlgeburt.

Nach Hinton können bei richtiger Behandlung 90% aller Frauen mit Hyperthyreosen in der Schwangerschaft zu einer normalen Geburt gebracht werden. Unterbrechung der Schwangerschaft sei nur eine Notwendigkeit bei chronischem Hyperthyreoidismus mit adenomatösem Kropf und ausgesprochener Myokarddegeneration sowie beim Basedow, wenn die Erscheinungen allzu stürmisch sind. Der Vorschlag Fleischers, Frauen mit Hyperthyreoidismus zu sterilisieren, wird wohl kaum eine Billigung erfahren.

Die **Hauptgefahren,** die der basedowkranken Schwangeren drohen, bestehen nach Seitz in der mechanischen und toxischen Schädigung des Herzens sowie in der Kompression der Trachea, die namentlich unter der Geburt zu schwerer Dyspnoe und Kollaps führen kann. In den seltenen Fällen, in denen der objektive Befund am Herzen und der Schilddrüse mit dem tödlichen Ausgang in keinem Einklang steht, dürfte die Persistenz des Thymus eine ursächliche Rolle spielen.

Eine Komplikation durch das Auftreten toxischer Erscheinungen, wie Ödeme, Albuminurie, Nephritis und Hyperemesis, fand Seitz unter seinen 112 Fällen bloß 3mal, hingegen 8mal (= 7%) atonische Blutungen, die mit der von Kottmann beim Basedow festgestellten Verzögerung der Blutgerinnung und der Herabsetzung der Fibrinmenge in Zusammenhang stehen dürften. Während atonische Blutungen von mehreren Autoren als Folge des Basedow angegeben werden (Bonnaire, L. Meyer, v. Herff, Krömer, Israël Bram usw.), wird die Placenta praevia nur ganz vereinzelt, so von Deutschman, mit dem Basedow in ursächlichen Zusammenhang gebracht (vgl. auch Williamson).

Nach der Sammelstatistik von Seitz erlagen von 112 Kranken 6,4% der Hyperthyreose in der Schwangerschaft, während nach einer jüngeren russischen Arbeit von Tomson die mittlere Mortalität beim Basedow 5%, nach einer neueren amerikanischen Arbeit von Falls jedoch nur 0,5% betragen soll.

Über tödlich endigende Fälle von Basedow im Zusammenhang mit Schwangerschaft bzw. Geburt berichten unter anderen Roberts bei einer Frau, die trotz Laryngotomie zugrunde ging, Morgan bei einer V.-Gebärenden, die ganz plötzlich nach einer spontanen Geburt an Degeneration des Myokards verschied, v. Graff und Novak bei einer Frau im Anschluß an eine operative Entbindung[1], Skutsch bei einer IV.-Gebärenden einen Tag nach einer Zwillingsgeburt und Andérodias bei einer II.-Gebärenden, die nach einer im 8. Monat erfolgten Spontangeburt an akuter Herzinsuffizienz starb. — Mehrere Fälle mit tödlichem Ausgang für die Mutter finden sich in der bereits erwähnten Zusammenstellung von Seitz, darunter ein Fall von Stowe bei einer 24jährigen II.-Geschwängerten 6 Tage nach einem künstlichen Abortus, ein Fall von Wertheim bei einer 42jährigen IV.-Gebärenden, die während der Perforation des Kindes starb, ein Fall von Madelung bei einer 31jährigen X.-Geschwängerten 3 Tage nach der Strumektomie und ein Fall von v. Herff bei einer VIII.-Gebärenden 8 Tage nach der Geburt.

Die Behauptung, daß der Morbus Basedowi durch die Schwangerschaft gebessert, ja sogar geheilt werden kann, stammt von der französischen Schule (Charcot, Souza-Leite, Pinard usw.) und findet Zustimmung bei Kocher, nach dessen Erfahrung die Erkrankung regelmäßig durch eine Schwangerschaft günstig beeinflußt wird. Auch Gardiner-Hill betont, daß sich die basedowkranken Frauen fast durchwegs in der Schwangerschaft wohler fühlen und diese Besserung bei 50% der Frauen auch weiterhin anhält.

In so verallgemeinerter Form ist diese Behauptung sicher nicht richtig, wenngleich zugegeben werden muß, daß es nicht nur Basedowfälle ohne nachteiligen Einfluß der Schwangerschaft gibt (Trousseau, Corlien, Croom, Seitz u. v. a.) sondern auch Fälle mit günstigem Verlauf trotz Schwangerschaft (Fellner, Backhaus, Fabre u. a.), und daß auch Fälle vorkommen, in denen tatsächlich besonders im Beginn der Gravidität

---

[1] In dem Falle von v. Graff und Novak handelte es sich um eine 42jährige IV.-Gebärende mit einer großen, beide Lappen betreffenden Struma basedowiana, mit Stridor und Verbreiterung der Herzdämpfung, bei der es unmittelbar nach der Entbindung mittels Wendung des Kindes und Perforation des nachfolgenden Kopfes bei ruhiger Atmung zu einem plötzlichen Exitus kam. — Bei der Sektion fand sich abgesehen von einer Struma mit teils älteren, teils frischeren Blutungen und einer Säbelscheidentrachea ein ausgesprochener Status hypoplasticus und lymphaticus mit Vergrößerung sämtlicher Lymphknoten, mit deutlichen Follikeln in der Milz, im Magen und im Darm; ferner Hypertrophie des linken Ventrikels und eine Aorta angusta. Ob der Tod durch Herzinsuffizienz oder infolge der Kompression der Trachea erfolgte, war nicht zu ermitteln.

— wenngleich oft nur vorübergehend — eine Besserung beobachtet wird (Birnbaum, Israël Bram, Layland, Robinson, Tomson, Küstner, Lucker, Pollák usw.).

Küstner, der bei zwei Frauen mit Basedow nach dem Eintritt der Schwangerschaft schlagartig eine wesentliche Besserung des Zustandes eintreten sah, ist geneigt, diese Erscheinung zumindest für die erste Schwangerschaftshälfte mit der Inkretion seitens des Corpus luteum zu erklären, während in der zweiten Hälfte eher an den Einfluß der Hypophyse und vielleicht auch der Placenta zu denken wäre.

Fälle, in denen die Heilung bzw. Besserung des Basedow erst nach der Geburt erfolgt ist, sind von Stark, Schmauch[1], Pasman und Mertre u. a. beobachtet worden.

Wie wenig ratsam es ist, Regeln in bezug auf die Nützlichkeit der Schwangerschaft bei der basedowkranken Frau aufzustellen, zeigt ein jüngst von Elek mitgeteilter Fall, in dem bei ein und derselben Frau die erste Schwangerschaft trotz Basedowscher Krankheit einen glatten Verlauf nahm, die zweite jedoch beinahe letal geendet hätte. Keinesfalls kann die Behauptung von der Nützlichkeit der Schwangerschaft bei der Basedowschen Krankheit als allgemeingültig angesehen werden, da jeder Fall anders reagiert, ohne daß wir in der Lage wären, stets einen Grund für das verschiedene Verhalten anzugeben.

Die **Gefährdung des Kindes** basedowkranker Mütter ist nach den Untersuchungen von Seitz, die sich, wie bereits erwähnt, zum Großteil auf leichte Fälle beziehen, gering, da der größte Teil der Kinder lebend und ausgetragen geboren wird; immerhin wird nach der Sammelstatistik von Seitz die Schwangerschaft in 4% durch Abortus und in 8% durch künstliche Frühgeburt unterbrochen, wobei unter den Ursachen, die zur Unterbrechung der Schwangerschaft führten, die vorzeitige Placentalösung eine nicht geringe Rolle spielt (Häberlin, Berniche).

Einer jüngeren Arbeit von Falls ist zu entnehmen, daß in den von ihm untersuchten Fällen von Hyperthyreoidismus, die allerdings meist leichterer Natur waren, durchwegs gesunde Kinder zur Welt gebracht wurden, während nach der Angabe Gardiner-Hills die Nachkommenschaft basedowkranker Mütter in rund 50% der Fälle zugrunde gehen soll. Nach Kron besteht besonders in der ersten Hälfte der Schwangerschaft eine gewisse Gefahr für den Fetus, weniger in der zweiten Hälfte, da der Fetus zu dieser Zeit schon seine eigene gut entwickelte Schilddrüse besitzt.

Den schädlichen Einfluß des Hyperthyreoidismus auf die Fruchtbarkeit der Frau beweist auch eine Mitteilung von Bothe, der zufolge von 37 verheirateten Frauen mit Hyperthyreosis, bei denen später eine Strumektomie vorgenommen wurde, 26 (= 70%) vor der Operation eine oder mehrere Fehlgeburten hatten, während nach der Operation von 20 Frauen, die weiterhin beobachtet wurden, 10 auf normale Geburten hinweisen konnten.

Wie sehr die Nachkommenschaft durch Basedow der Mutter und andere Schilddrüsenerkrankungen in Mitleidenschaft gezogen wird, geht aus einer Arbeit von Williamson hervor, der im Western Pennsylvania Hospital bei 45 Geburten nur 28 normale Kinder zur Welt kommen sah; von den übrigen litten 5 an Melaena (von denen 1 starb), 3 zeigten einen vergrößerten Thymus, 4 eine vergrößerte Schilddrüse, 2 wurden tot geboren; bei

---

[1] Im Falle von Schmauch handelte es sich um eine Frau mit zahlreichen Myomen des Uterus, die gegen Ende der 3. Schwangerschaft und nach der Niederkunft die Erscheinungen eines Basedow mit starkem Exophthalmus gezeigt hatte, und bei der durch Antithyroidin und Milch innerhalb von 6 Wochen die Erkrankung zum völligen Schwinden gebracht werden konnte.

2 Kindern fand sich Anencephalie, bei einem Kind Kretinismus, bei einem anderen mongoloide Idiotie[1].

Von morphologischen Veränderungen fand Takahashi bei einem 5 Monate und einem 7 Monate alten Fetus basedowkranker Mütter, abgesehen von einer Vermehrung des Körpergewichtes und der Körperlänge eine Vergrößerung der Schilddrüse, des Thymus, der Nebennieren und der Ovarien. Histologisch beschreibt er eine ausgeprägte Bläschenbildung in der Schilddrüse mit Auftreten von Kolloid, Hypertrophie und Vermehrung des Bläschenepithels und Vermehrung und Hypertrophie der Blutgefäße; im Thymus Hypertrophie des Markes mit Vermehrung der Hill Hassalschen Körperchen, in der nichtvergrößerten Hypophyse Vermehrung der Hauptzellen und Eosinophilen sowie Vermehrung und Hypertrophie der Blutgefäße und in den Ovarien beschleunigte Follikelbildung.

Über Stoffwechseluntersuchungen bei Basedowkranken in der Schwangerschaft, die hier zu berücksichtigen wären, liegen nur einzelne Mitteilungen vor. Hier sei lediglich eine Arbeit erwähnt, in der Schwarz über eine Frau mit Hyperthyreosis in graviditate berichtet, bei der an mehreren Tagen innerhalb der Tagesstunden ein Absturz des Blutzuckers um 30 mg-% mittels der Methode von Folin-Wu beobachtet wurde, eine Erscheinung, die der Autor mit der Hyperthyreose und der vorgerückten Schwangerschaft in ursächlichen Zusammenhang zu bringen geneigt ist, zumal der Fetus zu dieser Zeit die stärkste Gewichtsentwicklung zeigt und seine Nahrung hauptsächlich in Form von Kohlehydraten, die die wesentlichste Quelle seines Fettgewebes sind, erhält.

7. Morbus Basedowi und Klimakterium.

Zu den physiologischen Vorgängen innerhalb der weiblichen Geschlechtssphäre, die eine erhöhte Disposition zur Basedowschen Krankheit schaffen, zählt auch das Klimakterium. In der Tat gelangt die Erkrankung nicht allzu selten in den Wechseljahren oder im Anschluß an ein vorzeitiges Klimakterium zur Entwicklung. Bei der Beurteilung der letztgenannten Fälle ist allerdings nach v. Graff und Novak insoferne Vorsicht geboten, als die Verwechslung mit einer sekundären, erst durch den Basedow bedingten Amenorrhöe leicht möglich ist.

Während Pineles den Basedow als eine seltene Begleiterscheinung des Klimakteriums bezeichnet, fand O. Frankl unter 40 Fällen von Basedow 8, die zu Beginn des Leidens 40—49 Jahre zählten und 6 Fälle, die zur Zeit der Spitalaufnahme 50—52 Jahre waren und von denen sich bereits 5 in der Menopause befanden. Bei 4 von diesen Frauen trat die Erkrankung kurze Zeit nach der Cessatio mensum auf. Besonders hohe Werte gibt Fonyó an, nach dessen Ansicht fast in 30% aller Fälle die Erscheinungen des Basedow erst um die Zeit des Klimakteriums zur Entwicklung gelangen.

Besonders wenn bereits eine Struma besteht, soll nach Pineles die Prädisposition für die Basedowsche Krankheit in der Menopause erhöht sein, was Pineles aus der Tatsache schließen zu können glaubt, daß in 2 Fällen von einfachem Kropf nach Jodbehandlung

---

[1] Nach Parhon und Jancovici gebären basedowkranke Frauen vorwiegend Mädchen; umgekehrt ist die Nachkommenschaft thyreoidektomierter Tiere (und zwar beim Hund) vorwiegend männlich.

in der Menopause ein echter Basedow zum Ausbruch gelangt ist, obzwar das Jod vor der Menopause ohne Schaden vertragen worden war. Nach Pineles soll die Schilddrüse, deren Volumszunahme in dieser Zeit gewöhnlich durch hyperplastische Veränderungen und starke Vascularisation bedingt sei, zu erhöhter Jodaufnahme und daher besonders leicht zu Basedow neigen.

Blamontier berichtet über eine 52jährige Frau, bei der sich in der Menopause gleichzeitig die Symptome eines Basedow und einer Craurosis vulvae nebst einem allgemeinen Pruritus entwickelt hatten, und bei der unter anderen durch Röntgenbestrahlung der Thyreoidea und ergänzende Behandlung mit Hypophyse und Ovar eine wesentliche Besserung erzielt werden konnte.

Der Grund, warum im Klimakterium eine besondere Neigung zu Basedowscher Krankheit besteht, erklärt Marañon mit der mangelhaften Tätigkeit der Eierstöcke, die meist zu einer Hyperfunktion der Schilddrüse führt, wobei als auslösende Faktoren psychische Alterationen und verschiedene Infekte in Betracht kommen sollen.

XVII. Das Myxödem in seinen Beziehungen zur weiblichen Geschlechtssphäre.

1. Klinik und Pathologie des Myxödems.

Im Jahre 1873 beschrieb der Engländer William Gull als erster 5 Fälle eines kretinoiden Zustandes bei der erwachsenen Frau, für welches Krankheitsbild 2 Jahre später William Ord die Bezeichnung „Myxödem" gewählt hat. Erst in der Folgezeit wurde die thyreogene Natur des Leidens durch den von Th. Kocher und Reverdin erbrachten Nachweis ihrer Identität mit der postoperativen Cachexia strumipriva aufgedeckt.

Die Bezeichnung Myxödem bezieht sich auf die Hautveränderung, die zu den hervorstechendsten Merkmalen der Erkrankung zählt und in einer Durchtränkung des Bindegewebes mit einer mucinähnlichen Substanz besteht, die die pralle Konsistenz der Haut und ihr alabasterähnliches Aussehen bedingt. Prädilektionsstellen der myxödematösen Hautveränderung, zu der außerdem eine auffallende Trockenheit und meist kleieartige Schuppung gehört, sind die Wangen, Augenlider, Nase, Supraclaviculargruben, Nacken, Hand- und Fußrücken. Das Kopfhaar, sowie die Achsel- und Schamhaare werden spröd, die Nägel werden trocken und rissig, die Zähne erkranken an Caries und fallen aus (Abb. 34).

Der Blutkreislauf ist träge, die Körpertemperatur herabgesetzt, die Schweißsekretion versiegt, der Grundumsatz ist gegenüber der Norm um 40—50% vermindert. Auffallend ist die Neigung zu frühzeitiger Atherosklerose der Gefäße. Anämie, Apathie, körperliche und geistige Trägheit bis zu völliger Stumpfheit sowie Störungen innerhalb der Geschlechtssphäre vervollständigen im wesentlichen das klinische Bild.

Der Befund an der Schilddrüse ergibt in den meisten Fällen eine Verkleinerung des Organs, bzw. ist die Schilddrüse gar nicht oder nur undeutlich zu tasten. Die Veränderungen, die beim erworbenen Myxödem zum Verlust des funktionierenden Parenchyms führen, sind — sofern es sich nicht um Folgen einer Strumektomie handelt — entweder entzündlich-degenerativer Art mit Sklerose des Organs oder rein atrophische Vorgänge, bei denen gelegentlich das geschwundene Parenchym durch Fettgewebe ersetzt sein kann (Abb. 35).

Als Ursache der Schilddrüsenverödung kommen verschiedene Infektionskrankheiten in Betracht, so vor allem Typhus, akute Polyarthritis, Sepsis, Lues, Tuberkulose, Aktinomykose u. a. m. Selten führen Blastome z. B. Adenome, sowie eitrige Entzündungen und Narbenbildung nach Verletzungen durch
Zerstörung des Schilddrüsenparenchyms zum Myxödem.
In seltenen Fällen entwickelt sich ein Myxödem aus einem
vorangehenden Basedow. Das familiär-hereditäre Vorkommen von Myxödem, das gelegentlich beobachtet wird,
weist auf eine konstitutionelle Minderwertigkeit der Schilddrüse hin, die nach Bauer auch in solchen Fällen angenommen werden muß, in denen entweder physiologische
oder krankhafte Vorgänge innerhalb der weiblichen Geschlechtssphäre den auslösenden Faktor für eine zu Myxödem führende Atrophie der Schilddrüse bilden. In
manchen Fällen von pluriglandulärer Erkrankung kann
durch Mitbeteiligung der Thyreoidea Myxödem als Teilerscheinung des Krankheitsbildes auftreten.

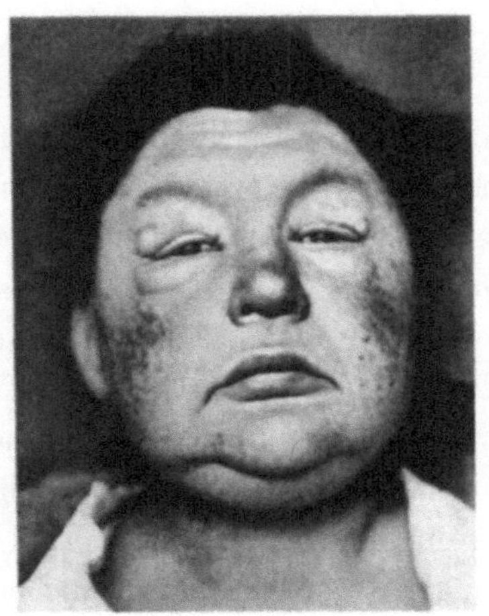

Abb. 34. 50jährige Frau mit Myxödem.
(Nach Curschmann.)

Auffallend ist der hohe Prozentsatz, mit dem das
weibliche Geschlecht am Myxödem (nach v. Eisels-
berg mit 80%) wie überhaupt an hypothyreotischen Zuständen beteiligt ist (Moebius,
Bucura, Taussig, Falta, Veil, Curschmann usw.). So fand Heinzheimer unter
150 Fällen der Literatur nur 10 männliche
Kranke gegen 107 weibliche und Prudden
113 weibliche und nur 32 männliche Kranke.
Curschmann sah unter 20 rein und voll
ausgebildeten Fällen von Myxödem nur
3 Männer.

Unter den Frauen erkrankten namentlich verheiratete, und zwar besonders Frauen,
die viele Kinder gehabt haben. So zählten
Hun und Prudden bei 64 verheirateten
Patientinnen zusammen 300 Kinder und
29 Fehlgeburten, so daß durchschnittlich
jedem Falle von Myxödem 5 Graviditäten
vorangingen. Unter 74 kranken Frauen befanden sich nur 14, die nicht verheiratet
waren. Diese auffallende Bevorzugung des
weiblichen Geschlechtes erklärt Falta vor
allem mit der stärkeren Inanspruchnahme
der weiblichen Schilddrüse durch die ver-

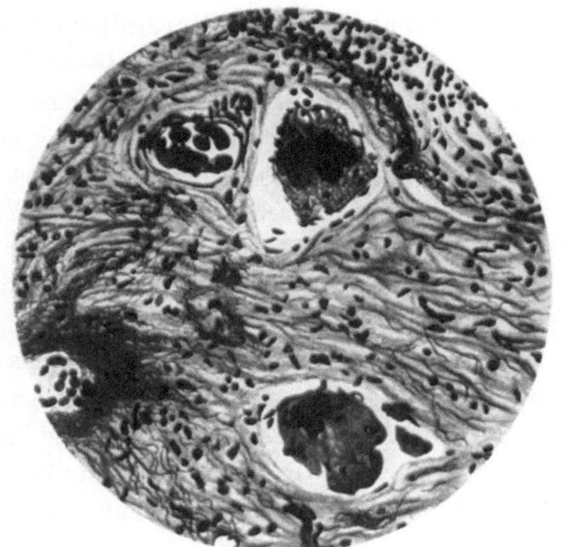

Abb. 35. Schnitt durch die Schilddrüse einer 57jährigen
Frau mit Myxödem und chronischer indurierender
Thyreoiditis. (Nach Ceelen.)

schiedenen geschlechtlichen Funktionen, wie Menstruation, Schwangerschaft und Lactation.

Reicht der Beginn der Erkrankung bis in die Kindheit zurück, dann spricht man von
infantilem Myxödem. Die Ursache der Schilddrüsenschädigung liegt hier nicht selten
in einer angeborenen Lues (Heyn), oder es liegt der Erkrankung sowie bei der angeborenen

Form eine Entwicklungsstörung im Sinne einer Hypoplasie der Schilddrüse zugrunde, deren Folgen sich nicht gleich nach der Geburt, sondern erst später auswirken. Bei dieser Form des Myxödems steht im Vordergrund der Erscheinungen abgesehen von der Intelligenzstörung die Wachstumshemmung, die um so schwerere Grade erreicht, je früher der Schilddrüsenausfall erfolgt und je größer er ist.

Die höchsten Grade erreicht die Wachstumshemmung beim angeborenen Myxödem, so daß Zwerge entstehen, deren Körperlänge, wie in den Fällen von Wegelin und Rössle, unter 100 cm zurückbleibt. Die Wachstumsstörung beruht nach Dieterle auf einer Verzögerung der endochondralen Ossifikation, wodurch in erster Linie bei Wahrung der kindlichen Proportionen das Längenwachstum des Skeletes leidet (Wegelin). Besonders charakteristisch ist der durch eine Wachstumshemmung der ursprünglich knorpelig angelegten Schädelbasis bedingte Tiefsitz und die Breite der Nasenwurzel, das verspätete Auftreten der epiphysären Knochenkerne und die Persistenz der Knorpelfugen bis über die normale Wachstumsperiode hinaus. Abgesehen von der Wachstumshemmung findet sich beim Myxoedema congenitum oder, wie es auch heißt, beim sporadischen Kretinismus, in der Regel eine auffallende Makroglossie, ein großer Bauch mit Nabelbruch, starke Unterentwicklung des Genitales und Hemmung der geistigen Entwicklung bis zu vollkommener Idiotie.

Die Ursache der Erkrankung liegt bei dieser Form des Myxödems in einer Aplasie oder hochgradigen Hypoplasie der Schilddrüse, wobei heterotrop, und zwar in Form einer Struma baseos linguae dennoch Schilddrüsengewebe gebildet sein kann.

2. Die morphologischen Veränderungen des weiblichen Geschlechtsapparates beim Myxödem.

Die Folgen des zum Myxödem führenden Schilddrüsenausfalles äußern sich besonders in schweren Fällen und bei längerer Dauer des Leidens vor allem in regressiven Veränderungen der Keimdrüsen, die in der Regel eine Atrophie des übrigen Geschlechtsapparates nach sich ziehen (L. Fraenkel, Wegelin, Szánto, Claude und Gougerot, Rénon und Delille, Falta, Aschner, Curschmann, Bauer usw. [1]).

In den Eierstöcken findet sich entweder Atrophie des Follikelapparates oder kleincystische Degeneration der Follikel, wie es Langhans bei einer 22jährigen und einer 27jährigen Frau mit Cachexia strumiprima, Maresch bei einem 11jährigen Mädchen und Schultze bei einem 26jährigen Mädchen mit Thyreoaplasie gesehen haben. In einem Fall von Marchand, der eine 35jährige Frau mit fast totaler Aplasie der Schilddrüse betraf, waren die Ovarien ganz mangelhaft entwickelt und enthielten nur sehr wenig Follikel. Rössle gibt in seinem Falle von totaler Thyreoaplasie nur wenige Ovulationsnarben an, und auch Wegelin fand die Ovarien in einem seiner Fälle von wenig Narben bedeckt, während in einem anderen Falle die Oberfläche der Ovarien glatt und narbenlos war. Vrymann beschreibt eine Sklerose der Ovarien. Verfasser sah in einem Fall von totaler Thyreoaplasie bei einem 6 Monate alten Mädchen reichlich Primordialfollikel, sehr wenig reifende Follikel, hingegen viele cystische Follikel, zum Großteil

---

[1] Daß auch im Tierreich Fälle von Athyreosis mit ungenügender Entwicklung der weiblichen Geschlechtscharaktere vorkommen, beweist der von Křiženecký beschriebene Fall bei einer Henne der Leghornrasse.

in Obliteration, und ganz auffallend zahlreiche Corpora atretica neben frischen Blutungen in mehreren in Obliteration befindlichen Follikeln (Abb. 36 und 37).

Genaue Wägungen und Follikelzählungen stellten Hammar und Hellmann bei einem 3 Jahre und 8 Monate alten Kinde mit dystopischer Thyreohypoplasie an. Ein Eierstock wog 0,5 g, davon entfielen 0,123 g auf die Rinde, 0,261 g auf die intermediäre Zone und 0,116 g auf das Hilusbindegewebe. Die Gesamtzahl der Follikel betrug 194,283, wovon 37,015 in Degeneration begriffen waren, die Zahl der Primärfollikel allein 183,639, davon 33,123 in Degeneration. Bedauerlicherweise konnten mangels an normalen Vergleichwerten aus diesen sehr mühevollen Untersuchungen der genannten Autoren keine Schlüsse gezogen werden.

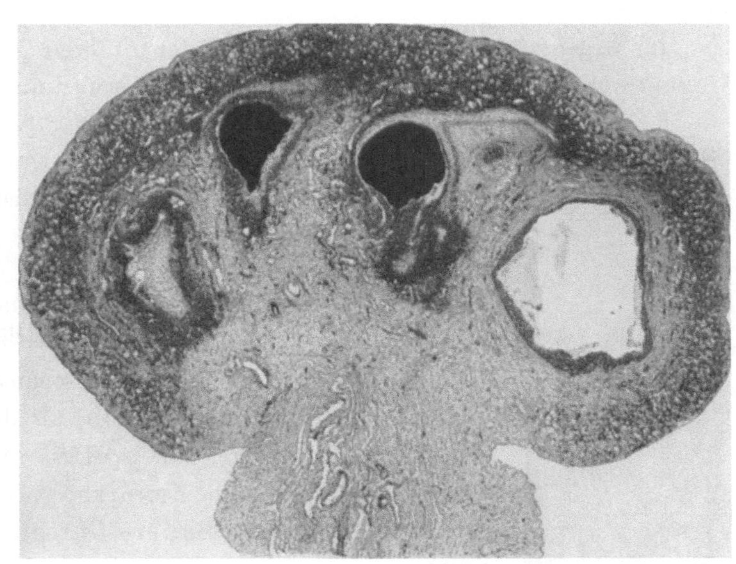

Abb. 36. Längsschnitt durch das Ovarium eines 6monatigen Kindes mit einem cystischen Follikel, zwei älteren Follikelhämatomen und einem Corpus atreticum.

Der Uterus zeigt entweder kindliche Dimensionen (Schultze, Wegelin) oder ist atrophisch ähnlich wie im Senium (Gullionds und Poncin, Ponfick) oder aber auch vergrößert, wie es Ceelen bei einer 55jährigen mit Myxödem beschreibt. Die Mucosa uteri erscheint entweder ohne Besonderheiten (wie im Falle von Schultze, der ein Mädchen betraf, das sich bei der Menstruation aus dem Uterus verblutet hatte) oder atrophisch oder im Sinne einer Endometritis cystica bzw. proliferans verändert (Ceelen, Ponfick).

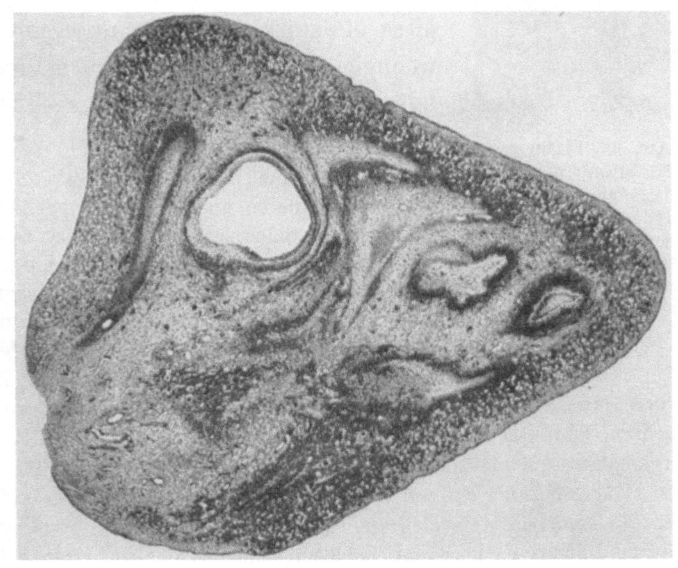

Abb. 37. Querschnitt durch dasselbe Ovarium wie auf Abb. 36 mit einem cystischen Follikel und auffallend vielen Corpora atretica.

Von Veränderungen der sekundären Geschlechtscharaktere ist die Hypoplasie bzw. Atrophie der Mammae, die mangelhafte Entwicklung bzw. der Schwund der Scham- und Achselbehaarung und das in einigen Fällen beobachtete Auftreten eines „Frauenbartes" (Curschmann) hervorzuheben. Nach Kocher soll bei Hypothyreosen in einzelnen Fällen eine hochgradige Zunahme des Volumens der Brüste vorkommen, so daß junge Mädchen gewaltige bis auf den Bauch herabhängende Brüste zeigen (Klose und Büttner [1]).

Im Gegensatz zu den Angaben der meisten Autoren (Wegelin, Falta, Wieland, Siegert, McCarrison, Vignes und Cornil, Bauer u. a.) über Hemmung der Geschlechtsreife bei Schilddrüsenausfall, sah Lisser bei Mädchen mit infantilem Myxödem eine gewisse Neigung zu sexueller Frühreife, die sich in vorzeitiger Entwicklung der Brüste und Schamhaare äußerte (Abb. 38).

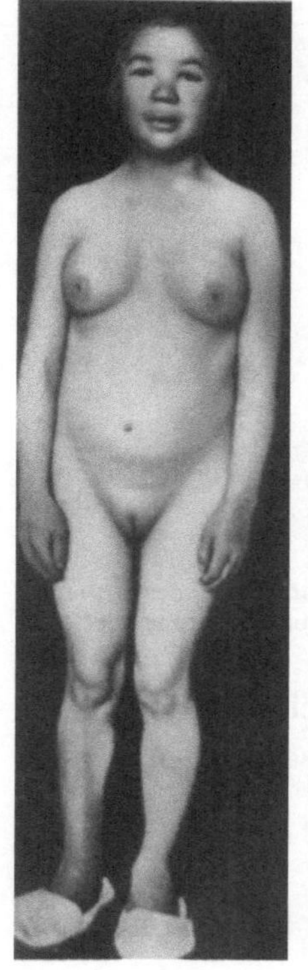

Abb. 38. 14jähriges Mädchen mit infantilem Myxödem. Menarche mit 12 Jahren, Menses sehr reichlich von 7 bis 8tägiger Dauer. Beachte die starke Entwicklung der Brüste. (Nach Lisser.)

3. Der Einfluß des Myxödems auf Menstruation und Fertilität.

Zu den Folgen des Schilddrüsenausfalles zählen unter anderem Störungen der Menstruation, als deren Extreme einerseits die Amenorrhöe, andererseits profuse und langdauernde, selbst zum Tode führende Menorrhagien zu nennen sind (Falta, Aschner, Wegelin, Bauer, Curschmann, Wieland, Siegert usw.).

Handelt es sich um einen angeborenen totalen Defekt der Schilddrüse, dann bleibt der mensuelle Zyklus überhaupt aus; ist der Ausfall der Schilddrüse jedoch nur partiell (wie z. B. bei Hypoplasie der Schilddrüse bzw. Aplasie mit dystopischer Struma im Zungengrund), dann kann es zur Menstruation kommen, doch tritt diese oft stark verspätet, unregelmäßig und bloß sehr schwach auf, wenngleich es nicht an Fällen mangelt, in denen die Blutungen auffallend stark und von sehr langer Dauer sind, ja selbst den Tod der Kranken herbeiführen können.

So berichtet Schultze über ein 26jähriges Mädchen, das frühzeitig durch seine tiefe Stimme und den großen Schädel seiner Umgebung aufgefallen war. Es litt an Stuhlverstopfung, lag meist teilnahmslos im Bett, gab unzusammenhängende Laute von sich, so daß man dachte, es sei stumm. Die ersten Zähne bekam das Kind mit 2 Jahren und lernte erst im 4. Lebensjahre laufen. In seinem 8. Lebensjahr maß es 83 cm, so daß es die Kleider eines einjährigen Kindes tragen konnte. Auffallend war ferner der alte Gesichtsausdruck, die teigige Konsistenz des Gewebes, die dicke Zunge und ein ausgesprochener Nabelbruch. Mit 13 Jahren betrug die Körperlänge 92,7 cm. Die geistigen Fähigkeiten des Kindes waren gering, in ihrem Charakter war es launisch, mißtrauisch und jähzornig. Nachdem sich die sekundären Geschlechtsmerkmale ausgebildet hatten, setzte im 19. Lebensjahre die Menstruation in ganz auffallender Stärke und von 11tägiger Dauer ein, um von da an ganz regelmäßig wiederzukehren, wenngleich von so langer Dauer, daß das Mädchen stets mehrere Tage das Bett hüten mußte. Ungefähr ein halbes Jahr vor dem Tode trat eine schwere Menstruationsblutung auf, an der die Kranke beinahe verblutet wäre. Sie dauerte

---

[1] Über einen seltenen Fall von hochgradiger Hypertrophie der Brüste bei einem 13jährigen Mädchen, das später an typischem Myxödem erkrankte, berichtet Alexander. Die Mammae, von denen die rechte bis über den Bauch hinabhing, wogen im amputierten Zustande 3,56 bzw. 2,9 kg. 2 Monate nach der Operation traten die ersten Menses auf, und zwar spärlich und meist mit Schmerzen. Später erfolgte eine normale Geburt. Unter zunehmender Fettleibigkeit entwickelte sich allmählich das Bild eines typischen Myxödems, das nach Thyreoideabehandlung einschließlich der Menstruationsbeschwerden wiederum vollkommen schwand.

14 Tage und stand endlich auf Stypticin. Diese schweren Menorrhagien traten immer wieder auf, bis eines Tages eine Blutung einsetzte, durch die das ganze Bett von Blut überschwemmt wurde und an der die Kranke am 3. Tage zugrunde ging.

Bei der Sektion der 136 cm messenden Leiche fand sich ein kretinhafter Gesichtsausdruck, die typisch eingezogene Nasenwurzel, Prognathie der fast zahnlosen Kiefer, eine verdickte Zunge mit einem walnußgroßen Zungengrundtumor. Spärliches Kopfhaar, gute Achsel- und Schambehaarung, gut entwickelte Brüste, die myxödematöse Hautveränderung, auffallend kurze Extremitäten und ein besonders in der Gegend der Hüften sehr reichlicher Fettpolster. Die Schilddrüse ließ sich trotz genauen Suchens nicht auffinden, dagegen waren die Epithelkörperchen deutlich nachweisbar. Die Hypophyse maß 15 : 10 : 10 mm und ragte deutlich aus dem Türkensattel hervor. Thymusrest dünn, stark von Fett durchwachsen, Nebennieren und Pankreas ohne Besonderheiten.

Auch bei der mikroskopischen Untersuchung wurde am Halse kein Schilddrüsengewebe gefunden, hingegen enthielt der $2^1/_2$ cm im Durchmesser haltende Zungengrundtumor neben undifferenziertem auch differenziertes, kolloidhaltiges Schilddrüsenparenchym. Die Hypophyse enthielt einen kugeligen Tumor von 1 cm im Durchmesser, den Schultze als Hauptzellenadenom ansieht, der jedoch nach des Verfassers Ansicht dem von ihm beschriebenen fetalen Adenom der Hypophyse entspricht, da der Tumor „aus guirlandenartig ineinander verschlungenen, ziemlich breiten Zellbalken" besteht, „deren lange zylindrische Zellen pallisadenartig nebeneinander, mit ihrer Längsachse senkrecht zur Längsrichtung der Zellbalken liegen", eine Beschreibung, die keinen Zweifel darüber aufkommen läßt, daß es sich im Falle von Schultze um das fetale Hypophysenadenom von E. J. Kraus gehandelt hat.

Am Genitale konnte nachstehender Befund ermittelt werden: Scheide vollkommen mit Gaze tamponiert, Hymen erhalten, Cervix klein, Portio jungfräulich, Corpus uteri von normaler Größe, Endometrium blaß, mit etwas Blut bedeckt, nicht verdickt. Beide Tuben leicht verdickt, mit Blutgerinnsel im Lumen. Rechtes Ovar walnusgroß, von reichlichen, erbsengroßen, durch die Rinde durchschimmernden Cysten mit klarem Inhalt durchsetzt; linkes Ovar von gleichem Bau, nur etwas kleiner; kein Corpus luteum.

Einen anderen Fall von tödlicher Menstruationsblutung bei Thyreoaplasie beschreibt Fletscher-Beashs bei einem 15jährigen Mädchen, und Vryman berichtet über eine Frau mit Zwergwuchs, die schon in ihrer Jugend an unregelmäßigen Menses, später auch an Fettsucht und psychischen Erscheinungen gelitten hatte.

Nach dem 42. Lebensjahre wurden die Menses immer unregelmäßiger und reichlicher, dazu gesellten sich Hyperästhesien und asthenische Symptome. Nachdem die Kranke einige Monate mit Erfolg mit Thyreoidea behandelt worden war, traten die früheren Störungen wieder auf, wobei die Kranke, die einen durchaus myxödematösen Habitus aufwies, eines Tages beinahe verblutet wäre. — Bei der Sektion der Frau, die während einer Probelaparotomie gestorben war, fand sich unter anderem eine fast vollständige Aplasie der Schilddrüse, eine bedeutende Vergrößerung der Hypophyse und Epiphyse, eine Gliose der Epiphyse, Sklerose und Lipomatose der Epithelkörperchen und eine Sklerose der Ovarien.

Im Falle von Lehndorf gleichfalls mit kongenitalem Myxödem gelang es, die Blutung durch Tamponade zu stillen, während im Falle von Schloss, der eine 16jährige Virgo mit kongenitalem Myxödem und allen Zeichen der Unterenwicklung betraf, eine Uterusamputation notwendig wurde, da es bei der dritten Periode zu einer lebensbedrohlichen Blutung gekommen war. Im Gegensatz zu der sonstigen geschlechtlichen Unterentwicklung der Kranken, die keine Achsel- und Schamhaare und ein kindliches, an Fett armes äußeres Genitale besaß, stand die Vergrößerung des Uterus und die Hyperplasie seiner Schleimhaut, in der der Autor nicht den Ausdruck einer genitalen Hyperfunktion erblickt, sondern die Folgen einer mangelhaften Steuerung durch das minderwertige Ovar, wobei er die Frage offen läßt, ob diese Minderwertigkeit mit dem Myxödem in Zusammenhang steht oder nicht.

Ebenso wie beim kongenitalen und infantilen Myxödem kommt es auch bei dem im geschlechtsreifen Alter auftretenden Myxödem, und zwar sowohl bei der spontanen Form als auch bei der Cachexia strumipriva zu schweren Störungen der Menstruation. Auch hier findet sich der eigenartige Gegensatz zwischen den Fällen, die mit profusen langdauernden Blutungen einhergehen (Kocher, Förster, Allen, Star, Schotten, Kirk,

Izquierdo y de Hernandez, Gardiner-Hill und Smith, Lisser usw.) und Fällen, in denen es bald zum Versiegen der Menstruation kommt (Curschmann, Lanz, Veil, Lisser, Kern, Kisch usw.).

In einem Falle, in dem eine mit 15 Jahren durchgeführte Strumektomie Verspätung der Menarche bis zum 20. Lebensjahr bedingt hatte, sah Förster nach anfänglichen seltenen, erst später mehr regelmäßigen Menses lebensbedrohliche Blutungen auftreten; hingegen kam es in einem Fall von Palleske bei einer im 13. Lebensjahr strumektomierten Kranken nach der Menarche im 14. Lebensjahr bald zu völliger Amenorrhöe. Ebenso beobachtete Lanz bei einer vollkommen Thyreoidektomierten völlige Amenorrhöe. Bei einer Patientin von Bruns wurde dagegen die vor der Strumektomie seltene Menstruation nach dem Eingriff regelmäßig und stark. Nach Klose und Büttner sind im Anfang der Cachexia strumipriva Amenorrhöe und Oligomenorrhöe häufiger, erst bei längerem Bestehen der Kachexie kommt es zu profusen Blutungen.

Unter 59 Fällen, in denen das Myxödem während der Geschlechtsreife auftrat, sahen Gardiner-Hill und Smith bei 78% aller Frauen Menorrhagien und bestreiten daher die Richtigkeit der Behauptung, daß in den meisten Fällen von Myxödem Amenorrhöe bestehen soll.

Beide Veränderungen, sowohl die profusen Uterusblutungen als auch die Cessatio mensium, lassen sich durch Zufuhr von Schilddrüsensubstanz oft mit großem Erfolg beeinflussen. So sind Fälle bekannt, wie z. B. der Fall Kirk, in dem tägliche, geradezu lebensbedrohliche Uterusblutungen bei einer 57jährigen Frau mit Myxödem auf Schilddrüsenzufuhr zum Stehen gebracht werden konnten. Lisser sah bei einer 41jährigen Frau mit Myxödem profuse Uterusblutungen, die 3mal in 2 Monaten auftraten, nach Schilddrüsenbehandlung jedoch regelmäßig und weniger reichlich wurden. Besonders anschaulich zeigt die hervorragende Wirkung der Schilddrüsentherapie ein Fall von Izquierdo y de Hernandez bei einem 23jährigen Mädchen mit Fettsucht und Myxödem, das seit dem 12. Lebensjahr sehr starke und langdauernde Menses hatte und vom 17. Lebensjahr fortdauernd blutete. Nach Zufuhr von Thyreoidea hörten die abnormen Blutungen auf, die Menses traten jeden Monat 4tägig auf, und gleichzeitig schwand das Myxödem.

Umgekehrt vermochte Lanz bei einem Mädchen mit Amenorrhöe infolge Cachexia strumipriva durch Schilddrüsenbehandlung die Menstruation wiederum herbeizuführen. Auch in einem Falle von Veil, bei dem es sich um eine 28jährige, nach einer im 20. Lebensjahr durchgemachten Strumektomie amenorrhoisch gewordene Patientin gehandelt hat, traten nach Thyreoidin die Menses wieder auf, um nach Aussetzen der Behandlung unregelmäßig und zeitweise außerordentlich stark zu werden.

Erst nach Wiederaufnahme der Behandlung wurden die monatlichen Blutungen wiederum normal. Selbst als es nach Aussetzen der Therapie zu einem Abortus mit schwerer Anämie und dem voll entwickelten Bild des Myxödems gekommen war, konnte durch Eisen und Thyreoidea die Zahl der roten Blutkörperchen auf 4000000 und das Myxödem zum Schwinden gebracht werden, wodurch nach Veil geradezu mit der Sicherheit eines Experimentes die Abhängigkeit der Geschlechtssphäre von der Funktion der Schilddrüse bewiesen erscheine.

Was die Fruchtbarkeit der Frauen mit Myxödem anbelangt, so finden wir neben bleibender Sterilität mit Amenorrhöe, wie es z. B. Schotten bei zwei Schwestern beschreibt, sehr oft selbst in Fällen, die mit Zwergwuchs, Idiotie und anderen schweren Veränderungen einhergehen, eine normale, in seltenen Fällen sogar erhöhte Konzeptionsfähigkeit, wie dies Wollenberg bei einer Patientin beobachten konnte, die mit 8 Jahren im Wuchse einer 2jährigen glich und trotz langjähriger spezifischer Behandlung deutliche Symptome einer Schilddrüseninsuffizienz darbot.

Mit 28 Jahren hatte die Kranke eine Körperlänge von 130 cm und bot das typische Bild eines Kretins. Nichtsdestoweniger waren die sekundären Geschlechtsmerkmale gut ausgebildet, die Periode bestand seit dem 18. Lebensjahr, war regelmäßig und blieb es auch nach dem Aussetzen der Schilddrüsenbehandlung. Eines Tages wurde die Patientin vergewaltigt, konzipierte, um ein Jahr darauf beim ersten Geschlechtsverkehr sofort wieder schwanger zu werden. Ebenso genügte auch zu einer dritten Schwängerung ein einmaliger Geschlechtsakt.

Ein ausführlicher pathologisch-anatomischer Befund in einem Fall von sporadischem Kretinismus, bei dem es zur Austragung eines normalen Kindes gekommen war, findet sich bei E. J. Kraus und H. Holzer.

Es handelte sich um ein 40jähriges Weib aus dem Böhmerwald, die von Geburt an blöd war und von jeher durch ihre Kleinheit auffiel. Menses waren vorhanden. Nach einer Vergewaltigung durch einen 19jährigen Burschen konzipierte die Kranke, deren Intelligenz der eines 2—3jährigen

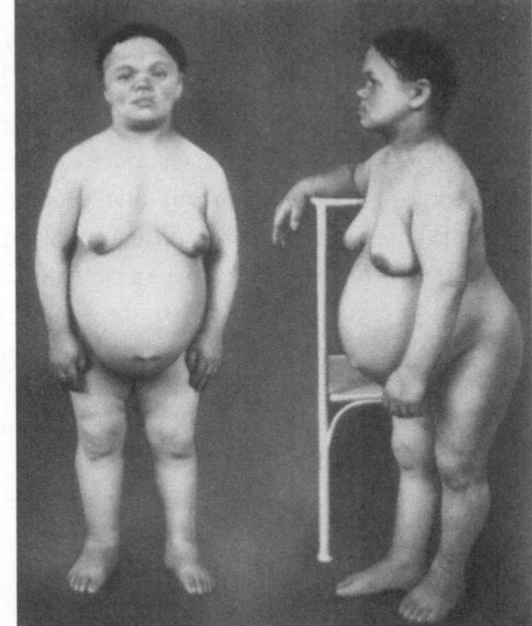

Abb. 39. 40jährige Frau mit Kretinismus am Ende der Schwangerschaft (Fall von E. J. Kraus und Holzer).

Kindes entsprach, wurde am Ende der Schwangerschaft durch Sectio caesario eines normalen Kindes entbunden und ging 10 Tage nach der Sectio an Peritonitis zugrunde (Abb. 39).

Bei der Sektion der 115 cm langen Leiche fand sich ein unproportionierter Zwergwuchs mit durchwegs verknöcherten Knorpelfugen, ein allgemeines aber besonders im Querdurchmesser des Beckenausgangs stark verengtes Becken, eine eingezogene Nasenwurzel, spärliche Achsel- und etwas reichlichere Schamhaare, Hypoplasie des Stirnhirns mit Hydrops der Meningen über den Stirnlappen, allgemeine Osteoporose geringen Grades, eine kleine Struma nodosa und Anasarca der unteren Extremitäten; im übrigen Veränderungen, die mit der Operation und der diffusen foetid-eitrigen Peritonitis in Zusammenhang standen.

Die Hypophyse war vergrößert (0,81 g) und wies histo-

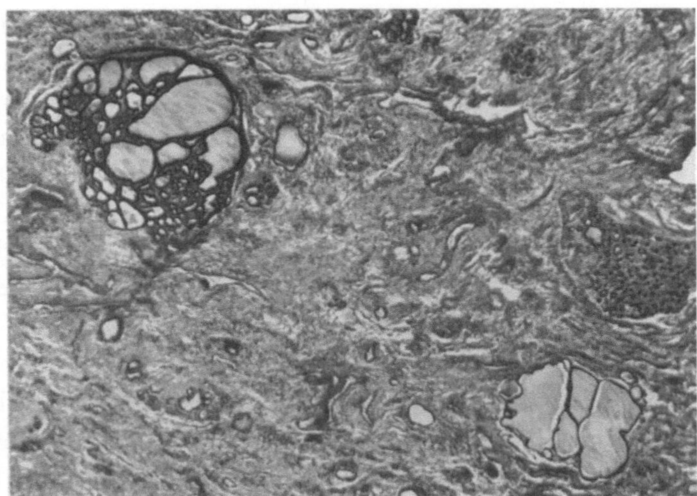

Abb. 40. Schnitt aus der hochgradig verödeten Schilddrüse der unter Nr. 39 abgebildeten Kranken.

logisch neben der Schwangerschaftsveränderung eine ausgedehnte kolloide Einschmelzung des Vorderlappenparenchyms auf; die Schilddrüse wog mit fünf stark regressiv veränderten Adenomen 16,15 g, nach Ausschälung dieser bloß 4,4 g und zeigte das Bild einer hochgradigen Atrophie und Sklerose mit kleinen verstreuten Gruppen von Schilddrüsenbläschen in dem stark vermehrten Bindegewebe (Abb. 40).

Die 7,58 g schweren Ovarien zeigten ein in Rückbildung begriffenes Corpus luteum graviditatis, eine Verminderung der Primordialfollikel, mehrere bis hanfkorngroße Cystchen, zum Teil mit mehrschichtigem Epithel, zum Teil epithellos und vielfach ebenso wie ein Teil der ziemlich reichlichen Corpora fibrosa von einem dünnen Saum verfetteter Thecazellen umgeben. Die Brustdrüse zeigte das Bild einer in Rückbildung begriffenen Mamma lactans.

Wenngleich in dem Fall von E. J. Kraus und Holzer nicht mit absoluter Sicherheit entschieden werden kann, ob hier ein Fall von sporadischem Kretinismus, etwa hervorgerufen durch eine frühzeitige Verödung der Schilddrüse infolge einer Thyreoiditis oder eines anderen Prozesses vorliegt, oder ein Fall von endemischem Kretinismus, an den bei der Herkunft der Kranken aus dem Böhmerwald immerhin zu denken war, so zeigt er doch, wie die Fertilität selbst durch ausgedehnte, weit in die Entwicklungszeit zurückreichende Verödungsprozesse in der Schilddrüse nicht im geringsten vermindert zu sein braucht. In einem Fall von Witts, bei dem es sich um die kretinische Tochter einer mit 50 Jahren an Myxödem erkrankten Mutter gehandelt hat, kam es sogar trotz der Komplikation durch einen Diabetes zur Schwängerung der Kranken, und im Falle von Wels konnte durch Kaiserschnitt ein ausgetragenes Kind von $7^1/_4$ Pfund zur Welt gebracht werden. Es ist daher Falta nicht ganz beizupflichten, daß bei der voll entwickelten Form des sporadischen Kretinismus keine Fortpflanzungsfähigkeit vorhanden ist.

4. Myxödem und Schwangerschaft.

Trotzdem in vielen Fällen von Myxödem infolge der Unterfunktion der Ovarien (L. Fraenkel) Amenorrhöe und Sterilität beobachtet wird, so finden sich dennoch, wie oben gezeigt wurde, etliche Fälle, in denen es trotz schwerster Krankheitserscheinungen zur Schwangerschaft und selbst zur Austragung reifer Kinder gekommen ist (Wollenberg, E. J. Kraus und Holzer, Wels u. a.).

Während einzelne Autoren (Le Toadec, Audebert und Claverie) bei Myxödematösen während der Schwangerschaft eine Besserung des Leidens mit Verminderung der hypothyreotischen Symptome, ja selbst ein völliges Verschwinden des Myxödems gesehen haben, und die letztgenannten Autoren in der Schwangerschaft geradezu einen autotherapeutischen Effekt erblicken, erfährt nach Rübsamen, Bazán, Zimmermann u. a. der hypothyreotische Zustand durch die Gravidität eine sichtliche Verschlimmerung. Nach Rübsamen, Welz, Zimmermann u. a. soll hingegen das Wochenbett bzw. die Lactation auf den Verlauf des Myxödems einen günstigen Einfluß ausüben. Nach Frühinsholz wirkt die Schwangerschaft auf die Fälle von geringgradiger Schilddrüseninsuffizienz günstig, auf schwere Fälle jedoch verschlimmernd.

Nicht so selten entwickelt sich das Myxödem erst im Anschluß an eine Schwangerschaft (Veil, Falta, Borchardt, Zimmermann, Frühinsholz usw.). In dem Fall von Veil handelte es sich um eine 38jährige Frau, die im Anschluß an ihre fünfte Geburt an einem bis zur Verblödung führenden Myxödem erkrankt war.

Die Menarche erfolgte bei dieser Kranken mit 16 Jahren, die Menstruation war stets normal. Zwei Geburten gingen mit sehr heftigen Blutungen einher, ebenso die fünfte, die durch Wendung auf den Fuß beendet werden mußte. Das schwere Myxödem wurde durch Darreichung von Thyreoidea bis auf die Amenorrhöe, die verminderte Libido und die spärlich gebliebene Achsel- und Schambehaarung vollkommen zur Ausheilung gebracht. Die Vorboten der Erkrankung haben sich in dem erwähnten Fall schon bei den früheren Geburten in Form der starken Geburtsblutungen bemerkbar gemacht, obzwar das eigentliche Krankenbild in seiner vollen Schwere erst nach der fünften Schwangerschaft manifest wurde.

Über einen seltenen Fall berichtet Zimmermann bei einer Frau, bei der das Myxödem im Anschluß an ein Wochenbett entstanden war und bei der eine neuerliche Schwangerschaft wegen zunehmender Stärke der Erkrankung unterbrochen werden mußte.

Bei dieser Frau wurde zur Verhütung weiterer Schwangerschaften außerdem eine Tubensterilisation durchgeführt und die Erscheinungen des Myxödems mit Schilddrüsenbehandlung zum Rückgang gebracht. Eines Tages blieb die Menstruation aus und es traten subjektive Erscheinungen einer Gravidität auf, nebst einer entsprechenden Vergrößerung des teigigen, kugelig geformten Uterus, der auch das erste Hegarsche Zeichen bot; bei der daraufhin vorgenommenen Kolpohysterotomie erwies sich jedoch der Uterus als leer.

Die Ursache dieses sicher eigenartigen Uterusbefundes erblickt Zimmermann in funktionellen Veränderungen der Ovarien, welche auf den Uterus eine wachstumanregende Wirkung ausgeübt haben dürften.

Die Gefahren, die das Myxödem für die Mutter mit sich bringt, bestehen vor allem in der Neigung zu schweren Blutungen und bei den angeborenen oder in der Kindheit entstandenen Fällen in der Erschwerung des Geburtsvorganges infolge der Verengerung des Beckens, die meist eine Sectio caesarea notwendig macht. Das Kind erscheint gefährdet durch intrauterines Absterben (A. Mayer)[1], dann durch das enge Becken der Mutter und unter Umständen auch noch nach der Geburt durch Versagen der Milchsekretion.

XVIII. Der chronische gutartige Hypothyreoidismus in seinen Beziehungen zur weiblichen Geschlechtssphäre.

Eine große Rolle in der Pathogenese der Menstruationsstörungen spielen die geringen Grade von Schilddrüseninsuffizienz, das sog. Myxoedeme fruste, oder wie Hertoghe es nennt, der gutartige chronische Hypothyreoidismus (Hypothyreoidie benigne chronique). Veil spricht in diesen Fällen von einer relativen Schilddrüseninsuffizienz, Perl von einem inkompletten Myxödem, bei dem die Frauen, deren Gesicht leicht gedunsen ist und einen schlaffen, unlustigen Ausdruck besitzt, über Kreuzschmerzen, Müdigkeit, Abspannung, Arbeitsunlust und Herzbeschwerden klagen. Die pastöse, schwammige Beschaffenheit der Haut, deren Trockenhaut und die Neigung zu Fettleibigkeit vervollständigen das klinische Bild (Veil). — In ähnlicher Weise beschreibt Hertoghe das Krankheitsbild, zu dessen Symptomen er auch noch Obstipation[2], Schlaflosigkeit und Ohrensausen zählt.

Die Störungen der Menstruation äußern sich bei diesen mitigierten, benignen Formen des Hypothyreoidismus meist in unregelmäßigen verstärkten Blutungen (Mosbacher und Mayer, Seitz, Salzmann, Vignes und Cornil, Lisser, Warfield), doch berichten andere Autoren wie Hertoghe und Perl auch über Amenorrhöe.

Die leichteren Formen von Hypothyreoidismus, die Warfield sehr häufig bei Personen fand, die in Kropfgegenden wie z. B. im großen Seenbecken Nordamerikas leben, zeigen neben neurasthenischen Beschwerden, Migräne und Obstipation bald spärliche, bald wiederum profuse monatliche Blutungen als charakteristisches Symptom.

Auch bei der von Bing beschriebenen periodischen Hypothyreose ist der Zusammenhang mit den spezifischen weiblichen Funktionen, insbesondere mit der Menstruation

---

[1] Die Vermutung A. Mayers, daß die Kalkinkrustation der Placenta durch Hypofunktion der Schilddrüse bedingt sei, trifft sicher nicht für alle Fälle zu.

[2] Über thyreogene Obstipation siehe die Fußnote im Kapitel „Myxödem und Klimakterium" auf S. 768.

oft unverkennbar. So trat bei einer der von Bing erwähnten Patientinnen nach jeder Periode der typische Symptomenkomplex des gutartigen Hypothyreoidismus ein, um jeweils nach einer Woche wieder zu verschwinden. In einem anderen Falle handelte es sich um postmenstruelle Störungen, die jedoch nicht nach jeder Menstruation auftraten. Einer der Fälle von Bing war dadurch ausgezeichnet, daß die periodischen Exacerbationen stets mit den Menses zusammenfielen.

Wie häufig Menstruationsanomalien auf eine Insuffizienz der Schilddrüsenfunktion zurückgehen, erhellt aus einer großen Zusammenstellung Rowes, der unter 1759 Frauen und Mädchen im Alter von 15 bis 46 Jahren mit Menstruationsstörungen 206 Schilddrüsenfälle fand, von denen er in 32,8% eine Dysthyreose und in 58,8% eines Hypothyreose feststellen konnte. Nach Lisser bedingt die Hypothyreose nicht nur den unregelmäßigen und profusen Charakter der Menstruation und die verlängerte Blutungsdauer, sondern auch ein früheres Einsetzen der Pubertät.

Die große Rolle der verminderten Schilddrüsenfunktion in der Pathogenese der Menstruationsstörungen und der Sterilität der Frau geht aus den eklatanten Erfolgen hervor, die mittels der Schilddrüsenbehandlung erzielt werden können[1].

Bezeichnend ist ein Fall von Perl, der eine 25jährige Frau betraf, die mit 15 Jahren die Menses bekam und stets ein geistig lebhaftes Mädchen war. In den letzten 2 Jahren trat Amenorrhöe auf, Gesicht und Hals wurden gedunsen, die Schilddrüse war nicht mehr zu tasten; hinzu gesellte sich Stumpfheit, Arbeitsunfähigkeit, Obstipation, trockene Haut, Haarausfall und zahlreiche andere Symptome einer Hypothyreose. Nach Thyreoidinbehandlung nahm das Gewicht ab, die Obstipation schwand, der Haarausfall hörte auf und die Menstruation kam wieder. Auch ein juckendes Ekzem, an dem das Mädchen erkrankt war, verlor sich unter der Behandlung mit Thyreoidea.

Sehrt, der eine Reihe von Frauen mit nervösen Beschwerden (Neigung zu Migräne, Verstopfung, Appetitlosigkeit, Abgeschlagenheit, Energielosigkeit, Lebensunmut usw.) sowie mit Metropathia haemorrhagica bzw. infantilem Uterus mit Jodothyrin behandelte, sah einen sehr günstigen Einfluß nicht nur auf die durch Jahre bestehende spastische Obstipation, sondern auch eine Besserung der nervösen Beschwerden und der gestörten Menstruation.

Mit dem gleichen Präparat konnte Weil anscheinend als erster bei drei verheirateten Frauen mit erwiesener Sterilität Konzeptionsfähigkeit herbeiführen. Unter Umständen gelingt dies auch durch Verabreichung von Jod, wie ein Fall von Vignes und Cornil zeigt, bei dem eine 31jährige Frau, die sich in 7jähriger Ehe als steril erwiesen hatte, nach einer wegen ihrer Fettleibigkeit durchgemachten Jodkur schwanger wurde. Allerdings trat nach 2 Monaten ein Abortus ein, ebenso wie bei einer zweiten, nach Wiederaufnahme der Jodbehandlung eingetretenen Schwangerschaft. Die Sterilität erklären Vignes und Cornil durch den Fortfall der Schilddrüsenwirkung auf die Fortpflanzungsorgane.

Dem gutartigen chronischen Hypothyreoidismus wäre nach Curschmann auch das Syndrom einzuordnen, das Borchardt unter dem Namen „thyreosexuelle Insuffizienz" beschrieben hat, und das durch das gleichzeitige Vorhandensein einer verminderten Schilddrüsen- und Keimdrüsenfunktion gekennzeichnet ist, ohne, wie Borchardt selbst betont, ein einheitliches Krankheitsbild darzustellen. Da es bei sämtlichen Formen der Hypothyreose genügend Fälle gibt, die mit einer sekundär bedingten Keimdrüseninsuffizienz einhergehen, sollten nur diejenigen Fälle unter den Begriff der thyreosexuellen Insuffizienz

---

[1] Über die Wirkung der Schilddrüsenbehandlung auf das Skelet- und Beckenwachstum vgl. Hertoghe.

als selbständiges Krankheitsbild eingeordnet werden, in denen die Veränderungen der Schilddrüse und der Ovarien kausalgenetisch einander koordiniert sind, so daß im wahren Sinne des Wortes eine biglanduläre Erkrankung vorliegt [1].

Trotzdem aus begreiflichen Gründen die Abgrenzung des Borchardtschen Syndroms vom gutartigen chronischen Hypothyreoidismus in den meisten Fällen mit Sicherheit kaum durchführbar ist, sind im Schrifttum dennoch einige Fälle unter dem Namen „thyreosexuelle Insuffizienz" mitgeteilt (Schönbude, Castex, Baruch, Stark), nachdem schon vor Borchardt französische Autoren Fälle von „Insuffisance thyroovarienne" beschrieben hatten (Collard-Hirard, Thaon und Paschetta, Sabrazes und Duperié). In dem Fall von Schönbude bestand eine Verkleinerung der Schilddrüse, eine starke Atrophie des Uterus und der Ovarien, geringe Menstruation, trophische Störungen des Haarwuchses, der Nägel und Zehen, herabgesetzter Stoffwechsel, fehlende Schweißsekretion, starke Salivation, Oligurie, geringer Turgor der Haut und Muskulatur, mäßige Fettleibigkeit, kurz Veränderungen, wie sie in sehr zahlreichen Fällen von Hypothyreoidismus anzutreffen sind [2].

Schwangerschaft tritt beim gutartigen chronischen Hypothyreoidismus weit häufiger ein als in schweren Fällen von Schilddrüseninsuffizienz (E. Smith, Frühinsholz, Vignes, Mayer, Daly und Strouse usw.). Da in der Schwangerschaft, wie heute wohl allgemein angenommen wird, eine gesteigerte Tätigkeit der Schilddrüse vorliegt, erscheint es verständlich, daß geringe Grade von Hypothyreoidismus durch die Schwangerschaft günstig beeinflußt werden (Frühinsholz und Pausol, Vignes u. a.), während bei schwereren Graden die durch die Schwangerschaft hervorgerufene Mehrleistung der Schilddrüse offenbar nicht genügt, den hypothyreotischen Zustand in der Schwangerschaft zu bessern; vielmehr kommt es häufig sogar zu Verschlechterung des Krankheitsbildes infolge der Schwangerschaft.

Nach Mayer führt die Hypothyreose zu einer Verlängerung der Schwangerschaftsdauer, welche Behauptung der Autor auf die Beobachtung dreier Fälle stützt, in denen es bei Schilddrüseninsuffizienz der Mutter zur Übertragung des Kindes mit intrauterinem Fruchttod gekommen war.

Bekannt ist die Neigung schwangerer Frauen mit Hypothyreose zu den verschiedenen Formen der Schwangerschaftsintoxikation, deren Ursache Daly und Strouse im Versagen der Schilddrüsenfunktion erblicken. Nach Vignes kann Hypothyreose nicht nur zu Hyperemesis, Albuminurie und Eklampsie, sondern auch zu Tetanie Anlaß geben. Es empfiehlt daher E. Smith zur Sicherung einer normalen Funktion der Schilddrüse in der Schwangerschaft, der gewöhnlichen Kost täglich kleine Gaben von Jod zuzusetzen.

---

[1] Es sei hier daran erinnert, daß auch bei der pluriglandulären Insuffizienz von Claude und Gougerot thyreogene Komponenten vorhanden sind, unter denen neben Haarausfall, trockener Haut, fehlender Schweißsekretion, Salivation, Oligurie, Neigung zu Fettsucht mit und ohne Erniedrigung des Grundumsatzes usw. von Wieland auch Störungen der Menstruation erwähnt werden (einschlägige Fälle und Literaturangaben bei Borchardt, Alexander, H. Zondek, Oswald, Veil, Formanek, Edelmann usw.).

Über das ziemlich stark umstrittene Krankheitsbild des „myxödematösen Infantilismus", das Claude zu dem sog. „Syndrome pluriglandulaire thyréo-genital" zählt, siehe Wieland (Handbuch der inneren Sekretion, Bd. 3. 1928).

[2] Über Beziehungen der thyreosexuellen Insuffizienz zur Sklerodermie mit Amenorrhöe s. bei Borchardt (Mschr. Geburtsh. 1928).

XIX. Die Beziehungen zwischen Myxödem bzw. gutartigem Hypothyreoidismus und Klimakterium.

Ebenso wie nach Kastration tritt relativ häufig das Myxödem im Anschluß an das physiologische Klimakterium auf. Nach Gardiner-Hill und Smith soll dies sogar in 44% aller Fälle von Myxödem zutreffen und die so häufig gemachte Angabe über Amenorrhöe bei Myxödem wenigstens teilweise erklären. Nach Curschmann erkranken die meisten Frauen zur Zeit des Klimakteriums, also im Alter von 45—50 Jahren. Curschmann selbst sah in drei Fällen ein ausgesprochenes Myxödem im Anschluß an die Wechseljahre entstehen, und Witts berichtet über eine Frau, die 8mal geboren hatte, mit 37 Jahren die Regel verlor und mit 50 Jahren an den Erscheinungen eines Myxödems erkrankte. Vryman beobachtete bei einer zwerghaften Frau mit Thyreohypoplasie, die stets an unregelmäßigen, zum Schluß geradezu lebensbedrohlichen Uterusblutungen gelitten hatte, mit dem Beginn des Klimakteriums ein seniles Myxödem entstehen. In einem Fall von Falta trat die Cessatio mensium im Alter von 49 Jahren gleichzeitig mit einer Anschwellung des Halses auf, und es entwickelte sich im folgenden Winter das Bild eines Myxödems, das mittels Thyreoidin und Hypophysentabletten erfolgreich behandelt werden konnte.

Häufiger kommen inkomplette und mitigierte Formen des Myxödems im Anschluß an die Wechseljahre vor, wie sie Léopold-Lévi und de Rotschild, Gluzinski, Perl u. a. beschrieben haben.

In manchen Fällen äußert sich der Hypothyreoidismus nach operativem oder physiologischem Klimakterium bloß in einer Herabsetzung des Grundumsatzes mit vermehrtem Fettansatz (Wintz), eine Störung, deren thyreogene Natur oft erst durch den günstigen Einfluß einer Schilddrüsenbehandlung erkannt wird [1].

Wegen der Häufigkeit hypothyreotischer Erscheinungen in den Wechseljahren schlägt Curschmann zur Vermeidung von Verwechslungsmöglichkeiten mit klimakterischen Neurosen vor, in jedem Falle nach hypothyreotischen Symptomen zu fahnden und solche Fälle nicht mit Ovarialpräparaten, sondern mit Thyreoidea zu behandeln.

Daß das Erlöschen der Ovarialfunktion zumindest ein auslösendes Moment für den Ausbruch des Myxödems im Klimakterium bildet, geht aus den nicht seltenen Fällen von Myxödem bei postoperativem Klimax, wie sie Curschmann, Deusch u. a. beschrieben haben, hervor.

Nur in seltenen Fällen sieht man die Erscheinung des Myxödems im Klimakterium verschwinden (Gluzinski).

So wie das Myxödem, so befällt auch die Adipositas dolorosa, bei der sowohl chronisch entzündliche als auch atrophische, als auch strumöse Veränderungen in der Schilddrüse vorkommen, in der Mehrzahl der Fälle Frauen besonders im Rückbildungsalter (Curschmann). Wie der Erfolg der Thyreoideabehandlung auf eine thyreogene Komponente dieses Krankheitsbildes deutet, ebenso weist das Auftreten der Erkrankung nach vorzeitiger oder vorübergehender Cessatio mensium und nach operativer Kastration, sowie der gelegentlich beobachtete Beginn der Erkrankung in der Pubertät auf Beziehungen zu der weiblichen Geschlechtssphäre (Sicard und Roussy, Lyon, Curschmann, Julich, Grafe, Bolten u. v. a. [2]).

---

[1] Über die namentlich bei Frauen besonders in den Wechseljahren auftretende thyreogene Obstipation, die meist gleichzeitig mit anderen Erscheinungen eines Hypothyreoidismus einhergeht, s. bei Deusch (Münch. med. Wschr. 1923 I, 113).

[2] Näheres über Adipositas dolorosa s. im Kapitel „Nebennieren".

XX. Endemischer Kretinismus und weibliche Geschlechtssphäre.

Das Krankheitsbild, dessen Erkennung durch Paracelsus in das 17. Jahrhundert zurückreicht, ist durch die gutmütige bis demente Facies cretinica, somatischen Minderwuchs, schlechte Körperhaltung, watschelnden Gang, herabgesetzte Körperkraft, Störungen des Sprachvermögens, Schwerhörigkeit bzw. Taubheit und Schwachsinn gekennzeichnet.

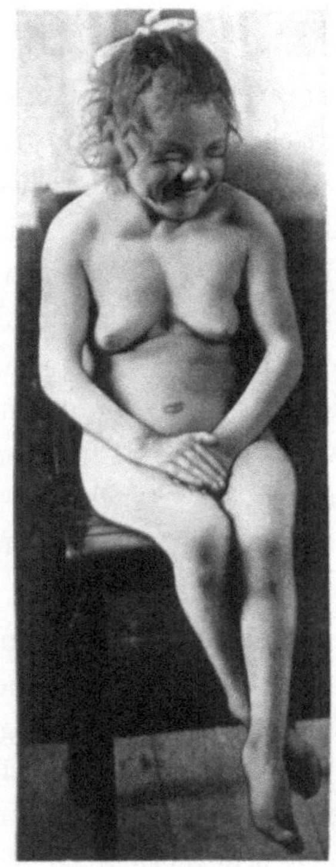

Die Veränderungen der Haut entsprechen bei jugendlichen Kretinen denen beim Myxödem; hingegen erscheint die Haut bei älteren Kranken blaß, trocken, welk und runzlig. Die Achsel- und Schamhaare sind spärlich, die Zähne frühzeitig

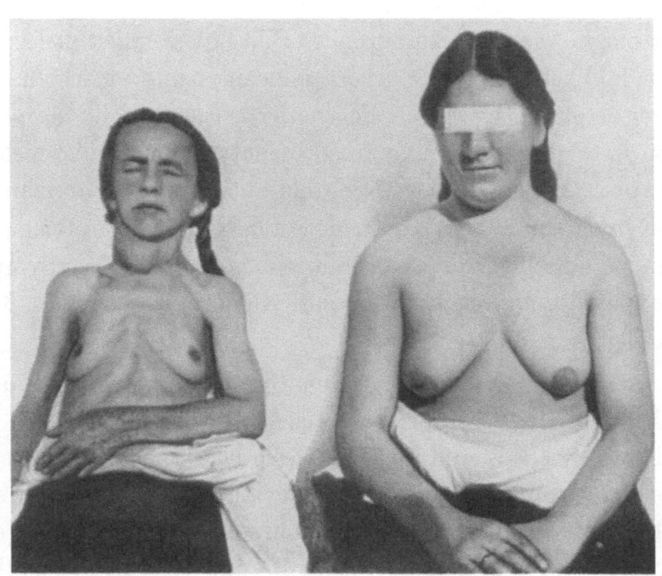

Abb. 41. Frau mit endemischem Kretinismus. (Nach Falta.)

Abb. 42. 38jährige hypoplastische Kretinöse neben einer gut entwickelten 26jährigen Kontrollperson. (Nach Eggenberger.)

durch Caries zerstört (Abb. 41 und 42). Während an endemischem Kropf in erster Linie das weibliche Geschlecht erkrankt, überwiegt beim endemischen Kretinismus das männliche.

Entsprechend dem hypothyreotischen Gepräge des Krankheitsbildes finden sich in der Schilddrüse beim endemischen Kretinismus stets schwere regressive Veränderungen, wenngleich betont werden muß, daß es einen für den Kretinismus absolut typischen und einheitlichen Schilddrüsenbefund nicht gibt (Bircher, Wegelin). Während in einem Teil der Fälle die Schilddrüse in verschiedenem Maße vergrößert ist und das Bild einer Struma nodosa mit multiplen, teils cystischen, teils verkalkten Adenomen darbietet, erscheint sie in anderen Fällen stark verkleinert und sklerosiert, wobei sich auch hier nicht selten kleine und kleinste Adenomknoten innerhalb des atrophischen Organs nachweisen lassen. Dabei kann die Atrophie des Schilddrüsenparenchyms und die Hand in Hand damit gehende Sklerose des Organs so hohe Grade erreichen, daß das Gewicht der Schilddrüse bloß 5—10 g beträgt.

Von den übrigen endokrinen Organen ist beim endemischen Kretinismus hauptsächlich die Hypophyse pathologisch verändert, und zwar durch Vergrößerung des Vorderlappens mit Hyperplasie und Hypertrophie der Hauptzellen und im höheren Alter auch durch atrophische und sklerotische Veränderungen.

Die Entwicklung der Geschlechtsorgane ist bei Kretinen meist gehemmt und die sekundären Geschlechtsmerkmale oft spät und unvollständig ausgebildet.

Angaben über die Veränderungen der Ovarien beim endemischen Kretinismus finden sich bei Nièpce, Eulenburg und Marfels, Bayon, Schlagenhaufer, v. Wagner-Jauregg u. a. Danach sind die Ovarien in den meisten Fällen auffallend klein, können aber nichtsdestoweniger intakte Eier enthalten; bei Kindern sahen Schlagenhaufer und v. Wagner-Jauregg sogar zahlreiche Primordialfollikel mit gut entwickeltem Keimepithel. Langhans fand bei zwei älteren Kretinen eine kleincystische Degeneration der Ovarien, hingegen boten bei einer 27jährigen Kretinoiden die normal großen Ovarien histologisch ein nahezu normales Bild mit ziemlich viel Primordialfollikeln, wenigen reifenden Follikeln, einigen Corpora albicantia und einzelnen atresierenden Follikeln. Eggenberger sah oft cystisch degenerierte Eierstöcke, die makroskopisch nicht den Eindruck von unterentwickelten Organen machten, doch findet sich nach den Erfahrungen Eggenbergers sowohl die cystische als auch fibröse Entartung der Eierstöcke in Kropfgegenden nicht nur bei Kretinen, sondern auch bei vielen gutgewachsenen, intelligenten Frauen anscheinend als vereinzelt vorkommendes Symptom eines in der Wachstumsperiode durchgemachten Hypothyreoidismus, ohne daß dabei klinisch ein Kropf vorhanden sein müßte.

Bei zwei Kretinen leichten Grades, die kurz nach der Niederkunft gestorben waren, sah Wegelin vergrößerte Ovarien mit einem typischen Corpus luteum graviditatis und sehr zahlreichen, zum Teil in Atresie begriffenen Graafschen Follikeln, eine Veränderung, die der genannte Autor als kleincystische Degeneration anspricht. Während Primordialfollikel bei der 36jährigen Frau nur sehr spärlich waren, erscheinen sie bei der 26jährigen Frau etwas reichlicher. Bei einer 40- und 44jährigen Kranken enthielten die normal großen Ovarien nur noch ganz vereinzelte Primordialfollikel und Graafsche Follikel, von denen die letzteren allerdings schon in Rückbildung begriffen waren.

Bei vier weiteren Fällen, in denen Wegelin die Ovarien zu untersuchen Gelegenheit hatte, handelte es sich um Kretinen nach dem Klimakterium, doch war an den zahlreichen Corpora albicantia und fibrosa deutlich zu erkennen, daß hier Follikel herangereift und zum Teil auch gesprungen waren. Die Tatsache, daß beim endemischen Kretinismus in einem Teil der Fälle noch funktionierendes Ovarialgewebe gefunden wird, macht es verständlich, daß Kretinen nicht selten menstruieren, ja bei nicht allzu schweren Graden auch schwanger werden (E. Bircher, Eppinger sen., Wegelin).

Der Uterus ist bei endemischen Kretinen gewöhnlich infantil mit kleinem Corpus und langer Cervix; hingegen sind die Tuben kaum wesentlich verändert. Tritt Schwangerschaft ein, dann vergrößert sich der Uterus ebenso stark wie ein normaler.

Die Mammae bleiben kindlich, hypoplastisch und zeigen histologisch kleine, in reichliches Bindegewebe eingebettete Drüsenläppchen (Wegelin). Kommt es zur Lactation, dann entwickelt sich nichtsdestoweniger ziemlich reichlich lactierendes Drüsengewebe.

Sehr oft fehlen bei erwachsenen Kretinen die Schamhaare, wie aus den Untersuchungen von Scholz und Mathes hervorgeht, die unter 42 Kranken nur in 12 Fällen normale Crines fanden, während bei 16 Kranken dieselben vermißt wurden.

Es liegen somit beim endemischen Kretinismus grundsätzlich die gleichen Veränderungen der weiblichen Keimdrüsen und des übrigen Geschlechtsapparates vor, wie sie bei der Hypo- bzw. Athyreose anzutreffen sind.

Von den Veränderungen am Skelet, das wie bei der Thyreoaplasie eine sehr starke Wachstumshemmung mit den gleichen histopathologischen Vorgängen an den endochondralen Ossifikationszonen zeigt, interessiert den Geburtshelfer in erster Linie die Veränderung des Beckens, das klein und in allen Durchmessern verengt ist und teilweise,

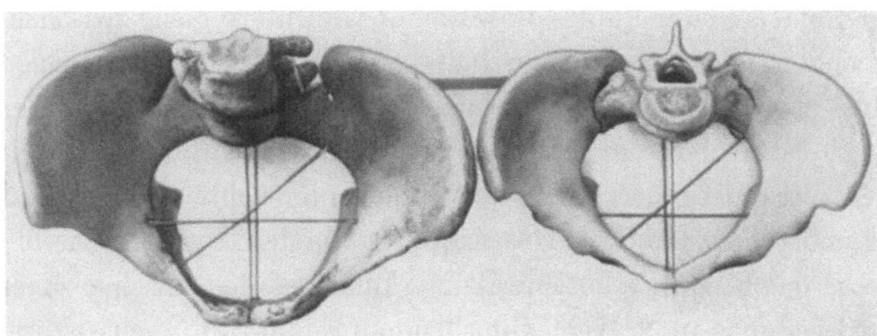

Abb. 43. Normales Modellbecken neben kretinisch allgemein verengtem Becken einer 52jährigen Halbkretine. (Nach Eggenberger.)

namentlich in der Gegend des Hüftgelenkes, erhaltene Knorpelfugen erkennen läßt. Nach Breus und Kolisko läßt das Becken beim endemischen Kretinismus keinen infantilen Habitus erkennen, da besonders der Querdurchmesser ziemlich beträchtlich und die Neigung des Beckens nach vorne recht stark ist. Das Promontorium steht meist niedrig und das Kreuzbein erscheint in querer und namentlich sagittaler Richtung auffallend gekrümmt. Hingegen ist nach Finkbeiner der Breitendurchmesser des Kretinenbeckens gering, der Angulus pubis eng, der Beckeneingang in geringem Grade queroval und der Beckenausgang schwach längsoval (Abb. 43).

Ätiologie und Pathogenese dieser namentlich in Europa (Zentralalpen, Pyrenäen, deutsches Mittelgebirge, Karpathen), aber auch in Asien und Nordamerika verschieden stark verbreitete Krankheit ist bis heute in Dunkel gehüllt [1].

Seit Th. Kocher auf die Ähnlichkeit des endemischen Kretinismus mit der Thyreoaplasie hingewiesen hat, besteht der Streit, ob der endemische Kretinismus die Folge einer verminderten und möglicherweise auch qualitativ veränderten Schilddrüsenfunktion darstellt (Kocher, Wagner v. Jauregg, Bayon, Weygandt, de Quervain u. a.), oder ob die Veränderung der Schilddrüse den übrigen körperlichen sowie geistigen Störungen, wie schon Virchow angenommen hat, koordiniert ist (Scholz, Dieterle, E. Kaufmann, H. und E. Bircher u. a.), mit anderen Worten, ob der Kropf als der Vater oder Bruder des endemischen Kretinismus aufzufassen sei (de Quervain).

―――――――――

[1] Bezüglich der verschiedenen Theorien über die Ursache des endemischen Kretinismus (hydrotellurische Theorie, Kontaktinfektionstheorie, Jodmangeltheorie, Rassentheorie von Finkbeiner usw.) sei auf die ausführlichen Abhandlungen von Wegelin und von Eggenberger hingewiesen.

Gegen die von Roesch und namentlich von Nièpce vorgebrachte Ansicht, der zufolge der Kropf den ersten Grad einer Degeneration darstellt, deren letzte Stufe der Kretinismus sei, ein Gedanke, der sich ähnlich auch bei E. Bircher findet, wendet sich Wegelin vor allem mit dem Hinweis, daß trotz Kropf bei sehr vielen Individuen absolute psychische Vollwertigkeit und gute körperliche Leistungsfähigkeit anzutreffen ist. Wegelin erblickt vielmehr in der Hypothyreose den pathogenetisch wesentlichen Faktor, wobei die Störung der Schilddrüsenfunktion schon intrauterin oder zum mindesten in den ersten Lebensjahren einsetzen muß, damit es zum endemischen Kretinismus kommt. Für diese Anschauung spricht nicht nur die große Ähnlichkeit des endemischen Kretinismus mit der Thyreoaplasie, sondern auch die günstige Wirkung der Schilddrüsenbehandlung beim endemischen Kretinismus, wenngleich zugegeben werden muß, daß sowohl in der Wirkung der Schilddrüsenpräparate als auch in einer Reihe anderer Punkte unverkennbare Unterschiede zwischen der Thyreoaplasie und dem endemischen Kretinismus bestehen. Ein solcher Unterschied besteht, um nur ein Beispiel zu nennen, in den Veränderungen des Gehörorgans beim endemischen Kretinismus, die das Substrat der zum Krankheitsbild gehörenden Schwerhörigkeit und Taubstummheit bilden, Veränderungen, die in den bisher untersuchten Fällen von Thyreoaplasie vermißt worden sind. Trotz gewisser Abweichungen von der Thyreoaplasie bleibt aber doch die „Hypothyreose das herrschende zentrale Merkmal des endemischen Kretinismus, von welchem die Entwicklungs- und Wachstumshemmung, die Stoffwechselstörungen und die vorzeitigen Involutionen im übrigen Organismus abhängig sind" (Wegelin).

Die weitgehende Übereinstimmung zwischen endemischen Kretinismus und der Hypo- bzw. Athyreose erhellt auch aus den Funktionsstörungen innerhalb der weiblichen Geschlechtssphäre, welche vollkommen denen entsprechen, die in ausführlicher Weise beim Myxödem erörtert worden sind. Hier wie dort begegnet man verspätetem Eintreten der Pubertät bis zu zeitlebens andauernder Unterfunktion bzw. Funktionslosigkeit der Keimdrüsen, fehlender Libido, Menstruationsstörungen, Sterilität, habituellem Abortus, Wehenschwäche, atonischen Nachgeburtsblutungen sowie Versagen der Milchsekretion.

Dennoch kommt es nicht selten namentlich in leichteren Fällen zur Konzeption, wenngleich die Früchte meist nicht lebensfähig sind; doch fehlt es durchaus nicht an Fällen, in denen reife Kinder von kretinischen Frauen ausgetragen wurden.

Bezeichnend für die Stillunfähigkeit der Frauen in endemischen Kropfgebieten ist die Angabe Eggenbergers, der zufolge in den Jahren 1919—1921 von 136 Wöchnerinnen im Spital Herisau nur 93 imstande waren, ihr Kind während der ersten 12 Tage ohne Beigabe der Saugflasche zu ernähren.

Auf die Tatsache, daß in Gegenden mit endemischem Kropf bei den Haustieren häufig nicht lebensfähige Junge zur Welt kommen, ist in neuerer Zeit von Frei aufmerksam gemacht worden. In gewissen Kropfgegenden Amerikas gehen hunderttausende junge Tiere dadurch zugrunde, daß sie entweder tot oder zu früh geboren werden oder trotz normalem Geburtstermin bald an Lebensschwäche sterben. Durch Joddarreichung während der Tragzeit kann die Fortpflanzungsfähigkeit der Tiere wieder zur Norm zurückgeführt werden, ja bei manchen Tieren, wie Schweinen, kann durch Jodfütterung die Fruchtbarkeit sogar erhöht werden; ebenso kann durch Jod besonders in Kropfgegenden der Milchertrag der Tiere gesteigert werden.

XXI. Die Veränderungen innerhalb der weiblichen Geschlechtssphäre nach Thyreoidektomie.

Auf die Störungen innerhalb der Geschlechtssphäre beim **Weibe** nach Thyreoidektomie ist bereits in früheren Kapiteln hingewiesen worden, wobei namentlich an die Veränderungen bei der Kachexia strumipriva (Th. Kocher) und an die von Knaus fast regelmäßig nach Strumaoperationen beobachteten Uterusblutungen erinnert sei, die selbst bei Frauen, die schon in der Menopause sind, einige Tage nach der Operation nach Art einer Menstruation auftreten können.

Wurde die Thyreoidektomie in früher Jugend ausgeführt, dann bleiben Uterus und Ovarien infantil und die Geschlechtsreife tritt gar nicht oder verspätet ein (Aschner); erfolgt der Eingriff im geschlechtsreifen Alter, dann kommt es zu verminderter Konzeptionsfähigkeit, Neigung zu Abortus, sowie Früh- und Totgeburt (Frühinsholz und Parisot[1]).

Die Wirkung der Thyreoidektomie auf die Geschlechtssphäre beim **weiblichen Tier** ist, abgesehen vom Alter der Tiere und der Tierart, von zwei Umständen abhängig: 1. von etwa vorhandenen akzessorischen Schilddrüsen, die hypertrophieren und den Schilddrüsenausfall teilweise ersetzen können (Lanz, Bernard), und 2. vom Schicksal der Epithelkörperchen, die bei der Totalexstirpation oft mit entfernt werden, ein Vorkommnis, das bei manchen Tierarten, wie z. B. Hunden und Kaninchen nicht zu vermeiden ist (Lanz) und das Zustandsbild nach der Schilddrüsenexstirpation sehr wesentlich beeinflußt.

Hund und Katze. Biedl berichtet bei thyreopriven Zwerghunden über auffallende Hypoplasie der Keimdrüsen und Lanz konnte bei seinen zu $^5/_6$ thyreoidektomierten, zum ersten Male trächtigen Hündinnen eine geringere Besorgtheit der Muttertiere um ihre Jungen und eine weniger gute Entwicklung des Gesäuges feststellen, so daß die Jungen in Größe und Ernährungszustand zurückblieben. Thyreoidektomierte Hunde konnte Lang durch Schilddrüsenfütterung ein halbes Jahr am Leben erhalten, doch war bei den weiblichen Tieren die Sexualität erloschen.

Mosbacher sah bei drei Hündinnen trotz Schilddrüsenexstirpation Schwangerschaft auftreten, obzwar bei dem einen Tier die Entfernung der Schilddrüse schon in früher Jugend erfolgt war. Die Gravidität wurde von den operierten Tieren mit einer Ausnahme gut vertragen.

Schlagenhaufer und v. Wagner-Jauregg brachten ihre thyreoidektomierten Hündinnen in eine Kropfgegend und ließen sie von dortigen Rüden decken mit dem Ergebnis, daß alle Hündinnen trächtig wurden und teils lebende, teils tote Junge, jedoch ohne Zeichen von Kretinismus und ohne erkennbare Veränderungen an der Schilddrüse zur Welt brachten. Im Gegensatz zu dem negativen Befund an der Schilddrüse, den die zwei eben genannten Forscher bei ihren Versuchen erheben konnten, steht die Angabe Halsteds, der bei den Jungen thyreoidektomierter Hündinnen eine bis 20fache Vergrößerung der Schilddrüse sah, die jedoch dann ausblieb, wenn den Muttertieren Jod verabreicht worden war. Nach Tracewski kann bei Hunden die Schilddrüsenexstirpation bei der Mutter zu rachitischen Veränderungen bei der Nachkommenschaft Anlaß geben.

---

[1] Trotz des unverkennbaren Einflusses der Thyreoidektomie auf den weiblichen Genitalapparat ist die Auffassung Wojniczs, der das Auftreten eines papillären Pseudomucinkystoms im Ovarium nach einer Strumektomie mit dieser in ursächlichen Zusammenhang bringt, als unbegründet abzulehnen.

Eine Reihe von Autoren beschrieben bei Hündinnen die Folgen der teilweisen bzw. vollständigen Thyreoparathyreodektomie. So sah Alquier und Theuveny bei erwachsenen Tieren in den Ovarien zwar keine Veränderungen der Eireife, jedoch eine Herabsetzung der periodischen Keimdrüsentätigkeit mit Verminderung der Konzeptionsfähigkeit. Luchhardt und Blumenstock beobachteten bei ihren thyreo- und parathyreoidektomierten Hündinnen während der Brunst Tetanie, deren Erscheinungen in der ersten der Operation nachfolgenden Brunstperiode häufiger auftraten als unmittelbar nach der Operation und stärker verliefen als in den späteren Brunstperioden. Dabei war die Fruchtbarkeit dieser Tiere wesentlich vermindert.

Nach Friedmann ist selbst bei völligem Fehlen der Schilddrüse ein normaler Ablauf der Konzeption, Schwangerschaft und Lactation möglich, und zwar sowohl bei Hunden als auch bei Katzen (vgl. auch Dal Collo). Die bei trächtigen schilddrüsenlosen Hündinnen gelegentlich auftretenden Störungen sind sowohl wegen ihres tetanischen Charakters als auch auf Grund der schon von Larson und Fisher festgestellten Abnahme des Blutcalciums auf die oft unvermeidbare Einschränkung des Epithelkörperchenapparates zurückzuführen, der dann nicht mehr imstande ist, den erhöhten Anforderungen der Schwangerschaft und Lactation gerecht zu werden. Nach Bernard verlängert die Thyreoparathyreoidektomie bei Hunden die Schwangerschaft.

Bei trächtigen und virginellen Katzen hat Blair-Bell nach Entfernung der Schilddrüse Atrophie der Uterusschleimhaut und Zeichen starker Aktivität (?) in den Ovarien beobachtet.

Ziege und Schaf. Bei jungen Ziegen und auch Schafen treten nach Thyreoidektomie in den Keimdrüsen degenerative Veränderungen und Atrophie der Geschlechtsteile auf, und die Fortpflanzungsfähigkeit geht verloren (Moussu, v. Eiselsberg, Lanz). Aber auch bei erwachsenen Ziegen führt radikale Entfernung der Schilddrüse in den meisten Fällen zum Ausbleiben der Brunst und zu Verlust der Konzeptionsfähigkeit (Lanz, Blumenthal, Trautmann). Kommt es zur Befruchtung, dann endet die Schwangerschaft meist mit einem Abortus; nichtsdestoweniger sah Blumenthal in zwei Fällen lebende Junge zur Welt kommen, die aufgezogen werden konnten und gesund blieben.

Werden thyreoidektomierte Ziegen mit Schilddrüse gefüttert, dann bleiben sie zwar am Leben, doch hat die Schilddrüsenfütterung auf die Konzeptionsfähigkeit solcher Tiere keinen Einfluß (Lanz).

Die Milchsekretion geht bei Ziegen im Anschluß an die Schilddrüsenexstirpation nach den Angaben von Lanz sehr rasch auf die Hälfte oder gar auf ein Drittel zurück. Wenn die Milch trotz Thyreoidektomie ihr normales Aussehen behält und sich in ihrer Zusammensetzung nur sehr wenig verändert, dann ist nach Grimmer offenbar akzessorisches Schilddrüsengewebe vorhanden gewesen.

Ausgedehnte Untersuchungen über die Folgen der Thyreoidektomie für die Milchsekretion bei Ziegen stammen von Trautmann, der dabei auch die morphologischen Veränderungen der Milchdrüse genau beschrieben hat. Werden Ziegen während der Lactation thyreoidektomiert, so macht sich schon bald nach der Operation ein Nachlassen in der Menge der abgesonderten Milch bemerkbar; gleichzeitig nimmt die Milch einen gelblichen Ton an, der kurz vor dem Versiegen einer schmutzig grauen Farbe Platz macht. Hand in Hand mit der Abnahme der Milch tritt eine Atrophie des Euters und der Zitzen auf, die von dicken seborrhoischen Auflagerungen bedeckt sind und ein welkes runzeliges Aussehen besitzen. Die Läppchenbildung der Milchdrüse ist nur undeutlich oder gar nicht zu erkennen, das Drüsenparenchym erscheint nicht gelbweiß, sondern grauweiß. Histo-

logisch findet man sehr viele mit Caseinkonkrementen ausgefüllte Drüsen mit Abplattung und Atrophie der Epithelzellen und endlich auch völligen Schwund der Drüsenwand (Abb. 44). Nach längerer Zeit geht die typische Zeichnung der Milchdrüse ganz verloren, wobei das inter- und intralobuläre Bindegewebe stark vermehrt erscheint (Abb. 45). Das Euter einer thyreoidektomierten Ziege, 20 Tage nach der Geburt eines kretinoiden Jungen, sezernierte nur 10—20 cm³ Milch täglich und wies histologisch neben einem stark ausgeprägten Stroma fast nur Läppchen mit ruhenden Drüsen

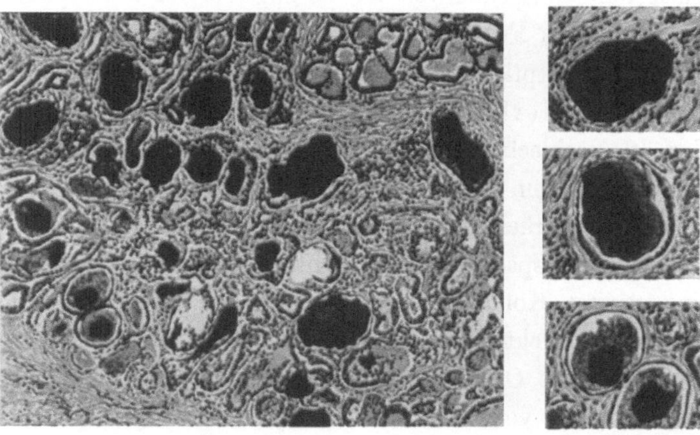

Abb. 44. Milchdrüse einer 2 jährigen laktierenden Ziege, 4 Wochen nach der Thyreoidektomie. Beachte die zahlreichen Konkremente in den Drüsen und den teilweisen Untergang des Drüsenepithels.

auf, deren Zellen beinahe gar keine Fettkörnchen enthielten, ebenso wie das Lumen der Drüsen fast gar keine Fetttropfen aufwies, während Caseinkonkremente in den Lichtungen der Drüsen besonders reichlich anzutreffen waren.

Kaninchen und Meerschweinchen. Der erste, der die Wirkung der Thyreoidektomie auf das weibliche Genitale bei Kaninchen studiert hat, war Hofmeister, der bei jugendlichen Tieren in den Ovarien eine abnorm große Zahl reifender Follikel mit nachfolgender Schrumpfung bzw. Untergang beobachten konnte.

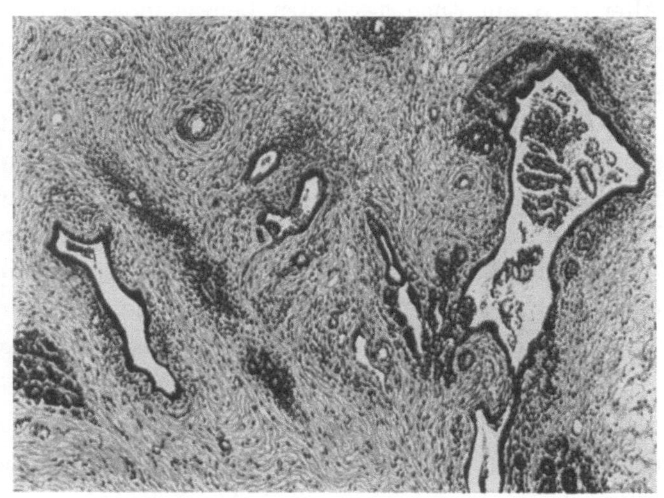

Abb. 45. Milchdrüse einer 6jährigen Ziege, etwa 22 Monate nach der Thyreoidektomie. Beachte den Schwund der Milchdrüsen und die starke Bindegewebswucherung mit rundzelliger Infiltration.

Desgleichen sah Tatum Atrophie der Ovarien bei schilddrüsenlosen Kaninchen, ebenso Kunde, Carlson und Proud, die über Untergang von Graafschen Follikeln bei operativ erzeugtem Hypothyreoidismus berichten. Werden geringe Reste der Schilddrüse zurückgelassen, dann können die Tiere trächtig werden, wie dies ein Versuch von Seitz und Leidenius zeigt, bei dem ein Kaninchenpaar trotz Thyreoidektomie zwei Würfe hatte, wobei das erstemal die Konzeption 12 Tage, das zweitemal 4 Monate nach der Operation erfolgt war. Die einzige Veränderung, die an den Jungen nachweisbar war, betraf die Hypophyse, die bei sämtlichen Tieren bis auf das Doppelte und Dreifache vergrößert erschien. Nach Gley kann die Entfernung der Schilddrüse zur Geburt toter Jungen führen. Nach Nojima bewirkt bei Kaninchen die Entfernung der Schilddrüse 24—35 Tage vor der Konzeption ein Ansteigen des Prozentsatzes der weiblichen Früchte von 48,54% auf 80%. (Vgl. hingegen Parhon und Janovici[1]).

Die Fortpflanzungsfähigkeit schilddrüsenloser Meerschweinchen ist von Knaus und von Abderhalden, von letzterem an einem großen Tiermaterial, studiert worden. Von 12 geschlechtsreifen, jungfräulichen Meerschweinchen, bei denen Knaus die Schilddrüse nach dem Geschlechtsakt exstirpiert oder radikal verschorft hatte, wurden nur 4 Weibchen trächtig und warfen normale Junge. 7 schilddrüsenlose Weibchen wurden erst in einer späteren Zeit trächtig. Die Schilddrüse der Neugeborenen zeigte bis auf eine gewisse Kolloidarmut keine besonderen Veränderungen. In dem Ergebnis seiner Versuche erblickt Knaus den Beweis dafür, daß der Schilddrüse in der Schwangerschaft als endokrines Organ keine allzu große Bedeutung zukommt, zumal der vollständige Ausfall besser vertragen wird als ein Zuviel an Schilddrüsenhormon.

Die herabgesetzte Fruchtbarkeit thyreoidektomierter Meerschweinchen geht besonders aus den Zahlen hervor, die Abderhalden bei seinen Versuchen gewonnen hat. Während 6 normale Meerschweinchen in 1 Jahr 16 Junge zur Welt brachten, wurden von 6 thyreoidektomierten Meerschweinchen nur 9 Junge geworfen, von denen 2 tot zur Welt kamen und 2 nicht lebensfähig waren. Durch Exstirpation der Schilddrüse in einem etwas höheren Alter, z. B. am Ende des ersten Lebensjahres, konnte eine bessere Nachkommenschaft erzielt werden, indem von 3 Weibchen 8 Junge in 1 Jahr zur Welt gebracht wurden. Die Milchsekretion schilddrüsenloser Meerschweinchen war herabgesetzt.

Carloni sah ähnlich wie Roffo bei thyreoidektomierten Meerschweinchen in der großen Mehrzahl der Fälle eine vorzeitige Unterbrechung der Schwangerschaft, und zwar erfolgte diese in einem um so früheren Stadium, je mehr Schilddrüse entfernt worden war. Fortgeschrittene Schwangerschaft wurde eher unterbrochen. Das Gewicht der Jungen erschien etwas erhöht, die Entwicklung erfolgte mehr in die Breite zum Unterschied von den Jungen solcher Meerschweinchen, die mit Schilddrüsenpräparaten behandelt worden waren und die ein geringeres Gewicht, jedoch etwas größere Körperlänge besaßen.

Die Geschlechtsorgane erfahren nach Barberi bei jungen Meerschweinchen durch die Schilddrüsenexstirpation Veränderungen im Sinne einer Wachstumshemmung, während der gleiche Eingriff bei ausgewachsenen Meerschweinchen ohne Wirkung auf die Genitalorgane bleibt.

Ausgehend von den interessanten Beobachtungen Witschis und Adlers über das Überwiegen des männlichen Geschlechtes bei der Nachkommenschaft einer in Ursprungstal lebenden Lokalrasse von Rana temporaria mit basedowähnlichen Veränderungen in der Schilddrüse, untersuchten Parhon und Marza den geschlechtsbestimmenden Einfluß der Schilddrüse auf die Nachkommenschaft von Kaninchen und Meerschweinchen, indem sie die Zahl der männlichen und weiblichen Nachkommen der thyreoidektomierten Tiere bestimmten. Dabei stellte es sich heraus, daß unter der Nachkommenschaft operierter

---

[1] Über den Ausfall der biologischen Schwangerschaftsreaktion nach Aschheim bei thyreoidektomierten Kaninchen s. Kuga, J. of orient. Med. **18** (1933).

Tiere 24 Männchen und nur 12 Weibchen waren, während bei den Kontrolltieren auf 14 Männchen 17 Weibchen entfielen.

Ratte. Das Studium des Brunstzyklus an 40 thyreoidektomierten Ratten durch Lee ergab, daß bei 29 Tieren mit völliger oder fast völliger Entfernung der Schilddrüse der 1. und manchmal auch noch der 2. Zyklus nach der Operation oft vielleicht infolge des Operationstraumas oder einer leichten Infektion sehr verlängert war. Die folgenden Zyklen zeigten in einem Zeitraum von 5 Monaten eine durchschnittliche Verlängerung von ungefähr einem Tag gegenüber den Kontrolltieren. Bei Tieren, die reichlich Schilddrüsengewebe regeneriert hatten, kehrte der Brunstzyklus schrittweise zur Norm zurück. Die Verlängerung des Dioestrus wäre nach Lee entweder durch den Wegfall der stimulierenden Wirkung der Schilddrüse auf das Ovar oder auf das Nachlassen der allgemeinen Stoffwechselprozesse, wodurch die Tätigkeit der Ovarien beeinflußt würde, zurückzuführen. Schilddrüsenfütterung gleicht die Veränderung des Brunstzyklus nach Thyreoidektomie wieder aus, während sie bei normalen Tieren keinen Einfluß auf die Brunst besitzt. Auf die Dauer der Brunst hat nach Evans und Lony die Thyreoidektomie bei der weißen Ratte ebensowenig Einfluß wie auf den Eintritt der Pubertät (Herring, Evans und Lony, Lee usw.).

Zu anderen Ergebnissen gelangen Bockelmann und Scheringer, ebenso Richter, denen zufolge in der überwiegenden Zahl der Fälle der Zyklus unregelmäßig wird, wobei das Schollenstadium seltener eintritt und oft lange anhält, oder, was weniger oft vorkommt, gehäuft auftritt.

Die Konzeptionsfähigkeit nimmt durch die Thyreoidektomie bei der weißen Ratte keinen Schaden, auch wird der Eingriff während der Gravidität gut vertragen (Mosbacher).

Die morphologischen Veränderungen in den Ovarien schilddrüsenloser Ratten bestehen nach Swezy in einer geringen Vermehrung der von atretischen Follikeln herrührenden interstitiellen Zellen und einer etwas verminderten Eibildung. Corpora atretica, cystische Follikel und Luteinzellen außerhalb der Corpora fehlen.

Werden außer der Schilddrüse auch die Epithelkörperchen mitentfernt, dann erfährt der Zyklus der weißen Ratte eine Verlängerung um 1—2 Tage (Lee). Handelt es sich um Tiere im Alter von ungefähr 75 Tagen, dann werden durch die Thyreoparathyreoidektomie Uterus und Ovarien, besonders aber der Uterus, im Wachstum sichtlich gehemmt (Hammett).

Die Hypoplasie der Ovarien sowie des übrigen Geschlechtsapparates bei den in der Jugend der Schilddrüse beraubten Versuchstieren wurde in neuerer Zeit von einer Reihe japanischer Autoren wie Minowada, Suzue und Murohaza und Ato bestätigt.

Andere Tiere. Schlotthauer und Caylor sahen bei thyreoidektomierten Schweinen, die wenigstens zwei Monate nach der Operation täglich mit getrockneter Schilddrüse gefüttert worden waren, keinen schädigenden Einfluß auf die Trächtigkeit, noch auf die Jungen, die weder an Kropf, noch an Haarmangel litten.

Thyreoidektomierte Hühner legen kleinere Eier mit ungenügend verkalkter Schale, Eier, die bei der Bebrütung unentwickelt bleiben (Lanz).

Die Keimdrüsen schilddrüsenloser Kaulquappen entwickelten sich normal, hingegen bleibt die Metamorphose aus, obzwar die Kaulquappen größer werden als gewöhnlich (Allen).

Ebenso wie nach Exstirpation läßt nach Röntgenbestrahlung der Schilddrüse die Befruchtungsfähigkeit der Weibchen, wie aus den Versuchen von Coulaud an Kaninchen hervorgeht, wesentlich nach. Die Jungen schilddrüsenbestrahlter Eltern sind geringer an Zahl und Gewicht, die Männchen wiegen vor, so daß Coulaud unter 40 Jungen 34 Männchen zählen konnte. Die Schilddrüsen der Jungen sind auffallend kolloidarm und adenomartig gebaut, Veränderungen, die Coulaud mit dem Einfluß der Milch des durch die Bestrahlung hypothyreotisch gemachten Muttertieres in Verbindung bringt. Zu ähnlichen Ergebnissen bezüglich der Fortpflanzungsfähigkeit schilddrüsenbestrahlter Weibchen gelangt auch Fellner.

Der Vollständigkeit halber sei auf Versuche hingewiesen, die Volpe unternommen hat, um mittels Diathermie von der Schilddrüse aus auf die Eierstöcke einzuwirken, wobei als Folge dieser Behandlung Atresie zahlreicher Follikel, Bindegewebsvermehrung und Wucherung der Thecazellen zu sehen war, Veränderungen, die bei besonders starker Diathermie an Intensität noch wesentlich zunehmen.

XXII. Die Wirkung der Kastration auf die Schilddrüse.

Der Einfluß der Kastration auf das morphologische Verhalten der Schilddrüse ist, wie Wegelin mit Recht betont, beim **Menschen** nur wenig eindeutig. Genaue und vor allem an einem größeren Materiale vorgenommene Untersuchungen über die Kastrationsveränderungen der Schilddrüse fehlen. Nach den Angaben von Tandler und Grosz ist die Schilddrüse von Kastraten auffallend klein und bei den Skopzen wegen ihrer Kleinheit kaum zu tasten. Im Gegensatz zu dieser Beobachtung steht die Angabe Aschners, daß die Schilddrüse sowie die meisten anderen endokrinen Organe infolge der Kastration in geringem Grade hypertrophiert. Eine starke Vergrößerung bis auf das Dreifache sahen Parhon und Goldstein bei einer 21jährigen Frau 6 Monate nach der Kastration. Während Cecca nach Ovarektomie eine Hypertrophie der Schilddrüse fand, berichtet Tescione ähnlich wie auch Scala über Involution derselben nach anfänglich vermehrter Sekretion.

Die Verschiedenheit der Befunde hängt vielfach mit dem Alter des Individuums zusammen, in dem die Kastration erfolgt ist, indem z. B. die jugendliche Schilddrüse sicher weit stärker und deutlicher auf den Wegfall der Keimdrüsen reagieren wird als die Schilddrüse einer bereits in der Menopause befindlichen Frau. Auch muß zwischen der spezifischen Kastrationsveränderung der Schilddrüse und einer bei einem disponierten Individuum durch die Kastration ausgelösten Kropfbildung wie in dem eben erwähnten Falle von Parhon und Goldstein unterschieden werden.

Sehr bemerkenswert sind die nicht allzu seltenen Fälle, in denen im Anschluß an die Entfernung der Keimdrüsen ein Basedow zur Entwicklung gelangt. So sah Superbi in 2 Fällen 4 Monate bzw. $\frac{1}{2}$ Jahr nach der Kastration einen Basedow auftreten, während Khoor über eine 30jährige Frau berichtet, bei der nach Exstirpation des Uterus und der Adnexe wegen Myom und kleincystischer Degeneration der Ovarien offenbar durch Wegfall der zu stark funktionierenden Keimdrüsen die Erscheinungen des Basedow verschwanden.

Ebenso wie nach Ovarektomie kann auch nach Röntgenbestrahlung der Ovarien ein Basedow zur Entwicklung gelangen (v. Graff, Fleischner, Haudek, Ujma). So sah Haudek bei einer 42jährigen, seit Jahren an einer Struma leidenden Frau, die wegen intensiver Uterusblutungen wiederholt mit Röntgen bestrahlt worden war, 6 Wochen nach der letzten Bestrahlung die typischen Erscheinungen eines wenn auch nur leichten Basedow auftreten.

In manchen Fällen gelingt es durch intensive Röntgenbestrahlung der Ovarien, eine Struma zum Schwinden zu bringen, wie dies ein Fall von Groedel zeigt, in dem bei einer 40jährigen Frau nach 8—10 Sitzungen ein besonders großer Kropf, die Erscheinungen eines Kropfherzens und starke Uterusblutungen infolge eines Myomleidens beseitigt werden konnten.

Im allgemeinen sind die klinischen Erscheinungen seitens der Schilddrüse nach Kastration ungefähr die gleichen wie sie in der Menopause beobachtet werden [1]. Ausgedehnte Untersuchungen darüber stammen von Werner, der die Symptome von 40 Frauen ohne Ovarien mit denen von 96 Frauen in der Menopause einem Vergleich unterzogen hat und da wie dort bald Erscheinungen von verminderter, bald von erhöhter Schilddrüsenfunktion feststellen konnte.

In Anbetracht der Veränderungen, die die Schilddrüse infolge der Kastration erfährt, erscheint es naheliegend, für die nach Kastration bei Frauen häufig auftretende Fettsucht eine Störung der Schilddrüsenfunktion verantwortlich zu machen. Trotzdem hält es Szondi für durchaus unbewiesen, daß die Senkung des Grundumsatzes nach der Ovarektomie auf dem Wege über eine Hypothyreose erfolgt, da die Kastration nicht streng von der Abnahme des Grundumsatzes begleitet wird. Dagegen führt nach den Angaben von Kraul und Halter die Kastration durch Röntgenbestrahlung durchwegs zur Verminderung des Grundumsatzes, die bei 5 Frauen 3 Monate nach der Röntgenbestrahlung 17—36% betragen hat und von einer Gewichtszunahme von 2—4 kg begleitet war.

Bockelmann und Scheringer gingen die Frage, welche Rolle die Schilddrüse bei der Kastrationsfettsucht spielt, im Tierexperiment an, konnten jedoch keinen Anhaltspunkt gewinnen, daß unter normalen Ernährungsbedingungen die Schilddrüse beim Zustandekommen der genannten Form der Fettsucht wesentlich beteiligt ist; ja durch Beschränkung funktionierenden Schilddrüsengewebes wurde die Entwicklung der Kastratenfettsucht bei der weißen Ratte auffallenderweise sogar gehemmt. Nichtsdestoweniger ist an der Bedeutung der Kastrationsveränderungen der Schilddrüse für das Zustandekommen der bei Frauen nach Ovarektomie häufig auftretenden Fettsucht wohl kaum zu zweifeln, zumal die Kastrationsschilddrüse das Produkt eines regressiven Vorganges darstellt, der in der Regel von einer Herabsetzung des Grundumsatzes begleitet ist. So wie im Klimakterium, so dürfte auch die nach Kastration bei Frauen auftretende Fettsucht — wenngleich nicht ausschließlich — so doch teilweise auf den durch den Keimdrüsenausfall bedingten Hypothyreoidismus zu beziehen sein.

Sehr verschieden lauten die Angaben über die Kastrationsveränderungen der Schilddrüse bei den **verschiedenen Tierarten.**

Bei Hengsten sinkt nach den Untersuchungen von Korentschewsky das Gewicht der Schilddrüse nach Kastration auf die Hälfte bis ein Drittel des normalen Gewichtes,

---

[1] Zur Bekämpfung der Ausfallserscheinungen nach Kastration empfiehlt in jüngster Zeit Porcaro die Röntgenbestrahlung der Schilddrüse und Hypophyse.

hingegen besteht nach Nelle kein Unterschied im Gewicht der Schilddrüse bei Wallachen und bei Stuten.

Bei Ochsen, deren Schilddrüse nach Korentschewsky ebenso wie bei Wallachen ein stark vermindertes Gewicht aufweist, sah Okuneff als unmittelbare Folge der Keimdrüsenentfernung Anreicherung des Kolloids, dann Verdickung des interstitiellen Bindegewebes und eine Abnahme der Lipoideinschlüsse in den Drüsenzellen.

Bei Schafen sind nach Spoettel Veränderungen der Schilddrüse nach Kastration mit Sicherheit nicht festgestellt.

Während Steindler beim Schwein den Einfluß der Kastration auf die Schilddrüse für fraglich hält, berichtet Nelle über ein beträchtlich höheres Durchschnittsgewicht der Schilddrüse beim kastrierten Eber gegenüber der nichtkastrierten Sau.

Über einen histologischen Schilddrüsenbefund beim Hunde 4 Jahre nach der im Alter von wenigen Wochen vorgenommenen Kastration berichtet Biedl, wobei regelmäßige, mit Kolloid gefüllte Follikel nur in der peripheren Randzone anzutreffen waren, während die zentralen Teile der Schilddrüse vorwiegend aus soliden, in breiten Strängen gewucherten Epithelmassen, die nur einzelne Follikel enthielten, zusammengesetzt erschienen.

Die ersten Untersuchungen über Kastrationsveränderungen der Schilddrüse beim Kaninchen stammen von Engelhorn, der 3—6 Monate nach der Entfernung der Keimdrüsen Erweiterung der Drüsenlichtungen, geringe Abflachung des Epithels und Zeichen von Eindickung des Kolloids gesehen und aus diesen Veränderungen zu Unrecht auf eine durch die Kastration hervorgerufene Hypertrophie der Schilddrüse geschlossen hat. Blair-Bell betont die Anhäufung und die basophile Reaktion des Kolloids in der Schilddrüse weiblicher Kaninchen nach Kastration, Veränderungen, die er als Folge des durch die Kastration gestörten Stoffwechsels, nicht aber als den Ausdruck gesteigerter Tätigkeit ansieht. Nach Okintschitz, der gleichfalls Vermehrung des Kolloids bei kastrierten weiblichen Kaninchen fand, besteht nach dem Ausfall der Ovarien offenbar ein geringeres Bedürfnis nach den Produkten der Schilddrüse, wobei die Vermehrung des Kolloids in den Schilddrüsenbläschen als die Folge einer verzögerten Abgabe an Blut und Lymphe anzusehen sei.

Daß es sich bei der Kolloidvermehrung in der Schilddrüse nach Kastration nicht um den Ausdruck einer gesteigerten Tätigkeit handelt, sondern eher um einen regressiven Vorgang, geht auch aus der von Okuneff in der Kastratenschilddrüse beim Kaninchen nachgewiesenen Verdickung des interstitiellen Bindegewebes hervor. Wenn von einigen Autoren, wie in jüngster Zeit von Fortunato, die Veränderungen in der Kastrationsschilddrüse im Sinne einer Hyperfunktion gedeutet werden, so dürfte dies lediglich bei den in der ersten Zeit nach der Keimdrüsenentfernung einsetzenden Vorgängen berechtigt sein.

Beim weiblichen Meerschweinchen erzeugt die Kastration nach Chouke, der die Schilddrüse 14—323 Tage nach der Ovarektomie untersucht hat, weder eine nennenswerte Veränderung in der Proliferationstätigkeit, gemessen an der Zahl der Mitosen, noch in der Art der Struktur; hingegen besteht eine Neigung zur Vergrößerung durch Zunahme des Kolloids und zur Abplattung des Follikelepithels.

Mit diesen Untersuchungsergebnissen im Widerspruch stehen die Angaben von Aron und Benoit, daß die Schilddrüse bei kastrierten weiblichen Meerschweinchen eine lebhafte

Tätigkeit erkennen läßt, während sie zur gleichen Zeit beim normalen Tiere ruht. Nach Ansicht der genannten Autoren erzeugt die Kastration bei jungen Meerschweinchen eine bemerkenswerte Menge eines auf die Schilddrüse wirkenden Hormons, das offenbar auch im Blut und Harn der kastrierten Meerschweinchen auftritt und frischen Versuchstieren injiziert eine starke Reaktion der Schilddrüse hervorruft. Auf eine vermehrte Funktion der Schilddrüse bei kastrierten weiblichen Meerschweinchen schließt auch Cahane, und zwar aus dem Sinken des Glykogengehaltes der Leber nach der Kastration, wobei dieser bei kastrierten Meerschweinchen zwischen 0,74 und 1,04 mit einem Mittelwert von 0,85 pro Hundert schwankt, während bei den Kontrolltieren der Mittelwert pro Hundert 1,02 beträgt. Bei männlichen Meerschweinchen hatte bemerkenswerterweise die Kastration eine Verminderung des Kohlehydratverbrauches zur Folge.

Trifon bestimmte den Kalkgehalt des Blutes bei kastrierten, bei hyperthyreotisch gemachten und bei sowohl kastrierten als auch hyperthyreotischen Meerschweinchen und fand die höchsten Werte bei den Tieren der letztgenannten Gruppe.

Bei Ratten wird von den meisten Forschern eine Vermehrung des Kolloids in der Schilddrüse nach der Kastration beschrieben, wenngleich auch hier die Deutung dieses Befundes verschieden lautet, da manche Autoren, wie Martini, darin den Ausdruck einer vermehrten Sekretion, andere wiederum, wie Demel, Jatrou und Wallner die Folge des herabgesetzten Bedarfes seitens des Organismus erblicken, zumal Zeichen einer vermehrten Drüsentätigkeit nicht nachweisbar sind. Nach den Untersuchungen der letztgenannten Autoren ruft die beiderseitige Ovarektomie sowohl bei der jungen als auch bei der älteren Ratte eine leichte Kolloidvermehrung hervor, so daß das Bild einer geringgradigen Struma diffusa colloides entsteht. Bei trächtigen Ratten ist die Schilddrüse 4 Tage nach der Ovarektomie sehr kolloidreich, gleichfalls einer Kolloidstruma ähnlich, doch findet sich bei der gleichen Versuchsanordnung zwei Monate nach der Entfernung der Keimdrüsen ein Bild, das zum größeren Teil einer Struma colloides, zum geringeren Teil einer Struma parenchymatosa entspricht. Auch Anderson und Kennedy sahen bei kastrierten Ratten Gewichtsvermehrung der Thyreoidea.

Nach Matsujama zeigt hingegen die Schilddrüse der Ratte mehrere Monate nach der Kastration eine Verkleinerung mit Verkleinerung der Follikel, meist plattes oder auch kubisches Follikelepithel und ein mit Eosin dunkel gefärbtes Kolloid, selten Desquamation des Epithels. Über Atrophie der Thyreoidea jedoch bei vermehrtem Kolloidgehalt bzw. vergrößerten, mit dunkel gefärbtem Kolloid erfüllten Bläschen berichten bei kastrierten Ratten Bockelmann und Mûto.

Sowohl mit dem absoluten als auch auf das Gewicht des Tieres bezogenen Kleinerwerden der Schilddrüse fanden Bockelmann und Scheringer den absoluten Jodgehalt und die Konzentration des Jodes im Vergleich zu den Kontrolltieren vergrößert, eine Beobachtung, die von den zwei genannten Autoren mit Recht als Ausdruck einer verminderten Schilddrüsenfunktion („funktionelle Hypotrophie") gedeutet wird.

Im Parabioseversuch konnte Matsuyama bei der Ratte in der Schilddrüse des kastrierten Partners analoge Veränderungen, wie sie nach Kastration des einzelnen Tieres auftreten, feststellen, so vor allem ein Kleinerwerden der Follikel und Drüsenzellen bei reichlichem Kolloidgehalt, während sich beim nichtkastrierten Partner Follikel, Drüsenzellen und Kolloidgehalt recht verschieden verhielten.

Bei halbseitig thyreoidektomierten weiblichen Ratten zeigt nach Furuya der zurück-gebliebene Schilddrüsenrest bei gleichzeitiger Kastration ein stärkeres Wachstum als bei nicht kastrierten Tieren.

Bei kastrierten weiblichen Mäusen tritt nach Benazzi Vergrößerung der Follikel, Zunahme des Kolloids und Abplattung des Follikelepithels als Ausdruck der verminderten Funktion der Schilddrüse auf, Veränderungen, die durch Injektion von Follikulin oder Liquor folliculi nicht beeinflußt werden. Diese Veränderungen treten bei der weiblichen Maus erst nach 12—18 Tagen auf, um später an Deutlichkeit wiederum abzunehmen, da sich die Schilddrüse offenbar den veränderten Verhältnissen anzupassen versteht.

Bei seinen Untersuchungen über die Verteilung des Jodgehaltes in den Epithelzellen und im Follikelinhalt der Kastrationsschilddrüse fand Nishikawa eine Zunahme des Epitheljods, hingegen eine starke Abnahme des Jodgehaltes im Kolloid[1].

Aus den zahlreichen, zum Teil widersprechenden Befunden über Veränderungen der Schilddrüse nach Kastration läßt sich doch mit einiger Sicherheit herauslesen, daß die Schilddrüse, wenn überhaupt, nur in der der Kastration nächstfolgenden Zeit Zeichen einer gesteigerten Funktion erkennen läßt, daß aber danach eine dauernde Verminde-rung der Sekretionsvorgänge mit Eindickung des Kolloids und regressiven Veränderungen am Drüsenepithel Platz greift (Tescione, Scala, Trautmann usw.), während unter der Angabe einer Hypertrophie bzw. Hyperplasie, wie sie bei Engelhorn, Aschner, Trendelenburg, Kanewskaja u. a. zu finden ist, in den meisten Fällen wohl eher eine passiv durch Kolloidansammlung als aktiv durch vermehrtes Wachstum bedingte Vergrößerung des Organs zu verstehen sein dürfte[2].

XXIII. Das Hormon der Schilddrüse.

Das erste Schilddrüsenpräparat, das alle für die Schilddrüse charakteristischen phar-makologischen Wirkungen aufwies, war das Jodthyreoglobulin Oswalds, das in den Schilddrüsen in sehr wechselnder Menge enthalten ist und aus alkalischen Lösungen durch Säurezusatz ausgefällt wird. Aus dem Jodthyreoglobulin kann durch Säurehydrolyse ein Stoff gewonnen werden, der in bezug auf Jodgehalt und sonstige Eigenschaften dem unmittelbar aus Schilddrüsen bereiteten Jodothyrin Baumanns entspricht (Krayer).

Das Jodothyrin, das Baumann durch Einwirkung von 10%iger Schwefelsäure in Siedehitze auf Schilddrüsengewebe und durch Behandlung mit siedendem 85% Alkohol, Lösung des wirksamen Produktes mit 5% Natronlauge (nach Entfernung der Fette aus dem Rückstand) und Ausfällung mit Essigsäure gewonnen hat, ist kein einheitlicher, in der Schilddrüse vorgebildeter Körper, entfaltet aber gleichfalls die für die Schilddrüse typischen pharmakologischen Wirkungen.

Im Jahre 1914 gelang es endlich Kendall durch ein weiter unten angeführtes Ver-fahren, einen Stoff aus der Schilddrüse zu gewinnen, der als chemisch rein bezeichnet werden kann, und den Kendall und Osterberg in der Annahme, daß es sich um Trijod-

---

[1] Über den Einfluß der Kastration auf den Jodstoffwechsel der Schilddrüse s. bei Fenger.

[2] Der Vollständigkeit halber sei auf Versuche von Schöller und Gehrke kurz hingewiesen, denen zufolge bei der kastrierten männlichen Maus Thyroxin nur etwa die Hälfte der stoffwechselsteigernden Wirkung auszulösen vermag, die es in gleichen Dosen beim normalen Tier zeigt, während beim kastrierten Weibchen ein derartiger Unterschied nicht besteht.

2-oxy-tetrahydroindol-3-propionsäure handelt, Thyroxindol bzw. gekürzt Thyroxin benannt haben.

Zur Darstellung des Thyroxins bediente sich Kendall der Alkalihydrolyse, indem er auf das Schilddrüseneiweiß mehrere Stunden 5% kochende Natronlauge einwirken ließ, worauf durch Zusetzen von Säure im Überschuß ein Produkt ausfiel, das 40% des vorhandenen Jodes enthielt. Der säureunlösliche Anteil besaß die bekannten pharmakologischen Wirkungen der Schilddrüsensubstanz. Durch erneute alkalische Hydrolyse mit 10%iger Lösung von Bariumhydrat gelangte Kendall zu jodreicheren Produkten, bis schließlich durch wiederholte Behandlung mit Bariumhydroxyd ein Jodgehalt von 47% erreicht wurde. Die alkalische Lösung desselben hinterließ nach dem Verdampfen des Alkohols einen Rückstand mit 60% Jod in organischer Bindung. Nach Auflösen in alkalischem Alkohol fiel auf Säurezusatz ein Produkt in nadelförmigen Krystallen aus, das bei Mensch und Tier die typischen Schilddrüsenwirkungen entfaltete (zitiert nach Krayer).

Die Unrichtigkeit der von Kendall aufgestellten Strukturformel des Thyroxins ist von Harington bewiesen worden, dem die Synthese eines Stoffes gelang, der in jeder Beziehung mit dem aus der Schilddrüse gewonnenen Thyroxin identisch ist und der einen p-Hydroxy-dijod-phenyläther des Dijodthyroxins darstellt (zitiert nach Krayer). Den Beweis für diese Formel erbrachte Harington dadurch, daß er aus reinem Thyroxin das Jod mittels Palladium und Wasserstoff abspaltete und die jodfreie Substanz, das Desjodothyroxin, durch Abbau und Synthese als p-Oxy-phenyläther des Thyroxins identifizierte (zitiert nach Guggenheim).

Das Thyroxin besitzt die für die Schilddrüse typischen pharmakologischen Wirkungen in viel höherem Maße als das Jodothyrin und Jodthyreoglobulin, was unter anderem daraus hervorgeht, daß es, wie Romeis gezeigt hat, noch in Konzentrationen von 1 : 100 Millionen die von Gudernatsch als spezifische Schilddrüsenwirkung erkannte Beschleunigung der Kaulquappenmetamorphose hervorzurufen imstande ist.

Die Frage, ob jodhaltige wirksame Substanzen vom Charakter des Thyroxins im Kolloid der Schilddrüse enthalten sind, hat in jüngster Zeit Grab aus dem Freiburger pharmakologischen Institut auf Grund genauer Thyroxinjodbestimmungen im isolierten Kolloid und Epithelgewebe sowohl ruhender als auch durch thyreotropes Hypophysenhormon in erhöhte Tätigkeit versetzter Schilddrüsen dahin beantwortet, daß im Kolloid bedeutende Mengen säurelöslicher Jodverbindungen vorkommen, die bei Tätigkeitssteigerung der Drüse in den Kreislauf mit ausgeschüttet werden, so daß dem Kolloid die Aufgabe zufällt, das Schilddrüsenhormon (offenbar bestehend aus Thyroxin und einer säurelöslichen Jodfraktion) in sich abgelagert zu halten. Demgegenüber sei es Aufgabe des Drüsengewebes, die jodhaltigen Stoffe aus dem Blute aufzunehmen, umzubauen und in das Kolloid hinein anzureichern. Die in erhöhtem Maße tätige Schilddrüse zeigt zwar im histologischen Bilde eine Abnahme bzw. Verdünnung des Kolloids, wenn man aber nach Grab das Kolloid quantitativ mittels Ringerlösung aus Gefrierschnitten frischer Schilddrüsen extrahiert und trocknet, so findet man beinahe das normale Kolloidgewicht, selbst in Drüsen, in denen histologisch fast nichts mehr an Kolloid wahrnehmbar ist. Es nimmt also das Kolloid in Wirklichkeit gar nicht ab, vielmehr nur seine Färbbarkeit im histologischen Präparat, während das Epithelgewebe meist eine beträchtliche Vermehrung erfährt. Die Prüfung des Gehaltes an wirksamen Stoffen ergibt nun, daß das Drüsengewebe annähernd den gleichen Gehalt an wirksamen Stoffen enthält, das Kolloid hingegen ganz bedeutend an wirksamen Stoffen eingebüßt hat, welche Einbuße durch eine elektive Ausschüttung von jodhaltigen Schilddrüsenstoffen ins Blut bedingt ist (Grab).

Die biologische, morphogenetische und pharmakologische Wirkung des Schilddrüsenhormons kann in vorliegender Arbeit begreiflicherweise nur Berücksichtigung finden, soweit sie sich auf die weibliche Geschlechtssphäre bezieht.

XXIV. Die Wirkung der Zufuhr von Schilddrüsenhormon auf die Geschlechtssphäre der Frau.

Da dieser Gegenstand bereits in früheren Kapiteln ausführlich erörtert worden ist, sollen hier nur noch einige Ergänzungen vorgenommen werden. Vor allem sei auf die Untersuchungen von Siedentopf über die Wirkung des Thyroxins in der Schwangerschaft hingewiesen. Nachdem Siedentopf durch Versuche an Meerschweinchen den Beweis erbracht hatte, daß durch Thyroxin auch in sehr hohen Dosen ein Absterben der Feten nicht eintritt, hingegen ein erhebliches Untergewicht bei den Feten auf diese Weise erzielt werden kann, ging er daran, bei einer Reihe von Schwangeren mit etwas verengtem Becken Thyroxin zu verwenden, um durch Herabsetzung des Gewichtes und der Größe des Kindes die Geburt zu erleichtern. Die Versuche ergaben nun in der Tat, daß eine Beeinflussung der Größenentwicklung des Kindes vor der Geburt durch Thyroxinbehandlung der Mutter möglich ist, daß aber die Herabsetzung des Gewichtes und der Länge der Feten bei weitem nicht denselben Grad wie im Tierversuch erreicht [1]. Immerhin betrug das durchschnittliche Gewicht der von den behandelten Frauen geborenen Kinder 3194 g gegenüber dem von Küstner für die Neugeborenen unbehandelter Schwangerer der gleichen Klinik errechneten Durchschnittsgewicht von 3390 g; als durchschnittliche Länge der Kinder fand Siedentopf 49,9 cm gegen den normalen Durchschnitt von 51,6 cm. Die Kinder zeigten sowohl intrauterin als auch post partum eine normal schnelle Herzaktion und entwickelten sich vollkommen normal. Bei den Müttern kam es bemerkenswerterweise trotz der Thyroxinbehandlung zu einer Gewichtszunahme, wobei Steigerungen von 6 bis $7^1/_2$ kg beobachtet wurden. (Vgl. auch Mengert).

Des weiteren verwendete Siedentopf Thyroxin bei Schwangeren mit Hydrops, und zwar in solchen Fällen, die keinen einer schweren Nierenstörung entsprechenden Harnbefund aufwiesen, sah jedoch nur in einzelnen Fällen eine gewisse Beeinflussung der Wasserausscheidung und Ausschwemmung der Ödeme, während in den meisten Fällen ein erheblicher Erfolg nicht zu erzielen war.

White verabreichte Schwangeren zur Verhütung von Frühgeburten Schilddrüsenextrakt zusammen mit Ovarialhormon und erreichte damit, daß von 16 behandelten Schwangeren 9 zum rechten Termin niederkamen, während dieselben Frauen früher in 23 Schwangerschaften nur 3mal zur Zeit geboren hatten.

Über die Wirkung des Schilddrüsenhormons auf die Wehentätigkeit der Frau siehe das Kapitel XXVI „Die Wirkung des Schilddrüsenhormons auf die Bewegungen des Uterus" auf S. 791.

---

[1] Es sei daran erinnert, daß Braun in Wien bereits im Jahre 1896 einen Versuch in diesem Sinne mit Thyreoidin bei einer Frau mit Trichterbecken unternommen hat.

XXV. Die Wirkung der Hyperthyreoidisation auf die Geschlechtssphäre beim weiblichen Tier.

Kaninchen. Bei Kaninchen kommt, wenn die Hyperthyreoidisation schon vor der Gravidität eingesetzt hat, meist nur ein einziges Junges zur Welt (Etienne und Rémy), und die Tragzeit ist je nach der Zahl und Dosis der Injektionen in verschiedenem Maße bis zum $^1/_4$ der normalen Zeit verkürzt; die Zahl der Feten erscheint vermindert, ja bei sehr großen Dosen kommt es sogar zur spontanen Rückbildung der Gravidität (Lehmann, Etienne und Rémy, Cords).

Nach neueren Untersuchungen von Kunde, Carlson und Proud sind beim hyperthyreodisierten Kaninchen Brunst, Ovulation und Implantation des befruchteten Eies zwar nicht sonderlich gestört [1], doch werden in den meisten Fällen die Feten gewöhnlich im ersten Drittel der Schwangerschaft resorbiert, oder, wie Pighini fand, vorzeitig ausgestoßen. Sind die verabfolgten Dosen gering und nehmen die Tiere an Gewicht zu bzw. magern nur wenig oder gar nicht ab, dann erscheinen die Ovarien sowie der Uterus in der Regel unverändert.

Leupold und Seiner fanden bei künstlich hervorgerufenem Hyperthyreoidismus im Ovarium der Kaninchen eine abnorm große Zahl obliterierter Follikel und kein doppelbrechendes Lipoid oder nur in geringer Menge in den Lymphspalten und Lymphgefäßen in der Umgebung der Gefäße, wohin es aller Wahrscheinlichkeit nach durch Resorption aus atretischen Follikeln gelangt.

Bei mit frischer Schilddrüse gefütterten oder mit Thyreoideaextrakt behandelten Kaninchen sah Superbi bei Anwendung großen Gaben, die zur Abmagerung der Tiere geführt hatten, nur wenig reifende, dagegen viele atretische Follikel und am Uterus Atrophie insbesondere der Schleimhaut und ihrer Drüsen sowie eine Herabsetzung des Uterustonus.

Bei operativ hypothyreotisch gemachten Kaninchen ist nach Kunde, Carlson und Proud bei Fütterung mit getrockneter Schilddrüse und dadurch bedingtem schweren Hyperthyreoidismus die Zahl der Graafschen Follikel trotz des Follikelunterganges durch die anfängliche Hypothyreose vermehrt, woraus der Schluß gezogen wird, daß die Theorie von der schon bei der Geburt fertigen Anlage der Eizellen nicht aufrechtzuhalten sei.

Der Geburtseintritt erfolgt bei hyperthyreodisierten Kaninchen um so früher, je mehr Schilddrüse zugeführt worden ist, wobei eine fortgeschrittene Schwangerschaft eher unterbrochen wird als eine frühe. Das Körpergewicht der Jungen erscheint geringer, die Körperlänge größer (Carloni).

Meerschweinchen. Hyperthyreoidisation durch Einpflanzung von Schilddrüse erwachsener Meerschweinchen zeigt bei jungen Meerschweinchen nach Hinschberger Erscheinungen der Frühreife ebenso wie die Injektion von Extrakt aus dem Hypophysenvorderlappen.

Der oestrische Zyklus erfährt bei Meerschweinchen, die mit Thyreoidea gefüttert werden, nach den Untersuchungen von Cameron und Amies keine Verschiebung der Gesamtdauer, hingegen wird die Dauer der Brunst von 1,6 auf 4,7 Tage erhöht.

---

[1] Nach Vignes soll der Schilddrüse unter anderem die Aufgabe zufallen, die Nidation des befruchteten Eies zu sichern.

Trächtige Meerschweinchen vertragen die verschiedenen Schilddrüsenpräparate (getrocknete Thyreoidea, Jodthyreoglobulin, Thyreoidin usw.) im allgemeinen schlecht, indem sie namentlich bei größeren Dosen meist abortieren (Hoskin, Mosbacher, Fuchs, Pighini, Roffo, Knaus [1], Döderlein u. a.), während Thyroxin eine Ausnahme zu bilden scheint, da es, wie aus den Untersuchungen von Siedentopf hervorgeht, von Mutter und Fetus relativ gut vertragen wird [2].

Die Wirkung der Zufuhr von Schilddrüsenextrakt auf die normale Schwangerschaft beim Meerschweinchen wurde zuerst von Pighini untersucht, der schon bei einmaliger subcutaner Injektion Feten von 2—4 cm Länge im Mutterleib absterben sah, wobei der Verlauf seiner Ansicht nach der ist, daß zunächst die Feten zurgunde gehen und der Abortus also erst sekundär erfolgt, während nach den Untersuchungen von Tóth (s. nächstes Kapitel S. 791) auch an eine direkte Wirkung des Schilddrüsenhormons auf den Uterusmuskel als Ursache des Abortus zu denken ist.

Nach den eingehenden Untersuchungen von Döderlein an Meerschweinchen, die durch Monate mit getrockneter Schilddrüse gefüttert wurden, äußert sich der künstlich hervorgerufene Hyperthyreoidismus in Konzeptionsunfähigkeit, wenngleich die Konzeptionsfähigkeit nach Aussetzen der Behandlung wieder erlangt werden kann. Die zweite Fütterung unterbricht aber bald die inzwischen eingetretene Gravidität, und wenn nach abermaligem Aussetzen der Schilddrüsenzufuhr Körpergewicht und Stoffwechsel zur Norm zurückkehren, so zeigt das histologische Bild der einige Wochen später entnommenen Eierstöcke, daß die scheinbar vorübergehende endokrine Störung doch eine schwere und bleibende Schädigung des Ovars zurückgelassen hat, denn nirgends ist ein sich bis zur Reife entwickelndes Ei mehr nachweisbar, die Follikel degenerieren cystisch, nirgends findet sich ein Corpus luteum und das Ovarium zeigt schließlich das Bild der fibrösen Umwandlung, ganz analog dem menschlichen Ovarium bei einem schweren Morbus Basedowi.

Bei Behandlung junger Meerschweinchen mit Thyroxin fand Scibelli nach 10, 20 und 30 Injektionen in der ersten Gruppe keine wesentlichen Veränderungen des Genitales in den verschiedenen Zeiten des Oestrus, in der zweiten Gruppe neben starker Hyperämie Bildung zahlreicher Follikel mit gut entwickelter Granulosa sowie starke Proliferation des Endometriums, während in der dritten Gruppe ein Stillstand im Wachstum der Follikel eintrat, die Corpora lutea ausblieben und in der Uterusschleimhaut Ernährungsstörungen nachweisbar waren.

Bei jungen Meerschweinchen, denen Schilddrüsenstückchen eingepflanzt worden waren, konnten Watrin und Florentin eine deutliche Steigerung der Zellteilungen im Follikelepithel der Ovarien beobachten.

Untersuchungen von Döderlein über den Einfluß der Hyperthyreoidisation auf die Nachkommenschaft des Meerschweinchens ergaben bei entsprechender Versuchsanordnung, daß die Jungen alle ihrem Geburtsgewicht nach, wie auch im äußeren Körperbau in nichts von den Jungen normaler Kontrolltiere zu unterscheiden waren, nur zeigten

---

[1] Knaus verwendete Jodthyreoglobulin und sah bei keinem der Tiere einen normalen Verlauf der Schwangerschaft.

[2] Im Gegensatz zu dieser Angabe stehen allerdings die Erfahrungen Roffos, denen zufolge Thyroxin bei Meerschweinchen zu Abortus toter Früchte oder Unterentwicklung der Früchte mit frühzeitigem Absterben post partum führt.

sie fast alle in den ersten Wochen des extrauterinen Lebens die für den Hyperthyreoidismus bezeichnende Erhöhung des CO_2-Werte im Gasstoffwechsel, womit der experimentelle Beweis erbracht erscheint, daß das Schilddrüsenhormon der Mutter diaplazentar auf die Frucht übergeht, während Courrier und Aron die gegenteilige Ansicht vertreten, daß nämlich der Mutter zugeführtes Schilddrüsenhormon während der Schwangerschaft in der Placenta zurückgehalten wird.

Nur schwere Grade künstlicher Hyperthyreoidisation der Muttertiere bedingen nach Döderlein Fruchttod und Abortus, hingegen stören leichte Grade die Gravidität nicht, führen aber bei der Nachkommenschaft schon in der ersten Generation zu schwerer Beeinträchtigung der Fruchtbarkeit, aus welchem Grunde Döderlein bei der Verabreichung inkretorischer Organpräparate in der Schwangerschaft eindringlich zur Vorsicht mahnt.

Siedentopf untersuchte die Wirkung des Thyroxins auf die Schwangerschaft des Meerschweinchens bzw. die Feten mit dem Ergebnis, daß auch durch Thyroxin in sehr hohen Dosen im Gegensatz zu den übrigen Schilddrüsenpräparaten ein Absterben der Feten nicht erfolgt, daß hingegen durch die Thyroxinbehandlung des Muttertieres ein erhebliches Untergewicht der neugeborenen Feten zu erzielen ist.

Ratte und Maus. Zahlreiche Untersuchungen über die Wirkung der Schilddrüsenhormonzufuhr auf die weibliche Geschlechtssphäre wurden an Ratten ausgeführt. Matsumoto sowie Da Costa, Esther und Carlson fütterten weibliche Ratten mit geringen Dosen getrockneter Thyreoidea und konnten eine geringe Beschleunigung der Geschlechtsreife beobachten, während Fütterung mit größeren Dosen eine Verzögerung der Geschlechtsreife zur Folge hatte.

Im Gegensatz zu Evans und Long, die nach Fütterung mit Thyreoidea keine Störung der Brunst bei der weißen Ratte wahrnehmen konnten, fanden Lee, Reiß und Pereny, Abelin und Wiedmer, Suzue und Murohaza, Neuweiler, Horn, Weichert und Boyd u. a., daß nach Schilddrüsenfütterung oder wiederholten Injektionen von Thyroxin bzw. Thyreoidin der Brunstzyklus der Ratte verändert erscheint, indem entweder abnorm lange Pausen zwischen den Brunstperioden auftreten, oder eine vollständige Hemmung des Oestrus zustande kommt. Je nach der Größe der Dosen sah Matsumoto den oestrischen Zyklus bei Ratten teils ungestört, teils seinen Ablauf stark verlängert. Nach Neuweiler zeigt sich die Störung der Ovarialfunktion, die eine Folge des primären Unterganges der Eizelle ist, erst nach einer Latenzperiode von 14 Tagen. Nach Abelin und Wiedmer wird bei der weißen Ratte durch gleichzeitige Eingabe von Thyroxin und Prolan die thyreogene Brunsthemmung abgeschwächt. Durch Einverleibung von Follikulin konnte der Brunstzyklus trotz Dauereinwirkung von Thyroxin größtenteils aufrechterhalten werden. Durch geeignete Nahrungsmischung wurde selbst bei Dauereinwirkung von Thyroxin der Brunstverlauf vor schwereren Störungen bewahrt.

Ähnlich wie die Ratte verhält sich nach den Untersuchungen von Cameron und Amies, Reiß und Pereny, Suzue und Murohaza auch die weiße Maus bei Hyperthyreoidisation. In den Versuchen von Cameron und Amies zog sich der zyklische Ablauf meist bis über 12,9 Tage hin, wobei die Brunst bis auf 4,2 Tage verlängert war, während normalerweise der zyklische Ablauf bei der weißen Maus 6,3 und der Oestrus 2,2 Tage dauert. Der zyklische Ablauf war dabei insoferne unregelmäßig, als in den ersten 40 Tagen die Verlängerung der Brunstperiode, später die des Dioestrus mehr in den Vordergrund rückte. Einige Wochen nach Unterbrechung der Schilddrüsenfütterung kehrte der Zyklus, der zum Schluß eine Verkürzung des Oestrus erkennen ließ, wieder zur Norm zurück.

Reiß und Pereny gelang die Hemmung der Brunst nicht nur bei normalen, sondern auch bei kastrierten und durch genügend große Mengen von Ovarialhormon künstlich in Brunst versetzten Tieren, was für den Antagonismus zwischen Schilddrüse und Ovarium spricht, der nach Horn darin bestehen soll, daß die Anwesenheit von vermehrtem Schilddrüsenhormon im Organismus die Erzeugung des Ovarialbrunsthormons aufhebt und die Wirkung desselben auf seine Erfolgsorgane abschwächt.

Die antagonistische Wirkung von Sexualhormon und Thyroxin hat Lundberg in sehr anschaulicher Weise durch Versuche an Kaulquappen und Axolotln gezeigt, bei denen Ovarialextrakt die metamorphosebeschleunigende Wirkung des Schilddrüsenhormons ebenso hemmt, wie kleine Mengen Thyroxin die künstliche Brunstwirkung des Ovarialhormons bei der weißen Maus.

Die Fortpflanzungsfähigkeit der Ratte wird nach Gudernatsch durch Verfütterung von Thyreoidea sehr beeinträchtigt. Die Schwangerschaft setzt erst mehrere Wochen nach Unterbrechung der Schilddrüsenbehandlung, unter keinen Umständen während dieser ein. In Fällen, in denen endlich Schwangerschaft eintritt, kommt es zum Abortus oder zum Tod der Jungen kurz nach dem Wurf. In sehr späten Schwangerschaften bleiben die Jungen am Leben, zeigen aber eine besondere Neigung zu vermindertem Wachstum, ohne dabei besonders schwächlich zu sein.

Die Wirkung des Schilddrüsenhormons auf das Geschlechtsverhältnis der Nachkommenschaft der weißen Ratte hat Dulzetto untersucht und eine Veränderung insoferne gefunden, als normalerweise 53,34% Männchen und 44,66% Weibchen zur Welt kommen, während nach Hyperthyreoidisation der Muttertiere die Zahl der Weibchen zwar unverändert bleibt, die Gesamtzahl der Nachkommen aber — ausschließlich auf Kosten der Männchen — abnimmt, so daß die Berechnung ein scheinbares Überwiegen der Weibchen (und zwar 54,3% gegen 45,7% Männchen) ergibt [1].

Die morphologische Untersuchung des Genitalapparates hyperthyreodisierter, noch nicht geschlechtsreifer Ratten ergibt nach Matsumoto nach kurzer Darreichung anfangs eine Vergrößerung der Ovarien mit reichlichen, jedoch zum großen Teil degenerierten Follikeln und reichlichen Corpora lutea, während die interstitielle Eierstockdrüse nur wenig verändert erscheint; ebensowenig zeigt der Uterus eine besondere Veränderung. Nach langer Darreichung atrophieren die Ovarien, indem die Follikel atretisch werden und die Corpora lutea verschwinden; auch der Uterus wird atrophisch. Bei geschlechtsreifen Ratten verfällt der Genitalapparat der Tiere erst nach längerer Behandlung mit Thyreoidea der Atrophie (vgl. auch Neuweiler). Zu einem ähnlichen Ergebnis gelangten bei der Ratte Suzue und Murohaza, die außerdem eine starke Entwicklung der interstitiellen Eierstockdrüse beschreiben.

Wird mit der Schilddrüsenbehandlung ausgesetzt, dann wird bei der Ratte der Zyklus nach 4—5 Wochen wieder normal, und bei der histologischen Untersuchung finden sich nur noch an den größeren Follikeln degenerative Veränderungen (Neuweiler). Bei Ratten,

---

[1] Im Zusammenhang damit sei daran erinnert, daß das Überwiegen der Männchen bei den Ursprungstaler Grasfröschen, einer bayerischen Lokalrasse, von Adler auf die männchenstimulierende Wirkung der zu stark funktionierenden Schilddrüse zurückgeführt worden ist.

denen, im Alter von 20—25 Tagen beginnend, täglich Schilddrüsenextrakt subcutan eingespritzt worden war, fand Dulzetto ein sehr frühzeitiges Auftreten des Liquor folliculi
und eine Degeneration der Granulosazellen, die zuerst die peripheren Teile der Follikel
befällt, dann auch auf die zentralen Teile übergreift und endlich die Auflösung der Eier
verursacht, wobei am ehesten diejenigen Follikel degenerieren, deren Entwicklung beim
Einsetzen der Schilddrüsenbehandlung am meisten fortgeschritten war.   Die Folge dieser
Veränderungen ist eine Verminderung der Zahl der Eier, die befruchtet werden können, so
daß die Zahl der Nachkommen bei den behandelten Weibchen geringer ist als bei normalen
Tieren.

Hund. Bei Hündinnen sah Pighini 40—45 Tage, nachdem die Tiere während der
Brunst und einige Tage nach der Begattung mit Schilddrüsenpräparaten behandelt worden
waren, Abortus eintreten, wobei ebenso wie bei Kaninchen deutlich zu erkennen war, daß
die Feten längere Zeit vor der Ausstoßung abgestorben waren, aus welchem Grunde nach
Pighini der Abortus nach Hyperthyreoidisation nicht als das Primäre anzusehen ist [1].

Haushuhn und andere Vogelarten. Auch beim Huhn wirkt das Hormon der Schilddrüse in größeren Dosen schädigend auf die Ovarien, wobei die zu Versuchsbeginn gereiften
Follikel degenerieren und eine Deformierung erfahren, so daß über kurz oder lang die Legetätigkeit der Hühner unterbunden wird (Zawadowsky, Vermeulen), während alte
Hennen unter fortgesetzter Darreichung kleinerer Dosen eine erhöhte Legetätigkeit
aufweisen (Crew, Zawadowsky). Nach Cole und Hutt wird hingegen die Legetätigkeit
der Hühner durch kleinere Dosen Schilddrüsenhormon überhaupt nicht beeinflußt; ebensowenig sollen nach Pighini die Keimdrüsen junger Hühner durch kleinere Dosen eine
Förderung erfahren. Bei chronischer Fütterung mit Schilddrüse konnte Zawadowsky
eine Verzögerung im Auftreten der sekundären Geschlechtsmerkmale sowohl bei männlichen
als auch weiblichen Kücken und bei Hennen eine bedeutende Verzögerung des Pubertäts-
eintrittes und des damit verbundenen Eierlegens beobachten. Sainton und Simonnet
sahen bei Hühnern nach Hyperthyreodisation zwar den bekannten Verlust der Pigmentierung des Gefieders, doch war die Fortpflanzungsfähigkeit der Tiere nicht gestört.

Bei verschiedenen Vogelarten, wie Huhn, Fasan und Wachtel bewirkt Zufuhr
von Schilddrüsenhormon, daß das Gefieder dem weiblichen ähnlich wird, sofern die Tiere
nicht kastriert sind. So beobachteten Torrey und Horning Hennenfedrigkeit bei den mit
Schilddrüse behandelten Hühnern der Rove-Island-Red-Rasse und Nevalonnyj sah nach
Verfütterung von Thyreoidea an Hühnerkücken eine in Struktur und Farbe nach dem
Hennentypus verschobene Ausbildung des Altergefieders bei den Hähnen, aus welchem
Grunde Nevalonnyj dem Schilddrüsenhormon einen Einfluß auf die sekundären Geschlechtsmerkmale zuschreibt. Nach Schwarz ist die Ausbildung der Federnform abhängig
von der gemeinsamen Wirkung der Thyreoidea und der Gonaden, wobei auf die Ausbildung
der Breite und Abrundung der Federn am stärksten das Ovarium, weniger die Schilddrüse
und am schwächsten der Hoden wirkt. Occhiopinti experimentierte mit Wachteln
und sah nach Schilddrüsenfütterung, mit der er im April begann, im Mai Abmagerung

---

[1] Der Vollständigkeit halber sei erwähnt, daß die calorigene Wirkung des Thyroxins bei der trächtigen Hündin, wie aus der Arbeit von Wilhelmj, Moskowitz und Neigus hervorgeht, die höchsten
Werte am 36. und 58. Tage der Schwangerschaft und zwar in der Höhe von 997 bzw. 1203 Liter Sauerstoff zeigt, während der Durchschnittswert vor der Schwangerschaft 808 Liter Sauerstoff beträgt.

und Verlust der Rückenfedern. Das Gefieder wurde spärlich und unordentlich, zeigte aber immer noch männliche Färbung. Erst im Juni begann entsprechend der weiblichen Färbung die Depigmentierung des Kehlfeldes und ein Blässerwerden des Kleides.

Die Frage der zuerst von Křiženecký angenommenen Geschlechtsspezifität des Schilddrüsenhormons wurde in zahlreichen Versuchen von Zawadowsky und seinen Schülern untersucht. Zawadowsky hyperthyreodisierte Leghornhühner und erhielt verschiedene Resultate bei Hähnen und bei Hennen, wobei das Halsgefieder der hyperthyreodisierten Henne im Gegensatz zum männlichen Typus, welcher eine mehr oder weniger dichte Melanisierung unter der Einwirkung des Schilddrüsenhormons aufweist, eine Querlagerung schwarzer und brauner Streifen zeigt, welche nach Ansicht Zawadowskys von einem „ständigen und zähen Widerstand der weiblichen Geschlechtshormone gegen die melanisierende Wirkung" des Thyreoidins zu zeugen scheint. Die Umwandlung der feinen, länglich zugespitzten Federn, die für den männlichen Gefiedertypus beim Huhn charakteristisch sind, beim hyperthyreoidisierten Hahn in den mehr abgerundeten Typus der weiblichen Federn, haben Křiženecký veranlaßt, eine geschlechtsspezifische Wirkung des Schilddrüsenhormons als desjenigen Faktors, der den weiblichen Typus der Federn bedingt, und einen höheren Gehalt an Schilddrüsenhormon bei der Henne anzunehmen.

Um die feminisierende Wirkung des Schilddrüsenhormons zu prüfen, rupfte Zawadowsky vor Beginn der Fütterung mit Thyreoidea den Hähnen die Federn auf einer Hälfte der Brust, des Halses und der Kreuzgegend aus und verglich die neu heranwachsenden Federn mit denen der normalen Seite. In allen Fällen wuchsen auf der Brust schwarze Federn vom männlichen Typus und niemals konnte eine Pigmentierung nach weiblicher Art festgestellt werden, so daß die Annahme von Crew und von Křiženecký von einer durch Hyperthyreoidisation bedingten Umwandlung des geschlechtlichen Federntypus bzw. einer Geschlechtsspezifität des Schilddrüsenhormons, welches den weiblichen Typus der Federn bedingen soll, nicht zu Recht besteht. Auch an anderen Stellen konnte Zawadowsky keine Umwandlung des Gefieders wahrnehmen.

Des weiteren verwendete Zawadowsky kastrierte Hähne und Hennen, doch fand er bei den kastrierten Hähnen nach der Hyperthyreoidisation keine Verwandlung des nach seiner Färbung und Struktur geschlechtslosen Gefieders in den Hennentypus und bei den kastrierten Hennen keine Hinderung der Umwandlung des weiblichen Typus des auf den ausgerupften Stellen neu heranwachsenden Gefieders in den geschlechtslosen Typus. Dagegen fand er in allen Fällen Melanisierung der Halsfedern von männlichem Typus und die normale Schwarzfärbung der Brustfedern und keine Veränderungen in der Farbe und Struktur des Gefieders, die an den spezifischen weiblichen Typus erinnerten.

Damit hat Zawadowsky und seine Schule den Beweis erbracht, daß es keine geschlechtsspezifische Wirkung des Schilddrüsenhormons auf das Hühnergefieder gibt, daß vielmehr die Reaktion der Hühnerfeder sich unter dem direkten Einfluß der weiblichen Geschlechtshormone geschlechtlich-spezifisch gestaltet. Das weibliche Geschlechtshormon bestimmt nach Zawadowsky den geschlechtlichen Typus der Pigmentierung und der Federnstruktur, wobei es als Antagonist des Schilddrüsenhormons wirkt, das den Federnausfall (die Mauser) und das Tempo des Federnwachstums fördert, die Pigmentbildung aber verhindert (Křiženecký, Zawadowsky).

Nach den Untersuchungen von Asimoff findet sich das den Hühnern einverleibte Schilddrüsenhormon nicht nur im Blut, in der Leber und in den Nieren, sondern auch in geringer Menge in den Ovarien, und zwar unabhängig davon, ob dieselben durch das Hormon geschädigt worden sind oder nicht. Als Test für den Nachweis des Hormons diente Asimoff die Intensität der Metamorphose nach Einpflanzung kleiner Teile der Keimdrüsen in Axolotllarven. Auf diese Weise wurde Thyroxin auch im Dotter der Hühner nachgewiesen. Unabhängig von Asimoff und gleichzeitig gelangte Zawadowsky und Perlmutter mittels desselben Verfahrens zu den gleichen Ergebnissen.

Greenwood und Chaudhuri injizierten am dritten Tage der Bebrütung, also noch vor dem Beginn der Differenzierung der Keimdrüsen Thyroxin in das befruchtete Ei, ohne eine Einwirkung auf die Geschlechtsdifferenzierung feststellen zu können [1].

XXVI. Die Wirkung des Schilddrüsenhormons auf die Bewegungen des Uterus.

Die ältesten Untersuchungen über die Wirkung des Schilddrüsenhormons auf die Bewegungen des Uterus stammen von Kehrer, der bei trächtigen Kaninchen und Katzen einen stark fördernden Einfluß auf die motorische Tätigkeit des Uterus bis zur Ausstoßung der Früchte feststellen konnte. Auf den überlebenden Kaninchenuterus besitzt der Preßsaft aus normaler und strumöser menschlicher Schilddrüse eine uteruserregende Wirkung (Fuchs), ebenso wie nach der Angabe von Biedl Thyreoglandol zuweilen Kontraktionen des Uterus auszulösen imstande ist, welche Eigenschaft allerdings erst bei Zusatz von Adrenalin regelmäßig nachweisbar wird.

Auf Grund der starken Wirkung von Schilddrüsenextrakten auf den Meerschweinchenuterus hält Guggisberg die Schilddrüse für ein Organ, das den Uterus zur Tätigkeit anregt.

Jüngere Untersuchungen stammen von Tóth, der bei Meerschweinchen die Wirkung der Schilddrüsenfütterung und der Thyroxinbehandlung auf die Spontankontraktionen des Uterus geprüft und gefunden hat, daß eine genügend lange Fütterung mit genügend großen Mengen eine Erhöhung der Frequenz der Spontankontraktionen bis 100% und mehr hervorruft, wobei die gewonnenen Kurven einen anderen Charakter zeigen als die bei normalen Tieren. Die Wirkung war weniger ausgesprochen bei Tieren, die mit Thyroxininjektionen behandelt worden waren. Die unmittelbare Zugabe von Thyroxin zur Badflüssigkeit hatte stets eine Verminderung des Uterustonus zur Folge.

Nach den Untersuchungen von Matsui bewirkt die Epithelsubstanz der Schilddrüse starke Uteruskontraktionen und verstärkt die Adrenalinwirkung auf den Uterus, während die Kolloidsubstanz lediglich schwache Kontraktionen auszulösen vermag. Die kontraktionserregende Wirkung des Schilddrüsenhormons äußert sich auch am Uterus der kreißenden Frau, indem in einem Teil der Fälle eine Vermehrung und Verstärkung der Wehen beobachtet wird (Biedl).

---

[1] Fütterungsversuche mit Thyreoidea, die Dobkiewicz bei der Taufliege ausführte und über 13 Generationen fortsetzte, ergaben keine Veränderung der Fruchtbarkeit und Fortpflanzung, auch blieb der Unterschied in der Größe der männlichen und weiblichen Fliegen unverändert.

Mosbacher verwendete bei Frauen mit verlangsamter Wehentätigkeit in der Eröffnungs- und Austreibungsperiode sowohl vor als auch nach dem Blasensprung Thyreoglandol und fand, daß von 41 Frauen, denen 2 cm³ des genannten Mittels injiziert worden waren, 12 Frauen Wehenvermehrung und Wehenverstärkung zeigten. Die Wehenvermehrung betrug jedoch höchstens 5 Wehen, indem die Zahl der Wehen von 3 auf 8 Wehen stieg. Die Dauer der Wehe war im höchsten Falle von 31 auf 65 Sekunden verlängert. In 12 Fällen, in denen die Injektion von Thyreoglandol unwirksam war, verwendete Mosbacher Thyreoglandol und Adrenalin mit dem Erfolg, daß in 7 Fällen die gewünschte Wirkung sehr auffallend war, indem die Wehen von 5 auf 12 stiegen und meist eine Verlängerung zeigten [1].

XXVII. Schilddrüse und Lactation.

Über die Wirkung des Schilddrüsenhormons auf die Milchsekretion liegen nicht allzu viele Untersuchungen vor. Nach Kraul, Dietel, Wachtel, Küstner, Fekete u. a. gelingt es mit Schilddrüsenpräparaten (Thyreoidin und Thyroxin) Milchstauung bei Wöchnerinnen zu verhindern bzw. eine bereits bestehende Milchstauung bald zum Abklingen zu bringen. Diese Art der Behandlung besitzt namentlich für Frauen mit totgeborenen Kindern einen großen Wert, da die Schmerzen und das unangenehme Gefühl der Spannung in den Brüsten sehr rasch verschwinden (Wachtel) [2].

Nach Hertoghe nimmt bei stillenden Frauen nach Thyreoidingebrauch die Schwellung der Brüste zu und die Milchsekretion wird reichlicher. Ebenso berichtet Siegmund über die milchsekretionfördernde Wirkung kleiner Thyreoidingaben, die er mit sehr günstigem Erfolg bei zwei hypogalaktischen Frauen verwendete. Dagegen soll durch größere Dosen Thyreoidin nach den Erfahrungen Konsuloffs ebenso wie durch Thyroxin (Roffo) die Milchabsonderung gehemmt werden, was allerdings mit einer Beobachtung Hertoghes in Widerspruch steht, der bei einer Versuchskuh durch große Schilddrüsengaben eine Steigerung der täglichen Milcherzeugung von 11 auf 15 l erzielen konnte.

Kieferle schreibt der Thyreoidea gleichfalls einen Einfluß auf die Tätigkeit der Milchdrüse zu, da Jodgaben die Milchsekretion steigern und die Schilddrüse dasjenige Organ darstellt, das den Jodstoffwechsel reguliert (vgl. auch Sainton und Fernet, sowie Stiner).

Bemerkenswerterweise konnte Küstner durch Unterdrückung der Schilddrüsenfunktion durch den antithyreoiden Schutzstoff gleichfalls eine Förderung der Milchsekretion erzielen. Indem er Wöchnerinnen, die zu wenig Milch hatten oder bei denen zu befürchten war, daß die Milchabsonderung unzureichend sein wird, Dijodtyrosin und Tyronorman verabfolgte, erreichte er mit gewissen Ausnahmen sowohl ein rascheres Einschießen der Milch als auch eine Zunahme der Milchmenge.

Der Einfluß der Schilddrüse auf die Lactation geht ferner aus der Wirkung hervor, die die Schilddrüsenexstirpation auf Sekretion und Zusammensetzung der Milch beim

---

[1] Zondek und Robinson versuchten durch Schilddrüsenextrakte eine Wachstumsteigerung des virginellen Meerschweinchenuterus herbeizuführen, ohne jedoch zu einem positiven Ergebnis gelangt zu sein.

[2] Nach Kraul wirkt Thyreoidin auch bei prämenstrueller Schwellung mit Schmerzhaftigkeit der Brüste recht günstig.

Tier ausübt. Nach Grimmer erfolgt bei der Ziege nach der Thyreoidektomie zunächst ein rapider Sturz der Milchmenge, ohne daß in der ersten Zeit eine wesentliche Änderung in der Milchzusammensetzung eintritt. Erst 6 Wochen nach der Operation steigt der Gehalt an Fett und Stickstoff, während der Gehalt an Milchzucker im wesentlichen unverändert bleibt. Tiefer gehendere Veränderungen finden sich nur in der Menge und Zusammensetzung der Asche, deren Menge sofort nach der Operation ansteigt, was mit einer anfänglichen Abnahme des Kalkes und einer plötzlichen Steigerung der Phosphorsäure verbunden erscheint. Nach Fellenberg und Grüter nimmt bei Ziegen die Farbe der Milch nach Thyreoidektomie einen gelblichen Ton an; ihr Chlorgehalt wird erhöht, der Phosphorgehalt nur wenig, der Kalkgehalt sehr stark erniedrigt (vgl. das Kapitel „Die Wirkung der Thyreoidektomie auf die weibliche Geschlechtssphäre" auf S. 773).

Die Frage des Überganges von Schilddrüsenhormon in die Milch versuchte Lukács in der Weise zu lösen, daß er säugende Ratten durch Schilddrüsenfütterung hyperthyreoidisierte und dann die Gewichtskurven der Jungen mit denen der Kontrolltiere verglich. Dabei stellte es sich heraus, daß die Jungen der mit Schilddrüse behandelten Muttertiere an Gewicht um 31—54% hinter den Kontrolltieren zurückblieben, was Lukács als Zeichen dafür ansieht, daß das Schilddrüsenhormon, das er in fast toxischen Dosen den Muttertieren verabfolgt hat, in die Milch übergeht. Gegen diese Schlußfolgerung wendet sich Konsuloff mit dem Hinweis, daß unter den von Lukács gewählten Versuchsbedingungen mit der gleichen Berechtigung die durch die Hyperthyreoidisation hervorgerufene Verminderung der Milchsekretion als Ursache der Entwicklungshemmung der Jungen verantwortlich zu machen wäre, zumal größere Mengen von Schilddrüsenhormon die Lactation stark zu hemmen vermögen. Wenn das geringe Gewicht der Jungen der Wirkung des in die Milch übergegangenen Schilddrüsenhormons zu verdanken wäre, dann sollten die Würfe mit der geringsten Zahl von Jungen im Wachstum am meisten zurückbleiben, da sie die größte Hormonmenge aufnehmen, was jedoch nach Lukács' Untersuchungen gar nicht der Fall sei.

Takahashi versuchte den Übergang des Schilddrüsenhormons in die Muttermilch dadurch nachzuweisen, daß er die Wirkung verdünnter Menschenmilch auf die Kontraktionen des Uterus untersuchte. Während normale Menschenmilch in einer Konzentration von 6—9% Uteruskontraktionen auslöst, geschieht dies bei Verwendung von Milch basedowkranker oder hyperthyreotischer Frauen schon bei einer Verdünnung von 0,8—2%. Da die Uteruskontraktionen in der gleichen Weise wie durch Schilddrüsenextrakte erfolgen und die uteruserregende Wirkung der Milch mit der Stärke des Hyperthyreoidismus steigt, nimmt der Autor an, daß das Schilddrüsenhormon in die Muttermilch übergeht.

Über die Veränderung der Schilddrüse während der Lactation bestehen keine sicheren Angaben. Während ein Teil der Autoren (H. W. Freund, Spirito, Carloni) bei der Frau Hand in Hand mit dem Einsetzen der Lactation ein neuerliches Anschwellen der Schilddrüse beobachtet zu haben glaubt, wird dies von anderen Autoren negiert (v. Graff, Seitz, Guggisberg[1]). Nach Untersuchungen von Ciulla sollen bei stillenden Frauen in der Schilddrüse Zeichen einer gesteigerten Drüsentätigkeit wahrzunehmen sein.

----

[1] Vgl. Kapitel VII auf S. 705.

Bei lactierenden Meerschweinchen finden sich nach Verdozzi Veränderungen in der Schilddrüse, die darin bestehen, daß die Follikel zahlreicher und sehr groß werden, prall mit Kolloid gefüllt sind und abgeplattetes Epithel tragen. Diese Veränderung erscheint am stärksten nach 15tägiger Lactation und wird von Verdozzi als der Ausdruck der Hyperfunktion aufgefaßt, die den Zweck hat, Schilddrüsenhormon den jungen Tieren, deren Schilddrüse noch wenig aktiv ist, durch die Milch zuzuführen [1].

XXVIII. Die Wirkung der Ovarialhormone auf die Schilddrüse des Weibes.

Der erste Versuch, die Größe der Schilddrüse durch Behandlung mit Eierstockextrakten zu beeinflussen, geht auf Engelhorn zurück, der durch Fütterung schwangerer Frauen mit Ovarium unter 23 Fällen 21mal eine Verkleinerung der Schwangerschaftsschilddrüse herbeiführen konnte. Obzwar eine Nachprüfung der Versuche Engelhorns durch v. Graff in den meisten Fällen ein negatives Ergebnis gezeitigt hat, so kann es doch kaum einem Zweifel unterliegen, daß vor allem die pathologisch vergrößerte, strumöse Schilddrüse durch Ovarialpräparate in einem Teil der Fälle zur Rückbildung gebracht werden kann. So sah R. Bauer bei vier Patientinnen durch Injektion von Ovoglandol ein deutliches Kleinerwerden der Struma, Brugnatelli denselben Effekt mit gleichzeitiger Wiederkehr normaler Menses nach Ovarialtransplantation bei einem 19jährigen Mädchen mit parenchymatöser Struma und Amenorrhöe, und Mizutani konnte ein Kleiner- und Weicherwerden der Struma durch Darreichung von Corpus luteum-Pulver bei Frauen mit Hyperthyreose und Basedow erzielen. Am eindrucksvollsten sind die Zahlen, die Coulaud angibt, der nur in 6 mit Ovarium behandelten Fällen von Kropf keinen Erfolg sah, während er in 94 Fällen positive Resultate erzielen konnte: und zwar in 9 Fällen ein vollkommenes Verschwinden des Kropfes, in 17 Fällen eine Verkleinerung des Halsumfanges um 3,5—7 cm, in 59 Fällen um 1—3 cm und in 9 Fällen nur ein Weicherwerden des Kropfes ohne nachweisbare Verkleinerung. Bei postklimakterischem Kropf führte die Ovarialbehandlung in Fällen mit besonderer Neigung zu Fettleibigkeit außerdem zur Abnahme des Körpergewichtes.

Den Einfluß des Ovarialbrunsthormons auf die Funktion der Schilddrüse studierte Capecchi durch Bestimmung des Grundumsatzes mittels des Apparates von Krogh bei strenger Einhaltung der vorgeschriebenen Diät. Dabei zeigte es sich, daß nur in denjenigen Fällen durch Injektionen von Ovarialhormon (der Autor verwendete Owowop) eine Anregung der Schilddrüsentätigkeit gelang, in denen vorher eine Hypofunktion der Schilddrüse bestanden hatte Die Wirkung von Corpus luteum auf den Grundumsatz und die subjektiven Beschwerden bei Basedow, Hyperthyreose und toxischem Adenom wurde von Mizutani geprüft mit dem Ergebnis, daß in allen Fällen, mit Ausnahme des toxischen Adenoms, der erhöhte Grundumsatz sank, während die Beschwerden durchwegs gebessert wurden.

---

[1] Vgl. Kapitel VI auf S. 700.

XXIX. Die Wirkung der Ovarialhormone auf die Schilddrüse des Tieres.

Kaninchen. Saito fütterte Kaninchen mit Ovarialparenchym und erzielte dadurch eine Abnahme des Gewichtes und Jodgehaltes der Schilddrüse, während Rogers eine Zunahme des Jodgehaltes nach Behandlung mit Eierstockpräparaten sah. Fütterung mit Corpus luteum bedingte zwar gleichfalls eine Abnahme des Organgewichtes, rief jedoch eine deutliche Zunahme des Jodgehaltes hervor, eine Beobachtung, aus der Saito den Schluß zieht, daß die Geschlechtsdrüse auf die Tätigkeit der Thyreoidea beschleunigend, das Corpus luteum hingegen hemmend wirkt. Saitos Schilddrüsenbefunde nach Fütterung mit Corpus luteum stehen insofern im Gegensatz zu früheren Versuchsergebnissen Puccionis, als dieser in Nachprüfung der Arbeiten von Ceresoli nach Verabreichung von Corpus luteum eine deutliche Gewichtszunahme der Kaninchenschilddrüse mit Hyperämie, Follikelneubildung, hohem Drüsenepithel, Verkleinerung der Follikelhöhle und Abnahme des Kolloids nachweisen konnte. Nishikawa, der ebenso wie Saito durch Fütterung von Corpus luteum eine Verkleinerung der Thyreoidea fand, untersuchte die Verteilung des Jodgehaltes im Epithel und im Kolloid und fand bei Fütterung mit Corpus luteum eine Zunahme des Kolloidjodes und Abnahme des Epitheljodes, während Fütterung mit Ovarialparenchym eine Abnahme des Jodes in beiden Teilen hervorrief.

Histologisch läßt sich bei weiblichen Kaninchen nach intravenöser Injektion von Ovariohormon und Menformon, wie Karp und Kostkiewicz gezeigt haben, leichte Hyperämie der Schilddrüse, Erweiterung der Follikel, reichliches Kolloid und starke Abplattung des Follikelepithels nachweisen, Veränderungen, die auf eine kolloide Degeneration der Thyreoidea hinweisen und die noch ausgesprochener in Erscheinung treten, wenn die Tiere durch längere Zeit und subcutan mit Ovarialhormon gespritzt werden. Bei kastrierten Kaninchen wirkt Liquor folliculi nach Fortunato in dem Sinne, daß die durch die Kastration gesetzten Veränderungen in der Schilddrüse zurückgehen bzw. vollkommen verschwinden.

Meerschweinchen. Pensa und Adorjan sahen bei ihren Untersuchungen über die Veränderungen des Brunstzyklus bei Meerschweinchen nach Behandlung mit Hormovarine (Byla) bzw. Liquor folliculi das Gewicht der Schilddrüse vergrößert, den Blutgehalt vermehrt und fanden histologisch ebenso wie Gilardino, der Menformon und Follikelflüssigkeit verwendete, Zeichen von erhöhter Tätigkeit, wobei das gleiche Bild auch bei kastrierten Tieren festzustellen war[1]. Im Gegensatz dazu sah Bisceglie, der reifen weiblichen Meerschweinchen gleichfalls Liquor folliculi injizierte, eine Abnahme der Schilddrüsengröße, wenngleich die histologischen Veränderungen (Hyperplasie des Epithels bei Verminderung des Kolloids) auch in diesen Versuchen auf eine erhöhte Aktivität der Schilddrüse unter dem Einfluß des Ovarialbrunsthormons hinweisen. Dieser Annahme widersprechen allerdings die Untersuchungsergebnisse von Sherwood, Savage und Hall, die sowohl bei normalen als auch bei ovarektomierten Kaninchen nach Zufuhr von Ovarialhormon eine Erniedrigung des Grundumsatzes fanden.

Ratte und Maus. Während Montpellier und Chiapponi bei normalen und kastrierten Ratten nach Follikulin histologisch keine Schilddrüsenveränderungen fanden, berichten

---

[1] Vgl. auch Tagliaferro.

Igura, Muto, Paolucci, Bialet, Benazzi u. a. über positive Befunde. Fütterung mit Corpus luteum erzeugt nach Igura Atrophie und Degeneration der Schilddrüse, Fütterung mit Zwischensubstanz parenchymatöse Hyperplasie und Fütterung mit ganzen Ovarien eine Struma colloides. Nach Behandlung mit Follikelsaft und Extrakt aus Follikelsaft (Paolucci, Tagliaferro) bzw. Gynandol, einem japanischen Follikelhormonpräparat (Mûto), sollen Zeichen gesteigerter Tätigkeit in der Schilddrüse auftreten, die sich in einem Höherwerden des Epithels mit Verkleinerung der Follikel und Verflüssigung des Kolloids äußern, während nach Bialet sowie Benazzi Follikulin Verminderung bzw. Hemmung der Schilddrüsentätigkeit hervorruft.

Nach Injektion von Schwangerenharn, der bekanntlich große Mengen von Ovarialbrunsthormon enthält, treten in der Rattenschilddrüse, ähnlich wie es Hellwig bei Kaninchen und Aron bei Meerschweinchen sahen, gleichfalls Veränderungen auf, die auf eine gesteigerte Inkretion hinweisen (Bourg; vgl. auch Schenk).

Zufuhr von Ovarialbrunsthormon bei kastrierten Rattenweibchen bedingt nach Mûto offenbar durch Ausgleich der entgegengesetzten Wirkung des Keimdrüsenausfalles ein mehr oder weniger normales Schilddrüsenbild. Abweichend von den Ergebnissen Mûtos bei kastrierten und mit Ovarialbrunsthormon behandelten Ratten lauten die Befunde Benazzis, der bei kastrierten Mäusen durch Zufuhr von Liquor folliculi trotz oestrischer Erscheinungen am Genitale weder das Strukturbild der Kastrationsschilddrüse (bestehend in einer Vermehrung des Kolloids und Abplattung des Follikelepithels) ausgleichen noch die Kastrationsveränderungen verhindern konnte.

Unter dem Einfluß von Corpus luteum kommt es bei der Ratte, wie Knaus zeigen konnte, zu einer Funktionseinschränkung der Schilddrüse mit Kolloidstauung, worin Knaus ein Analogon zu den Verhältnissen beim Weibe erblickt, das gleichfalls in den Zeiten, in welchen im Organismus ein Corpus luteum in Blüte steht, also vor allem in der Schwangerschaft, Veränderungen der Schilddrüsenstruktur aufweist, die nach der bekannten Auffassung des Autors einer verminderten Sekretionstätigkeit des Organs entsprechen [1].

Hund und Schwein. Bei jungen Hunden hat nach Kunde und seinen Mitarbeitern die Zufuhr von Oestrin keinen Einfluß auf das histologische Bild der Schilddrüse. Beim Schwein sollen nach Isovesco Corpus luteum-Extrakte, so wie es Puccione bei Kaninchen gesehen hat, auf die Schilddrüse wachstumserregend wirken.

Die Epithelkörperchen.
I. Entwicklungsgeschichte, Anatomie und Histologie [2].

Der menschliche Embryo besitzt jederseits fünf entodermale Schlundtaschen, welche von den entsprechenden ektodermalen Kiemenfurchen durch eine Verschlußmembran

---

[1] Der Vollständigkeit halber sei erwähnt, daß nach den Untersuchungen von Kubosono die Schilddrüse mit Placenta behandelter Mäuse ebenso wie die Schilddrüse nach Behandlung der Tiere mit Blasenmole bzw. Harn von Frauen mit Blasenmole meist das Bild der Hyperfunktion zeigt, wobei es allerdings fraglich erscheint, welcher von den in der Placenta bzw. im Harn enthaltenen Stoffen diese Veränderung bedingt.

[2] Die Darstellung der Entwicklungsgeschichte, Anatomie und Histologie der Epithelkörperchen ist zum großen Teil der Abhandlung Alfred Kohns im Handbuch der normalen und pathologischen Physiologie entlehnt.

getrennt sind. Aus der ersten Tasche, die zeitlebens ihre Lichtung behält, entwickelt sich die Tuba auditiva und das Cavum tympani, aus der zweiten Tasche der lymphoepitheliale Schlundring, aus der dritten und vierten Tasche entstehen die Epithelkörperchen und der Thymus, während aus der fünften Schlundtasche der ultimobranchiale Körper wird, ein Gebilde, das beim Menschen in der Regel eine vollständige Rückbildung erfährt (Abb. 46). Die Epithelkörperchen bilden anfangs paarige Epithelverdickungen an der dorsalen Wand der genannten Schlundtaschen, werden jedoch bald als solide Zellhaufen vom Mutterboden abgetrennt, um später in die Nachbarschaft der Schilddrüse zu gelangen (Glandulae parathyreoideae).

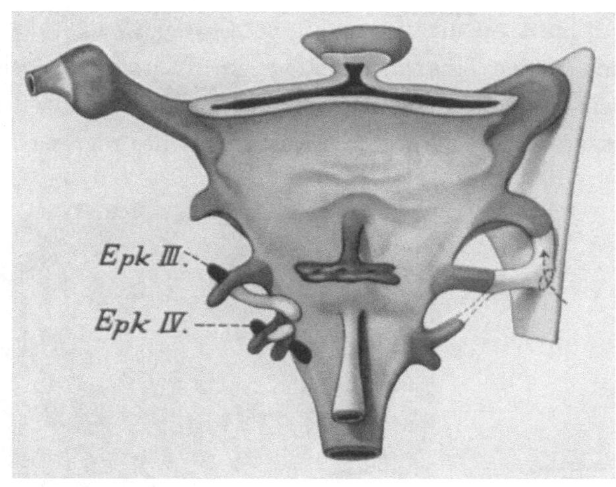

Abb. 46. Entoderm des Kopfdarmes mit Schlundtaschen in der Ventralansicht. (Grosser, Handbuch von Keibel-Mall.)

Die Epithelkörperchen sind längliche Gebilde von gelbbrauner Farbe, messen 3 bis 8 mm in der Länge, 2—5 mm in der Breite und besitzen ein Gewicht von 0,03—0,04 g. Sie liegen an der Hinterfläche der Schilddrüse, wobei infolge einer Verschiebung in der Entwicklungszeit die Epithelkörperchen der dritten Schlundtasche als „untere" in die Nähe des unteren Schilddrüsenpoles gelangen, während die Epithelkörperchen der vierten Schlundtasche als „obere" ungefähr in der Mitte der medialen Schilddrüsenkante zu suchen sind. Die reichliche Blutgefäßversorgung der Epithelkörperchen stammt von einem Arterienästchen, das aus der Arteria thyreoidea inferior kommt; die feinen Nerven vom Vagus und Sympathicus (Abb. 47).

Die Epithelkörperchen setzen sich aus verzweigten und miteinander zusammenhängenden Epithelbalken zusammen, zwischen denen zahlreiche, von spärlichem Bindegewebe begleitete, dünnwandige Capillaren verlaufen. Die meisten Zellen erscheinen in den gewöhnlichen histologischen Schnitten (offenbar infolge ihres Glykogengehaltes) auffallend hell, besitzen eine scharfe Umgrenzung und heißen, weil sie den größten Teil aller Zellen ausmachen, Hauptzellen; nur ein Teil von ihnen besitzt ein feingekörntes Proto-

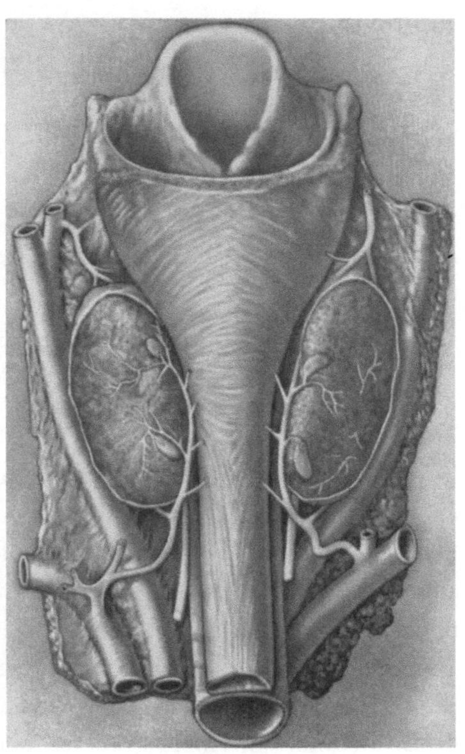

Abb. 47. Lage der Epithelkörperchen des Menschen. (Nach Halsted und Evans.)

plasmas und zeigt mit Eosin gefärbt einen röteren Farbenton. Während diese Zellen als „trübe Zellen" bezeichnet werden, wird für die ungefärbten, gewissermaßen leer aussehenden

Zellen der Ausdruck „helle Zellen" gebraucht. Eine zweite Zellart stellen die in der Regel nach dem 10. Lebensjahr auftretenden und mit dem Alter zunehmenden oxyphilen Zellen von Welsh dar. Diese Zellen, die besonders im späteren Alter in verschieden großen Gruppen anzutreffen sind, besitzen ein viel reicheres Protoplasma als die Hauptzellen und zeigen eine gleichmäßige ziemlich grobe eosinophile Granulierung. Gleichfalls zunehmend mit dem Alter treten in den Drüsenzellen der Epithelkörperchen feine Lipoidgranula auf, die wohl als Ausdruck eines regressiven Vorganges angesehen werden dürfen.

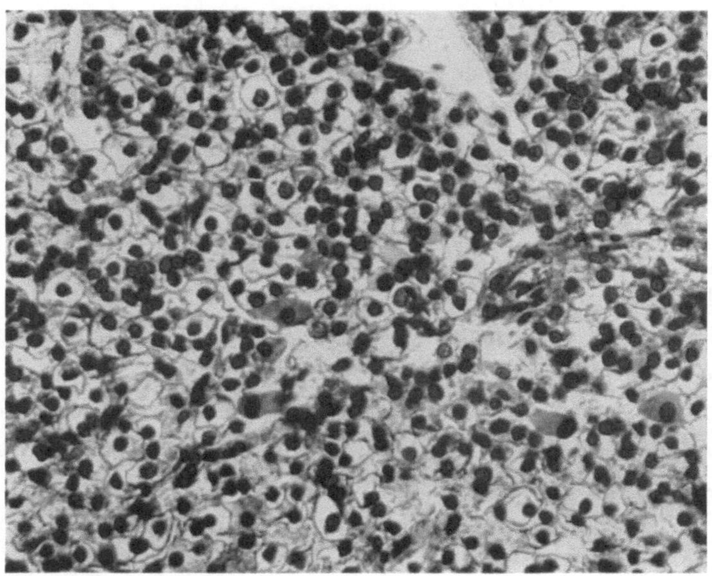

Abb. 48. Schnitt durch ein Epithelkörperchen eines Erwachsenen mit vorwiegend „hellen" und nur wenigen „trüben" Zellen.

Im höheren Alter kommt es in den Epithelkörperchen zu verschieden reichlicher Einlagerung von Fettzellen an Stelle des durch Atrophie verlorengegangenen Parenchyms (Abb. 48).

II. Die Epithelkörperchen in der Schwangerschaft.
(Einschließlich des Kalkstoffwechsels.)

Über Schwangerschaftsveränderungen der Epithelkörperchen liegen im Vergleich zu anderen endokrinen Organen nur wenige Mitteilungen vor. Seitz, der die Epithelkörperchen bei zwei graviden Frauen untersucht hat, beschreibt in Übereinstimmung mit Pepere eine auffallend reichliche Vascularisation und eine stärkere Entwicklung der chromophilen Zellen (gemeint ist der dunkle Typus der Hauptzellen) gegenüber den farblosen Hauptzellen, Veränderungen, an deren spezifischer Bedeutung für die Schwangerschaft Seitz jedoch selbst berechtigte Zweifel hegt mit dem Hinweis, daß eine Nachprüfung dieser Befunde an einem größeren Material notwendig sei.

Bei trächtigen Ratten konnte Seitz keine Unterschiede im morphologischen Verhalten der Epithelkörperchen gegenüber nichtträchtigen Tieren feststellen; keinesfalls könne es sich so wie in der Hypophyse und Schilddrüse um sehr deutliche und sinnfällige Veränderungen handeln. Auch nach Pool werden morphologische Veränderungen in den

Epithelkörperchen während der Schwangerschaft vermißt, während sich bei Cotoni die Angabe findet, daß die Epithelkörperchen in der Schwangerschaft regelmäßig hypertrophieren. Der Befund auf das 3—4fache vergrößerter Epithelkörperchen bei einer schwangeren Frau im 7. Monate, den Haas mitteilt, hat als Einzelbeobachtung keinen Anspruch auf Verallgemeinerung.

An einem etwas größeren Materiale wurde die Frage der Schwangerschaftsveränderung der menschlichen Epithelkörperchen von Hartwich geprüft, der die in 13 Fällen von Gravidität erhobenen Befunde mit den Befunden bei 6 nichtgraviden Frauen in Vergleich zieht. Unter 13 Fällen von Gravidität fand Hartwich 8mal ein deutliches Überwiegen der dunklen (chromophilen) Zellen, während in 2 Fällen dunkle und helle Zellen ungefähr in gleicher Menge vertreten waren. Da sich jedoch auch bei Nichtgraviden ein erhebliches Überwiegen der dunklen Zellen feststellen ließ, könne dieser von Pepere und Seitz ermittelte Befund nicht als eine Besonderheit der Epithelkörperchen in der Schwangerschaft angesprochen werden. Ebenso verhält es sich nach Hartwich mit dem Kolloid, das einerseits bei Schwangeren trotz des Überwiegens der dunklen Zellen, die Seitz mit einer gesteigerten sekretorischen Tätigkeit in Verbindung bringt, sehr spärlich, andererseits bei Nichtschwangeren reichlich vorhanden sein kann, so daß es nicht möglich ist, ein Epithelkörperchen einer graviden Frau von dem einer nichtgraviden mikroskopisch zu unterscheiden (vgl. Harf, Carlson, Aschner).

Systematische Untersuchungen über die Gewichts- und Größenverhältnisse der Epithelkörperchen während der Schwangerschaft fehlen. Daher entfällt die Möglichkeit, aus einer evtl. Hypertrophie, wie wir sie in der Schwangerschaft bei anderen endokrinen Organen, vor allem bei der Hypophyse und Nebennierenrinde kennen, auf eine gesteigerte Tätigkeit in der Schwangerschaft zu schließen [1].

Den Nachweis einer solchen versuchte in jüngster Zeit Hoffmann durch Feststellung einer Zunahme des Epithelkörperchenhormones im Schwangerenblute zu erbringen. Da sich das Verfahren von Collip für die Gewinnung des Epithelkörperchenhormones aus dem Blute nicht gut eignet, verwendete Hoffmann eine Modifikation des Collipschen Verfahrens, deren Prinzip in einer Trennung der wirksamen Substanz von den Serumeiweißkörpern durch Kochen mit verdünnten Salzsäurelösungen und anschließender Filtration bei einer bestimmten optimalen Reaktion besteht. Die weitere Reinigung des Filtrates erfolgt durch Behandlung mit konzentrierten Acetonlösungen, in denen die restlichen Eiweißverunreinigungen ausgefällt werden. Anschließend wird dann die wirksame Substanz durch Ausfällung mit verdünnter Trichloressigsäure als Niederschlag gewonnen und durch Waschen mit organischen Lösungsmitteln weitgehendst gereinigt (Hoffmann).

Die bekannte Wirkung des Epithelkörperchenhormons, einen bestimmten Calciumspiegel im strömenden Blute aufrechtzuerhalten, wurde von Hoffmann zur Hormon-

---

[1] Nur bei Tauben und Hühnern steht es fest, daß mit dem Wachstum des Eies im Eierstock oder Eileiter und dem Anstieg des Blutcalciumgehaltes das Gewicht der Epithelkörperchen offenbar als Ausdruck einer verstärkten Hormonabgabe zunimmt (Riddle und Reinhart, Sun und McOvan, McOvan). — Auch sonst läßt sich bei Tauben ein gewisser Parallelismus zwischen den Geschlechtsfunktionen und der Tätigkeit der Epithelkörperchen, gemessen am Serumkalkgehalt, feststellen; so z. B. das gleichzeitige Ansteigen des Keimdrüsengewichtes und des Serumkalkspiegels im Sommer und das gleichzeitige Sinken beider im Winter.

auswertung herangezogen, wobei als Versuchstier der Hund verwendet wurde, da dieser schon auf kleine Hormonmengen mit einer Erhöhung des Blutkalkspiegels antwortet. Die Auswertung der in der oben angegebenen Weise aus dem Blute gesunder Schwangerer hergestellten Präparate am Hund ergab, daß sich im Schwangerenblute eine Substanz findet, die den Blutcalciumspiegel des Hundes zu steigern vermag, wobei die Wirkung diese Blutpräparates ungefähr 2—3 Collipeinheiten entspricht. Im Gegensatz zu den Ergebnissen mit Schwangerenblut konnte mit in der gleichen Weise hergestellten Präparaten aus dem Blute gesunder, nichtschwangerer Frauen keine Steigerung des Blutcalciumspiegels beim Hunde erzeugt werden. Daß die aus dem Blute gewonnene Substanz tatsächlich mit dem Epithelkörperchenhormon identisch ist, glaubt Hoffmann auf Grund der gleichen Löslichkeitsverhältnisse der wirksamen Substanz in organischen Lösungsmitteln, dem Verhalten gegen Behandlung mit starken Säuren und Alkalien und der Dialysierbarkeit der calciummobilisierenden Substanz des Schwangerenblutes bewiesen zu haben, welcher Nachweis um so notwendiger erschien, als bekanntlich auch das Prolan und Adrenalin eine Steigerung des Blutcalciumspiegels zu bewirken imstande ist. Bei den Hormonbestimmungen im Blute von Wöchnerinnen zeigte es sich, daß die calciummobilisierende Substanz sehr rasch abnimmt, um vom 5. bis 6. Tage nach der Geburt normalen Werten Platz zu machen. Die quantitative Auswertung der calciummobilisierenden Substanz ergab nur eine geringe Zunahme bis zum 7. und 8. Schwangerschaftsmonat, während gegen Ende der Schwangerschaft der Hormonspiegel steil ansteigt, wobei der Hormongehalt bis ungefähr 100 Collipeinheiten erreicht. (Siehe auch Hoffmann und Rhoden.)

	Gesamt-Ca-Gehalt in mg-%
Normalpersonen	10,10
2.—3. Schwangerschaftsmonat . . .	9,65
4.—5. ,, . . .	9,61
7. ,, . . .	9,12
8.—9. ,, . . .	9,53
10. ,, . . .	9,64
Geburt: a) Eröffnungsperiode	9,76
b) Austreibungsperiode . . .	9,40
c) Placentarperiode	9,82
$^1/_2$—12 Stunden nach der Geburt . .	9,24
Wochenbett	9,74

Der von Hoffmann erhobene, bisher noch nicht bestätigte Befund einer vermehrten Ausschüttung des Epithelkörperchenhormons in die Blutbahn während der Schwangerschaft steht nicht in Einklang mit der in der Schwangerschaft vorhandenen Erniedrigung des Blutkalkspiegels, als deren Regulator die Epithelkörperchen anzusehen sind, und ebenso wenig mit der Neigung der schwangeren Frau zu latenter bzw. manifester Tetanie.

Wie zahlreiche Untersuchungen ergeben, nimmt der Kalkgehalt des Blutes während der Schwangerschaft in geringem Maße ab, und zwar weniger in der ersten, sondern hauptsächlich in der zweiten Hälfte, um nach der Entbindung rasch wieder anzusteigen (Widdows, Krebs und Briggs, Plaß und Bogert, Underhill und Dimick, Hetényi und Liebmann, Stieglitz, McIsaac, Milčenko und Popova, Petrova-Maslakova, Damblé; Cantarow, Montgomery und Bolton, Aburel und Orenstein, Adler; Oberst und Plaß, Mull und Bill, Lévy-Solal und Mayer, Apperman, Russo usw. [1]). Nach Angabe vieler Autoren setzt der neuerliche Anstieg

---

[1] Angeführt sind hier und weiter unten nur die Autoren der letzten 12 Jahre.

des Blutkalkspiegels bereits am Ende der Gravidität bzw. in der Eröffnungsperiode ein (Iványi, Rodcurt und Linzenmeier, Bock; Dibobes und Kvater, Bockelmann und Bock, Garofalo, Vogler u. a.). Einige Autoren konnten eine Senkung des Blutkalkspiegels eigentlich nur unmittelbar vor oder während der Geburt feststellen (Handelman, Rox und Shervin; Sserdjukoff-Morosova; Hellmuth und Timpe u. a.).

Der Übersicht halber seien im vorstehenden die Blutkalkwerte, wie sie Bokelmann und Bock bei ihren Untersuchungen fanden, kurz angeführt.

Es wäre naheliegend, anzunehmen, daß diese physiologische Hypocalcämie mit dem besonders gegen das Ende der Schwangerschaft zunehmenden Kalkbedarf des Fetus in ursächlichem Zusammenhang steht, der vorübergehend zu einer teilweisen Erschöpfung des Epithelkörperchenapparates führt.

III. Die Tetanie in ihren Beziehungen zur weiblichen Geschlechtssphäre.

1. Klinik und Pathogenese der Tetanie.

Die Tetanie stellt nach der Definition von Falta einen abnormen Erregungszustand im gesamten Nervensystem dar, der entweder latent ist und nur durch die erhöhte Nervenerregbarkeit charakterisiert ist, oder durch Parästhesien sowie bilaterale, bei freiem Sensorium auftretende Krämpfe bzw. Reizerscheinungen von seiten der sensorischen und vegetativen Nerven manifest wird.

Abgesehen von den meist sehr schmerzhaften Krämpfen, die am häufigsten die oberen, aber auch die unteren Extremitäten, seltener die Gesichtsmuskel, bei Kindern sehr oft auch die Schlund- und Kehlkopfmuskel (Laryngospasmus) befallen, kann als eines der wichtigsten Symptome der Tetanie die Steigerung der elektrischen Erregbarkeit angesehen werden, die in erster Linie die peripherischen motorischen Nerven betrifft. Als weiteres Symptom, das auch bei der latenten Tetanie anzutreffen ist, sei die mechanische Übererregbarkeit der motorischen und sensiblen Nerven erwähnt, auf der das Chvosteksche Phänomen beruht, das in blitzartigen Zuckungen, namentlich in den vom Nervus facialis versorgten Muskeln bei Beklopfen der motorischen Nervenstämme besteht. Die Übererregbarkeit der Nerven äußert sich noch in zwei anderen Phänomenen, dem von Trousseau und dem von Pool. Während das erstgenannte Phänomen darin besteht, daß ein Druck auf einen Nervenstamm einen tetanischen Krampf in dem von diesem Nerven versorgten Muskel auslöst, tritt beim Poolschen Phänomen der tetanische Krampf bei starkem Zug am senkrecht in die Höhe gehaltenen Arme ein. Trophische Störungen der Zähne in Form von Schmelzdefekten, der Haut, der Haare und Nägel sowie der Augenlinse (Tetaniestar) gehören zu den weiteren wichtigen Symptomen der Erkrankung.

Es ist nicht Aufgabe dieser Abhandlung, auf die zahlreichen Formen der Tetanie, wie die vorwiegend bei Arbeitern vorkommende idiopathische Tetanie, die Tetanie bei Infektionskrankheiten und Vergiftungen, bei Magen-Darmkrankheiten, die Kindertetanie und andere näher einzugehen; vielmehr sei hier nur von jener Form der Tetanie die Rede, die beim weiblichen Geschlecht im Zusammenhang mit Schwangerschaft, Geburt und Lactation auftritt und den Namen Maternitätstetanie führt.

Die Ursache der Tetanie — gleichgültig um welche Form es sich handelt — wird heute wohl allgemein in einer fehlenden bzw. herabgesetzten Funktionstüchtigkeit der Epithelkörperchen erblickt, welche Erkenntnis abgesehen von den Ergebnissen der experimentellen Parathyreoidektomie vor allem auf den nach Kropfoperationen auftretenden Fällen [1] und auf der Heilwirkung des Epithelkörperchenhormons bzw. der Epithelkörperchentransplantation bei Tetaniekranken basiert.

Obzwar die pathologisch-anatomische Forschung im Laufe der Jahre als Ursache der Epithelkörpercheninsuffizienz eine Reihe von Veränderungen, so namentlich Hypoplasie infolge geburtsasphyktischer und geburtstraumatischer Blutungen, chronische Entzündungen, Atrophie durch kongenitale Lues, Atrophie durch große Strumen der Schilddrüse, Zerstörungen durch Carcinommetastasen, Schädigung durch Amyloidose usw. aufgedeckt hat, so werden doch in einem großen Teil der Fälle morphologisch nachweisbare Veränderungen der Epithelkörperchen vermißt, so daß als Ursache der Hypoparathyreose auch eine rein funktionelle, entweder angeborene oder auch erworbene Minderwertigkeit des Epithelkörperchenapparates angenommen werden muß.

Trotz der Erkenntnis, daß Insuffizienz der Epithelkörperchen Tetanie hervorruft, besteht keine Klarheit über die inneren Vorgänge, die zu der Erkrankung führen. Eine ältere Theorie erblickt in einer Guanidinvergiftung das Wesen der Erkrankung, vor allem im Hinblick auf die Wirkung des Guanidins auf die quergestreifte Muskulatur und auf die von Koch und einigen anderen Autoren erhobenen Guanidinbefunde im Harn thyreo- und parathyreoidektomierter Tiere. Ganz abgesehen davon, daß Nachuntersuchungen diese Befunde nicht bestätigen konnten, stimmen die Erscheinungen der parathyreopriven Tetanie mit denen der Guanidinvergiftungen in sehr wesentlichen Punkten nicht überein. So bestehen unter anderem Unterschiede in den Krampfsymptomen; es fehlt ferner bei der Tetanie der für die Guanidinvergiftung charakteristische Befund einer Meningoencephalomyelitis, andererseits wird beim guanidinvergifteten Tier der für die parathyreoprive Tetanie typische Abfall der Blutcalciumwerte vermißt. Die bei der Tetanie auftretenden Krampferscheinungen lassen sich durch Zufuhr von Calcium glatt beseitigen, während dies bei der Guanidinvergiftung wenigstens beim Warmblüter nicht oder nur unvollkommen gelingt. Letzten Endes spricht gegen die Guanidintheorie die Tatsache, daß Zufuhr von Epithelkörperchenhormon die Guanidinvergiftung nicht zu beeinflussen imstande ist (zit. Krayer).

Auf Grund der Tatsache, daß die Erscheinungen der Tetanie durch forcierte Atmung erzeugt werden können, und daß im Verlauf einer solchen Atmung ein Sinken der alveolaren Kohlensäurespannung, eine Abnahme der HI-Konzentration und Reduktion der Kohlensäurekapazität des Blutes sowie eine verminderte Ammoniakausscheidung auftritt, nehmen besonders amerikanische Autoren (darunter Collip) an, daß die Tetanie durch eine Alkalose bedingt sei. Da aber sowohl bei der Magentetanie als auch bei der sog. Guanidintetanie die Alkalose erst den tetanischen Erscheinungen nachfolgt, so kann die Tetanie zumindest nicht in allen Fällen eine Folge der Alkalose sein, ganz abgesehen davon, daß nach Tezner durch intravenöse Zufuhr von Bicarbonatlösung eine Alkalosis hervorgerufen werden kann, die ebenso hoch ist wie die bei der Überventilationstetanie, ohne daß es zu Tetanie kommt.

---

[1] Bei denen die Epithelkörperchen nicht entsprechend geschont worden sind.

Frühzeitig wurde die Aufmerksamkeit der Autoren auf Beziehungen zwischen der Tetanie und Veränderungen im Kalkstoffwechsel gelenkt, besonders seitdem Czernys Annahme Bestätigung fand, daß der Calciumgehalt des Blutes, des Gehirns und der Muskel bei tetaniekranken Kindern deutlich herabgesetzt ist, und von Mc Callum und Voegtlin die Blutkalkerniedrigung auch bei parathyreoidektomierten Hunden gefunden wurde. Diese Tatsachen sprechen im Zusammenhang mit der Beobachtung, daß durch Kalksalzlösungen die tetanischen Erscheinungen bei epithelkörperchenlosen Tieren prompt zum Schwinden gebracht werden können, für die große Bedeutung der Kalkstoffwechselstörung für die Entstehung der Tetanie.

Ob die Tetanie, wie Freudenberg und György annehmen, mit einer Verarmung des Körpers an Vitamin D in ursächlichem Zusammenhange steht, bedarf noch weiterer Prüfung.

Die heutige Auffassung von der Pathogenese der Tetanie geht wohl allgemein dahin, daß ein Versagen der Epithelkörperchen, denen normalerweise die Aufgabe zufällt, den Kalkstoffwechsel in assimilatorischem Sinne zu beeinflussen, zu einer Verarmung des Blutes und der Gewebe an Calcium führt, und daß auf diese Weise die neuromuskulären Reizerscheinungen der Tetanie zustande kommen. Doch dürften bei der Entstehung der tetanischen Reizerscheinungen außer der Störung im Kalkhaushalt auch noch andere Faktoren mitwirken, so Veränderungen in der Phosphatkonzentration, im gegenseitigen Kationenverhältnis, im Alkalescenzgrad usw., zumal bei der parathyreopriven Tetanie, abgesehen von der Verminderung des Blutkalkes, eine Vermehrung des anorganischen Phosphors und Kaliums im Blut neben Veränderungen der H-Ionenkonzentration und vorübergehender Alkalose gefunden wird (zit. nach Bauer).

2. Die Maternitätstetanie.

Daß zwischen der Tetanie und den weiblichen Geschlechtsfunktionen Beziehungen bestehen, ist eine seit langem bekannte Tatsache, die ihren Ausdruck vor allem darin findet, daß mit Vorliebe Frauen in der Schwangerschaft, während der Geburt und im Wochenbett bzw. während des Säugens von der Erkrankung befallen werden.

Selten treten die tetanischen Krämpfe im Anschluß an die Menstruation auf, um sich bei jeder monatlichen Blutung zu wiederholen, so daß geradezu von einer rezidivierenden Menstruationstetanie gesprochen wird (P. Müller, Thomas, Biedl[1]). Nicht selten kommt es bei chronischer Tetanie während der Menstruation zu einer Exacerbation bzw. Verschlimmerung der Anfälle; zuweilen aber setzen gerade zu dieser Zeit die Krankheitserscheinungen aus, ebenso wie es Fälle gibt, in denen mit dem Auftreten der ersten Menses das Leiden zur Ausheilung gelangt (Tonnellé, Haddon, Chvostek, Meinert, Kehrer, Faber usw.).

Nur selten fällt der Ausbruch der Tetanie in die Zeit der Menopause (Pfeifer).

Unvergleichlich häufiger und deutlicher treten die Beziehungen der Tetanie zur weiblichen Geschlechtssphäre während der Schwangerschaft, Geburt und Lactation hervor (Abb. 49).

---

[1] Dieser Autor erwähnt eine 24jährige Virgo, die bei jeder Menstruation ausgesprochene Stigmen von Tetanie und zuweilen auch Krämpfe zeigte.

Wenngleich schon vor mehr als 100 Jahren Beobachtungen über den Ausbruch der Tetanie im Wochenbett existierten (Steinheim, Dance), so verdanken wir doch die erste zusammenfassende Abhandlung über Maternitätstetanie Trousseau, der in den 50iger Jahren des vorigen Jahrhunderts bereits 41 Fälle zusammenstellen konnte, die mit einer Ausnahme durchwegs während der Lactation aufgetreten waren. Ebenso betrafen 18 Beobachtungen von Delpech (1856) lediglich stillende Frauen, so daß beide Autoren wie auch Verdier diese Form der Tetanie, für die Trousseau den Namen „Contractures des nourrices" geprägt hat, als die häufigste ansahen.

Im Jahre 1898 erschien die ausgezeichnete Monographie von v. Frankl-Hochwart, der 49 Fällen aus dem Schrifttum 12 Fälle eigener Beobachtung an die Seite stellen konnte.

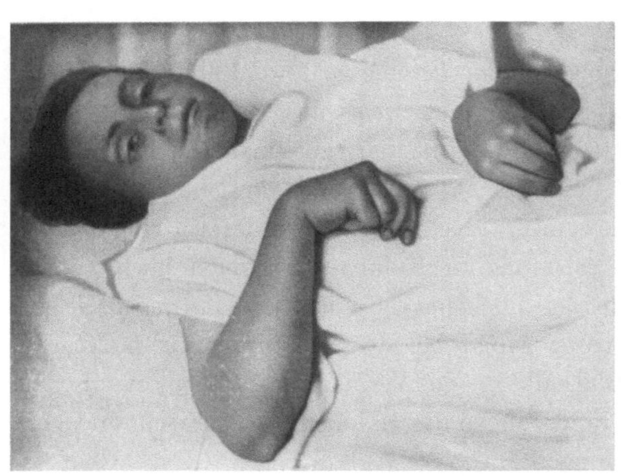

Abb. 49. Ein Fall von Maternitätstetanie. (Nach Kehrer.)

Schon den französischen Forschern war der oft epidemieartige Charakter der Maternitätstetanie aufgefallen, indem in gewissen Jahren auffallend viele, in anderen Jahren wiederum nur wenig Fälle zur Beobachtung gelangten. Epidemieartig kann auch das von Kehrer im Jahre 1911 beobachtete Auftreten der Maternitätstetanie in Bern bezeichnet werden.

Nachdem bereits Verdier im Jahre 1856 festgestellt hatte, daß sich die Fälle besonders im Winter sehr häufen, brachte v. Frankl-Hochwart im Jahre 1891 die erste Statistik über die Verteilung der Tetaniefälle auf die einzelnen Monate, wobei es sich zeigte, daß von 52 Fällen auf den Monat

Januar	Februar	März	April	Mai	Juni	Juli	August	September
10	9	12	8	2	2	3	2	1

Oktober	November	Dezember
1	0	2

entfielen. Somit sind die ersten 4 Monate des Jahres diejenigen, die die höchsten Erkrankungsziffern aufweisen, wobei die meisten Rezidive gleichfalls mit den Monaten März und April zusammenfallen (vgl. auch E. Meyer und Pollak).

Daneben dürften für das gehäufte Auftreten der Erkrankung auch geographische und klimaktische Verhältnisse verantwortlich sein. Für eine solche Möglichkeit sprechen die Beobachtungen von Krajewska über die große Häufigkeit der puerperalen Form der Tetanie in Serajewo, sowie der Bericht Mc Carrisons aus Indien über endemische Tetanie bei Gebärenden und Kindern in Chitral und Gilgit Valley.

Während die Maternitätstetanie, wie aus den Arbeiten der eingangs erwähnten Autoren hervorgeht einst eine verhältnismäßig häufige Erkrankung der Frau in den verschiedenen Maternitätsperioden war, ist sie in den letzten Jahrzehnten recht selten geworden, was unter anderem daraus erhellt, daß selbst typische Fälle noch immer den Gegenstand

von Veröffentlichungen bilden. Allerdings erscheint es durchaus möglich, daß in früheren
Zeiten weit häufiger als heutzutage Verwechslungen mit anderen Erkrankungen, wie
Hysterie, Eklampsie und Tetanus vorgekommen sind (Schmidtlechner, Seitz). Denn
obzwar Wien eine der tetaniereichsten Städte genannt werden kann, sind nach Adler
und Thaler an der Klinik Schauta in einem Zeitraum von 10 Jahren unter 3000 Entbindungen bloß 9 Fälle von Tetanie zur Beobachtung gelangt. In der I. Frauenklinik
in Wien wurden nach Klaften in einem Zeitraum von 12 Jahren unter 28302 Geburten
nur 10 Tetaniefälle beobachtet. Der Verlauf der Erkrankung war unter 19 Fällen, die in
der Klinik überhaupt vorgekommen waren, bei 21% sehr schwer und bei 5,2% tödlich.
Eine Zusammenstellung aus der II. Budapester Frauenklinik von Pollak ergab nur
7 Fälle von Schwangerschaftstetanie unter 20000 Schwangeren in einem Zeitraum von
11 Jahren, von denen die meisten im Frühjahr zur Beobachtung gelangten.

Was die zahlenmäßige Verteilung der Tetaniefälle auf Schwangerschaft, Geburt
und Wochenbett anbelangt, so weichen die Angaben der älteren Autoren wesentlich von
den Erfahrungen der letzten 20 Jahre ab. Während von 61 Fällen, die v. Frankl-Hochwart zusammengestellt hat, 23 während der Schwangerschaft, 10 nach dem Geburtsakte
und 28 während des Säugegeschäftes erkrankten, gelangt Seitz auf Grund der in einem
Zeitraum von 15 Jahren veröffentlichten Fälle zu dem Ergebnis, daß 80—90% der Erkrankungen an Tetanie in der Schwangerschaft ausbrechen, und daß demzufolge die
Schwangerschaftstetanie als die häufigste und weitaus wichtigste Form
der Maternitätstetanie zu bezeichnen ist. Allerdings gelangt Seitz zu diesen hohen
Prozentzahlen zum Teil dadurch, daß er unter der Geburt und unmittelbar nach der
Geburt auftretende Fälle zu der Schwangerschaftstetanie hinzurechnet. Nur ein kleiner
Teil der Fälle verdankt nach Seitz seine Entstehung der Lactation, während nach den
Zahlenangaben der älteren Autoren (v. Frankl-Hochwart, Meinert, Hödlmoser
usw.) die Lactation in früheren Zeiten eine größere Bedeutung für die Entstehung der
Tetanie gehabt haben dürfte als die Schwangerschaft.

In einem großen Teil der Fälle tritt die Tetanie erstmalig im Verlauf einer Schwangerschaft auf, wobei, wie bei der Schwangerschaftstetanie überhaupt, die zweite Hälfte
vom 6. Schwangerschaftsmonat angefangen, besonders bevorzugt erscheint (Trousseau, Szukits, Burresio, Gauchet, Ritchie, v. Jaksch, Blažíček, Schlesinger,
Fellner, Schultze, Pick, Peham, Ancarini, Sasko, Braun, Zirm, Groß, Sperber,
Saiz, Frank, Kehrer, Roth, Niederehe, Krishnamurty, Ajello-Rabboni,
Kappes, Putz, Brindeau usw.).

Bei Frauen, die schon einmal von der Erkrankung befallen worden waren, tritt die
Tetanie mit Vorliebe auch in den nachfolgenden Schwangerschaften immer wieder auf,
und zwar entweder stets in den gleichen oder auch in verschiedenen Perioden der Maternität,
wobei Fälle beschrieben sind, bei denen in sämtlichen vier, fünf und sechs aufeinanderfolgenden Schwangerschaften Ausbrüche der Erkrankung erfolgt sind (rezidivierende
Schwangerschaftstetanie). Dabei treten die Rezidive nach Kehrer oft erst von der
dritten und vierten Schwangerschaft angefangen in jeder folgenden Gravidität auf, während
die ersten Schwangerschaften normal verlaufen, oder aber es wechseln Schwangerschaften
mit tetanischen Erscheinungen mit normalen Schwangerschaften ab (alternierender
Verlauf) (Meinert, Chvostek, Neumann, Thomas, Villa, Wettendorfer, Peters,

Zirm, Voelker, Griziotti, Schmidtlechner, Groß, Sperber, Schönborn, Saiz, Frank, Haberfeld, Mayer, Marek, Janáček usw.).

Seltener sind die (meist schwer verlaufenden) Fälle von Schwangerschaftstetanie bei Frauen, die schon früher an chronischer Tetanie gelitten hatten (Müller, Schultze, Löwenthal und Wiebrecht, Gottstein, Rona).

Daß die Maternitätstetanie besonders bei Frauen, deren Epithelkörperchenapparat durch eine vor oder während der Schwangerschaft mitgemachte Strumektomie Schaden gelitten hat, zum Ausbruch gelangt, lehren die Fälle von Weiß, v. Eiselsberg, Meinert, Kocher, Westphal, v. Cyhlarz, Peham, Dienst, v. Beck, Brown, Faber, Stenvers, Danisch, Kappes, Klaften, Westermann usw.

Verhältnismäßig selten befällt die Tetanie Frauen erstmalig während der Geburt (Braun, Sperber, Adler und Thaler, Klaften), während das erstmalige Auftreten der Tetanie im Wochenbett bzw. während der Lactation besonders im älteren Schrifttum sehr häufig beschrieben ist (Steinheil, Dance, Verdier, Haddon, Ritchie, Röhrig, Ehrendorfer, Hoffmann, Christeanu, Peters, Weiß, Sperber, Chvostek, Commandeur und Essard, Adler und Thaler, Preiß, Antonelli, Wallich, Kehrer, Fleischer, Anderodias und Balard; Lisser, Smith und Shepardson, Klaften u. a.).

Viel weniger zahlreich als in der Schwangerschaft sind rezidivierende Fälle von Tetanie im Wochenbett bzw. in der Lactation, wobei das Verhältnis beider zueinander nach den Untersuchungen von Kehrer 25 : 8 beträgt (Delpech, Verdier, Ferenczi, Freund, Zirm, Kehrer); noch spärlicher sind die Fälle, in denen bei chronischer Tetanie die Schwangerschaft ungestört verläuft und erst post partum die Anfälle wieder auftreten (Schlesinger, Westphal, Pick).

Wie bei der Tetanie überhaupt, so scheint auch bei der Maternitätstetanie eine gewisse familiäre Disposition zu bestehen, was besonders aus den von Saiz mitgeteilten Fällen hervorgeht, von denen namentlich der eine recht bemerkenswert erscheint. Hier handelte es sich um eine 30jährige Frau mit einer typischen Tetanie, die während der letzten Monate der vierten Schwangerschaft aufgetreten und erst längere Zeit nach der Geburt ausgeheilt war. Die älteste Tochter erkrankte an Tetanie in der fünften, eine andere Tochter in der zweiten und fünften Schwangerschaft.

Eine bestehende chronische Tetanie wird in vielen Fällen in der Schwangerschaft oder mit Überspringung dieser in der Lactationsperiode wesentlich verschlimmert. Während in einem Teil der Fälle die Schwangerschaftstetanie unmittelbar nach künstlicher oder spontaner Entleerung des Uterus verschwindet, so daß viele Autoren die Unterbrechung der Schwangerschaft wärmstens empfehlen, ja geradezu als lebensrettend ansehen (Meinert, Voelker, Pick, Griziotti, Dienst, Frank, v. Beck, Starck, Krishnamurty, Pollak u. a.), sind Fälle bekannt, in denen trotz der Entleerung des Uterus die Tetanie weiter bestehen bleibt und selbst zu einem tödlichen Ende führt (Blažiček, Haberfeld, Putz u. a.).

Wie wenig zuverlässig die Unterbrechung der Gravidität als Heilmittel der Schwangerschaftstetanie wirkt, beweisen die vielen Fälle, in denen die tetaniekranken Frauen die Schwangerschaft überleben und erst mehr oder weniger lange Zeit nach der Geburt der Tetanie erliegen; ja aus der Zusammenstellung von Seitz geht geradezu hervor, daß von den ausgeführten Fällen mit tödlichem Ausgang so gut wie alle auf das Wochenbett entfielen (Trousseau, Szukits, Griziotti, Schmidtlechner, Kehrer, Haberfeld, Mikschik u. a.).

So wie die Unterbrechung der Schwangerschaft nicht in allen Fällen zum Sistieren der tetanischen Krämpfe führt, ebenso verschwindet die Lactationstetanie nicht immer, wenn das Kind von der Brust abgesetzt wird oder stirbt; hingegen hören die Krämpfe manchmal auch spontan auf, trotzdem die Frauen ihre Kinder weiter stillen (Griziotti, Adler und Thaler usw.).

Die Nachkommenschaft tetaniekranker Mütter ist namentlich bei schwererem Verlauf der Erkrankung stets gefährdet, denn oft kommen die Kinder tot bzw. in maceriertem Zustand zur Welt (Szukits, Pick, Gauchet, Meinert, Neumann u. a.) oder erkranken selbst wenige Tage nach der Geburt an akuter, nicht selten tödlich verlaufender Tetanie [1] (Zirm, Kehrer, Niederehe u. a.).

Die Ursache der Maternitätstetanie ist, wie bei der Tetanie überhaupt, in einer Insuffizienz des Epithelkörperchenapparates zu erblicken. In diesem Sinne sprechen die zahlreichen Fälle von Maternitätstetanie nach Strumektomie, bei denen wohl mit Recht ein mehr oder weniger großer Epithelkörperchenausfall angenommen werden kann, ferner die günstige Wirkung der Epithelkörperchentransplantation [2] und der Parathormonbehandlung und endlich die zahlreichen Tierversuche, in denen gezeigt werden konnte, daß Tiere nach teilweiser Parathyreoidektomie, die bis dahin symptomlos vertragen worden ist, beim Eintreten einer Gravidität bzw. in der Lactation an akuter Tetanie erkranken (s. dieses Kapitel auf S. 813).

Leider ist die Lehre von der parathyreogenen Natur der Maternitätstetanie von morphologischer Seite am wenigsten gestützt, denn es liegen diesbezüglich nur spärliche Befunde vor, so von Haberfeld, der in seinem Falle in zwei Epithelkörperchen Narben und degenerative Veränderungen des Parenchyms mit Cystenbildung beschreibt, und von Kehrer, der über teilweises Fehlen von Epithelkörperchen bzw. Zerstörung des einzigen vorhandenen Epithelkörperchens durch eine Blutung berichtet [3].

Als weitere Ursache der Epithelkörpercheninsuffizienz bei der Maternitätstetanie kommen so wie bei den anderen Formen der Tetanie entzündliche Prozesse der Epithelkörperchen, sowie Atrophie und Hypoplasie, in manchen Fällen vielleicht auch nur eine rein funktionelle, durch angeborene Minderwertigkeit bedingte Schwäche in Betracht, auf Grund welcher der Epithelkörperchenapparat einer stärkeren Belastung, wie es die verschiedenen Phasen der Maternität mit sich bringen, nicht gewachsen ist (Abb. 50).

Daß die Maternität tatsächlich eine überaus starke Belastung des Epithelkörperchenapparates bedingt, geht daraus hervor, daß bei schwangeren und puerperalen Frauen

---

[1] Als Ursache der Tetania neonatorum dürfte nach Niederehe die erbliche Übertragung einer gleichgerichteten Disposition, ferner die direkte placentare Übertragung des hypothetischen Tetaniegiftes von der Mutter auf das Kind und endlich die vermehrte Ausscheidung von Kalk im mütterlichen Körper während der Schwangerschaft und eine dadurch bedingte Kalkverarmung des Fetus in Betracht kommen.

[2] Über Besserung bzw. Heilung in Fällen von Maternitätstetanie durch Einpflanzung von Epithelkörperchen berichten Brown, Roth, Borchers, Stenvers, Rona u. a.

[3] Allerdings ist die Behauptung eines Epithelkörperchenmangels nur dann beweiskräftig, wenn dieser durch die mikroskopische Untersuchung an dichtgelegten Serienschnitten bewiesen ist, da bei der Sektion nur allzu leicht Epithelkörperchen nicht gefunden werden.

auffallend häufig tetanoide Symptome, wie positives Facialisphänomen, Ameisenlaufen, Kribbeln, schmerzhafte Empfindungen in den Fingern beim Schreiben oder Nähen nebst Steigerung der galvanischen Nervenerregbarkeit nachweisbar sind, Erscheinungen, die kaum anders als der Ausdruck einer verminderten Funktionsfähigkeit der Epithelkörperchen gedeutet werden können (Kehrer, Seitz, Kreiß, Thierry, Skupin, Putz; Spiegler und Schol u. a.).

Es ergaben systematische Untersuchungen von Seitz und seinen Mitarbeitern an mehr als 120 Schwangeren bei 80% aller Fälle eine erhöhte galvanische Erregbarkeit, wobei der höchste Grad unter der Geburt erreicht wird, um im Wochenbett allmählich zur Norm zurückzukehren. Ja bei rund 10% aller Gebärenden fand Seitz die Werte für

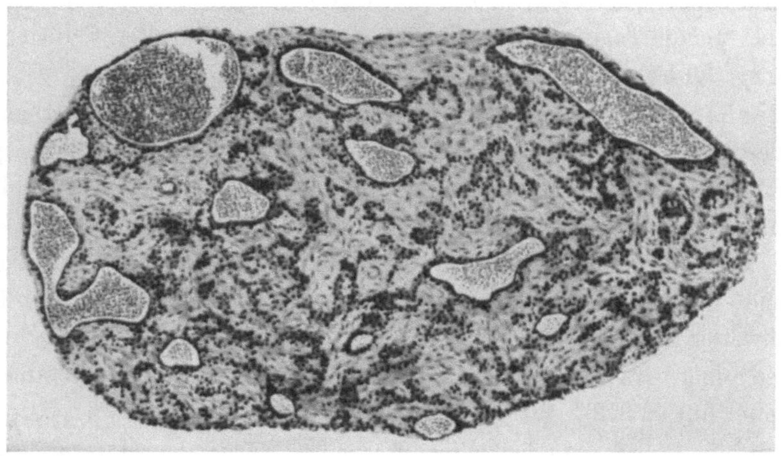

Abb. 50. Fibrose und Blutungen in einem Epithelkörperchen bei Tetanie. (Nach Fischer-Wasels und Berberich.)

die Kathodenschließungszuckung (KaSZ.) so gering, daß man eigentlich schon von einem subtetanischen Zustand sprechen muß.

Spiegler und Schol konnten bei 80—90% aller Schwangeren eine Steigerung der galvanischen Nervenmuskelerregbarkeit feststellen und als durchschnittlichen Wert derselben 0,9 MA. für die KaSZ. ermitteln. Kreiß fand subtetanische Erscheinungen nicht nur bei Schwangeren (in 60%), sondern auch bei 80% aller Wöchnerinnen, so daß es nach diesen Untersuchungen kaum einem Zweifel unterliegt, daß zur Zeit der Schwangerschaft und im Wochenbett eine gewisse Tetaniebereitschaft besteht, die möglicherweise mit der in der gleichzeitig vorhandenen Hypocalcämie in ursächlichem Zusammenhang steht.

Obzwar die Hypocalcämie und die galvanische Übererregbarkeit auf eine durch die Maternitätsvorgänge bedingte Überlastung des Epithelkörperchenapparates hinweisen, so darf doch nicht vergessen werden, daß es sich bei der Hypocalcämie um einen physiologischen und bei der galvanischen Übererregbarkeit um einen ungemein häufigen Zustand handelt, der doch nur in seltenen Fällen in eine manifeste Tetanie übergeht, so daß es noch besonderer Faktoren bedarf, damit das Krankheitsbild der Tetanie entsteht. Als solche müssen die vorhin erwähnten, zu Insuffizienz führenden Veränderungen der Epithelkörperchen gelten, dann verschiedene auf die schwangere oder puerperale Frau einwirkende Reize bzw. das Zusammentreffen dieser mit jenen. Als tetanieauslösende Reize sind Erkältungen, Durchnässungen, Vergiftungen (mit Ergotin, Chloroform, Oxalsäure),

Infektionskrankheiten, gynäkologische Eingriffe (wie Spülung des Uterus mit Lysol und Carbol u. a. bekannt[1] (Bauer, Soltmann, Ehrendorfer, v. Frankl-Hochwart, Schlesinger, Kehrer, Groß, Stein usw.). In einem Fall von Sándor brach die Tetanie nach einer Tubarruptur aus, offenbar ausgelöst durch forciertes Abführen und Injektion von Pituitrin[2].

In einigen Fällen konnte die Beobachtung gemacht werden, daß die tetanischen Anfälle im Zusammenhang mit spontanen oder durch Einführen der Finger in den Genitaltrakt ausgelösten Uteruskontraktionen entstanden waren, was Neumann im Zusammenhang mit der Tatsache, daß die rezidivierende Tetanie meist in der zweiten Schwangerschaftshälfte, in der bereits Uteruskontraktionen beginnen, auftritt, zu der Annahme führte, daß die Tetanie durch dieses ausgelöst würde. In gleicher Weise hält Voelker bei stillenden Frauen die beim Säugen auftretenden Uteruskontraktionen für die auslösende Ursache der tetanischen Anfälle. Mit Recht betont jedoch Kehrer, daß ein Zusammenhang zwischen Wehen und Tetanieanfällen höchstens für einzelne Fälle Geltung haben könne, da in den meisten Fällen trotz intensiver Wehentätigkeit keine Verstärkung der Anfälle beobachtet wird.

Ebenso ist es mehr als fraglich, ob die Tetanie nach Einwirkung von Mutterkorn ausschließlich mit den dadurch verursachten Uteruskontraktionen im Zusammenhang stehe, zumal tetanische Anfälle nach Ergotin auch bei nichtschwangeren Frauen ausbrechen können (Ensheimer), ja selbst bei Männern nach dem Genuß von mutterkornhaltigen Mehlprodukten beobachtet worden sind (Fuchs).

Zu den Faktoren, die bei Schwangeren tetanische Anfälle auszulösen imstande sind, gehört auch die Hyperventilation, die entweder spontan durch Mehrleistung während der Geburt oder auch künstlich durch kurz dauernde tiefe Atmung hervorgerufen werden kann (Klaften).

3. Beziehungen der Maternitätstetanie zu Eklampsie, Osteomalacie und Impetigo herpetiformis.

In seltenen Fällen können sich zu der Maternitätstetanie eklamptische Krämpfe hinzugesellen (Peham, Fellner, Klaften u. a.); noch seltener ist der umgekehrte Fall, daß nach Ablauf einer Eklampsie tetanische Erscheinungen auftreten (Fleischer).

Die bis zu einem gewissen Grade vorhandene Ähnlichkeit zwischen Tetanie und Eklampsie, die hauptsächlich durch das beiden Erkrankungen gemeinsame Auftreten von Krämpfen in der Schwangerschaft bedingt ist, hat dazu geführt, daß die Eklampsie in früheren Zeiten vorübergehend als eine durch die Schwangerschaft veränderte Tetanie angesehen wurde. Es hat an Versuchen nicht gefehlt, diese von Vasalle aufgestellte Behauptung durch pathologisch-anatomische Befunde und klinische Untersuchungen zu stützen. Von Vasalle, Zanfrognini, Albertoni, Pepere u. a. wurde auf eine Minderzahl der Epithelkörperchen sowie auf eine Verminderung der chromophilen Zellen und des

---

[1] Fälle von Tetanie bei Nichtschwangeren im Anschluß an gynäkologische Operationen sind mehrfach beschrieben worden, unter anderen von Góth bei einer 25jährigen Frau nach einer Perineoplastik, und mehrere Fälle von Kehrer, und zwar nach Curettage, Perineoplastik, Kolporaphie, Exstirpation eines entzündlichen Adnextumors, Reposition des retroflektierten Uterus usw.

[2] Wie z. B. in einem Falle von Dienst.

Kolloids in Fällen von Schwangerschaftseklampsie hingewiesen, während eine Reihe gleichfalls italienischer Autoren über günstige Erfolge mit Parathyreoidin bei der Bekämpfung der Eklampsie zu berichten wußte (Vasalle, Zanfrognini, Strada, Brun, Quadri, Vicarelli, Michelazzi und von deutschen Autoren Kaiser). Einer strengen Kritik konnten jedoch alle diese Arbeiten nicht standhalten, zumal das Nichtauffinden von Epithelkörperchen bei der Sektion nicht gleichbedeutend ist mit einer Agenesie, die histologischen Veränderungen, die beschrieben worden sind, einerseits auch sonst in Epithelkörperchen zu sehen sind, andererseits sehr oft bei Eklamptischen vermißt werden[1], und letzten Endes den therapeutischen Erfolgen mit Parathyreoidin eine nicht geringe Zahl von Versagern entgegengestellt werden kann (Seitz, Mangiagalli, Pestalozza, Pinzani und Rosinelli u. a.). Heute bezweifelt niemand mehr, daß Tetanie und Eklampsie zwei verschiedene Erkrankungen sind, und daß die Eklampsie mit einer Störung der Epithelkörperchenfunktion ursächlich nichts zu tun hat, ungeachtet dessen, daß auch bei der Eklampsie Veränderungen im Kalkstoffwechsel vorkommen.

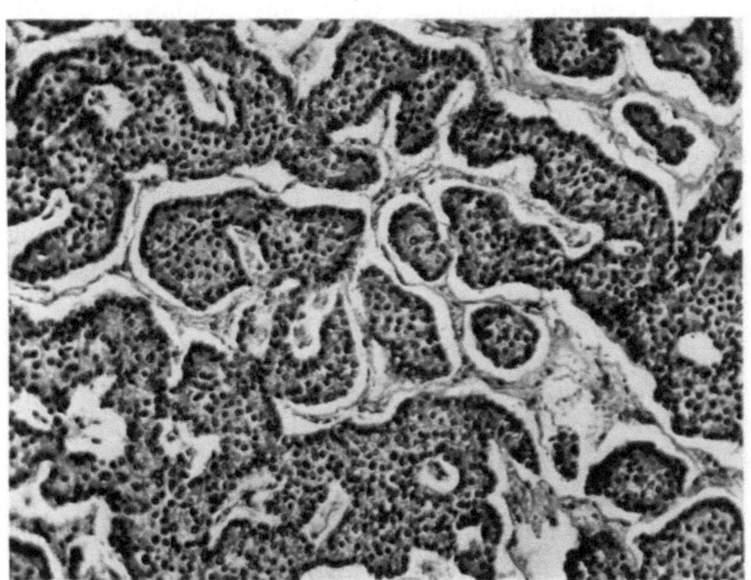

Abb. 51. Epithelkörperchenadenom in einem Fall von puerperaler Osteomalacie.

Untersuchungen des Blutkalkgehaltes bei der Eklampsie und anderen Schwangerschaftstoxikosen wurden besonders in den letzten 10 Jahren in großer Zahl ausgeführt (Consoli, v. Bodo und Liebmann, Stander, Duncan und Sisson, Günter und Schultze, Feinberg und Lasch, Lourier, Wodon, Bernardi, Vozza und Natale, Krane, Tupareff u. v. a.); die Resultate lauten jedoch sehr verschieden, wobei die meisten Autoren eine geringe Hypocalcämie, mehrere Autoren keine bestimmten Veränderungen, einige sogar eine geringe Vermehrung des Blutkalkes angeben.

Verhältnismäßig häufig ist das Auftreten der Tetanie bei schwangeren und puerperalen Frauen mit Osteomalacie (Blažiček, Freund, Weber, Schultze, Hecker, Januszewska, Krajewska, R. Braun, Bondi, Marek, Bauer, Kerl, Walter u. a.).

Über einen Fall von Tetanie auf dem Boden einer im Pubertätsalter entstandenen Osteomalacie bei einem 15jährigen Mädchen wird von Apert und Lemaux, über einen Fall von Osteomalacie und Tetanie im Anschluß an die Menopause bei einer 53jährigen Frau von Kahler berichtet.

---

[1] Erdheim, Seitz, Allegri, Soli, Hartwich u. a.

Erblickt man nach **Erdheim** in der Hyperplasie der Epithelkörperchen bei der Osteomalacie [1] den Ausdruck erhöhter Inanspruchnahme dieser den Kalkstoffwechsel regulierenden Organe, dann erscheint es verständlich, daß die Osteomalacie besonders in der Schwangerschaft, wo der Epithelkörperchenapparat an und für sich schon reichlich belastet ist, einen besonders günstigen Boden für die Entstehung der Tetanie schafft.

Von den Schwangerschaftsdermatosen, die zur Tetanie bzw. den Epithelkörperchen Beziehungen haben dürften, sei hier ganz kurz auf die **Impetigo herpetiformis** hingewiesen [2].

Diese Dermatose äußert sich in kleinen, gruppenweise auftretenden Pusteln, die vorwiegend am Bauch, den Unterschenkeln, der Leisten- und Mammagegend auftreten. Nach einem kurzen Anfangsstadium entsteht unter Eintrocknung der Pusteln eine schuppig-krustöse Auflagerung mit einem Pustelsaum, an den sich eine Randzone von frischer roter Farbe anschließt. Unter Abtrocknen der älteren Efflorescenzen und Auftreten neuer Pusteln vergrößern sich die Herde, die durch Zusammenfließen ausgedehnte Hautflächen befallen können. Der Ausgang der Erkrankung ist meist letal, doch kann in Fällen, in denen der Prozeß erst am Ende der Schwangerschaft aufgetreten ist und nur kleine Hautflächen befallen hat, nach Beendigung der Schwangerschaft Heilung eintreten, wenngleich in späteren Schwangerschaften dann doch Rezidive in der Regel mit tödlichem Ausgang vorkommen.

Den Hinweis auf die Beziehungen zum Epithelkörperchenapparat liefern Fälle, wie sie von **Schardorn, Lutz, Danisch, Kapferer, Walter** u. a. beschrieben worden sind, in denen die Impetigo herpetiformis mit **Tetanie** vergesellschaftet war.

Während die Fälle von **Schardorn, Lutz** und **Danisch** nichtschwangere Frauen betrafen, bei denen die tetanischen Erscheinungen nach Strumektomie entstanden waren, handelt es sich im Falle von **Kapferer** um eine Schwangere, die trotz Besserung der Dermatose nach der Geburt eines macerierten Fetus unter Wiederauftreten tetanischer Krämpfe an allmählichem Kräfteverfall zugrunde ging. Auch in einem Falle von **Walter** handelte es sich um eine gravide Frau, die im 8. Monat der sechsten Schwangerschaft war.

Die genaue anatomisch-histologische Untersuchung eines Falles von Impetigo herpetiformis nach Strumektomie verdanken wir **Danisch**, der die völlige Ausschaltung des Epithelkörperchenapparates teils durch Mitentfernung von Epithelkörperchen, teils durch anämische Nekrose als Folge vorangegangener Operationen einwandfrei feststellen konnte.

Daß es sich bei der Impetigo herpetiformis nicht um die ausschließliche Folge einer Epithelkörpercheninsuffizienz bzw. der daraus resultierenden Störung des Kalkstoffwechsels handelt, geht aus der relativ großen Seltenheit des Leidens bei Tetaniekranken hervor,

---

[1] Die Veränderung der Epithelkörperchen bei der Osteomalacie besteht entweder in einer allgemeinen Hyperplasie oder in umschriebenen Wucherungsherden des Drüsenparenchyms bzw. in echter Adenombildung (Abb. 51). Die an diesen Wucherungsprozessen beteiligten Zellen sind vorwiegend Hauptzellen, weniger oxyphile Zellen. Der Lipoidgehalt der gewucherten Drüsenzellen ist im Gegensatz zu dem alten Drüsenparenchym nur sehr gering (Erdheim, Schmorl, Strada, Bauer, Hohlbaum, Todyo, Bull und Harbitz, Schlagenhaufer, Maresch, Schickele, Ritter, Thomas, Johann, Strauch, Danisch, Herxheimer u. a.).

[2] Da auch nichtschwangere Frauen und Männer (in 30%) erkranken, kann bei der Impetigo herpetiformis von einer Schwangerschaftsdermatose im eigentlichen Sinne nicht gesprochen werden.

so daß Danisch ursächlich an eine direkte oder korrelative Beeinträchtigung vielleicht mehrerer endokriner Organe denkt, wobei als weiterer begünstigender Faktor eine Dysfunktion des vegetativen Nervensystems hinzukommen dürfte. Jedenfalls scheint die Schädigung des Epithelkörperchenapparates und die Störung des Kalkstoffwechsels in der Pathogenese der Erkrankung eine wichtige Rolle zu spielen, wofür unter anderem die Tatsache spricht, daß die Impetigo herpetiformis, wie es Walter beschreibt [1], auch mit Osteomalacie vergesellschaftet sein kann.

4. Die experimentelle Graviditäts- und Lactationstetanie.

Um die parathyreogene Natur der Maternitätstetanie zu erhärten, wurden sehr zahlreiche Tierversuche, die heute zum Teil mehr als ein Vierteljahrhundert zurückliegen, angestellt.

Schon zu einer Zeit, da man von der Bedeutung der Epithelkörperchen für die Tetanie nichts wußte, war es mehreren Autoren aufgefallen, daß die nach ausgedehnter bzw. totaler Exstirpation der Schilddrüse auftretenden tetanischen Krämpfe in erster Linie und mit besonderer Stärke bei denjenigen Tieren — es handelte sich vorwiegend um Hunde und Katzen — auftraten, die entweder zur Zeit der Operation trächtig waren oder nach erfolgter Operation trächtig wurden (Moussu, Christiani, Verstraeten und Vanderlinden, Halsted, Lange, Caro).

Die ersten Versuche, mittels reiner Parathyreoidektomie eine Schwangerschaftstetanie beim Tier zu erzeugen, stammen von Vasalle, der bei drei trächtigen Hündinnen je drei Epithelkörperchen entfernte und danach die Erkrankung in verschiedener Schwere auftreten sah. Während eine Hündin kurze Zeit vor dem Wurf verschied, blieben die zwei anderen nach dem Wurf von drei bzw. sechs Jungen unter Darreichung von Epithelkörperchenextrakt am Leben. Schon vordem war es Vasalle gelungen, bei einer Hündin, die nach der Exstirpation von drei Epithelkörperchen tetaniekrank geworden war, nach mehreren Wochen jedoch genas, eine Lactationstetanie zu erzeugen; denn als die Hündin zwei Graviditäten ohne tetanische Erscheinungen absolviert hatte, brach bei ihr nach der zweiten Gravidität am 5. Tage der Säugeperiode eine schwere Tetanie aus, die erst verschwand, als ihr das letzte Junge weggenommen worden war. — Besonders anschaulich haben dies Dragstedt, Sudan und Phillip bei thyreoparathyreodektomierten, säugenden Hündinnen gezeigt, indem es ihnen gelang, durch Wegnahme sämtlicher Jungen die Tetanie ganz zum Verschwinden zu bringen, durch Fortnahme eines Teiles der Jungen eine Besserung, durch Hinzufügen von Jungen jedoch eine Verschlimmerung der Tetanie herbeizuführen.

Die den Versuchen Vasalles folgenden Arbeiten dienten teils der Beobachtung der Schwangerschaft, Geburt und Lactation nach der Exstirpation der Epithelkörperchen bei bereits graviden Tieren, teils der Beobachtung der genannten Maternitätsperioden bei Tieren, die vor der Gravidität parathyreoidektomiert, bis dahin aber tetaniefrei geblieben waren. Die ersten überzeugenden Versuche der zuerstgenannten Art stammen von Pineles,

---

[1] In diesem Falle handelte es sich um eine Kranke, bei der mit den Hauterscheinungen gleichzeitig die Beschwerden seitens des Knochensystems auftraten, nach Beendigung der Schwangerschaft mit diesen wiederum verschwanden, um in der letzten Schwangerschaft gemeinsam wiederum aufzutreten und den Höhepunkt ihrer Intensität zu erreichen.

der bei einer trächtigen Katze durch Entfernung von drei Epithelkörperchen eine schwerste, zum Tode führende Tetanie erzeugen konnte, während drei nichtträchtige Katzen nach dem gleichen Eingriff gesund am Leben blieben. Durch diese Experimente, die von zahlreichen Autoren, wie Zanfrognini, Groß (bei Katzen), Carlson, Werelius, Frommer (bei Hunden), Adler und Thaler, Minkiewitsch (bei Ratten) u. a. bestätigt wurden, war vorerst nur gezeigt worden, daß trächtige aber auch lactierende Tiere (Carlson) gegen einen teilweisen Verlust der Epithelkörperchen weit empfindlicher sind als Tiere außerhalb der Gravidität.

Gegen diese Versuchsanordnung wurde von Erdheim der Einwand erhoben, daß bei einer während der Gravidität ausgeführten Epithelkörperchenexstirpation nicht scharf zu trennen ist, wie weit an dem Ausbruch der Tetanie der operative Eingriff, und wie weit die Gravidität als solche ursächlich beteiligt ist. Aus diesem Grunde wählte Erdheim bei seinen Versuchen den zweiten Weg, eine Schwangerschaftstetanie beim Tier hervorzurufen, nämlich die Parathyreoidektomie am nichtgraviden bzw. noch jugendlichen Weibchen mit Beobachtung nachfolgender Graviditäten und Lactationsperioden, wobei es ihm in sehr überzeugender Weise gelang, durch Entfernung zweier Epithelkörperchen bei einer nichtgraviden Ratte eine in zwei aufeinander folgenden Graviditäten rezidivierende Tetanie zu erzeugen.

Auf die gleiche Weise und mit ganz ähnlichen Ergebnissen sind diese Versuche bei verschiedenen Tierarten von Adler und Thaler, Minkiewitsch, Massaglia, Dragstedt, Sudan und Phillips, Marine, Chandler u. a. ausgeführt worden. Erst durch diese Versuche ist der Beweis einwandfrei erbracht worden, daß auch die Schwangerschafts- und Lactationstetanie parathyreoidaler Genese ist, wobei die Schwächung des Epithelkörperchenapparates die Disposition schafft, die bei später eintretender Schwangerschaft oder in der Lactationsperiode infolge erhöhter Inanspruchnahme zur Tetanie führt[1].

Wie die Schwangerschaft und Lactation so vermag auch die Brunst bei parathyreoidektomierten Tieren Tetanie auszulösen. So sahen Luckhardt und Blumenstock bei zwei Hündinnen, die sich nach totaler Parathyreoidektomie von ihrer anfänglichen Tetanie erholt hatten und bei bester Gesundheit waren, schwere Tetanie nach dem Einsetzen des Oestrus auftreten. Auch Dragstedt, Sudan und Phillips konnten bei parathyreoidektomierten Hündinnen, die bei Brot-, Milch- und Milchzuckerdiät tetaniefrei gehalten waren, den Ausbruch der Tetanie nicht nur in der Gravidität und Lactation, sondern auch während des Oestrus beobachten. (Vgl. auch Fredericq.)

---

[1] Nach Ruggeri, der mit trächtigen und nichtträchtigen Hündinnen experimentierte, spricht dies nicht dafür, daß die Epithelkörperchen der Feten im Falle eines Versagens der mütterlichen Organe für diese vikarierend einspringen. In der Tat haben die Versuche von Hoskins und Snyder bei Hunden und von Mochiarulo und Oranzo bei Meerschweinchen ergeben, daß die Injektion von Parathormon in die Feten beim Muttertier keine Steigerung des Calciumspiegels hervorruft, woraus die Autoren auf die Undurchlässigkeit der Placenta für das Epithelkörperchenhormon schließen. Im Gegensatz dazu nimmt allerdings Ujie, und zwar auf Grund des Verhaltens des Rest- und Harnstoffstickstoffes im Blute bei trächtigen, puerperalen und nichtträchtigen parathyreoidektomierten Kaninchen an, daß die Placenta für Parathormon durchlässig ist, da der Rest- und Harnstoffstickstoff des Blutes, der bei nichtträchtigen Tieren nach der Parathyreoidektomie zunimmt, bei den epithelkörperchenlosen Tieren während der Trächtigkeit abnimmt, um nach dem Wurf wieder zur Norm zurückzukehren.

Bei ihren Versuchen, parathyreoidektomierte Hunde durch Fleischkost und intravenöse Injektionen von Ringerlösung am Leben zu erhalten, fanden Luckhardt und Rosenbloom, daß dies bei trächtigen Hunden viel schwerer gelingt als bei nichtträchtigen.

Auf die Bedeutung der normalen Giftigkeit der Placenta für die Entstehung der Schwangerschaftstetanie glaubt Frommer dadurch hingewiesen zu haben, daß er bei teilweise parathyreoidektomierten Kaninchen, bei denen eine Tetanie nur schwer oder gar nicht zu erzeugen geht, durch Injektion von Placentarsubstanz eine tödliche Tetanie erzeugte. Während bei ungestörtem Stoffwechsel die normalerweise in der Placenta gebildeten Toxine ohne besondere äußere Erscheinungen vertragen würden, komme es bei einer Störung in den nach Frommer antitoxinbildenden Epithelkörperchen leicht zum Ausbruch der Erkrankung. Die Versuche Frommers wurden später mit demselben Ergebnis von Guggisberg wiederholt, der gleichfalls der Placenta eine Bedeutung in der Pathogenese der Tetanie beimißt. Zanfrognini verwendete bei seinen gleichsinnigen Versuchen anstatt Placenta ein aus Placenta gewonnenes Nucleoproteid, ohne damit mit Sicherheit Tetanie erzeugt zu haben.

Bei der unverkennbaren Bedeutung bestimmter Veränderungen innerhalb der weiblichen Geschlechtssphäre für die Entstehung der Tetanie, war es von Interesse, den Einfluß der **Keimdrüsenausschaltung** auf die Entstehung und den Verlauf der Erkrankung im Tierexperiment zu prüfen. Die ersten diesbezüglichen Versuche stammen von Silvestri und ergaben, daß geschlechtsreife Hunde, Katzen und Kaninchen die Exstirpation der Epithelkörperchen ohne irgendwelche Erscheinungen von Tetanie vertragen, wenn die Tiere vorher der Keimdrüsen beraubt worden waren. Wurden jedoch ganz junge weibliche sowie männliche Tiere verwendet, dann erkrankten und starben sie ohne Unterschied, ob vorher eine Kastration vorgenommen worden war oder nicht. Aus diesen Versuchsergebnissen, die allerdings von einer Reihe späterer Autoren, wie Purpura, Massaglia, Cléret und Gley, Gozzi, Meyer, Athias und Ferreira de Mira, Overholser und Akimova-Woronkova nicht bestätigt werden konnten, folgerte Silvestri, daß Epithelkörperchen und Keimdrüsen antagonistisch gegeneinander eingestellt sind. Nach Purpura beeinflußt auch die nachträgliche Exstirpation der Ovarien den Verlauf der nach Parathyreoidektomie auftretenden Tetanie nicht. Die besonders im Sommer erhöhte Empfindlichkeit parathyreoidektomierter Ratten gegen Tetanie ist nach Overholser gleich groß sowohl bei den kastrierten als auch nichtkastrierten Tieren. Nach Akimova-Woronkova läßt sich die Tetanie nach Epithelkörperchenexstirpation durch Kastration zwar abschwächen, der zum Tode führenden Kachexie kann jedoch durch die Entfernung der Keimdrüsen nicht vorgebeugt werden; keinesfalls kann aus dem Verhalten der Tiere auf einen direkten Antagonismus zwischen Epithelkörperchen und Keimdrüsen geschlossen werden; eher dürfte die Verzögerung im Auftreten der tetanischen Erscheinungen nach der Kastration bei parathyreoidektomierten Tieren auf dem Wege über das gesamte endokrine System zustande kommen.

Von den Autoren, die zu ähnlichen Ergebnissen wie Silvestri gelangt sind, wäre vor allem Perelmann zu erwähnen, der bei parathyreoidektomierten Tieren durch nachfolgende Kastration den Ausbruch der Tetanie zu hemmen, durch spätere Einpflanzung von Hoden jedoch wieder auszulösen vermochte.

In letzter Zeit versuchte Mathieu die antagonistische Stellung der Epithelkörperchen zu den Ovarien dadurch zu beweisen, daß er kastrierten und nichtkastrierten, der Schilddrüse und der Epithelkörperchen beraubten Hündinnen, die sich an den Ausfall der Epithelkörperchen bereits gewöhnt hatten, die oestrogene Substanz des Schwangerenharnes (Pregnon) zuführte und dabei beobachten konnte, daß nur diejenigen Tiere an Tetanie erkrankten, deren Ovarien intakt waren, während die kastrierten Tiere nicht reagierten. Das verschiedene Verhalten kastrierter und nichtkastrierter, thyreoparathyreoidektomierter Tiere nach Zufuhr von oestrogener Substanz erklärt Mathieu damit, daß bei nichtkastrierten, der Schilddrüse und Epithelkörperchen beraubten Tieren gleichzeitig mit dem Oestrus eine Hypocalcämie auftritt, während die kastrierten Tiere keine Senkung des Blutkalkspiegels aufweisen, da die oestrogene Substanz nur auf dem Wege über die Ovarien zu wirken vermag. (Vgl. auch Mathieu und Barnes [1].)

In der stark erhöhten Empfindlichkeit gravider parathyreoidektomierter Tiere (Meerschweinchen) gegen Guanidin, das selbst bei Anwendung kleinster Dosen zum Tode der Tiere führt, erblickt Di Fazio eine Stütze der Ansicht, daß das Wesen der Tetanie in einer Guanidinvergiftung beruhe.

Kalkstoffwechselbestimmungen bei parathyreoidektomierten Tieren während der Trächtigkeit und Lactation stammen von Larson und Fischer und zeigen, daß bei thyreoparathyreoidektomierten, auf Fleischnahrung gesetzten Hunden, die mittels Parathyreoideaextrakt die Tetanie überstanden hatten, während der genannten Maternitätsphasen neuerlich eine Senkung des Blutkalkspiegels erfolgt, die nach dem Wurf bzw. nach Beendigung der Lactation wiederum normalen Verhältnissen Platz macht.

IV. Die Wirkung der Parathyreoidektomie auf die weibliche Geschlechtssphäre.

Nach den Untersuchungen von Alquier und Theuveny ruft die Thyreoparathyreoidektomie bei Hunden keine Veränderung der Ovarien hervor, weder in der Entwicklung und Struktur, noch in der Funktion. Hingegen fand Hammett bei weißen Ratten nach Entfernung der Schilddrüse und der Epithelkörperchen ein Zurückbleiben der Ovarien und mehr noch des Uterus im Wachstum; die sekundären Geschlechtsmerkmale thyreoparathyreoidektomierter Ratten gelangen jedoch zu normaler Entwicklung.

Hammett prüfte außerdem die Fortpflanzungsfähigkeit weißer, kurz vor der Geschlechtsreife ganz oder teilweise der Schilddrüse und Epithelkörperchen beraubter Ratten und fand, daß die Weibchen weniger fruchtbar waren, wie aus der niedrigeren Kopfzahl und größeren Sterblichkeit der einzelnen Würfe hervorging. Das Gewicht der Jungen war zwar bei der Geburt normal, blieb jedoch später bedeutend hinter der Norm zurück. Alle diese Erscheinungen waren noch deutlicher ausgesprochen, wenn bei den Versuchstieren die Exstirpation der Schilddrüse und Epithelkörperchen schon im Alter von 45 Tagen vorgenommen worden war.

Chandler paarte im Alter von 75—100 Tagen parathyreoidektomierte Ratten nach 2—3wöchiger Erholungszeit teils mit ebenso vorbehandelten, teils mit normalen Ratten

---

[1] Histologische Untersuchungen der Epithelkörperchen bei ovarektomierten Kaninchen, die Dogliotti ausgeführt hat, ergaben keine Veränderung derselben.

und erlangte auf diese Weise 10 Würfe. 1 Weibchen starb 23 Tage nach der Begattung. Die Jungen von 4 Weibchen starben bald nach der Geburt oder wurden von diesen verzehrt. In 4 Fällen waren die Muttertiere nicht imstande, für ihre Jungen zu sorgen. Das Gewicht aller Würfe war etwas geringer als normal, und das Wachstum bei einigen Würfen verzögert; trotzdem erreichten die Jungen, wenn die Lactationsperiode einmal überstanden war, alsbald ihr normales Gewicht.

Der oestrische Zyklus der weißen Ratte zeigt bei totaler Thyreoparathyreoidektomie nach den Versuchen von Lee eine durchschnittliche Verlängerung um 1,2 Tage, was 25% über die Norm bedeutet, während die Exstirpation der Epithelkörperchen allein bloß eine Verlängerung des Zyklus um 0,6 Tage = 12% über die Norm verursacht. Diese ist nicht die Folge einer spezifischen Wirkung auf die Ovarien, sondern erscheint bedingt durch den Einfluß, den die Entfernung dieser Organe auf den allgemeinen Gesundheitszustand und den Stoffwechsel der Tiere ausübt, wobei die Wirkung auf den Brunstzyklus gesteigert wird, wenn an einem und demselben Tier nicht nur die Schilddrüse, sondern auch die Epithelkörperchen exstirpiert werden.

Nach Chandler tritt nach ausschließlicher Epithelkörperchenexstirpation keine Veränderung im Brunstzyklus auf; auch die Schwangerschaft wird abgesehen von einer kleinen Zahl von Fällen durch diesen Eingriff nicht gestört, hingegen ruft die Lactation Ernährungsstörungen bei Mutter und Nachkommenschaft hervor, besonders wenn mehr als 4—6 Junge gesäugt werden.

Zu ähnlichen Ergebnissen gelangten Dragstedt, Sudan und Phillips bei thyreoparathyreoidektomierten Hunden, bei denen durch die totale Ausschaltung von Schilddrüse und Epithelkörperchen weder das regelmäßige Auftreten der Brunst noch die Schwangerschaft verhindert wird. Doch kommt es gewöhnlich zum Absterben der Feten und zum Abortus. Die Milchdrüse vergrößert sich bei thyreoparathyreoidektomierten Hündinnen während der Trächtigkeit in normaler Weise, ebenso wie die Milchabsonderung nach dem Wurf keine Störung erfährt. Aus den Versuchen der genannten Autoren geht auch hervor, daß der Schilddrüse und der Epithelkörperchen beraubte Hündinnen von ebenso behandelten Rüden befruchtet werden können. Nach Kozelka, Hart und Bohstedt ist bei Hunden nach totaler Parathyreoidektomie Brunstverlauf und Fortpflanzung in keiner Weise gestört unter der Voraussetzung, daß der Kalk- und Phosphatgehalt des Serums durch entsprechende Dosen Vitamin D auf normaler Höhe gehalten wird.

Zu den Folgen, die mit der Parathyreoidektomie für die Nachkommenschaft verbunden sind, zählt nach Iselin eine wesentlich erhöhte elektrische Erregbarkeit und eine sehr große Empfindlichkeit der Jungen gegen den Verlust der Epithelkörperchen, dem sie unter den Zeichen schwerster Tetanie nach 4—10 Stunden erliegen, eine Beobachtung, die allerdings von Farner und Klinger nicht bestätigt werden konnte.

V. Das Hormon der Epithelkörperchen.

Die Darstellung wirksamer Epithelkörperchenextrakte gelang nach zahlreichen vergeblichen Versuchen früherer Autoren erst in den Jahren 1924 und 1925, als Bermann, Hanson und Collip unabhängig voneinander die Entdeckung gemacht hatten, daß wirksame Extrakte durch Säurehydrolyse des Epithelkörperchengewebes erhalten werden können (zit. nach Krayer).

Collip, nach dem das Hormon der Parathyreoidea benannt ist, verwendet als Ausgangsmaterial entweder gefrorene oder in Aceton aufbewahrte Epithelkörperchen, die zerkleinert, mit dem gleichen Volumen 5% Salzsäure versetzt und $^{1}/_{2}$—1 Stunde in ein siedendes Wasserbad gebracht werden. Nach Zusatz von heißem Wasser wird nach Abkühlung das Fett abgehoben, Natronlauge zugegeben und durch Salzsäure ein dicker Niederschlag erzeugt. Nach Filtration wird der Rückstand mit Alkali gelöst und erneut mit Salzsäure gefällt, ein Vorgang, der solange wiederholt wird, bis das Filtrat keine wirksame Substanz mehr aufweist. Die vereinigten Filtrate werden bei stark saurer Reaktion mit NaCl gesättigt; der entstandene Niederschlag enthält das Hormon, das die Xanthoprotein- und Millonsche Reaktion gibt und allem Anschein nach eine Albumose ist. Weitere Mengen eines wirksamen Niederschlages werden aus dem Filtrat durch Fällen im isoelektrischen Punkt gewonnen (zit. nach Krayer). Das Hormon ist in alkoholischer Lösung und in der Kälte gut haltbar, bei alkalischer Reaktion jedoch unbeständig.

Seit Collips ersten Mitteilungen sind verschiedene Verfahren zur Gewinnung wirksamer Epithelkörperchenpräparate angegeben worden, ohne daß es bisher gelungen wäre, das Hormon rein darzustellen.

Eine Einheit Collipschen Hormons ist der hunderste Teil derjenigen Menge, die bei einem 20 kg schweren Hund bei subcutaner oder intramuskulärer Injektion den Kalkgehalt des Blutes innerhalb von 15 Stunden um 5 mmg pro 100 erhöht.

VI. Die Wirkung des Epithelkörperchenhormons auf die weiblichen Geschlechtsfunktionen, insbesondere die Menstruation.

Im Tierversuch, und zwar bei der weißen Ratte, wurde in jüngster Zeit von Neuweiler gezeigt, daß die durch das Parathormon erzeugte Hypercalcämie, die von den Tieren ohne Krankheitserscheinungen vertragen wird, weder eine Störung im Brunstzyklus, Schwangerschaft und Geburt hervorruft, noch auch schädliche Folgen für die Nachkommenschaft mit sich bringt, sodaß die Zahl der Feten und ihre Entwicklung durchaus normales Verhalten zeigt.

Bei Frauen verwendeten Allen, Compere und Austin, angeregt durch die Feststellung Collips, daß die Injektion von Epithelkörperchenextrakt bei Hunden die Viscosität und Gerinnungsfähigkeit des Blutes erhöht, Parathormon zur Bekämpfung der idiopathischen Menstruationsblutungen. In der Tat gelang es ihnen in 4 Fällen, die Blutungszeit der Frauen bei mäßigem Ansteigen des Calciumgehaltes im Blute wesentlich zu verkürzen, die Blutungsmenge zu verringern und den Tonus der Kranken zu bessern.

Von 14 Frauen, die wegen Menorrhagien mit den üblichen Mitteln vorher behandelt worden waren, sahen Allen und Goldthorpe in 5 Fällen gute und in 6 Fällen mittelgute Resultate, während die Behandlung in 3 Fällen versagte. Sehr gut wirkte die Kombination des Parathormons mit Kalkpräparaten. Bakács behandelte 53 Fälle von Hypermenorrhöe, Metropathie, Blutungen durch entzündliche Adnexerkrankungen, durch Myom usw. mit Parathormon und Kalk und sah die besten Erfolge bei Hypermenorrhöe, und zwar in 82,4%, während die Ergebnisse dieser Behandlung bei Myomblutungen nicht zufriedenstellend waren.

Auf welche Weise das Parathormon oder die von Traverso zur Bekämpfung juveniler Blutungen empfohlene Diathermie der Epithelkörperchengegend auf die gestörte Menstruation wirkt, ob durch direkte Wirkung auf das Ovar oder andere Blutdrüsen oder auf dem Wege über den Kalkstoffwechsel ist nicht geklärt, zumal auch die zahlreichen Untersuchungen über den Blutcalciumgehalt bei normal menstruierenden Frauen und Frauen mit den verschiedensten Störungen des mensuellen Zyklus zur Lösung dieser Frage nichts beizutragen vermochten.

Gesunde menstruierende Frauen zeigen teils erhöhte, teils verminderte, teils normale Blutkalkwerte, so daß von einem bestimmten gesetzmäßigen Verhalten des Blutcalciumspiegels während der Menstruation nicht gesprochen werden kann (Malamud und Mazzocco, Rittmann, Klaus; Sharlitt, Corscaden und Lyle; Saitz, Bock; Allen und Goldthorpe, Spiegler; Parhon und Werner u. a.).

Eher läßt sich eine gewisse Regelmäßigkeit im Verhalten des Blutcalciumgehaltes bei den verschiedenen Störungen der Menstruation feststellen, und zwar finden sich gewöhnlich normale oder erhöhte Werte bei funktioneller Amenorrhöe (Heyn und Haase, Davanzo; Guillaumin und Vignes, Imperato), meist hohe Werte bei Hypermenorrhöe, herabgesetzte Werte bei Metropathia haemorrhagica (Heyn und Haase, Davanzo), sowie etwas herabgesetzte Werte bei Dysmenorrhöe (Boynton und Greisheimer). Diesen Feststellungen entgegen bestreitet Saitz, daß zwischen der Höhe des Blutkalkspiegels und der Art der Menstruationsstörung regelmäßige Beziehungen nachweisbar sind [1].

Da nun gerade bei der Hypermenorrhöe, bei der ohnedies schon erhöhte Blutkalkwerte gefunden werden, die Erfolge mit Parathormon besonders gut sind (Bakács), kann die günstige Wirkung der Parathormonbehandlung bei pathologischen Menstruationsblutungen nicht oder zumindest nicht ausschließlich der blutkalkvermehrenden Eigenschaft des genannten Hormons zugeschrieben werden.

Eine Arbeit von Adamcsik und Beznak befaßt sich mit der Wirkung subcutaner Parathormoninjektionen auf den Calciumgehalt der Frauenmilch, wobei die Feststellung gemacht wurde, daß die sehr beträchtlichen Tagesschwankungen mit einem Minimum in den Morgenstunden und einem Maximum in den Nachmittagsstunden durch die Behandlung mit Parathormon vermindert werden. (Vgl. auch Parhon und Ornstein.)

Der Thymus.

I. Entwicklungsgeschichte, Anatomie und Histologie.

Der Thymus entwickelt sich aus der dritten und vierten Schlundtasche, und zwar das Hauptorgan aus der dritten, die in der Nachbarschaft der zugehörigen Epithelkörperchen häufig gelegenen Thymusläppchen aus den ventralen Teilen der vierten Schlundtasche.

---

[1] Bei kastrierten Frauen finden sich ebenso wie bei Menstruierenden sehr schwankende Werte, und zwar bald eine Vermehrung des Blutkalkes, bald eine Verminderung, bald wiederum normale Werte. Bei Frauen in der Menopause wurden teils normale, teils erniedrigte Blutcalciumwerte gefunden (Heyn und Haase, Malamud und Mazzocco, Mirvish und Booman, Imperato, Risolia u. a.).

Die ursprünglich schlauchförmige Anlage des Thymus wird durch Epithelproliferation zu einem soliden Thymusstrang, der mit seinem caudalen Ende mit der Aorta und Arteria anonyma in Verbindung bleibt und zusammen mit den Gefäßen eine Verschiebung in die Brusthöhle erfährt. Der anfänglich rein epitheliale Charakter der Thymusanlage geht dadurch, daß die Epithelzellen auseinander weichen und zwischen ihnen allenthalben Lymphocyten in großer Menge auftreten, alsbald vollkommen verloren. Durch die lymphocytäre Infiltration des Epithels, das nunmehr den Charakter eines epithelialen Reticulums annimmt, wird der Thymus zu einem lymphoepithelialen Organ, dessen endokrine Natur, wie A. Kohn mit Recht betont, noch durchaus nicht sichergestellt erscheint.

Der Thymus stellt ein zweilappiges, im vorderen Mediastinum gelegenes Organ von grauroter Farbe, weicher Konsistenz und ausgesprochenem Läppchenbau dar. Seine obere Grenze ist in der Höhe des oberen Brustbeinrandes, seine untere Grenze zwischen dem mittleren und unteren Drittel des Herzbeutels gelegen.

Seine größte Entfaltung erreicht der Thymus im Alter von 11—15 Jahren, um nach erlangter Geschlechtsreife einer rasch fortschreitenden Involution mit sekundärer Durchwucherung mit Fettgewebe zu verfallen. Nach Hammar beträgt das Durchschnittsgewicht des Thymus

beim Neugeborenen . . . . 13,26 g,	im Alter von 26—35 Jahren . . . 19,87 g,
im Alter von 1—5 Jahren . . . 22,98 g,	,, ,, ,, 36—45 ,, . . . 16,27 g,
,, ,, ,, 6—10 ,, . . . 26,10 g,	,, ,, ,, 46—55 ,, . . . 12,85 g,
,, ,, ,, 11—15 ,, . . . 37,52 g,	,, ,, ,, 56—65 ,, . . . 16,80 g,
,, ,, ,, 16—20 ,, . . . 25,58 g,	,, ,, ,, 66—75 ,, . . . 6,00 g.
,, ,, ,, 21—25 ,, . . . 27,73 g,	

Nach Ansicht einiger Autoren sind die Zahlen, die Hammar angibt, zu hoch gegriffen und wären nach Schridde von den angegebenen Werten durchschnittlich 6—8 g in Abzug zu bringen [1].

Die arterielle Blutversorgung des Thymus erfolgt durch die Arteriae thymicae, die aus der Arteria mammaria interna oder aus den Arteriae mediastinales anteriores und pericardiacophrenicae kommen. Der venöse Abfluß erfolgt mittels einiger Äste, die in die linke Vena anonyma münden (zit. nach Schmincke). Die Nerven stammen teils vom Ganglion cervicale inferius und Ganglion thoracale l. des Sympathicus, teils vom Nervus vagus ab.

Der Thymus setzt sich aus zahlreichen kleinen Läppchen zusammen, die zwei deutliche Schichten, eine Markschicht und eine Rindenschicht, erkennen lassen, und durch blutgefäßreiche, eosinophile Leukocyten enthaltende Bindegewebssepten voneinander getrennt sind. Während die an Lymphocyten ungemein reiche Rindenschichte einem lymphadenoiden Gewebe gleicht, kommt in der Markschicht mehr der epitheliale Charakter zum Vorschein, zumal die Lymphocyten hier gegenüber der Rinde stark zurücktreten. Eine besondere epitheliale Bildung der Markschicht stellen die Hassallschen Körper dar, die eine eigenartige Schichtung aufweisen, wobei um eine oder mehrere zugrunde gegangene Zellen abgeplattete kernhaltige Epithelien konzentrisch gelagert

---

[1] Über die Involution des Thymus bei den verschiedenen Tierarten s. Löwenthal, Handbuch der inneren Sekretion, Bd. 1. 1932. — Außerdem bei Riddle und Frey, Watanabe und Kunigasa.

erscheinen. Diese Gebilde, die vom epithelialen Reticulum stammen, werden im Verlauf der Entwicklung immer zahlreicher, um mit dem Einsetzen der Involution des Organs an Zahl wiederum abzunehmen (Abb. 52).

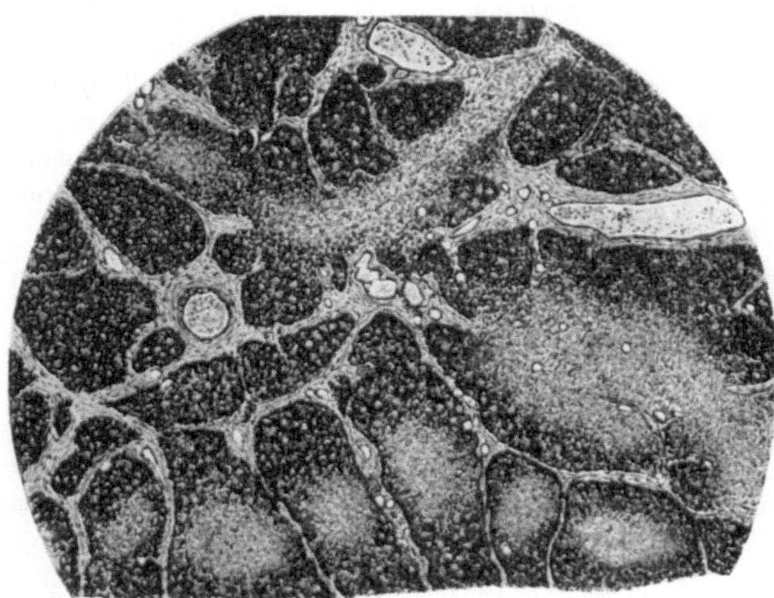

Abb. 52. Der Thymus eines Neugeborenen, das ³/₄ Stunden nach einer Zangengeburt gestorben ist. (Nach Löwenthal.)

Zu der Zeit, da die Geschlechtsdrüsen in Tätigkeit treten, setzt im Thymus derjenige Rückbildungsvorgang ein, den man als physiologische Involution bezeichnet, und der darin besteht, daß Rinde und Mark schwinden, während im interstitiellen Bindegewebe reichlich Fettgewebe auftritt. Die anfangs noch gut erkennbare Grenze zwischen Rinde und Mark wird durch Abwanderung der Lymphocyten auch aus der Markschicht immer undeutlicher, bis sie um das 60. Jahr herum ganz verloren geht [1] (Abb. 53).

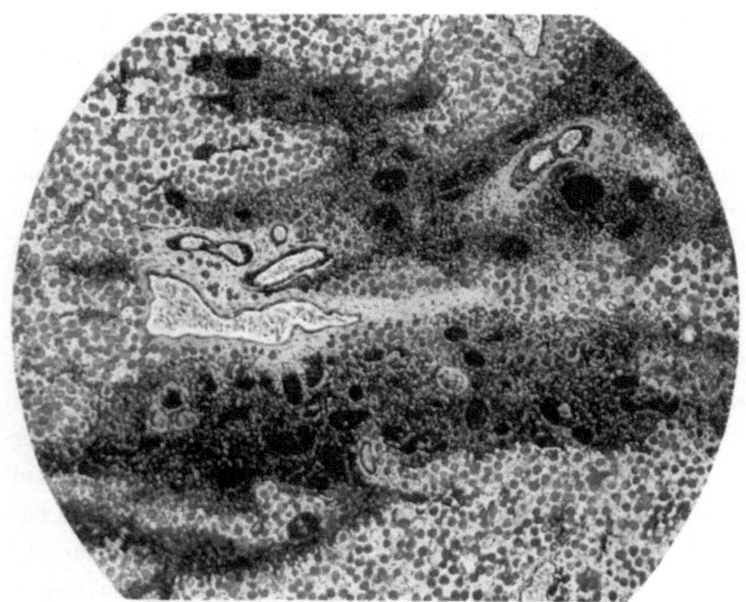

Abb. 53. Der Thymus einer 34jährigen Frau mit Placenta praevia, die nach einem Kaiserschnitt gestorben ist. (Nach Löwenthal.)

Ein Geschlechtsunterschied bezüglich der Größe des Thymus besteht beim Menschen nach den Untersuchungen von Hammar insofern als die Mittelwerte für männliche Individuen höher liegen als für weibliche mit Ausnahme der Pubertätsjahre, innerhalb welcher das Thymusgewicht bei Mädchen größer ist als bei Knaben. Bei der Geburt besteht zwischen dem Gewicht des männlichen und des weiblichen Thymus kein Unterschied (vgl. Haugsted und Bartel).

---

[1] Von der physiologischen Involution des Thymus unterscheidet sich die bei gewissen pathologischen Zuständen eintretende akzidentelle Involution des Thymus vor allem durch die starke Bindegewebswucherung, die den von Schridde gewählten Namen „sklerotische Atrophie" rechtfertigt.

Bei Mäusen ist nach Masui und Tamura das durchschnittliche Gewicht des Thymus
bei den Weibchen 125% höher als bei Männchen. Bei Tauben hingegen ist das Thymusgewicht größer bei den Männchen als bei den Weibchen, und zwar nach Mc Carrison
ungefähr doppelt so groß (vgl. auch Riddle und Frey).

II. Thymus und Schwangerschaft.

Die physiologischen Beziehungen zwischen Thymus und weiblicher Geschlechtssphäre finden unter anderem ihren Ausdruck in bestimmten Rückbildungsvorgängen, die
das Organ während der Schwangerschaft erfährt.

Schon Henderson war es im Jahre 1904 aufgefallen, daß die Trächtigkeit bei jungen
Kühen einen Einfluß auf die Rückbildung des Thymus ausübt, eine Beobachtung, die
in der folgenden Zeit von zahlreichen Autoren für verschiedene Tierarten bestätigt wurde,
so von Schaffer und Rabl für den Maulwurf, Squadrini für das Rind, Fulci und
Bompiani für das Kaninchen, Fulci sowie Jolly und Lieure für das Meerschweinchen, Herring für die Ratte usw.

Bei Kaninchen fand Fulci die stärksten Grade der Rückbildung gegen das Ende
der Tragzeit. Die Thymusläppchen erscheinen an Volumen beträchtlich reduziert und die
Grenze zwischen Rinde und Mark verwischt. Die Hassallschen Körperchen sind an
Zahl und Größe sehr vermindert oder fehlen auch ganz; eosinophile Zellen sind sehr spärlich,
das intra- und interlobuläre Bindegewebe ist in verschiedenem Grade ödematös und manchmal auch sklerosiert. Auffallend ist ferner eine mehr oder weniger reiche fettige Degeneration des perilobulären und perithymischen Bindegewebes und der Befund von lymphoiden
Zellen und Zellen vom ungefähren Aussehen der Reticulumzellen in den Lymphgefäßen.
Als besondere Elemente im Schwangerschaftsthymus beschreibt Fulci die sog. Infiltrationszellen, Elemente, die höchstwahrscheinlich bindegewebiger Abstammung sind,
sehr verschiedene, manchmal recht beträchtliche Dimensionen besitzen und von lipoiden
zum Teil doppelbrechenden Körnchen (Cholesterinestern) durchsetzt sind. Sie sind keine
für die Schwangerschaft spezifische Zellart, da sie auch in einem atrophischen Thymus
eines 11jährigen Kindes gefunden wurden, sondern sind eher mit der in der Schwangerschaft bestehenden Cholesterinämie in Beziehung zu bringen. Den beschriebenen Veränderungen, die Fulci auch beim trächtigen Meerschweinchen fand, folgt nach der Tragzeit ein lebhafter Wucherungsprozeß, der in einer verhältnismäßig kurzen Zeit zu vollständiger Wiederherstellung des Organes führt.

Während der Säugeperiode weist der Thymus bei Kaninchen nach den Untersuchungen von Bompiani, der die Befunde Fulcis vollauf bestätigen konnte, sowohl
makroskopisch als auch mikroskopisch die gleichen Veränderungen auf wie in der Schwangerschaft. Wird jedoch die Säugung unterbrochen, so kann nach Bompiani die Wiederherstellung des Thymus in einer verhältnismäßig kurzen Frist erfolgen, hingegen kann die
Säugung die Restitution des Thymus nach der Tragzeit verhindern.

Da die Rückbildung des Thymus bei der Mehrzahl der Säugetiere mit dem Eintritt
der Geschlechtsreife beginnt, so zeigt der Thymus bei trächtigen Weibchen in der Regel
schon Zeichen von Altersinvolution. Vergleicht man aber (wie Jolly und Lieure) den

Thymus von gleichaltrigen trächtigen und nichtträchtigen Meerschweinchen, so zeigt es sich, daß der Thymus der trächtigen Tiere stärker rückgebildet ist als der der nichtträchtigen. Daraus geht hervor, daß die Schwangerschaft die Involution des Thymus beschleunigt, wobei die größte Gewichtsabnahme des Thymus bei Meerschweinchen im zweiten Monat, also zur Zeit der raschesten Gewichtszunahme der Feten, erfolgt. Während durch gutes Futter die Schwangerschaftsinvolution wieder rückgängig gemacht werden kann, gelingt dies nicht bei der Altersinvolution.

Beim **Menschen** stößt das Studium der Schwangerschaftsveränderungen des Thymus insoferne auf große Schwierigkeiten, als einerseits völlig gesunde schwangere Frauen nur selten zur Sektion gelangen, andererseits an interkurrenten Krankheiten, septischen Infektionen, Herzfehler, Diabetes, Eklampsie u. a. verstorbene Fälle für normal-anatomische Thymusuntersuchungen nicht verwertbar sind. Soweit Beobachtungen vorliegen (Ronconi, Hammar, Kyrilow) findet sich bei der Frau auch in der Schwangerschaft ein geringeres Organgewicht, ein geringeres Parenchymgewicht und eine Verminderung der Hassallschen Körperchen, wenngleich nach Hammar die Werte noch innerhalb der für Nichtschwangere ermittelten Grenzen liegen. Auffallend erscheint ferner die große Zahl verkalkter Hassallscher Körperchen im Thymus Schwangerer. Wenn Ronconi von einer bedeutenden Atrophie des Thymus bei der schwangeren Frau spricht, so dürften in seinen Fällen vielleicht doch keine ganz normalen Verhältnisse vorgelegen sein.

Kyrilow untersuchte bei 10 schwangeren und puerperalen Frauen den Thymus auf seinen Lipoidgehalt und fand bei beiden Verhältnisse, die denen bei Frauen im Intermenstruum analog sind. Sowohl hier als auch in der Schwangerschaft und im Wochenbett konnte er zwar nicht regelmäßig, aber doch oft die eigenartigen „Infiltrationszellen" von Fulci nachweisen. Allerdings bestehen die Lipoidsubstanzen dieser Zellen bei schwangeren und puerperalen Frauen zum Unterschied von den Infiltrationszellen der Frau im Intermenstruum nicht aus Phosphatiden (Kephalinen), sondern in der Mehrzahl der Fälle aus Lipoiden, die nach der Tabelle von Kawamura nicht näher bestimmt werden können. Die Lipoide der Hassallschen Körperchen unterscheiden sich von denen der nichtschwangeren Frau nur dadurch, daß in der Schwangerschaft neben Cholesterinestern auch Cholesterinfettsäuregemische und nicht näher bestimmbare Lipoide auftreten [1].

Da die Entfernung der Keimdrüsen, wie wir später noch hören werden, zu progressiven Veränderungen im Thymus im Sinne einer Hypertrophie und Hyperplasie führt, während in der Schwangerschaft, in welcher der Organismus von Ovarialbrunsthormon geradezu überschüttet ist, regressive Veränderungen im Thymus Platz greifen, erscheint es nicht ausgeschlossen, daß die Involution des Thymus in der Schwangerschaft unter dem Einfluß des Ovarialbrunsthormons erfolgt. Die Erfahrung, daß das Erwachen der Geschlechtstätigkeit besonders bei starker Betätigung des Geschlechtstriebes ebenso wie die Zufuhr von Ovarialbrunsthormon zu Rückbildungsvorgängen im Thymus führt, scheint für diese Annahme zu sprechen.

---

[1] Die Untersuchung des Thymus bei Frauen mit Amenorrhöe und im Klimakterium durch Kyrilow ergab ein Fehlen oder nur spärliches Vorhandensein von „Infiltrationszellen" und Hassallschen Körperchen.

III. Die Veränderungen des Thymus nach Kastration.

Durch zahlreiche exakte Untersuchungen über die physiologische Involution des Thymus bei den verschiedensten Tierarten war die Grundlage gegeben, die Folgen der Kastration für den Thymus richtig beurteilen zu können. Fast übereinstimmend fanden sämtliche Autoren, daß die Entfernung der Keimdrüsen eine geringere Involution und eine Erhöhung des Thymusgewichtes bewirkt.

Auf Grund von Untersuchungen bei Rindern (52 Stieren, 32 Ochsen und 30 Kälbern) gibt Henderson an, daß bei den kastrierten Tieren das Thymusgewicht verdoppelt ist, daß hingegen bei Stieren die Rückbildung des Thymus eine wesentliche Beschleunigung erfährt, wenn dieselben ausgiebig für Zuchtzwecke verwendet werden. Das gleiche gilt von jungen Kühen, wenn sie mehrere Monate trächtig sind. Nach Squadrini führt die Kastration bei Rindern bis zum Alter von 4 Jahren nicht nur zu einer Verzögerung der Rückbildung, sondern auch zu einer Gewichtsvermehrung des Thymus. Zu ähnlichen Ergebnissen gelangten Tandler und Groß bei kastrierten Rehböcken, Ziegen und Hunden. Auch Basch beobachtete Vergrößerung des Thymus bei kastrierten Hunden.

Henderson, Calzolari, Soli, Gellin, Paton, Goodall, Madruzza, Jolly und Lieure u. a., die mit Kaninchen und Meerschweinchen experimentierten, berichten auch bei diesen Arten über eine Vergrößerung des Thymus bzw. eine Verzögerung der Involution nach Kastration, wenngleich die Befunde zum Teil verschieden lauten, je nach dem Geschlecht der Tiere und dem Alter, in dem die Kastration erfolgt ist [1]. So verhalten sich nach Paton erwachsene männliche und weibliche Meerschweinchen insoferne verschieden, als die Kastration nur bei den Männchen eine Thymusvergrößerung ergibt (0,499 g gegen 0,362 g bei normalen Tieren), während derselbe Eingriff auf das Thymusgewicht des weiblichen Meerschweinchens ohne Einfluß ist (0,544 g bei kastrierten gegen 0,540 g bei normalen Weibchen).

Die Bedeutung des Zeitpunktes, in dem die Kastration erfolgt, beleuchten die Versuche von Gellin, der Kaninchen vor der Geschlechtsreife (im Alter von 4 Monaten) kastrierte und dann teils vor, teils nach erlangter Geschlechtsreife tötete. Während vor der Geschlechtsreife kein Einfluß der Kastration auf den Thymus wahrzunehmen ist, zeigt nach erlangter Geschlechtsreife der Thymus bei den kastrierten Tieren einen abnorm hohen Parenchymwert mit einem abnorm großen Lymphocytenbestand, der in einem sehr hohen Rindenwert zum Ausdruck kommt. Die Menge der Hassallschen Körperchen erscheint nicht nur relativ, sondern auch absolut vermindert; abnorme Zellveränderungen sind hingegen nirgends nachweisbar. Auch die Entfernung der Keimdrüsen nach Beginn der Geschlechtsreife führt zu abnorm hohen Parenchymwerten.

Durch die Kastration wird die physiologische Involution des Thymus verlangsamt, jedoch nicht ganz aufgehoben (Gellin, Jolly und Lieure), da auch bei kastrierten Tieren mit fortschreitendem Alter eine Abnahme des Thymusparenchyms erfolgt.

Nach Röntgenbestrahlung der Keimdrüsen gelangte Gellin zu keinen ganz klaren Ergebnissen, während Madruzza nach Röntgenisierung der Ovarien beim Kaninchen im Thymus hypoplastische Veränderungen nachweisen konnte.

---

[1] Auch die von Marine, Manley und Baumann mitgeteilten Thymusbefunde bei 18 kastrierten Kaninchen geben kein eindeutiges Resultat.

Ähnlich wie der Ausfall der Keimdrüsen zu einem abnorm hohen Thymusgewicht führt, ebenso konnten Knipping und Rieder die Feststellung machen, daß bei Verhinderung des Geschlechtsverkehrs über die erreichte Geschlechtsreife hinaus bei Meerschweinchen das Gewicht des Thymus um 27% höher liegt als bei den unter normalen Bedingungen gehaltenen Tieren.

Für die Ratte und Maus gilt das gleiche wie für Kaninchen und Meerschweinchen, indem auch bei diesen Tieren die Kastration die Involution des Thymus hemmt (Hatai, Kinugasa, Masui, Masui und Tamura, Kiyonari, Korenschewsky und Sampson u. a.). Genaue Untersuchungen bei der Ratte liegen bei Kinugasa vor, denen zufolge der Thymus bei der Ratte auch noch nach dem Eintritt der Pubertät zunächst weiter wächst und sogar seine Wachstumsgeschwindigkeit im Zusammenhang mit der Entwicklung der Sexualorgane beschleunigt, wobei der Höhepunkt der Funktion des Thymusmarkes mit dem Eintritt der Geschlechtsreife zusammenfällt. Nach der Kastration zeigt der Thymus zu einer Zeit, in welcher der Thymus der nichtkastrierten Tiere erst den Pubertätstypus aufweist, bereits den Reifetypus.

Bei der weiblichen Maus, bei der das Thymusgewicht um 125% höher liegt als beim Mausbock, steigt nach den Untersuchungen von Masui und Tamura das Thymusgewicht nach Kastration um 19%, bei den Männchen um 147%.

Auch beim Huhn erfährt der Thymus infolge der Kastration eine Vergrößerung (Soli, Marrassini, Terni usw.). Mit der Vergrößerung des Thymus geht auch eine Vermehrung der myoiden Zellen einher, die bei jungen Hühnern verhältnismäßig klein und fast nur im Mark anzutreffen ist, während sie bei gleich alten Kapaunen 4mal so reichlich sind und ziemlich regelmäßig in Rinde und Mark verteilt erscheinen. Ihre Form ist bald mehr rundlich, bald mehr flaschenförmig und die Streifung im allgemeinen undeutlich. Außer der reichlichen Blutgefäßversorgung fallen die sehr zahlreichen Stränge und Nester von Epithelzellen mit Hohlräumen auf, in denen sowohl Epithelien als auch weiße Blutzellen zugrunde gehen.

Beim **Menschen** ist über die Wirkung der Kastration auf den Thymus kaum etwas Sicheres bekannt. Nur Hammar berichtet über einen hyperplastischen Thymus bei einer 51jährigen spätkastrierten Frau. Sowohl Rinde als auch Mark waren übermäßig entwickelt und die Hassallschen Körperchen in sehr großer Menge vorhanden. Da auch bei intaktem Geschlechtsapparat eine Thymushyperplasie selbst bei älteren Menschen vorkommt, kann einem einzelnen Fall wie dem eben genannten keine besondere Beweiskraft zugesprochen werden. Hingegen erhellt aus den Untersuchungen von Tandler und Groß, daß auch bei kastrierten Menschen ebenso wie bei Eunuchoiden der Thymus länger erhalten bleibt als normal. Wie weit für den Menschen abgesehen von schweren Störungen der Geschlechtsfunktion die bloße Verhinderung am Geschlechtsverkehr für die Entstehung einer Thymushyperplasie in Frage kommt (Knipping und Rieder) läßt sich nicht mit Sicherheit beantworten.

Um den hormonalen Einfluß der Keimdrüsen auf den Thymus zu beweisen, behandelte Trentini junge Kaninchen teils mit dem artgleichen Serum erwachsener Tiere, teils mit dem Serum von Kaninchen, die 1 Jahr zuvor kastriert worden waren. Während die mit dem Serum normaler erwachsener Tiere behandelten jungen Kaninchen eine Rückbildung des Thymus zeigten, war der Thymus nach Behandlung mit dem Serum kastrierter

Tiere nicht nur nicht vorzeitig zurückgebildet, sondern geradezu hyperplastisch. Zu denselben Resultaten führten die Untersuchungen von Hammar, der junge Kaninchen mit dem Serum alter Tiere, mit dem Serum junger Tiere und dem Serum kastrierter Tiere behandelte und die Feststellung machte, daß, während das Körpergewicht aller Tiere anstieg, das Gewicht des Thymus besonders aber des Parenchyms und die Zahl der Hassallschen Körperchen bei den Tieren, die mit Alttierserum gespritzt worden waren, kleiner war als bei den anderen Tieren. Daß hier Stoffe am Werke sind, die von den Keimdrüsen stammen und die Eigenschaft besitzen, den jugendlichen Thymus zur Rückbildung zu zwingen, erscheint nach den Versuchen, die mit ähnlicher Anordnung und dem gleichen Ergebnis schon früher von Fiori und Fianchetti ausgeführt worden sind, naheliegend.

Die kombinierte Entfernung von Keimdrüsen und Nebennieren läßt, wie aus den Untersuchungen von Marine hervorgeht, die Wucherungsvorgänge im Thymus noch stärker hervortreten als die Kastration allein.

IV. Die Wirkung der Thymusexstirpation auf die weibliche Geschlechtssphäre.

Die Veränderungen der Keimdrüsen nach operativer Entfernung des Thymus werden so wie die Veränderungen des Thymus nach Kastration vielfach als ein Beweis besonderer funktioneller Beziehungen zwischen Thymus und Geschlechtssphäre angesehen.

Beim männlichen Geschlecht glaubt Paton auf eine Abhängigkeit der Keimdrüsenentwicklung vom Thymus daraus schließen zu dürfen, daß er bei Meerschweinchen die Thymektomie von einer raschen Größenzunahme der Hoden gefolgt sah, wenn er die Tiere zu einer Zeit operierte, in der die physiologische Involution des Thymus beginnt. Hingegen fand er bei Meerschweinchen von über 300 g Körpergewicht keine Veränderungen in der Größe der Hoden nach der Entfernung des Thymus. Die Befunde von Paton wurden lediglich von Klose und Vogt bestätigt, die bei Hunden nach Thymusexstirpation eine Vermehrung des Hodengewichtes, und zwar von 2,5 g normal auf 6 g beobachten konnten.

Die Mehrzahl der Autoren gelangte hingegen zu anderen Ergebnissen. So fand Soli bei Kaninchen, Meerschweinchen und besonders bei Hähnen geradezu das Gegenteil, nämlich eine Wachstumshemmung der Hoden nach Thymektomie, und glaubt die Ursache dieser Diskrepanz teils in der zu kurzen Beobachtungsdauer bei den Versuchen Patons, teils mit dem ungünstig gewählten Zeitpunkt (nämlich der Brunst), in welcher Paton seine Tiere operierte, erblicken zu können. Basch, der mit Hunden experimentierte, fand gleichfalls eine Verkleinerung der Hoden nach Thymektomie. Auch aus den Versuchen von Ranzi und Adler, Lucien und Parisot, Pappenheimer, Park, Park und Clure geht hervor, daß die Hoden durch die Thymektomie eine Verzögerung der Entwicklung mit Verminderung des Gewichtes erfahren, sofern sie überhaupt verändert werden. Histologisch zeigen die Hoden thymektomierter Tiere nach Soli, sowie Hart und Nordmann Fehlen der Spermatogenese und Vermehrung der Zwischenzellen, Veränderungen, die auch mit Störung der Funktion verbunden sind (Hart und Nordmann).

Was den weiblichen Geschlechtsapparat anbelangt, so lauten die Befunde ebenfalls nicht ganz übereinstimmend. Nach Soli führt die Thymusexstirpation bei Meerschweinchen, mehr noch bei Kaninchen zu einer Hemmung in der Entwicklung der Ovarien, wobei in einem Fall das Ovarialgewicht eines thymektomierten Kaninchens bloß 0,08 g gegen 0,25 g betrug. Angaben über Atrophie bzw. sehr kleine Ovarien nach Thymektomie finden sich auch bei anderen Autoren, so Parton, Valtorta, Lucien und Parisot u. a.

Hart und Nordmann beschreiben bei thymuslosen Hündinnen Ausbleiben der Brunst bei „rudimentären" Follikeln und nur vereinzelte reife Follikel in den Ovarien. Demgegenüber sah Magnini nach Thymektomie normale Keimdrüsen, ähnlich wie Matti, demzufolge weder die Ovulation noch die Spermiogenese bei thymuslosen Tieren gestört erscheint. Auch Pappenheimer fand bei im jugendlichen Alter thymektomierten Ratten ebenso wie Nishimura keine Veränderungen an den Ovarien und übrigen Organen. Damit stimmt die Angabe Walters überein, der bei Ratten, die im infantilen Alter thymektomiert worden waren, keine Veränderungen am Genitalapparat und keine vorzeitige Auslösung der Brunst beobachten konnte. Auch Andersen konnte keinen Einfluß der Thymektomie auf den Eintritt der Geschlechtsreife und den Ablauf des oestrischen Zyklus bei weißen Ratten nachweisen, gleichgültig, in welchem Alter die Tiere des Thymus beraubt wurden. Dagegen fand Mûto eine Verkürzung der Brunstperioden als Folge der Thymusexstirpation, welche Störung durch Zufuhr von Thymussubstanz wieder ausgeglichen werden konnte. Nach Putzu ist die Zeugungsfähigkeit nach Thymektomie deutlich vermindert, besonders wenn der Eingriff im praepuberalen Alter vorgenommen worden ist.

Endlich sei noch der Versuche Hoskins gedacht, der bei Froschlarven (von Rana pipiens) keine Veränderungen der Keimdrüsen durch die Entfernung des Thymus nachzuweisen imstande war.

Abgesehen von den Befunden von Paton, sowie Klose und Vogt lauten die Angaben über die Wirkung der Thymusexstirpation auf die Geschlechtssphäre meist dahin, daß der Verlust des Thymus entweder zu regressiven Vorgängen in den Keimdrüsen und damit zu Störungen der Keimdrüsenfunktion führt, oder ohne jeden Einfluß auf den Geschlechtsapparat und seine Funktionstüchtigkeit vertragen wird.

Da aus zahlreichen Versuchen hervorgeht, daß die Entfernung des Thymus bei den verschiedenen Tierarten (Hunden, Katzen, Kaninchen, Fröschen usw.) in der Regel zu schweren Wachstums- und Ernährungsstörungen führt, so erscheint es durchaus nicht verwunderlich, daß die gegen schädliche Einflüsse sehr empfindlichen Keimdrüsen von der allgemeinen Störung in Mitleidenschaft gezogen werden, ohne daß man zu der Annahme genötigt wäre, die in vielen Fällen beobachteten regressiven Veränderungen der Keimdrüsen in unmittelbare Beziehung zum Thymusausfall zu bringen. Ja Untersuchungen, wie die von Pappenheimer, der bei thymektomierten Ratten, die sich durch nichts von den Kontrolltieren unterschieden, das ehemalige Operationsfeld an Serienschnitten auf Thymusreste mit völlig negativem Erfolg durchsucht hat, sprechen sogar entschieden gegen die Annahme, daß die Keimdrüsenentwicklung von der Funktion des Thymus abhängig sei. Besteht doch auch bei Menschen kein Beweis, daß selbst eine hochgradige Reduktion des Thymusparenchyms, wie sie bei schweren Graden von akzidenteller Involution vorkommt, zu Störungen der Geschlechtsfunktion führt; vielmehr dürfte die Ursache derartiger Störungen bei den zu Atrophie des Thymus führenden Prozessen in diesen selbst und nicht in dem Thymusschwund zu suchen sein.

Keinesfalls kann aus den Exstirpationsversuchen am Thymus der sichere Schluß abgeleitet werden, daß der Zustand der Keimdrüsen von der Tätigkeit des Thymus abhängig ist und die Geschlechtsfunktionen von diesem reguliert werden.

V. Die Wirkung der Zufuhr von Thymussubstanz auf die weibliche Geschlechtssphäre bei Mensch und Tier.

Die zahlreichen Versuche, durch Zuführung von Thymussubstanz die physiologische Wirkung des Thymus auf die Keimdrüsen und ihre Funktion zu erforschen, haben bisher zu keinem eindeutigen Resultat geführt. Dies hat seinen Grund in erster Linie darin, daß ein spezifischer Thymuswirkstoff oder ein Hormon des Thymus bis heute nicht bekannt ist, und wir bei der Zufuhr von Thymussubstanz entweder auf Injektion irgendwelcher Extrakte oder auf Verfütterung oder Einpflanzung von Thymusgewebe angewiesen sind, Verfahren, die keineswegs eine Gewähr dafür bieten, daß die spezifische Substanz des betreffenden Organs überhaupt und außerdem rein von störenden Nebenprodukten zur Wirkung gelangt. Dementsprechend erscheint es verständlich, wenn die verschiedenen Versuche, mit Thymussubstanz auf die Geschlechtssphäre einzuwirken, auch zu verschiedenen Ergebnissen geführt haben.

Während Downs und Eddy bei jungen Kaninchen mit großen Dosen von getrockneter Thymussubstanz bei subcutaner Einverleibung keinen Einfluß auf den Geschlechtsapparat erzielen konnten, sah Walter bei geschlechtsreifen Mäusen, die während des Zyklusintervalles mit Extrakt aus Thymus behandelt worden waren, eine Verkürzung des nachfolgenden Brunststadiums.

Keller behandelte geschlechtsreife Mäuse mit Thymusextrakt (Richter) und sah als Folge einen Ausfall des Oestrus, der erst nach Aufhören der Behandlung wiederum ungestört einsetzte. Die Ovarien so behandelter Tiere zeigten weder reife Follikel noch gelbe Körper. Da bei kastrierten Mäusen Thymusextrakt den durch Follikulin erzeugten Oestrus nicht zu verhindern vermochte, schließt Keller, daß der Thymus auf die Brunst über die Ovarien wirke.

Robinson und Zondek beobachteten nach Behandlung mit Thymusextrakt Vergrößerung des Uterus bei einem virginellen Meerschweinchen ebenso wie Nowinsky bei der weißen Maus nach Einverleibung von Thymocrescin, einem selbst hergestellten Extrakt aus Thymus.

Auf die Milchsekretion wirkt Thymusextrakt bei Ziegen nach den Untersuchungen von Ott und Scott sekretionsfördernd, wobei die Milchproduktion bis auf das 4fache ansteigen kann [1].

In der Gynäkologie wurde Thymusextrakt (kombiniert mit Mammaextrakt) von Jacoby bei Menstruationsstörungen zwecks Verminderung der Blutungsdauer und der Blutmenge mit Erfolg verwendet.

In die Geburtshilfe wurde der Thymusextrakt von Temesváry als Wehenmittel unter dem Namen **Thymophysin** eingeführt.

---

[1] Über Fütterungs- und Implantationsversuche mit Thymus s. weiter unten.

Auf der Suche nach einem geeigneten Wehenmittel für die Eröffnungsperiode fand Temesváry, daß Thymusextrakt mit Hypophysenhinterlappen gemeinsam verabreicht, bei der Einleitung der Geburt sowie in der Eröffnungsperiode zur Beschleunigung der Geburt oder bei primärer Wehenschwäche, wenn der Uterus infolge langdauernder Geburtsarbeit bereits ermüdet ist, von großer Wirksamkeit ist, während die kombinierte Anwendung dieser beiden Stoffe für die Nachgeburtsperiode sowie im Wochenbett nicht geeignet ist.

Schon früher hatten Guggisberg an Tieren und Kohler an Menschen die Unwirksamkeit von Thymusextrakten auf die Muskulatur des Uterus gezeigt, und auch Temesváry konnte mit Thymuspräparaten allein keine sichere Wirkung auf den lebenden Uterus erzielen. Bei trächtigen Meerschweinchen trat einige Male Abortus ein, ohne daß vom Autor selbst diesem Umstand angesichts der großen Empfindlichkeit der Meerschweinchen eine Bedeutung beigemessen wurde; bei schwangeren und gebärenden Frauen war die Wirkung auf die Tätigkeit des Uterus sehr wechselnd.

Daneff sah gleichfalls bei Anwendung von Extrakten aus dem Thymus früh- bzw. neugeborener Kinder Abortus bei den Versuchstieren auftreten. Während ein solcher Extrakt Dauerkontraktionen am Uterus des Meerschweinchens auszulösen vermochte, blieben Extrakte aus dem Thymus von Feten des 3.—4. Schwangerschaftsmonats wirkungslos, woraus Daneff den Schluß zieht, daß dem Thymus bei der Auslösung der Geburtsaktes irgendeine Bedeutung zukommt. Nach Mino und Ceruti sollen mit Aceton hergestellte Thymusextrakte die Zusammenziehungen des nichtträchtigen Kaninchenuterus wesentlich steigern. (Vgl. auch Nishijima.)

Temesváry nahm die Prüfung seiner Thymusextrakte nach Magnus-Kehrer am überlebenden graviden und nichtgraviden Meerschweinchenuterus sowie an einem vom Menschen gewonnenen Uterusstreifen vor, konnte jedoch keine einheitliche Wirkung erzielen, indem sich ein Teil der Thymuspräparate als unwirksam erwies, während mit anderen Präparaten verschiedene Kurven erzielt wurden. Unter den zahlreichen Thymuspräparaten, die Temesváry auf diese Weise prüfte, befand sich auch ein nach der Vaporisationsmethode selbst hergestellter Extrakt, mit dem eine deutliche, allerdings nicht lang anhaltende Steigerung des Uterustonus erzielt werden konnte.

Erst durch die Kombination des nach Ansicht Temesvárys unspezifisch wirksamen Thymusextraktes mit Hypophysenhinterlappenextrakt konnte der Autor schöne rhythmische Zusammenziehungen des Uterus erhalten, während Hinterlappenextrakt allein Dauerkontraktionen erzeugte [1].

Gegen die Methodik, mittels der Temesváry seine Extrakte am isolierten Uterus geprüft hat, und gegen die von ihm ermittelten Befunde hat Knaus eine Reihe von Einwänden erhoben, unter anderem auch gegen die von Temesváry in seinen Versuchen gebrauchten Mengen von Thymusextrakt, von dem kleinere Dosen sich als unwirksam erwiesen hatten. Nach einer von Knaus angestellten Berechnung müßte man einer 50 kg schweren Frau 800 cm³ Thymusextrakt injizieren, wollte man, geleitet von den experimentellen Erfahrungen Temesvárys, beim Menschen eine entsprechend große Extraktmenge in Anwendung bringen.

---

[1] Die von Temesváry nach Hypophysenhinterlappenextrakt beobachteten Krampfzustände der Uterusmuskulatur sind wohl auf die von ihm verwendeten großen Mengen dieser Substanz zurückzuführen (vgl. auch Knaus).

Tropea-Mandalari, der das Thymophysin am trächtigen und nichtträchtigen Kaninchenuterus geprüft hat, fand, daß der nichtträchtige Uterus nur sehr schwach darauf reagiert, während am schwangeren Uterus stets Kontraktionen von physiologischem Typus ohne tetanischen Charakter zu beobachten sind, wobei am besten der Uterus gegen das Ende der Gestation anspricht. Nach Kraul und Simon dämpft der Thymusextrakt die Wirkung des Pituitrins.

Veprovský fand, daß sowohl Thymus- als auch Hypophysenhinterlappenextrakt — dieser allerdings in viel stärkerem Maße — die Tätigkeit der Uterusmuskulatur erhöht, daß jedoch nach Einwirkung von Hinterlappenextrakt der Uterus früher, nach Einwirkung von Thymusextrakt viel später in seinen Kontraktionen nachläßt. Der Thymusextrakt erhöhe die Muskeltätigkeit dadurch, daß er, wie auch Temesváry annimmt, die Ermüdung des Muskels hinausschiebt, der Hinterlappenextrakt hingegen wirkt auf den Uterusmuskel direkt. Auch Brings mißt dem Thymusextrakt bei der Wirkung des Thymophysins eine Bedeutung bei, da dieser seiner Ansicht nach die „tetanisierende" Wirkung des Pituitrins aufhebt, während Nelson und auch Hofbauer das Ausbleiben der Uterustetanie bei der Thymophysinmedikation nicht auf die Anwesenheit von Thymusextrakt, sondern auf den geringeren Gehalt an Hinterlappenextrakt zurückführen, eine Ansicht, die allerdings von Glaubach und Molitor dadurch widerlegt worden ist, daß diese Autoren im Thymophysin tatsächlich den deklarierten Gehalt von Vögtlin-Einheiten nachweisen konnten.

Die gleiche Unstimmigkeit wie bezüglich der theoretischen Grundlagen der Thymophysinwirkung herrscht auch bezüglich des praktischen Nutzens des Thymophysins in der Geburtshilfe. Auf eine Umfrage Temesvárys bei den Mitgliedern der deutschen Gesellschaft für Gynäkologie liefen von zahlreichen großen Kliniken insgesamt 157 Antworten ein, die sich auf 25000 Fälle bezogen, und von denen nach Angabe Temesvárys bloß 4 nicht günstig lauteten.

Demgegenüber gelangt man bei der Durchsicht des einschlägigen Schrifttums zu der Überzeugung, daß die Zahl der Autoren, die mit dem Thymophysin keine guten Erfahrungen gemacht haben bzw. ihm keinen Vorzug vor dem Pituitrin einräumen, doch viel größer ist, als aus den Agaben Temesvárys hervorgeht. Vor allem ist es die Gefahr der Tetania uteri und der Asphyxie des Kindes, die dem Thymophysin von einer Reihe von Autoren zur Last gelegt wird, und um derentwillen das Mittel Ablehnung findet (Puppel, Fecht, Hofbauer). Beide Komplikationen, die auch andere Autoren, wie Rucker, Szentmihaly, Bauer, Traube u. a. beobachten konnten, lassen sich bei richtiger Anwendung des Mittels vermeiden, besonders wenn geeignete Fälle in der Eröffnungsperiode für die Behandlung ausgesucht werden (Luh, Der Brucke).

Unvergleichlich größer ist die Zahl der Autoren, die sich in lobendem Sinne über das Thymophysin als Wehenmittel aussprechen und besonders auf die wehenverstärkende Wirkung sowohl in der Eröffnungs- als auch Austreibungsperiode mit wesentlicher Abkürzung der Geburtsdauer ohne Gefahr für Mutter und Kind hinweisen (Temesváry, Burchhardt, Jahreiß, Graff, Lauritzen, Demuth, Holtz, Meder und Schoeneck, Davis, Kretič, Jarcho, Lark, Schley, Sanchez y Arcas, Willi, Laubscher, Schäfer und Gundlach, Rech und Kloß, Wallis, Lindblad u. a.). Demgegenüber wird hervorgehoben, daß das Thymophysin bei Frauen, die noch nicht in der Geburt sind, keine Wehen auszulösen imstande ist, ebenso wie das Mittel bei ermüdetem Uterus wirkungslos ist (Davis, Holtz u. a.).

Paoletti empfiehlt das Thymophysin, trotzdem er in 25% der Fälle Versager beobachtet hat; hingegen sprechen sich Roques und McLeod gegen das Mittel aus, obzwar sie keinen Schaden für das Kind gesehen haben. Mehrere Autoren fanden überhaupt keinen Unterschied zwischen der Wirkung des Thymophysins gegenüber der Wirkung des Pituitrins; zu diesen zählen vor allem Nelson, Greenhill und Baltzer. (Vgl. auch Kottmeier Der Brucke, Lukacs, Schultze u. a.)

Fütterungs- und Implantationsversuche mit Thymus.

Fütterungsversuche mit Thymusgewebe bei verschiedenen Tierarten ergaben ähnlich wie die Injektionsversuche recht ungleiche Resultate. Herver, der Ratten mit großen Dosen von Thymus fütterte, sah Verzögerung der Geschlechtsreife nicht nur bei den behandelten Tieren, sondern auch bei ihrer Nachkommenschaft. Histologische Veränderungen waren in den Keimdrüsen der weiblichen Tiere nicht nachweisbar.

Romeis fütterte junge wachsende Ratten mit Thymus und beschreibt außer einer starken Hemmung des Knochenwachstums mit abnormer Knochenbrüchigkeit völlige Unterentwicklung der Hoden ohne Spermiogenese und in den auffallend kleinen Ovarien keinen einzigen normalen Follikel, vielmehr schwere degenerative Veränderungen der Keimzellen und des Follikelepithels. Uterus, Tuben und Vagina waren vollkommen unterentwickelt. Der Begattungstrieb fehlte, ebenso die periodischen Brunstveränderungen der Vaginalschleimhaut. Auch Nishimura sah bei Ratten Keimdrüsenatrophie nach Fütterung mit Thymus auftreten, während Hoskin bei weißen Ratten nach Thymusfütterung weder das Wachstum gestört noch die einzelnen Organe irgendwie verändert fand. Letzten Endes beschreibt Mûto nach Verfütterung von Thymus sogar eine Steigerung der Geschlechtstätigkeit bei Mäusen und Ratten, die in einer Verlängerung der Brunstperioden und Verkürzung der Intervalle zum Ausdruck kam, im Gegensatz zu Zondek und Ascheim, die durch Fütterung mit frischem menschlichen Thymus keine Veränderung des ovariellen Zyklus bei der weißen Maus nachweisen konnten.

Adler fütterte Meerschweinchen mit Thymussubstanz und beobachtete Abortus, wenn die verabreichte Thymusmenge zu groß und die Feten noch sehr jung waren. Bei Verwendung mittlerer Dosen war die Dauer der Tragzeit verkürzt und die Entwicklung der Feten beschleunigt, ohne daß die Jungen trotz des verkürzten Fetallebens von anderen Jungen verschieden gewesen wären.

Für eine die Geschlechtsfunktion fördernde Wirkung des Thymus scheint auch eine Beobachtung von Camus und Gournay zu sprechen, die bei einem Hunde mit cerebral bedingter, hochgradiger Genitalatrophie nach Fütterung mit Kalbsthymus und Kalbsmilz Vergrößerung der Hoden und des Penis und ein Wiederkehren der Geschlechtstätigkeit beobachten konnten.

Nicht weniger widersprechend sind die Versuchsergebnisse, die mit der Implantation von Thymusgewebe erzielt worden sind. Hart und Nordmann pflanzten jungen Hunden Thymusgewebe ein und fanden, daß die Tiere (nach anfänglicher verminderter Freßlust und Abmagerung) am Leben blieben und eine durchaus normale Geschlechtstätigkeit entfalteten.

Bei Ratten vermag nach Zondek und Aschheim und nach Walter einmalige Einpflanzung von Thymus den Brunstzyklus nicht zu beeinflussen, während bei mehrfach wiederholter Überpflanzung von Zondek und Aschheim sowie Loewe und Voß eine Hemmung des ovariellen Zyklus beobachtet wurde. Zum Unterschied davon sah Mûto nach Thymuseinpflanzung die Brunst bei Ratten häufiger und in kürzeren Intervallen auftreten. Die gleichzeitige Einpflanzung von Thymus und Hypophysenvorderlappen hatte bei infantilen Mäusen und Ratten eine teilweise ovulationshemmende Wirkung; keinesfalls ließ sich die Vorderlappenwirkung durch das implantierte Thymusgewebe ganz aufheben [1].

Daß sämtliche Versuche, wie sie hier erwähnt sind, mehr oder weniger ungeeignet erscheinen, einen Einblick in die Beziehungen zwischen Thymus und Geschlechtssphäre zu gewähren, erhellt, abgesehen von dem eingangs Gesagten, auch daraus, daß es bei der bekanntermaßen sehr beträchtlichen Giftigkeit des Thymus unmöglich ist, mit Sicherheit zu entscheiden, ob die nach Thymuszufuhr beobachtete Schädigung der Genitalsphäre auf eine antagonistische Einstellung des Thymus zu den Keimdrüsen oder — was viel wahrscheinlicher ist — auf eine Schädigung des Organismus durch die eingebrachte Thymussubstanz zurückzuführen ist. Ob den in der Minderzahl stehenden Versuchen, die auf eine die Keimdrüsentätigkeit fördernde Wirkung des Thymus hinzuweisen scheinen, eine größere Beweiskraft zukommt, und ob aus denselben etwa auf die Existenz eines gonadotropen Hormons im Thymus geschlossen werden kann, erscheint gleichfalls mehr als zweifelhaft.

VI. Die Wirkung der Ovarialhormone auf den Thymus.

Um die vielfach angenommenen Beziehungen zwischen Thymus und Keimdrüsen zu beweisen, hat es an Versuchen nicht gefehlt, die Wirkung der weiblichen Sexualhormone auf den Thymus zu prüfen, wenngleich die Zahl der diesbezüglichen Arbeiten nur gering ist.

Die Injektion von Follikelhormon führt nach Leonard, Meyer und Hisaw bei unreifen Ratten zu keiner Veränderung des Thymusgewichtes. Da Re implantierte kastrierten Kaninchen im noch nicht geschlechtsreifen Alter Ovarialteile von trächtigen und nichtträchtigen Tieren und sah, daß die Implantate, sofern sie nicht resorbiert waren, meist aus interstitiellen Zellen bestanden, während nur in einem kleinen Teil der Fälle Follikel bzw. das eingepflanzte Corpus luteum erhalten geblieben waren. Bei sämtlichen Tieren, bei denen genügend große Teile des Implantates erhalten waren, zeigte der Thymus eine bedeutende Verkleinerung, woraus der Autor den Schluß ableitet, daß die physiologische Involution des Thymus durch die Reife der Keimdrüsen bedingt erscheint, wobei beim weiblichen Geschlecht besonders die interstitiellen Zellen und das Corpus luteum eine Rolle spielen sollen.

Kunigasa, der mit Ratten experimentierte, sah nach Implantation von Keimdrüsengewebe eine Beschleunigung in der Entwicklung des Thymusmarkes, hingegen eine Hemmung in der Entwicklung der Thymusrinde, was auf eine verschiedene und zwar gegeneinander antagonistisch eingestellte Funktion der zwei Thymusanteile hinweisen soll.

---

[1] An dieser Stelle sei ein Fall von Thymusimplantation beim Menschen erwähnt, und zwar bei einer 38jährigen Frau mit Osteomalacie, bei der Scipiades durch Einpflanzung des Thymus eines in der Austreibungsperiode verstorbenen Kindes einen durchgreifenden Erfolg erzielen konnte.

Offenbar in der Absicht, unsere Kenntnisse über die Beziehungen zwischen Thymus und Genitalsphäre zu erweitern, haben Suzuki, Ronsisvalle sowie Castagna die Wirkung von Placentarextrakt bzw. Schwangerenharn auf den Thymus einer Prüfung unterzogen und dabei Rückbildungserscheinungen des Thymus festgestellt. Neben degenerativen Veränderungen am Parenchym fand Ronsisvalle fehlende Differenzierung in Rinde und Mark, Verminderung bzw. Fehlen der Hassallschen Körperchen, Ödem und auch hyaline und fettige Degeneration des Bindegewebes sowie Verminderung der eosinophilen Zellen. Außerdem fanden sich Zellen, die mit den besonders in der Gravidität auftretenden „Infiltrationszellen" von Fulci Ähnlichkeit zeigten.

Longo behandelte Kaninchen mit Insulin und Schwangerenharn und fand eine Hypertrophie des Thymus so wie bei der Behandlung mit Insulin allein.

Daß bei der bekannten Empfindlichkeit des Thymus, der auf die verschiedensten Noxen sehr leicht mit akzidenteller Involution reagiert, der Wert derartiger Versuche, wie sie hier geschildert sind, sehr zweifelhaft erscheint, bedarf kaum einer besonderen Erwähnung. Zur Klärung der Frage nach den Beziehungen zwischen Thymus und Geschlechtssphäre tragen derartige Arbeiten keinesfalls bei.

VII. Der Status thymicolymphaticus.

Wegen ihrer Beziehungen zur Hypoplasie des Geschlechtsapparates sei hier mit wenigen Worten auf diese von A. Paltauf vor mehr als 40 Jahren beschriebene Veränderung eingegangen.

Nach Paltauf besteht der Status thymicolymphaticus, den der Autor bei Kindern, die ohne erkennbare Ursache oft ganz plötzlich verstorben waren, festgestellt hat, in einer Vergrößerung des Waldeyerschen Rachenringes, der Lymphfollikel in den verschiedenen Schleimhäuten, der Follikel in der Milz, in einer Vergrößerung ausgebreiteter Lymphknotengruppen, in einer Vergrößerung des Thymus und in einer abnormen Enge der Aorta. Außerdem zeigen diese Menschen nach Paltauf eine abnorme Reaktionsweise, indem sie auf Reize, die von normalen Menschen ohne weiteres vertragen werden, mit einem plötzlichen Versagen des Kreislaufes reagieren.

Das anatomische Bild dieser Konstitutionsanomalie wurde in der Folgezeit um einzelne Merkmale bereichert; so von Wiesel, der eine Hypoplasie des Nebennierenmarkes als zum Status thymicolymphaticus gehörig beschrieb[1], und von Bartel, der den Begriff des Status thymicolymphaticus noch erweiterte, indem er, abgesehen von der Hypoplasie des Nebennierenmarkes, auf den gleichzeitigen Befund eines abnorm kleinen Herzens, die bereits von Paltauf festgestellte Aorta angusta und die Hypoplasie der Keimdrüsen hinweis (Status hypoplasticus).

Eine Zeitlang spielte die Lehre vom Status thymicolymphaticus bei Klinikern und Pathologen eine nicht geringe Rolle, und so mancher plötzliche oder unklare Todesfall bei jungen, bis dahin gesunden Menschen wurde mit dieser Konstitutionsanomalie erklärt. Einen gründlichen Wandel in unserer Auffassung vom Status thymicolymphaticus brachten erst die zahlreichen Sektionen der im Kriege gefallenen jungen, gesunden und kräftigen

---

[1] Zum Unterschied von Beneke, der die Hypoplasie der Nebennierenrinde als charakteristisch für den Status thymicolymphaticus ansah.

Männer, bei denen sich überraschenderweise regelmäßig ein „Status thymicolymphaticus" oder richtiger gesagt ein parenchymreicher Thymus und ein gut entwickelter lymphatischer Apparat fand. Das Umgekehrte gilt von den Nebennieren, deren normale Größe in früherer Zeit wiederum zu groß angenommen wurde, und von denen wir heute wissen, daß ihr normales Gewicht für beide Organe zusammen bloß 7—10 g beträgt (vgl. Materna).

Es hieße über das Ziel hinausschießen, wollte man auf Grund dieser Erkenntnisse einen Status thymicolympathicus vollkommen leugnen; jedoch erscheint es unerläßlich, von einem solchen nur dann zu sprechen, wenn tatsächlich eine Hyperplasie der genannten Gewebe vorliegt.

Die Veränderungen am Genitalapparat, die in manchen Fällen von Status thymicolymphaticus zu finden sind, bestehen in einer mangelhaften Ausbildung der Schamhaare, enger Vagina, infantilem Uterus und gewisser Veränderungen der Ovarien. So waren diese in den Fällen von Bartel und Herrmann in 58% vergrößert mit einem Längsdurchmesser bis zu 8,5 cm. Dabei fanden sich zwei Formvarietäten: 1. eine lange und dabei schmale Form, ähnlich dem tierischen Ovarium, und 2. auffallend große Ovarien bei normaler Form. Abgesehen von der Derbheit sind diese Eierstöcke angeblich in 65% der Fälle durch ihre glatte Oberfläche auffallend. Die Rindenschicht ist stark verdickt und enthält verschieden große cystische Follikel, die bis Haselnußgröße erreichen und in so großer Zahl vorhanden sein können, daß das Gewebe zwischen ihnen vollkommen aufgezehrt erscheint. Die Vergrößerung der Ovarien ist nach Bartel und Herrmann in erster Linie auf die Zunahme des Bindegewebes zurückzuführen, wobei besonders die Rindenschicht beteiligt ist. Diese ist meist kernarm und faserreich, ja streckenweise geradezu schwielig. Die Primordialfollikel scheinen vermindert zu sein, Corpora lutea finden sich selten. Cystische Follikel mit abgestorbenen Eiern sowie Follikel in verschiedenen Stadien der Atresie sind häufig. Die Gefäße im Hilus zeigen oft eine verdickte Wand und hyaline Degeneration sowie Obliteration der Lichtung.

Daß es sich bei den von Bartel und Herrmann beschriebenen Veränderungen in einem Teil der Fälle um eine kleincystische Degeneration der Ovarien gehandelt hat, geht aus der obigen Beschreibung mit ziemlicher Sicherheit hervor. Die Frage, ob der Status thymicolymphaticus die Ursache der Genitalveränderung darstellt, oder ob beide Veränderungen koordinierte Symptome einer bestimmten Konstitutionsanomalie bilden, ist mit großer Wahrscheinlichkeit im letztgenannten Sinne zu beantworten.

Die Zirbeldrüse.

I. Entwicklungsgeschichte, Anatomie und Histologie.

Die Zirbeldrüse entwickelt sich aus einer Ausstülpung am Dach des III. Ventrikels als ein Derivat des Medullarepithels, welches hier ein ganz eigenartiges Organ hervorbringt, das, in der Medianfurche des vorderen Vorhügelpaares gelegen, mit seinem Mutterboden dauernd in Verbindung bleibt und in seinem basalen Ansatzteil eine kleine Ausbuchtung des Ventrikels, den Recessus pinealis, beherbergt (A. Kohn).

Die Zirbeldrüse ist ein bald mehr ovoides, bald mehr konisches Gebilde, das nach Uemura durchschnittlich 0,16 g wiegt und 8,4 mm im Sagittal- und 6,3 mm im Frontaldurchmesser beträgt. Sie liegt frei über der Decke des Mittelhirns und steht mit dieser durch ein dünnes Markblatt, die Commissura posterior, in Verbindung. Oberhalb derselben geht aus der Basis der Zirbeldrüse ein zweites zartes Markblatt, die Commissura hebenularum, hervor, das auf jeder Seite in den Zirbelstiel, die Habenula, ausläuft. Zwischen den beiden aus der Basis der Zirbeldrüse hervortretenden Markblättern liegt der vorhin erwähnte Recessus pinealis (Abb. 54). Die zarten Blutgefäße der Zirbeldrüse stammen von der Tela chorioidea und münden in die Venen des Plexus. Nervenfasern sind in der Zirbeldrüse mehrfach beschrieben worden.

Histologisch stellt die Zirbeldrüse ein Organ ohne streng epitheliale Anordnung seiner zelligen Elemente, der sog. Pinealzellen, dar; diese sind vielmehr teils als verzweigte,

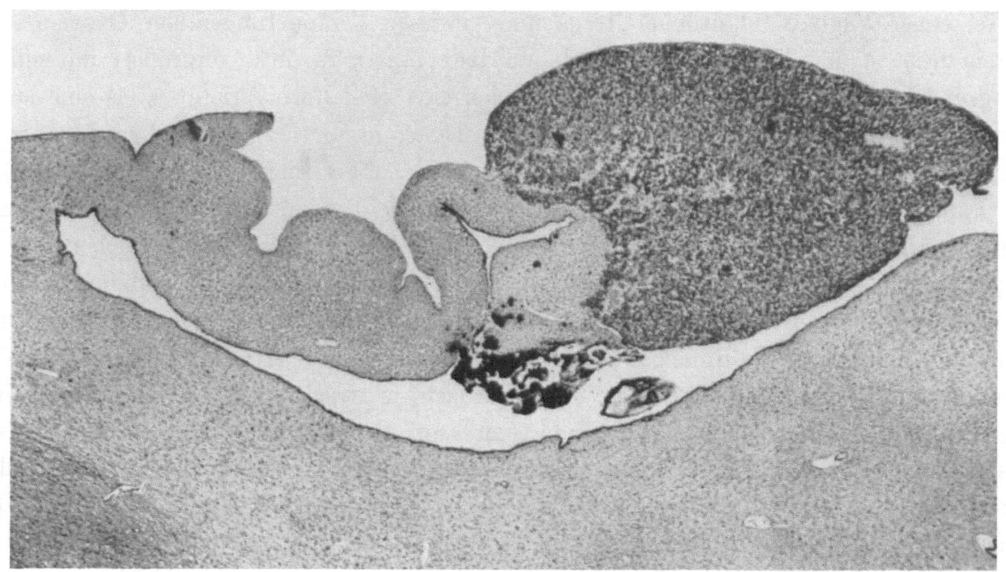

Abb. 54. Sagittalschnitt durch die Zirbeldrüse.

teils fortsatzlose, epithelähnliche Zellen in ein das ganze Organ durchsetzendes Netz von Faserglia eingelagert (A. Kohn). Durch starke gliöse Faserzüge wird das Parenchym der Zirbeldrüse in plumpe Stränge und rundliche Läppchen gegliedert. Die Pinealzellen besitzen ein schwach färbbares, fein granuliertes Protoplasma, ihre Kerne enthalten vielfach eigenartige homogene, meist kugelige Einschlüsse, deren Inhalt sich nach Krabbe in das Protoplasma entleeren kann (sog. Kernexkretion).

Nach dem 7. Lebensjahr beginnt eine Involution der Zirbeldrüse, die in einer fortschreitenden Abnahme des Parenchyms und einer Vermehrung des Stützgewebes besteht. Auf diese Weise können selbst größere Gliaherde entstehen, aus denen sich nicht selten durch Verflüssigung cystische Hohlräume bilden. Die auffallendste Veränderung bildet jedoch der mit dem Alter zunehmende Hirnsand aus kugeligen oder maulbeerförmigen konzentrisch geschichteten Kalkkonkrementen, die oft große Teile des Organs dicht durchsetzen, wenngleich bis ins hohe Alter immer noch funktionsfähiges Gewebe erhalten bleibt. Die Blütezeit der Zirbeldrüse fällt in das kindliche Alter, zu welcher Zeit der Ausfall des Organs nach der heute herrschenden Ansicht zu einem besonderen Krankheitsbild, der Pubertas oder Makrogenitosomia praecox führt.

Ein Geschlechtsunterschied im Gewicht der Zirbeldrüse besteht nach Berblinger nicht; nach Uemura ist er minimal, wobei das durchschnittliche Gewicht beim männlichen Geschlecht 0,160, beim weiblichen Geschlecht 0,151 g beträgt. In der Zeit vom Eintritt der Pubertät bis zum 20. Lebensjahr steigt das Zirbeldrüsengewicht nach Berblinger beim Manne von 0,110 g auf 0,167 g, während es beim Weibe während dieser Zeit mit 0,160—0,165 g ungefähr gleichbleibt.

II. Die Veränderungen der Zirbeldrüse während der Brunst und in der Schwangerschaft.

Über Brunstveränderungen der Zirbeldrüse ist kaum etwas bekannt mit Ausnahme der Angabe von Desogus, daß bei Vögeln in der Zeit der Geschlechtstätigkeit die Zirbeldrüsenzellen größer werden und Zeichen vermehrter Sekretion erkennen lassen. Diese Veränderungen sollen bei beiden Geschlechtern anzutreffen sein, besonders aber bei den Weibchen.

Über Schwangerschaftsveränderungen der Zirbeldrüse ist das erstemal von Aschner im Jahre 1913 auf dem gynäkologischen Kongreß in Halle berichtet worden. Die Schwangerschaftsveränderungen der Zirbeldrüse bestehen nach Aschner darin, daß das bei der Nullipara nach hinten zu spitz auslaufende Organ in der Schwangerschaft eine ausgesprochen rundliche Form annimmt. Die Schwangerschaftsveränderung der Zirbeldrüse ist besonders deutlich bei der Katze, äußert sich bei der trächtigen Hündin hingegen nur in einer Zunahme des Breiten- und Höhendurchmessers sowie in einer „mehr durchscheinenden und milchigen" Beschaffenheit des Organs. Sehr markant ist nach Aschner die von ihm beschriebene Gestaltveränderung der Zirbeldrüse bei Wiederkäuern, besonders bei Rindern. Bei diesen, aber auch beim Menschen, geht die Schwangerschaftsveränderung der Zirbeldrüse nach Aschner mit vermehrter Kalkablagerung einher und es scheint, daß die Abrundung des Organs in der Tragzeit mit der starken Anhäufung von Hirnsand in der Drüse im Zusammenhang steht. Von einer Vermehrung lipoidhaltiger Vakuolen in den Zellen und der Zwischensubstanz abgesehen, fand Aschner keine histologischen Veränderungen in der Zirbeldrüse gravider Menschen und Tiere.

Spätere Untersucher konnten die Angaben Aschners über eine besondere Schwangerschaftsveränderung der Zirbeldrüse in keiner Weise bestätigen. Nach Kolmer und Löwy sowie Decio kommt die von Aschner beschriebene Formveränderung der Zirbeldrüse durchaus nicht regelmäßig vor, so daß ihr keine Bedeutung beigemessen werden kann. Von Berblinger und von Brandenburg wird die Existenz irgendwelcher für die Schwangerschaft charakteristischer Veränderungen, sei es in der Form, sei es im histologischen Bild der Zirbeldrüse, überhaupt negiert. Besonders gründlich wurden Aschners Befunde von Brandenburg überprüft, der die Form der Zirbeldrüse durch einen Index bestimmte, um Vergleichszahlen zu erhalten, die darüber Aufschluß geben, ob es sich um runde oder längliche Formen gehandelt hat; und zwar wurde nach Messung der größten Länge und Breite der betreffenden Zirbeldrüse der Index derart bestimmt, daß als Breite 1 angenommen und dann die entsprechende Verhältniszahl berechnet wurde. Dabei ergab sich an einem Material von 157 menschlichen und 82 Schweineepiphysen, daß sowohl runde als auch längliche Zirbeldrüsen bei beiden Geschlechtern etwa gleich häufig vorkommen, und daß ein Zusammenhang zwischen der Zahl der Geburten und der Zirbeldrüsenform nicht existiert. Auch zwischen dem Kalkgehalt der Zirbeldrüse und der Schwangerschaft konnte Brandenburg keinerlei Beziehungen feststellen.

Bei seinen Untersuchungen über die Veränderungen der Zirbeldrüse bei Vögeln hat Desogus feststellen können, daß je längere Zeit vom Beginn der Mutterschaft bzw. der vorangegangenen Ovulation verstrichen ist, die Zirbeldrüse ihre Funktion mehr und mehr vermindert, im Gegensatz zu der Hypophyse, deren Tätigkeit mit fortschreitender Mutterschaft zunimmt.

Auf Grund von refraktometrischen Untersuchungen bei Schwangeren, bei denen gegen Zirbeldrüseneiweiß abgestimmte Fermente im Serum der Frauen nachgewiesen werden konnten, glaubt Mahnert, daß die physiologische Rückbildung der Zirbeldrüse mit jeder Schwangerschaft eine Beschleunigung erfährt.

III. Die Veränderungen der Zirbeldrüse nach Kastration und bei Hypogenitalismus.

Die Angaben über Veränderungen der Zirbeldrüse nach Kastration lauten sehr verschieden, was zum Teil darauf zurückzuführen sein dürfte, daß von den Autoren sehr verschiedene Tierarten bald vor erlangter Geschlechtsreife, bald im geschlechtsreifen Alter für die Versuche verwendet worden sind.

Bei Katzen, die im Alter von 3—4 Wochen kastriert worden waren, fanden Biach und Hulles, daß die normalerweise sehr dicht gelagerten Zellen nach der Kastration verkleinert sind und offenbar durch Zellausfall locker gefügt und durch vergrößerte Zwischenräume voneinander getrennt erscheinen, Veränderungen, die am ehesten als Ausdruck einer Atrophie zu deuten sind (Abb. 55 und 56). Gleichfalls atrophische Vorgänge beschreibt in der Zirbeldrüse Adriana bei kastrierten Meerschweinchen, Kaninchen, Katzen und Hunden. Beim Ochsen sah Vercellana weniger Parenchym und die kleinlappige Bauart weniger deutlich als bei nichtkastrierten Rindern. Während Vercellana beim Stier die Zirbeldrüsenzellen hochzylindrisch fand, erscheinen diese bei Ochsen kubisch, offenbar im Zusammenhang mit einer geringeren Aktivität des Organs nach der Kastration.

Ausgedehnte Untersuchungen über die Kastrationsveränderungen der Zirbeldrüse bei Meerschweinchen, Kaninchen, Katzen, Hunden und Rindern stammen von Aschner, der die Befunde von Biach und Hulles nicht nur bestätigen, sondern auch dahin erweitern konnte, daß die Zirbeldrüse nach der Kastration eine Formveränderung erfahre, die als regelmäßige Kastrationsfolge anzusehen sei. Diese Formveränderung soll darin bestehen, daß im Gegensatz zu der länglichen, spitzkugeligen Gestalt der normalen Zirbeldrüse die Zirbeldrüse des weiblichen Kastraten kürzer, breiter und dicker erscheint (Abb. 57).

Hypertrophische Veränderungen in der Zirbeldrüse nach Kastration, wenn auch nur vorübergehender Art, beschreibt einzig und allein Pellegrini sowohl bei jungen als auch bei geschlechtsreifen Katzen. Im Gegensatz zu den obigen Angaben soll nach den Untersuchungen von Sarteschi, Polvani sowie Kolmer und Löwy die Zirbeldrüse besonders bei geschlechtsreifen Tieren (Hähnen, Kaninchen, Ziegen, Schweinen und Rindern) durch die Kastration überhaupt keine Veränderung erfahren.

Systematische Untersuchungen über Kastrationsveränderungen beim Menschen fehlen; vor dürfte allem nichts über das Verhalten der Zirbeldrüse bei menschlichen Frühkastraten bekannt sein. Nach Spätkastration fand Aschner beim Weibe keinerlei Veränderungen, während Berblinger über eine vor vielen Jahren kastrierte 66jährige Frau berichtet, in deren Zirbeldrüse die große Zahl fortsatzloser Pinealzellen mit den bekannten Kerneinschlüssen bei einem auf 0,26 g erhöhten Organgewicht besonders auffiel.

Pende erhob nach Kastration ebenso wie bei Hypogenitalismus erwachsener als auch jugendlicher Menschen beiderlei Geschlechtes einen Befund, dem bisher weder

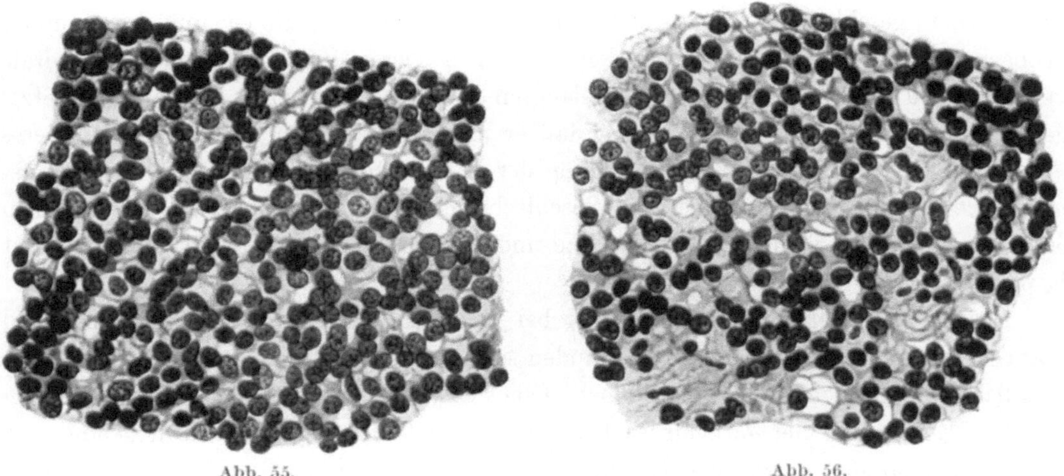

Abb. 55. Mikroskopischer Schnitt durch die Zirbeldrüse einer normalen jugendlichen Katze.
Abb. 56. Mikroskopischer Schnitt durch die Zirbeldrüse einer kastrierten Katze von gleichem Wurf. Die Zellkerne erscheinen kleiner und geringer an Zahl. In dem verbreiterten Zwischengewebe finden sich verschieden große Lücken. (Nach Biach und Hulles.)

von pathologischen Anatomen noch von Röntgenologen eine besondere Bedeutung beigemessen wurde, und der in einer abnormen, röntgenologisch nachweisbaren Verkalkung der Zirbeldrüse bestehen soll. Die Befunde Pendes wurden teilweise von Cignolini

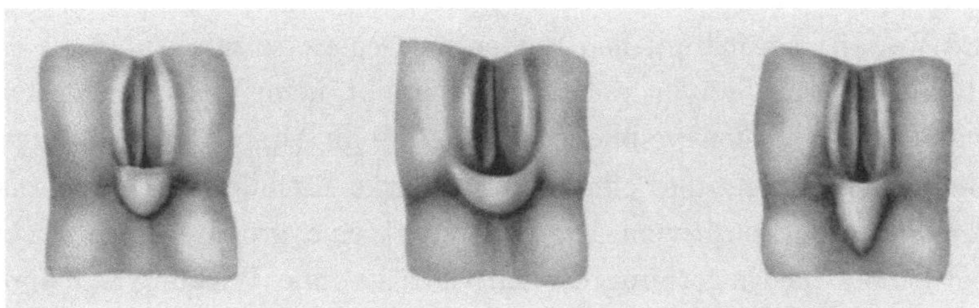

Abb. 57. Zirbeldrüsen dreier Katzen von gleichem Wurf. Links Zirbeldrüse des kastrierten Tieres, in der Mitte die Zirbeldrüse des trächtigen Tieres, rechts die Zirbeldrüse des virginellen Tieres. (Nach Aschner.)

und Vidoni bestätigt, die in einer Klasse mit 40 Schülern unter 5 Fällen mit Zirbeldrüsenschatten 4mal Anzeichen von Hypogenitalismus, zum Teil mit Sexualneurasthenie nachweisen konnten. Die Zahl der einschlägigen Fälle hat Faelli um eine Beobachtung vermehrt, indem er bei einem 36jährigen Manne mit Eunuchoidismus und anderen endokrinen Störungen in der Pinealgegend einen gut begrenzten Schatten, bedingt durch ein gut erbsengroßes Kalkkonkrement, im Röntgenbild feststellen konnte. Aus den erwähnten Befunden schließt Faelli, daß Inaktivität der Keimdrüsen von einer Atrophie der Zirbeldrüse begleitet wird, die beim Menschen durch den Nachweis der Zirbeldrüsenverkalkung klinisch diagnostiziert werden kann [1].

---

[1] Eine Nachprüfung der interessanten Beobachtungen der italienischen Autoren von pathologisch-anatomischer Seite wäre sicher sehr wünschenswert.

IV. Die Wirkung der Zirbeldrüsenexstirpation auf die weibliche Geschlechtssphäre.

Der erste, der über Veränderungen innerhalb der Geschlechtssphäre nach Entfernung der Zirbeldrüse berichtete, war Foà, der bei jungen Hähnen nach der Epiphysektomie eine raschere geschlechtliche Entwicklung mit Hypertrophie der Hoden und des Kammes beobachten konnte, während er bei den weiblichen Tieren Veränderungen am Genitale vermißte. Zu dem gleichen Ergebnis gelangten Zoia, Yokoh sowie Izawa; der letztgenannte jedoch mit dem Unterschied, daß er nicht nur bei den Hähnen ein rascheres Wachstum und eine vorzeitige Entwicklung der Hoden und der sekundären Geschlechtsmerkmale mit früherem Einsetzen des Geschlechtstriebes, sondern auch bei den Hennen eine vorzeitige Entwicklung der Eierstöcke und einen früheren Beginn der Legetätigkeit beobachtete.

Exstirpationsversuche von Aschner bei jungen Hühnern aber auch Hunden und Ratten sowie von Biedl bei jungen Hunden schlugen fehl, da die Operation auf unüberwindliche Schwierigkeiten stieß. Mit mehr Glück experimentierte Horrax, dem die vollständige Entfernung der Zirbeldrüse bei Ratten und Meerschweinchen gelang und der bei den Männchen vor der Geschlechtsreife eine vorzeitige Geschlechtsentwicklung mit Vergrößerung der Hoden und Samenbläschen feststellen konnte, während bei geschlechtsreifen Tieren ein nennenswerter Unterschied gegenüber den Kontrolltieren nicht bestand. Sarteschi, dessen Versuche bezüglich einer Beeinflussung der Genitalsphäre anfangs negativ verlaufen waren, wobei die Tiere lediglich abmagerten und im Wachstum zurückblieben, gelang es später doch, und zwar bei einem jungen Hunde, eine beschleunigte Geschlechtsentwicklung und bei einem Meerschweinchen eine Vergrößerung der Hoden zu erzielen.

Während Vecchi bei männlichen Ratten im Gegensatz zu Foà, der bei Ratten nach Epiphysektomie eine Vergrößerung der Hoden beschreibt, keine Veränderung der Geschlechtsorgane sah, berichtet er bei den weiblichen Tieren, die im Alter von 7—60 Tagen der Zirbeldrüse beraubt worden waren, über eine abnorm starke Ausbildung des Uterus.

Den Versuchen mit positivem Ergebnis steht eine größere Anzahl von Versuchen gegenüber, bei denen die Entfernung der Zirbeldrüse ohne Wirkung auf die Geschlechtssphäre geblieben war. So beobachteten Exner und Boese nach Zerstörung der Zirbeldrüse mit dem Thermokauter ebensowenig einen Einfluß der Operation auf Körperwachstum und Geschlechtsentwicklung bei Kaninchen wie Kohner und Löwy bei jungen männlichen und weiblichen Ratten, bei denen weder eine Frühreife, noch eine Veränderung bezüglich Konzeption, Wurf und Aufzucht der Jungen festzustellen war. Zu einem ähnlichen Ergebnis gelangten auch Dandy, Weinberg und Fletcher sowie Del Castillo, nach dessen Versuchen die Exstirpation der Zirbeldrüse bei Ratten weder das Körperwachstum noch den Zeitpunkt, in dem sich die Scheide öffnet, beeinflußt. (Vgl. auch Anderson und Wolf.)

Die Versuche von Renton und Rusbridge[1] sowie von Badertscher bei jungen Hähnen und Hennen der Leghornrasse und von Adler bei Batrachierlarven verliefen gleichfalls negativ.

---

[1] Zit. nach Trendelenburg, Die Hormone, Bd. 2. 1934.

Die Befruchtungsfähigkeit der Versuchstiere (Kaninchen und Tümmler), bei denen Clemente die Epiphysektomie vorgenommen hatte, hat durch den Eingriff nicht gelitten und die Tiere wurden trächtig, während Sarteschi angibt, daß zirbeldrüsenlose Weibchen sich nicht belegen lassen.

Über regressive Veränderungen der Keimdrüsen und mangelhafte Entwicklung der sekundären Geschlechtsmerkmale nach Epiphysektomie berichtet lediglich Cristea bei Hähnen, während Urechia und Grigoriu nur eine vorübergehende Abschwächung der sekundären Geschlechtsmerkmale beschreiben.

Durch die eingangs erwähnten positiven Versuchsergebnisse scheint die aus dem Krankheitsbilde der Makrogenitosomia praecox abgeleitete Annahme von funktionellen Beziehungen zwischen Zirbeldrüse und Geschlechtssphäre eine Bestätigung zu erfahren, ohne daß eine befriedigende Erklärung für die vielen negativen Befunde nach Exstirpation der Zirbeldrüse in allen Fällen möglich wäre. Der Hinweis auf eine vielleicht unvollständige Entfernung der Zirbeldrüse trifft, soweit aus den einzelnen Arbeiten hervorgeht, sicher nicht für alle Fälle zu; hingegen kann angenommen werden, daß dort, wo regressive Veränderungen in den Keimdrüsen und Störungen ihrer Funktion beobachtet worden sind, eine unbeabsichtigte Verletzung bestimmter Hirnteile eine Rolle gespielt haben dürfte.

V. Die Wirkung der Zufuhr von Zirbeldrüsensubstanz auf die weibliche Geschlechtssphäre.

Mc Cord fütterte junge Tiere, Hunde, Meerschweinchen und Hühner, mit Zirbeldrüsenextrakt und beobachtete ähnlich wie vor ihm Kidd eine vorzeitige und sehr rasche körperliche und geschlechtliche Entwicklung. So behandelte junge Hunde waren den Kontrolltieren gegenüber um einen Monat in der Entwicklung voraus, lernten früher die ihnen dargebotene Milch auflecken, auf Ruf gehorchen und den Weg zurück in den Stall finden. Die histologische Untersuchung der Hoden bei einigen dieser Tiere zeigte eine größere Reife und einen größeren Durchmesser der Hodenkanälchen als dem Alter der Tiere entsprach. Demgegenüber fanden Weinberg und Fletcher bei wachsenden Mäusen nach 3 Wochen lang fortgesetzter Injektion mit wässerigem Zirbeldrüsenextrakt keine Veränderung des Hodengewichtes gegenüber den Kontrolltieren.

Zu ganz entgegengesetzten Ergebnissen wie Cord gelangte Wislanski, der Meerschweinchen beiderlei Geschlechtes mit wässerigem Epiphysenextrakt (Epiphysan) behandelte und ein Zurückbleiben im Wachstum, geringere Größe der Organe, regressive Veränderungen in den Hoden, Degeneration der Follikel in den Ovarien und Schwund der Muskulatur des Uterus mit Vermehrung des interstitiellen Bindegewebes beobachtete. Bei reifen Tieren führte die Behandlung mit Epiphysan zu einer Vergrößerung des Uterus (die auch Robinson und Zondek nach Behandlung von Epiglandol beobachten konnten), doch war diese nicht durch Zunahme der Muskulatur, sondern durch Vermehrung des Stromas, das auch in der Mucosa uteri zugenommen hatte, bedingt. Die Folge der beschriebenen Genitalveränderungen äußerte sich bei beiden Geschlechtern in einer Sterilität, die bis zu $1^1/_2$ Jahren anhielt.

Nach Burger verändert Zirbeldrüsenextrakt bei weißen Mäusen den Typus des oestralen Zyklus, wobei ein Teil der Tiere nur 1mal innerhalb von 3 Wochen in Brunst geriet, der andere Teil wiederum Oestren von 7—12tägiger Dauer zeigte.

Ob an den durchaus widersprechenden Versuchsergebnissen die verschiedene Herstellungsweise der verwendeten Zirbeldrüsenextrakte allein oder noch andere Faktoren Schuld tragen, diese Frage muß wie bei so vielen anderen Organversuchen, bei denen wir das wirksame Prinzip nicht kennen, offengelassen werden. Ungeklärt bleibt ferner, wieso die Exstirpation der Zirbeldrüse, wie aus den Versuchen von Foà und anderen Autoren hervorgeht, ebenso zu geschlechtlicher Frühreife führt, wie es Kidd und Mc Cord nach Zufuhr von Zirbeldrüsensubstanz beobachtet haben.

Silberstein und Engel, Fleischmann und Goldhammer und Kozelka wählten die Methode der Zirbeldrüsenimplantation, um die Wirkung auf den weiblichen Geschlechtsapparat bei Mäusen bzw. bei Kücken zu prüfen. Während Kozelka weder bei männlichen noch bei weiblichen Kücken eine Wirkung auf die Geschlechtsmerkmale durch Zirbeldrüseneinpflanzung feststellen konnte [1], gelangten die Wiener Autoren zu sehr bemerkenswerten Ergebnissen.

Silberstein und Engel implantierten kastrierten Mäusen Stückchen von Stierepiphysen und fanden, daß die so behandelten Tiere 96 Stunden später ein reines Schollenstadium aufwiesen, wobei es besonders auffiel, daß die Scheide in diesem Zustande durch 3 Wochen verharrte. — Aus acetongetrockneten Zirbeldrüsen ließ sich durch schwach alkalisiertes, nicht aber durch schwach essigsaures Wasser ein Substanz extrahieren, die bei kastrierten weiblichen Mäusen gleichfalls Oestrus hervorzurufen imstande war. Diese oestrogene Substanz der Zirbeldrüse ist durch Alkohol, Äther und Aceton nicht extrahierbar und besitzt, wie Silberstein und Engel an Kaninchen feststellen konnten, im Gegensatz zum Prolan keine Wirkung auf die Keimdrüsen.

Wird nichtkastrierten weiblichen Mäusen Zirbeldrüsengewebe, und zwar von infantilen Ratten, implantiert, so kommt es, wie Fleischmann und Goldhammer gezeigt haben, zu einer Hemmung des normalen Oestrus, die bei manchen Tieren 4—6 Wochen anhält, wobei die volle Wirkung nur dann einzutreten scheint, wenn die Implantation im Höhepunkt der Brunst vorgenommen wird. Die Ovarien dieser Tiere zeigen keine schwere Schädigung, lediglich eine Verkleinerung der Follikel.

Die Wirkung des Prolans wird nach den Untersuchungen der genannten Wiener Autoren bei infantilen weiblichen Mäusen ebensowenig wie die Wirkung des Follikelhormons bei kastrierten Weibchen durch die Einpflanzung von Zirbeldrüsengewebe gehemmt, nach Burger hingegen soll die oestruserzeugende Wirkung des Follikelhormons durch Zirbeldrüsenextrakt aufgehoben und das Schollenstadium verhindert werden. Saphir pflanzte menschliche Zirbeldrüse 33 kastrierten Rattenweibchen ein und sah, daß sämtliche Tiere nach einigen Tagen brünstig wurden, ohne daß eine gonadotrope Wirkung nachweisbar gewesen wäre. Der Gehalt einer jeden Zirbeldrüse an oestrogener Substanz betrug ungefähr 2—3 Mäuse-Einheiten.

Was die Wirkung der Zirbeldrüsenextrakte auf die Wehentätigkeit des Uterus anbelangt, so fanden Ott und Scott keine Wirkung auf den virginellen Uterus, jedoch

---

[1] Zit. nach Trendelenburg, Die Hormone, Bd. 2. 1934.

eine Verstärkung der Kontraktionen des schwangeren Uterus. Wislanski prüft die Wirkung des Epiphysans auf den nichtschwangeren Uterus des Meerschweinchens und fand eine Abnahme des Muskeltonus und beim schwangeren Uterus eine Anregung zu Kontraktionen. Über eine leichte Steigerung der Wehentätigkeit bei Gebärenden berichtet auch Aschner, der mit Epiglandol arbeitete. Am überlebenden Kaninchenuterus kommt es nach Zusatz von Zirbeldrüsenextrakt zu einer geringen Zunahme der Kontraktionsgröße (Ott und Scott).

Die Einführung des Zirbeldrüsenextraktes in die gynäkologische Therapie geht auf Hofstätter zurück, der Zirbeldrüsenextrakt als krampfstillendes Mittel bei hypertonischen Zuständen des Uterus z. B. drohender Uterusruptur, aber auch bei schmerzhaften Wehen, Vaginismus, Tenesmus der Blase und des Darmes und spastischer Obstipation empfohlen hat [1]. Des weiteren versuchte Hofstätter zum Teil mit sehr gutem Erfolg die Behandlung mit Zirbeldrüsenextrakt (Epiglandol) bei Frauen mit stark gesteigerter Libido sexualis, bei Kastrationsbeschwerden, bei Dysmenorrhöe sowie allzu häufiger und zu starker Menstruation.

Über gute Erfolge mit Zirbeldrüsenextrakt berichten bei juvenilen Blutungen bzw. bei Dysmenorrhöe infolge Hypoplasie des Uterus auch Burger und Wislanski.

Die Beobachtung einer Hyperämisierung des Genitales durch Injektionen mit Zirbeldrüsenextrakt veranlaßte Bab, diese auch gegen Kraurosis zu verwenden, was in einem Fall tatsächlich zu raschem Schwinden des seit 3 Jahren bestehenden Juckreizes geführt hat.

Auf die Lactation wirkt Zirbeldrüsenextrakt bei Ziegen und Katzen stimulierend, was aus den Versuchen von Ott und Scott hervorgeht, die 5 Minuten nach der Injektion eine Steigerung der Milchabsonderung auf das 4fache beobachten konnten. Schäfer und Mackenzie konnten die Angaben von Ott und Scott für die lactierende Katze anfangs nicht bestätigen, später jedoch teilte Mackenzie mit, daß es ihm gelungen ist, mittels eines Extraktes aus der Zirbeldrüse des Schafes die Milchsekretion bei der Katze in geringem Maße anzuregen, wenngleich er diese Wirkung nicht auf den Zirbeldrüsenextrakt, sondern auf eine Beimischung von Hypophysensubstanz aus dem Liquor zurückführt. Hofstaetter verwendete erfolgreich Zirbeldrüsenextrakt bei Frauen mit Milchmangel (vgl. auch Hughes).

VI. Die Makrogenitosomia praecox.

Eindrucksvoller als die sehr widersprechenden Versuchsergebnisse bei Zirbeldrüsenexstirpation bzw. Zufuhr von Zirbeldrüsensubstanz scheint das im Jahre 1910 von Pelizzi unter dem Namen „Macrogenitosomia precoce" beschriebene Krankheitsbild die funktionellen Beziehungen zwischen der Zirbeldrüse und der Sexualsphäre zu beleuchten.

Die Erkrankung, die in der Regel mit einem Tumor der Zirbeldrüse einhergeht, besteht in vorzeitiger Reifung der Keimdrüsen, überstürzter körperlicher und seelischer Entwicklung und vorzeitigem Auftreten der sekundären Geschlechtsmerkmale, das sich in abnormer Größe des Penis, der großen Schamlippen, in der Entwicklung eines Bartes,

---

[1] In der im Schrifttum mehrfach genannten Arbeit von Wolf über „Zirbeldrüsenextrakte" in der geburtshilflichen Landpraxis berichtet der Verfasser ausschließlich über Erfolge mit Pituitrin und Pituglandol, die er offenbar für Produkte der Zirbeldrüse hält.

Behaarung der Scham und der Achselhöhlen, Entwicklung der Mammae und Stimmbruch äußert.

Während von der durch Störung der Nebennierenfunktion bedingten sexuellen Frühreife in der Mehrzahl der Fälle das weibliche Geschlecht betroffen wird[1], tritt die epiphysär bedingte Pubertas praecox in erster Linie, und zwar in 91,4%, beim männlichen Geschlecht auf, während auf das weibliche Geschlecht bloß 8,5% entfallen (Berblinger). Dazu muß

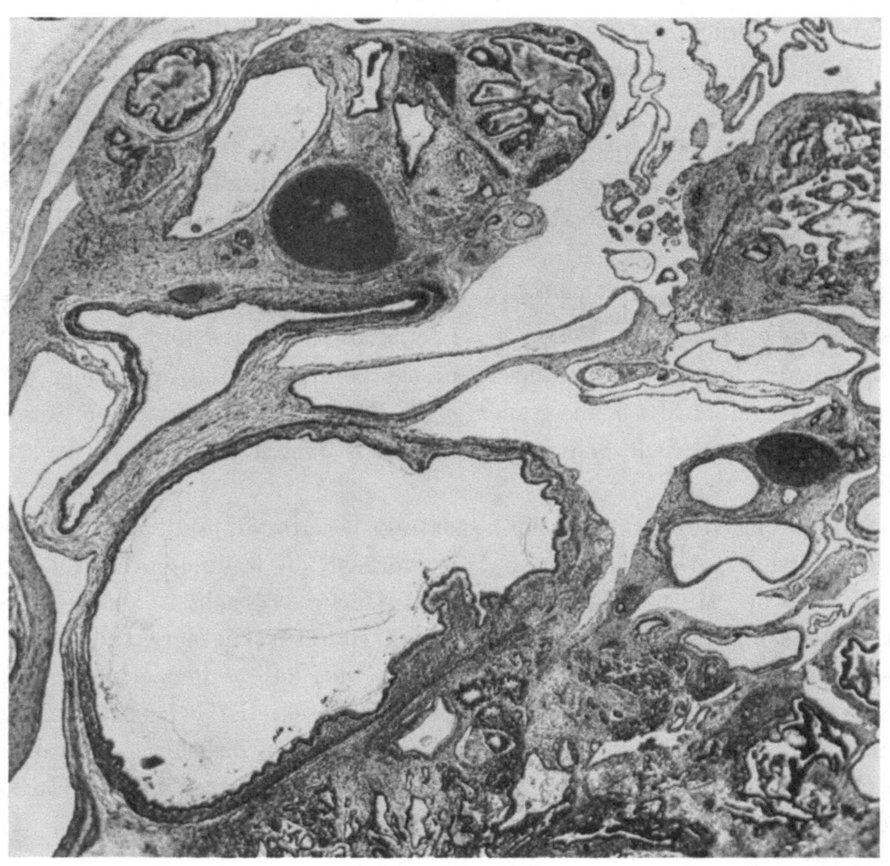

Abb. 58. Mikroskopischer Schnitt aus einem Teratom der Zirbeldrüse. (Schwache Vergrößerung.)

allerdings bemerkt werden, daß von den bis zum Jahre 1925 veröffentlichten Fällen von Pelizzischem Syndrom beim weiblichen Geschlecht kein einziger Fall durch Sektion verifiziert ist.

Der Tumor der Zirbeldrüse, der zu dem eigenartigen Krankenbild führt, ist in der Mehrzahl der Fälle ein Teratom oder ein teratoides Gewächs, was Askanazy zu der Annahme veranlaßt hat, das Teratom als solches (als eine Art Pseudoschwangerschaft) für die Entstehung der geschlechtlichen Frühreife verantwortlich zu machen. Demgegenüber erblickt Marburg und andere Autoren in einem Ausfall der inkretorischen Tätigkeit der durch den Tumor zerstörten Zirbeldrüse die Ursache des Pelizzischen Syndroms (Abb. 58).

Obzwar das Zusammentreffen von Zirbeldrüsentumor und sexueller Frühreife für einen ursächlichen Zusammenhang der Erkrankung mit einer Störung der Zirbeldrüsen-

---

[1] Siehe das Kapitel „Nebennieren".

funktion zu sprechen scheint, so haben doch einige Beobachtungen von Tumoren jener Gegend mit dem typischen Bilde der Makrogenitosomia praecox jedoch bei völlig intakter Zirbeldrüse die epiphysäre Theorie der Erkrankung ziemlich ins Wanken gebracht.

Somit reicht auch das pathologisch-anatomische Material ebensowenig wie die Ergebnisse der zahlreichen, im vorigen besprochenen Tierversuche aus, die Funktion der Zirbeldrüse und die Frage ihrer Beziehungen zu der Geschlechtssphäre eindeutig zu klären (s. auch Benda).

Der Inselapparat.
I. Entwicklungsgeschichte und Histologie der Langerhansschen Inseln.

Sehr bald nach dem Auftreten der ersten Drüsentubuli im Pankreas lassen sich beim menschlichen Embryo die ersten Anfänge der Inselbildung feststellen. Der Zeitpunkt ihres ersten Auftretens wird von den Untersuchern verschieden angegeben, was wohl teils auf individuelle Verschiedenheiten, teils auf ungleiche Untersuchungsweise zurückzuführen ist.

Den Mutterboden der Langerhansschen Inseln bilden, wie die meisten Autoren übereinstimmend angeben, sowohl beim Menschen als auch beim Säugetier die primären Drüsengänge, wenngleich ein kleiner Teil der Forscher, unter ihnen Laguesse und in neuester Zeit Neubert eine Inselbildung auch durch Umwandlung der sog. Drüsenbeeren annimmt, und zwar sollen nach Laguesse die „ilots primaires" aus soliden Zellsträngen der Pankreasanlage und aus den Wandungen der primären Pankreastubuli, die „ilots secondaires" dagegen durch Umwandlung von secernierenden Drüsenenden entstehen.

In sehr anschaulicher Weise schildert Neubert die Entstehung der Langerhansschen Inseln, die nach seinen Untersuchungen ebenso von dem indifferenten Wandbelag der primären Drüsentubuli und von den Drüsengängen als auch vom Epithel der sezernierenden Drüsenenden ihren Ausgang nehmen.

Die Entwicklung der Langerhansschen Inseln nimmt weit in das postnatale Leben ihren Fortgang, besonders stark während des 1. Lebensjahres, während vom 4. Jahre an in der Neubildung von Inseln ein allmählicher Rückgang erfolgt (Neubert). Mit fortschreitender Entwicklung sinkt die Zahl der Inseln pro Flächeneinheit mehr und mehr, da nunmehr der exkretorische Teil des Pankreas immer stärker zur Ausbildung gelangt, während nach Neubert die Entwicklung der Inseln noch vor Abschluß der Wachstumsperiode im wesentlichen zum Stillstand kommt.

Während Küster der Meinung ist, daß die Insel nach der Geburt in Größe und Bau unverändert bleiben, behauptet Heiberg, daß die Inseln von der Geburt an nicht nur an Zahl, sondern auch an Größe derart abnehmen, daß schon bei Kindern ihre Größenverhältnisse den bei Erwachsenen ähnlich sind.

Die Langerhansschen Inseln, welche sich nicht nur bei Menschen, sondern auch bei allen Säugetieren sowie bei Vögeln, Fischen, Reptilien und Amphibien vorfinden, stellen beim Erwachsenen rundliche oder unregelmäßige Zellhäufchen dar, deren Zahl und Größe nicht nur bei den verschiedenen Einzelwesen, sondern auch in den verschiedenen Abschnitten des Pankreas (Kopf, Körper, Schweif) bedeutenden Schwankungen unterliegt.

Sie stellen beim Erwachsenen, wie sich Neubert ausdrückt, das fixierte Endstadium der Entwicklung des inkretorischen Anteils des Pankreas dar. Ihre Zellstränge sind miteinander derart innig verschmolzen, daß sie eine einheitliche Masse darstellen, in deren Innerem lediglich Gefäßkanäle freigelassen sind. An der Peripherie der Inseln kann sich eine regelrechte Zellschale bilden, die bis auf einige Lücken für durchtretende Gefäße die Inseln nach außen abschließt, während im Inneren der Inseln ein dichtes Capillarnetz eine vollständige Verschmelzung der Zellstränge verhindert. Die einzelnen Capillaren werden hierbei von den Epithelzellen derart umfaßt, daß das Inselgewebe in Form eines epithelialen Röhrensystems die Verästelungen des von ihm umschlossenen Capillarnetzwerkes wiederholt (Neubert), wodurch besonders günstige Bedingungen für den Stoffaustausch geschaffen werden. — Die Epithelien der Langerhansschen Inseln liegen unmittelbar nebeneinander und sind durch keine Membrana propria von der Capillarwand getrennt (Abb. 59).

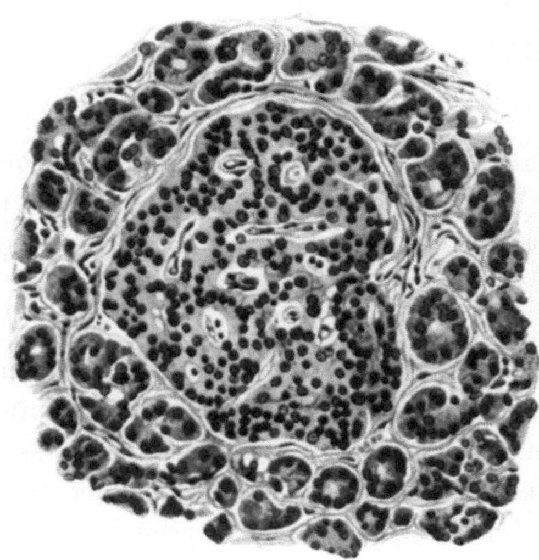

Abb. 59. Normale Langerhanssche Insel.

Nachdem bereits von früheren Autoren Granula in den Epithelien der Inseln beschrieben worden waren, konnte Lane mittels einer besonderen Färbung neben größeren, basophil granulierten Zellen kleinere Zellen mit acidophiler Körnelung nachweisen. Bensley glaubte 4 Jahre später (1911) neben diesen α- bzw. β-Zellen benannten Formbestandteilen noch eine dritte Zellart, die γ-Zelle, unter den Inselepithelien feststellen zu können. Diese Befunde, die von Homans sowie Martin bestätigt werden konnten, veranlaßten die amerikanischen Forscher zwei voneinander unabhängige Zelltypen mit gesonderter Funktion innerhalb der Langerhansschen Inseln anzunehmen, zumal, wie Homans zeigen konnte, bei experimentellen Diabetes nur die β-Zellen ihre Körner verlieren und degenerieren, während die α-Zellen mit ihrer normalen Körnelung bestehen bleiben.

Die Blutversorgung der Inseln geschieht durch weite, dünnwandige Capillaren, die an Füllungspräparaten regelrechte Knäuelbildung erkennen lassen (Neubert). Daneben finden sich aber auch größere Gefäße, die mit den Gefäßen des umgebenden Drüsengewebes in Zusammenhang stehen.

Ebenso reichlich versorgt erscheinen die Langerhansschen Inseln mit Nervenfasern, die längs der Gefäße und zwischen den Zellsträngen ein dichtes Netzwerk bilden.

Die Zahl und Größe der Langerhansschen Inseln ist in den verschiedenen Abschnitten des Pankreas nicht unbedeutenden Schwankungen unterworfen. Die Größe der Inseln bewegt sich beim erwachsenen Menschen zwischen 100 und 300 μ, obzwar es auch sog. Rieseninseln gibt, die 400 μ und mehr im Durchmesser betragen. Am reichlichsten finden sich Inseln mittlerer Größe mit einem Durchmesser von 100—200 μ. Die Inseln im lienalen Anteil sind zahlreicher und größer als im Kopf, wenngleich auch in diesem Teil gelegentlich

Inseln in größerer Menge vorkommen können. Die Angabe der durchschnittlichen Zahl von 130 Inseln auf 50 qmm im Pankreas eines normalen erwachsenen Menschen, wie sie aus den Zählungen von Heiberg hervorgeht, ist von Seyfarth vollauf bestätigt worden.

II. Die Veränderungen der Langerhansschen Inseln in der Schwangerschaft.

Nur wenige Autoren haben bisher ihr Augenmerk auf das morphologische Verhalten des Pankreas in der Schwangerschaft gerichtet. Es ist das Verdienst Seitz' und seines Schülers Rosenlöcher erstmalig im deutschen Schrifttum auf bestimmte Schwangerschaftsveränderungen des Pankreas bzw. seiner Inseln hingewiesen zu haben. Die Unter-, suchungen beziehen sich auf den Menschen sowie auf Maus und Ratte und lehren uns,

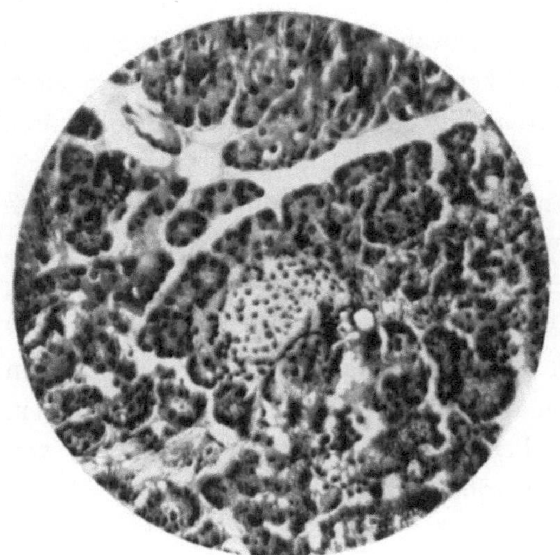

Abb. 60. Langerhanssche Insel einer nichtträchtigen Maus. (Nach Seitz.)

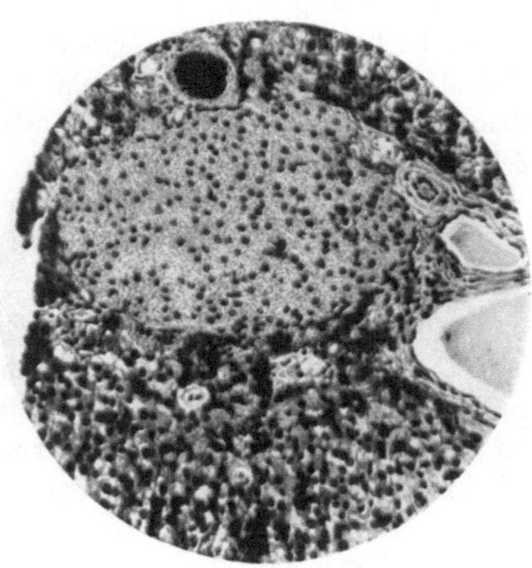

Abb. 61. Langerhanssche Insel einer trächtigen Maus. (Nach Seitz.)

daß die Langerhansschen Zellinseln in der Schwangerschaft eine Vermehrung und Vergrößerung erfahren, und daß auch die Zahl der Inselepithelien zunimmt (Abb. 60 u. 61). Diese erscheinen dichter gedrängt, vielleicht auch vergrößert und enthalten in ihrem blaßgefärbten Zelleib reichlichere und größere Lipoidtröpfchen als außerhalb der Schwangerschaft. Die Zellbalken der Inseln werden von einem auffallend dichten Netz von feinen Bindegewebsfasern und Capillaren durchzogen; die sonst recht scharfe Abgrenzung der Inseln fehlt und es macht den Eindruck, daß an einzelnen Stellen fließende Übergänge zwischen dem Inselgewebe und den Tubuli, an denen sich eine deutliche Zunahme der Zymogenkörnchen feststellen läßt, bestehen.

Nach dem Partus scheint es zu einer raschen Rückbildung der eben beschriebenen Inselveränderungen zu kommen, denn 3 Tage nach der Geburt fand Rosenlöcher, daß der Unterschied gegenüber dem Inselbilde des nichtschwangeren Organismus bereits viel geringer geworden ist.

Zum Teil ähnliche Veränderungen beschreibt Liegner am Inselapparat trächtiger Meerschweinchen, so vor allem die unscharfe Begrenzung der Inseln und die blasse

Farbe der gequollen aussehenden Inselepithelien; abweichend ist jedoch die Angabe über Verminderung der Zahl der Inselzellen und der Befund von Vakuolen in den Inselzellen. Vor allem erscheint bemerkenswert, daß die genannten Bilder, die Liegner für den Ausdruck einer regressiven Veränderung hält, mit einer Ausnahme lediglich in der ersten Hälfte der Tragzeit beobachtet worden sind.

Akehi untersuchte das Pankreas nichtträchtiger, trächtiger und puerperaler Kaninchen und fand gleichfalls während der Trächtigkeit die Inseln zahlreicher und größer als auch die Zellen vermehrt und vergrößert. Die Inseln erscheinen nach Akehi auffallend stark färbbar und ausgesprochen hyperämisch. Im Puerperium nimmt die Zahl und Größe der Inseln wieder ab, ihre Färbbarkeit wird geringer, die Form unregelmäßig und die Umgrenzung weniger deutlich. Die in der Schwangerschaft auffallende Hyperämie geht im Puerperium verloren.

Nach Scarpitti nehmen bei der weißen Maus die Langerhansschen Inseln vom Beginn der Tragzeit an Zahl zu. Erst gegen Ende der Schwangerschaft wird unter regressiven Veränderungen ein Abbau der Inseln und die Rückkehr zu normaler Inselzahl eingeleitet. Cramer nimmt in der Schwangerschaft eine Neubildung von Inseln aus centroacinären Zellen an.

Entgegen diesen Angaben vermißte Allen sowohl in der Schwangerschaft als auch in der Lactationsperiode irgendwelche Veränderungen an den Langerhansschen Zellinseln, während Sirtori, wie einem Zitat Aschners zu entnehmen ist, sogar ein Kleinerwerden der Inseln in der Schwangerschaft beschreibt. (Vgl. auch Florentin, Picard und Weiss.)

Unklar ist die Angabe Arons über intravital entstandene autolytische Veränderungen im Pankreas bei Säugetieren und beim Menschen am Ende der Gravidität, Veränderungen, die möglicherweise durch die Einwirkung der Peritonealflüssigkeit bei Gegenwart von autolysefördernden Substanzen zustande kommen sollen (?).

III. Pankreasnekrose und Schwangerschaft.

Das Zusammentreffen von Gestationsvorgängen mit akuten Pankreaserkrankungen stellt kein häufiges Vorkommnis dar. Nichtsdestoweniger konnte Marcus im Jahre 1930 43 kasuistische Mitteilungen über akute hämorrhagische Pankreasnekrose im Anschluß an Schwangerschaft, Geburt und Wochenbett einschließlich der daraus hervorgehenden Abscesse und Pseudocysten aus dem Weltschrifttum zusammenstellen.

Die akute Pankreasnekrose kann in jeder Phase der Gestation, in frühen Monaten der Schwangerschaft, kurz vor der Entbindung, unter der Geburt (Elsesser) und zu verschiedenen Zeiten des Wochenbettes, auftreten; ja selbst bei den nach vielen Wochen und Monaten beobachteten Abscessen und Pseudocysten des Pankreas läßt sich oft ein genetischer Zusammenhang mit einer Geburt feststellen.

Die Durchsicht von 32 Fällen von akuter Pankreasnekrose ergab eine gewisse Bevorzugung des Wochenbettes, indem die Erkrankung 16mal innerhalb eines Zeitraumes von 6 Wochen p. p. zum Ausbruch kam, während auf die Zeit der Schwangerschaft und Geburt nur 18 Fälle entfielen (s. auch Ellerbroek). Auffallend ist ferner, daß sich unter 22 Fällen, bei denen die Zahl der Geburten angegeben ist, nicht weniger als 14 Erstgebärende fanden, so daß man auf Grund der bisher veröffentlichten

Beobachtungen den Eindruck gewinnt, daß das Wochenbett Erstgebärender am meisten von der akuten Pankreasnekrose bedroht erscheint.

Frauen mit schweren Geburten sind durch die Erkrankung nicht mehr gefährdet als andere, wie besonders die Fälle von Spieß und Lawrence lehren, in denen die hämorrhagische Pankreasnekrose im Anschluß an ganz leichte Geburten erfolgt ist; ebenso sind Fälle sowohl bei normalem als auch fieberhaftem Wochenbett beobachtet worden.

Bezüglich der Ursache der akuten Pankreasnekrose im Anschluß an Schwangerschaft, Geburt und Wochenbett ist in erster Linie, wie in der Ätiologie der Pankreasnekrose überhaupt, an eine vorhandene Cholelithiasis zu denken, die bei der akuten Pankreasnekrose in ungefähr 80% der Fälle nachweisbar ist, aber auch nicht selten gerade in der Schwangerschaft oder im Wochenbett zum ersten Male auftritt. Daß chronische Erkrankungen der Gallenwege von Bedeutung für die Pathogenese der Pankreasnekrose bei Schwangeren sind, erhellt aus der Tatsache, daß bei Frauen mit derartigen Leiden, gleichviel ob sie mit oder ohne Steinbildung einhergehen, Schwangerschaft, Geburt und Wochenbett unter Umständen Anfälle auslösen, die sich bis zur tödlichen Pankreasnekrose steigern können (Prochownik).

Markus hält es für möglich, daß durch die Schwangerschaft oder Geburt bedingte Fernwirkungen auf das Gefäßnervensystem Ernährungsstörungen innerhalb des Pankreas hervorrufen, durch welche die Aktivierung der Fermente und damit die Zerstörung des Organs durch Selbstverdauung und Blutung ermöglicht wird. Auch an toxische Momente wäre nach Markus zu denken, durch welche das Pankreas, ähnlich wie die Leber bei der Eklampsie, geschädigt würde.

Ob der Hyperemesis gravidarum eine ätiologische Bedeutung für die akute Pankreasnekrose bei Schwangeren zukommt, läßt sich nicht mit Sicherheit beantworten; immerhin fällt es auf, daß in etlichen Fällen in der Anamnese starkes Schwangerschaftserbrechen angegeben ist (Schmidt und Teichmann, Matthaei u. a.).

In einer Reihe von Fällen von akuter Pankreasnekrose im Anschluß an Gestationsvorgänge ist Heilung durch Operation erzielt worden, ja es sind Fälle bekannt, in denen Frauen nach operativ geheilter Pankreasnekrose schwanger geworden sind und normale Geburten hatten (Eisenreich).

IV. Der Zuckerstoffwechsel während der Schwangerschaft, der Geburt und im Wochenbett.

Die allermeisten Forscher, die den Zuckerstoffwechsel in den verschiedenen Perioden der Maternität untersucht haben, gelangen zu dem Ergebnis, daß sich der Blutzuckergehalt während der Schwangerschaft ungefähr in normalen Grenzen bewegt[1] (Bergsma, Benthin, Neubauer und Novak, Walthard, Neu und Keller, Rowley, Ehrenfest, De Bella u. a.) und daß nur in den letzten Wochen vor der Geburt ein deutliches Absinken des Blutzuckerspiegels feststellbar ist (Ryser, Walthard, Hellmuth, Faber, Snoeck, Levi u. a.).

---

[1] Nach Ryser beträgt der durchschnittliche Blutzuckergehalt bei gesunden Schwangeren 80 mg-%, geprüft mittels der von Asher modifizierten Bang-Methode; die Werte bei Nichtschwangeren schwanken nach Walthard zwischen 70 und 90 mg-%. — Im Liquor konnte Hellmuth weder bei normaler noch gestörter Schwangerschaft eine nennenswerte Erhöhung des Zuckergehaltes nachweisen.

Unter der Geburt besonders in der Austreibungsperiode steigt gewöhnlich der Blutzuckergehalt erheblich an, so daß geradezu von einer Geburtshyperglykämie gesprochen wird (Ryser, Walthard, Deluca, Herold, Dahl). Nur von Gjurič, Kučerová und Procházka wird bei normalen Entbindungen im Gegensatz zu schweren Zangengeburten ein normaler Blutzuckerspiegel angegeben. Nach Frey bewegt sich der Blutzuckergehalt während der Geburt ungefähr in der Hälfte der Fälle zwischen 65 und 110 mg-%, in den übrigen Fällen ist in der Austreibungsperiode, und zwar in den letzten 1—3 Stunden, ein Anstieg zu hyperglykämischen Werten, schwankend zwischen 120 und 180 mg-%, feststellbar. Im Augenblick der Geburt erreicht die Blutzuckerkurve ihr Maximum, um nach der Geburt innerhalb von 1—3 Stunden auf den normalen Wert zurückzugehen (Frey).

Unmittelbar nach der Geburt fand Hellmuth bei 19 von 25 Frauen ähnlich wie Schachtachtinskaja eine Erhöhung des Blutzuckerspiegels bis 228 mg-%, doch kehrte auch in seinen Fällen der Zuckergehalt im Wochenbett alsbald zur Norm zurück [1]. Nach Lévy-Solat, Laudat und Wolff, die das Maximum der Hyperglykämie am Ende der Geburt fanden, sinkt der Blutzuckerspiegel bereits 1 Stunde post partum sogar bis zu hypoglykämischen Werten und zeigt erst vom vierten Wochenbettage an wieder normale Verhältnisse. (Vgl. auch Villouta, Mönckeberg, Quattrini u. a.).

Bei stillenden Frauen beträgt nach Harding der Blutzuckergehalt durchschnittlich 95 mg-%, wobei kein Unterschied in den Blutzuckerwerten bei Frauen mit verschieden stark ausgiebigen Brüsten festzustellen ist. Nach Rupperi und Garufi erscheint der Blutzuckergehalt bei lactierenden Frauen nicht niedriger als $1\,^0/_{00}$.

Auf Grund von Untersuchungen mit der Methode der Differentialglykämie in Capillaren und Venen an gesunden Schwangeren konnte Levi während der Gravidität einen Hyperinsulinismus feststellen, der gegen das Ende der Schwangerschaft abzunehmen beginnt. Diese Funktionserhöhung des Inselapparates bei Schwangeren ist nach Ehrenfels notwendig, da die Frau im Interesse des Fetus mehr Kohlehydrate aufnehmen und assimilieren muß. Trotzdem bleibt die Blutzuckerkonzentration während der Schwangerschaft in normalen Grenzen, was dadurch erreicht wird, daß die Nierenschwelle erniedrigt wird. Wird normalen Schwangeren und Wöchnerinnen Insulin gegeben, so kommt es nach De Bella ungefähr in 30 Minuten zu einem Absinken des Blutzuckerspiegels mit Schwankungen, die bei Schwangeren zwischen 0,05 und $0,69\,^0/_{00}$, bei Wöchnerinnen zwischen 0,07 und $0,79\,^0/_{00}$, bei nichtschwangeren Frauen jedoch zwischen 0,21 und $0,39\,^0/_{00}$ betragen.

Die Senkung des Blutzuckerspiegels in der Schwangerschaft erklärt Seitz mit der starken Überwanderung von Zucker auf die Frucht und mit der neurohormonalen Schwangerschaftsumstellung des zuckerregulierenden Apparates, durch die vermutlich das Speicherungsvermögen der Leberzellen für Glykogen gestört wird; die höheren Blutzuckerwerte in der Austreibungsperiode wären bedingt teils durch den erschwerten Übergang von Zucker auf die Frucht, teils durch die erhöhte Muskeltätigkeit, teils auch durch die starke Reizung des Bauchsplanchnicus, die zu einer erhöhten Ausschüttung von Traubenzucker führt. Holzbach erklärt die namentlich gegen das Ende der Schwangerschaft auftretende

---

[1] Bei Fieber und Narkose sowie bei pyämischen Prozessen liegen unter der Geburt bzw. im Wochenbett die Blutzuckerwerte durchwegs hoch (Dahl, Gaessler).

Hypoglykämie damit, daß das fetale Pankreas ungefähr von der 32. Woche an zur Erzeugung von wirksamem Inselhormon heranreift und dann seinen Einfluß auf den mütterlichen Zuckerstoffwechsel bemerkbar macht.

Nach Zufuhr größerer Mengen von Kohlehydraten oder Zucker tritt bei den meisten Schwangeren namentlich in den letzten Monaten — nach Seitz in einer von 20—80% schwankenden Häufigkeit — eine **alimentäre Glykosurie** auf (v. Jaksch, Brocard, Ludwig, Lanz, Payr, Merletti, Hirschfeld, Hofbauer, Bar, Reichenstein, Schirokauer, Bergsma, Jäger, Frank und Nothmann, Bermann, Richardson und Bitter, Snoeck u. v. a.); nur vollkommen gesunde Schwangere vertragen auch starke Belastungsproben, z. B. die Infusion von 100—500 cm³ einer 5%igen Traubenzuckerlösung ohne Störung (Seitz).

Die Blutzuckerkurve zeigt bei normalen Schwangeren nach Zuckerbelastung eine geringe Erhöhung und keine oder nur eine unbedeutende Verlangsamung (Reichenstein, Schirokauer, Merletti, Ryser, Frey, Walthard, Seitz; Lévy-Solal, Laudat und Wolff, Nakayama; Richardson und Bitter u. a.).

Nach den beiden letztgenannten Autoren führt die Zuckerbelastung in der Schwangerschaft in 60% der Fälle zu keiner Störung des Zuckerstoffwechsels, bloß 20% zeigen Zucker im Harn, jedoch ohne Veränderung der Blutzuckerkurve. Ein Unterschied im Verhalten des Blutzuckers nach Belastung in den verschiedenen Schwangerschaftsperioden sowie zwischen Erst- und Mehrgebärenden existiere nicht. Anders lauten die Zahlen Snoecks, der bei Schwangeren nach Zuckerbelastung fast in 50% Hyperglykämie beobachtete, offenbar als Ausdruck dafür, daß die Leber mit dem zugeführten Zucker nicht fertig werden könne. Auch nach Hitchcock zeigen 30—50% der Schwangeren eine herabgesetzte Toleranz gegen Traubenzucker.

Paroli nahm quantitative Blutzuckerbestimmungen bei Wöchnerinnen vor und fand, daß die glykämische Kurve nach 130 g Zucker ihr Maximum zwischen 45 und 90 Minuten erreicht und dann langsam abfällt. Die Glykosurie ist anfangs erheblich und erreicht ihre höchsten Grade nach 90 Minuten, um nach 3 Stunden wieder zum Anfangswert zu gelangen.

Von Kottlors, Kriss und Hirschhorn, Nürnberger, Winter u. a. stammen Untersuchungen übre die glykämische Reaktion bei Schwangeren, Kreißenden und Wöchnerinnen nach Doppelbelastung mit Traubenzucker nach Staub und Traugott. Von 44 Frauen mit normaler Schwangerschaft und Wochenbett, die Kriss und Hirschhorn zu untersuchen Gelegenheit hatten, zeigten 25 (= 73,5%) eine mehr oder weniger starke Störung der Blutzuckerkurve; in 6 Fällen fand sich eine nur leichte Störung und lediglich 3 Frauen reagierten normal. Von 8 Frauen mit gestörtem Verlauf der Blutzuckerkurve zeigten 4 8—10 Tage post partum bereits eine normale Reaktion, bei 4 war die Störung bedeutend geringer als vor der Geburt. Von den in den ersten 48 Stunden nach der Entbindung untersuchten Frauen zeigten nur 3 normale Werte, 7 andere wiesen hingegen eine deutliche Störung auf. Von diesen 7 Frauen, die 4—8 Tage später neuerlich untersucht wurden, hatten inzwischen 5 eine normale Blutzuckerkurve. Nürnberger fand bei wiederholter alimentärer Zuckerbelastung gesunder Schwangerer eine Gruppe von Frauen mit normalem Verlauf der Blutzuckerkurve, eine Gruppe mit verzögerter und langsamen Abfall („verzögerter Staubeffekt"), eine Gruppe, die bei der ersten Belastung einen normalen Anstieg zeigt, der bei der zweiten Belastung noch stärker wird, und endlich eine Gruppe mit typischer Diabeteskurve. Ein normaler Verlauf der Blutzuckerkurve nach wiederholter Belastung bestand in 8 Fällen, während in 10 Fällen Abweichungen von der Norm als Zeichen gestörter Leberfunktion zu erkennen waren (Nürnberger).

Nach den Untersuchungen von Kottlors, die in jüngster Zeit von Winter bestätigt werden konnten, liegt bei Schwangeren nach Doppelbelastung mit Traubenzucker der zweite Gipfel der Blutzuckerkurve wesentlich niedriger als der erste, hingegen ruft bei Kreißenden die zweite Traubenzuckeraufnahme einen höheren Anstieg der Kurve hervor als die erste Zuckerbelastung.

Nach Kriss und Hirschhorn kann aus dem Verhalten der Blutzuckerkurven nach Zuckerbelastung nicht geschlossen werden, daß in der Schwangerschaft die Leistungsfähigkeit des Inselapparates vermindert erscheint. Doch ist es nach Ansicht des Verfassers leicht möglich, daß der Inselapparat, der wie die meisten endokrinen Organe in der Schwangerschaft funktionell sehr stark belastet ist, unter gewissen Umständen in seiner Leistungsfähigkeit nachläßt, und es so zu mehr oder weniger ausgesprochenen Störungen des Zuckerstoffwechsels kommt.

Paroli sowie Alders und Stern prüften den Zuckergehalt der Muttermilch nach Zuckerbelastung, fanden jedoch nach Verabreichung von Dextrose und Galaktose keine Veränderung.

Blutzuckeruntersuchungen bei trächtigen Hunden ergaben Verhältnisse, die denen bei der schwangeren Frau entsprechen (Schmidt, Bickenbach, Jonen). Bei trächtigen Kaninchen zeigt die Blutzuckerkurve praktisch keinen Unterschied gegenüber nichtträchtigen Kaninchen, indem der mittlere Wert 107 gegen 106 mg-% beträgt (Jokata). Bei Tauben steigt nach den Untersuchungen von Riddle der Blutzucker während der Ovulation an.

Bei Kaninchen fanden Smith und Marks im letzten Drittel der Tragzeit eine größere Toleranz gegen Insulin als bei nichtträchtigen Tieren.

Blutzuckerbestimmungen bei milchgebenden und nichtmilchgebenden Kühen haben ergeben, daß der mittlere Wert des Blutzuckers bei milchgebenden Tieren niedriger ist als bei nichtmilchgebenden, wobei der Blutzuckergehalt um so niedriger liegt, je größer die gelieferte Milchmenge ist (Widmark und Carlens). Amputiert man milchenden Tieren (Kühen und Ziegen) die Euter, so kommt es nach Porchez und Commandeur konstant zu einer Ausscheidung von Traubenzucker im Harn.

Auf der besonderen Neigung der schwangeren Frau zu alimentärer Glykosurie basiert die von Frank und Nothmann angegebene Methode der Frühdiagnose der Schwangerschaft. Während die Phloridzinzuckerprobe von Kamnitzer-Joseph [1] und die Adrenalin-Zuckerprobe von Brinnitzer-Roubitschek [2] als Schwangerschaftsdiagnosticum wegen

---

[1] In der Schwangerschaft bedingen kleine Dosen von Phloridzin, die außerhalb der Schwangerschaft noch keine Zuckerausscheidung im Harn erzeugen, eine Glykosurie, eine Beobachtung, die Kamnitzer und Joseph zu der Ausarbeitung einer Methode zur Frühdiagnose der Schwangerschaft angeregt hat.

[2] Die Schwangerschaftsreaktion von Brinnitzer-Roubitschek, die in einer kombinierten Verabreichung von Traubenzucker und Adrenalin besteht, fußt auf der Tatsache, daß in der Schwangerschaft eine alimentäre Glykosurie durch Einspritzung von Adrenalin leichter ausgelöst werden kann als bei nichtschwangeren Frauen.

ihrer Unverläßlichkeit von den meisten Autoren abgelehnt wird, sind die Ansichten über die Bauchbarkeit der Methode von Frank-Nothmann geteilt. Verhältnismäßig günstig lautet das Urteil von Nürnberger, Lembke und Lindig, Williams, Welz und van Nest, Milnor und Fennel, Scheffel, Long und Hirst, während Bathe, Jensen, Bermann, Höst, Bokelmann, Faber u. a. die Brauchbarkeit bzw. Verläßlichkeit der Methode von Frank-Nothmann bestreiten. Nach Seitz und Jess, Schilling, Römmert u. a. kommt ihr bloß der Wert eines wahrscheinlichen Schwangerschaftszeichens zu.

Auch mit der von Hirst und Long modifizierten Methode sind, wie aus einer Arbeit von Sheffey hervorgeht, die Resultate nicht besser, denn dieser Autor, der 19 sicher schwangere und 63 nichtschwangere Frauen untersucht hat, fand einerseits die Reaktion unter 17 Uterusschwangerschaften 6 mal negativ, andererseits unter 13 Fällen von Myom jedoch ohne Schwangerschaft 6 mal positiv. Der Umstand, daß nach den Untersuchungen von Kleitsman Frauen im Prämenstrium in etwa 70% eine positive Frank-Nothmannsche Reaktion zeigen, beweist allein den durchaus fraglichen Wert der Methode. Heute, da wir in der biologischen Schwangerschaftsreaktion von Aschheim ein einfaches Verfahren besitzen, das uns in die Lage versetzt, die Schwangerschaftsdiagnose mit einer nahezu 100%igen Sicherheit zu stellen, können die hier genannten Methoden als Schwangerschaftsdiagnosticum nur noch ein historisches Interesse beanspruchen.

V. Die spontane Schwangerschaftsglykosurie.

Eine verhältnismäßig große Zahl von Frauen, die im nichtschwangeren Zustand nie Zucker im Harn ausscheiden, zeigen in der Schwangerschaft eine spontane Glykosurie, auf die als erster Blot vor ungefähr 80 Jahren hingewiesen hat.

Die Häufigkeit der spontanen Glykosurie wird von den einzelnen Autoren recht verschieden angegeben. So fand Küstner in den letzten Wochen der Schwangerschaft bei 8 von 20 Frauen Zucker im Harn, was 40% entspricht, eine Zahl, die auch Lépine angibt. — Auf Grund von 1346 Harnuntersuchungen bei 548 Schwangeren gibt Crook den Prozentsatz der Frauen mit spontaner Glykosurie mit 30 an, während Lévy-Solal, Laudat und Wolff eine vorübergehende Zuckerausscheidung im Harn bei 43%, Mönckeberg bei 50% aller Schwangeren angegeben. Die höchste Prozentzahl findet sich bei Richardson und Bitter, die in 90% der Fälle geringste Mengen von Zucker im Harn gravider Frauen nachweisen konnten.

In starkem Gegensatz zu diesen Zahlen stehen die Angaben von Hirschfeld (10%), von Reichenstein (12%) und von Stolper (6%) und besonders von Williams, Pittmann und Wills, die bei gewöhnlicher Kost nur in 5,4% über spontane Glykosurie bei Schwangeren berichten. Mann, der unter 30 Hausschwangeren nur 1 Fall von spontaner Glykosurie fand, erklärt die hohen Prozentzahlen vieler Autoren damit, daß auch solche Fälle mitgerechnet sind, die bei täglicher Harnuntersuchung nur gelegentlich minimale Mengen Zucker ausscheiden.

Die Zuckerausscheidung, die nach Hirschfeld in den meisten Fällen $1—2^0/_{00}$ nicht übersteigt, nach jüngeren Untersuchungen von Bermann jedoch bis $15^0/_{00}$, nach Rosenberg sogar bis $23^0/_{00}$ betragen kann, tritt in der Schwangerschaft entweder dauernd oder vorübergehend auf und verschwindet in der Regel bald nach der Geburt bzw. nach Unterbrechung der Schwangerschaft. Nur in seltenen Fällen bleibt die Glykosurie auch nach dem Aufhören der Schwangerschaft bestehen.

Nach Crook wären zwei verschiedene Formen der Schwangerschaftsglykosurie zu unterscheiden, eine echte, die meist in der ersten Hälfte der Schwangerschaft auftritt und selbst längere Zeit in das Wochenbett hinein andauern kann, und eine zweite Form, welche häufig in der zweiten Schwangerschaftshälfte bei solchen Frauen beobachtet wird, die in der ersten Hälfte an Erbrechen neben anderen Erscheinungen einer Schwangerschaftstoxikose gelitten hatten, und welche sich mitunter während mehrerer Schwangerschaften wiederholt. Eine andere Einteilung der Schwangerschaftsglykosurie stammt von Schenck, der, abgesehen vom echten Diabetes mellitus, eine renal bedingte Glykosurie, eine Schwangerschaftsglykosurie mit Hyperglykämie (die wie die renale Form nach der Geburt verschwindet), eine intermittierende und eine alimentäre Glykosurie unterscheidet.

Durch die Arbeiten von Novak, Porges und Strisower, Mann, Frank, Elias, Güdemann und Roubitschek, Adlersberg und Porges, Küstner, Rosenberg u. a. ist bewiesen, daß die spontane Schwangerschaftsglykosurie in den meisten Fällen renal, d. h. durch eine abnorme Durchlässigkeit der Niere für Traubenzucker bedingt ist, somit zu den extrainsulären Glykosurien zählt. Nur in einem kleinen Teil der Fälle handelt es sich um eine verminderte Kohlehydrattoleranz, wie besonders aus den Untersuchungen von Adlersberg und Porges hervorgeht, die unter 14 Schwangeren, von denen bloß eine spontan Zucker im Harn ausschied, 8mal eine vermehrte Durchlässigkeit der Niere für Traubenzucker fanden, während nur bei 2 Frauen auf Grund der herabgesetzten Assimilationsgrenze für Kohlehydrate eine echte diabetische Störung angenommen werden mußte.

Die spontane Schwangerschaftsglykosurie ist meist ein harmloses Leiden und stellt sehr oft nur einen Zufallsbefund dar, doch kann diese in seltenen Fällen in einen echten Diabetes übergehen bzw. sich als solcher entpuppen (Freund, John, Umber und Rosenberg).

Die Abgrenzung gegen den echten Diabetes geschieht auf Grund folgender Charakteristica: Die Zuckerausscheidung ist in der Regel bloß gering und von der Kohlehydratzufuhr weitgehendst unabhängig. Der Nüchternblutzucker ist nur selten leicht erhöht und der Verlauf der Blutzuckerkurve nach Zuckerbelastung normal. Die Störung ist gutartig, diabetische Beschwerden fehlen. Das wichtigste Merkmal der spontanen Schwangerschaftsglykosurie und für deren extrainsulären Charakter beweisend ist jedoch das refraktäre Verhalten gegen Insulin, das die ausgeschiedene Zuckermenge entweder gar nicht beeinflußt oder nur unbedeutend zu verringern imstande ist. Der extrainsuläre Charakter der Graviditätsglykosurie erhellt auch aus der Beobachtung von Elias, Güdemann und Roubitschek, daß die mit Insulin behandelten Fälle eine geringere Senkung des Blutzuckerspiegels erkennen lassen als normale Individuen.

Die Ansicht Hofbauers, der auf Grund pathologischer Leberveränderungen in der Schwangerschaft wie Fettinfiltration, Glykogenarmut, Gallenstauung usw. die Schwangerschaftsglykosurie ähnlich wie Labbé und Chevki als den Ausdruck einer relativen Leberinsuffizienz aufgefaßt hat, erscheint wohl vollkommen zugunsten der Lehre von der renalen Genese der Schwangerschaftsglykosurie verlassen.

Von einem Teil der Autoren wird die Ursache der Schwangerschaftsglykosurie bzw. der abnormen Durchlässigkeit der Niere für Traubenzucker während der Schwangerschaft auf endokrine Störungen vor allem des Keimdrüsenapparates und der Hypophyse zurückgeführt (Reichenstein, Stolper, Heynemann, Rosenberg u. a.), doch ist etwas Sicheres über die Art der Störung und deren Wirkung auf die Niere nicht bekannt. Reichenstein nimmt auf Grund der Erfahrung, daß Adrenalin durch Sympathicusreizung zu Hyperglykämie und Glykosurie führt, an, daß bei Schwangeren ein starker Sympathicustonus besteht, der durch eine in der Schwangerschaft erhöhte Funktion der Schilddrüse bedingt sei.

Aus experimentellen Untersuchungen und klinischen Beobachtungen, denen zufolge die Hypofunktion der Ovarien mit einer herabgesetzten, die Hyperfunktion dagegen mit einer erhöhten Zuckertoleranz einhergehen soll, schließt Stolper auf einen ursächlichen Zusammenhang zwischen der Glykosurie der Schwangeren und einer herabgesetzten Tätigkeit der Ovarien.

Nach Küstner ist die Empfindlichkeit der Nieren für Traubenzucker nicht durch die Placenta oder durch die fetalen Stoffwechselprodukte bedingt, sondern durch die Funktion des Corpus luteum, das möglicherweise die Niere für Traubenzucker durchgängig macht, zumal die Frauen, abgesehen von der Schwangerschaft, auch im Prämenstruum gegen Kohlehydrate sehr empfindlich sind, also gleichfalls zu einer Zeit, in der das Corpus luteum in Blüte steht. In der Tat gelingt es bei Kaninchen während der Gravidität durch Entfernung der Ovarien, nicht aber durch Exstirpation des Uterus, eine durch Traubenzucker erzeugte Glykosurie sofort zum Schwinden zu bringen, während umgekehrt durch Implantation von Ovarien gravider Tiere bei nichtgraviden eine einige Tage anhaltende Glykosurie hervorgerufen werden kann; durch Injektion von Ovarial- bzw. Corpusluteum-Präparaten gelingt es jedoch nicht, einen renalen Diabetes bei den Tieren zu erzeugen.

Poll ist geneigt, die von ihm bei trächtigen Tieren nachgewiesenen Veränderungen an den Mitochondrien in den Zellen der Langerhansschen Inseln mit der Schwangerschaftsglykosurie in Beziehung zu bringen.

Heynemann denkt an eine pluriglanduläre Störung als Ursache der Schwangerschaftsglykosurie, hervorgerufen durch die Schwangerschaft als solche, während Fellner für die Zuckerausscheidungsbereitschaft in der Schwangerschaft (und vor der Periode) das Ovoinsulin verantwortlich macht, einen Stoff, den er in den Restsubstanzen bei der Gewinnung des Feminins aus Keimdrüsen und Placenta gefunden hat, und der zwei verschiedene Stoffe, einen glykosurischen und einen antidiabetischen, enthalten soll. Da das Ovoinsulin chemische und physiologische Eigenschaften wie das Insulin besitzt und durch ein ähnliches Verfahren wie Insulin gewonnen wird, hält Fellner es nicht für ausgeschlossen, daß das Ovoinsulin mit dem Insulin identisch ist.

Weitere Arbeiten über Schwangerschaftsglykosurie siehe bei Bennewitz, Rossa, Maase, Frank, Grüntal, Umber und Rosenberg, Clemente, Vignes und Barbaro, Schenck, Zamorani, Faber, Vogt, Floris, Liebmann usw.

Nicht zu verwechseln mit der Schwangerschaftsglykosurie ist die in der zweiten Hälfte der Schwangerschaft und während des Wochenbettes auftretende Laktosurie, die nach Cron in 3,5% der Fälle vorwiegend im Puerperium anzutreffen ist. Eine Verwechslung mit der Glykosurie wird vor allem dadurch vermieden, daß Lactose im Gegensatz zu Glykose durch reine Hefe nicht vergoren wird, während sie mit dieser die Rechtsdrehung des polarisierten Lichtes und das Reduktionsvermögen gemeinsam hat. Praktisch dürfte der Lactosurie der schwangeren und stillenden Frauen keine besondere Bedeutung zukommen (vgl. Blot, Hofmeister, Thierfelder, Kaltenbach, Henkel, Rosenberg, Vinges und Barbaro u. a.).

VI. Der Diabetes mellitus in seinen Beziehungen zur weiblichen Geschlechtssphäre.

1. Klinik und Pathogenese des Diabetes mellitus.

Der Diabetes mellitus, der in leichten, schweren und schwersten Formen auftreten kann, ist durch die Hyperglykämie, Glykosurie, Polyurie, Polydipsie, Polyphagie, Ketonurie, Azidose und das Coma diabeticum besonders charakterisiert.

Zu den mannigfaltigen Symptomen bzw. Komplikationen, die im Verlauf des Diabetes auftreten können, zählen die trockene Haut, die infolge der Xanthose gelbe Farbe, das in zahlreichen Hautknötchen besonders an den Augenlidern auftretende Xanthoma diabeticum, die trockene, gerötete Mundschleimhaut, Caries der Zähne, Alveolarpyorrhöe, die Cataracta und Retinitis diabetica, Iritis, Neuralgien, Neuritiden, Pruritus, Furunkulose, Cystopyelitis, große Neigung zu Infektionen, Störungen der Geschlechtsfunktionen u. a. m.

Eine gefährliche Komplikation des Diabetes bildet besonders bei jugendlichen Diabetikern die Tuberkulose, bei älteren die Gefäßsklerose, die zur Angina pectoris und Gangrän der Extremitäten führen kann.

Vor dem Pubertätsalter ist die Erkrankung selten; sie nimmt mit jedem Jahrzehnt an Häufigkeit zu und erreicht ihr Maximum im 5. und 6. Dezennium. Männer erkranken ungefähr 3mal mehr als Frauen. Bekannt ist das oft heredofamiliäre Verhalten des Diabetes und die Bevorzugung der jüdischen Rasse[1].

Das Wesen des Diabetes mellitus besteht nicht in einer ausschließlichen Störung des Kohlehydratstoffwechsels, sondern auch in einer Störung des Eiweiß- und Fettstoffwechsels. Die auffallendste Veränderung im Kohlehydratstoffwechsel des Diabetikers ist die gesteigerte Zuckerbildung, die eine Folge des verminderten Glykogenansatzes in der Leber und des vermehrten Glykogenzerfalles darstellt. Dadurch, daß der diabetische Organismus nicht in vollem Ausmaße imstande ist, die vom Darm der Leber zufließenden Zuckermengen in Glykogen umzuwandeln, kommt es zu Hyperglykämie und Glykosurie. Zugeführter Zucker wird vom Diabetiker mehr oder weniger vollkommen ausgeschieden. Daß in schweren Fällen auch bei Ausschluß von Kohlehydraten aus der Nahrung Zucker vom Diabetiker ausgeschieden wird, geht darauf zurück, daß auch andere Nahrungsstoffe für die Zuckerbildung herangezogen werden. Vor allem ist es das Eiweiß, das namentlich in schweren Fällen selbst bei Kohlehydratzufuhr für die Zuckerbildung verwendet wird, während die Zuckerbildung aus Fett bisher nicht mit Sicherheit erwiesen ist. Zu den Störungen des Fettstoffwechsels beim Diabetiker zählt die Entleerung der Körperfettdepots und die Anreicherung des Blutes und der Leber mit Fetten zwecks Umwandlung des Fettes in der Leber in Zucker (v. Noorden) und als bedeutsamste Störung des Fettstoffwechsels die Azidose bzw. Ketose. Diese ist ein Beweis für einen ungenügenden Abbau

---

[1] Nach Lichtwitz, Lehrbuch der inneren Medizin. Berlin: Julius Springer, 1931.

der Kohlehydrate, ohne jedoch für den Diabetes spezifisch zu sein, da sie auch bei Stoffwechselgesunden im Hungerzustand auftritt. Als Stoffwechselprodukte finden sich Aceton, Acetessigsäure und β-Oxybuttersäure im Blute und Harn immer dann, wenn Kohlehydratmangel besteht bzw. wenn die Leber infolge dieses Mangels an Glykogen verarmt. Auch die Azidose ist, um einen Ausdruck Rosenbergs zu gebrauchen, keineswegs ein Reservat des Diabetes, da eine Säuerung des Organismus nicht nur durch die eben genannten Säuren, sondern auch durch andere Säuren zustande kommt.

Zur Absättigung der pathologischen Säuren stehen dem Organismus drei Alkaliquellen zur Verfügung, der Ammoniak, die fixen Alkalien (Ca, Mg) und endlich die

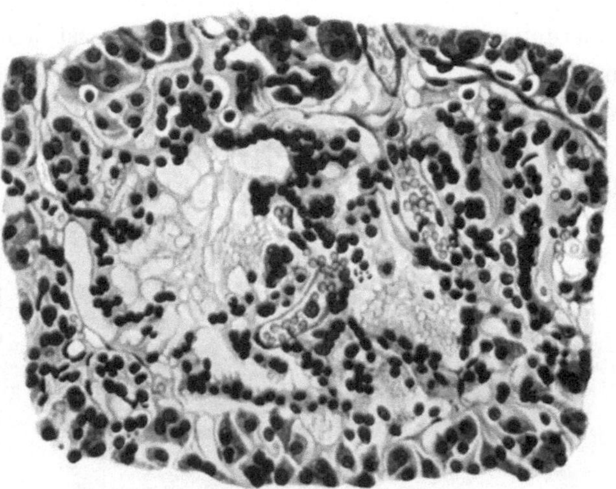

Abb. 62. Hydropische Degeneration einer Langerhansschen Insel.

freie Kohlensäure und das Bicarbonat des Blutes. Durch gewisse Regulationen vermag der Organismus die Azidose zu kompensieren, versagen jedoch diese Kompensationsmaßnahmen, dann kommt es zu einer wirklichen, dekompensierten Azidose, die chemisch durch ein Sinken der H-Ionenkonzentration des Blutes und klinisch durch eine Reizung des Atmungszentrums bis zum Auftreten der Kussmaulschen Atmung gekennzeichnet ist[1].

Die Ursache des Diabetes mellitus wird namentlich seit der Entdeckung des Insulins allgemein in einer Insuffizienz des Inselapparates im Pankreas erblickt, nachdem schon vor der Insulinära eine Reihe von Forschern die Inseltheorie des Diabetes besonders auf Grund morphologischer Untersuchungen verfochten hat (Opie, Weichselbaum, McCallum, v. Halász, Lubarsch, Ssobolew, Russel, Saltykow, Heiberg, Thoinot und Delamare, Simmonds, B. Fischer, Martius, E. J. Kraus, Nakamura).

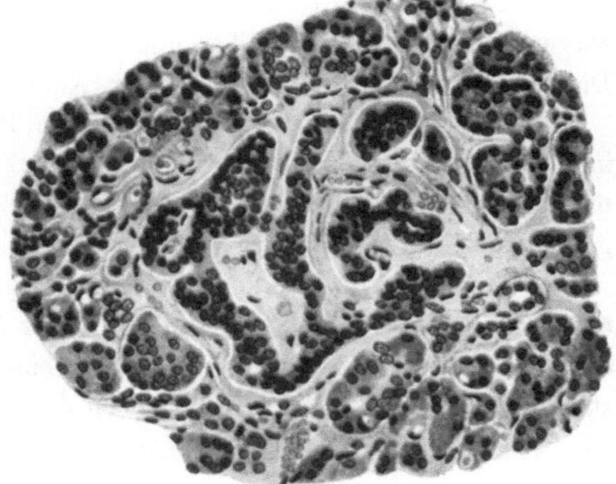

Abb. 63. Konsekutive Atrophie einer Langerhansschen Insel nach hydropischer Degeneration.

Vier Arten von Veränderungen bilden das morphologische Substrat der funktionellen Unterwertigkeit des Inselapparates. Es ist dies die hydropische Degeneration von Weichselbaum, die einfache Atrophie der Inseln von Seyfarth (genuine Atrophie von E. J. Kraus), die chronische peri- und intrainsuläre Entzündung oder Inselsklerose und die hyaline Degeneration.

---

[1] Nach Rosenberg im Handbuch der inneren Sekretion, Bd. 3. 1933.

Die erste Art ist die, bei welcher die Inselveränderung in einer hydropischen Degeneration mit darauffolgender Atrophie besteht, und die als das elektive Inselleiden von Weichselbaum bezeichnet und sehr häufig von einer meist ungleichmäßigen Atrophie des Drüsenparenchyms begleitet wird (Abb. 62 und 63). Diese Veränderung bevorzugt das jugendliche Alter, ist jedoch bei älteren Diabetikern durchaus nicht selten. Ihr entsprechen die klinisch schweren und schwersten Fälle von Diabetes, was durch die starke Schädigung der Inseln, insbesondere durch deren Atrophie und durch die oft sehr bedeutende Verminderung der Inselzahl bedingt ist. Diese Form ist noch dadurch charakterisiert, daß bei ihr zwar ziemlich häufig eine Regeneration von Inseln stattfindet, daß aber die neuen Inseln sehr oft rudimentär bleiben; aus letzterer Tatsache erklärt sich auch der ungünstige Verlauf der Krankheit.

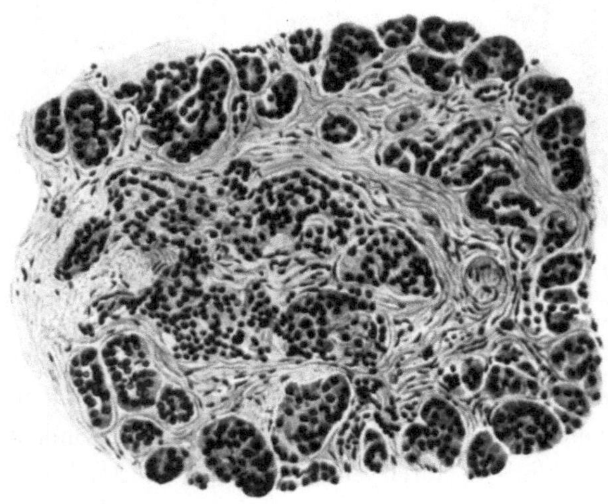

Abb. 64. Inselsklerose bei chronischer interstitieller Pankreatitis.

Die zweite Art der Inselveränderung, die primäre, genuine Inselatrophie von E. J. Kraus, ist, wie der Name sagt, dadurch gekennzeichnet, daß hier die Atrophie nicht die Folge einer vorangehenden, andersartigen Veränderung ist, sondern offenbar vom Beginn der Inselerkrankung an als solche besteht. Gleich der hydropischen Degeneration befällt die primäre, genuine Inselatrophie vorwiegend jugendliche Diabetiker und bildet das histologische Substrat eines schweren Diabetes, wie er eben für das jüngere Alter bezeichnend ist.

Die dritte Art der Inselveränderung beim Diabetes ist durch eine von einer chronischen, interstitiellen Pankreatitis ausgehende Sklerose der Inseln gekennzeichnet; das Drüsenparenchym weist hierbei eine von dem Grade der interstitiellen Bindegewebs- oder Fettgewebswucherung abhängige, mitunter sehr bedeutende Atrophie auf (Abb. 64).

Diese Art der Inselveränderung ist im Gegensatz zur ersten und zweiten dem höheren, 50 Jahre übersteigenden Alter eigen. Bei ihr findet sich auch sehr häufig eine Sklerose der Arterien des Pankreas, die nicht selten eine Teilerscheinung einer allgemeinen Atherosklerose der Gefäße bildet. Wenn neben der chronischen, interstitiellen Pankreatitis, wie dies sehr häufig der Fall ist, noch eine Fettinfiltration des interstitiellen Bindegewebes, eine Lipomatose des Pankreas besteht, so tritt diese bei höheren Graden als auffälligste Erscheinung in den Vordergrund und ist dann gewöhnlich mit allgemeiner Fettleibigkeit kombiniert. Dieser Art des Inselleidens entsprechen in klinischer Beziehung meist leichtere Fälle, in welchen nur geringe Zuckermengen mit dem Harn ausgeschieden werden und der klinische Verlauf sehr protrahiert sein kann.

Was die Ursache der zur Inselsklerose führenden chronischen, interstitiellen Pankreatitis betrifft, so kommt nach Weichselbaum zunächst der chronische Katarrh des Ductus pancreaticus und seiner Äste in Betracht, ferner der Verschluß derselben durch Pankreassteine oder durch einen Tumor (Carcinom, Sarkom) oder durch einen im Ductus choledochus steckenden Gallenstein; in diesen Fällen besteht übrigens gewöhnlich auch ein chronischer Katarrh der Ausführungsgänge. Ferner kann bei länger dauernder Stauung im Gebiete der Pfortaderwurzeln, z. B. bei Lebercirrhose, sowie im Gebiete der unteren Hohlvene und der Lebervene, wie z. B. bei Mitralstenose, eine chronische interstitielle Pankreatitis entstehen (Weichselbaum). Diese kann auch durch chronischen Alkoholismus, möglicherweise auch durch Lues sowie Sklerose der Pankreasarterien bedingt sein.

Bei der Inselsklerose kommt auch Regeneration und Hypertrophie von Inseln vor, so daß in manchen Fällen Besserung, Stillstand oder selbst Heilung der Krankheit eintreten kann.

Als vierte Art der Inselveränderung bei Diabetes kann jene hingestellt werden, bei welcher die Inseln hyalin degeneriert sind (Abb. 65). Auch sie bevorzugt das höhere Alter und ist sehr häufig mit Sklerose der Arterien des Pankreas vergesellschaftet. In sehr vielen Fällen findet man nebst hyalin degenerierten Inseln auch Inseln mit Sklerose, so daß man diese vierte Form als eine Unterart der dritten bezeichnet hat. In klinischer Beziehung entsprechen der vierten Form der Inselveränderung etwas schwerere Fälle als der dritten Form, wenngleich man auch bei ihr Regeneration und Hypertrophie von Inseln beobachten kann. Was den Zusammenhang der Arteriosklerose mit der hyalinen Degeneration der Insel betrifft, so spricht die Tatsache, daß die Gefäßsklerose auch bei dieser Form der Veränderung sehr häufig zu beobachten ist, zugunsten der Annahme eines kausalen Verhältnisses (Weichselbaum).

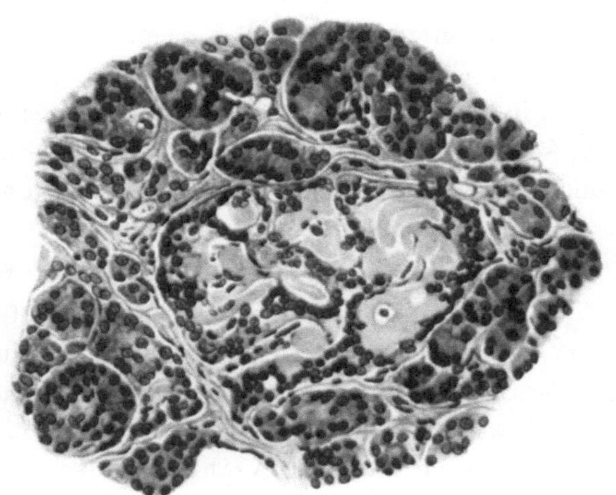

Abb. 65. Hyaline Degeneration einer Langerhansschen Insel.

Abgesehen von der Arteriosklerose dürfte der Lues, namentlich der Lues congenita, eine Rolle in der Pathogenese des Diabetes zukommen. Ob die Tuberkulose, die eine häufige Komplikation des Diabetes darstellt, eine ursächliche Bedeutung für die Entstehung des Diabetes besitzt, erscheint fraglich; dagegen dürften akute Infektionskrankheiten als ursächlicher Faktor beim Diabetes eine Rolle spielen.

2. Die Veränderungen des weiblichen Genitalapparates bei Diabetes mellitus.

Den oft frühzeitig bei Diabetes mellitus auftretenden Störungen innerhalb der Geschlechtssphäre entsprechen zum Teil mehr oder weniger schwere Veränderungen des Genitalapparates, die bei Frauen vor allem in einer Atrophie der Ovarien und des Uterus bestehen. (Prietsch, Israël, Hofmeier, Cohn, Nebel, Thorn, Stroynowsky, Kleinwächter, E. J. Kraus, Parsons, Randall und Wilder u. v. a.).

E. J. Kraus fand bei 5 im geschlechtstüchtigen Alter stehenden diabetischen Frauen durchwegs mehr oder weniger schwere Veränderungen des Follikelapparates. Am geringsten waren diese bei einem 14jährigen Mädchen, das augenscheinlich noch nicht lange zuckerkrank gewesen war. In den übrigen Fällen waren die Veränderungen hochgradig, und zwar handelte es sich um einen Schwund der Primordialfollikel, um fehlende Follikelreifung und Fehlen der Corpora lutea. In 2 Fällen waren die Primordialfollikel, sowie reifende und reife Graafsche Follikel gar nicht nachweisbar, in einem Fall waren fast gar keine Primordialfollikel und keine reifenden Follikel, in einem anderen Fall ganz besonders wenig Primordialfollikel und keine reifenden Follikel vorhanden. In allen Fällen fanden sich Corpora atretica in ziemlich reichlicher Menge, dagegen fehlten Corpora candicantia bei einem 14jährigen Mädchen (vermutlich infolge noch nicht eingetretener Geschlechtsreife) und bei einem 18jährigen Mädchen, das laut Krankengeschichte amenorrhoisch war. Eine 34jährige Diabetikerin hatte spärliche, kleine, die anderen Patientinnen reichliche und größere Corpora candicantia. Erwähnenswerte Befunde an den interstitiellen Zellen, die bei 3 Fällen in Form eines dünnen Saumes verfetteter Thecazellen um einzelne Corpora atretica oder kleine Follikelcysten vorhanden war, konnten nicht ermittelt werden. Die gleichen Veränderungen konnten jüngst von Liegner ermittelt werden.

In $^2/_3$ aller Fälle von E. J. Kraus zeigten die Ovarien der diabetischen Frauen eine starke Gewichtsverminderung, wobei für beide Ovarien zusammen Gewichtswerte von 5,8 und 4,7 g (gegen 9,6—13,2 g nach Krause) ermittelt werden konnten.

3. Diabetes und Menstruation.

Die beim Diabetes mellitus frühzeitig auftretende Schädigung der Ovarien, die bis zum völligen Schwund des Follikelapparates führen kann, macht es verständlich, daß ein großer Teil der diabetischen Mädchen und Frauen im Verlauf der Erkrankung amenorrhoisch werden (Loeb, Lécorché, Hofmeier, Nebel, Cohn, Stroynowski, Thorn, Formiguerra, Seegen, Aschner, Rosenberg, Liegner u. a.). In anderen Fällen wiederum erscheinen die monatlichen Blutungen spärlich oder unregelmäßig, manchmal jedoch auch verstärkt. Fälle wie der von Eufinger mit Verblutung aus dem Uterus stellen beim Diabetes ein äußerst seltenes Ereignis dar[1].

Gleichfalls selten sind Fälle, in denen bei diabetischen Frauen in der Menopause Menorrhagien auftreten, wie es Navarro in 2 Fällen, und zwar bei einer 59jährigen und bei einer 87jährigen Frau beschreibt. Nicht mit Unrecht empfiehlt Navarro, der auch bei einer jüngeren Frau von 32 Jahren eine starke Menorrhagie auf diabetischer Grundlage gesehen hat, bei Uterusblutungen unklarer Ätiologie den Harn auf Zucker zu untersuchen.

In einem Teil der Fälle erscheint der Einfluß des Diabetes auf den mensuellen Zyklus nur gering oder fehlt auch ganz, so daß selbst bei schweren Erkrankungen die Menstruation ungestört verlaufen kann (Seegen).

Bei Besserung des Diabetes kann die Regel nach Schröder zunächst zögernd, dann aber wieder normal in Gang kommen; besonders eklatant ist diesbezüglich die Wirkung

---

[1] Im Falle Eufingers handelte es sich um ein 17jähriges Mädchen, das seit dem 14. Lebensjahr regelmäßig alle 4 Wochen menstruiert hatte. Die monatlichen Blutungen dauerten gewöhnlich 3 Tage und waren von geringer Stärke; nur einmal war zur Zeit der Periode eine auffallend starke Blutung aufgetreten, die 8 Tage lang anhielt. Einer zweiten solchen außerordentlich starken Blutung und einem ganz plötzlich einsetzenden Coma diabeticum erlag die Kranke, bei der ursprünglich ein in Gang befindlicher Abortus angenommen und erst kurz vor dem Tod der schwere Diabetes erkannt worden war.

der Insulinbehandlung, wie aus den Fällen von Joslin, Formiguerra, v. Noorden und Isaac, Rosenberg u. a. hervorgeht.

Wie die Gravidität so vermag auch die Menstruation die Kohlehydrattoleranz der diabetischen Frauen herabzusetzen, so daß mit dem Einsetzen der Regel bereits zuckerfrei gewordene Kranke neuerlich Glykosurie (Rosenbloom) und Azidose (Umber) erkennen lassen. v. Noorden sah bei 20% seiner Diabetesfälle eine Schädigung der Kohlehydrattoleranz während der Menstruation, eine Beobachtung, die mit der Tatsache im Einklang stehen würde, daß selbst gesunde Frauen zur Zeit der Menses eine größere Empfindlichkeit gegen Kohlehydrate besitzen und leicht eine alimentäre Glykosurie bekommen[1].

Nach Wiegmann, der an einem großen Material die Menstruationsverhältnisse diabetischer Frauen studiert hat, führt die monatliche Blutung im allgemeinen zu keiner Verschlechterung der diabetischen Stoffwechsellage, nur in 3 Fällen trat Glykosurie mit dem Beginn der Menstruation auf, um auch nach Aufhören der Blutung weiter fortzubestehen.

Die Libido sexualis ist bei diabetischen Frauen oft sehr gering, und nicht selten wird nach Angabe v. Noordens geradezu ein Widerwillen gegen den Geschlechtsverkehr empfunden.

4. Diabetes und Schwangerschaft
(einschließlich Geburt und Wochenbett).

Das Zusammentreffen von Diabetes und Schwangerschaft wird heute noch von vielen Autoren in Lehrbüchern und Abhandlungen als ein recht seltenes Ereignis bezeichnet, eine Angabe, die wohl in erster Linie auf ältere Arbeiten (von Bouchardat, Mathews, Patridge, Gräfe, Dankworth, Kleinwächter, Naunyn u. a.) zurückgeht, heute jedoch nicht in vollem Umfange aufrechterhalten werden kann, da seit der Entdeckung des Insulins und seiner Einführung in die Behandlung des Diabetes das Vorkommen von Diabetes und Schwangerschaft, wie die sehr zahlreichen Publikationen der letzten 10 Jahre beweisen, keine Seltenheit mehr darstellt.

Im Jahre 1908 konnte Offergeld aus der Weltliteratur nur 63 Fälle von Diabetes und Schwangerschaft zusammenstellen, von denen 35 Frauen schon vor dem Eintritt der Schwangerschaft an Diabetes gelitten hatten. Von 41 Fällen mit genauer Altersangabe entfielen 2 auf das 2., 13 auf das 3. und 21 auf das 4. Lebensjahrzehnt; nur 5 Frauen waren älter als 40 Jahre.

5 Jahre später konnte Colorni über 85 Fälle aus der Literatur berichten, unter denen sich 65 mehrgebärende Frauen befanden; von diesen waren 23 bereits vor der ersten Schwangerschaft zuckerkrank[2].

Einen besseren Überblick über das Vorkommen der Schwangerschaft bei Diabetes liefern die Zahlen von Lécorché, Frerichs, v. Noorden, von Parsons, Ransdall und Wilder sowie von Umber und Rosenberg, die in nachstehender Tabelle wiedergegeben sind.

---

[1] Über Blutzuckerbestimmungen im Zusammenhang mit den einzelnen Phasen des mensuellen Zyklus s. bei Garufi und Rupperi, sowie Blöch und Bergel.

[2] Da in früheren Zeiten zwischen Diabetes und Glykosurie nicht immer mit der nötigen Schärfe unterschieden wurde, kann mit Rosenberg angenommen werden, daß nicht alle einen echten Diabetes mellitus hatten.

Name des Autors	Zahl der diabetischen Frauen	Zahl der Frauen, die schwanger wurden	In %-Zahlen
Lécorché 1886	114	7	6,1
Frerichs 1889	104	6	5,7
v. Noorden 1910	208	8	3,8
1917	240	9	3,7
Parsons, Ransdall und Wilder 1926	285	11	3,8
Umber und Rosenberg 1928 . . .	300	21	7

Liebmann stellte in der II. Frauenklinik in Budapest unter 22186 Geburten und Fehlgeburten, die sich in einem Zeitraum von 10 Jahren ereigneten, nur 12 Fälle (= 0,5%) von echtem Diabetes fest, und Brunsgaard fand in Oslo die gleiche Zahl unter 40000 Geburten, die in einem Zeitraum von 25 Jahren in der dortigen Universitätsfrauenklinik stattgefunden hatten.

Die Ursache des relativ seltenen Vorkommens von Schwangerschaft bei diabetischen Frauen liegt in erster Linie an den schweren regressiven Veränderungen, von denen die Ovarien besonders bei längerer Dauer des Leidens befallen werden, und die zu Amenorrhöe und Sterilität der Kranken führen. Daneben spielen noch andere Faktoren, wie die bei zuckerkranken Frauen häufigen Katarrhe der Vulva, Vagina und des Uterus infolge Erschwerung der Konzeption eine nicht zu unterschätzende Rolle (Lécorché, Offergeld, Umber und Rosenberg, Parsons, Randall und Wilder u. a.).

Nach Seitz werden nur 5%, nach Rosenberg ungefähr 8%[1] aller Frauen mit Diabetes schwanger. Nach Peco ist bei schwerem Diabetes die Sterilität sogar 100%ig, doch besitzen diese Zahlen für die Gegenwart — wie schon erwähnt — keine Gültigkeit mehr, da seit der Insulinbehandlung des Diabetes die Fruchtbarkeit der zuckerkranken Frauen ganz wesentlich zugenommen hat (Rosenberg, Rabinowitsch, Bruusgaard, Skipper u. a.). Bezeichnend für die Wirkung des Insulins auf die Fruchtbarkeit der diabetischen Frau ist die Angabe Rosenbergs, daß in 21 Fällen oder 28 Schwangerschaften durch Insulinbehandlung 15mal ein lebensfähiges Kind erzielt werden konnte, eine Schwängerung kann allerdings auch ohne Insulin selbst bei schwerstem Diabetes erfolgen (Rosenberg).

In der größeren Zahl der Fälle von Diabetes und Schwangerschaft handelt es sich um Frauen, die in zuckerkrankem Zustande geschwängert wurden, seltener entsteht das Leiden erst während einer Schwangerschaft bei einer bis dahin gesunden Frau (Offergeld, Bingel, Seitz, Umber und Rosenberg, Stachórska, Ronsheim, Azérad u. a.).

Unter den 63 Fällen von Offergeld bestand 35mal der Diabetes vor dem Eintritt der Schwangerschaft. Von 65 Mehrgebärenden aus der Zusammenstellung von Colorni waren 23 bereits vor der ersten Schwangerschaft zuckerkrank, doch erscheint es fraglich, ob es sich in allen diesen Fällen um einen echten Diabetes gehandelt hat. Nach Seitz betragen die Fälle, in denen sich das Leiden erst in der Schwangerschaft entwickelt hat,

---

[1] 25 von 300.

ungefähr $^1/_4$ sämtlicher Beobachtungen von Diabetes und Schwangerschaft. Unter den sehr gründlich untersuchten 21 Fällen von Umber und Rosenberg begann der Diabetes nur bei 6 Frauen während der Schwangerschaft, während alle übrigen schon vor der Schwängerung zuckerkrank waren. Auch nach Walker sind die Fälle, in denen der Diabetes erstmalig in der Schwangerschaft auftritt, viel seltener als die Schwangerschaft bei schon vorher diabetischen Frauen, wobei das Verhältnis nach Walkers Berechnung 3 : 13 beträgt. Anders erscheint das Zahlenverhältnis in den Fällen von Stachórska, von denen 6 erst in der Schwangerschaft an Diabetes erkrankten, während 7 schon vor der Schwängerung zuckerkrank waren.

Die erhöhten Anforderungen, denen der Inselapparat sowie die meisten endokrinen Organe in der Schwangerschaft ausgesetzt ist, können dazu führen, daß ein Diabetes, der bis dahin latent geblieben war, in der Schwangerschaft erst manifest wird, ein Ereignis, das Umber und Rosenberg innerhalb eines Jahres 6mal zu beobachten Gelegenheit hatten. Ist die Funktion des Inselapparates nicht allzusehr gestört, dann kann nach Beendigung der Schwangerschaft der Diabetes verschwinden, um unter Umständen bei der nächsten Schwangerschaft als sog. rezidivierender Diabetes neuerlich aufzutreten (Duncan, William, Segen, Bennewitz, Bazán und Collazo u. a.).

In der Zeit vor der Entdeckung des Insulins und seiner Einführung in die Behandlung der Zuckerkrankheit galt die Schwangerschaft als eine äußerst ernste Komplikation des bestehenden Diabetes, wenngleich diese Ansicht durchaus nicht von allen Autoren geteilt wurde. Während Gräfe, Schottelius, Offergeld, Hirschfeld, Novak, Porges und Strisower u. v. a. die Prognose mehr oder weniger ungünstig stellten, konnten Forssner, Neumann, Bingel und vor allem v. Noorden, ferner Umber und Rosenberg, Springer, Potjan und Nickel u. a. zeigen, daß derartige Fälle auch günstig verlaufen können, ebenso wie Bruusgaard bei diabetischen Frauen die Geburt nicht anders als bei normalen verlaufen sah. Im Gegensatz zu Graefe, Schauta, Hofmeier, Schottelius u. a., die wegen der großen Gefahr die Unterbrechung der Schwangerschaft in frühen Stadien empfahlen, betont Neumann, daß man zuckerkranke Frauen in der Schwangerschaft genau so behandeln soll wie außerhalb der Schwangerschaft, wie auch v. Funke ein Zuwarten unter Bettruhe und Diät für angezeigt hält. Nicht die Schwangerschaft ist nach Neumann schuld an der Verschlimmerung des Leidens, sondern die Vernachlässigung der diätetischen Vorschriften, eine Ansicht, der auch Landau, Gottschalk und Heymann beipflichten. In ähnlicher Weise äußert sich v. Noorden, der bei 37 diabetischen Frauen unter seiner diätetischen Behandlung ein normales Ende der Schwangerschaft beobachten konnte. Allerdings handelte es sich in seinen Fällen, ebenso wie in den günstig verlaufenden Fällen von Forssner, Neumann, Bingel, Umber und Rosenberg[1], Grünthal, Lubin u. a. zum Teil um leichte Fälle, womit nicht gesagt ist, daß nicht auch in schweren Fällen, wie ein Fall von Potján und Nickel beweist, ein glücklicher Ausgang der Schwangerschaft und ein beschwerdefreies Wochenbett mit Lactation durchaus möglich ist.

---

[1] Eine normale Schwangerschaft bei zuckerkranken Frauen sahen Umber und Rosenberg unter 22 Fällen 13mal, was ungefähr den älteren Angaben von Frey und Patridge sowie Schottelius entspricht, die in 50 bzw. 66% der Fälle einen ungestörten Verlauf der Schwangerschaft angeben.

Im allgemeinen ist die Prognose in denjenigen Fällen, in welchen der Diabetes erst in der Schwangerschaft namentlich bei Mehrgebärenden als sog. Schwangerschaftsdiabetes auftritt, günstiger als in den Fällen, in denen ein bereits bestehender Diabetes durch eine Schwangerschaft kompliziert wird (Stachórska, Peco).

Trotz der optimistischen Auffassung einzelner Autoren mußte vor der Insulinära der Eintritt der Schwangerschaft bei einer zuckerkranken Frau besonders in den schweren Fällen als eine recht unheilvolle Komplikation angesehen werden, da nach der bereits erwähnten Zusammenstellung von Offergeld von 58 Fällen 17 = 30% an diabetischem Coma und weitere 21% in den nachfolgenden $2^1/_2$ Jahren an ihrem Leiden oder an Tuberkulose zugrunde gingen, so daß rund eine Mortalität von 50% angenommen werden muß. Zu ungefähr der gleichen Zahl von Todesfällen an Coma und Phthise gelangte vor Offergeld Gaudard und später Colorni, der auf Grund der Untersuchung von 85 Fällen aus der Weltliteratur nachweisen konnte, daß diabetische Mütter in 46% innerhalb der ersten 3 Jahre post partum starben. Allerdings bleibt die Frage offen, ob in allen diesen Fällen Schuld an dem tödlichen Ausgang des Diabetes die überstandene Schwangerschaft hatte, da vor der Insulinära die Sterblichkeit der Diabetiker überhaupt im 2. und 3. Lebensjahrzehnt — und um dieses Alter handelt es sich hier ja vorwiegend — nicht weniger als 53% betrug (Neumann). — In neuerer Zeit wird von Nölle die Mortalität diabetischer Mütter zwischen 30 und 50% angegeben.

Die Verschlimmerung des Diabetes erfolgt gewöhnlich in der ersten Hälfte der Schwangerschaft bzw. wird der Diabetes in dieser Zeit manifest. Nölle verlegt diesen Zeitpunkt in den Anfang der Schwangerschaft; nach Hirschfeld ist es der 3. oder 4. Monat, in dem die Verschlimmerung des Diabetes (und zwar vorwiegend der Azidose, weniger der Zuckerausscheidung) einsetzt, während Umber den 4. bis 6. Schwangerschaftsmonat als den gewöhnlichen Beginn der Verschlimmerung des Diabetes angibt. Ähnlich äußern sich Vignes und Barbaro, denen zufolge der Diabetes meist im 5. Monat der Schwangerschaft manifest wird. Nach Peckham ist eine Verschlimmerung in den ersten $^2/_3$ der Schwangerschaft jederzeit möglich. Die größte Gefahr der Azidose besteht nach Duncan und Felter im ersten Drittel der Schwangerschaft.

Die Hauptgefahr bildet das Coma diabeticum, das vor der Insulinära nach Offergeld ungefähr in 30%, nach Colorni in 23% zum Tode der Mutter geführt hat, Zahlen, die sich ungefähr mit der Angabe Duncans decken, derzufolge von 15 Schwangeren, die zur Entbindung kamen, 4 an Coma zugrunde gingen. Nach Patridge endeten von 25 Frauen nach der Entbindung 6 letal im Coma oder Kollaps (Fry, Born, Minot, Dankworth, Graefe, Liepmann, Grulich, Jackson, Durieux, Kleinwächter, Schottelius, Offergeld, Hofmeier, Hirschfeld, Novak, Porges und Strisower, Springer, Umber und Rosenberg, Ambard, Merklen, Schmid, Wolf und Arnovljewitsch, Kraul, Christensen und Holst, Dahl, Witts, Rathery, Sigwald und Derot, Fonyó u. v. a.).

Der Tod im Koma erfolgt nach Umber verhältnismäßig selten während der Schwangerschaft, häufiger unmittelbar vor oder nach der Geburt, am häufigsten verschiedene Zeit nach der Entbindung (Duncan).

Die Ursache der Verschlimmerung des Diabetes in der Schwangerschaft ist nicht sicher bekannt. Naheliegend ist vor allem an die durch die Schwangerschaft bedingte

Mehrbelastung des an und für sich schon insuffizienten Inselapparates zu denken. Rosenberg erwähnt als wahrscheinliche Ursache die Beeinflussung des Inselapparates durch die während der Schwangerschaft veränderte Tätigkeit der übrigen endokrinen Organe, vor allem des Ovariums und der Hypophyse. An das Ovarium denkt auch Jørgesen, der die Verschlimmerung des Leidens während der Schwangerschaft damit zu erklären versucht, daß mit dem Aufhören der Hormonbildung seitens des Corpus luteum auch dessen Wirkung auf das Pankreas entfällt. Nach Rosenberg wäre zur Klärung die Feststellung Allens heranzuziehen, daß für jeden Gewebsaufbau — in diesem Falle wäre es der Aufbau des Fetus — Insulin verbraucht wird, welcher Mehrbedarf an Insulin jedoch von dem erkrankten Inselapparat nicht aufgebracht werden kann, so daß der für den Aufbau des Fetus erforderliche Anteil für den Kohlehydratansatz der Mutter verloren geht und so die diabetische Stoffwechsellage der Mutter verschlechtert wird. — Nach Ehrenfest kann auch die in der Schwangerschaft notwendigerweise erhöhte Kohlehydratzufuhr bei einem Inselapparat, dessen Funktion schon vor der Schwangerschaft knapp ausreichte, zu einer Störung desselben und damit zu den Erscheinungen eines Diabetes führen.

In der zweiten Hälfte, besonders gegen das Ende der Schwangerschaft, nimmt die Gefährdung der Mutter durch den Diabetes ab, während nach der Geburt und im Wochenbett bzw. während der Lactation oft wiederum eine erhebliche Verschlimmerung des Leidens erfolgt (Holzbach, Loeser, Stander und Peckham, Nevinny und Schretter, Čížek u. a.).

Demgegenüber mangelt es nicht an Fällen, in denen Geburt und Wochenbett sehr günstig verlaufen und der Diabetes nach der Geburt auf Wochen und Monate gebessert wird bzw. auch vollkommen ausheilt (Offergeld, Graham, Peckham, Rosenberg, Bruusgaard u. a.). Besonders in Fällen, in welchen der Diabetes spät in der Schwangerschaft auftritt, kann man nach Perez ein vollkommenes Verschwinden nach der Geburt beobachten. Die verhältnismäßig häufige Angabe bei älteren Autoren (Kleinwächter, Offergeld u. a.) über ein völliges Verschwinden des Diabetes post partum läßt daran denken, daß es sich in einem Teil der Fälle nicht um einen echten Diabetes mellitus, sondern eher um eine Schwangerschaftsglykosurie gehandelt hat.

In der Minderzahl befinden sich die Fälle, in welchen bei diabetischen Frauen während der Schwangerschaft eine Besserung des Leidens beobachtet wird (v. Noorden, Cannavò, Duncan und Felter) bzw. von den Kranken angegeben wird, daß sie sich seit dem Eintritt der Schwangerschaft besonders wohlfühlen (Bingel, Umber und Rosenberg). Daß für den günstigen Verlauf des Diabetes während einer Schwangerschaft nicht zuletzt der Charakter der Erkrankung vor der Schwangerschaft von Bedeutung ist, findet immer wieder seine Bestätigung. So berichten Parsons, Randall und Wilder über eine Frau, die 17 Jahre an einem allerdings milden Diabetes litt und nichtsdestoweniger 3 Schwangerschaften mit 3 Kindern glücklich überstanden hat. Eine sichere Prognose wird man allerdings niemals stellen können, zumal selbst bei ein und derselben Zuckerkranken 2 kurz aufeinanderfolgende Schwangerschaften den Diabetes ganz verschieden zu beeinflussen vermögen. So sahen Umber und Rosenberg, wie durch die 1. Schwangerschaft ein leichter Diabetes in einen schweren, mit Azidose einhergehenden Diabetes umgewandelt wurde, während die 2. Schwangerschaft auf die Erkrankung, die diesmal ohne Azidose verlief, ohne Einfluß blieb.

Die Angaben über die Wirkung der Lactation auf den Diabetes lauten verschieden. v. Noorden, dem sich Rosenberg anschließt, hält das Stillen in schweren Fällen für kontraindiziert, während nach Liebmann das Stillen bei Diabetes zwar nicht kontraindiziert ist, in schweren Fällen jedoch zu vermeiden wäre, da die Diät den Zuckerstoffwechsel zu stark belastet und die genaue Insulindosierung erschwert. Ernst, der bei 4 diabetischen Frauen ausreichende Milchbildung gesehen hat, hält das Stillen nicht für schädlich im Gegensatz zu Čížek, in dessen Falle das Stillen wegen Verschlimmerung des Leidens eingestellt werden mußte, woraufhin sich der Zustand der Frau sofort wesentlich besserte.

Zu den Gefahren, denen die diabetische Mutter ausgesetzt ist, zählen abgesehen vom Koma die verminderte Resistenz gegen puerperale Infektionen, die Atonie des Uterus infolge des häufigen Hydramnios, die erhöhte Blutungsgefahr sowie die oft überaus starke Körperentwicklung der Kinder, die eine normale Geburt unmöglich machen kann. Als besonders seltene Komplikation kann eine gleichzeitig mit dem Koma auftretende Azothämie angesehen werden (Christensen und Holst). Selten ist das gleichzeitige Zusammentreffen von Diabetes mellitus, Diabetes insipidus und Schwangerschaft (Duvoir, Pollet und Cachin) sowie von Diabetes mellitus, Kretinismus und Schwangerschaft (Witts).

Besonders ungünstig ist die Rückwirkung des Diabetes auf das Kind im Mutterleib. Sowohl ältere Autoren — wie aus den Statistiken von Offergeld, Colorni u. a. hervorgeht — als auch neuere Autoren geben die Mortalität der Kinder diabetischer Mütter außerordentlich hoch an. Nach Offergeld sind von 57 Kindern diabetischer Mütter mindestens 38 (= 66,66%) nicht am Leben geblieben; 29 (= 51%) starben intrauterin, 6 weitere (= 10,59%) in den ersten Tagen nach der Geburt und 7 angeblich in den ersten Lebensjahren an Hydrocephalus, Diabetes und Polyurie Unter 85 Fällen Colornis endete die Schwangerschaft 10mal mit Abortus, 23mal mit spontaner und 10mal mit künstlicher Frühgeburt, während 41 Kinder, also etwas weniger als die Hälfte, zum normalen Termin zur Welt kamen. v. Noorden berechnete, daß bei diabetischen Frauen ungefähr 30 Aborte auf 100 Schwangerschaften entfallen, und Seitz gibt die Zahl der Fehl- und Frühgeburten bei diabetischen Frauen mit 50% an. Parson und seine Mitarbeiter sahen unter 10 Schwangerschaften bei diabetischen Frauen nur in 5 Fällen ausgetragene Kinder zur Welt kommen; 4mal endete die Schwangerschaft mit Abortus, 2mal mit Frühgeburt. Nach Walker wurden von 22 Kindern diabetischer Mütter 6 tot und 16 lebend geboren. Von diesen starben jedoch 5 Kinder kurze Zeit nach der Geburt. Nach Hansen gehen 43% der meist überentwickelten Kinder diabetischer Frauen zugrunde.

Nach Nölle kommt es zum intrauterinen Absterben der Früchte bei diabetischen Frauen in 75%, nach Vignes und Barbaro in 33%, und zwar meist zwischen dem 6. und 8. Schwangerschaftsmonat, und nach Bruusgaard in 47% gewöhnlich am Ende der Schwangerschaft. (S. auch Mönckeberg).

Von den lebend geborenen Kindern sterben nach Nölle 66%, nach Vignes und Barbaro 84%, und zwar in den ersten Wochen nach der Geburt (s. auch Wiener, Bowen; Nevinny und Schretter, Falsia u. v. a.).

Daß nicht alle Kinder eine so schlechte Prognose quo ad vitam besitzen, beweisen Fälle, wie die von Neumann, in denen es sich um kräftige Kinder mit einer durchaus zufriedenstellenden Entwicklung gehandelt hat.

Unter den Faktoren, die bei diabetischen Müttern zur Unterbrechung der Schwangerschaft führen, zählt neben Ernährungsstörungen in der Placenta unter anderem der Hydramnios eine große Rolle, der nach Vignes und Barbaro in 20% der Fälle vorhanden ist (vgl. auch v. Noorden, Umber, Forssner, Bruusgard u. a.). — Nach Holzbach soll das so häufige intrauterine Absterben der Kinder die Folge der Überschwemmung des kindlichen Körpers mit den Schlacken des Kohlehydratstoffwechsels sein, die dann eintritt, wenn der kindliche Inselapparat, der für den mütterlichen vikariierend einzutreten hat, sich erschöpft. An dem frühzeitigen Tode der lebend geborenen Kinder soll vor allem die angeborene Minderwertigkeit Schuld tragen (Novak, Porges und Strisower).

Bemerkenswerterweise sind die Kinder diabetischer Mütter ungemein häufig durch ihre überaus starke Entwicklung und den reichlichen Fettpolstern bei der Geburt ausgezeichnet, so daß man in vielen Fällen geradezu von Riesenkindern sprechen kann (Colorni, Frühinsholz, Hanssen, Holzbach, Umber und Rosenberg, Nevinny und Schretter, Wollesen, Küstner, Bruusgaard, Čížek, Azérad, Fischer u. v. a.). Nach Colorni, Jaschke, Nölle u. a. sind ungefähr 20% aller Kinder diabetischer Mütter überentwickelt, während normale Frauen nur ungefähr 3% überentwickelte Kinder zur Welt bringen. Um nur einige Beispiele zu nennen, sei erwähnt, daß Colorni über ein Neugeborenes von 6750 g, Springer über ein Kind von 7000 g, d'Aprile von über 5000 g, Perez von 6200 g[1], Čížek von 6000 g Körpergewicht berichtet, während in vielen anderen mitgeteilten Fällen das Gewicht der Neugeborenen zwischen 4000—5000 g schwankt[2].

Eine genaue Zusammenstellung über Riesenkinder diabetischer Mütter stammt von Bix, der unter 192 Kranken bei 30 (= 19,3%) Riesenkinder feststellen konnte. Unter 608 Kindern, die von 155 diabetischen Frauen stammten, waren:

385 normale Kinder 63,32%
110 4-kg-Kinder 18,10%
47 4$^{1}/_{2}$-kg-Kinder 7,73%
49 5-kg-Kinder ⎫
17 5—6-kg-Kinder ⎰ · · · · 10,85%

Riesenkinder können nach Bix unter Umständen die erste Manifestation eines latenten Diabetes bzw. ein prämonitorisches Zeichen einer erst nach Jahren zum Ausbruch kommenden Zuckerstoffwechselstörung sein, eine Annahme, in der der Autor durch zwei selbst beobachtete Fälle bestärkt wird, in denen er auf Grund des auffallend großen Körpergewichtes des Neugeborenen einen latenten Diabetes bei der Mutter entdeckte.

Die Ursache der Überentwicklung erblicken die meisten Autoren mit Folliet in der Hyperglykämie der Mutter bzw. in dem Überangebot an Kohlehydraten, das möglicherweise den Reiz zu erhöhtem Wachstum des Fetus bildet (Springer). — Holzbach, dem sich Nothmann und Hermstein anschließen, erklärt die abnorme Größe und Adipositas der Neugeborenen zuckerkranker Frauen damit, daß das Kind die ihm von der Mutter im Überschuß dargebotenen Kohlehydrate mit Hilfe seines auf Mehrleistung eingestellten Inselapparates in Fett verwandelt. In der Tat produziere das „arbeits-

---

[1] Bei okkultem Diabetes.

[2] Um der Überentwicklung des Fetus zuvorzukommen, empfehlen manche Autoren die Einleitung der Frühgeburt (Dogliotti, Frank u. a.).

hypertrophische" Pankreas solche Inkretmengen, daß das Kind tagelang nach der Geburt einen hypoglykämischen Blutzuckerspiegel aufweist. Zu der gleichen Ansicht wie Holzbach bekennen sich auch Schretter und Nevinny, indem sie die Fettsucht der Neugeborenen diabetischer Mütter als hyperinsulinär auffassen. Für die abnorme Körpergröße sind sie geneigt, eine Hyperfunktion des Hypophysenvorderlappens verantwortlich zu machen, den sie bei einem zuckerkranken Kinde einer diabetischen Mutter vergrößert fanden.

Die hormonalen Beziehungen im Zuckerstoffwechsel zwischen Mutter und Kind.

Diese Frage ist vielfach Gegenstand wissenschaftlicher Untersuchung geworden; insbesondere die Frage, ob das fetale Pankreas für den erkrankten Inselapparat der Mutter vikariierend einzutreten imstande sei.

Die Erscheinung, daß der Blutzuckerspiegel der schwangeren Frau in den letzten 2 Monaten der Schwangerschaft eine Erniedrigung erfährt, sowie die Beobachtung, daß in der zweiten Hälfte der Schwangerschaft, besonders aber gegen das Ende derselben, die Gefährdung der Mutter durch den Diabetes geringer ist, während nach der Geburt und im Wochenbett oft ganz plötzlich eine deutliche Verschlimmerung des Leidens beobachtet wird, wurde von einer Reihe von Autoren auf das Eingreifen des fetalen Inselapparates in den Körperhaushalt der Mutter zurückgeführt. Vor allem war es Holzbach, der auf Grund zweier Fälle, in denen der Diabetes der Mutter das eine Mal mit dem intrauterinen Absterben der Frucht, das andere Mal nach erfolgter Entbindung eine deutliche Verschlimmerung erfahren hat, die Ansicht aussprach, daß der Inkretapparat des fetalen Pankreas, der nach den Untersuchungen von Nakamura zur Zeit der Geburt 4mal so viel Inseln enthält als das Pankreas des Erwachsenen, unterstützend in den Zuckerstoffwechsel der Mutter eingreift. Einen sicheren Beweis für seine Behauptung erblickt Holzbach in den Ergebnissen der Tierversuche von Carlson, Drennan und Ginzburg, die trächtigen Hündinnen das Pankreas exstirpierten und nun feststellen konnten, daß Hyperglykämie und Glykosurie solange ausbleibt, als sich die Feten im Mutterleib befinden und der Placentarkreislauf nicht gestört ist, während nach erfolgtem Wurf die Muttertiere unter dem Bilde eines schweren Diabetes zugrunde gehen.

Zu ähnlichen Ergebnissen wie die genannten Autoren, die aus ihren Versuchen den Schluß ziehen, daß das fetale Pankreas für das kranke mütterliche Organ vikariierend einspringt, gelangte auch Lafon sowie Pitamada, der bei Hündinnen, denen in den letzten Wochen der Tragzeit das Pankreas entfernt worden war, offenbar infolge Rückwirkung des fetalen Pankreas keinen Diabetes auftreten sah, während die Tiere nach dem Wurf prompt an Diabetes erkrankten. Zu dieser Auffassung bekennen sich auch Stander und Peckham, Küstner, Liegner und Vignes, während andere Autoren wie Hansen eine ausgleichende Wirkung des fetalen Inselapparates in dem oben erwähnten Sinne beim Menschen für nicht bewiesen halten, ebenso wie Bazan und Collazo auf Grund eines Falles von rezidivierendem Diabetes in der Schwangerschaft eine Entlastung des mütterlichen Inselapparates durch den fetalen ablehnen, da der Diabetes in ihrem Falle immer nur in der Schwangerschaft manifest wurde.

Auf Grund von systematischen Untersuchungen des Zuckergehaltes im mütterlichen und kindlichen Blute, im Blute der Nabelschnurgefäße und im Fruchtwasser sprechen sich auch Gjurič, Kučerová und Procházka gegen die Ansicht Holzbachs aus, vor allem deshalb, weil nach ihren Untersuchungen die Differenz zwischen dem Zuckergehalt der Nabelarterie und der Nabelvene normalerweise dieselben Werte ergibt wie beim Neugeborenen einer diabetischen Mutter.

Auch Beobachtungen an teilweise pankreektomierten Hündinnen während der Tragzeit ergeben nach Allen keinen Anhaltspunkt dafür, daß eine beträchtliche Menge von Inselhormon vom Fetus auf die Mutter übergeht, da bei diesen Tieren eine deutliche Erniedrigung der Kohlehydratassimilation festgestellt werden konnte. — Markowitz und Soskin lehnen gleichfalls die Annahme eines vikariierenden Eintretens des fetalen Pankreas für das fehlende mütterliche Pankreas ab, da ein seit Monaten pankreasloses, aber täglich mit Insulin behandeltes Tier, das trächtig wurde, während der Tragzeit und nach dem Wurf keinen Unterschied in der ausgeschiedenen Zuckermenge zeigte, ebenso wie 2 trächtige Tiere, denen das Pankreas entfernt worden war, keinen Unterschied in den diabetischen Erscheinungen gegenüber nichtträchtigen Tieren erkennen ließen.

Daß für ein vikariierendes Eintreten des fetalen Inselapparates für den mütterlichen dessen Entwicklungs- und Reifegrad von Bedeutung ist, hat Aron gezeigt, indem er nachwies, daß vor der Entwicklung der fetalen Inseln zu ihrer endgültigen Form die Blutzuckerregulierung des Fetus vom mütterlichen Hormon gesichert wird, daß hingegen der Fetus eine selbständige, von der Mutter unabhängige Blutzuckerregulierung erhält, sobald sein Inselapparat endgültig ausgebildet ist. Nach den Versuchen von Aron, Stulz und Simon zeigt nach Entfernung des mütterlichen Pankreas Mutter und Fetus vor der endgültigen Entwicklung der fetalen Inseln eine Hyperglykämie, nach erreichter Entwicklung jedoch vermag der fetale Inselapparat die Mutter vor der Hyperglykämie zu schützen.

Die besonders auf Grund der Versuche von Carlson verbreitete Ansicht von einem vikariierenden Eintreten des fetalen Pankreas für das erkrankte mütterliche Organ versuchten Pack und Barber dadurch zu stützen, daß sie bei trächtigen Ziegen Insulin in die Feten injizierten und daraufhin bei der Mutter eine Senkung des Blutzuckerspiegels fanden. Die Verminderung des Blutzuckergehaltes bei der Mutter kann allerdings auch so gedeutet werden, daß der fetale Blutzuckerspiegel durch das Insulin dermaßen erniedrigt wird, daß zum Ausgleich dieser Herabsetzung Glykose aus dem mütterlichen Blut abgegeben wird. An diese Möglichkeit denkt auch Olow, der bei Kaninchen zu ganz dem gleichen Ergebnis gelangt ist wie Pack und Barber bei Ziegen. Macchiarulo experimentierte mit Meerschweinchen und schloß aus der bei den Muttertieren beobachteten Herabsetzung der Glykämie auf eine kompensatorische Wirkung des fetalen Pankreas auf den mütterlichen Organismus [1].

Im Zusammenhang mit der Frage der Insulinaushilfe für die Mutter seitens des Fetus wären noch die Versuche von Paroli zu nennen, aus denen hervorgeht, daß das fetale Pankreas vom 5. Monat an Insulin enthält, während in der Placenta wenigstens vom 5. Monat an kein Insulin nachweisbar ist.

Die Frage, ob die bei Feten diabetischer Mütter öfter gefundenen histologischen Veränderungen des Inselapparates, die, wie aus den Fällen von Gray und Feemster,

---

[1] Nach Aron wird das Insulin, das einem trächtigen Tier injiziert wird, von der Placenta teilweise zurückgehalten, da nach der Insulininjektion der Blutzucker bei der Mutter um 50—60%, bei den Feten hingegen — und dies erst nach 2—4 Stunden — nur um 20—35% sinkt.

Dubreuil und Anderodias, Wiener, Heiberg, Nothmann und Hermstein, Duncan und Felter u. a. hervorgeht, in einer Hypertrophie und Hyperplasie der Inseln bestehen, die Annahme eines vikariierenden Eintretens für das erkrankte mütterliche Organ rechtfertigen, wurde in neuerer Zeit von Schretter und Nevinny erörtert und die Möglichkeit zugegeben, daß auch noch andere Ursachen als eine Insulinaushilfe für die Mutter diese Veränderungen des fetalen Inselapparates veranlaßt haben können (Abb. 66 u. 67).

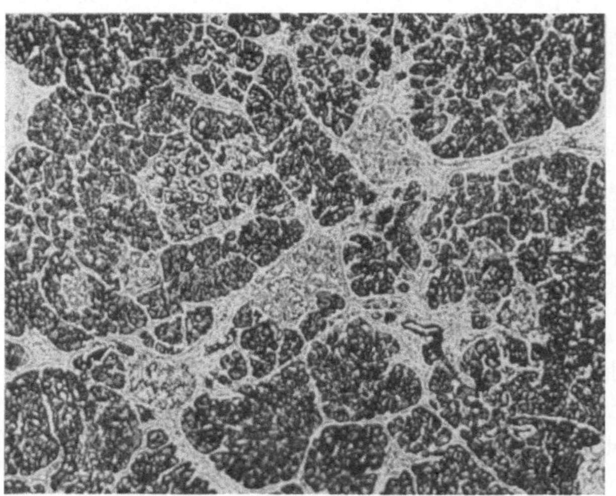

Abb. 66. Schnitt aus der Cauda pancreatis eines 32tägigen diabetischen Kindes einer diabetischen Mutter. Die Inseln erscheinen vermehrt und hypertrophisch. (Nach Schretter und Nevinny.)

Wenngleich die Möglichkeit eines vikariierenden Eintretens des kindlichen Pankreas für das erkrankte mütterliche Organ durchaus nicht geleugnet werden soll, so darf doch der Einfluß des fetalen Inselapparates auf den Zuckerstoffwechsel der Mutter nicht überschätzt werden, zumal ja doch in der Mehrzahl der Fälle der Diabetes trotz der Anwesenheit des Fetus im Uterus nicht nur keine Besserung, sondern eine wesentliche Verschlimmerung erfährt, in anderen Fällen hingegen nach erfolgter Geburt trotz des Wegfalls der fetalen Insulinwirkung gar nicht selten eine Wendung zum Bessern, ja manchmal sogar eine Ausheilung des Diabetes erfolgt. Der Fall von Nothmann und Hermstein ist besonders geeignet, vor einer Verallgemeinerung der Holzbachschen Anschauung zu warnen, denn hier handelte es sich um eine Schwangere mit ausgesprochener Verschlimmerung des Diabetes gegen Ende der Schwangerschaft und auffallender Besserung nach erfolgtem Partus, trotzdem das kindliche Pankreas 3mal so groß war als normal und die Inseln angesichts der bedeutenden Größe des Organs (bei normaler Zahl pro Flächeneinheit) auf das 3fache vermehrt waren.

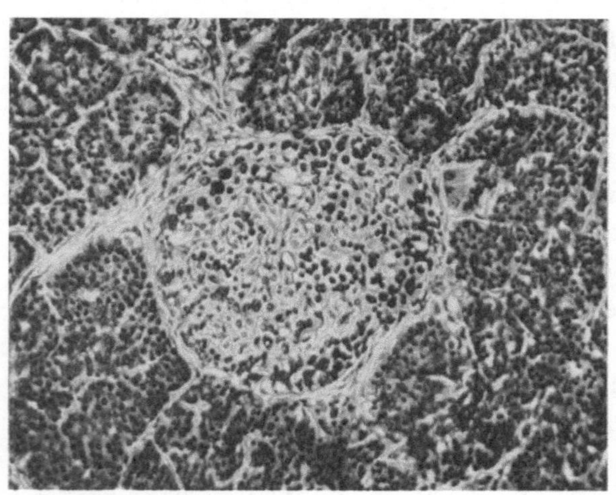

Abb. 67. Rieseninsel mit degenerativen Veränderungen aus dem Pankreas eines 32tägigen, diabetischen Kindes einer diabetischen Mutter. (Nach Schretter und Nevinny.)

Das Kind hatte zwar ständig eine Neigung zu hypoglykämischen Werten, ein Einfluß auf den mütterlichen Zuckerstoffwechsel war jedoch nicht festzustellen.

Nach den Angaben von Chambrelent, Offergeld und Seitz können Kinder diabetischer Mütter bald nach der Geburt selbst an Diabetes erkranken. Demgegenüber konnte

Naunyn im Jahre 1906 und Rosenberg im Jahre 1924 keinen Fall in der Literatur entdecken, in dem eine diabetische Mutter ein zuckerkrankes Kind geboren hatte. Ob es sich in dem Fall von Ambard und seinen Mitarbeitern, der ein an Hyperglykämie und Glykosurie leidendes Kind einer schwangeren Diabetica betraf, um einen angeborenen Diabetes gehandelt hat, erscheint nach Rosenberg zweifelhaft, da das Kind, das am Tage der Entbindung starb, zwar eine Atrophie der Pankreasacini und eine intralobuläre Bindegewebssklerose, jedoch keine Veränderungen an den Langerhansschen Inseln erkennen ließ. In einem von Feldmann mitgeteilten Fall handelte es sich um den Fetus einer im 9. Schwangerschaftsmonat verstorbenen Diabetica, dessen Harnblasenharn eine noch stärkere Zuckerreaktion als der Harn der Mutter ergab, und bei dem die histologische Untersuchung des Pankreas eine ausgedehnte interstitielle Pankreatitis neben hydropischer Quellung und Ödem der Langerhansschen Inseln aufdeckte. In jüngster Zeit glaubt Eyding einen Fall von Diabetes bei einem Kind einer diabetischen Mutter festgestellt zu haben.

Schretter und Nevinny untersuchten das Pankreas eines diabetischen Kindes, das von einer diabetischen Mutter stammte und am 32. Tage post partum an einem kongenitalen Herzfehler starb, und fanden neben einer Hyperplasie der Langerhansschen Inseln auch degenerative Veränderungen von so ausgesprochener quantitativer und qualitativer Art, daß durch sie der Ausbruch der als „Überlastungsdiabetes" aufgefaßten Zuckerkrankheit des Kindes hinlänglich erklärt war.

Seit der Entdeckung des Insulins und seiner Einführung in die Behandlung des Diabetes mellitus hat sich die Lebensprognose der Mutter ganz wesentlich gebessert. Die meisten Autoren der letzten 10 Jahre berichten über die zum Teil ganz ausgezeichneten Erfolge der **Insulintherapie** bei diabetischen Schwangeren, von denen eine ganze Reihe durch das Insulin gerettet oder wesentlich gebessert werden konnten, so daß Schwangerschaft und Geburt ungestört verliefen (Graham, Wiener; Henneberg und Bickel, Kaufmann, Lambie, Smith, Kronenberg, Tesauro, Labbé, Hansen, Wesener; Purjesz und Liebmann, Merriam, Jørgensen, Weinberger, Dahl, Addessi, Bazan und Collazo, Küstner, Liebmann, Rabinowitsch, Wollesen, Skipper u. a.)

Die segensreiche Wirkung der Insulinbehandlung erhellt unter anderem aus der Angabe Hansens, daß die Sterblichkeit der Mutter durch die spezifische Therapie von 27—55% auf 17% vermindert worden ist. Walker gibt die Sterblichkeit diabetischer Mütter mit 10,5% an, was gegenüber den erschreckenden Zahlen älterer Autoren aus der Vorinsulinära einen gewaltigen Erfolg bedeutet.

Die Wirkung des Insulins auf die diabetische Mutter ist so günstig, daß Umber und Rosenberg jede Zuckerkranke ohne Gefahr für ihr Leben eine Schwangerschaft durchmachen lassen, vorausgesetzt, daß die Kranke unter ständiger klinischer Aufsicht und Behandlung steht.

In seltenen Fällen kann die Insulintherapie versagen bzw. ein post partum plötzlich einsetzendes Koma nicht verhindern, wie die Fälle von Ambard, Merklen, Schmid, Wollf und Arnovljewitsch, Kraul, d'Aprile u. a. beweisen, obzwar hier der mangelnde Erfolg der Behandlung auf die Verwendung zu geringer Dosen zurückzuführen sein dürfte. Allerdings können Azidose und Koma auch bei richtiger Insulinbehandlung ohne vorzeitige Warnungserscheinungen ganz unerwartet auftreten (Hansen). Daß trotz eines günstigen Ablaufes der Schwangerschaft und der Geburt durch Insulin nicht jede Gefahr für die Mutter gebannt ist, beweisen Fälle, in denen der Tod oft erst einige Wochen nach der Geburt erfolgt (Kronenberg) oder in denen nach einer bestimmten Latenzzeit post partum die Erkrankung wiederum in ihrer ganzen Schwere einsetzt (Rosenberg).

Eine gewisse Gefahr bei der Insulinbehandlung bildet namentlich in den ersten Tagen des Wochenbettes, aber auch während der Schwangerschaft das hypoglykämische Koma, wie dies die Fälle von Kaufmann, Hansen; Devraigne und Bach, Ernst; Rathéry, Sigwald und Derot u. a. lehren, von denen im Falle von Kaufmann der Tod im hypoglykämischen Koma am 25. Tage des Wochenbettes nach einer glänzend absolvierten Schwangerschaft und Geburt erfolgt war. Durch ständige Harn- und Blutzuckerkontrolle kann eine Überdosierung des Insulins und damit die Gefahr des hypoglykämischen Zustandes vermieden und das Insulin ohne Schaden für Mutter und Kind gegeben werden (Rosenberg, Lavedau).

Zur hypoglykämischen Reaktion kommt es nach Rosenberg im Wochenbett um so eher, als die Muskelarbeit, wie sie der Gebärakt mit sich bringt, die Insulinwirkung steigert und den Insulinbedarf des insulinbehandelten Diabetikers vermindert, abgesehen davon, daß mit der Entbindung und dem Wegfall der Notwendigkeit, das Kind zu ernähren, ein gewisser Teil des Insulinbedarfes der Mutter überhaupt entfällt.

So segensreich sich die Insulinbehandlung für die zuckerkranke Mutter auswirkt, so wenig vermag sie die Prognose für das Kind zu bessern. Trotz Insulin sterben nach Hansen immer noch 43% der Kinder. Eine Reihe von Autoren wie Wiener, Henneberg, Tesauro; Henneberg und Bickel, Küstner, Adessi u. a. berichten über Fälle, in denen trotz günstiger Wirkung der Insulinbehandlung auf die Mutter das Kind zugrunde ging. — Trotzdem mangelt es nicht an Fällen, in denen durch die Insulinbehandlung ein glückliches Ende der Schwangerschaft nicht nur für die Mutter, sondern auch für das Kind herbeigeführt werden konnte (Bingel; Purjesz und Liebmann, Reinberger und Rowland u. a.[1]).

5. Diabetes und Klimakterium.

Während ältere Autoren wie Lecorché, Kleinwächter, Gräfe u. a. das erstmalige Auftreten des Diabetes mellitus in der natürlichen Menopause als ein häufiges Ereignis bezeichnen und mit mehr als 60% veranschlagen[2], hält Wiesel die Neuentstehung eines echten Diabetes mellitus im Klimakterium sozusagen als klimakterisches Symptom für selten. Da der Diabetes mellitus ein Leiden ist, das mit zunehmendem Alter der Menschen immer häufiger wird und im 5.—6. Lebensjahrzehnt die höchsten Zahlen erreicht, erscheint es durchaus verständlich, daß entsprechend den Angaben früherer Autoren der Diabetes bei klimakterischen Frauen keine Seltenheit ist.

Wenngleich ein ursächlicher Zusammenhang zwischen dem Klimakterium und dem Diabetes von Naunyn u. a. abgelehnt wird, so scheint doch das Klimakterium eine gewisse Prädisposition für die Erkrankung zu schaffen (Freund). Dies erhellt unter anderem

---

[1] Der Vollständigkeit halber sei erwähnt, daß Consoli auch bei herzkranken Schwangeren mit der Insulintherapie gute Erfolge gesehen hat.

[2] Die Angaben schwanken zwischen 61,4% und 69,4%.

aus den Untersuchungen von Stolper, der bei klimakterischen Frauen eine Herabsetzung der Kohlehydrattoleranz feststellen konnte, und aus der von Adler gemachten Beobachtung, daß bei klimakterischen Frauen die Adrenalinglykosurie wie bei kastrierten Frauen erhöht erscheint, da möglicherweise mit dem Wegfall der Ovarialtätigkeit eine Enthemmung des antagonistischen Adrenalsystems erfolgt.

Zu sehr ungleichen Befunden gelangte Hoth, der in 16 Fällen von natürlichem Klimakterium die Blutzuckerwerte zum Teil nach Zuckerbelastung bestimmt hat. Der Blutzuckerspiegel war bei den klimakterischen Frauen ein wenig bis mittelstark erniedrigt, nach Traubenzuckerbelastung jedoch 6mal höher als normal, 3mal normal und 7mal unter der Norm (zitiert nach Schröder).

Wiesel hält die alimentäre Glykosurie zum Unterschied vom echten Diabetes in der Menopause für eine häufige Erscheinung, und zwar sowohl bei Frauen mit starker Fettentwicklung als auch bei Frauen vom mageren Typus, bei denen er auch das Auftreten von Fettstühlen und pankreogenen Diarrhöen erwähnt. Einen verschlimmernden Einfluß des Klimakteriums auf den Diabetes mellitus konnte Wiesel im Gegensatz zu anderen Autoren nicht feststellen, während nach Kaufmann das Klimakterium ebenso wie die Kastration in einem Teil der Fälle einen verschlechternden Einfluß auf die Zuckertoleranz ausübt.

(Über den „Diabète des femmes à barbe" s. das Kapitel „Nebennieren".)

VII. Das Uterusmyom und andere Erkrankungen des weiblichen Genitalapparates in ihren Beziehungen zum Zuckerstoffwechsel.

Ein Überblick über die Literatur zeigt das verhältnismäßig häufige Zusammentreffen von Diabetes mit Uterusmyom (Loeb, Gottschalk, Kleinwächter, Jahreiß, Scheunemann, Malcolm, Hirschfeld; Neisser und Königsfeld, Stolper; Sellheim und Grote, Baniecki, Paroli usw.).

Obzwar in einer Reihe von Fällen, von denen allerdings nicht alle bei strenger Kritik als echter Diabetes mellitus anzusprechen sind[1], über Besserung, ja selbst Heilung der Zuckerstoffwechselstörung nach glücklich überstandener Myomoperation berichtet wird, wäre es dennoch verfehlt, das Myomleiden mit Scheunemann in ursächliche Beziehung zum Diabetes bringen zu wollen, zumal es genügend Fälle gibt, in denen die Entfernung der Myome ganz ohne Einfluß auf den Diabetes bleibt, während in anderen Fällen auch ohne Myomoperation, nur durch Bettruhe und Hebung des Allgemeinbefundes (Jahreiß) gelegentlich ein Verschwinden des Diabetes beobachtet wird.

Während es sich bei den meisten Fällen von Myom und Diabetes um ein rein zufälliges Zusammentreffen handelt, scheint in manchen Fällen von Glykosurie insoferne ein ursächlicher Zusammenhang mit dem Myomleiden zu bestehen, als — wie Hellmuth annimmt — die starken Blutverluste ähnlich wie nach Aderlässen zu Hyperglykämie führen. Da in der Tat fast nur bei denjenigen Fällen eine Erhöhung des Blutzuckerspiegels

---

[1] Auch in den Fällen von Giles, Evelt, Henkel, Calmann u. a. handelt es sich nur um eine Glykosurie.

gefunden wird, die mit schweren Metrorrhagien einhergehen, besitzt die Auffassung Hellmuths viel Wahrscheinlichkeit.

In den 25 von Hellmuth untersuchten Fällen von Myom lag der Blutzuckerspiegel 7mal an der oberen Grenze des Normalen (= 120 mg-%) oder überschritt diesen um ein geringes [1]).

Ältere systematische Untersuchungen über den Zuckerstoffwechsel bei myomkranken Frauen stammen von Stolper, der unter 118 an Myom leidenden Frauen in den meisten Fällen eine Erhöhung der Toleranz für Traubenzucker nachwies, die er als Folge einer erhöhten Ovarialfunktion ansieht, im Gegensatz zum Ovarialkystom, das nach seinen Untersuchungen mit einer Herabsetzung der Zuckertoleranz einherzugehen pflegt, so daß das verschiedene Verhalten der Zuckertoleranz beim Myom und beim Kystom einige Male differentialdiagnostisch zwischen den zwei Geschwulstarten verwendet werden konnte.

Die Herabsetzung der Assimilationsgrenze für Traubenzucker beim Ovarialkystom führt Stolper auf verminderte Ovarialtätigkeit zurück, in welcher Annahme er durch das gleichsinnige Verhalten der Zuckertoleranz bei kastrierten und klimakterischen Frauen bestärkt wird.

Trotz der verminderten Zuckertoleranz und trotz der großen Häufigkeit der Ovarialkystome findet sich ein echter Diabetes nur selten als Komplikation dieser Blastomart (Beyea, Henkel, Soloviev u. a.), welche Tatsache allein genügen sollte, um die Bedeutung der Genitaltumoren bei Frauen für die Entstehung des Diabetes nicht zu überschätzen.

Auch das Zusammentreffen von Uteruscarcinom mit Diabetes (Landau, Gál, Popoviĉiu und Gavrila) muß als ein zufälliges Ereignis angesehen werden. Als weitere Komplikationen des Diabetes sind beschrieben Metritis dissecans (Liepmann), Pyosalpinx (Imlach), Vulvitis phlegmonosa (Winckel), spitze Kondylome (Teschenmacher), Pruritus, Eccema und Craurosis vulvae (Freund, Webster, Sänger, Bokelmann, Hesseltine u. a.).

VIII. Die Wirkung der Pankreasexstirpation auf die weibliche Geschlechtssphäre.

Angaben über Veränderungen des weiblichen Genitalapparates nach Entfernung des Pankreas finden sich im Schrifttum nur spärlich.

Bei Hunden fehlen nach Langfeldt eindeutige Veränderungen an den Geschlechtsdrüsen. Bei einer Hündin mit einer künstlich herbeigeführten Atrophie des Pankreas konnte Pratt bei 3jähriger Beobachtung weder eine Brunst noch eine normale Entwicklung der äußeren Geschlechtsteile und der Milchdrüsen beobachten. Hingegen fand Carlson die Ovarien bei pankreektomierten Hunden ohne Veränderungen [2].

Sowohl bei Katzen, die die totale Pankreasexstirpation wenige Tage überlebt hatten, als auch bei Katzen, die nach partieller Entfernung des Pankreas viele Wochen

---

[1] Hellmuth fand bei Myomkranken auch den Zuckergehalt des Liquors in 6 von 25 Fällen erhöht, wenngleich eine nennenswerte Erhöhung nach seinen Untersuchungen nicht vorlag.

[2] Über Laktation bei pankreektomierten Hündinnen nach Behandlung mit Laktationshormon s. Chaikoff und Lyons.

am Leben geblieben waren, fand E. J. Kraus die Keimdrüsen unverändert; von
7 Katzen jedoch, die nach totaler Pankreasexstirpation längere Zeit gelebt hatten, zeigten
3 männliche Tiere Atrophie der Hodenkanälchen mit Einstellung der Spermiogenese,
5 Tiere (einschließlich der 3 genannten) geschrumpfte, zum Teil dunkel gefärbte Zwischenzellen und ein weibliches Tier gleichfalls eine deutliche Verkleinerung der Zwischenzellen bei sonst normalen histologischen Verhältnissen in den Ovarien. Bei Meerschweinchen sah Liegner vom 21. Tage nach der Operation Follikelpersistenz und Follikelatresie
mit allmählichem Schwund der Ovarien; nur 7,9% der Tiere wurden trächtig.

Bei Hähnen beschreiben Belkin, Michalovsky und Falin nach Exstirpation
der Bauchspeicheldrüse regressive Veränderungen in den Hoden.

IX. Die Wirkung der Kastration auf den Inselapparat und den Zuckerstoffwechsel.

Anscheinend der erste, der die Wirkung der Kastration auf die Langerhansschen
Zellinseln untersucht hat, war Rebaudi, der bei Meerschweinchen, Kaninchen,
Hunden und Katzen nach Entfernung der Eierstöcke eine Hypertrophie der Inseln
feststellen konnte. Die gleichen Veränderungen an den Inseln — wenn auch von geringer
Intensität — sah Rebaudi bei Kaninchen, bei denen er in den Eierstöcken sämtliche
gelben Körper mit dem Paquelin zerstört hatte. In der Hypertrophie der Inseln, die nach
den gleichen Eingriffen auch von anderen Autoren wie Novak und von Kanewskaja
gesehen worden ist, erblickt Rebaudi den Ausdruck einer gesteigerten Tätigkeit des Inselapparates, bedingt durch den Ausfall der Geschlechtsfunktion. Champy, Kritch und
Lhombart konnten bei Meerschweinchen nach Kastration eine Vermehrung der Inseln,
die mit einer Rückbildung des exkretorischen Teiles der Bauchspeicheldrüse einherging,
und beim Hahn eine Gewichtsabnahme des Organs feststellen.

Poll beschreibt bei der Maus 28 Tage nach der Kastration die Mitochondrien der
Inselzellen als spärlich verteilte, grobe Körnchen, während am Tage des Wurfes die Mitochondrien der Inselzellen feinste Körnchen darstellen und dicht und gleichmäßig im Zell-
leib verteilt sind.

Entgegen diesen Angaben leugnen Parhon und Goldstein das Vorkommen irgendwelcher Inselveränderungen im Anschluß an die Entfernung der Keimdrüsen.

Beim Menschen liegen nur sehr spärliche Beobachtungen über Veränderung des
Inselapparates nach Kastration vor. So berichtet Kup über 2 Fälle von operativer
Keimdrüsenentfernung und 1 Fall von Röntgenkastration, die sämtlich eine — in einem
Falle sogar hochgradige — Hyperplasie der Inseln aufwiesen, in der Kup den Ausdruck
einer Funktionssteigerung mit vermehrter Insulinabsonderung und zugleich die Ursache
der vorhandenen Fettsucht erblickt.

Den Einfluß der Kastration auf den Zuckerstoffwechsel untersuchten Stolper,
Biedl, Cristofoletti, Adler, Tsubura, Ogushi und Tomita, Kylin, Kaufmann,
Contardo u. a.

Während normale Kaninchen nach Einverleibung von 25 g Traubenzucker ohne
sonstige Nahrung an drei aufeinander folgenden Tagen keinen oder nur Spuren Zucker
im Harn ausscheiden, reagieren kastrierte Kaninchen unter den gleichen Bedingungen

mit einer deutlichen alimentären Glykosurie (Stolper). Wird die Kastration bei teilweise pankreektomierten Hunden vorgenommen, so sinkt die Assimilationsgrenze für Traubenzucker noch tiefer.

Nach Cristofoletti wird durch die Kastration sowohl beim Versuchstier als auch bei der Frau die Adrenalinglykosurie erhöht, eine Beobachtung, die von Adler, Biedl, Stolper, Ogushi und Tomita, Paroli u. a. bestätigt werden konnte.

Nach Tsubura erfährt der Nüchternwert des Blutzuckers bei Kaninchen durch die Kastration keine merklichen Schwankungen; dagegen erzeugt Kastration bei geschlechtsreifen Kaninchen eine Herabsetzung der alimentären und parenteralen Zuckertoleranz, die erst nach etwa 3 Wochen manifest wird und lange andauert. Die gleiche Herabsetzung der Zuckertoleranz konnte Tsubura durch Röntgenbestrahlung der Ovarien hervorrufen.

Auch beim Weibe bedingt die Kastration, wie Stolper zeigen konnte, eine Herabsetzung der Kohlehydrattoleranz, die jedoch nach Kaufmann nur gering ist oder auch fehlen kann.

Contardo prüfte die Blutzuckerkurve bei kastrierten Tieren nach Adrenalin- und nach Insulininjektionen und fand die blutzuckersteigernde Wirkung des Adrenalins erhöht und die blutzuckersenkende Wirkung des Insulins verringert, woraus er auf eine Bremswirkung der Ovarialtätigkeit gegen Schwankungen des Blutzuckers schließt [1].

Nach Myers erhöht die Kastration die Empfindlichkeit der Tiere (Katzen) gegen Insulin, denn viel geringere Dosen vermögen bei kastrierten Tieren Konvulsionen zu erzeugen als bei den Kontrolltieren.

Allen, der den Einfluß der Kastration auf den Verlauf des experimentellen Pankreasdiabetes beim Hunde untersucht hat, fand keine Verschlechterung des bestehenden Diabetes nach Entfernung der Ovarien.

X. Das Insulin.

Nachdem sich zahlreiche Forscher in jahrelanger Arbeit um die Darstellung des Pankreashormons mit ungleichem Erfolg bemüht hatten, gelang es im Jahre 1921 den Kanadiern Best und Banting am Macleodschen Institut in Toronto den gesuchten Stoff aus dem Pankreas nach vorangegangener Unterbindung des Ausführungsganges zu gewinnen. Der Stoff wurde Insulin benannt und 1 Jahr nach seiner Darstellung zum ersten Male beim menschlichen Diabetes mit Erfolg verwendet.

Das von Banting und Best angegebene Verfahren benutzt für die Extraktion des Pankreas sauren Alkohol, da einerseits Insulin in wasserhältigen sauren Alkohol löslich, andererseits in sauren Alkohol die unerwünschte Trypsinwirkung aufgehoben ist. Durch Entfernung der Fette, Lipoide und der eiweißartigen Begleitstoffe wird das Insulin gereinigt. Die Beseitigung der Fettsubstanzen gelingt durch Extraktion der nach Abdampfen des Alkohols verbliebenen wässerigen Lösung mit Äther. Durch Aussalzen der wässerigen Lösung und Fällung im isoelektrischen Punkt oder durch Adsorption und Elution wird das Insulin weiter gereinigt.

Zu krystallisiertem Insulin gelangte Abel und seine Mitarbeiter im Jahre 1925. Es ist linksdrehend und enthält 53% C, 6,8% H, 21,7% O, 15,4% N und 3,14% S (Jensen

---

[1] Zit. nach Ber. Gynäk. **23**, 783 (1933).

und Mitarbeiter). Es gibt keine Eiweißreaktionen, wohl hingegen die Reaktionen der Albumosen. Insulin ist bei alkalischer Reaktion im Wasser löslich, ebenso bei neutraler und schwach saurer Reaktion; in den meisten organischen Lösungsmitteln (abs. Alkohol, Aceton, Äther, Petroläther, Phenol usw.) ist es unlöslich. Die Haltbarkeit des Insulins in wässerigen Lösungen hängt sehr vom Reinheitsgrad ab. Relativ am besten hält sich Insulin bei schwach saurer Reaktion; bei alkalischer Reaktion wird es rasch zerstört.

Nach der Definition der Kommission des Hygienekomitees des Völkerbundes entspricht eine Einheit Insulin derjenigen Menge, die den Blutzucker eines normalen, 2 kg schweren Kaninchens, das 24 Stunden vor dem Versuch gehungert hat, innerhalb von 3 Stunden auf den krampferzeugenden Schwellenwert von 0,045% erniedrigt (nach Krayer[1]).

Beim gesunden Menschen führt die Einspritzung von Insulin unter die Haut schon nach wenigen Minuten zum Sinken des Blutzuckers. Das gleiche geschieht beim Diabetiker, nur ist der Absturz des Blutzuckers bei diesem im allgemeinen stärker als beim Gesunden. Sinkt der Blutzucker unter der Insulinwirkung allzu stark, dann kommt es zum hypoglykämischen Insult, der sich in Muskelschwäche, tetanischen Krämpfen und bei höchsten Graden in einem tödlichen, kardio-vasculären Kollaps äußert. Die Ursache des hypoglykämischen Symptomenkomplexes dürfte in der mangelhaften Ernährung und den infolgedessen unzulänglichen Oxydationsvorgängen in den bulbären Zentren zu suchen sein.

Der Angriffspunkt des Insulins ist in die Leber zu verlegen, woselbst eine Verminderung der Zuckerabgabe und beim pankreasdiabetischen Tier (Hund) Glykogenablagerung bewirkt wird. Vieles spricht dafür, daß das Insulin auch an der Muskulatur angreift und daselbst den Glykogenzerfall hemmt, wenn auch viel weniger als in der Leber.

XI. Die Wirkung des Insulins auf die weibliche Geschlechtssphäre.

1. Die Wirkung des Insulins auf die normale und gestörte Menstruation.
(Einschließlich der Beziehungen zwischen Menstruation und Zuckerstoffwechsel).

Die ersten Untersuchungen über die Wirkung des Insulins auf den mensuellen Zyklus stammen von Vogt, der bei normal menstruierenden Frauen mit Insulin sowohl hinsichtlich der Dauer als auch der Stärke eine Abschwächung der Blutung beobachten konnte, derart, daß Menses, die früher 4—5 Tage lang dauerten und von mittlerer Stärke waren, mit einem viel kleineren Blutverlust einhergingen und schon am 3. Tage aufhörten (vgl. Hofman-Bang weiter unten).

Noch deutlicher ist nach Vogt die Wirkung des Insulins bei pathologischen Uterusblutungen, besonders wenn sie durch eine Störung der Ovarialfunktion bedingt sind. Vogt behandelte 10 Fälle von Menstruationsstörungen mit Insulin, und zwar Fälle von konstitutionell bedingter Menorrhagie und Fälle von Menorrhagie infolge entzündlicher Prozesse im Genitalapparat, und sah besonders bei den Blutungen letztgenannter Art ganz auffallend gute Wirkungen. Auch in je 1 Fall von juveniler und klimakterischer Blutung bewährte sich Insulin sehr gut. Die günstigen Ergebnisse der Insulinbehandlung bei gewissen Uterusblutungen wurden von Rathery und Rudolf, Blütemann, Cotte; Pavelescu und Georgescu, Azevedo u. a. bestätigt.

---

[1] Trendelenburg, Die Hormone, Bd. 2. 1934.

Nach Blütemann sind für die Insulinbehandlung besonders alle Fälle von Metropathia haemorrhagica und Fälle von zu starker oder zu häufiger Menstruation geeignet, soweit sie durch entzündliche Veränderungen des Uterus und der Adnexe bedingt sind. Auch bei juveniler Metropathie sah Blütemann eine günstige Wirkung, hingegen hielt bei einer größeren Zahl von Frauen mit klimakterischer Metropathie der Erfolg der Insulinkur nur einige Monate an. Nach Cotte sowie Pavelescu und Georgescu werden durch Insulin nur die durch Störung der Ovarialtätigkeit bedingten Uterusblutungen günstig beeinflußt, während Blutungen durch Myom und Krebs nicht reagieren. Azevedo behandelte 10 Fälle von Menstruationsstörung mit Insulin, das er gleich Blütemann nicht nur bei der Metropathia haemorrhagica, sondern auch bei Menorrhagien infolge entzündlicher (akuter und chronischer) Affektionen der Adnexe sehr wirksam fand (s. auch Fabião, sowie Quadras-Bordes).

Hofman-Bang behandelte geisteskranke Frauen, die teils normale Menses hatten, teils amenorrhöisch waren, teils an Menorrhagien und Metrorrhagien litten. Bei Amenorrhöe bewährten sich kleinere, auf einen Zeitraum von 4—8 Wochen verteilte Dosen, bei Menorrhagien größere Dosen nur für wenige Tage. Die wichtigste Indikation für die Insulinbehandlung bildet nach Hofman-Bang auch bei geisteskranken Frauen die Metropathia haemorrhagica. Bei normal menstruierenden Frauen hatte die Insulinbehandlung sehr verschiedene Wirkung, indem die Blutung teils unverändert blieb, teils stärker wurde und länger dauerte, teils verspätet auftrat oder auch vollkommen ausblieb[1].

In welcher Weise das Insulin auf die Menstruation wirkt, darüber können nur Vermutungen angestellt werden. Ähnlich wie Vogt vertritt Hofman-Bang die Ansicht, daß das Insulin unmittelbar im Ovarium eingreift, wobei es die Ovarien bei Amenorrhöe in der Art stimuliert, daß die Follikel wiederum genügende Mengen von menstruationsförderndem Wirkstoff in die Blutbahn bringen und so die Menstruation hervorrufen, während bei Menorrhagien das Insulin das Corpus luteum anrege, so daß die menstruationshemmenden Einflüsse die Oberhand gewinnen. Gestützt auf die Ergebnisse der Serumkalkbestimmungen von Heyn und von Rittmann bei Frauen mit normaler und gestörter bzw. fehlender Menstruation, denkt Vogt u. a. auch an die Möglichkeit einer Beeinflussung dieser durch Veränderungen im Blutcalciumgehalt auf dem Wege über die Ovarien. Pavelescu und Georgescu suchen die Wirkung des Insulins bei Uterusblutungen durch eine besondere, der Wirkung der Ovarien analoge und mit ihr synergetische Eigenschaft des Insulins zu erklären. Mit Sicherheit aber läßt sich über die Art und Weise, wie das Insulin auf die Menstruation wirkt, derzeit nichts aussagen.

Die unverkennbare Wirkung des Insulins auf die Menstruation wird vielleicht dadurch verständlicher, daß zwischen dem Zuckerstoffwechsel und dem menstruellen Zyklus gewisse Beziehungen bestehen, die vor allem in Veränderungen des Blutzuckerspiegels und einer erhöhten Bereitschaft zur Zuckerausscheidung zu gewissen Zeiten des Zyklus ihren Ausdruck finden.

So besteht bei manchen Frauen nach den Untersuchungen von Benthin, Erythropel, Kahler, Manzi, Garufi und Ruggeri u. a. während der Menstruation eine leichte Hyperglykämie, die nach Kahler knapp vor oder mit dem Eintritt der Blutung auftritt und beim Aufhören der Blutung wieder verschwindet. Nach Manzi beträgt der

---

[1] Über Behandlung des Fluor und der Erosion mit Insulin s. Klaften, Med. Klin. **1934 I**.

Blutzuckerspiegel im Intermenstrium 0,84—0,96 °/$_{00}$ und erhöht sich während der Menstruation auf 0,89—1,03°/$_{00}$, übersteigt also nicht die Grenzen des physiologischen Maximums. Im Gegensatz dazu fanden Guillaumin und Vignes besonders bei kurz dauernden Menses häufig niedrige Blutzuckerwerte, höhere Werte dagegen vorwiegend in der prägraviden Phase. (S. auch Blöch und Bergel).

Küstner, der bei normalen Frauen mittels Adrenalin und Traubenzucker eine Erhöhung des Blutzuckerspiegels hervorrief, fand 2—7 Tage vor dem Einsetzen der Regel Zucker im Harn auftreten („Menstruationsglykosurie"), während bei der gleichen Behandlung nach der Menstruation der Harn durch 16—18 Tage zuckerfrei blieb. Heilig belastete normale weibliche Individuen oral mit 100 g Sacharose und fand am 1. und 2. Tage der Menstruation in einem großen Teil der Fälle eine starke Hyperglykämie mit konsekutiver Glykosurie, was von Frey bestätigt wurde, wenngleich Frey die von Heilig angenommene hepatale Ursache der Hyperglykämie negiert, in dieser vielmehr den Ausdruck einer gesteigerten Glykogenolyse erblickt, bedingt durch den Reiz im visceralen System infolge der peroralen Glucosebelastung.

Geneff konnte die Befunde von Heilig und von Frey in einem Teil der Fälle bestätigen, in einigen Fällen fand er jedoch die Blutzuckerwerte im Intermenstruum höher als während der Blutung[1]. Demgegenüber sei erwähnt, daß in einer jüngst erschienenen Arbeit Winter weder bei normal menstruierenden Frauen vor, während und nach der Blutung, noch bei Frauen mit Amenorrhöe, Oligo- und Hypomenorrhöe sowie Poly- und Hypermenorrhöe eine Veränderung der Blutzuckerkurve nachweisen konnte.

Im Zusammenhang mit der Frage nach den Beziehungen zwischen Zuckerstoffwechsel und Menstruation ist die von Vogt gemachte Beobachtung von Interesse, daß das Insulin auf den Blutzuckerspiegel am stärksten vor der Menstruation und am schwächsten in den ersten Tagen nach der Menstruation wirkt, und daß diese verschiedene Wirkung mit dem höchsten und dem geringsten Gehalt des Blutes an weiblichem Sexualhormon zusammenfällt. In der Schwangerschaft ist hingegen die Wirkung des Insulins auf den Blutzuckerspiegel bei nicht diabetischen Frauen keinen größeren Schwankungen unterworfen, aber auch der Gehalt des Blutes an Sexualhormon ist zu dieser Zeit zwar vermehrt, aber sehr beständig. Die besonders stark aktivierende Wirkung des Blutserums, das unmittelbar vor der Menstruation gewonnen wurde, auf das Insulin erklärt sich, wie Vogt gezeigt hat, durch den zu dieser Zeit höchsten Gehalt des Blutes an Ovarialhormon.

2. Der Einfluß des Insulins auf die Schwangerschaftstoxikosen.

Seitdem der amerikanische Forscher Thalhimer vor mehr als 10 Jahren die Insulin-Traubenzuckertherapie der Hyperemesis gravidarum angegeben hat, ist die Behandlung dieser und anderer Gestosen mit Insulin und ihre theoretische Grundlage Gegenstand sehr zahlreicher Arbeiten geworden.

Was den Erfolg der neuen Behandlung bei der Hyperemesis gravidarum anbelangt, so lauten die Berichte fast sämtlicher Autoren sehr günstig (Thalhimer; Lequeux, Weill und Laudat, Howitt, LeFavre, Muruoka, King, Seidl, Levy, Seller;

---

[1] Der Vollständigkeit halber sei darauf hingewiesen, daß Hellmuth bei gesunden Frauen in der ersten Hälfte des Intermenstruums im Liquor nicht selten eine geringe Erhöhung des Zuckerspiegels gegenüber der zweiten Hälfte des Intermenstruums gefunden hat.

Rathery und Marie, Waters, Vogt, Lenz, Bársony, Loeser; Seidler und Weinsaft, Lewis, Szepé, Bompiani, Caffier, Kriss; Piggeaud und Pizzera u. a.).
Demgegenüber konnte Seitz, der das Verfahren von Thalhimer in einer großen Zahl
von Fällen angewendet hat, keinen durchschlagenden Erfolg beobachten. Auch die Berichte von Akimoff, Kroupenin und Albegoe über die mit dieser Behandlung erzielten
Erfolge bei Hyperemesis lauten nicht allzu günstig.

Auch bei der Behandlung der Hyperemesis mit Insulin allein ohne gleichzeitige
Zufuhr von Traubenzucker, ein Verfahren, gegen das sich Titus und Dodds sowie Bokelmann wegen der Gefahr der Glykogenverarmung wendet, wurden günstige Erfolge, daneben
allerdings auch hypoglykämische Zustände gesehen (Howitt, Seidl, Sachs, Nijhoff,
Garcia, Péry u. a.).

Auch bei der Bekämpfung der Eklampsie hat sich die kombinierte Insulin-Traubenzuckerbehandlung wiederholt recht gut bewährt (Thalhimer; Stander und Duncan,
King, Levy, Bokelmann u. a.), wenngleich es nicht an Stimmen fehlt, die mit Rücksicht auf die den Krampfanfällen vorausgehende Hypoglykämie Insulin bei Eklampsie
für kontraindiziert halten und sich lediglich für die Zufuhr von großen Gaben Traubenzucker aussprechen (Titus, Dodds und Willets), ein Verfahren, das jedoch nach Seitz
bei den mit stärkerer Hyperglykämie einhergehenden Fällen mit Vorsicht anzuwenden sei.

Die theoretischen Grundlagen, auf denen sich die Behandlung der Schwangerschaftstoxikosen mit Insulin aufbaut, sind erstens in der zu Azidose führenden Störung
des Zuckerstoffwechsels und zweitens in der auf den Zuckerstoffwechsel gerichteten spezifischen Wirkung des Insulins zu suchen.

Während bei gesunden Schwangeren nach den Untersuchungen von Bokelmann
39,77 mg-% Acetonkörper im Blute vorhanden sind, steigt der Gehalt derselben bei
Schwangeren mit Albuminurie auf 54,0 mg-%, im präeklamptischen Zustand und bei der
ausgesprochenen Eklampsie auf 66,65 bzw. 65,0 mg-% und bei schweren toxischen Erscheinungen sogar auf 75 mg-%. Die Ursache der Azidose ist nach Duncan und Harding
darin zu suchen, daß infolge der besonders starken Beanspruchung der mütterlichen Kohlehydrate durch den wachsenden Fetus, seine Hüllen und den Uterus ein Kohlehydrat-
hunger der Gewebe entsteht, zu dessen Sättigung unter Umständen die nötigen Kohlehydrate fehlen.

Der Blutzuckergehalt wird bei der Hyperemesis von den meisten Autoren
als annähernd normal oder erniedrigt angegeben (Frey, Seitz u. a.); nur Kubo berichtet
über eine deutliche Erhöhung von 86 mg-% (bei normalen Schwangeren) auf 114 mg-%
und 143 mg-% bei Vomitus bzw. Hyperemesis gravidarum. Frey hat bei der Hyperemesis Belastungsproben mit Traubenzucker durchgeführt und nur bei einem kleinen Teil
seiner Fälle eine erhebliche Verzögerung in dem Ausgleich der Blutzuckerkurve beobachten
können. Lequeux fand in 3 Fällen von Hyperemesis die Zuckertoleranz stark herabgesetzt und Stolper in 3 Fällen eine Glykosurie.

Im Hinblick auf die mit Azidose, herabgesetzter Blutalkalireserve und Ketonurie
einhergehende Kohlehydratstoffwechselstörung bei der Hyperemesis erscheint die kombinierte Insulin-Traubenzuckerbehandlung insoferne wissenschaftlich begründet, als durch
das Insulin die Ketonurie beseitigt und durch die gleichzeitige Zufuhr von Traubenzucker
eine weitere Glykogenverarmung und damit die Gefahr eines hypoglykämischen Shocks

verhütet wird, die um so größer ist, je geringer die Kohlehydratreserven des Organismus sind (Thalhimer, Bokelmann, Vogt).

Bei der Eklampsie liegen die Verhältnisse verwickelter als beim Schwangerschaftserbrechen, doch ist der azidotische Zustand beiden Prozessen gemeinsam, wenngleich bei der manifesten Eklampsie die Azidose nur zum Teil durch die Ketonämie, zum größeren Teil hingegen durch die Konzentrationserhöhung der Milchsäure bedingt ist (Bokelmann).

Der Blutzuckerspiegel, der bei der Hyperemesis nicht erhöht ist, liegt bei der Eklampsie in der Mehrzahl der Fälle abnorm hoch (Benthin, Ryser, Walthard; Stander, Duncan und Sisson u. a. [1]). Die letztgenannten Autoren untersuchten den Blutzuckergehalt bei normalen Schwangeren, Nichtschwangeren sowie bei Schwangeren mit nephritischer Toxämie, Präeklampsie und Eklampsie und fanden bei normalen Frauen 98 bzw. 105 mg-%, bei Schwangerschaftsnephritis 100 mg-%, bei Präeklampsie 99 mg-% und bei Eklampsie 158,6 mg-% Zucker im Blut, eine Vermehrung, die nicht wie Benthin, Ryser u. a. annehmen, durch die Muskelarbeit bei den Krämpfen bedingt sein kann (da sie auch noch mehrere Tage nach den Krampfanfällen vorhanden ist), sondern in einer Veränderung der H-Ionenkonzentration in den Leberzellen ihre Ursache haben dürfte.

Nach Walthard besteht bei Eklamptischen kurz vor, während und nach der Geburt eine Hyperglykämie, die besonders unter der Geburt den höchsten Grad erreicht, um im Wochenbett bald schneller, bald langsamer zur Norm zurückzukehren. Die Ursache der Zuckerausschüttung erblickt Walthard nicht in der vermehrten Muskelarbeit, da sonst der Blutzuckerspiegel um so höher sein müßte, je mehr Anfälle die Kranke erlitten hat, während es sich in der Tat so verhält, daß bei zahlreichen Anfällen geringere Blutzuckerwerte gefunden werden als bei einem einzigen oder wenigen Anfällen. Der Wechsel in den Zuckerwerten dürfte vielmehr mit der Stärke der Leberschädigung im Zusammenhang stehen, wobei das Tempo im Absinken der Blutzuckerkurve einen gewissen Maßstab für die Schwere der Leberschädigung darstellt. Der Harnzucker ist nach Walthard bei der Eklampsie nur in wenigen Fällen positiv.

Gegen Infusion von Traubenzucker zeigen Eklamptische sub partu und im Wochenbett ein recht typisches Verhalten. Der am Tage der Geburt schon an und für sich erhöhte Blutzuckerspiegel steigt nach der Infusion noch weiter an, um erst im Verlauf von mehreren Stunden den Ausgangswert zu erreichen, eine Erscheinung, die mit der Insuffizienz der Leber zusammenhängt, die nicht imstande ist, die infundierte Zuckermenge innerhalb 1 Stunde zu speichern (Walthard).

Nach Frey zeigen in der Austreibungsperiode 80% der Frauen mit Nephropathia gravidarum hyperglykämische Werte, die oft viel höher liegen als bei gesunden Gebärenden, während Winter bei Nephropathia sowie bei der Eklampsie nach doppelter Zuckerbelastung normale, der Schwangerschaft entsprechende Blutzuckerkurven erhielt.

Nach Titus und seinen Mitarbeitern bildet die Hyperglykämie nicht das Wesentliche bei der Eklampsie, sondern vor allem die außerordentlichen Schwankungen des Blutzuckers mit der relativen Hypoglykämie unmittelbar vor den Krampfanfällen (vgl. auch Laferty, Nark und Sweeny; Lightbody u. a.). Aus diesem Grunde lehnen Titus und seine Mitarbeiter bei der Eklampsie die Verwendung von Insulin ab und halten lediglich die Zufuhr

---

[1] Nur Bergsma gibt in seinen Fällen von Eklampsie vor der Geburt, während derselben und im Wochenbett normale Blutzuckerwerte an.

von Traubenzucker als spezifische Behandlung der Eklampsie für angezeigt. — Dagegen weist Bokelmann darauf hin, daß bei der Eklampsie genügend Zucker zur Verfügung stehe, daß jedoch den kranken Zellen die Fähigkeit mangelt, den zugeführten Zucker in ökonomischer Weise zu verwerten, aus welchem Grunde es geboten erscheine, außer Zucker, dessen Verwendung sich schon wegen der Eigenschaft, verschiedenartige Giftwirkungen zu paralysieren, empfiehlt, auch Insulin dem Organismus zuzuführen.

Eine wichtige Voraussetzung des Erfolges mit der Thalhimerschen Therapie der Gestosen bildet nach Seitz ein tadelloses Funktionieren der Leber, die erstens die Fähigkeit haben muß, in ihren Zellen Glykogen zu speichern, und zweitens imstande sein muß, aus der bei der Muskeltätigkeit durch Spaltung der Glykose freiwerdenden Milchsäure wiederum Zucker und Glykogen aufzubauen. In der Tat scheint bei den leichteren Formen, bei denen eine geringere Leberstörung angenommen werden kann, eher eine günstige Beeinflussung des Krankheitsbildes durch die genannte Therapie möglich als in den schweren Fällen, bei denen Versager nicht selten vorkommen (Seitz).

Da sowohl bei der Eklampsie als bei der Hyperemesis eine mehr oder weniger schwere Schädigung der Leber vorliegt, warnt Seitz namentlich bei bestehendem Ikterus vor einer derartig schweren Belastung, wie es die intravenöse Infusion von hochprozentiger Traubenzuckerlösung bedeutet, ebenso wie er Zurückhaltung in der Verwendung von Traubenzucker in solchen Fällen von Eklampsie empfiehlt, in denen ohnedies schon eine Hyperglykämie besteht. Dagegen hält Seitz, obzwar er von der spezifischen Wirkung des Insulins bei den Schwangerschaftstoxikosen durchaus nicht überzeugt ist, die Behandlung mit Insulin für durchaus berechtigt, da dadurch eine bessere Fixation des Glykogens herbeigeführt wird, was bei der Verarmung der Leber und auch der anderen Organe an Glykogen sehr wünschenswert ist [1].

3. Die Wirkung des Insulins auf die weibliche Geschlechtssphäre im Experiment.

Länger dauernde Injektionen von Insulin führen zu mehr oder weniger schweren Störungen innerhalb der weiblichen Geschlechtssphäre.

So fanden Cotte und Pallot in den Ovarien junger Ratten keine reifen Follikel, dagegen zahlreiche atretische Follikel und beginnende Degeneration der Eier. Auch Migliavacca beschreibt bei Ratten durch Insulin eine Hemmung der Ovulation, jedoch bei gut erhaltenen Eizellen. Demgegenüber sah Kano bei der gleichen Tierart, daß Insulin die Entwicklung der Follikel und gelben Körper fördert.

Die Brunst erscheint bei insulinbehandelten Ratten gehemmt, und zwar nach Cotte und Pallot weniger durch Störung des Allgemeinzustandes, als vielmehr durch Schädigung der Ovarien, während Migliavacca in der Anwesenheit einer auffallend großen Zahl gelber Körper die Ursache der Brunsthemmung erblickt. Der Einfluß des Insulins auf die Ovarien könne direkt sein, es sei aber nicht ausgeschlossen, daß das Insulin auf die Keimdrüse auf dem Wege über die Hypophyse wirkt. Demgegenüber fanden Del Castillo und Cardini bei der gleichen Tierart keinen Einfluß des Insulins auf das Erscheinen der ersten Brunst.

---

[1] Die Leber bei Eklampsie wurde wiederholt glykogenfrei gefunden (Bokelmann und Rother, Seitz).

Die brunsterregende Wirkung des implantierten Hypophysenvorderlappens wird nach Del Castillo und Calatroni bei jungen Ratten durch Insulin nicht gehemmt.

Bei Mäusen setzen nach Insulinbehandlung die Brunsterscheinungen vorübergehend aus (Laffont und Schebat); dabei zeigen die Ovarien in der Mehrzahl der Fälle eine Schädigung, indem Primärfollikel und reifende Follikel seltener werden und die Zwischensubstanz vermehrt erscheint, Veränderungen, die nach dem Aussetzen der Insulindarreichung wiederum verschwinden (Gostimirovic). In einem Fünftel der Fälle findet sich nach Gostimirovic eine cystische Degeneration der Ovarien, die der Autor als die Folge einer Störung der Hypophysenvorderlappeninkretion ansieht. Den Brunstintervall fand Gostimirovic bei 50% der Tiere verlängert und die Tiere nur in 20% der Fälle fruchtbar, während nach seiner Angabe normalerweise die Fruchtbarkeit der Mäuse zwischen 43 und 75% schwankt.

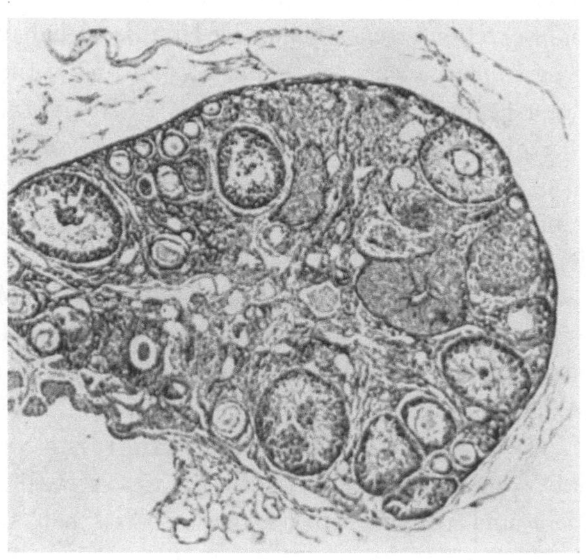

Abb. 68. Ovarium einer Maus nach 3wöchiger Insulinzufuhr mit vielen wachsenden Follikeln. (Nach Abel.)

Abel, der bei seinen Versuchen weiße Mäuse, Meerschweinchen und Kaninchen verwendete, unterscheidet zwei Stadien der Insulinwirkung, wobei im ersten Stadium eine Verlängerung des Oestrus eintritt, die sich bis zur Dauerbrunst steigern kann, während im zweiten Stadium (nach mehrwöchiger Behandlung mit größeren Dosen) bei der Mehrzahl der Tiere eine Abschwächung der Brunsterscheinungen mit lang dauernden Ruheperioden erfolgt. In den Ovarien finden sich im ersten Stadium relativ viel wachsende Follikel und wenig gelbe Körper, im zweiten Stadium Hemmung der Follikelreifung und mächtige Entwicklung der Corpora lutea (Abb. 68 u. 69). Auf das Scheidensekret kastrierter Tiere hat das Insulin keinen Einfluß, woraus folgt, daß die genannten Veränderungen im Brunstzyklus nach Insulin nur durch Vermittlung der Ovarien stattfinden können. Auf die Ovarien infantiler Tiere hat das Insulin nach Abel keinen besonderen Einfluß.

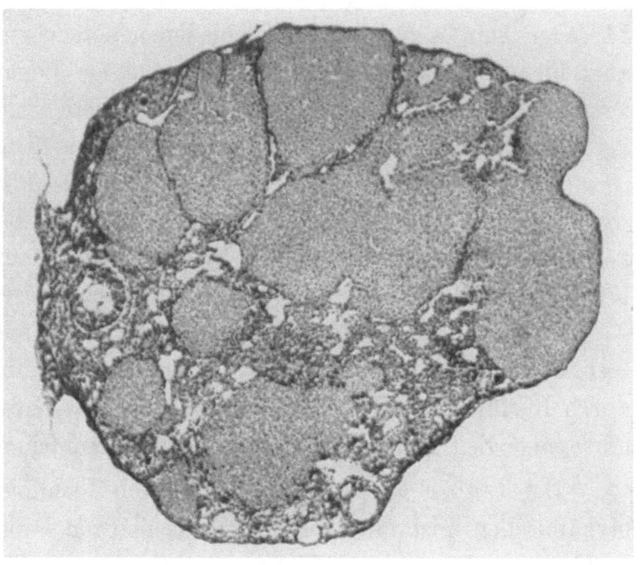

Abb. 69. Ovarium einer Maus nach 7wöchiger Insulinzufuhr mit zahlreichen Corpora lutea. (Nach Abel.)

Einen überraschenden Befund konnte Ruggeri und Pelleriti bei insulinbehandelten virginellen Meerschweinchen erheben, und zwar bei kleinen Dosen Hypertrophie der Genitalien auf mehr als das Doppelte des Normalen mit Verdickung des Endo- und Myometriums und Sekretionserscheinungen der Uterusschleimhaut, bei größeren Dosen außer der Genitalhypertrophie auch noch Follikelcysten und vermehrte Corpora lutea. — Auch nach den Untersuchungen von Ruggeri und Pelleriti wirkt das Insulin auf den Genitalapparat über die Hypophyse [1].

Bei Kaninchen sah Longo, ähnlich wie Consoli, völliges Ausbleiben der Follikelreifung in den Ovarien und eine Abplattung des Epithels der Uterusschleimhaut und der Drüsen im Corpus [2].

Die negativen Befunde, die Imperato bei Meerschweinchen nach Insulinbehandlung sowohl bezüglich des morphologischen Verhaltens der Ovarien als auch bezüglich der Fruchtbarkeit der Tiere erheben konnte, dürften wohl auf die Verwendung zu geringer Dosen zu beziehen sein.

Die große Bedeutung einer temporären Sterilisierung für die praktische Medizin hat Vogt veranlaßt, Tiere ähnlich wie es Haberlandt mit Ovarialextrakten trächtiger Tiere und mit Placentarextrakten getan hat, mittels Insulin unfruchtbar zu machen. Er behandelte weibliche Kaninchen, welche schon geworfen hatten, im Durchschnitt 4 Wochen lang mit Insulininjektionen und brachte nach Abschluß der Behandlung, die gewöhnlich gut vertragen wurde, die Tiere mit 3 zeugungsfähigen Männchen zusammen. Fast genau wie Haberlandt konnte Vogt drei Stadien der Wirkung feststellen. Tiere, die 4 Wochen lang mit Insulin behandelt worden waren, ließen die Männchen gar nicht zu und wurden nicht gedeckt, bei den Tieren mit einer Behandlungszeit von ungefähr 14 Tagen kam es zwar nach verschiedenen Versuchen zum Deckakt, die Weibchen wurden aber nicht befruchtet. Eine ungefähr 8tägige Behandlung mit Insulin hatte überhaupt keinen Einfluß auf die Fruchtbarkeit der Tiere. Sichere Veränderungen in den Ovarien der durch Insulin steril gemachten Tiere konnte Vogt nicht nachweisen.

Die Bedeutung dieser Versuche für die praktische Medizin darf nicht überschätzt werden, weil die Sterilität, wie Imperato betont, bei Verwendung kleiner Dosen zu kurz anhält, die Verwendung großer Dosen jedoch nicht ungefährlich ist, und die Ovarien besonders bei lang dauernder Behandlung anatomisch geschädigt werden.

Die Versuche von Vogt wurden in der darauffolgenden Zeit von Laffont und Schebat, Wislanski, Migliavacca, Longo u. a. bestätigt. Migliavacca konnte bei Ratten durch Insulin eine 6 Monate dauernde Sterilität, Longo eine absolute Sterilität während und einige Zeit nach der Behandlung bei Kaninchen beobachten.

Bei Tauben gelang es Riddle durch Insulinierung, die einen prolongierten hypoglykämischen Zustand bedingte, in den meisten Fällen die Ovulation zu hemmen oder zu verhindern. Die Tauben fraßen und begatteten sich wie gewöhnlich, verloren aber an Körpergewicht. Von den erwarteten Eiern wurden nur 10% erhalten. Das Insulin

---

[1] Die Wirkung höherer Insulindosen auf die männlichen Keimdrüsen untersuchten Belkin, Michalowsky und Folin und fanden zwar bei Meerschweinchen keine pathologischen Veränderungen, bei Hähnen hingegen Atrophie und Degeneration, woraus sie auf einen hormonalen Zusammenhang zwischen Pankreas und Geschlechtsdrüsen schließen.

[2] Beim Menschen scheint ein Überangebot von Insulin, wie der seltene Fall von Hyperinsulinismus durch multiple Inseladenome von Teerbrüggen zeigt, zu Atrophie der Ovarien und des Uterus zu führen.

verhinderte auch das starke Wachsen der Eier in der Endperiode und führt unter Umständen zur Resorption von Eiern, die bereits weit in der Entwicklung begriffen waren.

Die Gravidität wird durch Insulin, wie Courrier und nach ihm Corda bei Kaninchen gezeigt hat, trotz der Hypoglykämie bei der Mutter nicht gestört, nur zeigen nach Corda die Feten durchschnittlich ein kleineres Gewicht als normal. Diese Autoren stellen auch fest, daß das Insulin bei kastrierten Tieren keinen Oestrus hervorruft und es bei gleichzeitiger Injektion die Wirkung des Ovarialbrunsthormons nicht verändert.

Über die Wirkung des Insulins auf den Uterus existieren nur wenige Arbeiten. Bei Kaninchen wird die Peristaltik durch Insulin gehemmt, wobei nach Kubosono die Hemmung am stärksten ist, wenn der Ka- und Ca-Gehalt unter die Norm sinkt. Nishikimi untersuchte die Insulinwirkung am Uterus von Mäusen, Ratten, Meerschweinchen, Kaninchen, Hunden und Menschen im graviden, nichtgraviden und puerperalen Zustand und fand die Spontanbewegungen herabgesetzt und den Tonus vermindert. Nach Teitel-Bernard wird der Uterus von 15—16 g schweren Mäusen im Prooestrus durch Insulin zu Kontraktionen von verschiedener Stärke angeregt.

Die Wirkung des Insulins auf die Lactation äußert sich bei der Kuh und beim Schaf in einer Abnahme der Milchsekretion und in einer Abnahme des Milchzuckergehaltes, während der Gehalt an anderen Milchbestandteilen erhöht ist (Nitzescu und Nicolau, Gowen und Tobey [1]). Beim Menschen vermindert Insulin die Milchmenge, wenn gleichzeitig Zuckerzulagen gegeben werden, hingegen hat Insulin auf den Zuckergehalt der menschlichen Milch keinen Einfluß (Banu und Heresco).

XII. Die Wirkung der weiblichen Geschlechtshormone auf den Zuckerstoffwechsel.

Während über morphologische Veränderungen des Inselapparates, bedingt durch Ovarialbrunsthormon, nur äußerst wenige Angaben vorliegen [2], besteht eine Reihe von Arbeiten über den Einfluß des Brunsthormons auf den Zuckerstoffwechsel. So konnte Stolper schon vor vielen Jahren zeigen, daß die Assimilationsgrenze bei hyperovarisierten Tieren in den meisten Fällen erhöht ist. Bei Hunden, bei denen die Assimilationsgrenze für Traubenzucker durch partielle Pankreasexstirpation herabgesetzt worden war, gelang es ihm, durch Verabreichung von Ovarialsubstanz die Herabsetzung der Assimilationsgrenze wiederum bis zu einem gewissen Grade auszugleichen.

Nach Rathery, Kourilsky und Gibert ruft Follikulin bei Hunden eine geringe, bei Hündinnen dagegen eine starke Hyperglykämie hervor.

Kylin, Vogt u. a. fanden den Blutzuckerspiegel nach Einverleibung von Ovarialhormon erniedrigt, während Kaufmann dem Follikulin eine dem Insulin entgegengesetzt gerichtete Wirkung zuschreibt. Dies würde die starke Insulinempfindlichkeit der Kinder, die Hypoglykämiegefahr bei diabetischen Wöchnerinnen, die leichten Schwankungen des Kohlehydratstoffwechsels im Ovarialzyklus und im Verlauf der Schwangerschaft sowohl bei nichtdiabetischen als auch diabetischen Frauen erklären. Auch nach Fonseca und

---

[1] Beim Schaf ist die Abnahme der Milchsekretion allerdings nur gering und kann unter Umständen auch fehlen (Nitzescu und Nicolau).

[2] Nach Poll findet sich nach Behandlung mit weiblichem Sexualhormon in den Inselzellen eine Vermehrung der Granula, in denen der Autor eine Vorstufe des Insulins erblickt.

Trnicao erzeugt Verabreichung von Ovarialpräparaten eine Steigerung des Blutzuckerspiegels. Massazza, der bei Schwangerschaft durch Follikelextrakt einen Anstieg des Blutzuckergehaltes fand, führt dies auf die Anwesenheit geringer Mengen von Adrenalin zurück, die er im Follikelextrakt nachweisen konnte. Kochsalzextrakt aus dem Zwischengewebe der Ovarien soll nach Oda in manchen Fällen zu Hyperglykämie führen, während Kochsalz sowie Säurealkoholextrakte aus Corpus luteum keinen Einfluß auf den normalen Blutzuckerspiegel auszuüben vermögen.

Zu wechselnden Befunden gelangten Gip und Kylin, sowie Csépai, Fornet und Pelláthy, die mittels Ovarialextrakt beim Weibe teils eine Senkung, teils Steigerung des Blutzuckerspiegels feststellten, wobei allerdings nach Csépai und seinen Mitarbeitern die Senkung des Zuckerspiegels das häufigere ist.

Raab prüfte die Wirkung des Ovarialbrunsthormons auf den Blutzuckergehalt bei normalen Frauen nach vorangegangener Traubenzuckerbelastung und fand, daß eine ausgesprochene Dämpfung der ursprünglich steilen Blutzuckerkurve genau so wie bei Darreichung von Corpus luteum-Extrakt eintritt. (Vgl. auch Brunelli.)

Wie weit an der Verschiedenheit der Befunde, abgesehen von der Ungleichheit der verwendeten Ovarialpräparate, auch noch andere unbekannte Faktoren Schuld tragen, ist schwer zu sagen; immerhin geht aus den erwähnten Versuchen hervor, daß die Zufuhr von Ovarialhormon auf den Zuckerstoffwechsel der Frau nicht ohne Einfluß bleibt, eine Feststellung, die für die gleich zu erörternde Frage, ob diabetischen Frauen Ovarialpräparate verabfolgt werden dürfen, von gewisser Bedeutung ist. Die Ansichten über diesen Punkt sind geteilt, indem einige Autoren wie Carnot, Terris und Caroli, sowie Schemensky und Fink über eine günstige Wirkung des Ovarialhormons auf die diabetischen Erscheinungen berichten, während Streck, Kaufmann u. a. die Verwendung dieses Hormons bei Diabetes nicht empfehlen bzw. im Gegensatz zu Novak und Last für kontraindiziert halten.

Auf Grund der sehr günstigen Wirkung von Follikulin bei einer 36jährigen Diabetica, bei der durch Diät und Insulin keine Besserung des Leidens herbeigeführt werden konnte, glauben Carnot, Terris und Caroli geradezu von einem „diabète ovarien" sprechen zu können, zumal bei der Kranken der Diabetes mit Amenorrhöe begann, eine auffallende Druckschmerzhaftigkeit in der rechten Eierstocksgegend bestand und die Zuckerausscheidung Schwankungen zeigte, die mit der Periode zusammenhingen. Durch Follikulin konnte eine Senkung des Blutzuckerspiegels herbeigeführt werden, der Zucker im Harn verschwand, ebenso der Schmerz in der Ovarialgegend, die Menses wurden normal stark und das Körpergewicht der Kranken nahm sehr rasch zu.

In manchen Fällen scheint, wie aus einer Mitteilung von Rathery und Rudolf hervorgeht, die Kombination von Insulin mit Follikulin besonders günstig auf den Diabetes zu wirken, vorausgesetzt, daß das Follikulin im Vergleich zum Insulin in nicht zu hohen Dosen gegeben wird, da sonst die entgegengesetzte Wirkung eintritt.

Durch teilweise Exstirpation des Pankreas wird, wie aus den Versuchen von Rathery, Kourilsky und Laurent hervorgeht, die blutzuckererhöhende Wirkung des Follikulins nicht empfindlich verändert, dagegen beobachtet man bei vollständig pankreektomierten Hündinnen in der Mehrzahl der Fälle nach Injektion von Follikulin eine Hyperglykämie, die viel stärker ist und länger anhält als bei normalen Hündinnen [1]. Im Gegensatz dazu erzeugt bei einer gewissen Anzahl von Tieren Follikulin eine vorübergehende Hypoglykämie. Bei pankreaslosen Affen sahen Nelson und Overholsen nach Follikelhormon eine Verminderung der Hyperglykämie und Glykosurie.

Die Wirkung des Ovarialhormons auf den Zuckerstoffwechsel nach Kastration untersuchte Stolper bei Hündinnen mit dem Ergebnis, daß die durch die Kastration hervorgerufene Herabsetzung der Kohlehydrattoleranz durch Zuführung von Ovarialsubstanz wiederum ausgeglichen werden kann.

Rathery, Kourilsky und Gibert prüften den Einfluß des Follikulins auf die durch Zufuhr von Glykose ausgelöste Insulinsekretion bei normalen und bei kastrierten Hündinnen und fanden, daß bei kastrierten Tieren die Insulinsekretion viel rascher erfolgt als bei normalen. Während nämlich das mit Glykose zugeführte Follikulin vor der Kastration sehr häufig eine Verstärkung des hyperglykämischen Stoßes bedingt, wird nach der Kastration der anfängliche hyperglykämische Stoß in der Hälfte der Fälle durch Follikulin deutlich vermindert.

Vogt hat die das Insulin „aktivierende" Wirkung des Serums von Frauen aus den verschiedensten Stadien der Fortpflanzungstätigkeit geprüft und gefunden, daß die blutzuckerherabsetzende Wirkung des Insulins am wenigsten durch Zusatz von Serum verstärkt wird, das unmittelbar nach der Menstruation gewonnen wurde; daß jedoch von der Mitte des Intermenstruums an eine deutliche Verstärkung der aktivierenden Wirkung des Serums zu beobachten ist, die ihren Höhepunkt regelmäßig 2 Tage vor der Menstruation erreicht. Aus diesen Feststellungen gewann Vogt die Überzeugung, daß die Wirksamkeit des Serums sich cyclisch mit der Ovarialtätigkeit verändert, und daß bei nichtdiabetischen Frauen die aktivierende Wirkung des Serums von der Tätigkeit der weiblichen Keimdrüse abhängig ist. Das Serum Schwangerer führt auch eine deutliche Aktivierung herbei, doch wurden starke Unterschiede in dem Grade der Wirkung vermißt, offenbar deshalb, weil in der Schwangerschaft die Ovulation ruht. Für die Annahme, daß die aktivierende Wirkung des weiblichen Serums mit der Tätigkeit der Ovarien zusammenhängt, fand Vogt eine Stütze in der Beobachtung, daß in gleicher Weise der Zusatz von reinem Ovarialbrunsthormon (Follikulin) die Wirkung des Insulins zu beeinflussen vermag, während das Serum von Frauen nach operativer Kastration oder Röntgenkastration nur eine sehr geringe aktivierende Wirkung besitzt.

---

[1] Dieser Satz, der so ziemlich wörtlich aus dem Französischen übersetzt ist, erscheint dem Verfasser nicht ganz verständlich, da doch die totale Entfernung des Pankreas an und für sich schon zu Hyperglykämie und Diabetes führt.

Literaturverzeichnis.

Die Nebennieren.

Geschlechtsunterschiede der Nebennieren.

Deanesly, A study of the adrenal cortex in the mouse and its relation to the gonads. Proc. roy. Soc. Biol. **103**, 523 (1928).

Handovsky u. *Tammann*, Über besondere Funktionen der männlichen und weiblichen Nebennieren usw. Naunyn-Schmiedebergs Arch. **134**, 203 (1928). — Amer. J. Anat. **15**, 87 (1913). — *Hett*, Vorweisung von Präparaten zur Erläuterung der Geschlechtsunterschiede an der Nebenniere der Maus. Verh. anat. Ges. **66** (1928). — Beobachtungen an der Nebenniere der Maus. Geschlechtsunterschiede im gegenseitigen Mengenverhältnis von Rinde und Mark bei wachsenden Tieren. Z. mikrosk.-anat. Forsch. **13**, 428 (1928). — *Howard*, The X-zone of the suprarenal cortex in relation to gonadal maturation in monkeys, etc. Anat. Rec. **46**, 93 (1930). — *Howard-Miller*, A transitory zone in the adrenal cortex which shows age and sex relationships. Amer. J. Anat. **40**, 251 (1927).

Jackson, Amer. J. Anat. **25**, 221 (1919).

Kisch, Experimentelle Untersuchungen über die Funktion der Nebennieren. Klin. Wschr. **1924 II**, Nr 37, 1661. — *Kohner*, Beziehungen von Nebenniere und Geschlechtsfunktion. Pflügers Arch. **144** (1912).

Matsui, The functional relation between the suprarenal gland and the ovary in the mouse. Trans. 6. Congr. far-east. Assoc. trop. Med. Tokyo **1**, 715 (1926). — The functional relation between the suprarenal gland and ovary in the mouse. Endokrinol. **2**, 19 (1928). — *Matsui* and *Tamura*, The effect of gonadectomy on the structur of the suprarenal gland of mice; with reference between this gland and the sex gland of female. J. Coll. Agricult. Univ. Tokyo **7** (1926).

Poll, Sexualhormon und Nebenniere. Dtsch. med. Wschr. **1933 I**, 567. — *Preston*, Effects of thyroxin injections on the suprarenal glands of the mouse. Departement of Anatomy, Stanford University.

Sauer and *Homer*, Sex differences in the proportion of the cortex and the medulla in the chicken suprarenal. Anat. Rec. **50**, 289 (1931). — *Schauder*, Anatomie der Impfsäugetiere. Martins Lehrbuch der Anatomie der Haustiere, 2. Aufl. Stuttgart 1923. — *Schmorl* u. *Ingier*, Über den Adrenalingehalt der Nebenniere bei verschiedenen Erkrankungen. Münch. med. Wschr. **1911 I**, 1046.

Die Brunstveränderungen der Nebennieren.

Aichel, Zur Kenntnis der Nebennieren. Münch. med. Wschr. **1900 II**. — Arch. mikrosk. Anat. **56** (1900). — *Anderson* and *Kennedy*, Studies on the physiology of reproduction. Change in the adrenal gland of the female rat associated with the oestrus cycle. J. of Physiol. **76**, 247 (1932).

Honeywell and *Riddle*, Proc. Soc. exper. Biol. a. Med. **19**, 377 (1922).

Long u. *Evans*, Zit. nach Bayer. Handbuch der inneren Sekretion von Max Hirsch, Bd. 2.

Meckel, Abhandlungen aus der menschlichen und vergleichenden Anatomie und Physiologie, S. 277. Halle 1896.

Nagel, Über die Struktur der Nebenniere. Arch. Anat. Physiol. u. wiss. Med. **1836**, 366.

Riddle, An undescribed relation of the suprarenals to ovulation. Proc. Soc. exper. Biol. a. Med. **19**, 280 (1922). — Studies on the physiology of reproduction in birds. Amer. J. Physiol. **66**, 322 (1923).

Siegert, Experimentelle Untersuchungen über die gegenseitigen Beziehungen von Nebennieren und Keimdrüsen. Z. Geburtsh. **94**, 553 (1929). — *Stilling*, Über die kompensatorische Hypertrophie der Nebennieren. Virchows Arch. **118** (1889). — Zur Anatomie der Nebenniere. Arch. mikrosk. Anat. **52** (1898). — *Stockard* and *Papanicolaou*, Amer. J. Anat. **22**, 225 (1917).

Vincent, Further observations on the changes in the adrenal bodies, etc. J. of Physiol. **61**, 3 (1926).

Walter, Über Beziehungen der weiblichen Keimdrüsen zu Nebennieren und Thymus. Frankf. Z. Path. **27**, 276 (1922). — *Watrin*, La phase folliculaire influence-t-elle l'hypertrophie gravidique des capsules rénales? C. r. Soc. Biol. Paris **92**, 1451 (1925). — *Watson*, The suprarenal cortex of the mole throughout the oestrus cycle. J. of Physiol. **58**, 240 (1923/24). — *Wiesel*, Über die akzessorische Nebenniere am Nebenhoden des Menschen und über Kompensationshypertrophie. Sitzgsber. Akad. Wiss. Wien, Math.-naturwiss. Kl. **1899**.

Die Veränderungen der Nebennieren durch Schwangerschaft und Lactation.

Albrecht u. *Weltmann*, Über das Lipoid der Nebennierenrinde. Wien. klin. Wschr. **1911 I**, 483.— *Anderson* and *Kennedy*, Studies on the physiology of reproduction the adrenal cortex in pregnancy and lactation. J. of Physiol. **177**, 159 (1933). — *Aschner*, Blutdrüsen des Weibes. Wiesbaden: J. F. Bergmann 1918. — *Aschoff*, Über die ortho- und pathologische Morphologie der Nebennierenrinde. Jena 1925. — *Azuma*, Experimentelle Studien über den Einfluß der Schwangerschaft auf die Nebennieren. Trans. jap. path. Soc. **15**, 188 (1925).

Blotevogel, Beitrag zur Kenntnis der zyklotischen Veränderungen am weiblichen Genitale. Verh. anat. Ges. **60** (1925). — Adrenalin und Gravidität. Ber. nordwestdtsch. Ges. Gynäk. **1925**. — Zbl. Gynäk. **1926**, Nr 7, 431. — Über den Wirkungswert weiblicher Sexualhormone. Med. Klin. **1926 II**. — Sympathicus und Sexualzyklus. I. Das Ganglion cervicale uteri des normalen Tieres. Z. mikrosk.-anat. Forsch. **10**, H. 1/2 (1927). — Sympathicus und Sexualzyklus. I. Teil. Z. mikrosk.-anat. Forsch. **13**, H. 3/4 (1928). — Sympathicus und Sexualzyklus. II. Teil. Z. mikrosk.-anat. Forsch. **33**, H. 3 (1933).

Castaldi, Zit. nach Jaffé (s. weiter unten). — *Ciulla*, Zit. nach Bayer. Handbuch der inneren Sekretion von Max Hirsch.

Da Costa, Glans suprarenas e suas homologa. Lissabon 1905. Zit. nach Novak. Arch. Gynäk. **101** (1913). — *Dal Collo*, Rass. Ostetr. **33**, 81, 191 (1924). — *Deanesly*, A study of the adrenal cortex in the mouse and its relation to the gonads. Proc. roy. Soc. Lond. **1928**, 103. — *Delamare*, Traité d'anat. par Poirier et Charpy, Tome 4. 1904. — *Donaldson*, The influence of pregnancy and lactation on the weight of adrenal glands in the albino rat. Amer. J. Physiol. **68**, 517 (1924). — The adrenal glands in pregnancy: cortoco-medullary relation in albino rat. Anat. Rec. **38**, 239 (1928). — *Decio*, Sul contento adrenalinico delle capsule surrenali durante la gravidanza. Riv. ital. Ginec. **1**, 141 (1923).

Ehrmann u. *Dinkin*, Klinische Pathologie der Nebennieren. Handbuch der inneren Sekretion, Bd. 3, 1. Hälfte. Leipzig: Curt Kabitzsch 1928.

Falta, Die Erkrankungen der Blutdrüsen. Wien-Berlin: Julius Springer 1928. — *Fieschi*, Grassi e lipoidi della surrenale in gravidanza. Ref. Ber. Biol. **5**, 612. — Boll. Soc. med.-chir. Pavia **1926**, 1289.

Gabastou, Adrenals in normal and pathologic pregnancy. Prensa méd. argent. **1915**, 346, 358, 371, 382, 395, 408. — *Gottschau*, Über die Nebennieren der Säugetiere. Biol. Zbl. **3** (1883). — Sitzgsber. Württemb. med. Ges. **1882**. — *Granzow*, Experimentelle Beiträge zur Frage der Funktion des Interrenalsystems während der Schwangerschaft. Arch. Gynäk. **130**, 376 (1927). — *Guieysse*, La capsule surrénale chez la femelle du cobaye en gestation. C. r. Soc. Biol. Paris **51** (1899). — La capsule surrénale du cobaye. J. Anat. et Physiol. **37** (1901).

Herring, The effect of pregnancy upon the sice and weight of some organs of the body. Brit. med. J. **1920 II**, 886. — *Homeywell*, Increased blood sugar coincident with ovulation in pigeons. Proc. Soc. exper. Biol. a. Med. **19**. — *Howard-Miller*, A transitory zone in the adrenal cortex which shows age and sex relationships. Amer. J. Anat. **40** (1927).

Jaffé, Anatomie und Pathologie der Spontanerkrankungen der kleinen Laborationstiere. Berlin: Julius Springer 1931. — *Jaffé* and *Marine*, The effect of suprarenal injury on the interstitial cells of the ovary. J. of exper. Med. **38**, 93 (1923).

Kojima, Qualitative und quantitative morphologische Reaktionen der Nebennieren (Meerschweinchen) auf besondere Reize. Beitr. path. Anat. **81**, 264 (1928). — *Kolde*, Veränderungen der Nebennieren bei Schwangerschaft usw. Arch. Gynäk. **99**, 272 (1913). — *Kolmer*, Beziehungen von Nebenniere und Geschlechtsfunktion. Pflügers Arch. **144**, 361 (1912). — Zur vergleichenden Histologie, Cytologie und Entwicklungsgeschichte der Säugernebenniere. Arch. mikrosk. Anat. **91 I** (1918). — *Kulka*, Vergleichende Untersuchungen über Schwangerschaftsveränderungen der Nebennieren. Arch. Gynäk. (derzeit in Druck).

Landau, Die Nebennierenrinde. Jena 1911. — Nebenniere und Fettstoffwechsel. Dtsch. med. Wschr. **1913 I**, 546. — *Leupold*, Cholesterinstoffwechsel und Spermiogenese. Beitr. path. Anat. **69** (1921).

Mabuchi, Zit. nach Blotevogel (s. oben). — *Marassini*, Über die Nebennierenveränderungen bei genitalen und renalen Funktionsstörungen. Sperimentale **60** (1906). — *Materna* u. *Januschke*, Gewicht, Wasser- und Lipoidgehalt der Nebennieren. Virchows Arch. **263**, 537 (1927). — *Matsuyama*, Frankf. Z. Path. **25**, 436 (1921). — *Merland*, Golgiapparat und Vakuolen in den Nebennieren trächtiger Meerschweinchen usw. C. r. Soc. Biol. Paris **102**, 919 (1929). — *Mulon*, C. r. Soc. Biol. Paris **62** (1907); **72** (1912).

Neu, Mschr. Geburtsh. **26** (1907). — *Neusser* u. *Wiesel*, Die Erkrankungen der Nebennieren. Nothnagels spezielle Pathologie und Therapie, 2. Aufl., S. 86. Wien 1910. — *Novak*, Die Erkrankungen des weiblichen Genitales in Beziehung zur inneren Medizin, Bd. 1, S. 466.

Okintschitz, Über die gegenseitigen Beziehungen einiger Drüsen mit innerer Sekretion. Arch. Gynäk. **102**, 333 (1914).

Poll, Arch. mikrosk. Anat. **54**, 446 (1899). — *Preston*, Effects of thyroxin injections of the suprarenal gland of the mouse. Endocrinol. **12**, 323 (1928). — *Pruvost*, Bull. méd. **34**, 861 (1920).

Rathèry et *Boriet*, Bull. Soc. méd. Hôp. Paris **44**, 778 (1920). — *Regnault*, C. r. Acad. Sci. Paris **1911**, 1408.

Sambalino, Zit. nach Kolde. Arch. Gynäk. **99** (1913). — *Schilf*, Die quantitativen Beziehungen der Nebennieren zum übrigen Körper. Z. Konstit.lehre 8, 507 (1922). — *Schröder*, Der mensuelle Genitalzyklus des Weibes usw. Handbuch der Gynäkologie von Veit-Stoeckel, Bd. 1, S. 194. 1928. — *Seitz*, Innere Sekretion und Schwangerschaft. Leipzig: Johann Ambrosius Barth 1913. — Störungen der inneren Sekretion in ihren Beziehungen zu Schwangerschaft, Geburt und Wochenbett. Dtsch. Ges. Gynäk. 1, 251 (1913). — Biologie der Placenta. Verh. dtsch. path. Ges. Leipzig **1929**, 322. — *Sselinow*, Die Nebenniere während der Schwangerschaft. J. Geburtsh. u. Gynäk. (russ.) **1910**. — *Sternberg*, Die Nebennieren bei physiologischer (Schwangerschaft) und artefizieller Hypercholesterinämie. Beitr. path. Anat. **60**, 91 (1915). — *Stoerk* u. *Haberer*, Beitrag zur Morphologie des Nebennierenmarkes. Arch. mikrosk. Anat. **72**, 481 (1908).

Tamura, Structual changes in the suprarenal gland of the mouse during pregnancy. Brit. J. exper. Biol. a. Med. **4**, 81 (1926).

Verdozzi, Sulle modificazioni di alcuni ghiandoli a secrezione interna durante lo stato di allattamento. Zit. nach Jaffé (s. oben). — *Vincent*, The experimental and clinical evidence as to their influence exerted upon the genital system. Vincent. Surg. etc. **25**, 294 (1917).

Watrin, C. r. Soc. Biol. Paris **77**, 142 (1914). — Comment faut il comprendre au point de vue histologique le fonctionnement des capsules surrénales au cour de la gestation etc. Rev. méd. Est **48**, 349 (1920). — *Wehefritz*, Systematische Gewichtsuntersuchungen an Ovarien mit Berücksichtigung anderer Drüsen mit innerer Sekretion usw. Z. Konstit.lehre **9**, 161 (1923).

Yasuda, Sur les cytotoxines de la cortico-surrénale. Fol. endocrin. jap. **5**, 77 (1929).

Die Beziehungen im Gewicht und Lipoidgehalt zwischen Nebennieren und Ovarien.

Athias, C. r. Soc. Biol. Paris **91** (1924).

Bär u. *Jaffé*, Lipoidbefunde in Nebennieren und Keimdrüsen bei Kaninchen. Z. Konstit.lehre 10, H. 3 (1924). — *Berberich*, Ber. Physiol. **1924**, Nr 26, 391. — *Berberich* u. *Jaffé*, Der Lipoidstoffwechsel der Ovarien mit besonderer Berücksichtigung des Menstruationszyklus neben Untersuchungen an Nebennieren und Mamma. Z. Konstit.lehre 10, 1 (1925). — *Boruttau*, Die innere Sekretion in ihrer Beziehung zur Sexualfunktion. Schmidts Jb. **1913**, 447.

Ciaccio, Beitrag zur Funktion der Nebennierenrinde. Arch. f. exper. Path. **78**, 347 (1915).

DaCosta, Anat. Anz. **31** (1907/08). — *Debeyre* et *Riche*, C. r. Soc. Biol. Paris **1907**, No 63. *Elliot*, Brit. med. J. **1914**, 1393.

Ferreira de Mira, Sur l'état des capsules surrénales chez les animaux ovariectomisés. Zit. nach Granzow. Arch. Gynäk. **130** (1927).

Jaffé, Über die sog. Hiluszellen der Keimdrüsen. Forschgn u. Fortschr. **1931**, Nr 7, 461. — *Jaffé* u. *Lotz*, Die Hoden bei Allgemeinerkrankungen usw. Z. Konstit.lehre 10, 99 (1924).

Leupold, Beziehungen zwischen Nebennieren und männlichen Keimdrüsen, S. 62. Jena: Gustav Fischer 1920. — Cholesterinstoffwechsel und Spermiogenese. Beitr. path. Anat. **69** (1921). — Die Bedeutung des Interrenalorgans für die Spermiogenese. Verh. dtsch. path. Ges. 18 (1921). — Die Bedeutung des Cholesterinphosphatidstoffwechsels für die Geschlechtsbestimmung. Jena 1924. — *Lotz* u. *Jaffé*, Die Hoden bei Allgemeinerkrankungen usw. Z. Konstit.lehre 10, 99 (1924).

Meyer, R., Lipoide und Ovarialfunktion. Zbl. Gynäk. **1924**, Nr 48, 1570. — Lipoidstoffwechsel und Ovarien. Zbl. Gynäk. **1925**, Nr 49, 71.

Podwyssotzky, Zit. nach Schwarz. Handbuch von Halban-Seitz, Bd. 5. 1928.

Reiß, Studien über die Funktion der Nebennierenrinde. Endokrinol. **7**, 1 (1930).

Schilf, Die quantitativen Beziehungen der Nebennieren zum übrigen Körper. Z. Konstit.lehre 8 (1922). — *Schwarz*, E., Biologie und Pathologie des Weibes. Handbuch der Frauenheilkunde und Geburtshilfe von Halban-Seitz, Bd. 5. Leipzig: Urban & Schwarzenberg 1928. — *Sserdjukoff*, Die inkretorischen Prozesse des Drüsenparenchyms des Ovariums und der Nebennieren bei vitaler Färbung. Pflügers Arch. **214**, 196 (1926). — Moskau 1923 (russ.). Zbl. path. Anat. **41**, 503 (1928).

Walter, Über Beziehungen der weiblichen Keimdrüsen zu Nebennieren und Thymus. Frankf. Z. Path. **27**, 276 (1922). — *Watrin*, L'hypertrophie des capsules surrénales, au cours de la gestation est-elle sous la dépendance du corps jaune. C. r. Soc. Biol. Paris **77**, 142 (1914). — Le corps jaune sensibilisé les capsules surrénales a l'action des facteurs qui déterminent leur hypertrophie gravidique. C. r. Soc. Biol. Paris **77**, 207 (1914). — *Wehefritz*, Systematische Gewichtsuntersuchungen an Ovarien mit Berücksichtigung anderer Drüsen mit innerer Sekretion. Z. Konstit.lehre **9**, 161 (1923).

Die Veränderungen der Nebennieren nach Kastration.

Altenburger, Kastration und Nebennieren. Pflügers Arch. **202**, 668 (1924).

Bär u. *Jaffé*, Lipoidbefunde in Nebennieren und Keimdrüsen bei Kaninchen. Z. Konstit.lehre **10**, H. 3 (1924). — *Bayer*, Normale und pathologische Physiologie des chromaffinen Gewebes der Nebennieren. Erg. Path. II 14 (1910). — *Blotevogel*, Sympathicus und Sexualzyklus. I. Teil. Z. mikrosk.-anat. Forsch. **13**, H. 3/4, 625 (1928). — Follikelatresie, Strahlenwirkung und Adrenalineffusion. Verh. anat. Ges. Amsterdam **1930**. — Anat. Anz. **71**, Erg.-H., 171 (1931). — Sympathicus und Sexualzyklus. II. Teil. Z. mikrosk.-anat. Forsch. **33**, H. 3, 429 (1933). — *Blotevogel, Dohrn* u. *Poll*, Über den Wirkungswert weiblicher Sexualhormone. Med. Klin. **1926 II**. — *Brauer*, Experimentelle Untersuchungen über die Einwirkung der Kastration auf Nebenniere und Hypophyse beim Kaninchen. Z. mikrosk.-anat. Forsch. **16**, 101 (1929).

Decio, L'influenza della castrazione ovarica sopra alcuni costituenti delle capsule surrenale. Riv. ital. Ginec. **2**, 675 (1924).

Fedossieff, Hypertrophie der Nebenniere nach Entfernung des Eierstockes. Russk. Vrač. **5** (1905). — *Ferreira de Mira*, Sur l'état des capsules surrénales chez les animaux ovariectomisés. Zit. nach *Granzow*. Arch. Gynäk. **130** (1927). — *Friedl*, Über die durch Hormonzufuhr erzielte Verhinderung von Kastrationsveränderungen der Hypophyse und Nebenniere bei der weißen Ratte und beim Kaninchen. Z. Geburtsh. **1933**, 227.

Hübner, Die Nebennieren während der Trächtigkeit und nach der Kastration beim Schwein. Vet. med. Diss. Wien 1932. — Endokrinol. **12**, 47 (1933).

Kiyonari, Fol. endocrin. jap. **4**, 89 (1929). — *Kolde*, Veränderungen der Nebenniere bei Schwangerschaft und nach Kastration. Arch. Gynäk. **99**, 272 (1913).

Leinati, Policlinico **1929**, 458. — Sulle surrenali accessorie nel coniglio e nella cevia etc. Arch. Ostetr. **37**, 25 (1930). — *Livingston*, Amer. J. Physiol. **40**, 155 (1916).

Masui u. *Tamura*, The effect of gonadectomy on the structur of the suprarenal gland of mice etc. J. Coll. Agricult. Univ. Tokyo **7** (1926). — *Matsuyama*, Experimentelle Untersuchungen mit Rattenparabiosen. Frankf. Z. Path. **25**, 436 (1921). — *Moore*, On the physiological properties of the gonads as controllors of somatic and psychical characteristics. V. The effects of gonadectomy in the guinea pig etc. Biol. Bull. Mar. biol. Labor. Wood's Hole **43**, 285 (1922).

Nagel, Über die Struktur der Nebenniere. Arch. Anat. u. wiss. Med. Physiol. **1836**.

Okintschitz, Über die gegenseitigen Beziehungen einiger Drüsen mit innerer Sekretion. Arch. Gynäk. **1914**, 102.

Parhon u. *Goldstein*, Led secretions internes. Paris: A. Malvine 1909. — *Pianese*, Sulle modifiche dei surreni negli animali castrati. Arch. Ostetr. **1929**. — *Poll*, Die innere Sekretion der Bauchspeicheldrüse, der Nebennieren und des Eierstockes. Med. Klin. **1931 I**, 225. — Sexualhormon und Nebennieren. Dtsch. med. Wschr. **1933 I**, 567.

Raineri, Zit. nach *Siegert*. Zit. Geburtsh. **94**, 571 (1929). — *Rénon* u. *Delille*, Zit. nach Altenburger. Soc. méd. Hôp. **1908**.

Scala, Gli effetti della castrazione sulle capsule surrenali etc. Fol. med. (Napoli) **1921**, 630. — *Schenk*, Über die Veränderungen der Nebenniere nach Kastration. Beitr. klin. Chir. **67**, 316 (1910). — Kastration und Adrenalingehalt der Nebennieren. Arch. f. exper. Path. **64**, 362 (1911). — *Siegert*, Experimentelle Untersuchungen über die gegenseitigen Beziehungen von Nebennieren und Keimdrüsen. Z. Geburtsh. **94**, 553 (1929). — *Sserdjukoff*, Zur Frage der funktionellen Beziehungen zwischen dem Drüsenparenchym des Ovariums und der Nebennierenrinde. Virchows Arch. **237**, 154 (1922).

Takechi, Das morphologische Verhalten der Nebennierenrinde nach Kastration, künstlichem Kryptorchismus und Implantation heterologer Keimdrüsen beim Meerschweinchen. Z. Konstit.lehre **12**, H. 3/4 (1926). — *Tsubura*, Beiträge zur Kenntnis der inneren Sekretion der Keimdrüsen. Biochem. Z. **1923**, Nr 143, 248.

Watrin, L'oeuf fécondé conditionne, avant sa fixation, l'hypertrophie des capsules surrénales chez la lapine. Rev. méd. Est **77**, 321 (1914). — L'hypertrophie des capsules surrénales chez la lapine ne doit pas être attribuée à la présance du foetus. Rev. méd. Est **82**, 1405 (1919). — Comment faut-il comprendre au point de vue histologique, le fonctiennement des capsules surrénales au cour de la gestation. Rev. méd. Est **48**, 349 (1920).

Die Wirkung der Nebennierenexstirpation auf die weibliche Geschlechtssphäre.

Aschner, Halban-Seitz Biologie und Pathologie des Weibes, Bd. 1, S. 656.

Bayer, Nebennieren. Handbuch der inneren Sekretion. Leipzig: Curt Kabitzsch. — *Blair-Bell*,

The genital functions of the ductless glands in the female. Lancet **1913**. — *Britton* and *Kline*, Effects of adrenalectomy and cortico-adrenal extract on reproduction. Proc. amer. physiol. Soc. **1933**, 12.

Castillo, Del, Le cycle oestral du rat normal et décapsulé. C. r. Soc. Biol. Paris **99**, 1403 (1928). — *Cattaneo*, Arch. ital. de Biol. (Pisa) **1931**, No 86, 1. — *Cesa-Bianchi*, Zit. nach Wereschinski. Arch. klin. Chir. **129** (1924). — *Christofoletti*, Zur Pathologie der Osteomalacie. Gynäk. Rdsch. **1911**, Nr 4/5, 181. — *Corey*, Survival period in the pregnant and lactating cat following adrenal exstirpation. Proc. Soc. exper. Biol. a. Med. **25**, 167 (1927).

Deanesly, A study of the adrenal cortex in the mouse and its relation to the gonads. Proc. roy. Soc. Lond. B **103**, 523.

Ehrmann u. *Dinkin*, Handbuch der inneren Sekretion von Max Hirsch, Bd. 3. Leipzig 1928. — *Elliot*, Some results of excision of the adrenal glands. Amer. J. Physiol. **49**, 38 (1915).

Guccione, Gli effetti dell'asportazione. Policlinico **1927**, No 8/11, 34. — *Granzow*, Experimentelle Beiträge zur Frage der Funktion des Interrenalsystems während der Schwangerschaft. Arch. Gynäk. **130**, 376 (1927).

Herrmann, Zit. nach Bayer. Handbuch der inneren Sekretion von M. Hirsch. — *Hultgreen* u. *Anderssen*, Zit. nach Bayer. Handbuch der inneren Sekretion von M. Hirsch.

Igura, Experimentelle Untersuchungen über die Veränderungen der innersekretorischen Organe nach der Nebennierenexstirpation. Fol. endocrin. jap. **3**, H. 3, 611 (1927).

Jaffé, Ref. Ber. Physiol. **21**, 414 (1922). — *Jaffé* and *Marine*, The influence of the suprarenal cortex on the rabitts. I. The effect of suprarenal injury on the interstitial cells of the ovary. J. of exper. Med. **38**, 93 (1923). — *Jasuda*, Sur les modifications histologiques des autres glandes endocrines par la destruction élective de la medullaire et de la corticale des capsules surrénales. Fol. endocrin. jap. **5** (1929). — *Joelson* u. *Shorr*, Zit. nach Bayer. Handbuch der inneren Sekretion von M. Hirsch.

Karakascheff, Beiträge zur pathologischen Anatomie der Nebennieren. Beitr. path. Anat. **36**, 401 (1904). — Weitere Beiträge zur pathologischen Anatomie der Nebennieren. Beitr. path. Anat. **39**, 373 (1906). — *Kitagawa*, Experimentelle Untersuchung über Einfluß der Nebennierenexstirpation auf die weiblichen Genitalorgane bei Ratten. Jap. Z. Gynäk. **22** (1927).

Landau, Experimentelle Nebennierenstudien. Dorpat 1908. — *Leupold*, Die Bedeutung des Cholesterinstoffwechsels für die weiblichen Keimzellen. Verh. dtsch. path. Ges. **1923**, 161. — *Lewis*, Exstirpation of adrenal glands in albino rats. Amer. J. Physiol. **1923**, Nr 64, 503.

Marenghi, Sull'esportazione delle capsulle surrenali in alcuni mammiferi. Red. Ist. Lomb. 1903. — *Martin*, The effect of complete suprarenalectomy on the oestral cycle of the withe rat etc. Amer. J. Physiol. **100**, 180 (1932). — *Masui*, The functional relation between the suprarenal gland and ovary in the mouse. Ref. Ber. Biol. **5**, 180.

Nishizaki, Supplement to experimental researche on the biological significance on the adrenal function etc. Jap. J. Obstetr. **12**, 386 (1929). — *Novak*, Einfluß der Nebennierenausschaltung auf das Genitale. Arch. Gynäk. **101**, H. 1, 36 (1914).

Ogava, Experimental investigation of hormonal sterility, especially the effect of the suprarenal gland etc. Jap. J. Obstetr. **14**, 521 (1931).

Pende, Patologia dell'apparechio surrenale e degli organi parasimpatici. Zit. nach Novak (s. oben).

Rogoff, On the function of the adrenals. Endocrinology **5** (1929). — *Rogoff* and *Stewart*, Studies on adrenal insufficiency etc. Amer. J. Physiol. **79**, 508 (1927); **88**, 162 (1929).

Schiffer, The effect of bilateral suprarenalectomy on the oestrus cycle in the albino rat. Proc. Ohio Acad. Sci. **1930**, 414. — *Schiffer* and *Nice*, Double adrenalectomy and the oestrus cycle in the withe rat. Amer. J. Physiol. **95**, 292 (1930). — *Seitz*, Verh. dtsch. Ges. Gynäk. **1913** I, 393, 394. — *Severinghaus, Engle* and *Smith*, Anterior pituitary changes referable to the reproductive hormones etc. Sex. and intern. Secretions, 1932. p. 805. — *Silvestri* e *Tossati*, Degli effeti della capsulectomia in cavie e coniglie gravide. Boll. Soc. med.-chir. Modena **1908**. — Patologica (Genova) **1909**. — *Sirtori*, Ricerche sperimentali interno all'asportazione dell' ovaia, surrene, tiroide rispetto all'andamento della gravidanza. Riv. crit. Clin. med. **20**, 358 (1919). — *Sserdjukoff*, Zur Frage der funktionellen Beziehungen zwischen dem Drüsenparenchym des Ovariums und der Nebennierenrinde. Virchows Arch. **237**, 154 (1922).

Vassale, Zit. nach Bayer (s. oben). — *Viale*, La funzione della ghiandola surrenale. Riv. Biol. **10**, 99 (1928).

Wiesel, Akzessorische Nebennieren im Bereich des Nebenhodens. Wien. klin. Wschr. **1898**. — Zur Entwicklung der menschlichen Nebenniere. Zbl. Physiol. **15**, 614 (1902). — *Wyman*, The effect of suprarenal insufficiency on the oestrus cycle in the albino rat. Amer. J. Physiol. **85**, 414 (1928). — Studies on suprarenal insufficiency. I. The effect of suprarenal insufficiency on reproduction and the oestrus cycle in the albino rat. Amer. J. Physiol. **86**, 528 (1928). Ref. Endokrinol. **4**, 41 (1929).

Zondek u. *Aschheim*, Hypophysenvorderlappen und Ovarium. Beziehungen der endokrinen Drüsen zur Ovarialfunktion. Arch. Gynäk. **130**, 1 (1927).

Die Wirkung der Eierstockshormone auf Struktur und Funktion der Nebennieren.

Adler, Leo, Zur Adrenalinbestimmung im Blut. Berl. klin. Wschr. **1913** I, 969. — *Adler, Ludwig,* Zur Physiologie und Pathologie der Ovarialfunktion. Arch. Gynäk. **95**, 349 (1911). — Über die Sekretion der Brustdrüse. Mschr. Geburtsh. **36**, 133 (1912).

Baillot, De l'influence de l'ovaire sur les variations de la glycémie apres l'injection d'adrénaline. Korresp.bl. Schweiz. Ärzte **1914**, Nr 48/52. — *Bayer,* Nebennieren. Handbuch der inneren Sekretion von Max Hirsch. Leipzig: Curt Kabitzsch. — *Bisceglie,* In gli effeti che la iperormonizzazione con liquido folliculare etc. Endocrinologia **5**, 70 (1930). — *Blotevogel,* Anat. Anz. **60**, 223 (1925). — Z. mikrosk.-anat. Forsch. **10**, 141 (1927). — *Blotevogel, Dohrn* u. *Poll,* Med. Klin. **1926** II.

Christofoletti, Zur Pathogenese der Osteomalacie. Gynäk. Rdsch. **5**, 133 (1911). — *Contardo,* Curva glicemica da adrenalina e da insulina in animali castrati. Boll. Soc. Biol. sper. **7**, 98.

Dall Collo, Azione degli estratti genitali sopra i surreni. Rass. Ostetr. **1924**, 81, 191. — *Dresel,* Zit. nach **Bayer** (s. oben).

Eppinger, Falta u. *Rudinger,* Z. klin. Med. **66** (1908); **67** (1909).

Guggisberg, Harnzucker und Blutzucker in der Schwangerschaft. Gynäk. Rdsch. **11** (1917).

Ikegami, Morphologischer Befund von Froschlarven nach Fütterung mit Organen der inneren Sekretion unter Berücksichtigung der Beeinflussung des Urogenitalapparates. Jap. med. Z. **1925**, Nr 6/7.

Kennedy, Corpus luteum extracts and ovulation in the rabbit. Quart. J. exper. Physiol. **15**, 103 (1925). — *Kunde, d'Amour, Gustavson* and *Carlson,* The effect of estrin administration on the reproductive and blood vascular system etc. Amer. J. Physiol. **96**, 677 (1931). — *Kylin,* Zur Frage der inneren Sekretion der Sexualdrüsen. IV. Die Einwirkung des Sexualdrüsenextraktes auf die Adrenalinblutdruckreaktion. Z. exper. Med. **50**, 329 (1926).

Manzi, Azione degli estratti mamarii sulle capsule surrenali con speciale riguardo alle variazioni del loro contenuto in adrenalina. Arch. Ostetr. **17**, 368, 404 (1923). — *Mochizuki,* Zit. nach **Tsubura**. Biochem. Z. **1923**, Nr 143, 248. — *Montpellier* et *Chiapponi,* Folliculine et glandes a secretion interne etc. C. r. Soc. Biol. Paris **104**, 375 (1930).

Nicolaeff, Versuche an isolierten Eierstöcken. Z. exper. Med. **54**, 34 (1927).

Oda, Über den Einfluß des Nebennierenrinden- und Ovarienextraktes (Corpus luteum und Zwischengewebe) auf den Insulin- und Adrenalin-Blutzuckerspiegel. Fol. endocrin. jap. **4** (1928). Ref. Endokrinol. **4**, 46 (1929). — *Ogushi* u. *Tomita,* Zit. nach **Bayer**. Handbuch der inneren Sekretion von **Max Hirsch**. 1927. — *Ott* u. *Scott,* Zit. nach **Bayer**.

Paolucci, Effetti della somministrazione di ormone follicolare sulla tiroide e surrenale. Riforma med. **1931**, No 2, 1071. — *Poll,* Die innere Sekretion der Bauchspeicheldrüse, der Nebenniere und des Eierstockes. Med. Klin. **1931** I, 225. — Sexualhormon und Nebenniere. Dtsch. med. Wschr. **1933** I, 567. — *Schenk,* Experimentelle Beeinflussung der Nebennierenrinde des Meerschweinchens durch Hyperphysenvorderlappenhormone. Arch. Gynäk. **155**, 36 (1933). — *Shuzo Inohara,* Einfluß des Schwangerenharnes auf die Nebenniere. Mitt. jap. Ges. Gynäk. **1932**, Nr 27, 62. — *Stolper,* Über den Einfluß der weiblichen Keimdrüse auf den Zuckerstoffwechsel. Gynäk. Rdsch. **1913**, Nr 7, 93.

Takechi, Das morphologische Verhalten der Nebennierenrinde nach Kastration usw. Z. Konstit.-lehre **12**, 247 (1926). — *Taya,* Zit. nach **Tsubura**. — *Tokumitsu,* Influence of adrenalin cortex preparations as well as other endocrine organs on the adrenalin secretion. Zit. nach Endocrinology **7**, 758 (1923). — *Trendelenburg,* Die Hormone. Berlin: Julius Springer 1929. — *Tsubura,* Biochem. Z. **143**, 248 (1923).

Watrin, Adrenals and oestrus cycle (Surrenale et cycle sexual). Rev. franç. Endocrin. **4**, 45 (1926).

Der Interrenalismus.

Achard, Der Virilismus pilaris und seine Verbindung mit glykolytischer Insuffizienz (Diabetes der bärtigen Frauen). Bull. Acad. Méd. Paris **86**, No 29 (1921). — Zit. nach **Kovácz**. Mschr. Geburtsh. **91** (1932). — *Adams,* A case of precocious developement associated with a tumours of the left suprarenal body. Trans. path. Soc. Lond. **56** (1905). — *Alezais* et *Peyron,* C. r. Soc. Biol. Paris **71**, 39 (1911). — *Ambrosič* u. *Baar,* Ein Fall von Makrogenitosomia praecox und Nebennierentumor bei einem 3jährigen Mädchen. Z. Kinderheilk. **27**, 135—142 (1920). — *Antognetti,* Precocita patologiche. Endocrinologia **4**, 297 (1929). —

Apert, Zit. nach Schwarz (s. unten). — *Askanazy*, Chemische Ursachen und morphologische Wirkungen bei Geschwulstkranken, insbesondere über sexuelle Frühreife. Z. Krebsforsch. **9**, 393 (1910). — *Ausenda*, Contributo allo studio dei tumori delle ghiandola surrenale. Osp. magg. **6**, 264 (1920).

Barker, Remarks on the functions of the suprarenal glands as revealed by clinical-patological studies of human beings and by experiments on animals. Endocrinology **3**, 253 (1919). — *Bauer, J.*, Innere Sekretion. Berlin: Julius Springer 1927. — *Bauer* u. *Medwei*, Über Interrenalismus und die geschlechtsumstimmende Wirkung der Nebennierenrinde. Dtsch. med. Wschr. **1932 II**, 1594, 1636. — *Baumecker*, Ein Fall von sexueller Frühreife mit Virilismus. Mschr. Kinderheilk. **36**, 563 (1927). — *Beder*, Zur Frage des genitosuprarenalen Syndroms. Ref. Ber. Gynäk. **17**, 83 (1930). — *Beekmann*, Precocious maturity in girls etc. Arch. of Pediatr. **32**, 4 (1915). — *Benda*, Fälle von Pseudohermaphroditismus feminus externus (Pseudarrhenie). Berl. klin. Wschr. **1914 I**, 66. — *Bergh, van der*, Hypernephrom-Hypergenital. Nederl. Tijdschr. Geneesk. **20** (1915). — *Berblinger*, Zur Frage der genitalen Hypertrophie usw. Virchows Arch. **1920**, 227. — Klimakterische Gesichtsbehaarung und endokrine Drüsen. Z. angew. Anat. **10**, 412 (1925). — Zur Frage der Gesichtsbehaarung bei Frauen (im Zusammenhang mit Keimdrüsen, Nebennieren und Hypophyse). Z. Konstit.lehre **12**, H. 2 (1926). — Die Störungen der inneren Sekretion der Keimdrüsen und die Sexualhormone. Klin. Wschr. **1928 II**, 1673, 1721. — *Berner*, Ref. Z. exper. Med. **36**, 196 (1924). — Ein männlicher und ein weiblicher Pseudohermaphrodit. Norsk Mag. Laegevidensk. **90**, 217 (1929). — Hermaphroditismus und Geschlechtsumwandlung. Handbuch der inneren Sekretion von M. Hirsch, Bd. 2, 2. Hälfte. Leipzig: Curt Kabitzsch 1933. — *Bertalotti*, Zit. nach Bauer. Innere Sekretion. Berlin: Julius Springer 1927. — *Bewern-Römhild*, Neues Journal der praktischen Heilkunde, 1802. — *Biedl*, Innere Sekretion. Berlin u. Wien: Urban & Schwarzenberg 1916. — *Bingel*, Verschwinden von Polycythämie und Rückbildung einer „Vermännlichung" usw. Dtsch. med. Wschr. **1924 I**, 331. — *Bittorf*, Zur Kasuistik der Störungen der inneren Sekretion (Akromegalie, Dystrophia adiposogenitales und thyreogene Adipositas acuta symetrica partialis). Berl. klin. Wschr. **1912 I**. — Nebennierentumor und Geschlechtsdrüsenausfall beim Mann. Berl. klin. Wschr. **1919 I**, 776. — *Blair Bell*, The sex. complex. London 1920. — *Blanchard*, Le virilisme et l'inversion des caractères sexuels. Bull. Acad. Méd. Paris **1916**, 47. — *Bortz*, Nebennieren und Geschlechtscharakter. Arch. Gynäk. **88**, 445 (1909). — *Bovin*, Les tumeurs hypernéphroides primitives des organs géniteaux féminins. Nord. med. Arch. (schwed.) **41**, 4 (1909). — *Brown, L.*, On virilism in women. Amer. Med. **1928**, 53. — *Brutschy*, Hochgradige Lipoidhyperplasie beider Nebennieren mit herdförmigen Kalkablagerungen bei einem Fall von Hypospadiasis penis-scrotalis und doppelseitigem Kryptorchismus mit unechter akzessorischer Nebenniere am rechten Hoden (Pseudohermaphroditismus masculinus externus). Frankf. Z. Path. **24**, 213 (1920). — *Bulloch* and *Sequeira*, On the relation of the surrenal capsules and the sexual organs. Trans. path. Soc. Lond. **56** (1905).

Calcott-Fox, Trans. path. Soc. Lond. **1885**. — *Carter*, Medullary malignancies of the suprarenal gland with a report of cases. Amer. J. Dis. Childr. **22**, 244 (1921). — *Cecil*, Hypertension, Obesity, Virilism ans Pdeusohermaphroditism etc. J. amer. med. Assoc. **100**, 463 (1933). — *Chaschinsky* u. *Jerschow*, Über „Pubertas praecox" und Schwangerschaft mit rechtzeitiger Geburt bei einem 6jährigen Mädchen. Zbl. Gynäk. **1933**, Nr 38, 2252. — *Christiansen*, Macrosomia adiposa congenita. Endocrinology **13**, 149 (1929). — Macrosomia adiposa congenita familiaris. Hosp.tid. (dän.) **1928**, 421. Ref. Endokrinol. **3**, 234 (1929). — Macrosomia adiposa congenita. A new dysendocrine syndrome of familial occurence. Endocrinology **13**, 149 (1929). — *Claude*, Formes frustes du virilisme dit surrénal. Encéphale **16**, 491 (1921). — *Codman*, Zit. nach van Dam, Kwaadaardige Bijuiergezwellen. Diss. Amsterdam 1924. — *Collet*, Ugeskr. Laeg. (dän.) **83**, 937 (1921). — Genito suprarenal syndrome (suprarenal virilism) in a girl one and a half years old, with successful operation. Amer. J. Dis. Childr. **27**, 204 (1924). — *Cooke*, Zit. nach Scabell. Philos. trans. **1756**. — *Crecchio*, Sopra un caso di apparenza virili in una donna. Morgagni **1865**. — *Crosbie* and *Smith*, Primary tumors of the suprarenal capsule with especial refence to adrenalin virilism. J. of Urol. **19** (1928).

Davis, Lancet **1896**. Zit. nach Wereschinsky. — *Dawnes* and *Knox*, J. amer. med. Assoc. **82**, 1315 (1924). — *Debeyre* et *Riche*, Surrenale accessoire dans l'ovaire. C. r. Soc. Biol. Paris **63**, 733. — *Delfourd* et *Lucien*, Tumeurs ovarienne à type cortco-surrénal chez une fillette à puberté précoce. Bull. Soc. Obstetr. **1925**, 423. — *Dickinson*, Trans. path. Soc. Lond. **36** (1885). — *Dobbertin*, Beitrag zur Kasuistik der Geschwülste usw. Beitr. path. Anat. **28**, 42 (1900). — *Dumon*, Thèse de Nancy **1909**. Zit. nach Wereschinski. Arch. klin. Med. **124**. — *Dunn* and *Glynn*, Tumors of the adrenal gland etc. Brit. med. J. **1911**, 308.

Ehrmann u. *Dinkin*, Klinische Pathologie der Nebennieren. Handbuch der inneren Sekretion von M. Hirsch, Bd. 3. Leipzig: Curt Kabitzsch 1928. — *Elliot*, Brit. med. J. **1914 I**, 1393. — J. of Physiol.

49, 38 (1915). — *Engelmann*, Die konträre Sexualempfindung, ihre Beziehungen zur Intersexualität und ihre Beeinflussungsmöglichkeit durch die Hormone der Nebenniere. Arch. Frauenkde u. Konstit.forsch. **19**, 160 (1933).

Falta, Über die Funktion der Nebennierenrinde. Wien. klin. Wschr. **1925 II**, 1203. — Die Erkrankungen der Blutdrüsen. Berlin u. Wien: Julius Springer 1928. — *Feinblatt*, Carcinoma of the cortex of the suprarenal gland with virilism. Arch. int. Med. **38**, Nr 4 (1926). — *Firkett*, Bull. Soc. Obstétr. Paris **1927**, 691. — *Fränkel, E.*, Münch. med. Wschr. **1922 I**, 999. — Verh. dtsch. path. Ges. **19**, 281 (1923). — Beziehungen der inneren Sekretion der Keimdrüsen zu dem gesamten endokrinen System. Dtsch. med. Wschr. **1924 I**, 1007, 1041. — *Fraenkel, P.*, Diskussionsbemerkung. Berl. klin. Wschr. **1913 II**, 2157. — Ein Fall von Pseudohermaphroditismus femininus externus. Virchows Arch. **215**, 378 (1914).

Gallais, Le syndrome genito-surrénal. Paris 1912. — Anatomisch-klinische Diagnostik zwischen Genitale und Nebennieren. Rev. franç. Gynéc. **22** (1914). — Le syndrome genito-surrénal. Thèse de Paris **1914**. — *Gaudier*, Bull. Soc. Chir. Paris **34**, 709 (1908). — Tumeur surrénalienne de l'ovaire. Echo méd. **1908**. — *Gibson*, The diagnosis of adrenal tumors with classifications of adrenal tumors syndromes, and report of cases. J. of Urol. **18**, 33 (1927). — *Gierke*, Über Interrenalismus und interrenale Intoxikation. Verh. dtsch. path. Ges. 23. Tagg **1928**, 449. — *Glynn*, The adrenal cortex its rets and tumours its relation to other ductless glands and especially to sex. Quart. J. Med. **5**, 157 (1912). — A comparism between ovarian „hypernephroma" and luteoma and suprarenal hypernephroma, with comments on suprarenal virilism. J. Obstetr. **1921**. — *Glynn* and *Hewetson*, Adrenal hypernephroma in an adulte female associated with male secondary sex characters. J. of Path. **18** (1910). — *Goldschmidt*, Die sexuellen Zwischenstufen. Berlin: Julius Springer 1931. — *Goldschwendt*, Symptomatologie und Diagnose der Nebennierentumoren. Prag. med. Wschr. **1910 II**. — *Goldzieher*, The adrenals. New York: The Macmillan Comp. 1929. — *Gordon* and *Browder*, Suprarenal carcinoma with pubertas praecox. Endocrinology **11**, 265 (1927). — *Groß* u. *Hühne*, Über die Geschwülste der Nebennierenrinde mit morphogenetischen Wirkungen: das Krankheitsbild des interrenal-genitalen Syndroms. Bruns' Beitr. **146**, 466 (1929). — *Guccione*, Adenoma della capsula surrenale destra e consecutiva emorragia. Endocrinologia **3**, 221 (1928). — *Guemes*, Cortico-adrenal virilism. Semana méd. **24**, 207 (1917). — *Günther*, Theoretische und klinische Erörterungen über menschliche Zwitter usw. Endokrinol. **5**, 440 (1929). — *Guillaume*, L'endocrinologie et les états endocrino-sympathiques. Paris: G. Dom 1930. — *Guthrie* and *Emery d'Este*, Clin. soc. trans. **40**, 175.

Halban, Arch. Gynäk. **70**, 204 (1903). — Die Beeinflussung der Geschlechtscharaktere durch Tumoren. Wien. klin. Wschr. **1925 I**, 474. — Tumoren und Geschlechtscharaktere. Z. Konstit.lehre **11**, 294 (1925). — Die Beeinflussung der Geschlechtscharaktere durch Tumoren. Wien. klin. Wschr. **1925 I**, 475. Zur Frage der Geschlechtscharaktere. Arch. Gynäk. **130**, 415 (1927). — *Harris* and *Plewes*, Hypernephroma with virilism in a child of 3 years. Canad. med. Assoc. J. **23**, 244 (1930). — *Hegar*, Zur abnormen Behaarung. Beitr. Geburtsh. **15** (1901). — Der Hermaphroditismus beim Menschen. Münch. med. Wschr. **1908 II**, 1527. — *Herbst*, Formative Reize in der tierischen Ontogenese. Leipzig 1901. — *Hermanns*, Auftreten von heterosexuellen Merkmalen bei einem 38jährigen Mann. Münch. med. Wschr. **1919 I**, 157. — *Herschmann* u. *Neurath*, Endokrin-bedingte Frühreife. Wien. klin. Wschr. **1927 I**, 277. — *Herzog*, Ein Fall von allgemeiner Behaarung mit heterologer Pubertas praecox bei 3jährigen Mädchen (Hirsutismus?). Münch. med. Wschr. **1915 I**, 184, 225. — *Hörmann*, Über Menstruatio praecox. Inaug.-Diss. Leipzig 1918. — *Holl*, Zwei männliche Fälle von Nebennierenrindentumoren mit innersekretorischen Störungen. Dtsch. Z. Chir. **226**, 277 (1930). — *Holmes*, A case of virilism associated with a suprarenal tumor. Quart. J. Med. **1925**, 143. — *Hultgren* u. *Andersson*, Skand. Arch. Physiol. (Berl. u. Lpz.) **9**, 73 (1899). — Studien zur Anatomie und Physiologie der Nebennieren. Leipzig 1899. — *Huschke*, Capsules surrénales. Encycl. anat. trad. Jourdon 1845, Nr 5.

Ingebrigtsen, Case of suprarenal virilism in a woman etc. Acta chir. scand. (Stockh.) **69**, 521 (1932).

Jaffé and *Marine*, The influence of the suprarenal cortex on the gonads. J. of exper. Med. **1923**, 38. *Jaffé* u. *Tannenberg*, Nebennieren. Handbuch der inneren Sekretion von M. Hirsch, Bd. 1. Leipzig: Curt Kabitzsch. — *Janošik*, Correlations fonct. entre les caps. surrénales et les glands genitales. Arch. de Biol. **28**, 627 (1913). — *Jedlička* a *Bastecky*, Virilismus suprarenalis. Sborn. lék. (tschech.) **33**, 85 (1932). — *Jump, Beates* and *Babcock*, Amer. J. med. Sci. **147**, 568 (1914).

Kakuschkin, Über chirurgische Eingriffe bei Zwittertum zwecks Verweiblichung. Arch. Frauenkde u. Konstit.forsch. **19**, 150 (1933). — *Keller* u. *Tandler*, Über das Verhalten der Eihäute bei der Zwillingsträchtigkeit des Rindes. Wien. tierärztl. Mschr. **1916**, Nr 12. — *Kemp*, Über die Markstränge des Ovars mit besonderer Berücksichtigung ihres Einflusses auf Virilismus von Frauen mit Tumoren der Nebennierenrinde.

Acta path. scand. (Københ.) 1, H. 2 (1924). — *Kermauner*, Fehlbildungen der weiblichen Geschlechtsorgane. Halban-Seitz, Biologie und Pathologie des Weibes, Bd. 3. Berlin-Wien 1924. — Die Mißbildungen der weiblichen Geschlechtsorgane. Handbuch Schwalbe-Gruber. Jena: Gustav Fischer 1929. — *Kiazim*, Hirsutismus infolge von Nebennierentumor. Presse méd. 18, 302 (1930). — *Koster, Goldzieher, Collens* and *Victor*, Operative treatment for adrenal cortical obesity. Amer. J. Surg. 13, 311 (1931). — *Kovács*, Beitrag zur Pathologie des Hirsutismus. Mschr. Geburtsh. 1932, 65. — *Krabbe*, Pubertas praecox. Hosp.tid. (dän.) 60, 1165—1175 (1917). — Ugeskr. Laeg. (dän.) 79, 1427 (1917). — Early synostosis of the epiphyses with dwarfism in pubertas praecox. Zit. nach Endocrinology 3, 459 (1919). — The relation between the adrenal cortex and sexual development. N. Y. med. J. 114, 4 (1921). — Beziehungen zwischen Nebennierenrinde und Geschlechtsentwicklung. N. Y. med. J. 114, 4 (1921). — Hosp.tid. (dän.) 67, 561 (1923). — *Kraus, Fr.*, Mehrings Lehrbuch der inneren Medizin, 8. Aufl. 1915. — *Krecke*, Adenom der Nebennieren. Münch. med. Wschr. 1922 II, 1098. — *Krokiewicz*, Ein Fall von Hermaphroditismus spurius completus femininus. Virchows Arch. 146, 525 (1896).

Laignel-Lavastine, Femmes à barbe et endocrinopsych. Zit. nach Scabell. Dtsch. Z. Chir. 185. — *Landau*, Nebennieren und Fettstoffwechsel. Dtsch. med. Wschr. 1913 I. — *Langeron, Decherf* et *Danes*, Epithélioma cortico-surénal avec virilisme et hirsutisme. Bull. Soc. méd. Hôp. Paris 45 (1929). — *Langeron, Paget* et *Lohéac*, C. r. Soc. Biol. Paris 100, 873 (1929). — *Launois, Pinard* et *Gallais*, Syndrome adiposo-genitale avec hypertrichose troubles nerveux et mentaux d'origine surrénale. Gaz. Hôp. 1911, No 43. — *Lawrence* and *Rowe*, Studies of the endocrine glands. The adrenals. Endocrinology 13, 1 (1929). — *Lenz*, Vorzeitige Menstruation, Geschlechtsreife und Entwicklung. Aus dem St. Elisabeth-Krankenhaus in Prag. Arch. Gynäk. 99, 67 (1913). — Ein Fall von Pseudohermaphroditismus masculinus. Klin. Wschr. 1933 II, 1670. — *Levi*, Pseudohermaphroditism. Proc. roy. Soc. Med. 25, 1234 (1932). — *Lillie*, Zit. nach Halban. Arch. Gynäk. 130 (1927). — *Linser*, Über die Beziehungen zwischen Nebennieren und Körperwachstum, besonders Riesenwuchs. Bruns' Beitr. 37, 282 (1903). — *Lipschütz*, Die Pubertätsdrüse und ihre Wirkungen. Bern 1919. — The internal secretions of the sex glands. Cambridge 1924. — *Lisser*, The uni-glandular origin of pluri-glandular syndromes. Endokrinol. 5, 138 (1929). — *Loeser*, Berl. med. Ges. Ref. Klin. Wschr. 1922 II, 1283. — *Loeser* u. *Israel*, Zur Kenntnis des Hermaphroditismus als innersekretorische Störung. Dtsch. med. Wschr. 1922 I, 853. — Zur Pathologie und Diagnose des Pseudohermaphroditismus femininus externus als innerer Sekretionsstörung. Z. urol. Chir. 13, 75 (1923). — *Long* and *Gary*, Acromegaly and adrenal tumor. N. Y. med. J. 1924, Nr 1. — Acromegaly associated with adrenal tumor. Med. J. Rec. 119, 38 (1924). — *Lucien, Parisot* et *Richard*, Traité d'Endocrinology. Paris 1929.

Macera, Tumor de la cortical suprarenal (corticosuprarenoma malignum) en un nino de 34 meses. Hirsutismo. Semana méd. 2, 1418 (1929). — *Maicher*, Inaug.-Diss. Breslau 1923. — *Marañon*, L'influence sexuelle des glandes endocrines non-génitales etc. Rev. franç. Endocrin. 8, 1 (1930). — Zit. nach Endocrinology 14, 367 (1930). — *Marchand*, Über eine eigentümliche Erkrankung des Sympathicus, der Nebennieren und peripheren Nerven. Virchows Arch. 81 (1880). — Festschrift für R. Virchow, Bd. 1, S. 554. 1891. — *Mathias*, Über Geschwülste der Nebennierenrinde mit morphogenetischen Wirkungen. Virchows Arch. 236, 446 (1922). — Über Andeutungsformen von Interrenalismus. Zbl. Gynäk. 50, 2489 (1926). — Untersuchungen über allgemeine und pathologische Wirkungen der Nebennierenrinde. Klin. Wschr. 1926 I, 243; 1926 II, 2313. — Südostdtsch. Ges. Geburtsh. u. Gynäk. Breslau 1926. — Das Krankheitsbild des Interrenalismus. Med. Klin. 1929 II, 1879. — *Mathias* u. *Petzal*, Eine weitere Beobachtung von „Interrenalismus". Klin. Wschr. 1926 II, 2313. — *Mauclaire*, Un nouveau cas de virilisme cortico-surrénal. Bull. Acad. Méd. Paris 84, 57 (1920). — Bull. Soc. Chir. Paris 1920, 796. — *Millot*, Cortico-surrénale aberrante du ligament large. Soc. Anat. Paris. Ann. d'Anat. path. 10, 6, 818 (1933). — *Mittasch*, Über Hermaphroditismus. Beitr. path. Anat. 67, 142 (1920). — *Moltschanoff* u. *Dawydowsky*, Zur Klinik und Entstehungsweise des Hirsutismus. Virchows Arch. 274, 606 (1930). — *Moskowicz*, Intersexualitätslehre und Hermaphroditismus und ihre Bedeutung für die Klinik. Klin. Wschr. 1929 I. — Blastom und Intersexualität (sowie Pubertas praecox). Wien. klin. Wschr. 1932 II, 1529. — *Mulon*, C. r. Soc. Biol. Paris 58 (1906); 62 (1907). — *Murray* and *Simpson*, Virilism due to an adrenal cortical nephrom. Lancet 1927, 745.

Neugebauer, Hermaphroditismus beim Menschen. Leipzig 1908. — *Neumann*, Nebennierenknötchen und Paraganglienzellen im Ligamentum latum bzw. Hilus ovarii. Zbl. Gynäk. 1925, Nr 49, 465. — *Neurath*, Vorzeitige Geschlechtsentwicklung. Erg. inn. Med. 4 (1909). — Die Geschlechtsreife und ihre Pathologie. Wien. klin. Wschr. 1911. — Physiologie und Pathologie der Pubertät. Handbuch für Kinderheilkunde. Pfaundler-Schloßmann, Bd. 1. 3. Aufl. — Geschlechtsreife und Pathologie. Wien. klin. Wschr. 1922 II. — Physiologie und Pathologie der Pubertät des weiblichen Geschlechtes. Halban-

Seitz' Biologie und Pathologie des Weibes, Bd. 5, Nr 4, S. 1529. 1928. — Die Pubertät. Wien: Julius Springer 1932.

Ogaton, Österr. Jb. Pädiatr. 1872. — *Olivet*, Über den angeborenen Mangel beider Eierstöcke usw. Frankf. Z. Path. 29, 477 (1923). — Die sekundäre weibliche Behaarung ein Hypophysenmerkmal. Z. Konstit.lehre 10, 268 (1925). — *Oppenheimer* and *Fischberg*, Arch. int. Med. 34, 631 (1924). — *Orzù*, Virilismo, tumori ovarici e tumori surrenali. Fol. gynaec. (Genova) 28, 143 (1931).

Pagel, Die Morphologie der Mißbildungen des Menschen und der Tiere. Mißbildungen der Nebenniere von Schwalbe-Gruber. Jena: S. Fischer 1929. — *Parkes Weber*, Brit. J. Dermat. 38, 1 (1926). — *Paul*, Die Krankheitsfunktionen der Nebennieren und ihr gestaltlicher Ausdruck. Virchows Arch. 282, 256 (1931). — *Pellegrini*, Sulla presenza di cellule simil-gravidiche nell'ipofisi etc. Riforma med. 32, 1089—1123 (1917). — *Pende*, Patologia dell apparechio surrenale etc. Milano 1909. — Zit. nach Antognetti. — *Pick, L.*: Arch. Gynäk. 64, 670. — Über Umbildungen beim Genitale bei Zwittern. Arch. Gynäk. 76, 191 (1905). — Berl. klin. Wschr. 1905 I. — *Prather*, The use of cort. following removal of a large adrenal tumor. New England J. Med. 208, 872 (1933). — *Prochownick*, Fälle von Menstruatio praecox mit Sektionsbericht. Arch. Gynäk. 17 (1881).

Randerath, Über einen Fall von angeborenem Mangel beider Eierstöcke. Virchows Arch. 254, 798 (1925). — *Raubitschek*, Über eine bösartige Nierengeschwulst bei einem kindlichen Hermaphroditen. Frankf. Z. Path. 10, 206 (1912). — *Reuben* and *Manning*, Precocious puberty. Arch. of Pediatr. 39, 769; 40, 27 (1922). — *Ricci*, Sul virilismo surrenale. Policlinico 35, 1881 (1928). — *Richards-Walker*, Guy's Hosp. Rep. 59, 217. — *Riche*, Tumeur surrénalienne de l'ovaire chez l'enfant. Thèse the Lille. Zit. nach Jaffé und Tannenberg (s. oben). — *Ritchie*, Zit. nach Bulloch und Sequeira (s. oben). — *Rößle*, Verh. dtsch. path. Ges. 19, 282 (1923). — Wachstum und Alter. Erg. Path. 20, 369 (1923). — *Rolleston*, Interrenalismus. West Lond. med. J. 30, 105 (1925). — *Rowntree* and *Ball*, Diseases of the suprarenal glands. Endocrinology 17, 263 (1933). — *Ruituiga*, Fall von Geschwulstbildung der Nebennierenrinde bei einem 4jährigen Kinde. Nederl. Tijdschr. Geneesk. 1928, 3.

Sachs, Arch. Kinderheilk. 74, 151 (1924). — *Santi*, Atti Soc. ital. Ostetr. 1906/07. Zit. nach Wereschinsky (s. unten). — *Sauerbeck*, Über Hermaphroditismus verus. und Hermaphroditismus im allgemeinen, vom morphologischen Standpunkt aus. Frankf. Z. Path. 3 (1909). — Der Hermaphroditismus vom morphologischen Standpunkt. Erg. Path. 15 I (1911). — *Scabell*, Über den suprarenalen Virilismus und Pseudohermaphroditismus. Z. Chir. 185, 1 (1924). — *Schereschewsky*, Le syndrome surréno-génitale de Cooke-Apert-Gallais. Rev. franç. Endocrin. 9, 105 (1931). — *Schlüter*, Eine primär hypernephroide Geschwulst der linken Nebenniere mit Lebermetastasen, Aplasie der rechten Nebenniere und innersekretorische Störungen. Frankf. Z. Path. 1930, H. 1, 97. — *Schmidt*, Das suprarenal-genitale Syndrom (Kraus). Über Zusammenhänge zwischen Nebennieren und Geschlechtsentwicklung. Virchows Arch. 251, 8 (1924). — *Schmieden* u. *Peiper*, Beiträge zur Diagnostik autochthoner Nebennierentumoren. Arch. klin. Med. 143 (1926). — *Schneider*, Pubertas praecox bei Hypernephrom. Verh. dtsch. path. Ges. 1923, 277. — *Schürmann*, Über einen Fall von allgemeinem Infantilismus, bedingt durch beiderseitigen Eierstockmangel. Virchows Arch. 263, 649 (1927). — *Schröder*, Der mensuelle Genitalzyklus des Weibes und seine Störungen. Handbuch der Gynäkologie von Veit-Stoeckel. Wiesbaden: J. F. Bergmann 1928. — *Schwarz*, Über Geschwulstbildungen an den Geschlechtsdrüsen und Nebennieren bei Scheinzwittern. Inaug.-Diss. Rostock 1917. — Zwischenniere und Zwittertum. Wien. klin. Wschr. 1927 I, 211, 257. — Die Beziehungen der Nebennieren zum weiblichen Geschlechtsapparat. Biologie und Pathologie des Weibes in Halban-Seitz, Bd. 5, S. 897. 1928. — *Schweizer y Llambias*, Ein Fall von Hirsutismus. Arch. argent. Pediatr. 1931, No 1, p. 8. — Endokrinol. 10, 148 (1932). — *Sellheim*, Verh. dtsch. gynäk. Ges. 19, 567 (1925). — *Serdukoff*, Hypergénitalisme et macrogénitosomie. Rev. franç. Endocrin. 6 (1928). — *Siegel*, Influence of the adrenals and ovaries upon praecocious secondary sexual developement. Arch. of Pediatr. 41, 265 (1924). — *Spehlmann*, Über Nebennierenrinde und Geschlechtsbildung. Arch. Frauenkde u. Eugen. 10, H. 2. — *Steen, R. R.* and *P. H. Steen*, Pubertas praecox. Psychiatr. Quart. 3, 539 (1929). — *Strauß*, Über Hirsutismus und Virilismus suprarenalis. Dtsch. med. Wschr. 1926 II. — Über Hirsutismus suprarenalis. Klin. Wschr. 1928 I, 27.

Termeer, Arch. Gynäk. 1926, Nr 127. — *Teufel*, Ver.igg path. Anat. Wien, Sitzg 28. Jan. 1929. Zbl. path. Anat. 46, 285. — *Thiers*, Zit. nach Kovácz. Mschr. Geburtsh. 91 (1932). — *Thornton*, Abdominal nephrectomy for large sarcoma of the left suprarenal capsull recovery. Trans. Clin. Soc. Lond. 23. — *Thumim*, Geschlechtscharakter und Nebennieren in Korrelation. Berl. klin. Wschr. 46, 103 (1909). — *Tierney*, Pubertas praecox. Med. Clin. N. Amer. 6, 31 (1922). — *Tilesius*, Voigts Magazin, 1803. Zit. nach Scabell. — *Tilp*, Verh. dtsch. path. Ges. 16. 305 (1913). — *Tourneux*, Noyau cortical surrénalien aberrant dans un mésosalpinx. Bull. Soc. Anat. Paris **1923**, 340. — *Tuffier*, Le virilisme surrénale. Rev. Thér. med.-chir. Paris **1914**, 399.

Vetzberger, Über einen Fall von Interrenalismus. Inaug.-Diss. Würzburg 1932.

Weil et *Plichet*, Bull. Soc. méd. Hôp. Paris **37**, 312 (1921). — *Wereschinski*, Zur Frage der Korrelationsstörungen zwischen Nebennieren und Eierstöcken und ihre Bedeutung für die chirurgische Pathologie. Arch. f. Chir. **129**, 124. — *Wiesel*, Lewandovsky, Innere Sekretion und Nervensystem. Berlin: Julius Springer 1913. — *Winkel*, Virilismus suprarenalis bei einem Adenom der Nebennierenrinde. Dtsch. Arch. klin. Med. **159**, 1 (1928). — *Winkler*, Die Gewächse der Nebenniere. Jena: Gustav Fischer 1909.

Zacharias, Beiträge zur Kenntnis der Geschwulstbildungen an den Keimdrüsen von Pseudohermaphroditen. Arch. Gynäk. **88**, 506 (1909). — *Zucker*, Maligner Nebennierentumor mit Virilismus und Polycythämie. Wien. klin. Wschr. **1929 II**, 1045. — *Zum Busch*, Gynäkomastie bei Hypernephrom. Dtsch. med. Wschr. **1927 I**, 323.

Das Syndrom von Cushing (Pituitary basophilism) und die Adipositas dolorosa.

Achard et *Thièrs*, Bull. Acad. Méd. Paris **86** (1921). — *Anderson*, A case of polyglandular syndrome with adrenal hypernephroma and adenoma of the pituitary gland. Glasgow med. J. **83**, 178 (1915). — *Aschner*, Die Konstitution der Frau. München: J. F. Bergmann 1924. — Z. klin. Med. **112**, 43 (1930). — *Ausch*, Über Adipositas dolorosa. Med. Klin. **1923 II**.

Bauer, Innere Sekretion, ihre Physiologie, Pathologie und Klinik. Berlin u. Wien: Julius Springer 1927. — Überfunktion des gesamten Nebennierensystems ohne anatomischen Befund. Wien. klin. Wschr. **1930 I**, 582. — Funktionsstörungen der Hypophyse. Klin. Wschr. **1933 II**, 1553. — *Bauer* u. *Wasing*, Zur Frage der Adipositas hypophysarea. Wien. klin. Wschr. **1913 II**, 1236. — *Berblinger*, Die Korrelationen zwischen Hypophyse und Keimdrüsen. Klin. Wschr. **1932 II**, 1329. — *Bettoni*, Arch. Pat. e Clin. med. **12** (1932). — *Bishop* and *Close*, A case of basophil adenoma of the anterior lobe of the pituitary. Guy's Hosp. Rep. **82**, 143 (1932). — *Brown*, A case of plutiglandular syndrome „Diabetes of bearded woman". Lancet **1928**, 1022. — The endocrines and some associated psychoneuroses. Brit. med. J. **1932**, 223. — *Brown Langdon*, Modern Med. Monogr. Series. The Endocrines in general Medicine, p. 95. London 1927. — On virilism in woman. Amer. Med. **1928**, 53.

Cushing, Further notes on pituitary basophilism. J. amer. med. Assoc. **99** (1932). — The basophil adenomas of the pituitary body and their clinical manifestations (Pituitary basophilism). Bull. Hopkins Hosp. **50**, 137 (1932).

Ellis, Obesity ans hirsutes of (?) adrenal origin. Proc. roy. Soc. Med. **25**, 722 (1932).

Falta, Die Erkrankungen der Blutdrüsen. Berlin u. Wien: Julius Springer 1928. — *Foot, Good* u. *Menard*, Ein Fall von Adipositas dolorosa mit Sektionsbefund. Amer. J. Path. **2**, Nr 3, 251 (1926). — Zbl. path. Anat. **39**, 107.

Galant, Die hypothyreoid-hypersuprarenale Konstitutionsanomalie. Virchows Arch. **258**, 678 (1925). — *Günther*, Über die Beziehung endokriner Organe zur Entstehung der Polyglobulie und über klinische Typen hormonal bedingter Polyglobulie. Endokrinol. **4**, H. 2, 96 (1929). — Theoretische und klinische Erfahrungen über menschliche Zwitter unter besonderer Berücksichtigung des endokrinen Genito-Interrenalsystems. Endokrinol. **5**, 440 (1929).

Hermstein, Striae cutis distensae und Hypophysentumor. Arch. f. Dermat. **146**, 360 (1924).

Kepler, Proc. staff. meetings Mayo clinic **1933**, Nr 7, 102. — *Kraus, E. J.*, Zur Pathologie der basophilen Zellen der Hypophyse. Zugleich ein Beitrag zur Pathologie des Morbus Basedowi und Addisoni. Virchows Arch. **247** (1923). — Zur Pathogenese der Dystrophia adiposogenitalis. Med. Klin. **1924 II**, 1290, 1328. — Über die Bedeutung der basophilen Zellen des menschlichen Hirnanhangs auf Grund morphologischer Studien. Med. Klin. **1928 I**, 623, 662. — Über Beziehungen der chromophilen Zellen der Hypophyse zum Kohlehydrat-, Fett- und Cholesterinstoffwechsel (nebst kritischen Bemerkungen zu Cushings „Pituitary basophilism"). Med. Klin. **1933 I**. — *Kraus, E. J.* u. *Traube*, Über die Bedeutung der basophilen Zellen der menschlichen Hypophyse. Virchows Arch. **268**, 315 (1928).

Langeron, Paget et *Lohéac*, C. r. Soc. Biol. Paris **1929**. Zit. nach Bauer.

Marburg, Über das basophile Adenom der Hypophyse, die cerebrale Fettsucht und die Pseudohypertrophie des Menschen. Arb. neur. Inst. Wien **35**, 132 (1933). — *Möhlig*, Basophilic adenoma of the pituitary body (Pituitary basophilism. Cushing syndrome). J. amer. med. Assoc. **18**, 99 (1932). — *Moltschanoff* u. *Dawydowsky*, Zur Klinik und Entstehungsweise des Hirsutismus. Virchows Arch. **274**, 606 (1930). — *Mooser*, Ein Fall von endogener Fettsucht mit hochgradiger Osteoporose. Ein Beitrag zur Pathologie der inneren Sekretion. Virchows Arch. **229**, 247 (1921).

Oppenheimer and *Fishberg*, The association of hypertension with suprarenal tumors. Arch. int. Med. **34**, 631 (1924).

Parkes Weber, Brit. J. Dermat. **38**, 1 (1926). — *Price*, Amer. J. med. Sci. **87**, 705 (1909). — *Priester*, Striae gravidarum. Wien. med. Wschr. **1933 I**.

Raab, Klinische und röntgenologische Beiträge zur hypophysären und cerebralen Fettsucht und Genitalatrophie. Wien. Arch. inn. Med. **7**, 443 (1924). — *Reichmann*, Über ein ungewöhnliches Krankenbild bei Hypophysenadenom. Dtsch. Arch. klin. Med. **130**, 133 (1919). — *Rosenthal*, Inaug.-Diss. Berlin 1913. — *Rutishauser*, Osteoporotische Fettsucht. Pituitary basophilism. Dtsch. Arch. klin. Med. **175**, 640 (1933).

Schereschewsky, Le syndrome surréno-génital de Cooke-Apert-Gallais. Rév. franç. Endocrin. **1931**, No 9, 105.

Teel, Basophilic adenoma of the hypophysis with associated pluriglandular syndrome. Arch. of Neur. **26**, 593 (1931). — *Turney*, Discussion on disease of the pituitary body. Proc. roy. Soc. Med. (sec. neur. a. ophthalm.) **6** (1913).

Vitaut, Maladie de Dercum (Adipositas dolorosa). Thèse de Lyon **1901**.

Weil et *Plichet*, Bull. Soc. méd. Hôp. Paris **37** (1921). — Le diabète des femmes à barbe. C. r. Soc. Biol. Paris **84**, 13. — Un cas d'hirsutisme avec diabète sucré. Bull. Soc. méd. Hôp. Paris **37**, 312. — *Wermer*, Basophiles Adenom des Hypophysenvorderlappens. Wien. klin. Wschr. **1933 II**, 1405. — *Wieth-Pedersen*, Fälle von Nebennierentumor und Fälle von Hypophysentumor mit Nebennierenhyperplasie, beide mit Striae distensae cutis. Hosp.tid. (dän.) **1931**, 1231. — *Winkelmann* and *Eckel*, Adipositas dolorosa oder Dercumsche Krankheit. J. amer. med. Assoc. **85**, 25 (1925).

Der Suprarenalismus.

Alezais et *Peyron*, Les paragangliomes. C. r. Soc. Biol. Paris **1908**, 65. — *Aubertin* et *Clunet*, Hypertrophie cardiaque et hyperplasie medullaire des surrénales. C. r. Soc. Biol. Paris **63**, 595 (1907).

Benthin, Zit. nach Biedl. Innere Sekretion. Berlin u. Wien: Urban & Schwarzenberg 1916. — *Bergstrand*, Ein Fall von Phaeochromacytoma glandulae suprarenalis mit Hypertrophie des Myokards des linken Herzens. Hygieia (Stockh.) **82**, 321 (1920). — *Biebl* u. *Wichels*, Physiologische und pathologisch-anatomische Betrachtungen im Anschluß an einen Fall von Nebennierenparagangliom. Virchows Arch. **257**, 182 (1925). — *Bröking*, Zit. nach Biedl (s. oben).

Frew, On carcinoma origin in the suprarenal medulla of children. Quart. J. Med. **4**, 123 (1911).

Galatà, Di un caso di ipertensione climaterica trattato con la surrenectomia unilatterale. Policlinico **1929**, 1183. — Riforma med. **45**, 43 (1929).

Hausmann u. *Getzova*, Paragangliom des Zuckerkandlschen Organs. Schweiz. med. Wschr. **1922 I**, 888, 921. — *Hedinger*, Struma medullaris cystica suprarenalis. Frankf. Z. Path. **7**, 112 (1911). — *Helly*, Zur Pathologie der Nebennieren. Münch. med. Wschr. **1913**. — *Herde*, Zur Lehre der Paragangliome der Nebenniere. Arch. klin. Chir. **97**, 937 (1912). — *Herxheimer*, Tumoren des Nebennierenmarkes. Beitr. path. Anat. **57**, 57 (1913). — *Hick*, A suprarenalin-producing pheochromocytoma etc. Arch. of Path. **15**, 665 (1933).

Jaffé u. *Tannenberg*, Nebennieren. Handbuch der inneren Sekretion von Max Hirsch. Leipzig: Curt Kabitzsch.

Kawashima, Über einen Fall von Hautfibrom mit Nebennierengeschwulst (Morbus Recklinghausen). Virchows Arch. **203**, 66 (1911).

Labbé, *Tinel* et *Doumer*, Crises solaires et hypertension paroxystique en rapport avec un tumeur surrénale. Bull. Soc. méd. Hôp. Paris **38**, 22 (1922). — *Labbé*, *Violle* et *Azerad*, Presse méd. **1930**. — *Laignel-Lavastin* et *Aubertin*, Arch. Méd. expér. et Anat. path. **1908**.

Manasse, Über die hyperplastischen Tumoren der Nebennieren. Virchows Arch. **133** (1893). — *Masson* et *Martin*, Bull. Assoc. franç. Étude Canc. **1923 I**.

Neu, Wie verhält sich das von den Nebennieren in das Blut gelangende Sekret in der Gestationsperiode. 82. Verslg dtsch. Naturforsch. Königsberg 1910. — *Nordmann* u. *Lebküchner*, Zur Kenntnis der Paragangliome an der Aortengabel und am Grenzstrang. Virchows Arch. **280**, 152 (1931).

Oberling et *Jung*, Paragangliome de la surrénale avec hypertension artérielle etc. Bull. Soc. Obstetr. **16**, 279 (1927). — *Orth*, Über eine Geschwulst des Nebennierenmarkes. Sitzgsber. preuß. Akad. Wiss., Physik.-math. Kl. **1914**, 34.

Paul, Die krankhafte Funktion der Nebenniere und ihr gestaltlicher Ausdruck. Virchows Arch. **282**, 256 (1931). — *Porter* and *Porter*, Paroxysmal hypertension cured by removal of tumor of adrenal; case. Surg. etc. **50**, 160 (1930).

Rabin, Arch. of Path. **7**, 228 (1929). — *Reichlod*, Adrenalinämie in der Schwangerschaft. Inaug.-Diss. Erlangen 1913. — *Rolleston*, West Lond. med. J. **38**, 982.

Seitz, Verh. dtsch. gynäk. Ges. **15**, 213 (1913). — *Shapiro*, Clinical symptomatic hyperepinephrinism. Endocrinology **10**, Nr 4, 413. — *Shipley*, Paroxysmal hypertension associated with tumor of the suprarenal. Ann. Surg. **90**, 702 (1929). — *Stangl*, Zur Pathologie der Nebenorgane des Sympathicus. Verh. dtsch. path. Ges. **1902**, 250. — *Suzuki*, Über einen chromaffinen Tumor des Nebennierenmarkes. Berl. klin. Wschr. **1909 II**, 1644; **1910 II**, 1623.

Thomas, Ein chromaffiner Tumor der Nebenniere usw. Frankf. Z. Path. **16**, 376 (1915). — *Trendelenburg*, Zur Bestimmung des Adrenalingehaltes im Blut. Münch. med. Wschr. **1911 II**.

Vaquez, Donzelot et *Géraudel*, Le surrénalome hypertensif. Presse méd. **37**, 169 (1929).

Weber, Malignant tumor of the suprarenal medulla. Clin. J. Lond. **1**, 71 (1921). — *Wegelin*, Über einen chromaffinen Tumor der Nebennieren. Verh. dtsch. path. Ges. **1912**, 255. — *Wiesel*, Zur Pathologie des chromaffinen Systems. Virchows Arch. **176**, 103 (1904). — *Wiesel* u. *Neusser*, Die Erkrankungen der Nebenniere. Nothnagels spezifische Pathologie und Therapie, 2. Aufl., 1910. — *Winkler*, Die Gewächse der Nebennieren. Jena 1908. — *Wüllenweber*, Diabetes als Symptom bei Erkrankung der Schilddrüse und bei Nebennierengeschwülsten. Münch. med. Wschr. **1930 I**, 144.

Zeckwer, Chromaffin cell tumor of the suprarenal medulla (paraganglioma). Ref. Endocrinology **9**, 517 (1925).

Morbus Addisoni und Dystrophia pigmentosa.

Abrahamson, Addisons disease. Brit. med. J. **1928**, 452.

Barber and *Shaw*, Recklinghausens disease with pituitary tumor. Soc. Med. Dermat. **15** (1922). *Barlow*, Lancet **1885**. — *Beöthy* u. *Szalay*, Beiderseitige angeborene Aplasie der Nebennieren mit akzessorischer Nebenniere. Virchows Arch. **274**, 577 (1930). — *Bittorf*, Die Pathologie der Nebennieren und der Morbus Addisoni. Jena: Gustav Fischer 1908. — *Biedl*, Innere Sekretion, 1916. — *Bloch*, Entwicklungsstörung und Entwicklungshemmung der Nebennieren bei Addisonscher Krankheit. Beitr. path. Anat. **67**, 71 (1920). — *Bloch* u. *Guldberg*, Die Ursache der Schwangerschaftspigmentierung. Klin. Wschr. **1933 I**, 734. — *Boenheim*, Über chronische beigne Hypofunktion der Nebenniere. Klin. Wschr. **1925 II**, 1159. — *Bornstein* u. *Gremels*, Über den Anteil von Mark und Rinde an den Ausfallserscheinungen nach Nebennierenexstirpation. Virchows Arch. **254** (1925). — *Brack*, Zur pathologischen Anatomie der Leydigzelle. Virchows. Arch. **240**, 127 (1923).

Chawin, Bronzekrankheit und Klimakterium. Vestn. Endokrin. **1933**, Nr 4 (russ.). — *Crosby*, Addisonsche Krankheit bei kongenitalem Mangel der Nebennieren. Arch. of Path. **10**, Nr 1 (1930).

Davey, Zit. nach *Ehrmann* und *Dinkin*. Pathologie der Nebennieren. Handbuch der inneren Sekretion, Bd. 3, Heft 1. 1928. — *Dubois*, Über das Vorkommen lymphatischer Herde in der Schilddrüse bei Morbus Addisoni. Berl. klin. Wschr. **1919 II**, 1178.

Ehrmann u. *Dinkin*, Pathologie der Nebennieren. Handbuch der inneren Sekretion, Bd. 3, Heft 1. 1928.

Fahr u. *Reiche*, Zur Frage des Morbus Addisoni. Frankf. Z. Path. **22**, 231. — *Fischl*, Das Abbauvermögen des Serums Gravider mit Chloasma uterinum gegenüber Nebennieren. Dermat. Z. **38**, 209 (1923). *Foster* and *Edin*, Noter on a case of Addisoni disease etc. Lancet **1899 I**, 2, 1561.

Garcia, Schwangerschaft und *Addison*. Med. ibera **2**, 391 (1931). — *Großmann* u. *Schöneberg*, Ursache und Bedeutung der Schwangerschaftspigmentation. Z. Geburtsh. **93**, 734 (1928). — *Güntz*, Schrumpfnebennieren mit Hodenatrophie. Zugleich ein Beitrag zum Wesen und Bedeutung der Zwischenzellen. Frankf. Z. Path. **40**, H. 3, 490. — *Guttmann*, Addisonsche Krankheit, eine statistische Analyse von 566 Fällen und eine Studie über die Pathologie. Arch. of Path. **10**, 742, 895 (1930).

Hartmann, Thorn u. *Potter*, Cortin bei einem Fall von Nebenniereninsufficienz bei Schwangerschaft. Endokrinol. **1932**, Nr 16, 155. — *Hebb*, A case of Addisons disease. Lancet **1883 I**, 1 8. — *Herman*, Multiple glandular sclerosis, Addisons disease and Basedows disease. Endokrinol. **17**, 36 (1933). — *Hornowski*, Zwei Todesfälle als Folge von Nebenniereninsuffizienz. Virchows Arch. **215**, 270 (1914 . *Houssay* et *Levis*, Importances comparatives des parties médullaire et corticale des surrénales. C. r. Soc. Biol. Paris **85**, 1210 (1921). — Importancia comparada de la medulla y corteza de la suprarenal. Rev. Asoc. méd. argent. **34**, 254 (1921). — *Huebschmann*, Beiträge zur pathologischen Anatomie der Nebennieren. Beitr. path. Anat. **69**, 352 (1921). — *Hutton*, Remarks in the endocrine system. Ref. Endokrinol. **7**, 140 (1923).

Jaffé u. *Tannenberg*, Nebennieren. Handbuch der inneren Sekretion von Max Hirsch, Bd. 1, S. 473. Leipzig: Curt Kabitzsch.

Karakascheff, Beiträge zur pathologischen Anatomie der Nebennieren. Beitr. path. Anat. **36**, 401 (1904). — Weitere Beiträge zur pathologischen Anatomie der Nebennieren. Beitr. path. Anat. **39**, 373 (1906). — *Kiefer*, Addisonsche Krankheit infolge chronischer Nebennierendystrophie usw. Virchows Arch. **265**, 472 (1927). — *Klingner*, Biglanduläre Blutdrüsenerkrankung (thyreosuprarenaler Typus nach M. B. Schmidt) unter dem Bilde des akuten Morbus Addison. Z. klin. Med. **1933**, 123. — *Köhler, Ruth*, Beiträge zur Kenntnis der thyreosuprarenalen Erkrankung (M. B. Schmidt). Virchows Arch. **281**, 466 (1931). — *Kovács*, Zur Nebennierenpathologie. Beitr. path. Anat. **79**, 213 (1928). — *Kraus, E. J.*, Zur Pathologie der basophilen Zellen der Hypophyse. Zugleich ein Beitrag zur Pathologie des Morbus Basedowi und Addisoni. Virchows Arch. **247** (1923). — Zur Pathologie des Morbus Addisoni (Befunde in Hypophyse und Nebennieren). Beitr. path. Anat. **78**, 283 (1927). — *Kreibig*, Zur Kenntnis des thyreosuprarenalen Typus der pluryglandulären Erkrankungen (M. B. Schmidt). Frankf. Z. Path. **36**, 668 (1928).

Lauthlin, Med. News 1895. Zit. nach Novak. — *Lereboullet*, Les troubles des surrénales en pathologie infantile et specialement l'insufficance surrénale aigue. Progrès méd. **37**, 199 (1922). — *Leschke*, Nebennierentransplantation und Organtherapie bei Addisonscher Krankheit. Med. Klin. **1928** II. — *Leschke* u. *Ullmann*, Pigmentation und endokrine Dystrophie. Z. klin. Med. **102**, 388. — *Löffler*, Beiträge zur Kenntnis der Addisonschen Krankheit. Z. klin. Med. **90**, 265 (1920). — *Lucksch*, Untersuchungen über die Nebennieren. Beitr. path. Anat. **62** (1916).

Marañon, L'insuffusance surrénale primitive et secondaire. Rev. franç. Endocrin. **6**, 277 (1928). — *Medlar*, Amer. J. Path. **3** (1927). — *Mills*, Functional insuffuciency of the suprarenal glands. Arch. int. Med. **42**, 390 (1928). — *Moehlig*, The pituitary and the suprarenal cortex glands as related to pigment formation. Ann. int. Med. **4**, 1411 (1931). — *Morris*, Zit. nach Ehrmann und Dinkin. Handbuch der inneren Sekretion. — *Multzer* u. *Schmalfuß*, Die Hautveränderungen bei Störungen im Haushalt der Nebennieren. Münch. med. Wschr. **1933** I.

Novak, Über die Bedeutung des weiblichen Genitales für den gesamten Organismus und Wechselbeziehungen seiner innersekretorischen Charaktere zu den anderen Blutdrüsen. Die Erkrankungen des weiblichen Genitales in Beziehung zur inneren Medizin von Frankl-Hochwart, Noorden und Strümpell, Bd. 1, S. 539. Wien 1912.

Oberndorfer, Diskussion zu Rößle. Verh. dtsch. path. Ges. **1914**. — *Omelskyj*, Zur Nebennierenpathologie. Über cytotoxische Schrumpfnebenniere bei hypophysärer Kachexie und über örtliche Schrumpfniere. Virchows Arch. **271**.

Paul, Die krankhaften Funktionen der Nebenniere. Virchows Arch. **282**, 256. — *Petrow*, Addisonsche Krankheit als ein pluriglanduläres Syndrom. Klin. Med. **1928** I. — *Pollak, L.*, Untersuchungen bei Morbus Addisoni. Wien. med. Wschr. **1910** I. — *Puga*, Über einen Fall von Nebenniereninsuffizienz nach der Geburt. Ber. Gynäk. **1933**, Nr 23, 158. — *Puig* y *Roig*, Enfermedad de Addison Y embarazo. Rev. expañ. Obstetr. **6**, 487 (1920).

Reinhart, Mitteilung über Nebennierenimplantation bei Addisonscher Krankheit. Münch. med. Wschr. **1928** I, 1027. — *Rößle*, Über gleichzeitige Addisonsche und Basedowsche Krankheit. Verh. dtsch. path. Ges. **17**, 220 (1914). — *Rogoff*, On the function of the adrenals. Endokrinol. **5**, 256 (1929). — Addisons disease; further report on treatment with „interrenalin". J. amer. med. Assoc. **99** (1932). — *Rogoff* and *Steward*, Suprarenal cortical extract in suprarenal insufficiency (Addison disease). J. amer. med. Assoc. **1929** II, 1559. — *Rosenblatt*, Schwangerschaft und innere Sekretion. Med. dóswiadcz. i społ. (poln.) **14**, 559 (1931). — *Rowntree, Greene, Swingle* and *Pfiffner*, Addison disease. J. amer. med. Assoc. **96**, 231 (1931).

Sachs u. *Stritzko*, Über die Behandlung des Morbus Addisoni mit Nebennierenrindenextrakt. Med. Klin. **1933** I. — *Sala* and *Jacobi*, Addison disease in a Negro. Report of a case. Arch. int. Med. **46**, 375 (1930). — *Saphir* and *Binswanger*, Nebennierenrindeninsuffizienz und cytotoxische Schrumpfung der Nebenniere. J. amer. med. Assoc. **95**, Nr 14 (1930). — *Schmidt, M. B.*, Eine biglanduläre Erkrankung (Nebenniere und Schilddrüse) bei Morbus Addisoni. Dtsch. path. Ges. Freiburg i. B. **1926**, 212. — *Schmidt, R.*, Zur Klinik des Morbus Addisoni. Klin. Wschr. **1932** I. — *Sergent*, Études cliniques sur l'insuffisance surrénale, p. 498. Paris 1914. — *Sourdel*, Contribution a l'étude anatomo-chemique des syndromes pluriglandulaires. Thèse de Paris 1912. — *Steinbiß*, Über eine eigenartige Degeneration der Nebennieren bei Addisonscher Krankheit. Virchows Arch. **262**, 286 (1926). — *Sternberg*, Diskussion zu Rößle. Verh. dtsch. path. Ges. **1914**. — *Susmann*, Atrophy of the adrenals associated with Addison's disease. J. Path. **33**, 749 (1930).

Tietze u. *Matzdorff*, Tod im Wochenbett durch beiderseitige Nebennierennekrose. Z. Gynäk. **1930**, 388.

Usadel, Über die Bedeutung der Tuberkulose für die Ätiologie der typischen Schrumpfnebenniere. Frankf. Z. Path. **45**, 212 (1933).

Vogt, Morbus Addison und Schwangerschaft. Münch. med. Wschr. **1913 II**, 1821. — *Voigt*, Angeborenes Fehlen beider Nebennieren? Zbl. path. Anat. **40**, 387 (1927).

Wells, Die Addisonsche Krankheit nach ausschließlicher Zerstörung der Nebennierenrinden (Nebennierenrindenatrophie). Arch. of Path. **10**, 499 (1930). — *Wheeler* and *Vincent*, The questions of the relative importance to life of cortex and medulla of the adrenal bodies. Trans. roy. Soc. Canada **11**, 125 (1917). — *Wilkin*, Addisons disease, with marked discolouration of the tongues. Lancet **1883**, 498. — *Witt*, Über tödliche Metrorrhagie. Virchows Arch. **254** (1925).

Zimmermann, Über plötzliche Todesfälle bei Atrophie des Nebennierenmarkes. Mschr. Geburtsh. **56**, 259 (1922). — *Zondek*, Die Erkrankungen der endokrinen Drüsen. Berlin: Julius Springer 1923.

Nebennieren und Osteomalacie.

Adler, Zur Physiologie und Pathologie der Ovarialfunktion. Arch. Gynäk. **95**, 349 (1911). — *Aschner*, Die Blutdrüsenerkrankungen des Weibes. Wiesbaden: J. F. Bergmann 1918. — Die Konstitution der Frau. München: J. F. Bergmann 1924.

Bayer, Normale und pathologische Physiologie des chromaffinen Gewebes der Nebennieren. Erg. Path. II **14** (1910). — *Biasotti*, Dell' infl. dell'estratto di ghiandole surrenali sull'ossificazione. Soc. ital. Ostetr. 1908. — *Bonnamour*, Influence de l'adrenaline sur les echange miner. des os. C. r. Soc. Biol. Paris **74**, 1019 (1913). — *Bossi*, Nebennieren und Osteomalacie. Arch. Gynäk. **83**, 505 (1907. — Zbl. Gynäk. 1907, Nr 3, 69. — The influence of the suprarenals on the bone skeleton etc. Brit. med. J. **1908**.

Carnot et *Slavu*, Influence de l'adrenaline sur la repar. osseuse. C. r. Soc. Biol. Paris **68**, 832 (1910). — *Christofoletti*, Zur Pathogenese der Osteomalacie. Gynäk. Rdsch. **5**, 113 (1911).

Engelmann, Adrenalinbehandlung bei Osteomalacie. Zbl. Gynäk. **1908**, 32. — *Engländer*, Adrenalin bei Osteomalacie. Zbl. Gynäk. **1909**.

Ferreira de Mira, Modification du squelette apres exstirpation d'une capsule surrénale. Bull. Soc. port. **1915**. — *Franqué*, Kastration in der Schwangerschaft wegen Osteomalacie. Dtsch. med. Wschr. **1913 II**, 1179. — Zur inneren Sekretion der Ovarien, besonders bei Osteomalacie. Dtsch. med. Wschr. **1919 I**, 424. — *Faser*, Der Eierstock bei Osteomalacie. J. Obstetr. **14**, 697 (1927).

Goldzieher, The Adrenals. New York: The Macmillan Co. 1929.

Hellmuth, Unsere Erfahrungen mit der interferometrischen Untersuchung bei endokrinen Störungen. Arch. Gynäk. **129**, 965 (1927).

Kaeßmann, Adrenalinbehandlung bei Osteomalacie. Zbl. Gynäk. **31**, 1376 (1907).

Latzko, Nebennieren und Osteomalacie. Wien. klin. Wschr. **1907 I**, 239.

Mangiagalli, Zit. nach Christofoletti (s. oben). — *Marek*, Tetanie und Adrenalininjektion bei Osteomalacie. Wien. klin. Wschr. **1911 I**. — *Marinucci*, L'endocrinologia nell'osteomalacia agli intenti terapeutici. Arch. Ostetr. **17**, 26 (1923). — *Merletti* u. *Angeli*, Zit. nach Christofoletti. Gynäk. Rdsch. **5** (1911).

Neu, Adrenalin bei Osteomalacie. Zbl. Gynäk. **1907**, 38. — Über die Adrenalinwirkung bei Osteomalacie. Zbl. Gynäk. **1907**, 1129. — Über einen durch Pituitrin günstig beeinflußten Fall von Osteomalacie. Zbl. Gynäk. **1911**, 1233. — *Novak*, Adrenalinbehandlung bei Osteomalacie. Arch. Gynäk. **93**, 219 (1911).

Ogata, Zit. nach M. B. Schmidt. Handbuch der Pathologischen Anatomie von Henke-Lubarsch, Bd. 9, S. 153. 1929. — *Ogata, Minakuchi* u. *Kaji*, Klinische und pathologische Untersuchungen bei der rachitischen Osteomalacie. Beitr. Geburtsh. **17** (1911).

Puppel, Behandlung der Osteomalacie mit Nebennierenpräparaten. Z. Gynäk. **1907**, Nr 49.

Reinhardt, Adrenalin und Osteomalacie. Zbl. Gynäk. **1907**, Nr 52, 1613.

Salis, Erfolgreiche Adrenalinbehandlung rezidivierter Osteomalacie. Münch. med. Wschr. **1913 II**, 2563. — *Schiff* u. *Peiper*, Über den Einfluß von Adrenalin und Pilokarpin auf den Kalkumsatz. Jb. Kinderheilk. **93**, 160 (1920). — *Schmidt, M. B.*, Rachitis und Osteomalacie. Handbuch der pathologischen Anatomie von Henke-Lubarsch, Bd. 9, 1. Berlin: Julius Springer 1929. — *Schmidt, R.*, Med. Klin. **1912 II**; **1920 I**, 137. — *Seitz*, Verh. dtsch. Ges. Gynäk. **15** (1913). — *Silberberg*, Pathologie und Pathogenese der osteomalacischen Knochensystemerkrankung unter Berücksichtigung der Erfahrungen am hungernden Menschen. Erg. Path. II **20** I (1923). — *Stern*, Beitrag zur Klinik und Organtherapie der Osteomalacie nebst anatomischen Untersuchungen über die interstitielle Eierstocksdrüse. Z. Geburtsh. **68**, 47 (1911). — *Stocker*, Behandlung der Osteomalacie mit Adrenalin. Korresp.bl. Schweiz. Ärzte **1919**, 39. *Stöltzner*, Korreferat über Rachitis und Osteomalacie. Verh. dtsch. path. Ges. **1909**, 20.

Tanturri, Osteomalacie geheilt mit Adrenalin. Zbl. Gynäk. **1907**. — *Tixier* u. *Roederer*, Ref. Berl. klin. Wschr. **1912 II**, 2043.

Varaldo, Ginecologia mod., Juni **1910**. — *Velita*, Adrenalinwirkung bei Osteomalacie. Zbl. Gynäk. **1907**, 929.

Wagner, Adrenalinbehandlung bei Osteomalacie. Med. Klin. **1920**, Nr 5, 137. — *Wallart*, Über das Verhalten der interstitiellen Eierstocksdrüse bei Osteomalacie. Z. Geburtsh. **61**, 581 (1908).

Nebennieren und Hyperemesis gravidarum.

Anselmino u. *Hoffmann*, Das Fettstoffwechselhormon des Hypophysenvorderlappens. Klin. Wschr. **1931 II**, 2380.

Babonneix, Clinical notes upon suprarenal insufficiency. Monde méd. Paris **27** (1917). — *Benthin*, Z. Geburtsh. **69**, 189 (1911). — *Broeking* u. *Trendelenburg*, Dtsch. Arch. klin. Med. **103**, 168 (1911).

Cathala u. *Biancani*, Vomissements incoercibles de la grossesse avec acidose. Echec du traitment hydrocarburé et de l'adrénaline. Avortement thérapeutique. Bull. Obstétr. Paris **11**, 219 (1922). — *Crousse* et *Leyman*, Insufficance surrenale et vomissements incoercibles de la grossesse. Ann. Inst. Chir. Brux. **22**, 10—16 (1921).

Derville, Les relations fonctionelles de l'ovaire et de la surrénale. Gaz. Hôp. **14**, 522 (1926).

Ecalle et *Barbaro*, Les vomissement graves de la grossesse. Gaz. Hôp. **1923**, 1577, 1611.

Favreau, Vomissements tenaces de la gestation, ptyalisme traités par l'adrénaline. Soc. Méd. et Chir. Bordeaux 1922. — *Frankl*, Hyperemesis und endokrine Drüsen. Endokrinol. **7**, H. 3, 167 (1930).

Guillement, Un cas de vomissements graves au cours de la gestation. Gynéc. Paris **22**, 111 (1923).

Henrotay, Traitement des vomissements incorecibles. Gynéc. et Obstétr. **12**, 392 (1925).

Kemp, Die Behandlung der Hyperemesis gravidarum mit Nebennierenrindensubstanz. Endocrinology **16**, 434 (1932).

Léopold-Lévi, Bull. Soc. Méd. Paris **1912**. — C. r. Soc. Biol. Paris **72**, 233. — **73**, 603 (1912).

MacGrath, Hyperemesis gravidarum. Ir. J. med. Sci. **1932**, 17. — *Miller*, Zit. nach **Frankl** (s. oben).

Navarro, Tratamiento de los vomitos de las embarazadas por la adrenalina. Méd. ibera **204**, 271 (1921). — *Neubauer* u. *Novak*, Zur Frage der Adrenalinämie und des Blutzuckers in der Schwangerschaft. Dtsch. med. Wschr. **1911 II**, 2287.

Pinard, Zit. nach **Navarro** (s. oben). — *Pottet* u. *Chirié*, Zit. nach **Frankl** (s. oben).

Rathery, L'adrenaline dans les vomissements incoercibles de la grossesse. Bull. Obstétr. Paris **11**, 215—219 (1922). — Gynéc. Paris **24**, 614, 615 (1922). — *Rathery* et *Bordet*, Les momissement incoercibles de la grossesse et leur traitement par l'adrenaline. Ann. Méd. Paris **8**, 94—100 (1920).

Schwarz, E., Die Beziehungen der Nebenniere zum weiblichen Geschlechtsapparat. Handbuch der Frauenheilkunde und Geburtshilfe von **Halban-Seitz**, Bd. 5. 1928. — *Seitz*, Hyperemesis als Schwangerschaftsintoxikation. Dtsch. med. Wschr. **1912 I**, 691. — Innere Sekretion und Schwangerschaft. Leipzig 1913. — Zit. nach **Frankl** (s. oben). — *Silvestri*, Zit. nach **Navarro** (s. oben). — *Stander*, The toxemias of pregnancy. Medicine **8**, 1 (1929).

Nebennieren und Eklampsie.

Aschner, Die Blutdrüsenerkrankungen des Weibes. Wiesbaden: J. F. Bergmann 1918. — Biologie und Pathologie des Weibes. Handbuch der Frauenheilkunde und Geburtshilfe von **Halban-Seitz**, Bd. 1. Berlin u. Wien 1924.

Chirié, Hypertension artérielle et accés éclamptiques. Ann. Obstétr. **1908**, 113. — Les capsules surrénales dans l'éclampsie puerperale etc. C. r. Soc. Biol. Paris **1908**, No 64, 799. — Semaine méd. **28**, 252 (1908).

Krasser, Studien zur Eklampsiefrage. Wien. klin. Rdsch. **1912**.

Silvestri, Gazz. Osp. **32**, 571 (1911).

Zuloaga, Arch. mens. Obstétr. **15**, 433 (1914).

Das Adrenalin.

Adler, Über innere Sekretion der Brustdrüse. Zugleich ein Beitrag zur Wirkung des Adrenalins und Normalserums auf den überlebenden Meerschweinchenuterus. Mschr. Geburtsh. **1912**, Nr 36, 133 (Erg.-Bd.). — *Amati*, Sull attivita delle capsule surrenali in gravidanza etc. Riv. ital. Ginec. **5**, 33 (1926). — *Aomura*, Über das Adrenalin des Nebennierenvenenblutes und des Nebennierenextraktes des Kaninchens während der Schwangerschaft. Tohoku J. exper. Med. **14**, 316 (1929). — *Aschner*, Die Blutdrüsenerkrankungen des Weibes. Wiesbaden 1918. — *Asher* u. *Hohkabe*, Über die Wirkung von Adrenalin auf den respiratorischen Stoffwechsel des normalen und ovariumlosen Weibchens. Arch. di Sci. biol. **12**, 8 (1928). — *Athias*, Action d'extraits et produits dérivés d'organes a sécrétion interne sur l'uterus isolé particulièrement après la castration totale. Arch. internat. Pharmacodynamie **25**, 423. Zit. nach Endocrinol. **7** (1923).

Backmann et *Lundberg*, L'action de l'atropine sur les effects provoqués par l'adrénaline sur l'uterus. C. r. Soc. Biol. Paris **87**, 475 (1922). — *Banting* and *Gairns*, Amer. J. Physiol. **77**, 100 (1926). — *Barger* and *Dale*, Chemical structure and sympathomimetic action of amines. J. of Physiol. **1910**, Nr 41, 19. *Bauer*, Zit. nach *Aschner*. Blutdrüsenerkrankungen des Weibes. Wiesbaden 1918. — *Bayer*, Nebennieren. Handbuch der inneren Sekretion, Bd. 2, S. 467. Leipzig: Curt Kabitzsch 1929. — *Berggren*, Influence d'un extrait de ganglions lymphatiques, de muscles et de sang sur l'action exercée par l'adrénaline sur l'uterus et l'intestin. C. r. Soc. Biol. Paris **93**, 197 (1925). — *Blotevogel*, Adrenalin und Gravidität. Ber. nordwestdtsch. Ges. Gynäk. Hamburg **1925**. — Z. Gynäk. **1926**, Nr 7. — *Bourne* and *Burn*, The dosage and action of pituitary extract and of the ergol alkaloids on the uterus in labor, with a note on the action of adrenaline. J. Obstetr. **34**, 249 (1927). — *Brun*, Zit. nach *Bayer*. Nebennieren. Handbuch der inneren Sekretion, Bd. 2, S. 407. Leipzig: Curt Kabitzsch 1929.

Carr, Adrenalin reaction in pregnancy and in the preeclamptic state. Proc. Soc. exper. Biol. a. Med. **30**, 1061 (1933). — *Charrin* u. *Vitry*, Zit. nach *Bayer* (s. oben). — *Chistoni* e *Braga*, Sulla reazione all adrenalina dell'utero isolato etc. Ateneo parm. **1**, 43 Suppl. (1929). — *Clark*, J. of Pharmacol. **16**, 415. — J. of Physicol. **58**, 294 (1923/24). — *Cow*, Adrenalin and pituitrin, a study in interaction and interrelation. J. of Physiol. **52**, 301 (1919). — *Cramer*, Observations on the functional activity of the suprarenals in health and disease. Sci. Rep. imp. Canc. Res. Fund. (Lond.) **6**, 1 (1919). — *Cushny*, The action of optical isomers. III. Adrenalin. J. of Physiol. **37**, 130 (1908).

Dal Collo, Sul contenuto in adrenalina nelle urine delle gravide. Arch. Obstetr. **17**, 467 (1923). — *Dale*, J. of exper. Path. **1**, 103 (1920). — *Diehm*, Über das Vorkommen mydriatisch wirkender Substanzen im Harn. Dtsch. Arch. klin. Med. **94**, (1918).

Ehrismann, Zur Kritik der Theorie von der Intensität der Calcium- und Adrenalinwirkung. Arch. Gynäk. **134**, 247 (1928). — *Emmert*, Über die Wirkung subcutan einverleibten Adrenalins. Virchows Arch. **194**, 114 (1908). — *Eufinger* u. *Heimannsberg*, Adrenalinblutkurve und Schwangerschaftsvagotonie. Mschr. Geburtsh. **72**, 9 (1926). — *Euler*, On the presence of „novadrenine" in suprarenal extracts. J. of Physiol. **78**, 462 (1933).

Favreau, Recherche de l'adrénaline dans les urines pendant la gestation. Bull. Soc. Obstetr. **1925**, 377. — *Flury*, Pharmakologische Untersuchungen am ausgeschnittenen menschlichen Uterus. (Nach Versuchen von *Petrykowski*). Z. Geburtsh. **87**, 291 (1924). — *Fränkel*, Über den Gehalt des Blutes an Adrenalin bei chronischer Nephritis und Morbus Basedowi. Arch. f. exper. Path. **60**, 395 (1909). — *Franke*, Verhalten des vegetativen Nervensystems während der Menstruation. Z. klin. Med. **84**. —*Franklin*, Zit. nach *Bayer*. J. of Pharmacol. **26**, 215 (1925). —*Frommherz*, Adrenalin und Nebennierenfunktion. Klin. Wschr. **1927** I.

Gaddum, The reaction of adrenalin and ergotamine on the uterus of the rabbit. J. of Physiol. **61**, 141 (1926). — *Gohara*, Acta Scholae med. Kioto **3**, 363 (1920). — *Goldzieher*, The adrenals. Their physiology, pathology and diseases. New York 1929. — *Graf* u. *Morgenstern*, Über die Wirkung einiger Hypophysenpräparate und des Adrenalins auf den isolierten Uterus. Schweiz. Arch. Tierheilk. **1929**, Nr 71. — *Graf* u. *Nimtz*, Über die Wirkung des Gynergens und Adrenalins im isolierten trächtigen Uterus des Rindes. Arch. Tierheilk. **58**, 172 (1928). — *Graf* u. *Wander*, Über die Wirkung des Cholins und Adrenalins am isolierten Uterus des Rindes. Arch. Tierheilk. **58** (1928). — *Gruber*, A note on the effect of adrenalin upon strips of excised pregnant human uterus. Endocrinology **9**, 407. — *Guggisberg*, Über die Wirkung der inneren Sekrete auf die Tätigkeit des Uterus. Z. Geburtsh. **1914**, Nr 75, 231. — *Gunn* u. *Davies*, Zit. nach *Bayer*. Handbuch der inneren Sekretion von *Max Hirsch*, 1927. —*Gunn* u. *Gunn*, Zit. nach *Trendelenburg*. Die Hormone. Berlin: Julius Springer 1929.

Hannan, On certain adrenaline effects at the menopause on their significance. Brit. med. J. **1927**, Nr 3469, 14. — The flushings of the menopause. Hannan: Baillière, Tindal & Comp. London 1927. — Epinephrine sensitivness at the menopause. Endocrinol. **12**, 59 (1928). — *Hara*, The influence of medicaments on the spayed uteri of rabbits. J. of orient. Med. **1**, 65 (1923). — *Hartman*, The production of epinephrin by the adrenal cortex. Amer. J. of Physiol. **65**, 623 (1923). — *Hazama*, Über eine inverse Adrenalinwirkung auf Darm und Uterus bei Anwesenheit von Kupfersalzen. Arch. f. exper. Path. **106**, 223 (1925). — *Hazama* u. *Tani*, Wie beeinflußt die Placenta die Adrenalinwirkung auf den Wochenbettuterus. Zit. nach den Ber. Gynäk. **12**, 121 (1927). — *Hedinger*, Über experimentell durch Adrenalin und Hämostasin erzeugte Arterienerkrankungen bei Kaninchen. Korresp.bl. Schweiz. Ärzte **1905**, Nr 35, 634.

Herring, Adrenalinvermehrung in der Nebenniere trächtiger weißer Ratten. Quart. J. Physiol. **12**, 115 (1920). Zit. nach Bayer. — *Higashihara*, Kyoto Igaku Zasshi **1919**. Zit. nach Bayer. Handbuch der inneren Sekretion. — *Hilz*, Vergleichende experimentelle Untersuchungen über die Einwirkung von p-Oxyphenyläthylamin (Tyramin) und Suprarenin auf den überlebenden Darm und Uterus verschiedener Säuger. Arch. f. exper. Path. **94** (1922). — *Hofbauer*, Slg klin. Vortr., N. F. **1910**. — *Holste*, Untersuchungen am überlebenden Uterus. II. Mitt. usw. Arch. f. exper. Path. **101**, 36 (1924). — *Honneywell* and *Riddle*, Proc. Soc. exper. Biol. a. Med. **19**, 377 (1922).

Ingier u. *Schmorl*, Dtsch. Arch. klin. Med. **104** (1911).

Junkmann u. *Stroß*, Pharmakologische Untersuchungen am überlebenden Ligamentum rotundum uteri. Klin. Wschr. **1925 II**, 1119.

Kataishi, Vergleichende Untersuchungen über die Adrenalinwirkung auf den isolierten Uterus, Tube usw. Ref. Ber. Gynäk. **10**, 582 (1926). — *Kehrer*, Physiologische und pharmakologische Untersuchungen an den überlebenden und lebenden inneren Genitalien. Arch. Gynäk. **81** (1907). — *Kehrer* u. *Schultheiß*, Zit. nach Bayer. Handbuch der inneren Sekretion von Max Hirsch, 1927. — *Klein*, Zur Pathologie der menstruellen Blutung. Mschr. Geburtsh. **35**. — Adrenalin und Pituitrin bei Dysmenorrhöe. Mschr. Geburtsh. **37**, 169 (1913). — *Knaus*, Vagotonie als Schwangerschaftssymptom usw. Zbl. Gynäk. **1924**, 798. — Experimentelle Untersuchungen zur Physiologie und Pharmakologie der Uterusmuskulatur in der Schwangerschaft. Arch. f. exper. Path. **124**, 152 (1927). — Experimentelle Untersuchungen zur Physiologie und Pharmakologie der Uterusmuskulatur im Puerperium. Arch. f. exper. Path. **134**, 225 (1928). — *Kochmann* u. *Siel*, Über die Abhängigkeit der Adrenalinwirkung auf den isolierten Meerschweinchenuterus von Zyklushormon usw. Z. exper. Med. **68**, 238 (1929). — *Kok*, Bewegungen des muskellosen Rohres der Fallopischen Tube. Arch. Gynäk. **127**, 384 (1926). — Über den Einfluß der Brunst auf die Pilocarpin- und Adrenalinreaktion des Eileiters. Z. exper. Med. **56**, 477 (1927). — *Kosdobi*, Heilungen von Knochenbrüchen bei Hyperfunktion der Nebennieren bei künstlich erzeugter Hyperadrenalinämie. Vrač. Delo (russ.) **1932**, 514. — Endokrinol. **13**, 130 (1933). — *Külbs*, Experimentelle Studien über die Wirkung des Nebennierencharakters. Arch. f. exper. Path. **53**, 140 (1905). — *Kurdinowski*, Physiologische und pharmakologische Versuche an der isolierten Gebärmutter. Arch. f. Physiol. **1904**, Suppl., 323. — *Kuroda*, J. of Pharmacol. **1915**, Nr 7, 423. — *Kutschera-Aichbergen*, Nebennierenstudien. Frankf. Z. Path. **28**, 262 (1922).

Labat et *Favreau*, J. Méd. Bordeaux **1925**, 246. — *Langley*, Observations on the physiological action of extracts of the suprarenal bodies. J. of Physiol. **27**, 237 (1901). — J. of Physiol. **33**, 406 (1905). — *Langley* u. *Anderson*, Zit. nach Biedl. Innere Sekretion. Wien: Urban & Schwarzenberg 1916. — *Laquer*, Hormone und innere Sekretion. Dresden: Theodor Steinkopf 1908. — *Lieb*, Amer. J. Obstetr. **71**. — *Lindemann*, Münch. med. Wschr. **1911 II**, 2610. — *Littauer*, Zit. nach Aschner (s. oben). — *Loeb* and *Githens*, The effect of experimental conditions on the vascular lesions produced by adrenalin. Amer. J. med. Sci. **130** (1905). — *Ludwig* u. *Lenz*, Pharmakologische Wirkungen am Bauchfensteruterus. II. Mitt. Z. Geburtsh. **87**, 115 (1924).

Machiarullo, Ref. Ber. Gynäk. **18**, 714 (1930). — *Mackenzie*, Quart. J. exper. Physiol. **4**, 305 (1911). — *Mahnert*, Ein Beitrag zum Studium der Adrenalinblutdruckkurve in der Schwangerschaft usw. Z. exper. Med. **42**, 442 (1924). — *Marañon*, Zit. nach Bayer (s. oben). — *Maresch*, Die Venenmuskulatur der menschlichen Nebenniere und ihre funktionelle Bedeutung. Wien. klin. Wschr. **1921 I**, 44. — *Marta*, Sulla ricerca dell'adrenalina nell'urina della gravida. Clin. Ostetr. **1926**, 645. — *Murakami*, The effect of the quinin derivatives upon the rabbits uterus and its appendages, especially the interaction with adrenalin. Jap. J. med. Sci., Trans. Pharmacol. **5** (1930).

Neu, Verwendbarkeit des Suprarenins in der geburtshilflichen Therapie. Ther. Gegenw. **1907**. — Experimentelles zur Anwendung des Suprarenins in der Geburtshilfe. Gynäk. Rdsch. **1907**, 507. — Untersuchungen über die Bedeutung des Suprarenins in der Geburtshilfe. Arch. Gynäk. **85**, 617 (1908). — Bemerkungen zur Adrenalinämie des Blutes in der Gestationsperiode des Weibes. Münch. med. Wschr. **1910 II**, 4173. — *Neubauer* u. *Novak*, Zur Frage der Adrenalinämie und Blutzucker in der Schwangerschaft. Dtsch. med. Wschr. **1911 II**, 2287. — *Nicolescu*, Zit. nach Bayer. Nebennieren. Handbuch der inneren Sekretion von Max Hirsch, 1927. — *Nikolaeff*, Über die Adrenalinempfindlichkeit des Dünndarmes und der Gebärmutter des Kaninchens. Naunyn-Schmiedebergs Arch. **160**, 569 (1931). — *Nishizaki*, Supplement to experimental research on the biological significance etc. Jap. J. Obstetr. **12**, 386 (1929).

Offergeld, Die hormonale Behandlung der verstärkten Menstruationsblutung. Med. Welt **1933**, Nr 7. — Fortschr. Ther. **1933**, 45. — *Ogata*, The activity of the isolated uterus. J. of Pharmacol. **18**, 185

(1921). — *Ohashi*, Zit. nach Trendelenburg. Die Hormone. Berlin: Julius Springer 1929. — *Okamoto*, Pflügers Arch. **204**, 726 (1924).

Pal, Über das Vorkommen mydriatisch wirkender Substanzen im Harne. Dtsch. med. Wschr. **1907 II**, 1735. — *Pancrazio*, Zit. nach Bayer (s. oben). — *Parhon* et *Marza*, Essais sur l'action des lipoides surrénaux dans le déterminisme du sexe. C. r. Soc. Biol. Paris **89**, 705 (1923). — *Penitschka*, Über den Bau des Ganglion cervicale uteri des Menschen mit Berücksichtigung der mehrkernigen Ganglienzellen und des chromaffinen Gewebes. Anat. Anz. **66**, 417 (1929). — *Poll*, Diskussionsbemerkung zu Ber. Nordwestdtsch. Ges. Gynäk. Hamburg **1925**.

Quagliarello, Azione dell'adrenalina sull'utero isolato in reposo e gravido. Arch. Ostetr. **5 I**. — Pediatria, April **1918**.

Reichenstein, Wien. klin. Wschr. **1911 I**, 867. — *Reichhold*, Adrenalinämie in der Schwangerschaft. Inaug.-Diss. Erlangen 1913. — *Robinson*, Nouveaux arguments en faveur de l'action des glandes surrénales sur la determination des sexes. C. r. Acad. Sci. Paris **153**, 1206 (1911). — L'action de l'adrénaline et de la choline sur la détermination du sexe chez quelques mammiferes. C. r. Acad. Sci. Paris **1912**, 154. — *Rossi*, Glicemia adrenalinica in gravidanza. Fol. gynaec. Genova **27**, 1 (1930). — *Rothlin*, Biochem. Z. **111**, 219, 257, 299 (1920). — Wien. tierärztl. Wschr. **1921**. — *Rothlin*, *Plimmer* and *Husband*, The action of hypophysin, ergotamine and adrenaline upon the secretion of the mammary gland. Biochemic. J. **16**, 3 (1922). — *Rothlin* u. Mitarbeiter, Quart. J. exper. Physiol. **16**, 3 (1922). — *Rucker*, The action of adrenalin on the pregnant human uterus. Ref. Endocrinology **9**, 314 (1925). — Gynéc. et Obstétr. **23**, 412 (1931). — Adrenalin in the treatement of contraction ring, with note on the action of adrenalin upon tubal contractions. Ref. Endocrinology **15**, 450 (1931). — *Rübsamen* u. *Kligermann*, Pharmakologische Untersuchungen an der überlebenden menschlichen Uterus- und Tubenmuskulatur. Z. Geburtsh. **72**, 272 (1912). — *Rupp*, Arch. Gynäk. **143**, 80 (1930). — *Rydin*, Influence de la nicotine sur l'action exercée par l'adrénaline etc. C. r. Soc. Biol. Paris **93**, 1193 (1925).

Schirokogoroff, Die sklerotischen Erkrankungen der Arterien nach Adrenalininjektionen. Virchows Arch. **191**, 482 (1908). — *Schloßmann*, Beiträge zur Biologie der Placenta III. usw. Arch. f. exper. Path. **166**, 74 (1932). — *Schmitt*, Z. Biol. **1922**, Nr 75, 19. Zit. nach Bayer. — *Schmorl* u. *Ingier*, Über den Adrenalingehalt der Nebenniere bei verschiedenen Erkrankungen. Münch. med. Wschr. **1911 I**. — *Schröder*, Der mensuelle Genitalzyklus des Weibes und seine Störungen. Handbuch der Gynäkologie von Veit. München: J. F. Bergmann 1928. — *Seitz*, Die Störungen der inneren Sekretion in ihren Beziehungen zu Schwangerschaft, Geburt und Wochenbett. Verh. dtsch. gynäk. Ges. **15**, 213 (1913). — Biologie der Placenta. Verh. dtsch. path. Ges. Leipzig **1929**, 322. — *Sestini*, Adrenalinuria in gravidanza e puerperio normale. Ann. Obstetr. Milano 1920. Fol. gynaec. Pavia **42** (1920). — Pathologica (Genova) **13** (1921). — *Shimidzu*, On the permeability of the placenta for adrenalin in the pregnant rabbit and albino rat. Amer. J. Physiol. **52**, 377 (1920). — *Shimoi*, Zit. nach Bayer. Handbuch der inneren Sekretion von Max Hirsch, 1927. — *Siegert*, Mittelrhein. gynäk. Ges., Dez. 1928. — Experimentelle Untersuchungen über die gegenseitigen Beziehungen von Nebennieren und Keimdrüsen. Z. Geburtsh. **94**, 553 (1929). — *Staemmler*, Die Funktion des Nebennierenmarkes und ihr histologischer Ausdruck. Beitr. path. Anat. **91**, 30 (1933). — *Stewart* and *Rogoff*, Amer. J. Physiol. **66**, 235 (1923). — *Sugimoto*, Arch. f. exper. Path. **74**, 27 (1913). — *Suzuki*, Zit. nach Bayer (s. oben). — *Szent-György*, Vitamin C, Adrenalin und Nebennieren. Dtsch. med. Wschr. **1932 I**, 852.

Takahashi, Über die Wirkung des Calciums auf den Uterus und über den Einfluß des Calciums auf die Wirkung des Adrenalins, des Pituitrins und des Histamins. Okayama-Igakkai-Zasshi (jap.) **39**, Nr 4, 506 (deutsche Zusammenfassung, 1927. S. 542). — *Thienes* and *Hockett*, Cocaine potentation of epinephrine and ephedrine action uterus etc. Proc. Soc. exper. Biol. a. Med. **25**, 793 (1928). — *Tremiterra*, Sull'adrenalinuria in gravidanza. Riforma med. **40**, 844 (1924). — *Trendelenburg*, Die Hormone, ihre Physiologie und Pharmakologie, Bd. 1. Berlin: Julius Springer 1929. — *Trettenero*, Ricerche sulla distribuzione dell'nei surrenali di animali gravidi. Riv. ital. Ginec. **2**, 67 (1923). — *Turolt*, Umkehr der Adrenalinwirkung auf den überlebenden Uterus durch Ionenverschiebung. Arch. Gynäk. **115**, 600 (1922).

Varaldo, Eierstocksveränderungen infolge wiederholter Adrenalineinspritzungen. Z. Geburtsh. **37**, 1350 (1913). — *Váró*, Über die agglutinationssteigernde Wirkung des Adrenalins und die Schwangerschaftsvagotonie. Z. Geburtsh. **1926**, 291. — *Velden, van der*, 82. Naturforsch.-Verslg 1910, Gynäk.-Abt. — *Volpe*, Zit. nach Bayer. Handbuch der inneren Sekretion von Max Hirsch, 1927.

Wadell, Pharmacology of uterus masculinus. J. of Pharmacol. **1916**, 171. — Pharmacology of the vagina. J. of Pharmacol. **1917**, 9. — *Wastl*, Über Geschlechtsunterschiede bei der Adrenalinwirkung. Klin. Wschr. **1927 II**, 2338. — *Wichels*, Über die Durchlässigkeit der Placenta für Inkrete. Klin. Wschr.

1925 II, 1570. — *Wiesel*, Nebennieren. Handbuch der normalen und pathologischen Physiologie von Bethe, Bd. 16, 1. Hälfte. Berlin: Julius Springer 1930.

Zondek, Experimentelle Versuche, das Wachstum des Uterus zu steigern, usw. Arch. Gynäk. **120**, 251 u. 261 (1923). — *Zondek* u. *Aschheim*, Hypophysenvorderlappen und Ovarium. Beziehungen der endokrinen Drüsen zur Ovarialfunktion. Arch. Gynäk. **130**, 1 (1927).

Das Nebennierenrindenhormon.

Adler, Über eine Funktion der Nebennierenrinde. Berl. klin. Wschr. **1922 II**, 1281. — *Ascher* u. *Klein*, Der Einfluß des Hyperinterrenalismus auf die Entwicklung der männlichen Geschlechtsorgane. Klin. Wschr. **1931**, Nr 23. — *Asher* u. *Kichikawa*, Beiträge zur Physiologie der Drüsen. Untersuchungen über die Beziehungen der Nebennieren zu der Entwicklung der sekundären Geschlechtsmerkmale. Biochem. Z. **163**, 176 (1925). — *Atwell*, Untersuchungen über Zusammenhänge zwischen Hypophysennebenniere-Keimdrüse. Endocrinology **16**, 639 (1932).

Bauer, Zum heutigen Stand des Nebennierenproblems. Dtsch. med. Wschr. **1933 I**, 565. — *Britton*, Evidence on the chief function of the adrenal cortex. Endocrinology **16**, 633 (1932). — *Britton* and *Kline*, Effect of adrenalectomy and cortico-adrenal extract on reproduction. Proc. amer. physiol. Soc. **1933**, 12. — *Broadbent*, A case of Addison disease. Lancet **1932 II**, 184. — *Brownell* and *Hartman*, A lactation hormone of the adrenalin cortex. Proc. Soc. exper. Biol. a. Med. **30**, 783 (1933). — *Brownell, Lockwood* and *Hartman*, A lactation hormone of the adrenal cortex. Proc. Soc. exper. Biol. a. Med. **30**, 783 (1933).

Candia, de, Sol valore fisiologico della corteccia surrenale e sul suo uso clinico. Endocrinologica **4**, 3—15 (1929). — *Carr*, Effect of Swingle's extract upon lactation in the adrenalectomized withe rat. Proc. Soc. exper. Biol. a. Med. **29**, 131 (1931). — *Castaldi*, Primi risultati di ricerche sperimentali sugli effetti della somministrazione di corticale surrenale sull'accrescimento somatico di giovani cavie. Ref. Endocrinology **9**, 153 (1925). — Corticale surrenale e accrescimento corporeo. Arch. ital. Anat. embryol. **22**, 297 (1925). — *Chidester, Eaton* and *Thompson*, The influence of desticcated suprarenal cortex and medulla on the growth and maturity of yong rats. Amer. J. Physiol. 88, 193 (1929). — *Cionni*, Sul trattamento del morbo di Addison coll'ormone corticale. Policlinico **1932**, 1218. — *Cleghorn*, The effect of injections of extract of adrenal cortex on the development and sex functions of the albino mouse. J. of Physiol. **76**, 193 (1932). — *Connor*, Effects of adrenal cortical extracts upon the sex organs of animals. Proc. Soc. exper. Biol. a. Med. **29**, 131 (1931). — *Corey* and *Britton*, The induction of precocious sexual maturity by cortico-adrenal extract. Amer. J. Physiol. **99**, 33 (1931). — Effects on the gonads of cortico-adrenal extract. Sience (N. Y.) **1931 II**, 101. — The estrus cycle and the adrenal glands. Proc. Soc. exper. Biol. a. Med. **30**, 592 (1933).

Dal Collo, Influenca sull'ovio della funzione surrenale. Fol. med. (Napoli) **10**, 609 (1924). — *Deelen*, Morbus Addisoni und Cortin. Nederl. Tijdschr. Geneesk. **1933**, 387. — *Demole*, L'hormone cortico-surrénale et ses applications therapeutics. Rev. med. Suisse rom. **1932**, No 52. — *Duff* and *Bernstein*, Addisons disease and atrophy of adrenalin cortex. Ref. Endokrinol. **12**, H. 4 (1933).

Eaton, Insko, Thompson and *Chidester*, The influence of suprarenal cortex and medulla on the growth and maturity of yong chicks. Amer. J. Physiol. 88, 187 (1929). — *Engelhardt*, Die Wirkung von Nebennierenrindenextrakt auf das Genitale weiblicher Kaninchen. Arch. Gynäk. **149**, H. 3, 688. — Über die Wirkung von Nebennierenrindenextrakt auf den Uterus. Klin. Wschr. **1930 II**, 2114.

Falta, Über die Funktion der Nebennierenrinde. Wien. klin. Wschr. **1925 II**, 1203. — *Ferreira de Mira*, C. r. Soc. Biol. Paris **97**, 709 (1927). — *Fieschi*, Azione della corteccia surrenale sull'accrescimento. Zit. nach Endocrinology **12**, 90. — *Frankl* u. *Klaften*, Untersuchungen über die Wirksamkeit des Cortigen. Endokrinol. **10**, 167 (1932).

Goldzieher, Interrenin, das Hormon der Nebennierenrinde. Klin. Wschr. **1928 II**, 1124. — *Greene, Rowntree, Swingle* and *Pfiffner*, Metabolic studies in Addisons disease. The effect of tretament with the cortical hormone of the suprarenal gland. Amer. J. med. Sci. **183**, 1 (1932). Ref. Endokrinol. **12**, H. 4, 292 (1933). — *Grollman* and *Firor*, Observations on the hormone of the adrenal cortex. Amer. J. Physiol. **101**, 46 (1932). — Studies on the adrenal extraction of cortical hormone from urine. Proc. Soc. exper. Biol. a. Med. **30**, 669 (1933).

Harrop, Pfiffner, Weinstein and *Swingle*, A biological method of array of the adrenal cortical hormone. Proc. Soc. exper. Biol. a. Med. **29**, 449 (1932). — *Harrop, Weinstein* and *Marlow*, Addisons disease treated with suprarenalcortical hormone (Swingle-Pfiffner). J. amer. med. Assoc. **98**, 1525 (1932). *Harrop, Weinstein, Soffer* and *Trescher*, Diagnosis and treatment of Addisons disease. J. amer. med. Assoc. **100** (1932). — *Harrop, Widenhorn* u. *Weinstein*, Stoffwechseluntersuchungen über ein Hormon der Nebennierenrinde. Münch. med. Wschr. **1932 I**, 171. — *Hartman*, Cortin. Ein lebenswichtiges Hormon der

Nebennierenrinde. Endocrinology **14**, 228 (1930). — Zbl. path. Anat. **51**, 12. — *Hartman* and *Aaron*, Cortin bei Morbus Addison. Endocrinology **16**, 43 (1932). — *Hartman, Aaron* and *Culp*, Die Anwendung von Cortin bei Morbus Addison. Endocrinology **14**, 438 (1930). — *Hartman, Bowen, Thorn* and *Greene*, The vital hormone of the adrenal cortex. Ann. int. Med. **5**, 539 (1931). — *Hartman* and *Brownell*, The hormone of the adrenal cortex. Proc. Soc. exper. Biol. a. Med. **27**, 938 (1930). — Science (N. Y.) **1930 II**, 76. *Hartman, Brownell, Hartman, Dean* and *Mac Arthur*, The hormone of the adrenal cortex. Amer. J. Physiol. **86**, 353 (1928). — *Hartman, Brownell* and *Lockwood*, Studies indicating the function of cortin. Endocrinology **16**, 521 (1932). — *Hartman, Greene, Bowen* and *Thorn*, Further experience with cortin therapy. J. amer. med. Assoc. **99**, 1478 (1932). — *Hartman, Griffith* and *Hartman*, Observations upon adrenal-ectomized cats treated with cortical hormone. Amer. J. Physiol. **86**, 360. — *Hartman, Katharine* and *Brownell*, The vital hormone of the adrenal cortex. Amer. J. Physiol. **97**, 530 (1931). — *Hartman, Mac Arthur* and *Hartman*, A substance which prolongs the life of adrenal-ectomized cats. Proc. Soc. exper. Biol. a. Med. **25**, 69 (1927). — *Hartman, Thorn* and *Potter*, Cortin bei einem Fall von Nebenniereninsuffizienz bei Schwangerschaft. Endocrinology **16**, 155 (1932). — *Herwerden, van*, Über den Einfluß der Nebennierenrinde auf Wachstum und Fortpflanzung niederer Lebewesen und ihre vermutliche antitoxische Wirkung. Verslg Akad. Wetensch. Amsterd., Wis-en natuurkd. Afd. **29**, 1196 (1921). — Der Einfluß der Nebennierenrinde des Rindes auf Gesundheit und Wachstum verschiedener Organismen. Biol. Zbl. **42**, 109 (1922). — Der Einfluß der Nebennierenrinde auf das Wachstum und die Fruchtbarkeit von Daphnia pulex. Arch. mikrosk. Anat. **1923**, 98. — *Hewer*, The functional connection between the suprarenal cortex and other glands of internal secretion. J. of Physiol. **53**, 97 (1920). — *Horak*, A case of Addisons disease successfully treated with cortin etc. Endocrinology **16**, 285 (1932). — *Hoskins* and *Hoskins*, Arch. int. Med. **17** (1916).

Jaffé u. *Ranssweiler*, Experimentelle Untersuchungen über künstliche Beeinflussung des Uteruswachstums. Frankf. Z. Path. **33**, 458 (1926).

Kaplan, Nebennierenrindenhormone und Genitalsystem. Endokrinol. **11**, H. 5, 321 (1932). — Frankf. Z. Path. **44**, 302 (1932). — Diss. Berlin 1932, S. 45. — *Klein*, Der Einfluß der Nebennierenrinde auf die Entwicklung der männlichen Geschlechtsorgane. Endokrinol. **9**, 401 (1931). — *Krabbe*, The relation between the adrenal cortex and sexual development. N. Y. med. J. **64** (1921). — *Kreuzwende dich von dem Borne*, Behandlung der Addisonschen Erkrankung mit Nebennierenpräparaten. Nederl. Tijdschr. Geneesk. **1933**, 433. — *Kubosono*, Über die Wirkung des Extraktes der Nebennierenrinde auf die Kontraktion des isolierten Kaninchenuterus. Fol. endocrin. jap. **3**, 1231 (1927).

Lange, Über Substitutionstherapie bei Addisonscher Krankheit. Münch. med. Wschr. **1928 II**. — *Loewe, Marx, Rothschild, Voß* u. *Buresch*, Tierexperimentelle und klinische Erfahrungen über Nebennierenrindenhormone. Klin. Wschr. **1932 I**, 281. — *Loos* u. *Rittmann*, Nebennierenrinde und Geschlechtsentwicklung. Endokrinol. **13**, 82 (1933).

Mc Crie, Mears and *Millar*, A case of Addison's disease treated with cortical suprarenal extract. Brit. med. J. **1932**, 622. — *Mc Kinley* and *Fischer*, Effects obtaines from feeding frech adrenal cortex medull etc. Amer. J. Physiol. **76**, 268 (1926). — *Magistris*, Über die Biochemie der Nebennierenrinde. I. Mitt. Darstellung und Nachweis des Hormons der Nebennierenrinde. Biochem. Z. **248**, 39 (1932). — Über das Hormon der Nebennierenrinde. Klin. Wschr. **1932 II**, 1384. — *Marañon*, The sexual effects of non-genital endocrine glands. The virilizing action of substances of cortico-adrenal and hypophyseal origin. Endocrinology **15**, 241 (1931). — Rev. franç. Endocrin. **8**, 1 (1930). — *Marsh*, Suprarenal insufficiency: Report of two cases. Amer. J. med. Sci. **175**, 769 (1928). — *Martin*, Amer. J. Physiol. **100**, 180 (1932). — *Migliavacca*, Über die Wirkung der Nebennierenrinde auf den infantilen weiblichen Geschlechtsapparat. Z. Geburtsh. **1932**, 1874. — *Müller*, Experimentelle Begründung der funktionellen Beziehung der Nebennierenrinde zu den Geschlechtsorganen. Klin. Wschr. **1930 II**, 1967. — Der Einfluß der Hyperinterrenalisierung auf die Entwicklung der weiblichen Geschlechtsorgane. Endokrinol. **8**, 5 (1931).

Nice and *Shiffer*, Multiple adrenal transplantats and premature sex development in the female white rats. Dep. Physiol. Ohio. Endocrinology **15**, 203 (1931). — *Mishimura*, Über die Beziehung zwischen der Nebenniere, besonders der Nebennierenrinde und den verschiedenen endokrinen Organen. Fol. endocrin. jap. **4** (1929).

Pencharz and *Olmsted*, Transplants of adrenal cortex into rat ovaries. Proc. Soc. exper. Biol. a. Med. **28**, 600 (1931). — *Peritz*, Über die Beziehung des Nebennierenrindenhormons zur Keimdrüse. Arch. Frauenkde u. Konstit.forsch. **15**, 195 (1929). — *Perkins*, Addisons disease and pregnancy. J. amer. med. Assoc. **99**, 1500 (1932). — *Pfiffner* and *Swingle*, The praeparation of adrenal cortical hormone. Endocrinology **15**, 334 (1931). — *Pompen*, Der Einfluß des Cortins auf Hunde nach doppelseitiger Epinephrektomie. Nederl. Tijdschr. Geneesk. **1932**, 3655. — *Pribram, E.*, Nekrohormone und

Transplantation. Über den Einfluß transplantierter Gewebe auf die Ovarialfunktion der Maus. Z. Krebsforsch. **35**, 336 (1932).

Reiß, Studien über die Funktion der Nebennierenrinde. Endokrinol. **6**, 321 (1930). — *Riddle, Honneywell* and *Minoura*, Wirkungen fortgesetzt transplantierter ganzer Nebennieren in Tauben. Proc. Soc. exper. Biol. a. Med. **20**, 456 (1923). — *Rogoff*, On the function of the adrenals. Endokrinol. **5**, 256 (1929). — Addisons disease; further report on treatment with „interrenalin" etc. J. amer. med. Assoc. **99**, 1309 (1932). — *Rogoff* and *Steward*, Suprarenal cortical extracts in suprarenal insufficiency (Addisons disease). J. amer. med. Assoc. **1929**, 1559. — *Rowntree*, Organotherapy in Addisons disease. J. of Pharmacol. **23**, 135 (1924). — *Rowntree, Greene, Harrop, Weinstein, Marlow, Swingle* and *Pfiffner*, Studien über das corticale Hormon der Nebennierenrinde. J. amer. med. Assoc. **1931**, Nr 36. — *Rowntree, Greene, Wilben, Swingle* and *Pfiffner*, Addisonsche Krankheit. Versuche zur Behandlung mit verschiedenen Nebennierenpräparaten. J. amer. med. Assoc. **1931**, Nr 36.

Schmitz u. *Kühnau*, Über die innere Sekretion der Nebennierenrinde. Biochem. Z. **259**, H. 4/6, 301 (1933). — *Schmitz* u. *Milbradt*, Über das Inkret der Nebennierenrinde. Z. exper. Med. **68**, 393 (1929). *Schroeder* u. *Goerbig*, Über Substanzen, die das Genitale wirksam zum Wachsen anregen. Z. Geburtsh. **83**, 764 (1921). — *Siegert*, Experimentelle Untersuchungen über die gegenseitigen Beziehungen von Nebennieren und Keimdrüsen. Z. Geburtsh. **1929**, Nr 94, 553. — *Simpson*, The effect of extract of the suprarenal cortex in Addisons disease. J. of Physiol. **72** (1931). — Addisons disease and its treatment with cortical extract. Brit. med. J. **1932 II**, 625. — *Sserdjukoff*, The function connection between the glandular portion of the ovary and the adrenal cortex. Vrač. Délo (russ.) **2**, 16 (1921). — Presse méd. **30**, 130 (1922). — *Stewart* and *Rogoff*, Studies on adrenal insufficiency. Amer. J. Physiol. **79**, 508 (1927). — *Swale, Vincent* and *Thompson*, The cortex of the adrenal body. Endokrinol. **5**, 335 (1929). — *Swingle* and *Pfiffner*, The adrenal cortical hormone. Medicine **11**, 371 (1932).

Tausk, Pompen u. a., Einige Erfahrungen mit dem Nebennierenrindenhormon (Cortin). Nederl. Tijdschr. Geneesk. **1933**, 602. — *Thompson* and *Russel*, A case of Addison's disease. Lancet **1932 II**, 178. *Thompson* and *Withehead*, Klinische Ergebnisse beim Abbau des nach Swingle und Pfiffner dargestellten Nebennierenextraktes. Endocrinology **15**, 495 (1931).

Widenhorn, Experimentelle Untersuchungen zur Pathologie der Nebennieren. Arch. klin. Chir. **170**, 381 (1932).

Zondek u. *Aschheim*, Hypophysenvorderlappen und Ovarium. Beziehungen der endokrinen Drüsen zur Ovarialfunktion. Arch. Gynäk. **127**, 130 (1926). — *Zwemer*, Ein Nebennierenrindenextrakt: eine Entwicklung und seine experimentelle und klinische Verwendung. Endocrinology **15**, 382 (1931).

Die Schilddrüse.

Geschlechtsunterschiede der Schilddrüse.

Aeschbacher, Mitt. Grenzgeb. Med. u. Chir. **15** (1905).

Bucura, Geschlechtsunterschiede beim Menschen. Zit. nach Bauer. Wien. klin. Wschr. **1923 I**, 416.

Castaldi, Variazioni del peso della glandula tiroide normale e loro significato. Arch. ital. Anat. **18**, 97 (1922).

Fukushima, The jodine content of the thyroid in the Japanese adult. Jap. med. World **2**, 45 (1922).

Guilder, Incidence of goiter in college students (women). Ann. clin. Med. **1**, 248 (1923).

Hatai, On the weights of the abdominal viscera of the rat. Amer. J. Anat. **15**, 87 (1913). — *Henle*, Anatomie des Menschen. Braunschweig 1866. — *Hueck*, Ein Beitrag zur Beurteilung der Knoten in der Schilddrüse. Dtsch. Z. Chir. **174** (1922).

Jackson, Postnatal growth and variability of the body and of the various organs in the albino rat. Amer. J. Anat. **15**, 1 (1913).

Larionov, Zur Untersuchung der vergleichenden Aktivität der Männchen- und Weibchenschilddrüse bei Tauben. Endokrinol. **7**, H. 1 (1930). — *Lowe*, Seasonal and sexual variation in the thyroid glands of cats. Quart. J. microsc. Sci., N. s. **73**, 577 (1930).

Naegeli, Bericht über 1000 Kropfkranke aus der Garréschen Klinik. Bruns' Beitr. **115**, 69 (1919). — *Nelle*, Vergleichend anatomische und vergleichend pathologische Beiträge zur Kropffrage. Inaug.-Diss. Marburg 1931.

Oseki, Zur Morphologie der Schilddrüse bei den Japanern. Mitt. med. Ges. Tokyo **24** (1910).

Quain-Hofmann, Lehrbuch der Anatomie, 1878.

Riddle, Thyroid size in the sexes. Amer. J. Physiol. **90**, 495 (1929). — Thyreoideagewicht und Geschlecht. Endokrinol. **5**, 240 (1929).

Simonini, Le glandule a secrezione interna e la lora patologica nell' infanzia. Congr. ped. Bologna, Vol. 8, p. 198. 1914. — *Spoettel*, Die Abhängigkeit der Schilddrüsenausbildung von Rasse, Alter, Geschlecht und Jahreszeit bei verschiedenen Schafrassen. Z. anat. **89** (1929).

Tenchini et *Cavatorti*, Sur la morphologie de la glande thyroide chez l'homme. Arch. ital. de Biol. (Pisa) **1909**, 303. — *Testut*, Zit. nach *Berberich* und *Fischer-Wasels*. Handbuch der inneren Sekretion, Bd. 1, S. 337. 1932.

Vogeler, Über die Abhängigkeit der Funktion der Schilddrüse vom Lebensalter und von Krankheitszuständen. Arch. klin. Chir. **157**, 704 (1929).

Weibgen, Zur Morphologie der Schilddrüse des Menschen. Münch. med. Abh. **1891**, H. 14.

Die Veränderungen der Schilddrüse in der Brunst.

Adler, Arch. f. exper. Path. **86**, 159 (1920). — *Anderson*, Weight of pituitary and thyroid of the rat at various stages of the oestrus cycle. Proc. Soc. exper. Biol. a. Med. **30**, 657 (1933).

Bardeleben, De glandulae thyreoideae structura. Diss. Berlin 1847.

Engelhorn, Schilddrüse und weibliche Geschlechtsorgane. Habil.schr. Erlangen 1912.

Frei, Schilddrüse, Jod und Fortpflanzung. Arch. Tierheilk. **71**, 551 (1929).

Gentilucci, L'influenca del ciclo estrale sulla tiroide (Ricerche istologiche). Rass. Ostetr. **41**, 433 (1932).

Matsuyama, Experimentelle Untersuchungen mit Rattenparabiosen. Zbl. path. Anat. **25**, 436 (1921).

Nakamura, Sexual cycle and thyreoid glands. Pl. 1. a. II. Gynecol. Inst. Imp. Univ. Kioto. Jap. J. Obstetr. **16**, 246 (1933). — *Nelle*, Vergleichend anatomische und vergleichend pathologische Beiträge zur Kopffrage. Inaug.-Diss. Marburg 1931.

Riddle, Studies on thyroids. Endocrinology **11**, 161 (1927). Endocrine regulation of reproduction. Endocrinology **13**, 311 (1929). — *Riddle* and *Fisher*, Seasonal variation of thyroid size in pigeons. Amer. J. of Physiol. **72**, 464 (1925).

Stender, Untersuchungen über die Schilddrüse des Schweines usw. Vet. med. Diss. Berlin 1924.

Wendt, Beobachtungen über den Einfluß erhöhter Schilddrüsentätigkeit auf die Geschlechtsdrüsen. Endokrinol. **1**, 81 (1928). — *Whitman*, Publ. Carnegie Inst. Washington **1919**, Nr 257.

Die physiologischen Veränderungen der Schilddrüse in der Pubertät und die Pubertätsstruma. — Die Veränderungen der Schilddrüse in der Menstruation.

Die Rolle der Schilddrüse in der Pathogenese der Menstruationsstörungen.

Abruzzese, Sulla funzionalita della tiroide nelle metrorragie cosidette essenziali. Riv. ital. Ginec. **8**, 528 (1929). — *Aron*, Die Körperentwicklung des Kindes in der Pubertät. Arch. Kinderheilk. **76** (1925). — *Aschner*, Beziehungen der Drüsen mit innerer Sekretion zum weiblichen Genitale. Biologie und Pathologie des Weibes, Bd. 1. Berlin u. Wien: Urban & Schwarzenberg 1924. — Die Blutdrüsenerkrankung des Weibes. Wiesbaden: J. F. Bergmann 1918. — *Asher Leon*, Physiologie der Schilddrüse. Handbuch der inneren Sekretion von Max Hirsch, Bd. 2, H. 1. 1929.

Bauer, K. H., Erbkonstitutionelle Veranlagung zur Struma nodosa colloides. Bruns' Beitr. **135**, 512 (1926). — *Benett*, Acute menstrual goitre. Med. press **1879**, Nr 3. — *Berberich* u. *Fischer-Wasels*, Schilddrüse und innere Sekretion. Handbuch der inneren Sekretion von Max Hirsch, Bd. 1. 1932. — *Bergmann* u. *Goldner*, Z. klin. Med. **108** (1929). — *Biedl*, Innere Sekretion. — *Bircher*, Klinische Anregungen zu einigen Fragen des Kropfproblems. Schweiz. med. Wschr. **1928 I**, 527. — *Block* and *Llewellyn*, Organotherapy in gynecology. Amer. J. Obstetr. **1917**, 357. — *Blum*, Über die Behandlung der Magersucht usw. Münch. med. Wschr. **1933 II**. — *Boume* and *Wilson*, Observations on the thyroid gland and its relation to the function of the pelvic organs. St. Mary Hosp. Gaz. **27**, 108 (1921). — *Breckinsidge*, Some practical aspects of hyperthyreoidism. Amer. J. Obstetr. **23**, 871 (1932). — *Breitner*, Studien zur Schilddrüsenfrage. Mitt. Grenzgeb. Med. u. Chir. **36**, 265 (1923).

Chvostek, Morbus Basedowi und die Hyperthyreosen. Berlin 1917. — *Clauberg*, Hormonale Störungen bei der Frau. Med. Welt **1934**, Nr 9/10. — *Curschmann*, Zur Korrelation zwischen Thyreoidea und weiblichem Genitale. Münch. med. Wschr. **1923 II**, 912.

Dalché, Dysovarie. Gynéc. (Paris) **21**, 449 (1922). — *Dallera*, Ricerche sull'attività della tiroide nella gravidanza normale e patologica. Ann. Ostetr. **53**, 831 (1931). — *Demange*, Thèse de Nancy **1908**.

Eiselsberg, Die Krankheiten der Schilddrüse. Dtsch. Chir. **1901**, Lief. 38. — *Emile-Weil*, Un cas de menorragie dyscrasique arrêtée par l'hemato-éthyroidine. Bull. méd. Soc. Hôp. Paris **23**, 672 (1919). — *Engelhorn*, Schilddrüse und weibliche Geschlechtsorgane. Habil.schr. Erlangen 1912. — *Eufinger, Wiesbader* u. *Focsanearu*, Arch. Gynäk. **136**, 142. — *Ewald*, Die Erkrankungen der Schilddrüse in Nothnagels spezieller Pathologie und Therapie, Bd. 12.

Falta, Die Erkrankungen der Blutdrüsen. 2. Aufl. Berlin-Wien 1928. — *Finkelstein*, Über die nichtendemische Schilddrüsenvergrößerung im Kindesalter. Jb. ärztl. Fortbildg **16** (1925). — *Fischer*, Schilddrüse und weiblicher Genitalapparat. Wien. med. Presse **1895**, Nr 50, 1922. — *Fraenkel, M.*, Meine ersten 28 Fälle günstiger Beeinflussung von Periodenbeschwerden durch Röntgenstrahlen. Zbl. Gynäk. **1908**, Nr 5, 142. — Durch Bestrahlen der Schilddrüse kann man Menstruation sistieren oder abschwächen. Gynäk. Rdsch. **1910**. — Beziehungen zwischen Schilddrüse und Genitale bei beiden Geschlechtern. Dtsch. med. Wschr. **1924 I**, 108. — *Freund*, Die Beziehungen der Schilddrüse zu den weiblichen Geschlechtsorganen. Dtsch. Z. Chir. **18** (1883). — *Friedreich*, Handbuch der Chirurgie von Pitha und Billroth, Bd. 3, Abt. 1, 6. Lief.

Gál, Rusznyák u. *Dach*, Strahlenbehandlung der im jugendlichen Alter vorkommenden Menstruationsanomalien mit Berücksichtigung der innersekretorischen Korrelationen. Arch. Gynäk. **122**, 310 (1924). — *Gardiner-Hill* and *Smith*, Influence of disease of thyroid on menstruation. Endocrinology **12**, 370 (1928). — *Godbey*, Endocrine types of dysmenorrhea. West. Virg. med. J. **17**, 108 (1921). — *Gottlieb*, Ein Fall von Basedowoid und ein Fall von prämenstrueller Struma. Wien. klin. Wschr. **1922 I**, 402. *Gundobin*, Die Besonderheiten des Kindesalters. Deutsche Ausgabe. Berlin 1912.

Hafkesbings and *Collet*, Day to day variations in basal metabolism of women. Amer. J. Physiol. **70**, 73 (1924). — *Haines* and *Mussey*, J. amer. med. Assoc. **105**, 557 (1935). — *Handmann*, Schilddrüsenveränderungen und Hämoglobingehalt des Blutes bei Chlorose. Münch. med. Wschr. **1911 II**, 1175. — *Harrower*, Emetine in severe dysmenorrhea with thyroid dyscrasia. Pacific med. J. **1916**, 306. — *Heidenreich*, Der Kropf. Ansbach 1845. — *Heilig*, Menstruationsstudien. Zuckerstoffwechsel. Klin. Wschr. **1924 I**, 576. — Menstruationsstudien. Wasser- und Kochsalzhaushalt. Klin. Wschr. **1924 I**. — *Hernaman-Johnson*, The use of X-rays in hyperactivity of the ductless glands etc. Practitioner **99**, 10 (1917). — *Herrick*, The thyroid gland, its functions and diseases. Jowa State med. Soc. J. **9**, 212 (1919). — *Hertoghe*, Die Rolle der Schilddrüse bei Stillstand und Hemmung des Wachstums und der Entwicklung usw. München: J. F. Lehmann 1900. — *Hertzler*, The relation of dysmenorrhea to interstitial thyrotoxicosis as proced by therapeutic measures. Amer. J. Obstetr. **9**, 783 (1925). — *Heyn*, Der Einfluß der Ovarialfunktion auf den Grundumsatz des Weibes usw. Arch. Gynäk. **129**. *Hoeven, van der*, Zbl. Gynäk. **58**, 248, 1405 (1934).

Jalcowitz, Vikariierende Menstruation als Strumanachblutung. Dtsch. Z. Chir. **198**, 101 (1926).

Kern, The thyroid gland and menstrual disorders. Clin. med. a. Surg. **35**, Nr 7. — *Klokow*, Zit. nach Wegelin. Handbuch der pathologischen Anatomie von Henke-Lubarsch, Bd. 8. Berlin: Julius Springer 1926. — *Knaus*, Zur Korrelation zwischen Thyreoidea und dem weiblichen Genitale. Münch. med. Wschr. **1923 I**, 669. — *Kocher*, Arch. klin. Med. **99**. — Verh. Ges. Chir. 37. Kongr. — *Kräuter*, Schilddrüse und essentielle Uterusblutungen. Münch. med. Wschr. **1922 II**, 1601. — *Kraul* u. *Halter*, Über den Einfluß des weiblichen Genitales auf den Grundumsatz. Wien. klin. Wschr. **1923 II**. — Die Beziehungen des weiblichen Genitales zum Grundumsatz. Z. Geburtsh. **87**, 606 (1924).

Lawrence and *Rowe*, Studies of the endocrine plands. III. The thyroid. Endocrinol. **12**, 377 (1928). — *Lawson Tait*, Vergrößerung der Thyreoidea während der Schwangerschaft. Edinburgh med. J. **20**. — *Léopold-Lévi*, Insuffisance thyroidienne et fonctions hépatiques. C. r. Soc. Biol. Paris **70**, 996 (1911). — Zit. nach Climenko. Endocrinology **3**, 8 (1919). — *Léopold-Lévi* et *de Rotschild*, Hypothyroidie et autoinfections à répétotion. C. r. Soc. Biol. Paris **58**, 797. — *Liebhardt*, Bestrahlungen der Schilddrüse bei Uterusblutungen. Polska Gaz. lek. **1929**, 329. — Ber. Gynäk. **16**, 680. — *Liégeois*, Des glandes vasculaires sanguine. Thèse de Paris **1860**. — *Lintz* and *Markow*, Relation of onset od menstruation to environment. Endocrinology **7**, 57 (1923). — *Litzenberg* and *Carey*, The relation of basal metabolism to gestation. Amer. J. Obstetr. **17**, 550 (1929). — Endokrinol. **6**, 143 (1930).

Mackenrodt, Zit. nach Gál. Rusznyák und Dach. — *Malmstone*, Obstetrics in general practice. J. Indiana State med. Assoc. **17**, 150 (1924). — *Marine*, The thyroid gland in relation to the gynecology and obstetries. Surg. etc. **25**, 272 (1917). — *Maurer*, Über den Jodgehalt des Blutes und seine Veränderungen in Menstruation und Gravidität. Arch. Gynäk. **130**, 70 (1927). — *Müller, B.*, Verhalten der Glandula thyreoidea im endemischen Kropfgebiet des Kanton Bern zu Schwangerschaft, Geburt und Wochenbett. Festschrift für P. Müller. Stuttgart: Ferdinand Enke. — Z. Geburtsh. **75**, 264 (1914). — *Müller,*

Carl, Zum Nachweis von Schilddrüsenhormon im Blute menstruierender und schwangerer Frauen. Arch. Gynäk. **153**, 244 (1933). — *Müller, P.*, Zit. nach B. Müller.

Newmann-Dorland, Organotherapie in der Gynäkologie. Zbl. Gynäk. **1900**, 348. — *Nosaka*, Über den Schilddrüsenjodgehalt in japanischen Feten usw. Fol. endocrin. jap. **2**, 1 (1926). — *Novak, E.*, The sole of the endocrine glands in certain menstrual disorders. Endocrinology **4**, 411 (1920). — *Novak, J.*, Die Bedeutung des weiblichen Genitales für den gesamten Organismus. Nothnagels Handbuch. Wien 1912.

Oerum, Pubertätsstruma. Act. med. scand. (Stockh.) **26**, Suppl., 547 (1928). — *Oliver*, Med. J. a. Rec. **119**. — *Olitsky*, Amenorrhoea due to thyreoid insufficiency. Med. Rec. **524** (1912). (Zit. nach Aschner). — *Osborne*, Zit. nach Lintz und Markow.

Payer, Zit. nach Woronytsch. — *Perlsee*, Prag. med. Wschr. **1907** I. Ref. Zbl. Gynäk. **1908**, 1076. — *Philipps*, Die Opotherapie in der Gynäkologie. Lancet **1901**, 1394. — *Pototzky*, Das Pubertätsbasedowoid. Ein Beitrag zur Klinik der Hyperthyreosen im Pubertätsalter. Dtsch. med. Wschr. **1921** I, 96. — *Pratt*, Ovarian therapy. Endocrinology **16**, 45 (1932). — *Pratt* and *Smeltzer*, Nasal spray method of administering hormones of the ovary and pituitary gland. Endocrinology **13**, 320 (1929). — *Prochownik*, Zit. nach Seitz. Störungen der inneren Sekretion usw. (Mündliche Mitteilungen über das gleichzeitige Vorkommen von Chlorose, frühem Fettansatz, leichtem Infantilismus des Genitales und Sterilität mit thyreotischen Erscheinungen.)

Rowe, Endocrine studies, XXII. An endocrine influenceon menstruation. Endocrinology **14**, 243 (1930).

Salzman, Hypothyreoidism a factor in certain uterine hemorrhages. Amer. J. Obstetr. **1916**, 812. — *Schickele*, Die Lehre der Menstruation. Ref. Münch. med. Wschr. **1911** II, 2355. — *Schittenhelm* u. *Eisler*, Thyroxin-Prolanbehandlung der Fettsucht frühzeitig amenorrhoischer Frauen. Klin. Wschr. **1932** I, 446. — *Schmauch*, Die Schilddrüse der Frau und ihr Einfluß auf Menstruation und Schwangerschaft. Mschr. Geburtsh. **68**, 662 (1913). — *Schmidt, R.*, Zur Klinik der Basedowschen Krankheit. Münch. med. Wschr. **1931**, 989, 1044. — *Schmitt, W.*, Die Schilddrüsenfunktion bei Dysmenorrhöe. Zbl. Gynäk. **49**, 2449 (1925). — *Schönlein*, Pathologie und Therapie. — *Schröder*, Der mensuelle Genitalzyklus des Weibes und seine Störungen. Handbuch der Gynäkologie von Veit-Stoeckel, Bd. 1, 2. Hälfte. München: J. F. Bergmann 1928. — *Sehrt*, Die Schilddrüsenbehandlung der hämorrhagischen Metropathien. Münch. med. Wschr. **1914** I. — *Seitz*, Störungen der inneren Sekretion in ihren Beziehungen zu Schwangerschaft, Geburt und Wochenbett. Verh. dtsch. Ges. Gynäk. **1913**. — Der konstitutionelle Faktor in der Pathogenese der gynäkologischen Blutungen. Arch. Gynäk. **120**, 255 (1923). — *Simonton*, The thyroid gland, its role in developement and disease. N. Y. med. J. **108**, 281 (1919). — *Sloan*, Beziehungen des Kropfes zu Menstruation und Schwangerschaft. Edinburgh med. J. **1886**, Nr 31. — *Smitt, De*, Zit. nach Kräuter. Münch. med. Wschr. **1922** II, 1601. — Zit. nach Gál, Rusznyák und Dach. — *Steinberger*, Zit. nach Wegelin (s. unten). Gemeinsame deutsche Zeitschrift für Geburtskunde, H. 6. — *Stratz*, Der Körper des Kindes und seine Pflege. Rassenlehre. Handbuch von Halban-Seitz. Stuttgart 1922.

Toronczyk, Über eine besondere Form der Amenorrhöe auf Grundlage der Insuffizienz der Schilddrüse. Ginek. polska **7**, 301 (1928). Ref. Ber. Gynäk. **15** (1929). — Gibt es eine Amenorrhöeform, die von einer konstitutionell minderwertigen Schilddrüse verursacht werden kann? Mschr. Geburtsh. **83**, H. 3 (1929).

Vilaplana, Kann die Opsomenorrhöe von der Schilddrüse herrühren? Rev. españ. Med. **1928**, No 151, 13. — *Vogeler*, Über die Abhängigkeit der Funktion der Schilddrüse vom Lebensalter und von krankhaften Zuständen. Arch. klin. Chir. **157**, 704 (1929).

Wagner, G. A., Über die Ursache und Behandlung der unregelmäßigen Blutungen der Frauen. Beih. zur Med. Klin. **1927**, H. 3. — *Wakeham*, Basal metabolism and the menstrual cycle. J. of biol. Chem. **56** (1923). — *Waters* and *Williams*, Menorrhagia due to hypothyroidism. Amer. J. Obstetr. **23**, 489 (1932). — *Wehefritz*, Systematische Gewichtsuntersuchungen an Ovarien. Z. Konstit.lehre **9** (1924). — *Weidenmann*, Thyreoidea und Menstruation. Z. Geburtsh. **80**, 419 (1918). — *Williams*, J. amer. med. Assoc. **105**, 559 (1935). — *Wiltshire*, Stoffwechsel während der Menstruation. Lancet **201**. — *Winkel*, Allgemeine Gynäkologie. Zit. nach Weidenmann. — *Woronytsch*, Zur Frage der mensuellen Schilddrüsenvergrößerung. Wien. klin. Wschr. **1914** I. — *Zondek*, Die Krankheiten der endokrinen Drüsen. Berlin: Julius Springer 1926.

Die Veränderungen der tierischen Schilddrüse durch Coitus, Schwangerschaft und Lactation.

Ahlbeck, Gynäk. Kongr. Innsbruck. Ref. Arch. Gynäk. **117**, 206 (1922).

Bernard, La thyroide au cours de la grossesse. Rev. franç. Endocrin. **5**, 395 (1927). — *Blair Bell*, The genital functions of the ductless glands. Lancet **1913**. — *Borzystowski*, Über den Schwangerschaftskropf. Inaug.-Diss. Königsberg 1902.

Decio, Über den Jodgehalt der Schilddrüse in der Schwangerschaft. Riv. ital. Ginec. **1**, 59 (1922).
Engelhorn, Schilddrüse und weibliche Geschlechtsorgane. Habil.schr. Erlangen 1912.
Florentin, Étude des divers mécanismes de régénération des follicules thyroidieus chez le cobaye adulte et en particulier chez la femelle gestante. Rev. franç. Endocrin. **3**, 284 (1925).
Gilardino, Follicolina e tiroide. Riv. ital. Ginec. **11**, 304 (1930).
Krylow u. *Sternberg*, Die Schilddrüsenkolloidveränderung bei Kaninchen unter dem Einfluß des Coitus und der Schwangerschaft. Endokrinol. **10**, 37 (1932).
Nakamura, Experimental study of the thyroid function during pregnancy, parturition and puerperium. I. On metabolism of jodine during pregnancy and puerperium. V. Quantity of jodine in the thyroid during pregnancy and puerperium. Jap. J. Obstetr. **16**, 244 (1933).
Romaniello, Sull'eventuale variazione del contenuto in jodio della tiroide in gravidanza e della tiroide fetale. Arch. Ostetr. **37**, 716 (1930).
Schweger-Bardeleben, Zit. nach Kehrer. Biologie und Pathologie des Weibes. Handbuch von Halban-Seitz, Bd. 6, 2. Teil. 1925. — *Stender*, Untersuchungen über die Schilddrüse des Schweines in verschiedenen Lebensstadien und unter verschiedenen Lebensbedingungen. Vet. med. Diss. Berlin 1924.
Verdozzi, Ricerche istofisiologiche sulla ghiandola tiroide in gravidanza e dopo il parto I. Ricerche istologiche. Ric. Morf. e Biol. anim. **11**, 171 (1931).
Winiwarter, Influence de la gestation sur les ilots thymiques du corps thyroide. C. r. Soc. Biol. Paris **95**, 1445 (1926).

Die Veränderungen der menschlichen Schilddrüse durch Coitus, Schwangerschaft und Lactation. Struma und Schwangerschaft.

Albers-Schönberg, Kompression der Trachea infolge Schilddrüsenschwellung in der Gravidität. Zbl. Gynäk. **1895**, 454. — *Amato*, La secrezione tiroidea nella gravidanza. Arch. anat. path. **1905**. Zit. nach Wegelin (s. unten).
Bauer, K. H., Bruns' Beitr. **135**, 512 (1926). — *Beck*, Struma und Schwangerschaft. Bruns' Beitr. **80**, 73 (1912). — *Bella, de*, Sopra un caso di struma in gravidanza. Rass. Ostetr. **32**, 81 (1923). — *Berberich* u. *Fischer-Wasels*, Schilddrüse und innere Sekretion. Handbuch der inneren Sekretion von Max Hirsch, Bd. 1, S. 337. 1932. — *Bignami*, Thyroidismus und Schwangerschaft. Wien. med. Bl. **1896**, 51. — *Boegehold*, Zwei Fälle von Strumitis metastatica. Dtsch. med. Wschr. **1880** I. — *Bonnaire*, Kropf und Schwangerschaft. Ref. Zbl. Gynäk. **1898**, 570. — *Borzystowski*, Über den Schwangerschaftskropf. Ein Beitrag zur Funktion der Schilddrüse. Diss. Königsberg 1902. — *Breitner*, Studien zur Schilddrüsenfrage. Mitt. Grenzgeb. Med. u. Chir. **36**, 265 (1923). — *Buch*, Ein Fall von intrathorakischer Struma mit rezidivierenden Atembeschwerden in mehreren Schwangerschaften. Hosp.tid. (dän.) **1929** II, 1058.
Carloni, Alcuni rilievi sull'origine e sul significato della colloide etc. Monit. ostetr. **1**, 86 (1929). — Contributo sperimentali allo studio delle modificazioni anatomofunzionali della tiroide in gravidanza. Monit. ostetr. **1**, 247 (1929). — *Cerniglia*, Contributo alla fine struttura della tiroide in condizioni normali e durante la gravidanza. Ref. Pathologica (Genova) **7**, No 158 (1915). — *Ciulla*, La ginecologia moderna, 1909. — *Crotti*, Goitre and pregnancy. Trans. amer. Assoc. Obstetr. **29**, 353 (1916).
Daly and *Strouse*, The thyroid during pregnancy. J. amer. med. Assoc. **84**, 1798 (1925). — *Davis*, Thyroid disease complicating pregnancy and parturition. Amer. J. med. Assoc. **143**, 815 (1912). — *Debiasi*, Dysthyreoidismus der Mutter und Anencephalie des Fetus. Zbl. Gynäk. **1931**, 135.
Engelhorn, Schilddrüse und weibliche Geschlechtsorgane. Habil.schr. Erlangen 1912. — *Ewald*, Die Erkrankungen der Schilddrüse. Nothnagels spezieller Pathologie und Therapie, Bd. 12.
Fenger, On the presence of jodine in the human fetal thyroid gland. J. of biol. Chem. **20** (1915). — *Ferrari*, Sopra un caso di strumite nel corso di infezione puerperale. Rass. Ostetr. **36**, 78 (1927). — *Fischer*, Schilddrüse und weiblicher Genitalapparat. Wien. med. Presse **1922**, Nr 50 (1895). — *Fonio*, Zusammenhang zwischen Schwangerschaft und krankhaften Veränderungen der Schilddrüse. Gynäk. Rdsch. **1916**, 238. *Frazier* and *Ulrich*, Pathology of the thyroid gland complicating in pregnancy. Amer. J. Obstetr. **24**, 870 (1932). — *Freund*, Die Beziehungen der Schilddrüse zu den weiblichen Geschlechtsorganen. Dtsch. Z. Chir. **18**. — *Freund, H. W.*, Erg. Path. **1896** II, 170.
Gardiner-Hill, Pregnancy complicating simple goitre and Graves disease. Lancet **1929** I, 120. — *Gazeaux*, Traité de l'art des accouchements. Paris 1874. — *Gilardino*, Follicolina e tiroide. Riv. ital. Ginec. **11**, 304 (1930). — *Göczy*, Kaiserschnitt an einer Toten mit einfacher Struma. Orv. Hetil. (ung.) **1926**, 1004. — *Goethe*, Venedig-Epigramme, Nr 102. — *Graff, v.*, Schilddrüse und Genitale. Arch. Gynäk. **102**, 109 (1914). — *Guggisberg*, Schilddrüse und Schwangerschaft. Endokrinol. **13**, 73 (1933). — *Guillot*,

Zit. nach Seitz (s. weiter unten). — *Gutzeit*, Insuffizienz der Schilddrüse bei Kolloidkropf in der Schwangerschaft. Zbl. Gynäk. **1926**, Nr 33.

Hagenbuch, Beiträge zur Kenntnis der Strumitis. Mitt. Grenzgeb. Med. u. Chir. **33** (1921). — *Hinton*, The significance of thyroid enlargement during pregnancy. Amer. J. Obstetr. **13**, 204 (1927). — *Horwitz*, Gießen 1881.

Jencks, The relation of goiter to pregnancy. Amer. J. Obstetr. **1881**, 459.

Kalbfleisch, Metastatische Gasbrandinfektion in einer Struma retrosternalis. Bruns' Beitr. **118** (1920). — *Kocher, Th.*, Bericht über ein zweites 1000 Kropfexcisionen. Arch. klin. Chir. **64**, 454 (1901). — Kropf. Handbuch der speziellen Pathologie und Therapie der inneren Krankheiten von Kraus und Brugsch, Bd. 1. Berlin-Wien 1919.

Lange, Die Beziehung der Schilddrüse zur Schwangerschaft. Z. Geburtsh. **40** (1899). — *Lawson-Tait*, Enlargement of the thyroid body in pregnancy. Edinburgh med. J. **20** (1875, Mai). — Obstetr. J. **1922**, No 35 (1875). — *Léopold-Lévi* et *de Rotschild*, Autothérapie thyroidienne de la grossesse. C. r. Soc. Biol. Paris **1906**, 1018.

Markoe u. *Wing*, The thyreoid in pregnancy. Ref. Jber. Gynäk. **27** (1914). — *Meckel*, Zit. nach Eiselsberg. Deutsche Chirurgie, 1901. 38. Lief. — *Morgan*, Struma und Schwangerschaft. Ein Fall von benignem Kropf bei Schwangerschaft. Zbl. Gynäk. **1906**, 1289. — *Müller, B.*, Verhalten der Glandula thyreoidea im endemischen Kropfgebiet des Kanton Bern zu Schwangerschaft, Geburt und Wochenbett. Festschrift für P. Müller. Stuttgart: Ferdinand Enke 1913. — Z. Geburtsh. **75**, 264 (1914). — *Müller, P.*, Zit. nach B. Müller.

Nagel u. *Roos*, Versuche über experimentelle Beeinflußbarkeit des Jodgehaltes der Schilddrüse. Arch. f. Physiol. **102**, Suppl. — *Niederwieser*, Der Grundumsatz in der Schwangerschaft und seine Beziehungen zum Kropf und zur Schädigung des Neugeborenen. Mschr. Geburtsh. **90**, 401 (1932). — *Novak*, Beziehungen zwischen Schilddrüse und Genitale. Frankl-Hochwarts Handbuch. — Weibliche Genitalien und innere Medizin. Nothnagels spezielle Pathologie und Therapie, Bd. 1, Suppl. (1912).

Pern, Goiten. N. Y. med. J. **115**, 409 (1922). — *Pfister*, Die Kropfepidemie bei den Bataks auf Sumatra usw. Schweiz. med. Wschr. **1928 II**, 1252. — *Plass* and *Wayne*, Basal metabolism studies in normal pregnant women etc. Amer. J. Obstetr. **18**, 566, 728 (1929). — *Pototschnig*, Taglio cesareo in un vaso di gozzo con grave compressione tracheale. Clin. ostetr. **29**, 20 (1927).

Rösch, Zit. nach Sehrt. Münch. med. Wschr. **1913 II**, 961. — *Rübsamen*, Über Schilddrüsenerkrankungen in der Schwangerschaft. Arch. Gynäk. **98**, H. 2, 268 (1912).

Schleußning, Schilddrüsenknoten und Schwangerschaft. Verh. dtsch. path. Ges. **26**, 304 (1931). — *Schmid, H. H.*, Schilddrüse und Schwangerschaft. Med. Klin. **1931 I**, 945. — *Sehrt*, Übersichtsreferat. Med. Klin. **1913 I**, 300. — *Seitz*, Die Störungen der inneren Sekretion in ihren Beziehungen zu Schwangerschaft, Geburt und Wochenbett. Verh. dtsch. Ges. Gynäk. **15** (1913). — *Spirito*, Lo stato della tiroide in gravidanza. Arch. Ostetr. **17**, 1 (1923).

Thompson, Der Einfluß der Glandula thyreoidea auf die Schwangerschaft und Lactation. Surg. etc. **17**, Nr 2. — The influence of the thyroid glands on pregnancy. Brit. med. J. **1913**, Nr 2762, 79. — *Treupel*, Münch. med. Wschr. **1896 I**, 885.

Vallois et *Roume*, Un cas d'inflamation du corps thyroide dans les suites de couches. Rev. franç. Gynec. **18**, 57 (1923).

Waller, Relationship of the thyroid gland to other internal secretions of sexual origin. Practioner, Aug. **1912**. — *Watson*, Goitre in pregnancy. J. amer. med. Assoc. **71**, 875 (1918). — *Wegelin*, Schilddrüse. Handbuch der pathologischen Anatomie von Henke-Lubarsch, Bd. 8. Berlin: Julius Springer 1926. — *Wehefritz*, Systematische Gewichtsuntersuchungen an Ovarien mit Berücksichtigung anderer Drüsen mit innerer Sekretion usw. Z. Konstit.lehre **9**, 161 (1923).

Ursache und Deutung der Schilddrüsenveränderung in der Schwangerschaft.

Abelin, Die Physiologie der Schilddrüse. Handbuch der normalen und pathologischen Physiologie. — *Alcott* u. *Mortimer*, Zit. nach Seitz. Biologie der Placenta. Verh. dtsch. Ges. Gynäk. 21. Verslg Berlin **1929**. — *Anselmino* u. *Hoffmann*, Über den Milchsäureumsatz in der Schwangerschaft und seine Beziehungen zum Kohlehydratstoffwechsel, zur Leber- und Schilddrüsenfunktion usw. Arch. Gynäk. **142**, 289 (1930). — Über die Ursache der vermehrten Milchsäurebildung im Schwangerenmuskel. Arch. Gynäk. **142**, 310 (1930). — Nachweis einer glykogenvermindernden Substanz (Schilddrüsenhormon) im Blute von Schwangeren. Arch. Gynäk. **143**, 310 (1930). — Über den Milchsäureumsatz in der Schwangerschaft und seine Beziehungen zur Leber- und Schilddrüsenfunktion. Klin. Wschr. **1930 II**, 1768. — Nachweis einer acetonkörpervermehrenden Substanz (Schilddrüsenhormon) im Blute von Schwangeren. Arch.

Gynäk. **145**, 95 (1931). — Über den Nachweis des Schilddrüsenhormons im Schwangerenblute und über den Einfluß der gesteigerten Schilddrüsenfunktion auf Stoffwechsel, Kreislauf und Nervenerregbarkeit in der Schwangerschaft. Arch. Gynäk. **145**, 114 (1931). — Stoffwechsel- und Kreislaufanomalien in der Schwangerschaft. Jkurse ärztl. Fortbildg **1932**, 16. — Entgegnung auf die Arbeit von J. Friedmann, Tierexperimentelle Untersuchungen über die Beziehungen zwischen Schwangerschaft und Schilddrüse. Arch. Gynäk. **153**, 612 (1933). — Darstellung, Eigenschaften und Vorkommen einer antithyreoiden Schutzsubstanz aus Blut und Geweben. Klin. Wschr. **1933**, 99.

Baer, Zit. nach Niederwieser, Mschr. Geburtsh. **90**, 401 (1932). — *Bazán*, Thyreoidea und Schwangerschaft. Semana méd. **32**, 409 (1925). — *Bergmann* u. *Goldner*, Z. klin. Med. **108** (1929). — *Bernard*, La thyroid au cours dela grossesse. Rev. franç. Endocrin. **5**, 395 (1927). — *Blum*, Gibt es einen von der Schilddrüse abhängigen Jodspiegel des Blutes? Schweiz. med. Wschr. **1927**, 808. — *Blum* u. *Grützner*, Hoppe-Seylers Z. **85**, 429; **91**, 392, 400, 450; **92**, 360; **110**, 277. — *Bock*, Die Funktion der Thyreoidea in der Schwangerschaft. Arch. Gynäk. **144**, 266 (1931). — *Bokelmann* u. *Scheringer*, Beiträge zur Kenntnis der Schilddrüsenfunktion und des Jodstoffwechsels in der Gestation. Arch. Gynäk. **143**, 512 (1931). — *Boume* and *Wilson*, Observation on the thyroid gland and its relation to the function of the pelvic organs. St. Mary Hosp. Gaz. **27**, 108 (1921). — *Brühl*, Das Verhalten der Schilddrüse in der Schwangerschaft und die Reaktion nach Reid Hunt. Klin. Wschr. **1929** I, 254.

Caro, Die Beziehungen der Schilddrüse zu den Genitalorganen und zur Schwangerschaft. Berl. klin. Wschr. **1905** I, 310. — *Clute* and *Daniels*, Hyperthyreoidism and pregnancy. Amer. J. med. Sci. **179**, 477 (1930). — *Cushing*, Hyperactivation of the neurohypophysis as the pathological basis of eclampsie etc. Amer. J. Path. **10** (1934, März).

Dallero, Ann. Ostetr. **53** (1931). — *Daly* and *Strouse*, The thyroid during pregnancy. J. amer. med. Assoc. **84**, 1798 (1925). — *Davis*, Thyroid hypertrophy and pregnancy with data on basal metabolism etc. J. amer. med. Assoc. **87**, 1004 (1926). — *Decio*, Über den Jodgehalt der Schilddrüse in der Schwangerschaft. Riv. ital. Ginec. **1**, 59. Ref. Zbl. Gynäk. **1923**, 890.

Engelhorn, Über Schilddrüsenveränderungen in der Schwangerschaft. Verh. dtsch. gynäk. Ges. **14**. — Kongr. dtsch. Ges. Gynäk. München **1911**. Ref. Zbl. Gynäk. **1911**, Nr 27, 962. — Zit. nach Seitz. Arch. Gynäk. **137**, 410 (1929). — *Eufinger* u. *Wiesbader*, Arch. Gynäk. **142**, 662 (1930). — *Eufinger*, *Wiesbader* u. *Focsaneanu*, Reid Hunt'sche Reaktion und Schwangerschaft. Arch. Gynäk. **136**, 12 (1929). — *Eufinger*, *Wiesbader* u. *Smilovits*, Die Beeinflussung der Froschlarvenmetamorphosen durch Schwangerenblut. Arch. Gynäk. **143**, 338 (1931).

Fauvet, Arch. Gynäk. **144**, 502 (1931). — *Franz* u. *Zondek*, Handbuch von Kraus und Brugsch, Bd. 9, Teil 1, H. 2. — *Friedmann*, Tierexperimentelle Untersuchungen über die Beziehungen zwischen Schwangerschaft und Schilddrüse. Arch. Gynäk. **153**, 48 (1933). — *Frühinsholz* et *Parisot*, Des anomalies de la function thyroïdienne dans leurs rapports avec gestation. Rev. franç. Gynéc. **16**, 603 (1921).

Garipuy, *Lassalle* et *Sendrail*, La participation foetale et thyroïdienne dans l'élévation du metabolisme basal pendant la grossesse. Gynéc. et Obstétr. **13**, 172. — *Grossi*, Ricerche sul comportamento della reazione di Kottmann in gravidanza ed in puerperio. Ann. Ostetr. **51**, 1125 (1929). — *Guggisberg*, Schilddrüse und Schwangerschaft. Endokrinol. **13**, 73 (1933).

Hasselbach, Skand. Arch. Physiol. (Berl. u. Lpz.) **27**, 1. — *Heilig*, Menstruationsstudien. Klin. Wschr. **1924**, Nr 14 u. 25. — *Hellmuth*, Interferometrische Untersuchungen des Endokrinabbaues während der Schwangerschaft unter normalen und pathologischen Verhältnissen usw. Dtsch. med. Wschr. **1926** II. — *Herold*, Über die Deutung der morphologischen Schilddrüsenveränderungen in der Schwangerschaft. Arch. Gynäk. **154**, 256 (1933). — Über den Gehalt des Schwangerenblutes an antithyreoider Substanz. Arch. Gynäk. **157**, H. 1, 103 (1934). — *Hoeven*, *van der*, Z. Geburtsh. **104**, 337 (1933). — *Hoffmann* u. *Anselmino*, Nachweis einer grundumsatzsteigernden Substanz (Schilddrüsenhormon) im Blute von Schwangeren. Arch. Gynäk. **145**, 104 (1931). — *Holtermann*, Zur Funktion der Schilddrüse in der Schwangerschaft. Arch. Gynäk. **147**, 384 (1931).

Kehrer, Physiologie der Schwangerschaft. Handbuch von Halban-Seitz. — *Klaften*, Untersuchungen über den respiratorischen Gaswechsel bei Schwangeren. Mschr. Geburtsh. **66**, 1 (1924). — *Knaus*, Zur Schilddrüsenfunktion in der Schwangerschaft. Arch. Gynäk. **119**, 459 (1923); **123**, 26 (1925). — Zbl. Gynäk. **48**, Nr 43, 2330 (1924). — *Knipping*, Stoffwechselfragen und innere Sekretion in und nach der Schwangerschaft. Arch. Gynäk. **116**, 520 (1923). — *Knipping* u. *Theodor*, Der Gaswechsel während der Geburt. Zbl. Gynäk. **1922**, Nr 27, 1082. — Zit. nach Knipping. Arch. Gynäk. **116**, 520 (1923). — *König*, Arch. klin. Chir. **156**, 1 (1929). — *Kowitz*, Experimentelle Untersuchungen zu dem Problem der Schilddrüsenfunktion. Z. ges. Med. **34**, 457 (1923). — *Küstner*, Basedowsche Krankheit und Schwangerschaft. Zbl. Gynäk. **1931**, Nr 10, 578.

Lange, Die Beziehung der Schilddrüse zur Schwangerschaft. Z. Geburtsh. **40**. — *Léopold-Lévy* u. *v. Rothschild*, Études sur la physio-pathologie du corps thyreoide etc. Paris 1908. Zit. nach Schmauch. Mschr. Geburtsh. **38** (1913). — *Lorenzen*, Über das Körpergewicht Schwangerer und den Einfluß der bevorstehenden Geburt auf dasselbe. Z. Geburtsh. **84**, 426 (1922).

Madruzza, Lo stato funzionale della tiroide in gravidanza. Riv. ital. Ginec. **9**, 659 (1929). — *Magnus-Levy*, Ges. Geburtsh. Berlin, Jan. 1904. — *Mahnert*, Untersuchungen über Veränderungen des Stoffwechsels und des Körpergewichtes in der Schwangerschaft. Arch. Gynäk. **121**, 620 (1924). — *Marine*, Influence of the thyroid gland on the increased heta production occuring during pregnancy and lactation. Trans. Assoc. amer. Physicians **39**, 180 (1924). — *Marine, Cipra* and *Hunt*, Influence of the thyroid gland on the increased heat production occuring during pregnancy and lactation. J. metabol. Res. **5**, 277 (1924). — *Massini*, Contributo al estudio del pathogen. de la eclampsia. Ref. Zbl. Gynäk. **1908**. Zit. nach Weidenmann. Z. Geburtsh. **80**, 419 (1918). — *Maurer*, Über den Jodgehalt des Blutes und seine Veränderungen in Menstruation und Gravidität. Arch. Gynäk. **130**, 70 (1927). — *Mosbacher*, Klinisch-experimentelle Beiträge zur Frage: Thyreoidea und Wehentätigkeit. Z. Geburtsh. **75**, 362 (1914). — *Müller*, Zum Nachweis von Schilddrüsenhormon im Blute menstruierender und schwangerer Frauen. Arch. Gynäk. **153**, 244 (1933). — *Murlin* and *Carpenter*, The energy metabolism of mother and children just before and just after birth. Arch. int. Med., Febr. **1911**, 184.

Nakamura, Experimental study of the thyroid function during pregnancy, parturition an puerperium. Jap. J. Obstetr. **14**, 114 (1932). — Experimental study of the thyroid function during pregnancy, parturition and puerperium. Pt. I. On the metaboslism of jodine during pregnancy and puerperium. Jap. J. Obstetr. **15**, 190 (1932). — *Neuweiler*, Reid Huntsche Reaktion und Schwangerschaft. Zbl. Gynäk. **1932**, 2936. — Über den Schilddrüsenhormongehalt des Blutes in der Schwangerschaft. Arch. Gynäk. **154**, 326 (1933). — *Niederwieser*, Der Grundumsatz in der Schwangerschaft und seine Beziehungen zum Kropf und zur Schädigung des Neugeborenen. Mschr. Geburtsh. **90**, 401 (1932).

Plass and *Wayne*, Basal metabolism studies in normal pregnant women with normal and pathologic thyroid glands. Amer. J. Obstetr. **18**, 556, 728 (1929).

Radice, Ref. Ber. Gynäk. **1927**, 412. — *Ramos* u. *Schteingart*, Ref. Ber. Gynäk. **1927**, 857. — *Root, H. F.* and *H. K. Root*, Arch. int. Med. **1923**, Nr 3.

Sandiford and *Wheeler*, J. biol. of Chem. **1924**, Nr 2, 329. — *Scheringer*, Über den Jodstoffwechsel des Weibes. Dtsch. med. Wschr. **1931** I. — *Schmauch*, Die Schilddrüse der Frau und ihr Einfluß auf Menstruation und Schwangerschaft. Mschr. Geburtsh. **1913**. — *Schur*, Handbuch von Halban-Seitz, Bd. 5, Teil 2, S. 759. — *Seitz*, Innere Sekretion und Schwangerschaft. Leipzig 1913. — Die Störungen der inneren Sekretion in ihren Beziehungen zu Schwangerschaft, Geburt und Wochenbett. Verh. dtsch. gynäk. Ges. **15**, 213 (1913). — Biologie der Placenta, II. Verh. dtsch. gynäk. Ges. Leipzig **1929** I, 322. — Arch. Gynäk. **137**, 608 (1929). — *Sommer*, Experimenteller Beitrag zur Reid Hunt-Reaktion mit besonderer Berücksichtigung der Sera von Schwangeren, Eklamptischen und Carcinomkranken und Extrakte aus Schwangerenharn. Zbl. Gynäk. **1934**, Nr 7, 385. — *Soule*, A study of thyroid activity in normal pregnancy. Amer. J. Obstetr. **23**, 165 (1932). — *Spirito*, Lo stato della tiroide in gravidanza. Arch. Ostetr. **17**, Suppl., 1 (1923). — *Stander* and *Peckham*, Bull. Hopkins Hosp. **1926**, Nr 38, 227. — *Stewart* and *Menne*, The relationship of jodine to the basal metabolic rate and to the changes in the thyroid gland in pregnant rabbits. An experimental study. Endocrinology **17**, 93 (1933). — *Szondi*, Studien zur Theorie und Klinik der endokrinen Korrelationen. Endokrinol. **9**, 321 (1931).

Wayne, The thyroid gland in pregnancy etc. Amer. J. Obstetr. **15**, 617 (1928). — *Wesener*, Grundumsatzbestimmungen bei Schwangeren und Wöchnerinnen. Münch. med. Wschr. **1928**, 1285. — Zit. nach Niederwieser. Mschr. Geburtsh. **90**, 401 (1932). — *Wright*, The relation of the thyroid to confusional insanity and melancholia. Kentucky med. J. **17**, 271 (1919).

Zuntz, Arch. Gynäk. **1910**, Nr 15.

Die Bedeutung der Schilddrüse in der Pathogenese der Gestosen
(Eklampsie und Hyperemesis gravidarum).

Albeck, The relation between emesis and the size of the thyroid etc. Ugeskr. Laeg. (dän.) **1919**, 1047, 1083. Zit. nach Endocrinology **6**, 571 (1922). — *Aschner*, Die Blutdrüsenerkrankungen des Weibes. Wiesbaden 1918.

Bárczi, v., Über die Schilddrüsenbehandlung der Schwangerschaftsödeme usw. Gyógyászat (ung.) **1928**, 979. Ref. Ber. Gynäk. **16** (1929). — Behandlung der Schwangerschaftsödeme mit Schilddrüsenextrakt und Vorbeugung der Eklampsie. Zbl. Gynäk. **1929**, Nr 4, 209.

Dallera, Richerche sull'ativita della tiroide nella gravidanza normale e patologica. Ann. Ostetr. **53**, 831 (1931). — *Davis*, Schwangerschafts- und Geburtskomplikation durch Schilddrüsenerkrankung.

Amer. J. med. Sci. **143**, 815 (1912, Juni). — *Dietel*, Zur Schilddrüsenbehandlung der Präeklampsie usw. Z. Gynäk. **111**, 326 (1935).

Eufinger, Arch. Gynäk. **144**, 276 (1931). — *Eufinger* u. *Wiesbader*, Arch. Gynäk. **142** (1930). — *Eufinger, Wiesbader* u. *Foscaneanu*, Arch. Gynäk. **136**, 12 (1929). — *Eppinger*, Über Pathologie und Therapie der Schwangerschaftsödeme, 1917.

Fließ, Der Ablauf des Lebens. Wien: Franz Deuticke 1906. — *Frühinsholz* u. *Jeandelize*, Zbl. Gynäk. **1902**, 1239.

Graff, v., Schilddrüse und Genitale. Arch. Gynäk. **102**, 109 (1914).

Hammerschlag, Behandlung der Eklampsie mit Thyroxin. Bemerkungen zu der Arbeit von Küstner. Klin. Wschr. **1930 I**, 21, 261. — *Hellmuth*, Interferometrische Untersuchungen des Endokrinabbaues während der Schwangerschaft unter normalen und pathologischen Verhältnissen (Eklampsie und Hyperemesis gravidarum). Dtsch. med. Wschr. **1926 II**. — *Herrgott*, Myxödem, Geburt und Eklampsie. Zbl. Gynäk. **1903**, 314. — *Hoeven, van der*, Die Resultate der prophylaktischen Schilddrüsentherapie auf die Zahl der Totgeborenen in der Leidenschen Klinik. Nederl. Tijdschr. Geneesk. **1932**, 143. — Man kann der Schwangerschaftsintoxikation ungefähr ganz vorbeugen und den Prozentsatz dadurch auf 1 % herabdrücken. Z. Geburtsh. **104**, 337 (1933).

Klaften, Innere Sekretion, Basalstoffwechsel und Eiweißumsatz in der Gravidität. Arch. Gynäk. **129**, 66 (1926). — *Kleine*, Reid Huntsche Reaktion und Eklampsie (Beitrag zur Schilddrüsenfunktionsprüfung). Arch. Gynäk. **147**, 675 (1931). — *Küstner*, Behandlung der Eklampsie mit Thyroxin. Klin. Wschr. **1930 I**, 21. — Behandlung der Eklampsie mit Thyroxin. Bemerkungen zu der Arbeit von Hammerschlag. Klin. Wschr. **1930**, 261; **1930 I**, 550. — Zur Thyroxinbehandlung der Eklampsie und der präeklamptischen Störungen. Klin. Wschr. **1932 I**, 1016.

Lange, Z. Geburtsh. **40**, 34 (1899). — *Lobenstine*, Vorläufige Bemerkungen zu dem Gebrauch des Thyreoidextraktes in der Eklampsie. Zbl. Gynäk. **1906**, 1288.

Massini, Contributo al studio del pathogenese de la eclampsia. Ref. Zbl. Gynäk. **1908**, 1637. — *Moreira*, Rolle de la tyroide dans l'eclampsie. C. r. Soc. Biol. Paris **93**, 1541 (1925).

Naamé, Le traitement des vomissements gravidiques par l'opothérapie thyroovarienne. Bul. Soc. Thér. **26**, 180 (1921). — *Nicholson*, Die Behandlung der puerperalen Eklampsie mit Schilddrüsensaft. Zbl. Gynäk. **1903**, 466. — Mschr. Geburtsh. **14**, 397 (1903).

Paroli, La funzione della tiroide nell'albuminuria gravidica e nell'eclampsia. Riv. ital. Ginec. **7**, 82 (1928). — *Pollak*, Kritische und experimentelle Studien zur Klinik der Eklampsie, 1904. — *Pottel* u. *Kervilly*, Die Glandula thyreoidea bei Eklamptischen. L'Obstetr., 4. Nov. 1907. — Zbl. Gynäk. **1908**, 380.

Quant, The treatment of eclampsia with thyroid extract. Nederl. Haandschr. Verloskde **1917**. Ref. Endocrinology **1**, 396 (1917).

Saler, Über die Behandlung der Eklampsie. Wien. klin. Wschr. **1928 I**. — *Schmid, H. H.*, Schilddrüse und Schwangerschaft. Med. Klin. **1931 I**, 945. — *Sehrt*, Zur thyreogenen Ätiologie der hämorrhagischen Metropathien. Münch. med. Wschr. **1913 II**, 961. — *Seitz*, Biologie der Placenta, II. Verh. dtsch. gynäk. Ges. 21. Verslg **1929**. — *Siegmund*, Das Schwangerschaftserbrechen heilbar durch Thyreoidin. Zbl. Gynäk. **1910**, 1349. — *Simonton*, The thyroid gland. Its role in developement and disease. N. Y. med. J. **108**, 281 (1919). — *Sommer*, Experimenteller Beitrag zur Reid Huntschen Reaktion mit besonderer Berücksichtigung der Sera von Schwangeren, Eklamptischen usw. Zbl. Gynäk. **1934 I**. — *Stander*, The toxemias of pregnancy. Medicine **8**, 1 (1929). — *Stürmer*, 41 Fälle von puerperaler Eklampsie mit Schilddrüsenextrakt behandelt. Zbl. Gynäk. **1905**, 59.

Williamson, Schwangerschaft nach Thyreoidektomie. Amer. J. Obstetr. **14**, 196 (1927).

Schilddrüse und Osteomalacie.

Aschner, Die Blutdrüsenerkrankungen des Weibes. Wiesbaden 1918.

Bossi, Zbl. Gynäk. **1907**, Nr 6.

Evercke, Zit. nach Seitz.

Hoennicke, Zur Theorie der Osteomalacie. Berl. klin. Wschr. **1904**. — Über das Wesen der Osteomalacie und seine therapeutischen Konsequenzen. Halle 1905. — *Hoffmann*, Antithyreoidin Moebius bei Osteomalacie. Zbl. Gynäk. **1908**, Nr 18.

Kröner, Zit. nach Guggisberg. Biologie und Pathologie des Weibes. Handbuch von Halban-Seitz. Berlin-Wien 1924.

Meisels, Die virile und die nichtpuerperale Osteomalacie und Morbus Basedowii. Fortschr. Röntgenstrahlen **43**, 735 (1931).

Noesske, Münch. med. Wschr. **1911 II**, 1157.

Parhon et *Goldstein*, Sur l'existence d'un antagonisme entre le fonctionnement de l'ovaire et celui du corps thyroide. C. r. Soc. Biol. Paris **1903**. — *Panse*, Münch. med. Wschr. **1906**, 2225.

Recklinghausen, Der erste Sektionsfall von Basedow und Osteomalacie. Festschrift der Assistenten für Virchow 1891.

Schmidt, M. B., Rachitis und Osteomalacie. Handbuch der pathologischen Anatomie von Hencke-Lubarsch, Bd. 9/1, S. 1. — *Seeligmann*, Neuere Gesichtspunkte zur Pathologie und Therapie der Osteomalacie. Arch. Gynäk. **82**, 333 (1907). — *Seitz*, Verh. dtsch. Ges. Gynäk. **15** (1913). — Osteomalacie. Döderleins Handbuch der Geburtshilfe, Bd. 2. 1916. — *Silberberg*, Pathologie und Pathogenese osteomalacischer Knochensystemerkrankung unter Berücksichtigung der Erfahrungen am hungernden Menschen. Erg. Path. II **20 I**, 306.

Weber, Diskussion zu Skrobansky. Die neueren Daten zur Frage über die Ätiologie der Osteomalacie. Mschr. Geburtsh. **1910**, Nr 32, 225.

Die Bedeutung der Schilddrüse in der Pathogenese der Sterilität und des habituellen Abortus.

Abruzzese, Lo stato funzionale della tiroide nella patogenesi dell'aborto. Riv. ital. Ginec. **10**, 43 (1929). — *Aschner*, Die Blutdrüsenerkrankungen des Weibes, 1918. — Beziehungen der Drüsen mit innerer Sekretion zum weiblichen Genitale. Handbuch von Halban-Seitz, Bd. 1. 1924.

Dickinson and *Cary*, Sterility. Analyses of cures and failures. J. amer. med. Assoc. **88**, 1 (1927).

Engelmann, Sterilität und Sterilisierung. Handbuch von Veit-Stoeckel, Bd. 3. 1927.

Fellenburg, v., Über die Behandlung der weiblichen Unfruchtbarkeit. Korresp.bl. Schweiz. Ärzte **1915**, 1409. — *Frank*, Endocrine cause of sterility in women. The diagnosis, prognosis and treatment. Surg. etc. **45**, 189 (1927).

Giacobini, Esterilidad tiroidea. Semana méd. **1919**, 253. — *Graff, v.*, Ursache und Behandlung der Sterilität. Wien. med. Wschr. **1928 I**. — Diagnostik und Behandlung der Sterilität. Wien. klin. Wschr. **1929 II**, 1378.

Hill u. *Smith*, The relation of fatness to sterility. J. Obstetr. **37**, 256 (1930). — *Hoeven, van der*, Schilddrüsentabletten gegen Abortieren. Zbl. Gynäk. **1934**, 298.

Litzenberg, The relation of basal metabolism to sterility. Amer. J. Obstetr. **12**, 706, 763 (1926). — *Litzenberg* and *Carey*, The relation of basal metabolism to gestation. Amer. J. Obstetr. **17**, 550 (1929).

Mayer, Die Bedeutung der Konstitution für die Frauenheilkunde. Handbuch der Gynäkologie von Veit-Stoeckel, 1927. S. 279. — *Mc Cann*, Female sterility and the ductless glands. Practitioner **114**, 258 (1925). — *Meaker*, Some aspects of the problem of sterility. Boston med. **187**, 535.

Nassauer, Zur Frage der künstlichen Befruchtung. Münch. med. Wschr. **1920 II**, 1463. — *Nürnberger*, Sterilität. Biologie und Pathologie des Weibes. Handbuch der Gynäkologie von Halban-Seitz, Bd. 3. Berlin-Wien 1924.

Pribram, Sterilität und Konstitutionspathologie. Z. Konstit.lehre **11**, 505 (1925).

Roffo, Funzione della tiroide ed aborto. Fol. gynaec. (Genova) **30**, 233 (1933). — *Rowe*, Endokrine Faktoren in der menschlichen Sterilität. Endokrinol. **7**, 81 (1930).

Saénz de Santa Maria, Siglio méd. **69**, 145 (1922). — *Schittenhelm* u. *Eisler*, Thyroxin-Prolanbehandlung der Fettsucht frühzeitig amenorrhoischer Frauen. Klin. Wschr. **1932**, Nr 11. — *Sehrt*, Schwangerschaftstetanie. Münch. med. Wschr. **1913 II**, 961. — *Surace*, La sterilita della donna, le sue cause e la sua cura etc., Vol. 12, p. 67. Reggio Calabria 1933.

Taussig, Kropf und Kretinismus. Jena: Gustav Fischer 1912.

Vignes, Le traitement de l'avortement habituell par l'extrait thyroïdien. Progrès méd. **42**, 1255 (1927). — *Vignes* et *Cornil*, Insuffisance thyroïdenne et sterilité. C. r. Soc. Biol. Paris **86**, 850 (1922).

Weil, Schilddrüsenpräparate gegen Sterilität? Münch. med. Wschr. **59**, 2283 (1919). — *Winter*, Zit. nach Pribram (s. oben).

Schilddrüse und Myomleiden.

Ballin and *Moehlig*, The simultaneous occurrence of tumors in the thyroid uterus and breast. J. amer. med. Assoc. **79**, 1243 (1922). — *Birnbaum*, Zit. nach Aschner. Die Blutdrüsenerkrankungen des Weibes. Wiesbaden 1918.

Flesch, Berl. klin. Wschr. **1920 I**, 549. — *Fränkel*, Gynäk. Rdsch. **1910**. — *Fraenkel, M.*, Beziehungen zwischen Schilddrüse und Genitale bei beiden Geschlechtern. Dtsch. med. Wschr. **1924 I**, 108. — *Freund*, Beziehungen der Schilddrüse und der Brustdrüse zu den schwangeren und erkrankten weiblichen

Genitalien. Dtsch. Z. Chir. **31** (1891). — Die Beziehungen der weiblichen Geschlechtsorgane in ihren physiologischen und pathologischen Veränderungen zu anderen Organen. Erg. Path. **3** II, 170 (1896).

Graff, v., Schilddrüse und Genitale. Arch. Gynäk. **102**, 109 (1914). — *Graff, v.* u. *Novak*, Basedow und Genitale. Arch. Gynäk. **102**, 18 (1914). — *Grödel*, Beseitigung eines Struma und Heilung einer Herzinsuffizienz durch Röntgenbestrahlung des Ovariums. Berl. klin. Wschr. **1920** I, 549.

Iouin, Le traitment des fibromes par la medication thyroïdienne. Ref. Zbl. Gynäk. **1896**, 952.

Khoor, Über einen geheilten Fall von Hyperthyreoidismus nach operativer Kastration. Zbl. Gynäk. **1926**, Nr 6, 343. — *Kraul* u. *Halter*, Die Beziehungen des weiblichen Genitales zum Grundumsatz. Z. Geburtsh. **87**, 606 (1924).

Mendes de Leon, Niederl. gynäk. Ges., Mai **1898**. — Zbl. Gynäk. **1899**, 337.

Ségond, Zit. nach Ullmann.

Ullmann, Über Beziehungen zwischen dem Uterusmyom und dem Kropf. Wien. klin. Wschr. **1910** I, 585.

Wettergreen, Besserung eines Basedow nach Myomoperation. Zbl. Gynäk. **1891**, 189.

Schilddrüse und Klimakterium.

Abruzzese, Sulla funzionalita della tiroide nelle metrorragie cosidette essenziali. Riv. ital. Ginec. **8**, 528 (1929). — *Aschner*, Beziehungen der Drüsen mit innerer Sekretion zum weiblichen Genitale. Biologie und Pathologie des Weibes. Handbuch von Halban-Seitz, Bd. 1. 1924.

Bauer, Innere Sekretion. Berlin: Julius Springer 1927. — *Block* and *Llewellyn*, Organotherapy in Gynecology. Amer. J. Obstetr. **1917**, 357. — *Borak*, The treatment of climacteric symptoms by X-irradiation of the pituitary and thyroid glands. Brit. J. Radiol. **29**, 293 (1924). — Die Behandlung der klimakterischen Ausfallserscheinungen mit Bestrahlung der Hypophyse und der Schilddrüse. Ginek. (russ.) **3**, Nr 2, 105 (1925). — Ann. de Roentgenol. **3**, 181 (1925). — Therapie **4**, H. 3, 1 (1925) (ung.). — *Burr*, The thyroid gland in the menopause. Boston med. J. **141**.

Eiselsberg, v., Die Krankheiten der Schilddrüse. Deutsche Chirurgie, 1901. — *Engelhorn*, Schilddrüse und weibliche Geschlechtsorgane. Habil.schr. Erlangen 1912.

Fellner, Die wechselseitigen Beziehungen der innersekretorischen Organe. Slg klin. Vortr., N. F. **1908**, Nr 185. — *Fischer*, Schilddrüse und weiblicher Genitalapparat. Wien. med. Presse **1895**, 1922.

Gluzinski, Einige Bemerkungen zum klinischen Bild des Klimakteriums. Wien. klin. Wschr. **1909** II. — Gaz. lek. **1909**, Nr 46. — *Graff, v.*, Schilddrüse und Genitale. Arch. Gynäk. **102**, 109 (1914). — Klimakterische Beschwerden. Zbl. Gynäk. **1926**, Nr 7. — *Grigsby*, Hypothyreoidism. S. med. J. **1926**, Nr 1. *Grumbrecht*, Z. Gynäk. **59**, 1335 (1935).

Heidenreich, Der Kropf. Ansbach 1845. Zit. nach Wegelin (s. unten).

Jeannency, L'hyperthyroïdie de la menopause. Rev. franç. Gynéc. **28**, 10 (1933).

Knaus, Zur Schilddrüsenfunktion in der Schwangerschaft. Arch. Gynäk. **123**, 26 (1925).

Loeser, Schilddrüse und Ovarium. Experimentelle Grundlagen für die Dijodtyrosinbehandlung kilmakterischer Beschwerden. Klin. Wschr. **1935** I, 4.

Marañon, Der Hyperthyreoidismus im Klimakterium. Rev. españ. Obstetr. **1922**, No 73. Ref. Zbl. Gynäk. **1922**, Nr 48. — *Marie* et *Fourcade*, Opothérapie et ménopause. Bull. Soc. Thér. **26**, 52 (1921).

Riesman, Hypertension in women. J. amer. med. Assoc. **73**, 330 (1919).

Schmauch, Die Schilddrüse der Frau und ihr Einfluß auf Menstruation und Schwangerschaft. Msch. Geburtsh. **38**, 662 (1913). — *Schönlein*, Pathologie und Therapie, Bd. 1, S. 81. St. Gallen 1839. Zit. nach Wegelin (s. unten). — *Sehrt*, Neue Feststellungen bei der Basedowschen Krankheit und den klimakterischen Beschwerden des Weibes usw. Med. Klin. **1933** II, 1614. — *Sevringhaus*, Differentiation of thyrotoxicosis and menopausal disturbances. Endocrinology **15**, 536 (1931). — *Stevens*, Behandlung der Kopfschmerzen in der Menopause. New England J. Med. **1929**, 168. — The thyroid and headache et the menopause. New England J. Med. **201**, 168 (1929).

Veil, Verhalten der genitalen Funktion beim Myxödem des Weibes. Arch. Gynäk. **107**, 199 (1917). — *Vermorel*, Zbl. Gynäk. **1909**, 1720. — *Vogeler*, Über die Abhängigkeit der Funktion der Schilddrüse vom Lebensalter und von krankhaften Zuständen. Arch. klin. Chir. **157**, 704 (1929).

Der Morbus Basedowi in seinen Beziehungen zur weiblichen Geschlechtssphäre (1—5).

Aran, Bull. Acad. Méd. Paris **26**, 123. — *Aschner*, Die Blutdrüsenerkrankungen des Weibes. Wiesbaden: J. F. Bergmann 1918. — *Askanazy*, Pathologisch-anatomische Beiträge zur Kenntnis des Morbus Basedowi usw. Dtsch. Arch. klin. Med. **65**, 118 (1898).

Bamour, Zbl. Gynäk. **1891**, 160. — *Barker*, Monographic Medicine, Vol. 4, p. 837. New York and London 1916. — *Bauer, J.*, Innere Sekretion. Berlin-Wien: Julius Springer 1927. — *Birnbaum*,

Zit. nach Aschner. Die Blutdrüsenerkrankungen des Weibes. (Besserung eines Basedow nach Myom-operation.) Wiesbaden: J. F. Bergmann 1918. — *Blondel*, L'accroissement d'une cause de stérilité féminine depuis la guerre par le developpement de la maladie de Basedow. Bull. Acad. Méd. Paris **82**, 185 (1919). — Bull. gen. Thér. **170**, 816 (1919). — *Blum*, Die Schilddrüse als entgiftendes Organ. Berl. klin. Wschr. **1898**. — Virchows Arch. **188** (1899). — *Bothe*, Hyperthyroidism associated with pregnancy. Amer. J. Obstetr. **25**, 628 (1933). — *Bram*, Exophthalmic goitre and its non-surgical treatment, p. 181. St. Louis: C. O. Morby & Co. 1920. — *Bram, Israel*, Amer. J. Obstetr., April **1922**. — *Bucura*, Geschlechtsunter-schiede beim Menschen. Wien und Leipzig 1913. — *Buschan*, Die Basedowsche Krankheit. Leipzig und Wien: Franz Deuticke 1894.

Carrison, M., The thyroid gland, p. 221. New York: Wm. Wood & Co. 1917. — *Cheadle*, Ex-ophthalmic goître. Lancet 1869. — Brit. med. J. **1890**, 19. — *Chrustalew*, Beitrag zur Frage der patho-logisch-anatomischen Veränderungen in einigen inneren Organen bei der Basedowschen Krankheit. Diss. 1914 (russ.). — Ref. Med. Umsch. (rum.) **1914**, Nr 18/19. — Zit. nach Gál Rusznyák und Dach. Arch. Gynäk. **122** (1924). — Vortrag auf dem Kongreß russischer Chirurgen: Hyperthyreoidismus und Keim-drüsen. Zit. nach Fortschr. Organother. **1926**, H. 3, 47. — *Chvostek*, Wien. klin. Wschr. **1910 I**. — Das konstitutionelle Moment in der Pathogenese des Morbus Basedowi. Z. Konstit.lehre **1**, 27 (1913). — Zur Pathogenese des Morbus Basedowi. Wien. klin. Wschr. **27**, 141 (1914). — *Clarke*, Amer. J. Ophthalm. **1897**, 349. — *Couland*, Opotherapie ovarienne et goitre. Ann. Méd. **14**, 517 (1923). — *Curschmann*, Zur Korrelation zwischen Thyreoidea und weiblichem Genitale. Münch. med. Wschr. **1923 II**, 912.

Delestre, Goitre exophthalmique et lésions utéro-annexielles. Thèse de Paris **241** (1920/21). — *Deusch*, Die Hyperthyreosen. Handbuch der inneren Sekretion von Max Hirsch, Bd. 3, 1. Hälfte, S. 1. Leipzig: Curt Kabitzsch 1928. — *Dunn*, Das Verhalten der Menstruation bei Morbus Basedowi. Diss. München 1914.

Eastman, Hyperthyroidism. J. Indiana State med. Assoc. (Ft. Wayne) **1916**, 465. — *Eldh*, Contribution to the study of the Basal Metabolism in goiter at puberty. Acta med. scand. (Stockh.) **69**, 286 (1928). — *Elsner*, The association of uterine growth with goitre; typical and atypical exophthalmic goitre. Amer. J. med. Sci. **147**, 634 (1914).

Falta, Die Erkrankungen der Blutdrüsen. Berlin u. Wien: Julius Springer 1928. — *Falta-Meyers*, Endocrine diseases, p. 92. Philadelphia: P. Blakiston's Son & Co. 1923. — *Fleischner*, Ein Fall von Morbus Basedowi, verschlechtert durch Röntgenbestrahlung der Ovarien. Wien. med. Wschr. **1920**. — *Fraenkel*, Beziehungen der inneren Sekretion der Keimdrüsen zu dem gesamten endokrinen System. Dtsch. med. Wschr. **1924 I**, 30. — *Franco*, La sindrome frusta di Flajani-Basedow nello irridiazione utero ovarica. Fol. med. (Napoli) **10**, 761 (1924). — *Frankl, O.*, Über die Ovarialfunktion bei Morbus Basedowi. Verh. dtsch. Ges. Gynäk. **15 II**, 64. — Zbl. Gynäk. Zit. nach Aschner, Handbuch von Halban-Seitz, Bd. 1. 1924. — Gynäk. Rdsch. **1913**, Nr 17, 619. — Menstruation und Ovulation. Dublin J. med. Sci. **4**, 481 (1921). — *Freund*, Über die Beziehungen der Schilddrüse und der Brustdrüse zu den schwangeren und erkrankten weiblichen Genitalien. Dtsch. Z. Chir. **31**, 446 (1891). — *Freund, H. W.*, Die Beziehungen der Ver-änderungen der weiblichen Geschlechtsorgane zur Schilddrüse. Erg. Path. **3 II**, 303 (1896). — *Frühinsholz* et *Parisot*, Des anomalies de la fonction thyroidienne dans leurs rapports avec la gestation. Gynéc. et Obstétr. **4**, 169 (1921).

Gayme, These de Paris **1898**. — *Girard*, Ovariectomie entrainant une maladie de Basedow. Rev. franç. Endocrin. **2**, 270 (1933). — *Godbey*, Endocrine types of dysmenorrhoe. West Virg. med. J. (Huntington) **17**, 108 (1921). — *Gottlieb*, Ein Fall von Basedowoid und ein Fall von prämenstrualer Struma. Wien. klin. Wschr. **1922 I**, 402. — *Graefe-Saemisch*, Zit. nach Weinberg (s. unten). — *Graff* u. *Novak*, Basedow und Genitale. Arch. Gynäk. **102**, 18 (1914).

Handmann, Schilddrüsenveränderungen und Hämoglobingehalt des Blutes bei Chlorose. Münch. med. Wschr. **1911 II**, 1175. — *Hardy*, Gaz. Hôp. **1883**, 433. — *Harrower*, Hyperthyroidism. Harrowers monographs an the internal secretion, Vol. 1, Nr 1. 1921. — *Haudek*, Wien. klin. Wschr. **1922 II**. — *Hertzler*, The relation of dysmenorrhea to interstitial thyrotoxicosis etc. Amer. J. Obstetr. **9**, 783 (1925). — *Hirsch, Otto*, Über Beziehungen zwischen Eierstock und Schilddrüse bei der Basedowschen Krankheit. Dtsch. Arch. klin. Med. **171**, 44 (1931). — Zbl. path. Anat. **52**, 295. — *Hoedemaker*, Atrophie der weiblichen Geschlechtsteile bei Morbus Basedowi. Zbl. Gynäk. **15**, 160 (1891). — *Hoffmann*, Ein Fall von Ovarialcarcinom mit Metastasen in der Schilddrüse und Basedowsymptomen. Bratislav. lék. Listy. **11**, 207. — *Holmes*, Lancet **1895 II**, 1155. — *Hoppe*, Medical treatment of graves diseases. J. nerv. Dis. **1918**, 254.

Jonin, Rev. internat. méd.-chir. prat. **1895**, No 11.

Kern, The thyroid gland and menstrual disordres. Clin. Med. a. Surg. **35**, 473 (1928). — *Khoór*, Über einen geheilten Fall von Hyperthyreoidismus nach operativer Kastration. Zbl. Gynäk. **50**, 343 (1926).

Kleinwächter, Wie ist der Genitalbefund bei Morbus Basedowi? Z. Geburtsh. **16**, 144 (1889). — Das Verhalten der Genitalien bei Morbus Basedowi. Zbl. Gynäk. **1892**, Nr 10, 181. — *Kocher*, Über Morbus Basedowi. Mitt. Grenzgeb. Med. u. Chir. **9**, 1 (1902). — *Kovács*, Über Schilddrüsentumor des Eierstockes. Magy. orv. Arch. **25** (1924). — Über die Schilddrüsengeschwulst des Ovariums. Arch. Gynäk. **122**, 766 (1924). — *Kraus*, E. J., Zur Pathologie der basophilen Zellen der Hypophyse. Zugleich ein Beitrag zur Pathologie des Morbus Basedowi und Addisoni. Virchows Arch. **247**, 421 (1923). — *Kundmüller*, Zit. nach Schröder (s. weiter unten).

Larini, Contributo allo studio del morbo di Basedow in gravidanza. Rass. Ostetr. **38**, 415, 511 (1929). *Lenz*, Über dominante geschlechtsbegrenzte Vererbung und die Erblichkeit der Basedowdiathese. Arch. Rassenbiol. **13**. — *Lisser*, The uni glandular origin of pluriglandular syndromes. Endokrinol. **5**, 138 (1929).

Mannaberg, Über Versuche, die Basedowkrankheit mittels Röntgenbestrahlung der Ovarien zu beeinflussen. Wien. klin. Wschr. **1913** I, 69. — *Mannheim*, Der Morbus Gravesii. Berlin: August Hirschwald 1894. — *Margreth*, Correlazioni funzionali fra tiroide e ovaro studiate in base all effetto della terapia in un caso di Basedow. Riv. Radiol. e Fisica med. **1**, 77 (1929). — *Marie* et *Fourcade*, Opothérapie et ménopause. Opothérapie et petit Basedowisme. Bull. Soc. Thér. **26**, 52, 176 (1921). — Endocrinology **6**, 449. — *Masson* and *Mueller*, Ovarian tumors of thyroid tissue. Surg. etc. **56**, 931 (1933). — *Maude*, Zit. nach Teilhaber (s. unten). — *Maurin*, Insuffisance ovarienne et goitre exophthalmique. J. Méd. Paris **42**, 282 (1923). — *Mayer*, Hypoplasie und Infantilismus in Geburtshilfe und Gynäkologie. Beitr. Geburtsh. **15**, 377 (1910). — *Meldolesi*, Variazioni del metabolismo basale nelle malate di Flajani-Basedow durante il periodo mestruale. Policlinico **1931**, 1524. — La funzioni mestruale nella malattia di Flajani-Basedow. Policlinico **48**, No 10 (1931). — *Meyerdierks*, Über den mensuellen Zyklus bei der Basedowschen Krankheit. Diss. Kiel 1924. — *Moebius*, Die Basedowsche Krankheit. Nothnagels Handbuch, Bd. 22. 1896. — Beiträge zur Lehre von den Geschlechtsunterschieden. Halle 1903/05. — *Müller*, Fr., Zit. nach Wegelin (s. weiter unten). — *Müller*, P., Die Krankheiten des weiblichen Körpers in ihren Wechselbeziehungen zu den Geschlechtsfunktionen. Stuttgart: Ferdinand Encke 1888. — Zit. nach O. Frankl (s. oben). — *Müllern*, K., Die Beeinflußbarkeit hyperthyreotischer Zustände durch die pluriglanduläre Therapie. Wien. med. Wschr. **1928** I. — *Murray*, Lancet Nov. **1905**.

Noorden, v., Die Bleichsucht. Nothnagels Handbuch, Bd. 8. 1897. — *Notthaft*, Zbl. inn. Med. **1898**, Nr 15.

Oswald, Zit. nach Wegelin (s. unten).

Peritz, Über die Beziehungen zwischen Schilddrüse und Eierstock. Zugleich ein Beitrag zur Basedowfrage. Z. ärztl. Fortbildg **1928**, 211. — *Petényi*, Korrelation der ovariellen und thyreoiden Funktion. Therapia (Bratislava) **1926**, 3. — Therapia (Budapest) **1926**, 44. Ref. Ber. Gynäk. **11**, 218 (1927). — *Pic* et *Bonamour*, Rev. Méd. **1910**, No 6. — *Pinard*, De l'expression sympathique appelée goitre exophthalmique dans ses rapports avec la fonction de reproduction chez la femme. Ann. Gynéc. et Obstétr. **1909**, 257. *Pugh*, Graves disease and thyroid instability in the cow etc. Proc. roy. Soc. Med. **16**, Nr 9, 92 (1923). — Ber. Gynäk. **3**, 246.

Reynold, Lancet **1890** I, 1058. — *Reynolds*, Zit. nach Novak. Die Bedeutung des weiblichen Genitales für den gesamten Organismus usw. Nothnagels Handbuch der speziellen Pathologie und Therapie, Bd. 1, Suppl. 1912. — *Rowe*, Endocrine studies, XXVI. An endocrine influence on menstruation. Endocrinology **14**, 243 (1930).

Saenger, Genitalbefund bei Morbus Basedowi. Zbl. Gynäk. **1890**, 133. — *Sattler*, Die Basedowsche Krankheit. Leipzig 1910. — *Schmitt*, Die Schilddrüsenfunktion bei Dysmenorrhöe. Zbl. Gynäk. **1925**, Nr 44, 2449. — *Schmidt*, R., Zur Klinik der Basedowschen Erkrankung und thyreogener Krankheitszustände überhaupt. Münch. med. Wschr. **1931** I, 989, 1044. — *Schröder*, Der mensuelle Zyklus des Weibes und seine Störungen. Handbuch der Gynäkologie von Veit-Stoeckel, Bd. 1, H. 1. München: J. F. Bergmann 1928. — *Schultze*, Das Weib in anthopologischer Betrachtung. Würzburg 1906. — *Sehrt*, Neuere chirurgische Arbeiten aus dem Gebiete der inneren Sekretion (Schilddrüse, Thymus, Hypophyse, Keimdrüsen). Med. Klin. **1913** I, 300. — *Seitz*, Störungen der inneren Sekretion in ihren Beziehungen zu Schwangerschaft, Geburt und Wochenbett. Verh. dtsch. Ges. Gynäk. 15. Verslg Halle **1913** I. — Der konstitutionelle Faktor in der Pathogenese der gynäkologischen Blutungen. Arch. Gynäk. **120**, 255 (1923). — *Seligmann*, Zit. nach Aschner. Die Blutdrüsenerkrankungen des Weibes. Wiesbaden: J. F. Bergmann 1918. — *Smith*, Toxic goiter in its relation to the gynecologic patients. Amer. J. Obstetr. **15**, 518 (1927). — *Stern*, Diagnose des Morbus Basedowi und seiner unvollkommenen Formen. Wien 1909. — *Superbi*, Castreazione e morbo di Basedow. Riv. ital. ginec. **9**, 521 (1929).

Theilhaber, Die Beziehungen der Basedowschen Krankheit zu den Veränderungen der weiblichen Geschlechtsorgane. Arch. Gynäk. **49**, 57 (1895). — *Thompson*, Amer. J. med. Sci. **1906**, 835. — *Tilmant*, Des relations de goitre exophthalmique avec l'insuffisance ovarienne. Presse méd. **1919**, 164.

Ujma, Basedow und Röntgenkastration. Zbl. Gynäk. **51**, 610 (1927). *Wagner*, Bemerkungen zu den Beziehungen der Röntgenbehandlung der Ovarien und des Basedow. Wien. klin. Wschr. **1914 I**, 430. — *Wagner-Jauregg*, Lehrbuch der Organtherapie. Leipzig: Georg Thieme 1914. — *Wegelin*, Schilddrüse. Handbuch der pathologischen Anatomie von Henke-Lubarsch, Bd. 8. Berlin: Julius Springer 1926. — *Weinberg*, Das Geschlechtsverhältnis bei Basedow und seine Ursachen. Münch. med. Wschr. **1921 II**, 1157. — *Wettergreen*, Zbl. Gynäk. **1891**, 189.

Zirkmund, Die Ovarialfunktion bei der Basedowschen Krankheit. Rozhl. Chir. a Gynäk. (tschech.) **7**, 17 (1928). — *Zweifel* u. *Moatschinin*, Über die Wirkung der Röntgenbestrahlung bei einem Fall von Tuberkulose mit Basedow und Amenorrhöe. Med. Klin. **1926 II**, 993.

Der Morbus Basedowi in seinen Beziehungen zur weiblichen Geschlechtssphäre (6—7).

Andérodias, Goitre exophthalmique et gestation. Bull. Soc. Obstétr. Paris **15**, 442 (1926). — *Audebert*, Ann. Gynéc. et Obstétr., Sept. **1906**.

Backhaus, Zit. nach Birnbaum (s. weiter unten). — *Bazán*, Thyreoidea und Schwangerschaft. Semana méd. **32**, 409 (1925). — *Becht*, Zit. nach Birnbaum (s. weiter unten). — *Beck*, Bruns' Beitr. **80**, 73 (1912). — *Bengolea*, Schilddrüsenexstirpation bei einer Schwangeren mit toxischer Struma. Rev. argent. Obstetr. **13**, 173 (1929). — *Benicke*, Zit. nach P. Müller (s. unten). — *Birnbaum*, Prakt. Erg. Geburtsh. **4**, H. 1, 1 (1911). — *Blamontier*, Exophthalmic goiter after the menopause. Paris méd. **12**, 334 (1922). — *Bonnaire*, Presse méd. **1910**, No 28, 249. — *Bothe*, Hyperthyroidism associated with pregnancy. Amer. J. Obstetr. **25**, 628 (1933). — *Boys*, Goitre in pregnancy. J. Michigan Stat. méd. Soc. **22**, 511 (1923). — *Bram, Israel*, Basedowerkrankung und Schwangerschaft. Amer. J. Obstetr., April **1922**. Ref. Zbl. Gynäk. **1923**, Nr 11, 462. — *Buschan*, Die Basedowsche Krankheit. Preisschrift 1894.

Cañizo, Sindromes cardiotiroideos. Siglo méd. **66**, 81, 130 (1919). — *Charcot*, Gaz. hébdom. **1862**, 562. — Gaz. méd. **1856**, 584. — *Cholmogoroff*, Mschr. Geburtsh. **5** (1897). — *Corlien*, Gaz. Hôp. **1863**, 125. — *Croom*, Die Beziehungen des Morbus Basedowi zur Geburtshilfe und Gynäkologie. Edinburgh med. J., Mai **1907**.

Davanzo, Basedow e gravidanza. Rass. Ostetr. **40**, 301 (1931). — *Davidowitsch*, Morbus Basedowi und Schwangerschaft. Diss. Berlin 1913. — *Deutschman*, Placenta praevia in successive pregnancy as a complication of exophthalmique goiter. Med. J. a. Rec. **127**, 555 (1928). — *Dreyfuß*, Zit. nach Seitz (s. unten).

Elek, Morbus Basedowi und Schwangerschaft (kasuistischer Beitrag). Wien. klin. Wschr. **1933 I**, 400.

Fabre, Un cas de gestation chez une basedowienne. Bull. Soc. Obstétr. Paris **15**, 559 (1926). — *Fahrni*, Pregnancy complicating hyperthyreoidism and following thyroidektomy. Canad. med. Assoc. **1930**, 645. Ref. Endocrinology **15**, 353 (1931). — *Falls*, Hyperthyroidism complicating pregnancy. Trans. amer. Assoc. Obstetr. **41**, 155 (1929). — Amer. J. Obstetr. **17**, 536 (1929). — Endokrinol. **4**, 200 (1929); **7**, 209 (1930). — *Fellner*, Die Beziehungen innerer Krankheiten zu Schwangerschaft, Geburt und Wochenbett. Leipzig-Wien: Franz Deuticke 1903. — *Fleischer*, Thyrotoxikosis complicated by pregnancy. Amer. J. Obstetr. **22**, 273 (1931). — *Fonyo*, Zusammenhang zwischen der Schwangerschaft und der krankhaften Veränderungen der Schilddrüse. Gynäk. Rsch. **1916**, H. 11—20, 238. — *Frankl, O.*, Über die Ovarialfunktion bei Morbus Basedowi. Gynäk. Rdsch. **1913**, 619. — *Freund, H. W.*, Über die Beziehung der Schilddrüse und der Brustdrüsen zu den schwangeren und erkrankten weiblichen Genitalien. Dtsch. Z. Chir. **31**, 446.

Gardiner-Hill, Pregnancy complicating simple goitre and graves disease. Lancet **1929**, 120. — Endocrinology **14**, 305. — Ber. Gynäk. **16**, 323. — *Graff, v.* u. *Novak*, Basedow und Genitale. Arch. Gynäk. **102**, 18 (1914). — *Goetsch*, Hyperthyroidism in pregnancy. N. Y. State J. Med. **21**, Nr 9, 317 (1921).

Häberlein, Schwangerschaft mit Morbus Basedowi. Vorzeitige Loslösung der normal sitzenden Placenta. Zbl. Gynäk. **1890**, 456. — *Halliday*, Zit. nach Pasman und Mestre (s. unten). — *Herff, v.*, Zit. nach Seitz. Störungen der inneren Sekretion usw. — *Hinton*, Hyperthyroidism associated with pregnancy. Amer. J. Obstetr. **20**, 183 (1930).

Jackson, Hyperthyroidism complicating pregnancy. Ann. clin. Med. **2**, 303 (1924). — *Joffroy*, Zbl. Gynäk. **1894**. — Zit. nach Fonyo. Gynäk. Rdsch. **1916**, 238.

Kottmann u. *Lidski*, Z. klin. Med. **71**, 344 (1910). — *Krömer*, Zit. nach Seitz. Störungen der inneren Sekretion usw. — *Kron*, Die Basedowsche Krankheit und das Geschlechtsleben des Weibes. Berl. klin. Wschr. **1907 II**. — *Küstner*, Basedowsche Krankheit und Schwangerschaft. Zbl. Gynäk. **1931**, 578.

Laffont, Un cas d'hyperthyroïdie des suites de couches. Bull. Soc. Obstétr. Paris **12**, 301 (1923). — *Larini*, Contributo allo studio del morbo di Basedow in gravidanza. Rass. Obstetr. **38**, 415 (1929). — *Layland Robinson*, Hyperthyreoidismus und Schwangerschaft. J. Obstetr. **29**. Ref. Zbl. Gynäk. **1923**, 462. — *Lehmann*, Hyperthyreoidism associated with pregnancy. West. J. Surg. **41**, 524 (1933). — *Lucker*, Exophthalmic goitre in pregnancy etc. Proc. roy. Soc. Med. **26**, 96 (1932).

Madelung, Zit. nach Seitz. Störungen der inneren Sekretion usw. — *Marañon*, Der Hyperthyreoidismus im Klimakterium. Rev. españ. Obstetr. **1922**, No 73. — *Meyer, L.*, Zit. nach Seitz. Störungen der inneren Sekretion usw. — *Morgan*, Zit. nach H. W. Freund (s. oben). — *Müller, P.*, Die Krankheiten des weiblichen Körpers in ihren Wechselbeziehungen zu den Geschlechtsfunktionen. Stuttgart 1888. — *Mussey* and *Plummer*, Treatment of goiter complicating pregnancy. J. amer. med. Assoc. **97**, 602 (1931). — *Mussey, Plummer* and *Boothby*, Pregnancy complicating exophthalmic goiter and adenomatous goiter with hyperthyroidism. J. amer. med. Assoc. **87**, 1009 (1926).

Pasman y *Mestre*, Concideraciones sobre un caso de bocio exoftálmico y embarazo. Semana méd. **28**, 435 (1921). — *Paucot* et *Paquet*, Fibromes praevia grossesse. Cesarienne suivie d'hysterectomic chez uns femme atteinte de la maladie de Basedow. Bull. Soc. Obstétr. Paris **13**, 134 (1924). — *Peralta* u. *Ramos*, Zit. nach Pasman und Mestre (s. oben). — *Pinard*, Ann. Gynéc. Obstétr., Mai **1909**. — *Pineles*, Über Jodbasedow im Klimakterium. Wien. med. Wschr. **1923** I, 648. — *Pollák*, Basedowkrankheit und Schwangerschaft. Orvosképzés (ung.) **22**, Sonderh., 276 (1932). — *Pollowe*, Thyroidectomy late in pregnancy. Repart of a successful case. J. amer. med. Assoc. **99**, 2180 (1932).

Roberts, Zit. nach H. W. Freund. Diss. Straßburg 1882. — *Rübsamen*, Über Schilddrüsenerkrankungen in der Schwangerschaft. Arch. Gynäk. **98**, 268 (1912).

Schauta, Zit. nach Seitz. Störungen der inneren Sekretion usw. — *Schmauch*, Die Schilddrüse der Frau und ihr Einfluß auf Menstruation und Schwangerschaft. Mschr. Geburtsh. **38** (1913). — *Schwarz*, Blood sugar observations in late pregnancy complicated by hyperthyroidism. Proc. Soc. exper. Biol. a. Med. **23**, 585 (1926). — *Skutsch*, Morbus Basedowi und Schwangerschaft. Zbl. Gynäk. **1908**, 417. — *Souza-Leite*, Progrès méd. **1888**. — *Stark*, Zit. nach Seitz. Störungen der inneren Sekretion usw. — *Stowe*, Amer. J. Obstetr. **1909**, 789.

Takahashi, Über den Einfluß der Schilddrüsenfunktionsstörung der Mutter auf die innersekretorischen Organe des Fetus und Säuglings. Fol. endocrin. jap. **5**, 37 (1929). — *Thaler*, Basedow und Schwangerschaft. Dauererfolg einer Strumektomie in graviditate. Zbl. Gynäk. **41**, 133 (1917). — Schwerer Basedow als Schwangerschaftskomplikation. Gynäk. Rdsch. **9**, 237. — *Tomson*, Morbus Basedow und Schwangerschaft. Odessk. med. Ž. **1928**, 521. — *Trousseau*, Clin. de l'Hôt. Dieu et l'union méd., 1860. — Bull. Acad. Méd. Paris **27**, 995, 1005.

Vignes, Maladies du corps thyroïde et gestation. Rev. franç. Gynéc. **18**, 101 (1923).

Wallace, Thyrotoxicosis in its relation to pregnancy. Amer. J. Obstetr. **26**, 77 (1933). — *Wertheim*, Zit. nach Seitz. Störungen der inneren Sekretion usw. — *Williamson*, Amer. J. Obstetr. **14**, 196 (1927). — *Windscheid*, Zit. nach Birnbaum (s. oben).

Das Myxödem und der chronische gutartige Hypothyreoidismus in ihren Beziehungen zur weiblichen Geschlechtssphäre.

Abrikosoff, Anatomische Befunde in einem Fall von Myxödem. Virchows Arch. **177** (1904). — *Alexander, A.*, Pluriglanduläre Fettsucht und ihre Behandlung. Dtsch. med. Wschr. **1924** I. — *Alexander W.*, Myxoedema following mammary hypertrophic in childhood. Brit. med. J. **1929**, 349. — *Allen Star*, Zit. nach Schultze (s. weiter unten). — *Aschner*, Die Blutdrüsenerkrankungen des Weibes. Wiesbaden 1918. — Beziehungen der Drüsen mit innerer Sekretion zum weiblichen Genitale. Biologie und Pathologie des Weibes. Handbuch von Halban u. Seitz, Bd. 1. 1924. — *Audebert* et *Claverie*, Grossessse chez myxoedemateuse. Bull. Soc. Obstétr. Paris **20**, 79 (1921).

Barret, Charming, Die Schilddrüse und ihre Degeneration in Beziehung zu Gynäkologie und Geburtshilfe. Amer. J. Obstetr., Okt. **1914**. — *Baruch*, De l'insuffisance thyreoovarienne dans la menopause chirurgicale. J. Med. Brux. **1912**, 521. — *Bauer, J.*, Innere Sekretion. Berlin u. Wien: Julius Springer 1927. — *Bazán*, Thyreoidea und Schwangerschaft. Semana méd. **1925**, 409. — *Bing*, Über periodische Hypothyreose. Endokrinol. **2**, 321 (1928). — *Bolten*, Ein Fall von familiärer Dercumscher Krankheit. Ref. Fortschr. Organother. **2**, H. 1, 13, Nr 18 (1926, Juli). — *Borchardt*, Die thyreosexuelle Insuffizienz eine besondere Form der multiplen Blutdrüsensklerose. Dtsch. Arch. klin. Med. **143**, H. 2/3 (1923). — Über thyreosexuelle Insuffizienz. Mschr. Geburtsh. **64**, 253 (1923). — Pluriglanduläre Insuffizienz. Erg. Med. **5**, H. 1 (1923). — Über pluriglanduläre Insuffizienz. Med. Klin. **1927** I. — *Breus* u. *Kolisko*, Die pathologischen Beckenformen. Leipzig u. Wien: Franz Deuticke 1912. — *Bruns*, Über die Kropfbehandlung mit Schilddrüsenfütterung. Bruns' Beitr. **12**, H. 3; **13**, H. 1. — Beobachtungen und Untersuchungen über die Schilddrüsenbehandlung des Kropfes. Bruns' Beitr. **16**, H. 2. — *Bucura*, Geschlechtsunterschiede beim Menschen. Wien u. Leipzig 1913.

Carrison, The thyroid gland, p. 221. New York: Wood & Comp. 1917. — *Castex*, L'insufficience thyroidienne et ovarienne dans la intestinale. Rev. franç. Endocrin. **1926**, No 2. — *Ceelen*, Über Myxödem. Beitr. path. Anat. **69** (1921). — *Claude* et *Gougerot*, J. Physiol. et Path. gén. **1908**. — *Collard-Huard*, De l'insuffisance ovarienne, envisagée dans ses rapports avec l'insuffisance thyréoïdienne. Thèse de Paris **1911**. — *Curschmann*, Klimax und Myxödem. Z. Neur. **41** (1918). — Hypothyreoidismus und Konstitution. Dtsch. Z. Nervenheilk. **1921**, 40. — Zur Korrelation zwischen Thyreoidea und weiblichem Genitale. Münch. med. Wschr. **1923** II, 912. — Die Hyperthyreosen der Erwachsenen. Handbuch der inneren Sekretion, Bd. 3, 1. Hälfte, S. 71. Leipzig 1928.

Daly and *Strouse*, The so-called medical complications of pregnancy. J. amer. med. Assoc. **96**, 1655 (1931). — *Deusch*, Klimax und Myxödem. Münch. med. Wschr. **1919** I, 589. — Die thyreogene Obstipation. Münch. med. Wschr. **1923** I, 113. — *Dupré* u. *Pagniez*, Zit. nach Borchardt (s. oben).

Edelmann, Dysfunctio pluriglandularis dolorosa. Wien. med. Wschr. **1928** I. — *Eiselsberg*, Die Krankheiten der Schilddrüse. Deutsche Chirurgie, S. 215. 1901.

Falta, Die Erkrankungen der Blutdrüsen. Wien u. Berlin: Julius Springer 1928. — *Fletsher-Beashs*, Zit. nach Falta. — *Förster*, Über einen durch Schilddrüsenfütterungserfolg nachbehandelten Fall von Myxoedema operativum. Dtsch. med. Wschr. **1897** I, 181, 201, 248. — *Formanek*, Zur Therapie pluriglandulärer innersekretorischer Störungen. Wien. med. Wschr. **1928** I. — *Fraenkel*, Beziehungen der inneren Sekretion der Keimdrüsen zu dem gesamten endokrinen System. Dtsch. med. Wschr. **1924** II. — *Frühinsholz*, Insuffisance thyro-parathyroidienne et gestation, étude clinique. Gynéc. et Obstétr. Rev. **6**, 145 (1922). — *Frühinsholz* et *Parisot*, Des anomalies de la fonction thyroidienne dans leurs rapports avec la gestation. Gynéc. et Obstétr. **4**, 169 (1921).

Gardiner-Hill and *Smith*, Menorrhagia as a symptom of myxoedema. Lancet **1927**, 862. — The influence of disease of the thyroid on menstruation. J. Obstetr. **34**, 701 (1927). — *Gluzinski*, Einige Bemerkungen zum klinischen Bild des Klimakteriums. Wien. klin. Wschr. **1909** II, 1663. — *Godbey*, Endocrine types of dysmennorrhea. West Virg. med. H. (Huntington). — *Grafe*, Zur Kenntnis der Adipositas dolorosa. Münch. med. Wschr. **1920** I, 339. — *Gullionds* et *Poncin*, Soc. Méd. Lyon 1900.

Hammer u. *Hellmann*, Ein Fall von Thyreoaplasie unter Berücksichtigung gewisser innersekretorischer und lymphoider Organe. Z. Anat. **5**, 218 (1920). — *Heinzheimer*, Zit. nach Curschmann (s. oben). — *Hertoghe*, Nouvelles recherches sur les insuffisances thyroïdiennes etc. Bull. Acad. Med. Belg. **21**, 267 (1907). — Die Rolle der Schilddrüse bei Stillstand und Hemmung des Wachstums und der chronische gutartige Hypothyreoidismus. Zit. nach Perl (s. weiter unten).

Izquierdo y de Hernandez, Ein Fall von Myxödem mit Metrorrhagien. Rev. españ. Obstetr. **8**, 554 (1923). — Myxödem mit Uterusblutungen. An. Acad. méd.-quir. españ. **10**, 463 (1923).

Jülich, Nordwestdtsch. Ges. inn. Med. Greifswald 1925. Zit. nach Curschmann.

Kern, The thyroid gland and menstrual disordres. Clin. Med. a. Surg. **35**, 473 (1928). — *Kirk*, Notes on cases of myxoedema. Lancet **1893**, 743. — *Kisch*, Über einen Fall von Myxoedema adultorum bei konstitutioneller Fettsucht. Endokrinol. **1933**, 362. — *Klose* u. *Büttner*, Kachexia strumipriva. Handbuch der inneren Sekretion von Max Hirsch, Bd. 3, 1. Hälfte. Leipzig: Curt Kabitzsch 1928. — *Kocher*, Das Blutbild bei Kachexia strumipriva. Arch. klin. Chir. **99**. — Zit. nach Klose und Büttner. — *Kräuter*, Schilddrüse und essentielle Uterusblutungen. Münch. med. Wschr. **1922**, 1601. — *Křiženecký*, Athyroïdisme chez uns poule de race Leghorn dorée etc. C. r. Soc. Biol. Paris **97**, 1749 (1927).

Landau, Über Myxödem. Berl. klin. Wschr. **1887**. — *Langhans*, Anatomische Beiträge zur Kenntnis der Kretinen. Virchows Arch. **149** (1897). — *Lanz*, Progenitur thyreopriver. Arch. klin. Chir. **74**, 882 (1904). — Zit. nach Biedl. Innere Sekretion. Berlin u. Wien: Urban & Schwarzenberg 1916. — *Lehndorf*, Zit. nach Schloß (s. weiter unten). — *Léopold-Lévi* et *de Rotschild*, Les petites signes d'insuffisance thyroïdienne. Gaz. Hôp. **80**, 874 (1907). — *Lisser*, The uniglandular origin of pluriglandular syndromes. Endokrinol. **5**, 138 (1929). — *Loeser*, Innere Sekretion. Jber. Geburtsh. **31**, 155 (1919). — *Lyon*, Arch. int. Med. **6**, 28 (1910).

Marchand, Über einen Fall von sporadischem Kretinismus und Myxödem mit fast totaler Aplasie der Schilddrüse. Münch. med. Wschr. **1906** II, 1440 (Ver.ber.). — *Mayer*, Verslg dtsch. Naturforsch. Innsbruck 1924, Abt. 24. Geburtsh. u. Gynäk. — Über das intrauterine Absterben übertragener Früchte ohne nachweisbare Ursache. Zbl. Gynäk. **48**, 10 (1924). — *Moebius*, Beiträge zur Lehre von den Geschlechtsunterschieden. Halle 1903—1905. — *Mosbacher* u. *Mayer*, Klinische und experimentelle Beiträge zur Frage der sog. Ausfallserscheinungen. Mschr. Geburtsh. **37**, H. 3 (1913).

Oswald, Die verschiedenen Formen der endokrinen und cerebralen Fettsucht. Schweiz. med. Wschr. **1925 II**.

Palleske, Heilung eines operativ entstandenen Myxödems durch Fütterung mit Schilddrüse. Dtsch. med. Wschr. **1895 I**, 103. — *Perl*, Über unkomplette Formen des Myxödems. Z. Neur. **71**, 268 (1921). — *Ponfick*, Zur Lehre vom Myxödem. Verh. dtsch. path. Ges. **1898**, 21. — *Prudden*, Zit. nach Curschmann (s. oben).

Rénon et *Delille*, Soc. med. Hôp. **1908**. — *Rößle*, Über Myxödem bei totaler Thyreoaplasie. Zit. nach Wegelin. Korresp.bl. ärztl. Ver. Thüringen **1920**, Nr 1/2. — *Rowe*, Endocrine studies XXVI. An endocrine influence on menstruation. Endocrinology **14**, 243 (1930). — *Rübsamen*, Über Schilddrüsenerkrankungen in der Schwangerschaft. Arch. Gynäk. **98**, 268 (1912).

Sabrazes et *Duperié*, Syndrome d'insuffisance thyro-ovarienne etc. C. r. Soc. Biol. Paris **84**, 881 (1921). — Endocrinology **5**, 282 (1921). — *Salzmann*, Hypothyreoidismus als Ursache mancher Formen von Metrorrhagien. Amer. J. Obstetr. **74**, Nr 5 (1916). — *Schilder*, Über Mißbildungen der Schilddrüse. Virchows Arch. **203**, 246 (1911). — *Schloß*, Über einen Fall von schwerer Menorrhagie bei kongenitalem Myxödem. Wien. klin. Wschr. **40**, 821 (1927). — *Schöndube*, Zur thyreosexuellen Insuffizienz. Z. klin. Med. **100**, H. 1/4, 97 (1924). — *Schotten*, Zit. nach Schultze. — *Schröder*, Der mensuelle Genitalzyklus des Weibes und seine Störungen. Handbuch der Gynäkologie von Veit-Stoeckel. München: J. F. Bergmann 1928. — *Schultze*, Tödliche Menorrhagie in einem Fall von Thyreoaplasie mit Hauptzellenadenom der Hypophyse. Virchows Arch. **216**, 443 (1914). — *Sehrt*, Die Beziehungen der Schilddrüseninsuffizienz zu den nervösen Beschwerden und der spastischen Obstipation bei Frauen. Münch. med. Wschr. **1914 I**, 408. — *Seitz*, Der konstitutionelle Faktor in der Pathogenese der gynäkologischen Blutungen. Arch. Gynäk. **120**, 255 (1923). — *Siebenthal*, Über einen Fall von Thyreoaplasie (kongenitales Myxödem). Inaug.-Diss. Zürich 1921. — *Sicard* et *Roussy*, Presse méd. **1903**, No 11. — *Siegert*, Die Athyreose im Kindesalter. Handbuch der inneren Sekretion von Max Hirsch, Bd. 3, 1. Hälfte. Leipzig: Curt Kabitzsch 1928. — *Smith*, Fetal and maternal athyrosis II. Endocrinology **3**, 262 (1919). — *Szánto*, Ein Fall von myxödematöser Atrophia uteri et ovarii. Pest. med.-chir. Presse **1901**, Nr 42.

Taussig, Kropf und Kretinismus. Jena: Gustav Fischer 1912. — *Troadec, le*, Myxoedeme et grossesse. Thèse de Toulouse **1921**. Rev. franç. Gynéc. **18**, 63 (1923).

Veil, Über das Verhalten der genitalen Funktionen beim Myxödem des Weibes. Arch. f. Gynäk. **107**, H. 2 (1918). — Die endokrinen Erkrankungen in der Praxis. IV. Die Schilddrüseninsuffizienzen. Münch. med. Wschr. **1928 II**, 1801, 1850. — *Vignes*, Maladies du corps thyroide et gestation. Rev. franç. Gynéc. **18**, 101 (1923). — *Vignes* et *Cornil*, Insuffisance thyroïdienne et stérilité. C. r. Soc. Biol. Paris **86**, 850 (1922). — Progrès méd. **37**, 283 (1922). — *Vryman*, Über einen Fall von Thyreohypoplasie. Endokrinol. **4**, 9 (1929)

Wagner-Jauregg, v., Myxödem und Kretinismus. Handbuch der Psychiatrie von Aschaffenburg, 1912. — *Wagner-Jauregg, v.* u. *G. Bayer*, Schilddrüse. Lehrbuch der Organotherapie, S. 88. 1914. — *Warfield*, Hypothyreoidismus. J. amer. med. Assoc. **1930**, 11. — *Weil*, Schilddrüsenpräparate gegen Sterilität. Münch. med. Wschr. **1912 II**, 2283. — *Welz*, Pregnancy in a case of improved sporadic cretinism. Amer. J. Obstetr. **79**, 655 (1919). — *Wieland*, Zit. nach *Siegert*, Handbuch der inneren Sekretion, Bd. 3, 1. Hälfte. 1928. — *Wintz*, Adipositas und Ovarium. Zbl. Gynäk. **1926**, Nr 14. — *Witts*, A note on cretinism, diabetes and pregnancy. Lancet **1929 I**, 284. — *Wollenberg*, Zur Frage der Sexualität bei sporadischem Kretinismus. Med. Klin. **1922 I**, 144.

Zimmermann, Über die Erschwerung der Schwangerschaftsdiagnostik bei inkretorischen Störungen (Myxödem). Mschr. Geburtsh. **79**, 1 (1928). — *Zondek*, Über pluriglanduläre Insuffizienz. Med. germ.-hisp.-amer. **2**, Nr 9 (1925).

Endemischer Kretinismus und weibliche Geeschlechtssphäre.

Bayon, Beiträge zur Diagnose und Lehre vom Kretinismus. Würzburg 1903. — *Bircher, E.*, Zur Pathogenese der kretinischen Degeneration. Med. Klin. **1908 I**, Beih. — Kropfätiologie. Dtsch. med. Wschr. **1910 II**. — Fortfall und Änderung der Schilddrüsenfunktion als Krankheitsursache. Erg. Path. I **15** (1911). — *Bircher, H.*, Der endemische Kropf und seine Beziehungen zur Taubstummheit und zum Kretinismus. Basel 1883. — Das Myxödem und die kretinische Degeneration. Slg klin. Vortr. **1890**, Nr 357. — Fortfall und Änderung der Schilddrüsenfunktion als Krankheitsursache. Erg. Path. **1** (1896). — Die gestörte Schilddrüsenfunktion als Krankheitsursache. Erg. Path. **8** (1902). — *Breus* u. *Kolisko*, Die pathologischen Beckenformen. Leipzig u. Wien 1900.

Dexler, Über endemischen Kretinismus bei Tieren. Berl. klin. Wschr. **1909 I**. — *Dieterle*, Über endemischen Kretinismus und dessen Zusammenhang mit anderen Formen von Entwicklungsstörungen. Jb. Kinderheilk. **64** (1906).

Eggenberger, Kropf und Kretinismus. Handbuch der inneren Sekretion von Max Hirsch, Bd. 1, 1. Hälfte. 1928. — *Eppinger*, sen., Zit. nach Scholz (s. weiter unten). — *Eulenburg* u. *Marfels*, Zur pathologischen Anatomie des Kretinismus. Wetzlar 1857. — *Ewald*, Die Erkrankungen der Schilddrüse, Myxödem und Kretinismus. Wien u. Leipzig 1909. — Kropfätiologie. Dtsch. med. Wschr. **1910**, Nr 16.

Finkbeiner, Kretinismus und endemische Ossifikationsstörungen. Med. Klin. **1923 I**. — Die kretinische Entartung. Berlin 1923. — Neue Gesichtspunkte in der Lehre vom Kretinismus. Klin. Wschr. **1924 I**. — *Frei*, Schilddrüse, Jod und Fortpflanzung. Schweiz. Arch. Tierheilk. **71**, 557 (1929).

Hertoghe, Die Rolle der Schilddrüse bei Stillstand und Hemmung des Wachstums und der Entwicklung und der chronische, gutartige Hypothyreoidismus. München 1900.

Kaufmann, Lehrbuch der speziellen pathologischen Anatomie. Berlin u. Leipzig 1922. — *Kocher*, *Th.*, Über Kropfexstirpation und ihre Folgen. Arch. klin. Chir. **29** (1883). — Die Pathologie der Schilddrüse. Verh. 23. Kongr. inn. Med. München **1906**.

Langhans, Anatomische Beiträge zur Kenntnis der Kretinen. Virchows Arch. **149** (1897).

Niépce, Quelques considérationes sur le cretinisme. Paris 1871.

Quervain, de, Zum gegenwärtigen Stand der Kropffrage. Verh. Schweiz. Kropfkommiss., 21. Jan. **1922**. — Zur pathologischen Physiologie der verschiedenen Kropfarten und ihre Einwirkung auf das biologische Verhalten des Blutes. Schweiz. med. Wschr. **1923 I**.

Rösch, Untersuchungen über den Kretinismus in Württemberg. Erlangen 1844.

Schlagenhaufer u. *Wagner-Jauregg, v.*, Beiträge zur Ätiologie und Pathologie des endemischen Kretinismus. Leipzig u. Wien 1910. — *Scholz*, Klinische und anatomische Untersuchungen über Kretinismus. Berlin 1906. — Kretinismus. Spezielle Pathologie und Therapie der inneren Krankheiten von Kraus und Brugsch, Berlin u. Wien 1919. — *Scholz* u. *Mathes*, Zit. nach *Eggenberger* (s. oben).

Taussig, Kropf und Kretinismus. Jena 1912.

Wagner-Jauregg, v., Über endemischen und sporadischen Kretinismus und dessen Behandlung. Wien. klin. Wschr. **1900 I**. — Myxödem und Kretinismus. Handbuch der Psychiatrie, spezieller Teil, 2. Abt., 1. Hälfte. Leipzig u. Wien 1912. — *Wagner-Jauregg, v.* u. *S. Bayer*, Lehrbuch der Organotherapie. Leipzig 1914. — *Wegelin*, Drüsen mit innerer Sekretion. Handbuch der pathologischen Anatomie von Henke-Lubarsch, Bd. 8. 1926. — Der endemische Kretinismus. Verh. schweiz. naturforsch. Ges. St. Gallen 1930. — *Weygandt*, Über Virchows Kretinentheorie. Neur. Zbl. **1904**, Nr 7, 8, 9. — Weitere Beiträge zur Lehre vom Kretinismus. Verh. physik.-med. Ges. Würzburg, N. F. **37** (1904).

Die Veränderungen innerhalb der weiblichen Geschlechtssphäre durch Thyreoidektomie.

Abderhalden, Pflügers Arch. **208**, 476 (1925). — *Adler*, Experimentelle Untersuchungen über die sexuelle Differenzierung bei Rana temporaria. Pflügers Arch. **183**, 23 (1920). — *Allen*, Effects of thyroid removal upon the developement of the gonads etc. Science (Lancaster) **1917**, 216. — *Alquier* et *Theuveny*, État de l'ovaire de chiennes ayant subi l'exstirpation partielle ou totale de l'appareil thyroparathyroïdien. C. r. Soc. Biol. Paris **66**, 217 (1909). — *Aschner*, Die Beziehungen der Drüsen mit innerer Sekretion zum weiblichen Genitale. Handbuch von Hallban u. Seitz, Bd. 1. 1924. — *Ato*, Über den Einfluß der Thyreoidektomie auf die Geschlechtsorgane der Ratte. Mitt. med. Ges. Tokyo **47**, 1585 (1933). — Jap. J. med. Sci., Trans. Pharmacol. **5**, 121 (1931). Zit. nach Trendelenburg, Die Hormone, 2. Teil. 1934.

Barberi, Contributo sperimentale allo studio dei rapporti tra tiroide etc. Endocrinologica **1**, 241 (1926). — *Bernard*, La thyroide au cours de la grossesse. Rev. franç. Endocrin. **1927**, 395. — *Biedl*, Innere Sekretion. Berlin u. Wien: Urban & Schwarzenberg. — *Blair-Bell*, Zit. nach Biedl. Innere Sekretion, 1. Teil, 3. Aufl. 1916. — *Blumenthal*, Verh. 23. Kongr. inn. Med. **1906**. — *Bockelmann* u. *Scheringer*, Zur Frage der Bedeutung der Schilddrüsenfunktion für das Zustandekommen der Kastratenfettsucht. Zugleich ein Beitrag zur Frage der experimentellen Beeinflussung des Sexualzyklus durch Thyreoidearesektion. Arch. Gynäk. **151**, 190 (1932).

Carloni, Sull'influenca determinata degli stati sperimentali ('iper e d'ipotiroidismo sulla durata della gravidanza e sullo sviluppo del feto). Arch. Ostetr. **17**, 49 (1930). — *Coulaud*, Effets de l'irradiation du corps thyroide sur la conception etc. C. r. Soc. Biol. Paris **88**, 20 (1923).

Dal Collo, Comportamento dell'ovaio in rapporto alla funzione tiroidea. Fol. med. (Napoli) **10**, 831 (1924).

Eiselsberg, Die Wachstumsstörungen bei Tieren nach frühzeitiger Schilddrüsenexstirpation. Arch. klin. Chir. **49**, 207 (1895). — *Engelhorn*, Schilddrüse und weibliche Geschlechtsorgane. Habil.schr., Erlangen 1912. — *Evans* and *Lony*, Proc. amer. Assoc. Anat. Rec. **21**, 61 (1921).

Fellner, Die wechselseitigen Beziehungen der innersekretorischen Organe. Slg klin. Vortr., N. F. **1908**, Nr 185. — *Friedmann*, Tierexperimentelle Untersuchungen über Beziehungen zwischen Schwangerschaft und Schilddrüse. Arch. Gynäk. **153**, 48 (1933). — *Frühinsholz* et *Parisot*, Rev. franç. Gynéc. **16**, 603 (1921).

Gley, Nouvelle note sur les effets de la thyroidektomie chez le lapin. C. r. Soc. Biol. Paris **1893**. — *Goldberg*, Changes in organs of thyreoidectomised sheep and goats. Q. J. exper. Physiol. **17**, 15 (1927). — *Grimmer*, Beiträge zur Milch schilddrüsenloser Ziegen. Biochem. Z. **48** (1918).

Halsted, Zit. nach Knaus. Arch. klin. Chir. **131** (1924). — *Hammett*, The effects of thyroparathyroidectomy and parathyroidectomy at 100 days of age on the growth of the reproductive system etc. Amer. J. Anat. **32**, 37 (1923). — Studies of thyroid apparatus. XXII. The growth of the reproductive systems of male et female albino rats following thyro-parathyroidectomy and parathyroidectomy at seventy-five days of age. Amer. J. Anat. **34**, 195 (1924). — The rôle of the thyroid apparatur in the growth of the reproduktive system. Amer. J. Physiol. **77**, 527 (1926). — Studies of the thyroid apparatus. XLVIII. etc. Endocrinology **11**, 117 (1927). — *Herring*, Quart. J. exper. Physiol. **11**, 231 (1917). — *Hofmeister*, Fortschritte der Medizin 1892. Bruns' Beitr. **1894**. — Experimentelle Untersuchungen über die Folgen des Schilddrüsenverlustes. Beitr. klin. Chir. **11**, 441 (1894). — Zur Frage nach den Folgezuständen der Schilddrüsenexstirpation. Dtsch. med. Wschr. **1896 I**.

Knaus, Zur Korrelation zwischen Thyreoidea und dem weiblichen Genitale. Münch. med. Wschr. **1923 I**. — Die Beziehungen der Schilddrüse zu den weiblichen Genitalorganen. Arch. klin. Chir. **131**, 412 (1924). — *Krichesky*, Proc. Soc. exper. Biol. a. Med. **32**, 1265 (1935). — *Kuga*, Influence of internal glands upon Zondek-Aschheims pregnancy reaction etc. J. of orient. Med. **18**, 26 (1933). — *Kunde*, *Carlson* and *Proud*, The ovary in experimental hypo- and hyperthyroidism etc. Amer. J. Physiol. **88**, 747 (1929).

Lanz, Progenitur Thyreopriver. Arch. klin. Chir. **74**, 882 (1904). — *Larson* and *Fisher*, The effect of pregnancy and lactation on the blood calcium of thyro-parathyroidectomized dogs. Endocrinology **11**, 233 (1927). — *Lee*, Studies on the oestrous cycle in the rat. I. The effect of the thyroidectomy. Endocrinology **9**, 410 (1925). — Studies in the oestrous cycle in the rat. II. The effect of thyro-parathyroidectomy and parathyroidectomy. Endocrinology **10**, 43. — The effect of thyroidectomy and thyroid feeding on the oestrous cycle in the white rat. Amer. J. Physiol. **72**, 226 (1925). — *Luchhardt* and *Blumenstock*, Additional observations on completely thyroparathyroidectomised dogs. Amer. J. Physiol. **63**, 409 (1923).

Marza, E. et V. *Marza*, Influence de la thyroidectomie des parents sur les poids de la thyroide des descendants. C. r. Soc. Biol. Paris **1929**, 234. — Modifications histologiques de la glande thyroïde des animaux nés de parents éthyroïdés. C. r. Soc. Biol. Paris **1929**, 236. — *Minowada*, Acta dermat. (Kioto) **12**, 189 (1928). — *Mosbacher*, Schilddrüse und Konzeption. Münch. med. Wschr. **1913 II**, 1229. — *Moussu*, C. r. Soc. Biol. Paris **1892/93**.

Nojima, Experimental study on the effects of thyreoidectomy to pregnancy. Jap. J. Obstetr. **16**, 483 (1933).

Parhon et *Derevici*, Action du sang, du sérum sanguin et du lait sur la symptomatologie et la sérocalcémie des animaux thyroparathyroïdectomises. C. r. Soc. Biol. Paris **100**, 37 (1929). — *Parhon* et V. *Marza*, Le sexe des descendants des animaux éthyroidés. La diminution de leur vitalité. C. r. Soc. Biol. Paris **90**, 323 (1923).

Richon, Zit. nach Aschner. Die Blutdrüsenerkrankungen des Weibes. — *Richter*, The rôle played by the thyroid gland in the production of gross body activity. Endocrinology **17**, 73 (1933). — *Roffo*, Funzione della tiroide ed aborto. Fol. gynaec. (Genova) **30**, 233 (1933).

Schlagenhaufer u. *Wagner-Jauregg*, v., Beiträge zur Ätiologie und Pathologie des endemischen Kretinismus. Wien: Franz Deuticke 1910. — *Schlotthauer* and *Caylor*, The effect of thyroidectomy and of certain diets on pregnant swine and their offspring. Amer. J. Physiol. **89**, 601 (1929). — *Schütz*, Pflügers Arch. **216**, 341 (1927). — *Seitz* u. *Leidenius*, Über den Einfluß experimenteller Schädigung von Schilddrüse und Nebennieren der Eltern auf das endokrine System der Nachkommenschaft. Z. Konstit.-lehre **10**, 559 (1925). — *Suzue* and *Murohara*, Trans. jap. path. Soc. **19**, 80 (1929). — *Swezy*, Ovogenesis and its relation to the hypophysis etc. California 1933. — The Science Press, p. 86. Lancaster 1933. — *Swingle*, Effects of operationes upon the thyroid glands of female mice on the growth of their offspring. J. of exper. Zool. **48**, 395 (1927). — Ber. Biol. **6**, 250.

Tatum, Morphological studies in experimental cretinism. J. of exper. Med. **17** (1913). — *Tracewski*, Zit. nach Lanz (s. oben). — *Trautmann*, Die Milchdrüse thyreopriver Ziegen. Pflügers Arch. **177**, 239 (1919). — *Trendelenburg*, Die Hormone, 1. u. 2. Bd. Berlin: Julius Springer 1929 bzw. 1934.

Ujiie, Über die Beziehungen des Nebenschilddrüsen- und Schilddrüsenhormons zwischen Mutter und Fetus. Tohoku J. exper. Med. **20**, 34 (1932).

Volpe, Influenza della diatermizzazione della tiroidea sull'ovaio. Arch. Ostetr. **16**, 1003 (1929). *Witschi*, Zit. nach *Parhon* und *Marza* (s. oben). — *Wojnicz*, Struma nodosa seu adenoma glandulae thyreoideae et cystadenoma papilliferum pseudomucinosum ovarii. Ginek. polska **6**, 155 (1927).

Die Wirkung der Kastration auf die Schilddrüse.

Andersen, J. of Physiol. **83**, 15 (1934). — *Aron*, Influence de la castration sur le tour d'hormon préhypophysaire excito-sécrétice de la thyroïde, prisent dans le milieu intérieur chez une cobaye. C. r. Soc. Biol. Paris **108**, 784 (1931). — *Aschner*, Die Blutdrüsenerkrankungen des Weibes. Wiesbaden: J. F. Bergmann 1918.

Benazzi, Castrazione ovarica e ghiandola tiroide. Boll. Soc. Biol. sper. **4**, 679 (1929). — L'azione dell'ormone follicolare sulla tiroide di femmina castrata. Boll. Soc. Biol. sper. **7**, 472 (1932). — La somministrazione di liquido follicolare non preserva la tiroide dalle trasformazioni consequenti alla ovarectomia. Boll. Soc. Biol. sper. **7**, 1086 (1932). — *Biedl*, Innere Sekretion, Bd. 2. Berlin u. Wien: Urban & Schwarzenberg 1916. — *Blair-Bell*, The relation of the internal secretions to the female charateristics and fonctions in health and disease. Proc. roy. Soc. Obstetr. **1913**. — The Arris and Gale lectures in the genital fonctions of the ductless glands in the female. Lancet **1913**, 809, 937. — *Bockelman*, Der Einfluß der Kastration auf die Schilddrüse der weiblichen Albinoratte. Mschr. Geburtsh. **88**, 480 (1931). — Der Einfluß der Kastration auf die Schilddrüse der Albinoratte. Arch. Gynäk. **144** (1931). — *Bockelman* u. *Scheringer*, Der Einfluß der Kastration auf den Funktionszustand der weiblichen Albinoratte. Arch. Gynäk. **148**, 1 (1932). — Zur Frage der Bedeutung der Schilddrüsenfunktion für das Zustandekommen der Kastrationsfettsucht. Zugleich ein Beitrag zur Frage der experimentellen Beeinflussung des Sexualzyklus durch Thyreoidearesektion. Arch. Gynäk. **151**, 190 (1933).

Cahane, Variations du Glycogène hépatique chez les animaux châtrés. C. r. Soc. Biol. Paris **104**, 447 (1930). — *Cecca*, La gliandole a secrezione interna dal punto di vista chirurgico. Bull. Sci. med. 1904. — *Chouke*, The effect of castration on the proliferative activity and structure of the thyroid gland in guinea pigs. Endocrinology **14**, 12 (1930). — *Crew*, Die Wirkung der Schilddrüsenektomie auf den hennengefiederten Hahn. Arch. Geflügelkde **1**, 234 (1927).

Demel, *Jatrou* u. *Wallner*, Beziehungen der Ovarien, Nebennieren und des Thymus zur Thyreoidea bei Ratten (experimentelle Studie). Mitt. Grenzgeb. Med. u. Chir. **36**, 306 (1923).

Engelhorn, Schilddrüse und weibliche Geschlechtsorgane. Habil.schr. Erlangen 1912. — Gynäk. Rdsch. **1912**, Nr 8.

Fellner, Die wechselseitigen Beziehungen der innersekretorischen Organe. Slg klin. Vortr., N. F. **1908**, Nr 185. — *Fleischner*, Zit. nach *Haudek*. Wien. klin. Wschr. **1922 II**. — *Fortunato*, Azione del liquor follicoli sulla tiroide. Arch. Ostetr. **40**, 636 (1933). — *Furuya*, Biochem. Z. **147** (1924).

Graff, v., Schilddrüse und Genitale. Arch. Gynäk. **102**, 109 (1914). — Die Basedowsche Krankheit als Kontraindikation gegen gynäkologische Röntgentherapie. Wien. klin. Wschr. **1914 I**, 93. — *Groedel*, Beseitigung einer Struma und Heilung einer Herzinsuffizienz durch Röntgenbestrahlung der Ovarien. (Ein Beitrag zur Fernwirkung der Röntgenstrahlen, speziell auf endokrine Drüsen.) Strahlenther. **10**, 1047 (1920). — Berl. klin. Wschr. **57**, 549 (1920).

Hatai, J. of exper. Zool. **18**, 1 (1915). — *Haudek*, Wien. klin. Wschr. **1922 II**, Nr 46.

Kanewskaja, Über den Einfluß der Kastration auf den Bau der Bauchspeicheldrüse und der Glandulae thyreoidea. Ber. Physiol. **14**, 176 (1922). — *Khoor*, Über einen geheilten Fall von Hyperthyreoidismus nach operativer Kastration. Zbl. Gynäk. **50**, 343 (1926). — *Korentschewsky*, Die Beziehungen zwischen Schilddrüse und Keimdrüsen usw. Z. exper. Path. u. Ther. **16**, 68 (1914). — *Kraul* u. *Halter*, Die Beziehungen des weiblichen Genitales zum Grundumsatz. Z. Geburtsh. **87**, 606 (1924).

Lisi, de, Effetti della scerebrazione sulle tiroidi e sulle surrenali in animali castrati. Schweiz. Arch. Neur. **14**, 94 (1924). — *Livingston*, Amer. Physiol. **40** (1912). — *Loeser*, Klin. Wschr. **1934 I**, 766; **1935 I**, 4.

Martini, Sur les altérations dus corps thyroide dans différents états experimentaux etc. Rev. de Chir. **47** (1913). — *Matsuyama*, Experimentelle Untersuchungen mit Rattenparabiose, 3. Teil. Zbl. path. Anat. **25**, 436 (1921). — Frankf. Z. Path. **25** (1925). — *Mutô*, Folloicular hor one and thyreoidea. Trans. jap. path. Soc. **22**, 223 (1932).

Nelle, Vergleichende anatomische und vergleichende pathologische Beiträge zur Kropffrage. Inaug.-Diss. Marburg 1931. — *Nishikawa*, Über die Verteilung des Jods in den Epithelzellen und dem Follikelinhalt der Schilddrüse. II. usw. Foll. endocrin. jap. **6**, 105 (1931).

Okintschitz, Über die gegenseitigen Beziehungen einiger Drüsen mit innerer Sekretion. Arch. Gynäk. **102**, 333 (1914). — *Okuneff*, Über den Einfluß der Kastration auf die Schilddrüse. Z. path. Anat. **32**, 531 (1922). — *Oordt, van* u. *van der Maas*, Kastrationsversuche am Truthahn. Arch. Entw.mechan. **115**, 651 (1929).

Polimanti, Untersuchungen über den Wasser- und Jodgehalt der Schilddrüse bei den Haustieren des Aostatales und Umbriens. Endokrinol. **1**, H. 6 (1928). — *Porcaro*, Boll. Soc. piemont. Ostetr. **1**, 295 (1933).

Scala, Gli effetti della castrazione sulla tiroide. Fol. med. (Napoli) **7**, 423 (1921). — *Schöller* u. *Gehrke*, Zur Kenntnis der Thyroxinwirkung. Klin. Wschr. **1927 II**, 1938. — *Stender*, Untersuchungen über die Schilddrüse des Schweines in verschiedenen Lebensstadien und unter verschiedenen Lebensbedingungen. Vet. med. Diss. Berlin 1924. — *Superbi*, Castrazione e morbo di Basedow. Riv. ital. Ginec. **9**, 521 (1929). — *Szondi*, Studien zur Theorie und Klinik der endokrinen Korrelationen. Endokrinol. **9**, 321 (1931).

Tandler u. *Grosz*, Einfluß der Kastration auf den Organismus. Wien. klin. Wschr. **1907**. — Die Skopzen. Arch. Entw.mechan. **27**, 35 (1909). — Die biologischen Grundlagen der sekundären Geschlechtscharaktere. Berlin: Julius Springer 1913. — *Tescione*, Modificazioni istologiche della ghiandola tiroide in segnito all' ablazione delle ovarie. Arch. ital. Ginec. **1904**. — North Engl. Obstetr. Soc., Mai **1904**. — *Trautmann*, Joest' spezielle pathologische Anatomie der Haustiere. Bd. 3. Berlin 1924. — *Trendelenburg*, Die Hormone, Bd. 2. Berlin: Julius Springer 1934. — *Trifon*, Hyperthyroïdisme et castration ovarienne. Vitesse de sedimentation des hematics. C. r. Soc. Biol. Paris **101**, 232 (1929). — Hyperthyroïdisme et castration ovarienne. Sérocalcémie et sérocholésterinémie. C. r. Soc. Biol. Paris **101**, 233 (1929). — Hyperthyroïdisme et castration etc. C. r. Soc. Biol. Paris **101**, 615 (1929).

Ujma, Basedow und Röntgenkastration. Zbl. Gynäk. **51**, 610 (1927).

Werner, Symptoms accompanying ovarian hypofunction. Ref. Endocrinol. **17**, 110 (1933).

Die Wirkung der Zufuhr von Schilddrüsenhormon auf die Geschlechtssphäre der Frau. Die Wirkung der Hyperthyreoidisation auf die Geschlechtssphäre beim weiblichen Tier.

Abelin u. *Wiedmer*, Schilddrüse und Ovarium. Arch. f. exper. Path. **166**, 584 (1932). — *Adler, L.*, Metamorphosestudien an Batrachierlarven. Arch. Entw.mech. **43**, 343 (1917). — Pflügers Arch. **183**, 23 (1920). — *Asimoff*, Über die Fixierung des Schilddrüsenhormons in den Keimdrüsen hyperthyreoidisierter Vögel. Arch. Entw.mechan. **110**, 183 (1927). — Über Fixierung des Thyroxins in den Keimdrüsen hyperthyreoidisierter Hühner. Ž. èksper. Biol. i Med. (russ.) **6**, Nr 16, 125 (1927).

Braun, Thyreoidin bei engem Becken. Zbl. Gynäk. **1896**, 722.

Cameron and *Amies*, The effect of thyroid feeding on the oestrus of the guinea pig and mouse. Amer. J. exper. Biol. a. Med. Sci. **3**, 37 (1926). — *Campbell, Wolf* and *Phelp*, Proc. Soc. exper. Biol. a. Med. **32**, 205 (1934). — *Carloni*, Sull'influenca determinata degli stati sperimentali d'iper e d'ipotiroidismo, sulla durata della gravidanza e sullo svilluppo del feto. Arch. Ostetr. **17**, 49 (1930). — *Cole* and *Hutt*, Poultry Science **7**, 60 (1928). — *Cords*, Injektion von Thyreoideaextrakt bei graviden Kaninchen. Inaug.-Diss. Berlin 1903. — *Courrier* et *Aron*, Sur le passage de l'hormone thyreoidienne de la mère au foetus etc. C. r. Soc. Biol. Paris **100**, 839 (1929). — *Crew*, Proc. roy. Soc. Edinburgh **45**, 252 (1925). — *Crew* and *Huxley*, Vet. J. **1922—24**, Nr 79.

Da Costa, Esther and *Carlson*, The effect of feeding desiccated thyroid upon the sexual maturation in the albino rat. Amer. J. Physiol. **104**, 247 (1933). — *Dobkiewicz*, Der Einfluß der Schilddrüsenfütterung auf Entwicklung, Wachstum und Fortpflanzung der Taufliege. Arch. Ent.mechan. **113**, 1 (1928). — *Doederlein*, Innere Sekretion und Fortpflanzung. Arch. Gynäk. **132**, 187 (1927). — Experimenteller Hyperthyreoidismus und seine Wirkung auf Fortpflanzung und Nachkommenschaft. Arch. Gynäk. **133**, 680 (1928). — Habil.schr. Berlin 1928. — Hyperthyreoidisierte Tiere und ihre Nachkommenschaft. Z. Geburtsh. **96**, 168 (1929). — Zur Pathologie des endokrinen Systems. Die Fortpflanzungsfähigkeit künstlich hyperthyreoidisierter Meerschweinchen. Beitr. path. Anat. **83**, 92 (1929). — *Dulzetto*, L'azione degli estratti tiroidei sul rapporto sessuale etc. Archives de Biol. **38**, 355 (1928). — Modoficazioni dell'ovario dei ratti albini tratti con estratti tiroidei. Archives de Biol. **40**, 227 (1930).

Engelhart, Klin. Wschr. **1935 I**, 1068. — *Etienne* et *Rémy*, Influence sur la gestation des extraits thyroidiens et hypophysaires chez la lapin. C. r. Soc. Biol. Paris **72**, 196 (1912). — *Evans* and *Lony*, Proc. amer. Assoc. Anat. Rec. (Balt.) **21**, 61 (1921).

Glaubach, Wien. klin. Wschr. **1934 I**, 132. — *Greenwood* and *Chaudhuzi*, An experimental study on the effect of thyroxin upon sexual differentiation in the focol. Brit. J. exper. Biol. **5**, 378 (1928). — *Gudernatsch*, Schilddrüsenbehandlung vor und während der Tragperiode und deren Einfluß auf die

Nachkommenschaft. Mschr. Geburtsh. 1931, 88, 161. — Entwicklung und Wachstum. Handbuch der inneren Sekretion von Max Hirsch, Bd. 2, 2. Hälfte, S. 1493. 1933.

Hammet, Thyroid and differential development. Endokrinol. 5, 81 (1929). — *Hinschberger*, Recherches sur les transplantations thyroidiennes chez le cobaye etc. C. r. Soc. Biol. Paris 106, 234 (1931). — *Horn, van*, The relation of the thyroid to the hypophysis and ovary. Endocrinology 17, 152 (1933). — Zbl. path. Anat. 59, Nr 6, 210. — *Hoskin*, Congenital thyroidism: an experimental study of the thyroid in relation to other organs of internal secretion. Amer. J. Physiol. 26, 426 (1910). — The effect of acetyl-thyroxin on the newborn white rat. J. of exper. Zool. 48, 373 (1927).

Knaus, Die Beziehungen der Schilddrüse zu den weiblichen Genitalorganen und zur Schwangerschaft. Eine experimentelle Studie. Arch. klin. Chir. 131, 412 (1924). — *Křiženecký* u. *Nevalonnyj*, Weitere Untersuchungen über den Einfluß der Hyperthyreoidisierung und Hyperthymisierung auf den Befiederungsprozeß bei den Hühnerkücken usw. Arch. Entw.mechan. 109 (1927); 115 (1929). — *Kunde, Carlson* and *Proud*, The ovary in experimental hypo- and hyperthyroidism. Amer. J. Physiol. 88, 747 (1929). — The influence of experimental hyperthyroidism on gestation. Amer. J. Physiol. 88, 747 (1929).

Lee, Amer. J. Physiol. 72, 226 (1925). — *Leupold* u. *Seißer*, Experimentelle Untersuchungen über die Bedeutung des Cholesterinstoffwechsels für die weiblichen Keimzellen. Arch. Gynäk. 119, 3 (1923). — *Lintwarew*, Über den Einfluß des experimentellen Hyperthyroidismus auf die Schwangerschaft bei Meerschweinchen (russ.). Ber. Gynäk. 20, 78 (1931). — *Lundberg*, Etudes sur le rapport entre les sécrétions internes de la glande thyroïde et celles des glandes sexuelles. Acta med. scand. (Stockh.) 65, 499 (1927). — Weitere Untersuchungen über die Relation zwischen Thyreoidea und Ovarien. Acta med. scand. (Stockh.) 66, 467 (1927).

Matsumotó, Experimentelle Untersuchungen über die Veränderungen der weiblichen Geschlechtsdrüsen bei Hyperthyreoidismus. Jap. J. med. Sci., Trans. Pharmacol. 2, 119 (1927).

Neuweiler, Versuche über die Beeinflussung des ovariellen Zyklus der Ratte durch Schilddrüsenpräparate. Zbl. Gynäk. 1932, 2341. — *Nevalonnyj*, Influence de l'hyperthyroidisme sur origine des formes intersexuelles chez les poules. C. r. Soc. Biol. Paris 97, 1745 (1927).

Occhipinti, Influenza della tiroide sui caratteri sessuali del piumaggio della quaglia. Monit. zool. ital. 38, 192 (1927). Ref. Ber. Biol. 6, 221.

Parhon et *Parhon*, Recherches concernant l'influence du traitement thyroidien et ovarien sur le developpement et l'aspect du plumage chez les oiseaux (canards). C. r. Soc. Biol. Paris 89, 683 (1923). — *Pighini*, L'azione dei succhi tiroidei sul feto e sull'utero gravido. Policlinico, sez. med. 32, 7, 334 (1925). — Ber. Gynäk. 9, 88 (1926). — Ber. Physiol. 38, 719 (1927). — *Pighini* e *De Paoli*, Sui rapporti tra la tiroide ed il ricambio colesterinico e fosfatidico del sangue delle capsule surrenali delle glandole sessuali. Biochimica e Ter. sper. 12, H. 2, 49 (1925). — *Podhradský*, Der Einfluß des Hyperthyreoidismus auf Wachstum und Pigmentierung des Gefieders bei ausgewachsenen Hühnern. Arch. Entw.mechan. 107, H. 3 (1926).

Reiß u. *Perény*, Thyreoideahormon und Brunst. Endokrinol. 2, 181 (1928). — *Richter*, The role played by the thyroid gland in the production of gross body activity. Endocrinology 17, 73 (1933). — *Roffo*, Funzione della tiroide ed aborto. Fol. gynaec. (Genova) 30, 233 (1933).

Sainton et *Simonnet*, Hyperthyroidisation familiale chez les gallinacés. C. r. Soc. Biol. Paris 106, 344 (1931). — *Saito*, Über den Einfluß der Sexualdrüse auf den Jodgehalt der Schilddrüse. Fol. endocrin. jap. 6, 13 (1930). — *Schwarz*, Pigmentierung, Form und Wachstum der Federn des Haushuhns in Abhängigkeit von der Thyreoideafunktion. Arch. Entw.mechan. 123, 1 (1930). — *Scibelli*, Ricerche sulle modificationi utero-ovariche nell'ipertiroidismo sperimentali. Arch. Ostetr. 1929, 1008. — *Siedentopf*, Untersuchungen über die Wirkung des Thyroxins in der Schwangerschaft. Mschr. Geburtsh. 85, 325 (1930). — *Sloan*, The role of the thyroid in the differential developement. Amer. J. Obstetr. 19, 235 (1930). — *Superbi*, Influenza della somministrazione di tiroide fresca ed estratti tiroidei sull'ovario. Riv. ital. Ginec. 7, 329 (1928). Ref. Ber. Gynäk. 14, 692 (1928). — *Suzue* and *Murohaza*, The relation of the thyroid gland and the hypophysis of the oestrus cycle. Trans. jap. path. Soc. 19, 80 (1929).

Torrey and *Horning*, Thyroid feeding and secondary sex characters in Rhode Island red chicks. Biol. Bull. Mar. biol. Labor. Wood's Hole 49, 365 (1925).

Vermeulen, Arch. néerl. Physiol. 13, 603 (1928). — *Vignes*, Corpo tiroide e gestazione. Med. prat. 7, 281 (1922).

Watrin et *Florentin*, Thyroïde et tractus génital. C. r. Soc. Biol. 107, 51 (1931). — *Weichert* and *Boyd*, Anat. Rec. 58, 55 (1933). — *Wendt*, Beobachtungen über den Einfluß erhöhter Schilddrüsentätigkeit auf die Geschlechtsdrüsen. Endokrinol. 1, H. 2 (1928). — *White*, The effect of thyroid and ovarian gland extracts in cases of previous miscarriage and stillbirth. Brit. med. J. 1924, 190. —

Wilhelmj, Moskowitz and *Neigus*, The influence of pregnancy upon the calori genic action of thyroxine. Proc. amer. physiol. Soc. **1933**, 99.

Zahn, Über den Einfluß der Thyreoidea und Thymus auf das Ovar. Diss. Erlangen 1931. — *Zawadowsky*, Eine neue Gruppe der morphogenetischen Funktionen der Schilddrüse. Endokrinol. Z. 1, Nr 2 (russ.). — Arch. Entw.mechan. **107** (1926). — Zur Frage der Wechselbeziehungen zwischen Schilddrüse und Geschlechtsdrüsen bei Hühnern. Arch. Entw.mechan. **110**, 149 (1927). — Ber. Biol. **5**, 339. — Die Rolle der Schilddrüse bei der Bestimmung des Geschlechtsdimorphismus nach dem Gefieder der Vögel. Endokrinol. **5**, 553 (1929). — Hormone und das Gefieder der Vögel. Endokrinol. **10**, 23 (1932). — *Zawadowsky* u. *Liptschina*, Weiterer Beitrag zur Frage der Wechselbeziehungen der Keim- und Schilddrüsen bei Hühnern. Arch. Entw.mechan. **113**, 432 (1928). — *Zawadowsky, Liptschina* u. *Radsiwon*, Über den Einfluß der Hyperthyreoidisierung auf das Legen der Hühner. Roux' Arch. **113**, 419 (1928).— *Zawadowsky* u. *Perlmutter*, Über das Schicksal des Thyroxins im Blut und in den Geweben der hyperthyreoidisierten Hühner. Roux' Arch. **109**, 210 (1927). — *Zawadowsky* u. *Rochlin*, Zur Frage nach dem Einfluß der Hyperthyreoidisierung auf die Färbung und Geschlechtsstruktur des Hühnergefieders. Arch. Entw.mechan. **113**, 323 (1928).

Die Wirkung des Schilddrüsenhormons auf die Bewegungen des Uterus.

Biedl, Innere Sekretion, Bd. 2, S. 19. Berlin u. Wien: Urban & Schwarzenberg.

Fuchs, Experimentelle Untersuchungen über die Wirkung von Preßsäften und Extrakten aus Schilddrüse, Eierstock und Placenta auf den überlebenden Kaninchenuterus. Z. Geburtsh. **75**, 653 (1914).

Guggisberg, Die Wehen. Halban-Seitz' Biologie und Pathologie des Weibes, Bd. 6, S. 1205. — Zbl. Gynäk. **38**, 1398 (1914). — Über die Wirkung der inneren Sekrete auf die Tätigkeit des Uterus. Z. Geburtsh. **75**, 231 (1914).

Kehrer, Physiologische und pharmakologische Untersuchungen an den überlebenden und lebenden inneren Genitalien. Arch. Gynäk. **81** (1907). — Klinisch-experimentelle Untersuchungen über die Wehentätigkeit des menschlichen Uterus. Verh. dtsch. Ges. Gynäk. **14**, 681. — Die motorischen Funktionen des Uterus und ihre Beeinflussung durch Wehenmittel. Münch. med. Wschr. **1912 II**, 1831.

Matsui, Über die Wirkung der Epithelzellen und Kolloidsubstanz der Schilddrüse. I. Neue Beiträge zur Kenntnis des Einflusses dieser beiden Substanzen auf die Kontraktion des isolierten Kaninchenuterus. Fol. endocrin. jap. **8**, 43—44 (1932). — *Mosbacher*, Klinisch-experimentelle Beiträge zur Frage: Thyreoidea und Wehentätigkeit. Z. Geburtsh. **75**, 362 (1914).

Robinson and *Zondek*, Experimental attemps to promote uterine growth. Amer. J. Obstetr. **8**, 83 (1924).

Tóth, Einfluß der Schilddrüsenpräparate auf die Spontankontraktion des Meerschweinchenuterus. Zugleich ein Beitrag zur Rolle des osmotischen Milieus beim Ablauf der Spontankontraktionen. Endokrinol. **2**, H. 2 (1928). — Der Einfluß von Schilddrüsenpräparaten auf die Spontankontraktionen der Gebärmutter von Meerschweinchen (ung.). Ref. Ber. Gynäk. **16**, 403 (1929).

Zondek, Experimentelle Versuche, um das Wachstum des Uterus zu steigern. Arch. Gynäk. **120**, 251, 261 (1923).

Schilddrüse und Lactation.

Carloni, Monit. ostetr. **1929**. — *Ciulla*, La ginecologia moderna, 1909.

Dietel, Einfluß von Hypophysenhinterlappenextrakt und Thyroxin auf die Lactation. Zbl. Gynäk. **1933**, 1202.

Fekete, Orv. Hetil. (ung.) **1931**, Nr 41. — *Fellenberg* u. *Grueter*, Beitrag zur Kenntnis des Einflusses der Schilddrüsenexstirpation für sich allein, bei Nachbehandlung mit Vorderlappengesamtextrakt und bei Vorbehandlung mit Placentaextrakt und Corpus luteum-Brei auf die Milchsekretion von Ziegen. Biochem. Z. **253**, 42 (1932). — *Freund*, Dtsch. Z. Chir. **18** (1883).

Gilardino, Follicolina e tiroide. Riv. ital. Ginec. **11**, 304 (1930). — *Graff, v.*, Arch. Gynäk. **102**, 109 (1914). — *Grimmer*, Beiträge zur Kenntnis der Milch der schilddrüsenloser Ziegen. Biochem. Z. **88**, 43 (1918). — *Guggisberg*, Endokrinol. **13**, 73 (1933).

Hertoghe, Nouv. iconogr. Salpêtrière **1899**. — De l'hypothyroidie benigne chronique ou le myxoedeme fruste. Brüssel: Hayes 1899.

Kieferle, Über den Jodgehalt der Milch und seine Abhängigkeit vom Jodgehalt der Futterpflanzen und des Erdbodens, sowie Beziehungen zum Kropf. Naturwiss. **1928**, H. 45/47. — *Konsuloff*, Über die Frage nach dem Übergang des Schilddrüsenhormons in die Milch. Arch. Kinderheilk. **98**, 86 (1932). — *Kraul*, Schilddrüsentherapie bei Milchstauung. Zbl. Gynäk. **1928**, 873. — *Krestin*, Über spontane

Lactation mit gleichzeitiger Vergrößerung der Hypophyse. Lancet **1932**, 928. — *Küstner*, Steigerung der Milchsekretion durch antithyreoiden Schutzstoff. Münch. med. Wschr. **1934 II**, 1261.

Lukács, Geht das Schilddrüsenhormon in die Milch über? Arch. Kinderheilk. **91** (1930). — Magy. orv. Arch. **1931**, 147.

Roffo, Funzione della tiroide ed aborto. Fol. Gynaec. (Genova) **30**, 233 (1933).

Sainton u. *Fernet*, Corps thyroïde et glande mammaire. Progrès méd. **1908**. — *Schein*, Das Schilddrüsensekret in der Milch. Wien. med. Wschr. **1895 I**. — *Seitz*, Verh. dtsch. Ges. Gynäk. **15** (1913). — *Siegmund*, Der Milchmangel der Frauen heilbar durch Thyreoidin. Zbl. Gynäk. **1910**, Nr 43, 1391. — *Spirito*, Arch. Ostétr. **1923**, 1. — *Stiner*, Zur Verbreitung des endemischen Kropfes in der Schweiz. Bern. Kropfkonf. 1927. Bern 1928.

Takahashi, Studien über die Ausscheidung von Schilddrüsenhormon in die Milch usw. Fol. endocrin. jap. **5**, 58 (1929). — *Törne*, Untersuchungen über die Steigerung der Milchsekretion durch Schilddrüsenhemmungsstoffe (Tyronorman). Münch. med. Wschr. **1935**, 1921.

Verdozzi, Lactation und Drüsen mit innerer Sekretion. Mschr. Kinderheilk. **36**, 88 (1927).

Wachtel, Wege zur Steigerung und Verminderung der Milchsekretion im Wochenbett. Zbl. Gynäk. **1929**, 987.

Die Wirkung der Ovarialhormone auf die Schilddrüse des Weibes.

Aron, Zit. nach Hellwig (s. weiter unten). — *Aron* u. *Benoit*, C. r. Soc. Biol. Paris **116**, 218 (1934).

Bauer, R., Beeinflussung von Strumen durch Ovarialextrakt. Wien. klin. Wschr. **1923 I**, 416. — *Bell*, An adress on the nature of the ovarian function and the medical and surgical methods adopted to secure the benefits of the ovarian secretions. Lancet **1920**, 879. — *Benazzi*, L'azione dell'ormone folliculare sulla tiroide di femnia castrata. Boll. Soc. Biol. sper. **7**, 472 (1932). — La somministrazione di liquido follicolare non preserva la tiroide dalle trasformazioni consequenti alla ovariectomia. Boll. Soc. Biol. sper. **7**, 1086 (1932). — Nuove ricerche sulle correlazioni ovarico-tiroidee etc. Boll. Soc. Biol. sper. **8**, 308 (1933). — La funzione tiroide e inibita dalla follicolina. Monit. endocrin. **1**, 145 (1933). — *Bialet Laprida*, Wirkung des Follikulins auf die Schilddrüse. Rev. Soc. argent. Biol. **9**, 245 (1933). — *Bisceglie*, Sugli effetti che la iperormonizzazione con liquido follicolare determina nella ipofisi, tiroide e capsule surrenali. Endocrinologia **5**, 70 (1930). — Endocrinology **16**, 302 (1932). — *Bourg*, La thyroïde intervient-elle dates modifications del'ovaire et du tractus génital du rat prépubere sous l'action d'injections d'urine de femme gravide? C. r. Soc. Biol. Paris **104**, 105 (1930). — *Brugnatelli*, L'innesto ovarico nella terapia del gozzo endemico etc. Fol. gynaec. (Genova) **21**, 553 (1925).

Capecchi, Influenza dell'ormone follicolare sulla funzionalita tiroidea. Rass. Ostetr. **41**, 359 (1932). — *Ceresoli*, Zit. nach Puccioni (s. unten). — *Chouke, Friedmann* and *Loeb*, Anat. Rec. **63**, 131 (1925). *Coulaud*, Opothérapie ovarienne et goitre. Ann. Méd. **14**, 517 (1923).

Engelhorn, Schilddrüse und weibliche Geschlechtsorgane. Sitzgsber. physik.-med. Soz. Erlangen· **43** (1911).

Fontunato, Azione del liquor follicoli sulla tiroide. Arch. Ostetr. **40**, 636 (1933).

Geyer, Sulla presenza nella mola vesicolare di una sostanza. Monit. Endocrin. **1**, 147 (1933). — *Gilardino*, Follicolina e tiroide. Riv. ital. Ginec. **11**, 304 (1930). — *Graff, v.*, Schilddrüse und Genitale. Arch. Gynäk. **102**, 109 (1914).

Hellwig, Histological change in the thyroid gland of the rabbit following injection of urine. Arch. of Path. **15**, 321 (1933). — *Heyl, de Jongh* u. *Kooy*, Acta brevia neerl. Physiol. **4**, 126 (1934).

Igura, Einfluß der Ovarialsubstanz auf die Schilddrüse und andere endokrine Organe, mit besonderer Berücksichtigung des Antagonismus zwischen dem Corpus luteum und dem Zwischengewebe. Fol. endocrin. jap. **3**, H. 4, 946 (1927). — *Isovesco*, Action d'un lipoide extrait de l'ovaire sur l'organisme. C. r. Soc. Biol. Paris **1913**.

Karp u. *Kostkiewicz*, Experimenteller kolloidaler Kropf nach Follikulininjektion. Klin. Wschr. **1934**, 489. — *Knaus*, Zur Schilddrüsenfunktion in der Schwangerschaft. Arch. Gynäk. **119**, 459 (1923). — *Kubosono*, Über die Beziehungen zwischen Schilddrüse und Placenta. Fol. endocrin. jap. **3**, H. 4, 723 (1927). — *Kunde, d'Amour, Gustavson* and *Carlson*, The effect of estrin administration on the reproductive and blood vascular systems etc. Amer. J. Physiol. **96**, 677 (1931).

Lendel u. *Hogreve*, Über die Korrelationsverhältnisse der fünf Hormonorgane, Hypophyse, Schilddrüse usw. Fermentforsch. **13**, 244 (1932). – *Lundberg*, Etudes sur le rapport entre les sécrétions internes de la glande thyroide et celles des glandes sexuelles. Acta med. scand. (Stockh.) **65**, 499 (1927). – Weitere Untersuchungen über die Relation zwischen Thyreoidea und Ovarien. Acta med. scand. (Stockh.) **66**, 467 (1927).

Mizutani, Über den Einfluß des Corpus luteum-Präparates auf den Grundumsatz bei Hyperthyreosen. Fol. endocrin. jap. **7**, 175 (1931). — Siehe Ber. Gynäk. **21**, 623 (1932). — *Montpellier* et *Chiapponi*, Folliculine et glandes a secretion interne: thyroide, surrenales, rate foie. C. r. Soc. Biol. Paris **104**, 375 (1930). — *Mutô*, Follicular hormone and thyreoidea. Trans. jap. path. Soc. **22**, 223 (1932).

Nishikawa, Über die Verteilung des Jods in den Epithelzellen und dem Follikelinhalt der Schilddrüse usw. Fol. endocrin. jap. **6**, 105 (1931).

Paolucci, Effetti della somministrazione di ormone follicolare sulla tiroide e surrenale. Riforma med. **47**, 28 (1931). — *Pensa* ed *Adorjan*, Sopra alcuni affetti della somministrazione prolungata di ormone folliculare nella cavia con particolare riguardo al contegno della tiroide. Monit. ostetr. **1**, 778 (1929). *Pighini*, Ricerche sul „liquor folliculi". III. L'estrofollicolina tiroidizzata e fenicata. Biochimica e Ter. sper. **17**, 1 (1930). — *Puccioni*, Modificazioni istologiche della tiroide di animali initettati con estratti di corpo luteo. Riv. ital. Ginec. **4**, 273 (1926). — Histologische Veränderungen der Schilddrüse bei Tieren, denen Corpus luteum-Extrakt injiziert wurde. Zbl. Gynäk. **1927**, Nr 32.

Riddle and *Masaharu*, Studies in the physiologic of reproduction in birds. XXV. The action of the ovarian and placental hormone in the pigeon. Amer. J. Physiol. **87**, 97 (1928). — *Rogers*, Ovarian feeding. Med. J. a Rec. **119**, 32 (1924).

Saito, Über den Einfluß der Sexualdrüse auf den Jodgehalt der Schilddrüse. Fol. endocrin. jap. **6**, 13 (1930). — *Schenk*, Zur Frage der Schilddrüsenaktivierung durch Schwangerenserum und durch Extrakte aus Schwangerenharn. Zbl. Gynäk. **1933**, 2232.

Die Epithelkörperchen.

Die Epithelkörperchen in der Schwangerschaft (einschließlich des Kalkstoffwechsels).

Aburel et *Ornstein*, Considerations sur la calcemie en obstétrique. Gynéc. et Obstétr. **23**, 30 (1931). *Adler*, Der Calciumspiegel des Blutserums während der Gestationsperiode. Arch. Gynäk. **143**, 236 (1930). — *Apperman*, Calcium metabolism in pregnancy. Med. Journ. Rec. **1933**, 166 u. 185. — *Aschner*, Die Blutdrüsenerkrankungen des Weibes. Wiesbaden 1918. — *Asher*, M.Hirsch' Handbuch der inneren Sekretion. Leipzig: Curt Kabitzsch 1929.

Bauer, *Albright* and *Aub*, Studies if calcium and phosphorus metabolisme. II. The calcium excretion of normal individuals on a low calcium diet, also data on a case of pregnancy. J. clin. Invest. **7**, 75 (1929). — *Bock*, Der Calciumgehalt des Serums in der Schwangerschaft, während der Geburt und im Wochenbett. Klin. Wschr. **6**, 1090 (1927). — *Bogert* and *Plass*, Placental transmission. I. The calcium and magnesium contant of fetal an maternal blood serum. J. of biol. Chem. **56**, 297 (1923). — *Bokelmann* u. *Bock*, Über die Zustandsform des Calciums im Serum während der Gestationszeit. I. Untersuchungen in der Schwangerschaft, während der Geburt und im Wochenbett. II. Die Beziehungen zwischen Mutter und Fetus. Arch. Gynäk. **133**, 308, 739 (1928). — Die Calciumbilanz des Organismus in der Gravidität. I. Tierexperimentelle Untersuchungen unter normalen Ernährungsbedingungen. Arch. Gynäk. **138**, 459 (1929). — Untersuchungen über den Kalkstoffwechsel in der Gestationszeit und seine Beziehungen zu den neutralitätsregulierenden Funktionen. Z. Geburtsh. **96**, 332 (1929).

Cantarow, *Montgomery* and *Bolton*, The calcium partition in pregnancy, parturition and the toxaemias. Surg. etc. **51**, 469 (1930). — *Carlson*, The parathyreoidea and pregnancy. Proc. Soc. exper. Biol. a. Med. **10**, 183 (1913). — *Charles* and *Hogben*, The serum calcium and magnesium level in the ovarian cycle of the laying hen. Quart. J. exper. Physiol. **23**, 343 (1933). — *Cotoni*, Le glandes parathyroïdes d'après les travaux récents. Rev. Méd. **29**, 615 (1909). Zit. nach Biedl.

Damblé, Untersuchungen über Calciumgehalt, Leukocyten und Blutgerinnung in der Schwangerschaft, nach der Geburt und im Wochenbett. Arch. Gynäk. **140**, 313 (1930). — *Descamps*, La calcium sanguin pendant la grossesse. Bull. Soc. Obstétr. **16**, 180 (1927). — *Dibobes* u. *Kvater*, Über den Calciumgehalt des Blutes in verschiedenen Schwangerschaftsstadien, während der Geburt, der Nachgeburtsperiode, der Lactation, beim Fetus sowie bei septischen Puerperalerkrankungen. Moskov. med. Z. **7**, 41 (1927).

Frei u. *Emmerson*, Der Serumkalkspiegel beim Rind mit besonderer Berücksichtigung der Beziehungen zum Geschlechtsapparat. Biochem. Z. **226**, 355 (1930).

Garofalo, Contributo allo studio della calcaemia in gravidanza e in puerperio. Clin. ostetr. **33**, 65 (1931). *Haas*, Zur Therapie der postoperativen Tetanie. Zbl. Chir. **1920**, 171. — *Handelman*, *Rose* and *Shervin*, Blood changes in the antepartum and the postpartum period of young mothers. Arch. int. Med. **37**, 725 (1926). — *Harf*, Epithelkörperchen in der Schwangerschaft. Diss. München 1910. — *Hartwich*, Beträge zur Rolle der Epithelkörperchen in der Pathologie. Virchows Arch. **236**, 61 (1922). — *Hellmuth* u. *Timpe*, Die Änderung des Kalkspiegels und der Zustandsform des Calciums in der Schwangerschaft. Arch. Gynäk. **141**, 479 (1930). — *Hetényi* u. *Liebmann*, Untersuchungen über die Kalkregulation in der Schwangerschaft. Med. Klin. **1925 II**, 1925. — *Hoffmann*, Über die Darstellung und den Nachweis des Nebenschilddrüsenhormons im Schwangerenblut. Arch. Gynäk. **153**, 181 (1933).

Iványi, Rodcurt u. *Linzenmeier*, Blutkalk- und Phosphorbestimmungen bei normaler und pathologischer Schwangerschaft. Zbl. Gynäk. **50**, 731 (1926).

Kogan u. *Libin*, Der Zustand des Calciumstoffwechsels in Zusammenhang mit artifiziellem Abort aus sozialen Grundlagen. Mschr. Geburtsh. **83**, 212 (1929). — *Krebs* and *Briggs*, Blood studies in normal pregnancy. Amer. J. Obstetr. **5**, 76, 98 (1923).

Lévy-Solal et *Mayer*, Le métabolisme du calcium chez la femme enceinte, ses variations avec les accidents oedémateux et convulsifs. Gynéc. et Obstétr. **26**, 193 (1932).

McIsaac, Studies on calcium metabolism. I. Calcium metabolism in the pregnant and lactating rabbit. Brit. J. exper. Biol. a. Med. **5**, 233 (1928). — *McOvan*, Quart. J. exper. Physiol. **21**, 383 (1932). Zit. nach Trendelenburg. — *Milčenko* u. *Popova*, Der Blutkalkgehalt während der Schwangerschaft, der Geburt, dem Wochenbett und nach Aborten. Med. Mysl' **4**, 1 (1927). — *Mull* and *Bill*, Calcium and inorganic phosphorus content of prenatal and postpartum serum. Amer. J. Obstetr. **23**, 807 (1932).

Oberst and *Plass*, The variations in serum calcium, protein and inorganic phosphorus in early and late pregnancy, during parturition and the puerperium, et in non pregnant women. J. clin. Invest. **11**, 123 (1932).

Pepere, Ginéc. **2**, H. 2. — Arch. ital. de Biol. Pisa 48, H. 1 (1907). — *Petrova-Maslakova*, Der K- und Ca-Gehalt des Blutes bei Schwangeren und Wöchnerinnen. Ginek. (russ.) **7**, 715 (1928). — *Pineles*, Bethes Handbuch der normalen und pathologischen Physiologie, Bd. 16. — *Plass* and *Bogert*, The calcium and magnesium content of the blood serum during pregnancy, labor in the puerperium. Amer. J. Obstetr. **6**, 427 (1923). — *Pool*, Parathyroid system, its relation to the female genital apparatus. Surg. **25**, 260 (1917).

Reed, The calcium problem in pregnancy. Amer. J. Obstetr. **26**, 814 (1933). — *Riddle* and *Reinhart*, Blood calcium in reproductive cycle. Amer. J. Physiol. **76**, 660 (1926).

Seitz, Arch. Gynäk. **89**, 53 (1909). — Die Störungen der inneren Sekretion in ihren Beziehungen zu Schwangerschaft, Geburt und Wochenbett. Verh. dtsch. Ges. Gynäk. **15** (1913). — *Sserdjukoff-Morosova*, Der Ca-Gehalt des Blutes bei verschiedenen Perioden der Schwangerschaft, Toxikosen und Nachgeburtserkrankungen. Mschr. Geburtsh. **78**, 237 (1928). — *Stieglitz*, Hypertension in pregnancy: relation of the calcium content of the blood to the etiology. Arch. int. Med. **39**, 465 (1927). — *Sun* and *McOvan*, Changes in parathyroid and adrenal glands and in blood calcium to egg formation in fowls. J. of Physiol. **70**, Proc. IV (1930).

Trendelenburg, Die Hormone, Bd. 2. Berlin: Julius Springer 1934.

Underhill and *Dimick*, The metabolism of inorganic salts. IV. The content of inorganic salts in the blood in pregnancy, with especial reference to calcium. J. of biol. Chem. **58**, 133 (1923).

Vogler, Untersuchungen über den Kalkstoffwechsel während der Schwangerschaft. Diss. Erlangen 1933.

Widdows, Calcium content of the blood during pregnancy. Biochemic. J. **17**, 34 (1923); **18**, 555 (1924).

Die Tetanie in ihren Beziehungen zum weiblichen Geschlecht.

Adler u. *Thaler*, Experimentelle und klinische Studien zur Graviditätstetanie. Z. Geburtsh. **62**, 194 (1908). — *Ajello-Rabboni*, Tetania materna. Rass. Ostetr. **34**, 299 (1925). — *Akimova-Woronkova*, Über funktionelle Beziehungen zwischen Ovarium und Epithelkörperchen. Ginek. (russ.) **4**, 358 (1925). — Über die funktionellen Beziehungen zwischen dem Ovarium und dem parathyreoiden Apparat. Sitzgsber. 2. altruss. Path.tagg Moskau **1925**. — *Albertoni*, Zit. nach *Herxheimer*. — *Allegri*, Sulla teoria paratyroid. d. eclampsia gravidica. Pavia 1909. — *Alquier*, Glandules parathyr. et vonvulsions. Gaz. Hôp. **1906**, 1527. — *Andérodias* et *Balard*, Syndrome de vomissements graves survenant à la fin de le grossesse tetanie dans les suites de couches. Bull. Soc. Obstétr. Paris **15**, 297 (1926). — *Apert* u. *Lemaux*, Verspätete Entwicklung, Spätrachitis, Osteomalacie, Tetanie. Ref. Berl. klin. Wschr. **1913**, 1916. — *Aschner*, Die Blutdrüsenerkrankungen des Weibes. Wiesbaden: J. F. Bergmann 1918. — *Athias* et *Ferreira de Mira*, Sur les effets de la thyroparathyroidectomie chez le cobaye châtri. C. r. Soc. Biol. Paris **83**, 876 (1920).

Bauer, Trousseaus Tetanie? Ergotismus. Berl. klin. Wschr. **1872 II**. — Über das Verhalten der Epithelkörperchen bei der Osteomalacie. Frankf. Z. Path. **7**, 231 (1911). — Tetanie und Osteomalacie. Wien. klin. Wschr. **1912**, 1306. — Zur Klinik der Tetanie und Osteomalacie usw. Wien. klin. Wschr. **1912**, 1780. — *Beck, v.*, Struma und Schwangerschaft. Beitr. klin. Chir. **80**, 73 (1912). — *Bernardi*, Sulla patogenesi e terapia dell'eclampsia Nata prev. Arch. Ostetr. **36**, 19 (1929). — *Biedl*, Innere Sekretion,

Bd. 1. Wien u. Berlin: Urban & Schwarzenberg 1922. — *Blažiček*, Über einige seltenere Formen der Tetanie. Wien. klin. Wschr. **1894**. — *Bock*, Gibt es eine pathogenetische Verwandtschaft zwischen der Krampfbereitschaft der Eklampsie und der bei der Tetanie. Z. Geburtsh. **94**, 544 (1928). — *Bodo, v. u. Liebmann*, Untersuchungen über die Calciumionenkonzentration des Blutes bei puerperaler Eklampsie. Arch. f. exper. Path. **109**, 178 (1925). — *Bokelmann* u. *Bock*, Die Calciumionenkonzentration in der Schwangerschaft und ihre Beziehung zur Frage der Krampfbereitschaft. Klin. Wschr. **6**, 2427 (1927). — *Bondi*, Mitt. Ges. inn. Med. Wien **1908**, 160. — *Borchers*, Epithelkörperchenverpflanzung bei postoperativer Tetanie. Münch. med. Wschr. **1921 II**, 1609. — *Braun*, Zit. nach **Kehrer**. Osteomalacie und Tetanie. — *Brindeau*, Un cas de tétanie. Bull. Soc. Ostétr. Paris **22**, 599 (1933). — *Brown*, Zit. nach **Steuvers**. Ann. Surg., Febr. **1911**. — *Brun*, Due casi di eclampsia gravidica. Arte ostetr. **1906**, No 22, 23.— Insuffizienza paratiroidea in gravidanza, nei nonati e nei bambini. Publ. Ist. sieroter. milan. **4** (1905). — Insuffizienza paratiroidea in gravidanza. Rass. bacter. sieroter. **2** (1907). — *Bull* u. *Harbitz*, Ein Fall von Osteomalacie usw. Norsk. Mag. Laegevidensk. **1915**, Nr 4. — *Burresio*, Gaz. méd. Paris **11**, 176 (1856).

Carlson, The parathyroids and pregnancy. Proc. Soc. exper. Biol. a. Med. **10**, 183 (1913). — *Caro*, Schilddrüsenresektionen und Schwangerschaft in ihren Beziehungen zur Tetanie und Nephritis. Mitt. Grenzgeb. Med. u. Chir. **17**, 447 (1907). — *Chidichimo*, La paratiroidina Vassale. Ginec. riv. prat. **2** (1905). *Chvostek*, Beitrag zur Lehre von der Tetanie usw. Wien. klin. Wschr. **1907**, 487, 625. — *Cléret* et *Gley*, Ovariectomie et thyroparathyroidectomie. C. r. Soc. Biol. Paris **70**, 470 (1911). — Nouvelle note sur les effets de la thyroparathyroidectomie après ovariectomie. C. r. Soc. Biol. Paris **70**, 1018 (1911). — *Commandeur* u. *Essard*, Zit. nach **Kehrer**. — *Consoli*, Il calcio ed il magnesio nel sangue delle eclampsiche. Riv. ital. Ginec. **2**, 483 (1924). — *Cristiani*, De la thyreoidectomie chez le rat. Arch. Physiol. norm. et path. **1893**, 39.

Dance, Observations sur une espèce de tétanos intermittent. Arch. gén. Méd. **26** (1831). — *Danisch*, Die menschlichen Epithelkörperchen im Senium. Frankf. Z. Path. **30**, 443 (1924). — Impetigo herpetiformis bei postoperativer Tetanie und parathyreopriver Kachexie. Frankf. Z. Path. **38**, 290 (1929). — *Delpech*, Mémoire sur les spasmes musculaires idiopathiques et sur la paralysie nerveuse essentielle. Paris: Labé 1846. — *Dienst*, Über Tetania strumipriva einer Schwangeren. Zbl. Gynäk. **1903**, Nr 29, 895. — *Dragstedt, Sudan* and *Phillips*, The tetany of oestrus, pregnancy and lactation. Amer. J. Physiol. **69**, 477 (1924).

Ehrendorfer, Tetanie im Wochenbett. Wien. med. Wschr. **1883 I**, 5. — *Eiselsberg, v.*, Tetanie im Anschluß an Kropfoperationen. Wien 1890. — Die Krankheiten der Schilddrüse. Arch. klin. Med. **1894**, 48. — Deutsche Chirurgie, 1901. S. 38. — *Emsheimer*, Tetanie bei einer Erwachsenen im Anschluß an Ergotinvergiftung. N. Y. med. J. **102**, 1245 (1915). — *Erdheim*, Tetania parathyreopriva. Mitt. Grenzgeb. Med. u. Chir. **16**, 632 (1906). — Über Epithelkörperchenbefund bei Osteomalacie. Sitzgsber. Akad. Wiss. Wien, Math.-naturwiss. Kl. **116**, 311 (1907).

Faas, Über die Schwangerschaftstetanie. Diss. Erlangen 1913. — *Faber*, Tetanie und Gravidität. Inaug.-Diss. München 1916. Ref. Zbl. Gynäk. **1917**, Nr 15, 368. — *Falta*, Die Erkrankungen der Blutdrüsen, S. 234. Berlin: Julius Springer 1928. — *Fazio, di*, L'avvelenamento da guanidina et la tetania in gravidanza. Arch. Ostetr. **11**, 337 (1924). — *Feinberg* and *Lash*, The bloodcalcium in eclampsia. Surg. etc. **42**, 255 (1926). — *Fellner*, Die Beziehungen innerer Krankheiten zu Schwangerschaft, Geburt und Wochenbett. Leipzig u. Wien: Franz Deuticke 1903. — *Ferenczi*, Durch das Stillen hervorgerufene Tetanie. Bud. kir. orv. Ref. Zbl. Gynäk. **1904**, 1370. — *Fischer-Wasels* u. *Berberich*, Handbuch der inneren Sekretion, von **Max Hirsch**, Bd. 1, S. 432. 1932. — *Fleischer*, Gleichzeitiges Vorkommen von Nephritis und Tetanie bei einer Gebärenden. Gyógyászat (ung.) **64**, 340 (1924). — *Fossati*, Ann. Ostetr. **1907**, 5231. — *Frank*, Zur Lehre der Tetania gravidarum. Mschr. Geburtsh. **32**, 416 (1910). — Diskussionsbemerkung. Siehe Berl. klin. Wschr. **1920 I**, 740. — Klin. Wschr. **1922 I**, 305. — *Frankl-Hochwarth, v.*, Die Tetanie. Handbuch der speziellen Pathologie und Therapie von **Nothnagel**. Wien 1909. — *Freund*, Dtsch. Arch. klin. Med. **76**, 22 (1903). — *Frommer*, Experimentelle Untersuchungen zur parathyreoidalen Insuffizienz in bezug auf Eklampsie und Tetanie usw. Mschr. Geburtsh. **24**, 748 (1916). — *Fuchs*, Ergotismus und Tetanie. Wien. klin. Wschr. **1915**, 494. — *Fuchs* u. *Wasicky*, Weiteres Material zur Secaleätiologie der Tetanie. Wien. klin. Wschr. **1915 I**, 672.

Gauchet, Deux observations de contracture idiopathique chez les femmes enceintes. Union méd. **1860**, No 98, 99. — *Góth*, Tetanie nach einer Perineoplastik. Zbl. Gynäk. **1903**, 457. — *Gozzi*, Gastrazione e tiroparatiroidectomia. Gaz. med. ital. **64**, 31 (1913). — *Griozitti*, Beitrag zur Kasuistik der Tetanie in der Schwangerschaft. Arch. Ostetr. **1904**. Siehe Zbl. Gynäk. **1905**, H. 32. — *Groß*, Über die Beziehungen der Tetanie zum weiblichen Sexualapparat. Münch. med. Wschr. **1906**, Nr 33, 1616. — *Günter* u. *Schultze*,

Eklampsie und Calcium. Zbl. Gynäk. **50**, 57 (1926). — *Guggisberg*, Maternitätstetanie. Korresp.bl. Schweiz. Ärzte **1917**, Nr 50. — *Guleke*, Chirurgie der Nebenschilddrüsen. Neue deutsche Chirurgie, Bd. 9. 1913.

Haberfeldt, Die Epithelkörperchen bei Tetanie und bei einigen anderen Erkrankungen. Wien. med. Wschr. **1910 II**, 2691. — *Haddon*, On tetany. Edinburgh med. J., Aug. **1870**, 44. — *Halsted*, Bull. Hopkins Hosp. **1896**, Rep. I, 373. — An experimental study of the thyroid gland of dogs. Baltimore 1906. — Verh. dtsch. Ges. Chir. **40** (1911). — *Harf*, Über Epithelkörperchenbefunde, besonders bei Eklampsie. Inaug.-Diss. München 1909. — *Hecker*, Diskussionsbemerkung in Münch. med. Wschr. **1906 II**, 2225. — *Hergott*, Myxödem, Geburt und Eklampsie. Zbl. Gynäk. **1903**, 314. — *Herxheimer*, Die Epithelkörperchen. Handbuch der pathologischen Anatomie von Henke-Lubarsch, Bd. 8, S. 548. 1926. — Nebenschilddrüsen, Tetanie und Kalkstoffwechsel. Med. Welt **1931**, Nr 1. — *Hödlmoser*, Beitrag zur Kenntnis der recurrierenden Tetania gravidarum. Wien. klin. Wschr. **1900 I**, 644. — *Hoffmann*, Zur Lehre von der Tetanie. Dtsch. Arch. klin. Med. **1888**, 53. — *Hohlbaum*, Beitrag zur Kenntnis der Epithelkörperchenfunktion. Beitr. path. Anat. **53**, 91 (1912).

Ichok, L'influence de la grossesse sur la calcémie. Presse méd. **35**, 1539 (1927).

Jaksch, v., Klinische Beiträge zur Kenntnis der Tetanie. Z. klin. Med. **17**, 144 (1890). — *Janáček*, Schwangerschaftstetanie mit beiderseitigen Cataracta. Čas. lék. česk. **1920**, Nr 10. Zbl. Gynäk. **1920**, Nr 46. *Januzewska*, Über Osteomalacie mit Anhang über Tetanie. Wien. klin.-ther. Wschr. **1910 I**. — *Johann*, Parathyreoidtumor und Osteomalacie. Ref. Med. Klin. **1921 I**, 62.

Kahler, Münch. med. Wschr. **1913**, 1069. — *Kaiser*, Eklampsie und Parathyreoidin. Zbl. Gynäk. **1907**, 1240. — *Kapferer*, Über Impetigo herpitiformis und Schwangerschaft. Arch. Gynäk. **120**, 93 (1923). — *Kappes*, Afenil und Tetania gravidarum. Zbl. Gynäk. **50**, 2306 (1926). — *Kaufmann*, Lehrbuch der speziellen pathologischen Anatomie, Bd. 1. 1922. — *Kerl*, Zur Frage der Epithelkörperchenhyperplasie bei Osteomalacie und Osteoporose. Dtsch. med. Wschr. **1925 II**. — *Kehrer*, Die Ursache und Behandlung der Graviditäts- und Lactationstetanie. Verh. dtsch. Ges. Gynäk. **1911**, 678. — Die geburtshilflich-gynäkologische Bedeutung der Tetanie. Arch. Gynäk. **99**, 372 (1913). — *Klaften*, Die Hyperventilationstetanie im Gestationszustand. Zugleich ein Beitrag zur rezidivierenden Schwangerschaftstetanie. Zbl. Gynäk. **1933**, 2178. — Über Schwangerschaftstetanie und tetanoide Schwangerschaftseklampsie. Zbl. Gynäk. **1933**, 2915. — *Kocher*, Kropfexstirpation und ihre Folgen. Arch. klin. Chir. **29**, 254 (1883). — Bericht über weitere 250 Kropfexstirpationen. Korresp.bl. Schweiz. Ärzte **1889**, 38. — Eine neue Serie von 600 Kropfoperationen. Korresp.bl. Schweiz. Ärzte **1898**, 545. — *Krajewska*, Internat. med. Kongr. Budapest 1909. Ref. Neur. Zbl. **1909**, 1178. — *Krane*, Das Verhalten des Kalium- und Calciumspiegels bei drei Fällen von Eklampsie. Zbl. Gynäk. **1930**, 657. — *Kreiß*, Tetanoide Symptome bei Schwangeren und Wöchnerinnen. Zbl. Gynäk. **1914**, 1110. — Tetanoide Symptome bei Schwangeren. Z. Geburtsh. **76**, 1 (1915). — *Krishnamurty*, A case of the tetany of pregnancy. Indian med. Gaz. **59**, 411 (1924).

Lange, Die Beziehungen der Schilddrüse zur Schwangerschaft. Z. Geburtsh. **40**, 34 (1899). — *Larson* and *Fischer*, The effect of pregnancy and lactation on the blood calcium of thyro-parathyroidectomized dogs. Endocrinology **11**, 233 (1927). — *Lisser, Smith* and *Shepardson*, A case of maternal tetany relieved by parathyroid extract Collip. J. amer. med. Assoc. **88**, 461 (1927). — *Loewenthal* u. *Wiebrecht*, Behandlung der Tetanie mit Nebenschilddrüsenpräparaten. Dtsch. Z. Nervenheilk. **31** (1906).— *Lorenz*, Biologie und Pathologie der Glandulae parathyreoideae. Jkurse ärztl. Fortbildg, Jan.-H. **1922**. — *Lourier*, Der Gehalt des Blutes an Calcium während der normalen Schwangerschaft und den Schwangerschaftstoxikosen. Ginek. (russ.) **6**, 487 (1927). — *Luckhardt* and *Blumenstock*, The recurrence of acute parathyroid tetany in completely parathyreoidectomized animals during the oestrus cycle. Science (N. Y.) **56**, 257 (1922). — *Luckhardt* and *Rosenbloom*, The control and cure of parathyroid tetany in normal and pregnant animals. Science (N. Y.) **56**, 48 (1922). — *Lutz*, Zit. nach Danisch. Dermat. Z. **53** (1928).

Mangiagalli, Pestalozza, Pinzani e *Resinelli*, Congr. di Mil. 1906. Atti Soc. Obstetr. **11**, 323. *Marek*, Über einen Fall von Tetanie nach Adrenalininjektionen bei Osteomalacie. Wien. klin. Wschr. **1911 I**, 633. — Mütterliche Tetanie. Čas. lék. česk. **1913**, Nr 42/43. — Zur Kasuistik seltener geburtshilflicher Fälle. I. Tetanie der Mutter. Čas. lék. česk. **1913**, Nr 42/43. — *Marine*, The evolution of the thyroid gland. Bull. Hopkins Hosp. **24**, 135 (1913). — Observations on Tetany in Dogs. Relation of the Parathyroids to the thyroid; relation of tetany to age, amount of parathyroid tissue removed, accessory parathyroids, pregnancy, lactation, tickets, sulfur and diet, relation of parathyroids to sugar tolerance, effect of calcium scalts. J. of exper. Med. **19**, 89 (1914). — *Marinucci*, L'endocrinologia nell'osteomalacia agli intenti terapeutici. Arch. Ostetr. **17**, 26 (1923). — *Massaglia*, A proposito di castrazione e di tiroparatiroidectomia. Gaz. Osp. **1911**, No 40. — Zbl. path. Anat. **24**, 577 (1913). — Tetania da insufficenza paratiroidea sperimentale nelle gravidanza ed eclampsia. Gaz. Osp. **37**, 577 (1916). — Die innere Sekretion der Sandströmschen Drüse. Hypofunktion der Parathyreoidea und Eklampsie. Endokrin. **5**, 309 (1921).— *Massaglia* e *Sparapani*, Eclampsia sperimentale e eclampsia spontanea d'animal. Gazz. Osp. **1907**. — *Mathieu*, Contribution a l'étude de la tétanie de l'oestrus chez les animaux thyroparathyroidectomisés etc. C. r. Soc. Biol. Paris **113**, 903 (1933). — *Maresch*, Beiträge zur Kenntnis der Hyperplasie und Tumoren der Epithelkörperchen. Frankf. Z. Path. **19**, 159 (1916). — *McCarrison*, Observations on endemic cretinism in the Chitral and Gilgit Valleys. Proc. roy. Soc. Lond. Med. **1908/09 II**, 1—36. — Endemic tetany in the Gilgit Valley. Lancet **1911**, 1575. — *Meinert*, Tetanie in der Schwangerschaft. Arch. Gynäk. **1887**, 444. — Ein Fall von Tetanie in der Schwangerschaft, entstanden nach Kropfoperation. Arch. Gynäk. **1898**, 446. — *Meriggio*, La paratiroidina Vassale nella corea, nell'eclampsia puerperale e nell'uremia convulsiva da nefrite scarlattinosa. Biochimica e Ter. sper. **4** (1912). — *Meyer*, Die Behandlung der Graviditätstetanie mit Calciumsalzen. Ther. Mschr., Juli **1911**. — Zur Frage der Beziehungen zwischen Ovarien und Epithelkörperchen. Ref. Berl. klin. Wschr. **1915 I**, 472. — Beitr. klin. Chir. **94**, H. 2. — *Michelazzi*, Ref. Münch. med. Wschr. **1907 I**, 397. — *Mikschik*, Zit. nach Klaften. — *Minkiewitsch*, Tetania parathyreopriva und Hyperparathyreosis. Inaug.-Diss. Basel 1908. — *Möller*, Zur Lehre der Epithelkörperchen. Korresp.bl. Schweiz. Ärzte **1911**, Nr 16/17. — *Morel*, Les parathyroïdes et la fonction maternelle. Ginéc. **16**, 193 (1912). — *Moussu*, Effet de la thyroidectomie chez nos animaux domestiques. C. r. Soc. Biol. Paris **1892**, 271. — Ablation des organes thyroïdiens au cours de la gestation (Eclampsie). C. r. Soc. Biol. Paris **55**, 772 (1903). — *Müller*, Über die Krankheiten des weiblichen Körpers. 1888.

Neumann, Zwei Fälle von Tetania gravidarum. Arch. Gynäk. **1895**, 499. — *Niederehe*, Über den Einfluß der Tetania gravidarum auf die Frucht usw. Arch. Gynäk. **116**, 360 (1922).

Overholser, The effect of castration upon the size of the parathyroid glands etc. Anat. Rec. **41**, 303 (1929).

Peham, Diskussionsbermerkung in Zbl. Gynäk. **1902**, Nr 48, 1316. — *Pepere*, Eclampsia gravidica e insufficienza paratiroidea. Sperimentale **59**, 600 (1905). — Schwangerschaftseklampsie und Parathyreoidkörperinsuffizienz. Verh. ital. path. Ges. **1905**. Ref. Zbl. path. Anat. **1906**, 313. — *Perelmann*, Zur Frage der funktionellen Beziehung zwischen Parathyreoidea und den Geschlechtsdrüsen. Verh. allruss. Path. Tagg **1923**. — *Peritz*, Die Nebenschilddrüse. Handbuch der inneren Sekretion, Bd. 3, 1. Hälfte, S. 959. 1928. — *Pfeiffer*, Vorkommen und Ätiologie der Tetanie. Zbl. path. Anat. **7**, 225 (1896). — *Pianese*, Gli effeti della ipocalcemia sperimentale in cavia gravida. Arch. Ostetr. **36**, 683 (1929). — *Pick*, Tetanie und Gravidität. Zbl. Gynäk. **1902**, 1312. — *Pineles*, Klinische und experimentelle Beiträge zur Physiologie der Schilddrüse und der Epithelkörperchen. Mitt. Grenzgeb. Med. u. Chir. **14** (1904). — Sitzgsber. Akad. Wiss. Wien, Math.-naturwiss. Kl. III **1904**, 113. — Mitt. Grenzgeb. Med. u. Chir. **14**, 120 (1905). — Zur Pathogenese der Tetanie. Dtsch. Arch. klin. Med. **85**, 491 (1906). — Epithelkörperchen (Glandulae parathyreoideae). Wagner-Jauregg, v. und G. Bayers Organotherapie, 1914. S. 155. — Die Epithelkörperchen. Bethes Handbuch der normalen und pathologischen Physiologie, Bd. 16, S. 346. 1930. — *Plazotta*, Untersuchungen an Epithelkörperchen bei verschiedenen Krankheiten. Inaug-Diss. München 1911. — *Pollak*, Klinische Daten zur Bedeutung der Schwangerschaftstetanie. Orv. Hetil. (ung.) **1930 I**, 505. — *Purpura*, Tiroparatiroidectomia e castrazione. Policlinico **1911**. — Ann. e Giorn. Policlinico **1912**. — *Putz*, Ein Fall von Tetania gravidarum mit tödlichem Ausgang. Zbl. Gynäk. **1929**, 1536.

Quadri, Un caso di albuminuria delle gravida curata con la paratiroidina. Gaz. Osp. **1908**, No 116.

Rißmann, Zum Artikel von Günter und Schultze: „Eklampsie und Calcium". Eine Ergänzung. Zbl. Gynäk. **50**, 742 (1926). — *Ritchie*, On intermittent tetany. Brit. med. J., Okt. 1870, 354. — *Ritter*, Über Epithelkörperchenbefunde bei Rachitis und anderen Knochenerkrankungen. Frankf. Z. Path. **24**, 137 (1920). — *Robinson*, Hyperthyroidism in pregnancy. J. Obstetr. **29**, 296 (1922). — *Rodecurt*, Über das Kalkproblem usw. Z. Geburtsh. **97**, 447 (1930). — *Röhrig* u. *Deutsch*, Ein Fall von Tetanie. Dtsch. med. Wschr. **1882 I**, 499. — *Róna*, Fall von Schwangerschaftstetanie mit Parathyreoideaimplantation geheilt. Orv. Hetil.(ung.) **1928 II**, 1215. — *Roth*, Durch Epithelkörperchenimplantation geheilter Fall von Tetania gravidarum. Wien. klin. Wschr. **1920 I**, 886. — *Rousseau*, L'eclampsie, est-elle due à un trouble du metabolisme du calcium. Progrès méd. **1931 I**, 1030. — *Ruggeri*, La secrezione paratiroidea e lo stato di gravidanza. Monit. ostetr. **3**, 608 (1931).

Saiz, Beitrag zum Vorkommen und zur Behandlung der Tetanie. Wien. klin. Wschr. **1908**. — *Sajous*, Physiology of the ductless glands in their relations to obstetrics. Amer. J. Obstetr. a. Dis. women a. Childr. **66** (1912). — *Sándor*, Tetanie nach Extrauteringravidität. Therapia (Budapest) **6**, 260 (1929). — *Schardorn*, Arch. f. Dermat. **132** (1921). — *Schickele*, Osteomalacie. Siehe Dtsch. med. Wschr. **1916 II**, 1595. — *Schlagenhaufer*, Parathyreoidtumoren. Wien. klin. Wschr. **1915 II**, 1362. — Präparate von Osteomalacie und Ostitis fibrosa. Berl. klin. Wschr. **1916 I**, 75. — *Schlesinger*, Über einige Symptome der Tetanie. Z. klin. Med. **1891**, 468. — Sekalevergiftung und Tetanie. Wien. klin. Wschr. **1918 I.** — *Schmidt, R.*, Zur Klinik neuroparathyreogener Krankheitszustände. Münch. med. Wschr. **1931 II**, 2027, 2075, 2115. — *Schmorl*, Demonstration von zwei Fällen von Hungerosteomalacie. Münch. med. Wschr. **1920 II**, 1277. — *Schönborn*, Basedowsche Krankheit und Tetanie. Münch. med. Wschr. **1908 II**, 1408. — *Schultze*, Über einige Fälle von Tetanie. Berl. klin. Wschr. **1874.** — Münch. med. Wschr. **1905 II**, 1609. — Eklampsie und Calcium. Erwiderung auf Rißmann. Zbl. Gynäk. **1926**, Nr 12. — Zbl. Gynäk. **50**, 1463 (1926). — Diskussionsbemerkung. Verh. Ges. Geburtsh. **94**, 549 (1928). — *Sehrt*, Zur thyreogenen Ätiologie der hämorrhagischen Metropathien. Münch. med. Wschr. **1913 I**, 961. — *Seitz*, Eklampsie und Parathyreoidea. Arch. Gynäk. **89**, 53 (1909). — Verh. dtsch. Ges. Gynäk. **1909**, 357. Ref. Zbl. Gynäk. **1909**, 972. Verh. dtsch. Ges. Gynäk. **1913**, 213. — Über galvanische Nervenerregbarkeit in der Schwangerschaft und über Schwangerschaftstetanie. Münch. med. Wschr. **1913**, 849. — *Silberberg*, Pathologie und Pathogenese der osteomalacischen Knochensystemerkrankung unter Berücksichtigung der Erfahrungen am hungernden Menschen. Erg. Path. II **20 I**, 306 (1923). — *Silvestri*, Castrazione e tiroparatiroidectomia. Policlinico **1910.** — *Skupin*, Über Maternitätstetanie und Tetanie der Neugeborenen. Inaug.-Diss. Berlin 1919. — *Soli*, Contributo al reporto anatomico dell'eclampsia con speciale riguardo all'apparecchio tiro-paratiroideo. Pathologica (Genova) **1912**, No 81, 161. — *Spiegler* u. *Schol*, Galvanische Nervenmuskelerregbarkeit bei Schwangeren. Arch. Gynäk. **141**, 651 (1930). — *Stander, Duncan* and *Sisson*, Chemical studies in the toxemias of pregnancy. Bull. Hopkins Hosp. **36**, 411 (1925). — *Starck*, Klinik der Formes frustes des Morbus Basedowii usw. Dtsch. med. Wschr. **1911 II**, 2168. — *Stein*, Tetany as a sequel to gynecological operations and as a complication of pregnancy. Interstat. med. J. **1916**, 1078. — *Steinheim*, Zwei seltene Fälle von hitzigem Rheumatismus. Heckers An. **17**, 22 (1830). — *Stenvers*, Postoperative Tetanie und Schwangerschaft. Münch. med. Wschr. **1922 II**, 1458. — Nederl. Tijdschr. Geneesk. **1922**, 1049. — *Strada*, Le paratiroedea nell'osteomalazia e nell'osteoporosi senile. Pathologica (Genova) **1**, 423 (1909). — Contribut al'estudio de la anatomia normal y pathologica de glandul. paratir. Rev. Univ. Cordova 4, No 6 (1917). — *Stradivari*, Trattamento dell'eclampsia mediante la paratiroidina Vassale. Arte ostetr. **30** (1905, Sept.). — *Strauch*, Die Epithelkörperchentumoren und ihre Beziehungen zu den osteomalacischen Knochenerkrankungen. Frankf. Z. Path. **28**, 319 (1922). — *Strong*, Observations ob the sceleton of the progeny of parathyreoidectomized albino rats. Anat. Rec. (Philad.) **35**, 25 (1927). — *Szukits*, Wbl. Z. k. k. Ges. Ärzte **1855**, Nr 33.

Thierry, Galvanische Nervenmuskelerregbarkeit bei schwangeren Frauen. Z. Geburtsh. **72** (1919). — *Thomas*, Tetany in pregnancy. Bull. Hopkins Hosp. **6**, 85. — *Todyo*, Über das Verhalten der Epithelkörperchen bei Osteomalacie und Osteoporose. Frankf. Z. Path. **10**, 219 (1912). — *Tonnellé*, Mémoir sur une nouvelle maladie convulsive des enfants. Gaz. méd. Paris 3, No 1 (1832). — *Trendelenburg*, Die Hormone, Bd. 1, S. 50; Bd. 2, S. 291. Berlin: Julius Springer 1934. — *Trousseau*, De la contracture des nourrices. Gaz. Hôp. **1854**, No 87. — *Tupareff*, Die Untersuchungen über den Kalkgehalt des Blutes bei Schwangerschaft, bei Klimakterium, bei den entzündlichen Erkrankungen der weiblichen Genitalorgane usw. Clin. bulgara **5**, 522 (1933).

Ujiie, Über die Beziehungen des Nebenschilddrüsen- und Schilddrüsenhormons zwischen Mutter und Fetus. Tohoku J. exper. Med. **20**, 34 (1932).

Vassale, Arch. ital. de Biol. (Pisa) **30**, 49 (1897). — Le traitement de l'eclampsie gravidique par la parathyréoidine etc. Arch. ital. de Biol. (Pisa) **43**, 177 (1905). — Tetania nella gravidanza etc. Boll. Soc. med.-chir. Modena 9, (1905/06). — Schwangerschaftseklampsie und Insuffizienz der Parathyreoideadrüse. Ref. Münch. med. Wschr. **1906 II**, 1644. — Über Behandlung der Eclampsia gravidarum mit Parathyreoidin. Wien. med. Presse **1907**, 364. — *Vassale* e *Generali*, Tétanie provoquée par allaitement chez une chienne partiellement parathyreoidectomisée. Arch. ital. de Biol. (Pisa) **30**, 49 (1898). — *Verdier*, Considérations pratiques sur les crampes des nourrices. Gaz. hebdom. **1856**, No 5. — *Verstraeten* et *Vanderlinden*, Etudes sur la fonction du corps thyroïde. Mém. Acad. Méd. Belg. **13**, 1 (1894). — *Vicarelli*, La paratiroidina Vassale nella albuminuria etc. Giorn. Acad. med. Torino **1906**. — *Voegtlin*, Parathyroid gland, its physiological and pathological importance etc. Surg. etc. **25**, 244 (1917). — *Voelker*, Tetanie in der Schwangerschaft. Mschr. Geburtsh. **19**, H. 1 (1904). — *Vozza*, Il contenuto di calcio e di potassio nel siero della eclamptiche. Ann. Ostetr. **52**, 869 (1930). — *Vozza* e *Natale*, Il comportamento del contenuto di calcio e potassio nel siero di sangue delle eclamptiche etc. Ann. Ostetr. **52**, 1111 (1930).

Wagner-Jauregg, v. u. *Bayer*, Lehrbuch der Organotherapie. Leipzig 1914. — *Wallich*, La tétanie dans l'état puerpéral. Ann. Gynéc. et Obstétr., Juli 1910. — *Walter*, Über die Bedeutung der endokrinen Drüsen für die Ätiologie der Impetigo herpetiformis. Arch. f. Dermat. **140**, 138 (1922). — Beitrag zur Kenntnis des Ursprungs der Impetigo herpetiformis. Polska Gaz. lek. **1926**, 719. — Contribution a l'étude de l'étiologie de l'impetigo herpétiformes. Ann. de Dermat. 8, No 5, 257 (1927). — *Weber*,

Diskussionsbemerkung in der Münch. med. Wschr. **1905 II**, 1609. — *Weiß*, Über Tetanie. Slg klin. Vortr. 7, Nr 189, 1696 (1880). — Über einen letal verlaufenen Fall von Tetanie. Anz. Ges. Ärzte Wien 1880. — Zur Pathologie und pathologischen Anatomie der Tetanie. Wien. med. Wschr. **1883 I**, 683. — *Weiß* u. *Schweitzer*, Ein geheilter Fall von Tetania gravidarum. Gyógyászat (ung.) **1933**, 833. — *Werelius*, Surg. etc. 16, 141 (1913). — *Westphal*, Weiterer Beitrag zur Lehre von der Tetanie. Berl. klin. Wschr. **1901 I**, 849. — *Wodon*, A propos de la calcémie au cour de la grossesse normale et patologique et particuliérement de l'eclampsie convulsive. Bull. Soc. Obstétr. 17, 880 (1928).

Zanfrognini, Insufficienza paratiroidea e gravidanza. Boll. Accad. med. Genova 1905. — Eclampsia ed anomalia paratiroidea congenita. Ist. ostetr. Genova 1905. — La paratireoidina Vassale nel trattamento dell'eclampsia puerperale. Clin. ostetr. 9 (1905). — Eclampsia e anomalia paratiroidea congenita. Boll. Soc. med.-chir. Modena 9 (1905/06). — Ginecol. moderna 1908. Ref. Zbl. Gynäk. **1909**, 959. — Autointossicazione gravidica ed insuffizienza tiroparatiroidea. Atti Soc. Ostetr. 12. Zit. nach Hartwich. Virchows Arch. 236 (1922). — *Zondek*, Gedanken und Erfahrungen über Pathogenese und Behandlung endokriner Krankheiten (Tetanie, endokrin-cerebrales Fieber, Morbus Basedowii). Med. Klin. **1928 I**, 685.

Die Wirkung der Parathyreoidektomie auf die weibliche Geschlechtssphäre. Die Wirkung des Epithelkörperchenhormons auf die weiblichen Geschlechtsfunktionen, insbesondere die Menstruation.

Adamcsik u. v. *Beznak*, Die Wirkung des Parathyreoideahormons auf den Ca-Gehalt der weiblichen Milch. Klin. Wschr. **1931 II**, 2219. — *Allen, Compere jr.* and *Austin*, Some results obtained with parathyroid extract in the control of idiopathic menstrual bleeding. Amer. J. Obstetr. 13, 156 (1927). — *Allen* and *Goldthorpe*, A study of the use of parathormon in the control of menstrual bleeding. Amer. J. Obstetr. 17, 344 (1929). — A comparison of blood calcium levels between and during menstrual periods. Amer. J. Obstetr. 17, 789 (1929) — *Alquier* et *Theuveny*, Etat de l'ovaire de chiennes ayant sub l'exstirpation partielle ou totale de l'appareil thyroparathyr. C. r. Soc. Biol. Paris 66, 217 (1909).

Bakács, Therapeutische Anwendung des Nebenschilddrüsenextraktes bei abnormalen menstruellen Blutungen. Zbl. Gynäk. **1932**, 2082. — Die Anwendung von Nebenschilddrüsenextrakt bei anomaler Menstruation. Orv. Hetil. (ung.) **1932**, 423. — Gleichzeitiges Anwenden von Nebenschilddrüsenhormon und Calcium bei krankhaften Blutungen der Gebärmutter. Zbl. Gynäk. **1933**, 568. — Gemeinsame Darreichung von Parathyreoid-Hormon und Calcium bei pathologischen Gebärmutterblutungen. Orv. Hetil. (ung.) 57 (1933). — *Blanchetière*, Teneur du sang en sodium, potassium et calcium aprés ovariotomie et à la ménopause. C. r. Soc. Biol. Paris 92, 491 (1925). — *Bock*, Menstruationszyklus und Calcium. Mschr. Geburtsh. 79, 9 (1928). — *Boynton* and *Greisheimer*, Serum calcium in relation to menstruation in cases with dysmenorrhea. Proc. Soc. exper. Biol. a. Med. 29, 1115 (1932). — *Chandler*, The relation of parathyroidectomy to pregnancy, lactation and the growth of offspring in albino rats. Anat. Rec. 35, 7 (1927). — The relation of parathyroidectomy to estrus, gregnancy and lactation in the albino rat. Anat. Rec. 53, 105 (1932). — *Csépai, Fornet* u. *Pelláthy*, Über die Stellung des Ovarialhormons in der Hormonreihe. Endokrinol. 3, 361 (1929).

Dalsace et *Guillaumin*, Influence de la castration ovarienne sur le métabolisme du calcium et du phosphore. C. r. Soc. Biol. Paris 93, 1209 (1925). — *Davanzo*, Calcio e funzione ovarica. Riv. ital. Ginec. 8, 647 (1929). — *Dragstedt, Sudan* and *Phillips*, Tetany of oestrus, pregnancy and lactation. Amer. J. Physiol. 69, 477 (1924).

Farner u. *Klinger*, Experimentelle Untersuchungen über Tetanie. Mitt. Grenzgeb. Med. u. Chir. 32, 353, 469 (1920).

Guillaumin et *Vignes*, Composition du sang et cycle menstruel. Calcium et potassium. C. r. Soc. Biol. Paris 99, 753 (1928).

Hammett, Studies of the thyroid apparatus. XI. The effect of thyroparathyroidectomy and parathyreoidectomy ob reproduction in the albino rat. J. metabol. Res. 2, 417 (1922). — The effect of thyroparathyroidectomy and parathyroidectomy at 100 days of age on the growth of the reproductive system etc. Amer. J. Anat. 32, 37 (1923). — Studies of the thyroid apparatus. XXII. The growth of the reproductive systems of male and female albino rats following thyreoparathyreoidectomy and parathyreoidectomy etc. Amer. J. Anat. 34, 195 (1924). — Studies of the thyroid apparatus. XXXVIII. The relations of the thyroid and the parathyroids to the glands of internal secretion. Endocrinology 10, 385 (1925). — Studies of the thyroid apparatus. L. Interpretative generalizations from the differential development observed in conditions of thyroid and parathyroid deficiency. Amer. J. Physiol. 82, 250 (1927). — Studies of the thyroid apparatus. XLVIII. Age, sex, weight and season as letal factors in conditions of parathyroid and thyroid deficiency. Endocrinology 11, 117 (1927). — *Heyn* u. *Haase*, Über die Beziehungen der Ovarialfunktion zum Kalkgehalt des Blutserums. Arch. Gynäk. **126**, 646 (1925). — *Hoskins* and *Snyder*, Calcium content of maternal and foetal blood serum following injection of parathyroid estracts in foetuses in utero. Proc. Soc. exper. Biol. a. Med. **25**, 264 (1928). — The placental transmission of parathyroid extract. Amer. J. Physiol. **104**, 530 (1933).

Imperato, La calcèmie et la fonction ovarienne. Progrès méd. **1929 II**, 1345. — *Iselin*, Tetanie jugendlicher Ratten nach Parathyreoidektomie. Z. Chir. **93**, 397 (1908). — *Itoh*, Über den Einfluß der Geschlechtsdrüsen auf den K- und Ca-Gehalt im Blutserum und auf künstlich erzeugte Serumanaphylaxie. II. Mitteilung über den Einfluß des Ovariums auf den K- und Ca-Gehalt im Blutserum und auf künstlich erzeugte Serumanaphylaxie. Fol. endocrin. jap. **6**, 15 (1930).

Klaus, Serumkalk und Kalium im Menstrualzyklus. Sborn. lék. (tschech.) **27**, 337 (1926). — *Korenchevsky*, The influence of removal of sexual glands on the skeleton of animal kept on normal or rickets-producing diets. J. of Path. **26**, 207 (1923). — *Kozelka, Hart* and *Bohstedt, Growth*, reproduction and lactation in the abscence of parathyroid glands. J. of biol. Chem. **100**, 715 (1933).

Lee, Studies on the oestrus cycle in the rat. III. The effect of thyroparathyroidectomy and parathyroidectomy. Endocrinology **10**, 43 (1926).

Macchiarulo, Sul passaggio dell'ormone paratireoideo dal feto alla madra gravida e da questa all'embrione. Atti Soc. Ostetr. **28**, 502 (1930). — *Malamud* et *Mazzocco*, La calcémie des femmes réglées ou en ménopause. C. r. Soc. Biol. Paris **88**, 396 (1923). — Calcämie und menstrueller Zyklus. Rev. Assoc. méd. argent. **37**, 19 (1924). — Calcémie et cycle menstruel. C. r. Soc. Biol. Paris **91**, 26 (1924). — *Matters*, A study of calcium metabolisme in the human female. Austral. J. exper. Biol. a. med. Sci. **6**, 119 (1929). — *Mirvish* and *Bosman*, The influence of the internal secretions of the ovary on the calcium blood level and on calcium metabolism. Quart. J. exper. Physiol. **18**, 11 (1927).

Neuweiler, Versuche über die Beeinflussung der Genitalfunktion der weiblichen Ratte durch Epithelkörperchenextrakt. Zbl. Gynäk. **1933**, 456.

Parhon et *Werner*, Sur la calcémie, la potassémie et le rapport K: Ca pendant l'epoque intermentruelle et menstruelle au cour de la grossesse et de la lactation. Rev. Obstetr. **11**, 1 (1932).

Risolia, Kalk- und Phosphorstoffwechsel im Blut vor und nach der Kastration. Bol. Inst. Clín. ginec. Univ. Buenos-Aires **6**, 195 (1930). — *Rittmann*, Blutcalciumspiegel und Menstruation. Ein Beitrag zur Analyse der endokrinen Störungen in der Menstruation, Gravidität und im Klimakterium. Wien. Arch. inn. Med. 8, 261 (1924).

Saitz, K- und Ca-Bilanz im Blutserum bei Meno- und Metrarrhagien. Rozhl. Chir. a Gynaek. (tschech.) **6**, 223 (1927). — *Schultze*, Ovarialtätigkeit, Kalium-Calciumgehalt des Blutserums und vegetatives System. Arch. Gynäk. **126**, 35 (1925). — *Sharlit, Corscaden* and *Lyle*, The influence of menstruation on the concentration of calcium in blood plasma. Arch. int. Med. **39**, 780 (1927). — *Spiegler*, Kalium und Calcium im Zyklus und während der Schwangerschaft. Arch. Gynäk. **143**, 298 (1930).

Traverso, Risultati definitivi della diatermizzazione della regione tiro-paratiroidea come trattamento delle metropatie emorragiche della puberta. Ann. Obstetr. **52**, 1141 (1930).

Der Thymus.
Thymus und Schwangerschaft.

Bartel, Über die hypoplastische Konstitution und ihre Bedeutung. Wien. klin. Wschr. **1908 I**, 783. — *Bompiani*, Der Einfluß des Säugens auf die Restitutionsfähigkeit der Thymus nach der Schwangerschaft. Zbl. path. Anat. **25**, Nr 22, 929 (1914).

Fulci, Die Restitutionsfähigkeit der Thymus der Säugetiere nach der Schwangerschaft. Zbl. path. Anat. **24**, 968 (1913). — Dtsch. med. Wschr. **1913 II**.

Guinon et *Moutier*, Syndrome complexe obervés chez un nourrisson, paraissant en rapport avec l'hypertrophie du thymus. Bull. Soc. Pédiatr. Paris **2**, 48 (1912).

Hammar, Fünfzig Jahre Thymusforschung. Erg. Anat. **19**, 1 (1910). — *Haugsted*, De l'involution du thymus chez l'homme et les mammifères. Arch. Physiol. norm. et path. **1832**, 422. — *Henderson*, J. of Physiol. **1904**, 222. — *Herring*, The effect of pregnancy upon the size and weight of some of the organs of the body. Brit. med. J. **1920 II**, 886.

Jolly et *Lieure*, Influence de la gestation sur le thymus. C. r. Soc. Biol. Paris **104**, 451 (1930).

Kinugasă, Keijo J. Med. **1**, 1 (1930). Ref. Ber. Gynäk. **19**, 31. — *Kiyonari*, Über den Einfluß der Thymus und der Geschlechtsdrüsen auf das Knochenwachstum und die Beziehungen zwischen diesem und verschiedenen endokrinen Drüsen. Fol. endocrin. jap. **4**, 89 (1929). — *Kyrilow*, Über das Vorkommen und die Bedeutung von Lipoiden im Thymus. Z. Konstit.lehre **10**, 460 (1924).

Löwenthal, Thymus. Handbuch der inneren Sekretion von Max Hirsch Bd. 1, S. 709. 1932.

Masui and *Tamura*, Brit. J. exper. Biol. **3**, 207 (1926). — *McCarrison*, Involution of the thymus in birds. Ind. J. med. Res. **6**, 557 (1919).

Paton and *Goodall*, Contribution to the physiology of the thymus. Zit. nach Löwenthal.

Riddle and *Frey*, The growth and age involution of the thymus in male and female pigeons. Amer. J. Physiol. **71**, 413 (1925). — *Rizzo*, Sul timo di feto di donna eclamptica. Riv. ital. Ginec. **1**, 231 (1923). — *Ronconi*, Comportamento del timo dell'uomo nelle varie età della vita etc. Mem. Acad. Sci. ecc. Moderna, III. s. **1909**.

Schaffer u. *Rabl*, Zbl. Physiol. **22**, 858 (1908). — *Squadrini*, Il comportamento del timo nelle varie età della vita post-fetale nei bovini. Pathologica (Genova) **2** (1910).

Watanabe, Thymusstudien. 1. Mitt. Die Altersveränderungen des Thymusgewichtes und ihre Beziehungen zum Wachstum des Körpergewichtes und der Geschlechtsdrüsen. Trans. jap. path. Soc. **17**, 332 (1929). — *Wehefritz*, Systematische Untersuchung an Ovarien mit Berücksichtigung anderer Drüsen mit innerer Sekretion sowie über ihre Beziehung zum Uterus. Z. Konstit.lehre **9**, 161 (1923).

Zimmer, Lendel u. *Fehlow*, Experimentelle und klinische Untersuchungen zur interferometrischen Methode der Abderhaldenschen Reaktion usw. Münch. med. Wschr. **1927 II**, 1577, 1952; **1928 II**, 1196.

Die Wirkung der Kastration auf den Thymus.

Basch, Über die Thymusdrüse. Dtsch. med. Wschr. **1913**, 1456.

Calzolari, Recherches experimentales sur un rapport probable entre la fonction du thymus et celle de testicule. Arch. ital. de Biol. (Pisa) **30**, 71 (1898).

Fiore u. *Franchetti*, Zit. nach Hammar.

Gellin, Der Thymus nach Exstirpation bzw. Röntgenbestrahlung der Geschlechtsdrüsen. Z. exper. Path. u. Ther. **8**, 1 (1910). — *Goodal*, The postnatal changes in the thymus of guineapigs and the effect of castration on thymus structure. J. of Physiol. **32**, 191 (1904).

Hammar, Z. angw. Anat. **1** (1914); **4** (1918). — Zbl. path. Anat. **23**. — Beitr. path. Anat. **36**, 506; **66**. — The new views as to the morphology of the thymus gland and their bearing on the problem of the function of the thymus. Endocrinology **5**, 543 (1921). — *Hatai*, The growth of organs in the albino rat as effected by gonadectomy. J. of exper. Zool. **18**, 1 (1915). — *Henderson*, On the relationship of the thymus to the sexual organs. J. of Physiol. **31**, 222 (1904).

Jolly et *Lieure*, Influence de la castration sur l'involution du thymus. C. r. Soc. Biol. Paris **102**, 762 (1929).

Kinugasa, Functions of the cortex and the medulla of the thymus. Keijo J. Med. **1**, 1 (1930). — *Kiyonari*, Über den Einfluß verschiedener Drüsen ohne Ausführungsgang auf die Thymusdrüse junger Ratten. Fol. endocrin. jap. **4**, 61 (1928). — *Knipping* u. *Rieder*, Beitrag zur Physiologie der Thymus. Über die Beziehungen zwischen Thymus und Generationsorganen. Z. exper. Med. **39**, 378 (1924). — *Korenschewsky* and *Sampson*, Vitamin A deficiency in castrated male rats. Biochemic. J. **26**, 1542 (1932).

Madruzza, Contributo sperimentale alla correlazioni tra timo e genitali. Riv. ital. Ginec. **10**, 641 (1929). — *Marine*, Relation of suprarenal cortex thyroid and thymus glands. Arch. Path. a. Labor. Med. **1**, 175 (1926). — *Marine, Manley* and *Baumann*, The influence of thyreoidectomy, gonadectomy etc. on the thymus gland of rabbits. J. of exper. Med. **40**, 429 (1924). — *Marrassini*, Sur les modifications zue la castration peut déterminer dans les organes glandulaires etc. Arch. ital. de Biol. (Pisa) **53**, 419 (1910). — *Masui*, Preliminary note on the effect of gonnadectomy upon the weight etc. Proc. imp. Acad. Tokyo **2**, 33 (1926). — *Masui* and *Tamura*, The effect of the gonadectomy on the weight of kidney, thymus and spleen. Brit. J. exper. Biol. **3**, 207 (1926).

Paton, The thymus and the sexual organs. III. etc. J. of Physiol. **42**, 267 (1911). — *Paton* and *Goodall*, Contribution to the physiology of the thymus. J. of Physiol. **31**, 49 (1904).

Soli, Les testicules chez les animaux ayant subi l'ablation de thymus. Auto-Riassunti **4**, 530 (1906). Zit. nach Wiesel. — Contributo alla funzione del timo nell pollo etc. Arch. ital. de Biol. (Pisa) **52** (1909). — *Squadrini*, Il comportamento del timo nelle varie età della vita postfetale nel bovini. Pathologica (Genova) **2**, 10 (1910).

Tandler u. *Groß*, Einfluß der Kastration auf den Organismus. Wien. klin. Wschr. **1907 II**, 1596. *Terni*, Sulle modificazioni istologiche prodotti sul timo dalla castrazione e dall'età. Monit. zool. ital. **38**, 300 (1927). — *Trentini*, L'influenza del siero di sangue di conigli castrati adulti etc. Ric. sper. Path. **1926**, 392, 448.

Valtorta, Timo ed ovaia. Ann. Ostetr. **29, 31** (1907, 1909).
Wiesel, Die Pathologie des Thymus. Erg. Path. II **15,** 416 (1911).

Die Wirkung der Thymusexstirpation auf die weibliche Geschlechtssphäre beim Tier.

Aschner, Die Blutdrüsenerkrankungen des Weibes. Wiesbaden: J. F. Bergmann 1918. — Beziehungen der Drüsen mit innerer Sekretion zum weiblichen Genitale. Halban-Seitz' Biologie und Pathologie des Weibes, Br. 1, S. 643. 1924. — *Andersen*, Studies on the physiology of reproduction. I. The effect of thymectomy and of season on the age and weight at puberty in the female rat. J. of Physiol. **74,** 49, 207 (1932).

Basch, Thymusexstirpation bei jungen Hunden. Mschr. Kinderheilk. **7** (1908). — Über experimentelle Auslösung der Milchabsonderung. Mschr. Kinderheilk. **8** (1909). — Über die Thymusdrüse. Dtsch. med. Wschr. **1913 II,** 1456. — Thymus. Wagner-Jauregg u. G. Bayers Lehrbuch der Organotherapie, 1914. S. 167.

Coutière, Sur l'ablation du thymus chez les très jeunes oiseaux. Bull. Acad. Méd. Paris **70,** 321 (1913).

Friedeleben, Die Physiologie der Thymusdrüse usw. Frankfurt a. M. 1858.

Hart u. *Nordmann*, Experimentelle Studien über die Bedeutung der Thymus für den tierischen Organismus. Berl. klin. Wschr. **1910 I,** 814. — *Hoskins*, Exstirpation and transplantation of thymi in larvae of rana pipiens. Anat. Rec. **21,** 67 (1921).

Klose, Über Thymusexstirpation und ihre Folgen. Arch. klin. Chir. **92,** 1125 (1910). — *Klose* u. *Vogt*, Klinik und Biologie der Thymusdrüse usw. Bruns' Beitr. klin. Chir. **79,** 1 (1910).

Lampé, Die Bedeutung der Thymusdrüse für den Organismus. Fortschr. naturwiss. Forsch. **9** (1913). — *Leupold*, Die Bedeutung des Thymus für die Entwicklung der männlichen Keimdrüsen. Beitr. path. Anat. **67,** 472 (1920). — *Lucien* et *Parisot*, Contributions à l'étude de fonctions de thymus etc. Arch. Méd. expér. **22,** 98 (1910).

Magnini, Arch. di Fisiol. **11,** 33 (1913). — *Matti*, Untersuchungen über die Wirkung experimenteller Ausschaltung der Thymusdrüse. Mitt. Grenzgeb. Med. u. Chir. **24,** 665 (1912). — Physiologie und Pathologie der Thymusdrüse. Erg. inn. Med. **10,** 1 (1912). — *Múto*, The relationship between the thymus and the sexual glands. Trans. jap. path. Soc. **71,** 179 (1931).

Nishimura, Über die histologischen Veränderungen der innersekretorischen Organe bei mit Thymus gefütterten und thymektomierten Tieren. Fol. endocrin. jap. **4,** 62 (1928).

Pappenheimer, The effects of early exstirpation of the thymus in albino rats. J. of exper. Med. **19,** 319 (1914). — Über Thymusausschaltung bei weißen Ratten. Zbl. path. Anat. **25,** 249 (1914). — *Park*, Exstirpation of the thymus in guinea pig. J. of exper. Med. **25,** 129 (1917). — *Park* and *McClure*, The results of thymus exstirpation in the dogs etc. Amer. J. Dis. Childr. **18,** 317 (1919). — *Paton*, The thymus and sexual organs III. etc. J. of Physiol. **42,** 267 (1911). — The relation of thymus and testes to growth. Edinburgh med. J. **33,** 351 (1926).

Ranzi u. *Tandler*, Über Thymusexstirpation. Wien. klin. Wschr. **1909 II,** 980.

Soli, Les testicules chez les animaux ayant subi l'ablation de thymus. Auto-Riassunti 4, 530 (1906). Comment se comportent les testicules chez les animaux privés de thymus. Arch. ital. de Biol. (Pisa) **47,** 115 (1907). — Contributo alla funzione del timo nell pollo etc. Med. Accad. Sci. lett. art. Modena III.s. **9,** 1 (1909).

Walter, Über Beziehungen zwischen Thymus und Keimdrüsen. I. Mitt. Zyklusbeobachtungen. Arch. Gynäk. **47** (1930).

Die Wirkung der Zufuhr von Thymussubstanz auf die weibliche Geschlechtssphäre bei Mensch und Tier.

Abderhalden, Über das Wesen der Wirkung der Verfütterung von Thymusgewebe auf Wachstum und Entwicklung von Froschlarven. Pflügers Arch. **211,** 324 (1926). — *Adler*, Über Beziehungen des Thymus zur Schilddrüse und zum Wachstum. Münch. med. Wschr. **1917 II,** 1051.

Baltzer, Über fünfjährige Erfahrungen mit dem Wehemittel „Thymophysin". Med. Klin. **1933 I,** 21. — *Bauer*, Thymophysin in selected cases of uterine. Amer. J. Obstetr. **27,** 411 (1931). — *Brings*, Zur Thymophysinfrage. Zbl. Gynäk. **1933,** 2075. — *Brucke, Der,* A study of thymophysin in first stage of labor. With some observations on its effect on blood pressure. Amer. J. Surg. **19,** 429 (1933). — *Burckhardt*, Über die medikamentöse Schnellentbindung, speziell über die Anwendung des Thymophysins (Temesváry). Zbl. Gynäk. **50,** 1952 (1926).

Camus et *Gournay*, Disparition d'une atrophie génitale ancienne après ingestion de grandes quantités de thymus cru. C. r. Acad. Sci. Paris **178**, 673 (1924).

Daneff, Einige Beobachtungen über die Uteruswirkungen von Thymusextrakten. Zbl. Gynäk. **1931**, 2706. — *Davis*, Thymustod beim Neugeborenen. Amer. J. Obstetr. **67**, 888 (1913). — The use of thymophysin in labor. New England J. Med. **203**, 771 (1930). — *Demel, Jatrou* u. *Wallner*, Beziehungen der Ovarien, Nebennieren und Thymus zur Thyreoidea bei Ratten. Experimentelle Studie. Mitt. Grenzgeb. Med. u. Chir. **36**, 306 (1923). — *Demuth*, Zur Behandlung der Wehenschwäche mit Thymophysin. Zbl. Gynäk. **1919**, 612. — *Downs* and *Eddy*, Effect of subcutaneous Injections of thymus substance in young rabbits. Endocrinology **4**, 427 (1920).

Fecht, Zur Frage des Thymophysins. Eine Entgegnung auf die Arbeit: Die engere und weitere Indikation des Thymophysins von E. C. Lork in Zbl. Gynäk. **1931**, Nr 5. — Zbl. Gynäk. **1931**, 1467.

Glaubach u. *Molitor*, Arch. f. exper. Path. **166**, 243 (1932). — *Graff, v.*, Klinische Erfahrungen mit Thymophysin. Zbl. Gynäk. **1927**, 1373. — Über wehenanregende und wehenverstärkende Mittel. Wien. klin. Wschr. **40**, 886 (1927). — *Greenhill*, Thymophysin and weak pituitary extract. A comparison in forty cases. J. amer. med. Assoc. **98**, 1260 (1932). — *Guggisberg*, Über die Wirkung der inneren Sekrete auf die Tätigkeit des Uterus. Z. Geburtsh. **75**, 231 (1914).

Hart u. *Nordmann*, Experimentelle Studien über die Bedeutung der Thymus für den tierischen Organismus. Berl. klin. Wschr. **1910** I, 814. — *Hewer*, The effect of thymus feeding on the activity of the reproductive organs in the rat. J. of Physiol. **47**, 479 (1914). — *Hofbauer*, Thymophysin. Zbl. Gynäk. **1933**, 872. — *Holtz*, Thymophysin als wehenverbesserndes Mittel bei primärer und sekundärer Wehenschwäche. Hygiea (Stockh.) **91**, 465 (1929). — La thymophysine remède eccitant les contractions utérines en cas d'inertie primitive ou secondaire. Gynéc. et Sem. gynéc. **29**, 153 (1930). — *Hoskins*, The growth of the body and organs of the albino rat as effected by feeding various ductless glands etc. J. of exper. Zool. **21**, 295 (1916). — Is there a thymic hormone. Endocrinology **2**, 241 (1918).

Jacoby, The effect of the thymus and mammary on menstruation. N. Y. med. J. **113**, 243 (1921).— *Jahreiß*, Thymophysin in der Eröffnungsperiode. Zbl. Gyn. **50**, 2023 (1926). — *Janecskó*, Verstärkung der Uteruskontraktionen mit dem Thymophysin usw. Alla Forvosi Lapok. **4**, 45 (1934). — *Jarcho*, The use of thymophysin for weak pains in the first and second stages of labor. Preliminary communication based on study of eighteen cases. Amer. J. Obstetr. **19**, 81 (1930).

Keller, Thymus und weibliche Geschlechtsorgane. Ginek. polska **13**, 102 (1934). — *Knaus*, Bemerkungen zur Temesváryschen Arbeit über den Einfluß des Thymusextraktes auf die Uterustätigkeit und dessen praktische Anwendung in der Geburtshilfe. Zbl. Gynäk. **50**, 1304 (1926). — *Knipping* u. *Rieder*, Beiträge zur Physiologie der Thymus. Über die Beziehungen zwischen Thymus und Generationsorgane. Z. exper. Med. **39**, 378 (1924). — *Köhler*, Organextrakte als Wehenmittel. Zbl. Gynäk. **1915**, 891. — Mschr. Geburtsh. **52**, 240 (1920). — *Kretič*, Die Geburtshilfe und Thymophysin. Liječn. Vijesn. (serbokroat.) **52**, 376 (1930).

Laubscher, L'action combinée du thymus et du lobe postérieur de l'hypophyse dans les inerties utérine. Gynéc. et Obstétr. **25**, 132 (1932). — *Lauritzen*, Abkürzung der normalen Geburtsdauer, namentlich der Eröffnungsperiode mit Thymophysin. Ugeskr. Laeg. (dän.) **1928** II, 635. — *Loewe* u. *Voß*, Über Beziehungen zwischen Thymus und Keimdrüsen. [Zusätze zu der gleichnamigen Mitteilung von A. Walter: Arch. Gynäk. **141**, 47 (1930).] Arch. Gynäk. **143**, 557 (1930). — *Lork*, Die engere und weitere Indikation des Thymophysins. Zbl. Gynäk. **1931**, 306. — *Luh*, Thymophysin und intrauterine Asphyxie. Zbl. Gynäk. **1933**, 166. — *Lindblad*, Erfahrungen mit Thymophysin. Sv. Läkartidn. **1934**, 307.

Meder, Zur Frage des Thymophysins. Eine Entgegnung auf die Arbeit von Fecht in Zentralblatt für Gynäkologie. — Zbl. Gynäk. **1931**, 2354. — *Mino* e *Ceruti*, Circa l'azione di estrati di timo sulla contrazione uterina. Boll. Soc. Biol. sper. **4**, 682 (1929). — *Múto*, The relationship between the thymus and the sexual glands. Trans. jap. path. Soc. **21**, 179 (1931).

Nelson, Thymophysin Temesváry. J. amer. med. Assoc. **96**, 352 (1931). — *Nishimura*, Über die histologischen Veränderungen der innersekretorischen Organe bei mit Thymus gefütterten und thymektomierten Tieren. Ref. Ber. Phys. **49**, 95 (1929). — *Nowinski*, Die Beziehungen zwischen Thymocrescin und Thyroxin beim Wachstum der Tiere. Biochem. Z. **259**, 182 (1933).

Ott and *Scott*, The galactagoque action of the thymus and corpus luteum. Proc. Soc. exper. Biol. a. Med. **7**, 49 (1910).

Paoletti, L'estratto timo-ipofisario in ostetricia. Rass. Ostetr. **41**, 783 (1932). — *Puppel*, Kontrindizierte Wehenmittel. Zbl. Gynäk. **1930**, 1878. — Nochmals das Thymophysin. Zbl. Gynäk. **1931**, 1148.

Rech u. *Kloss*, Experimentelle Untersuchungen über den Einfluß von Wehenmitteln auf die Herztätigkeit des Fetus, unter besonderer Berücksichtigung des Thymophysins. Z. Geburtsh. **106**, 169 (1933).—

Robinson and *Zondek*, Experimental attempts to promote uterine growth. Amer. J. Obstetr. 8, 83 (1924). — *Romeis*, Weitere Versuche über den Einfluß der Thymusfütterung auf Amphibien und Säugetiere. Klin. Wschr. 1926 I, 975. — *Roques* and *Mc Cleod*, Thymophysin. J. Obstetr. 39, 320 (1932). — *Rucker*, The action of thymophysin on the human pregnant uterus in situ. Amer. J. Obstetr. 20, 791 (1930).

Sanchez y Arcas, Ein Fall von Herbeiführung der Geburt durch Thymophysin wegen verlängerter Schwangerschaft. Rev. españ. Obstetr. 17, 381 (1932). — *Schäfer* u. *Gundlach*, Unsere Erfahrungen mit dem Wehenmittel Thymophysin. Mschr. Geburtsh. 95, 26 (1933). — *Schey*, Eklampsiebehandlung mit Thymophysin. Zbl. Gynäk. 1931, 1285. — *Schoeneck* and *Schoeneck*, The use of thymophysin, a rapport of 35 cases. Amer. J. Obstetr. 20, 658 (1930). — *Schultze-Rhonhof* u. *Niedenthal*, Über Beziehungen zwischen Hypophysenvorderlappen und Thymus. Arch. Gynäk. 144, 469 (1931). — *Scipiades*, Erster durch Thymusimplantation geheilter Fall von Osteomalacie. Zbl. Gynäk. 48, 1885 (1924). — *Szentmihály*, Geheilter Fall von Uterusruptur mit Thymuitrininjektion während der Geburt und Expression. Orv. Hetil. (ung.) 1931, 1000.

Temesváry, Zur Beurteilung der Uteruserregung. Arch. Gynäk. 125, 362 (1925). — Der Einfluß des Thymusextrakts auf die Uterustätigkeit und dessen Anwendung in der Geburtshilfe. Zbl. Gynäk. 50, 322 (1926). — Bemerkungen zu den verschiedenen Aufsätzen über das Thymophysin und weitere Erfahrungen mit diesem Mittel. Zbl. Gynäk. 1928, 2088. — E in nuovo potere facilitare il periodo dilatente? Con quali mezzi possiamo comeguire detto scopo? Clin. Ostetr. 31, 548 (1929). — A rapid nonsurgical procedure for ciding childbirth. Amer. J. Obstetr. 19, 267 (1930). — Sechs Jahre Thymophysinanwendung in der Geburtshilfe. Zbl. Gynäk. 1932, 1333. — Gleichzeitige Verwendung von Hypophysin und Thymusdrüsenextrakt in der Geburtshilfe. Orvosképzés (ung.) 23, 24 (1933). — Der Einfluß von Thymusextrakten auf die Tätigkeit des Uterus. Magy. orv. Arch. 27, 318. — *Traube*, Klinische Erfahrungen mit kombinierten und fraktionierten wehenerregenden Hypophysenhinterlappenextrakten (Thymophysin-Orasthin). Mschr. Geburtsh. 93, 301 (1933). — *Tropea-Mandalari*, L'estratto biglandolare associato di timo ipofisi (thymophysin) e l'azione di esso sulle contrazione dell'utero. Ricerche sperimentali e contributo clinico. Riv. Ostetr. 11, 21 (1929).

Veprovský, Die Wirkung des Thymus- und Hypophysenextraktes. Rozhl. Chir. a Gynaek. (tschech.) 8, 47 (1929).

Wallis, Thymophysin. J. of Obstetr. 40, 633 (1933). — *Walter*, Über Beziehungen zwischen Thymus und Keimdrüsen. I. Mitt. Zyklusbeobachtungen. Arch. Gynäk. 141, 47 (1930). — *Willi*, Unsere Erfahrungen mit Thymophysin. Mschr. Geburtsh. 93, 42 (1932).

Zahn, Über den Einfluß der Thyreoidea und Thymus auf das Ovar. Diss. Erlangen 1931, S. 26. Ber. Gynäk. 23, 191. — *Zondek* u. *Aschheim*, Hypophysenvorderlappen und Ovarium. Arch. Gynäk. 130, 1 (1927).

Die Wirkung der Ovarialhormone auf den Thymus.

Castagna, Richerche sperimentali intorno alle correlazioni fra timo ed apparato genitale feminile di coniglie etc. Riv. ital. Ginec. 16, 629 (1934).

Kinugasa, Functions of the cortex and the medulla of the thymus, especially their relations to the sexual glands. Keijo J. med. 1, 1 (1930).

Leonard, *Meyer* and *Hisaw*, The effect of oestrin on development of the ovary in immature female rats. Endocrinology 15, 17 (1931). — *Longo*, Sull'azione del trattamento insulinico sui genitali feminili e sul timo. Arch. Ostetr. 39, 97 (1932).

Re, da, Involuzione timica provocata da innesti ovarici. Endocrinologia 4, 42 (1929). — *Ronsisvalle*, Le modificazioni istologiche del timo di coniglie impuberi trattate con ormone gravidico aspecifico. (Contributo sperimentale alla conoscenza delle correlazioni timogenitali.) Arch. Ostetr. 17, 643 (1930).

Suzuki, On the influence of the placental extracts upon the female genital organ and other viscera. J. China med. Soc. 3, 1925, Jan.). — Abst. J. med. World 5, 359.

Der Status thymicolymphaticus.

Bauer, Innere Sekretion. Berlin: Julius Springer 1927. — *Bartel*, Über die hypoplastische Konstitution und ihre Bedeutung. Zbl. Physiol. 23, 267 (1909). — Wien. klin. Wschr. 1908 I, 783. — *Bartel* u. *Herrmann*, Über die weibliche Keimdrüse bei Anomalien der Konstitution. Mschr. Geburtsh. 33, 127 (1911). — *Biedl*, Innere Sekretion. Berlin u. Wien: Urban & Schwarzenberg 1916.

Falta, Die Erkrankungen der Blutdrüsen. Berlin: Julius Springer 1928.

Hart, Über die sogenannte lymphatische Konstitution usw. und ihre Beziehungen zur Thymushyperplasie. Med. Klin. **1913**. — *Heimann*, Thymus, Ovarien und Blutbild. Experimentelle Untersuchungen. Münch. med. Wschr. **1913** II, 2829. — *Herrmann*, Demonstration von Ovarien beim Status thymicolymphaticus bzw. hypoplasticus. Zbl. Physiol. **1909**, Nr 8, 265.

Löwenthal, Thymus. Handbuch der inneren Sekretion von Max Hirsch, Bd. 1, S. 709. 1932.

Macciota, Il rapporto timo-milza nell'accrescimento. Clin. pediatr. **10**, 17 (1988). — *Materna*, Das Gewicht der Nebennieren. Zbl. path. Anat. **33** (1922). — Z. Konstit.lehre **9** (1923). — *Meinhold*, Zur Physiologie und Pathologie der Thymusdrüse. Die Bedeutung der Markhyperplasie. Dtsch. med. Wschr. **1913** II, 1628.

Nordmann, Experimentelles und Klinisches über die Thymusdrüse. Arch. klin. Chir. **106**, 106 (1915).

Paltauf, Über die Beziehungen der Thymus zum plötzlichen Tode. Wien. klin. Wschr. **1889** I, 877; **1890** I, 172.

Sabrazes et *Dupurié*, Syndrome d'insuffisance thyro-ovarienne d'hydrocéphalie et d'hyperthymie. C. r. Soc. Biol. Paris **84**, 881 (1921). — *Schridde*, Die angeborene thymische Konstitution. Weitere Untersuchungen. Münch. med. Wschr. **1924** II, 1533. — Die thymische Konstitution. Münch. med. Wschr. **1924** II, 1674.

Die Zirbeldrüse.

Die Veränderungen der Zirbeldrüse während der Brunst und in der Schwangerschaft.

Aschner, Schwangerschaftsveränderungen der Zirbeldrüse. Verh. dtsch. Ges. Gynäk. **15**, 231 (1913). — Die Blutdrüsenerkrankungen des Weibes. Wiesbaden: J. F. Bergmann 1918. — Beziehungen der Drüsen mit innerer Sekretion zum weiblichen Genitale. Handbuch von Halban-Seitz, Biologie und Pathologie des Weibes, Bd. 1. 1924.

Berblinger, Glandula pinealis. Handbuch der pathologischen Anatomie von Henke-Lubarsch, Bd. 8, S. 720. Berlin: Julius Springer 1926. — *Brandenburg*, Morphologische Beiträge zur Frage der endokrinen Funktion der Epiphyse. Endokrinol. **4**, 81 (1929).

Decio, Riv. ital. Ginec. **3**, 761 (1925). — *Desogus*, La pineale negli ucelli normali e cerebrolesionati. Riv. Biol. gen. **6**, 495 (1924). — Revue neur. **34**, 362 (1927).

Kolmer u. *Löwy*, Beiträge zur Physiologie der Zirbeldrüse. Pflügers Arch. **196**, 1 (1922).

Mahnert, Weitere Beiträge zum Studium des Dysfunktion der endokrinen Drüsen. Arch. Gynäk. **113**, 472 (1920).

Die Veränderungen der Zirbeldrüse nach Kastration und bei Hypogenitalismus.

Andriana, Riv. Pat. nerv. **30**, 313 (1925). — *Aschner*, Die Blutdrüsenerkrankungen des Weibes. Wiesbaden: J. F. Bergmann 1918. — Biologie und Pathologie des Weibes. Handbuch von Halban-Seitz, Bd. 1. 1924. Wien u. Berlin: Urban & Schwarzenberg 1924.

Berblinger, Die Glandula pinealis. Handbuch der pathologischen Anatomie von Henke-Lubarsch, Bd. 8, S. 720. Berlin: Julius Springer 1926. — *Biach* u. *Hulles*, Über die Beziehungen der Zirbeldrüse zum Genitale. Wien. klin. Wschr. **1912** I, 373.

Cignoli, Rev. franç. Endocrin. **5**, 5 (1927).

Faelli, Das Zirbeldrüsensymptom bei Hypogenitalismus unter besonderer Berücksichtigung der sog. Sexualneurasthenie. Endokrinol. **7**, 189 (1930).

Kolmer u. *Löwy*, Beiträge zur Physiologie der Zirbeldrüse. Pflügers Arch. **196** (1922).

Pellegrini, Gli effetti della castrazione sulla ghiandole pineale. Arch. Sci. med. **38**, 121 (1914). — *Pende*, Endocrinologia Milano, 1920. Zit. nach Faelli. — *Polvani*, Studio anatomico della ghiandola pineale umana. Fol. neurobiol. **7** (1913).

Sarteschi, Fol. neurobiol. **4**, 675 (1910).

Vervellana, L'epifisi ed i suoi rapporti con le ghiandole sessuali. Rivista sintetica ed osservationi personali sulle epifisi di bovini interni e castrati. Ateneo parm. **4**, 593 (1932).

Die Wirkung der Zirbeldrüsenexstirpation auf die weibliche Geschlechtssphäre.

Adler, Studien an Batrachierlarven. Z. exper. Med. **3** (1914). — *Aschner*, Technik der experimentellen Untersuchungen an der Hypophyse, dem Zwischenhirn und an der Zirbeldrüse. Handbuch der biologischen Arbeitsmethoden von Abderhalden, 1924.

Badertscher, Results following the exstirpation of the pineal gland in newly hatched chicks. Anat. Rec. **28**, 177 (1924). — *Berblinger*, Die Glandula pinealis. Handbuch der pathologischen Anatomie von Henke-Lubarsch, Bd. 8, S. 681. 1926. — *Biedl*, Innere Sekretion. Wien u. Berlin: Urban & Schwarzenberg 1916.

Castillo, del, Action de la splénectomie et de l'epiphysectomie sur le cycle oestral du rat blanc. C. r. Soc. Biol. Paris **99**, 1404 (1929). — *Clemente*, Contributo allo studio della glandola pineale nell'uomo etc. Endocrinologia **1**, 44 (1923). — *Cristea*, Die Genitalorgane und die Zirbeldrüse. Münch. med. Wschr. **1913 II**, 1051.

Dandy, Exstirpation of the pineal gland. J. of exper. Med. **22**, 237 (1915).

Exner u. *Boese*, Über experimentelle Exstirpation der Glandula pinealis. Dtsch. Z. Chir. **57**, 182 (1910).

Foà, Ipertrofia dei testicoli e della cresta dopo l'asportatione della ghiandola pineale nell gallo. Pathologica (Genova) **1912**, No 90. — Nouvelles recherches sur la fonction de la glande pinéale. Arch. ital. de Biol. (Pisa) **61**, 79.

Gordon, The role of the pineal in pediatrics etc. Endocrinology **3**, 437 (1919).

Horrax, Arch. int. Med. **17**, 607, 627 (1916). — Studies on the pineal gland. Endocrinology **1**, 243 (1917).

Izawa, Further experiments on the removal of the pineal body in the chicken. Trans. jap. path. Soc. **13**, 144 (1923). — On some anatomical changes which follow removal of the pineal body from both sexes of the immature albino rats. Amer. J. Physiol. **1926**, 126.

Kolmer u. *Löwy*, Beitrag zur Physiologie der Zirbeldrüse. Arch. f. Physiol. **196**, 1 (1922).

Renton and *Rusbridge*, Proc. Soc. exper. Biol. a. Med. **30**, 766 (1933).

Sarteschi, Zit. nach Biedl, Innere Sekretion. Wien u. Berlin: Urban & Schwarzenberg 1916.

Urechia et *Grigoriu*, L'exstirpation de la glande pinéale. C. r. Soc. Biol. Paris **1922**. Zit. nach Berblinger, Die Glandula pinealis. Handbuch von Henke-Lubarsch, Bd. 8. 1926.

Vecchi, Arch. Sci. med. **56**, 309 (1932).

Weinberg and *Fletcher*, Proc. Soc. exper. biol. a. Med. **28**, 322 (1930).

Yokoh, Experimentelle Untersuchungen über die Doppelexstirpation der Epiphyse und der Keimdrüse. Z. exper. Med. **55**, 349 (1927).

Zoia, Ref. Zbl. path. Anat. **25**, 789 (1914).

Die Wirkung der Zufuhr von Zirbeldrüsensubstanz auf die weibliche Geschlechtssphäre.

Aschner, Die Blutdrüsenerkrankungen des Weibes. Wiesbaden: J. F. Bergmann 1918.

Bab, Organotherapeutische Erfahrungen und Anwendung von Aphrodosiaca n der Gynäkologie. Zbl. Gynäk. **1913**, 1678.

Burger, Über mit Zirbeldrüsenextrakten ausgeführte experimentelle Untersuchungen und deren therapeutische Möglichkeiten. Zbl. Gynäk. **1933**, 634.

Fehling, Die Bedeutung der Lehre von der inneren Sekretion und ihre Nutzanwendung für die praktische Gynäkologie. Mschr. Geburtsh. **50**, 143 (1919). — *Fleischmann* u. *Goldhammer*, Nachweis einer oestrushemmenden Substanz in der Zirbeldrüse junger Rattenweibchen. Klin. Wschr. **1934 I**, 415.

Groebbels u. *Kuhn*, Unzureichende Ernährung und Hormonwirkung. IV. Mitt. Der Einfluß der Zirbeldrüsen- und Hodensubstanz auf Wachstum und Entwicklung von Froschlarven. Z. Biol. **78**, 1 (1923).

Hofstätter, Über Versuche der therapeutischen Verwendung von Pinealextrakten. Mschr. Geburtsh. **45**, H. 3. — Über organtherapeutische Versuche mit Epiglandol und Pinealtabletten. Med. Klin. **1914 II**, 1460. — Ergebnisse und Aussichten der experimentellen Zirbelforschung. Jb. Psychiatr. **37**, 179 (1917). — *Hughes*, Zirbeldrüsenextrakt als nichtförderndes Mittel. Ther. Gaz. **31**, Nr 5.

Kidd, Brit. med. J. **1910**. Zit. nach Groebbels und Kuhn. — *Kozelka*, Zit. nach Trendelenburg. Die Hormone, Bd. 2. Berlin: Julius Springer 1934.

Ott and *Scott*, Note in the galactoque action of the thymus etc. in the pineal body. Monthly Cyclop. **1911**. — Milk and internal secretions. Ther. Gaz. **1912**.

Mackenzie, An experimental investigation of the mechanism of milk secretion. Quart. J. exper. Physiol. **4**, 305 (1911). — *McCord*, The pineal gland in relation to somatic, sexual and mental developement. J. amer. med. Assoc. **63**, 232 (1914); **65**, 517 (1915).

Pratt and *McCord*, Die Zirbeldrüse und ihre Beziehungen zur körperlichen, geistigen und sexuellen Entwicklung. J. amer. med. Assoc. **65**, Nr 6 (1915).

Robinson and *Zondek*, Experimental attempts to promote uterine growth. Amer. J. Obstetr. **8**, 83 (1924).

Schäfer and *Mackenzie*, The action of animal extracts on milk secretion. Proc. roy. Soc. Lond. B 84, 16 (1911). — *Silberstein* and *Engel*, Über das Vorkommen einer oestrogenen Substanz in der Epiphyse. Klin. Wschr. 1933 I, 908.

Weinberg and *Fletcher*, Proc. Soc. exper. Biol. a. Med. 28, 323 (1930). — *Wislanski*, Ginek. polska 11, 396 (1932). Ref. Endocrinology 18, 304 (1934). — *Wolf*, Zirbeldrüsenextrakt in der geburtshilflichen Landpraxis. Dtsch. med. Wschr. 1913 II, 1557.

Die Makrogenitosomia praecox.

Aschner, Die Erkrankungen der Zirbeldrüse. Im Handbuch der inneren Sekretion von Max Hirsch, Bd. 3, 1. Hälfte. Leipzig: Curt Kabitzsch 1928.

Bauer, Innere Sekretion. Berlin: Julius Springer 1927. — *Benda*, Die Zirbeldrüse. Handbuch der inneren Sekretion von Max Hirsch, 1932. S. 1098. — *Berblinger*, Die Glandula pinealis. Handbuch der pathologischen Anatomie von Henke-Lubarsch, Bd. 8. 1926.

Falta, Die Erkrankungen der Blutdrüsen. Berlin: Julius Springer 1928.

Der Inselapparat.

Die Veränderungen der Langerhansschen Inseln in der Schwangerschaft.

Akehi, Internal secretion of the pankreas and the femal genital function. I. Histological investigation of the pancreas in pregnancy and puerperium, especially the Langerhans' islands. Jap. J. Ostetr. 13, 427 (1930). — *Allen*, Experimental studies in diabetes etc. Amer. J. Physiol. 54, 451 (1921). — *Aron*, Transformation dégénérative du pancréas pendant la grossesse. C. r. Soc. Biol. Paris 83, 1122 (1920).

Cramer, Quart. J. exper. Physiol. 23, 127 (1933).

Florentin, Picard u. *Weis*, C. r. Soc. Biol. Paris 117, 188 (1934).

Liegner, Leberstoffwechsel in der Schwangerschaft und seine Beziehungen zur Pankreasfunktion. Z. Geburtsh. 103, 479 (1932).

Rosenloecher, Die Veränderungen des Pankreas in der Schwangerschaft bei Mensch und Tier. Arch. Gynäk. 151, 567 (1932).

Scarbitti, Sulle variazioni anatomiche funzionali delle isoli del Langerhans in gravidanza. Ann. Ostetr. 54, 1895 (1932). — *Seitz*, Biologie der Placenta. Verh. dtsch. Ges. Gynäk. 21. Verslg 1929, 322. — *Sirtori*, Sull contegua delle isole del Langerhans in gravidanza e in puerperio. Ann. Ostetr. 28 I. Zit. nach Aschner. — *Spirito*, Contributo alla conoscenca delli modificazioni anatomiche e funzionali del pancreas in rapporto ad alcuni stati della vita genitale femminile. Arch. Ostetr. 16, 1030 (1929).

Pankreasnekrose und Schwangerschaft.

Arnsberger, Dtsch. Z. Chir. 189, 189 (1924).

Dressmann. Siehe bei Prochownik.

Eisenreich, Über Schwangerschaft und operativ geheilte Pankreasnekrosen. Arch. Gynäk. 141, 669 (1930). — *Ellerbroek*, Pankreasnekrose und Schwangerschaft. Mschr. Geburtsh. 58, 13 (1922). — *Eloesser*, Zit. nach Markus.

Franke, Dtsch. Z. Chir. 54, 399 (1900).

Galliard u. *Chifolian*, Zit. nach Marcus. — *Glaß*, Dtsch. Z. Chir. 177, 123 (1923).

Haberer, Med. Klin. 1913 II, 1532. — *Haidlen, v.*, Akute Pankreatitis im Wochenbett. Zbl. Gynäk. 8, 609 (1884). — *Hinz*, Beiträge zur Pankreaschirurgie. Dtsch. med. Wschr. 1912 I, 399.

Körte, Arch. klin. Chir. 96, 557 (1911). — *Kootz*, Operation einer Pankreascyste während der Schwangerschaft usw. Diss. Marburg 1886.

Lawrence, Med.-chir. Trans. 16, 367 (1830).

Marcus, Akute Pankreaserkrankungen und Gestationsvorgänge. Bruns' Beitr. 149, 129 (1930). — *Matthaei*, Ber. geburtshilfl. Ges. Hamburg. Ref. Zbl. Gynäk. 47, 1223 (1923).

Noetzel, Bruns' Beitr. 57, 734 (1908).

Pearce Gould, Lancet 1921, 290. — *Peiser*, Dtsch. Z. Chir. 65, 302 (1902). — *Prochownik*, Gynäkologie und Pankreas. Mschr. Geburtsh. 42, 241 (1915).

Sänger, Über plötzliche, klinisch rätselhafte Toderursachen während oder kurz nach der Geburt. Münch. med. Wschr. 1913 II, 1321. — *Saifert*, Dtsch. Z. Chir. 42, 125 (1896). — *Schmidt* u. *Teichmann*, Ein Fall von sog. Pankreasapoplexie bei kryptogenetischer Sepsis. Virchows Arch. 234, 189 (1921).

Sebening, Siehe bei Marcus. — *Spieß*, Jber. ärztl. Ver. Frankfurt a. M. 1869.

Velde, van der, Nederl. Tijdschr. Verloskde 1889. — Nederl. Tijdschr. Verloskde 9 (1898). — *Vogel*, Dtsch. Z. Chir. 185, 71 (1924).

Der Zuckerstoffwechsel während der Schwangerschaft, Geburt und im Wochenbett.
Die spontane Schwangerschaftsglykosurie.

Adlersberg-Porges, Ist die Glykosurie der Schwangeren eine diabetische Stoffwechselstörung? Dtsch. med. Wschr. **1926 I.** — *Alders* u. *Stern*, Über den Zuckerstoffwechsel der Wöchnerin. Arch. Gynäk. **148**, 81 (1932).

Bathe, Die alimentäre Schwangerschaftsglykosurie als Diagnosticum. Z. Geburtsh. **86**, 186 (1923).— *Bella, de*, La cura glicemica de insulina in gravidanza e puerperio. Rass. Ostetr. **38**, 207 (1929). — *Bennewitz, J.* prakt. Arzneikde u. Wundarzneikunst **1865 I**, 114. — *Benthin*, Blutzuckergehalt in der Schwangerschaft, Geburt, im Wochenbett und bei Eklampsie. Z. Geburtsh. **69**, 183 (1911); **71**, 532 (1912). — *Bermann*, Glykosurie und Glykämie in der Schwangerschaft. Semana méd. **30**, 764 (1923). — *Blot*, C. r. Soc. Biol. Paris, Okt. **1856.** — Gaz. Hôp. **1856**, No 21. — *Bokelmann*, Die Bedeutung der Zuckertoleranzprobe für die Schwangerschaftsdiagnose. Z. Geburtsh. **92**, 633 (1928). — *Brocard*, Semaine méd. **1898**, 486.

Clemente, Glicosuria negli stati gravidici etc. Arch. Ostetr. **9**, 3 (1922). — *Cron*, Amer. J. Obstetr. **31**, 276. Zit. nach Rosenberg. — *Crook*, Incidence of glycosuria during pregnancy. Lancet **1925 I**, 656. — Proc. roy. Soc. Med. **18** (sect. obstetr., 4. Dez. 1924) 33 (1925).

Dahl, Maternal and fetal bloodsugar under varying esperimental conditions. Acta obstetr. scand. (Stockh.) **7**, 363 (1928). — *Deluca*, La glycémie gravidique. Rev. franç. Gynéc. **18**, 697 (1923).

Ehrenfest, Carbohydrate metabolism during pregnancy and the value insulin to the obstetrician. Amer. J. Obstetr. **8**, 685 (1924). — *Elias, Güdemann* u. *Roubitschek*, Insulin und Graviditätsglykosurie. Wien. Arch. inn. Med. **11**, 567 (1925). — Ber. Gynäk. **10**, 585 (1926).

Faber, Über Blutzuckerschwellenwert bei Glykosurie in Diabetes und Schwangerschaft. Therapia (Budapest) **3**, 37 (1926). — Le seuil du sucre du sang dans la glycosurie des diabetiques et des femmes enceintes. Presse méd. **35**, 1109 (1927). — *Fellner*, Zuckerstoffwechsel, Sexualorgane und Insulin. Med. Klin. **1926 II**, 1854. — *Floris*, Su due casi di glicosuria gravidica. Clin. ostetr. **31**, 357 (1929). — *Frank*, Ther. Gegenw. **1914**, Nr 43. — *Frank* u. *Nothmann*, Über die Verwertbarkeit der renalen Schwangerschaftsglykosurie zur Frühdiagnose der Schwangerschaft. Münch. med. Wschr. **1920 II**, 1433. — *Freund*, In Winckels Handbuch der Geburtshilfe. Wiesbaden: J. F. Bergmann 1903. — *Frey*, Zur Hyperglykämie sub partu. Verh. dtsch. Ges. Gynäk. **1906.** — Arch. Gynäk. **120**, 87. — Arch. Gynäk. **126**, 418 (1925).

Gaeßler, Über das Verhalten von Blutmilchsäure, Alkalireserve und Blutzucker bei puerperaler Infektion. Z. exper. Med. **72**, 726 (1930). — *Gjurič, Kučerová* u. *Procházka*, Zuckerregulation in der Schwangerschaft. Čas. lék. česk. **1932**, 1553. — *Grünthal*, Zit. nach Nürnberger.

Harding, Murphy and *Downs*, Observations on blood sugar and serum calcium in relation to lactation in women, with a study of its possible relationship to parturient paresis. Amer. J. Obstetr. **1928**, 765. — *Hellmuth*, Untersuchungen über die Verteilung des Zuckers im mütterlichen und fetalen Blut. III. Mitteilung zur Biologie des Neugeborenen. Arch. Gynäk. **128** (1926). — Ist der Liquorzucker während der Gravidität so wie bei Myomen erhöht. Dtsch. med. Wschr. **1926 I**, 785. — *Henkel*, Beitrag zur Glykosurie bei Frauen. Dtsch. med. Wschr. **1909 II**, 2003. — *Herold*, Die Blutzuckerregulation in Schwangerschaft, Geburt und Wochenbett usw. Arch. Gynäk. **129**, 323 (1926). — *Heynemann*, Schwangerschaftsglykosurie und Diabetes. Arch. Gynäk. **137**, 949 (1929). — *Hirschfeld*, Schwangerschaft und Zuckerkrankheit. Berl. klin. Wschr. **1910 II**, 1053. — *Hirst* and *Long*, The early diagnosis of pregnancy by methods of precision. Further observations on sugar tolerance tests. Final report. Amer. J. med. Sci. **171**, 846 (1926). — *Hitchcock*, Glycosuria during pregnancy. J. Michigan med. Soc. **19**, 399 (1920). — *Höst*, Carbohydrate tolerance in pregnancy. Lancet **1925**, 1022. — *Hofbauer*, Z. Geburtsh. **61.** — Wien. klin. Rdsch. **1899**, Nr 1, 1. — *Hofmeister*, Z. physiol. Chem. 1 (1877). — *Holzbach*, Die Blutzuckerkurven einer pankreasdiabetischen Schwangeren. Zbl. Gynäk. **1926**, 2610.

Jaeger, Experimentelle Glykosurie bei graviden und nicht graviden Frauen. Z. Geburtsh. **74**, 586 (1913). — *Jaksch, v.*, Prag. med. Wschr. **1895 I**, 52. — *Jensen*, Untersuchungen über Glykosuria gravidarum. Foreningen gynaec. og. obstetr, 141, Kobenhaven 1923. — Acta obstetr. scand. (Stockh.) **2**, 345 (1923). — *John*, Glycosuria and pregnancy. Surg. etc. **42**, 543 (1926). — *Jokota*, Experimental investigation of the hepatic function in pregnancy etc. Jap. J. Obstetr. **14**, 66 (1931).

Kaltenbach, Zbl. Gynäk. 4 (1879). — Z. physiol. Chem. 2 (1878). — *Kleitsman*, Zur Frage der Bewertung der Zuckertoleranzprobe für die Diagnose der Frühschwangerschaft. Zbl. Gynäk. **1929**, 104. — *Kottlors*, Belastungsproben mit Kohlehydraten unter der Geburt. Z. Geburtsh. **103**, 520 (1932). — *Kriß* u. *Hirschhorn*, Untersuchungen über den Kohlehydratstoffwechsel in der Gravidität. Wien. klin.

Wschr. **20 I**, 616 (1933). — *Küstner*, Mschr. Geburtsh. **62** (1922). — Schwangerschaft und Menstruationsglykosurie. Klin. Wschr. **1922 I**, 312. — Die Bedeutung der Funktionen der weiblichen Genitalorgane
für den renalen Diabetes. Arch. Gynäk. **117**, 158 (1922). — Schwangerschaft in ihrer Abhängigkeit von
den Funktionen der Drüsen mit innerer Sekretion. Mschr. Geburtsh. **62**, 119 (1923). — Die Beziehungen
der weiblichen Keimdrüsen zum renalen Diabetes. Arch. Gynäk. **122**, 282 (1924).

Labbé u. *Chevki*, Zit. nach *Rosenberg*. Diabetes und Gravidität. Ber. Geburtsh. **14**, 337 (1928). —
Lanz, Wien. med. Presse **1895**, Nr 49. — *Lembke* u. *Lindig*, Mschr. Geburtsh. **56** (1922). — *Lépine*,
Le diabète sucré. Paris 1909. — *Levi*, Contributo allo studio dell'organo insulari in gravidanza. Giorn.
Clin. med. **14**, 1521 (1933). — *Lévy-Solal*, *Laudat* et *Wolff*, Variations de la glycémie chez la femme
enceinte normale. Bull. méd. **1928 II**, 1141. — *Liebmann*, Orvosképzés (ung.) **21**, 235 (1931). — *Long*
and *Hirst*, Ingestion glycosuria an aid to early diagnosis of pregnancy. Prelim. report. N.Y. med. J. a.
med. Rec. **118**, 543 (1923). — *Ludwig*, Wien. klin. Wschr. **1899 I**.

Maase, Schwangerschaft und Glykosurie. Charité-Ann. **35** (1911). — *Mann*, Die Schwangerschaftsglykosurie, eine Form des renalen Diabetes. Z. klin. Med. **78**, 488 (1913). — *Merletti*, Siehe Referat
von *Poso*. Frommels Jahresbericht über 1905. — *Milnor* and *Fennel*, The diagnosis of pregnancy.
J. amer. med. Assoc. **82**, 538 (1924).

Nakamura, Über den Einfluß der Schwangerschaft auf die Zuckerausscheidungswelle. J. of
Biochem. **4**, 185 (1924). — *Neu* u. *Keller*, Zur Funktion der Leber in der Gravidität. Mschr. Geburtsh.
38, 383 (1913). — *Neubauer* u. *Novak*, Zur Frage der Adrenalinämie und des Blutzuckers in der Schwangerschaft. Dtsch. med. Wschr. **1911 II**, 2287. — *Novak*, *Porges* u. *Strisower*, Über Nierendiabetes in der
Gravidität. Berl. klin. Wschr. **1912 II**, 2004. — Dtsch. med. Wschr. **1912 II**, 1868. — Über eine besondere
Form von Glykosurie in der Gravidität und ihre Beziehungen zum echten Diabetes. 1. Schwangerschaftsglykosurie. Z. klin. Med. **78**, 413 (1913). — *Nürnberger*, Über die Verwendbarkeit der renalen Schwangerschaftsglykosurie zur Frühdiagnose der Gravidität. Dtsch. med. Wschr. **1921 II**, 1124. — Zur Kenntnis
der Leberfunktion am Ende der normalen Schwangerschaft. Arch. Gynäk. **153**, 1 (1933).

Paroli, Ricerche sul rapporto tra zucchero circolante e zucchero del lattenella puerpera. Riv.
ital. Ginec. **1**, 613 (1923). — *Payr*, Mschr. Geburtsh. **10**, 559 (1899). — *Poll*, Adrenalinausschüttung aus
dem Mark der Nebennieren durch Insulin usw. Berl. med. Ges., 26. Jan. **1927**. — Klin. Wschr. **1927 I**,
663. — *Porchez* et *Commandeur*, C. r. Soc. Biol. Paris, 5. April **1904**. — *Porges*, *Leimdörfer* u.
Strisower, Z. klin. Med. **78** (1913).

Reichenstein, Alimentäre Glykosurie bei Schwangeren. Wien. klin. Wschr. **1909 II**, 1445. —
Richardson and *Bitter*, Glycosuria in pregnancy. Amer. J. Obstetr. **24**, 362 (1932). — *Riddle*, Resistance of pigeons to the lethal action of iletin etc. Proc. Soc. exper. Biol. a. Med. **20**, 244 (1923). —
Römmert, Über Schwangerschaftsglykosurie. Dtsch. med. Wschr. **49**, 912 (1923). — *Rosenberg*, Diabetes
und Gravidität. Ber. Geburtsh. **14**, 337 (1928). — Pathologie der inneren Sekretion des Pankreas. Handbuch der inneren Sekretion von Max Hirsch, Bd. 3, 2. Hälfte. 1933. — *Rossa*, Zit. nach *Mann*. —
Rowley, Observations on the blood sugar during pregnancy and the puerperium. Amer. J. Obstetr. **5**,
23 (1923). — *Ryser*, Der Blutzucker während der Schwangerschaft, der Geburt, im Wochenbett und bei
den Schwangerschaftstoxikosen. Dtsch. Arch. klin. Med. **118**, H. 4, 408 (1916).

Salomon, Über den Diabetes innocens der Jugendlichen usw. Dtsch. med. Wschr. **1914 I**. —
Weitere Erfahrungen über Diabetes innocens. Wien. klin. Wschr. **1919**. — Die Differentialdiagnose der
Schwangerschaftsglykosurie und den Diabetes bei Schwangerschaft. Münch. med. Wschr. **1921 I**, 386. —
Schachtachtinskaja, Zur Physiologie der Placenta beim Zuckeraustausch. Ž. Akuš. (russ.) **38**, 714
(1927). — *Scheffel*, Schwangerschaftsglykosurie und ihre Verwendbarkeit zur Frühdiagnose unter Berücksichtigung des Blutzuckers. Mschr. Geburtsh. **63**, 69 (1923). — *Scheffey*, The value of the sugar test
in the diagnosis of pregnancy. Amer. J. Obstetr. **14**, 202 (1927). — *Schenck*, Pregnancy glycosuria with
hyperglycemia. Amer. J. Obstetr. **8**, 457 (1924). — *Schilling*, Kritische Bemerkungen über die glykosurischen Methoden der Frühdiagnose der Schwangerschaft. Orv. Hetil. (ung.) **67**, 113 (1923). — *Schirokauer*,
Berl. klin. Wschr. **1912 I**, 500. — *Schmidt*, Zuckerstoffwechsel in der Schwangerschaft, mit besonderer
Berücksichtigung von Organanalysen bei Hunden. Zbl. Gynäk. **51**, 1107 (1927). — *Schmidt*, Der Wert
von Bilirubin- und Diastasebestimmung bei Schwangeren usw. Zbl. Gynäk. **1928**, Nr. 38, 2434. — *Schmidt*,
H. R., *Bickenbach*, *Jonen*, Stoffwechselphysiologische Untersuchungen bei trächtigen Hündinnen, mit
besonderer Berücksichtigung der chemischen Zusammensetzung der Organe. I. Mitt. Beitrag zum Verhalten des Blutes, zur Funktion der Leber und zum Kohlehydratstoffwechsel in der Schwangerschaft.
Z. Geburtsh. **91**, 527 (1927). — *Schwarz*, Blood sugar observations in late pregnancy complicated by
hyperthyroidism. Pros. Soc. exper. Biol. a. Med. **23**, 585 (1926). — *Seitz* u. *Jeß*, Über die Bedeutung
der renalen Schwangerschaftsglykosurie für die Diagnose der Schwangerschaft. Münch. med. Wschr.

1922 I. — *Smith* u. *Marks*, The increased tolerance of pregnant rabbits for insulin. Surg. etc. **50**, 586 (1930). — *Snoeck*, Recherches sur la glycosurie et la lactosurie gravidiques. Arch. internat. Méd. expér. **7**, 1 (1932). — *Stolper*, Über den Einfluß der weiblichen Keimdrüse auf den Zuckerstoffwechsel. Gynäk. Rdsch. **7**, 93 (1913).

Thierfelder, Zit. nach Henkel. — *Trubizyn*, Experimentelle Glykosurie der Schwangeren, als diagnostische Methode und ihre ätiologischen Faktoren. Gynek. (russ.) **3**, 288 (1924).

Umber, Dtsch. med. Wschr. **1920 II.** — *Umber* u. *Rosenberg*, Z. klin. Med. **100**, 655 (1924).

Vignes et *Barbaro*, Glycosurie et diabète au cours de la gestation. Presse méd. **32**, 1018 (1924). — *Vogt*, Wesen und Behandlung der Glykosurie in der Schwangerschaft. Ther. Gegenw. **69**, 298 (1928).

Walthard, Funktionsprüfungen der Leber in Graviditate, sub partu, im Wochenbett und bei Eklampsie usw. Arch. Gynäk. **116**, 68 (1923). — *Welz* and *van Nest*, Sugar test in pregnancy. Amer. J. Obstetr. **5**, 33 (1923). — *Widmark*, On lactation hypoglycemias. Acta med. scand. (Stockh.) **26**, 164 (1928). — *Widmark* u. *Carlens*, Über die Blutzuckerkonzentration bei Kühen und den Einfluß der Lactationsdiät auf dieselbe. Biochem. Z. **156**, 454 (1925). — *Williams*, Glycosuria test for pregnancy. Amer. J. Obstetr. **5**, 369 (1923). — *Williams*, *Pillmann* and *Wills*, Studies in blood and urinary chemistry during pregnancy. Blood sugar curves. Quart. J. Med. **22**, 493 (1929). — *Winter*, Studien über Kohlehydratstoffwechsel. Arch. Gynäk. **157**, 509 (1934).

Zamorani, Glicosuria in gravidanza. Acta obstetr. scand. (Stockh.) **42**, 125 (1928).

Die Veränderungen des weiblichen Genitalapparates beim Diabetes mellitus.

Cohn, Zur Kasuistik der Amenorrhöe bei Diabetes mellitus und insipidus. Z. Geburtsh. **14**, H. 1.

Freund, Beziehungen der weiblichen Geschlechtsorgane usw. zu anderen Organen. Erg. Path. **3**, H. 2 (1896).

Hjärre, Sektionsbefund bei Diabetes mellitus des Hundes und der Katze. Arch. Tierheilk. **57**, 1 (1927). — *Hofmeier*, Über den Einfluß des Diabetes auf die Funktionen des weiblichen Geschlechtsorgans. Berl. klin. Wschr. **1883 I**, 641.

Israel, Zwei Fälle von Nekrose innerer Organe bei Diabetes mellitus. Virchows Arch. **33**, 181.

Kleinwächter, Der Diabetes vom gynäkologischen Standpunkt aus betrachtet. Z. Geburtsh. **38**, 191 (1898). — *Kraus, E. J.*, Zur Pathogenese des Diabetes mellitus usw. Virchows Arch. **247**, 1 (1923). Die pathologisch-anatomischen Veränderungen des Pankreas beim Diabetes mellitus. Handbuch der pathologischen Anatomie von Henke-Lubarsch, Bd. 5, Teil 2. Berlin: Julius Springer 1929.

Nebel, Kasuistische Beiträge zur Atrophie der weiblichen Genitalien bei Diabetes mellitus. Zbl. Gynäk. **1888**, 499.

Parsons, *Randall* and *Wilder*, Pregnancy and diabetes. Med. Clin. N. Amer. **10**, 679 (1926). — *Prietsch*, Über den Zuckerharn der Frauen. Diss. Leipzig 1882.

Stroynowski, Zit. nach Freund.

Thorn, Beitrag zur Lehre von der Atrophia uteri. Z. Geburtsh. **16**, 57 (1889).

Diabetes und Menstruation.

Aschner, Beziehungen der Drüsen mit innerer Sekretion zum weiblichen Genitale. Biologie und Pathologie des Weibes. Handbuch der Frauenheilkunde von Halban-Seitz, Bd. 1. 1924.

Cohn, Zur Kasuistik der Amenorrhöe bei Diabetes mellitus und insipidus. Z. Geburtsh. **14**, 194.

Eufinger, Verblutungstod durch Polymenorrhöe bei schwerem Diabetes mellitus. Mschr. Geburtsh. **58**, 1 (1922).

Formiguera, Influence de l'insuline sur les troubles de la fonction menstruelle dans un cas de diabète grave. C. r. Soc. Biol. Paris **90**, 826 (1924).

Hofmeier, Über den Einfluß des Diabetes auf die Funktion der weiblichen Geschlechtsorgane. Berl. klin. Wschr. **1883 I**, 641.

Joslin, Treatment of diabetes. New York 1923. Zit. nach Rosenberg.

Lécorché, Sur les diabète sucré chez la femme, 1885. Zit. nach Belkin, Michalovsky und Falin. *Loeb*, Berl. klin. Wschr. **1881**.

Navarro, Uterusblutungen bei Diabetes. An. Fac. Med. (span.) **8**, 171 (1923). — *Nebel*, Zbl. Gynäk. **1888**, Nr 31. — *Noorden*, v. u. *Isaac*, Die Zuckerkrankheit, 8. Aufl. Berlin 1927.

Rosenberg, Handbuch der inneren Sekretion von Max Hirsch, Bd. 3, Lief. 6, S. 1535. 1933. — *Rosenbloom*, Influence of menstruation on the food tolerance in diabetes mellitus. J. amer. med. Assoc. **76**, 1742 (1921).

Schröder, Der mensuelle Genitalzyklus des Weibes und seine Störungen. Handbuch der Gynäkologie von Veit-Stöckel, Bd. 1, H. 2. 1928. — *Seegen*, Der Diabetes mellitus, 1893. — *Stroynovski*, Zit. nach Schröder.

Thorn, Beiträge zur Atrophie uteri. Z. Geburtsh. **16**, 57.

Umber, Coma diabeticum bei Schwangeren. Dtsch. med. Wschr. **1920 I**, 589.

Wiegmann, Untersuchungen über Beziehungen zwischen Diabetes und Menstruation. Diss. Leipzig 1931.

Diabetes und Schwangerschaft (einschließlich Geburt und Wochenbett).

Addessi, Diabete in gravidanza e cura insulinica. Riv. Ostetr. **12**, 174 (1930). — *Allen*, Experimental studies in diabetes. Series II. 9. The influence of pregnancy upon experimental diabetes. Amer. J. Physiol. **54**, 425 (1920). — J. of Physiol. **54** (1921). — J. metabol. Res. **1922**. Zit. nach Rosenberg. — *Ambard, Merklen, Schmid, Wolf* et *Arnovljevitsch*, Diabète grave chez une femme enceinte et diabète congénital chez l'enfant. Consideration sur des lésions définitives secondaires à une acidose transitoire. Bull. Soc. méd. Hôp. Paris **49**, 547 (1925). — *d'Aprile*, Diabete, gravidanza ed insulina. Clin. Ostetr. **29**, 353 (1927). — *Aron*, Conditions de la régulation glycémique chez l'embryon. C. r. Soc. Biol. Paris **89**, 189 (1923). — Sur la passage de l'insuline a travers le placenta. C. r. Soc. Biol. Paris **100**, 844 (1929). — *Aron, Stulz* et *Simon*, Fonctionnement du pancréas foetal après ablation du pancréas maternel. C. r. Soc. Biol. Paris **89**, 571 (1923).

Bazan u. *Collazo*, Rezidivierender Schwangerschaftsdiabetes. Bol. Soc. Obstetr. Buenos Aires **10**, 344 (1931). — In der Schwangerschaft rezidivierender Diabetes. Semana méd. **1932 I**, 656. — *Bingel*, Diabetes und Schwangerschaft. Dtsch. med. Wschr. **1912 II**, 1684; **1927 I**, 362. — *Bix*, Über Beziehungen zwischen mütterlichem Diabetes und Riesenkindern. Med. Klin. **1933 I**, 50. — *Born*, Ein Fall von Coma diabeticum bei einer Schwangeren. Korresp.bl. Schweiz. Ärzte **1892**, Nr 11. — Zbl. Gynäk. **1892**, 799. — *Bouchardat*, Diabète sucré. Paris 1883. — *Bowen*, Pregnancy and diabetes; report of cases. Bull. Buffalo gen. Hosp. **4**, 51 (1926). — *Bruusgaard*, Diabetes und Schwangerschaft. Norsk Mag. Laegevidensk. **93**, 33 (1932).

Carlson, The endocrine function of the pancreas and its relation to the sex life of women. Surg. etc. **25**, 283 (1917). — Endokrinol. **1**, 516 (1917). — *Carlson* and *Drennan*, Pancreatic diabetes in pregnancy by the passage of the internal secretion of the fetus to the blood of the mother. Amer. J. Physiol. **28**, Nr 7 (1911). — *Carson, Drennan* and *Ginzburg*, Amer. J. Physiol. **28** (1911); **36** (1916). — *Christensen* u. *Holst*, Drei Fälle von Coma diabeticum, kompliziert mit Azotämie, in einem Fall überdies mit Gravidität. Z. klin. Med. **111**, 88 (1929). — Hosp.tid. (dän.) **1929**, 577. — *Čižek*, Diabetes mellitus und Schwangerschaft. Čas. česk. lék. **1932**, 1168. — *Cohn*, Zur Kasuistik der Amenorrhöe bei Diabetes mellitus und insipidus. Z. Geburtsh. **14**, 194 (1887). — *Colorni*, Ann. Ostetr. **1913**. — *Consoli*, Glucosio-insulino-terapia nelle cardiopatie in gravidanza. Riv. ital. Ginec. **15**, 699 (1933). — *Cortabarria*, Case of diabetes in pregnancy. Rev. méd. Uruguay **25**, 611 (1922).

Dahl, Diabetes and pregnancy. Acta obstetr. scand. (Stockh.) **10**, 410 (1930). — *Dankworth*, Die Einwirkung des Diabetes mellitus auf die Funktionen der weiblichen Genitalorgane. Inaug.-Diss. Halle 1898. — *Dellepiane*, Sulla funzione delle placenta etc. Nota II. Riv. ital. Ginec. **5**, 89 (1926). — Sulla funzione delle placenta etc. Nota III. Riv. ital Ginec. **5**, 216 (1926). — *Devraigne* et *Bach*, Un cas de diabète associé a la gestation traité par l'insuline. Bull. Soc. Obstétr. **17**, 504 (1928). — *Dubreuil* et *Anderodias*, Ilots de Langerhans géants chez un nouvau-néissu de mère glycosur. C. r. Soc. Biol. Paris **83**, 1490 (1920). — *Duncan*, Cure of pregnancy ans misscarriage complicated with diabetes insipidus. Trans. obstetr. Soc. Edinburgh **4**, 353 (1875). — Brit. med. J. **1882**. — Puerperal diabetes. Trans. obstetr. Soc. Lond. **24**, 256 (1885). — *Durieux*, Soc. Obstétr. Paris, 4. Mai 1905. — *Duvoir, Pollet* et *Cachin*, Diabète insipide suivi de diabète sucré avec coma. Influence de grossesse sur la polyurie. Traitemant par la folliculine. Bull. Soc. méd. Paris **48**, 1444 (1932).

Ehrenfest, Carbohydrate metabolism during pregnancy and the value of insulin to the obstetrician. Amer. J. Obstetr. **8**, 685 (1924). — *Ernst*, Diabetes und Gravidität. Orvosképzés (ung.) **21**, 226 (1931). — *Eyding*, Diabetes und Schwangerschaft. Zbl. Gynäk. **1933**, 514.

Falsia, Diabetes und Schwangerschaft. Semana méd. **1**, 154 (1933). — *Falta*, Über die Gesetze der Zuckerausscheidung beim Diabetes mellitus. Z. klin. Med. **66** (1908). — *Feldmann*, Diabetes intrauterina. Zbl. path. Anat. **42**, 435 (1928). — *Fischer*, Riesenkinder bei menschlichem Diabetes. Zbl. Gynäk. **1935**, 249. — *Folliet*, Gaz. Hôp. **1912**. — *Forßner*, Über die Einwirkung der Schwangerschaft auf die Zuckerkrankheit. Nord. med. Ark. (schwed.) **1911**, Nr 35. Ref. Münch. med. Wschr. **1911 II**, 1690. — *Frerichs*, Über den Diabetes. Berlin 1889. — *Frühinsholz*, Diabetes und Schwangerschaft. Ann. Gynéc. et Obstétr. **10**, 8. — *Fry*, Diabetes mellitus gravidarum Trans. amer. gynec. Soc. **16**, 350

(1891). — *Fuchs*, Über Riesenwuchs bei Neugeborenen und über den Partus serotinus. Münch. med. Wschr. **1903 II**, 1411. — *Funke, v.*, Prag. med. Wschr. **1913 I**.

Gaudard, Diabetes im puerperalen Zustand. Thèse de Paris 1889. — Zbl. Gynäk. **1890**, 434. — *Gjiurič, Kučerová* u. *Procházka*, Zuckerregulation in der Schwangerschaft. Čas. česk. lék. **1932**, 1553. — *Gräfe*, Abhandlungen aus dem Gebiet der Frauenheilkunde, Bd. 2, H. 5. Halle 1897. — *Graham*, Pregnancy complicating diabetes traeted with insulin. Roy. Soc. Med., sect. gynec. a. obstetr. London 1924. — Lancet **1924**, 953. — A case of diabetes mellitus complicated by pregnancy, traeted with insuline. Proc. roy. Soc. Med., sect. obstetr. a. gynec. **17**, 102 (1924). — *Gray* and *Feemster*, Kompensatorische Hypertrophie und Hyperplasie der Langerhansschen Inseln beim Kinde einer diabetischen Mutter. Arch. of Path. 1 (1926). — *Grulich*, Inaug.-Diss. Halle 1904. — *Grünthal*, Inaug.-Diss. Breslau 1920. — *Guérin-Nalmale*, Syphilis, diabète et grossesse. Bull. Soc. Obstétr. Paris **15**, 80 (1926).

Hansen, Insulin in obstetrics. Minnesota med. **11**, 803 (1928). — *Hanssen*, Ref. Zbl. Gynäk. **1916**. — *Heiberg*, Das Inselgewebe bei einem neugeborenen Kinde einer zuckerkranken Mutter. Virchows Arch. **287**, 629 (1933). — *Henneberg* et *Bickel*, Diabète, grossesse et insuline. Gynéc. et Obstétr. **12**, 72 (1925). Zit. nach Nothmann und Hermstein. — *Hirschfeld*, Schwangerschaft und Zuckerkrankheit. Berl. klin. Wschr. **1910 II**, 1053. — *Hofmeier*, Über den Einfluß des Diabetes mellitus auf die Funktionen der weiblichen Geschlechtsorgane. Berl. klin. Wschr. **1883 I**, 641. — Dtsch. med. Wschr. **1906 I**. — Über seltenere Indikationen zur Unterbrechung der Schwangerschaft infolge innerer Krankheiten. Dtsch. med. Wschr. **1906 I**, 672. — *Holzbach*, Die Blutzuckerkurve einer pankreasdiabetischen Schwangeren. Zbl. Gynäk. **50**, 2610 (1926). — Diabetes und Schwangerschaft, hier besonders die hormonalen Beziehungen zwischen Mutter und Kind. Zbl. Gynäk. **1929**, 641.

Imlach, A case of diabetes mellitus cured by removal of the uterine appendages. Brit. med. J. **1885**, 61. — *Izquierdo*, Diabetes y embarazo. Arch. Med., Cir. y Especial. **31**, 313 (1929).

Jackson, Boston med. J. **1905**, Nr 153. — *Jaschke*, Liepmanns Handbuch. — *Jørgensen*, Zwei Fälle von insulinbehandelten Diabetes gravis mit Gravidität kompliziert. Acta path. scand. (Københ.) **3**, Suppl. 209 (1930).

Kaufmann, Diabetes, Insulin und Schwangerschaft. Dtsch. med. Wschr. **1926 II**, 1722. — *Kleinwächter*, Der Diabetes vom gynäkologischen Standpunkt aus betrachtet. Z. Geburtsh. **38**, 191 (1898). — *Kraul*, Diabetes und Schwangerschaft. Zbl. Gynäk. **51**, 709 (1927). — *Kronenberg*, Diabetes und Schwangerschaft. Dtsch. med. Wschr. **1927 I**, 660. — *Küstner*, Der renale Diabetes während der Schwangerschaft, in seiner Abhängigkeit von den Funktionen der Drüsen mit innerer Sekretion. Mschr. Geburtsh. **62**, 119 (1923). — Bedeutung der Insulinbehandlung für den Diabetes während der Schwangerschaft. Z. Geburtsh. **99**, 239 (1931).

Labbé, Das Insulin in der Geburtshilfe. Arch. argent. Enferm. Apar. digest. **3**, 505 (1928). — *Lafon*, Sur les passage de la secretion interne du pancréas du foetus a la mère. C. r. Soc. Biol. Paris **75**, 266 (1913). — *Lambie*, Diabetes and pregnancy. J. Obstetr. **33**, 563 (1926). — *Lavedan*, Emploi de l'insuline chez femmes enceintes diabètiques. Progrès méd. **53**, 693 (1925). — *Lécorché*, Du diabète chez la femme. Arch. Gynéc. **1885**. — *Liebmann*, Unregelmäßigkeiten des Kohlehydratstoffwechsels in der Gravidität. Orvosképzés (ung.) **21**, 235 (1931). — Diabetes und Schwangerschaft. Arch. Gynäk. **144**, 292 (1931). — Über den Verlauf der mit Diabetes komplizierten Schwangerschaften und Geburten. Mschr. Geburtsh. **91**, 398 (1932). — *Liegner*, Leberstoffwechsel in der Schwangerschaft und seine Beziehungen zur Pankreasfunktion. Z. Geburtsh. **103**, 479 (1932). — *Liepmann*, Arch. Gynäk. **70**, 2. — *Loeb*, Über den Zusammenhang von Diabetes mit Erkrankungen der weiblichen Sexualorgane. Berl. Klin. **1881**, Nr 41. — *Loeser*, O. Bokelmann und meine Arbeiten über die Insulintherapie der Schwangerschaft. (Eine Berichtigung seiner Ausführungen in Z. Gynäk. Nr 17. Z. Gynäk. **51**, 2103 (1927). — *Lubin*, Dtsch. Arch. klin. Med. **143** (1924). — *Ludwig*, Ein Beitrag zur Pathologie des Fruchtwassers, Traubenzucker im Fruchtwasser einer Diabetischen. Zbl. Gynäk. **1895**, 281.

Macchiarulo, Sul passagio dell'adrenalina e dell' insulina del feto alla madre e de questo all'embrione. Ann. Ostetr. **52**, 559 (1930). — *Maniscalco*, Sulle relazioni materno-fetali nel ricambio degli idrati di carbonio. Ann. Ostetr. **53**, 1633 (1931). — *Markowitz* and *Soskin*, Pancreatic diabetes and pregnancy. Amer. J. Physiol. **79**, 553 (1927). — *Mathews*, Trans. Soc. Lond. **24**, 256 (1883). — *Merriam*, Diabetic coma complicating pregnancy. Amer. J. Obstetr. **17**, 684 (1929). — *Minot*, Clin. mem. on diseas of women, 1893. — *Müller*, Die Krankheiten des weiblichen Körpers in ihren Wechselbeziehungen zu den Geschlechtsfunktionen. Stuttgart 1888. — Krankheiten der weiblichen Geschlechtsorgane, 1888.

Naeslund, Investigations into the transit of reducing substances from mother to foetus in alimentary hyperglycaemia. Acta obstetr. scand. (Stockh.) **7**, 25 (1928). — *Naunyn*, Diabetes mellitus. Wien 1906. — *Neumann*, Über das Zusammentreffen von Gravidität und Diabetes mellitus. Z. klin. Med. **1909**. —

Nevinny u. *Schretter*, Über Schwangerschaft und Diabetes. Zbl. Gynäk. **1930**, 1346. — Zuckerkrankheit und Schwangerschaft. Arch. Gynäk. **140**, 397 (1930). — *Ney*, Über das Vorkommen von Zucker im Harn der Schwangeren, Gebärenden und Wöchnerinnen. Arch. Gynäk. **35**, 239 (1889). — *Nölle*, Die Bedeutung des Zuckers im Garvidenharn (Diabetes und Gravidität). Münch. med. Wschr. **1932 I**, 380. — *Noorden*, v., Die Zuckerkrankheit und ihre Behandlung, 3. Aufl. Berlin 1910; Berlin 1912. 6. Aufl. — *Nothmann* u. *Hermstein*, Diabetes und Gravidität. Arch. Gynäk. **150**, 287 (1932). — *Novak*, Frankl-Hochwart, Noorden und Strümpell. — *Novak* u. *Porges*, Über die Ursache der Acetonurie bei Schwangeren. Berl. klin. Wschr. **1911 II**. — *Novak*, *Porges* u. *Strisower*, Über eine besondere Form von Glykosurie in der Gravidität und ihre Beziehungen zum echten Diabetes. Z. klin. Med. **78**, 413 (1913).

Offergeld, Zuckerkrankheit und Schwangerschaft in ihren Beziehungen. Arch. Gynäk. **86**, 160 (1908). — *Olow*, Über den Übergang von Insulin aus dem Fetus in die Mutter. Biochem. Z. **217**, 475 (1930).

Pack and *Barber*, The placental transmission of insulin from fetus to mother. Amer. J. Physiol. **92**, 271 (1930). — Amer. J. Obstetr. **16**, 115 (1928). — *Packard*, Cure of diabetes mellitus dependent of pregnancy. Univ. med. Magazin 1, 229. — *Paroli*, Dell'insulina nel feto umano e nella placenta. Riv. ital. Ginec. **3**, 687 (1925). — *Parsons*, *Randall* and *Wilder*, Pregnancy and diabetes. Med. Clin. N. Amer. **10**, 679 (1926). — *Patridge*, Diabetes während der Schwangerschaft. Med. Rec. **1895**, 128. — Rev. internat. Méd. et Chir. **1896**. — *Peckham*, Diabetes mellitus and pregnancy. Bull. Hopkins Hosp. **49**, 184 (1931). — *Peco*, Diabetes und Schwangerschaft. Semana méd. **2**, 1645 (1929). — *Perez*, Diabetes en el embarazo. Semana méd. **29**, 393 (1922). — *Perez-Harguindeguy*, Übergroßer Fetus bei okkultem mütterlichem Diabetes. Bol. Soc. Obstetr. Buenos Aires **10**, 117 (1931). — *Pitamada*, Diabete pancreatico e gravidanza (Studio clinico sperimentale). Fol. med. (Napoli) **9**, 129 (1923). — *Potján* u. *Nickel*, Über den günstigen Ausgang einer Schwangerschaft bei schweren Diabetes. Klin. Wschr. **3**, 155 (1924). — *Purjesz* u. *Liebmann*, Schwangerschaft und Diabetes. Med. Klin. **1929 I**, 789. — Gravidität und Diabetes. Orvosképzés (ung.) **19**, 232 (1929).

Rabinowitsch, Pregnancy and diabetes, with special reference to the carbohydrate metanolism of the placenta. J. Obstetr. **38**, 601 (1931). — *Rathery*, *Sigwald* et *Derot*, Coma insulinique et grossesse. Bull. Soc. méd. Hôp. Paris 47, 1375 (1931). — *Reinberger* et *Rowland*, Pregnancy and diabetes. Amer. J. Obstetr. **24**, 370 (1932). — *Ronsheim*, Diabetes and pregnancy. Amer. J. Obstetr. **25**, 710 (1933). — *Rosenberg*, Glykosurie, Diabetes und Azidose bei Schwangeren. Klin. Wschr. **1924 II**, 1561.

Sagal, Über den Einfluß der Schwangerschaft auf die Entwicklung des Diabetes. Ginesk. (russ.) **7**, 697 (1928). — *Salomon*, Die Differentialdiagnose der Schwangerschaftsglykosurie und des Diabetes bei Schwangerschaft. Münch. med. Wschr. **1921 I**, 386. — *Schauta*, Mschr. Geburtsh. **16**, 470. — *Schenck*, Pregnancy, glykosuria with hyperglycemia. Amer. J. Obstetr. **8**, 457 (1924). — *Schottelius*, Diabetes mellitus in gravidate als Indikation zur Unterbrechung der Schwangerschaft. Zbl. Gynäk. **1907**, Nr 23. — Münch. med. Wschr. **1908 I**, 957. — *Schretter* u. *Nevinny*, Zur Histopathologie der Zuckerkrankheit bei Neugeborenen und Säuglingen. Arch. Gynäk. **143**, 465 (1930). — *Seitz*, Störungen der inneren Sekretion in ihren Beziehungen zu Schwangerschaft, Geburt und Wochenbett. Verh. dtsch. Ges. Gynäk. 15, 242 (1915). — *Skipper*, Diabetes mellitus and pregnancy. A clinical and analytical study (with special observations upon therty-three cases). Quart. J. Med. **2**, 353 (1933). — *Smit*, Diabetes mellitus und Schwangerschaft. Nederl. Tijdschr. Geneesk. **71**, 2226 (1927). — *Spitzer*, Die Bedeutung des Diastasefermentes in normaler und pathologischer Schwangerschaft, Geburt und Wochenbett. Arch. Gynäk. **150**, 681 (1932). — *Springer*, Zur Frage: Diabetes und Schwangerschaft. Zbl. Gynäk. **48**, Nr 48, 2642 (1924). — Wien. klin. Wschr. **1925 I**, 1108. — *Stachórska*, Diabetes der Schwangeren und Diabetes während der Schwangerschaft. Ginek. polska 8, 771 (1929). — *Stander* and *Peckham*, Diabetes mellitus and pregnancy. Amer. J. of Obstetr. **14**, 313 (1927). — *Strouse* and *Daly*, Diabetes and pregnancy. Med. Clin. N. Amer. **9**, 1491 (1926). — *Stroynowski*, Über die Beziehungen zwischen Diabetes und den weiblichen Sexualorganen. Przegl. lek. (poln.) **1891**, 483.

Tesauro, Diabete e gravidanza. Arch. Ostetr. **35**, 204 (1928).

Umber, Über Coma diabeticum bei Schwangeren. Verh. dtsch. Kongr. inn. Med. **1921**, 189. — *Umber* u. *Rosenberg*, Zur Diagnose und Prognose der Glykosuria innocens. Z. klin. Med. **100**, 655 (1924). Diabetes und Schwangerschaft. Z. klin. Med. **108**, 33 (1928).

Vignes, Le diabète et les états paradiabetiques dans leurs rapports avec la grossesse. Concours med. **23**, 1709 (1933). — *Vignes* et *Barbaro*, Glycosurie et diabète au cours de la gestation. Presse méd. **32**, 1018 (1924).

Walker, Diabetes mellitus and pregnancy. J. Ostetr. **35**, 271 (1928). — *Weinberger*, Neue Richtlinien der internen Behandlung der Zuckerkranken während Schwangerschaft und Geburt mit besonderer Berücksichtigung des Insulins. Mschr. ung. Med. **4**, 369 (1930). — *Wesener*, Diabetes in der Gestationsperiode mit besonderer Berücksichtigung der Insulintherapie. Mschr. Geburtsh. **78**, 249 (1928). — *Wiener*, Diabetes mellitus in pregnancy. Amer. J. obstetr. **7**, 710 (1924). — *Willcox*, Monthly cyclopaedia and med. bull, 1913. — *Winckel, v.*, Dtsch. Z. prakt. Med. 1876. — Lehrbuch der Frauenkrankheiten. Leipzig 1890. — *Witts*, A note on cretinism diabetes and pregnancy. Lancet **1929 I**, 284. — *Wollesen*, Diabetes und Gravidität. Hosp.tid. (dän.) **1931 I**, 545.

Diabetes und Klimakterium.

Adler, Physiologie und Pathologie der Ovarialfunktion. Arch. Gynäk. **95**, 348 (1912).

Belkin, Michalowsky u. *Falin*, Virchows Arch. **280**, 414 (1931).

Cristofoletti, Zur Pathogenese der Osteomalacie. Gynäk. Rdsch. **5**, 113 (1911).

Freund, Beziehungen der weiblichen Geschlechtsorgane in ihren physiologischen und pathologischen Veränderungen zu anderen Organen. Erg. Path. **3**, 170 (1890).

Graefe, Diabetes und Klimakterium. Zit. nach Belkin u. a.

Hoth, Inaug.-Diss. Kiel 1927.

Kaufmann, Ovarialhormon, Insulin und Kohlehydratstoffwechsel. Dtsch. med. Wschr. **1929 I**, 650. *Kleinwächter*, Z. Geburtsh. **38** (1898). — *Kraus, E. J.*, Morbus Cushing, konstitutionelle Fettsucht und interrenaler Virilismus. Nebst Bemerkungen über den „Diabète des femmes à barbe". Klin. Wschr. **1934 I**, 487.

Lécorché, Du diabète dans ses rapports avec la vie utérine, la menstruation et la grossesse. Paris 1885.

Schröder, Der mensuelle Genitalzyklus des Weibes und seine Störungen. Handbuch der Gynäkologie von Veit-Stoeckel, Bd. 1, H. 2. 1928. — *Skrobansky*, Krankheitszeitung von Boskin, 1901. Nr 25. Zit. nach Belkin u. a. — *Stolper*, Über den Einfluß der weiblichen Keimdrüse auf den Zuckerstoffwechsel. Gynäk. Rdsch. **7** (1913). — Menstruation und vegetatives Nervensystem. Wien. med. Wschr. **73**, Nr 20 u. 23.

Wiesel, Innere Klinik des Klimakteriums. Handbuch für Gynäkologie von Halban-Seitz. Biologie und Pathologie des Weibes, Bd. 3. 1924.

Das Uterusmyom und andere Erkrankungen des weiblichen Geschlechtsapparates in ihren Beziehungen zum Zuckerstoffwechsel.

Aschner, Die Blutdrüsenerkrankungen des Weibes. Wiesbaden: J. F. Bergmann 1918.

Baniecki, Lipomyom des Uterus und Diabetes mellitus. Virchows Arch. **287**, 482 (1932). — *Beyea*, Ref. Zbl. Gynäk. **1899**, 663. — Zit. nach Henkel. — *Bokelmann*, Genitale Hautkrankheiten und Diabetes mellitus. Zbl. Gynäk. **94**, 466 (1928).

Calmann, Myom und Glykosurie. Münch. med. Wschr. **1910 II**, 1999. — *Clemente*, Glicosuria negli stati gravidici e nelle affezioni degli organi genitali mulibri. Arch. Ostetr. **9**, 3 (1922).

Evelt, Glykosurie als Folge von Abdominaltumoren. Mschr. Geburtsh. **26**, 798 (1907).

Freund, Beziehungen der weiblichen Geschlechtsorgane usw. zu anderen Organen. Erg. Path. **3 II**, 170 (1896).

Gál, Mit Zuckerkrankheit komplizierter Gebärmutterkrebs. Klin. Wschr. **1931 II**, 1813. — *Giles*, Uterine myoma associated with temporary glycosuria etc. Brit. gynec. J. **16** (1900). — *Gottschalk*, Verh. dtsch. Ges. Gynäk. Leipzig **1899**.

Hellmuth, Ist der Liquorzucker während der Gravidität sowie bei Myomen erhöht. Dtsch. med. Wschr. **1926 I**, 785. — Untersuchungen über den Blut- und Liquorzucker während der Gravidität sowie bei Myomen. Z. Geburtsh. **90**, 89 (1926). — *Henkel*, Beitrag zur Glykosurie bei Frauen mit experimentellen Untersuchungen über ihre Ätiologie. Dtsch. med. Wschr. **1909 II**, 2003. — *Hesseltine*, Diabetic or myotic vulvovaginitis. J. amer. med. Assoc. **100**, 177 (1933). — *Hirschfeld*, Über die Beziehungen zwischen Geschwülsten des Genitalapparates der Frauen und Zuckerkrankheit. Berl. klin. Wschr. **1910 II**, 2335. — *Hoffa*, Zur Vornahme größerer Operationen an Diabetikern. Münch. med. Wschr. 1888 II.

Imlach, Brit. med. J., Juli **1885**. — Amer. J. Obstetr. **1898/99**.

Jahreiß, Ein Fall von Uterusmyom kompliziert durch Diabetes. Zbl. Gynäk. **1901**, Nr 2, 40.

Kleinwächter, Z. Geburtsh. **38**, 191.

Landau, Carcinoma uteri und Coma diabeticum nebst Bemerkungen großer Operationen bei gleichzeitig bedeutender Zuckerharnruhr. Berl. klin. Wschr. **1888 I**, 863. — *Liepmann*, Diabetes mellitus und Metritis dissecans nebst einem Beitrag zur Pathologie der Metritis dissecans. Arch. Gynäk. **70**, 426. — *Loeb*, Über den Zusammenhang von Diabetes mit Erkrankungen der weiblichen Sexualorgane. Berl. klin. Wschr. **1881 I**, 601.

Malcolm, Brit. med. J. **1908**. Ref. Zbl. Gynäk. **1909**, Nr 19.

Neißer u. *Königsfeld*, Med. Klin. **1911 I**.

Paroli, Comportamento della glicemia in forme ginecologiche e nei tempi pre e post operatori. Riv. Ostetr. **6**, 120 (1924). — *Popoviciu* u. *Gavrila*, Schwerer Diabetes und Wertheimsche Operation. Cluj med. (rum.) **12**, 494 (1931).

Sänger, Zur Ätiologie und operativen Behandlung der Vulvitis pruriginosa. Zbl. Gynäk. **1894**, Nr 7. *Scheunemann*, Festschrift für Fritsch, 1902. — *Schüller*, Ein Beitrag zur Kenntnis der phlegmonösen und gangränösen Prozesse bei Diabetes. Berl. klin. Wschr. **1888 II**. — *Seegen*, Der Diabetes mellitus, 3. Aufl., S. 182. Berlin 1893. — *Sellheim* u. *Grote*, Operationen bei Diabetikerinnen. Zbl. Gynäk. **1931**, 3298. — *Soloviev*, Sémaine méd. **1910**, 114. — *Stolper*, Über den Einfluß der weiblichen Keimdrüse auf den Zuckerstoffwechsel. Gynäk. Rdsch. **7**, 93 (1913).

Teschenmacher, Dtsch. med. Wschr. **1883 I**. Zit. nach Freund.

Webster, Edinburgh med. J. **37**, 35 (1891). — *Winckel*, Prag. med. Wschr. **1876 I**.

Die Wirkung der Pankreasexstirpation auf die weibliche Geschlechtssphäre.

Belkin, Michalowsky u. *Falin,* Über Beziehungen zwischen Pankreas und Geschlechtsdrüsen. Virchows Arch. **280**, 414 (1931).

Kraus, E. J., Pankreas und Hypophyse. Beitr. path. Anat. **68**, 258 (1921).

Langfeldt, Acta med. scand. (Stockh.) **53** (1920). — *Liegner*, Inselfunktion und Fruchtbarkeit. Arch. Gynäk. **154**, 168 (1933).

Pratt, Relation of the pancreas to diabetes. New York med. J. **92**, 1296 (1910). — The internal function of the pancreas. J. amer. med. Assoc. **59**, 322 (1912).

Die Wirkung der Kastration auf den Inselapparat und den Zuckerstoffwechsel.

Adler, Zur Physiologie und Pathologie der Ovarialfunktion. Arch. Gynäk. **95**, 348 (1911). — *Allen*, Experimental studies in diabetes. Ser. II. The internal pancreatic function in relation to body mass and metabolism. The influence of pregnancy upon experimental diabetes. Amer. J. Physiol. **54**, 451 (1921). *Aschner*, Beziehungen der Drüsen mit innerer Sekretion zum weiblichen Genitale. Biologie und Pathologie des Weibes von Halban-Seitz, Bd. 1, S. 635. Berlin u. Wien: Urban & Schwarzenberg 1924.

Biedl, Innere Sekretion, Bd. 2. Berlin u. Wien: Urban & Schwarzenberg 1916.

Champy, Kritch et *Llombart*, C. r. Soc. Biol. Paris **100**, 260 (1929). — *Contardo*, Curva glicemica da adrenalina e da insulina in animali castrati. Fol. Gynec. (Genova) **29**, 313 (1932). — *Cristofoletti*, Zur Pathogenese der Osteomalacie. Gynäk. Rdsch. **5**, 113 (1911).

Kaufmann, Ovarialhormon, Insulin und Kohlehydratstoffwechsel. Dtsch. med. Wschr. **1929 I**, 650. *Kanewskaja*, Über den Einfluß der Kastration auf den Bau der Bauchspeicheldrüse und der Glandula thyreoidea. Verh. russ. path. Ges. Petersburg 11 (1920). — *Kup*, Zur Frage der Ätiologie der Fettsucht. Endokrinol. **6**, Nr 2, 102 (1930). — *Kylin*, Zur Frage der inneren Sekretion der Sexualdrüsen. VII. Über die Einwirkung der verschiedenen Ovarialbestandteile auf den Blutzuckergehalt. Z. exper. Med. **51** (1926).

Myers, The effect of bilateral ovariectomy in cats upon sensivity to insulin. Amer. J. Physiol. **89**, 610 (1929).

Novak, Gyn. obst. monogr. London: Appleton 1922.

Ogushi u. *Tomita*, Mitt. med. Ges. Baka **16**, H. 1 u. 9 (1917).

Paroli, Riv. Ostetr. **6**, 120 (1924). — *Parhon* et *Goldstein*, Les sécrétions internes. Paris: Maloine 1909. — *Poll*, Fisiologia de las glandulas sexuales. Arch. med. y espec. Madrid **1927**, 455. Berl. med. Ges. 1927. — Klin. Wschr. **1927 I**, 663.

Rebaudi, Eierstock, Corpus luteum und Langerhanszellinseln. Zbl. Gynäk. **1908**, Nr 41, 1332. — *Rosenberg*, Normale und pathologische Physiologie der inneren Pankreassekretion. Handbuch der inneren Sekretion von Max Hirsch. Bd. 2, 1. Hälfte, S. 1015. Leipzig: Curt Kabitzsch 1929.

Stolper, Ovarium und Stoffwechsel. Zbl. Physiol. **6**, Nr 21 (1911). — Pankreas und Ovarium in ihren Beziehungen zum Zuckerstoffwechsel. Gynäk. Rdsch. **6**, 898 (1912).

Tsubura, Beiträge zur Kenntnis der inneren Sekretion der Keimdrüsen. I. Keimdrüsen und Kohlehydratstoffwechsel. Biochem. Z. **143**, 248 (1923). — Biochem. Z. **149**, 40 (1924).

Die Wirkung des Insulins auf die normale und gestörte Menstruation und die Beziehungen zwischen Menstruation und Zuckerstoffwechsel.

Azevedo, Über den Wert des Insulins bei der Behandlung der Gebärmutterblutungen aus ovarieller Ursache und insbesondere bei der hämorrhagischen Metropathie. Rev. franç. Gynéc. **26**, 358 (1932); **27**, 74 (1933).

Benthin, Der Blutzuckergehalt bei genitalbedingten Blutungen usw. Z. Geburtsh. **69**, 183 (1911); **71**, 532 (1912). — *Bültemann*, Insulin bei Uterusblutungen. Zbl. Gynäk. **52**, 1841 (1928).

Cotte, Traitement des menorragies d'origine ovarienne par l'insuline. Tresse méd. **36**, 181 (1928).

Erythropel, Beitrag zur Frage der physiologischen Schwankungen des Blutzuckergehaltes während des normalen Menstruationszyklus und Menstruationsanomalien. Inaug.-Diss. Kiel 1925.

Fabião, Bemerkungen zu der Arbeit von Azevedo: Über den Wert des Insulins bei Behandlung der Metrorrhagien aus ovarieller Ursache und im besonderen über die hämorrhagische Metropathie in Rev. franç. gynec. **1932**, No 7, 358; **27**, 16 (1933). — *Frey*, Menstruationsstudien. 1. Zuckerstoffwechsel. Bemerkungen zu der gleichnamigen Arbeit von Heilig. Klin. Wschr. **1924 II**, 1319.

Geneff, Menstruationszyklus und Kohlehydratstoffwechsel. Clin. bulgara 1, 285 (1928). — *Guillaumin* et *Vignes*, Composition du sang et cycle menstrual. Recherche du sucre et dy phosphore. C. r. Soc. Biol. Paris **99**, 749 (1928).

Heilig, Menstruationsstudien. 1. Zuckerstoffwechsel. Klin. Wschr. **1924 I**, 576. — *Hellmuth*, Besteht ein Zusammenhang zwischen dem Liquorzuckerspiegel und dem Menstruationszyklus. Zbl. Gynäk. **50**, 2741 (1926). — *Hofmann-Bang*, Hat das Insulin Einfluß auf die innere Sekretion der Ovarien. Zbl. Gynäk. **1930**, 1223.

Klaften, Über Fluor- und Erosionsbehandlung durch vaginale Insulinapplikation. Med. Klin. **1934 I**. — *Kahler*, Über den Einfluß der Menstruation auf den Blutzuckergehalt. Wien. klin. Wschr. **1914 I**, 417. — *Küstner*, Schwangerschafts- und Menstruationsglykosurie. Klin. Wschr. **1922 I**, 312. — Arch. Gynäk. **117**, 158 (1922). — Der renale Diabetes während der Schwangerschaft usw. Mschr. Geburtsh. **62**, 119 (1923). — Die Beziehungen der weiblichen Keimdrüsen zum renalen Diabetes. Arch. Gynäk. **122**, 282 (1924).

Macchiarulo, Varianti glicemiche del periodo mestruale in domne normali diabetiche e con affezioni morbose diverse interessanti l'apparato genitale, hepato e rene. Rass. Ostetr. **39**, 195 (1930). — *Manzi*, Le variazioni del tasso glicemico durante il periodo mestruale. Boll. Soc. Biol. sper. **3**, 631 (1928).

Pavelescu u. *Georgescu*, Insulinbehandlung bei Uterusblutungen. Gynek. (russ.) **7**, 18 (1930).

Rathery et *Rudolf*, Folliculine, insuline et diabète. Bull. Soc. méd. Hôp. Paris **44**, 741 (1928).

Vogt, Über Beziehungen zwischen Insulin und Ovarium und ihre therapeutische Verwertung bei der Behandlung von Uterusblutungen. Zbl. Gynäk. **51**, 719 (1927). — Über die Abhängigkeit der Insulinwirkung von der weiblichen Geschlechtsdrüse. Dtsch. med. Wschr. **1928**, 701.

Winter, Studien über Kohlehydratstoffwechsel. Arch. Gynäk. **157**, 509 (1934).

Der Einfluß des Insulins auf die Schwangerschaftstoxikosen.

Akimoff, Kroupenin et *Albegoe*, A propos du traitement des vomissements incoercibles par l'insuline. Ginéc. et Obstétr. **22**, 328 (1930).

Bársony, Über Toxizitätsgrad und Behandlung der Hyperemesis gravidarum. Zbl. Gynäk. **52**, 1251 (1928). — *Benthin*, Der Blutzuckergehalt in der Schwangerschaft, in der Geburt, im Wochenbett und bei Eklampsie. Z. Geburtsh. **71**, 544 (1912). — *Bergsma*, Der Zuckerstoffwechsel in der Schwangerschaft und im Wochenbett. Z. Geburtsh. **72**, 105 (1902). — *Bokelmann*, Zur Kritik der Insulintherapie bei der Gestationstoxikose. Zbl. Gynäk. **51**, 1026 (1927). — Zur wissenschaftlichen Begründung der Glucose und Insulintherapie bei der Schwangerschaftstoxikose. Z. Geburtsh. **91**, 435 (1927). — Nochmalige Stellungnahme zu der Anwendung des Insulins bei der Gestose. Erwiderung auf die Arbeit von A. Loeser in Nr. 33 des Zentralblattes für Gynäkologie 1927: O. Bokelmann und meine Arbeiten über die Insulintherapie der Schwangerschaft. Zbl. Gynäk. **52**, 109 (1928). — *Bokelmann* u. *Dieckmann*, Die Bedeutung des Kohlehydratstoffwechsels für die Pathogenese und den Krankheitsverlauf der Eklampsie. Arch. Gynäk. **137**, 1057 (1929); **139**, 10 (1929). — *Bompiani*, Contributo alla questione della terapia insulinica in alcune forme di intossicazione gravidica. Riv. ital. Ginec. **10**, 88 (1929). — La terapia glucosio-insulinica in alcune forme d'intossicazione gravidica. Soc. ital. Ostetr. **27**, 634 (1929).

Caffier, Empirie und Theorie der Hyperemesisbehandlung mit Zucker und Insulin. Zbl. Gynäk. **1930**, 723.

Fevre, le, The use of insulin in pernicious vomiting of pregnancy. J. Michigan State med. Soc. **24**, 153 (1925). — *Frey*, Zur Hyperglykämie sub partu. Arch. Gynäk. **120**, 87.

Garcia, Über drei Fälle von Graviditätserbrechen mit Insulinbehandlung. Bol. Assoc. Clin. obstetr. Univ. Chile **14**, 127 (1927).

Harding and *van Wyck*, The use of fluids in the treatment of hyperemesis gravidarum. Amer. J. Obstetr. **11**, 1 (1926). — *Hofbauer*, Empirie und Theorie der Hyperemesisbehandlung mit Zucker und Insulin. (Bermerkungen zu der gleichnamigen Arbeit in Zbl. Gynäk. **1930**, Nr 12.) Zbl. Gynäk. **1930**, 1638. —

Howitt, Hyperemesis gravidarum with a report of cases with insulin used in the treatment. Canad. J. med. surg. **57**, 1, 10 (1925).

King, Glucose and insulin in the treatment of the vomiting of pregnancy. J. amer. med. Assoc. **86**, 1417 (1926). — *Kriß*, Die Behandlung der Hyperemesis gravidarum mit Traubenzucker und Insulin. Münch. med. Wschr. **1931 I**, 527. — *Kubo*, Über den Gehalt des Blutzuckers im Blute der Hyperemesis gravidarum. Kinki Fujinkwa Gakkwai Zassi (jap.) **9**, 24 (1926). — Ber. Ges. Gynäk. **10**, 577.

Laferty, *Nark* and *Sweeny*, The fluctuation of bloodsugar before and after an eclamtic convulsion. Amer. J. Obstetr. **17**, 113 (1929). — *Lenz*, Schwere Hyperemesis gravidarum und Insulin. Z. Geburtsh. **92**, 198 (1927). — *Lightbody*, Fluctuations in bloodsugar during eclampsia. IV. Analysis of Titus-Willets data to determine effects of anticoagulation on plasma-volume and cellvolume relationship. Amer. J. Obstetr. **18**, 36 (1929). — *Loeser*, Über den vermehrten Milchsäuregehalt im Blut während der Schwangerschaft, besonders bei Schwangerschaftstoxikosen (Acidose) und die Beeinflussung durch Insulin. Zbl. Gynäk. **1926**, 3326. — O. Bokelmann und meine Arbeit über die Insulintherapie der Schwangerschaftstoxikosen. Antwort auf Bokelmanns Ausführungen in Nr. 2 des Blattes Zbl. Gynäk. **52**, 1404 (1928). — 45 Fälle von Schwangerschaftstoxikosen (Acidosen) mit Insulin behandelt. Zbl. Gynäk. **52**, 1405 (1928). — *Lequeux*, L'Ostetr., Mai 1910. — *Lequeux*, *Weill* et *Laudat*, Un cas de vomissement gravidiques a caractère incoercible avec état d'acidose très prononcé et traité par l'insuline. Bull. Soc. Obstétr. Paris **13**, 348 (1924). — Gynéc. **23**, No 7, 408 (1924). — *Levy*, Hemorrhage, followed by shock and acidosis, with immediate recovery after the administration of glucose and insulin. Amer. J. Obstetr. **11**, 864 (1926). — The value of glucose and insulin to the obstetrician and gynecologist. Amer. J. Obstetr. **12**, 866 (1926). — *Lewis*, Insulin and intravenous glucose injections. For vomiting of pregnancy case reports. California Med. **28**, 54 (1928).

Muraoka, Insulin for hyperemesis gravidarum. Kinki Fujinkwa Gakkwai Zassi (jap.) **8**, 1 (1925).

Nijhoff, Behandlung der Hyperemesis gravidarum mit Insulin. Nederl. Tijdschr. Geneesk. **71**, 908 (1927). — *Neubürger*, Die moderne Behandlung des Schwangerschaftserbrechens. Fortschr. Ther. **9**, 390 (1933).

Obata u. *Hayashi*, Der Blutzuckergehalt bei Eklampsie mit Berücksichtigung der Verhältnisse zwischen Blutzucker und Entgiftungsfähigkeit des Serums gegen das Placentagift. Arch. Gynäk. **119**, 80 (1923).

Péry, Sur l'emploi de l'insuline dans les vomissements graves de la grossesse. Bull. Soc. Obstetr. **17**, 45 (1928). — *Piggeaud* et *Pizzera*, Vomissements graves de la grossesse guéris par l'insuline. Abaissement progressif du coefficient de Maillard. Lyon méd. **1931 I**, 821.

Rathery et *Marie*, Vomissements incoercibles de la grossesse et insuline. Bull. Soc. méd. Hôp. Paris **43**, 842 (1927). — *Ryser*, Der Blutzucker während der Schwangerschaft, der Geburt, im Wochenbett und bei den Schwangerschaftstoxikosen. Dtsch. Arch. klin. Med. **118**, 408 (1916).

Sachs, Beitrag zur Insulinbehandlung des Schwangerschaftserbrechens. Med. Klin. **1927 I**, 540. — *Seidl*, Die Beeinflussung der Acidose bei Hyperemesis mit Insulin. Münch. med. Wschr. **1926 II**, 1471. — *Seidler* u. *Weinsaft*, Ein Fall von unstillbarem Erbrechen bei einer Schwangeren durch Insulin geheilt. Polska Gaz. lek. **6**, 495 (1927). — *Seitz*, Biologie der Placenta. II. Pathologischer Teil. Verh. dtsch. Ges. Gynäk. 21. Verslg **1929 I**, 322. — *Sellers*, Insulin-an adjunct in the treatment of persistent and pernicious vomiting in pregnancy, with repart of a typical case. New Orlean med. J. **78**, 761 (1926). — *Stander* and *Duncan*, The use of insulin in eclampsia. (A prelim. report.) Amer. J. Obstetr. **10**, 823 (1925). — *Stander*, *Duncan* and *Sisson*, Chemical studies on the toxemias of pregnancy. Bull. Hopkins Hosp. **36**, 411 (1925). — *Stander* and *Harrison* jun., Carbohydrate metabolism in eclampsia. Amer. J. Obstetr. **18**, 17 (1929). — *Stolper*, Über den Einfluß der weiblichen Keimdrüse auf den Zuckerstoffwechsel. Gynäk. Rdsch. **7**, 93 (1913). — *Szepé*, Über die Insulinbehandlung der Hyperemesis gravidarum. Actis Univ. Sci. Hungar Elisabeth H. **6**, 849 (1929).

Titus, Disturbances in carbohydrate metabolism in toxemia of pregnancy. A partial answer to the J. Whitridge Williams questionnaire on eclampsia. Amer. J. Obstetr. **17**, 553 (1929). — *Titus* and *Dodds*, The etiologic significance of lowered bloodsugar values in vomiting of pregnancy. Amer. J. Obstetr. **16**, 90 (1928). — *Titus*, *Dodds* and *Willets*, The fluctuation in blood sugar during eclampsia, and its relation to the convulsions. Amer. J. Obstetr. **14**, 89 (1927); **15**, 303 (1928). — *Titus* and *Willets*, Fluctuations in bloodsugar during eclampsia. III. The relationsship between blood plasma and the corpuscular sugar variations in eclampsia as shown by serial curves. Amer. J. Obstetr. **18**, 27 (1929). — *Titus*, *Willets* and *Lightbody*, Fluctuations in blood sogar during eclampsia. Report of additional cases. Amer. J. Obstetr. **19**, 16 (1930). — *Thalhimer*, Insulin treatment of the toxaemi e vomiting of pregnancy. Surg. etc. **39**, 237 (1924). — Amer. J. Obstetr. **9**, 673 (1925). — Insulin and glucose treatment of excessive vomiting of pregnancy. Amer. J. Obstetr. **9**, 673, 716 (1925). — So called eclampsia without convulsions successfully treated with insulin, with the report of a case. Amer. J. Obstetr. **12**, 369 (1926).

Vogt, Über die Insulinbehandlung der Schwangerschaftstoxikosen. Klin. Wschr. **1927 II**, 1339.

Waters, The treatment of hyperemesis gravidarum, with particular reference to the use of glucose and insulin. Report of 18 cases. Amer. J. Obstetr. **13**, 92 (1927). — *Winter*, Studien über den Kohlehydratstoffwechsel. Arch. Gynäk. **157**, 509 (1934).

Die Wirkung des Insulins auf die weibliche Geschlechtssphäre im Experiment.

Abel, Experimentelle Untersuchungen über den Einfluß des Insulins auf die Ovarientätigkeit. Arch. Gynäk. **147**, 444 (1931).

Banu et *Héresco*, Recherches sur. la sécrétion l'actée chez la femme. L'action de l'hypo et hyperglycémie sur la composition du lait. L'influence de l'insuline sur la sécretion lactée. Nourisson **13**, 166 (1925). — *Belkin, Michalowsky* u. *Falin*, Über Beziehungen zwischen Pankreas und Geschlechtsdrüsen. Virchows Arch. **280**, 414 (1931).

Cammidge and *Howard*, Observations bearing upon the interrelation of insulin and other gland extracts in metabolism. Met. res. (Morristown) **6**, 189 (1924). — *Castillo, Del* et *Calatroni*, Action de l'insuline sur l'apparition de la puberté précoce provoquie par implantation d'hypophyse. C. r. Soc. Biol. Paris **102**, 455 (1929). — *Castillo, Del* et *Cardini*, Action de l'insuline sur l'apparition des cycles sexuals chez le rat blanc. C. r. Soc. Biol. Paris **105**, 111 (1930). — *Corda*, Ricerche sperimentali sulla influenza della iperglicemia e della ipoglicemia materna sul decorso della gravidanza e sullo svillupo dei feti. Ann. Ostetr. **54**, 193 (1932). — *Cotte* et *Pallot*, L'insuline et ses rapports avec l'ovulation. C. r. Soc. Biol. Paris **99**, 74 (1928). — *Courrier*, Insuline und Folliculine. C. r. Soc. Biol. Paris **99** (1928).

Gostimirovič, Experimentelle Studie über die hormonale Sterilität. Die Wirkung des Insulins auf die weibliche Keimdrüse. Arch. Gynäk. **144** (1931). — *Gowen* and *Tobey*, On the mechanism of milk secretion. The influence of insuline and phloridzin. J. gen. Physiol. **15**, 67 (1931). — *Groß* u. *Guleke*, Die Erkrankungen des Pankreas. Berlin: Julius Springer 1924.

Haberlandt, Über hormonale Sterilisierung weiblicher Tiere mit Insulin. (Bemerkungen zu Arbeiten von *Vogt* in dieser Wochenschrift.) Med. Klin. **1927 II**, 992. — *Herring*, The effects of insuline injection upon the body and organs of the white rat. Quart. J. exper. Physiol. **17**, 119 (1927). — *Herxheimer*, Handbuch der inneren Sekretion von M. Hirsch, Bd. 1, Lief. 1. — *Hoffmann-Bang*, Hat das Insulin Einfluß auf die innere Sekretion der Ovarien? Zbl. Gynäk. **1930**, 1223. — *Holtermann*, Insulin und Kohlensäureresistenz unter erhöhter Thyroxinwirkung und in der Schwangerschaft. Arch. Gynäk., Kongr.ber. **274** (1931).

Imparato, La sterilisation de l'ovaire par le corps jaune et l'insuline. Gynéc. et Obstétr. **27**, 711 (1928). — Insulina ed ovaio. Arch. Ostetr. **16**, 395 (1929).

Kubosono, Über die Wirkung des Insulins auf die glattmuskeligen Organe und seine gegenseitigen Beziehungen zum Adrenalin, Kalium und Calcium. Verh. jap. Ges. inn. Med. **1926**, 79.

Laffont et *Schebat*, A propos de la stérilisation hormonale d'animaux femelles par l'insuline. C. r. Soc. Biol. Paris **102**, 285 (1929). — Indications and technique for the sterilisation of the women etc. Rev. franç. Gynéc. **25**, 204 (1930). — *Longo*, Sull'azione del trattamento insulinico genitali femminili e sultimo. Arch. Ostetr. **39**, 97 (1932). — *Lundberg*, Über den Antagonismus zwischen Thyreoidea einerseits, Pankreas und Keimdrüsen andererseits. 12. physiol. Kongr. Stockholm 1926.

Migliavacca, Action de l'insuline sur l'ovaire. C. r. Soc. Biol. Paris **104**, 1266 (1930). — Richerche sui rapporti endocrini fra il pancreas e l'ovai. Z. Zellforsch. **14**, 279 (1931).

Nitzescu et *Nicolau*, L'action de l'insuline sur la sécrétion du lait. C. r. Soc. Biol. Paris **91**, 1462 (1924). — *Nishikimi*, Über die Wirkung von Insuline am überlebenden Uterus verschiedener Säugetiere und des Menschen. Nagaya J. med. Sci. **3** (1928).

Riddle, Resistance of pigeons to the lethal action of iletin (insuline) with observed effects on reproduction. Proc. Soc. exper. Biol. a. Med. **20**, 244 (1923). — *Ruggeri* e *Pelleriti*, L'insulina e l'apparato genitale feminile. Monit. ostetr. **4**, 698 (1932).

Teitel-Bernard, Action de l'insuline sur l'uterus isolé de la souris. C. r. Soc. Biol. Paris **106**, 676 (1931). — *Terbrüggen*, Anatomische Befunde bei spontaner Hypoglykämie infolge multipler Pankreasadenome. Beitr. path. Anat. **88**, 37 (1931).

Vogt, Ovarialzyklus und Insulinwirkung. Zbl. Gynäk. **51**, 3034 (1927). — Über hormonale Sterilisierung weiblicher Tiere mit Insulin. Med. Klin. **1927 I**, 541. — Über die Aktivierung des Insulins bei Nichtdiabetischen. Klin. Wschr. **1928 II**, 1460.

Wislanski, Zur Wirkung der Hormone. Ginek. polska **7**, 429 (1928).

Die Wirkung der weiblichen Geschlechtshormone auf den Inselapparat.

Adler, Zur Physiologie und Pathologie der Ovarialfunktion. Arch. Gynäk. **95** (1911). *Carnot*, *Terris* et *Caroli*, Un cas de „diabète ovarien" résistent à l'insuline, très amélioré par la folliculine. Bull. Soc. mèd. Hôp. Paris **44**, 738 (1928). — *Cristofoletti*, Zur Pathogenese der Osteomalacie. Gynäk. Rdsch. **5**, 113 (1911). — *Csépai*, *Fornet* u. *Pelláthy*, Über die Stellung des Ovarialhormons in der Hormonreihe. Endokrinol. **3**, 361 (1929).

Estes and *Burge*, The increase in sugar metabolism produced by the ovarian hormone. Amer. J. Obstetr. **15**, 847 (1928).

Fellner, Zuckerstoffwechsel, Sexualorgane und Insuline. Med. Klin. **1926 II**, 1854. — *Fonseca* et *Trnicao*, C. r. Soc. Biol. Paris **100**, No 6 (1929).

Gip u. *Kylin*, Zur Frage der inneren Sekretion der Sexualdrüsen. IV. Die Einwirkung des Sexualdrüsenextraktes auf den Blutzucker. Z. exper. Med. **50**, 319 (1926).

Kaufmann, Ovarialhormon, Insulin und Kohlehydratstoffwechsel. Dtsch. med. Wschr. **1929 I**, 650. *Kylin*, Zur Frage der inneren Sekretion der Sexualdrüsen. Klin. Wschr. **1926 I**, 367. — Zur Frage der inneren Sekretion der Geschlechtsdrüsen. Sv. Läkartidn. **23** (1926). Ref. Ber. Gynäk. **10** (1926).

Massazza, Reazioni all'ormone follicolare e varianti glicemiche in gravidanza. Fol. gynec. (Genova) **29**, 189 (1932).

Novak u. *Last*, Klinische Erfahrungen mit Progynon usw. Med. Klin. **1928 II**, 1715.

Oda, Über den Einfluß des Nebennierenrinden- und Ovarialextraktes (Corpus luteum und Zwischengewebe) auf den Insulin- und Adrenalinzuckerspiegel. I. Mitt. Fol. endocrin. jap. **4**, 53 (1928).

Poll, Ber. med. Ges., Jan. 1927. — Klin. Wschr. **1927 I**, 663.

Raab, Einfluß der Ovarialhormone auf den Kohlehydratstoffwechsel. Arch. Gynäk. **144**, 284 (1931). — *Rathery*, *Kourilsky* et *Gibert*, Presse méd. **1928**. — Action de la folliculine sur la glycemie des chiennes ovariectomisées. C. r. Soc. Biol. Paris **99**, 667 (1928). — *Rathery*, *Kourilsky* et *Laurent*, Action dela folliculine sur la glycémie des chiennes dépancréatées. C. r. Soc. Biol. Paris **99**, 679 (1928). — *Rathery* et *Rudolf*, Folliculine, insuline et diabète. Bull. Soc. méd. Hôp. Paris **44**, 741 (1928).

Schemensky u. *Fink*, Inkrettherapie und Gaswechsel. Klin. Wschr. **1929 I**. — *Stolper*, Ovarium und Stoffwechsel. Zbl. ges. Physiol. **1911**, Nr 21. — Pankreas und Ovarium in ihren Beziehungen zum Zuckerstoffwechsel. Gynäk. Rdsch. **6**, 898 (1912). — Über den Einfluß der weiblichen Keimdrüsen auf den Zuckerstoffwechsel. Gynäk. Rdsch. **1913**, Nr 3, 93. — *Streck*, „Progynon" Schering, ein neues Zyklushormonpräparat. Klin. Wschr. **1928 II**, 1172.

Tsubura, Beiträge zur Kenntnis der inneren Sekretion der Keimdrüsen. I. Keimdrüsen und Kohlehydratstoffwechsel. Biochem. Z. **143**, 248 (1923).

Vogt, Über biologische Beziehungen zwischen Insulin und Follikulin. Arch. Gynäk. **132**, 189 (1927). — Über die Abhängigkeit der Insulinwirkung von der weiblichen Geschlechtsdrüse. Dtsch. med. Wschr. **1928 I**, 701. — Über hormonale temporäre Sterilisierung weiblicher Tiere durch Fütterung mit Insulin. Med. Klin. **1929 II**, 1123.

Literaturnachtrag [1].

Die Nebennieren.

Allen, A., Sex and internal secretions. Baltimore Med.: The Williams & Wilkins Company, 1932. — *Alpers*, Basophil Adenoma of the pituitary body Arch. of Neur. **31**, 119 (1934). — *Anderson* and *Kennedy*, Studies of physiology of reproduction: changes in adrenal gland of female rat associated with oestrous cycle. J. of Physiol. **76**, 246 (1932). — The effect of gonadectomy on the adrenal, thyroid and pituitary gland. J. of Physiol. **79**, 1 (1933). — *Araujo Maia*, Schwangerschaft und endocrines System. Rev. Ginec. (port.) **22**, 283 (1928).

Bachner, Zur Frage der Schwangerschaftsunterbrechung bei Morbus Addisoni. Zbl. Gynäk. **1932**, 1039. — *Bannick*, Suprarenocortical syndrome and piluitary basophilism. Med. Clin. N. Amer. **18**, 411 (1934). — *Barlow*, Lancet **1885**, 251. — *Bauer*, Der Einfluß der Nebennieren und Hypophyse auf die Blutdruckregulation und Umstimmung der Geschlechtscharaktere beim Menschen. Klin. Wschr. **1935 I**, 361. — *Bergstrand*, Über einige Formen von Intersexualität beim Menschen usw. Klin. Wschr. **1934 I**, 580. — *Birell*, Suprarenal virilism. Bristol med.-chir. J. **1932**, 119. — *Blumenfeld*, Weight changes

---

[1] Dieser enthält die meisten während der Drucklegung des Bandes erschienenen Arbeiten; außerdem etliche ältere Arbeiten, die zwar im Text berücksichtigt, jedoch versehentlich in das dazu gehörige Literaturverzeichnis nicht aufgenommen worden sind.

in the suprarenal glands of albino rats on Vitamin E usw. Endocrinology 18, 367 (1934). — *Boemnig-haus*, Geschlechtsverändernde Geschwülste der Nebennieren. Z. Urol. 28, H. 2 (1935). — *Bogert*, Virilism and hypertension in infancy associated with adrenal tumor. J. of Pediatr. 3, 629 (1933). — *Britton* and *Kline*, Effects of adrenalectomy and cortico-adrenal extract on reproduction. Amer. J. Physiol. 105, 12 (1933). — *Broster*, The adrenogenital syndrome. Lancet 1934 I, 830. — *Brownell, Lockwood* and *Hartman*, A lactation hormone of the adrenal cortex. Proc. Soc. exper. Biol. a. Med. 30, 783 (1933). — *Buchem, van*, Das Krankheitsbild des basophilen Zellen-Adenoms nach Cushing. Z. klin. Med. 127, 292 (1934).

Candia, de, Contributo clinico allo studio del morbo di Cushing. Riforma med. 1934, 1335. — *Cardoso*, Syndrome génito-cortico-suprarenal. Publ. med. São Paulo 1933, 38. — *Carr*, Adrenalin reaction in pregnancy and the preeclamtic state. Proc. Soc. exper. Biol. a. Med. 30, 1061 (1933). — *Casida* and *Hellbaum*, Ovarian stimulation by adrenal extracts. Endocrinology 18, 249 (1934). — *Castillo, del*, Accion excito sexual de la hipofisis de ratas suprarenoprivas. Rev. Soc. argent. Biol. 9, 469 (1933). — Accion excito tiroidea de la hipofisis de ratas suprarenoprivas. Rev. Soc. argent. Biol. 9, 472 (1933). — *Castillo, del, Leloir* et *Novelli*, Influencia del extracto cortico-suprarenal sobre la glandulas endocrinas. Rev. Soc. argent. Biol. 9, 536 (1933). — *Castillo, del, Ortiz* u. *Membrives*, Das basophile Vorderlappen-Symptomenbild. Semana méd. 1934, 234. — *Cattaneo*, Ricerche sperimentali sul passagio degli ormoni dalla madre al feto attraverso la placenta. Arch. di Fisiol. 32, 133 (1933). — *Cecil*, Hypertension, obesity, virilism and pseudohermaphroditism as caused by suprarenal tumors. J. amer. med. Assoc. 100, 463 (1933). — *Chawin*, Bronzekrankheit und Klimakterium. Vestn. Endokrinol. 4, 49 (1933) (russ.). — Interrenalismus. Vestn. Endokrinol. (russ.) 4, 140 (1933). — *Cleghorn*, Effect of injections of extract of adrenal cortex on development and sex funtions of albino mouse. J. of Physiol. 76, 193 (1932). — *Close*, Basophil adenoma of the pituitary gland etc. Brit. med. J. 1935 I, 356. — *Corey*, The effect of cortico-adrenal extract injection on the oestrous cycle of the rat. Proc. amer. physiol. Soc. 105, 24 (1933). — *Corey* and *Britton*, The oestrous cycle and the adrenal glands. Proc. Soc. exper. Biol. a. Med. 30, 592 (1933). — The ovarian cycle and the adrenal glands. J. of Physiol. 107, 207 (1934).

Danno, Über den Einfluß der Hyperinterrenalisierung auf die weiblichen Geschlechtsorgane. Jap. J. med. Sci., Trans. Pharmacol. 8, 59 (1935). — *Dogliotti* e *Crocetta*, Adrenalinaemia durante lo stato puerperale. Boll. Soc. Biol. sper. 8, 460 (1933).

Eisenberg and *Wallerstein*, Phaeochromocytoma of the suprarenal medulla etc. Arch. of Path. 14, 818 (1932); Abst. Arch. of Neur. 30, 916. — *Ellis*, Pseudohermaphroditism and suprarenal Hyperplasia. Proc. roy. Med. Soc. 27, 401 (1934). — Precocious puberty in a boy aged 5. Proc. roy. Soc. Med. 27, 1328 (1934). — *Eng*, Wirkung von Nebennierenrindenextrakt auf die Genitalien infantiler Tiere. Zbl. Gynäk. 1934, 2846. — Zur Kenntnis des Wechselspiels zwischen Keimdrüsen und anderen endokrinen Organen usw. Klin. Wschr. 1935 I, 6. — *Estin* e *Laborde*, Syndrom des Hyperinterrenalismus bei einem Knaben. Rev. Assoc. méd. argent. 1931.

Fellner, Hormone und äußere Geschlechtsorgane. Endokrinol. 15, 132 (1935). — *Fereira de Mira* et *Fontes*, Survie du lapin à la double capsulectomie. C. r. Soc. Biol. Paris 109, 502 (1932). — *Firor* and *Grollmann*, Studies on the adrenal. I. Adrenalectomy in mammals etc. Amer. J. Physiol. 103, 686 (1933). — *Foggie* and *Montgomery*, Adreno-genitalsyndrome; illustrative case, with especial reference to its relation to Cushings new pituitary syndrome. Edinburgh med. J. 41, 29 (1934). — *Fomma*, Reaktivität der Gebärmuttermuskulatur gegenüber Pituitrin und Adrenalin unter dem Einfluß von Sexualhormon. Zbl. Gynäk. 1935, 91. — *Foster*, Notes on a case of Addisons disease etc. Lancet 1899 I, 1561. — *Frank*, Suggested test for functional cortical adrenal tumor. Proc. Soc. exper. Biol. a. Med. 31, 1204 (1934). — *Freemann* and *Melich*, Suprarenal cortex therapy in pernicious vomiting of pregnancy. Amer. J. Obstetr. 29, 602 (1935). — *French*, Lancet 1908 II, 1398. — *Freud* u. *Oestreicher*, Nebennierenrindenhormon (Cortin) und Geschlechtsapparat. Acta brevia neerl. Physiol. 3, 82 (1933).

Gaspari, Ricerche sull'adrenalinuria in gravidanza col metodo Viale. Boll. Soc. piemont. Ostetr. 1, 336 (1933). — *Gaunt*, Adrenalectomy in the rat. Amer. J. Physiol. 103, 494 (1933). — *Gaunt* and *Parkins*, The alleged interrelationship of the adrenal cortical hormone and the gonads. Amer. J. Physiol. 103, 511 (1933). — *Gerstel* u. *Nagel*, Zur Pathologie und Klinik der bösartigen Nebennierenrindengeschwülste. Endokrinol. 16, 41 (1935). — *Giraud, Margarot* et *Rimbaud*, Maladie de Cushing etc. Presse méd. 1935, 841. — *Goldzieher* and *Koster*, Adrenal hyperfunction. Amer. J. Surg. 27, 93 (1935). — *Greppi* e *Radaelli*, Rilievi clinico-anatomico su un caso di obesita a base ipofisario-surrenale etc. Policlinico 1934, 1187. — *Grollmann* and *Howard*, The effects of adrenal cortex extract on the reproductive system. Proc. amer. physiol. Soc. 1933, 42. — *Guszman*, Schwere Hypertrichose nach Amenorrhöe.

Zbl. Hautkrkh. **47**, 660 (1934). — *Guthmann* u. *Voelcker*, Die Veränderungen der Nebennieren in der Schwangerschaft. Arch. Gynäk. **154**, 591 (1933).

Hare, Two cases of Dyspituitarism. Proc. roy. Soc. Med. **27**, 1017 (1934). — *Hartmann*, Certain functions of the adrenal cortex. New England. J. Med. **209**, 480 (1933). — *Hartmann, Lockwood* and *Brownell*, Further studies on the adrenal cortex. Amer. J. Physiol. **105**, 46 (1933). — *Hayle*, Adrenogenital Syndrome (Cushing Type). Proc. roy. Soc. Med. **27**, 395 (1934). — *Hegedüs*, Fälle von Cushingscher Krankheit. Orv. Hetil. (ung.) **1934**, 311. — *Hiroyuki*, Über den Einfluß der Hyperinterrenalisierung auf die weiblichen Geschlechtsorgane der Ratte. Nippon Fujinkagakkai Zassi (jap.) **28**, 49 (1933). *Hofmann*, Ein Fall von Morbus Cushing mit Genitalblutungen. Klin. Wschr. **1935 II**, 1582. — *Howard* and *Grollmann*, The effect of extracts of the adrenal cortex on growth and the reproductive system of normal rats, with particular reference to intersexuality. Amer. J. Physiol. **107**, 480 (1934).

Ingvarson u. *Lindberg*, Fälle von Cushingscher Krankheit. Sv. Läk. sällsk. Hdl. **5**, 809 (1934). — *Inohara*, Einfluß des Schwangerenharns auf die Nebenniere. Nippon Fujinkagakkai Zassi (jap.) **28**, 22 (1933). — Einfluß des Schwangerenharns auf die Nebenniere. III. Mitt. usw. Mitt. jap. Ges. Gynäk. **1933**, H. 10, 90.

Jacquet, Traité de méd. Tome 3. 1897. — *Jamin*, Die hypophysäre Plethora. Münch. med. Wcshr. **1934**, 1045. — *Jedlička*, Testovarium při pravém hermaphrodismu u člověka. Věstn. VI. sjezdu čsl. přirod., lékařu a inž. v Praze. 1928. — *Josefson* u. *Bergstrand*, Basophiles Hypophysenadenom mit Cushings Syndrom. Nord. med. Tidskr. **1934**, 1277. — *Joung* and *Benham*, Adrenal ccrtical extracts andex changes. Nature (Lond.) **130**, 700 (1932).

Kemp, Hyperemesis gravidarum treated as a tempory adrenal cortex insufficiency. Canad. med. Assoc. J. **28**, 389 (1933). — The vomiting of pregnancy treated as temporary relative insufficiency of maternal cortico-adrenal function. Med. Rec. **140**, 239 (1934). — *Keymer*, Über Histologie und Physiologie der Nebenniere in der Schwangerschaft. Bol. Clin. Obstétr. Univ. Chile **18/19**, 102 (1933). — *Klinger*, Biglanduläre Blutdrüsenerkrankung (thyreosuprarenaler Typus nach M. B. Schmidt) usw. Med. Diss. Kiel 1932. — *Kolodny*, Suprarenal virilism in a woman. J. Amer. med. Assoc. **102** (1934). — *Konschegg*, Über die Cushingsche Krankheit. Frankf. Z. Path. **48**, 486 (1935). — *Kraus, E. J.*, Morbus Cushing, konstitutionelle Fettsucht und interrenaler Virilismus. Nebst Bemerkungen über den „Diabète des femmes à barbe". Klin. Wschr. **1934 I**, 487. — *Kroc* and *Martin*, The relation of bilateral suprarenalectomy and subsequent extract therapy on the body weight and oestrual cycle of the albino rat. Amer. J. Physiol. **108**, 438 (1934). — *Kuga*, Influences of internal secretory glands upon Zondek-Aschheims pregnancy reaction. J. of. orient. Med. **18**, Nr 4 (1933).

Lawrence, Study and treatment by X-rays of a case showing the complete syndrome of Cushings pituitary basophilism. Proc. roy. Soc. Med. **27** (1934). — *Lescher* and *Robb Smith*, History of case of carcinoma of the adrenal cortex with Cushings syndrome. Proc. roy. Soc. Med. **27**, 404 (1934). — *Lisi, de*, Adrenalinemia durante il periodo mestruale. Arch. Ostetr. **42**, 177 (1935). — *Loos*, Nebennierenrinde und Geschlechtsentwicklung. Endokrinol. **13**, 82 (1933). — *Loos* u. *Rittmann*, Nebennierenrinde und Geschlechtsentwicklung. Endokrinol. **13**, 82 (1933).

Macbeth and *Simpson*, Two cases demonstrating the adreno-genital syndrome. Proc. roy. Soc. Med. **27**, 397 (1934). — *Macchiarulo*, Über das Vorkommen und die Rolle des Adrenalins in der Follikelflüssigkeit im Ovarium. Arch. Gynäk. **155**, 335 (1934). — *Maršálek*, Ein Beitrag zum Einfluß der Nebenniere auf die Funktion der Hormone des Hypophysenvorderlappens und des Ovars. Spisy lék. Fak. masaryk. Univ. Brno (tschech.) **12**, 1 (1933). — *Martin* and *Kroc*, Effect of cortical extracts on the oestrual cycle of completely suprarenalectomized rats. Proc. amer. physiol. Soc. **1933**, 71. — *Mavromati*, Influence de l'adrénaline sur le cycle oestral des rats. C. r. Soc. Biol. Paris **110**, 658 (1932). — *Meadows*, Pituitary basophilism. Proc. roy. Soc. Med. **27**, 1353 (1934). — *Medwei* u. *Wermer*, Zur Differentialdiagnose des basophilen Adenoms der Hypophyse. Med. Klin. **1934 I**, 992. — *Meio, de* y *Lewis*, Investigacion de la hormona cortico-suprarenal en la ornia de hombre normal y myer embarazada. Rev. Soc. argent. Biol. **9**, 113 (1933). — *Migliavacca*, L'ormone idrosolubile corticosurrenale nei rapporti colla sfera genitale feminile. Fol. gynaec. (Genova) **29**, 453 (1932). — Sur la présence de l'hormone lutéisante dans l'écorce surrénale. Arch. internat. Physiol. **36**, 137 (1933). — Contributo alla patogenesi della sindrome genito-surrenale nella donna. Fol. gynaec. (Genova) **30**, 309 (1933). — *Minet* et *Houcke*, Hirsutisme et pseudotumeur surrénale. Rénn. méd. chir. Hôp. Lille **1934**. — *Montille*, L'adrenalinuria nella gravidanza. Arch. Ostetr. **40**, 550 (1933). — *Morimoto*, Relation between the action of quinine to the rabbit uterus in situ and the suprarenale capsule. Jap. J. Obstetr. **15**, 432 (1932). — *Mozetti-Monterumici*, Variazioni dei surreni nel trattamento follicolinico in animali ovaro-isterectomizzati. Policlinico **1934**, 108.

Nagel, Beitrag zur Klinik der Nebennierenerkrankungen. Dtsch. Arch. klin. Med. **77**, 600 (1935). — *Neumann, H. O.*, Innere Sekretion der Nebenniere. Med. Klin. **1935** II, 1507. — *Nobl*, Femininer Pseudohermaphroditismus, Hypertrichosis usw. Zbl. Hautkrkh. **45**, 551 (1933). — *Novak*, Application of endocrinology to gynaecologic problems. Amer. J. Obstetr. **27**, 473 (1934).

Pardee, Basophilic syndrome of the pituitary etc. Arch. of Neur. **1934** I, 1007. — *Peserico*, Sindrome di Cushing. Atti Soc. med.-chir. Padova **12**, 139 (1934). — *Player* and *Lisser*, Adrenal sexual precocity; caused by tumors of adrenal cortex: case report of boy 5 years of age. Urologic. Rev. **37**, 758 (1933). — *Poll*, Sexualhormon und Nebenniere. Dtsch. med. Wschr. **1933** I, 567. — *Pratt*, A pseudo-hermaphrodite with suprarenal cortical Hyperplasia. Proc. roy. Soc. Med. **27**, 395 (1934). — *Pritchard*, Pituitary basophilism. Proc. roy. Soc. Med. **27**, 673 (1934). — *Putzu Doneddu*, L'influenza della surrenalectomia monolaterale sul trofismo cutaneo durante lo stato di gravidanza. Riv. ital. Ginec. **15**, 530 (1933).

Quinby, Some dysfunctions caused by neoplasm especially of the adrenal gland. J. of Urol. **32**, 321 (1934).

Raab, Zur Symptomatologie des Morbus Cushing usw. Wien. klin. Wschr. **1934** I, 1034. — *Richter*, Über den Einfluß der endokrinen Drüsensekrete auf die Adrenalinbildung usw. Endokrinol. **15**, 305 (1935).

Schenk, Experimentelle Beeinflussung der Nebennierenrinde des Meerschweinchens durch Hypo-physenvorderlappenhormone. Arch. Gynäk. **155**, 36 (1933). — *Schereschewsky*, Le syndrome surreno-genital de Cook-Apert-Gallais. Rev. franç. Endocrin. **9**, 104 (1931). — *Shimasa*, Ein Fall von Addi-sonscher Krankheit. Fol. endocrin. jap. **10**, 75 (1934). — *Silva*, Sulle probabili cause determinante l'ipersurrenalismo corticale gravidico. Ann. Ostetr. **55**, 1023 (1933). — Morte improvisa in puerperio per iposurrenalismo acuto. Ann. Ostetr. **55**, 855 (1933). — *Simpson, Kohn-Speyer* u. *Korenschewsky*, The adrenal cortex and sex, etc. Lancet **1933** II, 1194. — *Stemmer*, Die Behandlung des Schwanger-schaftserbrechens mit Nebennierenrindenhormon (Cortin). Zbl. Gynäk. **1935**, 456. — *Stolkind*, Cus-hings basophil pituitary syndrome. Proc. roy. Soc. Med. **27**, 1015 (1934). — *Swan* and *Stephenson*, Basophil adenoma of the pituitary body etc. Lancet **1935** I, 372.

Takenaga, Über die hemmende Wirkung des Interrenin auf die Milchsekretion. Nippon Fujjin-kagakkai Zassi (jap.) **28**, 40 (1933). — *Tamburini*, La mamella in rapporto con lo stato morfologico-endocrino individuale. Endocrinol. **4**, 471 (1929). — *Tapfer*, Schwangerschaft und Morbus Addisoni. Wien. klin. Wschr. **1934** II, 1043. — *Thaddea*, Über Beziehungen der Nebennierenrinde zu den Keim-drüsen. Z. Geburtsh. **110**, 225 (1935).

Ucko, Les relations entre l'hypophyse, les glandes surrénales et genitales du point de vue diagno-stique. Paris méd. **1934** II, 113. — *Urechia, Popovici* et *Retezeanu*, Deux cas de syndrome cortico-surrénal. Bull. Soc. méd. Hôp. Paris **49**, 707 (1933).

Valléry-Radot, Delafontaine et *Jouveau-Dubreuil*, Tumeur surrénale avec hirsutisme, amenorrhoe etc. Bull. Soc. méd. Hôp. Paris **49**, 74 (1933).

Walthard, Die Beziehungen des sympathiko-adrenalen Systems zu den Fortpflanzungsvorgängen im weiblichen Genitale. Münch. med. Wschr. **1933** I, 638. — *Williams*, Pituitary basophilism etc. Med. J. a. Rec. **137**, 20 (1933). — *Winter*, Nebennierenrinde und weiblicher Genitalapparat. Z. Geburtsh. **109**, 273 (1934). — *Winter, Reiß* u. *Bálint*, Nebennierenrinde und Luteinisierung. Klin. Wschr. **1934**, 146. — *Woolard*, Suprarenal and pituitary tumours and their correlation with experimental findings. Proc. roy. Soc. Med. **27**, 271 (1934). — *Wright*, Pituitary basophilism etc. Med. J. a. Rec. **141**, 191 (1935).

Die Schilddrüse.

Alquier et *Theuveny*, C. r. Soc. Biol. Paris **66**, 217 (1909). — *Anderson* and *Kennedy*, The effect of gonadectomy on the adrenal, thyroid etc. J. of Physiol. **79**, 1 (1933). — *Aran*, Bull. Acad. Méd. Paris **26**, 123. — *Araujo Maia*, Schwangerschaft und endokrines System. Rev. iatl. Ginec. **22**, 283 (1928). — *Ato*, Über den Einfluß der Thyreoidektomie auf die weiblichen Geschlechtsorgane der Ratte. Mitt. med. Ges. Tokyo **47**, 1585 (1933).

Bella, de, Sopra un caso di struma in gravidanza. Rass. Ostetr. **1923**, 81. — *Benazzi*, Aspetti strutturali della ghiandola tiroide in gravidanza etc. Arch. ital. Anat. **32**, 430 (1934). — *Benthin*, Dia-gnose und Therapie inkretorischer Genitalstörungen. Med. Klin. **1935** I, 233, 266, 305. — *Bonnamour*, Rev. franç. Endocrin. **1924**, 326. — *Bothe*, Ann. Surg. **101**, 422 (1935). — *Buschan*, Basedowsche Krank-heit. Realenzyklopädie der gesamten Heilkunde von Eulenburg, 4. Aufl. Berlin-Wien 1907.

Cahane, Sur un cas de maine confusionelle postpuérperale chez une Basedowienne etc. Vol. jubil. en l'honneur de Parhon, 1934, p. 126. — *Carlson*, The correlation between the physiological state of the thyroid of the mother and of the fetus. Proc. Soc. exper. Biol. a. Med. 10, 185 (1913). — *Caro*, Schilddrüsenresektionen und Schwangerschaft in ihren Beziehungen zur Tetanie und Nephritis úsw. Mitt. Grenzgeb. Med. u. Chir. 17, 447 (1907). — *Cherry*, Glandular therapy in gynecological practice. Med. Rec. 140, 133 (1934). — *Clauberg*, Hormonale Störungen bei der Frau. — Med. Welt 8, 285, 327 (1934).— *Collard-Hirard*, De l'insuffisance ovarienne envisayée dans ses rapportes avec l'insuffisance thyréoidienne. Thèse de Paris 1911. — *Cramarossa*, Menopausa chirurgica e morbo do Basedow. Clin. ostetr. 36, 424 (1934).

Davidowitsch, Morbus Basedowi und Schwangerschaft. Diss. Berlin 1913. — *Davis*, Thyroid disease complicating pregnancy and parturition. Amer. J. med. Sci. 143, 815 (1912). — *Dotti*, Sullo stato del sistema endocrino in gravidanza. Fol. gynaec. (Genova) 30, 623 (1933). — *Dunbar*, Schilddrüsensubstanz bei Eklampsie. Z. Gynäk. 1913, Nr 38, 1421. — *Dyke* and *Graham Ch'en*, Production of ovulation by anterior lobe of pituitary of thyroidectomized rabbit. Proc. Soc. exper. Biol. a. Med. 31, 327 (1933).

Elden, Method of study and treatment of menstrual disturbances of endocrine origin. Amer. J. Obstetr. 28, 179 (1934). — *Elek*, Morbus Basedowii und Schwangerschaft. Wien. klin. Wschr. 1933 I, 400. — *Elsner*, The association of uterine growth with goitre; typical and atypical exophthalmic goitre. Amer. J. med. Sci. 147, 634 (1914). — *Enright, Cola* and *Hitchcock*, Amer. J. Physiol. 113, 221 (1935).

Farani, Beitrag zu den Zusammenhängen zwischen Schilddrüsen und weiblichen Geschlechtsorganen. Arch. brasil. Med. 2, 490 (1912). — *Farner*, Zur pathologischen Anatomie des Morbus Basedowii mit besonderer Berücksichtigung der Struma. Virchows Arch. 143 (1896). — *Fenger*, The influence of pregnancy and castration on the jodine and phosphorus metabolism of the thyroid gland. J. of biol. Chem. 17, 23 (1914). — *Frankl, O.*, Über die Ovarialfunktion bei Morbus Basedowii. Gynäk. Rdsch. 1913, 6. — *Fluhmann*, The influence of the thyroid on the action of gonad-stimulating hormones. Amer. J. Physiol. 108, 498 (1934).

Graff, v., Die Basedowkrankheit als Kontraindikation gegen gynäkologische Röntgentherapie. Wien. klin. Wschr. 1914 I, 93. — *Graham*, The effect of thyroidectomy and thyroid feeding on the milksekretion etc. J. Nutrit. 7, 407 (1934). — The action of thyroxine on the milk etc. Biochemic. J. 38, 1368 (1934). — *Grossi*, Ricerche sul comportamento della reazione di Kottmann in gravidanza ed in puerperio. Ann. Ostetr. 51, 1125 (1929).

Haines and *Mussey*, J. amer. med. Assoc. 165, 557 (1935). — *Herold*, Nachweis und Auswertung von antithyreoiden Schutzstoffen im Blute von Basedowkranken und Schwangeren. Klin. Wschr. 1934 II, 1242. — Über den Gehalt des Schwangerenblutes an antithyreoiden Schutzstoffen. Arch. Gynäk. 157, 103 (1934). — *Heyl, de Jongh* u. *Kooy*, Über die Hemmung der Schilddrüsentätigkeit durch Follikelhormon (Menformon). Acta brevia neerl. Physiol. 4, 126 (1934). — *Hoeven, van der*, Über hormonale Menstrualstörungen. Zbl. Gynäk. 1934, 1405.

Jahn u. *Kesselkaul*, Dtsch. Arch. klin. Med. 161, 143 (1928). — *Jedlowski*, Sull' opoterapia sessuale nell'pertiroidismo. Boll. Soc. Biol. sper. 8, 1829 (1933). — *Jeffcoate*, Sterilität infolge ovarieller Dysfunktion. Brit. med. J. 1935, Nr 3867, 3868. — *Johnstone*, Gynaecological aspects of endocrinology. Brit. med. Journ. 1933 II, 557. — *Jonas* u. *Markalous*, Ref. Med. Klin. 1935, 890. — *Jouin*, Le traitment des fibromes par la medication thyroidienne. Ref. Zbl. Gynäk. 1896, 952.

Kehrer, Endokrine Syndrome in der Gravidität und nach dem Puerperium. Z. Geburtsh. 110, 105 (1935). — *Kleine*, Die sog. Struma ovarii. Arch. Gynäk. 158, 62 (1934). — *Kooy*, Thyreotrope Wirkung bei Kastraten. Nederl. Tijdschr. Geneesk. 1934, 730. — *Koreck*, Thyreoidin bei Hyperemesis gravidarum. Dtsch. med. Wschr. 1912 II, 2035. — *Kraus, E. J.*, Über die pathogenetische Bedeutung der Basophilie der Hypophyse, insbesondere für die Eklampsie. Med. Klin. 1935 II. — *Krichesky*, Proc. soc. exper. biol. Med. 32, 1265 (1935). — *Küstner*, Steigerung der Milchsekretion durch antithyreoiden Schutzstoff. Münch. med. Wschr. 1934 II, 1261.

Laffont, Un cas d'hyperthyroidie des suites de couches. Bull. Soc. Obstetr. 1923, No 4, 301. — *Lampé*, Basedowsche Krankheit und Genitale. Mschr. Geburtsh. 38, 45 (1913). — *Lampé* u. *Papazolu*, Serologische Untersuchungen mittels eines Abderhaldenschen Dialysierverfahrens usw. Münch. med. Wschr. 1913. — *Lehmann*, Über habituelle Schwangerschaftsunterbrechung und innere Sekretion. Arch. Gynäk. 101, 203 (1914). — *Lendel* u. *Hogreve*, Über die korrelativen Verhältnisse der 5 Hormonorgane: Hypophyse, Schilddrüse, Thymus, Keimdrüse und Nebenniere usw. Fermentforsch. 13, 244 (1932). — *Lévy-du Pan*, L'hyperthyroidisme de la grossesse. Schweiz. med. Wschr. 1930 I, 865. — *Lewin*, Plötzliches und vorübergehendes Abschwellen einer Struma. Zbl. Gynäk. 1929, 2094. — *Liebhart*, Follikulin, Insulin und der Kohlenwasserstoffwechsel. Ginek. polska 10, 110 (1931). — *Loeser*, Schilddrüse und Ovarium. Experimentelle Grundlagen für die Dijodtyrosinbehandlung klimakterischer

Beschwerden. Klin. Wschr. **1935** I, 4. — *Lorier, le* et *Mayer*, Avortements à répétition et insuffisance thyroidienne etc. Bull. Soc. Obstétr. Paris **24**, 122 (1935).

Madruzza, Die Schilddrüse in der Schwangerschaft und im Wochenbett. Endokrinol. **14**, 297 (1934). *Mannaberg*, Über Versuche, die Basedowsche Krankheit mittels Röntgenbestrahlung der Ovarien zu beeinflussen. Wien. klin. Wschr. **1913** I, 693. — *Marañon*, Der klimakterische Hyperthyreoidismus. An. med. int. (span.) **3**, 329 (1934). — *Markoe* and *Wing*, The thyroid and its relation to pregnancy and the puerperal state. Bull. Hosp. City New York **8**, 153 (1912). — *Melamed*, Untersuchungen über Abbau von innersekretorischen Drüsen bei klimakterischen und Pubertätsblutungen mittels der Abderhaldenschen Reaktion. Fermentforsch. **9**, 306 (1928). — *Mengert*, The relation of maternal metabolism to infant birth weight. Surg. etc. **56**, 1009 (1933). — *Merckens*, Die geographische Verbreitung des Kropfes in Baden und die Beziehungen der Struma graviditatis zur Eklampsie. Diss. Freiburg i. Br. 1912. — *Moratti*, Cancro genitale muliebre e tiroide etc. Monit. endocrin. **2**, 235 (1934). — *Mudaliar* and *Venkatachalam*, An experimental study of a rare case of hypothyroidism in a woman. J. Obstetr. **41**, 35 (1934). — *Mühlbock*, Der Stoffwechsel bei Schwangeren. Mschr. Geburtsh. **99**, 183 (1935). — *Mussey* and *Haines*, Amenorrhea and oligomenorrhea associated with low basal metabolic rates. Amer. J. Obstetr. **27**, 404 (1934).

Nakamura, Experimental study of thyroid function during pregnancy etc. VI. Effects of preparations of endocrine gland to the metabolism of jodine. Jap. Obstetr. **16**, 470 (1933). — *Nevinny*, Über die Geburtsleitung der Innsbrucker Frauenklinik. Wien. klin. Wschr. **1934** I. — *Nikolajeff*, Anwendung des Thyreoidins in der Geburtshilfe. Vrač. Delo (russ.) **17**, 389 (1934). — *Noesske*, Berichte über gute Heilerfolge bei Osteomalacie mit Thyreoidin. Münch. med. Wschr. **1911** II, 1157. — *Novak*, Observations on gynaecological aspects of endocrinology. Brit. med. J. **1933** II, 553.

Olitsky, Amenorrhoe due to thyroid insufficiency. Med. Rec. **524** (1912). — *Oppenheimer* and *Silver*, Exophthalmic goitre. Arch. of Neur. **32**, 903 (1934). — *Orth*, Eine Erwiderung zu dem Artikel von Kokoris „Uterusmyom und Basedow". Zbl. Chir. **1934**, 1365.

Parhon et *Jancovici*, Rôle de la glande thyroide dans le déterminisme du sexe etc. Bull. Soc. roum. Neur. **12**, 109 (1931). — *Pettavel*, Beitrag zur pathologischen Anatomie des Morbus Basedowii. Dtsch. Z. Chir. **116** (1912). — *Pinard*, De l'expressione sympathique appelée goitre exophthalmique dans ses rapports avec la fonction de reproduction chez la femme. Ann. Gynéc. et Obstétr. **1909**, 257. — *Pohl*, Die Dysmenorrhoea membranacea, eine innersekretorische Erkrankung. Arch. Gynäk. **158**, 326 (1934). — *Pratt*, Quantitativ hormon requirements. Endocrinol. **18**, 211 (1934). — *Proto*, Le modificazioni istologiche della tiroide dopo ovariectomia. Policlinico, sez. chir. **51**, 460 (1934).

Reichelt, Zur Therapie der juvenilen Blutungen. Wien. klin. Wschr. **1933** I, 81. — *Rosenkranz*, Die Schilddrüse im Klimakterium. Endokrinol. **16**, 225 (1935).

Sainton et *Fernet*, Corp thyroide et glande mammaire. Progrès méd. **1908**. — *Schenk*, Nochmals zur Frage der Schilddrüsenaktivierung durch Schwangerenserum und durch Extrakte aus Schwangerenharn. Zbl. Gynäk. **1934**, 929. — *Schluttig*, Eine neue innersekretorische Methode zur Steigerung der Milchsekretion bei Wöchnerinnen. Diss. Leipzig 1934, S. 14. — *Scholderer*, Sekundäre Thyreosen. Klin. Wschr. **1935** I, 537. — *Schultze*, Zur Histologie der Schilddrüse bei Kastrationsfettsucht. Arch. Gynäk. **158**, 746 (1934). — *Segond*, Du traitement des hémorragies de la ménopause par la dijodtyrosine. Bull. Soc. Obstétr. Paris **23**, 700 (1934). — *Serrao*, Disturbi endocrini del „climaterio". Fol. med. (Napoli) **20**, 995 (1934). — *Sherwood, Savage* and *Hall*, The effect of amniotin on the basal metabolism of rats and rabbits. Amer. Physiol. **105**, 241 (1933). — *Stark*, Klinik der Formes frustes des Morbus Basedowii (Thyreotoxikosen). Dtsch. med. Wschr. **1911**, 2168. — Die Entfettungskur der Formes frustes der thyreosexuellen Insuffizienz (Borchardt) in Marienbad. Med. Klin. **1934** I, 757. — *Starr* and *Patton*, The effect of pregnancy urin extract and ovarian follicular hormone on hyperthyroidism. Endocrinology **18**, 113 (1934). — *Stevens*, The thyroid and headache at the menopause. New England J. Med. **201**, 168 (1929). — *Szánto*, Ein Fall von Myxoedem. Atrophia uteri et ovarii. Pest. med.-chir. Presse **1901**, Nr 42.

Tagliaferro, Estrina e tiroide. Fol. gynaec. (Genova) **30**, 597 (1933). — *Tamburini*, La mamella in rapporto con lo stato morfologico-endocrino individuale. Endocrinologica **4**, 471 (1939). — *Thaler*, Schwerer Basedow als Schwangerschaftskomplikation. Gynäk. Rdsch. **9**, 237. — *Thaon* et *Paschetta*, Un cas de syndrome pluriglandulaire thyro-ovarien avec inversion viscérale totale. Rev. neurol. **20** (1912). — *Thiessen*, Über den biologischen Nachweis des Schilddrüsenhormons im Schwangerenblut usw. Arch. Gynäk. **156**, 454 (1934). — *Trousseau*, Bull. Acad. Méd. Paris **27**, 995, 1008.

Ullmann, Über Beziehungen zwischen Uterusmyom und dem Kropf. Wien. klin. Wschr. **1910**, 585.

Veil u. *Sturm*, Dtsch. Arch. klin. Med. **147**, 166 (1925).

Wagner, Bemerkungen zu den Beziehungen der Röntgenbehandlung der Ovarien und des Basedow. Wien. klin. Wschr. **1914 I**, 430. — *Wahrsinger*, Acute thyroiditis complicating the puerperum. Amer. J. Obstetr. **28**, 281 (1934). — *Watkins*, Mild hypothyroidism. Ann. int. Med. **7**, 1534 (1934). — *Weichert* and *Boyd*, Induction of typical pseudo-pregnancy in the albino rats by meaus of experimental hyperthyroidism. Anat. Rec. **58**, 55 (1933). — Stimulation of mammary gland development in the pregnant rat under conditions of experimental hyperthyroidism. Anat. Rec. **59** (1934). — *Williams*, J. amer. med. assoc. **105**, 559 (1935). — *Winter*, Beitrag zur Prognosestellung und Behandlung der sekundären Amenorrhoe. Med. Klin. **1934**, 1694. — *Wright*, Menstrual irregularities and the ductless glands etc. Med. J. a. Rec. **137**, 26, 52 (1933).

Das Epithelkörperchen.

Bakács, Neuere Beiträge über die Behandlung abnormer Menstruation mittels Nebenschilddrüsenextrakt und Calcium. Zbl. Gynäk. **1934**, 568.

Carlson, The parathyroids and pregnancy. Proc. Soc. exper. Biol. a. Med. **1913**, 1913.

Dogliotti, Sul comportamento delle paratiroide e della tiroide nella ovariectomia sperimentale. Ann. Ostetr. **56**, 547 (1934).

Fredericq, Contribution a l'étude de la tétanie de l'oestrous chez les animaux thyroparathyroidectomisés etc. C. r. Soc. Biol. Paris **113**, 903 (1933).

Hellmann and *Rothstein*, Low calcium tetany of the newborn as a problem for the obstetrician. J. Obstetr. **29**, 686 (1935). — *Hoffmann* u. *Rhoden*, Untersuchungen über die Wirkung des Nebenschilddrüsenhormons aus Schwangerenblut. Arch. Gynäk. **156**, 459 (1934).

Mathieu, Action des hormones sexuelles sur la calcémie et la tétanie chez la chienne etc. Bull. Acad. Méd. Belg. **14**, 54 (1934). — *Mathieu* and *Barnes*, The effects of Theelin and Theelol in latent tetany. Amer. J. Physiol. **104**, 172 (1933). — *McCullach* and *Kearns*, The relationship between the parathyroid glands and sex hormones in tetany. Endocrinology **19**, 532 (1935). — *Mull, Bill* and *Kinney*, Variations of serum calcium and phosphorus during pregnancy etc. Amer. J. Obstetr. **27**, 679 (1934).

Parhon et *Ornstein*, Action de l'hormone parathyreoidienne sur la teneur du lait en calcium. C. r. Soc. Biol. Paris **110**, 821 (1932). — *Pollack*, Künstlicher Abort und Sterilisation wegen wiederholter Schwangerschaftstetanie. Orv. Hetil. (ung.) **1934**, 373.

Rothstein, Low calcium tetany in the newborn etc. J. of Pediatr. **5**, 341 (1934). — *Russo*, Il comportamento del calcio e del potassio e del loro rapporto nel siero di sangue di gestanti etc. Arch. Ostetr. **41**, 131 (1934).

Westermann, Ein Fall von rezidivierender Schwangerschaftstetanie nach Strumektomie, behandelt mit Parathormon. Z. Geburtsh. **108**, 15 (1934).

Der Thymus.

Der Brucke, The extract of thymus in pregnancy. Amer. J. Obstetr. **28**, 912 (1934).

Evans and *Simpson*, Reduction of the thymus by gonadotropic hormone. Anat. Rec. **60**, 423 (1934).

Henderson, On the relationship of the thymus to the sexual organs. J. of Physiol. **1904**, 38.

Keller, Thymus und weibliche Geschlechtsorgane. Ginek. polska **13**, 102 (1934). — *Kottmeier*, Resultate mit Thymophysin bei Wehenschwäche. Acta obstetr. scand. (Stockh.) **14**, 382 (1934). — *Kraul* u. *Simon*, Der Einfluß der Hormone auf die Funktion der Uterusmuskulatur. Wien. klin. Wschr. **1934**, 1505.

Lukacs, L'azione dell'estratto biglandolare associato del timo e ipofisi „thymophysin“ sulle contrazioni uterine. Riv. ital. Ginec. **17**, 305 (1934).

Nishijima, Experimentelle Untersuchungen über die Wirkung des Gemischpräparates von Atonin und Thymusextrakt. Mitt. jap. Ges. Gynäk. **29**, H. 7 (1934).

Paton, The relationship of the thymus tho the sexual organs. J. of Physiol. **32**, 59 (1904). — *Putzu*, L'influenza della stimizzazione sulla attivita genetica e sulla prole. Riv. ital. Ginec. **17**, 1 (1934).

Schultze, Ist das Thymophysin dem einfachen Hypophysenhinterlappenextrakt überlegen? Ein klinischer Vergleich an 420 Fällen. Zbl. Gynäk. **1935**, 621.

Die Zirbeldrüse.

Anderson and *Wolf*, Pinealectomy in rats with a critical survey of the literature. J. of Physiol. 81, 49 (1934).

Engel, Untersuchungen über die Wirkung der Zirbeldrüse. Z. exper. Med. 93, 69 (1934). — Zirbeldrüse und gonadotropes Hormon. Z. exper. Med. 94, 333 (1934). — Über die hormonalen Eigenschaften der Zirbeldrüse. Wien. klin. Wschr. 1935 I, 481. — Über die Veränderungen der Nagerscheide durch Zirbelextrakte. Wien. klin. Wschr. 1935 I.

Saphir, Concerning the function of the pineal body. Endocrinology 18, 625 (1934). — Über die Funktion der Zirbeldrüse. Endocrinology 18, 625 (1934).

Vercellana, Beziehungen der Zirbel zu den Keimdrüsen. Ateneo parm. 4, 593 (1932).

Wislánski, Die Zirbeldrüse als endokrine Drüse und Versuche durch Anwendung ihrer Heilwirkung in der Geburtshilfe und bei Frauenleiden. Ginek. polska 13, 533.

Der Inselapparat.

Azérad, Diabète et grossesse etc. Bull. Soc. méd. Hôp. Paris III 50, 1469 (1934).

Blöch u. *Bergel*, Ovarieller Zyklus und Kohlehydratstoffwechsel usw. Wien. Arch. inn. Med. 26, 233, 267 (1935). — *Brunelli*, Ormoni ovarici e ricambio idrocarbonato. Arch. internat. Pharmaco-dynamie 49, 243 (1935).

Cannavo, Diabete e gravidanza etc. Riforma med. 1934, 1411. — *Chaikoff* and *Lyons*, Lactation in diabetes. Amer. J. Physiol. 106, 716 (1933). — *Consoli*, Insulina e genitali. Clin. ostetr. 36, 277 (1934). — *Cramer*, Changes in the islets of Langerhans in pregnancy etc. Quart. J. exper. Physiol. 23, 127 (1933).

Dogliotti, Diabete e gravidanza. Fol. gynaec. (Genova) 31, 177 (1934). — *Duncan* and *Felter*, The effect of pregnancy on the insuline requirement of the diabetic. Amer. J. med. Sci. 187, 347 (1934).

Fischer, Riesenkinder bei mütterlichem Diabetes. Zbl. Gynäk. 1935, 249. — *Florentin*, *Picard* et *Weiss*, Modifications du pancréas endocrine au cours de la gestation. C. r. Soc. Biol. Paris 117, 188 (1934). — *Fonyó*, Zuckerkrankheit und Gravidität. Gyógyásza (ung.) 1933, 595, 637. — *Frank*, I pericoli del diabete nella gravidanza. Riv. Ostetr. 16, 514 (1934). — *Fumarola*, Glicemia ed urina di donna gravida. Ann. Ostetr. 57, 471 (1935).

Garufi e *Ruggeri*, Curva glicemica e ciclo mestruale. Monit. ostetr. 5, 557 (1933). — *Greisheimer*, Sexual difference in fasting blood sugar. Proc. soc. exper. Biol. a. Med. 31, 1067 (1934).

Horvai, Einige Worte über die Diät der diabetischen Schwangeren. Magy. Nögyózy (ung.) 3, 106 (1934).

Kano, Experimentelle Untersuchungen über die funktionellen Beziehungen zu Pankreas und den weiblichen Geschlechtsorganen. Mitt. jap. Ges. Gynäk. 29, H. 4 (1934).

Liegner, Inselfunktion und Fruchtbarkeit. Arch. Gynäk. 154, 168 (1933). — Hormonale Menstruationsstörungen (der Anteil des Pankreas). Zbl. Gynäk. 1934, 2952.

Mönckeberg, Diabetes und Schwangerschaft. Bol. Clin. obstétr. Univ. Chile (span.) 18/19, 31 (1933).

Nelson and *Overholser*, Proc. Soc. exper. Biol. a. Med. 32, 150 (1934).

Paroli, Il trattamento insulinico pre-e post-operatorio nelle diabetiche. Riv. ital. Ginec. 18, 5 (1935).

Quadras-Bordes, Metrorrhagias de origen ovarico tratadas por insulina. Med. ibera 1, 777 (1933). — *Quattrini*, L'organo insulare in puerperio. Monit. ostetr. 6, 110 (1934).

Rosenberg, Schwangerschaft und Diabetes. Z. ärztl. Fortbildg 31, 223 (1934). — *Ruggeri* e *Garufi*, Glicemia e stato puerperale. Monit. ostetr. 5, 381 (1933).

Soskin, *Mirsky*, *Zimmermann* and *Crohn*, Amer. J. Physiol. 113, 124 (1935).

Villouta, Die Veränderungen des Blutzuckers bei Schwangerschaft, Geburt und Wochenbett. Bol. Clin. obstétr. Univ. Chile 18/19, 48.

Winter, Studien über den Kohlehydratstoffwechsel. 2. Mitt. usw. Arch. Gynäk. 157, 509 (1934).

Die Therapie mit Sexualhormonen bei der Frau.

Von

C. Clauberg, Königsberg i. Pr.

Mit 23 Abbildungen im Text.

I. Allgemeines.

Nach allem über die innere Sekretion des Ovariums, der Hypophyse und der Placenta Gesagten muß von vornherein klar sein, daß die Therapie mit Sexualhormonen bei der Frau in neuester Zeit Wandlungen durchgemacht hat, wie sie nur aus der Fülle der neu gewonnenen Kennntnisse und Erkenntnisse verständlich sind. Sind doch nunmehr noch keine 10 Jahre verflossen, seit durch die Entdeckung eines die „Gonaden regulierenden" Hormons im Hypophysenvorderlappen unsere Vorstellungen vom inneren Zusammenhang der cyclischen Funktionen im weiblichen Organismus gegenüber früher auf eine grundlegend andere Basis gestellt wurden. Bis zu dieser Entdeckung galt die weibliche Keimdrüse als ein — das darf wohl gesagt werden — viel zu selbständiges Organ, als daß man bei Fragen der hormonalen Therapie in der Gynäkologie „gewagt" hätte, seinen Blick sehr wesentlich von dieser Drüse mit innerer Sekretion „wegzukonzentrieren". Dementsprechend waren auch die Vorstellungen, mit welchen man bei der Therapie mit Stoffen von vermuteter innersekretorischer Wirksamkeit zu Werke ging. Als allgemeinste solcher Vorstellungen dürfte wohl die folgende gegolten haben: Im Zentrum des sexualcyclischen Geschehens bei der Frau steht das Ovarium. Funktioniert dieses nicht, so muß versucht werden, durch Zufuhr von Extrakten aus dem Ovarium dieses „Zentrum" wieder in einen geordneten Gang zu bringen. Dabei wird wahrscheinlich die vollkommenste Therapie dadurch erreicht, daß das schlecht oder gar nicht funktionierende Ovarium durch ein anderes, dem Organismus einverleibtes Ovarium ersetzt wird.

Die Wege und Wirkungsweise eines inneren Sekretes im Organismus bleiben uns letzten Endes immer im Dunkel gehüllt. Wir lernen meistens aus dem Ausfall eines Hormons das Negative dessen kennen, was es unter normalen Bedingungen unterhält. Und wir sehen dieses Hormon nach seiner Einverleibung in den Organismus an einer bestimmten Stelle wirken — wissend, daß es mit dem Blutstrom dort hingelangt sein muß, aber nicht verstehend, warum dieses Hormon nun gerade dort angreift. Daraus ergeben sich für uns zwei Begriffe für die Anwendung der inneren Sekrete in der menschlichen Therapie, die wir stets streng voneinander zu scheiden verstehen müssen, nämlich: das, was wir über das Wirken und den Effekt eines Hormons positiv wissen, und das, was wir uns über seine

Wirksamkeit vorstellen können. Ich glaube, kein Unrecht zu begehen, wenn ich sage: Alle Therapie mit Sexualhormonen, die vor dem Vorliegen der neueren Kenntnisse in der Sexualhormonforschung getrieben wurde, basierte lediglich auf Vorstellungen.

Es wäre wunderschön nunmehr sagen zu können: Alle Therapie mit Sexualhormonen, die jetzt getrieben werden kann, beruht auf unserem exakten Wissen. Das wäre jedoch ein schwerer Irrtum. Meiner Ansicht nach haben wir die Möglichkeit, Hormontherapie zu treiben überhaupt erst dann in der Hand, wenn wir die normale Funktion der Drüse, mit deren innerem Sekret wir arbeiten wollen, vollauf beherrschen. Daß das für die innersekretorischen Drüsen, um die es sich hier handelt, nur zum Teil der Fall ist, muß aus meinen Ausführungen in den einzelnen Abschnitten über das Ovarium, die Hypophyse und Placenta eigentlich klar hervorgehen. Wenn ich an dieser Stelle nur als Beispiel noch einmal betone, daß wir bisher kaum im Tierversuch in der Lage sind, mit dem Hypophysenvorderlappen-Hormon einen geordneten einmaligen Sexualzyklus in seinem exakt physiologischen Ablauf künstlich zu reproduzieren, so folgt daraus, daß wir — wieder als Beispiel — noch nicht einmal die Dosen kennen, mit denen der normale menschliche Hypophysenvorderlappen-zur Zeit des normalen weiblichen Genitalzyklus, also während dessen einzelner Phasen, arbeitet. Die Sexualhormontherapie war einmal nahe daran, in einen starken Mißkredit zu geraten. Das ist mehr als verständlich, wenn wir hören, daß erst wenige Jahre vergangen sind, seitdem noch darüber diskutiert wurde, ob man wohl gefahrlos an Stelle von 2—3 ME. Follikelhormon auf einmal 10 ME. dieses Hormons bei der Frau zuführen dürfte — während heute mit Mengen von hunderttausenden von ME. dieser Wirksubstanz gearbeitet wird. Es sei mir deshalb erspart, an dieser Stelle rein summarisch dasjenige zusammenzustellen, was der eine an Erfolgen und der andere an Mißerfolgen mit der Zufuhr dieser oder jener Menge Hormons bei diesem oder jenem endokrinen Krankheitsbild aufzuweisen hatte. Denn damit ist dem gynäkologischen Therapeuten nicht geholfen. Vielmehr wollen wir hier vor allem das wiedergeben, worüber wir an positivem Wissen verfügen. Ist dann trotzdem — mehr vielleicht als nach meinen einleitenden Ausführungen zu erwarten — von Vorstellungen die Rede, die wir uns bei der Therapie als Basis zu eigen machen, so sei hier betont, daß diese Vorstellungen aber gefestigt sind durch das enorme Wissen, das uns die letzten Jahre auf diesem Gebiete als Ergebnis der sog. modernen Sexualhormonforschung vermittelt haben.

1. Ovarialtransplantation.

Bevor wir in die Besprechung der Therapie mit den Hormonen des Ovariums eingehen, müssen wir doch noch kurz auf die Anwendung der Ovarialtransplantation im neueren Sinne bzw. unter dem Gesichtswinkel der neueren Erkenntnisse zurückgreifen. Wie wir früher gehört haben, enthält das Ovarium selbst nur verschwindend geringe Mengen seiner Hormone — d. h. also das Ovarium im „Augenblicksausschnitt"; denn um einen solchen handelt es sich ja, wenn wir das Organ aus seinen Gefäßverbindungen herauslösen und untersuchen. Es kann sich also bei der Ovarialtransplantation keineswegs darum handeln, sie wegen der im Moment gerade im Ovarium enthaltenen Hormone anzuwenden, da wir diese Hormone in viel höherer und geeigneterer Menge anders zur Verfügung haben und auf viel einfachere Weise zuführen können als durch eine Operation. Die Idee der Transplantation eines Organs basiert ja auf der Annahme, daß dieses Organ im fremden

Organismus regelrecht einheile und dann — blutversorgt, zur Eigendrüse des Wirtsorganismus geworden — seine normale Funktion aufnimmt und damit das fehlende oder nichtfunktionierende Organ des betreffenden Individuums vollständig oder teilweise ersetzt. Wir wissen, daß dies selbst im Tierexperiment, wo doch im allgemeinen eher derartiges als möglich zu erwarten ist, nur verhältnismäßig selten eintritt. Selbst die Ergebnisse Sippels am Menschen und Lipschütz' an Tieren, dürften in dieser Beziehung nicht allzu ermutigend sein[1]. Im allgemeinen wird derartig überpflanztes Gewebe vom fremden Organismus eben auch als Fremdkörper behandelt: es wird das überpflanzte Gewebe durch Auflösung der auflösbaren Teile und durch bindegewebige Organisation der übrigen Bestandteile zur Resorption gebracht. Dabei kommen dann die im Augenblick der Transplantation vorhandenen Wirkstoffe dem Organismus einmalig zugute; danach aber kann von einem Effekt nicht mehr die Rede sein. Von den Anwendern der Ovarientransplantation wird auch mit als Grund für die Nützlichkeit derselben angegeben, daß das Ovarium noch andere Stoffe enthalten könne und „Organotherapie" etwas anderes sei als Hormontherapie. Dazu muß gesagt werden, daß — wie wir früher gehört haben — ein weiteres Hormon (z. B. Stoffwechselhormon), das irgendwie spezifisch sei für das Ovarium, einwandfrei bisher noch nicht in ihm nachgewiesen ist. Und selbst wenn das der Fall sein sollte, so dürfte kein Grund bestehen, für das Schicksal dieser Stoffe im Anschluß an die Transplantation etwas anderes anzunehmen als für die sicher bekannten Hormone — nämlich, daß sie augenblicklich, d. h. einmalig resorbiert werden und damit ihre Schuldigkeit getan haben. Bekanntlich hat die Erfahrung gelehrt, daß die günstigsten Bedingungen für die Einheilung eines Organs mit anschließender Funktionsfähigkeit desselben bei der Autotransplantation gegeben sind. Es ist deshalb folgendes selbstverständlich: In jedem Falle, wo während der vollen Geschlechtsreife einer Frau beide Ovarien exstirpiert werden mußten und wo sich ein Ovarialrest aus rein technischen Gründen bei der Operation unter keinen Umständen erhalten ließ, da muß — falls an den exstirpierten Organen normales Ovarialgewebe vorhanden ist und kein Gegengrund (Malignität usw.) besteht — unbedingt ein Stück dieses gesunden Ovarialgewebes unmittelbar bei der Operation in die Bauchmuskulatur implantiert werden. Zwar sind die Aussichten für einen vollwertigen Erfolg auch hier nicht groß, aber immerhin besser als bei der sog. Homoiotransplantation.

Immerhin sind auch hier für die letztere Methode (Homoiotransplantation) jüngst einige Erfolge beschrieben worden. Siegert (1931) berichtet über eine verhältnismäßig große Serie von Ovarientransplantationen, die an der Düsseldorfer Klinik ausgeführt wurden. Er verfügt über 37 Fälle, bei denen im generationsfähigen Alter beide Ovarien exstirpiert werden mußten und bei denen entweder sofort ein Stück eigenes Ovar in die Rectusscheide (autoplastisch) implantiert wurde oder die später arteigenes Ovarialgewebe von einem fremden Spender (homoioplastisch) transplantiert erhielten. Die Beurteilung des Erfolges geschah: 1. Nach dem Wiedereintritt der Menstruation und 2. nach dem Ausbleiben oder Verschwinden der Ausfallserscheinungen. Bei den autoplastisch implantierten Fällen kam es in 40,5% zu dauernd regelmäßigen Menstruationen, in 13,5% vorübergehend zu Menstruationen und in 11% zu Metrorrhagien, während 35% amenorrhoisch blieben. Danach hat Siegert mit der Autotransplantation 50%ige Erfolge. Was die Ausfallserscheinungen anlangt, so war ihre Stärke und ihr Umfang zwar in den meisten Fällen

---

[1] Siehe auch die Arbeiten von del Castillo (1928), Laffont (1928), Adamberg (1930) u. a.

von dem Wiedereintreten der Menstruationen abhängig; in einem Teil der Fälle, die amenorrhoisch blieben, wurden die Ausfallserscheinungen jedoch auch noch mehr oder weniger behoben. Die Erfahrungen mit der homoioplastischen Transplantation waren bei weitem ungünstiger. Siegert kombinierte hier mit anschließender künstlicher Hormonzufuhr. Trotzdem war der Erfolg, wenn er überhaupt eintrat, meistens nur vorübergehend. Unterstützung durch künstliche Hormonzufuhr hatte in den Fällen mit rascher Resorption oder langer Inaktivität des Transplantats in der Hälfte der Fälle günstige Erfolge. Der Autor meint dazu: „Je aussichtsreicher also die Hormontherapie als solche mit Verbesserung der Präparate wird, um so erfolgreicher wird auch die Unterstützung der Transplantation durch derartige Präparate sein."

In diesen Fällen muß es also zur erfolgreichen Einheilung in dem Sinne gekommen sein, daß das transplantierte Ovarialstück zum funktionstüchtigen Organ im fremden Organismus wurde. Allerdings ist auch dann trotz Einheilung des Organs die Funktionsdauer meistens beschränkt geblieben, und nur einige sind mehrere Jahre bis jetzt beobachtet. Wir haben ja hier stets in Form der Menstruationsblutungen aus dem Uterus ein sinnfälliges Reagens, das in der Beurteilung des Erfolges keine Irrtümer zuläßt.

In diesem Zusammenhang ist es wichtig, auf die Ergebnisse gewisser Tierversuche aus den letzten Jahren hinzuweisen und eine generelle Betrachtung über die Funktionsfähigkeit des menschlichen Ovariums anzuschließen. Ich denke vor allem dabei an die Parabioseversuche, wie sie Koyama, Thales Martius, Fels u. a. ausgeführt haben. Das wesentliche Ergebnis dieser Versuche war: Wird von zwei parabiontischen Tieren das eine kastriert, so reagieren die Keimdrüsen des anderen Tieres mit vermehrter Aktivität (verstärkte bzw. verfrühte und übermäßige Follikelreife und Corpus luteum-Bildung bei Weibchen). Diese Versuche erhärten ja die Tatsache, daß Ovarium und Hypophysenvorderlappen in einer genau mengenmäßig aufeinander abgestimmten permanenten hormonalen Gegenseitigkeitsbeziehung stehen müssen. Wir kommen deshalb heute allzu leicht in die Verlegenheit, bei Nichtfunktion des Ovars an eine kausale Nichtfunktion des Hypophysenvorderlappens zu denken. Wir müssen aber bei der Behandlung von Ovarialstörungen unbedingt damit rechnen, daß die vorhandene Schädigung des Ovars auch einmal eine reine „isolierte" Angelegenheit dieses Organs selbst sein kann. Das bedeutet: Genau wie jedes Organ im Organismus isoliert einmal eine ihm bei der Entwicklung mitgegebene Fehlbildung aufweisen kann, so wird es sicherlich Ovarien geben, die — trotzdem alle dazu gehörigen Funktionen (Hypophysenvorderlappen) in Ordnung sind — in ihrer Anlage so minderwertig sind, daß sie auf ihren Aktivator Hypophysenvorderlappen-Hormon einfach nicht oder nur schlecht reagieren. Es finden sich darüber in der Literatur keine Angaben. Deshalb müssen wir uns davon selbst eine Vorstellung machen (und damit beginnen bereits die „Vorstellungen", von denen ich eingangs sprach). Bei den Vorstellungen, die wir uns machen wollen, müssen wir ausgehen von der Anzahl der in einem Eierstock in der Anlage vorhandenen „reaktionsfähigen" Primordialfollikeln. Es dürfte doch wohl so gut wie sicher sein, daß dem normalen Eierstock eine bestimmte, innerhalb der biologischen Grenzwerte und -begriffe etwa gleichbleibende Zahl von Follikeln mit auf den Weg gegeben ist. Das Sistieren der Eierstocksfunktion zur Zeit der Klimax und damit die Klimax selbst möchte ich so auffassen, daß dann tatsächlich die Zahl der reaktionsfähigen Follikel, d. h. der Follikel mit biologischer Vollfunktionsfähigkeit, verbraucht ist und keine weiteren mehr

vorhanden sind, die auf die normalen Hypophysenvorderlappen-Hormonmengen im Organismus zu reagieren in der Lage wären. Dagegen spricht nicht die von Zondek und anderen
gezeigte Möglichkeit, senile Ovarien im Tierversuch zu reaktivieren; denn um eine tatsächliche Reaktivierung handelt es sich bei der künstlichen Schaffung eines ein- oder mehrmaligen
Zyklus durch übergroße, für die Mäuseovarien mehr als pathologische Mengen Hypophysenvorderlappen-Hormon keineswegs; sondern man möchte eher sagen, es handelt sich dabei
um das „Ausquetschen" des letzten Restes des in solchen Ovarien noch gerade vorhandenen
reaktionsfähigen Gewebes. Dafür spricht aber die Tatsache, daß nach Sistieren der
Ovarialfunktion (oder nach Wegnahme der Ovarien) der Hypophysenvorderlappen mehr
gonadotropes Hormon bildet als vorher (Hypophysenvorderlappen-Hormon im Blut und
Urin nach Kastration!). Er produziert also mehr gonadotropes Hormon, wenn er von der
rückkoppelnden Wirkung der Ovarialhormone (die dann ja nicht mehr gebildet werden)
befreit ist. Und doch „rührt sich" im Ovarium des betreffenden Individuums jetzt nichts
mehr, trotzdem ein Mehrangebot von Hypophysenvorderlappen-Hormon besteht, auf welches
das Ovarium besonders gut reagieren müßte, besäße es noch reaktionsfähiges Gewebe.
Dafür spricht auch, daß — wenn man Tieren dieser Art ein jugendliches, also reaktionsfähiges Ovarium implantiert und es wirklich zur Einheilung kommt, dieses implantierte
Ovarium stark auf das vermehrte kreisende Hypophysenvorderlappen-Hormon reagiert.

2. Allgemeine Beurteilung der Ovarialstörungen.

Wir müssen diese Verhältnisse unbedingt mit in Rechnung ziehen und berücksichtigen
— weniger sogar wegen der Richtigkeit der einzuschlagenden Therapie als wegen der richtigen
Beurteilung eines Erfolges oder Mißerfolges im einzelnen Falle. Wenn wir genaues über
den Zustand des Ovars oder über das jeweilige hormonale Verhältnis eines schlecht oder
nichtfunktionierenden Ovariums zum Hypophysenvorderlappen wissen wollen, so würde
dazu „rechtlich" eigentlich jedesmal die Ermittlung der Hormonmengen im Blut und
Urin (und zwar über eine gewisse Zeit hin) erforderlich sein. Findet sich Vorderlappenhormon vermehrt nachweisbar, so kann eine Unterfunktion der „übergeordneten" Drüse
Hypophyse keinesfalls angenommen werden, sondern es muß eine primäre Schädigung
im Ovar selbst liegen. Solche Untersuchungen sind zum Zwecke der genauen Ermittlung
von hormonalen Dysfunktionen bisher überhaupt noch wenig angestellt (s. Wirz 1933). —
Wenn wir andererseits wissen wollen, ob das Ovar überhaupt noch Follikelhormon produziert, so müßten fortlaufende Bestimmungen dieses Hormons vorgenommen werden (Frank,
Siebke,) die aber bekanntlich außerordentlich mühsam und zeitraubend sind. Jedenfalls können wir heute ohne die genaue Kenntnis der jeweilig vorhandenen Wechselbeziehung zwischen Ovar und Hypophyse, noch nicht schlechthin von einer substituierenden
Therapie im einen oder einer kausalen Therapie im anderen Falle sprechen. Denn es kommt
hinzu, daß wir bei Einverleibung der Hormone des Ovariums in den Organismus nicht nur
(das Ovarium substituierend) den Genitalschlauch beeinflussen, sondern daß ja mit den
Hormonen des Ovars auch eine Wirkung auf den Hypophysenvorderlappen (und wahrscheinlich auch auf andere Drüsen) erfolgt und daß nunmehr von diesem aus wieder das Ovarium
nicht unbeeinflußt bleibt.

Noch ein weiteres ist unbedingt zu berücksichtigen und soll hier — obgleich es eigentlich selbstverständlich sein müßte — ausdrücklich erwähnt werden; das ist die leichte

Beeinflußbarkeit des Ovariums durch Allgemeinschäden. Das Ovarium ist eben ein außerordentlich empfindliches Organ, in dem nun die noch empfindlicheren Keimzellen sitzen (s. die leichte Ansprechbarkeit auf Röntgenstrahlen). Wenn ein junges Mädchen bei eingreifender Umstellung seiner Arbeitstätigkeit oder gar bei bloßem Klimawechsel amenorrhoisch wird, so weist das zwar auf eine besonders leichte Reaktionsfähigkeit seiner Ovarien hin, braucht aber noch nichts mit Ovarialinsuffizienz im Sinne einer ernsthaften Erkrankung zu tun zu haben. Wenn dann nach einigen ME. Follikelhormon seine Ovarialfunktion wieder in Gang kommt, so wäre die Buchung dieser Behandlung als positiver Erfolg in den meisten Fällen wohl ein Mißgriff; abgesehen davon, daß die vorübergehende Einstellung der Ovarialfunktion (oder sagen wir lieber der Ovarial-Vollfunktion) in diesem Falle sogar etwas Physiologisches, von der Natur Gewolltes bedeuten kann. In diesem Sinne müssen wir aber auf jeden Fall diejenigen Patientinnen betrachten, bei welchen es auf Grund einer Allgemeinerkrankung (also z. B. einer versteckten Tuberkulose) zu einer Verminderung oder zu einem Stillstand der Ovarialfunktion kommt. In solchen Fällen das Allgemeinleiden des Organismus übersehen und die Ovarialinsuffizienz behandeln wollen, hieße in den biologischen Selbstschutz des Körpers mit untauglichen Mitteln störend eingreifen. Der Gynäkologe wird also in derartigen Fällen die einzig richtige Behandlung innezuhalten verstehen müssen, nämlich — die Patientin in Ruhe lassen. Und er wird für sich nur in Anspruch nehmen dürfen, in dem feinen Reagens des mensuellen Zyklus einen etwaigen Hinweis für das Vorliegen einer Allgemeinerkrankung im Organismus zu haben, der sich unter Umständen schon auswirkt, wenn die Patientin von ihrem eigentlichen Grundleiden noch kaum Beschwerden hat oder jedenfalls erst so geringe Beschwerden, daß sie diese weniger wertet als das sinnfällige äußere Zeichen des Ausbleibens der Regel. Wenn wir also ovariellhormonale Unterfunktionen behandeln wollen, so müssen wir

1. Das Vorliegen einer allgemeinen Schädigung des Organismus unbedingt ausschließen und

2. Den Ort der primären Schädigung (Ovar, Hypophyse, andere endokrine Drüsen) eigentlich — d. h. nach Möglichkeit — kennen.

Schließlich sei hier noch ein letztes vorweggeschickt, bevor wir auf die spezielle Therapie eingehen; nämlich wieder etwas, das aus meinen eingehenden Ausführungen im Abschnitt „Ovarium" und „Hypophyse" hervorgehen müßte: Seit den Untersuchungen Steinachs hat es — meistens in Laienkreisen — aber auch unter Medizinern und Biologen — regelrecht „gespukt" in dem Sinne, daß wiederbelebte Geschlechtsdrüsenfunktion ungefähr dasselbe sei wie eine allgemeine Verjüngung. Dazu sei hier kurz und bündig gesagt: Es läßt sich nach unseren heutigen Kenntnissen wohl eine Geschlechtsfunktion mit den Sexualhormonen in einem alten Organismus wiederbeleben — von einer „Verjüngung" im wahrsten Sinne des Wortes sind wir dabei aber weit entfernt. Auch ist folgendes selbstverständlich: Bei den weitgehenden korrelativen Beziehungen, welche zwischen Ovarialfunktion und den anderen Drüsen mit innerer Sekretion bestehen, ist es erklärlich, wenn es nach genügender Zufuhr von Sexualhormonen im Tierversuch mal zu einer Einwirkung auf das Haarkleid, zur Steigerung der Vitalität, zu Stoffwechseländerungen und zu ähnlichem kommt. Damit ist jedoch keineswegs eine „Verjüngung" des Organismus im ganzen erreicht. Im übrigen lehrt uns die tägliche Erfahrung, daß diese Dinge komplizierter liegen: Wir können es erleben, daß Frauen ohne Ovarialfunktion durchaus jugendlich sind und es lange bleiben.

Ebenso kommen genügend Frauen zur Beobachtung, die sich nach ihrem Habitus längst im Senium befinden, während die Genitalfunktion noch vollständig in Ordnung ist.

Wenn wir uns die gewiß nicht wenig umfangreiche Literatur über die Therapie mit Ovarialhormonen ansehen, so werden wir erstaunt sein über die Mannigfaltigkeit der positiven und negativen Ergebnisse, der verwendeten Dosen, der Vorschläge usw.; nicht weniger aber wird uns auffallen, daß es nur außerordentlich wenige Schemata gibt, nach denen bei einer solchen Behandlung vorzugehen sei. Ja wir werden selbst bei dem einzelnen Autor oft die verschiedensten Angaben finden können. Es ist deshalb nicht verwunderlich, wenn der einzelne Spezialist auf diesem Gebiete zu seinem eigenen Behandlungsschema (wenn es ein solches überhaupt gibt) gekommen ist. Und es sei mir deshalb nicht verübelt, wenn ich in diesem Sinne, zwar die modernsten Ergebnisse anderer Autoren verwertend, hier aber meine eigenen Erfahrungen im wesentlichen zur Grundlage nehme. Wir alle wissen, wie früher — d. h. vor der Reindarstellung der Hormone des Ovars — mit recht unbekannten Faktoren gearbeitet wurde, wenn schlechtweg auf jede Ovarialstörung oder sog. „Ausfallserscheinung" hin irgendein „Ovarialpräparat" per os oder auch unter Umständen per injectionem verabfolgt wurde. Diese Zeiten will ich von vornherein übergehen und dort beginnen, wo es möglich wurde, „reine" Hormonpräparate mit exakter Dosierung in Gebrauch zu nehmen. Im Vordergrund steht dabei ja zweifellos das Follikelhormon, weil man es als erstes und am einwandfreisten auszuwerten und zu verwerten verstand. Das Follikelhormon in sog. Dragées mit einem Gehalt von 50—150 ME. pro Tablette hat in Form verschiedenster im Handel befindlicher Präparate eine Zeitlang eine große Rolle gespielt. Wenn ich auch auf diese Präparate hier nur wenig eingehe, so hat das wieder seinen Grund in eigenen Erfahrungen, die ich in experimentellen, speziell auf die Klärung der Wirksamkeit dieser Präparate gerichteten Untersuchungen gewinnen konnte. Ich habe mehrfach betont (s. meine Monographie „Die weiblichen Sexualhormone" und in dem hier vorliegenden Handbuch), daß ich bei systematischer Verfütterung dieser Dragées an Ratten eine erstaunlich schlechte Wirksamkeit habe feststellen können. Ich hatte bisher von einer ausführlichen Veröffentlichung meiner diesbezüglichen, schon vor Jahren erledigten Untersuchungen abgesehen, will aber jetzt doch an dieser Stelle ein wenig mehr darüber sagen, wo es gilt, dem Therapeuten ein klares Bild von der zu erwartenden Wirksamkeit seiner zugeführten Dosen zu verschaffen.

3. Versuche über die Wirksamkeit peroral verabreichten Sexualhormons.

Es ist eine bekannte Tatsache, daß die Wirksamkeit peroral verabfolgter Drogen geringer ist als diejenige parenteral in gleichen Dosen gegebener. Für das Follikelhormon gilt im Durchschnitt die Angabe, daß das Wirksamkeitsverhältnis peroral zu parenteral 1 : 5 betrage, daß also vom Darmkanal aus nur $^1/_5$ des zugeführten Hormons wirksam werde. Schoeller, Dohrn und Hohlweg haben als erste darauf hingewiesen, daß es kein bestimmtes Verhältnis der subcutanen zur peroralen Wirkung gibt, sondern daß dieses Verhältnis abhängig ist von Art und Menge der vorhandenen Begleitstoffe. Sie wiesen Schwankungen von 1 : 5 bis 1 : 50 nach. So erklärten sich auch die verschiedensten Angaben der Autoren über das Wirksamkeitsverhältnis von peroraler zu subcutaner

Dosis (Laqueur 1 : 100, Dodds 1 : 25, Bansi 1 : 24, Loewe 1 : 20, Zondek 1 : 5, Dohrn 1 : 2,5). Ich habe nun in sich über 10 Monate erstreckenden Fütterungsversuchen unter absolut gleichbleibenden Bedingungen an 130 kastrierten ausgewachsenen Ratten Vergleiche mit den fünf bekanntesten im Handel befindlichen deutschen Follikelhormonpräparaten in Dragéeform angestellt. Dabei wurden die aus der Apotheke bezogenen Präparate Hogival, Menformon, Panhormon, Progynon und Unden in gleichbleibenden Seriendosen an die Tiere verfüttert, der Erfolg an den Scheidenabstrichen registriert und nach Punkten gewertet (auf Einzelheiten dieser Auswertung will ich hier nicht eingehen). Es ergaben sich dabei z. B. folgende Resultate:

<table>
<tr><td align="center">4 RE.</td><td align="center">6 RE.</td><td align="center">8 RE.</td></tr>
<tr><td>Progynon . . . . 68 Punkte</td><td>Progynon . . . . 91 Punkte</td><td>Progynon . . . . 84 Punkte</td></tr>
<tr><td>Panhormon . . . 29   ,,</td><td>Panhormon . . . 37   ,,</td><td>Panhormon . . . 59   ,,</td></tr>
<tr><td>Unden 10   ,,</td><td>Hogival 13   ,,</td><td>Hogival 43   ,,</td></tr>
<tr><td>Menformon . . . 6   ,,</td><td>Unden 0   ,,</td><td>Unden 32   ,,</td></tr>
<tr><td>Hogival 0   ,,</td><td>Menformon . . . 0   ,,</td><td>Menformon . . . 3   ,,</td></tr>
<tr><td align="center">12 RE.</td><td align="center">18 RE.</td><td align="center">24 RE.</td></tr>
<tr><td>Progynon . . . . 93 Punkte</td><td>Progynon . . . 100 Punkte</td><td>Progynon . . . 100 Punkte</td></tr>
<tr><td>Panhormon . . . 39   ,,</td><td>Panhormon . . 80   ,,</td><td>Unden 80   ,.</td></tr>
<tr><td>Unden 29   ,,</td><td>Hogival 53   ,,</td><td>Panhormon . . 67   ,,</td></tr>
<tr><td>Hogival 13   ,,</td><td>Unden 28   ,,</td><td>Menformon . . 66   ,,</td></tr>
<tr><td>Menformon . . . 12   ,,</td><td>Menformon . . 13   ,,</td><td>Hogival 46   ,,</td></tr>
</table>

Dabei muß betont werden, daß 100 Punkte den überhaupt möglichen Höchstwert bedeuteten (alle Tiere Volloestrus) und darüber hinaus natürlich keine Bewertung möglich war. Eine Diskussion dieser meiner damaligen in allen Wiederholungen und Versuchsvariationen gleichbleibenden Ergebnisse erübrigt sich. Ihre Bedeutung kann aus der Zusammenstellung ohne weiteres erkannt werden. Jedenfalls sehen wir daraus, daß von der peroralen Applikation des Follikelhormons hinsichtlich der Wirkung auf den Genitalschlauch vorläufig noch recht wenig Erfolg zu erwarten ist. Wenn trotz dieser objektiven Feststellung Erfolge mit diesen Dragées erzielt sind, so ist das durchaus nicht unerklärlich, wenn es sich um die Behandlung klimakterischer Beschwerden handelt; jedoch werden wir darauf weiter unten eingehen.

Wenn wir Ovarialhormontherapie treiben wollen, so gibt es für uns zwei Vorbedingungen, über die wir genau unterrichtet sein müssen. Das eine sind die Dosen Hormon, mit denen das normale menschliche Ovarium arbeitet; das andere sind die Krankheitsbilder, zu denen es auf Grund einer ovariellen Störung kommen kann.

4. Die Hormonmengen, mit denen das normale Ovarium arbeitet.

Über die Dosen, mit denen das normale reife menschliche Ovarium arbeitet, ist genaues erst seit den Untersuchungen von C. Kaufmann, Loeser, und Verf. bekannt. In der Abhandlung über das Follikelhormon in diesem Buche habe ich über genaue Einzelheiten berichtet. Aus diesen ergab sich, daß die Dosen nicht etwa auf dem Wege der Mengenbestimmungen der Se- und Exkrete des Organismus, sondern auf dem Wege der künstlichen Zufuhr dieser Hormone bei der Frau und danach objektiven Feststellung der am Genitale gesetzten Veränderungen ermittelt wurden. Schon in der Jugend wird — präbureral — beim Mädchen Follikelhormon in dem zwar allmählich, aber doch ständig wachsenden Ovarium gebildet. Die Follikelhormonproduktion nimmt zu bis zur Zeit der Pubertät mit der Erreichung eines bestimmten Funktionszustandes des Ovariums auch ein bestimmter permanenter Follikelhormonspiegel im Organismus erreicht wird. Bleibt die Geschlechtsfunktion von da an auf der Höhe, so wird durch diesen permanenten Follikelhormonstrom im Organismus dafür gesorgt, daß der gesamte Genitalschlauch in einem bestimmten Wachstumszustand auch

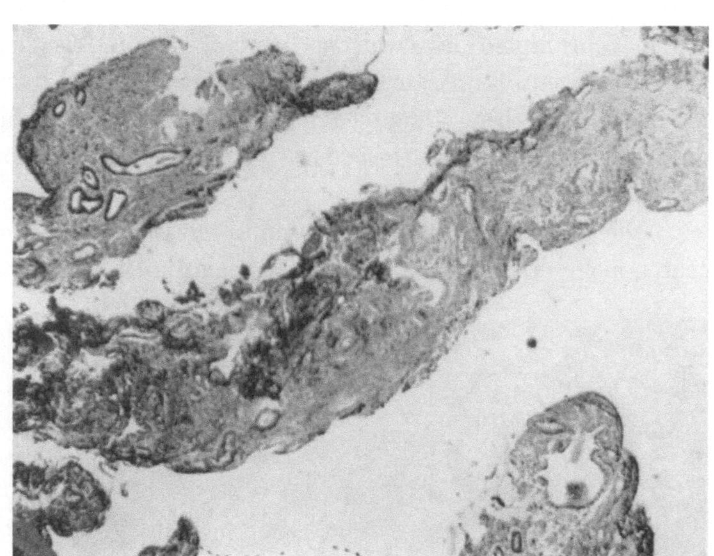

Abb. 1a. Atrophische Uterusschleimhaut.

wachstumserhalten bleibt. Auf diesen Zustand pfropfen sich nunmehr — gewissermaßen als hinzukommendes Plus an hormonaler Funktion — diejenigen Prozesse auf, die uns als

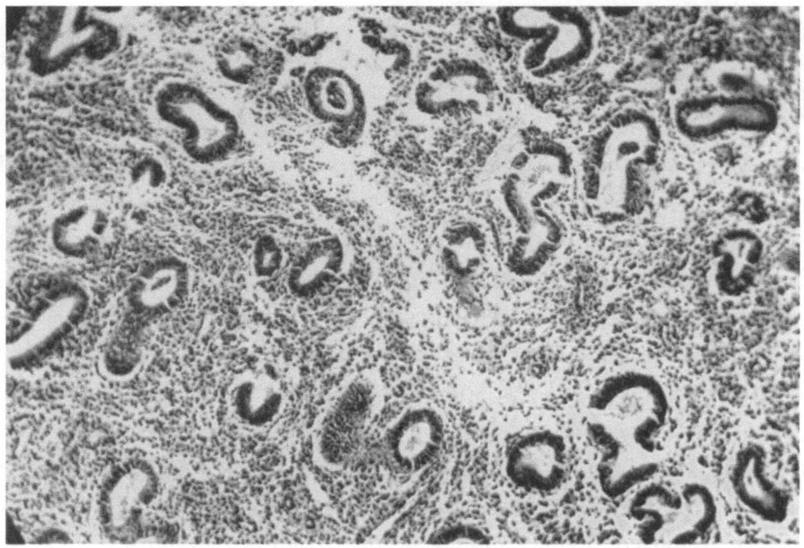

Abb. 1b. Mit Follikelhormon zur Proliferation gebrachte Uterusschleimhaut.

der eigentliche Genitalzyklus bei der geschlechtsreifen Frau bekannt sind. Zur Zeit der Klimax nun kommt es nicht etwa zu einer abrupten Einstellung der gesamten Funktion des Ovars, sondern die Prozesse gehen etwa folgendermaßen vor sich: zunächst wird die reifcyclische Funktion unvollkommen, d. h. das eben genannte Plus an hormonaler Funktion erlischt allmählich, die cyclischen Vorgänge werden unvollständig und unvollständiger, bis sie schließlich sogar nicht mehr dazu ausreichen, einen sog. unvollständigen Genitalzyklus (s. dort!) hervorzubringen. Schließlich schrumpft auch das Ovarium im ganzen und damit die Basis, auf der sich die cyclischen Prozesse abspielen. Und mit diesem Schrumpfen des Ovariums kommt es zum Absinken des für die Geschlechtsreife so notwendigen obengenannten permanenten Follikelhormonspiegels bis zum völligen Verschwinden desselben. Damit hat dann nicht nur der Zyklus sistiert, sondern es ist auch zur Atrophie dessen „Mutterbodens", d. h. der Genitalschlauchwand, im besonderen des Uterus gekommen.

Die Präpubertät und das Senium interessieren in diesem Zusammenhang den Therapeuten nicht. Die Pubertät und die Klimax werden wir weiter unten besonders besprechen.

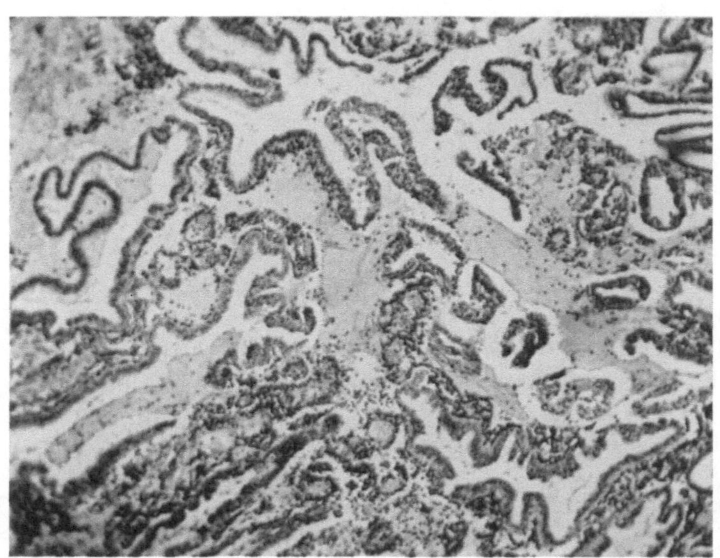

Abb. 1 c. Mit Luteohormon zur sekretorischen Umwandlung gebrachte Uterusschleimhaut.

Hormonale Störungen während der Geschlechtsreife zu behandeln, bedingt jedoch die Kenntnis der während eines mensuellen Zyklus wirkenden Hormonmengen. Nehmen wir den für die Aufrechterhaltung von Wachstumszustand und Turgor des Genitalschlauches notwendigen permanenten Follikelhormonspiegel im geschlechtsreifen weiblichen Organismus als gegeben und vorhanden hin, so stellt sich die Produktion der Hormone des Ovariums während eines Zyklus etwa dar, wie es in der Abb. 106 im Kapitel „Ovarium" dieses Bandes schematisch wiedergegeben ist. Durch den Verlauf der Kurven in dieser Abbildung wird die Hormonproduktion eines Reifzyklus im Ovar schematisch, werden die Hormonmengen sozusagen relativ dargestellt. Was nun die absoluten Mengen anlangt, so können diese wie gesagt aus dem Wirkungseffekt zugeführter Dosen errechnet werden. Mit 200 000—300 000 ME. Follikelhormon läßt sich aus einem infantilen Uterus ein solcher von normaler Größe schaffen, in welchem dann ein Endometrium aufgebaut ist, dessen — der reinen Follikelhormonwirkung entsprechende — Proliferationsphase sich in hoher Funktion befindet. Aus dem Erfolg bei einer größeren Reihe von Fällen mit völlig insuffizienter Ovarialfunktion, bei denen ich das Uteruswachstum und manchmal auch den Schleimhautaufbau nach der Follikelhormonzufuhr kontrollierte, ließ sich ermitteln, daß die tägliche Follikelhormonproduktion des normalen menschlichen Ovars mit durchschnittlich 10 000 ME. anzunehmen ist. Dabei habe ich die geringste tägliche Produktion (also zu Zeiten kurz post menstruationem) mit etwa 5000 ME. und die höchste (d. h. zur Zeit der Follikelreife) auf etw a 20 000 ME. nach meinen Berechnungen geschätzt.

5. Einteilung der ovariellen Störungen bei der Frau.

Zum Verständnis der Krankheitsbilder, zu denen es auf Grund einer ovariellen Störung bei der Frau kommen kann, habe ich neuerdings eine Einteilung der Ovarialinsuffizienzen vorgeschlagen, die ich hier wiedergeben und zu der ich einige Bemerkungen machen möchte. Wir sprechen bisher von der Ovarialinsuffizienz als einer „primären" und „sekundären", je nachdem ob die Schädigung im Ovarium selbst angenommen wird oder durch einen Prozeß im übrigen Allgemeinorganismus bedingt zustande kommt. Ich glaube, es würde uns der Vereinheitlichung und Vereinfachung bei der Verständigung über diese Krankheitsbilder näher bringen, wenn wir das „primär" und „sekundär" ausschließlich auf das Ovarium beziehen würden. Dann ergäben sich folgende Bezeichnungen für die Ovarialinsuffizienzen:

1. Primäre Ovarialinsuffizienz — d. h. das Ovarium war bisher noch nie in einer geordneten Vollfunktion und ist damit also primär insuffizient.

Die Ursache dafür kann im Ovarium selbst liegen und wir hätten es zu tun mit einer hormonal-bedingten Störung.

Sie kann im übrigen Körper liegen, dann hätten wir es zu tun mit einer somatisch-bedingten Störung.

2. Sekundäre Ovarialinsuffizienz — d. h. das Ovarium befand sich bereits einmal in normaler Vollfunktion und ist aber sekundär insuffizient geworden.

Die Ursache kann im Ovarium selbst liegen, und wir hätten es zu tun mit einer hormonal-bedingten Störung.

Sie kann aber auch im übrigen Körper liegen, dann hätten wir es zu tun mit einer somatisch-bedingten Störung.

Es ergeben sich also demnach vier Formen der Ovarialinsuffizienz:

1. a) Hormonal-bedingte primäre Ovarialinsuffizienz. b) Somatisch-bedingte primäre Ovarialinsuffizienz.

2. a) Hormonal-bedingte sekundäre Ovarialinsuffizienz. b) Somatisch-bedingte sekundäre Ovarialinsuffizienz.

Daß dabei jede der einzelnen Formen in den verschiedensten Graden, Abstufungen und äußeren Ausdrucksformen vorkommen kann, ist selbstverständlich.

Erfahrungen, die ich bei meinen uterosalpingographischen Studien zum Zwecke der Aufdeckung hormonaler Störungen und der Kontrolle des künstlich erzeugten Uteruswachstums gewinnen konnte, veranlassen mich, noch auf einen weiteren, meiner Ansicht nach nicht unwichtigen Faktor aufmerksam zu machen. Nach R. Schröder unterscheiden wir hinsichtlich des hormonalen Einflusses, den ein normales Ovarium auf den Genitalschlauch und seine dazugehörigen Gewebe ausübt, zwei besondere Funktionen: Das eine ist die vegetative Funktion, die in der guten Durchblutung und damit Durchtränkung und Durchsaftung der ganzen Unterleibsorgane zu sehen ist und die somit dem Ernährungs- und Gesamtentwicklungszustand der ganzen Genitalorgane und Gewebe ihre Prägung gibt. Das andere ist die generative Funktion, welche die cyclischen Prozesse repräsentiert und erst die endgültige Möglichkeit zur Befruchtung und Fortpflanzung mit sich bringt; denn ihren Höchstausdruck stellt die Produktion reifer, befruchtungsfähiger Eier und die Freilösung derselben aus dem Eierstock dar. Es wäre nun anzunehmen, daß diese beiden

Funktionen — die vegetative und die generative des Eierstocks — verschiedene Grade darstellen in dem Sinne, daß eine geordnete generative Funktion ohne gehörige vegetative nicht möglich sei. In den meisten Fällen dürfte dem auch so sein. Es gibt jedoch Ausnahmen. Man kann jedenfalls folgendes beobachten:

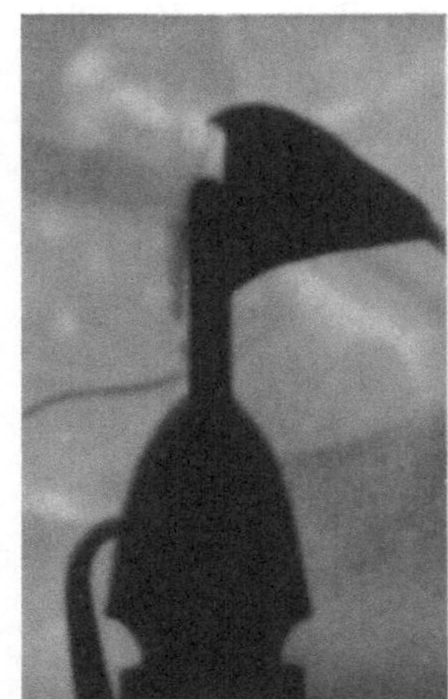

Abb. 2. Sehr kleiner Uterus einer Patientin mit regelmäßigen 4wöchentlichen Blutungen.

1. Es gibt Uteri, die sehr klein sind — unter Umständen kleiner als die gewöhnlich als infantil bezeichneten, deren Trägerinnen jedoch nicht amenorrhoisch sind, sondern regelmäßige, unter Umständen auch vierwöchentlich wiederkehrende Blutungen haben.

2. Es gibt Uteri, die — selbstverständlich unter Ausschluß irgendwelcher sonstigen pathologischen Verhältnisse — amenorrhoisch sind, die aber keineswegs nach dem Röntgenbilde zu den kleinen infantilen gehören.

Ich gebe im folgenden zum Vergleich dementsprechend zwei Uteri im uterographischen Bilde wieder. Bei der Aufnahme derselben wurde selbstverständlich unter genau gleichen Bedingungen vorgegangen und es wurden Fehlerquellen in der Projektion ausgeschlossen, so daß die abgebildeten Uteri in ihren Größenmaßen ohne weiteres untereinander zu vergleichen sind. In der Abb. 2 sehen wir einen Uterus, wie er kleiner unter den infantilen kaum gedacht werden kann.

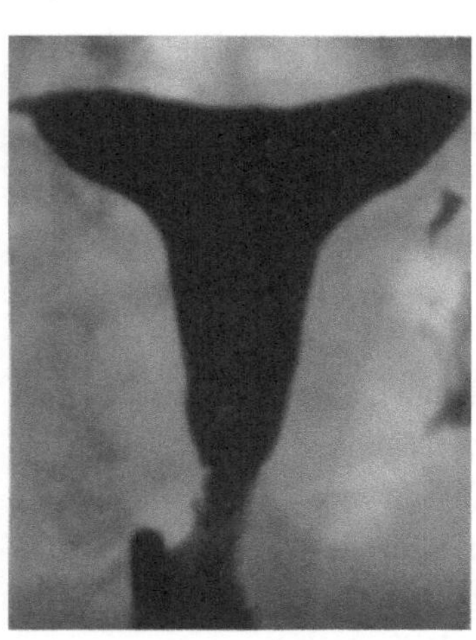

Abb. 3. Normal großer Uterus einer Patientin mit Amenorrhöe nach vorher leichterer Ovarialinsuffizienz.

Die betreffende Patientin hatte regelmäßige, vierwöchentlich wiederkehrende Blutungen. In der Abb. 3 sehen wir einen Uterus, den man seiner Größe nach kaum anders als normal ansprechen konnte. Die betreffende Patientin war seit Monaten völlig amenorrhoisch, und zwar mit allen vorhergegangenen Zeichen des allmählichen Erlöschens der Ovarialfunktion und mit nunmehr starken klimakterischen Beschwerden. Es muß daraus folgendes geschlossen werden: Es kann der Grundstock eines Ovariums (der Genitalschlauchwanderhalter, vegetative Funktion) völlig in Ordnung und damit der Uterus normal groß sein, ohne daß dieses Ovarium eine reifcyclische Funktion aufweist und — was wichtig ist — ohne daß es sich dabei um ein temporäres (also Übergangs-) Stadium handelt. Es kann aber auch der Grundstock eines Ovariums — und damit der Uterus — klein und minderwertig sein, und trotzdem können in ihm gleichzeitig cyclische Prozesse ablaufen. Mit anderen Worten: Die vegetative Funktion (Ovariumgrundstock) des Ovars kann erhalten sein, wenn die generative (Zyklus) auch fehlt; und die generative Funktion kann bestehen oder unvollkommen sein, wenn die vegetative auch darniederliegt. Das bedeutet, daß die Amenorrhöe zwar ein Symptom der Ovarialinsuffizienz darstellt, daß sie aber andererseits nicht immer ein Gradmesser derselben sein braucht.

II. Spezielle Therapie mit weiblichen Sexualhormonen.

Bevor ich daran gehe, die einzelnen Krankheitsbilder ovarieller Insuffizienz abzu-
handeln und die Vorschläge zu ihrer speziellen Therapie in dem Sinne zu machen, wie ich
sie heute, d. h. also in jüngster Zeit durchführe, will ich doch die allerwesentlichsten Erfahrungen derjenigen Autoren sprechen lassen, die sich in letzter Zeit zu den von ihnen
erzielten Gesamtergebnissen geäußert haben. Ich muß aber an dieser Stelle noch einmal
hervorheben und ausdrücklich betonen, daß wir hier diejenigen Störungen besprechen,
welche eine primär sexualhormonale Genese haben. Das bedeutet, daß wir für die Therapie
hier zunächst einmal diejenigen ovariellen Insuffizienzen ausschließen, welche eine somatische
Störung zur Grundlage haben. Wir sehen also ab von denjenigen Fällen, in denen z. B. eine
chronische Infektionskrankheit, eine allgemeine Körperschwäche oder eine konstitutionelle
allgemein-organische Minderwertigkeit eine ovarielle Unterfunktion als Begleit- oder Neben-
erscheinung bedingen. Wir sehen auch ab von denjenigen Fällen, in denen die Dysfunktion
der Ovarien eine sekundäre partielle Erscheinung infolge einer bestehenden pluriglandulären
Störung darstellt. Den Leser verweise ich hinsichtlich Orientierung über solche Krankheitsbilder auf die von Kraus-Prag im gleichen Bande dieses Handbuches gemachten Ausführungen. Im übrigen ist unter dem Titel „Klinik der weiblichen Geschlechtshormone"
erst vor einiger Zeit (1933) von Stemmer eine zusammenfassende Abhandlung erschienen,
aus der zwar ein derartiges Krankheitsbild mit einschließendem Gesamteindruck erhalten
werden kann, andererseits aber auch die Schwierigkeit in der Behandlung, das Tasten im
Unklaren in vielen solcher Fälle und — dadurch gegeben — die Möglichkeit der Pluri-
pragmasie in der Behandlung derselben hervorgeht. Wenn der Gynäkologe „reine" ovarielle
Hormonstörungen behandeln will, so gehört eben unbedingt und immer dazu, daß das
Vorliegen irgendeiner anderen — d. h. primären anderen — Ursache für die Ovarialstörung
im übrigen Organismus ausgeschlossen wird. Es gehört also mit anderen Worten dazu,
daß eine gründliche Allgemeinuntersuchung vorausgeht, bevor der Entschluß zur Therapie
mit Sexualhormonen gefaßt und durchgeführt wird, wenn nicht gerade ganz augenscheinlich
von vornherein gesagt werden kann, daß es sich um eine somatische Störung handelt und
damit der Internist als Therapeut des Hauptleidens in Frage kommt. Und besteht nur
der geringste Zweifel daran, ob nicht ein internes Leiden im Vordergrund steht oder nur
mitbedingend in Frage kommt, so sei die Behandlung immer lieber im Einvernehmen oder
in Kombination (wenn man so sagen darf) mit dem Internisten durchgeführt.

1. Ovarialhormonpräparate.

Was die zur Anwendung möglichen Ovarialpräparate anlangt, so betonen Laqueur,
G. A. Wagner und von den Velden in ihrer gemeinschaftlichen Abhandlung, daß man
unterscheiden müsse zwischen: 1. Zubereitungen aus dem ganzen Eierstock, 2. Auszüge
aus dem Eierstock, 3. reinen Follikelhormonmitteln (meistens aus Harn gewonnen und
4. reinen Corpus luteum-Mitteln. Dabei wird von den Autoren mit der Voraussetzung,
daß Gesamtextrakte im Gegensatz zu den reinen Hormonen noch andere Wirkung oder
Wirkungsweisen haben könnten, ein prinzipieller Unterschied in der Art der Präparate
gemacht. Ich kann mich — wie auch aus allen meinen Ausführungen über die innere Sekretion von Hypophyse, Ovarium und Placenta hervorgeht — dieser Meinung nur ganz bedingt

anschließen. Es ist sicher so, daß die „nicht reinen", also lediglich Ovarialhormon „mitenthaltenden" Eierstockspräparate anders resorbiert werden als die „reinen"; einen anderen Vorteil haben sie jedoch nicht. Wenn aber darin der einzige Unterschied liegt, so läßt sich sagen, daß inzwischen (d. h. nach den Ausführungen dieser Autoren) absolut „reine" Hormonpräparate von der chemischen Industrie dargestellt und in den Handel gebracht sind, die auf Grund ihrer Derivateigenschaft und der ihnen (als für die Resorption besonders günstig erwiesenen) nachträglich zugesetzten Begleitstoffe oder Lösungsmittel den „unreinen" Präparaten nicht nur nicht nachstehen, sondern sie bei weitem übertreffen. Es können hier im entferntesten nicht alle im Handel befindlichen und somit dem Therapeuten zugänglichen Ovarialhormonpräparate angeführt werden; ja es können nicht einmal alle in Deutschland hergestellten ihre Aufführung finden. Um aber dem Therapeuten eine „Überblicksorientierung" für die Eingruppierung der Präparate zu geben, bringe ich eine kurze Zusammenstellung der bekanntesten in Deutschland hergestellten Ovarialhormonpräparate, wie sie am häufigsten zur Anwendung gelangen.

<table>
<tr><td colspan="2" align="center">Alte Ovarialpräparate.</td><td colspan="2" align="center">Neue (reine) Follikelhormonpräparate.</td></tr>
<tr><td>Klimakton . . . . .</td><td rowspan="3">Aus Gesamtovar mit nur wenigen ME. Follikelhormon</td><td>Progynon . . .</td><td rowspan="5">In Tabletten und Ampullen zu 100, 150, 1000 und 10 000 ME. (einige auch zu 50 000 ME.)</td></tr>
<tr><td>Ovowop . . . . . .</td><td>Menformon . .</td></tr>
<tr><td>Transannon usw. . .</td><td>Unden . . . .</td></tr>
<tr><td></td><td>Panhormon . .</td></tr>
<tr><td></td><td>Hogival . . . .</td></tr>
<tr><td></td><td></td><td align="center">u.s.w.</td><td></td></tr>
<tr><td></td><td></td><td colspan="2" align="center">Neue Luteohormonpräparate.</td></tr>
<tr><td>Agomensin . . . . .</td><td rowspan="3">Aus Corpus luteum ohne jegliches Luteohormon (mit nur wenigen ME. Follikelhormon)</td><td colspan="2">Proluton (Schering) zu 1 KE. und 7 KE.</td></tr>
<tr><td>Sistomensin . . . .</td><td colspan="2">Luteogan (Henning) zu 1 und 2 KE.</td></tr>
<tr><td>Luteoglandol . . . .</td><td colspan="2">Lutren (I. G. Farben) zu 2 KE.</td></tr>
<tr><td></td><td></td><td colspan="2">Progestin (Degewop) zu 2 KE.</td></tr>
</table>

Hochdosierte Follikelhormonpräparate mit prolongierter Wirkung.

Progynon B oleosum zu 50 000 ME. und zu 100 000 ME.

Unden zu 50 000 ME.

2. Bewertung der Einheiten.

Über die Chemie und die Wirksamkeit der sog. reinen Präparate habe ich an entsprechender Stelle berichtet. Es ist, nachdem wir heute endlich genauestens standardisieren können, natürlich notwendig, daß bei den in der Therapie verwandten Ovarialhormonpräparaten der genaue Gehalt an Hormon jeweilig angegeben ist. Dazu einige kurze, aber unbedingt notwendige Bemerkungen:

1. Für die Bewertung der Einheiten des Follikelhormons! Seitdem durch eine internationale Kommission die ME. genau einheitlich und als Gewichtsmenge des krystallisierten α-Follikelhormons festgelegt ist, finden wir häufig Deklarierungen des Follikelhormons in „internationalen Einheiten". Wir müssen nun wissen, daß die gewöhnlich nach dem in Deutschland üblichen biologischen Verfahren ermittelte ME. etwa fünfmal so groß ist als die internationale ME.[1] Wenn wir also ein nur nach internationalen Einheiten (Gewichtseinheiten) geeichtes Präparat verwenden, so können wir damit auch nur $^1/_5$ der biologischen Wirksamkeit erwarten gegenüber den nach der sonst in Deutschland

---

[1] Nachtrag bei der Korrektur weiter unten!

üblichen biologischen Methode geeichten Präparaten. Dabei sei noch einmal hinzugefügt, daß wässerige Präparate rasch resorbiert und auch entsprechend rasch ausgeschieden werden, während ölige und sonstige der langsamen Resorption dienliche Beimengungen enthaltende Präparate entsprechend der immer gewünschten langsamen Resorption und allmählichen Wiederausscheidung für die Therapie naturgemäß dienlicher sind.

2. Für die Bewertung der Einheiten des Luteohormons! Das Luteohormon kann am geschlechtsreifen, in der Brunst kastrierten und unmittelbar anschließend zur Testierung verwendeten Kaninchen geeicht sein (nach Corner und Allen). Es kann auch — wie wohl fast ausschließlich in Deutschland — am infantilen, mit einer bestimmten festliegenden Menge Follikelhormon vorbehandelten Kaninchen testiert sein (nach Clauberg). Dazu ist wichtig, daß die genauere chemische Erforschung des Luteohormons in letzter Zeit ergeben hat, daß die Corner-Allen-Einheit um etwa $^2/_3$ der Clauberg-Einheit größer ist als letztere selbst (das Verhältnis Corner-Allen-Einheit zu Clauberg-Einheit beträgt etwa 1,25 zu 0,75 nach Butenandt, Westphal und Hohlweg). Weiterhin muß bemerkt werden, daß die Schering-Kahlbaum A. G. Luteohormon in sog. „klinischen Einheiten" herausgibt, wobei 100 klinische Einheiten gleich etwa 33 KE. (infantile KE.) entsprechen.

Nachtrag bei der Korrektur. Wie schon früher vermerkt sind gerade nach Abschluß des hier vorliegenden Beitrages bzw. während dessen Drucklegung enorme Fortschritte auf dem Gebiete der Chemie — hauptsächlich des Luteohormons — zu verzeichnen gewesen. Wie ebenfalls früher in Nachträgen hinzugefügt, haben inzwischen Tagungen der internationalen Standardisierungskommission in London stattgefunden, auf denen die „internationalen Einheiten" festgelegt wurden. Da wir wahrscheinlich in Zukunft bei den Handelspräparaten mit Eichungsangaben noch diesen Einheiten zu rechnen haben, sei hier kurz folgendes wiederholt:

1. 1 internationale ME. Follikelhormon $= 0,1$ γ eines krystallinischen Standardpräparates des α-Follikelhormons (Oestron-Einheit).

2. 1 internationale ME. Follikelhormonbenzoat (Benzoat-Einheit) $= 0,1 \gamma$ eines krystallinischen Standardpräparates des Monobenzoats des Dihydrofollikelhormons.

3. 1 internationale KE. Luteohormon $= 1$ mg eines krystallinischen Standardpräparates des „β-Progesteron".

Das ändert nichts an der biologischen Austestierung (Follikelhormon an der Maus, Luteohormon am Kaninchen); jedoch der Wertigkeitsvergleich hat sich auf die eben genannten krystallinischen Präparate zu beziehen.

3. Frühere Ergebnisse mit „kleineren" Dosen.

Aus den oben gemachten Ausführungen über die tägliche Gesamthormonproduktion des menschlichen Ovars geht hervor, daß wir uns ganz beträchtlicher Mengen Hormons bedienen müßten, wollten wir die hormonale Gesamtfunktion des Ovars ersetzen. Zum Tatsächlichen handelt es sich aber in den meisten Fällen darum, Unterfunktionen (und nicht Afunktionen) des Ovars zu behandeln, so daß es sich dabei zunächst rein theoretisch um eine Ergänzungstherapie (an Stelle einer Ersatztherapie) handelt. In diesem Sinne ist die im Jahre 1934 erschienene Mitteilung von Siegert von Interesse, der wohl im Zusammenhang über das größte Material von hormonal behandelten Fällen berichtet.

Er gehört jedoch noch zu denjenigen Autoren, welche mit einigen hundert Einheiten täglich behandelten. Da von diesen Autoren sein Material jedoch das bei weitem größte darstellt, will ich hier Einzelheiten über dasselbe wiedergeben. Siegert sagt allerdings selbst, daß sich ein Schema oder auch nur Schemata über die Behandlungsweise bei den verschiedenen sexual-hormonalen Störungen nicht aufstellen ließen. Nach Ausschaltung aller derjenigen Fälle, deren Behandlungsdauer und Beobachtungszeit kein einwandfreies Urteil zulassen, veröffentlicht er im ganzen 118 Fälle aus den Jahren 1929/32, über die er einzeln berichtet. Dabei wurden folgende Punkte beachtet:

1. Die Dosierung: pro Tag 300—400 Einheiten in Serien von 14 Tagen während eines Menstruationsintervalles bei allen Störungen der Genitalfunktion im generationsfähigen Alter. Störungen mit Ausfallserscheinungen wurden längere Zeit — je nach Ansprechbarkeit — behandelt.

2. Vorderlappen- und Follikelhormone wurden entweder getrennt in Serien von 14 Tagen oder gleichzeitig täglich abwechselnd verabfolgt.

3. Art der Zufuhr: Vorderlappenhormone vorzugsweise per injectionem (intramuskulär); Follikelhormon per os, ausnahmsweise per injectionem.

4. Dauer der Behandlung: mindestens 6 Monate mit entsprechender Wiederholung bei vorübergehenden Erfolgen.

5. Die Behandlung wurde stets ambulant durchgeführt. Daraus ersehen wir, daß es sich häufig um Kombinationstherapie mit Follikel- und Hypophysenvorderlappen-Hormon gehandelt hat. Ferner wird nichts über die Anwendung des Luteohormons berichtet. Das tut jedoch hier nichts zur Sache, da es sich darum handelt, dem Therapeuten über die wichtigsten Erfahrungen jüngster Autoren zu berichten, damit er Anhaltspunkte bekommt. Der Deutlichkeit und Übersicht halber gebe ich die von Siegert selbst gebrachten Ergebnisse in Tabellenform wieder (s. S. 402).

Der Autor weist zum Schluß darauf hin, daß an evtl. Zusammenhänge ovarieller Störungen mit der Schilddrüsen- und Nebennierenfunktion stets gedacht werden muß und daß die Wirkung des Ovarialhormons durch Schilddrüsensubstanz gesteigert wird — gleichgültig, ob indirekt durch Hebung des Stoffwechsels oder direkt durch Aktivierung des Hormons. Gleiches gelte für die Nebenniere (besonders für das Hormon deren Rinde), wobei jedoch therapeutische Grundlagen hier noch vollständig fehlten. Auf Erfolge mit Schilddrüsen- und Nebennieren- sowie Pankreaspräparaten in den Fällen, wo ausschließlich Anwendung von Sexualhormonen versagte oder unbefriedigend schien, weisen im übrigen neuerdings besonders auch v. d. Hoeven und Liegner (1934) hin. Wer sich jedoch über dieses Gebiet polyhormonaler Störungen in therapeutischer Beziehung orientieren will, den verweise ich auf das Buch von Stemmer (1933) „Klinik der weiblichen Geschlechtshormone". Er wird dort manchen Hinweis und manchen anregenden Gedanken finden, wird aber auch gleichzeitig erkennen, wie weit hier noch die Lücken hinsichtlich unseres exakten Wissens klaffen, wie sehr und wie häufig (um nicht zu sagen ausschließlich) wir hier besonders auf Vermutungen angewiesen sind — viel mehr jedenfalls als das bei der unvergleichlich besseren Kenntnis der eigentlichen weiblichen Sexualhormone der Fall ist.

(Fortsetzung des Textes siehe S. 984.)

Als Zusammenfassung wird von Siegert die Aufstellung der Tabelle 7 (s. S. 990) gebracht:

Tabelle 1. Sekundäre Amenorrhöe [1].

Fall	Alter	Ursache	Dauer der Amenorrhöe	Behandlung	Erfolg	Bemerkung
1	20	unbekannt	12 Monate	4 500 ME. Ovowop p. os	2× menstruiert, dann negativ	später Basedow
2	21	unbekannt	12 Monate	30 000 ME. Hogival inj.	negativ	—
3	22	Laparot. Appendekt.	24 Monate	6 000 ME. Ovanorm 4 000 ME. Fontanon p. o.	negativ	—
4	23	unbekannt	8 Monate	10 000 RE. Prolan 15 000 ME. Ovanorm p. o.	regelmäßig spontan menstruiert	—
5	24	unbekannt	24 Monate	20 000 ME. Ovanorm p. o.	negativ	—
6	24	abgeheilte Adnexentzündung	4 Monate	4 000 ME. Unden p. o.	negativ	—
7	26	Partus	10 Monate	6 000 ME. Unden p. o. 1 500 RE. Horpan inj.	negativ	Darmstörungen durch die Hormonbehandlung
8	26	unbekannt	6 Jahre	3 600 RE. Horpan p. o. 3 000 ME. Unden	negativ	Ausfallsbeschwerden
9	26	unbekannt	1 Jahr	3 000 ME. Unden p. o.	regelmäßig spontan menstruiert	Gewichtsabnahme
10	30	Partus	18 Monate	20 000 ME. Follikulin p. o.	3 Wochen lang rotbrauner Ausfluß	Bildung einer Ovarialcyste
11	30	mehrere Aborte	18 Monate	30 000 ME. Ovanorm p. o. 15 000 RE. Prolan p. o.	negativ	1 Jahr nach Beendigung der Behandlung spont. Menstruation
12	33	unbekannt	8 Monate	15 000 RE. Prolan p. o. 10 000 ME. Unden p. o.	negativ	—
13	34	Partus	9 Monate	15 000 RE. Prolan p. o. 20 000 ME. Ovanorm p. o.	Menstruation regelmäßig eingetreten	vorher Agomensin- und Thyreoidintabletten
14	36	Strumaoperation	3 Jahre	15 000 RE. Prolan p. o. 20 000 ME. Unden p. o.	negativ	außerdem Thyreoidin und Thyraden (100 Tabletten)
15	38	Partus	6 Jahre	10 000 ME. Ovanorm p. o. 15 000 RE. Horpan p. o.	negativ	—
16	39	unbekannt	5 Monate	3 000 ME. Unden p. o. 9 000 RE. Prolan inj.	regelmäßig spontan menstruiert	—

[1] Z. Geburtsh. **107**, 125 (1934).

Tabelle 2. Oligo-Hypomenorrhöe [1].

Nr.	Alter	Störung	Ursache	Behandlung	Erfolg
1	16	Hypomenorrhöe	Infant. genit.	5 000 ME. Ovanorm	Menstruation stark und regelmäßig
2	17	Oligomenorrhöe	Hypoplasia uteri	3 000 ME. Follik.-Menf.	negativ
3	18	Hypomenorrhöe Oligomenorrhöe	unbekannt	5 000 ME. Ovanorm	negativ
4	22	Oligo-Hypomenorrhöe	Struma (?)	1 500 RE. Prolan	negativ
5	23	Oligo-Hypomenorrhöe Adipositas	unbekannt	15 000 ME. Ovanorm	negativ Gew.-Zunahme
6	24	Hypomenorrhöe Sterilität	unbekannt	3 600 RE. Prolan inj. (Ovarialtransplantation	negativ
7	24	Oligo-Hypomenorrhöe Sterilität	unbekannt	3 000 ME. Unden 1 800 RE. Horpan	negativ
8	25	Oligo-Hypomenorrhöe Adipositas	unbekannt	1 500 ME. Unden	regelmäßige Menstruation 28/3 Tage Gew.-Abnahme 6 kg
9	26	Hypomenorrhöe Adipositas permag.	unbekannt	Ovarialimplantation, später: 3 000 ME. Ovowop	gebessert: Menstruation stärker, Gew.-Abnahme
10	26	Oligomenorrhöe	Schilddrüseninsuffiz.? (Hypothyreose)	1 500 ME. Ovanorm 100 Tabl. Thyreoidin	gebessert: Menstruation stärker, Gew.-Abnahme
11	26	Hypomenorrhöe Adipositas	unbekannt	10 500 ME. Unden 1 400 RE. Prolan inj.	negativ (Gew.-Zunahme!)
12	26	Oligo-Hypomenorrhöe Adipositas!	vegetative Neurose	(18 Monate) 2 500 ME. Ovowop 25 000 ME. Progynon 3 000 RE. Prolan p. o. 1 000 RE. Prolan inj. 3 500 RE. Prähormon inj. 100 Tabl. Thyroxin 150 Tabl. Inkretan	vorübergehend gebessert: Menstruation regelmäßig und stärker, Gew.-Abnahme (5,0 kg) jetzt: Menstruation regelmäßig schwach, Gew.-Zunahme!
13	28	Oligomenorrhöe chron. rezidiv. Ekzem	Hypoplasia genit. (Ovarialinsuff.)	16 000 ME. Unden Ovarialtransplantation 1 500 ME. Unden	negativ
14	29	Hypomenorrhöe	Partus?	15 000 ME. Ovanorm	negativ beg. Adipositas
15	32	Hypomenorrhöe Adipositas	unbekannt	4 500 ME. Ovanorm	vorübergehend gebessert: 2 mal Menses stärker, Gew.-Abnahme, später Rückfall
16	33	Oligomenorrhöe	Dystrophia adiposogenitalis	5 000 RE. Prolan inj.	Injektionen; entzündl. Infiltrate, nicht wieder erschienen; negativ

[1] Z. Geburtsh. **107**, 130, 131 (1934).

Tabelle 2. (Fortsetzung.)

Nr.	Alter	Störung	Ursache	Behandlung	Erfolg
17	34	Oligo-Hypomenorrhöe, Ausfallserscheinungen!	Klimax praecox?	20 000 ME. Ovanorm	negativ
18	34	Oligo-Hypomenorrhöe Adipositas, Ausfallserscheinungen	Klimax praecox?	15 000 ME. Ovanorm	Menstruation unverändert; subjektiv vorübergehend gebessert
19	36	Oligo-Hypomenorrhöe Adipositas, Ausfallserscheinungen	Klimax praecox?	10 000 ME. Ovanorm	negativ
20	36	Hypomenorrhöe, Ausfallserscheinungen	Klimax praecox (Uterusatrophie)	1 000 RE. Horpan 6 000 ME. Fontanon	subjektiv gebessert; Menstruation unverändert
21	38	Hypomenorrhöe Adipositas (nodosa dolorosa). Ausfallserscheinungen	Klimax praecox?	vorher: 1 200 RE. Prolan inj. 1 500 RE. Prolan p. o. jetzt: 3 000 ME. Ovanorm 4 000 ME. Unden 50 Tabl. Inkretan	— Menstruation etwas stärker, Gew.-Abnahme subjektiv gebessert
22	40	Hypomenorrhöe	Klimax praecox?	10 000 ME. Ovanorm	negativ
23	35	Hypomenorrhöe, Ausfallsbeschwerden, Fettsucht	Klimax praecox?	˙3 500 ME. Unden 3 500 RE. Horpan	Besserung während der Behandlung: Menstruation stärker

Tabelle 3. Poly-Hypermenorrhöe[1].

Nr.	Alter	Störung	Ursache	Behandlung	Erfolg
1	18	Poly-Hypermenorrhöe	unbekannt	10000 ME. Ovanorm	negativ
2	18	Poly-Hypermenorrhöe	unbekannt	300 ME. Ovowop	Menstruation 28/3 Tage
3	18	Hypermenorrhöe, Algomenorrhöe	unbekannt	1500 RE. Prolan	negativ
4	22	Hypermenorrhöe	unbekannt	Luteoglandol	negativ; später spontan gebessert
5	24	Hypermenorrhöe	frühe Gonorrhöe der Adnexe	10000 ME. Ovanorm	negativ
6	25	Hypermenorrhöe Adipositas permagna	Partus?	4000 ME. Ovanorm 3000 RE. Prolan 50 Tabl. Inkretan	negativ (später Operation)
7	28	Poly-Hypermenrrhöe	Hypoplasia genitalis	20000 ME. Ovarnom	Menstruation regelmäßig, aber zu lang, subjektiv gebessert
8	28	Poly-Hypermenorrhöe	abgeheilte Adnexentzündung	5000 ME. Ovanorm	teilweise gebessert: Menstruation regelmäßig (28 Tage), aber zu stark

[1] Z. Geburtsh. **107**, 134, **135** (1934).

Tabelle 3. Poly-Hypermenorrhöe. (Fortsetzung.)

Nr.	Alter	Störung	Ursache	Behandlung	Erfolg
9	28	Hypermenorrhöe	abgeheilte (operierte) Adnexentzündung, cyst. Ovar.	6000 RE. Prolan	negativ
10	30	Hypermenorrhöe, zum Teil Menorrhagien, Algomenorrhöe	Infantil. genit.	25 Injektionen Luteoglandol (1,0 ccm)	negativ
11	31	Hypermenorrhöe, Adipositas permagna	unbekannt	50 Tabl. Inkretan 2000 ME. Unden	Menstruation gebessert; weitere Gew.-Zunahme (5,0 kg)
12	31	Poly-Hypermenorrhöe Adiposites (105 kg)	vor 2 Jahren Myomenucleation	4000 ME. Ovanorm	Menstruation normal, Gewicht unverändert
13	33	Poly-Hypermenorrhöe, Adipositas, Pruritus vulvae	vegetative Neurose?	10000 ME. Ovanorm, 2mal Röntgenbestrahlung der Vulva	Menstruation normal, Pruritus gebessert
14	36	Hypermenorrhöe	unbekannt	3000 ME. Progynon	negativ
15	36	Poly-Hypermenorrhöe	Ovarialinsuffizienz?	1500 RE. Prolan, 50 Tabl. Thyreoidin	negativ
16	36	Hypermenorrhöe	Prolapsoperation mit Tubensterilisation	10000 ME. Ovanorm	negativ
17	37	Polymenorrhöe	unbekannt	2500 RE. Prolan (dos. 500 RE.)	negativ
18	40	Hypermenorrhöe	unbekannt	100 Tabl. Luteoglandol	negativ
19	42	Poly-Hypermenorrhöe	Metropathia haemorrhagica	1200 RE. Horpan (HVL.)	Blutung sistiert; später gebessert
20	42	Polymenorrhöe; Ausfalllserscheinungen	Klimax praecox	6000 ME. Ovowop	negativ

4. Spätere Ergebnisse mit „hohen" Dosen.

Als Gegensatz zu den von Siegert und den oben genannten Autoren gebrachten Erfahrungen seien jetzt diejenigen einiger anderer Autoren mit Berichten aus denselben Jahren und zur selben Zeit (1934) wiedergegeben. Da es sich dabei um eine Rundfrage handelt, die während meiner jetzigen Niederschrift noch kein Jahr alt ist und die gesammelte Ergebnis- und Erfahrungsberichte auch mit den sog. „modernen" (d. h. hohen Ovarialhormondosen) enthält, sei dieselbe im folgenden teilweise im Wortlaut wiedergegeben; denn ich halte sie als solche für wichtiger als eine größere Reihe Mitteilungen über Einzelerfahrungen. Aus dem Studium der Ergebnisse dieser Rundfrage selbst werden sich die letzten Gründe dafür ersehen lassen, weshalb ich diese fast wörtlich wiedergegeben habe, bevor ich meine eigenen Vorschläge sprechen lasse.

(Fortsetzung des Textes siehe S. 991.)

Tabelle 4. Postoperative Menstruationsstörungen mit Ausfallserscheinungen[1].

Nr.	Alter	Operation	Störungen	Befund	Behandlung	Erfolg	Bemerkungen
1	20	vor 1 Jahr Exstirpation beider Tuben	Poly-Hypermenorrhöe	abgeheilte Oophoritis (cyst. Degeneration der Ovarien)	9000 R.E. Prolan p. o.	vorübergehend gebessert; Menstruation schwächer, später Rückfall (Metrorrhagien)	—
2	27	vor 6 Monate Exstirpation rechtes Ovar, Fundusexcision	Oligo-Hypomenorrhöe, Adipositas, Ausfallserscheinungen	Uterus und linkes Ovar o. B.	5000 ME. Ovanorm	Menstruation normal stark und regelmäßig, Ausfallserscheinungen gebessert	Beobachtung 1 Jahr
3	27	vor 1 Jahr Exstirpation linkes Ovar und Uterusfundusexcision	Oligo-Hypomenorrhöe, Adipositas	Uterus und rechtes Ovar o. B.	100 Tabl. Klimova (= 2000 ME. Zyklushormon	Menstruation regelmäßig, aber weiter schwach, Ausfallsbeschwerden gebessert	Herzbeschwerden, Beobachtung 1 Jahr
4	30	vor 8 Jahren Exstirpation eines Ovars	seit 6 Monaten Amenorrhöe, Ausfallsbeschwerden	Uterus und linkes Ovar o. B.	2×10000 ME. Ovanorm	3 Monate nach Behandlungsbeginn 3 Tage schwache Menstruation, Ausfallsbeschwerden gebessert	später nicht mehr gekommen
5	33	Exstirpation der linken Adnexe, supravag. Uterusamputation	seit 2 Jahren Amenorrhöe, Ausfallserscheinungen	Uterus mit rechtem Ovar verbacken	1500 ME. Unden	Menstruation wieder regelmäßig, schwach; Ausfall gebessert	wahrscheinlich Genitaltuberkulose
6	35	vor 1 Jahr Exstirpation eines Ovars und Uterusfundusexcision	jetzt Amenorrhöe, Ausfallserscheinungen, Pruritus	Uterus und rechtes Ovar o. B.	600 ME. Hogival inj. 800 ME. Hogival p. os. 150 Tabl. Ovotransanon 10000 ME. Ovanorm 100 Tabl. Klimova (= 2000 ME. Zyklushormon) 5000 ME. Ovanorm	Menstruation nicht aufgetreten; Ausfallserscheinungen usw. vorübergehend gebessert	Behandlungsdauer im ganzen 14 Monate; Besserung nur während der Behandlung
7	38	vor 1 Jahr Exstirpation rechtes Ovar	nach 5 Monaten Hypermenorrhöe	Uterus und linkes Ovar o. B.	600 ME. Ovowop	negativ	Behandlung von Patientin abgebrochen

[1] Z. Geburtsh. **107**, 137 (1934).

Tabelle 5. Störungen nach operativer Kastration[1].

Nr.	Alter	Operation	Störungen	Befund	Behandlung	Erfolg	Bemerkungen
1	20	Entf. beider Adnexe, Ovarimplantation	nach 8 Monaten Amenorrhöe; Ausfallsbeschwerden; Frigidität	beginnende Uterusatrophie	600 ME. Ovowop 2500 ME. Progynon	negativ	—
2	24	Entf. beider Adnexe, Ovarimplantation	nach 6 Monaten Amenorrhöe	Uterus o. B.	5000 ME. Ovanorm	Menstruation regelmäßig, normal stark	nach 3½ Jahren unverändert, hat geheiratet
3	26	Entf. beider Adnexe	bald darauf: Ausfallserscheinungen, Adipositas, Dyspareunie, Amenorrhöe	Uterus o. B.	4500 ME. Ovowop / 4000 ME. Fotanon	gebessert, 4mal regelmässig normale Menstruation / vorübergehend Ausfall und Adipositas gebessert (Amenorrhöe!)	2 Behandlungsserien im Abstand von 1 Jahr / —
4	27	Entf. beider Adnexe, Ovarimplantation	nach 2 Monaten Amenorrhöe; zunehmende Ausfallserscheinungen	beginnende Uterusatrophie	6000 ME Ovowop	Ausfall vorübergehend gebessert; geringe Gewichtsabnahme	—
5	28	Entf. beider Adnexe, Ovarimplantation	Amenorrhöe, Ausfallserscheinungen	beginnende Uterusatrophie	4500 RE. Ateron inj. (HVL.) 12500 ME. Progynon 1200 ME. Ovowop 150 Tabl. Inkretan 5000 ME. Ovanorm	Ausfall und Adipositas fast ganz behoben, (weiter Amenorrhöe und Frigidität)	Behandlungsdauer 10 Monate
6	28	Entf. beider Adnexe, Fundusexcision, Ovarimplantation	Amenorrhöe, starke Ausfallserscheinungen, Adipositas	Uterus o. B.	100 Tabl. Klimova (= 2000 ME. Zyklushormon) 1800 ME. Ovowop	Ausfall vorübergehend gebessert (keine Menstruation, Gewichtszunahme)	Besserung nur während der Behandlung
7	29	Entf. beider Adnexe	Amenorrhöe, Ausfallsbeschwerden, Adipositas	beginnende Uterusatrophie	1500 ME. Ovowop	negativ	Behandlung 1 Jahr post oper.
8	29	Entf. beider Adnexe, Ovarimplantation	Amenorrhöe, Ausfallserscheinungen	Uterus o. B.	6000 ME. Unden 3000 ME. Unden	Ausfall gebessert, keine Menstruation	Behandlung 2½ Jahre post. oper.
9	29	Entf. beider Adnexe, Ovarimplantation	Amenorrhöe, Ausfallserscheinungen	Uterus o. B.	5000 ME. Unden	negativ	—

10	30	Entf. beider Adnexe, Ovarimplantation	nach 7 Monaten regelmäßiger Menstruation Hypermenorrhöe	Uterus o. B.	200 Tabl. Luteoglandol und Milzbestrahlung 75 Tabl. Klimova (1500 ME. Zyklushormon)	Menstruation 4 Monate normal, Rückfall! Menstruation vorübergehend normal	—
11	30	Entf. beider Adnexe	Amenorrhöe, Ausfallserscheinungen, Adipositas	Uterus o. B.	1600 ME. Ovowop	Ausfall gebessert sonst negativ	—
12	32	Entf. beider Adnexe	Amenorrhöe, Ausfallserscheinungen, Adipositas	Uterusatrophie	10000 ME. Unden	negativ	Kastration liegt bereits 6 Jahre zurück
13	32	Entf. beider Adnexe, Ovarimplantation	Oligo-Hypomenorrhöe, Ausfallsbeschwerden	Uterus o. B.	600 ME. Ovowop	Menstruation normal Ausfall behoben	Beobachtung $2^1/_2$ Jahre
14	32	Entf. beider Adnexe	Amenorrhöe, Ausfallsbeschwerden	beginnende Uterusatrophie	1600 ME. Ovowop	negativ	Kastration liegt 1 Jahr zurück
15	32	Entf. beider Adnexe, Ovarimplantation	noch 11 Monate regelmäßige Menstruation, dann Amenorrhöe	Uterus o. B.	1800 ME. Ovowop 3000 ME. Unden	negativ	hat geheiratet
16	32	Entf. beider Adnexe	Amenorrhöe, Ausfallserscheinungen, Adipositas	Uterus o. B.	9000 ME. Hogival p. o. 1000 ME. Hogival inj.	Ausfall gebessert während der Behandlung, keine Menstruation	—
17	33	Entf. beider Adnexe, Ovarimplantation	Amenorrhöe, zunehmende Ausfallserscheinungen, Adipositas	Uterusatrophie	20000 ME. Ovanorm 50000 ME. Ovanorm 150 Tabl. Ovotransanon 3000 ME. Unden	Ausfall gebessert keine Menstruation	Behandlungszeit 2 Jahre mit Unterbrechungen
18	34	Entf. beider Adnexe, Ovarimplantation	Amenorrhöe, Ausfallsbeschwerden	Uterusatrophie	2500 ME. Progynon 200 RE. Ateron inj.	negativ	Behandlungsbeginn 2 Jahre post oper.
19	34	Entf. beider Adnexe, Ovarimplantation	Amenorrhöe, starke Ausfallserscheinungen	Uterus o. B.	3000 ME. Ovowop	Ausfall gebessert, keine Menstruation	—
20	34	Entf. beider Adnexe, supravag. Amputation der Uterus Ovarimplantation	Amenorrhöe, Ausfallsbeschwerden	gut erhaltener Uterusstumpf	7500 ME. Progynon	vorübergehend gebessert, menstruationsähnliche Erscheinungen	nach 1 Jahr Rückfall 20 kg Gewichtszunahme (wiegt über 100 kg)

¹ Z. Geburtsh. **107**, 141, 142, 143, 144 (1934).

Tabelle 5. Störungen nach operativer Kastration. (Fortsetzung.)

Nr.	Alter	Operation	Störungen	Befund	Behandlung	Erfolg	Bemerkungen
21	34	Entf. beider Adnexe, Ovarimplantation	Amenorrhöe, starke Ausfallsbeschwerden	Uterus o. B.	3000 ME. Ovowop	beschwerdefrei, keine Menstruation	Beobachtung 10 Monate
22	35	Entf. beider Adnexe mit Fundusexcision, Ovarimplantation	Amenorrhöe, starke Ausfallserscheinungen, Adipositas	Uterus o. B.	5000 ME. Progynon	Ausfall gebessert, keine Menstruation	—
23	36	Totalexstirpation einschließlich beider Adnexe	Amenorrhöe, Ausfallserscheinungen	Uterus und Adnexe fehlen	150 Tabl. Ovotransanon 600 ME. Ovowop	Ausfall nicht gebessert	—
24	36	supravag. Uterusamputation mit beiden Adnexen	Amenorrhöe, Ausfallserscheinungen	Uterusstumpf o. B.	150 Tabl. Ovotransanon	Ausfall vorübergehend gebessert	—
25	37	Entf. beider Adnexe, Ovarimplantation	1 Jahr regelmäßige Menstruation, dann Amenorrhöe	Uterus o. B.	1200 ME. Ovowop 15000 ME. Ovanorm 250 Tabl. Ovotransanon	Menstruation 2mal wieder aufgetreten, Ausfall gebessert, später vollkommener Rückfall	Beobachtung 1 Jahr
26	38	supravag. Uterusamputation mit beiden Adnexen, Ovarimplantation	Amenorrhöe, starke Ausfallsbeschwerden	Uterusstumpf o. B.	1500 ME. Hogival inj. 4000 ME. Ovowop	Ausfall gebessert keine Menstruation	Beobachtung fast 3 Jahre
27	41	Entf. beider Adnexe	Ausfallserscheinungen, Amenorrhöe	Uterusatrophie	150 Tabl. Ovotransanon	ohne Erfolg	—
28	42	Entf. beider Adnexe, mit Fundusexcision, Ovarimplantation	Amenorrhöe, Ausfallserscheinungen	Uterus o. B.	7500 ME. Progynon	Ausfall gebessert, keine Menstruation	—
29	43	Totalexstirpation mit beiden Adnexen	Amenorrhöe, Ausfallserscheinungen	Uterus und Adnexe fehlen	2500 ME. Hogival 6000 ME. Progynon 300 ME. Ovowop	nicht gebessert	Operation liegt 11 Jahre zurück
30	48	Totalexstirpation mit beiden Adnexen	Amenorrhöe, starke Ausfallsbeschwerden	Uterus und Adnexe fehlen	40000 ME. Ovanorm	nicht gebessert	—
31	49	Totalexstirpation mit beiden Adnexen	Amenorrhöe, starke Ausfallsbeschwerden	Uterus und Adnexe fehlen	20000 ME. Ovanorm	nicht gebessert	—

Tabelle 6. Klimakterische Störungen [1].

Nr.	Alter	Störung	Behandlung	Erfolg	Bemerkungen
1	42	Seit 3 Monaten Amenorrhöe, Ausfallserscheinungen	1500 ME. Ovanorm 300 Tabl. Ovotransanon	Menstruation alle 6 bis 8 Wochen; Ausfallsbeschwerden	—
2	42	Radiumkastration; Amenorrhöe; Ausfallsbeschwerden	100 ME. Ovanorm 40 Tabl. Klimova (800 ME. Zyklushormon)	negativ	—
3	42	Röntgenkastration Amenorrhöe; Ausfallsbeschwerden	1000 ME. Ovanorm 20 Tabl. Klimova (400 ME. Zyklushormon) 150 Tabl. Ovotransanon	negativ	—
4	44	Radiumbestrahlung (Metropath. häm.); Amenorrhöe; Ausfallsbeschwerden, Adipositas	10000 ME. Ovanorm	Menstruation wieder aufgetreten in normaler Stärke; Ausfall gebessert Adipositas unverändert	nach 6 Monaten Rückfall
5	44	Radiumkastration; Ausfallsbeschwerden, Ausfluß, Amenorrhöe	3000 ME. Unden 300 Tabl. Ovotransanon	beschwerdefrei, Ausfluß gebessert	—
6	45	Seit 1 Jahr sehr unregelmäßige schwache Menstruation, starke Ausfallsbeschwerden	1500 ME. Ovowop 300 Tabl. Ovotransanon 100 Tabl. Klimova (2000 ME. Zyklushormon)	Menstruation stärker und regelmäßig, Ausfall gebessert	—
7	45	1928 Strumaoperation. Menstruation ganz unregelmäßig, teils stark, teils schwach, starke nervöse Beschwerden	10000 ME. Ovanorm 100 Tabl. Klimova (200 ME. Zyklushormon)	Menstruation vorübergehend gebessert, sonst unverändert	starke nervöse Symptome (besonders Herz) Basedow?
8	45	Amenorrhöe, Ausfallsbeschwerden	150 Tabl. Ovotransanon	Ausfall wesentlich gebessert 1mal Menstruation	Darmstörungen während der Behandlung
9	45	Seit 6 Monaten Hypomenorrhöe, Ausfallserscheinungen, Urticaria	10000 ME. Ovanorm	keine Besserung	Neurasthenika
10	47	1928 Radiumbestrahlung (klim. Metrorrhagien) Amenorrhöe, Ausfallsbeschwerden	100 Tabl. Klimova (2000 ME. Zyklushormon)	negativ	Behandlung durch Patientin abgebrochen
11	48	2mal Radiumbestrahlung (klim. Metrorrhagien); darauf: starke Ausfallserscheinungen, weiter Blutungen	10000 ME. Ovanorm (1931) 20000 R.E. Prolan (1932)	ohne Erfolg; Blutungen unverändert	—
12	49	Amenorrhöe nach Radiumbestrahlung mit zunehmenden Ausfallserscheinungen und Fettsucht	10000 ME. Ovanorm	anhaltende Besserung der Ausfallsbeschwerden, Gewichtsabnahme, keine Menstruation	—

[1] Z. Geburtsh. **107**, 150 u. 151 (1934).

Tabelle 6 (Fortsetzung).

Nr.	Alter	Störung	Behandlung	Erfolg	Bemerkungen
13	49	Hypomenorrhöe, Ausfallserscheinungen, Fluor	3000 ME. Hogival p. o. 1500 ME. Hogival inj. 1500 ME. Ovowop	Menstruation läßt immer weiter nach; Ausfall nicht gebessert	—
14	49	Amenorrhöe nach Radiumbestrahlung, starke Ausfallserscheinungen, Ausfluß	6000 ME. Unden	ohne Erfolg; Ausfluß stärker	—
15	50	Amenorrhöe nach Radiumbestrahlung (klimakt. Metrorrhagien), Ausfallsbeschwerden, Adipositas	6000 ME. Ovanorm, später: 150 Tabl. Ovotransanon	ohne Erfolg	
16	50	Klimakt. Ausfallserscheinungen, besonders nervöser Art; unregelmäßige Menstruation	3000 RE. Prolan inj. 150 Tabl. Ovotransanon	Ausfall vorübergehend gebessert; Menstruation unverändert	—
17	51	Amenorrhöe, klimakt. Ausfallserscheinungen, Arthritis	10000 ME. Ovanorm 150 Tabl. Ovotransanon	während der Behandlung wesentlich gebessert; dann wieder Rückfall, keine Menstruation	—
18	52	Amenorrhöe, Ausfallsbeschwerden, Fluor	5000 ME. Unden 100 Tabl. Klimova (2000 ME. Zyklushormon)	ohne Erfolg	—
19	55	Vor 10 Jahren Röntgenbestrahlung (Myom), Amenorrhöe, Ausfallsbeschwerden, starke Adipositas	5000 ME. Ovanorm 3000 ME. Unden	1mal 8tägige Menstruation; Ausfall gebessert	später Menstruation in unregelmässigen Abständen

Tabelle 7 [1].

Art der Störung	Zahl	geheilt	gebessert	unbeeinflußt
Primäre Amenorrhöe	2	—	—	2
Sekundäre Amenorrhöe	16	4	1	11
Poly-Hypermenorrhöe	20	3	4	13
Oligo-Hypomenorrhöe	22	2	5	15
Postoperative Störungen	7	3	2	2
Postoperative Kastration mit Ovarimplantation	19	4	11	4
Postoperative Kastration ohne Ovarimplantation	12	—	4	8
Klimakterische Störungen (einschließlich nach Bestrahlung)	19	4	5	10

[1] Z. Geburtsh. **107**, 153 (1934).

Umfrage[1].

Die praktische Bedeutung der Hormonbehandlung in der Gynäkologie.

Einleitung.

Von F. v. Mikulicz-Radecki.

„Entsprechend der Anregung des Herrn Herausgebers[1] kann es sich in diesem einführenden Aufsatz nur darum handeln, die Gebiete kurz zu skizzieren, bei denen eine Hormontherapie für den Gynäkologen in Betracht kommt. Meine Darlegungen sollen nur eine Diskussionsbasis schaffen, um so mehr, als alle therapeutischen Fragen noch nicht endgültig geklärt sind und daher jeder einzelne Autor auf seine eigenen Erfahrungen zurückgreifen muß.

Es ist heute viel davon die Rede, daß es durch verschiedene Ovarial- und Hypophysenhormone möglich ist, hormonale Störungen bei der Frau wirksam zu bekämpfen. Hier erscheint es nötig, auf einen grundsätzlichen, logischen Fehler aufmerksam zu machen: Aus zahlreichen Tierexperimenten — die Arbeiten gehen an Zahl ins Unermeßliche — geht eindeutig hervor, welch eine spezifische Wirkung dem Hormon des Ovarialfollikels, des Corpus luteums und des Hypophysenvorderlappens zugeschrieben werden muß. Bei allen Tierversuchen handelt es sich aber um Versuchsobjekte, bei denen künstlich ein Organ geschädigt oder vorzeitig durch Substitution in den Reifezustand versetzt worden ist. Beim Menschen liegen die Verhältnisse ganz anders: Keine Drüse arbeitet für sich allein, sondern in engster Fühlungnahme mit sämtlichen anderen Drüsen innerer Sekretion. Es ist unsere feste Überzeugung, daß bei allen hormonalen Störungen der Frau nicht nur das Ovarium oder die Hypophyse, sondern auch die anderen Drüsen mit innerer Sekretion, wahrscheinlich auch das Nervensystem, dessen Bedeutung in dieser Beziehung noch gar nicht gewürdigt ist, in Mitleidenschaft gezogen sind, so daß die tierischen Modellversuche nur einen unzulänglichen Vergleich bilden und eine ungenügende Kenntnis der Dinge übermitteln. Der Mensch ist keine Retorte! Daraus erklärt sich die Tatsache, daß die hormonale Therapie beim Menschen im großen und ganzen noch keine glänzenden Resultate, d. h. Dauererfolge, erzielt hat. Hormonale Behandlungsmöglichkeiten bleiben daher bisher nur Möglichkeiten und sind noch keine Sicherheit! Wir erleben es immer wieder, daß mit der alten Substitutionstherapie, die sich auf die früher üblichen Ovarialpräparate bzw. auf Ovarialimplantation stützt, zum Teil genau dieselben Resultate erzielt werden können wie mit dem modernsten, chemisch und physikalisch isolierten und erkannten Hormon.

1. **Stoffwechselstörungen allgemeiner Natur**, die zunächst mit dem Genitale nichts zu tun haben (z. B. Diabetes, Schilddrüsenerkrankungen), sind mit Ovarialhormonen nicht sicher zu beeinflussen. Das gilt auch von dem Krankheitsbild der Dystrophia adiposogenitalis. Weitere Untersuchungen sind notwendig.

2. Eine Dysfunktion der Genitalien im Sinne des **völligen Fehlens der Ovarialtätigkeit** (bestes Beispiel: nach operativer Entfernung beider Ovarien) läßt sich durch Verabfolgung von hohen Gaben von Follikelhormon (200 000—300 000 ME.) und anschließender Behandlung mit Corpus luteum-Hormon (50—100 KE.) so beeinflussen, daß eine

---

[1] Es handelt sich hier um eine wörtliche Wiedergabe von Auszügen aus einer in der Zeitschrift „Medizinische Klinik" 1934, Nr. 29 u. 31 erschienenen ausführlichen Diskussion über den Wert der Behandlung mit Sexualhormonen.

Blutung auftritt, wobei der Schleimhautzerfall der Menstruation ähnlich ist (C. Kaufmann, Löser u. a.). Damit ist der Beweis erbracht, daß die ausgefallenen Ovarialhormone durch künstliche Zufuhr ersetzt werden können; jedoch handelt es sich bloß um Augenblickserfolge, die wissenschaftliches Interesse beanspruchen. Ein dauernder Ersatz des verlorenen Ovariums ist noch nicht gelungen.

3. Ovarialinsuffizienzen, bei denen das Ovarium wohl überhaupt, aber mangelhaft funktioniert (schwache, seltene Periode), bei der sich ein unterentwickelter Uterus findet, lassen sich durch hohe Gaben von Follikelhormon, wofür sich neuerdings das Progynon B. besonders eignet, dahin beeinflussen, daß der Uterus während der Behandlungszeit wächst (C. Clauberg). Ein Dauererfolg ist bisher noch nicht erzielt worden. Auch fehlen noch die Beweise, daß das Darniederliegen der Genitalfunktion so weit wieder angekurbelt werden konnte, daß eine Schwangerschaft eintrat.

4. Der Ausfall der ovarialen Hormone im Klimakterium im Sinne der „Ausfallserscheinungen" (sei es bei einem natürlichen, sei es bei einem röntgenologisch erzeugten) kann durch Zufuhr von Follikelhormon (Progynon) für die Dauer der Medikation ausgeglichen werden. Dieselbe Wirkung behalten aber auch gerade für diese Fälle die bisherigen Ovarialextrakte.

5. Blutungen in der Menarche und im Klimakterium, die auf einer glandulären Schleimhauthyperplasie und damit auch einer Follikelpersistenz im Ovarium zurückzuführen sind, erscheinen ein besonders günstiges Feld für die spezifische Hormontherapie. Sie kann stimulierend wirken (Verabfolgung von Hypophysenvorderlappenhormon, das den Follikel zum Platzen bringt: Transfusion von 300—400 ccm Schwangerenblut nach C. Clauberg) oder substituierend, indem das fehlende Corpus luteum-Hormon eingespritzt wird: bei leichten Fällen täglich 1 KE. für 7—10 Tage, bei schweren Fällen 7—10 KE. täglich. Vorübergehende Erfolge sind damit erzielt worden (C. Clauberg, C. Kaufmann, Philipp u. a.). Für eine Dauerumstimmung des Organismus in dem Sinne, daß die Periodenblutung nach der hormonalen Behandlung für ständig regelmäßig einsetzt, für einen regelmäßigen Erfolg dieser Behandlung sprechen aber die bisher vorliegenden Erfahrungen noch nicht. Auch C. Kaufmann und E. Philipp haben diesen Beweis noch nicht erbringen können."

Aussprache.

Doz. Dr. R. Hofstätter, Wien:

... „Überdies muß ich aus den Resultaten der von mir selbst durchgeführten Hormontherapie den nicht gerade angenehmen Schluß ziehen, daß wir heute bei der Behandlung der rein funktionellen Amenorröe, z. B. mit 20—25 Einzelinjektionen von 100000 bis 30000 ME., durchschnittlich nur in der doppelten Anzahl der Fälle das erreichen, was wir früher mit 20—50 ME. erreicht haben."

... „Auch ich selbst erreiche mit Präparaten wie Perlatan, Menformon, Ovowop, Prolan usw. zeitweise ganze Serien von guten Erfolgen und erlebe dann gelegentlich wieder Mißerfolge, ohne mir das eine oder das andere immer erklären zu können."

... „Beim Unterricht und in Ärztekursen ist es noch außerordentlich schwer, mehr als allgemeine Empfehlungen für dieses oder jenes einzelne Präparat oder für die Summierung von Präparaten zu geben. So oft ich derartige Zusammenstellungen aus der Literatur sehr ernst zu nehmender Forscher rein schematisch nachahmen wollte, erlebte ich eher Mißerfolge. Gerade in diesen Dingen muß man so stark individualisierend vorgehen, daß wirklich nur dem Arzte mit besonderer Intuition für die Hormontherapie schöne Resultate blühen, allerdings dann oft mit einer Präzision, die für lange Zeit bestechend wirkt.

Bei den heute verwendeten Ovarialhormonen, die 200 000—300 000 ME. darstellen, muß man sich doch fragen, ob da noch von einer Hormontherapie oder von einer Substitutionstherapie gesprochen werden muß. Wenn man sich die für diese Fälle angegebenen Indikationen durchsieht (Hypo- oder Amenorrhöe, Frigidität, Sterilität, Dysmenorrhöe), so muß ich dem entgegenhalten, daß man in diesen Fällen nach genauer Untersuchung so häufig Unterfunktionszustände der Schilddrüse findet und mit ganz minimalen Thyreoidingaben dann oft dasselbe erreicht, ja viel mehr, wenn diese Therapie mit zarter Verwendung des ganzen übrigen Schatzes umstimmender Agenzien verbunden wird.

Noch eines möge zu denken geben: Fast alle Funktionsanomalien der weiblichen Sexualorgane sind sehr häufig von uns meist unbekannten Einzelheiten des Sexuallebens (vielleicht gerade des Nichtsexuallebens) abhängig. Fast alle diese Funktionsanomalien sind auch der Haupttummelplatz der Psychotherapie und der, wie ich noch immer glaube, aus anderen Quellen kommenden Kurpfuscherei, die ich hier als grobe Suggestionstherapie bezeichnen möchte. Behauptung, Beweis und Kontrolle liegen dann meist für den Einzelfall in ein und derselben Hand.“

Dr. Otfried D. Fellner, Wien:

... „Ich kann wohl sagen, daß mit der Vergrößerung der Dosen eine Abnahme der Zahl der Versager zu konstatieren war. So hatte ich unter den letzten 100 Fällen nur 6 Versager. Schon diese Beobachtung lehrt, daß mit der Organotherapie nicht, wie Herr v. Mikulicz-Radecki meint, genau dieselben Resultate erzielt werden können wie mit der hormonalen Therapie. In den früheren Jahren — jetzt ist die Organotherapie wohl so ziemlich verlassen — hatte ich oft Gelegenheit, Fälle von Amenorrhöe oder postklimakterischen Beschwerden zu sehen, die von anderer Seite monatelang mit Organotabletten ohne Erfolg behandelt worden waren, und die auf hormonale Therapie sehr gut reagierten. Ich glaube, daß auch die Implantationen, soweit ich die Literatur kenne, nur ausnahmsweise zu einem Erfolg geführt haben. Daher ist auch von den Organopräparaten nichts Besseres zu erwarten. Die Mißerfolge mit der hormonalen Therapie, über die mitunter berichtet wird, beruhen zumeist auf zu geringer Dosierung oder Verwendung von Tabletten, wobei nicht daran gedacht wird, daß bei Tabletten nur ein kleiner Teil tatsächlich zur Wirkung kommt. Ich habe daher schon vor vielen Jahren die Anwendung in Form von Zäpfchen empfohlen, weil so fast alles Hormon, das zugeführt wird, ins Blut übergeht.“

„Ich habe bei Anwendung von Zäpfchen (Ovosan stark) à 300 ME. 3mal täglich fast ausnahmslos wesentliches Nachlassen der Ausfallserscheinungen, sehr oft völliges Aufhören derselben beobachtet. Daß das Feminin auch bei längerer Anwendung keine Heilung in dem Sinne bewirkt, daß nach Aufhören der Medikation die Beschwerden sich nicht mehr einstellen, ist selbstverständlich. Aber die Beobachtung lehrt, daß die Beschwerden an und für sich nach einiger Zeit von selbst aufhören, so daß mit der Behandlung ausgesetzt werden kann. Diese Zeit ist verschieden lang, mitunter einige Monate, mitunter 1—2 Jahre. Bei Fällen, bei welchen die angegebenen Dosen nicht ausreichten, habe ich mitunter durch

Steigerung der Dosen noch vollen Erfolg gehabt, zumeist aber doch ein wesentliches Nachlassen beobachtet. In anderen Fällen habe ich gleichzeitig pharmakologische Mittel verordnet, um mit Feminin zu sparen, so beispielsweise Mencessantabletten, die neben Feminin noch einige symptomatisch wirkende Substanzen enthalten. In leichteren Fällen genügen oft diese Tabletten allein.

Die Gründe der Mißerfolge bei der Behandlung der Amenorrhöe, über die manche Autoren berichten, habe ich schon oben auseinandergesetzt. Ich habe 332 Fälle beobachtet. Bei den ersten 296, welche noch mit kleinen Dosen behandelt wurden, hatte ich 91 Versager, bei den letzten 100 mit großen Dosen behandelten nur 6. Neuerdings bestimme ich bei Fällen von Amenorrhöe, die länger als 8 Wochen gedauert haben, den Feminingehalt des Harns, der durch 3 Tage gesammelt wird. Für die Behandlung habe ich mir folgendes Schema zurechtgelegt: Bei einer Mäuseeinheitszahl von bis 5 pro Liter Harn habe ich in 2 Fällen mit 200000 ME. (Folipex) in Form von Injektionen und Zäpfchen im Verlaufe von 21 Tagen die Blutung erzielt. Da mit 30 ME. im Liter Harn der Zyklus zumeist normal verläuft, entsprechen 30 Harn-ME. 200000 ME., die zur Erhaltung des Zyklus innerhalb von 21 Tagen notwendig sind. Demnach 1 Harn-ME. = 6000 ME., die zugeführt werden müssen. Die Zahl der ME., die zugeführt werden muß, ist nach der Formel zu errechnen:

$$X = 200000 - 6000 \times \text{Zahl der Harn-ME.}$$ Beispielsweise bei 10 Harn-ME.

$$X = 200000 - 10 \times 6000 = 140000 \text{ ME.}$$

Es sind zwar bisher nur wenige Fälle, die nach diesem Schema behandelt wurden, aber es ergab sich, daß diese Zahl mitunter noch zu hoch gegriffen war, da einmal bei 15 ME. im Harn die Periode schon nach 14 Tagen und einmal bei 18 ME. nach 13 Tagen auftrat. In einem Fall (10 ME.) mußte noch eine 10tägige Behandlung angeschlossen werden. 2 Tage nach Aufhören derselben trat die Blutung ein. Bei über 20 ME. machte ich die Erfahrung, daß eine Injektion von 1000 ME. und 3 Zäpfchen à 300 ME. zumeist genügte. Bei 30 ME. und darüber begann ich gewöhnlich mit Zäpfchen à 100 ME. oder Tabletten und bin, falls kein Erfolg da war (wenige Fälle), zu höheren Dosen übergegangen.

Neuerdings versuche ich durch eine Kombinationsbehandlung die Menge des Feminins, die zur Erzeugung der Blutung notwendig ist, herabzusetzen. Da Corpus luteum-Hormon sehr teuer ist und nur in Öl gelöst werden kann, verwende ich Vorderlappenhormon (Präpitan der Fabrik Sanabo), und dieses nicht in Injektionen, da sie doch etwas schmerzhaft sind (das gleiche gilt für Prolan), sondern in Form von Zäpfchen à 500 ME. Davon gab ich einer Pat. mit 4monatiger Amenorrhöe (10 ME. im Liter Harn) 3 Zäpfchen täglich durch 10 Tage, dann täglich Injektion von Folipex (1000 ME.) und 3 Zäpfchen Ovosan stark (300 ME.) durch 10 Tage. 2 Tage nach Aussetzen der Behandlung trat die Blutung ein. Die Pat. hatte also nur 15000 ME. Feminin erhalten. Die Versuche werden fortgesetzt.

v. Mikulicz-Radecki meint, daß bei Ovarialinsuffizienz mit der hormonalen Therapie ein Dauererfolg nicht zu erzielen ist. Das trifft nicht zu. Zumeist ging der Zyklus nach der ersten künstlich erzeugten Blutung Monate, ja Jahre ungestört weiter. In diesen Fällen kann man wohl von einem Dauererfolg sprechen. Sicherlich gibt es Fälle, bei denen nach Monaten wieder Störungen auftreten und vereinzelt auch solche, bei denen nach der ersten Blutung die Ovarialinsuffizienz wieder einsetzte, aber die Zahl dieser Fälle ist relativ gering, wenn man dort, wo eine konstitutionelle Ursache erhoben werden kann, beispielsweise Fettsucht (Mastovarien), diese auch behebt, und wenn man sich nicht damit begnügt, die Blutung herbeizuführen, sondern noch weiter hormonal behandelt, solange der Uterus nicht die normale Größe aufweist.

... „Nicht unerwähnt möchte ich lassen die ausgezeichneten Erfolge hinsichtlich der Behebung von Hautausschlägen, die bei Amenorrhöe und kurz vor der Periode vorkommen."

... „Ganz besonders gute Resultate habe ich bei Dysmenorrhöe beobachtet. Hier genügen zumeist kleine Dosen (Ovosan-Zäpfchen à 100 ME.) mehrmals täglich, in schwereren Fällen solche à 300 ME. Auch hier ist es natürlich notwendig, den Hormonspiegel dauernd erhöht zu halten, was durch Injektionen nicht erreicht werden kann, sondern nur durch Tabletten oder Zäpfchen."

... „Bei zu starken oder zu lang dauernden Blutungen hatte ich wohl Erfolge nach Gebrauch des Corpus luteum-Hormons gesehen, die aber nicht wesentlich besser sind als diejenigen, welche wir bisher mit den üblichen Styptizis erzielt haben. Zweimal hatte ich Gelegenheit, dieses Hormon zum Zwecke des Hinausschiebens der Periode zu versuchen. Einmal trat die Periode zur richtigen Zeit ein, in dem zweiten Fall um 3 Tage später. Auch mit diesem Hormon sind vielleicht bessere Resultate zu erzielen, sobald es möglich sein wird, größere Dosen anzuwenden.

Meine Erfahrungen gehen also dahin, daß bei entsprechender Dosierung und richtiger Anwendung die hormonale Therapie in der Gynäkologie sehr gute Erfolge erzielt."

Priv.-Doz. Dr. C. Kaufmann, Univ.-Frauenklinik der Charité Berlin:

... „Nach meiner Meinung steht heute folgende Frage im Vordergrund: Wenn ich eine Ovarialhormontherapie für richtig halte, welche Dosierung soll ich dann wählen? Dem Arzt werden heute einerseits Präparate mit einem Brunsthormongehalt von 100—1000 Einheiten, weiterhin andere mit einem Hormongehalt von 10000—100000 Einheiten zur Verfügung gestellt. Wie ist das zu erklären? Bei der Dosierung des Follikelhormons war man zuerst auf Mutmaßungen angewiesen und verwendete empirisch niedrige Dosen, anfänglich 4 Einheiten, dann von Jahr zu Jahr ansteigend bis zu 1000 Einheiten im Kubikzentimeter oder in der Tablette. Ein völliger Umschwung trat in der Dosierung ein, als es mir gelungen war, an der kastrierten Frau die zum Schleimhautaufbau notwendigen physiologischen Dosen des Follikelhormons zu ermitteln."

... „Ich vertrete aus Erfahrung die Anschauung, daß ernstere, durch ovarielle Insuffizienz bedingte Schäden bei Verwendung kleiner Dosen Follikelhormon, also Präparaten von 100—1000 Einheiten, auch bei Verabfolgung für längere Zeit nicht beeinflußt werden können. Zu diesen ernsteren Störungen zähle ich: 1. alle Fälle von primärer Amenorrhöe, 2. alle Fälle von sekundärer Amenorrhöe, bei welchen die Amenorrhöe längere Zeit, und zwar länger als 1 Jahr, andauert, 3. ausgesprochene Oligomenorrhöe, 4. schwere Ausfallserscheinungen nach operativer Kastration, besonders im jugendlicheren Alter, 5. eine große Reihe von ernsten Ausfallserscheinungen im Klimakterium.

Ich gehe noch weiter und bezweifle, daß die Präparate mit niedrigem Brunsthormongehalt überhaupt einen spezifischen hormonalen therapeutischen Effekt besitzen. von Mikulicz-Radecki hat auf die Tatsache hingewiesen, daß gewisse Krankheitserscheinungen, welche als Folge ovarieller Insuffizienz gedeutet werden, mit gleichem Erfolge mit Extrakten aus Ovarium, welche nachweislich überhaupt kein Follikelhormon enthalten, behandelt werden können wie mit hormonhaltigen Präparaten. Diese Tatsache wird nach

63*

meiner Meinung zu Unrecht gegen die Hormontherapie ins Feld geführt. Sie zeigt nur, daß die Hormontherapie mit niedrigen Dosen keinen spezifischen Effekt besitzt. Aber ebensowenig sind die Heilwirkungen der in diesen Fällen verwendeten Ovariumauszüge organspezifische! Man kann — wie ich geprüft habe — mit Extrakten aus irgendeinem beliebigen Organ in gleicher Weise „Heilungen" herbeiführen. Auf Grund meiner Erfahrungen in der Verwendung der sog. hohen Dosen Follikelhormon kann ich mit Sicherheit sagen, daß ovarielle Insuffizienz durch diese in einer Form beseitigt wird, die keinen Vergleich mit den recht bescheidenen Erfolgen mit den nach meiner Meinung völlig unspezifischen Organauszügen, ebensowenig wie mit den niedrigen Dosen Follikelhormon zuläßt. Die Frage, wie soll man Ovarialhormontherapie treiben, beantworte ich für die Verwendung des Follikelhormons dahin, daß mit genügend hohen Dosen, und zwar heute noch auf dem Injektionswege, behandelt werden muß, wenn ein spezifischer Heileffekt erzielt werden soll. Als physiologische Dosis ist eine solche zu bezeichnen, welche täglich 10000 ME. = 50000 internationale Einheiten beträgt. Die pharmazeutische Industrie stellt uns heute Follikelhormonpräparate zur Verfügung, welche 10000, 50000 und 100000 Einheiten im Kubikzentimeter enthalten. Bei Verwendung der höher konzentrierten Präparate — also 50000 und 100000 — kann die Zahl der notwendigen Injektionen wesentlich eingeschränkt werden".

„Welche Störungen sollen behandelt werden und wie sind die Erfolgsaussichten?

A. Primäre Amenorrhöe. Von der Behandlung primär-amenorrhoischer Frauen, also solcher, die nie eine spontane Regelblutung gehabt haben, rate ich vorläufig dem in der Praxis stehenden Arzt ab. Es ist zwar bei solchen Fällen bereits gelungen, durch genügend hohe Dosen Follikelhormon auch hochgradig unterentwickelte Uteri zur vollen Entwicklung zu bringen, doch kann noch nichts darüber gesagt werden, ob nach Aussetzen der Behandlung eine Spontanregulierung der zyklischen Genitalfunktionen einsetzt.

B. Sekundäre Amenorrhöe. Es handelt sich hier um Frauen, bei welchen die Regelblutung völlig ausgeblieben ist, nachdem sie entweder bisher regelmäßig war oder nachdem sie — was sehr viel häufiger ist — bereits längere Zeit erhebliche Unregelmäßigkeiten aufwies. Gerade bei diesen Fällen pflegt der Uterus häufig unterentwickelt zu sein. Es ist besonders wichtig, durch eine sehr genaue Allgemeinuntersuchung bei diesen Frauen extragenitale übergeordnete Erkrankungen, z. B. beginnende Lungentuberkulose, als Ursache der Amenorrhöe auszuschließen. Wenn das geschehen ist, kann die Hormonbehandlung eingeleitet werden. Diese bestehe aus mehreren Kuren. Zu jeder Kur werden in 20 Tagen 250000 ME. = 1250000 internationale Einheiten Follikelhormon verwendet. Nach Einschaltung einer 8tägigen Pause Wiederholung der Kur über 3 Monate. Bei den von mir behandelten sekundär-amenorrhoischen Frauen, bei welchen die Amenorrhöe länger als 1 Jahr andauerte, sah ich bei der Hälfte der Fälle eine Spontanregulierung des Zyklus nach Aussetzen der Behandlung. Ich bin weiter in der glücklichen Lage, mitzuteilen, daß es bei einer Frau nach 2jähriger Amenorrhöe nach Abschluß einer 2maligen Kur, wie oben angegeben, zur Schwangerschaft kam, so daß auch diese von v. Mikulicz aufgezeichnete Lücke geschlossen ist.

C. Oligomenorrhöe. Die Behandlung hochgradiger Oligomenorrhöe ist außerordentlich schwierig. Ich kann auf Grund eigener Erfahrungen noch kein abgerundetes Ergebnis mitteilen, verweise aber auf die Angaben von Buschbeck.

D. Ausfallserscheinungen. Außerordentlich eindrucksvoll sind die Erfolge hoher Follikelhormondosen in der Bekämpfung schwerer Ausfallserscheinungen, wie sie nach Kastration und im Klimakterium auftreten. Auch bei Frauen, bei welchen Organauszüge und niedrige Dosen Follikelhormon ohne jede Wirkung blieben, schwinden die sehr quälenden Erscheinungen, wie Wallungen, Schweiße, Schlaflosigkeit, psychische Depressionen und ein bisher häufig unbekämpfbarer Juckreiz an den äußeren Genitalien, kurze Zeit nach Beginn der Behandlung. Bei der Dosierung muß man hier individualisierend vorgehen. Ich kenne Patientinnen, bei denen über Wochen wöchentlich 200 000 ME. = 1 000 000 internationale Einheiten zugeführt werden mußten, um sie beschwerdefrei zu erhalten. Bei anderen genügte die wöchentliche Zufuhr von 2mal 10 000 ME. = 2mal 50 000 internationale Einheiten, um Beschwerdefreiheit zu erzielen. Sind in den ersten Wochen der Behandlung besonders hohe Dosen notwendig, so können diese nach meinen Erfahrungen langsam verringert werden. Nach Verringerung der Dosis kann die Behandlung abgebrochen werden, da nach einiger Zeit eine Gewöhnung des Körpers an den Hormonmangel eintritt."

... „Ich wiederhole: Eine spezifische Follikelhormontherapie ist nur mit genügend hohen Dosen Follikelhormon möglich. Diese hohen Dosen sollen verwendet werden bei der sekundären Amenorrhöe, der Oligomenorrhöe und bei ernsten Ausfallserscheinungen. Das Corpus luteum-Hormon soll bei uterinen Blutungen hormonalen Ursprungs und beim habituellen Abortus Verwendung finden."

Priv.-Doz. Dr. C. Clauberg, Königsberg i. Pr.:

... „Die 2 wesentlichsten Grundlagen, welche nicht nur für eine bestimmte Behandlungsmethode, sondern für den Arzt, den Fürsorger für das Wohlergehen des menschlichen Organismus, in Frage kommen und von denen er sich mindestens eines von beiden — am liebsten aber beide gleichzeitig — als „Anschauungsbasis", wenn man so sagen darf, wählen kann, sind folgende:

1. Entweder sieht er den ganzen Organismus als einen riesigen Komplex von biologischen Vorgängen, deren Ineinandergreifen, Zusammen- und Wechselspiel, kurz deren Gesamtheit auf einmal zu erfassen vorläufig nicht, wahrscheinlich sogar nie zu erfassen ist, und trachtet tastend jeweils das wahrscheinlich Fehlende, das „Wo es fehlt" zu ersetzen und dadurch versuchsweise über den Weg zu helfen oder aber

2. er sieht mit „organgerichteten", im Höchstfall „organgebietgerichteten" Augen und versucht das im einzelnen Falle nicht- oder unterfunktionierende Teilgebiet in Gang zu bringen oder in die richtigen Bahnen zu lenken.

Letzterer wird häufig Enttäuschungen erleben; denn je mehr die Forschung auf dem einen oder anderen Gebiete fortschritt, desto mehr hat sich in der Medizin immer gezeigt, wie auch von den kleinsten örtlichen Störungen aus entfernte Gebiete, ja der ganze Organismus in Mitleidenschaft gezogen wurde. Und nirgends gilt das wohl mehr als für die Hormone, die hormonalen Wirkstoffe, welche doch schon die älteste Medizin in Form der „Lebenssäfte" vermutete. Fehlschläge in der Therapie beruhen zu einem nicht kleinen Teil auf fehlerhaftem Denken. Auch das gilt wieder nirgends mehr als für die Hormonforschung. Die Sexualhormonforschung ist neu, sehr neu, und hat das gute Recht, in ihrer

Anwendung, in ihrer Umwertung für die menschliche Therapie, solche Fehler noch weitgehend an sich zu haben."

... „Was man aber bis vor kurzem nicht für möglich gehalten hatte, nämlich, daß eine solche Hormonwirkung anders als durch tägliche Injektionen zu erzielen sei, ist heute bereits durch 4—6 Injektionen mit 5tägigen Abständen zu schaffen. Und zwar lediglich auf Grund der Entdeckung eines neuen Follikelhormonderivates (Progynon B) mit protrahierter, anhaltender Wirkung. Genau so wie diese bis dahin kaum denkbare Tatsache läßt sich aber heute annehmen, daß man eines Tages mit noch weniger Injektionen auskommen wird oder aber sogar mit entsprechenden, lediglich peroral verabfolgten Derivaten wird auskommen können."

„... daß wir noch lange nicht wissen, ob nicht im einen oder anderen Falle überhaupt die Konstitution das Wesentliche darstellt und außer anderen Drüsen nur das Ovarium auch dysfunktioniert. Man muß das sogar bei richtiger Überlegung annehmen. Ganz gleich, wie dem auch sei: eine nunmehrige Dysfunktion auch des Ovariums wirkt sicherlich im einzelnen Falle das Krankheitsbild erschwerend, da ja nun auch die Allgemeinwirkung des sonst dauernd im Ovar gebildeten Follikelhormons mit wegfällt. Eine solche Allgemeinwirkung des Follikelhormons muß aber nach allem bisher Bekannten unbedingt angenommen werden. Und ich warne vor der Vorstellung, daß mit der Zufuhr von Follikelhormon lediglich die Funktion des Genitalschlauches substituiert werden soll. Wir wissen, daß der Hypophysenvorderlappen das Ovarium beeinflußt; wir wissen, daß Hypophysenvorderlappen und Thyreoidea in enger Korrelation stehen, und wir wissen, daß die Nebenniere durch Follikelhormon beeinflußt werden kann. Wir wissen aber auch — und das ist außerordentlich wesentlich —, daß der Hypophysenvorderlappen andererseits vom Follikelhormon aus beeinflußt wird und vor allem, daß er wirklich und positiv mit Follikelhormon künstlich zu beeinflussen ist. .... Eines ist jedenfalls sicher: Die Tierexperimente haben bei den Fragen der Sxualhormonforschung nach menschlichen Dosen nur dann im Stich gelassen, wenn von den Wegen der kalten Berechnung auf Grund des Ergebnisses scheinbar viel zu hoher Zahlenwerte abgewichen wurde und wenn man sich beim Übergang auf die Anwendung am Menschen mit dem bloßen Glauben und mit Vermutungen über diese errechneten Werte hinwegtäuschte. Die menschlichen Dosen aber, welche denjenigen am Tier entsprechen, mit welchen dort (am Tier) der Hypophysenvorderlappen zu beeinflussen ist, sind heute in der Hand des Sexualhormonforschers und -therapeuten. Wenn wir auch, wie gesagt, in allen Einzelheiten die Bedeutung der am Hypophysenvorderlappen durch Follikelhormon zu setzenden Veränderungen noch nicht kennen, so wird es doch nur eine Frage der Zeit sein, bis wir auch diese Drüse zu regulieren lernen. Damit aber wird dann auch eine Beeinflussungsmöglichkeit des gesamten hormonalen Gleichgewichtes der überhaupt mit dem Ovar in Korrelation stehenden innersekretorischen Drüsen gegeben sein."

... „Noch vor allerkürzester Zeit hätte man kaum an die Möglichkeit gedacht, einen primär völlig infantilen, womöglich noch nie funktioniert habenden Uterus einer beispielsweise 30jährigen Frau zu irgendeiner Lebensäußerung „zu wecken". Daß es möglich ist, wissen wir jetzt. ... Die Zahl der bisher in diesem Sinne behandelten Fälle ist weniger als gering — sie waren eben tatsächlich in erster Linie Prüfsteine für die erste Etappe. Wenn es aber gelingt, jenseits des immer zu erzielenden, selbst vorübergehenden Uteruswachstums und jenseits der so gut wie immer eintretenden einmaligen Uterusblutung, in

2—3 von 10 Fällen schon nach ein- oder zweimaliger Behandlung mehrere Zyklen zu erzielen, nachdem vorher gar keine da waren und sich diese 2—3 von 10 Patientinnen nun besonders und restlos glücklich fühlen, und wenn es positiv gelingt (wenn auch vorläufig noch nicht im Sinne der Dauerheilung bewiesen), straffe Beckenbänder durch Hormonbehandlung positiv aufzulockern, eine enorme und vor allem wohl biologisch-natürliche Hyperämie an den Unterbauchorganen zu erzielen, so darf uns das nicht abhalten, solche auf andere

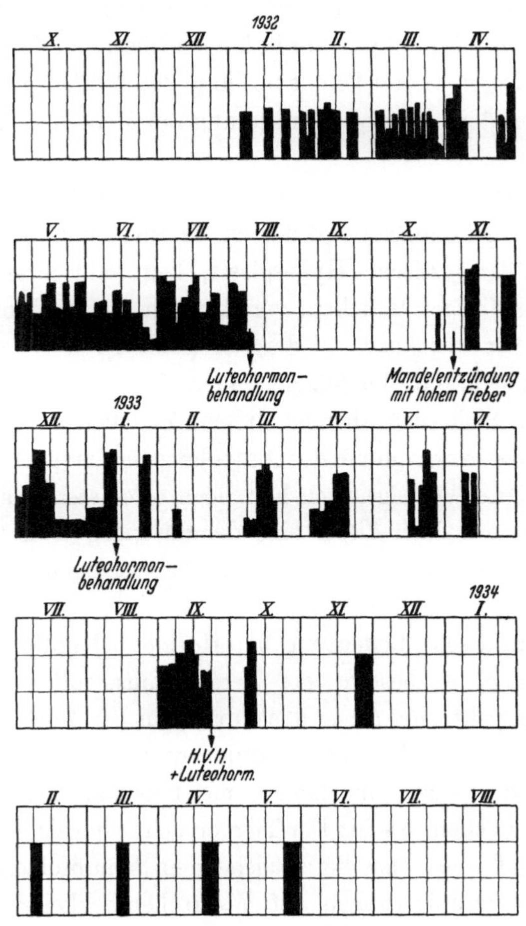

Abb. 4. Blutungsschema eines Falles von juveniler glandulär-cystischer Hyperplasie der Uterusschleimhaut (s. Text).

Weise kaum anzugehenden Patienten weiterhin mit hohen Dosen Follikelhormon zu behandeln, selbst wenn diese Behandlung mehrfach wiederholt werden muß.

... Nun zu Punkt 5, den hormonal-bedingten Blutungen! Um in medias res zu gehen: Ein Dauererfolg, wie ihn Kaufmann und Philipp nach Behandlung mit 1—2 KE. Luteohormon täglich gesehen haben wollen, ist hinsichtlich des Krankheitsbildes der Follikelpersistenz mit glandulär-cystischer Hyperplasie der Utersusschleimhaut Glaubenssache. Ich halte einen solchen mit diesen Dosen für unmöglich. Leider haben diese Autoren bei ihren Blutungsbildern keine exakte Trennung nach anatomischen Substraten vorgenommen; und eine „juvenile" oder „klimakterische" Blutung im allgemeinen Sinne sollte es für den Hormontherapeuten nicht mehr geben. Sicher ist, daß mit 10—20 KE. Luteohormon täglich innerhalb kürzester Zeit eine Umwandlung der pathologisch-proliferierten Uterusschleimhaut in einen nichtblutenden Zustand zu bewirken ist. Fraglich ist, ob mit den heute zur Verfügung stehenden Vorderlappenhormonpräparaten eine tatsächliche Beeinflussung des menschlichen Ovars möglich ist. Eine positive Wirkung von Vorderlappenhormon am menschlichen Ovar ist bis heute noch von keiner Seite demonstriert. Trotzdem bin ich fest davon überzeugt, daß wir die Krux der juvenilen glandulären Hyperplasie (oder bei der Geschlechtsreifen) bald in noch vollkommenerer Weise überwinden lernen. Es fehlt ein Extrakt aus Hypophysenvorderlappendrüsengewebe selbst, der intravenös zu injizieren wäre und dessen akuter Effekt imSinne des Follikelsprungs plus nachfolgender Luteinisierung oder eben der bloßen Luteinisierung am Menschen in einigen Vorversuchen bewiesen würde."

... „Auch hier darf ich einen — leider nur einen — Fall herausgreifen. Die meisten anderen sind nicht wiedergekommen; und das ist für ein so rezidivierendes Krankheitsbild, wie die juvenile glandulär-cystische Hyperplasie, kein schlechtes Zeichen. Es handelt sich hier um ein jetzt 13jähriges Mädchen, von dem ich — viele Worte sparend — die nunmehr $1^1/_2$ Jahre lange Blutungskurve wiedergebe (Abb. 4).

Es kann natürlich sein, daß der jetzige Dauererfolg auch mit dem jetzigen Alter von selbst eingetreten wäre. Sicherlich aber ist diesem Mädchen in den $1^1/_2$ Jahren mancher andere Eingriff durch die Anwendung des Luteohormons erspart geblieben. Wenn also der direkte Beweis des Dauererfolgs auch hier noch offen steht (und auch wohl nicht so leicht zu führen ist), so soll doch dieser eine demonstrierte Fall Grund genug sein, bei gleichen Fällen dieser bis dahin wahren Krux die vorgeschlagene Therapie ebenfalls anzuwenden.

Wenn wir „die praktische Bedeutung der Hormonbehandlung in der Gynäkologie" rückblickend durchdenken, so besteht der Pessimismus, mit dem Prof. v. Mikulicz-Radecki die Fragen angeht, im Augenblick durchaus zu Recht. Es ist wie mit allen neuen Forschungen: Es werden frappante Entdeckungen am Tier gemacht, Schlußfolgerungen auf den Menschen gezogen und dann — meistens zunächst einmal — überbewertet. Es muß aber zum Tatsächlichen so sein: Der Tierversuch diene als Grundlage; am Menschen werde dann bewiesen, daß auch hier die zu ziehenden Schlußfolgerungen stimmen. Dann aber auf keinen Fall Schlußfolgerungen auf Wahrscheinlichkeiten ziehen, die selbst im Tierexperiment noch keine Grundlage hatten." ...

Dr. Herbert Buschbeck, Assistent der Univ.-Frauenklinik Würzburg:

... „So gründen sich unsere Anschauungen auf Erfahrungen, die an einem Material von fast 200 Fällen gesammelt werden konnten.

Als Grundlage unserer Behandlungsart dienen uns die neugewonnenen Kenntnisse über Wesen, Wirken und Darstellung der beiden Eierstocksinkrete (Follikel- und Corpus luteum-Hormon) und die Entdeckung der sog. „Normaldosen" der Frau. Die bisher geübte Hormontherapie krankte vor allem daran, daß man die Dosen zur Therapie auf gut Glück wählen mußte, da man nicht wußte, welche körpereigenen Hormonmengen überhaupt beim Zustandekommen eines endometranen Zyklus zur Anwendung kommen."

„Aufbauend auf Beobachtungen bei der Amenorrhöetherapie, habe ich versucht, eine wirksame Hormonbehandlung bei „Ovarialinsuffizienzen", also bei wohl vorhandenem, aber abnorm ablaufendem Zyklus zu entwickeln. Sie besteht in Injektion von etwa 50 000 ME. (= 250 000 internationale Einheiten) während der ersten Zyklushälfte der Patientin (1.—14. Tag nach Regelbeginn). Über den Weg, der mich zu dieser Therapieform führte, und ihre theoretische Begründung sind Einzelheiten in meinem Aufsatz in der Dtsch. med. Wschr. 1934, Nr. 11 zu finden. Das Anwendungsgebiet dieser reinen Follikelhormontherapie — unter Verzicht auf das teure Corpus luteum-Hormon — scheint ein recht vielseitiges zu sein: Zu schwache Regelblutungen konnten wir ebenso wie zu selten wiederkehrende Menstruationen in einer ganzen Anzahl von Fällen günstig beeinflussen und häufig völlig regelrechte Zyklusabläufe erzielen. Ebenso gelang es in einer Reihe von Fällen, zu lange dauernde Regelblutungen auf ein normales Maß zu bringen. Ganz besonders schöne Erfolge waren bei Dysmenorrhöe zu verzeichnen, vor allem wenn sie mit verlängerten Blutungen verbunden sind (Dysmenorrhagie). Es ist erstaunlich, zu beobachten, wie oft schon nach der ersten Injektion beim Auftreten der nächsten Periode die Beschwerden fast völlig geschwunden sind. Dabei haben wir es sogar mehrfach erlebt, daß die Wirkung einer einzigen Spritze oft über mehrere Zyklen anhält. Wer die quälenden Symptome, den hartnäckigen, oft jeder Therapie trotzenden Charakter dieser Erkrankung und nicht zuletzt die verheerenden Rückwirkungen auf die Psyche der Patientinnen kennt, wird den Fortschritt einer wirksamen Dysmenorrhöetherapie besonders zu schätzen wissen."

... „In der Klinik des Klimakteriums stehen an erster Stelle die Ausfallserscheinungen, deren vollkommene Beseitigung nach unseren Erfahrungen heute mit den höher konzentrierten Präparaten auch entsprechend leichter und sicherer gelingt als früher. Hinsichtlich der Einzelheiten verweise ich auf meine Arbeit in der Dtsch. med. Wschr.

In jüngster Zeit ist es uns auch geglückt, den Pruritus vulvae des Klimakteriums erfolgreich mit Follikelhormon zu behandeln. Unsere Erfahrungen sind jedoch noch zu gering, um Abschließendes sagen zu können; aber ich möchte diese Therapieform doch für recht aussichtsreich halten, gelang es doch unter anderem, einer Patientin, die bereits ihre Zuflucht zum Morphium genommen hatte, mit unserer Hormonbehandlung (280 000 ME. = 1,4 Millionen internationale Einheiten Progynon B) die außerordentlich heftigen Beschwerden restlos zu nehmen.

Im Gegensatz zu den Ergebnissen der reinen Follikelhormontherapie sind unsere Erfahrungen mit Corpus luteum-Hormon allein keine so guten. Weder bei metropathischen Blutungen — trotz Gaben bis zu 100 KE. (= 333 klinische Einheiten) — noch bei drohendem Abort konnte irgendeine günstige Beeinflussung beobachtet werden. Habituelle Aborte zu behandeln, hatten wir bisher keine Gelegenheit. Lediglich sog. „entzündliche Reizblutungen", meist in Gestalt von verlängerten Regelblutungen bei Adnexitiden usw., ließen sich abstoppen, mitunter schon mit recht geringen Dosen."

„Auch bei der Therapie der Menstruationsanomalien sind Dauerresultate noch nicht die Regel. Es hat sicher keinen Zweck, nach Erzielung eines Erfolges bei einer Patientin mit der Hormontherapie nun sofort auszusetzen und auf einen „Dauererfolg" zu hoffen. Erst durch monatelange Durchführung der Kur, wobei die Patientin Zyklus für Zyklus, also alle 4 Wochen, eine Injektion erhält, wird es vielleicht gelingen, die Anomalie für immer zu beseitigen. Eine Ausnahme bilden die Fälle von Dysmenorrhöe, wie schon oben erwähnt wurde."

„Daß in der Klinik der hormonalen Genitalstörungen der Frau auch unendlich viele andere endokrine und auch nervöse Faktoren mitspielen, hat v. Mikulicz mit Recht hervorgehoben. Sie alle heute schon mit in Rechnung zu stellen, möchte ich — wenigstens bei Therapie-Versuchen — noch für verfrüht und wenig aussichtsreich halten.“

„Denn gestehen wir uns offen: Was wir heute als einigermaßen sicheres Wissensgut annehmen dürfen, ist ein verschwindend kleiner Ausschnitt aus einem ungeheuren Komplex. Der Anfang zu seiner Entwirrung ist gemacht, aber seine weitere Erforschung wird noch der Arbeit von Jahrzehnten bedürfen.“

Doz. Dr. Hans Heidler, Wien:

„Bei schweren primären Amenorrhöen wird man die genannte Normaldosis verwenden müssen (z. B. 5mal 50 000 ME. Progynon B oleosum und 5mal 20 klinische Einheiten Proluton = 33 Kanincheneinheiten). Dabei ist es sehr wesentlich, konform der heutigen Lehre vom Genitalzyklus, zuerst das Follikulin zu injizieren, den Uterus so in die Proliferationsphase zu bringen und dann das Proluton, durch das die Transformation der Schleimhaut bewirkt wird. Für solche schweren Fälle hätten wir also ein Schema in der Weise, daß man in den ersten 15 Tagen der Behandlung 250 000 ME. Progynon, dann vom 19.—23. Tag 100 klinische Einheiten Proluton verabfolgt. .... Ist also die Dosierung für diese schweren Fälle einfach, so ist sie noch ganz problematisch für andere Menstruationsstörungen, wie Dysmenorrhöe, verstärkte Regelblutung, oder für Dyspareunie, habituelles Abortieren und Sterilität, nicht zu reden von anderen fraglichen Indikationen für die Hormontherapie, wie Fluor, Pruritus, Craurosis, Hyperemesis u. a. Es entspricht einer Erfahrungstatsache, daß man täglich mindestens 1000 ME. Follikelhormon zuführen muß; im ganzen etwa 10 000—20 000 ME., aber auch viel mehr, bis zu 100-, 200-, 300-, ja 500 000 ME. Es wäre sehr wünschenswert, eine Methode zu haben, die uns den Hormonspiegel des zu behandelnden Individuums zu bestimmen erlaubt. .... Ein dankbares Indikationsgebiet für die Follikulintherapie sind die Ausfallserscheinungen, mögen sie nun spontan oder nach Operation bzw. Strahlenbehandlung auftreten. Die früher so beliebten Mischpräparate sind vielleicht weniger zu empfehlen als die reinen Hormone, z. B. Progynon, wobei wiederum hohe Dosierung, mindestens 10 000—20 000 ME., eventuell auch mehr, nötig sind. Die Behandlung mit Corpus luteum-Hormon kommt für den habituellen Abortus, die Sterilität und manche Fälle von Dysmenorrhöe, vor allem aber für die Metropathia haemorrhagica in Frage, die ja darauf beruht, daß der Follikel sich nicht in ein Corpus luteum umwandelt. Gerade für diese so häufige Menstruationsstörung, die sich besonders in der Pubertät und im Klimakterium zeigt, scheint auch die Behandlung mit dem gonadotropen Hypophysenvorderlappenhormon, speziell mit dem Prolan B (z. B. Prähormon B Promonta), erfolgreich zu sein. Dies wäre auch theoretisch verständlich, weil das Prolan B das Luteinisierungshormon darstellt, das die Umwandlung des Follikels in den gelben Körper hervorrufen könnte. Im übrigen hat die Therapie mit dem gonadotropen Hormon kaum das gehalten, was man sich davon versprochen hat. Welches Hormonpräparat man im speziellen Fall verwenden soll, wie man dosiert, wie man die Präparate appliziert (oral, rectal, parenteral), in welcher Zyklusphase man sie verabfolgt, läßt sich schematisch noch nicht angeben, ist heute vielmehr eine individuelle Kunst, die genaueste Kenntnis des Genitalzyklus und der Sexualhormone voraussetzt.“

Priv.-Doz. Dr. Hans H. Schmid, Direktor der Staatl. Hebammenlehranstalt in Reichenberg (Böhmen):

... „Aber auch bei sorgfältiger Erhebung der Vorgeschichte und bei genauer Untersuchung gibt es genügend Fälle, bei denen man erst aus dem Fehlschlagen der bisherigen Behandlung, „ex non juvantibus", erkennen kann, daß die eigentliche Krankheitsursache anderswo zu suchen ist. So kann eine erfolglose Hormonbehandlung auch noch einen diagnostischen Wert haben. Bei genügender Erfahrung wird es allerdings manchmal möglich sein, auch in solchen Fällen die wahre Krankheitsursache wenigstens mit Wahrscheinlichkeit zu erfassen. Wenn z. B. Eierstockhormone, namentlich Gelbkörperpräparate, bei lange dauernden, fast pausenlosen Gebärmutterblutungen nur vorübergehend oder gar keinen Erfolg haben, wenn auch Mutterkorndarreichung und Ausschabung der Gebärmutter die Blutung nicht zum Stillstand gebracht haben, dann liegt wohl der Gedanke nahe, daß die Störung nicht in der Gebärmutter und nicht im Eierstock allein ihren Sitz hat. Handelt es sich noch dazu um eine pastöse, blasse Frau mit trockener Haut und etwas trägem Temperament, so wird der Erfahrene sogleich eine mangelhafte Schilddrüsentätigkeit in Erwägung ziehen. Die ganze Kunst besteht nur darin, an eine solche Möglichkeit überhaupt zu denken. Dann wird man in einer Schilddrüsenbehandlung das Zaubermittel gefunden haben, das die Blutungen zum Stillstand und wieder eine regelmäßige Menstruation zustande bringt.

26jährige Arztgattin; eine Spontangeburt vor 4 Jahren, eine unbeabsichtigte Fehlgeburt vor 1 Jahre; unregelmäßige, sehr starke Menstruationsblutungen; zweimal Ausschabung wegen starker Blutungen; diese haben einmal 6, einmal fast 9 Monate angedauert. Gewichtszunahme. Verdacht auf Gallenblasenerkrankung. Nach zweimonatiger Amenorrhöe wieder Blutung durch fast 3 Monate. Dreimal täglich 0,1 Thyreoidin Merck durch 3 Monate bewirken außer einer Gewichtsabnahme von 81 auf 66 kg ein Aufhören der Dauerblutung; Menstruation in den folgenden 6 Monaten regelmäßig. Auch die vorher bestehende seelische Depression ist geschwunden.

Da von Mikulicz-Radecki in seinem einleitenden Referat hauptsächlich die Hormone des Follikels, des gelben Körpers und des Hypophysenvorderlappens besprochen hat, sei hier ergänzend noch erwähnt, daß außer den Gelbkörperpräparaten bei habitueller Fehlgeburt auch noch Placentapräparate in der Praxis erfolgreich angewendet werden können; daß Placenta und gelber Körper in funktioneller Beziehung gleichartig wirken, ist ja längst bekannt (Halban u. a.).“

... „Bei der Behandlung mit Hormonpräparaten verfallen Arzt und Patient nicht selten in den Fehler, zu bald die Geduld zu verlieren und schon einige Tage nach Beginn einer Hormonbehandlung das Präparat zu wechseln, ehe eine Wirkung des erstangewandten Mittels überhaupt eintreten konnte. Ein weiterer Fehler liegt darin, daß manche Ärzte ihren Kranken zu viel versprechen. Man sollte in dieser Beziehung vorsichtiger sein, besonders mit Ausdrücken wie „Verjüngung" durch Hormonbehandlung sparen und andere Auswüchse einer „Überbehandlung" meiden, wie z. B. den Versuch einer absichtlichen Verschiebung der regelrechten Menstruationsblutung aus äußeren Gründen, wenn diese nicht äußerst triftig sind.“

„Trotz aller dieser Schwierigkeiten kann man sich die Hormonbehandlung aus der neuzeitlichen Frauenheilkunde und Frauenkunde gar nicht mehr wegdenken. Ihre Bedeutung ersieht man am besten aus dem Vergleich zwischen der heutigen Behandlung einschlägiger Fälle mit hochwertigen Hormonstoffen und der Behandlung der gleichen Störungen wie sie zu Beginn des 20. Jahrhunderts geübt wurde. Damals galt z. B. fast jede Blutung aus der Gebärmutter (bei Ausschluß von Schwangerschaft und Geschwulst) als Ausdruck einer „Endometritis", also einer Erkrankung der Gebärmutterschleimhaut; damit war auch die Behandlung „reflektorisch" gegeben: die Ausschabung der Schleimhaut. Seit dem mühevollen Arbeiten von Hitschmann und Adler, L. Fraenkel, R. Schroeder usw. weiß man, daß die zu regelmäßigen und regelwidrigen Blutungen führenden Veränderungen in der Gebärmutterschleimhaut von den cyclischen Vorgängen im Eierstock abhängig sind; und die Forschungen eines Biedl und anderer Pioniere der Lehre von der inneren Sekretion haben gezeigt, daß auch die Eierstocktätigkeit wieder nur ein einzelnes Glied in der Kette der Drüsen mit innerer Absonderung darstellt. Jedes neue Jahr bringt neue wichtige Aufklärungen und Zusammenhänge von allgemein-biologischer und -pathologischer Bedeutung. Durch die Beschäftigung mit diesen Forschungsergebnissen und durch ihre Anwendung in der Praxis wird der Frauenarzt immer wieder daran erinnert, daß er Doktor der gesamten Heilkunde ist; die Zeit der reinen „Uterusgynäkologie" ist damit Gott sei Dank für immer vorüber. So wird der Facharzt aus seinen engen Grenzpfählen herausgeführt zur Erkenntnis höherer allgemeiner Zusammenhänge, und darin liegt in einem höheren Sinne auch für den Arzt die praktische Bedeutung der Hormonbehandlung in der Gynäkologie!"

Prof. Dr. F. Schenk, Prag:

... „Die Hauptschwierigkeiten in der Hormontherapie liegen nach Pankow in der zahlreich vorhandenen, noch unbekannten Wechselwirkung der einzelnen Hormone.

Im allgemeinen sind die Resultate der Hormonbehandlung zweifelhaft bei primärer Amenorrhöe, bei pluriglandulären Störungen, z. B. bei Dystrophia adiposogenitalis, überhaupt bei Genitalstörungen mit Veränderungen des Gesamtorganismus, worauf erst kürzlich von deutschen Autoren Pankow und von französischen Cotte hingewiesen haben.

Bessere Resultate, aber lange nicht durchaus gute, sind bei sekundären Amenorrhöen, ferner bei Hypo- oder Oligomenorrhöen zu erzielen und die besten bei der Bekämpfung von Ausfallserscheinungen.

Für den praktischen Arzt eignen sich naturgemäß zur Hormonbehandlung am besten die Fälle von sekundären Amenorrhöen, ferner die Fälle von Hypo- und Oligomenorrhöen sowie die Fälle, bei denen es zu Ausfallserscheinungen nach Kastration und im Klimakterium gekommen ist."

„Sehr gute Resultate erzielt man bei nicht allzu hochgradigen Ausfallserscheinungen mit einer Reihe von Präparaten — Prokliman, Klimasan, Klimakton —, welche bekanntlich durchweg geringe Mengen von Hormon enthalten. Bei schweren Ausfallserscheinungen versagen diese Präparate, und es tritt die Hormonbehandlung, deren Dosierung individuell abgestuft werden muß, in ihre Rechte. Manchmal kommt man mit kleinen Dosen zum Ziel, manchmal muß man zu hohen Dosen greifen. Es gibt aber Fälle, welche jeder Behandlung, auch einer solchen mit sehr hohen Hormondosen, trotzen.

Whitehouse spricht die Meinung aus, daß die in der Menopause auftretenden vasomotorischen Symptome nicht auf den Fortfall ovarieller Hormone zurückzuführen seien, sondern im Gegenteil auf ihre außerordentliche Anhäufung in den Geweben, eine Ansicht, die ihre Stütze in der Tatsache findet, daß der Harn vom Klimakterischen reichlich

Hormone enthält. Da das Luteinhormon das Oestrin neutralisiert, so hat Whitehouse wiederholt mit gutem Erfolg Injektionen von Lipolutin bei Ausfallserscheinungen angewandt.

Jedenfalls besteht auch hier keine restlose Einheitlichkeit und Zielsicherheit."

E. Martin hat bei Fällen von juveniler Blutung durch 4malige Injektion von je 1000 ME. Prolan die Blutung durch Luteinisierung der Ovarien zum Stillstand gebracht, ein Vorgehen, das von Runge, Martius, Schroeder, Siebke mit Erfolg nachgeahmt wurde.

„Ovarialinsuffizienzen, welche sich in vorübergehender Amenorrhöe oder Oligomenorrhöe auswirken, bilden das hauptsächlichste Indikationsgebiet für die hormonale Behandlung. Auch hier muß man im allgemeinen zufrieden sein, wenn man 50% positive Resultate buchen kann, welche überdies zum großen Teil nicht dauernde sind."

... „Fälle von Oligomenorrhöe sind jederzeit in größerer Zahl in ambulatorischer Behandlung unserer Klinik. Sie erhalten meist durch längere Zeit täglich 1000 ME. Follikulin-Menformon, gelegentlich auch andere Präparate. Ausgesprochene Erfolge finden sich auch hier nur in etwa 50% der Fälle.

Bei einzelnen Fällen von Amenorrhöe und Fettleibigkeit kann die kombinierte Substitutionstherapie mit Thyroxin-Prolan mit Erfolg angewendet werden. Über solche an unserer Klinik zur Beobachtung gelangte Fälle hat jüngst Bachner berichtet. Bei 3 von 5 Frauen im Alter von 19—30 Jahren mit Amenorrhöe führte die Thyroxin- und Prolanbehandlung wieder zum Auftreten der Menses.

Sonst soll bei amenorrhoischen Frauen mit Fettsucht zunächst eine gründliche Entfettungskur in die Wege geleitet werden. Die darauf folgende Hormonbehandlung soll nach Ehrhardt in einer energischen Zufuhr von Ovarial- oder Hypophysenvorderlappenhormon bestehen, nach Wiegels in Verabreichung von Lipolysin und Inkretan, da nach diesem Autor Fettsüchtige auf Zufuhr von Ovarialhormon überhaupt nicht reagieren.

Auch Schilddrüsenpräparate, die wohl einen Gewichtssturz herbeiführen, aber keinen Einfluß auf den Zyklus haben sollen, werden von manchen Klinikern abgelehnt."

„Zu einem übertriebenen Optimismus ist, was die hormonalen therapeutischen Erfolge anbelangt, derzeit gewiß keine Veranlassung, eine allzu große Skepsis, die den weiteren Ausbau der diesbezüglichen Bestrebungen nur hemmen könnte, ist aber noch weniger am Platze.

Die Tatsache allein, daß es gelungen ist, einen noch nie oder schon längst nicht mehr tätigen Uterus wieder, wenn auch vorläufig nur vorübergehend, funktionsfähig zu machen, ist von unberechenbarer Bedeutung und gibt uns das Recht, eine vielverheißende Prognose für die weitere Entwicklung der hormonalen Therapie in der Gynäkologie zu stellen."

III. Methoden und Vorschläge des Verfassers zur „modernen" Therapie mit Sexualhormonen.

Nachdem ich somit verschiedene Autoren, und zwar deren jüngste Berichte, zu Wort habe kommen lassen, will ich diejenigen Vorschläge der Therapie mit weiblichen Sexualhormonen machen, zu denen ich auf Grund meiner Erfahrungen mit den uns heute zur Verfügung stehenden Dosen (die uns ja erst die wahren Verhältnisse der normalen Physiologie haben kennenlernen lassen) gekommen bin. Hinsichtlich der sexualhormonalen Störungen können wir zunächst einteilen in diejenigen zur Zeit der Pubertät, der Geschlechtsreife und der Klimax. Ich beginne mit denen der Klimax, da sie wohl diejenigen darstellen, an die man sich von jeher am ehesten „herangewagt" hat.

1. Klimax.
a) Allgemeine Störungen.

Die Hauptgruppe von hormonalen Störungen, die zu behandeln wir in die Verlegenheit kommen, dürften die sog. „Ausfallserscheinungen" infolge Erlöschens der Ovarialfunktion sein. Dazu sei zunächst gesagt, daß wir nie vergessen dürfen, daß es sich bei diesen Störungen um die Folgen eines durchaus physiologischen Prozesses handelt. Und die Fälle, in denen es zur Zeit der Klimax oder danach zu wirklich ernsthaften Beschwerden kommt, sind — wenn man sich das Material daraufhin ansieht — doch verhältnismäßig gering. Obgleich nur bei einem geringen Teil der Frauen die Menstruationen ganz plötzlich aufhören, d. h. ohne daß vorher eine Änderung des Blutungstyps auftrat, so ist es doch nach allen unseren Erfahrungen so, daß es sich um ein allmähliches Aufhören der Ovarialfunktion handelt. Dafür spricht auch die Tatsache, daß sich sogar bei Frauen, bei denen die Menstruationen schon aufgehört haben, noch oft Follikelhormon im Harn nachweisen läßt. Daß es zu einem sog. „polyprolanen" Stadium (B. Zondek) kommt, zu einem Stadium, in dem infolge Abnahme und schließlicher endgültiger Einstellung der Ovarialfunktion der Hypophysenvorderlappen in seiner sexual-hormonalen Komponente zunächst überfunktioniert, ist für den Therapeuten belanglos. Ihm geht es darum, die Beschwerden der Frau zu behandeln. Dabei sei immer daran gedacht, daß es sich lediglich darum handeln kann, dem Organismus zu helfen, bis er über das Übergangsstadium der endokrinen Umwälzung hinweg ist und das hormonale Gleichgewicht — nunmehr ohne Ovarien — wieder hergestellt ist. Es kommt also nicht darauf an, die volle hormonale Funktion des Ovars zu ersetzen, sondern der evtl. zu raschen Abnahme des Hormonspiegels im Organismus durch Ergänzung zu Hilfe zu kommen. In diesem Sinne ist auch zu verstehen, daß hier nicht selten die sog. „alten" Ovarialpräparate — per os gegeben — helfen können; denn die Art der Bindung des Follikelhormons in den Präparaten läßt schon an eine günstige Resorption vom Magendarmkanal denken. In manchen Fällen wird man jedoch damit nicht zum Ziele kommen und man halte sich deshalb nicht zu lange bis zum Übergang zu größeren Dosen auf. Man versuche mit 10000 ME. Follikelhormon in wöchentlich einmaliger Dosis, die dann natürlich per injectionem in öliger Lösung intramuskulär gegeben werden muß. Genügt auch das nicht, oder handelt es sich von vornherein um schwerere Fälle, so können Dosen von zweimal 25000 ME. wöchentlich (oder auch von einmal 50000 ME. wöchentlich) von schlagartiger Wirkung sein. Mit zweimal 50000 ME. Follikelhormon habe ich einige frappante Erfolge gesehen, die dann sogar bis zu einigen Monaten anhielten. Es werden dann eben die Injektionen wiederholt, womit die Frauen eher einverstanden sind, als wenn sie wochen- oder monatelang täglich soundso viel Tabletten schlucken sollen. Eine Behandlung mit den eben genannten Dosen wird sich also höchstens über 14 Tage und insgesamt vier Injektionen (meistens jedoch über 1 Woche mit nur zwei Injektionen) erstrecken und dann für längere Zeit vorhalten. Wie schon aus der normalen hormonalen Funktion des Ovars hervorgeht, kann es keineswegs im Sinne der Physiologie des Organismus liegen, diesen klimakterischen Frauen — wenn schließlich die Regel ganz oder doch längere Zeit ausbleibt und das Alter der Patienten durchaus diesem Zustand entspricht — einen vollständigen Zyklus mit den entsprechenden Dosen Follikelhormon und Luteohormon aufzubauen. Aus allem, was wir über die Funktion des Corpus luteum wissen, handelt es sich bei ihm um eine intermediäre temporäre Drüse, die lediglich für die Schaffung eines lokalen, für die Entwicklung eines befruchteten Eies notwendigen Umwandlungsprozesses während der Geschlechtsreife immer wieder kehrt und zerfällt. Die Wirkung seines spezifischen Hormons ist also auf Prozesse gerichtet, die mit Beginn der Klimax absolut überflüssig werden; während es die Änderungen in dem bis dahin permanenten Follikelhormonstrom im Organismus sind, die auch die hormonalen Allgemeinumstimmungen mit sich bringen. Und um die Behandlung allgemeiner Störungen handelt es sich ja bei den klimakterischen „Ausfallserscheinungen". Was die eingreifenden allgemeinorganischen Veränderungen (wie vor allem den Fettansatz) anlangt, wie sie in einigen Fällen im oder nach dem Klimakterium auftreten, so ist es bisher noch nicht gelungen, diese mit den Hormonen des Ovars zu beeinflussen. Dabei handelt es sich ja um Stoffwechselstörungen, die wohl hauptsächlich durch Dysfunktion der anderen innersekretorischen Drüsen zustande kommen, und bei denen das Ovarium nur eine sekundäre Rolle spielt. Ich verweise auf meine diesbezüglichen eigenen Ausführungen in der oben wörtlich wiedergegebenen Rundfrage aus dem Jahre 1934.

b) Lokale Störungen.

Immerhin wäre aber auch über einen bestimmten Insuffizienzkomplex lokaler Natur im Klimakterium zu diskutieren, bei dem evtl. eine Behandlung mit Ovarialhormon in Frage käme. Die Einstellung der hormonalen Funktion des Ovars zieht naturgemäß die allmähliche Atrophie des gesamten Genitalschlauches nach sich. Ein atrophischer, nicht mehr unter ovariell-hormonalem Stimulus stehender Genitalschlauch wird aber auch abwehrschwach, sein Gewebe wird weniger widerstandsfähig gegen jeglichen äußeren Einfluß. Das ist eine bekannte Tatsache, geht aber auch daraus hervor, daß ja Zerfallsprozesse in den Schleimhäuten des Genitales aufhören und Regeneration erfolgt, sobald ein neuer hormonaler Stimulus ein-

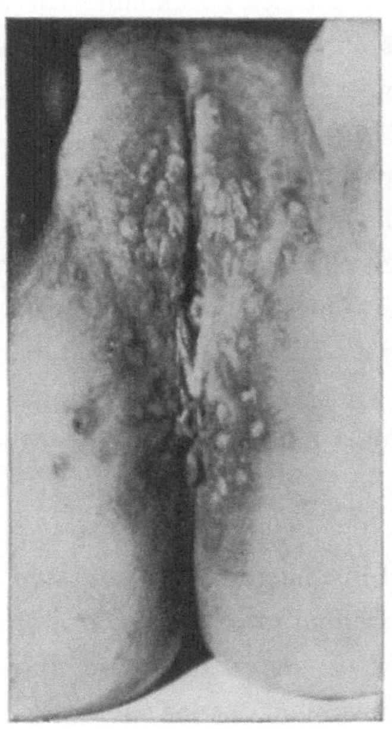
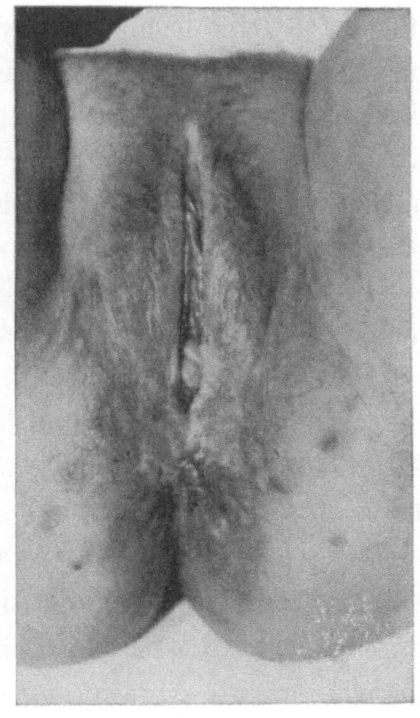

a Vor der Behandlung.

b Nach 600000 ME. Progynon B in 4 Wochen.

Abb. 5a und b. Papillome und Ulcera bei klimakterischer Frau. (Nach C. Kaufmann, Dtsch. med. Wschr. 1935 I.)

setzt; und im Tierexperiment zeigt sich das sehr deutlich im Verschwinden der Leukocyten bei Wiederaufbau des Gewebes. Es ist die aufbauende proliferative Wirkung des Follikelhormons, die hier für energische allgemeine Gewebsumstimmung sorgt.

Bekanntlich gibt es ja Entzündungsprozesse zur Zeit des Klimakteriums oder bald nachher, die wir in ihrer Ursache lediglich auf diese hormondefizit-bedingte Abwehrschwäche zurückführen müssen (Endometritiden, Pyometra, Erosionen, Vaginitiden, ja sogar Pyosalpingen). Unter diesen ist es die sog. „Altersvaginitis", für die eine Behandlung mit Follikelhormon (das dann allerdings in hohen Dosen gegeben werden müßte) durchaus denkbar wäre. Größere Erfahrungen darüber liegen keineswegs vor. Es sei aber darauf hingewiesen, daß Kaufmann vor kurzem sogar über einen Fall mit hartnäckigem Scheidenulcus ohne sonst ersichtliche Genese berichtete, bei dem eine Heilung schließlich mit Follikelhormon in Dosen bis zu 600000 ME. und darüber erzielt wurde. Daß es sich bei der Heilung um eine Wirkung des Follikelhormons gehandelt hat, geht daraus hervor, daß das Ulcus zunächst prompt rezidivierte als mit der Behandlung ausgesetzt wurde, und dann auf die wiederholte Behandlung erneut reagierte. Im übrigen ist inzwischen von Buschbeck und auch von Kaufmann über ausgezeichnete Erfolge in der Behandlung des Pruritus und auch der Craurosis vulvae mit Follikelhormon berichtet worden. Von den Autoren wurden fortlaufend große Dosen bis zu insgesamt mehreren 100000 ME., ja bis über 1000000 ME. dabei verabfolgt[1].

Eine nicht unwesentliche Rolle spielt zur Zeit der Klimax, hauptsächlich ihres Beginns, das Krankheitsbild der glandulär-cystischen Hyperplasie der Uterusschleimhaut infolge gestörter Funktion des Reifzyklus (Follikelpersistenz im Ovar), wie wir es ausführlich im Kapitel Ovarium dieses Handbuches geschildert finden. Es ist klar, daß die für dieses Lebensalter einzig und allein in Frage kommende Therapie in der Curettage und nachfolgenden Lahmlegung des Ovars durch Röntgenstrahlen besteht (in einzelnen Fällen wird man anstatt dessen die Radiumbestrahlung des Uteruscavums ausführen). Nach Röntgenkastration kommt es aber bekanntlich nur selten zu einem ganz abrupten Aufhören der Ovarialtätigkeit. Sehr häufig folgen noch ein, zwei oder sogar drei Blutungen danach. In einem nicht kleinen Prozentsatz der Fälle, die wegen des eben genannten Krankheitsbildes röntgenkastriert werden, treten diese nachfolgenden Blutungen nun wieder in Form von glandulärcystischer Hyperplasie auf. Sistiert eine solche Blutung nicht bald, so tut man gut, in diesen Fällen in dem Sinne prophylaktisch hormonal zu behandeln, als man dadurch der Frau weiteren Blutverlust und unter Umständen das Entstehen einer beträchtlichen Anämie ersparen kann. Das Hormon, welches dafür dann in Frage kommt, ist das Luteohormon: Mit täglich 2 KE. Luteohormon wird man versuchen, die hyperproliferierte pathologisch blutende Uterusschleimhaut in die nicht mehr blutende Sekretionsphase zu bringen. Meistens jedoch — bei stärkeren Blutungen — wird die tägliche Dosis auf 10 KE. und mehr zu erhöhen sein. Die Dauer der Behandlung muß sich dann auf die Zeit von mindestens 8 Tagen — am besten noch länger — erstrecken. Auf diese Weise wird man den Frauen manche erneute Abrasio ersparen können, bevor die endgültige gewünschte Wirkung der Röntgenstrahlen erreicht ist.

2. Geschlechtsreife.
a) Kastration.

Es sind die Fälle zum Tatsächlichen nicht sehr häufig, in denen es während der Geschlechtsreife — nachdem vorher normale Ovarialfunktion bestanden hatte — zur Kastration

---

[1] Anmerkung bei der Korrektur: Inzwischen hat C. Kaufmann über mehrere Fälle von unspezifischem Ulcus der Scheide oder der Vulva berichtet, bei denen ausgezeichnete Erfolge mit hohen Dosen Follikelhormon erzielt wurden. Das gleiche gilt für Fälle mit Pruritus vulvae.

kommt. Immerhin gibt es Fälle, bei denen wegen eines früh auftretenden Ovarialtumors beide Ovarien operativ entfernt werden mußten, zumal es sich dann — d. h. bei solchen Tumoren in der Geschlechtsreife — nicht selten um Malignität handelt. Bei den Fällen, in denen wegen entzündlicher Veränderungen operiert wurde, liegen die Verhältnisse meistens derart, daß ein bei der ersten Operation ganz oder teilweise zurückgelassenes Ovarium wegen erneut aufgetretener entzündlicher oder sonstiger Veränderungen bei einem zweiten notwendig gewordenen operativen Eingriff auch noch exstirpiert werden mußte. Es kommt hinzu, daß von diesen Fällen dann noch wieder die meisten bereits im 4. Lebensjahrzehnt stehen und die Zeit, bis zu der sonst die normale Klimax eingetreten wäre, nicht allzu lang ist. Für diese letzteren gilt hinsichtlich der Behandlung ihrer Beschwerden dasselbe, was oben für die klimakterischen Frauen gesagt wurde.

Bei den im wahrsten Sinne des Wortes jugendlichen Patienten, denen beide Ovarien entfernt werden mußten, kommt es durchaus nicht regelmäßig zu derartig schweren Folgeerscheinungen wie gewöhnlich angenommen wird. Gerade die jüngste Patientin, die ich in diesem Sinne in Erinnerung habe (22 Jahre alt) und an der ich im Jahre 1931 meine ersten Versuche zum Aufbau eines künstlichen Vollzyklus mit Follikel- und Luteohormon vornahm, konnte kaum über Beschwerden klagen. Bei Auftreten leichterer Störungen gilt demnach für diese Fälle ebenfalls das gleiche wie für die Klimakterischen. Kommt es zu schweren allgemeinen (Stoffwechsel-) Umstimmungen, so ist es theoretisch heute durchaus möglich, solchen Patienten die Mengen Hormon, welche die fehlenden Ovarien bilden würden, fortlaufend zu ersetzen. Meines Wissens sind derartige Behandlungsversuche, weil sie dringend erforderlich waren, bis heute noch nicht durchgeführt, zum mindesten noch nicht beschrieben. Ich will aber für den Fall, daß der eine oder andere Therapeut einmal vor diese Frage gestellt ist, und es sich eben um einen besonders schwerwiegenden Fall handelt, auf folgendes aufmerksam machen: Auch hier muß gelten, daß es dabei einzig und allein darauf ankommen wird, den Follikelhormonspiegel des Organismus zu ersetzen. Das Luteohormon dürfte sich hier aus denselben wie schon einmal angeführten Gründen erübrigen. Es sei daran erinnert, daß es keineswegs undenkbar ist, eine Behandlung zu treiben, bei der durch relativ wenige Injektionen eine derartige Menge Follikelhormon zugeführt wird, daß fast fortlaufend 10 000 ME. pro Tag entfallen. Bei Anwendung von 1 ccm-Ampullen mit einem Gehalt von je 100 000 ME. würde bei der Protrahenz der Wirkung des Dihydrofollikelhormons lediglich alle 10 Tage eine Injektion erforderlich sein. Und selbst diese Injektionen könnten — entsprechend dem wellenförmigen Ablauf der Zyklen in der Geschlechtsreife — nach je 3—4 Wochen auf kurze Zeit unterbrochen werden. Man wird auf diese Weise unter Umständen sogar Blutungen (aus der rein proliferativ aufgebauten nach Aussetzen der Behandlung jeweils zerfallenden Schleimhaut) erleben. Auf jeden Fall kommt es keineswegs darauf an, einer solchen Frau durch jedesmalige anschließende Luteohormongaben zusätzlich eine Sekretionsphase der Uterusschleimhaut zu verschaffen. Denn ob eine Uterusblutung aus einer degenerierenden Sekretions- oder aus einer zerfallenden Proliferationsphase der Schleimhaut stammt, kann völlig gleichgültig sein; ganz abgesehen davon, daß es ja überhaupt nicht auf die „Tatsache Blutung" ankommt, sondern auf den Erfolg in der Behandlung allgemeiner Störungen. Wir wissen über die Allgemeinwirkung des Luteohormons noch zu wenig, als daß sich in diesen Fällen etwas anderes sagen ließe als: Bei Ausbleiben eines völligen Erfolges mit nur Follikelhormon wäre ein „intermittierender" Versuch mit zusätzlich Luteohormon einmal zu machen.

b) Primäre hormonal-bedingte Ovarialinsuffizienz.

Es ist aus meinen einleitenden allgemeinen Betrachtungen weiter oben zu ersehen, was unter dem Bilde einer primären hormonal-bedingten Ovarialinsuffizienz zu verstehen ist. Ich meine damit Patienten in geschlechtsreifem Alter, die bisher noch keine Ovariumvollfunktion im wahrsten Sinne des Wortes gehabt haben, ohne daß sich eine andere lokale oder allgemeine Ursache für die Unterfunktion des Genitales findet als eben eine (primäre) Insuffizienz der Ovarien.

Hochgradige Ovarialinsuffizienz (primäre Amenorrhöe).

Für die Diagnose ist hier der Zeitpunkt wichtig, ab wann wir von einer Ovarialinsuffizienz sprechen dürfen oder sollten. Kommt ein Mädchen im Alter von 25 Jahren zu uns, ist von sonst normalem Körperbau und hat bis dahin noch keine Menstruationen gehabt, so sind Zweifel hinsichtlich der Notwendigkeit einer Behandlung überflüssig. Wie aber ist es mit jüngeren Patientinnen? — Wir wissen, daß der Eintritt der ersten Menstruation zeitlich keinesfalls festliegt, sondern beträchtlich verschieden sein kann. Wir wollen hier nicht auf die einzelnen Faktoren (Klima, Breitengrad, Rasse usw.), welche bestimmend für diesen Zeitpunkt sein sollen, eingehen. Wir wissen, daß innerhalb der kultivierten Länder die Statistiken über den Eintritt der ersten Regel von dem 11. Lebensjahr als frühestem und dem 18. Lebensjahr als spätestem Termin sprechen. Ohne irgendwelche regionäre Verschiedenheiten bei den mitteleuropäischen Mädchen in Betracht zu ziehen, können wir deshalb sagen, daß es schon bedenklich sein muß, wenn mit Beendigung des 18. Lebensjahres oder im 19. Lebensjahr die Menstruation bei einem sonst gesunden Mädchen noch nicht aufgetreten ist. Ich würde also von diesem Alter ab in entsprechenden Fällen nicht nur die Berechtigung, sondern auch die Pflicht zu einer Behandlung sehen[1]. Es fragt sich nur, ob sich mit der Zufuhr von Ovarialhormonen etwas Endgültiges erreichen läßt. Die Angaben der wenigen Autoren, die darüber Erfahrungen haben (s. Umfrage), sprechen im negativen Sinne. Ich glaube trotzdem raten zu müssen, den Versuch einer hormonalen Behandlung nicht zu unterlassen, und zwar aus folgenden Erwägungen heraus; wir konnten nach allen Erfahrungen bis heute für diese Patienten nichts Spezifisch-therapeutisches tun. Heute — nachdem uns beliebige Mengen von Hormonen des Ovars zur Verfügung stehen — können wir bisher nichts Besseres tun, als diese Hormone anzuwenden. Eines ist sicher: Ein Wachstum des Uterus läßt sich — mit verschwindend kleinen Ausnahmen — immer erzielen, eine der Behandlung folgende Blutung fast immer. Nun war es früher so, daß man mit dem Gedanken, eine Hyperämie des kleinen Beckens müsse oder könne hier nur weiterhelfen, alle möglichen indifferenten Maßnahmen zur Erzeugung einer solchen anwendete. Wenn man sich aber einmal die von mir gewonnenen Röntgenbilder über das Wachstum infantiler Uteri nach hohen Dosen Follikelhormon (250000—400000 ME. Progynon B) näher betrachtet, so ist kaum ausdenkbar, daß solch künstlich gesetzte enormen Veränderungen ohne Hyperämie einhergingen. Dafür hat übrigens Hübscher-Prag einen zwar von manchen Seiten (zu Unrecht) mißbilligten, aber für unsere Fragestellung um so

---

[1] Anmerkung bei der Korrektur. Daß ich bei dem Alter von 18 Jahren nicht „zu niedrig gegriffen" habe, zeigen die neuesten, zum Teil erst im Druck befindlichen Ergebnisse von W. Breipohl an der Königsberger Klinik, der zu einem kritisch-maximalen Alter von 16 Jahren in dieser Frage kommt (s. demnächst in der Dtsch. med. Wschr. **1936**).

wertvolleren Beitrag an einer Greisin geliefert, bei der eine derartige Hyperämie und Vergrößerung des Uterus auftrat, daß sie an dem bei der Patientin bestehenden Genitalprolaps
deutlich zu merken war. Ich glaube sogar sagen zu können, daß eine stärkere Wirkung
(und vor allen Dingen eine physiologische,,re") auf keine sonstige Weise zu erzielen ist.
Bleibt es dann bei der einmaligen Blutung und schrumpft der Uterus wieder, so steht einem
Versuch, durch mehrfache Wiederholung dieser Behandlung doch noch das hormonale
Wechselspiel Ovarium-Hypophyse anzukurbeln, nichts im Wege. Denn um dieses letzte Ziel
handelt es sich ja schließlich. Dabei ist es zunächst praktisch ganz gleichgültig, ob wir
im Organismus oder Urin der Patientin Hypophysenvorderlappen-Hormon nachweisen
können oder nicht. Daraus können wir nach allem bisher bekanntem nur folgende Schlüsse
ziehen:

1. Findet sich Hypophysenvorderlappen-Hormon, so zeigt das, daß die Hypophyse
funktioniert, jedoch das Ovarium nicht auf dieses Hypophysenvorderlappen-Hormon
reagiert (wie das bei Senilen der Fall ist). Es ist dann anzunehmen, daß es sich um eine
in funktioneller Beziehung primär sehr mangelhafte Anlage des Ovars mit schlechter
Reaktionsfähigkeit handelt. Es wird als Ausdruck dafür auch niemals Follikelhormon im
Harn nachgewiesen werden können.

2. Findet sich kein Hypophysenvorderlappen-Hormon, so zeigt dies, daß das Ovarium
zwar Hypophysenvorderlappen-Hormon ,,verbraucht", daß es jedoch nicht zum Zustandekommen eines Reifzyklus ausreicht (vorausgesetzt, daß die Hypophyse in Ordnung ist).
Dem Ovarium ermangelt es in solchem Falle an einem Reagieren mit Reifzyklen auf das
vorhandene Hypophysenvorderlappen-Hormon hin. Es wird sich als Ausdruck dafür
zwar Follikelhormon im Harn finden lassen, jedoch nicht immer; und wenn schon, dann
in zu geringen Mengen.

Dies wird für unser Endziel natürlich nicht ohne Belang, für unser Vorgehen bei der
Behandlung — d. h. also praktisch — jedoch gleichgültig sein. Wenn wir nämlich eine
Ankurbelung des Ovariums mit Follikelhormon erstreben, so ist diese nur auf einem Umwege
möglich, nämlich auf dem Wege über den Hypophysenvorderlappen.

Wir müssen uns an dieser Stelle kurz ins Gedächtnis zurückrufen, welche Möglichkeiten nach dem Tierexperiment bestehen, mit Follikelhormon auf den Hypophysenvorderlappen biologisch einzuwirken.

1. Einmalig oder auch in Abständen mehrmalig zugeführte sehr hohe Dosen bewirken
einen plötzlichen Stimulus auf den Hypophysenvorderlappen zur Ausschüttung seines
luteinisierenden Hormons (bringen den Hypophysenvorderlappen also gewissermaßen ,,aus
seiner Ruhe").

2. Gleichmäßig und fortlaufend über längere Zeit zugeführte mittlere Dosen
,,hemmen" seine sexualhormonale Aktivität.

3. Auf den Fortfall einer über längere Zeit fortgesetzten ,,Hemmung" durch Follikelhormon folgt eine ,,reaktive hormonale Expansion" des Hypophysenvorderlappens und
damit eine erneute Ausschüttung seiner ovarienstimulierenden Substanzen.

Wir tun gut, unter Zugrundelegung dieser Vorstellungen auch bei der Therapie am
Menschen vorzugehen[1]. Dementsprechend wird es vielleicht besser sein:

---

[1] Ich habe die Ausnutzung der Faktoren, mit den Ovarialhormonen auf den Hypophysenvorderlappen
einzuwirken, das ,,Exerzieren" mit der Hypophyse genannt.

1. Bei dem Vorliegen hochgradiger Inaktivität des Ovars mit normalen Dosen zu behandeln. D. H. also etwa 5—6mal 50000 ME. Follikelhormon in Abständen von je 5 Tagen. Danach Pause und evtl. nach einigen Wochen erneute gleiche Behandlung.

2. Bei dem Vorliegen weniger hochgradiger Dysfunktionen des Ovars (lediglich Fehlen der Reifzyklusfunktion) einmalige höhere Dosen (200000 ME.) in längeren, d. h. etwa vierwöchentlichen Abständen.

Wie aber schon gesagt, lauten die bisherigen Erfahrungen mit diesen schweren Fällen keineswegs günstig. Ich gebe in der Abb. 6 ein Blutungsschema einer solchen Patientin wieder, woraus ersichtlich ist, daß zwar jedesmal nach der Behandlung eine Blutung auftrat, daß es aber nicht gelungen ist, die Ovarialfunktion bei der Patientin in Gang zu bringen.

Diese Fälle sind jedoch keineswegs ein Grund zur Entmutigung; im Gegenteil — sie müssen uns zu folgender Betrachtung bringen: Wenn es nicht zu einer Funktion des Ovars kommt, die Hormontherapie also jeweils lediglich einmalig substituierend am Genitalschlauch wirkte, so muß angenommen werden, daß es sich hier um eine beträchtliche Minderwertigkeit hinsichtlich der primären Anlage der Geschlechtsdrüsen handelt. Es bleibt uns nichts anderes übrig, als einen derartig funktionell-minderwertig angelegten Organkomplex regelrecht wie eine Mißbildung anzusehen. Und es kann dann keineswegs im Sinne unseres ärztlichen Strebens liegen, einen solchen naturgewollten Zustand zu „korrigieren". Etwaige Beschwerden (die übrigens meistens nicht vorhanden sind) können wir ohne weiteres symptomatisch-hormonal behandeln (s. weiter oben!), am Grundzustand jedoch wird dadurch nichts geändert. Wir können demnach eher

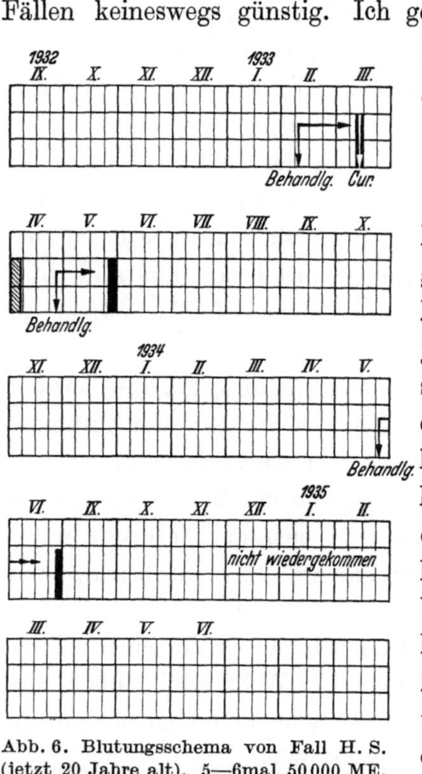

Abb. 6. Blutungsschema von Fall H. S. (jetzt 20 Jahre alt). 5—6mal 50000 ME. Follikelhormon mit u. ohne Luteohormon.

dem hinsichtlich Dauer- und Enderfolg negativen Ausfall der Hormonbehandlung ein gewisses Plus zugute schreiben; nämlich insofern als uns das Ergebnis der Hormontherapie in diagnostischer Beziehung klärend hilft.

Ovarialinsuffizienzen leichteren Grades.

Bei dem Vorliegen einer primären Insuffizienz des Ovariums braucht durchaus nicht unbedingt Amenorrhöe zu bestehen, d. h. es braucht nicht unbedingt die reifcyclische Funktion des Ovars vollständig darniederliegen. Wenn ein Mädchen bis zu seinem 20. Lebensjahr sagen wir vier- oder auch zehnmal eine Menstruation hatte und die erste Regel mit beispielsweise 15 Jahren eintrat, so können wir schwerlich anders als diesen Zustand als primäre Ovarialinsuffizienz ansehen. Diese Fälle sind nicht selten und naturgemäß hinsichtlich der Prognose günstiger; denn sie zeigen ja letzten Endes die „Bereitständigkeit" des Ovars zur Reifzyklushervorbringung. Kommen die Blutungen anfangs in beträchtlich großen Abständen und verringern sich diese Abstände im Laufe der Zeit, so muß naturgemäß ruhig abgewartet werden, da ja kein Grund besteht anzunehmen, daß schließlich die Zyklen nicht ganz regelmäßig werden. Das Endziel geordneter Ovarialfunktion ist ja schließlich die Gravidität; und das Eintreten einer Schwangerschaft kann bei solchen Zuständen sogar beobachtet werden, bevor überhaupt noch eine Regelmäßigkeit im Zyklus zustande gekommen war. Häufig genug wird dann im Anschluß an die Gravidität das Einsetzen völlig geordneter Ovarialfunktion beobachtet.

Anders liegen die Verhältnisse, wenn bei einem derartig spärlichen Auftreten der Blutungen die Zwischenräume zwischen denselben sich schließlich wieder noch mehr verlängern. Es ist dann offensichtlich, daß das Wenige an ovarieller Reifzyklusfunktion, das sich bisher gezeigt hatte, im Begriff ist schon wieder „einzuschlafen". In solchen Fällen halte ich eine Behandlung für dringend erforderlich, und zwar zunächst eine einmalige mit den Dosen Follikelhormon, die einem normalen Vollzyklus entsprechen, also mit 200000 bis 300000 ME. Ist zufällig kürzlich eine Blutung dagewesen, so tut man gut, so früh wie möglich im Anschluß an diese zu behandeln; im anderen Falle — also bei gerade bestehender längerer Amenorrhöe — muß der Termin des Behandlungsbeginns gleichgültig bleiben. Auf jeden Fall wird man es zunächst bei einer einmaligen derartigen Behandlung bewenden lassen müssen. Es wird die der Behandlung folgende Blutung kommen und danach abzuwarten sein, ob durch diesen einmaligen energischen Hormonimpuls die weiteren Zyklen geordnet oder wenigstens geordneter in Gang kommen. Ich will für eine derartige Störung hier ein Beispiel bringen:

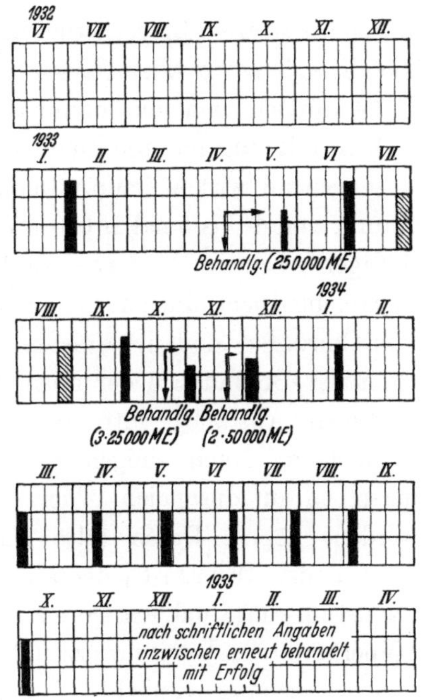

Abb. 7. Blutungsschema Fall U. L. (jetzt 24 Jahre alt).

Frl. U. L., 22 jähriges Mädchen. Mit 18 Jahren das erste Mal eine Blutung, sehr schwach. Dann in 4 Jahren im ganzen nur 4 mal geblutet ohne regelmäßige Zwischenräume und trotz Behandlung mit — allerdings nach unseren heutigen Begriffen sehr kleinen Dosen — Hormon in den letzten 2¹/₂ Jahren. Die letzte der vier genannten Blutungen hatte vor 4 Monaten stattgefunden. Allgemeinstatus o. B. Genital: Uterus klein, spitzwinklig-anteflektiert, mobil. Adnexe o. B. Behandlung: 250 000 ME. Follikelhormon (Progynon) in 8 Injektionen in steigenden Dosen innerhalb 22 Tagen, und zwar am 1., 3., 5., 7., 10., 15., 19. und 23. Tage — entsprechend 10 000, 15 000, 20 000, 20 000, 35 000, 50 000, 50 000 und 50 000 ME.

Verlauf. 8 Tage nach der letzten Injektion tritt eine Blutung mittlerer Stärke ein, die mehrere Tage anhält. 5 Wochen später eine spontane Blutung, die stärker ist und einer normalen Menstruation völlig gleicht. Dann 2 Monate keine Blutungen, aber ziehende Schmerzen und Allgemeingefühl „wie bei der Regel", jedesmal um die Zeit wo diese hätte eintreten sollen. Eine Wiederholung der Behandlung wurde deshalb nicht vorgenommen. Im nächsten Monat tritt dann wieder spontan eine gehörig starke Blutung auf. Vor dem Zeitpunkt der nächsten zu erwartenden Menstruation wurden prophylaktisch (und auch auf besonderen Wunsch der Patientin selbst) 3×25 000 ME. Progynon in Abständen von mehreren Tagen gegeben, das nächste Mal zum gleichen Termin 2×25 000 ME. Darauf jedesmal eine Blutung mit den bei der Patientin sonst üblichen ziehenden Schmerzen. Danach kommt es spontan zu fast regelmäßigen Blutungen auf die Dauer von ³/₄ Jahr. Jetzt sistieren die Blutungen wieder, und die Patientin muß erneut behandelt werden[1] (s. Abb. 7).

---

[1] Nachtrag bei der Korrektur. Inzwischen hat die Pat. mitgeteilt, daß sie auswärts wieder behandelt ist mit gutem, vorläufig anhaltendem Erfolg.

Schließlich gibt es Fälle mit primär insuffizienten Ovarien, trotzdem bei ihnen geordnete oder sogar regelmäßige vierwöchentlich wiederkehrende Blutungen bestehen; das sind sogar die häufigsten. In diese Gruppe gehören alle diejenigen Patienten, bei denen, trotzdem sie unter Umständen schon seit langen Jahren die Regel hatten, der Uterus infantil blieb und es zu keiner Schwangerschaft kam. Meistens gehört zu diesem Bilde der Insuffizienz auch eine Störung der vegetativen Funktion in dem Sinne, daß es den umgebenden Geweben des Uterus an der nötigen Durchsaftung fehlt. Es besteht dann ein mehr oder weniger straffer Turgor, der sich bekanntlich vor allem an den Ligamenta sacrouterina auswirkt. Wir finden einen kleinen spitzwinklig-anteflektierten Uterus, der durch die straffen Ligg. sacrouterina im Cervixteil nach hinten gezogen ist. Häufig bestehen Beschwerden, vor allem Kreuzschmerzen, die bis hoch hinauf ausstrahlen können. Diese Fälle dürften wohl das dankbarste Gebiet für die Hormonbehandlung darstellen, da es sich hier häufig nur um einen verhältnismäßig geringen Zusatz an Hormon handelt, der ausgleichend wirken kann. Dementsprechend habe ich hier auch schon Erfolge mit der Zufuhr von 4- bis 5mal 10000 ME. Follikelhormon in Injektionen mit Abständen von 3 bis 5 Tagen gesehen. Der frappanteste hierher gehörige Fall war folgender: Virgo; regelmäßige vierwöchentliche Blutungen; Kreuzschmerzen, zeitweise bis in die Oberbauchgegend; bisher von Chirurgen und Internisten mehrfach ohne Ergebnis durchuntersucht. Rectal ein typischer Befund wie der oben geschilderte. Auf zweimal 25000 ME. Progynon B (mit 5 Tagen Abstand) intramuskulär absolutes Wohlbefinden und Verschwinden der Schmerzen. Nach einigen Monaten erneute Beschwerden und erneutes Verschwinden derselben auf die gleiche Therapie. Allerdings kann es in diesen Fällen auch notwendig werden, höhere Dosen (also Einzelinjektionen mit 50000 ME. pro Kubikzentimeter) anzuwenden. Eines ist jedenfalls sicher: Mit den für die Erzeugung eines gehörigen Uteruswachstums notwendigen Dosen von 250000—300000 ME. Follikelhormon wird eine enorme Hyperämie am Genitale erzeugt, die sich nicht nur auf den Uterus, sondern auch auf seine Umgebung erstreckt. Und man kann die Auflockerung und das Zartwerden vorher straffer und kurzer Ligg. sacrouterina direkt palpatorisch nachweisen. Wenn auch mit einer erneuten Schrumpfung nach Aussetzen der Behandlung in vielen Fällen gerechnet werden muß, so gilt doch zu bedenken, daß durch die Wirkung des Hormons eine „Evolution" (wenn man so sagen darf) in den Geweben stattfindet, die sicher nicht belanglos ist und wohl auf keine andere Weise in dem Maße zu erzielen ist. Wenn man zu den genannten Dosen greifen muß, so verteilt man sie am besten zur Hauptsache auf die Proliferationsphase, also gleich nach einer Menstruation beginnend. Auf die Fragen, welche sich für den Fall ergeben, daß es auf die Behandlung einer durch derartige Zustände bedingten Sterilität ankommt, werden wir weiter unten gesondert eingehen.

c) Sekundäre hormonal-bedingte Ovarialinsuffizienz.

Von einer sekundären Ovarialinsuffizienz wollen wir dann sprechen, wenn Zeichen einer Ovarialinsuffizienz eintreten, nachdem vorher bei der betreffenden Frau schon eine mehr oder weniger lange Zeit vollkommen normale oder geregelte Ovarialfunktion bestand oder die Frau sogar schon einmal geboren hat. Bekanntlich kann derartiges bei oder nach allen möglichen allgemeinen Erkrankungen ohne weiteres eintreten, worauf wir hier nicht eingehen brauchen, da diese Fälle ja auf keinen Fall für die Hormonbehandlung in Frage kommen. Auch müssen wir sogar dann noch außerordentlich vorsichtig sein, wenn es sich um eine Ovarialinsuffizienz handelt, die im Anschluß oder gleichzeitig mit der Entstehung einer anderen endokrinen Störung (z. B. Schilddrüse) einsetzt. Wir müssen uns eben daran gewöhnen, das Ovarium als ein feines Reagens auf „Gleichgewichtsstörungen" des Organismus anzusehen und nicht umgekehrt — weil nun auch eine Ovarialinsuffizienz besteht — diese für die Ursache der Allgemeinstörung halten. Wohl gibt es z. B. nach vielen Schilddrüsenstörungen auch gleichzeitig Insuffizienzen der Ovarialfunktion; es ist aber demgegenüber viel seltener, daß mit der Entfernung der Ovarien auch gleichzeitig prompt eine nennenswerte Schilddrüsenfunktionsstörung einsetzt. Immerhin wissen wir andererseits, daß das Follikelhormon des Ovars auf andere Drüsen mit innerer Sekretion (wie Schilddrüse und Nebenniere) einzuwirken imstande ist. Die genaue biologische Bedeutung dieser Zusammenhänge ist aber bis heute keinesfalls erforscht. Deshalb wird uns hier häufig nichts anderes übrig bleiben als tastend vorzugehen und eben in geeigneten Fällen, wo der Erfolg auf andere Weise ausgeblieben ist, mit Ovarialhormon die Behandlung zu versuchen. Wenn wir uns im Tierreiche umsehen, so finden wir ja vielfach, daß eine temporäre Einstellung der Ovarialfunktion dort etwas durchaus Physiologisches ist. Und es gibt zu denken, wenn ich folgendes mitteile: An der Königsberger Klinik hat mein Chef, Herr Prof. v. Mikulicz-Radecki, einmal die Fälle von sekundärer Amenorrhöe nachuntersuchen lassen. Es kam darauf an, zu erfahren, wie lange eine solche Amenorrhöe bestehen kann, ohne daß es der Frau etwas schadet. Oder auch umgekehrt: „wie lange muß eine Amenorrhöe bestehen, damit ich sagen kann, das Ovarium wird nicht wieder in Funktion gelangen"! Es stellte sich dabei heraus, daß bei dem weitaus größten Prozentsatz dieser Frauen später wieder die Ovarialfunktion in Gang kam bzw. sogar noch Schwangerschaft auftrat, trotzdem es sich um Amenorrhöen von Monaten bis zu Jahren handelte. Es wäre wünschenswert, wenn derartige Kontrollen in größerer Zahl auch von anderer Seite gemacht würden, damit wir einen größeren Überblick über diese Fälle und die wahre Bedeutung der Prognose einer sekundären Ovarialinsuffizienz bekommen. Sicherlich gibt es auch hier genug Fälle, die hochgradig sind und deshalb der Behandlung bedürfen oder bei denen zum mindesten der Versuch einer Behandlung gemacht werden muß. Einen nicht seltenen Zeitpunkt für das Einsetzen solcher rein hormonal-bedingter sekundärer Ovarialinsuffizienzen stellt das Wochenbett dar. Im Anschluß an eine Geburt läßt dann das Wiedereintreten der Menstruationen nicht nur länger auf sich warten, sondern bleibt unter Umständen ganz aus. Als Behandlung würde ich gleichsinnige Anwendung des Follikelhormons empfehlen wie bei den primären Ovarialinsuffizienzen angeführt — also je nach der Schwere des Falles mehr oder weniger hohe Dosen. Jedoch ist es abwegig, eine Hormonbehandlung vor Ablauf eines halben Jahres nach dem Abstillen einzuleiten.

Auch hierfür will ich zwei Beispiele geben — eine hochgradige und eine leichtere Störung.

Fall M., 37 Jahre alt. 1 Partus, kein Abort. Im Anschluß an den Partus vor 13 Jahren kam die Menstruation niemals wieder. Die Patientin kam jetzt wegen allgemeiner und nervöser Beschwerden, die sie auf das frühe Ausbleiben der Regel vor 13 Jahren zurückführt. Allgemein bestehen keine Besonderheiten. Genitalbefund: Portio klein, Uterus völlig atrophisch. Sonst o. B. Prolan und andere bis dahin handelsübliche Hormonpräparate ohne Erfolg.

Behandlung. Im August, September und Dezember 1932 jedesmal eine Kur mit 5 mal 10 000 ME. Follikelhormon (in einigen Tagen Abstand jedesmal injiziert). Dabei guter Erfolg hinsichtlich der

Allgemeinbeschwerden. Die Patientin bangte sich aber jetzt hauptsächlich danach, ihre Regel wiederzubekommen, zumal sie auch evtl. gern noch ein Kind gehabt hätte. Deshalb im April 1933: 205 000 ME. Follikelhormon (Progynon B) in 5 Injektionen in steigenden Dosen innerhalb 15 Tagen, und zwar am 1., 4., 8., 11. und 15. Tage — entsprechend 25 000, 30 000, 50 000, 50 000 und 50 000 ME. Danach kam es — abgesehen von dem röntgenologisch nachgewiesenen Uteruswachstum — zu einer Blutung, die 9 Tage nach der letzten Injektion einsetzte und 3—4 Tage dauerte. Es trat dann noch eine weitere Blutung nach einigen Wochen auf. Darauf folgte nichts mehr. Eine erneute Behandlung hatte das gleiche Ergebnis. Seither ist die Patientin nicht mehr behandelt worden, da sie sich subjektiv wohl fühlte. Ob es in solchen oder ähnlichen Fällen gelingt, durch mehrfache Behandlung die Ovarialfunktion endgültig wieder in Gang zu bringen, läßt sich bis heute noch nicht sagen. Jedenfalls zeigt die Tatsache, daß nach der ersten Blutung eine zweite noch spontan auftrat, daß derartiges nicht undenkbar ist.

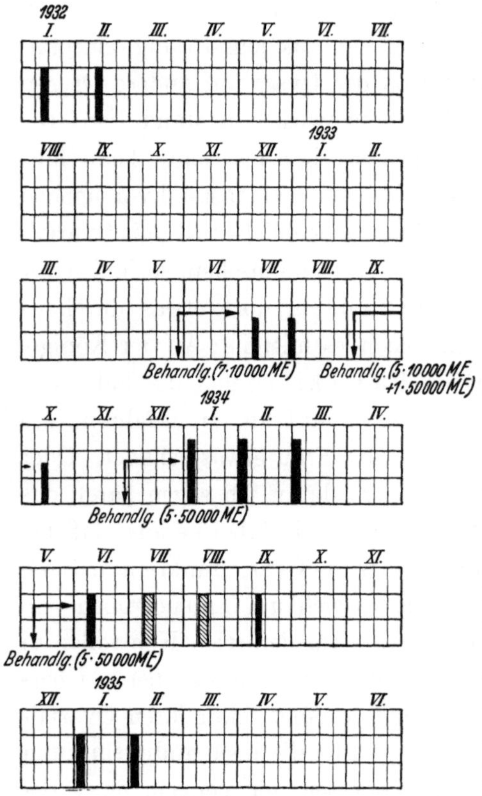

Bei dem nächsten Falle handelt es sich um eine leichtere Störung, weil sie viel früher erfaßt wurde. Andererseits aber bestanden hier bereits Stoffwechselstörungen, die bei dem eben genannten Falle nachweisbar nicht vorhanden waren.

Fall E. D., 27 Jahre alt. — I + lp. — Erste Regel mit 14 Jahren, regelmäßig 4wöchentlich, mittelstark. Vor 2 Jahren Partus durch Forceps, damals $1\frac{1}{2}$ Monate gestillt, danach zunächst normale Menstruationen. Dann aber ab 6. Monat post partum Amenorrhöe, die jetzt seit $1\frac{1}{4}$ Jahr besteht. Mehrfach behandelt ohne Erfolg. Jetzt seit kurzem Ausfallserscheinungen. Seit der Amenorrhöe dauernd etwas Gewichtszunahme. Behandlung: 7 mal 10 000 ME. Progynon (Benzoat) in einem Monat. Danach 2 mal eine Blutung. 5 Wochen nach der letzten Blutung erneut 5 mal 10 000 ME. Progynon, da die Blutung wieder ausgeblieben war. Darauf eine einmalige Blutung. Weil die Blutung danach wieder ausbleibt und die Patientin unbedingt behandelt werden will, werden 6 Wochen später 5mal 50 000 ME. Progynon B oleosum in 30 Tagen gegeben. Darauf 3 mal regelmäßige Blutungen. Erneutes Ausbleiben der Regel. Nach 10 Wochen erneute Behandlung mit 5 mal 50 000 ME. in 21 Tagen. Im Anschluß an diese Behandlung wieder prompt eine Blutung. In den nächsten 2 Monaten hat die Patientin in der Zeit wo die Regel kommen sollte, Beschwerden im Sinne der Molimina und dann im 4. Monat wieder eine Blutung.

Abb. 8. Blutungsschema Fall E. D. (jetzt 29 Jahre alt).

Darauf wird längere Zeit abgewartet und es treten nach $3\frac{1}{2}$ Monaten Amenorrhöe wieder 2 regelmäßige Blutungen spontan auf. In dieser Zeit hat die Patientin keine Beschwerden. Sie hat sich im Gegenteil seit Beginn der Behandlung immer wohler gefühlt und im übrigen auch an Gewicht abgenommen. Wichtig ist vielleicht, daß die Patientin einen normal großen Uterus behalten hat, wie auch im Röntgenbilde bestätigt worden ist. Das Blutungsschema von diesem Falle füge ich bei (Abb. 8).

Daß sekundäre Ovarialinsuffizienzen leichterer Art auch schon auf kleine Hormondosen gut reagieren können, sollen die folgenden beiden Fälle zeigen:

Frl. S. L., 19 Jahre alt. — O + op. — Allgemein o. B. Erste Regel mit 13 Jahren, zuerst regelmäßig, 4wöchentlich. Seit $\frac{1}{2}$ Jahr unregelmäßig, in zunehmend größeren Abständen; zuletzt fast 8 Wochen Zwischenraum. I. U.: Portio klein. Uterus infantil, leicht retrovertiert. Diagnose: Hypoplasia uteri. Leichte sekundäre Ovarialinsuffizienz. Behandlung: 5mal 10 000 ME. Follikelhormon (Progynon B oleosum) in 3—4tägigen Abständen, durch intramuskuläre Injektionen. 7 Tage nach der letzten Injektion beginnt eine Blutung, die noch schwach ist. Seitdann aber treten regelmäßige — von dieser Blutung ab gerechnet — Menstruationen alle 28—30 Tage auf (bis zum heutigen Tage 6mal).

Frl. J. K., 22 Jahre alt. O + op. — Virgo. Allgemein o. B. Erste Regel mit 13 Jahren, 6—7wöchentlich. Vor $1\frac{1}{2}$ Jahren (im Alter von 20 Jahren) setzt plötzlich eine Amenorrhöe ein, die über $\frac{1}{2}$ Jahr dauert.

Mit damals handelsüblichen Präparaten von anderer Seite ohne Erfolg behandelt. Diathermiekur; danach 4 mal Menstruationen in Abständen von 2 Monaten, 7 Wochen und $4^1/_2$ Wochen. Dann wieder Amenorrhöe — jetzt seit 5 Monaten. Genital: Virgo. Rectal: Sehr kleiner Uterus, retroponiert, straffe Ligg. sacrouterina.

Behandlung. 2 mal 25 000 ME. Follikelhormon (Progynon B oleosum) in einem Abstand von 4 Tagen; dasselbe nach 4 Wochen noch einmal. Im Anschluß an die ersten Injektionen Blutung; dann noch 2 Blutungen in Abständen von 8—10 Wochen. Eine dritte gleichsinnige Behandlung ändert nichts an dem Blutungstyp; aber — jetzt nach einem Jahr hat die Patientin seither ihre Regel alle 6—8 Wochen gehabt; d. h. sie hatte wenigstens keine länger dauernde Amenorrhöe mehr.

Genital: Virgo. — Uterus deutlich größer als früher; keine straffen retrouterinen Gewebe mehr.

Es soll jetzt versucht werden, durch höhere Dosen einen 4 wöchentlichen Zyklus zu erreichen, hauptsächlich weil die Patientin darauf besteht.

d) Andere ovarielle Störungen.

1. Zu häufige und zu seltene Regelblutungen.
Die zu häufigen und die zu seltenen Regelblutungen fasse ich hier zusammen, da sie nach R. Schröder als Regel-Tempoanomalien lediglich verschiedene Grade ovarieller Insuffizienz darstellen. Dabei ist die zu häufige Regel der leichtere, die zu seltene Blutung der schwerere Grad von Dysfunktion des Ovars.

Zu häufige Blutungen. Dabei müssen wir uns darüber klar sein, daß wir für die wahre Dauer des Zyklus immer nur vom 1. Tag, d. h. dem Beginn einer Regelblutung, bis zum 1. Tag der nächstfolgenden Menstruation rechnen dürfen und daß Zyklusintervalle von 21 Tagen immer noch in den Bereich des Physiologischen gehören, selbst wenn evtl. durch eine jeweilige „Blutungsdauer" von einer Woche bei der einzelnen

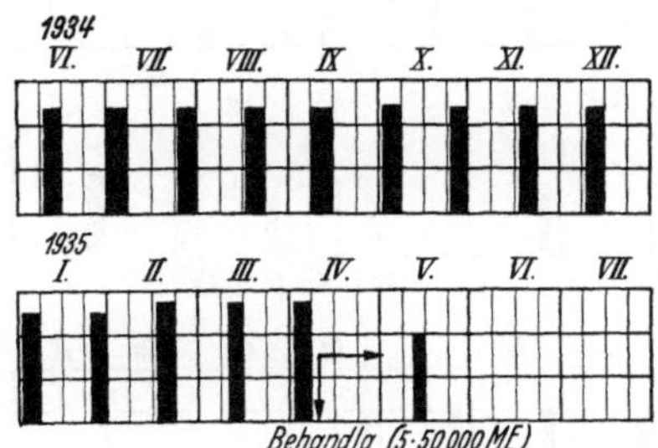

Abb. 9. Blutungsschema der Patientin C. S. (3 wöchentliche Menstruationen. Nach Behandlung mit Follikelhormon während eines neuen Zyklus tritt die nächste Blutung nach 5 Wochen auf.)

Regel das tatsächliche blutungsfreie Intervall auf nur 14 Tage zusammengedrängt wird. Erst recht handelt es sich dann nicht um eine pathologische Störung, wenn der Ovarialzyklus nie anders war. Anders dagegen, wenn früher vierwöchentliche Zyklen bestanden und jetzt die Intervalle kürzer geworden sind. Nach R. Schröder müssen wir in diesen Fällen mit einem vorzeitigen Zugrundegehen des Corpus luteum als Ursache rechnen. Theoretisch käme also hier die Anwendung von Luteohormon, und zwar in der zweiten Hälfte des Zyklus in Frage. Von C. Kaufmann[1] und E. Philipp sind auch Erfolge in diesem Sinne berichtet, und zwar mit verhältnismäßig kleinen Dosen (2 KE. täglich). Da jedoch während der Corpus luteum-Phase außer dem Luteohormon auch große Mengen Follikelhormon im Ovar gleichzeitig gebildet werden, so ist es nicht ausgeschlossen, daß man in einigen der hier genannten Fälle das Luteohormon in gleichzeitiger Kombination mit dem Follikelhormon wird anwenden müssen. Es sei im übrigen an den Einfluß des Follikelhormons auf den Hypophysenvorderlappen, der hier ja mit im Spiele sein muß, erinnert. Gleichmäßige Zufuhr von Follikelhormon innerhalb der normalen Zyklusdosen wird seine ovarienstimulierende Funktion hemmen und damit für eine Hinausschiebung des Zyklus sorgen. In diesem Sinne wurde z. B. folgende Patientin behandelt: Es bestanden regelmäßige dreiwöchentliche Zyklen. Die Blutungen dauerten dabei meistens

---

[1] Siehe Kaufmann und Bickel; außerdem von Knab, Zbl. Gynäk. **1933** und Rabau (1932).

eine ganze Woche, so daß die Patientin nur 14 Tage blutungsfrei war. Behandlung mit Follikelhormon 5 × 50000 ME. in Abständen von je 5 Tagen, kurz nach einer Menstruation beginnend. Die nächste Blutung tritt nach 5 Wochen auf, die übernächste ebenfalls; außerdem waren diese Blutungen selbst nach der Follikelhormonbehandlung kürzer (Abb. 9). Weiterhin wurde die Patientin noch nicht beobachtet.

Zu seltene Blutungen. An die Möglichkeit der Regulierung des Hypophysenvorderlappens müssen wir auch hier denken, wenn wir hormonal behandeln wollen (Ausfall der Wirkung einer gleichmäßigen Zufuhr von Follikelhormon bewirkt „reaktive Expansion" des Hypophysenvorderlappens. Einmalige akute Zufuhr einer beträchtlich hohen Dosis Follikelhormon stimuliert den Hypophysenvorderlappen zu einer akuten Ausschüttung von ovarienstimulierendem Hormon). Etwa 14 Tage nach einer Blutung oder — wenn die Blutungen sehr selten auftreten — sofortige Anwendung großer Dosen Follikelhormon, und zwar so, daß die Patientin etwa 14 Tage lang täglich die Menge von 10000 ME. zugeführt bekommt. Tritt danach kein Erfolg auf, so gibt man 5—6mal 50000 ME. in Abständen von jedesmal 5 Tagen und es wird zunächst eine starke Blutung 6—10 Tage nach der letzten Injektion mit Sicherheit auftreten. Danach Abwarten und evtl. noch eine zweite oder auch dritte derartige Kur einleiten, wobei später unter Umständen eine zweimalige Injektion von 50000 ME. etwa 10 und 5 Tage vor dem errechneten, nächsten Blutungstermin genügen. Abgesehen von der sicheren und objektiven Erfahrung hinsichtlich des Eintretens einer gehörigen Uterusblutung, sind die Allgemeinwirkungen solcher Behandlung nicht nur gut, sondern meistens frappant.

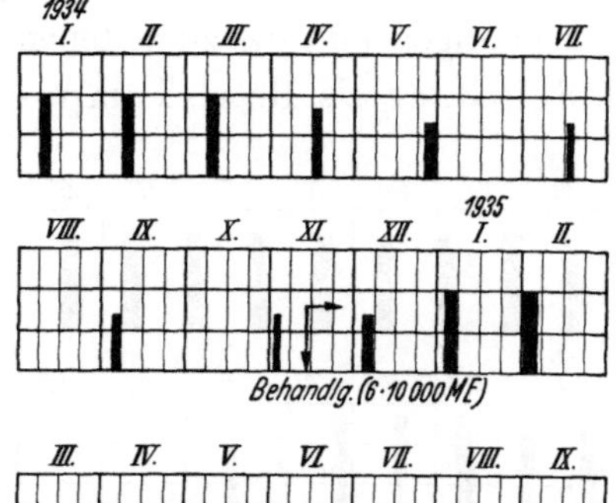

Abb. 10. Blutungsschema der Patientin S. L. (Leichte Ovarialinsuffizienz, die Blutungen wurden zunehmend seltener und schwächer. Nach Behandlung mit Follikelhormon Wiederauftreten normaler Zyklen.)

2. Zu starke und zu schwache Blutungen. Die Stärke der Regelblutung braucht keineswegs etwas mit der hormonalen Funktion des Ovars zu tun haben. Wenn aber das Vorliegen anderer, d. h. pathologischer Ursachen ausgeschlossen ist, so ist die Stärke und Dauer der Blutung vor allen Dingen abhängig 1. von der Wundheilung in der Uterusschleimhaut und 2. von der Kontraktionsfähigkeit der Uterusmuskulatur. Hinsichtlich der zu häufigen und zu seltenen Regelblutungen gilt ja im allgemeinen, daß erstere meistens auch verstärkt und verlängert und letztere zu schwach und verkürzt sind. Deshalb verweise ich hier auf das gerade eben in theoretischer Beziehung für diese Tempoanomalien Gesagte. Was sonst die Stärke und Dauer von Blutungen aus dem Uterus anlangt, so kann man die Erfahrung machen, daß nach Follikelhormon eine Verstärkung, nach Luteohormon eine Abschwächung derselben zu beobachten ist. Dabei müssen wir aber auf alle Fälle vermeiden, das Follikelhormon generell etwa als ein „blutungstreibendes" oder das Luteohormon als ein „blutungsstillendes" Mittel anzusprechen. Dazu ein Beispiel: Es gibt muskelschwache, kleine insuffiziente Uteri, die auf Grund dieser Eigenschaft zu starken und verlängerten Blutungen neigen. Wird ein solcher Uterus durch Follikelhormon zum Wachsen gebracht und bessert sich darauf die Blutungsstärke, so ist dabei das Follikelhormon alles andere als ein „blutungsförderndes" Mittel gewesen. Aber: Bestanden zu schwache Blutungen, weil es sich um eine zu „magere" Uterusschleimhaut handelte, aus der es beim Abbau nur wenig blutete, so kann ein besserer Aufbau der Schleimhaut durch zusätzliche Dosen Follikelhormon und damit eine Verstärkung der Blutung erzielt werden. Es blutet dann nicht stärker, weil das Follikelhormon diese Blutung hervorrief, sondern weil durch dieses eine größere Blutungsfläche geschaffen wurde.

3. Dysmenorrhöe. Für die so häufig vorkommenden dysmenorrhoischen Beschwerden kennen wir die verschiedensten Ursachen. Da sie aber nicht selten mit einem kleinen, gewöhnlich spitzwinklig-anteflektierten Uterus vergesellschaftet sind, nimmt man an, daß die Engigkeit und Straffheit der Gewebe, im besonderen des Cervicalkanals und damit des inneren Muttermundes für die Beschwerden verantwortlich zu machen sind. Wenn dies auch nicht so einfach und ausschließlich durch die grobmechanischen Verhältnisse zu erklären ist, so spielen sicherlich unter Einschluß anderer Bedingungen (z. B. nervöser) diese Engigkeit und die geweblichen Verhältnisse eine Rolle dabei. Und es ist ja auch tatsächlich so, daß nach Geburten oder Aborten bei solchen Frauen die Dysmenorrhöe verschwindet, daß sie also dann aufhört, wenn der Uterus einmal eine gehörige Größe gehabt hat, aus der er nicht mehr in die endgültige frühere Kleinheit zurückkann. Es ist deshalb nicht verwunderlich, wenn nach richtig dosierter Follikelhormonbehandlung auch dysmenorrhoische Beschwerden verschwinden können. Hier müssen also gehörige Dosen Follikelhormon in Anwendung kommen, nach denen der Uterus nachweislich wächst und damit gleichzeitig das Lumen seines Cavums und vor allem seines Cervicalkanals sich erweitert; und diese Dosierung muß unter Umständen in hartnäckigen Fällen wiederholt werden. Wie aus meinen früheren diesbezüglichen Ausführungen auf Grund eigener Arbeiten hervorgeht, kann die Weiterstellung des Cervicalkanals im Röntgenbilde direkt verfolgt werden. Man kann Uteri beobachten, bei denen sich bei der Uterosalpingographie das Röntgenkontrastmittel nur mit Mühe durch den so engen inneren Muttermund injizieren läßt und wo dann bei der erneuten Untersuchung nach der Behandlung mit Follikelhormon die Auffüllung überraschend leicht vor sich geht. Dabei läßt sich dann auch ohne weiteres in der Röntgenaufnahme die Weiterstellung des Cervicalkanals gegenüber der Kontrolle vor der Behandlung positiv demonstrieren (Abb. 11). Rein theoretisch ist auch das Luteohormon in diesen Fällen als wirksam denkbar, wenn es einige Tage vor dem Eintritt der Regel und noch kurz während dieser gegeben würde; denn das Luteohormon bewirkt ja nachweislich innerhalb der Uterusmuskulatur neben einer Vergrößerung (Hypertrophie) der vorhandenen Zellelemente eine Weiterstellung und Auflockerung des gesamten Gewebes. Praktische Erfahrungen darüber sind aber bisher noch nicht berichtet worden[1].

4. Andere lokale Störungen. Wenn wir in diesem Zusammenhange auf die Behandlung von Veränderungen am Genitale, die auf einer Entzündung beruhen, kurz zu sprechen kommen, so muß das zunächst verwunderlich erscheinen. Und doch haben sicherlich gewisse Entzündungsprozesse an Uterus und Vagina direkt oder indirekt mit der Hormonproduktion des Ovars etwas zu tun. Bekanntlich sind Vaginitiden in den meisten Fällen eine sekundäre Erkrankung, hervorgerufen durch eine Hypersekretion oder einen entzündlichen Katarrh der Cervix zum Beispiel. Eine echte primäre Vaginitis ist zwar nicht sehr selten, jedoch in bezug auf die Häufigkeit der Vaginitis überhaupt kommt sie in einem nur

---

[1] Dabei sehe ich von einigen wenigen Fällen, in denen ich den Komplex „verstärkte Regelblutung plus Dysmenorrhöe" mit Luteohormon erfolgreich behandelte, ab.

geringen Prozentsatz vor. Es ist auch eine bekannte Tatsache, daß in diesen Fällen eine eigentliche Ursache häufig nicht gefunden wird und man sich mit der Annahme einer „Scheidenwandschwäche" begnügt, wenn irgendwelche von außen kommende Schäden nicht ersichtlich sind. Wenn es sich nun um Patientinnen (meistens junge Mädchen) handelt, bei denen ein tadelloser Vulvaschluß besteht, deren Genitale sonst völlig in Ordnung ist, bei denen ein schädigender Reiz von außen nicht in Frage kommt, so liegt die Annahme nicht fern, daß die „Schwäche der Scheidenwand" durch eine Insuffizienz der Ovarialfunktion zustande kommt. Das ist noch wahrscheinlicher, wenn es sich um auch sonst infantile Genitalien handelt. Im Tierversuch ist es ja nun tatsächlich so, daß wir eine

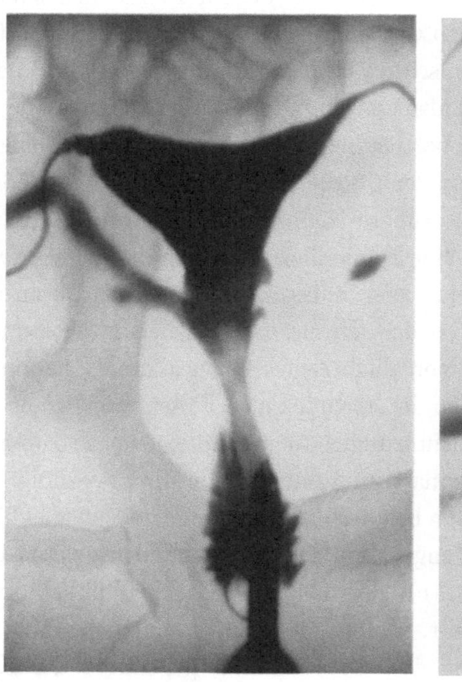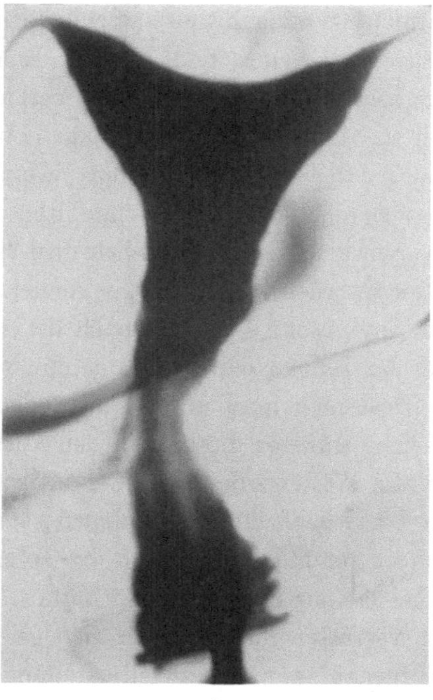

a   b

Abb. 11a und b. Uterus der Patientin A. R. im Röntgenbild bei künstlicher Streckung.
a Vor der Behandlung. b Nach der Behandlung mit 250000 ME. Progynon (s. die Cervix-Weiterstellung!).

Leukocytose auftreten sehen, sobald es zu einem Ab- oder Ausfall der Ovarialhormone kommt. Es verschwinden die Leukocyten wieder prompt bei Stimulierung durch Ovarialhormone. Wir müssen deshalb notgedrungen annehmen, daß eine primäre Vaginitis, wie wir sie bei jungen Mädchen zu sehen bekommen, nicht selten auf einer Unterfunktion der Ovarien beruht. Ich verweise deshalb an dieser Stelle auf das über „Altersvaginitis" weiter oben Gesagte. Bei sonst schlecht zu beeinflussenden primären Vaginitiden von Mädchen, bei denen nach dem Palpationsbefund (infantiler Uterus usw.) Anhaltspunkte für eine Insuffizienz der Ovarien gegeben sind, wird sich ein Versuch mit Follikelhormonbehandlung lohnen. Nach meinen bisherigen Erfahrungen wird man dabei jedoch unter Umständen auch mit verhältnismäßig hohen Dosen (10000 ME. pro die) arbeiten müssen. Daß durch eine stärkere Follikelhormonstimulierung der Scheide ein besserer Turgor und „gesunde", abwehrkräftige Bedingungen in der Wand der Scheide geschaffen werden, darüber dürfte kein Zweifel bestehen. Man kann diese buchstäblich mit bloßem Auge verfolgen.

Unter ähnlichen Vorstellungen können wir auch an die Behandlung einer Endometritis mit Follikelhormon herangehen. Ich verweise hier zunächst auf das Blutungsschema von R. Schröder bei der Endometritis, wonach es zu Dauerblutungen deshalb kommen kann, weil die Schleimhaut des Uterus durch entzündliche Prozesse derartig schwer geschädigt werden kann, daß — trotz Ablaufs eines normalen ovariellen Zyklus — die Uterusschleimhaut ihr Regenerationsvermögen zum normalen Aufbau verliert und dabei eben dauernd in der Wundheilung nach einer menstruellen Abstoßung gestört ist. Die eigentliche Ursache für diese Blutungen ist nach R. Schröder dann in der sog. Basalisinfektion zu suchen. Von der permanenten Basalis- oder Regenerations-Schicht der Uterusschleimhaut her kommt es mit dem Neuaufbau der Schleimhaut jeweils zu einer frischen Infektion und schwer-entzündlichen Erkrankung derselben, so daß Blutungen (schließlich Dauerblutungen) resultieren. Es ist durchaus denkbar, daß ein Plus an Follikelhormon — dann zugeführt — einen gehörigen Aufbau der Schleimhaut erzwingt, zum mindesten jedenfalls — und das ist das Wichtige dabei — die biologischen Bedingungen dort derartig stimulierend ändert, daß es auf Grund der nunmehr für eine Entzündung zu schlechten Lebensbedingungen zu einer endgültigen Ausheilung kommt. Die Angaben von Spiegler, der empfiehlt, in solchen Fällen 100 ME. Follikelhormon intravenös zu geben, stimmen damit durchaus überein. (Im übrigen ist bei dem von Spiegler mit „entzündliche Adnexblutungen" bezeichneten Krankheitsbild wohl dasselbe wie „echte Endometritis" gemeint, die Bezeichnung zum mindesten „unbezeichnend".) Jedenfalls kann — wenn man schon derartige Blutungen mit Hormon angeht — die Dosis Follikelhormon nicht hoch genug gewählt werden, bevor man von einem Versager spricht, oder die hier wiedergegebenen (im übrigen auf der Tagung der deutschen Gesellschaft für Gynäkologie 1933 in Berlin von mir bereits gekennzeichneten) Gedankengänge ablehnt. Im übrigen ist durchaus denkbar, daß hier Luteohormon — in genügender Menge zugeführt — dasselbe bewirkt; und es sind damit die generellen Angaben über die günstige Beeinflussung von „unregelmäßigen Blutungen" durch das spezifische Hormon des Corpus luteum durchaus erklärt.

Über die Behandlung der beiden im vorangehenden genannten Krankheitsbilder (primäre Vaginitis ovarialinsuffizienter junger Mädchen und sog. „echte" Endometritis corporis) liegen bereits positive Erfahrungen vor. Wenn ich jetzt an einen von mir auf der eben genannten Tagung auch bereits gemachten Hinweis erinnere, so geschieht das weniger, um zu sagen, daß damit auch bereits Erfolge erzielt wären, als deshalb, um zur Prüfung anzuregen. Es ist mir bei der Kontrolle des Wachstums insuffizienter Uteri unter der Behandlung mit Follikelhormondosen von 150 000 bis 400 000 ME. aufgefallen, daß diese Behandlung auch einen Einfluß auf die Cervix uteri hat. Handelt es sich vorher um einen kleinen „trockenen" Uterus, so reagiert er — abgesehen vom Wachstum — unter der Behandlung mit derartigen Dosen Follikelhormon auch beträchtlich in seiner cervicalen Partie. War vorher aus dem unter Umständen stecknadelkopfgroßen äußeren Muttermund überhaupt kaum eine Sekretion vorhanden, so beobachtet man nach der Behandlung einen beträchtlichen Pfropf von Cervicalschleim aus der hyperämischen, jetzt einen sichtbar weiten äußeren Muttermund tragenden Cervix herausragen — ein Zeichen, daß auch hier im Cervicalkanal „gesunde" Verhältnisse entstanden sind. Dabei ist dieser Cervicalschleim vollständig glasklar und die Patientinnen haben nicht etwa über Ausfluß zu klagen. Auch sah ich einmal eine zufällig bestehende Erosion unter der Behandlung „zusehends" (im wahrsten Sinne des Wortes) abheilen. Ich habe darüber nicht genug Erfahrungen, um etwa das Follikelhormon in irgendeinem festen Sinne für die Behandlung von irgendwelchen mit der Cervixsekretion im Zusammenhang stehenden Erkrankungen propagieren zu können; ich kann mir aber denken, daß auch eines Tages dafür Richtlinien möglich sein werden, denn es ist z. B. die Erosion bei Genitalinfantilen sicherlich nicht entzündlicher Herkunft, sondern auf den Infantilismus an sich zurückzuführen.

5. Allgemeine organische Störungen. Die bekannteste von den bei Ovarialinsuffizienzen während der Geschlechtsreife vorkommenden Allgemein störungen mit objektiv nachweisbaren Veränderungen dürften die den ovarialcyclischen Prozessen in ihren Wandlungen unterliegenden Hautekzeme sein. Ganz gleich nun, ob die Eruption dieser Ekzeme sich vor dem Eintritt der Menstruation, mit Ablauf derselben oder etwa kurz nachher regelmäßig temporär verschlimmern — sie deuten auf einen Zusammenhang mit der Ovarialfunktion hin und sind als durch Follikelhormon beeinflußbar auch von den verschiedensten Seiten bereits seit längerem beschrieben worden. Über Ergebnisse mit den sog. „modernen" Ovarialhormondosen liegen noch keineswegs Berichte vor. Es sollte aber in solchen oder auch nur andeutungsweise irgendwie mit der Ovarialtätigkeit in ihrer Erscheinung schwankenden Fällen von Hauterkrankungen ein Versuch zur therapeutischen Beeinflussung mit Ovarialhormon auf jeden Fall unternommen werden. Wenn von diesen Störungen schon früher angegeben wurde, daß sie auf kleine (jedenfalls heute als „klein" angesehene) Dosen Follikelhormon reagierten, so muß das ja erst recht mit den heutigen großen Dosen der Fall sein. Ich will hier darauf verzichten, auf alle etwa möglichen ähnlichen Störungen einzugehen, sondern lediglich als Beispiel einen Fall skizzieren, den zu behandeln ich Gelegenheit hatte.

Frl. I. R., 26 Jahre alt. — O + op. — Normale Menstruationen seit dem 14. Lebensjahre. Schon 3 Wochen vor der Regel beginnen ziehende Schmerzen im Leib und Rücken, die bis zur Menses zunehmen. Während der Regel außerdem ziehende Schmerzen in den Brüsten. Innere Untersuchung: Infantiles Genitale mit ziemlich kleinem Uterus. In der Hautklinik wegen Alopecia areata in Behandlung, die kürzlich plötzlich entstanden und von dem Auftreten der Regel abhängig ist (jedesmal erneuter Haarausfall bei der Menstruation). Ut aliquid fiat: Follikelhormon (125000 ME. in 9 Tagen und 4 Injektionen), und zwar 12 Tage vor der Regel beginnend. Darauf leichte Besserung. Am 9. Tag des nächsten Zyklus wird sofort eine neue Kur eingeleitet, und zwar: 6 × 50000 ME. (= 300000 ME.) in zuerst 5-, dann 4tägigen Abständen. Darauf bleibt die nächste Regel aus und beginnt erst am 6. Tage nach der letzten Progynoninjektion; das bedeutete in diesem Falle eine Hinausschiebung der Regel um ganze 10 Tage über den normalerweise erwarteten Termin. Danach ist die Patientin subjektiv und objektiv vollkommen beschwerdefrei und bleibt es auch. Sie ist innerhalb eines Jahres danach noch 3mal von selbst wiedergekommen, um zu berichten, daß es ihr gut ginge, und sich zu bedanken; denn sie hatte psychisch beträchtlich unter dem vorherigen Zustand gelitten. Im übrigen wurde der — nach dem palpatorischen Befunde — auf die Behandlung deutlich gewachsene Uterus auch bei der Nachuntersuchung später als einwandfrei normal groß festgestellt.

Es mußte ja in diesem Falle ein Zusammenhang mit der Ovarialfunktion bestehen — deshalb wurde die Follikelhormontherapie im beschriebenen Sinne angewandt. Sie hatte prompten Erfolg, und das ist ja die Hauptsache. Eine Erklärung dafür zu wissen, wäre für uns gut, für die Patientin selbst ist sie belanglos[1].

Genau das gleiche gilt für alle anderen Allgemeinstörungen, bei denen eine Abhängigkeit von der Ovarialfunktion offensichtlich zutage tritt. Ich denke dabei vor allem an

---

[1] **Nachtrag bei der Korrektur.** Jetzt gerade ist die Patientin nach 2 Jahren mit den gleichen Erscheinungen erneut gekommen und erneut im gleichen Sinne mit demselben Erfolg behandelt.

gewisse Formen von Epilepsie, die um die Zeit der Menses oder auch um die Zeit des Follikelsprungs mitten zwischen zwei Regeln mit Anfällen in Erscheinung treten. Es sind Erfolge mit großen Dosen Follikelhormon (50000 ME. pro injectionem) berichtet. Ich selbst habe in der Königsberger Nervenklinik mehrfach den Rat zu einer derartigen Behandlung erteilen können. Was endgültig aus ihnen geworden ist, vermag ich an dieser Stelle noch nicht zu sagen, wohl aber auf Grund der primären Erfolge den Rat zu entsprechender Behandlung in ähnlichen Fällen zu erteilen.

6. Glandulär-cystische Hyperplasie der Uterusschleimhaut infolge Follikelpersistenz im Ovar. Es erübrigt sich an dieser Stelle auf Einzelheiten über das Krankheitsbild der glandulär-cystischen Hyperplasie der Uterusschleimhaut mit ihren unter Umständen so schweren und langdauernden Blutung einzugehen. Ich verweise auf meine ausführlichen Darstellungen im Kapitel „Ovarium", wo alles Nähere zu ersehen ist. Im allgemeinen ist die Follikelpersistenz im Ovar, die ja für die Störung in der Uterusschleimhaut verantwortlich ist, während der Geschlechtsreife ziemlich selten. Immerhin aber kommt sie vor; und es sei mir erlaubt, sie in diesen Fällen als „sekundäre Ovarialinsuffizienz" aufzufassen und sie hier an dieser Stelle miteinzureihen. Gerade hier in der Geschlechtsreife müssen wir es versuchen, diesem Krankheitsbild so „physiologisch wie möglich" beizukommen und jede eingreifende Maßnahme (operative Eingriffe) zu vermeiden. Beim erstmaligen Auftreten

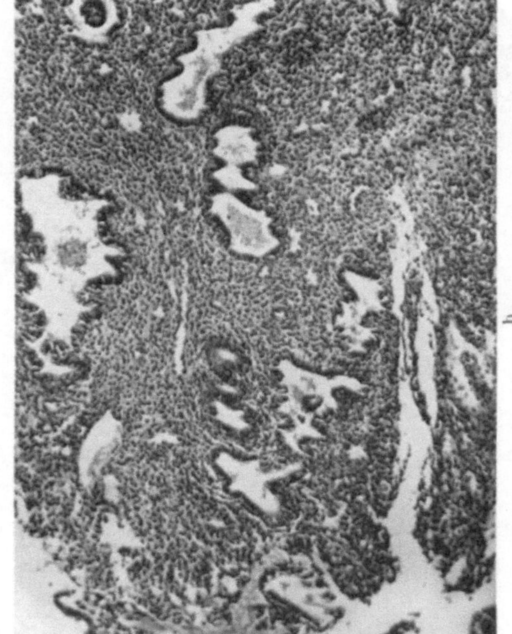
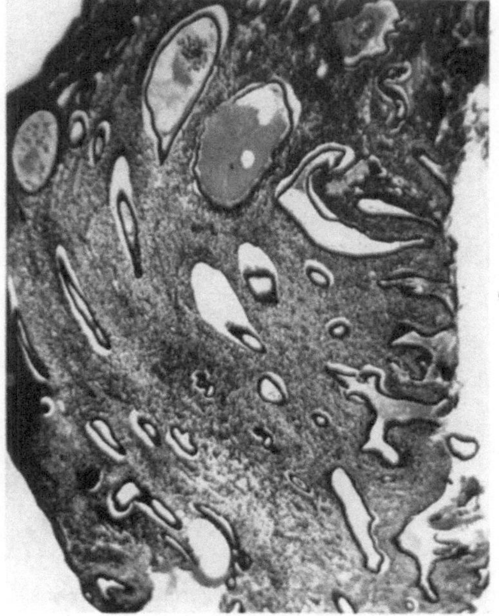

Abb. 12a und b.

a Glandulär-cystisch hyperplastische Uterusschleimhaut (durch einen einzelnen Kürettenstrich gewonnen). Unregelmäßige Blutung aus dem Uterus. b Dieselbe Uterusschleimhaut 8 Tage später unter der Behandlung mit Luteohormon (an derselben Patientin ebenfalls durch einen einzelnen Kürettenstrich gewonnen). Keine Blutung mehr; Schleimhaut sekretorisch umgewandelt.

einer glandulär-cystischen Hyperplasie während der Geschlechtsreife wird es naturgemäß zu einer Curettage kommen, da eine solche mit ihrer nachfolgenden, immer unbedingt erforderlichen histologischen Untersuchung des abradierten Materials ja erstmalig die exakte Diagnose der vorliegenden, die unregelmäßige Blutung bedingenden Ursache stellen

wird. Kommt es dann zum Rezidiv, so ist die erneute Curettage überflüssig, die Hormonbehandlung dagegen nicht nur angebracht, sondern notwendig. Ich kenne solche Fälle,

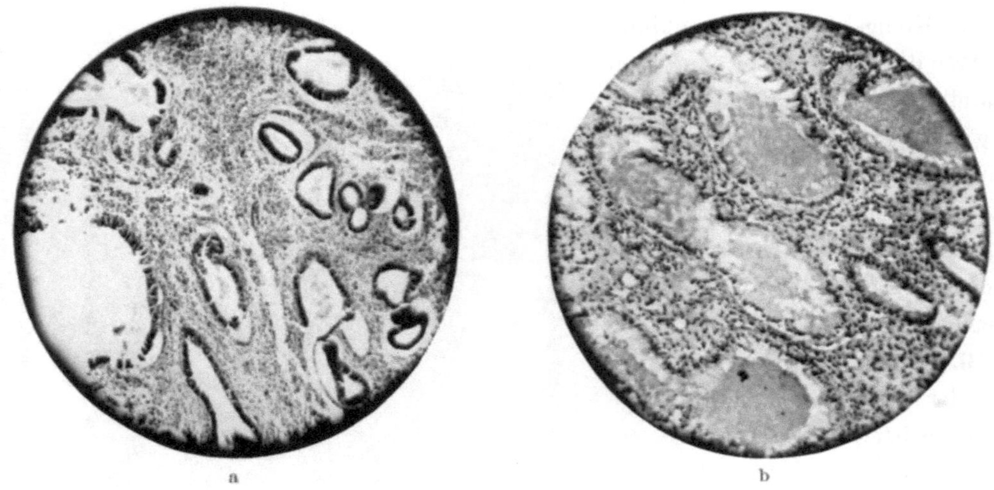

Abb. 13 a und b. Uterusschleimhautpartien der Abb. 12 a und b in starker mikroskopischer Vergrößerung.

wo bei sonst normalem Zyklus — sozusagen aus heiterem Himmel — plötzlich eine anhaltende
Blutung auftrat, die sich als glandulär-cystische Hyperplasie entpuppte. Auch kenne

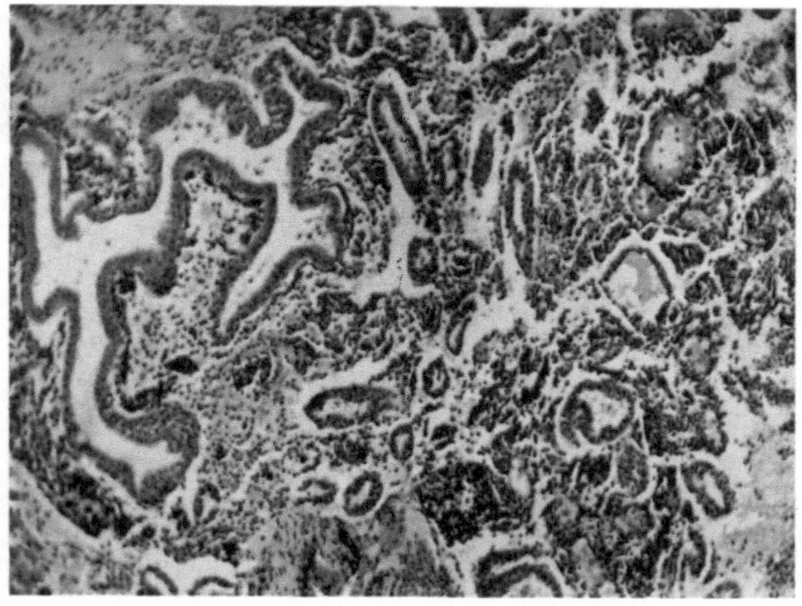

Abb. 14. Uterusschleimhaut im mensuellen Zerfall. Ursprüngliche glandulär-cystische Hyperplasie — Umwandlung
in eine sekretorische Phase durch Behandlung mit Luteohormon — Blutung im Sinne der echten Menstruation nach
Aussetzen der Behandlung.

ich solche, die mehrfach während ihres Lebensabschnittes der Geschlechtsreife dieses
Krankheitsbild ab und zu wiederkehrend zeigten. Nach allem bisher Gesagten ergibt
sich für die Behandlung folgendes: Es läßt sich mit Luteohormon die pathologisch-proli-

ferierte und blutende Uterusschleimhaut in eine physiologisch-sekretorische und deshalb nicht mehr blutende überführen. Dazu können Dosen bis zu 20 KE. Luteohormon täglich notwendig werden. Diese Mengen müssen täglich per injectionem auf die Dauer von 8 bis 14 Tagen zugeführt werden. Wird dann mit der Behandlung ausgesetzt, so erfolgt einige Tage später die Abstoßung der sekretorisch umgewandelten bis dahin nicht mehr blutenden Uterusschleimhaut im Menstruationsprozeß. Daß es dabei wieder blutet, ist selbstverständlich und muß mit in Kauf genommen werden; denn es handelt sich dann ja um eine Menstruation, und eine solche verläuft eben unter Blutungserscheinungen. Es kann die Behandlung unterstützt werden durch gleichzeitige Zufuhr von Hypophysenvorderlappen-Hormon,

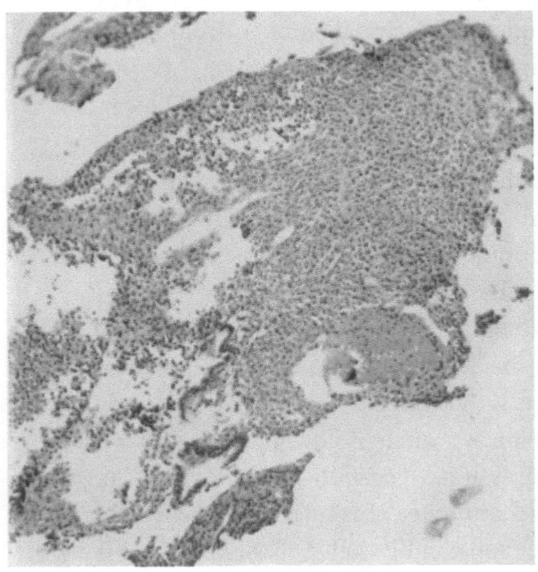
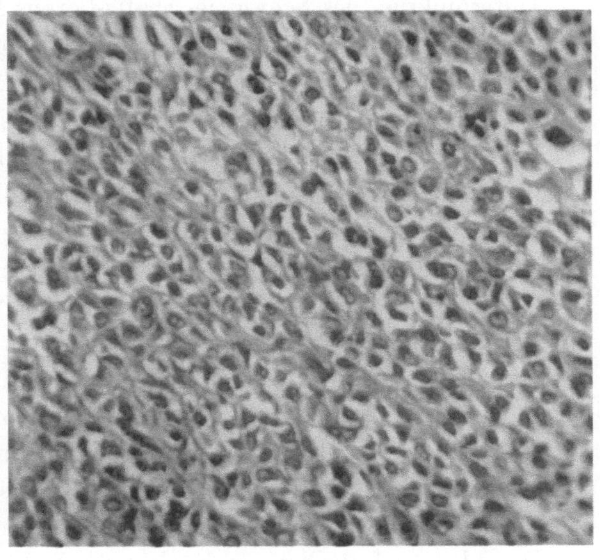

a   b

Abb. 15a und b Uterusschleimhautstück mit starker decidualer Reaktion. Glandulär-cystische Hyperplasie, umgewandelt in die sekretorische Phase durch Behandlung mit Luteohormon (a bei schwacher und b bei starker mikroskopischer Vergrößerung).

das ja auf das Ovar — und in diesem Falle auf den persistierenden Follikel — wirkt und hier die Luteinisation hervorruft. Dazu sind aber Dosen von mehreren Tausend RE. Hypophysenvorderlappen-Hormon täglich notwendig. Und am besten wird Hypophysenvorderlappen-Hormon auch intravenös injiziert, da es ja auf den möglichst akuten Effekt desselben auf den zu luteinisierenden oder zur Ruptur zu bringenden Follikel ankommt (s. auch weiter unten im Abschnitt „Pubertät"!).

7. Habitueller Abort als hormonale Dysfunktion. Es handelt sich bei der Auffassung des habituellen Abortes als in seiner Ursache hormonale Dysfunktion des Ovars zwar bis heute noch um eine bloße Theorie, jedoch um eine Theorie, die sich zwangsläufig ergeben muß. Wir wollen und müssen selbstverständlich die Fälle ausschließen, wo eine mehr oder weniger leicht erkennbare organische Veränderung für die Wiederkehr der spontanen vorzeitigen Unterbrechung der Schwangerschaft verantwortlich zu machen ist. Nach Ausschluß dieser gibt es aber Frauen, bei denen sich eine Schwangerschaft in den ersten Monaten regelmäßig spontan durch Abort beendet, sei es immer um die gleiche Zeit des 3.—4. Monats oder sei es nach jedesmalig um einige Wochen verlängertem ungestörten

Verlauf. Es bleibt uns für diese Fälle nichts weiter übrig, als eine ungenügende Funktion des Schwangerschafts-Corpus luteum anzunehmen; denn wir wissen ja, daß es diese Drüse mit innerer Sekretion ist, die den Protektor des noch nicht selbständigen Eies bis zur vollständigen Ausbildung der Placenta (und damit Selbständigwerdung des Eies) darstellt. Es sind in den letzten Jahren Berichte darüber erschienen, daß in Fällen von habituellem Abort mit Luteohormon Erfolge erzielt seien und ein Fortbestehen der Schwangerschaft erreicht wurde. Auch schon mit geringer Dosis (1—2 KE. täglich oder sogar 2- bis 3tägig) werden Erfolge angegeben. Andererseits wird auch über Erfolge mit Follikelhormon berichtet. — Wie ist das zu erklären?

Nun, zunächst die geringen Dosen! Wenn ein Abort auf Grund einer hormonalen Unterfunktion des Schwangerschafts-Corpus luteum in Gang zu kommen droht, so ist es ja nicht die Gesamtproduktion an Hormon eines solchen Corpus luteum, die ersetzt werden soll, sondern es handelt sich unter Umständen um ein kleines Defizit, das hier fehlt und zu ersetzen ist.

Was nun die Wirkung von Follikelhormon in diesen Fällen anlangt, so erklärt man sie sich folgendermaßen: Es handelt sich um Fälle mit primär insuffizienten, infantil-muskelschwachen Uteri, die den Anforderungen des Schwangerschaftswachstums nicht genügen können und deshalb zum Abort führen; deshalb hilft hier Follikelhormon!

Zum Tatsächlichen ist wohl an beiden Vorstellungen etwas Wahres!

Das Corpus luteum ist es, von dem aus wir die Frage ansehen müssen. Das Corpus luteum — und ganz besonders das Corpus luteum graviditatis — produziert, wie wir oft gehört haben, sowohl sein spezifisches Luteohormon als auch Follikelhormon. Das Plus an Follikelhormon, welches das Corpus luteum graviditatis gegenüber dem Zyklus-Corpus luteum in den Organismus abgibt, bewirkt das Wachstum der Muskulatur des schwangeren Uterus (bis die fertige Placenta diese Funktion vollständig selbst übernehmen kann). Das Plus an Luteohormon bewirkt die Ruhig- und Weiterstellung dieser Muskulatur, bis das Ei (ebenfalls mit Ausbildung seiner Placenta) fest haftet. So verstehen wir, daß in diesen Fällen eigentlich beide Hormone (Follikel- und Luteohormon) gleichzeitig zugeführt werden müssen; ähnlich wie das zur künstlichen Erzeugung einer regelrechten Sekretionsphase der Uterusschleimhaut bei einer Kastratin der Fall ist. Erfahrungen mit einer Behandlung des an und für sich ja nicht sehr häufigen habituellen Aborts mit dieser kombinierten Behandlung liegen noch nicht vor.

Unter anderem ist aber auch über Erfolge mit Corpus luteum-Hormon bei Fällen berichtet, bei denen der Abort um eine Zeit einzutreten pflegte, wo das Corpus luteum graviditatis erfahrungsgemäß keineswegs mehr erforderlich ist. Ob diese Fälle etwas mit der Bildung von Luteohormon durch die Placenta selbst zu tun haben (wie es ja neuerdings durch die Ergebnisse von Tausk und Mitarbeitern und von Ehrhardt über das Vorkommen von Luteohormon in der Placenta wahrscheinlich gemacht wird), kann vorläufig nicht gesagt werden. Jedenfalls habe ich selbst einen solchen Fall unter meinem Material, wo die dritte Schwangerschaft durch Luteohormon über die kritische Zeit hinweggebracht wurde. Zweimal war Abort im 5. Monat um die gleiche Zeit eingetreten. Der Allgemein- und Lokalbefund war in Ordnung. In der 3. Schwangerschaft wurde — 14 Tage vor der kritischen Zeit beginnend — Luteohormon gegeben. Es traten zwar etwas ziehende Schmerzen auf; die Schwangerschaft blieb aber — ohne Bettruhe — erhalten. Die ziehenden

Schmerzen und sonstigen Erscheinungen machten es noch wahrscheinlicher, daß ohne Behandlung wieder Abort eingetreten wäre. Allerdings wurden verhältnismäßig große Dosen gegeben; nämlich jedesmal 7 KE. in Abständen von 4 bis 5 Tagen, im ganzen 6mal. Im übrigen sollte bei Fällen mit drohendem Abort (aus sonstigen Ursachen) außer den üblichen ruhigstellenden Mitteln stets Luteohormon gegeben werden.

e) Die Sterilität der Frau in ihren Beziehungen zur Sexualhormontherapie.

Wir sind weit davon entfernt, irgendwelche generelle Richtlinien für die Behandlung der Sterilität bei der Frau mit Hormonen in Händen zu haben. Das gilt selbst für die Fälle, denen offensichtlich nichts als eine hormonale Störung zugrunde liegt, und die deshalb in ihrer Ursache auf diese Störung zurückgeführt werden müssen. Nachdem wir heute aber in der Lage sind, mit den Hormonen des Ovars ganz eingreifende anatomische wie auch biologisch-funktionelle Veränderungen am weiblichen Genitalschlauch hervorzurufen, muß sich die Frage erheben, in welchem Sinne wir evtl. diese Therapiemöglichkeiten für die Behebung einer Sterilität zur Anwendung bringen können. Denn schließlich ist die Sterilität, wenn sie auf einer Störung der Ovarialfunktion beruht, der stärkste — weil wichtigste — Ausdruck einer hormonalen Dysfunktion. Beschwerden, die durch eine ovariell-hormonale Minderwertigkeit hervorgerufen werden, sind letzten Endes die Angelegenheit des einzelnen, davon betroffenen Menschen; Sterilität, die aus einer solchen Minderwertigkeit heraus zustande kommt, die Angelegenheit der gesamten Volksgesundheit und damit der Allgemeinheit. Es liegt hier also in allererster Linie bevölkerungspolitisches Interesse vor, wenn wir uns mit allen zu Gebote stehenden Kräften bemühen müssen, das ausfindig zu machen, was auf Grund unserer Kenntnisse und Erfahrungen dazu angetan sein könnte, in geeigneten Fällen eine bestehende Sterilität zu beheben. Ich betone ausdrücklich: Erfahrungen darüber liegen so gut wie keine vor — und können auch noch gar nicht vorliegen — abgesehen davon, daß hin und wieder schon mal berichtet worden ist, daß auf die oder jene Follikelhormonbehandlung hin nach mehr oder weniger langem Intervalle schließlich Schwangerschaft auftrat. Es soll das gelten, obgleich bisher nie gesagt werden kann, ob es sich dabei im einzelnen Falle um einen Zufallserfolg gehandelt hat oder nicht. Wir müssen uns aber heute überlegen, in welchem Sinne es unter Umständen möglich ist, durch systematische Anwendung der Ovarialhormone einigermaßen wahrscheinlich zu Erfolgen in der Sterilitätsbehandlung zu kommen. Hier aber muß ich nun ganz besonders an unsere so oft betonten Vorstellungen appellieren; denn wir stehen in der hormonalen Behandlung der Sterilität noch an einem Anfang im wahrsten Sinne des Wortes. Ich will deshalb systematisch auf die „Angelpunkte" einzeln eingehen, an denen wir unsere Hebel ansetzen können; ich will auf die Kenntnisse eingehen, auf Grund deren wir zum mindesten mit der Hormonbehandlung den Versuch zu einem positiveren Ergebnis zu kommen unternehmen müssen.

Daß alle „Vorbedingungen erfüllt" sein müssen, bevor die Frau überhaupt behandelt wird, ist selbstverständlich. Der Ehemann muß untersucht sein, die Eheleute müssen beraten sein — vor allem hinsichtlich des Conceptionsoptimum zur Zeit des Follikelsprungs usw. Diese Dinge halte ich als Voraussetzungen für ebenso selbstverständlich, wie eine Allgemeinerkrankung als Ursache für eine hormonale Störung ausgeschlossen sein muß, bevor wir eine solche hormonal in Angriff nehmen. Vor allen

Dingen aber werden wir selbstverständlich keine Frau in diese Behandlung nehmen, bevor wir nicht wissen, daß beide Ehepartner vollkommen erbgesund sind.

Auch kann keineswegs die Rede davon sein, daß es das Ziel hormonaler Sterilitätsbehandlung sei, solche Fälle therapeutisch anzugehen, bei denen es sich um eine derartige Insuffizienz des Ovars handelt, daß sie als Teilerscheinung einer minderwertigen Konstitution und deshalb regelrecht als Mißbildung von uns angesehen werden muß (s. auch weiter oben im Kapitel „hochgradige Ovarialinsuffizienz"!). Mit den zugeführten Ovarialhormonen greifen wir hauptsächlich am Genitalschlauch an, d. h. wir beeinflussen gewissermaßen das „Gebäude", in dem für das befruchtete Ei günstigere oder überhaupt erst Lebensbedingungen geschaffen werden sollen. Es wird also nicht das Ei selbst, sondern es werden seine Lebensbedingungen, sein Bett, sein Nährboden und damit seine Umwelt durch die Hormonzufuhr gefördert. Und selbst wenn z. B. mit großen Dosen Follikelhormon auf den Hypophysenvorderlappen eingewirkt wird und dann sekundär von diesem selbst aus das körpereigene Ovarium stimuliert wird, so kann es dadurch zu günstigeren Reifungs- oder Entwicklungsbedingungen für dieses Ei kommen. Vom Ei selbst jedoch wissen wir, wie 100%ig selbständig es als Träger der Erbmasse ist. Sind seine Umweltbedingungen gut, so entwickelt es sich, und zwar zu dem, was in ihm ist. Sind diese Bedingungen ungünstig, so entwickelt es sich nicht oder geht zugrunde mit allem, was in ihm ist.

1. Unterentwicklung des Uterus.

Daß ein zu kleiner, infantiler Uterus die Ursache für eine Sterilität sein kann, ist wohl eine generell bekannte, schon in den ältesten Lehrbüchern festgestellte Tatsache. Eine Erklärung dafür, daß es in einem solchen Uterus schwieriger zur Einbettung eines befruchteten Eies kommen soll als in einem normal großen, ist jedoch zunächst schwer zu finden (so leicht wie es andererseits ist, sich die Gründe vorzustellen, warum es in einem solchen Uterus nach schließlich eingetretener Schwangerschaft zum sog. habituellen Abort kommt). Ich glaube, daß es zum Tatsächlichen in vielen dieser Fälle nicht grob-mechanische, sondern bestimmte biologische Bedingungen sind, welche hier den Eintritt einer Schwangerschaft verhindern. Doch darauf soll gleich im folgenden weiter unten eingegangen werden. Nehmen wir deshalb zunächst einmal an, es handele sich ursächlich wirklich nur darum, daß die Schwangerschaft lediglich deshalb ausbleibt, weil der Uterus unterentwickelt, weil er zu klein ist. Bei der Wahl einer evtl. Therapie muß dann von dem Gesichtspunkt ausgegangen werden, den zu kleinen „trockenen" Uterus zu einem größeren „saftigeren" zu machen. Die dazu notwendige Hyperämie zu erreichen, wurde bisher auf alle mögliche Weise versucht (z. B. Bäder, Diathermie usw.). Wenn das nichts half — oder auch ohne diese Vorbehandlung, wenn es sich um einen mehr aktiv eingestellten Therapeuten handelte, — griff man zu energischeren Maßnahmen wie Dilatation der Cervix, Curettage (sog. „Reizcurettage"), Tamponade auf längere Zeit als sonst üblich (Dehnungstamponade) u. ä. Dazu muß heute gesagt werden: Wenn wir uns die Bilder des künstlich mit Follikelhormon erzeugten Uteruswachstums (s. Kapitel Follikelhormon!) ansehen, so ist kaum denkbar, daß es eine Möglichkeit gibt, auf bessere Weise und in dem Maße den Uterus zum Wachsen zu bringen als durch Follikelhormon. Ich glaube jedenfalls nicht, daß sich auf irgendeine andere Weise eine derartige Größenzunahme (zudem in der so kurzen

Zeiteinheit) des Uterus erzwingen ließe. Daß dieses Wachstum mit einer enormen Hyperämie einhergeht, ist selbstverständlich (und auch bewiesen). Es sollte deshalb in diesen Fällen
Follikelhormon in den Dosen, von denen wir wissen, daß sie diesen Effekt haben, unbedingt
angewendet werden (5—6mal 50000 ME.). Ja, es sollte diese Behandlung als Therapie
der Wahl alle anderen Methoden hinfällig machen. Denn erstens läßt sich auf keine andere
Weise eine derartige Hyperämie erzielen und zweitens handelt es sich dabei um eine Methode,
wie sie physiologischer nicht gedacht werden kann. Jedem, der diese glasharten, spröden
infantilen Uteri bei der Dilatation und Curettage einmal zu „bearbeiten" gehabt hat,
wird dabei schon der Gedanke an das absolute Mißverhältnis zwischen dem unnachgiebigen
Cervicalkanal und den stahlharten Dilatationsinstrumenten gekommen sein, und es wider-
strebt einem direkt, ein im biologischen Geschehen auf so wunderbar feine Vorgänge abgestimmtes Organ wie den infantilen Uterus mit groben Instrumenten anzugehen.

In der für die Hormonbehandlung zu wählenden Zeit wird man eine besondere Rücksicht nicht nehmen brauchen. Allerdings wird es sich hinsichtlich des Zyklus wohl am besten
so einrichten lassen, daß mit der ersten Injektion kurz nach dem Ablauf einer Menstruation
begonnen wird. Da sich die Behandlung etwa über 20 Tage erstreckt, wird auf diese Weise
die letzte Injektion in eine Zeit fallen, die einige Zeit vor der nächsten Menstruation liegt.
Unter Umständen wird man diese Behandlung ein- oder mehrere Male wiederholen; und es
sei daran erinnert, daß stark retroponierte oder dysflektierte Uteri unter der Behandlung
im für die Schaffung normaler Verhältnisse günstigen Sinne ihre Lage häufig ändern.
Aus diesem Grunde sollte eine derartige Behandlung vorhergehend auch in den Fällen
versucht werden, wo sonst zusammen mit der Curettage evtl. eine Verkürzung der Ligg.
rotunda im Sinne der Alexander-Adamsschen Operation in Frage gekommen wäre.
Bleibt der Erfolg aus und glaubt man, ohne instrumentelle Behandlung nicht auszukommen,
so kann die vorangegangene Hormonbehandlung nichts anderes als nur von größtem Vorteil
sein. Denn während bei den vorher so spröden unnachgiebigen Uteri eine Perforation
nur allzu leicht möglich ist, sind jetzt nach der Hormonbehandlung Bedingungen geschaffen,
welche die Gefahren für derartige Manipulationen nur herabsetzen (erzeugte Weichheit,
Weiterstellung usw. des Gewebes).

2. Unvollkommener Funktionsgang des Ovariums
(unvollständige Genitalzyklen).

Nach den Erfahrungen, die wir bei der vergleichenden Untersuchung des Genitalzyklus von Tieren und bei der ersten erprobenden Anwendung des Follikelhormons am
Menschen gewonnen haben (s. dort!), ist es außerordentlich wahrscheinlich, daß es auch
bei der Frau unvollkommene Genitalzyklen gibt, bei denen die regelmäßig wiederkehrende
Blutung in dem Sinne aufgefaßt werden muß, daß es zur Blutung aus lediglich proliferativ
aufgebauter und ohne Weiterentwicklung zerfallender Uterusschleimhaut kommt. Ich
habe zum ersten Male auf der Tagung der Deutschen Gesellschaft für Gynäkologie 1933
in Berlin darauf hingewiesen, daß es derartige, auch regelmäßig wiederkehrende, echte
Menstruationen vortäuschende Blutungen geben muß. Es ist mir inzwischen auch gelungen,
an 2 Fällen, die während einer solchen regelmäßigen Blutung aus anderen Gründen curettiert
wurden, dies bestätigt zu finden. Wenn das aber der Fall ist, so liegt folgender Gedankengang nahe: Ist eine Frau primär steril, hat sie regelmäßig wiederkehrende Blutungen und

ist damit anscheinend normal menstruiert und finden sich andererseits Zeichen einer Ovarialinsuffizienz (infantiler Uterus usw.), so besteht durchaus die Möglichkeit, daß sie deshalb nicht konzipiert, weil es im Ovarium einfach nicht zum Follikelsprung kommt. Es reifen dann zwar Zyklusfollikel, es werden zwar Eier in ihnen reif — es fehlt jedoch an der Loslösung dieser Eier aus dem Ovar, weil der reifgewordene Zyklusfollikel atretisch zugrunde geht und dann erstens in ihm das Ei für eine Befruchtung einfach nicht in Frage kommen kann und sich zweitens ja auch keine Corpus luteum-Phase entwickelt, die unbedingt für die Einbettung erforderlich wäre, wenn selbst Reifeier frei würden. Daraus folgt nun, daß — entgegen den im vorangehenden gerade eben gemachten Ausführungen — in diesen Fällen doch eine Curettage gemacht werden muß. Diese Curettage dürfte aber prinzipiell etwas anderes sein, denn sie wird lediglich aus Gründen der Diagnostik ausgeführt. Dazu sei nun einiges Wichtige gesagt: Diese Curettage wird ausgeführt, um ein Stück Uterusschleimhaut zur histologischen Diagnose zu gewinnen, das aus einer bestimmten Zyklusphase stammt. Da es sich darum handelt, zu kontrollieren, ob die Blutungen bei der Patientin tatsächlich „vollwertig" sind und also eine echte Menstruation darstellen, muß diese Curettage zur Zeit dieser Blutung vorgenommen werden. Das steht im Gegensatz zu den sonst — als Therapeuticum — bei diesen Fällen ausgeführten Curettagen, wobei gerade der Zeitpunkt der „Menses" vermieden werden soll. Wenn ich sage, daß diese Curettage während der Blutung ausgeführt werden muß, so heißt das gleich im Beginn derselben (also bevor die Schleimhaut zerfallen ist); auf keinen Fall aber später. Eher kann man sie einige Tage vor dem nach der Anamnese zu erwartendem Beginn der Blutung vornehmen, da dann ja auch ohne weiteres die histologische Diagnose „prämenstruelle (also Sekretions-) Phase oder nur Proliferationsphase" zu stellen ist. Wenn aber eine Curettage um diese Zeit ausgeführt wird, so ist bekanntlich das Gewebe des Uterus aufgelockerter, der Cervicalkanal nicht so rigide. Außerdem: Es ist durchaus unnötig, zu diesem Zwecke bis Hegar 11 zu dilatieren. Eine Dilatation bis Hegar 8 (unter Umständen noch weniger) genügt, wenn man die kleinste Curette oder auch einen sehr schmalen (evtl. besonders angefertigten) scharfen Löffel dazu verwendet. Außerdem genügt ja ein Stückchen Schleimhaut, das leicht durch ein oder zwei Striche mit dem Instrument zu erhalten ist. Im übrigen ist für solche und ähnliche Fälle von Lörincz neuerdings ein „Aspirator" angegeben worden, mit dem kleine Stückchen Schleimhaut auf wenig eingreifende Weise zu erhalten sein sollen. Schließlich noch eines: Handelt es sich um ganz besonders rigide Uteri, so hindert uns nichts daran, eine Follikelhormonbehandlung (wie oben angegeben) der Curettage voranzuschicken, den Uterus und damit den Cervicalkanal wachsen zu lassen. Nach dieser Vorbehandlung ist die Curettage derartig viel einfacher und weniger eingreifend, daß nach allem bisher Gesagten tatsächlich die „erzwungene" Curettage am zu kleinen, spröd-harten Uterus wegfallen sollte. Man muß bei Anwendung einer solchen Vorbehandlung nur eines in Betracht ziehen — das ist der evtl. Einfluß des zugeführten Follikelhormons (s. nächsten Abschnitt) auf die Uterusschleimhaut.

Ergibt die histologische Untersuchung tatsächlich dann eine Proliferationsphase, wo eine Sekretionsphase vorhanden sein sollte, so käme es ja darauf an, bei dieser Patientin in Zukunft den Zyklus des Ovars so zu ändern, daß der Reiffollikel zur Ruptur, sein Ei zur Ausstoßung und seine Granulosa zur Luteinisation kommen. Wie wir dabei mit der Hormonbehandlung vorgehen können, sei im folgenden gesagt:

1. Wir können mit Hypophysenvorderlappen-Hormon auf dieses Ovarium einwirken. Diese Einwirkung muß aber dann eine stark akute sein. Es fehlt ja an einem starken Hypophysenvorderlappen-Impuls um die Zeit, wo der Follikel springen soll, d. h. also am 14., 15. Tag oder kurz vorher. Wir werden also am besten um diese Zeit eine gehörige Dosis Hypophysenvorderlappen-Hormon intravenös verabfolgen. Über die bisher im Handel befindlichen Hypophysenvorder-lappen-Präparate ist hinsichtlich der Möglichkeit, sie intravenös zu applizieren, noch nichts Sicheres bekannt. Ich kann dazu sagen, daß ich es mehrfach getan habe (Prolan und Horpan), jedoch nicht über 500 RE. auf einmal. Es wurden danach manchmal Hitzegefühl (Wallungen) und auch leichtes Frösteln mit geringem Temperaturanstieg beobachtet; irgendwelche ernsten Komplikationen wurden jedoch bisher nicht festgestellt. 500 RE. sind aber sicherlich zu wenig; auch noch zu wenig, wenn man gleichzeitig 500 oder gar 1000 RE. intramuskulär injiziert. Deshalb müssen wir uns vorläufig auf folgende Weise behelfen.

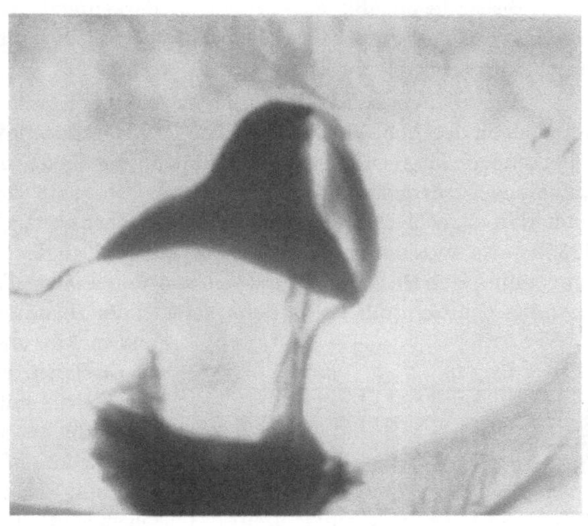

a

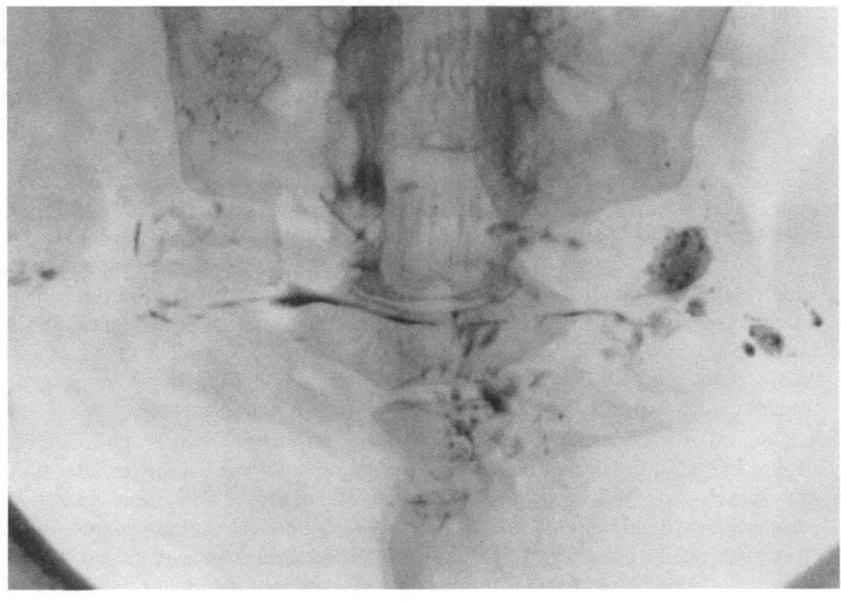

b

Abb. 16 a und b. Röntgenbild des Uterus und Restaufnahme 24 Stunden nach der Uterosalpingographie der Patientin G. M. — a Spitzwinklige Anteflexio des infantilen Uterus, b Kontrastflüssigkeit nur spärlich in der Bauchhöhle, kaum Verteilung derselben.

2. Akut zugeführte, sehr hohe Dosen Follikelhormon bewirken eine einmalige plötzliche Stimulierung des Hypophysenvorderlappens in dem Sinne, daß es zu einer akuten Mehrausschüttung von gonadenstimulierendem Hormon kommt, und zwar gerade des luteinisierenden Faktors. Denn wir sehen im Tierversuch danach starke Luteinisation in den Ovarien auftreten (Hohlweg, Verfasser). Die Applikation dieser einmaligen, sehr hohen Dosis Follikelhormon müßte danach dicht vor oder um den 14., 15. Zyklustag erfolgen. Bis heute gibt es lediglich 100 000er Ampullen Follikelhormon im Handel. Man kann aber 2 davon auf einmal geben und verabfolgt so 200 000 ME. auf einmal intramuskulär. Ich habe Versuche mit noch höheren Dosen augenblicklich im Gange. Vertragen werden sie ohne weiteres; ich kann aber

leider hier noch nichts über das Ergebnis an mehreren Fällen aussagen. Immerhin scheint mir der folgende Fall des Interesses nicht zu entbehren: Frau G. M., 3 Jahre steril verheiratet, 24 Jahre alt; wünscht dringend ein Kind.

Bisher regelmäßig 25—27tägig wiederkehrende Blutungen. Außer einem zu kleinen, stark spitzwinklig-anteflektierten Uterus kein pathologischer Befund. Allerdings ist der Uterus stark retroponiert durch kurze Ligamenta sacronterina.

Anfang Februar 1935 wurde in unserer Klinik eine Uterosalpingographie vorgenommen, deren Ergebnis in der Abb. 16 wiedergegeben ist. Die spitzwinklige Anteflexio ist dabei außerordentlich deutlich zu erkennen; die rechte Tube ist gefüllt, in der linken nur ein Hauch von Kontrastflüssigkeit. Die Restaufnahme 24 Stunden später ergibt zwar Übertritt von Kontrastflüssigkeit in die Bauchhöhle, jedoch immerhin ein schlechteres Resultat als wünschenswert. Einige Wochen später (Ende des Monats Februar 1935 — also noch innerhalb desselben Zyklus) soll zu der Zeit, wo eigentlich eine Sekretionsphase vorhanden sein müßte, eine Dilatation, Cürettage und Reiztamponade durchgeführt werden. Die Narkoseuntersuchung bestätigt den Genitalbefund. Beim Versuch der Dilatation erweist sich das Gewebe des Uterus als glashart

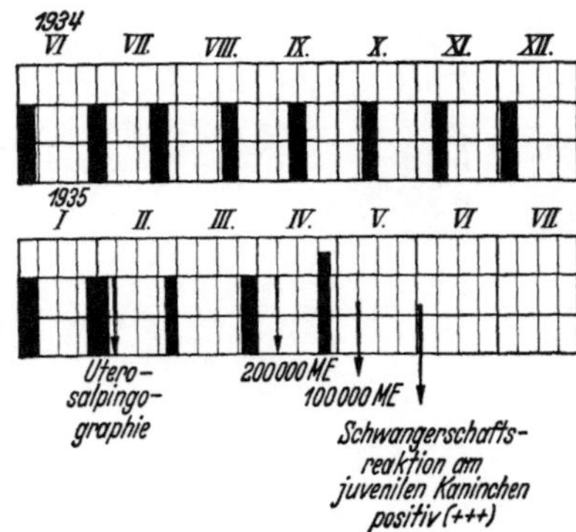

Abb. 17. Blutungsschema der Patientin G. M. Nach der 1. Hormoninjektion Eintritt der Menses um einige Tage verspätet. Nach der 2. Hormoninjektion Ausbleiben der Menses — Schwangerschaft.

und spröde, und schon bei dem ersten Versuch, den Cervicalkanal zu passieren, ereignet sich eine Perforation in der Hinterwand der Cervix mit dem dünnen Dilatator. Es wird deshalb die Operation abgesetzt und die Patientin mit Eisblase ruhig gestellt. Glatter Verlauf. Die nächste Blutung tritt pünktlich zur richtigen Zeit ein. Danach wird noch ein Genitalzyklus und die darauffolgende Blutung abgewartet (Verlauf s. Abb. 17). Diese ist wieder vollständig normal hinsichtlich Eintritt und Ablauf. Jetzt wird im nächsten Zyklus am 11. Tag desselben eine einmalige Dosis von 200000 ME. [1] Progynon B oleosum in dem oben gekennzeichneten Sinne intramuskulär verabfolgt. Darauf bleibt die nächste Regel mehrere Tage über die Zeit, tritt aber am 29. Tage des Zyklus auf. Nunmehr wird im nächsten Zyklus am 16. Tage desselben erneut eine einmalige Dosis von 100000 ME. [2] Progynon B oleosum verabfolgt. Jetzt bleibt die Regel aus und am 40. Tage nach der letzten Regel, also am 24. Tage nach der Progynoninjektion oder auch am 12. Tage nach dem Termin, wo die neue Regel sonst erwartet worden wäre, wird eine Schwangerschaftsreaktion aus dem Urin angestellt, da der Uterus

— jetzt vorne und normal liegend — groß und weich und die Portio livide ist. Die Schwangerschaftsreaktion — durch intravenöse Injektion am juvenilen Kaninchen testiert — erweist sich 48 Stunden später als stark positiv! Ich gebe weiter unten das Resultat derselben wieder (Blutpunkte im Ovar des Testkaninchens). Es sind inzwischen 2¹/₂ Monate seit der letzten Regel vergangen, der Uterus ist typisch gewachsen, die Schwangerschaftsreaktion ist weiterhin positiv.

Hier ist aber auf die Hormonbehandlung hin eine Schwangerschaft prompt eingetreten. Die Frau war früher beraten hinsichtlich Konzeptionsoptimum — es war bei ihr die Uterosalpingographie gemacht; es war danach genügend lange abgewartet, um einen Effekt von dieser auszuschließen — es waren die Menstruationen 2mal normal und 1mal durch Hormonbehandlung hinausgeschoben wieder eingetreten. Dann tritt auf die einmalige Injektion im nächsten Zyklus so prompt und offensichtlich, wie nicht besser zu erwarten, eine Schwangerschaft ein. Es darf hier wohl mit Recht der Beweis der Hormonwirkung in dem Sinne angenommen werden, wie ich es oben schilderte und nach deren Gesichtspunkten hier behandelt wurde. Die erste hohe Dosis hat bestimmt die erste „Revolution" am Genitale und am Hypophysenvorderlappen bewirkt (die Regel kam verspätet!) und sie wird außerdem den Uterus „konzeptionsfähig" gemacht haben. Nach der zweiten Follikelhormondosis im nächsten Zyklus tritt dann prompt die Schwangerschaft ein.

Es ist also aus diesem Falle ganz offen ersichtlich, daß wir heute in der Lage sind, auf geeignete Weise mit Follikelhormon nicht nur den Genitalschlauch zu stimulieren, sondern mit diesem Hormon auch auf dem Wege über den Hypophysenvorderlappen das Ovarium zu beeinflussen. Wenn ich die eben genannte Applikationsweise für die bestimmten, genau charakterisierten Fälle von Sterilität empfehle, so muß ich aber noch einmal betonen:

---

[1] 200000 ME. = 1000000 internationale ME.

[2] 100000 ME. = 500000 internationale ME.

1. Die Cürettage zu Beginn der Blutung sei im Sinne der Diagnostik aufgefaßt.

2. Die Therapie wird in diesen Fällen dargestellt durch den einmaligen, zu ganz bestimmter Zeit ausgeführten Follikelhormonstoß.

Diese Therapie kann entweder allein oder auch in Kombination mit der oben erwähnten Hypophysenvorderlappen-Dosierung angewandt werden. Es ist dann das Follikelhormon 1 oder 2 Tage vor der intravenösen Hypophysenvorderlappenhormon-Injektion zu geben. Die Therapie kann evtl. in mehreren folgenden Zyklen wiederholt werden. Selbstverständlich sind die Patientinnen hinsichtlich des Konzeptionsoptimums (um den 15. Tag des Zyklus herum) zu beraten.

3. Unterentwicklung und sonstige Dysfunktion der Tuben.

Wenn wir von der Sterilität der Frau auf Grund eines infantilen Genitales sprechen, so denken wir zumeist an den Uterus und dann an die Ovarien. Es ist aber durchaus denkbar, daß die mechanischen und biologischen Verhältnisse in den infantilen Tuben an der Ursache für die Sterilität beteiligt sind. Wir haben dafür keine sicheren Anhaltspunkte. Ich glaube aber hierzu einiges auf Grund der Erfahrungen, welche wir an der Königsberger Klinik mit der Uterosalpingographie gemacht haben, sagen zu können. Es gibt Uteri, die — an sich schon bei der Röntgenkontrastflüssigkeitsdarstellung sich schwer füllend — auch unter Anwendung aller bekannten Technizismen (langsames, absatzweises Injizieren, langes Abwarten, schließliches Anwenden von Überdruck usw.) auf keine Weise die Kontrastflüssigkeit in die Tuben abgeben, trotzdem diese sicher durchgängig sind. Es findet sich dann ein scharfer Absatz der Kontrastfüllung des Uterus gegen die Tuben, und diese haben bei der Restaufnahme nach 24 Stunden nicht die Spur durchgelassen. Sei es nun, daß das Ausbleiben der Tubenfüllung durch eine „Verlagerung" des Uterus, durch erhöhte Spasmen des infantil-spröden Gewebes, durch die Engigkeit der Verhältnisse aus rein mechanischen Gründen oder aus einer Kombination dieser Ursachen resultiert — wir haben jedenfalls die Möglichkeit, mit der Hormonbehandlung darauf einzuwirken. Dabei ist es auch gleichgültig, ob die eben geschilderten Verhältnisse bestehen oder etwa ganz zarte haardünne Tubenlumina gefunden wurden. Wenn nämlich auf Behandlung mit Follikelhormon hin der Uterus wächst, so wachsen selbstverständlich die Tuben auch. Mit der Größenzunahme des Uteruscavum läuft eine solche des Tubenlumen parallel; und dieser Effekt dürfte nicht unwesentlich sein für den Erfolg der Behandlung überhaupt. Auch für diese Wirkung des Follikelhormons konnte ich im Röntgenbild den Beweis erbringen. Zwar sind die Größenunterschiede der Tubenlumina kaum röntgenologisch darzustellen. Es läßt sich jedoch zeigen, wie an Uteri, bei denen sich vor der Behandlung auf keine Weise eine Tubenfüllung bei der Uterosalpingographie erzielen ließ, die Tuben nach der Behandlung die Kontrastflüssigkeit ohne weiteres aufnehmen und durchlassen. Ich gebe in der Abb. 18 die Röntgenaufnahme eines solchen Falles wieder.

In diesem Falle wurden 5 × 50000 ME. Progynon B, am 7. Tage eines neuen Zyklus beginnend und in 7 bis 5 Tagen Zwischenräumen, verabfolgt. Die letzte Injektion wurde nach der nächsten Regel gegeben und danach die zweite Uterosalpingographie (also um dieselbe Zykluszeit wie diejenige vor der Behandlung) vorgenommen.

Zum Schluß dieser Besprechung sei mir erlaubt, noch auf folgendes hinzuweisen: Bei der enormen Hyperämie, welche an Uterus und Tuben durch die Follikelhormonbehandlung zustande kommt, müssen ja auch beträchtliche biologisch-histologische Wandlungen innerhalb der Tuben vor sich gehen. Aus diesem Grunde ist es keineswegs ausgeschlossen, daß auch leichte Schleimhautverklebungen entzündlicher Art der Tube, wie sie so häufig für eine Sterilität verantwortlich sind, auf diese Weise zur Lösung gebracht werden können. Wir kennen ja die an sich schon so erstaunliche Regenerationsfähigkeit

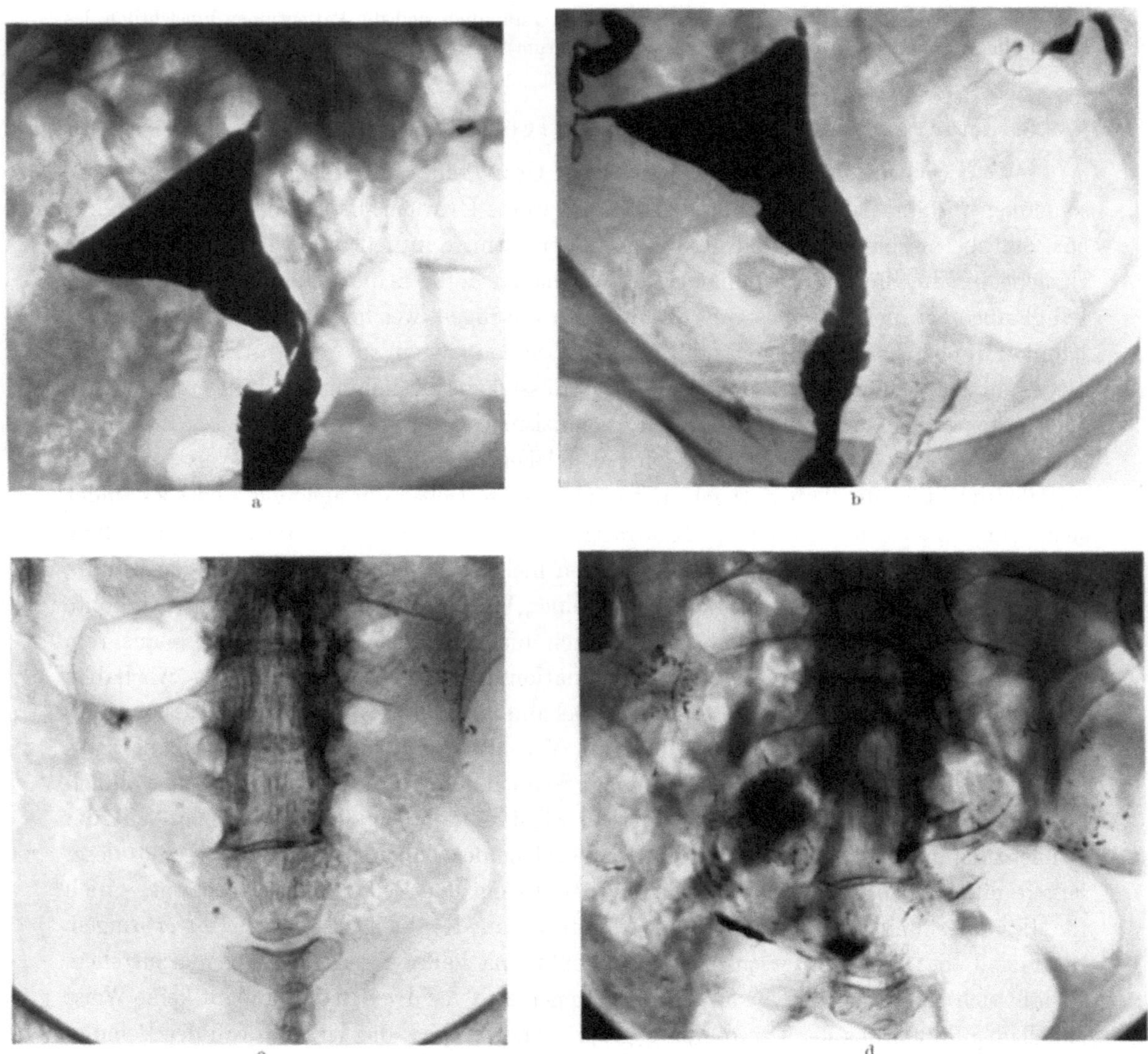

Abb. 18a—d. Uterosalpingographische Röntgenbilder der Patientin S. a Uterus vor der Behandlung (Tuben nehmen keine Kontrastflüssigkeit auf), b Uterus nach der Behandlung mit 250 000 ME. Progynon B (Tuben haben sich gefüllt), c Restaufnahme vor der Behandlung (keine Kontrastflüssigkeit in der Bauchhöhle), d Restaufnahme nach der Hormonbehandlung (Kontrastflüssigkeit in der Bauchhöhle gleichmäßig verteilt).

der Tube nach gonorrhoischen Infekten. Ich kann mir durchaus Fälle denken, in denen es am letzten kleinen Rest von Verklebungen liegt, daß noch Undurchgängigkeit für das Ei besteht und in denen dieser letzte Rest durch die infolge einer energischen Hormonbehandlung hervorgerufenen akuten „Umwandlungsprozesse" auch verschwindet und damit volle Funktion wieder hergestellt würde. Ich stehe mit der Anwendung des Follikelhormons unter diesen Gesichtspunkten erst am Beginn meiner Erfahrungen, möchte es aber nicht unterlassen haben, an dieser Stelle auf diese Gesichtspunkte hinzuweisen und folgenden Fall zu demonstrieren:

Frau P., keine Beschwerden, jedoch jahrelang steril verheiratet. Die Röntgenaufnahme ergibt schlechte Tubenfüllung rechts; links nur einen Hauch von Kontrastflüssigkeit (Abb. 19). Nach Follikel-

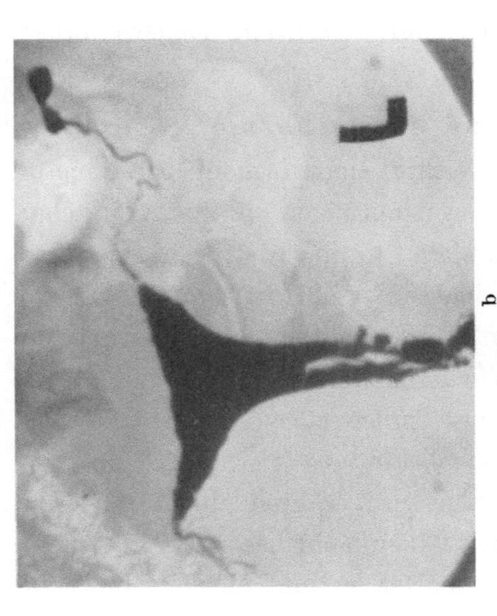

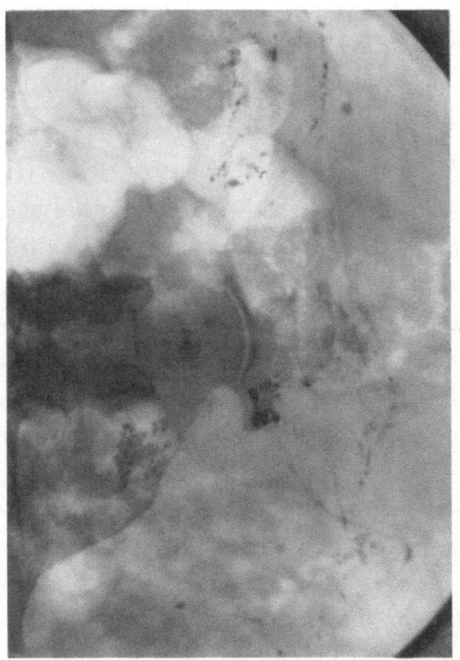

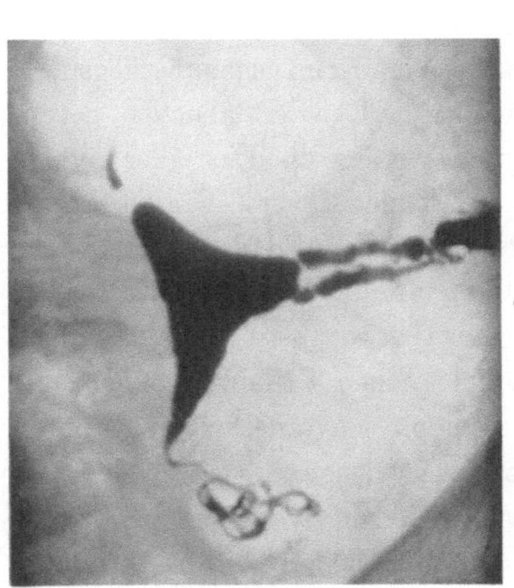

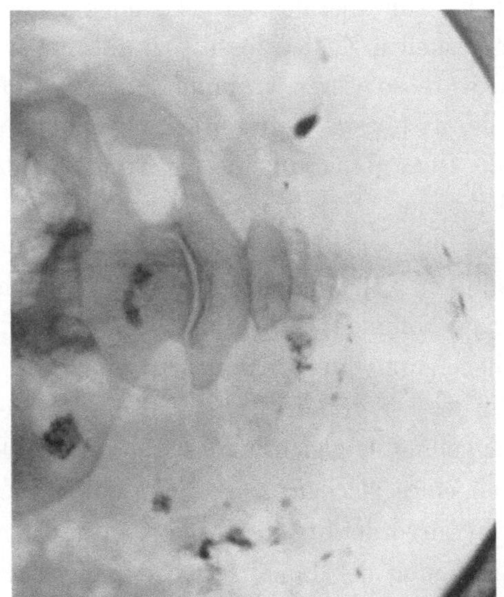

Abb. 19a—d. Uterosalpingographische Röntgenbilder der Patientin M. P. a Uterus vor der Behandlung (Tuben haben die Kontrastflüssigkeit unvollständig aufgenommen), b Uterus nach Behandlung der Patientin mit 250000 ME. Progynon B (Tuben haben sich vollständig mit Kontrastflüssigkeit gefüllt), c Restaufnahme vor der Behandlung (nur spärlich Kontrastflüssigkeit in die Bauchhöhle getreten), d Restaufnahme nach der Hormonbehandlung (Kontrastflüssigkeit in der Bauchhöhle gleichmäßig verteilt).

hormonbehandlung (5 × 50 000 ME. im gleichen Sinne wie im vorigen Falle) füllen sich bei der Uterosalpingographie die Tuben außerordentlich leicht und gut. Die jedesmal 24 Stunden nach der Uterusauffüllung vorgenommene sog. Restaufnahme zeigt: Vor der Behandlung sind nur Spuren der Kontrastflüssigkeit nachzuweisen; in der Bauchhöhle nur sehr geringe Verteilung. Nach der Behandlung gleichmäßige

Verteilung von Kontrastflüssigkeit im kleinen Becken — also einwandfrei gebesserte Durchgängigkeit der Tubenlumina [1].

Nun ein Letztes! Da wir die günstige Beeinflussung der übrigen Schleimhäute des Genitalschlauches (z. B. Cervix, Scheide) durch eine zusätzliche Follikelhormonbehandlung kennen, muß auch daran gedacht werden, daß evtl. dadurch gleichzeitig günstigere Bedingungen für das in der oberen Vagina deponierte Sperma gegeben werden können. Alles dies muß uns zu dem Schluß bringen, daß wir in den genannten Fällen von Sterilität zu einem Versuch mit der Follikelhormonbehandlung nicht nur berechtigt, sondern direkt verpflichtet sind.

Anmerkung zur Frage: „Sterilität und Sexualhormone“.

Die Fälle, in denen auf Grund einer bestehenden Sterilität eine Hormonbehandlung in Frage kommt, werden sich nach den vorangehenden Ausführungen in Zukunft sicher mehren und häufen. Es ist hier nicht am Platze, auf andere Störungen, die eine Sterilität bedingen können, einzugehen. Trotzdem möchte ich doch auf eine Frage hinweisen, die sich mir — als vielleicht zu sehr „hormonal Denkendem“ — gelegentlich der Operation von Frauen aufgedrängt hat, bei denen als Versuch zur Wiederherstellung der Fertilität eine Laparotomie mit Exstirpation erkrankter verschlossener Tuben oder Tubenstücke vorgenommen wurde. Wenn in solchen Fällen eine Tube vollständig entfernt wird und die andere (oder auch nur ein Rest derselben) zurückgelassen wird, während beide Ovarien in Ordnung sind, so fragt sich folgendes: Ist es in solchen Fällen nicht besser, das Ovarium derjenigen Seite, wo die Tube exstirpiert wurde, mitzuentfernen und nur das Ovar zu belassen, das zur zurückbleibenden Tube gehört? Ich halte das in besonderen Fällen unter Umständen für angebracht: Es handelt sich ja darum, daß die Frau zu einer Gravidität kommt. Den Weg in die noch übrigbleibende Tube werden — wenn nicht nur, so doch fast ausschließlich — die Eier des der belassenen Tube zugehörigen Ovars finden. In der Reihenfolge der mensuellen Zyklen lösen sich aber bekanntlich die Ovarien ab. Und selbst wenn das nicht so wäre, so wissen wir immer nicht, wie oft nicht doch ein Ei im gegenüberliegenden Ovar und damit für die Befruchtung vergeblich gebildet wird. Existiert aber das gegenüberliegende Ovar (ohne zugehörige Tube) nicht mehr, so werden die Eier aller Zyklen im übrigbleibenden Ovar frei werden; und damit wird die Chance für eine Gravidität um das Dopplte größer, da nicht — wie sonst wahrscheinlich — nur die Hälfte der Eier, sondern alle restlos in der Nähe der zurückgelassenen Tube frei werden und damit für eine Befruchtung in Frage kommen. Es ist das ein Problem, das — wie gesagt — nicht nur einfach mechanischen Vorstellungen, sondern vor allem hormonologischen Gedankengängen entspringt. Wir wissen, daß die im Organismus kreisenden Hypophysenvorderlappen-Hormonmengen mengenmäßig gleichsinnig wirken, ganz gleich ob zwei Ovarien oder eines (oder auch nur der Teil eines solchen) vorhanden sind; an der vorhandenen Ovarialsubstanz greift das Hypophysenvorderlappen-Hormon an und bewirkt dort die Zyklen und die Eireifung. Mit der Einengung der Lokalisation der Ovarialsubstanz haben wir es in der Hand, die häufigste Eireifung auf eine bestimmte Stelle zu konzentrieren, nämlich auf die gewollte,

---

[1] **Nachtrag bei der Korrektur.** Ich behandle solche und oben genannte Fälle jetzt systematisch mit 5 bis 6 × 50000 ME. Follikelhormonbenzoat, und zwar während eines Zyklus bzw. (unter Abwarten einer etwa interferierenden Menstruation) bis in den nächsten Zyklus hinein. Bei infantilundurchgängigen Tuben wird diese Behandlung zunächst durchgeführt und dann evtl. in der Mitte folgender Zyklen die einmalige, sehr hohe Dosis Follikelhormon gegeben.

in die Nähe der übrigbleibenden Tube. Ich stelle dieses Problem hier zur Diskussion, weil ich es unter diesem hormonalen Gesichtswinkel noch nirgends betrachtet gefunden habe und weil zum Tatsächlichen diese Frage öfters an uns herantritt als nur bei Sterilitätsoperationen (so z. B. bei Fällen von Tubargravidität, wo die andere Tube vollkommen in Ordnung ist). Man wird einwenden, daß das übrigbleibende Ovar leicht „cystisch-degenerieren" könne. Das stimmt nicht; sondern das trifft für Ovarien zu, die in entzündliche Veränderungen einbezogen waren. Für die normalen Ovarien haben wir keineswegs Beweise, daß sie auf Grund der Exstirpation des anderen Ovars Veränderungen eingingen. Und um normale Restovarien handelt es sich hier ja in den meisten Fällen.

Haben wir also eine Frau vor uns, die sich z. B. Ende der dreißiger Jahre befindet, bei der das Ovarium auf der Seite der zu exstirpierenden Tube womöglich auch noch teilweise reseziert, sonstwie versorgt werden muß oder irgendwie in Veränderungen einbezogen ist, die es so wie so hinsichtlich seiner Funktion als nicht einwandfrei oder fraglich erscheinen läßt, so wird uns der Entschluß zu seiner Exstirpation im Hinlick auf außerdem glattere Wundverhältnisse deshalb leichter fallen, weil wir dadurch unter Umständen 50% mehr Chancen für eine eventuelle Gravidität bekommen.

f) Follikelhormonbehandlung als gleichzeitiges Diagnostikum.

Über das Gebiet der Therapie hinaus hat uns die Tatsache, daß mit Follikelhormon auch der kleinste Uterus zum Wachsen zu bringen ist und daß dieses Wachstum sowohl

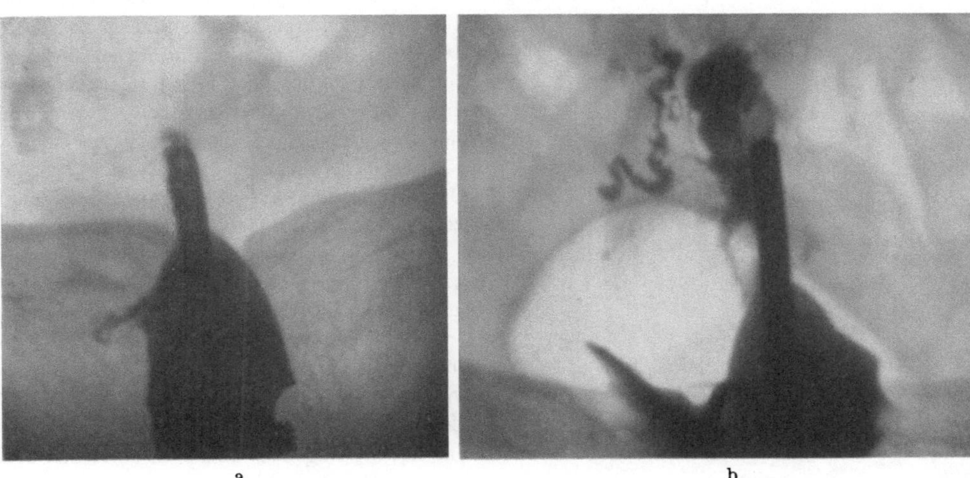

Abb. 20a und b. Röntgenbild bei dem Versuch die Funktion des Uterus der Patientin H. E. zu klären. a Vor der Behandlung, b nach der Behandlung mit Follikelhormon (s. Text!).

palpatorisch als auch röntgenologisch einwandfrei nachzuweisen ist, noch andere Möglichkeiten in die Hand gegeben; das ist vor allem die Verwendung der Reaktion des Uterus auf eine bestimmte Menge zugeführten Hormons hin in der Diagnostik. Dieser Möglichkeiten gibt es verschiedenste, die hier nicht alle einzeln erwähnt werden können und die sich je nach der Lage des Falles rein logisch ergeben. Lediglich als Anleitung oder Anregung zur Ausnutzung dieser Möglichkeiten in geeigneten Fällen will ich hier deshalb einige Beispiele wiedergeben. Es handelt sich dabei um Patientinnen, die ich an der Königsberger Klinik zu behandeln Gelegenheit hatte.

Frau H. E., 27 Jahre alt. — I + 2 p. — Erste Regel mit 18 Jahren, regelmäßig 28 tägig, 2—3 Tage lang. Seit der Entbindung vor 7 Jahren keine Regel mehr. Seither stärkerwerdende „Wallungen"; fühlt sich nicht wohl, dadurch im Beruf gestört. Seit mehreren Jahren an den verschiedensten Stellen mit Hormon erfolglos behandelt (ist deswegen extra nach Berlin gefahren und kennt fast sämtliche Präparate mit

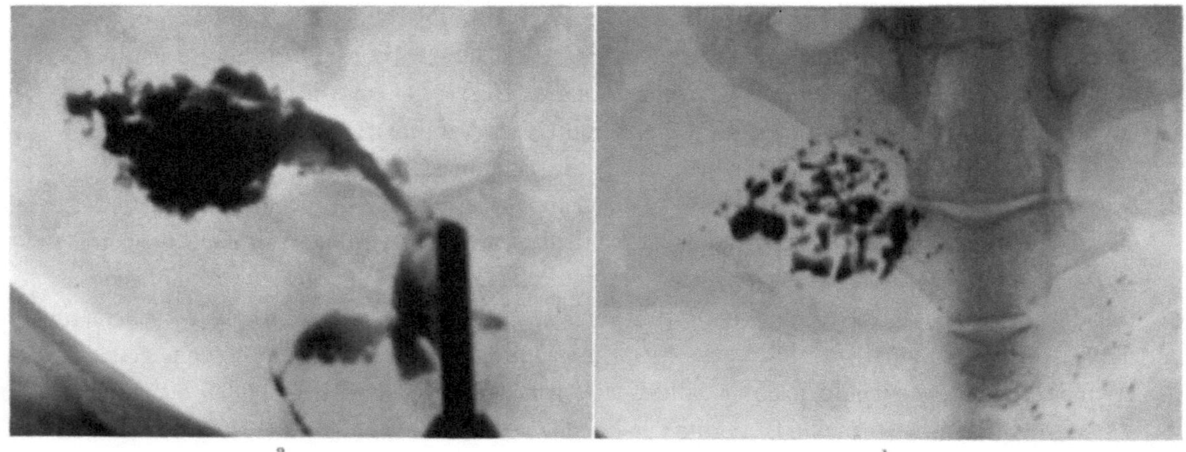

Abb. 21a und b. Röntgenbilder des Uterus der Patientin M. T. (s. Text) nach der Hormonbehandlung. a Während der Durchleuchtung, b „Rest"aufnahme nach 24 Stunden.

Namen — z. B. Prolan). Allgemein: Adipositas, etwas Thyreotoxikose. Genitalbefund: Die obere Vagina und Portio narbig verzogen. Uterus klein, geschrumpft. Adnexe palpatorisch o. B. Keine Hämatometra. Der Untersuchungsbefund sowie die Anamnese, welche die Patientin hinsichtlich der damals bei der Geburt vorgenommenen Zangenoperation angibt, rechtfertigen die Annahme eines narbigen Verschlusses des Uterus. Da es der Patientin auch auf eine neue Schwangerschaft ankam, soll zunächst die Uterosalpingographie vorgenommen werden. Dabei zeigt sich, daß der Cervicalkanal dicht oberhalb des äußeren Muttermundes verschlossen ist. Die danach vorgenommene Dilatation und ebenso der erneute Versuch der Uterosalpingographie bestätigen, daß das Uteruscavum einfach nicht mehr besteht, sondern durch Narbenbildungen zerstört sein muß. Es wird jetzt eine Behandlung mit $5 \times$ 50 000 ME. Follikelhormon durchgeführt. Wäre das Uteruscavum noch wenigstens zum Teil vorhanden oder hätte es noch die Fähigkeit zur Funktion gehabt, so hätte sich das durch die Behandlung nach künstlich erzeugtem Wachstum des Uterus offenbaren müssen. Daß dies jedoch nicht der Fall war, bewies die gleich im Anschluß an die Behandlung erneut versuchte Uterosalpingographie. Sie hatte aber dasselbe negative Ergebnis wie vorher. Dadurch war bewiesen, daß eine Regeneration tatsächlich nicht

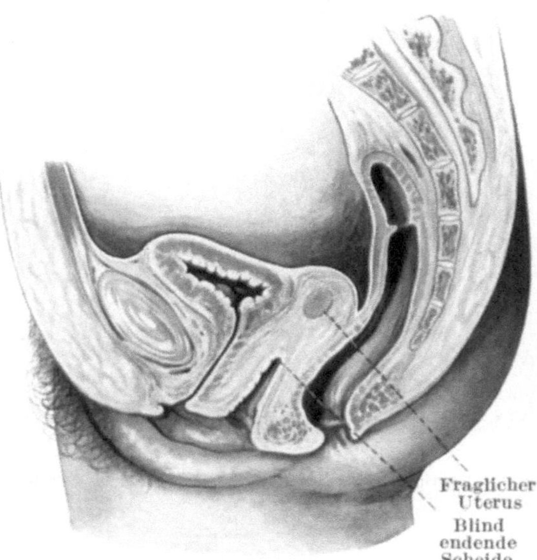

Abb. 22. Darstellung der Genitalanlage, wie sie im Falle Frl. X. auf Grund der diagnostischen Hormonbehandlung anzunehmen ist (s. Text!).

mehr möglich war. Dieser Beweis war nur durch die Beurteilung des lokalen Erfolges einer Hormonbehandlung zu erlangen (Abb. 20).

Frl. M. T., 23 Jahre alt. — O + op. — Erste Regel mit 15 Jahren regelmäßig, 4 wöchentlich. Mit 16 bis 17 Jahren Trauma durch Sturz beim Ballspielen während der Regel. — Darauf anhaltende Blutung, weswegen die Patientin erst $^1/_2$ Jahr später zum Facharzt ging. Dort Curettage, bei der angeblich Wucherungen festgestellt seien. Danach ganz unregelmäßige Blutungen mit Abständen von 14 Tagen bis 6 Wochen und länger. Dann aber schließlich nach $^1/_2$ Jahr ganz plötzliches Aussetzen der Menstruationen. Danach Ausfallserscheinungen. Viel Allgemeinbeschwerden. Jetzt seit fast 3 Jahren Amenorrhöe. Allgemein: ein wenig Adipositas — Vagotonikerin. — Sonst o. B. Genitalbefund: Der Uterus etwas klein, stark nach rechts verzogen; sonst o. B.

Behandlung: 5 × 50000 ME. Progynon B. — Darauf keine Blutung. — Die Tatsache, daß eine Blutung nach dieser Behandlung ausblieb, gab Veranlassung an eine Störung innerhalb des Uterus zu denken. Deshalb Uterosalpingographie. Diese ergab nun das hier reproduzierte Bild (Abb. 21). Danach handelt es sich um einen Uterus, dessen Cavum aus lauter Buchten und Nischen besteht. Mit größter Wahrscheinlichkeit wird also bei diesem Zustand eine menstruationsfähige Uterusschleimhaut überhaupt nicht mehr vorhanden sein. Weitere Untersuchungen werden bei dieser Patientin noch vorgenommen.

Frl. X., 26 Jahre alt. — O + op. — Bisher noch nie die Regel gehabt. Kommt zur Untersuchung, weil sie heiraten will und sich insuffizient fühlt. Allgemein o. B.

Genitalbefund: Es besteht eine Vagina, die nur etwa $^2/_3$ der normalen Länge hat. Die Vagina ist quer verschlossen, d. h. sie bildet einen Blindsack und eine Portio ist nicht vorhanden. Vaginal: Uterus nicht zu tasten. Rectal: Es ist nicht sicher, ob ein knopfförmiger Uterus in der Anlage vorhanden ist oder nicht. Es besteht danach ein Befund, wie er in der schematischen Zeichnung wiedergegeben ist.

Wäre ein Uterus vorhanden, so wäre eine plastische Operation in dem Sinne in Frage gekommen, daß eine evtl. Verlängerung der Scheide — zum mindesten der Versuch, den Anschluß derselben an den Uterus zu gewinnen — vorzunehmen wäre. Diese Operation war sinnlos, falls ein Uterus entweder gar nicht oder nur als rudimentäres, absolut reaktionsunfähiges Organ vorhanden war. Deshalb Behandlung mit Hormon im üblichen Sinne

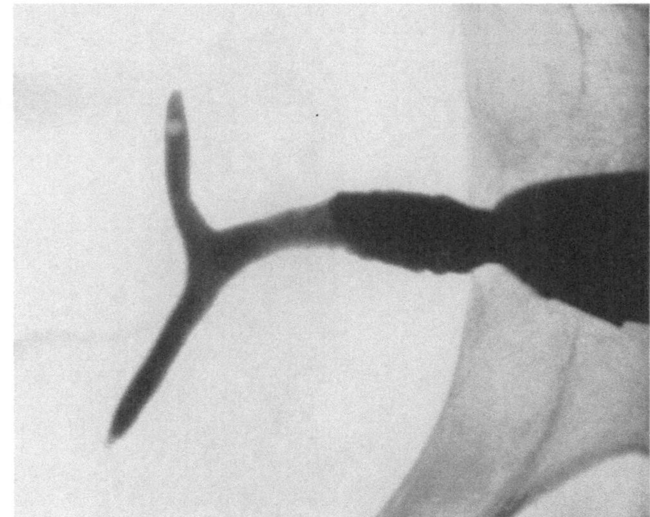
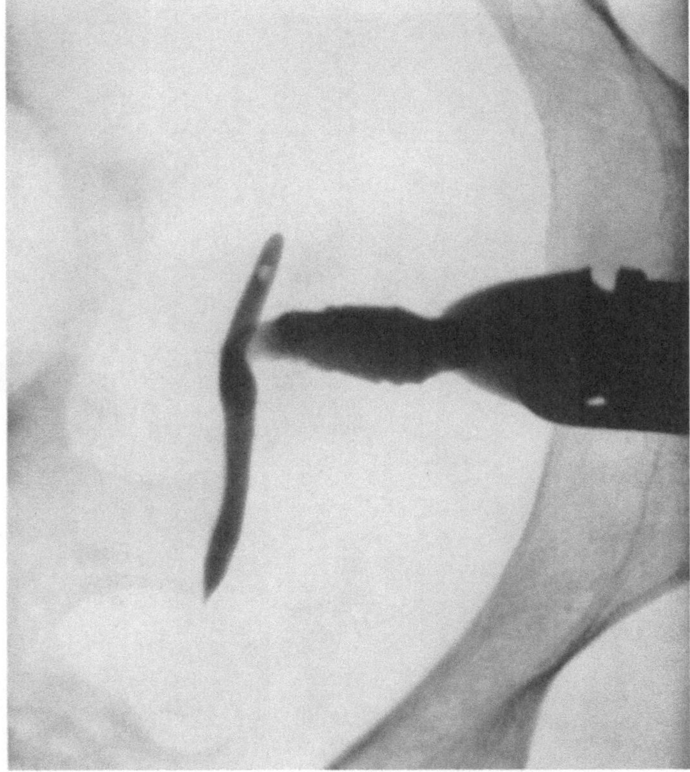

Abb. 23a und c. Uterus der Patientin M. L. im Röntgenbild, sehr infantil, wahrscheinlich bicornis, keine Tubenfüllung. a Normale Lage, c in künstlicher Streckung (durch Abwärtsziehen der Portio).

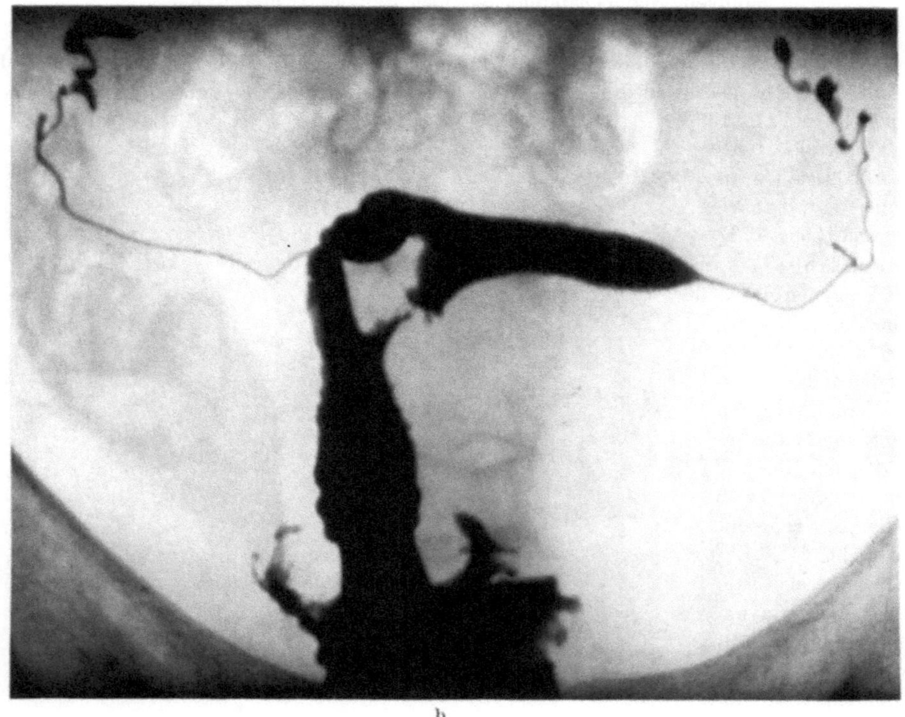

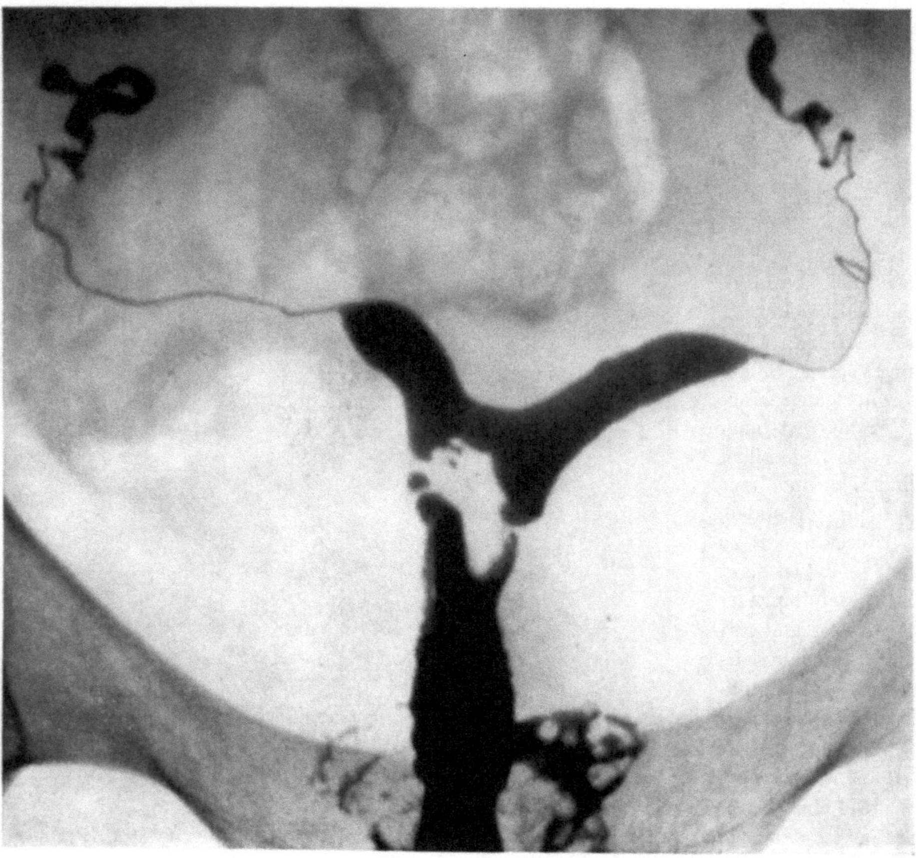

Abb. 23 b u. d. Uterus der Patientin M. L. im Röntgenbild nach Behandlung der Patientin mit 250 000 ME. Progynon B. Uterus stark gewachsen, sicher bicornis, beiderseitige Tubenfüllung. b Normale Lage, d in künstlicher Streckung.

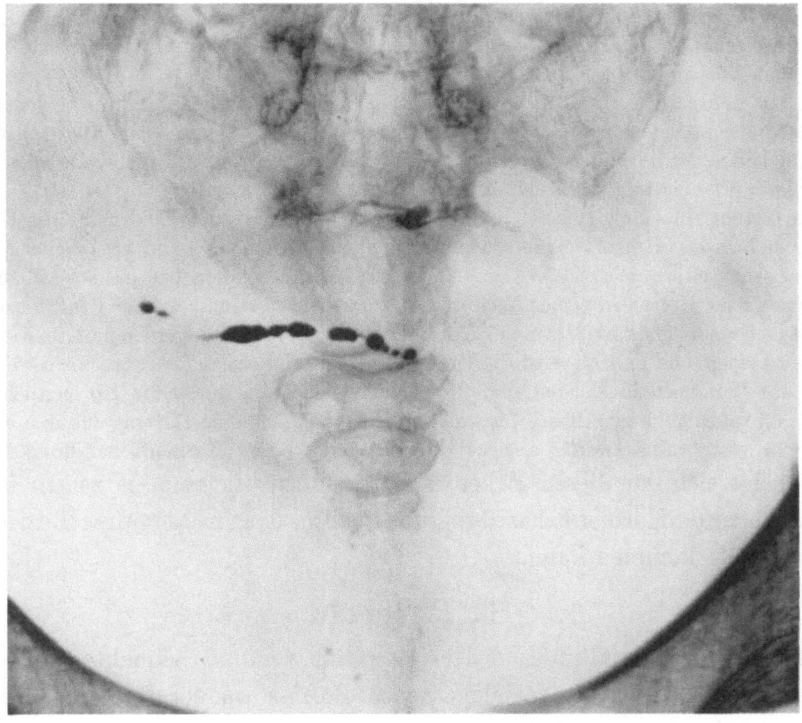

e

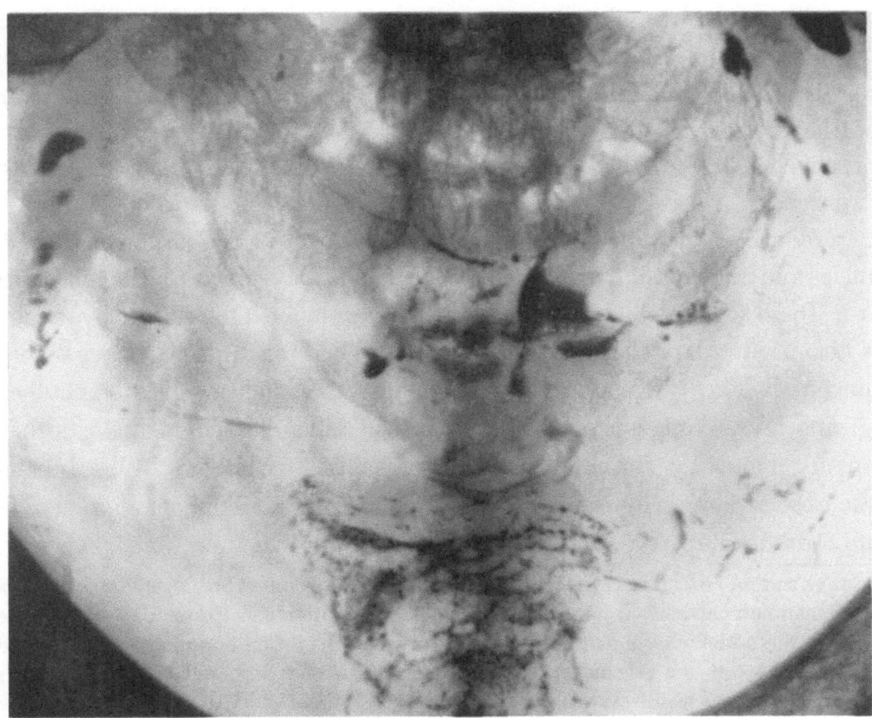

f

Abb. 23e und f. Restaufnahme 24 Stunden nach der Uterosalpingographie bei der Patientin M. L. e Vor der Behandlung — keine Kontrastflüssigkeit in der Bauchhöhle (der vorhandene Restschatten liegt im Uterus), f nach der Hormonbehandlung — Kontrastflüssigkeit gleichmäßig in der Bauchhöhle verteilt.

(5 × 50 000 ME.). Nach dieser Behandlung war von einem Uterus — auch rectal — ebensowenig zu tasten wie vorher. Die Operation konnte deshalb unterbleiben. Denn eine operative Verbindung eines auf Hormon derartig reaktionsunfähigen Organs mit der Scheide hätte kein funktionell besseres Resultat ergeben als schon vorhanden (s. Abb. 22!).

Frau L., 26 Jahre alt. — O + op. — Noch niemals menstruiert. Seit 3 Jahren verheiratet; wünscht sich dringend Kinder. Allgemein o. B. Genitalbefund: Vulva und Vagina eng, aber sonst o. B. Portio sehr klein und spitz. Muttermund sehr klein, grübchenförmig. Uterus palpatorisch sehr klein. Uterosalpingographie ergibt das folgende Bild: s. Abbildungen 23 a—f!

Danach besteht ein sehr kleiner Uterus, der zunächst durchaus den Eindruck eines Uterus bicornis macht. Ob es sich tatsächlich um einen solchen handelt, ist aber noch keineswegs sicher. Entscheidend dafür wird erst sein weiteres Wachstum sein. (Ich verweise hier auf den Uterus der Abb. 50 im Kapitel Ovarium.) Wie dieser Uterus in seiner Vollfunktion aussehen wird und welche Reaktionsfähigkeiten er hat, kann erst nach einer gehörigen Hormonbehandlung gesagt werden. Es werden deshalb 5 mal 50 000 ME. Progynon B verabfolgt und danach wird die Uterosalpingographie erneut vorgenommen. Diese Patientin befindet sich zur Zeit noch in Behandlung. Nach dem Wachstum durch die Hormonbehandlung wird sich zeigen: 1. ob tatsächlich ein Uterus bicornis vorliegt und 2. ob eine Blutung aus ihm eintritt, er als funktionell nicht völlig minderwertig angelegt ist und eine weitere Hormonbehandlung sich lohnt [1].

Es erübrigt sich, zu diesen Fällen weiteres hinzuzufügen. Sie zeigen im einzelnen deutlich, wie eben die Hormonbehandlung uns auch in diagnostischer Beziehung außerordentlich zu Hilfe kommen kann.

3. Pubertät.

Ebenso wie die Ovarialfunktion der Geschlechtsreife im Klimakterium nicht abrupt erlischt, so kommen auch die ovarialcyclischen Prozesse in der Pubertät nur allmählich in Gang. Es ist durchaus möglich, daß manche ersten „Menstruationen" noch gar keine solchen im wahrsten Sinne des Wortes sind, sondern daß häufig zunächst einmal die Ovarialfunktion unvollkommen ist und daß sog. unvollständige Ovarialzyklen bestehen [2]. Ich meine damit, daß diese ersten Blutungen aus lediglich proliferativ-aufgebauter und als solche zerfallender Uterusschleimhaut zustande kommen. Das ist eine Frage, die zwar großes wissenschaftliches Interesse hat, jedoch für die Praxis von geringerer Bedeutung ist; denn die Hauptsache bleibt ja, daß diese unvollständigen Zyklen allmählich von vollständigen abgelöst werden.

Außerordentlich wichtig aber ist eine ovariell-hormonale Störung in der Pubertät, die allgemein und schlechthin unter dem Begriff der „juvenilen Blutungen" zusammengefaßt wird. Diese sog. juvenilen Blutungen dürften wohl auch die einzige ovarielle Störung um dieses Lebensalter darstellen, die wir — das Bestehen sonst normaler Organverhältnisse bei den jungen Mädchen vorausgesetzt — kennen. Wir schließen selbstverständlich wieder jede allgemeine Erkrankung aus. Das heißt in diesen Fällen besonders, daß es sich um keine Bluterkrankung handelt. Thrombopenie, hämorrhagische Diathese, Milzkrankheit od. ä. müssen also absolut ausgeschlossen sein. Sind derartige Erkrankungen aber auszuschließen und kommt es in der Pubertät zu unregelmäßigen, verlängerten und womöglich sehr starken

---

[1] Anmerkung bei der Korrektur. Inzwischen ist die Pat. einmal im obigen Sinne durchbehandelt. Wie die Röntgenaufnahmen zeigen, handelt es sich tatsächlich um einen Uterus bicornis, ein Befund der übrigens bei einer aus anderen Gründen notwendig gewordenen Operation bestätigt werden konnte. Außerdem aber handelte es sich um folgendes: Bei der Operation wurde verständlich, daß die hier so außerordentlich kümmerlich angelegten Tuben die Kontrastflüssigkeit nicht hatten durchlassen können. Nach der Behandlung sind diese Tuben enorm gewachsen, nehmen jetzt die Kontrastflüssigkeit mit Leichtigkeit auf und lassen sie passieren, wie ein Vergleich der Restaufnahme deutlichst zeigt.

[2] Anmerkung bei der 2. Korrektur. Ich verweise hier auf die im Zbl. Gynäk. 1935 erschienenen Arbeit von v. Mikulicz-Radecki und Kausch.

Blutungen, so können wir getrost eine Störung der Ovarialfunktion annehmen. Diejenige Störung aber, zu der es hier einzig und allein kommt, ist wieder das so oft genannte Krankheitsbild des persistierenden Follikels im Ovarium. Auf Grund dieser Follikelreifungsstörung kommt es dann gerade in der Pubertät nicht selten zu sehr starken und sehr langen Blutungen aus der glandulär-cystisch-hyperplastischen Uterusschleimhaut. Diese Blutungen können bei den jungen Mädchen zu tatsächlich bedrohlichen Anämien führen. Und es hat bekanntlich früher Fälle gegeben, in denen in Ermangelung anderer Therapiemöglichkeiten der Uterus als das eben blutende Organ exstirpiert werden mußte, nachdem alles andere (so auch die Ovarialresektion) versagte. Ich will hier nicht Wiederholungen bringen, sondern auf das über dieses Krankheitsbild schon so viel Gesagte hinweisen. Für die glandulär-cystische Hyperplasie gerade in der Pubertät muß aber noch einiges hinzugefügt werden, nämlich:

1. Ist der Genitalbefund sonst in Ordnung, d. h. ist vor allen Dingen — außer einem evtl. cystischen Ovarium — ein Tumor ausgeschlossen, so kann eine Probecurettage unterbleiben, erst recht, wenn es sich um eine Virgo handelt. Die Diagnose muß hier eben per exclusionem gestellt werden.

2. Luteohormon genügt manchmal in kleinen Dosen (2—5 KE. täglich). Häufig werden aber auch Dosen von 10 bis 20 KE. täglich angewandt werden müssen.

3. Man kommt gewöhnlich mit der reinen Luteohormonbehandlung aus. Sonst ist Hypophysenvorderlappen-Hormon zur Einwirkung auf das Ovarium gleichzeitig zu verabfolgen (s. weiter oben — Behandlung dieses Krankheitsbildes während der Geschlechtsreife).

4. Bei sehr anämischen Kindern zögere man nicht mit einer Transfusion von Blut einer schwangeren Frau. Dieses Blut enthält massenhaft Hypophysenvorderlappen-Hormon; und zwar um so mehr, je jünger die Schwangerschaft der Spenderin ist. Mit dem Schwangerenblut führt man drei für die Behandlung des Krankheitsbildes gleich wichtige Faktoren gleichzeitig zu; nämlich: das Hypophysenvorderlappen-Hormon, das — auf dem intravenösen Wege akut ans Ovar der Patientin herangebracht — auf den persistierenden Follikel luteinisierend wirkt; das Blut selbst, mit welchem die bestehende Anämie bekämpft wird; und schließlich die allgemeine und umstimmende Wirkung des Blutes als Fremdblut (unspezifische Eiweißtherapie). Man versäume aber nicht, außerdem das Luteohormon gleichzeitig zu geben. Denn die Wirkung des Hypophysenvorderlappen-Hormons kann ja erst nach einigen Tagen Erfolg haben, da der persistierende Follikel im Ovar der Patientin so weit luteinisiert sein muß, daß er selbst Luteohormon produziert. Da dies einige Tage in Anspruch nimmt, wird bis dahin Luteohormon per injectionem „von außen" dem Organismus zugeführt, um damit sofort und primär blutstillend auf die erkrankte Uterusschleimhaut einzuwirken.

Ich möchte hier erwähnen, daß die von mir in dieser Form angegebene Schwangerenbluttransfusion für solche Fälle von manchen Seiten in letzter Zeit sehr in den Vordergrund gestellt worden ist (so von Ehrhardt und Winkler-Frankfurt, von Damm-Kopenhagen, von Siebke-Kiel, von Kaufmann-Berlin u. a.). Es ist klar, daß für diese Transfusion hauptsächlich eine direkte Methode der Überleitung (möglichst Beckscher Bluttransfusionsapparat) in Frage kommt, da man sonst nicht wissen kann, ob und was evtl. an Hypophysenvorderlappen-Hormon durch Zusätze usw. bei der Transfusion selbst zerstört würde. Keineswegs aber sollte in jedem Falle gleich zu dieser Therapie geschritten werden;

sondern man wird häufig genug mit bloßer Luteohormonbehandlung auskommen, vor allem, wenn noch keine so wesentliche Anämie besteht. Im übrigen habe ich die Erfahrung gemacht, daß das Luteohormon auch regulierend auf die Ovarialfunktion selbst zu wirken scheint. Ich habe in der Abb. 4 auf S. 999 die Blutungskurve eines jungen Mädchens wiedergegeben, das mehrfach mit Luteohormon behandelt wurde und bei dem dann schließlich die Ovarialfunktion in einen geregelten Gang kam. Diese Kurve wäre heute in dem Sinne zu ergänzen, daß bisher (d. h. noch ein weiteres Jahr) Zyklen aufgetreten sind, die als fast regelmäßig zu bezeichnen sind.

Zum Schluß möchte ich dem Leser eine Erklärung dafür geben, daß er bei der Besprechung der Therapie mit Sexualhormonen so auffallend wenig über das ovarienstimulierende Hormon des Hypophysenvorderlappens zu hören bekommen hat. Der Therapie mit den beiden Hormonen des Ovariums liegen — wie aus meinen ausführlichen Kapiteln über diese beiden Hormone im hier vorliegenden Handbuch zu ersehen ist — einwandfreie Beweise am menschlichen Organ, dem Uterus der Frau und dessen Schleimhaut, zugrunde. Vom Hypophysenvorderlappen-Hormon läßt sich das bis heute leider immer noch nicht sagen. Es ist bisher noch nicht gelungen, eine einwandfrei positive Wirkung von zugeführten Hypophysenvorderlappen-Hormonen am menschlichen Ovar zu demonstrieren. Auch uns selbst ist es in der Königsberger Klinik mit Tausenden von Einheiten — intramuskulär und zum Teil auch gleichzeitig intravenös zugeführt — unter Verwendung von Handelspräparaten (und zum Teil auch von Extrakten aus der Drüse, die sich noch nicht im Handel befinden) noch nicht geglückt, bei Frauen, die unmittelbar danach operiert wurden und deren Ovarien inspiziert werden konnten, einen gleichwertigen Beweis zu erbringen, wie er heute für das Follikelhormon und das Luteohormon weitaus zur Genüge vorliegt. Es ist aber durchaus anzunehmen, daß dieser Beweis auch für das Sexualhormon des Hypophysenvorderlappens demnächst geführt wird. Erst dann aber ist es uns möglich, etwas Genaueres über die im einzelnen Fall erforderlichen Dosen auszusagen. Bis dahin tasten wir bei der Therapie mit Hypophysenvorderlappen-Hormon am Menschen noch im Dunkeln. Es möge mir deshalb nicht verübelt werden, wenn ich die Vorschläge zur Anwendung dieses Hormons auf die Fälle konzentriert und reserviert habe, wo es darauf ankommt, einen zwar vorhandenen, aber nicht genügend funktionierenden Follikel durch akutes Heranbringen dieses Hormons in hoher Dosis zur Ruptur oder Luteinisierung zu bringen, und wenn ich diese Therapie außerdem vorläufig noch als lediglich die Ovarialhormontherapie unterstützende ansehe.

Wenn ich oben sagte, daß es ganz einwandfreie Beweise für die Wirksamkeit zugeführten Vorderlappenhormons am Menschen noch nicht gibt, so heißt das nicht, daß keine Bemühungen zu diesen Beweisen in der Literatur sich finden. Es sind gerade in den letzten Jahren Arbeiten von verschiedenen Autoren darüber erschienen, so von A. Westmann, E. Stöckl, Tschertock und Penkow, Rosenblatt u. a. Ich will davon absehen, Einzelheiten aus diesen sehr mühevollen und unbedingt notwendigen Arbeiten zu bringen, sondern verweise auf die in ihnen selbst enthaltenen Diskussionen. Aufmerksam aber möchte ich auf die ausgezeichnete Arbeit von L. Waldeyer (1934) machen, welcher sich mit den der eigenen Kritik keineswegs entbehrenden Ergebnissen Westmans in dieser Frage auseinandersetzt. Westman glaubt an relativ älteren Frauen, denen vor der Operation gonadotropes Hormon zugeführt wurde, den Beweis dessen Wirksamkeit am Ovar erbracht zu haben und belegt dieses mit Abbildungen der erzielten Ovarialveränderung und der Uterusschleimhaut. Waldeyer zeigt nun an Hand systematischer histologischer Untersuchungen, daß es derartige Veränderungen (Corpus luteum-Bildung im Ovar und Sekretionsphase in der Uterusschleimhaut) bei Frauen in diesem Alter — ja sogar noch bei älteren jenseits des Klimakteriums — nicht zu selten auch spontan gibt. Im übrigen sind die von den Autoren verwendeten Hormonmengen keineswegs hoch; und ich betone noch einmal wieder, daß es sich hier sicherlich um eine Dosisfrage handelt. Es ist ja doch zum Tatsächlichen so: Bei den enormen in der Schwangerschaft kreisenden „Vorderlappen-hormon"-Mengen finden wir im Ovar nicht mehr Reaktion als das **eine** Schwangerschafts-Corpus luteum und sonst eben die Auswirkungen und Residuen gehäufter Follikelatresien. Bei Blasenmole und Chorionepitheliom mit ihren enormen „Hypophysenvorderlappen-hormon"-Mengen finden wir dagegen unter Umständen das Ovar voll Corpora lutea — ein Zeichen, daß keineswegs der menschliche Eierstock gegen dieses Hormon sich „refraktär" verhält. Selye und Collip, sowie de Fremery und Dorfmüller haben gezeigt, wie das Ovarium ganz junger oder gar neugeborener Tiere sich auf die Zufuhr dieser Hormone verhält (ausschließliche Theca-Zellproliferationen oder Zwischenzellhypertrophie bei gleicher Dosis, die bei etwas älteren Tieren schon alle Reifzyklusformationen im Ovar bewirkt). In welchem Sinne hier eine Analogie zwischen den Ergebnissen dieser Tierversuche, den Veränderungen im normalen menschlichen Schwangerschaftsovar und den Ergebnissen am menschlichen Ovar nach künstlicher Zufuhr dieser Hormone besteht — ob es sich um eine reine Angelegenheit der Dosen handelt oder ob auch noch andere Faktoren dazu kommen, das läßt sich vorläufig nicht endgültig entscheiden. Eines jedoch läßt sich dazu sagen, nämlich: Die Befürchtungen, welche gelegentlich aufgetaucht sind über eventuelle mit diesem gonadotropen Hormon hervorzurufenden Schäden am Ovarium, sind damit vorläufig hinfällig (s. Wolff[1]). Denn 1. sind mit den bisherigen, unserer geläufigen Meinung nach hohen Dosen am Menschen noch keine ganz sicheren, keine Einwendungen zulassenden Veränderungen erzielt worden, 2. wissen wir, daß selbst erzielte Veränderungen am Tier wieder vollständig rückgängig werden nach Aufhören der Wirkung des zugeführten Hormons, und 3. besteht die Tatsache, daß die einzigen, mit den Ergebnissen der Tier-versuche vergleichbaren Veränderung am Menschen — das sind die pathologischen Luteini-sierungen bei Blasenmole oder Chorionepitheliom — nach Aufhören der Überproduktion am Hormon im Organismus im Anschluß an die Entfernung deren Ursache wieder völlig verschwinden.

4. Präpubertät.

Ob auch in der Präpubertät einmal eine Hormonbehandlung in Frage kommen wird, kann vorläufig noch nicht endgültig gesagt werden. Es ist das jedoch durchaus möglich. Ich möchte hier nur darauf hinweisen, daß Aschheim bereits 1930 erwähnt, daß sich Follikelhormon erfolgreich bei der Aufzucht von Frühgeburten anwenden ließe. Es ist darüber bisher nur wenig berichtet worden; und Sinn und Erfolg einer solchen Behandlung dürften vorläufig noch keineswegs einwandfrei sein.

Weiterhin ist durchaus denkbar, daß einmal das Hypophysenvorderlappen-Hormon bei Knaben wird Anwendung finden können, bei denen der Descensus der Testes aus-

---

[1] Wolff, Z. Geburtsh. 1934.

geblieben ist, bei denen es sich also um sog. Leistenhoden handelt[1]. Praktische Erfahrungen darüber liegen noch nicht vor und werden wohl auch erst zu gewinnen sein, wenn dieses Hormon in genügenden Mengen zur Behandlung am Menschen zur Verfügung steht.

Ebenso ist denkbar, daß in Fällen von fraglichem Hermaphroditismus die Sexualhormone in diagnostischer Beziehung einmal eine Rolle spielen werden. Denn es ist durchaus denkbar, daß nach Anwendung der einzelnen Hormone an solchen Mißbildungen eine Differenzierung nach der im verborgenen vorhandenen Anlage erfolgt, so daß also z. B. ein Wachstum im Sinne der weiblichen Genitalorgane nach Ovarialhormonbehandlung uns in der Diagnostik weiter bringen würde als alle anderen Untersuchungsmethoden.

IV. Schlußwort.

Zu der hiermit vorliegenden, von mir im Mai 1935 abgeschlossenen Bearbeitung der „Therapie mit Sexualhormonen bei der Frau" für das Stoeckelsche Handbuch im speziellen, aber auch zu den Kapiteln über Ovarium, Hypophyse, Placenta und Schwangerschaft im allgemeinen sei mir ein kurzes Schlußwort erlaubt. Die Therapie mit Sexualhormonen in der Gynäkologie ist noch keineswegs so weit fortgeschritten, daß neue Ergebnisse nicht mehr zu erwarten wären. Es läßt sich im Gegenteil wohl mit Recht sagen, daß die Zeit erst im Kommen ist, in der sich die experimentellen Forschungen der jüngsten Jahre, zur Anwendung am Menschen umgewertet, mit Systematik ausnützen lassen werden. Das wird offensichtlich, wenn ich sage, daß ein Teil der hier wiedergegebenen eigenen Ergebnisse zu meiner Verfügung kam, während ihre Abhandlung erfolgte. So habe ich buchstäblich Ergebnisse — hauptsächlich in der Frage der Sterilitätsbehandlung — während und nach handschriftlicher Anfertigung dieses Kapitels als positiv buchen können, von denen ich während des ursprünglichen Niederschreibens nur vermutungsweise sagen konnte, daß sie in diesem oder jenem „errechneten" Sinne nicht nur auslaufen würden, sondern auch auslaufen müßten. Ich bin deshalb dem Herausgeber, Herrn Geh. Rat Stoeckel, zu so ganz besonderem Dank dafür verpflichtet, daß er mir — sogar ohne daß ich darum zu bitten nötig hatte — von vornherein die Abfassung des Kapitels „Therapie" nach eigenem Ermessen überließ. Ich bin ihm weiterhin dankbar für das Verständnis, das er dem Spezialgebiet der Sexualhormone in dem Sinne entgegengebracht hat: nicht eine rein handbuchmäßige Aneinanderreihung zu fordern, sondern mir die Herausschälung des wirklich Wichtigen zu einem für möglichst viele brauchbaren Ganzen zu überlassen, ohne mir das Weglassen mancher vielleicht wissenschaftlich wertvoller, praktisch aber zur Zeit keineswegs anzuwendender Einzelheiten zu verübeln. Ich glaube aber nicht, daß diese Art der Verarbeitung des Stoffes der Zugänglichmachung unseres Spezialgebietes weder für den weniger eingeweihten noch für den spezialinteressierten Leser Abbruch getan hat. Auch glaube ich nicht, daß dieser Weg auf Kosten d. h. zuungunsten der Ergebnisse der Sexualhormonforschung selbst gegangen worden ist. Denn gerade das, was ich — wie obenerwähnt — während des Niederschreibens habe hinzufügen und — stets nur im positiven Sinne habe ändern müssen, sagt uns immer wieder: Die Sexualhormonforschung hat uns in der jüngsten Vergangenheit Ergebnisse gebracht, die wir nicht mehr entbehren können; sie befindet sich augenblicklich auf einem Stande, der hinsichtlich ihrer Anwendung in der Therapie mehr

---

[1] Von Engle und anderen amerikanischen Autoren experimentell in Tierversuchen demonstriert.

Positives aufzuweisen hat als Negatives; und sie wird auch in Zukunft etwas Großes sein, da von ihr noch Ergebnisse zu erwarten sind — und mit Sicherheit zu erwarten sind — von denen man sich noch vor einigen Jahren „kaum etwas erträumt hat".

Anhang: Literaturverzeichnis
zur Orientierung über die neuere Entwicklung der Therapie mit weiblichen Sexualhormonen.

Abel, Karl, Über die Hormontherapie in der Gynäkologie und Geburtshilfe. Ther. Gegenw. **74**, 112—116 (1933). — *Adamberg, Leida*, Über die endokrine Funktion des homoiotransplantierten Eierstocks und die Fundamentalgesetze der ovariellen Dynamik. Virchows Arch. **276**, 632—664 (1930). — *Addessi, Giuseppe*, Influenza degli ormoni gravidici sull'andamento della tubercolosi polmonare. (Ricerche sperimentali.) Ann. Ostetr. **53**, 1289—1382 (1931). — *Adler, L.*, Hormontherapie in der Gynäkologie. Wien. klin. Wschr. **1934 II**, 915—920. — *Adolfsson, Märta* u. *S. v. Wachenfeldt*, Therapeutische Versuche mit Prolan und Progynon. Sv. Läkartidn. **1933**, 417—438. — *Amati, Guido*, A proposito di ormoni sessuali femminili. Clin. ostetr. **32**, 193—202 (1930). — *Anspach, Brooke M.* and *Jacob Hoffman*, Observations on the endocrine diagnosis and treatment of amenorrhea and functional uterine bleeding. Amer. J. Obstetr. **26**, 147—160 (1933). — *Arnold-Larsen, A.*, Hormontherapie. Kasuistik. Ugeskr. Laeg. (dän.) **1933**, 1147—1150. — *Aron, Max, C. van Caulaert* et *J. Stahl*, Recherches sur le diagnostic des troubles fonctionels du lobe antérieur de l'hypophyse (préhypophyse) et sur certains déséquilibres endocriniens auxquels ils participent. Presse méd. **1932 II**, 1981—1984. — *Aschheim, S.*, Vorderlappen der Hypophyse in der Geburtshilfe und Gynäkologie. Arch. Gynäk. **144**, 165—184 (1930). — Experimentelle Grundlagen der Therapie mit Ovarialhormon und Hypophysenvorderlappen-Hormonen in der Gynäkologie. Handbuch der experimentellen Therapie von Wolff-Eisner. München: J. F. Lehmann 1931.

Bakács, György, Über die Frage der ovariellen Epilepsie. Orv. Hetil. (ung.) **1934**, 283—285. — *Batisweiler, J.*, Placentaextrakt Progynon (Schering-Kahlbaum) bei Menstruationsstörungen und Kastrationsfolgen. Zbl. Gynäk. **1928**, 2227—2232. — *Bauer, Albert W.* u. *Hans Lehfeldt*, Beitrag zur klinischen Anwendung des Präparates „Prolan". Zbl. Gynäk. **1929**, 3404—3409. — *Baum, O. S.* and *Gregory Pincus*, On the interaction of oestrin and the ovarystimulating principles of extracts of the urine of pregnancy. Amer. J. Physiol. **102**, 241—248 (1932). — *Bennett, Charles L.*, Pubertas praecox in a girl of four. An attempt to estimate the follicular and anterior pituitary sex hormones. Endocrinology **16**, 529—532 (1932). — *Benthin*, Indikationen und praktische Anwendung der Ovarialpräparate. Fortschr. Ther. **8**, 421—425 (1932). — *Berblinger, W.*, Die Störungen der inneren Sekretion der Keimdrüsen und die Sexualhormone. Klin. Wschr. **1928 II**, 1673—1678, 1721—1726. — *Berge, Ten*, Über die Behandlung von kleinen Cysten des Eierstockes mit Follikulin. Nederl. Tijdschr. Verloskde **33**, 222—235 (1929). — *Berger, Milan*, Die Therapie mit den Hormonen des Ovariums und des vorderen Hypophysenlappens in der Gynäkologie. Liječn. Vijesn. (serbokroat.) **54**, 84—90 (1932). — *Bermann, Samuel*, Ovarialinsuffizienz infolge Hypophysentumors; ihre Behandlung. Semana méd. **1929 II**, 1649—1650. — *Bernheim-Karrer*, Hormon- und Vitamin A-Gaben bei Frühgeburten. Schweiz. med. Wschr. **1934 I**, 8—10. — *Borchardt, L.*, Therapeutische Erfahrungen über die Beziehungen der Hypophyse zur Fettsucht. Verh. dtsch. Ges. inn. Med. **1930**, 68—70. — *Brem, Jacob* and *Ierome S. Leopold*, Ovarian therapy. Relationship of the female sex hormone to hemophilia. J. amer. med. Assoc. **102**, 200—202 (1934). — *Buschbeck, Herbert*, Neue Wege der Hormontherapie in der Gynäkologie. Dtsch. med. Wschr. **1934 I**, 389—393.

Campbell, A. D., Further studies on the anterior pituitary-like hormone with special reference to irregular uterine bleeding. Lancet **1932 II**, 561—565. — Concerning placental hormones and menstrual disorders. Ann. int. Med. **7**, 330—341 (1933). — *Campbell, A. D.* and *J. B. Collip*, Notes on the clinical use of certain placental extracts. Brit. med. J. **1930**, Nr 3651, 1081—1083. — Canad. med. Assoc. J. **23**, 633—636 (1930). — *Candela, Nicolò*, Incretoterapia follicolare, luteinca, mammaria e sue influenze sul tratto genitale e sul sistema endocrino (Studio sperim.). Arch. Ostetr. **37**, 97—177 (1930). — Sui probabili meccanismi di azione della opoterapia nella cura del cosiddetto aborto abituale. (Studio sperimentale). Rass. Ostetr. **40**, 374—391 (1931). — Gli effetti degli estratti di follicolo di corpo luteo e di mammella sul decorso della gravidanza. (Qualche accenno intorno alle modificazioni indoffe in talcune ghiandole incretogene della gravida e del feto.) (Ricerche sperim.) Fol. gynaec. (Genova) **28**, 91—142 (1931). — *Cannon, D. J.*, The relationship of gynaecology to endocrinology. Jr. J. med. Sci. **1930**, Nr 49, 3—18. — *Castillo, E. B. del*, Réapparition et caractéristiques du cycle oestral après greffe ovarienne chez le rat blanc castré. C. r. Soc. Biol. Paris **99**, 1501—1502 (1928). — *Choay, André* et *Suzanne Faure*, Activité oestrogène d'une poudre de liquide folliculaire 22 ans après sa dessiccation. C. r. Soc. Biol. Paris **110**, 936—938 (1932). — *Clauberg, Carl*, Die Wirksamkeit des Luteohormons, des spezifischen Hormons des Corpus luteum, am menschlichen Uterus. Zbl. Gynäk. **1932**, 41. — Die einmalige Transfusion einer größeren Menge Schwangerenblutes als Ersatztherapie bei Blutungen durch glandulär-cystische Hyperplasie der Uterusschleimhaut infolge Follikelpersistenz im Ovar. Zbl. Gynäk. **1933**, Nr 1. — Die weiblichen Sexualhormone. Berlin: Julius Springer 1933. — Akute „Vorderlappen"hormonwirkungen am Ovar und deren diagnostische und therapeutische Ausnutzung. Dtsch. Wschr. **1933** I, 525—527. — Studien an infantilen und insuffizienten menschlichen Uteri. (Zum Problem der Ovarialinsuffizienz.) Z. Geburtsh. **107** (1934). — Hormonale Störungen bei der Frau. Med. Welt **1934**, 285—290, 327, 328. — Grundlagen für die moderne Therapie mit weiblichen Sexualhormonen. Med. Welt **1935**, Nr 11/13. — *McClendon, J. F., George Burr* and *F. F. Wildebush*, Induction of menstruation in women by use of ovarian hormone. Proc. Soc. exper. Biol. a. Med. **26**, 430—431 (1929). — *Collip, J. B.*, The interrelationship between the pituitary gland, the ovaries and the placenta. Trans. roy. Soc. Canada, V. Biol. Sci., III. s. **26**, 1—7 (1932). — *Cotté, G.*, Insuffissance ovarienne avec oligo- et hypoménorrhée; gravidité après traitement avec des extraits à lobe antérieur d'hypophyse; disparition des phénomènes d'insuffisance ovarienne. Bull. Soc. Obstétr. Paris **18**, 559—561 (1929). — *Crainicianu, Al.* et *M. Jonesco*, La folliculinothérapie dans le traitement de l'hypertension artérielle de la ménopause. Rev. franç. Gynéc. **29**, 793—794 u. 797—803 (1934).

Daniel, C., Al. Crainiceanu et *L. Mavromati*, Recherches cliniques des effets de la folliculine sur la pression artérielle chez l'homme. C. r. Soc. Biol. Paris **106**, 997—1000 (1931). — *Deanesly, Ruth* and *A. S. Parkes*, Note on the subcutaneous absorption of oils by rats and mice, with special reference to the assay of oestrin. J. of Physiol. **78**, 155—160 (1933). — *Delfini, Errado* e *Giacomo, Pighini*, L'ormonizzazione sessuale col „Liquor folliculi" per via gastrica. Policlinico, sez. prat. **1932**, 1425—1428. — *Deuticke, P.* u. *E. Graff-Pancsova*, Über Menformon und seine Wirkungssteigerung durch Eiweiß. Naunyn-Schmiedebergs Arch. **145**, 359—365 (1929). — *Deutsch, Béla*, Über das Sexualhormon und dessen wichtige therapeutische Anwendung. Therapia (Budapest) (ung.) **8**, 92—94 (1931). — *Diasio, Joseph S.*, Clinical observations of a potent female sex hormone. (Prelim. report of sixtren cases.) Clin. Med. a. Surg. **38**, 248—250 (1931). — *Dittel, Leopold G.* u. *Franz Raab*, Erfahrungen mit dem Sexualhormonpräparat. Hogival. Wien. klin. Wschr. **1929** II, 1374—1376. — *Dodds, E. C.*, The clinical importance of the sex hormones. Amer. J. Obstetr. **22**, 520—531 (1931). — The bearing of recent research on the sex hormones on clinical obstetrics and gynaecology. Proc. roy. Soc. Med. **25**, 563—570 (1932). — *Dodds, E. C.* and *J. D. Robertson*, Clinical experiments with oestrin. Lancet **1930** I, 1390—1392. — *Dorfmüller, Th.* u. *P. de Fremery*, Die Reaktion ganz junger Ratten auf gonadotrope Hormone aus Schwangerenharn. Acta brevia neerl. Physiol. **2**, 215—218 (1932).

Edelstein, E., Zur hormonalen Therapie bei Frühgeborenen. Z. Kinderheilk. **51**, 646—649 (1931). — *Ehrhardt, K.*, Genitalatrophie und Vorderlappenhormon. (Zugleich ein Beitrag zur klinischen Bedeutung der Hypophysenvorderlappen-Reaktion.) Münch. med. Wschr. **1929** II, 1246—1248. — Eine artefizielle Schwangerschaftsreaktion (AZ.-Reaktion) bei der nichtschwangeren Frau. Beitrag zum Verhalten des Hypophysenvorderlappen-Hormons im nichtgraviden Organismus und zur Frage der therapeutischen Wertigkeit von Prähormon verglichen mit derjenigen von Schwangerenblut. Arch. Gynäk. **143**, 446—458 (1930). — *Ehrhardt, Carl* u. *Hans Wiesbader*, Hypophysenvorderlappen und Genitale. (Klinisch-therapeutische Untersuchungen.) Münch. med. Wschr. **1928** I, 812—813 *. — *Elsner, A.*, Über die Behandlung der Amenorrhöe mit Hormovar. Münch. med. Wschr. **1929** I, 150, 151. — *Enderlen, E.*, Zu der Mitteilung über die Beeinflußbarkeit der „Hämophile" durch Ovarialhormone von H. v. Samson-Himelsstjerna, Katharinen (Kadrina), Estland (im Zbl. Chir. **1933**, Nr 25.) Zbl. Chir. **1933**, 2021. — *Enke, Willi*, Behandlung und Prognose von Psychosen mit Amenorrhöe. Z. Neur. **127**, 490—497 (1930). — *Ernst, Georg*, Die Hypophysenvorderlappen-Hormontherapie in Kombination mit der Strahlenbehandlung hinsichtlich ihrer Wirkung auf das Genitalcarcinom der Frau. Strahlenther. **48**, 552—561 (1933). — *Esch, P.*, Hormontherapie durch intramuskuläre Injektionen von Schwangerenblut bei Menstruationsstörungen. Zbl. Gynäk. **1930**, 19—26.

Falta, W. u. *F. Högler*, Über das Hypophysenvorderlappen-Hormon. Klin. Wschr. **1930** II, 1807—1812. — *Fellner, Otfried O.*, Vorderlappen- oder Feminintherapie. Klin. Wschr. **1930** I, 494 bis 495. — Die Feminintherapie auf Grund einer 16jährigen Erfahrung. Münch. med. Wschr. **1931** I, 139 bis 143. — Fortschritte und Fehler der ovariellen Hormontherapie. Med. Klin. **1932** II, 1706—1707. — Menformon in der Therapie der essentiellen Hypertonie. Bemerkungen zum gleichnamigen Artikel von Dr. H. Mayrhofer in Nr. 8 dieser Wochenschrift. Wien. klin. Wschr. **1934** I, 595. — *Fels, Erich*, Indikationen und Erfolgsaussichten der Sexualhormontherapie bei Frauen. Med. Welt **1933**, 1283—1285. —

---

* Außerdem *Ehrhardt* u. *Winkler*, Weitere Erfahrungen mit Transfusion von Schwangerenblut. Dtsch. med. Wschr. **1935** I.

Fluhmann, C. F., The influence of sex hormones on the reticulo-endothelial cells of the uterus and a possible application to the treatment of pelvic inflammatory conditions. Amer. J. Obstetr. **24**, 654—667 (1932). — The biological and clinical importance of ovary-stimulating hormones. Ann. int. Med. **6**, 1212—1224 (1933). — The problem of irregular menstruation. Amer. J. Obstetr. **26**, Nr 5, 642 (1933, Nov.). —*Föllmer, Willhelm*, Panhormon bei Zyklusstörungen tuberkulöser Frauen. Med. Welt **1933**, 1605. — *Foord, Alvin G.* and *Ben R. Dysart*, Treatment of hemophilia by an ovarian extract by Birch's method. J. amer. med. Assoc. **98**, 1444—1445 (1932). —*Fraenkel, L.* u. *E. Fels*, Die Beeinflussung der Geschlechtsfunktion durch Hormontherapie. Verh. 2. internat. Kongr. Sex.forsch. **1931**, 467—482. — *Frank, Max*, Über Beziehungen des Ovarialbrunsthormons zum Neugeborenen und zur Gebärenden. Acta paediatr. (Stockh.) **16**, 227—232 (1933). — *Frank, Robert, T.* and *Morris A. Goldberger*, Clinical application of the female sex hormone test. N. Y. State J. Med. **29**, 671—675 (1929). — *Frattini, Blanca* u. *Maria M. Maino*, Das follikulare Hormon. Prensa méd. argent. **17**, 27—44 (1930). —*Fremery, P. de* u. *Th. Dorfmüller*, Die Wirkung gonadotroper Hormone aus Schwangerenharn auf das weibliche infantile Meerschweinchen. Untersuchungen der U. V. OSS-Holland. — *Freud, J.*, On the biological tests of the female (sexual) hormone, menformon. (Possibility of assaying 1/100000 MG., furthermore, its influence upon feathers.) Verh. 2. internat. Kongr. Sex.forsch. **1931**, 384—387. — Über die hormonale Regelung der weiblichen Geschlechtsfunktion. Geneesk. Bl. (holl.) **30**, 279—290 (1932).

Gardiner-Hill, H. and *Forest Smith*, Treatment of ovarian deficiency with ovarian extract (Oestrin). Lancet **1931** I, 464—468. — *Gauß* u. *Buschbeck*, Moderne Therapie mit Ovarialhormonen. Arch. Gynäk. **156**, 328—330 (1933). — *Geist, Samuel H.* and *Frank Spielman*, The therapeutic value of amniotin in the menopause. Amer. J. Obstetr. **23**, 697—701 (1932). — Therapeutic value of theelin in the menopause. Amer. J. Obstetr. **23**, 701—707 (1932). — *Geller, Fr. Chr.*, Die Hormontherapie in der Gynäkologie. Ther. Gegenw. **75**, 121—126 (1934). — *Gerhardt, Leopold*, Hormonale Behandlung der Menstruationsstörungen. Ginek. polska **10**, 778—791 (1931). — *Göczy, Lajos*, Die therapeutische Wirkung der Hormone des Hypophysenvorderlappens, bei chronischen Entzündungskrankheiten der Adnexe und des Bindegewebes des Beckens. Orv. Hetil. (ung.) **1932**, 651—653. — *Goldstine, Mark T.* and *Samuel J. Fogelson*, The treatment of „irregular uterine hemorrhage" by the female sex hormone. Amer. J. Obstetr. **21**, 464—475 (1931). — *Gostimirović, D.* u. *G. O. Krämer*, Über Behandlung der Störungen des Brunstcyklus mit Geschlechtshormonen. Endokrinol. **13**, 16—20 (1933). — *Gragert*, Die biologische Wirkung der Hypophysenvorderlappenpräparate im Tierversuch. Arch. Gynäk. **144**, Kongreßber., 2. Teil, 457—459, 444—448, 475—496 (1931). — *Gragert, Otto*, Zur Hormontherapie bei oligohormonaler, sekundärer Amenorrhöe. Zbl. Gynäk. **1932**, 2463—2469. — *Günther, Herrmann*, Die klimakterischen Beschwerden der Frauen unter besonderer Berücksichtigung der Anwendung von Hormonen. Z. ärztl. Fortbildg **31**, 273—277, 307—310 (1934). —*Guitarte, Arturo*, Hormontherapie mit Hypophysenvorderlappen in der Gynäkologie. Semana méd. **1932** I, 851—869.

Hamblen, E. C., Clinical experience with follicular and hypophyseal hormones. Prelim. report. Endocrinology **15**, 184—194 (1931). — *Hauptstein, Peter*, Über die Bedeutung der Dosierungs- und andere grundsätzliche Fragen in der Ovarialhormontherapie. Zbl. Gynäk. **1930**, 1164—1172. — Experimentelle und klinische Studien zur Hormonwirkung in der Gynäkologie. Münch. med. Wschr. **1930** II, 1223—1225. — *Heidler, Hans*, Was kann die Hormontherapie bei gynäkologischen Erkrankungen leisten ? Wien. med. Wschr. **1934** II, 956—958, 990—993. — *Heim, K.*, Zur Frage der Ovulation bei Amenorrhöe. Zbl. Gynäk. **1933**, Nr 14. — Zur Behandlung genitaler Funktionsstörungen mit Hormonpräparaten. Med. Welt **1935**, 227—229. — *Heimann, Fritz*, Die Beziehungen von Erkrankungen der Drüsen mit innerer Sekretion zu den Sexualhormonen. Med. Klin. **1928** II, 1893—1898. — *Hemmingsen, Axel M.*, Studies on the oestrus producing hormone (oestrin). Skand. Arch. Physiol. (Berl. u. Lpz.) **65**, 97—250 (1933). — *Herschan, Otto*, Klinische Erfahrungen mit dem weiblichen Sexualhormon „Hovigal". Dtsch. med. Wschr. **1929** II, 1002. — Ovarielle Substitutionstherapie mit dem Sexualhormon Hogival. Zbl. Gynäk. **1929**, 2203—2209. — *Heynemann, Th.*, Die klinische Bedeutung der Sexualhormonpräparate. Dtsch. med. Wschr. **1929** I, 643—646. — Die Behandlung der juvenilen Blutungen. Zbl. Gynäk. **1933**, 2055 bis 2061. —*Hirsch-Hoffmann, Hans-Ulrich*, Über die hormonale Therapie der Amenorrhöe. Zbl. Gynäk. **1931**, 2146—2149. — *Hirsch-Hoffmann, H. U.* u. *H. Wulk*, Weiterer Beitrag zur klinischen Verwendbarkeit des Hypophysenvorderlappen-Hormons („Homhormon"). Zbl. Gynäk. **1930**, 457—464. — *Hirst, John C.*, The influence of female sex hormone upon blood coagulation of the newborn. Amer. J. Obstetr. **26**, 217—224 (1933). — Further observations on the effect of female sex hormone upon the blood of newborns. Amer. J. Obstetr. **28**, 431—435 (1934). — *Hoeven, H. van der*, Über hormonale Menstruationsstörungen. Zbl. Gynäk. **1934**, 1405—1411. — *Hofbauer, J.*, Vorsicht im therapeutischen Gebrauch von Hypophysenvorderlappenpräparaten. Zbl. Gynäk. **1932**, 1032—1033. — *Hofstätter, R.*, Zur Behandlung der funktionellen Amenorrhöe. Wien. klin. Wschr. **1933** I, 275—277. — *Hornung, R.* u. *L. Litten*, Die Beeinflussung der ovariellen Insuffizienz durch Ovarialhormonpräparate. Zbl. Gynäk. **1929**, 661—678.— *Hübscher, K.*, Die biologische Hyperämiebehandlung von Adnexentzündungen mit Hypophysenvorder-lappen-Hormon. Zbl. Gynäk. **1933**, 1575—1580. — Der Einfluß von Ovarialhormonen aı f die Uterusschleim-haut im Klimakterium. Zbl. Gynäk. **1933**, 2844—2848.

Janney, James C., Ovarian follicular hormone. A prelin. comm. Arch. Surg. 18, 1241—1246 (1929). — *Janson*, Progynon und Haarwachstum. Dermat. Wschr. **1934** I, 114—115. — *Janssen, S.*, Über die Wirksamkeit der im Handel befindlichen Präparate des Hypophysenvorderlappens. 42. Kongr. Wiesbaden, April 1930. Verh. dtsch. Ges. inn. Med. **1930**, 82—88. — Über den wirksamen Gehalt der Handelspräparate des Hypophysenvorderlappens. Klin. Wschr. **1930** II, 1853—1855. — *Janssen, S.* u. *A. Loeser*, Hypophysenvorderlappenpulver und Ovarium. 2. Mitt. Die quantitative Auswertung der Wirkung. Naunyn-Schmiedebergs Arch. **151**, 188—196 (1930). — *Janssen, S., A. Loeser* u. *P. Noether*, Über die Wirksamkeit der Handelspräparate des Hypophysenvorderlappens. Naunyn-Schmiedebergs Arch. **151**, 175—187 (1930). — *Janssen, Sigurd* u. *Arnold Loeser*, Die perorale Wirksamkeit des Hypo-physenvorderlappens. Klin. Wschr. **1931** I, 649. — Die Wirksamkeit des Hypophysenvorderlappens bei peroraler Darreichung. Naunyn-Schmiedebergs Arch. **159**, 737—741 (1931). — *Jarlov, Ejnar*, Über Sexualhormone und ihre Einführung in die Therapie. Ugeskr. Laeg. (dän.) **1930** II, 947—952. — *Jaschke, Rud. Th. v.*, Klinische Erfahrungen über die praktische Brauchbarkeit der neuen Sexualhormonpräparate. Dtsch. med. Wschr. **1929** I, 301—302. — *Jayle, F.*, Traitement des troubles de la ménopause artificielle. Bull. Soc. belge Gynéc. 9, 74—79 (1933). — L'injection intramusculaire mensuelle de benzoate folliculine en solution huileuse dans les troubles d'origine ovarienne. Rev. franç. Gynéc. 28, 858—861 (1933). — *Jongh, S. E. de* u. *Ernst Laqueur*, Über die percutane Wirkung des Menformons. Acta brevia neerl. Physiol. 2, 220—221 (1932). — Über das Verhältnis der (Brunst-) Dosis des Follikelhormons (Menformon) bei Ratten und Mäusen. Acta brevia neerl. Physiol. 3, 33—35 (1933). — *Jongh, S. E. de, Ernst Laqueur* u. *P. de Fremery*, Die Konzentrationswirkungskurve des Follikelhormons (Menformon). Biochem. Z. **250**, 448—465 (1932). — *Jonsson, Eric*, Die Hormone des Hypophysenvorderlappens und therapeutische Ergebnisse mit ihnen. Nord. med. Tidskr. **1931** I, 392—396. — *Jorpes, E.*, Über die Prolanpräparate des Handels. Sv. Läkartidn. **1934**, 2—5 (schwed.). — *Joseph, G.* u. *J. Raschkes*, Klinische und experimen-telle Beobachtungen mit dem Ovarialhormon „Folliculin". Dtsch. med. Wschr. **1929** I, 1044—1046. —

Katz, Heinrich, Hormontherapie in der Gynäkologie. Wien. med. Wschr. **1930** I, 366—368. — *Kaufmann, C.*, Über die Therapie ovarieller Störungen mit Hormonen der Keimdrüse. Med. Klin. **1932** II, 955—957. — Die Behandlung der Amenorrhöe mit hohen Dosen der Ovarialhormone. Klin. Wschr. **1933** II, 1557—1562. — Ulcera der Vagina als Folge ovarieller Hormonstörung. Heilung durch Hormontherapie. Z. Geburtsh. **110**, 98—102 (1934). — Therapeutics with hormones of the ovary. Proc. roy. Soc. Med. 27, 849—863 (1934). — *Kaufmann, C.* u. *L. Bickel*, Über die Behandlung genitaler Blutungen mit Corpus luteum-Hormon. Zbl. Gynäk. **1932**, 1329—1333. — *Kausch, Gg.*, Über Erfolge bei Behandlung der Epi-lepsie mit Ovarialpräparaten. Münch. med. Wschr. **1934** I, 977—978. — *Kaute*, Zur Behandlung ovariell bedingter Blutungen mit dem Corpus luteum-Präparat „Luteogan". Dtsch. med. Wschr. **1934** I, 393—394.— *Keller, Tadeusz*, Behandlung funktioneller Störungen des Eierstockes. Ginek. polska 10, 658—665 (1931) und französische Zusammenfassung S. 665—666. — Traitement des troubles fonctionels de l'ovaire. Ginek. polska 11, 539 (1932). — *Keller, Tadeusz* u. *Stanislaw Skowron*, Zur abortiven Wirkung des Follikulins. Ginek. polska 13, 296—298 (1934) und französische Zusammenfassung S. 299. — *Kemp, Tage* u. *Kaj Pedersen-Bjergaard*, Über das ovarielle Zyklushormon Follikulin, mit besonderer Berück-sichtigung der Resorptions- und Ausscheidungsverhältnisse. Ugeskr. Laeg. (dän.) **1932**, 215—221. — Über die Aufnahme- und Ausscheidungsverhältnisse des Follikulins beim Menschen. Endokrinol. **13**, 156—167 (1933). — *Kemp, Tage, Kaj Pedersen-Bjergaard* u. *George E. Schrøder*, Über die physio-logische Grundlage klimakterieller Psychosen und Neurosen und über die Follikulintherapie mit Hormon-analyse. Hosp.tid. (dän.) **1932**, 1095—1112. — *Kermauner, Fritz*, Hormonbehandlung in Geburtshilfe und Gynäkologie. Wien. klin. Wschr. **1931** II, 1153—1157. — *King* jr., *John T.* and *Ellen Patterson*, Observations on the menopause. II. The effects of various ovarian preparations on symptoms of the meno-pause and on basal metabolism. J. amer. med. Assoc. 91, 1423—1426 (1928). — *Klingler, Harold H.* and *John C. Burch*, The effect of extracts of the urine of pregnant women on the hyperplastic endo-metrium. Amer. J. Obstetr. 26, 17—21 (1933). — *Knab, F.*, Beiträge zur Behandlung ovariell bedingter Blutungen mit dem Hormon des Corpus luteum. Zbl. Gynäk. **1933**, 987—992. — *Kochler, Gertr.*, Klinische Erfahrungen mit dem Hypophysenvorderlappen-Hormon „Prolan". Klin. Wschr. **1930** I, 110—113. — *Kochmann, M.*, Prüfung von Ovarialpräparaten des Handels. Naunyn-Schmiedebergs Arch. **137**, 187 bis 200 (1928); **143**, 57—64 (1929). — *Kögel, G.*, Beiträge zur Lichtempfindlichkeit der Sexualhormone und des Chlorophylls. Strahlenther. **45**, 587—589 (1932). — *Köhler, R.*, Hormontherapie bei Blutungs-anomalien. Zbl. Gynäk. **1931**, 415—428. — *Kogan, A.* u. *J. Libin*, Die klinische Beurteilung der Wirkung des nach dem Verfahren von Stern-Batelli hergestellten Ovarialpräparats. Ginek. (russ.) **6**, 477—485 (1927) und deutsche Zusammenfassung S. 486. — *Kosakaé, Jiro* u. *Tadasu Ohga*, Klinische Erfahrungen mit dem Ovarialfollikelhormonpräparat „Pelanin" bei Hypoplasia uteri. Jap. J. Obstetr. **17**, 224—234 (1934). — *Kosminski, E.*, Zeitgemäße Ovarialhormontherapie. Fortschr. Ther. **4**, 380—384 (1928). — Zur Kritik der Ovarialhormontherapie. Dtsch. med. Wschr. **1928** I, 147—148. — Zur „Kritik der Ovarialhormontherapie". Erwiderung auf den Artikel von Dr. F. Lange, Dorpat. Dtsch. med. Wschr. **1928** II, 1339—1340. — *Kriß, Bruno*, Zur therapeutischen Verwendung von „Hormovar" Biedl („Unden"). Zbl. Gynäk. **1929**, 678—683. — *Kroner, Jacques*, Ein bemerkenswerter Fall von endokrin-betontem Gelenkrheumatismus. Münch. med. Wschr. **1929** II, 1131—1133. — *Küstner, Heinz*, Hormonwirkung bei den Pflanzen und Hormonsteigerung durch rotes Licht. Klin. Wschr. **1931** II, 1585. — *Kun, H.* u. *H. Burchardt*, Unspezifische Wirkungen des weiblichen Sexualhormons (Progynon). Haarwachstum und Blutbeschaffenheit. Pflügers Arch. **230**, 776—781 (1932). — *Kurzrock, Raphael*, The estimation of estrin and the follicle-stimulating hormone in the urine as an index of therapy in menstrual dysfunction. Endocrinology **16**, 361—365 (1932). — Follicular hormone in the urine as an index of therapy in the menopause. Endocrinology **16**, 366—368 (1932). — *Kurzrok, Raphael* and *Sarah Ratner*, The relation of amenorrhea accompained by genital hypoplasia to the follicular hormone in the urine. Amer. J. Obstetr. **23**, 689—694 (1932).

Laffont, A., La greffe endocrino-foetale. Bull. Soc. Obstétr. **17**, 830—833 (1928). — *Lambie, C. G.* and *B. P. Wiesner*, On the relation between the hormones of the anterior lobe of the pituitary and clinical syndromes. Edinburgh med. J., N. s. **38**, 605—617 (1931). — *Lange, F.*, Zur „Kritik der Ovarialhormontherapie". Dtsch. med. Wschr. **1928** I, 1041—1042. — *Laqueur, Ernst, G. A. Wagner* u. *R. von den Velden*, Bewertung der Ovarialtherapie. (Therapie in Einzeldarstellung. Herausgeg. von R. von den Velden und P. Wolff.) Leipzig: Georg Thieme 1933. — *Laqueur, Fritz*, The importance of hormones in menorrhagia. Brit. med. J. **1931**, Nr 3703, 1168, 1169. — *Laroche, Guy* et *L. Meurs-Blatter*, Traitement médical de l'insuffisance ovarienne. Rev. franç. Gynéc. **29**, 513—572 (1934). — *Laroche, G.* et *H. Simonnet*, Etude physiologique et clinique d'une hormone antéhypophysaire. Presse méd. **1932** I, 710—713. — *Last, Erwin*, Weitere Erfahrungen mit Progynon-Steinach. Med. Klin. **1931** I, 776—777. — *Lawrence jr., Charles H.*, Menstrual disorders in adolescent girls. Their significance and treatment. J. amer. med. Assoc. **95**, 1148—1151 (1930). — *Leon, Max*, Über die therapeutische Verwendung des Ovarium-„Panhormon" (Henning). Zbl. Gynäk. **1929**, 2296—2299. — *Leopold, S.*, Die Behandlung der Amenorrhöe mit Ovarium Panhormon. Münch. med. Wschr. **1931** II, 1302—1303. — *Lewin, H.*, Der Einfluß des Zyklushormonpräparates „Progynon" auf die Sexualfunktion. Zbl. Gynäk. **1931**, 2150—2161. — *Lewis, Robert M.*, A study of the effects of theelin on gonorrheal vaginitis in children. Amer. J. Obstetr. **26**, 593—599 (1933). — *Liegner, B.*, Hormonale Menstruationsstörungen. Z. Geburtsh. **1934**, Nr 50. — *Lipschütz, Alexander*, Beziehungen zwischen Menge und Wirkung des weiblichen Sexualhormons. Biochem. Z. **215**, 222—255 (1929). — Unité-rat et unité-souris de folliculine. C. r. Soc. Biol. Paris **108**, 754—756 (1931). — *Loeb, Leo*, On the graded relation between the intensity of hormone action and the character of the recipient tissue. Endocrinology **12**, 161—176 (1928). — *Loeser, Arnold*, Die Wirkung von Hypophysenvorderlappenpulver auf das Ovarium. Naunyn-Schmiedebergs Arch. **148**, 377—380 (1930). — Hypophysenvorderlappen-Pulver und Ovarium. 1. Mitt. Qualitative Wirkung. Naunyn-Schmiedebergs Arch. **150**, 106—118 (1930). — Pharmakologische Methode zur Wertbestimmung der Hypophysenvorderlappen-Wirkung. Naunyn-Schmiedebergs Arch. **159**, 657—670 (1931). — Eigenschaften und Haltbarkeit des Hypophysenvorderlappen-Pulvers. Naunyn-Schmiedebergs Arch. **161**, 730—731 (1931). — Le traitement de l'insuffisance ovarienne primaire et secondaire par la provocation de menstruations artificielles au moyen de doses déterminées d'hormones ovariennes. Rev. franç. Gynéc. **29**, 788—793 u. 797—803 (1934). — Artificial production of menstruation with ovarian hormones in cases of primary and secondary amenorrhoea. J. Obstetr. **41**, 86—88 (1934). — *Louros, N.*, Eindrücke und Beobachtungen bei der Therapie der unregelmäßigen Funktion der Ovarien und des Hypophysenvorderlappens. Arch. Gynäk. **1933**, 296—304.

Macomber, Donald, Ovarian deficiency as a cause of sterility. Amer. J. Obstetr. **19**, 739—747 u. 855—859 (1930). — *Mazer, Charles* and *Benjamin R. Kalz*, Clinical evaluation of combined prolan and anterior pituitary therapy. Endocrinology **17**, 709—722 (1933). — *Mahnert, A.*, Der monatliche Zyklus und seine hormonale Beeinflussung. 2. klinischer Teil. Wien. klin. Wschr. **1928**, 329—333. — *Maino, Maria M.*, L'assorbimento dell'ormone follicolare per via gastrica. Arch. Ist. biochem. ital. **2**, 495—504 (1930). — La resistenza dell'ormone follicolare all'invecchiamento. Arch. Ist. biochem. ital. **3**, 351—358

(1931). — *Mandelstamm, A.* u. *W. K. Tschaikowsky,* Zur hormonalen Sterilisierung des Weibes. (Untersuchung über die Wirkung des Prolans auf die Eierstöcke.) Arch. Gynäk. **151,** 686—705 (1932). — *Mansfeld, Otto Paul,* Über den heutigen Stand der gynäkologischen Hormon-Therapie. Wien. klin. Wschr. **1932 II,** 1378—1381. — *Maortua, Carlos de,* Bemerkung zur Arbeit von Prof. Dr. Esch über „Hormontherapie durch intramuskuläre Injektionen von Schwangerenblut bei Menstruationsstörungen". Zbl. Gynäk. **1930,** 736. — *Martin, W.,* Die hemmende Wirkung des Prolan. Dtsch. med. Wschr. **1930 I,** 580—581. — Prolan. Arch. Gynäk. **144,** Kongreßber., 2. Teil, 473—496, 444—448 (1931). — *Mattei, Pietro di,* Follicolina, prolan e vitamine nello soiluppo somatico e sessuale di ratti sottoposti a dieta di leguminose. Riv. Pat. sper. **7,** 427—440 (1931). — *Maurizio, Eugenio,* Risultati di ormonterapia con siero e sangue di gravida e con liquido follicolare. (Nota prelim.) Clin. ostetr. **32,** 321—330 (1930). — Clinique anni di ormonterapia nel campo ginecologico. Atti Soc. ital. Ostetr. **30,** 474 (1932). — *Mayer, A.,* Über hormonale Ursachen des habituellen Aborts. Zbl. Gynäk. **1933,** 2530—2537. — *Mayrhofer, Heinrich,* Menformon in der Therapie der essentiellen Hypertonie. Wien. klin. Wschr. **1934 I,** 232—235. — Menformon in der Therapie der essentiellen Hypertonie. Erwiderung zu den Bemerkungen des Dr. Otfried O. Fellner. Wien. klin. Wschr. **1934 I,** 596. — *Mayer-Nobel, Karl,* Beeinflussung eines Falles von Diabetes insipidus durch Corpus luteum-Extrakt. Münch. med. Wschr. **1930 II,** 1844. — *Migliavacca, Angelo,* La legge del tutto o del niente e il problema del dosaggio nella ormonoterapia genitale femminile; il concetto di limite iperormonico differenziale. Fol. gynaec. **29,** 331—338 (Genova) (1932). — *Mikulicz-Radecki, v., Hoffstätter, Fellner, C. Kaufmann, Clauberg, Buschbeck, Heidler, Schmidt-Reichenberg, Schenk,* Die praktische Bedeutung der Hormonbehandlung in der Gynäkologie. Med. Klin. **1934 II,** 959—965 u. 1022—1026. — *Monsiorski, Zygmunt,* Zu den therapeutischen Eigenschaften des Corpus luteum. Ginek. polska **10,** 269—282 (1931) und französische Zusammenfassung S. 283, 284. — *Montag, H.,* Pyosalpinx und Salpingitis und ihre Behandlung mit Prolan. Mschr. Geburtsh. **88,** 212—223 (1931). — *Morrell, J. A., H. H. Powers, J. R. Varley* and *J. de Frates,* The results of oral administration of amniotin to monkeys. Endocrinology **14,** 174—178 (1930). — *Mügel, Gertrud,* Der Einfluß des Undens auf die Gewichtskurve der Frühgeburt. Mschr. Geburtsh. **88,** 79—85 (1931). — *Murphy, Douglas, Rosemary Shoenmaker* and *Marion Rea,* Menstrual response to luteinizing extract of pregnancy urine. Endocrinology **18,** 203—205 (1934).

Naito, K., Untersuchung des Hormonspiegels im Blut von Mutter und Kind und der Hormongehalt des Meconiums. Aufzucht von Frühgeburten mit Follikulin. Mitt. jap. Ges. Gynäk. **29,** H. 7 (1934) und deutsche Zusammenfassung S. 56—57. — *Naujoks,* Operative und hormonale Therapie bei Hermaphroditismus verus. Arch. Gynäk. **156,** 93—96 (1933). — *Nelson, Warren O.,* Anterior pituitary therapy in spontaneous ovarian dysfunction. Endocrinology **15,** 128—134 (1931). — *Neumann, Arturo G.,* Die Injektionen von Schwangerenharn bei der Behandlung der Hypophysen-Eierstockinsuffizienz. Rev. méd. del Rosario **24,** 458—462 (1934). — *Neumann, Hans Otto,* Der feminissierende Einfluß des Ovarialhormons (Unden und Follikulin-Menformon). Zbl. Gynäk. **1931,** 1646—1652. — *Nielsen, Herman,* Neues von der Hormonforschung. Ugeskr. Laeg. (dän.) **1932,** 16—21. — *Novak, Baltimore,* J. Med. Journal **1932.** — *Novak, Emil,* The present status of ovarian therapy. J. amer. med. Assoc. **91,** 607—613 (1928). — Functional disorders of menstruation. With remarks on organotherapy. J. amer. med. Assoc. **95,** 1221 bis 1228 (1930). — The bearing of recent work on the anterior pituitary hormones upon gynecological problem, with especial reference to disorders of menstruation. Endocrinology **15** (1931). — The treatment of primary dysmenorrhea. With especial reference to organotherapy. Amer. J. med. Sci. **185,** 237—243 (1933). — A summarizing appraisal of gynecological endocrinology and organotherapy. Internat. Clin. XLIII. s. 4, 179—191 (1933). — Application of endocrinology to gynecologic problems. Amer. J. Obstetr. **27,** 473—482 (1934). — *Novak, Emil* and *Gerold B. Hurd,* The use of an anterior pituitary luteinizing substance in the treatment of fu⌐. ⌐o. ⌐terine bleeding. Amer. J. Obstetr. **22,** 501—512 (1931). — *Novak, Emil* and *Samuel R. M. Rey⌐ ⌐* The cause of primary dysmenorrhea. With special reference to hormonal factors. J. amer. m⌐. Assoc **⌐9,** 1466—1472 (1932). — *Novak, Josef,* Über die Behandlung der Menstruationsstörungen. Wien. klin. Wschr. **1932 II,** 1512—1515. — Über den gegenwärtigen Stand der Sexualhormontherapie in der Gynäkologie. Med. Klin. **1934 II,** 1089—1092. — *Novak, J.* u. *E. Last,* Klinische Erfahrungen mit Progynon, einem hochwertigen weiblichen Sexualhormon. Med. Klin. **1928 II,** 1785—1788.

Offergeld, Heinrich, Das hormonale Kräftespiel beim weiblichen Funktionsgang. Z. ärztl. Fortbildg **30,** 130—133 (1933). — Die hormonale Behandlung der verstärkten Menstruationsblutung. Med. Welt **1933,** 229—230. — *Oike, M.,* Ovarian extract to hypoplasia of the internal genitals. Jap. J. Obstetr. **12,** 270—273 (1929).

Pankow, O., Über die Hormone und die Hormonbehandlung in der Frauenheilkunde. Orvosképzés (ung.) **22**, 441—454 (1932). — Zur Frage des häufigen Versagens der Hormontherapie in der Gynäkologie. Münch. med. Wschr. **1933** I, 306—309. — *Peters, A. D. K.*, Case of hirsuties treated by ovarian follicular hormone. Proc. roy. Soc. Med. **27**, 809—813 (1934). — *Peters, J. Th.*, Spezifisch-dynamische Wirkung und Dystrophia adiposo-genitalis vor und nach Behandlung mit Hypophysenpräparaten. Klin. Wschr. **1930** I, 1219—1221. — *Pettersson, W.*, Kritisches zur paradoxen Keimdrüsen-Therapie. Fortschr. Ther. **9**, 711—718 (1933). — *Philipp, E.*, Ovarialhormontherapie. Med. Welt **1934**, 795—797. — *Pierra, L. M.*, Extraits glandulaires toteux ou hormones pures en gynécologie? Rev. franç. Gynéc. **29**, 780—788, 797—803 (1934). — *Pighini, Giacomo*, L'ormone sessuale del „liquor folliculi" e le sue applicazioni terapeutiche. Policlinico, sez. prat. **1930** I, 165—167. — *Pisk, Gerhart*, Über Behandlung klimakterischer Neuralgien mit Menformon. Med. Klin. **1934** I, 842—843. — *Podzorov, N.*, u. *A. Kulikovskaja*, Zur Einwirkung des Ovarialhormons auf den Verlauf einer experimentellen Rachitis. Ž. Akuš. (russ.) **45**, 24—29 (1934). — *Portman, Kai*, Das Hormon des Corpus luteum und seine Wirkungen. Hosp.tid. (dän.) **1932**, 903—920. — Therapie mit Sexualhormonen. (Übersicht.) Hosp.tid. (dän.) **1933**, 441—444. — Behandlung mit Corpus-luteum-Hormon. (Vorläufige Mitteilung.) Hosp.tid. (dän.) **1934**, 397—404. — *Powers, H. H., J. R. Varley* and *J. A. Morrell*, Preliminary note on the assay of the follicolar hormone by vaginal administration. Endocrinology **13**, 395—398 (1929). — *Pratt, J. P.* and *Edgar Allen*, Klinische Prüfung des Follikelhormons des Eierstockes. J. amer. med. Assoc. **86**, Nr 26, 1964—1968 (1926). — Clinical use of ovarian hormone (Theelin). Verh. 2. internat. Kongr. Sex.forsch. **1931**, 498 bis 506. — Ovarian therapy. Endocrinology **16**, 45—51 (1932). — *Pratt, J. P.* and *Merrill Smeltzer*, Nasal spray method of administering hormones of the ovary and pituitary gland. Endocrinology **13**, 320—326 (1929). — *Preissecker, Ernst*, Über die weiblichen Sexualhormone und ihre klinische Bedeutung. Wien. klin. Wschr. **1934** I, 743—746. — *Preissecker, Ernst* u. *Johann Stur*, Zur klinischen Anwendung von Progynon-Schering. Zbl. Gynäk. **1931**, 2564—2574. — *Probstner, Arthur*, Wirken die Ovarial-Hormonpräparate auf die Tätigkeit der Ovarien? Magy. Nögyógy. (ung.) **2**, 2—3 (1933) und deutsche Zusammenfassung S. 24. — *Pros, Edward*, Die Biochemie der Hormone des Hypophysenvorderlappens und der Ovarien. Warszaw. Czas. lek. **8**, 627—629 (1931). — *Purpus, Emil*, Klinische Anwendung des Hypophysenvorderlappen-Hormons „Prolan" bei Menstruationsanomalien. Diss. Erlangen 1931.

Rabau, Erwin, Zur Behandlung der ovariell bedingten Uterusblutungen mit dem Hormon des Corpus luteum. Dtsch. med. Wschr. **1932** II, 1643—1644. — *Reiprich, Woldemar*, Über die Biologie und diagnostisch-therapeutische Bedeutung der Sexualhormone des Hypophysenvorderlappens. Z. Geburtsh. **109**, 285—332 (1934). — *Reiss, Max*, Die Wirkung des Hypophysenvorderlappen-Sexualhormons und ihre energetischen Grundlagen. Med. Klin. **1932** II, 992—995. — *Reiter, Paul J.*, Therapeutische Versuche mit Physex Leo (vorl. Mitt.) Ugeskr. Laeg. (dän.) **1930** II, 955—957. — *Ries, Edmundo B.* u. *Alfredo S. Pereira*, Behandlung der Geschlechtskälte der Frau mit Hypophysenpräparaten; Vergleich mit einigen auf gleiche Weise behandelten Amenorrhöeformen. Semana méd. **1934** I, 1882—1889. — *Rodecurt, M.*, Experimentelle Hormonuntersuchungen. Zbl. Gynäk. **1932**, 3004—3006. — *Rodway, H. E.*, Ovarian residue. A report of its use in sixty cases. Lancet **1933** I, 692—693. — *Roffo, Luigi*, Modificazioni istologiche del sistema genitale di animali impuberi in seguito a somministrazione per via gastrica di ormoni ovarici e prespofisario. Riv. Ostetr. **15**, 485—493 (1933). — *Rosenblatt, J.*, Bemerkungen zur Arbeit von Dr. R. Stöckl „Über den Einfluß von Hypophysenvorlappen-Hormon auf das innere Genitale des geschlechtsreifen Frau". Zbl. Gynäk. **1935**, Nr 2. — *Rosenblatt, J., W. Halber* u. *A. Pruszczynski*, Die pathologisch-anatomischen Veränderungen im Eierstock nach protrahierten Vorderlappenhormoneinverleibungen und ihre eventuellen Folgen. Mschr. Geburtsh. **92**, 284—291 (1932). — *Rubinstein, H. S.*, The production of testicular descent with the water-soluble (anterior pituitary-like) fraction of pregnancy toxine. Endocrinology **18**, 475—481 (1934).

Samson-Himmelstjerna, Harald v., Über die Beeinflußbarkeit der Hämophilie durch Ovarialhormone. Zbl. Chir. **1933**, 1462—1463. — *Schafft, E.*, Über die klinische Wirksamkeit von Ovoliquit. Zbl. Gynäk. **1931**, 3187—3190. — *Schapiro, Bernhard*, Die Wirkung des Hypophysenvorderlappens auf den unentwickelten Geschlechtsapparat des Mannes. Verh. Weltliga Sexualreform **1931**, 262—267, 271—276. — *Scheidt, W.*, Erfahrungen mit der Ovarialhormontherapie bei Amenorrhöe und Dysmenorrhöe. Zbl. Gynäk. **1932**, 2615—2618. — Behandlung hormonal-bedingter Uterusblutungen mit Ovarium Panhormon und Luteogan. Med. Klin. **1933** II, 1181—1182. — *Schildberg, W.*, Behandlung ovarieller Störungen mit Schwangerenurin. (Vorläufiger Bericht.) Zbl. Gynäk. **1932**, 801—804. — *Schiller, Walter*, Über die Aufzucht frühgeborener Kinder mit Folliculin. Arch. Gynäk. **147**, 72—81 (1931). — *Schittenhelm, A.* u. *B. Eisler*, Thyroxin-Prolan-Behandlung der Fettsucht frühzeitig amenorrhoischer

Frauen. Klin. Wschr. **1932** I, 446—447. — *Schleyer, Emanuel*, Zur Behandlung der Amenorrhöe. Med. Welt **1933**, 997—998. — *Schmidt, H. R.* u. *K. J. Anselmino*, Kritik der Ovarialhormontherapie. Z. Geburtsh. **103**, 47—53 (1932). — *Schoeller, W.*, Die physiologische Follikelhormondosis der Frau. Med. Klin. **1934** I, 697—698. — La dose fisiologica di ormone follicolare della donna. Clin. ostetr. **36**, 382—387 (1934). — *Schoeller, W., M. Dohrn* and *W. Hohlweg*, The peroral effect of follicular hormones. Med. J. a. Rec. **132**, 487—492 (1930). — Verh. 2. internat. Kongr. Sex.forsch. (Sitzg London 3.—9. Aug. 1930) **1931**, 396—407. — Wirkung der follikulären Hormone bei interner Darreichung. Progr. Clínica **39**, 118—124 (1931). — Wirkung der peroral verabreichten Follikularhormone. Semana méd. **1931** I, 1400—1407. — The possible clinical indications for follicular hormone therapy based upon its known biologic effect in animal experiments. Amer. J. med. Sci. **182**, 326—334 (1931). *Schroeder, Carl*, Klinische Beobachtungen bei therapeutischer Verwendung eines aus dem Hypophysenvorderlappen des Rindes hergestellten Disperts. Verh. physik.-med. Ges. Würzburg, N. F. **55**, 129—148 (1930). — *Schröder, Robert*, Die klinischen Anwendungsgebiete der Sexualhormonpräparate (ihre klinischen Teste). Dtsch. med. Wschr. **1929** I, 3—7. — Über die Ziele und Erfolge der Sexualhormontherapie. Verh. 2. internat. Kongr. Sex.forsch. (London, Sitzg 3.—9. Aug. 1930) **1931**, 507—512. — *Scipiades, Elemér*, Das Wissenswerte über die innere Sekretion in gynäkologischer Beziehung. Gyógászat (ung.) **1929** I, 361—365, 381—386. — Über gynäkologische Blutungen. Orv. Hetil. (ung.) **1933**, 889—894. — *Seitz, Ludwig*, Über den Einfluß der inneren Sekretion auf Entwicklung und Erkrankung der weiblichen Sexualsphäre und über Hormontherapie gynäkologischer Störungen. Münch. med. Wschr. **1930** I, 133—136. — Mschr. Geburtsh. **84**, 79—90 (1930). — *Serdukoff*, Extraction de l'hormone sexuelle femelle et résultats de la folliculinothérapie. Gynéc. et Obstétr. **19**, 39—55 (1929). — *Sevringhaus, Elmer L.*, The use of folliculin in involutional states. Amer. J. Obstetr. **25**, 361—368 (1933). — *Sevringhaus, Elmer L.* and *Joseph S. Evans*, Clinical observations on the use of an ovarian hormone, Amniotin. Amer. J. med. Sci. **178**, 638—644 (1929). — *Sevringhaus, E. L.* and *Madeline J. Thornton*, Clinical use of gonadotropic substances in women. I. Treatment of sexual immaturity with concentrated preparations from pregnancy urine. Endocrinology **17**, 123—127 (1933). — *Sexton, Daniel L.*, Treatment of sexual underdevelopment in the human male with the anterior pituitary-like hormone of urine of pregnancy. Endocrinology **18**, 47—58 (1934). — *Seyderhelm, R.* u. *M. Heinemann*, Die Bedeutung des Endothelsymptoms für die Diagnostik und Therapie endokriner Störungen, insbesondere der ovariellen Insuffizienz. Dtsch. med. Wschr. **1930** I, 860—863. — *Shea, Stephen*, Luteal extract for maintenance of pregnancy. Brit. med. J. **1933**, Nr 3780, 1053. — *Siebke, Harald*, Die Behandlung der Ovarialinsuffizienz mit Sexualhormon. Münch. med. Wschr. **1929** II, 1752 bis 1755 *. — *Siegert, F.*, Ergebnisse der Ovarientransplantation beim Menschen unter gleichzeitiger Einwirkung künstlicher Hormonzufuhr. Zbl. Gynäk. **1931**, 2684—2697. — Die Hormonbehandlung gynäkologischer Funktionsstörungen. Ikurse ärztl. Fortbildg **24**, H. 7, 1—18 (1933). — Erfahrungen und Ergebnisse mit der Hormonbehandlung weiblicher Genitalstörungen. Z. Geburtsh. **107**, 117—157 (1934). — *Simonnet, H.* et *E. Brandwein*, Folliculine, insuffisance ovarienne et stérilité. Rev. franç. Gynéc. **29**, 775—780 u. 797—803 (1934). — *Smith, George van S.* and *John Rock*, Dysfunctional uterine bleeding. Results in treatment with extracts of the urine of pregnant women. Surg. etc. **57**, 100—103 (1933). — *Spiegler, Rudolf*, Über intravenöse Follikulintherapie. Dtsch. med. Wschr. **1933** II, 1726—1729. — *Stemmer, W.*, Klinik der weiblichen Geschlechtshormone. Stuttgart: Ferdinand Enke 1933. — *Stöckl, E.*, Über den Einfluß von Hypophysenvorderlappen-Hormon auf das innere Genitale der geschlechtsreifen Frau. Zbl. Gynäk. **1934**, 2484—2491. — *Straßmann, Erwin*, Die Anregung der Menstruation bei Fehlen oder Unterfunktion der Ovarien. Med. Welt **1934**, 585—586. — *Streck, A.*, Neue Wege und Ziele der Zyklus-Hormontherapie Progynon. Arch. Gynäk. **137**, 1051—1052 (1929). — Die Anwendung der Zyklushormontherapie in der Praxis. 4. Mitt. Z. Geburtsh. **98**, 306—322 (1930). — *Szarvas, Felix*, Interessante Fälle von Hormonwirkungen in der Frauenheilkunde. Magy. Nögyógy. (ung.) **4**, 12—13 (1935). — *Szegö, Pál*, Oestrusähnliche Symptome bei einer Virgo nach Einspritzung von Eierstock-Extrakt. Gyógyászat (ung.) **1930** II, 644—645. — Zur peroralen Darreichung der sexuellen Hormonextrakte. Gyógyászat (ung.) **1930** II, 998—1000. — Mittels Extrakt aus der Pars anterior der Hypophyse bekämpfter Azospermismus und konsekutive Gravidität. Orv. Hetil. **1931** I, 310—312 (ung.). — *Szondi, L.*, Studien zur Therapie und Klinik der endokrinen Korrelationen. Endokrinol. **9**, 321—354 (1931).

Tachezy, Rudolf, Hormonbehandlung in der Gynäkologie. Čas. lék. česk. **1933**, 1284—1288. — *Takahashi, K.*, Über die klinischen Erfahrungen mit Ovarhormon bei Hypogalaktie. Mitt. jap. Ges.

---

* Außerdem Med. Klinik **5** (1934).

Gynäk. **29**, H. 5 (1934) (jap.) und deutsche Zusammenfassung S. 53—54. — *Tempelaar, H. C. G.* u. *J. van Breemen,* Über den Einfluß von Ovarnon auf Klimakteriumarthritis. Nederl. Tijdschr. Geneesk. **1931 I**, 2340—2356. — *Terruhn, E.,* Zyklische Blutung operativ kastrierter Frauen durch perorale Hormonzufuhr. Zbl. Gynäk. **1934**, 2007—2012. — *Thiessen, Peter,* Anwendungsmöglichkeiten und Erfolge der Ovarialhormontherapie. Med. Klin. **1931 II**, 1684—1686. — *Tonkes, E.,* Ein Fall von primärer Sterilität bei dem nach Anwendung von Hypophysenvorderlappen-Hormonen Schwangerschaft und Geburt folgten. Nederl. Tijdschr. Geneesk. **1934**, 1009—1013 und deutsche Zusammenfassung S. 1013. — *Torre Blanco, J.,* Bedeutung des hypophysären Faktors in der Geburtshilfe. Rev. españ. Obstetr. **15**, 221—232 (1930). — *Torre Blanko, J., J. Garćea Orcoyen* u. *M. Vega Benedicto,* Experimentelle Resultate bei peroraler und parenteraler Verabreichung von Follikulin. Rev. españ. Obstetr. **17**, 158—162 (1932). — *Trendelenburg, P.* u. *H. Gremels,* Nachtrag zu der Arbeit von M. Kochmann über die Prüfung der Ovarialpräparate des Handels. Naunyn-Schmiedebergs Arch. **137**, 201—202 (1928). — *Tschertok, R. A.* u. *G. W. Penkow,* Die Wirkung der Hormone des Hypophysenvorderlappens auf nichtfunktionierende Eierstöcke des Weibes. Mschr. Geburtsh. **97**, 146—153 (1934). — *Tunis, Benno,* Hormontherapie der Dysmenorrhöe bei jungen Frauen. Wien. med. Wschr. **1934 II**, 1109—1110.

Viriot, Juan Alberto, Vorderlappen der Hypophyse und weibliche Genitalien. Therapeutische Verwendung. Semana méd. **1931 II**, 144—152. — *Voß, H. E.* u. *S. Loewe,* Die Wirksamkeit intravenös zugeführten Ovarialhormons. Naunyn-Schmiedebergs Arch. **161**, 108—114 (1931). — *Vozza, Francesco,* Di alcuni aspetti della terapia ormonica ovarica ad alte dosi. Ann. Ostetr. **56**, 1203—1215 (1934).

Wagner, G. A., Möglichkeiten hormonaler Beeinflussung im Leben der Frau. Ikurse ärztl. Fortbildg **22**, 7, 1—16 (1931). — *Waldeyer, L.,* Zur Frage der Reaktivierung von senilen menschlichen Ovaren. Zbl. Gynäk. **1934**, Nr 49. — *Warschawsky, Th.,* Über die rectale Anwendung von Schwangerenurin bei manchen Regelanomalien (Vorl. Mitt.). Zbl. Gynäk. **1933**, 2729—2733. — *Webster, Bruce,* Ovarian follicle hormone therapy in ovarian insufficiency and the menopause. Amer. J. med. Sci. **184**, 822—830 (1932). — *Weering, J. v.,* L'influence du menformon sur l'épithélium du col utérin. Acta brevia neerl. Physiol. **4**, 28—29 (1934). — *Weiß, Friedr. Paul,* Über Eierstockhormonbehandlung. Med. Klin. **1928 II**, 1630—1631. — *Weiß, Paul,* Hormontherapie bei Blutungsanomalien. Zbl. Gynäk. **1932**, 2612—2615. — *Werner, A.* e *W. Collier,* Risultati anatomo-fisiologici delle iniezioni di follicolina in donne castrate. Monit. Endocrinol. **2**, 9 (1934). — *Westman, Axel,* Die Bedeutung der modernen Hormonforschung für die Gynäkologie. Upsala Läk.för. Förh., N. F. **38**, H. 5/6, 183—191 (1933). — Reaktivierung von senilen menschlichen Ovarien. Zbl. Gynäk. **1934**, Nr 19. — *Whitehouse, Beckwith,* Sex hormone therapy with special reference to the menopause. Verh. 2. internat. Kongr. Sex.forsch. **1931**, 545—549. — *Wicke, Adolf,* Klinische Erfolge bei der Anwendung des Zyklushormons Progynon. Wien. klin. Wschr. **1931 II**, 1193—1195. — *Wiegels, W.,* Hormonspiegel und gynäkologische Hormontherapie. Zbl. Gynäk. **1932**, 2409—2412. — *Wiesbader, Hans,* Zur ovariellen Hormontherapie. Dtsch. med. Wschr. **1930 II**, 2043 bis 2044. — *Wintz, Hermann,* Agomensin und Sistomensin. Mschr. Geburtsh. **91**, 224—237 (1932). — *Witzleb, Heinz,* Über den Zusammenhang von Hautveränderungen mit Störungen der Ovarialtätigkeit. Zbl. Gynäk. **1931**, 3681—3685. — *Wolff, Friedrich,* Schwere Erbschädigung der weißen Maus durch Hormonzufuhr. Z. Geburtsh. **108**, 246—276 (1934).

Zamkoff, A. A., De l'emploi de l'urine de femme enceinte dans le traitement de certains troubles gynécologiques. Gynéc. et Obstétr. **21**, 439—457 (1930). — *Zondek, Bernhard,* Polyhormonale Krankheitsbilder. Funktionelle Betrachtung gynäkologischer Erkrankungen. Zbl. Gynäk. **1930**, 1—7. — Prolan bei entzündlichen Beckenerkrankungen des Weibes. Dtsch. med. Wschr. **1931 II**, 1855—1856. — *Zwolinski, Tadeusz,* Therapie der Menstruationsstörungen mit Ovarialhormon. Ginek. polska **8**, 142—146 (1929).

Namenverzeichnis.

(Die schrägen Zahlen beziehen sich auf das Literaturverzeichnis.)

Aaron *906.*

Abderhalden 2, 65, 67, *106,* 697, 739, 746, 776, *924, 940.*

Abel, John 23, 420, *558.*

— Karl 874, 881, *956, 1047.*

Abelin 9, 10, *106, 912.*

— u. Wiedmer 208, 787, *927.*

Aberle, S. B. D. 217, *533.*

Abraham 746.

Abrahamson 660, *898.*

Abrikosoff *921.*

Abruzzesse 704, 735, 738, *908, 916, 917.*

Aburel u. Ornstein 800, *931.*

Achard *891.*

— u. Thièrs 654, *896.*

Adachi, K. 440, *568.*

Adamberg, Leida *544,* 967, *1047.*

Adamcsik u. v. Beznak 818, *937.*

Adams 613, *891.*

Addessi, Giuseppe *571,* 869, 870, *949, 1047.*

Addison, Th. 325, 656.

Adler 116, 171, 200, 606, 667, 672, 685, 776, 800, 825, 830, 838, 871, 873, 874, *900, 901, 905, 908, 924, 931, 940, 943, 952, 953, 957.*

— L. 438, *563,* 788, *891, 927, 1047.*

— A., P. de Fremery u. M. Tausk 261, 266, 447, *541, 563.*

— u. Thaler 805, 806, 807, 813, *932.*

Adlersberg u. Porges 852, *946.*

Adolfsson, Märta u. S. v. Wachenfeldt *1047.*

Adorjan, G. 308, *548, 931.*

Aeschbacher 694, *907.*

Agaronow, A. M. *576.*

Agnew, G. H. *578.*

Ahlbeck 707, *910.*

Aichel, O. 168, *533,* 587, *886.*

Ajello-Rabboni 805, *932.*

Akehi 846, *945.*

Akesson, S. 306, 364, *546, 550.*

Akimoff, Kroupenin u. Albegoe 878, *954.*

Akimova-Woronkova 814, *932.*

Albeck 731, *914.*

Albegoe 878, *954.*

Albers-Schönberg 713, *911.*

Albertoni 809, *932.*

Albertz, A. *571.*

Albrecht u. Weltmann 589, *886.*

Albright *931.*

Alcott u. Mortimer 718, *912.*

Alders u. Stern 850, *946.*

Aldrich 671, *560.*

— Grote u. Rowe 423.

Alexander, A. *921.*

— W. 760, 767, *921.*

Alezais-Peyron 626, 655, *891, 897.*

Allan, H. u. P. Wiles 422, *558.*

— F. Dickens u. E. C. Dodds *533.*

Allegri 810, *932.*

Allen 50, *106,* 144, 777, 846, 863, 867, 874, *924, 945, 949, 953,* 979.

— A. *957.*

— B. 430, *558.*

— E. 121, 162, 187, 193, 194, 217, 238, 247, 294, 343, 344, 445, 483, *539, 563.*

— Edgar 118, *532, 533, 549, 1053.*

— — u. Dan D. Baker 217, *533.*

— B. u. Ph. E. Smith 35, 409.

— Compere jr. u. Austin 817, *937.*

— Dickens u. Dodds 154.

— u. Goldthorpe 817, 818, *937.*

— u. Hamburg 681.

— u. Swingle 420.

— u. Wintersteiner 285.

— E. u. E. Doisy 120, 148, 153, 160, 169, 170, 193, 438, *533.*

— — Maddux u. Baker 187.

— — W. P. Maddux u. J. W. Kennedy 469, *563.*

— — u. Mitarbeiter *532.*

Allen, E. u. E. Doisy, J. F. Pratt, Q. U. Newell u. L. J. Bland *533, 534.*

— W. M. 51, 131, 146, 191, 228, 238, 239, 242, 243, 244, 246, 247, 254, 256, 260, 267, 268, 279, 281, 282, 283, 288, 290, 295, 298, *541, 542, 544, 545.*

— — u. G. W. Corner 446, *541.*

— — A. Butenandt, G. W. Corner u. K. H. Slotta *541.*

— — u. R. K. Meyer *541, 545.*

— Star 761, *921.*

Alpers *957.*

Alquier *932.*

— u. Theuveny 774, 815, *924, 937, 960.*

Altenburger 599, *889.*

Altmann 28.

Alward, H. Cedric *576.*

Amati, Guido 439, *563,* 710, *901, 911, 1047.*

Ambard 862, 869.

— Merklen, Schmid, Wolf u. Arnovljewitsch 283, 869, *949.*

Ambrosič u. Baar 618, *891.*

Amerlinck, A. 296, *547.*

Amiaux, L. Brouha u. H. Simonnet 427, *558.*

Amies 785, *927.*

Ammon, Ernst v. *571.*

d'Amour, F. E. 195, 315, 402, *537, 547, 549, 557,* 604, *891, 930.*

— u. R. G. Gustavson 230, *534.*

Ancarini 805.

Andérodias 753, 868, *920, 949.*

— u. Balard 806, *932.*

Andersen 826, *940.*

Anderson 84, *106,* 412, 470, 603, 651, 671, 676, 694, *893, 896, 903, 908.*

— u. Kennedy 587, 588, 592, 599, 781, *886, 957, 960.*

— u. Wolf 838, *964.*

— E. M. u. J. B. Collip 59, *106,* 410, *558.*

Noguchi 493.
Nojima 776, *925.*
— K. u. T. Katahira *578.*
Noorden v. 744, 854, 860, 861, 863, 864, 865, *919, 951.*
— u. Isaac 859, *948.*
Nordmann 825, 826, 830, *940, 941, 943.*
— u. Lebküchner 656, *897.*
Nosaka 695, *910.*
Nothmann 849, 850, *946.*
— u. Hermstein 865, 868, *951.*
Notthaft 742, *919.*
Novak *108,* 346, 400, 407, 601, 659, 666, 677, 697, 712, 713, 736, 743, 744, 745, 747, 749, 750, 753, 755, 847, 873, *887, 890, 899, 900, 901, 903, 912, 917, 918, 920, 947, 951, 953, 960, 962.*
— Baltimore *1052.*
— E. *533, 555, 910, 1052.*
— u. G. B. Hurd *1052.*
— u. S. R. M. Reynolds *1052.*
— Josef *910, 1052.*
— u. H. Kun 343, 344. *555.*
— u. E. Last 884, *957, 1052.*
— u. Porges *951.*
— — u. Strisower 852, 861, 862, 865, *947, 951.*
Novelli *958.*
Nowinski 827, *941.*
Nürnberger 733, 734, 849, 850, 851, *916, 947.*

Obata u. Hayashi *955.*
Oberling u. Jung 655, 656, *897.*
Oberndorfer 662, *899.*
Oberst u. Plaß 800, *932.*
Occhipinti 789, *928.*
Oda 606, *891, 957.*
Oehme, Kurt, Herm. Paal u. H. O. Kleine 411, *562.*
Oerum 695, *910.*
Österreicher, Walter 372, 376, 378, *555, 958.*
Offergeld 485, *569,* 676, 859, 860, 861, 862, 863, 864, 868, *903, 951, 1052.*
Ofstad, Birger *569.*
Ogata 668, 672, 673, *900, 903.*
— Minakuchi u. Kaji *900.*
Ogaton 627, *895.*
Ogava 600, 601, *890.*
Ogle-Pitman 617, 628.
Ogston 629.

Ogushi 606.
— u. Tomita 873, 874, *891, 953.*
Ohashi *904.*
Ohga, T. 168, 175, *537, 1051.*
Ohligmacher, H. 433, 507, *562.*
Oike, M. *1052.*
Okamoto 168, 175, 672, 673, 674, *537, 904.*
Okintschintz 593, 596, 597, *887, 889, 927.*
— Watrin u. Dal Callo 593.
Okkels, H. 410, *561.*
Okuneff 780, *927.*
Olbers, H. 48, *107,* 122, 191, 255, 385, 386, *533.*
Olitsky 701, *910, 962.*
Oliver *910.*
— u. Schäfer 671.
Olivet 643, *895.*
Olmsted *906.*
Olow 867, *951.*
Omelskyj *899.*
Oordt, van u. van der Maas *927.*
Opie 855.
Oppenheimer u. Fischberg *895, 897.*
— u. Silver *962.*
Oranzo 813.
Orban, F. u. M. Watrin *574.*
Orcoyen, G. *573, 1055.*
Ord, William 756.
Ornstein *578,* 800, 818, *931, 963.*
Orth 618, *897.*
Ortiz *958.*
Orzú 626, *895.*
Osashi 676.
Osborne *910.*
Oseki 692, *907.*
Osnovikoff, B. *554.*
Osterberg 782.
Oswald 743, 767, 782, *919, 923.*
Ott u. Scott 605, 827, 840, 841, *891, 944.*
Otto, Carl 496, 514, *569, 574,* 626.
— u. Scott *941.*
Overholser 885, 935, *964.*
— u. Akimova-Woronkova 814.

Paal, Hermann 409, 411, *562.*
Pack u. Barber 867, *951.*
Packard *951.*
Paez, Ramon 533.
Pagel *895.*
Paget 650, *894, 896.*
Pagniez *922.*
Pal *904.*

Pal u. Diehm 677.
Palleske 762, *923.*
Pallot, G. 118, 236, *539, 542,* 880, *956.*
Paltauf 832, *943.*
Pana 661.
Pancrazio 677, *904.*
Pankow, O. 254, 1004, *1053.*
Panse 732, *916.*
Paoletti 830, *941.*
Paoli, de *928.*
Paolucci 308, *548,* 604, 796, *891, 931.*
Papanicolaou, G. N. 50, 118, 236, 517, *539, 540, 544, 886.*
Papazolu 746, *961.*
Pappenheimer 82, 825, 826, *940.*
Paquet 752, *921.*
Paracelsus 769.
Parache, Enrique 523, *574.*
Pardee *960.*
Parhon u. Derevici *925.*
— u. Goldstein 78, *108,* 599, 733, 778, 873, *889, 916, 953.*
— u. Jancovici 755, 776, *962.*
— u. V. Marza 678, 776, *904, 925.*
— u. Ornstein 818, *963.*
— u. Parhon *928.*
— u. Werner 818, *938.*
Parisot 716, 750, 767, 773, 750, 825, 826, *894, 913, 918, 922, 925, 940.*
Park 825, *940.*
— u. McClure 825, *940.*
Parkes 146, 156, 162, 168, 187, 223, 236, 326, 342, 397, 495.
— A. S. 122, 233, 343, 346, 348, *535, 538, 539, 544, 550, 551, 552, 554, 1048.*
— u. S. Zuckerman 187, *539.*
— H. S. *549.*
— u. Bellerby 236, *544.*
— Weber 86, 651, 654, *895, 897.*
Parkins *958.*
Paroli 728, 849, 850, 867, 871, 874, *915, 947, 951, 953, 964.*
Parson 864.
Parsons, Randall u. Wilder 857, 859, 860, 863, *948, 951.*
Parvey, Benjamin 514, 515, 523, *574.*
Paschetta 767, *962.*
Pasman u. Mestre 754, *921.*
Patel, J. S. 271, *544.*
Paton 823, 825, 826, *939, 940, 962, 963.*
— u. Goodall *939.*

Serrao *962*.
Sestini *904*.
— u. Pancrazio 677.
Settergren, Folke *578*.
Severance, A. O. *576*.
Severinghaus 359, 389, 390, 391, 738, *917*.
— A. E. *556, 557*.
— Engle u. Smith 603, *890*.
Sevringhaus, E. L. u. Jos. S. Evans *1054*.
— u. M. J. Thornton *1054*.
Sexton, Daniel L. *1054*.
Seyderhelm, R. u. M. Heinemann *1054*.
Seyfarth 845, 855.
Shapiro 656, *898*.
Sharlit, Corscaden u. Lyle 818, *938*.
Shaw *898*.
Shea, Stephen *1054*.
Sheffey 851.
Shelesnyak, M. L. 242, *545, 570*.
— Magathes u. Rosenfeld 306.
Shepardson 806, *934*.
Shervin 801, *931*.
Sherwood, T. C., M. Savage u. J. F. Hall 287, *548*, 795, *962*.
Shiffer 684, *906*.
Shimasa *960*.
Shimidzu 676, *904*.
Shimoi 672, *904*.
Shipley *898*.
Shirai, T. 503, *575*.
Shiraki, Keizo u. Hiroshi Yaida 154, *540*.
Shoenmaker, Rosemary *1052*.
Shoh, Hioshi 514, *575*.
— Kwan *575*.
Shorr 603 *890*.
Shuzo Inohara 604, 605, *891*.
Sicard u. Roussy 768, *923*.
Sidall, A. C. 515, *575, 578*.
Siebenthal *923*.
Siebke, H. 47, 48, 95, *108*, 128, 164, 174, 175, 176, 177, 178, 179, 180, 182, 232, 235, 356, 357, 358, 360, 441, 471, *540, 556, 569, 570*, 969, 1005, 1043, *1054*.
— Harald u. Platon Schuschania 178, *540*.
Siedentopf 408, *556*, 784, 786, 787, *928*.
Siegel 626, *895*.

Siegert, F. 221, 278, 403, 421, 422, 431, *540, 556, 562, 570*, 588, 598, 676, 677, 683, 684, 760, *889, 904, 907, 923*, 962, 968, 979, 980, 981, 984, *1054*.
— u. Schmidt-Neumann 465, 570.
Siegmund, H. *106*, 221, 222, 296, 333, 357, 363, 371, 383, 426, 450, 477, 497, 498, 501, 502, *545, 548, 556, 570, 575, 578*, 731, 792, *915, 930*.
— u. Kammerhuber *545*.
— u. A. Mahnert 357, 363, 364, *556*.
Siel 673, *903*.
Sievers, K. 452, 455, 456, 457, 472, 473, 481, *569*.
Sigler, J. G. 517, *575*.
Sigwald 283, 870, *951*.
Silberberg 668, *900, 916, 936*.
Silberstein, F. 168, *562*.
— u. Engel 40, *108*, 840, *945*.
— Fr. O., O. Fellner u. Paul Engel *540*.
— Gottdenker u. Hohenberg 414.
— K. Molnar u. P. Engel 181, *540*.
Silva 656, *960*.
Silver *962*.
Silverberg, M. H. *573*.
Silverman, J. 523, *575*.
Silvestri 814, *901, 936*.
— u. Tossati 601, 669, *890*.
Silvette 22, *106*.
Simmonds 855.
Simon 829, 867, *949, 963*.
Simond, A. E. *550*.
Simonini 692, *908*.
Simonnet, H. 20, 21, 236, 424, 427, *533, 541, 549, 558, 562, 572, 576*, 789, *928, 1051*.
— u. E. Brandwein *1054*.
Simonton 702, 731, *910, 915*.
Simpson 27, 28, 33, *107*, 484, 488, 490, 491, 492, 493, 515, 529, *894, 907, 959, 963*.
— M. E. 342, 350, 359, 392, 393, *551, 555, 565, 569*.
— M. J. *573*.
— u. Austin 493.
— Kohn-Speyer u. Korenschewsky *960*.
Sincke *108*.
Sippel 147, *967*.
Sirotich, Dante *562*.
Sirroti 86, 601, 846, *890, 945*.
Sisson 810, 879, *936, 955*.

Skarzynski, B. 230, 468, *570*.
Skipper 860, 869, *951*.
Skowron, St. 296, *546, 1050*.
— u. B. Skarzynski 468, *570*.
Skrobansky *952*.
Skupin 808, *936*.
Skutsch 753, *921*.
Slaughter, S. 421, *563*.
Slavu *900*.
Sloan *910, 928*.
Slome, David *560*.
Slonaker 196, *540*.
Slotta, K. H. 260, 282, 283, 285, *541, 543*.
— u. Fels 281, 283, 285.
Slyke, van u. Cullen 730.
Smelser, G. K. 311, 485, *548, 570*.
Smeltzer 701, *910*.
— Merrill *1053*.
Smilovits 721, *913*.
Smit *951*.
Smith 35, 330, 332, 396, 603, 625, 702, 733, 762, 768, 869, *890, 892, 909, 916, 919, 922, 923, 934*.
— u. Marks 850, *948*.
— u. Shepardson 806.
— E. 767.
— G. van S. u. John Rock *1054*.
— u. O. Watkins Smith 175, 309, 310, 452, 453, 454, 456, 458, 460, 492, 493, 507, 508, *540, 545, 548, 570*.
— L. M. *573*.
— M. u. T. McClosky 428, 434, *562*.
— Margaret 454, 472.
— O. Watkins 309, 310, 452, 453, 454, 456, 458, 460, 507, 508, *540, 545, 548, 570*.
— Ph. E. 30, 338, 339, 340, 346, 393, 409, 422, 435, 493, 494, *551, 554, 556, 562, 568*.
— u. Carl Dortzbach *556*.
— u. E. T. Engle 269, 330, 332, 334, 335, 338, 339, 340, 342, 396, *545, 557, 570*.
— — u. H. Tyndale *557, 570*.
— u. S. L. Leonard *570*.
— A. E. Severinghaus u. S. L. Leonard 359, *557*.
— u. W. E. White 346, 348, 422, *557*.
— W. 175.
Smitt de 700, *910*.
Snoeck 515, *578*, 847, 849, *948*.
Snoo de 442, 496, *570, 575*.

Sachverzeichnis.